W0261982

Handbuch der inneren Medizin

Begründet von L. Mohr und R. Staehelin

Herausgegeben von H. Schwiegk

Vierter Band: Erkrankungen der Atmungsorgane

Fünfte, völlig neu bearbeitete und erweiterte Auflage

Teil 1

Pneumokoniosen

Bearbeitet von:
H. Antweiler H. Bohlig J. Bruch G. Fruhmann G. Könn W. P. Oellig
B. Rasche G. Reichel V. Schejbal W. Stahlmann W. T. Ulmer
W. Walkenhorst W. Weller G. Worth

Herausgegeben von W. T. Ulmer und G. Reichel

Mit 247 Abbildungen und 82 Tabellen

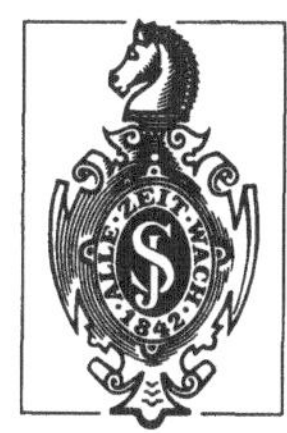

Springer-Verlag Berlin Heidelberg New York 1976

ISBN-13:978-3-642-66265-2   e-ISBN-13:978-3-642-66264-5
DOI: 10.1007/978-3-642-66264-5

Library of Congress Cataloging in Publication Data. Main entry under title: Pneumokoniosen. (Handbuch der inneren Medizin: 4. Band, Erkrankungen der Atmungsorgane; T. 1) Bibliography: p. Includes index. 1. Lungs—Dust diseases. I. Antweiler, H. II. Ulmer, Wolfgang Traugott. III. Reichel, Gerhard, 1929 –   IV. Series. RC41.H342 Bd. 4, T. 1 [RC773] 616'.026'08s [616.2'44] 76-7034

Vorwort

Zum ersten Mal erscheint im Rahmen des Handbuches für Innere Medizin ein eigener Band mit dem Titel „Pneumokoniosen".

Auch hierin mag sich die zunehmende Bedeutung der Präventiv- und Arbeitsmedizin in unserem Denken widerspiegeln.

Im deutschsprachigen Schrifttum gab es seit Paracelsus und Agricola immer grundlegende Einzelarbeiten und Monographien über die Pneumokoniosen. Es sei nur an den „WORTH-SCHILLER" über die Silikose erinnert.

Es galt, mit dem vorliegenden Band eine Tradition fortzusetzen, die entsprechend dem Fortschritt der Forschung und der engeren internationalen Zusammenarbeit, die uns heute gegeben ist, eine neue Gestaltung des Stoffes erfordert.

Die Autoren der verschiedenen Abschnitte dieses Bandes verfügen alle über große praktische und experimentelle Erfahrung auf ihren Spezialgebieten. Daß es gelingen konnte, so viele deutschsprachige Experten zu Wort kommen zu lassen, zeigt, wie aktiv die Forschung auf diesem Gebiet ist. Den Autoren der Teilgebiete, die so entscheidend zum Gelingen der gestellten Aufgabe beigetragen haben, gilt unser besonderer Dank.

Daß dieser Band auch außerhalb der Handbuchreihe als Einzelmonographie seinen Platz finden möge, ist der Stellung dieses Spezialgebietes zwischen Innerer Medizin, Arbeitsmedizin und Sozialmedizin entsprechend unser Wunsch.

Der hier niedergelegte Stand unseres Wissens wäre nicht erreicht worden, würde dieses Gebiet nicht entsprechend seiner sozialmedizinischen Bedeutung besonders gefördert:

Die Berufsgenossenschaften, insbesondere die Bergbau-Berufsgenossenschaft, aber auch die Berufsgenossenschaft für Keramik und Glasindustrie und in zunehmendem Maße die Arbeit der Zentralstelle für Asbest der Textil- und Bekleidungs-Berufsgenossenschaft haben entscheidend geholfen, den heute erreichten Stand zu ermöglichen. Forschungsmittel der Länder, insbesondere des Landes Nordrhein-Westfalen (Silikose), halfen darüber hinaus, insbesondere auf dem präventiven Gebiet, die Erkenntnisse voranzutreiben.

Die Forschungen im Rahmen der Europäischen Gemeinschaft für Kohle und Stahl ermöglichten, das in anderen Ländern vorhandene Wissen rasch zu integrieren und in gemeinsamer, internationaler Arbeit zu erweitern und die Ergebnisse schnell in die Praxis umzusetzen.

Das Erreichte bestätigt die Richtigkeit dieser intensiven deutschen, europäischen und darüber hinausreichend internationalen Anstrengungen: Die Lebenserwartung der an einer Kohlenbergarbeiter-Pneumokoniose (Silikose) Erkrankten hat in den letzten 18 Jahren um 10 Jahre zugenommen. Das erreichte Lebensalter dieses großen Bergarbeiter-Kollektivs liegt nur noch 0,45 Jahre unter dem der Allgemeinbevölkerung.

Das so entscheidend verlängerte Leben in dieser sozialmedizinisch bedeutsamen Gruppe der Bergarbeiter-Pneumokoniosen ist sicher noch keine Ideallösung des Pneumokoniose-Problems, so groß dieser Erfolg dem Arzt auch erscheint.

Unser besonderer Dank gilt auch dem Springer-Verlag, der uns in jeder Weise unterstützt hat, den Band „Pneumokoniosen" in der vorliegenden Form zu erstellen. Möge das Werk zu weiterer erfolgreicher Arbeit in Praxis und Forschung behilflich sein.

Bochum, Juni 1976

W.T. ULMER
G. REICHEL

Mitarbeiterverzeichnis

ANTWEILER, H., Prof. Dr., Medizinisches Institut für
Lufthygiene und Silikoseforschung an der Universität,
Gurlittstraße 53, 4000 Düsseldorf 1

BOHLIG, H., Dr., Krankenhäuser des Märkischen Kreises GmbH,
Klinikbereich Philippstraße, Strahlenabteilung,
5880 Lüdenscheid

BRUCH, J., Dr., Medizinisches Institut für Lufthygiene
und Silikoseforschung an der Universität,
Gurlittstraße 53, 4000 Düsseldorf 1

FRUHMANN, G., Prof. Dr., Institut und Poliklinik für
Arbeitsmedizin der Universität
Ziemssenstraße 1, 8000 München 2

KÖNN, G., Prof. Dr., Pathologisches Institut der Bergbau-
Berufsgenossenschaft, Krankenanstalten Bergmannsheil,
Hunscheidtstraße 1, 4630 Bochum

OELLIG, W.P., Dr., Pathologisches Institut der Bergbau-
Berufsgenossenschaft, Krankenanstalten Bergmannsheil,
Hunscheidtstraße 1, 4630 Bochum

RASCHE, Brigitte, Dr., Silikose-Forschungsinstitut der
Bergbau-Berufsgenossenschaft, Medizinische Abteilung,
Hunscheidtstraße 12, 4630 Bochum

REICHEL, G., Prof. Dr., Arbeitsmedizinisches Zentrum der
Berufsgenossenschaften, Saarlandstraße 1, 4630 Bochum

SCHEJBAL, V., Dr., Pathologisches Institut der Bergbau-
Berufsgenossenschaft, Krankenanstalten Bergmannsheil,
Hunscheidtstraße 1, 4630 Bochum

STAHLMANN, W., Dr., Krankenhaus Bethanien, Innere Abteilung,
4130 Moers

ULMER, W.T., Prof. Dr., Silikose-Forschungsinstitut der
Bergbau-Berufsgenossenschaft, Medizinische Abteilung,
Hunscheidtstraße 12, 4630 Bochum

WALKENHORST, W., Dr., Silikose-Forschungsinstitut der
Bergbau-Berufsgenossenschaft, Physikalische Abteilung,
Hunscheidtstraße 12, 4630 Bochum

WELLER, W., Dr., Silikose-Forschungsinstitut der Bergbau-
Berufsgenossenschaft, Medizinische Abteilung,
Hunscheidtstraße 12, 4630 Bochum

WORTH, G., Prof. Dr., Krankenhaus Bethanien, Innere Abteilung,
4130 Moers

Inhaltsverzeichnis

Der Lungenreinigungsmechanismus und dessen Störungen bei Staubbelastung 71

B. RASCHE. Mit 10 Abbildungen

Die pathologische Anatomie der Pneumokoniosen 101

G. KÖNN, V. SCHEJBAL, W.P. OELLIG. Mit 20 Abbildungen

Die Geschichte der Pneumokoniosen

G. Reichel

Eine Pneumokoniose ist nach der Definition der Pneumokoniosekonferenz in Sydney (1950) eine Krankheit der Lunge durch Inhalation von Staub, wobei als Staub feste Teilchen unter Ausschluß lebender Mikroorganismen verstanden werden. Ein Handbuch für Innere Medizin ist nicht der Ort für eine ausführliche historische Darstellung der Fakten und Daten, die uns die Bedeutung und das Wissen über die Pneumokoniose im Laufe der Menschheitsgeschichte vermitteln. Es sei diesbezüglich auf die ausgezeichneten Übersichten von Lochtkemper und Teleky (1932), Worth und Schiller (1954), Löffler (1956), Carstens (1961), Kühne (1965) sowie Schadewaldt (1967) verwiesen. Mit einer kurzen Geschichte der Staublungenerkrankungen soll in erster Linie das Interesse für die wissenschaftliche Entwicklung des Krankheitsbildes von staubbedingten Lungenschäden geweckt und ein Überblick über den Begriff „Staublunge" gegeben werden mit der Absicht, den geschichtlichen Wandel der Anschauungen über den Inhalt dieses Begriffes darzustellen.

Die Pneumokoniosen zählen zweifellos zu den ältesten Leiden, von denen wir Kenntnis haben. Ihre Geschichte ist so alt wie die Stein- und Mineralbearbeitung. Schon im Neolithikum entdeckte der Mensch, daß sich der bergmännisch gewonnene Feuerstein wegen seines relativ hohen Wassergehaltes besser bearbeiten läßt als der über Tage gefundene. Nach der Auffassung von Collis (1915) deuten Befunde an zwei prähistorischen Leichen darauf hin, daß schon damals Silikosen entstanden. Ebenso ließen eine Anzahl ägyptischer Mumien (Ruffer, 1921; Shaw, 1938) anthrakotische und emphysematöse Lungenveränderungen erkennen.

Zur Zeit der Griechen und Römer wurde der Metallbergbau im großen Stil betrieben. Auch aus dieser Zeit sind mehrere griechische und römische Schriften erhalten, die von den hygienischen Bedingungen und den Gefahren im Bergbau berichten. Justinian bemerkt, daß die Verurteilung zur Arbeit im Bergwerk der Todesstrafe gleichkommt: „Proxima morti poena metalli coercitio." Aus der Angabe des Plinius Secundus Maior (23 – 79 n. Chr.) sowie Julius Pollux (124 – 192 n. Chr.) geht hervor, daß die Bergarbeiter zum Schutz gegen den Staub Tücher und Schweinsblasen vor Mund und Nase gehalten haben: „Qui minium in officinis poliunt faciem laxis vesicis inligant, ne in respirando pernicialem pulverem trahant et tamen ut per levia spectant." Hippokrates (460 – 377 v. Chr.) schilderte die Krankheit eines Bergmannes mit Druck auf der Brust, schwere Atmung, blassem Aussehen und großer Milz.

Im Mittelalter werden giftige Dämpfe und Rauche der Metalle als Ursache der im Bergbau auftretenden Erkrankungen angeschuldigt, wie der Titel einer Schrift Ellenbog (gestorben 1499) sehr eindrucksvoll veranschaulicht. „Von den giftigen Besen Temmpffen unn Reüchen der Metal" (zit. nach Worth u. Schiller, 1954). Um 1531 veröffentlicht Theophrastus Bombastus von Hohenheim gen. Paracelsus (1493 – 1541) eine Schrift „Von der Bergsucht und anderen Bergkrankheiten". Er schildert als „Lungensucht" einen Symptomenkomplex mit Fieber, Geschwüren, Schwindsucht, Kurzatmigkeit, Husten und Keuchen. Die Ursache sieht er in verdorbener Luft und verschiedenen Arten von Nebeldünsten. Die Bedeutung der Mineralstäube als schädigendes Agens wurde aber von ihm ebenso wie von seinen Vorgängern und Zeitgenossen noch nicht voll erkannt. AGRICOLA (1494—1555), der die Berufserkrankung der Bergleute aus Joachimsthal im Erzgebirge beschreibt, erkennt aber bereits als Ursache neben der verpesteten Luft den Staub und empfiehlt im Untertagebergbau die Frischluftzufuhr.

Später spricht MARTIN PANSA (1614) aus Annaberg wiederum von der Berg- und Lungensucht und nennt als wichtigste Symptome Kurzatmigkeit, Husten, Auswurf und schließlich Kachexie. Ihm war auch das Asthma der Getreidemesser bekannt, Erkrankungen, die im modernen Schrifttum wieder eine Rolle spielen. Es erscheinen Bezeichnungen wie Hüttenkatze (SAMUEL STOCKHAUSEN, 1656), Steinbrecherkrankheit (JOHANNES BUBBE, 1721; PETRENZ, 1844) und Maladie de St. Roche (LEBLANC, 1775).

1672 beschreibt YSBRAND VAN DIEMERBROECK (1609—1674) die ersten Sektionen von drei Steinmetzen. Die Lungen werden voll von Steinstaub (pulvis lapidum) gefunden. Er nimmt an, daß dieser durch Inspiration aus der Luft aufgenommen wurde (inspiratione attracta). Ein weiterer Obduktionsbericht einer Staublunge stammt von J. BAPTISTA MORGAGNI (1682—1761). RAMAZZINI (1633—1714) hat sich später mit den Beobachtungen DIEMERBROECKS noch einmal eingehend auseinandergesetzt. Er war der erste, der sich systematisch mit der beruflichen Genese und dem klinischen Verlauf von Pneumokoniosen auseinandersetzte. Im Jahre 1700 schilderte er bereits Stauberkrankungen der Steinhauer, Schlotfeger, Steinmetzen, Bildhauer, Maurer, Müller, Bäcker, Heu- und Getreidearbeiter, Tabakbereiter, Hanf-, Flachs-, Seidenhechler und schließlich der Apotheker, wobei er offensichtlich allergisch-asthmatische Erkrankungen dem Wissen der damaligen Zeit entsprechend mit unter den Begriff Staublunge einschloß. Das Asthma war nach seiner Ansicht Folge einer mechanischen Verstopfung der Bronchien mit einer „Pasta farinae". Das „Asthma pulverolentorum", wie diese Form der berufsbedingten Schädigung von FRANCOIS BOSSIER DE SAUVAGES (1706—1767) bezeichnet wird, taucht seither immer wieder in der Literatur auf und umfaßte sowohl asthmatische als pneumokoniotische Erkrankungen.

Besonders bekannt und berüchtigt wurden die Erkrankungen der schwedischen Sandsteinhauer im Gebiet von Orsa, die 1734 von LINNÉ (1707—1778) unter der Bezeichnung Orsa Krankheit geschildert wurde. LINNÉ stellte fest, daß alle diejenigen, welche ihren Lebensunterhalt vornehmlich durch Herstellen von Schleifsteinen erwerben, selten älter werden als 20, 30 oder 40 Jahre. Im Orsagebiet waren manche Frauen mit 6—7 Männern verheiratet, wie es zwei Jahrhunderte früher von AGRICOLA aus den karpatischen Bergwerksdistrikten berichtet wurde.

Recht gute Einblicke in die gewerbehygienischen Vorstellungen der damaligen Zeit vermittelt das Buch von RÖBER (1806) „Von der Sorge des Staates für die Gesundheit seiner Bürger". Er schreibt darin:

„Das Steinespitzen und Steinebehauen der Maurer und Steinmetzger erzeigt stets einen sandigen Staub, der durch die Luft fortgetrieben, nicht nur dem Arbeiter selbst, sondern auch seinen Nachbarn und Vorübergehenden großen Schaden an Augen und Lungen bewürken kann. Es ist daher auch bekannt, daß Steinmetzger, welche sich unausgesetzt mit dieser ungesunden Arbeit beschäftigen, gewöhnlich an Augenübeln, Engbrüstigkeit, Lungensucht und Blutspeyen leiden. Wenn man nun auch gleichsam zusehen muß, daß sich diese unentbehrlichen Professionisten bei unvorsichtigem Betriebe ihres Broderwerbes, um ihre Gesundheit bringen, so ist es doch Schuldigkeit, andere, soviel als möglich, für den aus dieser notwendigen Arbeit entstehenden Nachteil zu schützen. Aus diesem Grunde sollte man diese Arbeiten, nie im Freyen, nemlich auf Straßen oder stark besuchten öffentlichen Plätzen betreiben lassen, sondern nur in besonders darzu erbaueten Hütten, welche mit, nach Veränderung des Windes zu verändernden Zügen versehen seyn müssen, durch welche der Staub von der Arbeit weg, an einen bestimmten Ort getrieben werden kann; und wenn etwa diese gewiß sehr leicht einzuführende Einrichtung, doch nicht überall zulässig seyn sollte, so muß allen im Freyen arbeitenden Steinbehauern anbefohlen werden, ihre Arbeitsplätze, bey trokkenem Wetter wenigstens täglich dreymal mit Wasser zu begießen und jeden Abend den Staub oder Sand wegzuschaffen." (Zit. nach LÖFFLER, 1956.)

Es ist unverkennbar, daß das Interesse für die berufliche Staubschädigung um die Mitte des vorigen Jahrhunderts reger wird. DEPERET MURET (1855) schildert die Berufskrankheit der Porzellanarbeiter und weist besonders auf die im Spätstadium der Erkrankung auftretende Bronchitis und Phthise hin. 1865 erwähnt ARLIDGE die Neigung der englischen Porzellanarbeiter zu Lungenkrankheiten und spricht von „potter's asthma or consumption". 1866/1867 beschreibt ZENKER die Siderosis pulmonum nach Einatmen von Eisen-

oder Eisenoxydstaub. 1867 legt schließlich SELTMANN sein ausführliches Wissen über die Anthrakosis der Lungen bei Kohlenbergarbeitern dar. Er hebt bereits hervor, daß Sandsteinstaub viel gefährlicher ist als Kohlenstaub. Ihm fiel auch die Diskrepanz zwischen anatomischem Befund und Allgemeinzustand der Bergleute auf. Er beobachtete Untertagearbeiter nach 20jähriger Tätigkeit mit Beschwerdefreiheit, bei denen die Sektion später eine fortgeschrittene Anthrakose aufwies. Die Symptomlosigkeit der Anthrakose bereitet ihm bei der Darstellung der Klinik Schwierigkeiten: „In der Tat, forscht man nach den Krankheitserscheinungen, welche der Anthrakosis mit Sicherheit zuzuschreiben sind, so gerät man in nicht geringe Verlegenheit. Jeder Grubenarzt wisse, daß schwere Anthrakosen symptomlos verlaufen können. Anämie, Dyspnoe oder Husten aber gehören ebensogut den verschiedenartigsten Krankheiten an, die in den zahlreichen, auf die Gesundheit des Bergarbeiters einstürmenden Schädligkeiten sich begründen." Als einzig sicheres Symptom wird schließlich von SELTMANN, der offensichtlich als Anthrakose die Anthrako-Silikosen beschreibt, das anhaltende schwarze Sputum angesehen.

LUDWIG HIRT (1871) unterscheidet zwischen Krankheiten, die durch Staubinhalation begünstigt und solchen, die direkt hervorgerufen werden. Die Bronchitis, das Lungenemphysem und die Lungenschwindsucht zählt er zu der ersten Gruppe, die Pneumokoniosen zu der zweiten Gruppe, eine Anschauung, die relativ modern anmutet. 1867 führt ZENKER schließlich den Begriff Pneumokoniose ein. Der Name Silikose stammt von dem italienischen Pathologen VISCONTI (1870). Dieser wurde von ROVIDA (1871) in die medizinische Terminologie eingeführt. ARNOLD (1885) schließlich behandelt in seiner Monographie über die „Staubinhalation und Staubmetastase" die Hauptprobleme der Staubaufnahme, seiner Eliminierung und die Reaktion des Organismus auf die Stäube im Sinne der Fibrose.

Etwa zur selben Zeit finden sich viele Untersuchungen und Schilderungen von Symptomenkomplexen, die auf organische Stäube ursächlich bezogen wurden und die dem Krankheitsbild der farmer's lung, der Pilzpneumokoniose und dem berufsbedingten allergischen Asthma angehörten (SCHA-

DEWALDT, 1967). 1848 berichtete TERSANKY über Erkrankungen der Respirationsorgane mit Konjunktividen und bläschenartigen Hauteruptionen sowie Skrotalschwellungen bei Arbeitern, die sich mit der Reinigung von schimmelpilzhaltigen Schwämmen in Zunderfabriken beschäftigen (zit. nach SCHADEWALDT, 1967 und VAN DER WERFF, 1958). Die von TERSANKY angestellten Haut- und Schleimhautteste fielen positiv aus, so daß eine antigene Wirkung der Schimmelpilze wahrscheinlich war. Andere Symptome der Arbeiter wie Hustenreiz, Fieberattacken, Seitenstechen und blutiger Auswurf sprechen andererseits für ein Krankheitsbild aus dem Bereich der farmer's lung (SCHADEWALDT, 1967). Schon 1797 waren im Hotel Dieu in Paris zahlreiche Schnitter aufgenommen worden, die nach dem Dreschen sich mit Schüttelfrost, Abgeschlagenheit, Schwindelerscheinungen, Dyspnoe und Hautpetechien in Behandlung begeben mußten. Ein ähnliches Krankheitsbild beschrieb MIQUEL (1845) in Leiden bei Schilfschneidern in der Provence als „mal de canne de Provence" und HENRY SALISBURY (1823—1905) bei Strohdreschern (zit. nach VAN DER WERFF, 1958 und SCHADEWALDT, 1967). SALISBURY veranlaßte ebenso wie TERSANCKY zur diagnostischen Abklärung Hautteste, die jedoch voneinander abweichende Ergebnisse brachten. Dann wurde es um diese Pneumokonioseformen wieder still bis schließlich 1932 von CAMPBELL bei Landarbeitern aus Nord-Westmorland die farmer's lung neu entdeckt wurde.

Die Staublungenforschung wird von 1806—1866 von einem heute nicht mehr ganz verständlichen wissenschaftlichen Streit über die Herkunft des schwarzen Pigmentes in der Lunge (Pigmentstreit) beherrscht. Es ging um die Frage, ob das Lungen- oder Lymphknotenpigment endogenen (REISSEISEN, 1808; BAYLE, 1810; TROUSSEAU u. LEBLANC, 1828; BECKER, 1826; VIRCHOW, 1847, 1856) oder exogenen Ursprungs (TRAUBE, 1860; SOEMMERING, 1808; PEARSON, 1813; LAËNNEC, 1826; HENLE, 1841) sei. Vor allem TRAUBE (1860) und ZENKER (1866/1867) auf der einen und VIRCHOW (1847, 1856) auf der anderen Seite standen sich unversöhnlich gegenüber. Der Streit ist schließlich 1867 von ZENKER zugunsten des exogenen Lungenpigments entschieden worden.

Auch die Entdeckung des Tuberkelbakteriums (1882) durch Robert Koch hat sich, so merkwürdig dies klingen mag, zunächst auf die Pneumokonioseforschung negativ ausgewirkt, da man unter dem Eindruck dieser Entdeckung nicht mehr an mineralischen oder organischen Staub als Krankheitsursache glauben wollte.

Seit Beginn des 20. Jahrhunderts wird eine systematische Erforschung der Staublungenerkrankung betrieben. Forschergruppen aus der südafrikanischen Union haben hier wegweisende Arbeit geleistet (Watkins-Pitchford, 1915, 1937; Mavrogordato, 1918, 1922; Irvine, Mavrogordato et al., 1930; Simson, Strachan et al., 1930). In Deutschland haben sich vor allem Kliniker, Arbeitsmediziner und Hygieniker wie Lehmann (1929), Patschkowski (1924), Koelsch und Kaestle (1929), Jötten (1927), Husten (1931), Böhme (1925, 1926, 1932, 1933), Giese (1931), DiBiasi (1933), Ickert (1924, 1928), Schellenberg (1909), Teleky (1922/23, 1936), Thiele und Saupe (1927) um die Aufklärung der Silikose als wichtigste Form der Staublunge verdient gemacht. In Amerika war Pancoast (1917) einer der ersten, der an Hand von Röntgenbildern auf das Staublungenproblem hinwies. In England haben vor allem Collis (1915, 1925) und Middleton (1930) und in Frankreich Policard (1927) grundlegende Arbeiten veröffentlicht. Collis (1915) erkannte ebenso wie Gye und Purdy (1922) und Gye und Kettle (1922) die überragende Bedeutung der kristallinen Kieselsäure für die Entwicklung silikogener Lungenveränderungen. Cooke (1924, 1927) beschrieb die Schädlichkeit des Asbeststaubes, was schließlich Badham (1927) und Gardner (1938) veranlaßte, diese Form der Pneumokoniosen von der Silikose als Silikatosen abzugrenzen. Der vorläufige Höhepunkt der Entwicklung war die 1930 stattgefundene internationale Silikosekonferenz in Johannesburg, über die Gardner, Middleton und Orenstein (1930) abschließend berichteten. Ihre wesentlichen Erkenntnisse waren, daß die Silikose einen pathologischen Zustand der Lunge darstellt, der auf Einatmung von kristallinem Quarz zurückzuführen ist. Auch auf die sich gegenseitig ungünstig beeinflussende Tuberkulose und Silikose wurde hingewiesen. In einem gesonderten Abschnitt beschäftigte man sich mit den Mischstaubpneumokoniosen, die wie Marmor, Kohle, Carbocorund zu silikosegleichen und -ähnlichen röntgenologischen Lungenveränderungen führen, wenn sie mit kleineren Mengen Quarz verunreinigt sind. Als besondere Form der Pneumokoniose wird die Asbestose (Silikatose) hervorgehoben.

In dem Maße, wie das silikotische Knötchen und die silikotische Schwiele pathologisch-anatomisch sowie röntgenologisch bekannt wurden, beherrschten sie in der Folgezeit das Denken bei den Staublungenkrankheiten. Die Gewerbepathologie ist hinsichtlich der Pneumokoniosen in dieser Ära durch die Anschauung zu charakterisieren, daß die Schädlichkeit eines Staubes nach seinem Quarzgehalt, die Schwere einer Staublungenerkrankung nach der silikotischen Verschattung des Röntgenbildes zu beurteilen ist (Kühne, 1965). Diese einseitige Auffassung von den Pneumokoniosen ist bis heute weit verbreitet. Von dem Staublungenkomplex der Autoren der vorhergehenden Jahrhunderte (Seltmann, 1867; Merkel, 1882 und Arnold, 1885) war vieles in Vergessenheit geraten.

Nichtsdestoweniger war diese Zeit für die theoretische Silikoseforschung sehr befruchtend. Während Watkins-Pitchford (1915) und Moore (1918) zunächst vermutet hatten, daß die Scharfkantigkeit und die Härte des Quarzes, dessen Pathogenität bedingten, entwickelte Jones (1933, 1935) die Theorie, daß Serizit ein hydriertes Kaliumaluminiumsilikat für die Entwicklung der Silikose verantwortlich zu machen sei. Seine Ansicht stützte sich auf die Beobachtung, daß der starke serizithaltige Sandstein in den Kohlengruben von Südwales zur Silikose führt, während in den schottischen Gruben ein ähnlicher Quarzgehalt des Nebengesteins bei gleicher Korngröße und Teilchenform ohne Beimengung von Serizit keine Silikose verursacht. Die eingehenden Untersuchungen haben jedoch gezeigt, daß dem Serizit lediglich ein potenzierender Einfluß auf die typische Quarzwirkung zukommt, während reiner Serizit nur eine geringe fibrogene Wirkung entfaltet (Pfefferkorn, 1950; Denny, Robson et al., 1937; King u. McGeorge, 1938). Auch die von Velicogna (1946) aufgestellte Hypothese, daß die Entstehung der Silikose auf den piezoelektrischen Eigenschaften der

Quarzkristalle beruhe, hat keine allgemeine Anerkennung gefunden (POLICARD, 1949).

Auf die 30er Jahre geht auch die Löslichkeitstheorie der Silikoseentstehung zurück, die von KETTLE (1932), KOPPENHÖFER (1936) und SIEGMUND (1935) begründet wurde. Sie hat von KING (1950) und KING und NAGELSCHMIDT (1954) eine weitere Modifizierung erfahren. Danach soll der typische silikogene Effekt auf das lebende Gewebe durch den langdauernden Prozeß der langsamen Lösung der Kieselsäure erzielt werden. Tatsächlich zeigten auch anfängliche Versuchsreihen eine leidliche Übereinstimmung und Parallelität zwischen Kieselsäurelöslichkeit und Fibrogenität der untersuchten Gesteine. Obwohl diese Theorie mit manchen klinischen mineralogisch-chemischen Beobachtungen im Widerspruch stand, hat sie die therapeutische Forschung sehr angeregt. Die Antidotwirkung einiger Stäube, in deren Gegenwart es zu einer verminderten Löslichkeit der Kieselsäure kam, wurde erkannt und führten DENNY, ROBSON et al. (1937, 1939) dazu, im Tierversuch zugleich mit Quarzstaub den Aluminiumstaub anzuwenden, eine Kombination, die keine silikotische Fibrose mehr ergab. Besonders diese Entdeckung hat die therapeutische Forschung der Silikose bis in die jüngste Zeit hinein beeinflußt (WELLER, REIF, 1966).

Von SEIFERT (1950, 1953, 1964) und JÄGER (1953) wurde dann auf die Bedeutung der strukturchemischen Besonderheiten der Stäube hingewiesen (Matrizentheorie). Diese Autoren maßen den strukturgebundenen und strukturgelenkten Grenzflächenprozessen auf den Ablauf reaktionskatalytischen Geschehens eine entscheidende Bedeutung für die Silikoseentstehung bei. Die Löslichkeitshypothese und das Konzept der Oberflächenaktivität von silikogenem Staub war in den 50er Jahren Grundlage vieler Diskussionen auf den Fachtagungen (THOMAS, 1956/57, 1965; BAUMANN, 1962; STÖBER, 1967). Unabhängig davon, ist die Entstehung von antigen wirkenden Substanzen durch Eiweißadsorption und Denaturierung an der Quarzoberfläche mehrfach erörtert worden. VIGLIANI und PERNIS (1959, 1961) entwickelten die Vorstellung, daß die Silikoseverschwielung und insbesondere die Hyalinbildung auf eine Antigen-Antikörperreaktion zurückzuführen ist. Die insbesondere von VI-GLIANI präzisierte Immuntheorie hat durch Reaktionsbesonderheiten von Staublungenerkrankungen bei gleichzeitiger primär chronischer Polyarthritis eine gewisse praktische Bedeutung gewonnen.

Ein weiteres wichtiges Ergebnis der Siliseforschung der letzten Jahrzehnte bahnte sich 1961 und 1963 an. SCHLIPKÖTER und BROCKHAUS berichteten als erste über die silikosehemmende Wirkung von Polyvenylpyridin-N-Oxyd. Die in der Zwischenzeit von vielen Stellen fortgeführten und nachgeprüften Untersuchungen haben diesen Befund im Tierexperiment im weiten Umfange bestätigt. Die außerordentliche Bedeutung und die weittragenden Möglichkeiten dieser Entdeckung liegen auf der Hand; wenn auch die Verwendbarkeit für Prophylaxe und Therapie beim Menschen auch heute noch problematisch ist. Auch ein anderes, sehr wesentliches Ergebnis für die Grundlagenforschung geht auf das Ende der 50er Jahre zurück. MARKS und seine Mitarbeiter JAMES und NAGELSCHMIDT haben 1956 und 1959 an Gewebs- und Zellkulturen die Zytotoxizität des Quarzes nachgewiesen. Die Richtigkeit der Hypothese über den Zusammenhang zwischen Zytotoxizität und Silikose wurden dann durch die Einführung des Polyvenylpyridin-N-Oxyd in die experimentelle Silikoseforschung im hohen Maße wahrscheinlich gemacht (STÖBER, 1967; BECK u. BOJE, 1967).

Die merkwürdige Diskrepanz zwischen dem silikotischen Befund des Röntgenbildes, vor allem bei den Mischstaubsilikosen und den Ergebnissen klinischer und lungenfunktionsanalytischer Befunde, haben jedoch in den letzten Jahrzehnten wieder die Aufmerksamkeit auf die unspezifischen Staubschäden der Lunge gelenkt. Das Problem des staubinduzierten Lungenemphysems (GOUGH, 1947; HARTUNG, 1964; HEPPLESTON, 1953, 1969, 1972; KÜHNE, 1965) und die Frage nach der Bedeutung inhalierter Stäube für die Entstehung der chronischen Bronchitis waren in den letzten Jahren Anlaß einer ganzen Reihe pathologisch-anatomischer und epidemiologischer Untersuchungen (WORTH, 1960; CARSTENS, 1961; ULMER, 1967, 1972; ULMER, REICHEL et al., 1968, 1969; REICHEL, ULMER et al., 1969; REICHEL u. ULMER, 1970, 1971; DFG, 1975; HIGGINS, 1972; GILSON, 1969; SLUIS-CREMER, 1969). Im deutschen Schrifttum haben als erste WORTH (1960) und CARstens (1961) auf die Problematik der berufsbedingten Staubschädigung der Lungen aufmerksam gemacht. Aber auch die pneumokoniotischen Erkrankungen nach Inhalation organischer Stäube fanden in den 60er und 70er Jahren wieder weltweite Beachtung. Sie wurden Gegenstand ausführlicher, detaillierter Untersuchungen, über die an anderer Stelle in diesem Band noch ausführlich zu berichten sein wird (Antweiler, 1961, 1966; Müller, 1962; Bouhys, 1969, El Batawi, 1962; Baader, 1951).

Literatur

Agricola, G.: De re metallica libri XII. Zit. nach Worth, G., Schiller, E.: Die Pneumokoniosen. Kamp-Lintfort: Staufen 1954.

Antweiler, H.: Histamine liberation by cotton dust extracts: Evidence against its causation by bacterial endotoxins. Brit. J. industr. Med. 18, 130 (1961).

Antweiler, H.: Erkrankungen nach Inhalation organischer Stäube. Zbl. Arbeitsmed. 16, 321 (1966).

Arlidge, J.T.: De l'état sanitaire des ouvriers employés dans les fabriques de poteries du Staffordshire. Ann. hyg. méd. lég. 24, 272 (1865).

Arnold, J.: Untersuchungen über Staubinhalation und Staubmetastase. Leipzig: Vogel 1885.

Baader, E.W.: Organische Stäube. Vortragsreihe über die Verhütung und Bekämpfung der Staublungenerkrankung, Leoben 21.–22. VI. 1951.

Badham, C.: Notes on a fine type of fibrous pneumokoniosis produced by silicates and other minerals. In: Rep. of the Dir.-Gen. of Publ. Health (New South Wales) for the year ended 31. Dec. 1927. Sydney: Govt. Print. Off. 1929.

Baumann, H.: Stand der chemischen und physikalischen Forschung. In: Fortschritte der Staublungenforschung. (H. Reploh, W. Klosterkötter, Hrsg.), S. 25. Dinslaken: Niederrhein. Druckerei 1963.

Bayle, G.: Recherches sur la phthisie pulmonaire (1810). Zit. nach Löffler, W.: Die Pneumokoniosen. A. Geschichte der Silikose. In: Handb. d. inn. Med. (H. Schwiegk, Hrsg.), Bd. 6, S. 713. Berlin-Göttingen-Heidelberg: Springer 1956.

Beck, E.G., Boje, H.: Zytologische Untersuchungen über die Wirkung von Poly-2-vinylpyridin-N-oxid in der Zellkur. In: Fortschritte der Staublungenforschung (H. Reploh, H.J. Einbrodt, Hrsg.), Bd. 2, S. 231. Dinslaken: Niederrhein. Druckerei 1967.

Becker, F.W.: De glandulis thoracis lymphaticis. Diss. 1826. Zit. nach Löffler, W.: Die Pneumokoniosen. A. Geschichte der Silikose. In: Handb. d. inn. Med. (H. Schwiegk, Hrsg.), Bd. 6, S. 713. Berlin-Göttingen-Heidelberg: Springer 1956.

Biasi, W. di: Schwere Silicose. A. Pathologisch-anatomischer Teil. In: Handbuch der gesamten Unfallheilkunde (F. König, G. Magnus, Hrsg.), Bd. 2, S. 123. 1933.

Böhme, A.: Die Staubkrankheit der Bergarbeiter im Ruhrkohlengebiet. Zbl. Gewerbehyg. (N.F.) 2, 49 (1925).

Böhme, A.: Staublunge und Tuberkulose bei Bergarbeitern des Ruhrkohlenbezirks. Beitr. Klin. Tuberk. 61, 364 (1925).

Böhme, A.: Die Staublunge der Bergarbeiter, besonders in ihrer Beziehung zur Tuberkulose. Klin. Wschr. 5, 1209 (1926).

Böhme, A.: Über Pneumokoniosen. Verh. dtsch. Röntgen-Ges. 24, 125 (1932).

Böhme, A.: Die Prognose der Staublungenerkrankung (Silikose). Beitr. Klin. Tuberk. 84, 119 (1934).

Boissier de Sauvages, F.: Nosologia methodica. (Erstaufl. Lyon 1760), Bd. 2, 2 (Amsterdam 1763), S. 17.

Bouhuys, A.: Byssinosis in textile workers. Internat. Conference on Pneumoconiosis Johannesburg 1969, S. 211.

Bubbe, J.: De spadone Hippocratico lapicidarum Seebergensium haemoptysin et phthisin pulmonalem. Med. Diss. Galle 1721. Zit. b. Schiller: Geschichte d. Staubkrankheiten.

Campbell, J.M.: Acute symptoms following work with hay. Brit. med. J. 2, 1143 (1932).

Carstens, M.: Probleme der Pneumokoniosen. In: Arbeitsmedizin, Abhandlungen über Berufskrankheiten und deren Verhütung, H. 33. Leipzig: Barth 1961.

Collis, E.L.: Industrial pneumoconioses with special reference to dust-phthisis. Milroy lectures 1915.

Collis, E.L.: The coal miner: his health, diseases, and general welfare. J. industr. Hyg. 7, 221 (1925).

Cooke, W.E.: Fibrosis of the lung due to inhalation of asbestosis dust. Brit. med. J. 26, 147 (1924).

Cooke, W.E.: Pulmonary asbestosis. Brit. med. J. 27, 1024 (1927).

Denny, J.J., Robson, W.D., Irwin, D.A.: The prevention of silicosis by metallic aluminium. I. A preliminary report. Canad. med. Ass. J. 37, 1 (1937).

Denny, J.J., Robson, W.D., Irwin, D.A.: The prevention of silicosis by metallic aluminium. II. Canad. med. Ass. J. 40, 1 (1939).

Deperet-Muret: Maladie des ouvriers porcelainiers de Limoges. Bull. Soc. méd. Haute-Vienne (1855).

Deutsche Forschungsgemeinschaft (DFG): Forschungsbericht chronische Bronchitis und Staubbelastung am Arbeitsplatz. Arbeitsmedizinische Querschnittsuntersuchungen zur Bedeutung chronisch-inhalativer Belastungen für das bronchopulmonale System. Deutsche Forschungsgemeinschaft, Bonn (Hrsg.). Boppard: Boldt 1975.

Diemerbroeck, Y. van: In: Biographisches Lexikon der hervorragenden Ärzte aller Zeiten und Völker (W. Haberling, F. Bübotter, H. Vierordt, Hrsg.), Bd. 2 (1930).

El Batawi, M.A.: Byssinosis in the cotton industry of Egypt. Brit. J. industr. Med. 19, 126 (1962).

Gardner, L.U.: Etiology of pneumoconiosis. J. Amer. med. Ass. 111, 1925 (1938).

Gardner, L.U., Middleton, E.L., Orenstein, A.Y.: Report upon the medical aspects of silicosis including aetiology, pathology and diagnostics. Supp. to Silicosis Rc. Int. Conf. Johannesburg 1930.

Giese, W.: Quarzstaub, Schwielenlunge und Lungen-Tbc. Veröff. Gewerbe-Konstit. path., H. 28 (1931).

Gilson, J.C.: Dust and chronic bronchitis. Internat. Conference on Pneumoconiosis Johannesburg 1969, S. 174.

Gough, J.: Pneumoconiosis of coalworkers in Wales. Occup. Med. 4, 86 (1947).

GYE, W., KETTLE, E.H.: Silicosis and miners' phthisis. Brit. J. exp. Path. **3**, 241 (1922).

GYE, W.E., PURDY, W.J.: The poisonous properties of colloidal silica. I. The effects of the parenteral administration of large doses. Brit. J. exp. Path. **3**, 75 (1922).

GYE, W.E., PURDY, W.J.: The poisonous properties of colloidal silica. II. The effects of repeated intravenous injections on rabbits; fibrosis of the liver. Brit. J. exp. Path. **3**, 86 (1922).

HARTUNG, W.: Lungenemphysem. Morphologie, Pathogenese und funktionelle Bedeutung. In: Pathologie und Klinik, Bd. XIV. Berlin-Göttingen-Heidelberg: Springer 1964.

HENLE, J.: Allgemeine Anatomie. Lehre von den Mischungs- und Formbestandteilen des menschlichen Körpers. Bd. 24. Leipzig: Voß 1841.

HEPPLESTON, A.G.: The pathological anatomy of simple pneumokoniosis in coal workers. J. Path. Bact. **66**, 235 (1953).

HEPPLESTON, A.G.: Emphysema in relation to dust exposure. Internat. Conference on Pneumoconiosis Johannesburg 1969, S. 171.

HEPPLESTON, A.G.: The pathological recognition and pathogenesis of emphysema and fibrocystic disease of the lung with special reference to coal workers. Ann. Acad. Sci. **200**, 347 (1972).

HIGGINS, I.T.T.: Chronic respiratory disease in mining communities. Ann. Acad. Sci. **200**, 197 (1972).

HIRT, L.: Die Staubinhalationskrankheiten und die von ihnen besonders heimgesuchten Gewerbe- und Fabrikbetriebe. Breslau: Hirt 1871.

HUSTEN, K.: Die Staublungenerkrankung der Bergleute im Ruhrkohlenbezirk. (Ergebnisse pathologisch-anatomischer Untersuchungen.) Veröff. Gewerbe-Konstit. path., H. **29** (1931).

ICKERT, F.: Staublunge und Tuberkulose bei den Bergleuten des Mansfelder Kupferschieferbergbaues. Dtsch. med. Wschr. **50**, 832 (1924).

ICKERT, F.: Staublunge und Lungentuberkulose. Berlin: Springer 1928.

IRVINE, L.G., MAVROGORDATO, A., PIROW, H.: La silicose dans les mines d'or du Witwatersrand. In: Compte rendu de la conférence internationale tenue à Johannesburg 13.–27.8.1930: La silicose 1930, S. 193.

JÄGER, R.: Neuere Gesichtspunkte in der Silikoseforschung. Z. Aerosol-Forsch. **2**, 491 (1953).

JÖTTEN, K.W.: Gewerbestaub und Lungentuberkulose. (Stahl-, Porzellan-, Kohle-Kalkstaub und Ruß.) Eine literarische und experimentelle Studie. In: Schriften aus d. Gesamtgebiet d. Gewerbehygiene (N.F.), Bd. 16, S. 256. Berlin: Springer 1927.

JONES, W.: Ätiologie der Silikose. Zbl. Gewerbehyg. **22**, 151 (1935).

JONES, W.R.: Silicotic lungs: The minerals they contain. J. Hyg. (Lond.) **33**, 307 (1933).

KETTLE, E.H.: The interstitial reactions causes by various dusts and their influence on tuberculous infections. J. Path. Bact. **35**, 395 (1932).

KETTLE, E.H.: Observations on the pneumoconioses. Brit. med. J. **3736**, 281 (1932).

KING, E.J.: The solubility theory of silicosis. In: Die Staublungenerkrankungen (K.W. JÖTTEN, H. GÄRTNER, Hrsg.), Wissenschaftl. Forschungsberichte. Naturwissenschaftl. Reihe, Bd. 60, S. 212. Darmstadt: Steinkopff 1950

KING, E.J., McGEORGE, M.: The biochemistry of silicic acid. V. The solution of silica and silicate dusts in body fluids. Biochem. J. **32**, 417 (1938).

KING, E.J., McGEORGE, M.: The biochemistry of silicic acid. VI. The solution and excretion of silica. Biochem. J. **32**, 426 (1938).

KING, E.J., NAGELSCHMIDT, G.: Die pathologische Wirkung verschiedener Mineralstäube im Tierversuch. In: Die Staublungenerkrankungen (K.W. JÖTTEN, W. KLOSTERKÖTTER, G. PFEFFERKORN, Hrsg.) Wissenschaftl. Forschungsberichte. Naturwissenschaftl. Reihe, Bd. 63, S. 84. Darmstadt: Steinkopff 1954.

KOELSCH, F., KAESTLE, K.: Arbeitsmedizinische Untersuchungen über die Wirkungen verschiedener Mineralstaubarten. Beilage Reichsarbeitsblatt T. III, No. **26** (1929).

KOPPENHÖFER, G.F.: Untersuchungen zur Pathogenese silikotischer Gewebsveränderungen. IV. Mitt. Über die geweblichen Veränderungen nach experimenteller Zufuhr von kolloidaler Kieselsäure. Virchows Arch. path. Anat. **297**, 271 (1936).

KÜHNE, W.: Staubinhalation, Lungenemphysem, Staublungenerkrankung. (Untersuchungen zum Problem der Staubinhalationsfolgen und der Emphysemgenese.) Jena: Fischer 1965.

LAËNNEC, R.: Traité de l'auscultation médicale et des maladies du poumon et du coeur. Paris 1826.

LEBLANC, U.: Sur la formation e l'endurcissement du grès, avec la description de la maladie singulière qui attaque les ouvriers qui piquent ou taillent cette sorte de pierre. Précis d'opér. chirurg. (Paris) **1**, 561 (1775).

LEHMANN, K.B.: Über die Gesundheitsverhältnisse der Arbeiter in der deutschen keramischen, insbesondere der Porzellan-Industrie, mit besonderer Berücksichtigung der Tuberkulosefrage. In: Schriften aus d. Gesamtgebiet d. Gewerbehygiene (N.F.), H. 25. Berlin: Springer 1929.

LINNÉ, C. VON: Iter Dalekarlicum 1734. Neue Ausgabe, Stockholm 1929 (Nach Bruce 1942).

LOCHTKEMPER, J., TELEKY, L.: Studien über Staublungen. I. Mitt.: Geschichte der Erkenntnis der Staublunge in Deutschland. Arch. Gewerbepath. Gewerbehyg. **3**, 418 (1932).

LÖFFLER, W.: Geschichte der Silikose. In: Handbuch der inneren Medizin (G.v. BERGMANN, W. FREY, H. SCHWIEGK, Hrsg.), Bd. 4, S. 713. Berlin-Göttingen-Heidelberg: Springer 1956.

MARKS, J., JAMES, D.M.: The measurement of dust toxicity in vitro. J. Path. Bact. **77**, 401 (1959).

MARKS, J., MASON, M.A., NAGELSCHMIDT, G.: A study of dust toxicity using a quantitative tissue culture technique. Brit. J. industr. Med. **13**, 187 (1956).

MAVROGORDATO, A.: Experiments on the effects of dust inhalations. J. Hyg. (Lond.) **17**, 439 (1918).

MAVROGORDATO, A.: Studies in experimental silicosis and other pneumoconioses. Publ. S. Afr. Inst. Med. Res. **2**, 107 (1922).

MERKEL, G.: Die Staubinhalationskrankheiten. In: Handb. d. Hyg. u. Gewerbekrankh. (M.v. PETTENKOFER, H.v. ZIEMSEN, Hrsg.), 3. Aufl., T. 2, Sociale Hygiene, Abt. 4, S. 133. Leipzig: Vogel 1882.

MIDDLETON, E.L.: Silicosis in Great Britain. In: Compte rendu de la conférence internationale tenu à Johannesburg du 13 au 27 août 1930: La silicose, p. 444 (1930).

MIQUEL, A.: Zit. nach SCHADEWALDT, H. Bull. Thér. Méd. Chir. **28**, 414 (1845).

Moore, B.: Discussion on the incidence of industrial tuberculosis. Proc. roy. Soc. Med. London **11**, 145 (1917/18).

Morgagni, J.B.: De sedibus et causis morborum per anatomen indagatis libriquinque. Venetiis 1761.

Müller, L.: Byssinose in den Niederlanden. Arch. Gewerbepath. Gewerbehyg. **19**, 175 (1962).

Pancoast, H.K.: A roentgenologic study of the effects of dust inhalation upon the lungs. Trans. Ass. Amer. Phycns **32**, 97 (1917).

Pansa, M.: Consilium peripneumoniacum. Freyberg: Z. Becker 1681; Köln: Staufen 1954.

Paracelsus Th. von Hohenheim, gen. Paracelsus: Von der Bergsucht und anderen Bergkrankheiten. Bearb. von Koelsch, F. In: Schriften aus d. Gesamtgebiet d. Gewerbehygiene (N.F.), H. 12. Berlin: Springer 1925.

Patschkowski: Über Pneumokoniosen bei den Bergarbeitern des rheinisch-westfälischen Steinkohlenreviers. Beitr. Klin. Tuberk. **57**, 113 (1924).

Pearson, G.: On colouring matter of the black bronchial glands and of the black spots of the lungs. Phil. Trans. B **103**, 159 (1813).

Petrenz, C.L.: Erfahrungen über die sog. Steinbrecherkrankheit, ein Beitrag zu den Krankheiten der Lunge. Hufeland's J. pract. Heilk. **97**, 102 (1844).

Pfefferkorn, G.: Gedanken und Versuche zur Serizittheorie. Zur Lungenschädigung durch Quarz in Verbindung mit Begleitstauben. II. Arch. Hyg. **132**, 299 (1950).

Plinius Secundus, C.: Naturalis historia. Libri XXXII-XXXVII Detlefsen, D. (Recensuit) X, Berlin: Weidmann 1873.

Policard, A.: Résultats de l'éxplantation in vitro de granulomes àcellules géantes produits expérimentalement par injection de terre à Diatomees. Compt. rend. Soc. biol. **96**, 290 (1927).

Policard, A.: A propos d'une explication piézoélectrique des fibroses pulmonaires silicotiques. Arch. Mal. prof. **10**, 576 (1949).

Pollux, J.: Zit. nach Worth, G., Schiller, E.: Die Geschichte der Staubkrankheiten. In: Die Pneumokoniosen. Köln: Staufen 1954.

Ramazzinie, B.: Abhandlungen von den Krankheiten der Künstler und Handwerker. Übersetzung von Dr. Johann Christian Gottlieb Ackermann. Stendal, bey D.C. Franzen u. J.C. Grosse 1780.

Reichel, G., Ulmer, W.T., Buckup, H., Stempel, G., Werner, U.: Die chronisch obstruktiven Atemwegserkrankungen des Bergmannes. Dtsch. med. Wschr. **94**, 2375 (1969).

Reichel, G., Ulmer, W.T.: Luftverschmutzung und unspezifische Atemwegserkrankungen. Berlin-Heidelberg-New York: Springer 1970.

Reichel, G., Ulmer, W.T.: The interrelationship of coalminers pneumoconiosis and bronchitis. In: Inhaled Particles III (W.H. Walton, Ed.), p. 897. Old Woking/Surrey: Gresham Press 1971.

Reisseisen, F.D.: Über die Struktur, die Verrichtung und den Gebrauch der Lungen. Berlin: Königl. Akad. d. Wissenschaften 1808.

Röber, F.A.: Von der Sorge des Staats für die Gesundheit seiner Bürger. Dresden 1806.

Rovida, C.L.: Un caso di silicosi del polmone con analisi clinica. Ann. clin. appl. med. **13**, 102 (1871).

Ruffer, M.A.: Studies in the palaeopathology of Egypt (R.L. Moody, Ed.). Chicago: Univ. Chicago Press 1921.

Salisbury, J.H.: Inoculation with straw fungi. Amer. J. med. Sci. **44**, 387 (1862).

Schadewaldt, H.: Zur Geschichte der Drescherkrankheit und anderer Pneumokoniosen. Dtsch. med. Wschr. **92**, 1581 (1967).

Schellenberg, G.: Beitrag zum klinischen Bild der Pneumokoniose. Beitr. Klin. Tuberk. **63**, 179 (1909).

Schlipköter, H.W., Brockhaus, A.: Die Hemmung der experimentellen Silikose durch subcutane Verabreichung von Polyvinylpyridin-N-Oxyd. Klin. Wschr. **39**, 1182 (1961).

Schlipköter, H.W., Brockhaus, A.: Untersuchung zur Beeinflussung der Silikose. In: Fortschritte der Staublungenforschung (H. Reploh, W. Klosterkötter, Hrsg.), S. 397. Dinslaken: Niederrhein. Druckerei 1963.

Seifert, H.: Probleme des Kristallfeinbaues in ihrer Bedeutung für die Staubforschung. Tonindustrie-Ztg. **74**, 253 (1950).

Seifert, H.: Zur Kausalforschung der Silikose. Z. Aerosol-Forsch. **2**, 500 (1953).

Seifert, H.: Gedanken und Experimente zu einer Kausaltheorie der Silikose. Beitr. Silikose-Forsch. **82**, 1 (1964).

Seltmann: Die Anthrakosis der Lungen bei den Kohlenbergarbeitern. Dtsch. Arch. klin. Med. **2**, 300 (1867).

Shaw, A.F.B.: A histological study of the mummy of Harmose, the singer of the eighteenth dynasty (circa 1490 B.C.). J. Path. Bact. **47**, 115 (1938).

Siegmund, H.: Untersuchungen zur Pathogenese silikotischer Gewebsveränderungen. Arch. Gewerbepath. Gewerbehyg. **6**, 1 (1935).

Simson, F.W., Strachan, A.S., Irvine, L.G.: Silicosis in South Africa. Proc. of the Transvaal Mine Medical Officers Association, Johannesburg 1930.

Sluis-Cremer, G.K.: Chronic bronchitis in bantu mine workers. Internat. Conference on Pneumoconiosis Johannesburg 1969, S. 174.

Soemmering, S.Th.: Über den Bau der Lungen. Berlin: Königl. Akad. d. Wissenschaften 1808.

Stockhausen, S.: Zit. nach Kühne, W.: Staubinhalation, Lungenemphysem, Staublungenerkrankung. Jena: VEB Fischer 1965.

Stöber, W.: Formation of silic acid in aqueous suspensions of different silica modifications. Advanc. Chem. Ser. **67**, 161 (1967).

Teleky, L.: Diagnosis and supervision of industrial diseases in Germany. J. industr. Hyg. **4**, 212 (1922/23).

Teleky, L.: Die Silikose. Wien. med. Wschr. (1936).

Tersanky, J.: Zit. nach Schadewaldt, H.: Zur Geschichte der Drescherkrankheit und anderer Pneumokoniosen 1967. Öst. med. Wschr. **9**, 257 (1848).

Thiele, A., Saupe, E.: Die Staublungenerkrankung (Pneumokoniose) der Sandsteinarbeiter. Schriften aus d. Gesamtgebiet d. Gewerbehygiene (N.F.), H. 17, S. 69. Berlin: Springer 1927.

Thomas, K.: Grundfragen aus der Silikoseforschung. Ber. ges. Physiol. **68** (1956/57).

Thomas, K.: Kieselsäure im Stoffwechsel. Mitt. Max-Planck-Ges. **3**, 156 (1965).

Traube, L.: Über das Eindringen feiner Kohlenteilchen in das Innere des Respirationsapparates. Dtsch. Klin. **12**, 475 (1860).

Trousseau, A., LeBlanc, U.: Zit. nach Löffler, W.: Geschichte der Silikose (1828). In: Handb. d. inn. Med. (H. Schwiegk, Hrsg.). Berlin-Göttingen-Heidelberg: Springer 1956.

ULMER, W.T.: Emphysem und Bronchitis beim Bergmann. In: Fortschritte der Staublungenforschung (H. REPLOH, H.J. EINBRODT, Hrsg.), Bd. 2, S. 635. Dinslaken: Niederrhein. Druckerei 1967.

ULMER, W.T.: Belastungen des Bronchialsystems als Krankheitsursache. Arbeitsmed. Sozialmed. Arbeitshyg. **10**, 277 (1972).

ULMER, W.T., REICHEL, G., WERNER, U.: Die chronisch obstruktive Bronchitis des Bergmannes. Arch. Gewerbepath. Gewerbehyg. **25**, 75 (1968).

VELICOGNA, A.: Teorie sulla patogenesi della silicosi. Med. d. Lavoro **37**, 107 (1946).

VIGLIANI, E., PERNIS, B.: An immunological approach to silicosis. Proc. Pneumocon. Conf. Johannesburg 1959, S. 395.

VIGLIANI, E., PERNIS, B.: The pathogenesis of silicosis. A review. Bull. Hyg. **36**, 1 (1961).

VIRCHOW, R.: Die pathologischen Pigmente. Arch. path. Anat. **1**, 379 (1847).

VIRCHOW, R.: Melanosen der Lungen. Wien. med. Wschr. **6**, 297 (1856).

VISCONTI: Protocollo generale delle necropsie eseguite nell' Istituto Anatomo-Patologico dell'Ospedale Maggiore. Anno 1870. Zit. nach WORTH, G., SCHILLER, E.: Die Geschichte der Staubkrankheiten. In: Die Pneumokoniosen. Köln: Staufen 1954.

WATKINS-PITCHFORD, W.: Industrial diseases of South Africa. S. Afr. med. Res. **12**, 35 (1915).

WATKINS-PITCHFORD, W.: The relationship of dust and pulmonary tuberculosis. J. med. Ass. S. Afr. **3**, 452 (1929).

WATKINS-PITCHFORD, W.: The silicosis of the South African gold mines, and the changes produced in it by legislative and administrative efforts. J. industr. Hyg. **9**, 109 (1927).

WELLER, W., REIF, E., ULMER, W.T.: Langzeitinhalationsversuche an Ratten zur Frage der Silikoseprophylaxe mit McIntyre-Aluminiumpulver. Arch. Gewerbepath. Gewerbehyg. **22**, 77 (1966).

WERFF, P.J. VAN DER: Mould fungi and bronchial asthma. Leiden 1958.

WORTH, G.: Die „Staublunge" des Kohlenbergarbeiters. Dtsch. med. Wschr. **6**, 221 (1960).

WORTH, G., SCHILLER, E.: Die Pneumokoniosen. Geschichte, Pathogenese, Morphologie, Klinik und Röntgenologie. Köln: Staufen 1954.

ZENKER, F.A.: Staubinhalationskrankheiten der Lunge. Amtl. Bericht über d. 40. Versammlung dtsch. Naturforscher u. Ärzte zu Hannover im September 1865, S. 271 (1866).

ZENKER, F.A.: Über Staubinhalationskrankheiten der Lungen. Dtsch. Arch. klin. Med. **2**, 116 (1867).

Physikalische Eigenschaften von Stäuben sowie Grundlagen der Staubmessung und Staubbekämpfung

W. WALKENHORST

Mit 30 Abbildungen und 5 Tabellen

A. Überblick und Abgrenzung der Begriffe Staub, Rauch, Nebel

Staub entsteht durch Zerkleinern einer festen Substanz. Das geschieht gewollt bei allen Mahlvorgängen, ungewollt bei vielen Arbeitsabläufen. Die entstehenden meist wasserunlöslichen Teilchen haben Größen zwischen etwa 0,1 und 500 µm. Sie sind entweder als Pulver abgelagert oder in einem Gas, meist Luft, in Schwebe. Der pulverförmige Zustand soll hier nicht betrachtet werden. Das ist eine sinnvolle Einschränkung.

Die unerwünschte Stauberzeugung schafft eine Reihe von Problemen, von denen das der Gesundheitsgefährdung das schwerwiegendste ist. Es steht hier im Vordergrund. Allerdings sind daran nur Teilchen bis etwa 30 µm beteiligt, größere dringen nicht mehr in die Trachea ein. Von ihnen haben die feinsten bis zu einer oberen Größe zwischen 5 und 10 µm die größere Bedeutung. 50 µm Teilchen (Kugeln, Dichte 1 g/cm^3) haben bereits eine Sedimentationsgeschwindigkeit von 7,2 cm/sec, sind also nur kurze Zeit schwebefähig und deshalb im allgemeinen in staubiger Atemluft nicht mehr enthalten.

Solange die technischen Einrichtungen zur Sauberhaltung der Atemluft nicht ausreichen, bleibt die durch Staub entstehende Gesundheitsgefahr ein aktuelles Problem. Wichtigstes Anliegen der Forschung ist deshalb die Suche nach wirksamen Möglichkeiten zur Staubbekämpfung, denn die technische Prophylaxe hat am ehesten Aussicht auf praktischen Erfolg. Es ist aber zu betonen, daß Staubbekämpfung nicht nur die verstärkte Anwendung heute bekannter Verfahren bedeutet, sondern auch die Suche nach Grundlagen für neue Möglichkeiten.

Solange diese wichtigste Aufgabe nicht gelöst ist, ergeben sich eine Reihe von Folgeproblemen. Alle Fragen der Staubmessung und Staubüberwachung gehören hierher. Dabei bedeutet Messen hier mehr, als sonst üblich. Die Messung einer Länge oder eines Gewichtes besteht im Vergleich mit einer Einheit. Beim Staub muß diese ,,Einheit" erst geschaffen werden. Als Ziel muß gelten, den Staubzustand durch eine oder mehrere Größen so zu kennzeichnen, daß eine Korrelation mit der Veränderung oder Beeinträchtigung einer Organfunktion, hier des Bronchialbaumes und der Lunge, hergestellt werden kann. Nur so ist die Auffindung einer Dosis-Wirkungsfunktion möglich.

In einem Gas schwebende Staubteilchen bilden ein disperses System. Das ist ein Teilgebiet der Kolloidphysik. Die vollständige Beschreibung umfaßt viele Größen wie Zahl und Abmessungen der Teilchen in der Volumeneinheit des Gases, die Teilchenform, ihre Oberfläche, ihr Volumen und ihre Masse, elektrische Ladungen an der Teilchenoberfläche, die chemische und/oder mineralogische Beschaffenheit, schließlich Wechselwirkungen mit dem Trägergas oder einzelnen gas- bzw. dampfförmigen Beimengungen. Solche Wechselwirkungen mit gasförmigen Spurenstoffen in der Luft haben auch biologische Bedeutung (synergistische Wirkung).

Es ist praktisch unmöglich, alle das System charakterisierenden Größen zu bestimmen. Man muß sich deshalb mit einer sinnvollen Einschränkung begnügen.

Außer mit Staub ist die Luft häufig auch mit anderen partikelförmigen Beimengungen belastet. Man spricht von Rauchen, wenn die Teilchen bei chemischen Reaktionen entstehen. Das braucht nicht immer ein Verbrennungsvorgang zu sein. Nebel besteht aus Tröpfchen, hier ist die disperse Phase also eine Flüssigkeit, z.B. Wasser, Öl, Schwefelsäure. Alle zusammen fallen unter den Begriff Aerosol, soweit sie über längere Zeit schwebefähig sind. Doch ist zu betonen, daß Aerosole bei weitem nicht die Stabilität von Hydrosolen haben. Deshalb ist der Begriff nicht scharf definiert.

B. Hilfsmittel zur Beschreibung des Staubzustandes

I. Integrale Angaben, indirekte Meßmethoden

Staub besteht immer aus Teilchen unterschiedlicher Größe, ist also polydispers. Monodisperse Aerosole lassen sich herstellen, haben aber nur für wissenschaftliche Untersuchungen Bedeutung. In vielen Fällen genügt eine summarische Angabe. Sie umfaßt entweder das gesamte Teilchenkollektiv oder den besonders interessierenden Anteil, etwa den Feinstaub. Die Meßgröße wird auf die Volumeneinheit des Gases bezogen, stellt also eine Konzentration dar. Als Volumen wird meist das Betriebsvolumen, nur selten das Normalvolumen benutzt. Teilchenzahlen werden auf die Volumeneinheit cm^3 bezogen, die Masse wird in mg/m^3 oder g/m^3 angegeben. Oberflächenangaben sind schwierig und werden nur gelegentlich gemacht.

Zur Gewinnung dieser Angaben ist meist eine Probenahme notwendig. Sie muß repräsentativ für den Schwebezustand sein, also auch grobe und feine Teilchen voll erfassen. Häufig sind einzelne mineralogische oder chemische Bestandteile besonders wichtig, die Probe muß dann soviel Substanz enthalten, daß sie für eine Analyse ausreicht.

Die Auswertung kann mikroskopisch erfolgen, dann erhält man durch Auszählen ein Ergebnis in Teilchenzahlen pro cm^3, oder die Probe wird gewogen, wodurch eine gravimetrische Angabe in mg/m^3 möglich wird. Oft wird die Teilchenzahl im wesentlichen durch eine große Anzahl sehr feiner Teilchen bestimmt, die weder der Oberfläche noch der Masse nach stark ins Gewicht fallen. Man beschränkt sich dann auf den Teilchengrößenbereich oberhalb 0,5 oder 1 µm. Hat man ausschließlich am Feinstaub Interesse, so bricht man die Zählung bei 5 oder 7 µm ab. Aber auch mit dieser Einschränkung ließ sich oft keine eindeutige Beziehung zwischen Teilchenzahl/cm^3 und Lungenveränderung finden. Das liegt daran, daß Stäube unterschiedlicher Herkunft einen unterschiedlichen Korngrößenaufbau haben. Deshalb können Oberfläche und Masse des Staubes bei gleicher Teilchenzahl/cm^3 unterschiedlich sein.

Andererseits zeigte sich empirisch, daß eine brauchbare Korrelation zwischen Massenkonzentration und pathologischer Veränderung der Lunge besteht. Man muß sich aber auf den Feinstaub beschränken, außerdem spielen chemische oder mineralogische Zusammensetzung eine Rolle. Die routinemäßige Überwachung des Staubzustandes erfolgt deshalb heute fast ausschließlich nach diesem Meßprinzip (gravimetrische Messung), wobei Grob- und Feinstaub im Schwebezustand, also während der Probenahme, voneinander getrennt werden.

Gelegentlich bedient man sich zur Messung auch indirekter Verfahren. So wurde der Staubzustand lange Zeit durch die Intensität des an den Teilchen gestreuten Lichtes gekennzeichnet (Tyndall-Effekt). Allerdings läßt sich dieses Verfahren, das den Vorzug der einfachen Handhabung und schnellen Auswertung hat, nur schlecht interpretieren. Man hat es deshalb weitgehend aufgegeben. Mit modernen Hilfsmitteln lassen sich aber die von Einzelteilchen ausgehenden Lichtimpulse erfassen, die elektronisch gezählt werden. Auch die Änderung des elektrischen Widerstandes kann zur Zählung benutzt werden. Dazu werden die Teilchen in einem Elektrolyten suspendiert. Die Suspension passiert eine Kapillare, an deren Enden die Widerstandsänderung registriert wird (Coulter-Zähler). Das Verfahren wird in der Klinik auch zur Zählung roter Blutkörperchen benutzt. Andere indirekte Verfahren haben weniger Bedeutung erlangt.

II. Das Teilchengrößenspektrum, mathematische Beziehungen

Seine Bestimmung wird bei wissenschaftlichen Untersuchungen erforderlich. Man unterscheidet zwischen der Teilchenzahl-, der Oberflächen- und Volumenverteilung. Häufig benutzt man das direkte Verfahren durch Sichtbarmachung der Teilchen mit anschließender Einteilung in Größenklassen. Manchmal reicht das Auflösungsvermögen des Lichtmikroskops nicht aus, man muß dann auf das Elektronenmikroskop ausweichen.

findet sich unverändert wieder, viele, vor allem größere und die feinsten sind entweder ganz verbrannt oder haben nur einen geringen Rest hinterlassen (Asche). Die sehr feinen Teilchen haben mit dem stauberzeugenden Arbeitsprozeß nichts zu tun, sie sind als Verunreinigung in der Außenluft enthalten und bestehen zum größten Teil aus Ruß. Bei stärkerer Vergrößerung sind diese Teilchen an der charakteristischen kettenförmigen Aneinanderlagerung vieler Primärteilchen zu erkennen und können bei der Auszählung gesondert behandelt werden. Die verbleibenden Teilchen rühren vom Arbeitsprozeß her und lassen sich in Kohle — d.h. verbrennbare, und Gesteins — d.h. nicht brennbare Teilchen einteilen.

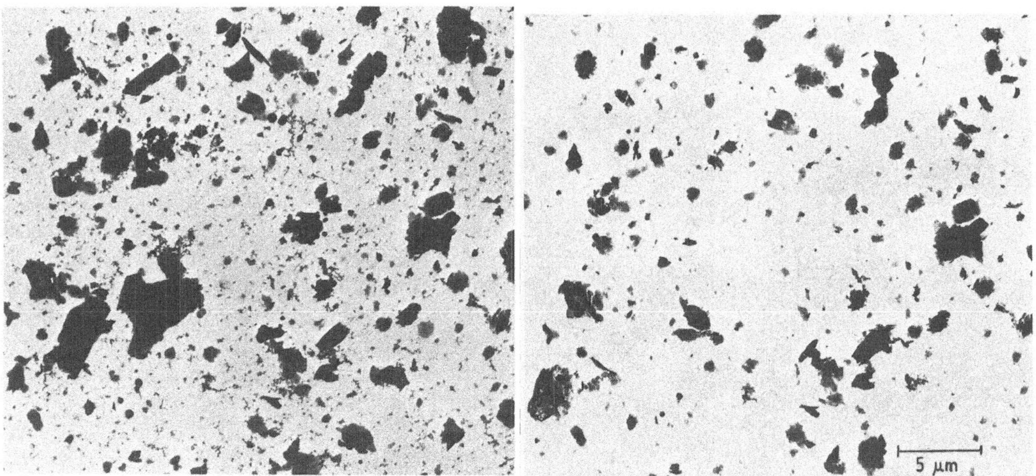

Abb. 1. Zwei elektronenmikroskopische Aufnahmen einer Staubprobe aus einem Kohlenbergwerk. Teilchen > 7 μm konnten den Objektträger nicht erreichen. Gleicher Objektausschnitt rechts und links, aber rechts nach Veraschung der Probe bei 823 K (550° C)

Abb. 1 zeigt elektronenmikroskopische Aufnahmen von Staubproben, die aus der Luft an einem Arbeitsplatz im Kohlenbergbau entnommen wurden. Die Probe enthält nur Feinstaub, gröbere Anteile konnten den Objektträger durch eine Sedimentationsvorrichtung nicht erreichen. Das Bild soll dazu dienen, die Schwierigkeiten bei der Beschreibung aufzuzeigen. Beide Bilder zeigen den gleichen Objektausschnitt, die rechte Probe wurde jedoch für 1 Std einer Temperatur von 823 K (550° C) ausgesetzt. Dadurch sind alle brennbaren Bestandteile verschwunden. Eine große Zahl von Teilchen

Ein charakteristisches Kennzeichen ist ihre unregelmäßige Form. Das erschwert eine quantitative Beschreibung. Man begnügt sich daher mit einer Größe, die projizierter Durchmesser D_p genannt wird. Sie gibt den Durchmesser des der Teilchenprojektion flächengleichen Kreises an, und kann mit Zählgeräten, z.B. dem von ENDTER und GEBAUER (1956) entwickelten und von Zeiss gefertigten Teilchengrößenanalysator TGZ 3 oder von Hand ermittelt werden. Dieser projizierte Durchmesser stellt zwar nur eine Hilfsgröße dar, kann aber zu anderen Kenngrößen, z.B. der Teilchenoberfläche, dem Teilchenvolu-

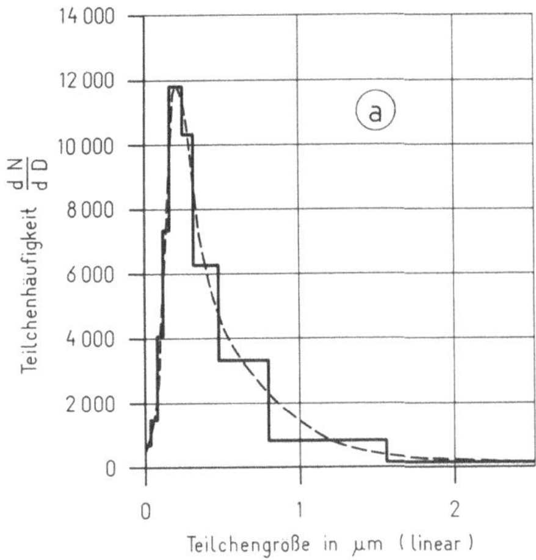

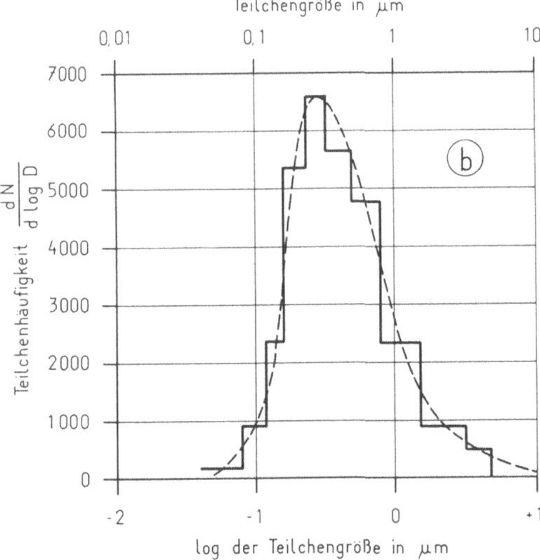

Abb. 2. Schiefe Häufigkeitsverteilung bei linearen Koordinaten (a), die bei logarithmisch geteilter Teilchengrößen-Achse einer Normalverteilung näher kommt (b)

men oder dem aerodynamischen Durchmesser in Beziehung gebracht werden. Letzterer wird aus der Sedimentationsgeschwindigkeit des Teilchens ermittelt, charakterisiert somit das Verhalten im Schwebezustand.

Die für ein Teilchenkollektiv ermittelten projizierten Durchmesser umfassen einen bestimmten Bereich, streuen also um einen mittleren Wert. Ihre quantitative Beschreibung ist Aufgabe der Statistik. Von hier kommen auch die Verfahren zur Analyse.

Im einfachsten Fall, vergleichbar der Fehleranalyse, sind die Abweichungen gleichmä-

ßig um einen Mittelwert verteilt. Diese Normalverteilung wird durch die Gaußsche Funktion beschrieben:

$$\frac{dN}{dD} = \frac{1}{\sigma\sqrt{2\pi}} \cdot e^{-\frac{1}{2}\left(\frac{D-D_0}{\sigma}\right)^2}.$$

D_0 ist der arithmetische Mittelwert der zu messenden Größe, σ der mittlere Fehler oder die Standardabweichung, die die Breite der Verteilung angibt und 68% aller Meßwerte einschließt.

Bei der Einordnung von Staubteilchen in Größenklassen gibt man $10-15$ Intervalle vor, die Intervallbreite sei ΔD, die Zahl der Teilchen pro Intervall ΔN. Daraus erhält man den Quotienten $\Delta N/\Delta D$, der mathematisch bei unendlich kleinem Intervall in dN/dD übergeht. Insgesamt sind zwischen 500 und 1000 Teilchen zu zählen, alle Intervalle müssen aber genügend besetzt sein. Da man im allgemeinen Zahl und Verteilung der Teilchen in der Volumeneinheit der Luft zu wissen wünscht, muß man darauf umrechnen.

Geht man in der beschriebenen Weise vor und trägt das Ergebnis in Form eines Histogrammes auf, so erhält man Darstellungen nach Abb. 2a. Die Verteilung ist schief, mit einem schmalen Ast nach der Seite kleiner Teilchen und einem breit auslaufenden nach der Seite größerer Teilchen. Ferner ist der häufigste Wert nicht mehr das arithmetische Mittel.

Diese ungleichmäßige Verteilung läßt sich manchmal in eine gleichmäßige überführen, wenn statt der Größe D deren Logarithmus genommen wird. Beim Histogramm hat man dann den Logarithmus der Intervallbreite einzusetzen und den Quotienten $\Delta N/\Delta \log D$ zu bilden. Das ist in Abb. 2b geschehen. Die Ungleichheit wird dadurch offensichtlich zurückgedrängt, verschwindet aber nicht vollständig. Daher hat die log-normale Verteilung:

$$\frac{dN}{d\log D} = \frac{1}{\sigma\sqrt{2\pi}} e^{-\frac{1}{2}\left(\frac{\log D - \log D_0}{\sigma}\right)^2}$$

zwar eine gewisse praktische Bedeutung, kann aber nicht alle Fälle mit ausreichender Genauigkeit darstellen. Stöber (1965) gibt eine Übersicht und geht auf Einzelheiten ein, eine umfassende Behandlung statistischer Fragen stammt von Herdan (1953).

Dagegen hat sich gezeigt, daß die wegen des ungleichmäßigen Ablaufs der stauberzeugenden Arbeitsprozesse auftretende zeitliche Konzentrationsschwankung einer lognormalen Verteilung gehorcht. JUDA und BUDZINSKI (1964) sowie WINKEL (1966) konnten zeigen, daß die Konzentrationsschwankungen in verschiedenen Betrieben, z.B. einer Stahlgießerei, einer Steinschleiferei, an Arbeitsplätzen in der Porzellanindustrie und in der feuerfesten Industrie diesem Verteilungsgesetz folgen, und zwar unabhängig davon, ob die Konzentration in T/cm^3 oder in mg/m^3 gemessen wird.

Für die Teilchenzahlverteilung bei der Gewinnung von Kohle erhielten CARTWRIGHT und SKIDMORE (1957) sowie WYNN und DAWES (1951) die folgende Beziehung:

$$\frac{dN}{dD} = Q \cdot \alpha \cdot e^{-\alpha D} + (1-Q)\,\beta \cdot e^{-\beta D}.$$

α und β sind Feinheitskennzahlen, Q ist ein normierender Faktor, der das Verhältnis der beiden Anteile regelt. Die Größe β ist vor allem durch Luftverunreinigung bestimmt. In erster Näherung ist der zweite Term deshalb zu vernachlässigen. Die Werte für α liegen nach DODGSON et al. (1971) bei maschineller Kohlengewinnung im Bereich von 0,47 bis 1,12, das Mittel ist 0,665.

HAMILTON und KNIGHT (1958) geben für die gleichen Verhältnisse eine Potenzfunktion folgender Form an:

$$\frac{dN}{dD} = A \cdot D^{-n}.$$

n hat für Kohlenstaub im Mittel den Wert 2,25. JUNGE (1955) findet für feste partikelförmige Beimengungen zur Außenluft eine Beziehung der gleichen Form, n hat einen mittleren Wert von 3.

SICHEL (1957) erhält für Arbeiten im Gestein (Goldbergbau) eine Funktion, die der von CARTWRIGHT und SKIDMORE vorgeschlagenen ähnelt, D ist aber durch $\sqrt{D}$ ersetzt:

$$\frac{dN}{dD} = A \cdot e^{-\alpha \sqrt{D}} + B \cdot e^{-\beta \sqrt{D}}.$$

Auch hier hat der zweite Term nur Bedeutung für die feinsten Teilchen, α ist im Mittel 3,4.

Aus der Teilchenzahlfunktion erhält man Beziehungen zur Oberfläche und zum Volumen durch Multiplikation mit D^2 bzw. D^3. Da Volumen und Masse durch die Dichte miteinander verknüpft sind, unterscheiden sie sich bei Teilchen gleicher Zusammensetzung nur durch einen Faktor. Die Volumenverteilung gibt deshalb mit guter Näherung auch die Massenverteilung wieder.

Abb. 3 zeigt im linken Teil die drei Teilchenzahlfunktionen, im rechten die Volumenfunktionen. Für die Konstanten sind die angegebenen mittleren Werte eingesetzt. Bei der Teilchenzahlfunktion ist die Ordinate logarithmisch geteilt, da die sich um mehr als 3 Zehnerpotenzen unterscheidenden Werte sonst schlecht darstellbar sind. Die relativen Werte sind so aufeinander abgestimmt, daß sie bei 1,5 µm gleich sind. Die beiden für Kohlenstaub geltenden Kurven unterscheiden sich im Bereich von 1 bis 7 µm nicht sehr, die für Gesteinsstaub verläuft steiler. Gesteinsstaub ist also feiner als Kohlenstaub. Keine der Kurven hat ein Maximum. Da die Häufigkeit bei kleiner werdender Teilchengröße aber nicht unbegrenzt zunehmen kann, ist der Gültigkeitsbereich beschränkt, die Grenze ist aber nicht genau angebbar.

Die im rechten Teil von Abb. 3 dargestellte Volumenverteilung hat einen ganz anderen Verlauf. Hier ist die Ordinate linear geteilt, die Kurven sind so aufeinander abgestimmt, daß sie gleiche Ordinatenhöhen haben. Kleine Teilchen tragen in allen Fällen wenig zum Volumen bei. Unterhalb 0,5 µm ist ihr Einfluß immer zu vernachlässigen, in vielen Fällen ist auch der Beitrag bis 1 µm unbedeutend (WALKENHORST, 1973). Zwei der Kurven haben ein Maximum, das für Gesteinsstaub liegt bei kleinerer Teilchengröße als das für Kohlenstaub. Bei der Potenzfunktion von HAMILTON und KNIGHT fehlt das Maximum, ihr Gültigkeitsbereich ist daher beschränkt, da die Volumenhäufigkeit mit zunehmender Teilchengröße nicht unbegrenzt zunehmen kann.

Die Feststellung des nur unbedeutenden Volumen- bzw. Massenanteils von Teilchen bis etwa 1 µm gilt nicht für Rauche und für atmosphärische Luftverunreinigungen. Das von JUNGE gefundene Potenzgesetz mit dem Exponenten 3 besagt, daß die Volumenverteilung unabhängig von der Teilchengröße wird.

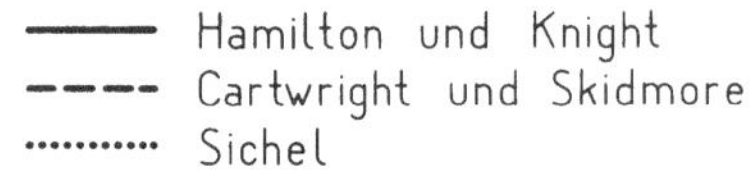

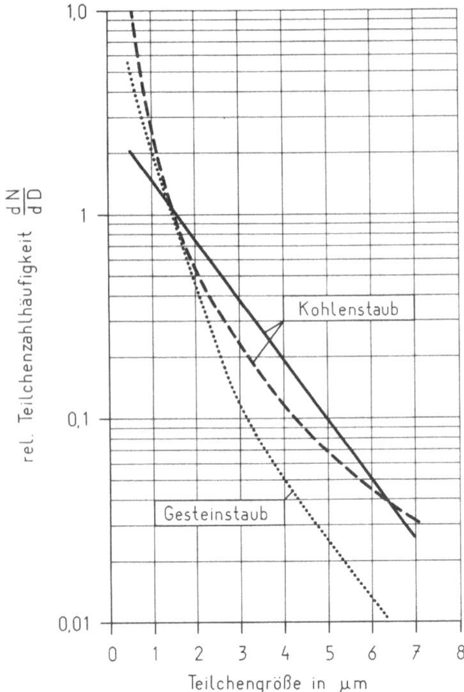

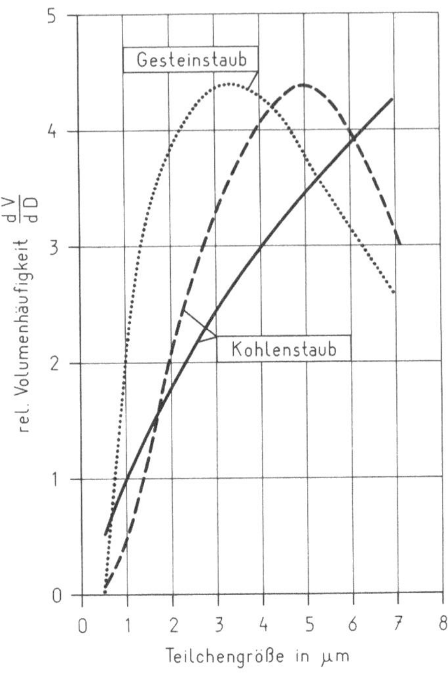

Abb. 3. Teilchenzahlverteilung und Volumenverteilung (Massenverteilung) für Kohlenstaub und Gesteinsstaub. Experimentelle Ergebnisse

III. Formfaktoren

Die Berechnung von Oberflächen- bzw. Volumenverteilungen aus der Teilchenzahlverteilung ist nur zulässig, wenn der Umrechnungsfaktor entweder unabhängig von der Teilchengröße ist oder diese Abhängigkeit experimentell bestimmt wurde. Man setzt:

$$O = \alpha_s \cdot D_p^2 \quad \text{und} \quad V = \alpha_v \cdot D_p^3.$$

Oberfläche O und Volumen V des Teilchens werden mit dem projizierten Durchmesser D_p, einer meßbaren Größe, verknüpft. Die Größe α_s nennt man Oberflächenformfaktor, α_v Volumenformfaktor. Für Kugeln ist $\alpha_s = \pi$, $\alpha_v = \pi/6$.

Bei unregelmäßiger Teilchenform haben α_s und α_v hiervon abweichende Werte. Sie können nur empirisch bestimmt werden. Zweckmäßig ordnet man dazu die Teilchen nach ihrer Sedimentationsgeschwindigkeit. Das ist mit Teilchenspektrometern möglich, die später beschrieben werden. Auf diese Weise erhält man an einer bestimmten Stelle der Abscheidefolie eine größere Zahl von Teilchen gleicher Sedimentationsgeschwindigkeit, deren projizierter Durchmesser D_p licht- oder elektronenmikroskopisch ermittelt wird. Das mittlere Teilchenvolumen läßt sich aus der Teilchenmasse bei bekannter Dichte errechnen. Die Teilchenmassen sind aber zu klein, um sie durch Wägung zu bestimmen. Man leitet sie aus Radioaktivitätsmessungen ab, etwa durch Bestimmung der Eigenaktivität bei UO_2-Teilchen (α-Strahler) oder der künstlich erzeugten Aktivität nach Bestrahlung der Substanz im Reaktor, wobei bei Kohle und Quarz Spurenelemente aktiviert werden. Oberflächen werden durch Gasadsorption bei tiefen Temperaturen ermittelt, allerdings reichen dafür fraktionierte Proben nicht aus.

KOTRAPPA (1971, 1972) hat Resultate für Kohlen- und Quarzstaub veröffentlicht, aber auch für UO_2 und ThO_2. Für Kohle ist α_v im Mittel 0,38, im untersuchten Bereich von $0,21-4,92\ \mu m$ findet sich keine Abhängigkeit von der Teilchengröße. Ähnlich ist es für Quarz, der untersuchte Teilchengrößenbereich reicht hier von $0,2-2\ \mu m$, α_v ist 0,342. α_s hat für Kohle wegen der inneren Oberfläche nur indirekte Bedeutung, der gefundene Wert 15,6 ist viel zu hoch, für Quarz ist α_s 5,2. Die α_v-Werte für UO_2 und ThO_2 sind 0,33 bzw. 0,22.

Andere Autoren haben abweichende Werte gefunden. So erhielt CARTWRIGHT (1962) für Kohle $\alpha_v = 0,25$, allerdings ist das ein mittlerer Wert für Teilchen zwischen 5 und 14 μm. ROBINS (1954) fand für Kohleteilchen zwischen 3 und 76 μm für α_v den Wert 0,21.

Für faser- oder plättchenförmige Teilchen sowie für Aggregate aus vielen Einzelteilchen spielt der aerodynamische Formfaktor eine Rolle. Wir können aber nicht näher darauf eingehen.

C. Einiges zur Physik von Schwebeteilchen

I. Das Widerstandsgesetz

Ein Stein fällt in Luft, ein Staubteilchen sinkt mit konstanter Geschwindigkeit. Beim fallenden Stein ist die Beschleunigung konstant, seine Geschwindigkeit nimmt daher proportional zur Fallzeit zu. Beim sinkenden Staubteilchen ist dagegen nach kurzer Anlaufzeit die Geschwindigkeit konstant, die aber von der Größe des Teilchens abhängt. Konstante Sinkgeschwindigkeit bedeutet kräftefreie Bewegung, d.h. einwirkende Kraft und Reibungskraft im Gas sind entgegengesetzt gleich. Dieser Gleichgewichtszustand wird beim fallenden Stein meist nicht erreicht, da die einwirkende Kraft, das Gewicht, so groß ist, daß erst bei sehr hoher Geschwindigkeit

eine gleich große entgegengesetzt gerichtete Reibungskraft auftritt.

Die Frage nach dem Zusammenhang zwischen einwirkender Kraft, Teilchengröße und Geschwindigkeit ist gelöst, wenn das Widerstandsgesetz bekannt ist. Wir betrachten dabei Kugelteilchen. Nach FUCHS (1964) unterscheidet die Theorie 3 Bereiche, die durch die Knudsen-Zahl $K_n = \lambda/r$ gekennzeichnet sind. λ ist die freie Weglänge der Gasmoleküle, r der Teilchenradius. Die freie Weglänge hängt vom Gasdruck ab, sie ist bei Luft von Normalverhältnissen (293 K, 760 mm Hg) 0,097 μm. Ist $K_n \gg 1$, d.h. sind die Teilchen sehr klein, befindet man sich im Bereich der molekularen Strömung, die Reibungskraft ist dem Quadrat des Teilchendurchmessers proportional. Das gilt mit einem 10% Fehler im Teilchengrößenbereich zwischen 10^{-3} und $4 \cdot 10^{-2}\ \mu m$, der für Staubteilchen ohne Bedeutung ist.

Die beiden anderen Bereiche $K_n \approx 1$ und $K_n \ll 1$ sind aber wichtig. Zunächst sei der letztere Fall behandelt, also der Teilchendurchmesser $D \gg \lambda$. Hier gilt in erster Näherung das Stokessche Gesetz. Die Reibungskraft W ist:

$$W = 3\,\pi\,\eta \cdot D \cdot v.$$

W hängt also linear von der Teilchengröße D und der Geschwindigkeit v ab, ferner von der Viskosität η des Gases.

Das Stokessche Gesetz läßt sich theoretisch ableiten. Man erhält die obige einfache Beziehung, wenn die Trägheitskräfte bei der Bewegung im Gas vernachlässigt, also nur Reibungskräfte berücksichtigt werden. Das trifft nur für kleine Geschwindigkeiten zu. Abweichungen von 10% werden bereits bei Kugeldurchmessern von 70 μm (Dichte 1 g/cm^3) beobachtet, die eine Sedimentationsgeschwindigkeit von 14 cm/sec haben. Bei dieser und größeren Geschwindigkeiten muß eine Korrektur eingefügt werden, die die vernachlässigten Trägheitskräfte berücksichtigt. Als wesentliche Größe tritt die Reynoldsche Zahl Re auf, die das Verhältnis von Trägheitskräften zu Reibungskräften bei der Bewegung in einem zähen Medium ausdrückt. Sie ist gegeben durch den Ausdruck:

$$Re = \frac{D \cdot v \cdot \rho}{\eta} = \frac{D \cdot v}{v}.$$

Darin ist D der Durchmesser des Teilchens, kann aber in anderem Zusammenhang auch den Durchmesser einer Faser in einem Filter oder einer Düse, aus der Gas ausströmt, bedeuten, v ist die Strömungsgeschwindigkeit, ρ die Dichte des Gases, η seine Zähigkeit. Den Quotienten $\eta/\rho = v$ bezeichnet man mit kinematischer Zähigkeit, ihr Wert ist für Luft von Normalverhältnissen $0,151\ \mathrm{cm}^2/$sec.

Die Erweiterung des Stokesschen Gesetzes stammt von Oseen (1927). Danach gilt:

$$W = 3\,\pi\,\eta\,D \cdot v(1 + \tfrac{3}{16}\,Re).$$

Diese Erweiterung in Richtung gröberer Teilchen ist in unserem Zusammenhang nur von untergeordneter Bedeutung.

Dagegen ist eine Korrektur wichtig, wenn Teilchengröße und freie Weglänge der Gasmoleküle λ von gleicher Größenordnung sind. Cunningham (1910) gibt dann folgendes Widerstandsgesetz an:

$$W = 3\,\pi\,\eta\,D \cdot v\,\frac{1}{1 + \dfrac{2 \cdot A \cdot \lambda}{D}} = \frac{3\,\pi\,\eta\,D \cdot v}{C}.$$

A hat den Wert 0,85, die Cunningham-Korrektur C ist dann:

$$C = 1 + \frac{2 \cdot 0,85 \cdot \lambda}{D}.$$

Da C immer > 1 ist, ist die Widerstandskraft jetzt kleiner als im Stokes-Fall[1]. Eine 10% Abweichung tritt bei $C = 1,11$ auf. Mit $\lambda = 0,097\ \mu\mathrm{m}$ errechnet sich daraus ein Teilchendurchmesser von $1,5\ \mu\mathrm{m}$.

Die Ursache für die kleinere Widerstandskraft liegt darin, daß man bei kleinen Teilchen das Gas nicht mehr als Kontinuum betrachten kann. Das Teilchen „fällt" zwischen den Gasmolekülen hindurch, man nennt die Korrektur daher Schlupfkorrektur.

Man bezeichnet den Quotienten v/W mit Beweglichkeit B des Teilchens. Da die Reibungskraft W der einwirkenden Kraft dem

Betrage nach gleich ist, kann man B auch als die unter der Wirkung der Krafteinheit sich einstellende Teilchengeschwindigkeit ansehen. Im Falle der Gültigkeit des Stokes-Gesetzes mit Cunningham-Korrektur erhält man:

$$B = \frac{1 + \dfrac{2 \cdot A \cdot \lambda}{D}}{3\,\pi\,\eta\,D} = \frac{C}{3\,\pi\,\eta\,D}.$$

Die Beweglichkeit ist in erster Näherung reziprok zur Teilchengröße. Wirkt die gleiche Kraft auf Teilchen unterschiedlicher Größe, ist die sich einstellende Teilchengeschwindigkeit umgekehrt proportional dem Radius oder Durchmesser des Teilchens. Der Ursprung der Kraft ist unwichtig, sie mag vom Teilchengewicht herrühren oder eine Kraft in einem elektrischen oder thermischen Feld sein.

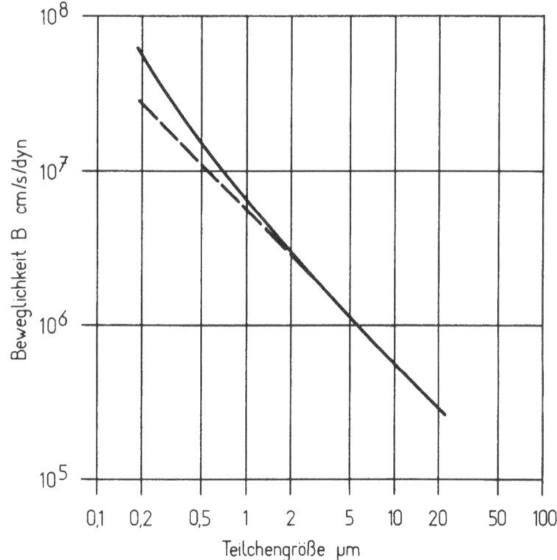

Abb. 4. Beweglichkeit kugelförmiger Teilchen in Abhängigkeit vom Teilchendurchmesser. Gestrichelt: Ohne Berücksichtigung der Cunningham-Korrektur

In Abb. 4 ist die Beweglichkeit als Funktion der Teilchengröße in logarithmischen Koordinaten dargestellt. Ohne Cunningham-Korrektur würde sich die gestrichelt gezeichnete Gerade ergeben.

---

[1] Man hat später gefunden, daß C in komplizierter Weise vom Teilchendurchmesser abhängt, doch gehen wir darauf nicht ein.

II. Diffusion und Koagulation

In Gasen spielt die Diffusion nur bei Teilchen $< 2\ \mu m$ eine Rolle, in Flüssigkeiten ist sie auch bei größeren Teilchen noch gut zu beobachten. Sie ist auch als Brownsche Molekularbewegung bekannt. Die Teilchen können als Riesenmoleküle aufgefaßt werden, die nach der kinetischen Gastheorie an der Molekularbewegung teilnehmen. Das ist ein statistischer Vorgang ohne Richtungsbevorzugung. Für das mittlere Quadrat der Teilchenverschiebung $\overline{\Delta x^2}$ erhält man aus der Diffusionstheorie nach EINSTEIN (1905):

$$\overline{\Delta x^2} = D \cdot t.$$

Der Diffusionskoeffizient D läßt sich auch schreiben:

$$D = k \cdot T \cdot B$$

worin k die Boltzmann-Konstante, T die absolute Temperatur und B die Beweglichkeit des Teilchens bedeuten.

Damit entsteht:

$$\overline{\Delta x^2} = k \cdot T \cdot B \cdot t.$$

$\overline{\Delta x^2}$ ist der Zeit t proportional, die Verschiebung selbst also proportional $\sqrt{t}$. Über ihren Betrag gibt Tabelle 1 Auskunft, für die Zeiten sind 0,1, 1 und 10 sec eingesetzt. Bei der Rechnung wurde für k der Wert $1,38 \cdot 10^{-16}$ erg/Grad benutzt, die Temperatur T zu 293 K angenommen. Die Werte für die Beweglichkeit ergeben sich aus Abb. 4.

Tabelle 1. Mittlere Verschiebung in μm in Abhängigkeit von der Teilchengröße in Luft (760 mm Hg, 293 K) für Zeiten von 0,1, 1 und 10 sec

Teilchen-durchmesser in μm	Mittlere Verschiebung in μm für		
	0,1 sec	1 sec	10 sec
2	1,1	3,5	11,2
1	1,7	5,2	16,6
0,5	2,5	8	25,3
0,3	3,5	11	35,2
0,2	4,7	14,9	47,1
0,1	7,1	25,2	71
0,05	12,3	38,8	123
0,03	24,6	60,8	246

Als Ergebnis dieser Eigenbewegung der Teilchen entsteht die thermische Koagulation durch Zusammenstöße mit dauernder Haftung. Durch diese Bildung von Aggregaten wird ein Aerosol immer teilchenärmer und teilchengröber. Aber zur thermischen Bewegung kommen anziehende oder abstoßende Kräfte anderer Art, z.B. durch die elektrische Ladung der Teilchen. Sie modifizieren den ursprünglichen Vorgang. Auch die Bewegung der Luft spielt eine Rolle. All diese Einflüsse führen dazu, daß Staubteilchen zu einem hohen Maße aus Aggregaten bestehen. Doch ist es bisher nicht gelungen, durch diese Aggregatbildung den Feinstaubanteil gezielt so stark zu verringern, daß daraus eine wirkungsvolle Methode zur Staubbekämpfung entsteht.

Die Grundlagen zum Verständnis des Vorganges stammen von v. SMOLUCHOWSKI (1916, 1917), der für seinen Ablauf folgende Gleichung ableitete:

$$\frac{1}{n} - \frac{1}{n_0} = K \cdot t.$$

Darin bedeuten n_0 die Anfangskonzentration in T/cm^3, n die Teilchenzahlkonzentration zum Zeitpunkt t, K ist die Koagulationskonstante. Experimentelle Untersuchungen, wofür sich Rauche besonders eignen, wurden von WHYTLAW-GRAY und PATTERSON (1932) durchgeführt. Sie bestätigen die theoretischen Überlegungen und ergeben experimentelle Werte für die Koagulationskonstante K. Sie hängt etwas von der Art des Aerosols ab und beträgt bei Ammoniumchlorid-Rauch $6 \cdot 10^{-10}\ cm^3$/sec, bei Magnesium-Oxid-Teilchen $8,3 \cdot 10^{-10}\ cm^3$/sec.

Ein brauchbares Maß zur Beurteilung der Schnelligkeit des Koagulationsablaufes ist die Halbwertszeit t_0. Nach dieser Zeit ist die Ausgangskonzentration n_0 auf $n_0/2$ abgesunken. Man findet sofort:

$$t_0 = \frac{1}{K \cdot n_0}.$$

Bei $K = 6 \cdot 10^{-10}\ cm^3$/sec und $n_0 = 10^{10}/cm^3$ erhält man für t_0 0,167 sec. Bei dieser hohen Teilchenzahlkonzentration ändert sich das Aerosol also so schnell, daß es experimentell unmöglich ist, den Ablauf im einzelnen zu verfolgen. Ist n_0 dagegen 10^6, so wird t_0 bereits 27,8 min, bei $n_0 = 10^5$ sogar 4 h 38 min.

Bei Stäuben ist die Teilchenzahlkonzentration nur selten so hoch, sie liegt meist zwischen 10^2 und $10^4/cm^3$. Dann spielt thermische Koagulation keine Rolle mehr. Man muß aber bedenken, daß diese vergleichsweise niedrigen Werte erst nach Verdünnung in einem großen Luftvolumen auftreten und im Augenblick der Entstehung viel höher liegen. Auch elektrische Ladungen spielen eine entscheidende Rolle.

Eine zusammenfassende Darstellung mit Betonung der theoretischen Grundlagen stammt von ZEBEL (1966), GREEN und LANE (1957) gehen auch ausführlich auf experimentelle Ergebnisse ein.

III. Bewegung von Teilchen unter der Einwirkung von Kräften

1. Sedimentation im Erdfeld

Der einfachste Fall ist Konstanz der Kraft, also z.B. die Bewegung im Schwerefeld der Erde. Die antreibende Kraft ist dann das Teilchengewicht. Es ist für eine Kugel vom Durchmesser D:

$$K = \frac{\pi}{6} \cdot D^3 \cdot g \cdot (\rho - \rho_g).$$

g ist die Erdbeschleunigung, ρ die Teilchendichte. Die Dichte des Gases ρ_g kann meist vernachlässigt werden, da sie weniger als 1% der Teilchendichte ausmacht. Durch Gleichsetzen mit der Reibungskraft erhält man für die Sink- oder Sedimentationsgeschwindigkeit v des Teilchens unter Berücksichtigung der Cunningham-Korrektur:

$$v = \frac{\rho \cdot g \cdot C}{18\,\eta} \cdot D^2.$$

Teilchen mit gleichem Produkt $\rho \cdot D^2$ haben angenähert gleiche Sedimentationsgeschwindigkeit, wenn der Einfluß der Cunningham-Konstanten nicht berücksichtigt wird. Sie nimmt quadratisch mit dem Teilchendurchmesser zu. Zwei Kugeln unterschiedlicher Dichte haben gleiche Sedimentationsgeschwindigkeit, wenn das Produkt $D \cdot \sqrt{\rho}$ unverändert bleibt. Kennzeichnet man die beiden Arten mit D_1 und ρ_1 bzw. D_2 und ρ_2, so muß sein:

$$D_1 = D_2 \sqrt{\frac{\rho_2}{\rho_1}}.$$

Die bisherigen Betrachtungen galten für Kugelteilchen. Staubteilchen sind aber keine Kugeln. Ihr Verhalten im Schwebezustand wird jedoch durch die Sedimentationsgeschwindigkeit charakterisiert. Sie ist meßbar und kann zur Teilchentrennung benutzt werden. Es liegt deshalb nahe, sie als Ausgangswert zur Definition einer aerodynamischen Teilchengröße zu benutzen. Man legt daher fest: Zwei Teilchen gleicher Sedimentationsgeschwindigkeit, wovon eines ein unregelmäßig geformtes Staubteilchen sei und das andere ein Kugelteilchen mit der Dichte 1 g/cm^3, haben gleiche aerodynamische Durchmesser. Beim Kugelteilchen der Dichte 1 läßt er sich eindeutig messen, beim Staubteilchen läßt sich eine geometrische Größe, z.B. der Durchmesser des flächengleichen Kreises D_p bestimmen. Er weicht im allgemeinen von D_{ae} ab. Die Abweichungen hängen von Form und Dichte des Teilchens ab, aber nur wenig von der Teilchengröße. Wie schon angegeben, müssen sie empirisch ermittelt werden.

Tabelle 2 enthält Zahlenwerte für die Sedimentationsgeschwindigkeit im Teilchendurchmesserbereich von 10 bis 0,2 µm. Die Cunningham-Korrektur ist berücksichtigt, die Teilchendichte ist 1 g/cm^3.

Tabelle 2. Sedimentationsgeschwindigkeit von Kugeln der Dichte 1 g/cm^3 in Luft (760 mm Hg, 293 K)

Teilchendurchmesser µm	Sedimentationsgeschwindigkeit µm/sec
10	3 000
8	1 920
6	1 080
5	750
3	286
2	130
1	35
0,5	10,1
0,3	4,2
0,2	2,3

Ein Vergleich von Tabelle 1 und 2 zeigt, daß Sedimentationsgeschwindigkeit und mittlere Verschiebung (in 1 sec) bei 0,5-μm-Teilchen etwa gleich und recht klein sind. Bei kleineren Teilchen nimmt die Diffusion zu, bei größeren die Sedimentation. Beide Vorgänge spielen bei der Abscheidung von Teilchen aus einem Gas eine Rolle. Man muß daher erwarten, daß Teilchen um 0,5 μm schwer abzuscheiden sind, was experimentell bestätigt wird.

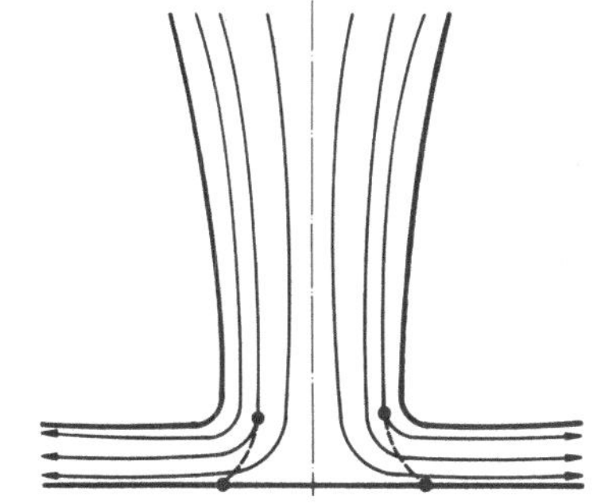

2. Trägheitskräfte

Trägheitskräfte entstehen immer dann, wenn Masseteilchen beschleunigt werden. Unter Beschleunigung ist jede Geschwindigkeitsänderung zu verstehen, sowohl dem Betrage als auch der Richtung nach. In praktischen Fällen spielen Richtungsänderungen sogar die entscheidende Rolle. Ein einfaches Beispiel dafür ist die Zentrifuge. Ersetzen der Erdbeschleunigung g durch die Zentrifugalbeschleunigung $4\,\pi^2 n^2 \cdot R$ mit $n =$ Zahl der Umläufe/sec und $R =$ Abstand vom Drehzentrum führt sofort zur Sedimentationsgeschwindigkeit v:

$$v = \frac{4\,\pi^2\,n^2 \cdot R \cdot \rho}{18\,\eta} \cdot C \cdot D^2.$$

Diese Gleichung bildet die Grundlage für die Abscheidung von Teilchen in Aerosolzentrifugen. In ihnen werden Beschleunigungen bis etwa 25000 g erreicht. Dann lassen sich Teilchen bis 0,03 μm durch Sedimentation abscheiden. Geräte zur Probenahme werden später beschrieben.

Vorgänge ähnlicher Art spielen sich in Zyklonen ab, die in der Technik in weitem Umfange zur Staubabscheidung eingesetzt werden. Je nach Bauart und Baugröße sind bei ihnen Beschleunigungen zwischen 50 und 1000 g erreichbar.

Trägheitskräfte sind entscheidend bei der Abscheidung von Teilchen durch Aufprall auf ein Hindernis, z.B. bei Impaktoren, spielen aber auch in Faserfiltern eine wichtige Rolle. Die quantitative Behandlung ist verwickelt, obwohl die Grundlagen zum Verständnis einfach sind. Abb. 5 deutet das an. Oben ist das Stromlinienbild beim Auftreffen

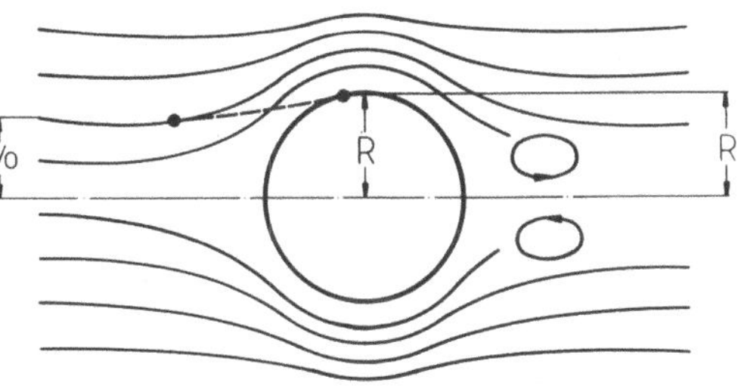

Abb. 5. Strömungsverlauf beim Auftreffen eines Gasstrahles auf eine Platte und beim Umströmen einer Faser. Die Bahnen von Staubteilchen sind gestrichelt

des aus einer Düse austretenden Gasstrahles auf eine Platte dargestellt, unten ihr Verlauf beim Umströmen einer Faser. In beiden Fällen muß die Strömung dem Hindernis ausweichen. Die Berechnung der Stromlinien ist ein aufwendiges mathematisches Problem, das hier nicht behandelt werden kann. Größe und Richtung der Geschwindigkeit wechseln von Punkt zu Punkt. Geschwindigkeitsänderung bedeutet immer eine Beschleunigung, daher erfahren mitgeführte Masseteilchen eine Kraft. Ihre Bahn weicht von den Stromlinien ab, in günstigen Fällen treffen sie auf das Hindernis auf. Solche Teilchenbahnen sind gestrichelt eingezeichnet. Wenn die Teilchen haften, bedeutet das Abscheidung, ein für die Gasreinigung oder Staubmessung offenbar sehr wichtiger Vorgang.

Die quantitative Behandlung der beiden in Abb. 5 angegebenen Fälle wird durch eine dimensionslose Größe erleichtert, die von ALBRECHT (1931) eingeführt und später von FUCHS (1964) mit Stokeszahl St bezeichnet wurde. Statt Stokeszahl St wird häufig auch eine mit Trägheitsparameter Ψ bezeichnete Größe benutzt. Es hat historische Gründe, daß zwei Kenngrößen in Gebrauch sind, die sich um den Faktor 2 unterscheiden, so daß:

$$St = 2\,\Psi$$

ist. Physikalisch bedeuten sie das gleiche, nämlich den Quotienten aus zwei Längen. Die eine ist der Bremsweg s des Teilchens, die andere Durchmesser oder Radius des Abscheideelementes, z.B. der Düse oder Filterfaser. Unter Bremsweg s versteht man die Strecke, die ein Teilchen noch zurücklegt, das man mit der Geschwindigkeit v_0 in ein ruhendes Gas hineinschießt, bis es durch Reibung zur Ruhe kommt. Die Theorie ergibt:

$$s = \frac{D_{ae}^2 \cdot v_0 \cdot C}{18\,\eta}.$$

Man rechnet bei einer Anfangsgeschwindigkeit v_0 von 10 m/sec einen Wert von 3 mm für 10-µm-Teilchen aus, der bei 1 µm Teilchengröße allerdings auf 0,036 mm abnimmt.

Die Stokeszahl ist nun der Quotient aus Bremsweg und Radius R von Düse oder Faser. Damit wird:

$$St = \frac{D_{ae}^2 \cdot v_0 \cdot C}{18\,\eta\,R}.$$

Sie kann unmittelbar mit dem Abscheidegrad durch Trägheitskräfte in Impaktoren oder in Faserfiltern in Beziehung gebracht werden. Da Abscheidung nur erfolgen kann, wenn auf ein Hindernis auftreffende Teilchen an ihm haften, spricht man besser vom Auftreffgrad, da der Haftgrad von 1 verschieden sein kann. Beim Auftreffen eines aus einer Düse austretenden teilchenführenden Gasstrahles auf eine Platte ist unmittelbar klar, was unter Auftreffgrad zu verstehen ist, nämlich der Quotient von auftreffenden zu ankommenden Teilchen. Beim Umströmen einer Faser ist es entsprechend Abb. 5 der Quotient y_0/R, wobei y_0 die Anfangskoordinate eines Teilchens ist, das die Faser gerade noch berührt.

Abb. 6 zeigt die Abhängigkeit des Auftreffgrades von der Stokeszahl für die beiden Fälle. Die Kurven unterscheiden sich stark. Die für die Düse gültige verläuft steil, sie bezieht sich auf eine Düse mit rundem Querschnitt. Man erkennt aus dieser von Mercer und Stafford (1969) angegebenen Kurve, daß sie ein polydisperses Aerosol, bei der die Stokeszahl je nach Größe der Teilchen unterschiedlich ist, in einen auftreffenden und einen nicht auftreffenden Anteil aufteilt. Mit einem Haftmittel wird der auftreffende auch abgeschieden. Nun hängt die Stokeszahl außer von der Teilchengröße noch von Geschwindigkeit und Düsendurchmesser ab. Läßt man ein Aerosol nacheinander Düsen

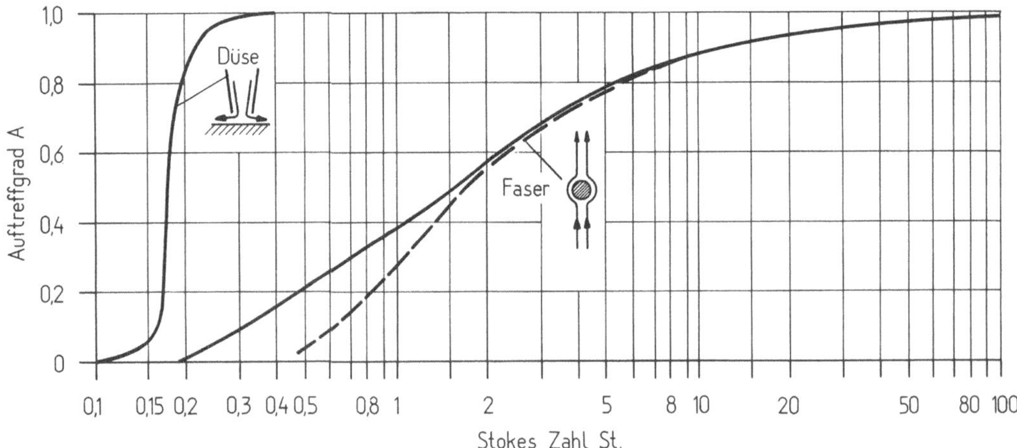

Abb. 6. Abhängigkeit des Auftreffgrades A von der Stokeszahl St für eine Düse (runder Querschnitt) und eine Faser

mit abnehmendem Durchmesser d.h. zunehmender Gasgeschwindigkeit passieren, so werden zunächst die groben Anteile abgeschieden, die in den folgenden Stufen zunehmend feiner werden. Wegen der Steilheit der Auftreffunktion ist die Trennung ziemlich scharf. Auf Ausführungsformen solcher Kaskadenimpaktoren kommen wir noch zurück.

Die für die Faser gültige Auftreffunktion verläuft wesentlich flacher. Sie hängt auch von der Reynoldszahl der umströmten Faser Re_f und von der Teilchendichte ab. Die in Abb. 6 ausgezogene Funktion gilt für Potentialströmung, also $Re_f = \infty$, die gestrichelt gezeichnete für $Re_f = 49{,}1$ (nach Rechnungen von LÖFFLER und MUHR). Theoretische und experimentelle Untersuchungen stammen u.a. von BRUN *et al.* (1955), von DAVIES und PEETZ (1956) sowie von LÖFFLER und MUHR (1972). Sie gelten zwar nur für die Einzelfaser, können aber auf das Verhalten von Filtern übertragen werden. Voraussetzung ist vollständige Haftung der Teilchen, wofür ein Haftmittel nötig ist. Bei hohen Geschwindigkeiten wird der Trägheitseinfluß allein bestimmend für die Abscheidung. Setzt man für den Faserdurchmesser 50 μm an, so erhält man bei einer Geschwindigkeit von 20 m/sec für Teilchen von 1 μm eine Stokeszahl von 2,86, was einem Abscheidegrad von 0,65 entspricht. Damit wird klar, daß sich auch feine Teilchen noch gut abscheiden lassen, wenn möglichst optimale Bedingungen gewählt werden.

3. Elektrische und thermische Kräfte

Staubteilchen haben fast immer elektrische Ladungen. Vorzeichen und Betrag schwanken stark, ein Teil ist auch ungeladen. In den meisten experimentellen Untersuchungen wurden Pulver durch einen Luftstoß aufgewirbelt. Da Staub am Arbeitsplatz in dieser Form nicht oder nur selten entsteht, kann man die Ergebnisse nicht direkt übertragen. Andererseits gibt es nur wenige Untersuchungen am Arbeitsplatz. PORSCHKE (1958) und ENGELMANN (1961) haben Messungen im Bergbau durchgeführt. Sie finden, daß die Ladungen nicht gleichmäßig auf die beiden Vorzeichen verteilt sind, Kohle hat z.B. einen positiven Überschuß, Quarz einen negativen. Der ungeladene Anteil macht nur wenige Prozent der Teilchen aus, 20 μm Teilchen besitzen bis zu 2 500 Elementarladungen. WALKENHORST (1971) hat u.a. die beim Bohren in Gestein auftretenden Ladungen gemessen. Die Höhe der Ladung hängt von der Teilchengröße ab, 84% aller 1 μm Teilchen haben bis zu 165 Elementarladungen, 3 μm Teilchen bis zu 910 e. Die Zunahme erfolgt langsamer als proportional zur Oberfläche der Teilchen, wie es von BODENSTEDT (1954) und MIRGEL (1957) bei Aufwirbelung des Staubes durch einen Luftstoß gefunden wurde.

Die Höhe der Ladung eines Schwebeteilchens läßt sich stark beeinflussen. Enthält die Luft Ionen beider Vorzeichen in genügender Anzahl, so wird der Ladungsüberschuß schnell abgebaut. Die Ionen erzeugt man durch ein radioaktives Präparat oder auch mit Hilfe einer Flamme. In normaler Luft ist die Ionenkonzentration mit $200-500$ Ionen/cm^3 zu niedrig, der Ausgleichsvorgang dauert dann relativ lange.

Andererseits kann man die Teilchen dadurch aufladen, daß man sie in die Ionenwolke nur eines Ladungsvorzeichens bringt, die meist durch Koronaentladung erzeugt wird. Sie entsteht durch Anlegen einer ausreichend hohen Spannung an eine Spitze oder einen dünnen Draht. Dadurch wird die Durchbruchfeldstärke in Luft ($25-30$ kV/cm) erreicht oder überschritten. Dann setzt eine Entladung durch Ionenbildung in der Luft ein. Benutzt man Gleichspannung, so werden Ionen des einen Ladungsvorzeichens in den Draht zurückfließen, die anderen entfernen sich vom Entstehungsort und lagern sich u.a. an Staubteilchen an. Dadurch bekommen diese eine einheitliche Ladung, die in fester Beziehung zu ihrer Größe steht.

Der Aufladungsvorgang ist eingehend untersucht worden. Man muß zwei Vorgänge unterscheiden: Aufladung der Teilchen durch Ionen, die sich im elektrischen Feld bewegen (Feldaufladung) und Aufladung im feldfreien Raum durch Diffusion (Diffusionsaufladung). Praktisch wirken beide zusammen, die Feldaufladung ist aber meist die wichtigere.

Ein Teilchen kann nur eine begrenzte Ladung aufnehmen. Der Aufladungsvorgang kommt zum Stillstand, wenn die Feldstärke an der Teilchenoberfläche so groß ist, daß ankommende Ionen starke abstoßende Kräfte erfahren. Bei Feldaufladung ist diese Sättigungsladung n_{max} nach Pauthenier und Moreau-Hanot (1932):

$$n_{max} = \left(1 + 2\,\frac{\varepsilon - 1}{\varepsilon + 2}\right) \cdot \frac{E_0 \cdot D^2}{4\,e}.$$

ε ist die Dielektrizitätskonstante des Teilchens, D sein Durchmesser, E_0 die elektrische Feldstärke und e die Elementarladung. Dieser Vorgang ist bei Teilchen $> 0,5\ \mu m$ der wichtigere. Kleinere Teilchen erhalten ihre Ladung vorwiegend durch Diffusionsaufladung.

Auf geladene Teilchen wirkt im elektrischen Feld eine Kraft. Sie führt zur Wanderung des Teilchens im Gas. Man erhält für die Wanderungsgeschwindigkeit v:

$$v = \frac{n \cdot e \cdot E \cdot C}{3 \cdot \pi \cdot \eta \cdot D}.$$

Setzt man für n den schon angegebenen Wert n_{max} ein, so erhält man für v:

$$v = \left(1 + 2\,\frac{\varepsilon - 1}{\varepsilon + 2}\right) \frac{E_0 \cdot E \cdot C \cdot D}{12\,\pi\,\eta}.$$

Die Wanderungsgeschwindigkeit ist also stark von der elektrischen Feldstärke abhängig und nimmt linear mit der Teilchengröße zu. Das ist zwar für die Abscheidung kleiner Teilchen im Elektrofilter ungünstig, erlaubt aber im Bereich der Staubmessung eine Auftrennung nach Teilchengrößen. Rechnet man mit einer Feldstärke E von 5 kV/cm, so wandert ein maximal aufgeladenes Teilchen von 2 µm Durchmesser mit einer Geschwindigkeit von etwa 15 cm/sec. Das ist das 1 200fache seiner Sedimentationsgeschwindigkeit. Größere Teilchen wandern schneller, 10-µm-Teilchen mit etwa 100 cm/sec.

Auch im Temperaturfeld, z.B. zwischen einer warmen und kalten Platte, werden Kräfte auf Schwebeteilchen ausgeübt. Das wurde schon von Tyndall (1870) beobachtet.

Bei der theoretischen Behandlung hat man zwischen kleinen und großen Teilchen zu unterscheiden, wobei klein bzw. groß in bezug auf die freie Weglänge der Gasmoleküle zu sehen ist. Die heute dafür übliche Kenngröße ist die schon angegebene Knudsenzahl $K_n = \lambda/r$.

Unter Normalverhältnissen in Luft ist λ etwa 0,1 µm. Kleine Teilchen (d.h. $K_n \gg 1$) kommen somit bei Staub im engeren Sinne kaum vor, doch spielt der Übergangsbereich eine gewisse Rolle.

In beiden Bereichen ergibt die Theorie für die Wanderungsgeschwindigkeit der Teilchen im Temperaturfeld Werte, die unabhängig von der Teilchengröße sind, aber kleine Teilchen wandern schneller als große.

Experimentelle Untersuchungen stammen u.a. von Rosenblatt und la Mer (1946), Saxton und Ranz (1952) sowie von Schmitt (1959). Alle Untersucher benutzen einen Schwebekondensator (nach Millikan), in dem ein vertikales elektrisches und thermisches Feld erzeugt werden. Mit dem elektrischen Feld kann man ein geladenes Teilchen in der Schwebe halten, also seine Sedimentation kompensieren. Die im thermischen Feld einsetzende Wanderung ist dann allein auf den Temperaturgradienten zurückzuführen. Die Bewegung eines Einzelteilchens wird mikroskopisch beobachtet und die sich im Temperaturfeld einstellende Geschwindigkeit in Abhängigkeit von Teilchengröße, Druck und Art des Trägergases sowie anderer Einflußgrößen untersucht. Allgemein wird lineare Abhängigkeit vom Temperaturgefälle gefunden, ferner ist die Wanderungsgeschwindigkeit dem Druck umgekehrt proportional und hängt von der Gasart ab. Schmitt (1959) hat die beiden Bereiche $K_n \gg 1$ und $K_n \ll 1$ sowie den Übergangsbereich näher untersucht. Für ein kleines Teilchen ist im Temperaturgefälle von 1 K/cm die Wanderungsgeschwindigkeit in Stickstoff $12,45 \cdot 10^{-3}$ cm/sec, für ein großes nur $4 \cdot 10^{-3}$ cm/sec. Das Temperaturgefälle kann leicht Werte von $2 \cdot 10^3$ K/cm erreichen, dann wandern große Teilchen mit 8 cm/sec.

IV. Die Lichtstreuung durch Schwebeteilchen

Die Entstehung von Streulicht ist physikalisch ein verwickeltes Problem. In der Hauptsache wirken 4 Faktoren mit, nämlich Beugung des Lichtes an den Teilchenumrissen, sowie Brechung, Reflexion und Absorption. Sind die Teilchen sehr viel kleiner als die

Wellenlänge, spricht man von Dipolstreuung. Sie wurde bereits Ende des vorigen Jahrhunderts von Lord RAYLEIGH (1899) berechnet. Die Streulichtintensität ist dann proportional dem Quadrat des Teilchenvolumens und umgekehrt proportional λ^4, wobei λ die Lichtwellenlänge bedeutet. Das gilt für sehr kleine Teilchen, also auch für Atome und Moleküle bis zu oberen Teilchengrößen von etwa 0,1 λ. Der blaue Himmel und Farberscheinungen beim Sonnenauf- und -untergang finden hierdurch ihre Erklärung. Für Staubteilchen gelten aber andere kompliziertere Zusammenhänge.

Das Studium an Einzelteilchen ist in sehr eleganter Weise mit einem von STRAUBEL (1955) angegebenen Verfahren möglich. Dazu muß das Teilchen „aufgehängt" werden, d.h. es muß an einer festen Stelle im Raum verharren. Das ist mit einem modifizierten Millikan-Kondensator möglich. Abb. 7 zeigt das Verfahren. Statt der sonst üblichen 2 Platten sind hier 3 nötig. Sie sind in der Mitte mit Bohrungen für den Lichtdurchtritt versehen. Die beiden äußeren Platten liegen an Gleichspannung, damit wird ein geladenes Teilchen in Schwebe gehalten, wenn Coulombkraft und Gewicht entgegengesetzt gleich sind. An der mittleren Platte liegt eine Wechselspannung. Sie sorgt bei passender Höhe dafür, daß das eingefangene Teilchen genau im Zentrum der Bohrung verbleibt. Es kann dort stundenlang festgehalten werden. Das von einer Lichtquelle, z.B. einem Laser ausgehende Streulicht kann dann leicht beobachtet oder photographiert werden.

Abb. 8, die einer Arbeit von BREUER et al. (1970) entnommen ist, zeigt die Winkelverteilung des Streulichtes einer Glaskugel von 6 μm Durchmesser im Bereich von 0 bis 60°. Man findet eine Aufeinanderfolge heller und dunkler Ringe, einem typischen Kennzeichen für Beugung und Interferenz.

Entscheidend für die Streulichtverteilung sind der Mie-Parameter

$$\alpha = \frac{\pi \cdot D}{\lambda},$$

sowie Brechzahl und Absorption des Teilchens. Das Streuverhalten eines Teilchens bleibt also unverändert, wenn Teilchengröße und Lichtwellenlänge sich so ändern, daß ihr Quotient konstant bleibt. Bei einer Wellenlänge λ von 0,63 μm und einem Teilchendurchmesser D von 6 μm wird $\alpha = 30$. Im oberen Teil von Abb. 8 sind die Photometerkurven der Streulichtverteilung (ausgezogen) und die nach der von MIE (1908) angegebenen Theorie errechneten Werte (gestrichelt) angegeben. Die Abweichungen sind gering. Typisch ist der hohe Intensitätsanteil in Vorwärtsrichtung, der um etwa 2 Zehnerpotenzen höher als unter 60° ist.

Bei unregelmäßig geformten Teilchen, also allen Stäuben, bleibt der Grundcharakter dieser Verteilung erhalten. Allerdings besteht die Streufigur nicht mehr aus gut unterscheidbaren Einzelringen, sondern wird

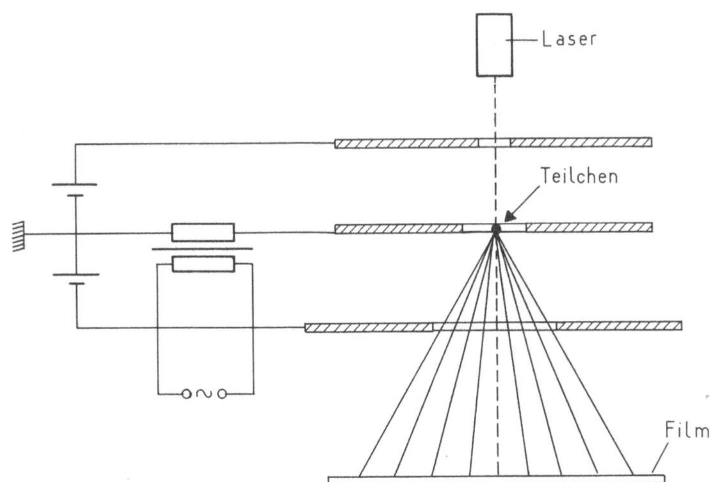

Abb. 7. Schwebekondensator von STRAUBEL mit stabilisierender Wechselspannung zur Beobachtung des Streulichtes von Einzelteilchen

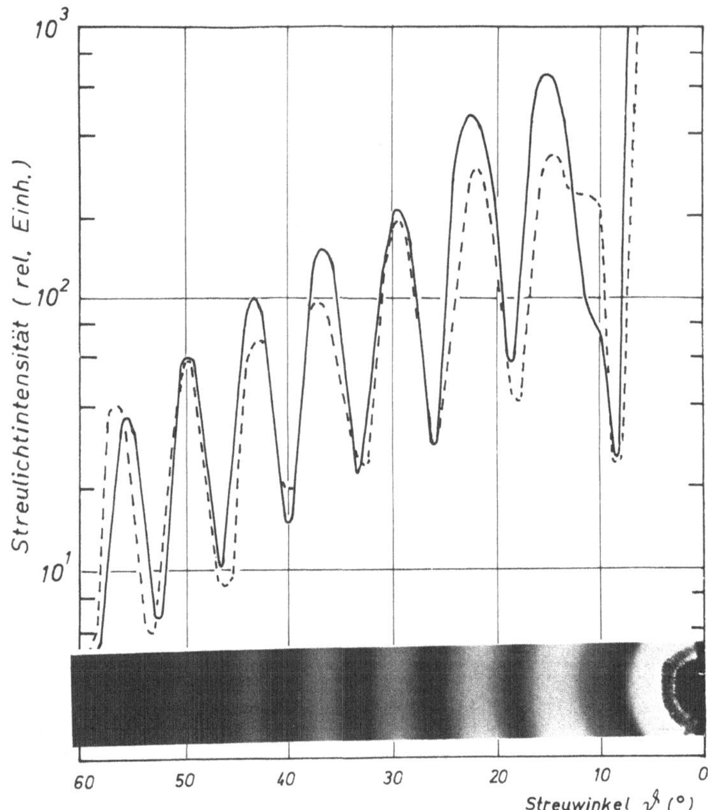

Abb. 8. Winkelverteilung des Streulichtes einer Glaskugel von 6 µm, aufgenommen im Straubelschen Kondensator. Lichtwellenlänge $\lambda = 0,63$ µm, Mie-Parameter $\alpha = 30$. Gestrichelte Kurve nach Mie berechnet. (Nach BREUER *et al.*, 1970)

mehr oder weniger diffus. Auch spielen im Bereich der geometrischen Optik ($\lambda \ll D$) Reflexion und Brechung zunehmend eine Rolle. Aber das zentrale Beugungsmaximum (die Mie-Keule) macht mindestens 40% des gesamten Streulichtes aus. Sein Winkelbereich ist in etwa durch die Beziehung

$$\sin \vartheta_g = \frac{1,2 \cdot \lambda}{\bar{D}}$$

begrenzt, wobei ϑ_g den Grenzwinkel und $\bar{D}$ den mittleren Teilchendurchmesser bedeuten. Für $\bar{D} = 2$ µm ist dieser Grenzwinkel bei $\lambda = 0,51$ µm etwa 18°, bei $\bar{D} = 1$ µm 37° und bei $\bar{D} = 0,6$ µm 90°.

Mißt man das Streulicht z.B. unter einem Winkel von 30°, so sind kleine Teilchen, deren Beugungsanteil voll mitgemessen wird, bevorzugt. Dieser Anteil ist angenähert D^3 proportional, also ein Maß für das Teilchenvolumen, was erwünscht ist. Man sollte ihn daher auf den interessierenden Staubanteil ausdehnen. Das ist häufig der Feinstaub bis etwa 5 µm. Das wird erreicht durch eine größere Lichtwellenlänge λ, denn dann nehmen auch die Werte für $\sin \vartheta_g$ zu. Andererseits darf der Abfall zu größeren Teilchen nicht zu stark sein, das läßt sich durch Einstellung eines größeren Streuwinkels von z.B. 70 statt 30° erreichen. Auf diese Weise kommt man angenähert zu einer Anzeige, die dem Feinstaubvolumen proportional ist. Es ist nicht erforderlich, den Grobstaub bei der Messung abzutrennen, da sein Beitrag zum Streulicht gering ist. Einzelheiten werden später erörtert.

HODKINSON (1966) hat die Möglichkeiten der optischen Bestimmung von Aerosolkonzentrationen und ihre Begrenzung zusammenfassend gewürdigt.

D. Staub und Atemwege

I. Anatomischer Bau, Strömungsverhältnisse, Abscheidemechanismen

Dem Gasaustauschorgan Lunge ist ein weitverzweigtes System von Kanälen vorgelagert. Außer als Leitbahnen für die Luft dient dieses Bronchialsystem zur Erwärmung und Befeuchtung. Die einzelnen Abschnitte sind in Durchmesser und Länge stark unterschiedlich. WEIBEL (1963) hat den morphologischen Bau eingehend untersucht. Er unterscheidet bis zu den Sacculi alveolarii 23 Abschnitte oder Generationen. Die ersten 16 davon sind mit Flimmerepithel ausgekleidet (bis einschließlich Terminalbronchioli), man rechnet sie daher zum Bereich der oberen Atemwege mit schneller und praktisch vollständiger Elimination der abgeschiedenen Teilchen durch Mitnahme auf dem von den Flimmerhärchen bewegten Schleimteppich. Bei normaler Funktion findet IRAVANI (1971) an Ratten Transportgeschwindigkeiten zwischen 0,4 und 11,5 mm/min. Der kleinere Wert wird im Bereich der Bronchien 3. Ordnung, der größere im Hauptbronchus gefunden. ANTWEILER (1956) findet an der isolierten Trachea von Rindern Transportgeschwindigkeiten von etwa 15 mm/min. Die Verweilzeit von Staubteilchen ist deshalb nur einige Stunden; chronische Schäden können nicht eintreten, jedenfalls nicht, solange dieser Mechanismus in Ordnung ist. Er kann aber durch dauernde Überladung mit Fremdstoffen geschädigt werden.

Tabelle 3 enthält in den Spalten 2—4 eine Übersicht über Anzahl, Durchmesser und Länge der einzelnen Bronchialabschnitte. Diese Werte sind dem Weibelschen Modell A mit regulärer Dichotomie entnommen, stellen aber wohl eine gewisse Idealisierung dar. Sie gelten für die Lunge eines erwachsenen Mannes mit einem Volumen von $4800\ cm^3$, was $^3/_4$ der Maximalausdehnung entspricht. Aus den angegebenen Werten errechnen sich die Querschnitte und Volumina (Spalten 6 und 7). Wichtig ist, daß der zur Verfügung stehende Strömungsquerschnitt, der in den oberen Abschnitten etwa $2,5\ cm^2$ beträgt, mit zunehmender Tiefe stark anwächst. Im Bereich der Terminalbronchioli ist er bereits $180\ cm^2$, er steigt bis zu den Sacculi alveolarii auf $11800\ cm^2$ an. Die Strömungsgeschwindigkeit muß deshalb entsprechend abnehmen. Geht man von einem Volumenstrom von 0,5 l/sec aus, ein als normal anzusehender Wert, so ergeben sich entsprechend Spalte 9 in den ersten Abschnitten Strömungsgeschwindigkeiten von etwa 200 cm/sec, die bis auf 0,045 cm/sec abnehmen. Die Verweilzeit steigt entsprechend Spalte 10 von 61 auf 1100 msec an.

In jedem dieser Abschnitte sind die schon besprochenen Abscheideursachen wirksam. Sie sind in Abb. 9 noch einmal zusammengestellt. Bei großen Geschwindigkeiten und großen Teilchen sind Trägheitskräfte vorherrschend. Sie werden vorwiegend an den Verzweigungsstellen wirksam, an denen ein Richtungswechsel der Luft eintritt. Das zeigt Abb. 9a, Masseteilchen folgen der Strömung nicht und treffen auf die Wand. Offensichtlich muß der untere Teil jeder Verzweigung bevorzugter Abscheideort sein, was durch Beobachtung bestätigt wird. Bei kleinerer Geschwindigkeit wird der Einfluß der Sedimentation größer. Abb. 9b zeigt das schematisch. Der Bronchus sei um einen Winkel α zur Vertikalen geneigt. Ein Teil-

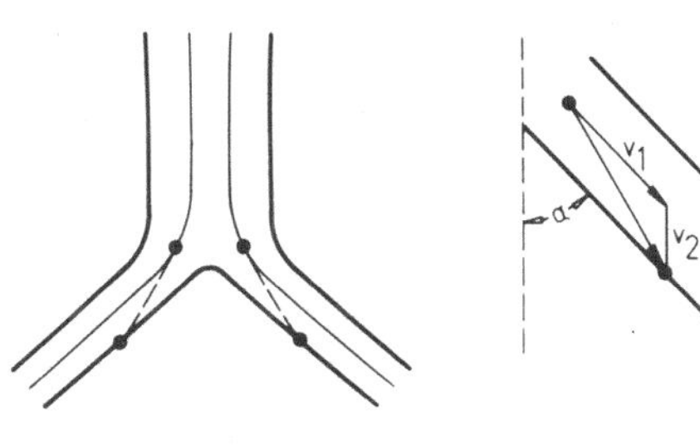

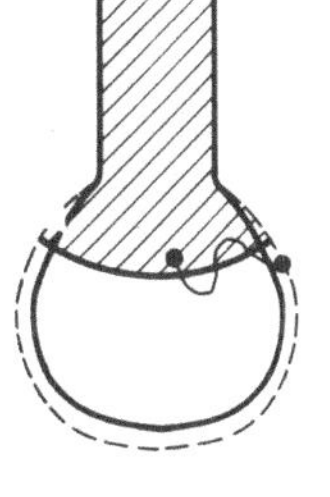

Abb. 9a—c. Ursachen für Teilchenabscheidung in den Atemwegen. (a) Trägheitskräfte bei Richtungswechsel. (b) Sedimentation bei geneigter Lage des Bronchus. (c) Diffusion an die Alveolenwand

Tabelle 3. Bau der Atemwege nach dem Modell A von WEIBEL. Daraus sind die Strömungsquerschnitte und Volumina sowie die Geschwindigkeiten und Durchströmungszeiten errechnet

Bezeichnung	1. Gene-ration	2. Anzahl pro Generation	3. Durch-messer cm	4. Länge cm	5. Gesamt-länge cm	6. Gesamt-querschnitt cm^2	7. Volumen cm^3	8. Gesamt-volumen cm^3	Volumenstrom 0,5 l/sec 9. Geschwin-digkeit cm/sec	10. Durch-ström-zeit msec	11. Gesamt-zeit msec
Trachea	0	1	1,8	12	12	2,54	30,5	30,5	196	61	61
Hauptbronchus	1	2	1,22	4,76	16,76	2,33	11,25	41,8	213	22,2	83,2
Bronchien	2	4	0,83	1,9	18,66	2,13	3,97	45,8	231	8,2	91,4
verschiedener	3	8	0,56	0,76	19,42	2,00	1,52	47,2	253	3,0	94,4
Ordnung	4	16	0,45	1,27	20,89	2,48	3,46	50,7	196	6,4	100,8
	5	32	0,35	1,07	21,76	3,11	3,30	54,0	162	6,6	107,4
	6	64	0,28	0,9	22,66	3,96	3,53	57,5	127	9,0	116,4
	7	128	0,23	0,76	23,42	5,10	3,85	61,4	94	8,0	124,4
	8	256	0,19	0,64	24,06	6,95	4,45	65,8	72	9,0	133,4
	9	512	0,15	0,54	24,60	9,56	5,17	71,0	52	10,4	143,8
	10	1 024	0,13	0,46	25,06	13,4	6,21	77,2	36,8	12,6	156,4
	11	2 048	0,11	0,39	25,45	19,6	7,56	84,8	26,1	15,0	171,4
Bronchioli	12	4,1·10^3	0,095	0,33	25,78	28,8	9,82	94,6	17,2	19,2	190,6
	13	8,2·10^3	0,082	0,27	26,05	44,5	12,45	106,0	11,5	23,4	224
	14	16,3·10^3	0,074	0,23	26,28	69,4	16,40	123,4	7,1	32,4	256,4
	15	32,7·10^3	0,066	0,20	26,48	113,0	21,7	145,1	4,5	44,8	301,2
Terminal-bronchioli	16	65,4·10^3	0,06	0,165	26,65	180,0	29,7	174,8	2,7	61,2	362,4
Bronchioli	17	1,31·10^5	0,054	0,141	26,79	300	41,8	216,6	1,67	84,6	447,0
respiratorii	18	2,62·10^5	0,050	0,117	26,90	534	61,1	277,7	0,97	120,4	567,4
	19	5,23·10^5	0,047	0,099	27,00	944	93,2	370,9	0,55	180,0	746,4
Ductulus alv.	20	1,05·10^6	0,045	0,083	27,09	1,6·10^3	139,5	510,4	0,3	276,0	1023,4
Sacculi alv.	21	2,09·10^6	0,043	0,07	27,16	3,22·10^3	224,3	734,5	0,16	426,0	1449,4
	22	4,18·10^6	0,041	0,059	27,21	5,88·10^3	350,0	1084,7	0,09	652,0	2101,4
	23	8,37·10^6	0,041	0,05	27,26	11,8·10^3	591,0	1675,0	0,045	1 106	3207,4
Alveolen		300·10^6	0,028				200	4875			

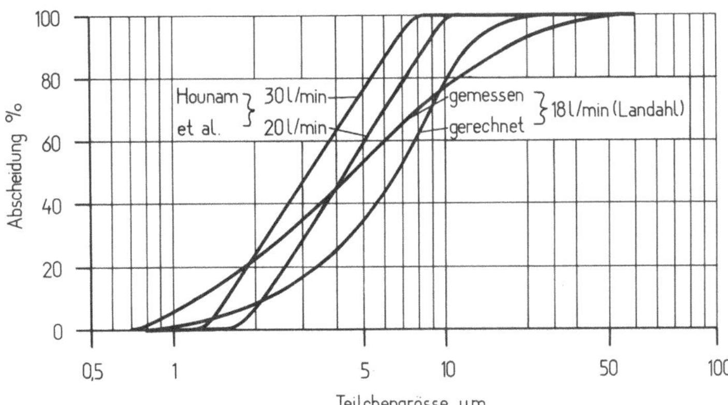

Abb. 10. Abscheidegrad in der Nase nach rechnerischen und experimentellen Ergebnissen

chen bewege sich mit der Strömungsgeschwindigkeit v_1 und sedimentiere gleichzeitig mit der Geschwindigkeit v_2. Die Resultierende beider Bewegungen führt es zur Wand, womit es aus dem Luftstrom entfernt ist. Der Einfluß der Diffusion ist in Abb. 9c dargestellt. Sie spielt nur bei langen Verweilzeiten also im tieferen Bereich der Atemwege und im Alveolargebiet eine Rolle. Das Bild soll eine Alveole darstellen, ist also gegenüber den übrigen stark vergrößert. Bei der Einatmung habe sie sich bis zum gestrichelten Bereich gedehnt, dabei sei der schraffierte Volumenanteil mit Frischluft gefüllt worden. Wegen der geringen Strömungsgeschwindigkeit ist nach Ergebnissen von ALTSHULER *et al.* (1959) die mechanische Mischung der beiden Anteile nur gering (11−27%), sie liegen also getrennt übereinander. Der Gasaustausch erfolgt fast allein durch Diffusion. Ein mit der Frischluft angekommenes Staubteilchen diffundiert gegenüber Gasmolekülen zwar langsam, hat aber doch eine gewisse Chance, die Alveolenwand zu erreichen und dort abgeschieden zu werden.

II. Abscheidung in der Nase

Bei Nasenatmung wird ein gewisser Anteil des Staubes in diesem Bereich abgeschieden. Er läßt sich direkt messen. Man saugt dazu einen mit Aerosolteilchen beladenen Luftstrom aus der Mundhöhle ab. Er tritt bei geschlossenem Mund durch die Nase ein. Während des Experimentes muß die Versuchsperson den Atem anhalten. Die Abscheidung erfolgt im wesentlichen durch Trägheitskräfte, sowohl bei der Umströmung der Nasenhaare als auch bei der Umlenkung des Luftstromes in der Nasenhöhle.

Ältere Messungen stammen von LEHMANN (1935), der aber keine Teilchengrößenanalyse des Staubes durchgeführt hat. Später haben LANDAHL und BLACK (1947) sowie LANDAHL und TRACEWELL (1949) über umfangreiche Versuche berichtet. LANDAHL (1950) hat auch Rechnungen durchgeführt. Neuere Messungen von PATTLE (1961) und von HOUNAM *et al.* (1971 a, b) vervollständigen die älteren Resultate. PATTLE gelingt es, eine Beziehung zwischen der Größe $\rho \cdot D^2 \cdot Q$ und der Abscheidung η zu finden, wobei Q den Volumenstrom in l/min bedeutet. Das bedeutet Trägheitsabscheidung. HOUNAM *et al.* bestätigen das, finden aber große individuelle Unterschiede. Auch die Druckdifferenz zwischen Mund und Nase ist individuell stark verschieden, damit auch die örtliche Strömungsgeschwindigkeit. Ihre experimentellen Ergebnisse lassen sich im Mittel durch folgende Gleichung wiedergeben:

$$\eta = -1{,}66 + 0{,}66 \log D \cdot Q^{1{,}52}.$$

Der Volumenstrom Q geht also stärker als linear ein.

Abb. 10 faßt die Resultate zusammen. Eingetragen sind die Ergebnisse der Rechnung von LANDAHL sowie Meßergebnisse von LANDAHL *et al.*, beides für einen Volumenstrom von 18 l/min und die Ergebnisse von HOUNAM *et al.* für Volumenströme von 20 und 30 l/min. Nach den neueren Messungen werden 10-μm-Teilchen auch bei 20 l/ min schon vollständig zurückgehalten, nach LANDAHLS Ergebnissen nur zu 80%. 1-μm-Teilchen werden praktisch vollständig durchgelassen, dazwischen liegt ein Bereich mit zunehmender Abscheidung bei zunehmender Teilchengröße, ferner eine deutliche Verschiebung zu kleineren Teilchen bei zunehmendem Volumenstrom. 5-μm-Teilchen können zu 35 bis 75% abgeschieden werden.

In der Nase wird also ein beträchtlicher Anteil auch feiner Teilchen zurückgehalten, aber offensichtlich zu wenig, um die tieferen Atemwege wirksam von Staub freizuhalten.

III. Abscheidung im Gesamtbereich der Atemwege

FINDEISEN (1935) hat die ersten Rechnungen durchgeführt. Er verfolgte schrittweise das Schicksal monodisperser Teilchen in den einzelnen Abschnitten, hatte aber ein einfacheres Modell als das von WEIBEL angegebene. Seine kleinste Teilchengröße ist 0,06 μm, die größte 60 μm. Vereinfachend nimmt er einen konstanten Volumenstrom von 200 ml/sec und etwa gleiche Zeiten für Ein- und Ausatmung an; die Atemfrequenz ist 15/min, das Atemminutenvolumen 6,75 l/min.

LANDAHL (1950) erweiterte diese Rechnungen durch Hinzufügen von Mundhöhle und Pharynx und rechnete mit Atemfrequenzen von 15, 7,5 und 5/min bei Atemminutenvolumina zwischen 6,75 bis 22,5 l/min. Schließlich hat BEECKMANS (1965a, b) das Weibelsche Modell für seine Rechnungen zugrunde gelegt, stellt aber fest, daß die Abweichungen von den früheren Ergebnissen gering sind.

Die Resultate lassen sich wie folgt zusammenfassen: Teilchen von 5 μm und größer werden zu 90% oder mehr zurückgehalten. Mit abnehmender Teilchengröße wird der zurückgehaltene Anteil kleiner, erreicht bei etwa 0,5 μm ein Minimum, das zwischen 25 und 40% liegt, um dann wieder anzusteigen. Abnehmende Atemfrequenz erhöht die Deposition stärker als zunehmendes Atemminutenvolumen.

Die experimentelle Bestimmung der Gesamtdeposition ist einfach. Abb. 11 enthält Ergebnisse von VAN WIJK und PATTERSON

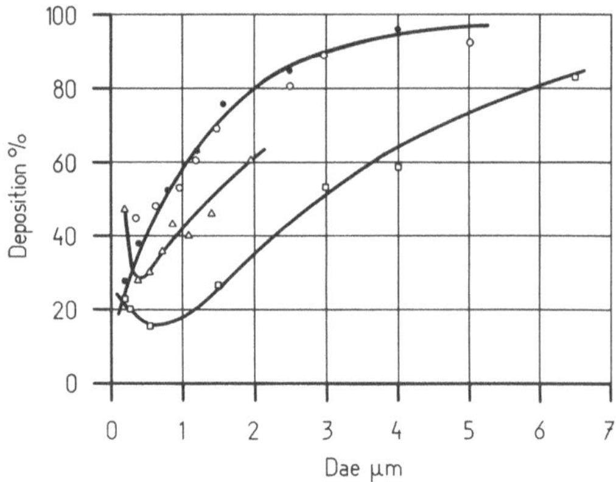

	Autoren	Atem- frequenz	Atemminuten- Volumen
•	van Wijk und Patterson	19 /min	17,0 l/min
○	Brown, Cook, Ney und Hatch	15 /min	10,5 l/min
△	Dautrebande, Beckmann und Walkenhorst	10 /min	9,2 l/min
▫	Landahl, Tracewell und Lassen	15 /min	6,75 l/min

Abb. 11. Einige experimentelle Ergebnisse zur Gesamtdeposition in den Atemwegen

(1940), BROWN et al. (1950), LANDAHL et al. (1951, 1952) und DAUTREBANDE et al. (1959). Ein Vergleich mit Ergebnissen der Rechnung zeigt gute Übereinstimmung. Abnehmende Teilchengröße bedingt eine Abnahme der Deposition, auch das Minimum bei etwa 0,5 μm wird gefunden. Das Experiment bestätigt somit, daß ein beträchtlicher Anteil von 1 μm Teilchen und kleiner wieder ausgeatmet wird. Der Wiederanstieg bei sehr kleinen Teilchen hat für Stäube keine Bedeutung, mag aber für Rauche wichtig sein.

Die Resultate gelten für feste nicht wasserlösliche Teilchen oder für nicht wasserlösliche Tröpfchen, z.B. Öltröpfchen. Werden wasserlösliche Teilchen inhaliert, etwa Kochsalzkristalle, so wandeln sie sich in der feuchtigkeitsgesättigten Luft unterhalb der Trachea in Tröpfchen mit einer etwa 350fach größeren Masse um. DAUTREBANDE und WALKENHORST (1961) zeigten, daß die Deposition in Abhängigkeit von der Teilchengröße mit der nicht wasserlöslicher Teilchen übereinstimmt, wenn die Linearabmessungen der NaCl-Kristalle um den Faktor 7 vergrößert werden, was etwa der oben angegebenen Massenzunahme entspricht.

IV. Abscheidung in Einzelabschnitten der Atemwege, speziell im Bereich der oberen Atemwege und in der Lungentiefe

1. Verfahren zur experimentellen Untersuchung und ihre Schwierigkeiten

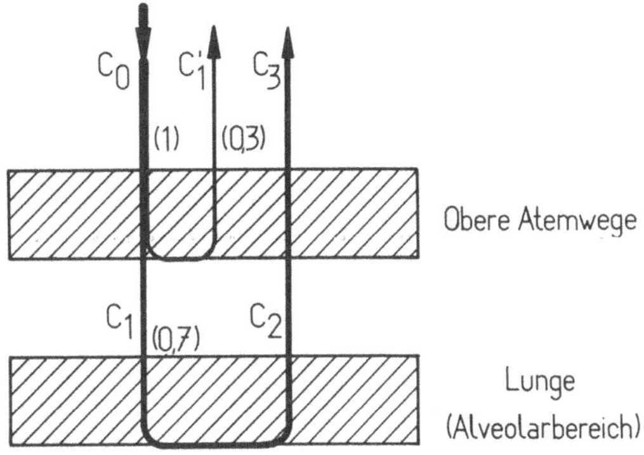

Abb. 12. Aufteilung der Gesamtabscheidung von Teilchen in den Atemwegen auf die zwei Bereiche obere Atemwege und Alveolarbereich. Schematische Darstellung

Abb. 12 erläutert die Aufgabe. Die Abscheidung im Gesamtbereich der Atemwege soll auf die beiden Teilbereiche obere Atemwege und Alveolarbereich aufgeteilt werden. Das ist sinnvoll, weil nur der die oberen Atemwege passierende und im Alveolarbereich abgeschiedene Anteil zu einem auf lange Zeit wirksamen Staubdepot beitragen kann. Die Schwierigkeit besteht in der Trennung der beiden Bereiche, die ja nicht so sauber übereinanderliegen wie in der schematischen Darstellung. Unterscheidungskriterium ist z.B. der CO_2-Gehalt der Atemluft. Da die oberen Atemwege nicht am Gasaustausch teilnehmen, bleibt der CO_2-Spiegel hier unverändert, während er in reiner Lungenluft auf etwa 5% ansteigt. Teilt man die ausgeatmete Luft in mehrere Fraktionen auf und bestimmt in jeder den CO_2-Gehalt, so läßt sich der Anteil an Totraumluft bzw. Lungenluft angeben. Doch ist das Verfahren wegen der großen Diffusionsgeschwindigkeit des CO_2-Gases gegenüber der viel kleineren von Schwebeteilchen nicht ganz exakt.

Die andere Schwierigkeit ergibt sich daraus, daß man in Atemversuchen nur Staubkonzentrationen in Ein- und Ausatmungsluft oder Teilen der Ausatmungsluft messen kann. Meßbar sind die Konzentrationen c_0 in der Einatmungsluft (s. Abb. 12), sowie c_1' in der Totraumluft und c_3 in der Lungenluft. Dagegen sind weder c_1, die Konzentration nach einmaligem Passieren der oberen Atem-

wege, noch c_2 nach Verlassen des Alveolarbereiches direkt meßbar. Hinzu kommt, daß die mit einem Atemzug eingeatmete Luft nur zum Teil (Faktor etwa 0,7) die Lungentiefe erreicht, der Rest aber im Totraum verbleibt. Nennt man den mit 0,7 angenommenen Faktor allgemein k, so läßt sich zeigen, daß die auf c_0 bezogene Alveolardeposition

$$A = k \cdot \sqrt{\frac{c_1'}{c_0}} \left[1 - \frac{c_3}{c_1'} \right]$$

ist. In den oberen Atemwegen wird der Anteil

$$U = 1 - \frac{c_1'}{c_0}$$

abgeschieden. Die Gesamtdeposition ist die Summe beider.

Eine neuere Methode nutzt die schnelle Elimination von Teilchen aus, die im Tracheo-Bronchialbereich abgeschieden werden. Sie arbeitet mit radioaktiv markierten Teilchen. Die Versuchsperson atmet ein monodisperses Aerosol, bei einer Inhalationszeit von $1-2$ min ist die aufgenommene Aktivität nur $100-500$ nCi. Man benutzt γ-Strahler, z.B. Au 198 oder Tc 99 m. Die Strahlung wird mit einem Ganzkörper-Zähler gemessen, wobei einzelne Detektoren die Strahlungsintensität in abgegrenzten Bereichen wie Trachea oder auch Magen gesondert messen. Der Bereich unterhalb der Trachea kann zwar nicht weiter unterteilt wer-

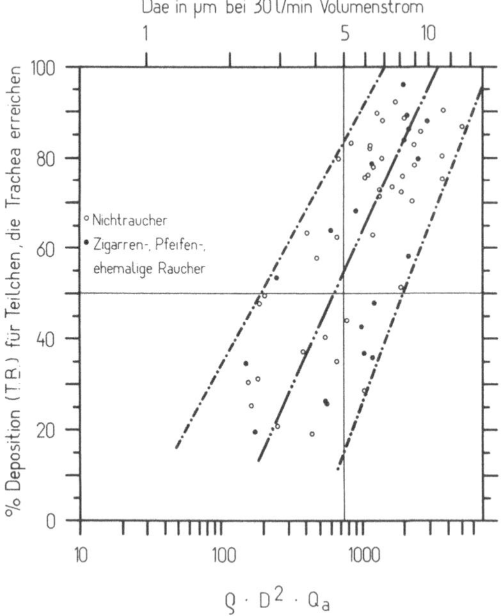

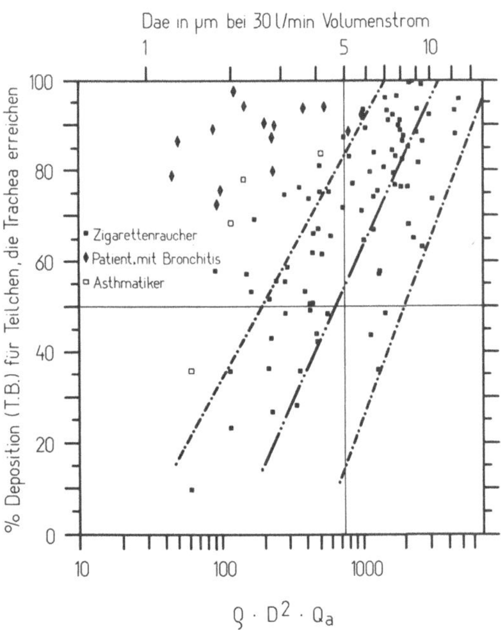

Abb. 13. Abscheidung im Bereich der oberen Atemwege nach LIPPMANN *et al.* (1971). Oben: gesunde Versuchspersonen, Nichtraucher, ehemalige Raucher und Pfeifenraucher. Unten: Zigarettenraucher sowie Versuchspersonen mit Asthma und Bronchitis

den, aber hier stützt man sich auf die stark unterschiedliche Eliminationsrate zwischen oberen und unteren Atemwegen. Der nach 10—20 Std noch verbliebene Anteil ist in dem nicht mit Flimmerepithel ausgekleideten Bereich abgeschieden, der durch Elimination entfernte im Bronchialbereich. Das Verfahren wurde von LIPPMANN und ALBERT (1969) beschrieben, ein ähnliches allerdings schon früher von WILSON und LA MER (1948) angewandt. LIPPMANN *et al.* (1971) geben Resultate an 65 Versuchspersonen mit mehr als 200 Einzelversuchen an, sie können damit auch eine Aussage über die biologische Streuung machen.

2. Abscheidung im Bereich der oberen Atemwege

Da Abscheidung in der Nase gesondert behandelt wurde, wird bei den folgenden Ergebnissen Mundatmung vorausgesetzt und unter oberen Atemwegen der Bereich von der Mundhöhle bis zum Ende der mit Flimmerepithel ausgekleideten Terminalbronchioli verstanden. LIPPMANN *et al.* (1971) unterteilen allerdings noch weiter und berichten auch über Abscheidung im Rachenraum. Sie beziehen die Abscheidung im Tracheo-Bronchialraum daher auf den die Trachea erreichenden Anteil. Abb. 13 zeigt ihre Ergebnisse für 2 Gruppen von Versuchspersonen, oben für Nichtraucher (auch für frühere Raucher und Pfeifen- bzw. Zigarrenraucher) unten für Zigarettenraucher und Personen mit Bronchitis oder Asthma. Die Abscheidung ist vorwiegend durch Trägheitskräfte bei Richtungswechsel des Luftstromes (Impaktion) verursacht, die dafür charakteristische Größe $\rho \cdot D^2 \cdot Q_A$ ist auf der Abszisse aufgetragen mit Q_A als Volumenstrom in l/min. Nimmt man dafür einen mittleren Wert von 30 l/min, so ergeben sich die auf der oberen Abszissenachse angegebenen aerodynamischen Teilchendurchmesser. Die Atemfrequenz ist 14/min, das Atemvolumen liegt zwischen 700 und 1 200 ml. Die Abszisse ist logarithmisch geteilt, auf der linear geteilten Ordinate die Deposition aufgetragen. Die Streuung der Einzelwerte ist bei den Nichtrauchern schon groß, bei Zigarettenrauchern sowie Personen mit Bronchitis oder Asthma noch wesentlich stärker. Die auf dem oberen

Bild eingetragenen begrenzenden Geraden schließen alle Meßwerte ein, die mittlere Gerade entspricht dem Mittelwert. Die gleichen Geraden sind auf dem unteren Bild eingetragen. Ein beträchtlicher Teil der Meßwerte liegt jetzt links davon, d.h. die Deposition ist höher. Das ist besonders ausgeprägt bei Versuchspersonen mit Bronchitis oder Asthma. Bei Abscheidung durch Impaktion ist das zu erwarten, denn engere Leitungsbahnen führen zu erhöhten Strömungsgeschwindigkeiten, was bei Richtungsänderung des Luftstromes größere Trägheitskräfte bedingt.

Die Ergebnisse beeindrucken durch die starke biologische Streuung. Die Mittelwerte liegen aber in etwa gleicher Höhe wie von früheren Autoren gefunden. 5 µm Teilchen können bis zu 80% abgeschieden werden, bei Versuchspersonen mit Lungenveränderungen sogar bis zu über 90%. Bei gesunden Versuchspersonen liegt der untere Wert bei 20%, der Mittelwert bei 55%. Berücksichtigt man, daß bei Nasenatmung 5 µm Teilchen bereits etwa zur Hälfte dort abgeschieden werden, so ergibt das im Mittel eine etwa 75%ige Abscheidung. Da die Gesamtabscheidung zwischen 80 und 95% liegt, bleiben für die tiefen Atemwege nur etwa 20%.

Die Resultate geben auch Hinweise für die therapeutische Behandlung der oberen Atemwege mit Medikamenten in Aerosolform. Dabei geht man davon aus, daß das Medikament möglichst an den Ort gelangen muß, an dem es wirksam werden soll. Bei Nasenatmung wird ein erheblicher Anteil der Teilchen, die auch im Tracheo-Bronchialbereich wirksam abgeschieden werden, bereits in der Nase zurückgehalten. Nasenatmung ist also unzweckmäßig. Der wirksame Teilchengrößenbereich liegt zwischen etwa 3 µm und 12 µm. Teilchen unter 2 µm und oberhalb 12 µm tragen nur wenig bei.

Dieser Abschnitt der Atemwege stellt demnach einen recht wirksamen, aber in vielen Fällen doch nicht ausreichenden Schutz der tieferen Bereiche dar. Er läßt „Feinstaub" durch, der dann ins Alveolargebiet einwandert und dort abgeschieden wird.

3. Abscheidung im Alveolargebiet

Abb. 14 zeigt Ergebnisse nach dem Verfahren der Aufteilung der Ausatmungsluft in zwei oder mehr Fraktionen. Die experimentellen Resultate stammen von BROWN *et al.* (1950), HATCH (1959) hat diese Unterlagen benutzt und auf mehrere Atemfrequenzen erweitert. Dargestellt ist die Aufteilung der Gesamtdeposition auf die beiden Bereiche, so-

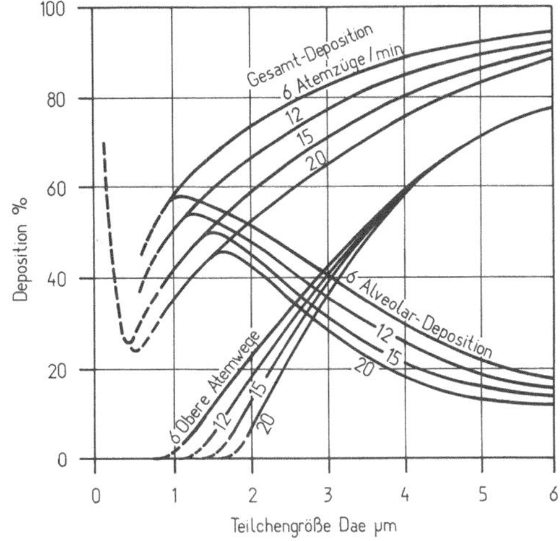

Abb. 14. Deposition von Teilchen in den Atemwegen in Abhängigkeit von der Teilchengröße. Die Gesamtdeposition teilt sich auf in die der oberen Atemwege und des Alveolargebietes. Abhängigkeit dieser Werte von der Atemfrequenz bei konstantem Atemvolumen. (Nach HATCH, 1960)

mit auch die Alveolardeposition, die uns hier vorwiegend beschäftigt. Für eine Atemfrequenz von 15/min ist der Verlauf dieser Funktion im Teilchengrößenbereich von 0,1 bis 10 µm angegeben. Er ist recht kompliziert.

Feinste diffundierende Teilchen werden aus dem den Alveolarbereich erreichenden Anteil der Atemluft fast vollständig abgeschieden, sie durchlaufen die oberen Atemwege ohne Verlust. Mit abnehmender Diffusionsfähigkeit, d.h. mit zunehmender Teilchengröße, nimmt der Abscheidegrad ab, solange Sedimentation und Trägheit noch keinen großen Einfluß haben. Das führt zu einem Minimum bei etwa 0,5 µm. Hier ist der Abscheidegrad nur 25—40%, je nach Atemfrequenz. Dann setzt mit zunehmender

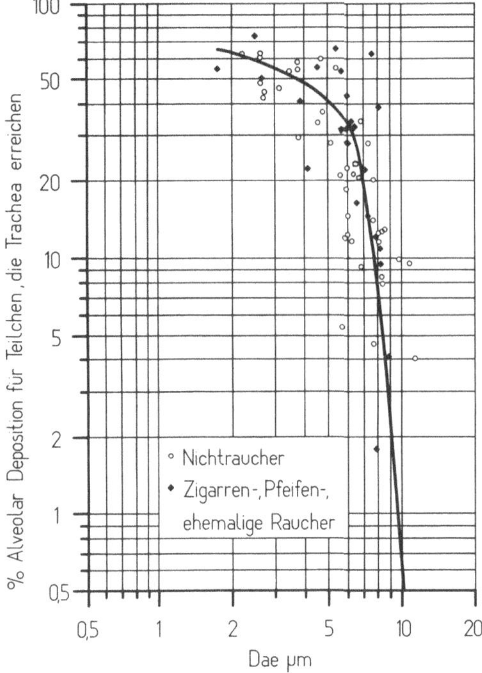

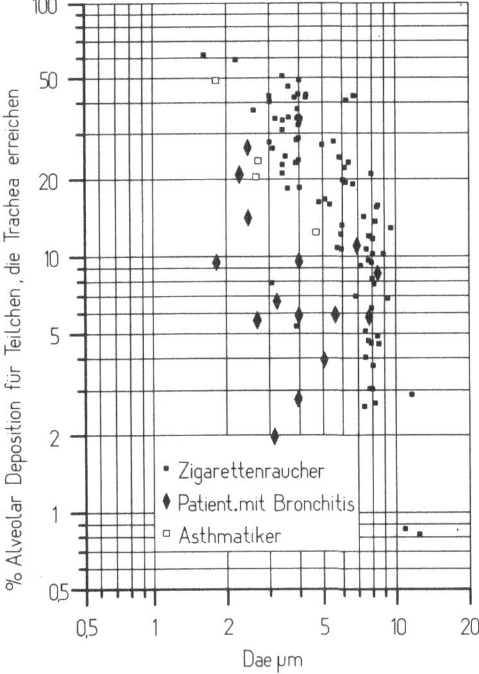

Abb. 15. Abscheidung im Alveolarbereich nach Lippmann *et al.* (1971). Oben: gesunde Versuchspersonen, Nichtraucher, ehemalige Raucher sowie Pfeifenraucher. Unten: Zigarettenraucher sowie Versuchspersonen mit Asthma und Bronchitis

Teilchengröße ein Wiederanstieg ein, der zu einem Maximum der Alveolardeposition zwischen 1 und 2 µm führt. Es kann etwa 60% erreichen. Das Maximum rührt daher, daß größere Teilchen im vorgeschalteten Bronchialbereich mehr und mehr zurückgehalten werden. Ist dieses Zurückhalten vollständig, so wird die Alveolardeposition Null. Das ist bei Teilchen von etwa 10 µm der Fall.

Abb. 15 bringt Ergebnisse von Lippmann *et al.* (1971) an einer größeren Zahl von Versuchspersonen, die wiederum in Nicht- bzw. Exraucher und Zigarettenraucher oder Patienten mit Asthma und Bronchitis unterteilt sind. Beide Achsen sind logarithmisch geteilt, so kommt eine Deposition von 10% oder weniger noch gut zur Darstellung. Die Werte beziehen sich auf den in die Trachea eintretenden Anteil, berücksichtigt werden also weder Abscheidung in der Nase noch im Rachenraum. Bei gesunden Nicht- oder Exrauchern ist die Streuung relativ gering, bei Rauchern und Patienten mit Bronchitis und Asthma stärker mit einer Verschiebung zu kleineren Depositionswerten. Das ist zu erwarten, da bei ihnen die Abscheidung in den oberen Atemwegen ungewöhnlich hoch ist.

V. Konsequenzen für die Probenahme von Staub

In erster Näherung kann man davon ausgehen, daß durch Staub verursachte biologische Veränderungen eines Organs mit Menge und Art des in ihm abgelagerten Anteils und mit der Dauer der Ablagerung in kausalem Zusammenhang stehen. Zur Ermittlung der jeweils wirksamen Dosis sollte deshalb ein Gerät benutzt werden, dessen Sammelcharakteristik der im vorigen Abschnitt beschriebenen nachgebildet ist. Die starke biologische Streuung setzt dem gewisse Grenzen, man ist zur Einführung mittlerer Werte gezwungen.

Im wesentlichen ist diese Trennung bisher nur für den das Alveolargebiet erreichenden Anteil durchgeführt worden, den man atembar oder lungengängig nennt. Die ordnende Kenngröße ist der aus der Sedimentationsgeschwindigkeit resultierende aerodynamische

Teilchendurchmesser, Dichteunterschiede oder Form der Teilchen spielen dann keine Rolle, wenn man von Ausnahmen, z.B. bei Asbestfasern, absieht. Die Trennung muß während der Probenahme geschehen, die Trennfunktion sollte mit der in den Atemwegen wirksamen übereinstimmen oder sich um einen für alle Teilchengrößen konstanten Faktor von ihr unterscheiden. Der Grobstaub wird bisher meist verworfen. Er stellt aber ein Maß für den die oberen Atemwege belastenden Anteil dar und sollte deshalb beachtet werden.

Als Dosis sieht man die Staubmasse an, abgesehen von der Bedeutung einzelner Komponenten, die eine besondere Rolle spielen. Unterschiede in der Dauer der Ablagerung werden bisher nicht berücksichtigt, sollten aber bei einer genaueren Analyse miteinbezogen werden.

Für die Trennung in Grob- und Feinstaub benutzt man Sedimentationsstrecken oder Zyklone. Sie können der Abscheidung im Alveolarbereich allerdings nur unvollkommen nachgebildet werden. DAVIES (1964) hat zwar den Vorschlag gemacht, statt dessen ein Rohrsystem zu benutzen, das ähnlich gebaut ist wie das Bronchialsystem, doch ist dieser Vorschlag bisher nicht verwirklicht worden.

Nach jahrelanger Diskussion über den Verlauf der Trennkurve für die beiden Anteile hat man sich jetzt praktisch auf zwei Vorschläge geeinigt. Der eine stammt von DAVIES (1952), wurde vom British Medical Research Council (BMRC) übernommen und 1959 auf der Johannesburger Konferenz empfohlen (daher Johannesburger Kurve). Er ist inzwischen auch von der Kommission zur Prüfung gesundheitsschädlicher Arbeitsstoffe der Deutschen Forschungsgemeinschaft angenommen. Der andere wurde 1968 auf der American Conference of Governmental Industrial Hygienists (ACGIH) vorgeschlagen und angenommen. Diese Kurve deckt sich praktisch mit der Los Alamos Kurve der U.S. Atomic Energy Commission (AEC) außer im Teilchengrößenbereich < 2 µm. Der nur unbedeutende Unterschied besteht darin, daß dieser Anteil nach der ACGIH-Kurve zu 90%, nach der AEC-Kurve dagegen zu 100% durchgelassen wird. LIPPMANN (1970) hat den Fragenkomplex ausführlich analysiert.

Zwischen der Alveolardepositionskurve und den Durchlaßkurven der Vorabscheider besteht ein beträchtlicher Unterschied. Es ist auch nicht zweckmäßig, den Feinstaubanteil nach der Alveolardepositionskurve abzutrennen, besser ist es, ein brauchbares Vielfaches davon zu nehmen. Dadurch erhält man eine größere Probenmenge, außerdem sind die Vorabscheider in Konstruktion und Gebrauch einfacher. DAVIES (1952) schlägt daher vor, die Kurve so nach oben zu verschieben, daß das Maximum der Alveolardeposition bei 1,6 µm 100% erreicht (bei der Atmung ist es ~60%). Der Abfall der Alveolardeposition unterhalb 1,6 µm wird von den Durchlaßkurven der Vorabscheider dann nicht simuliert. Das ist sicher ein Mangel, der aber praktisch nicht ins Gewicht fällt (außer bei Rauchen).

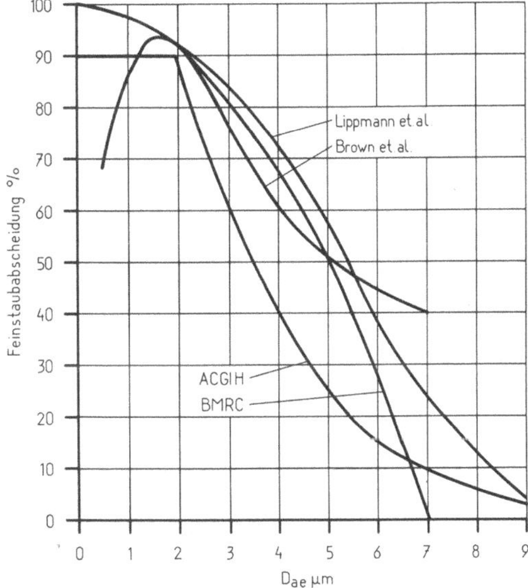

Abb. 16. Abscheidefunktionen zur Definition des atembaren oder lungengängigen Feinstaubes und ihr Vergleich mit dem Verlauf der experimentell ermittelten Alveolardeposition

In Abb. 16 sind die beiden Trennfunktionen eingetragen. Auch die in der eben beschriebenen Weise verschobenen Alveolardepositionskurven von BROWN et al. (1950) und LIPPMANN et al. (1971) sind eingezeichnet. Man stellt eine im ganzen befriedigende Übereinstimmung fest.

„Feinstaub" ist demnach der Anteil des Schwebestaubes, der eine standardisierte Vorrichtung bei vorgeschriebenen Versuchsbedingungen passiert. Das ist entweder ein Paket mit horizontal liegenden Platten gleicher Zwischenräume, durch das laminar strömende Luft gesaugt wird oder ein Zyklon. In jedem Fall ist der passierende Anteil eine Funktion des aerodynamischen Teilchendurchmessers, der sich aus der Sedimentationsgeschwindigkeit ergibt. Beim Plattenpaket ist dieser Anteil durch folgende Funktion gegeben:

$$\frac{C}{C_0} = \left(1 - \frac{f}{f_0}\right) = \left(1 - \frac{D^2}{D_0^2}\right).$$

Es bedeuten: C die atembare Konzentration, C_0 die Gesamtkonzentration, f bzw. f_0 die Sedimentationsgeschwindigkeit und D bzw. D_0 die Teilchendurchmesser. D_0 ist 7,07 μm, f_0 1 530 μm/sec = 1,53 mm/sec. Beim Zyklon gibt es keine einfache theoretische Beziehung, man ist auf eine empirische Eichung angewiesen.

Tabelle 4. Durchgang in % in Abhängigkeit von D_{ae} nach den Vorschlägen des BMRC und der ACGIH

D_{ae}	Durchlaß des Vorabscheiders in %	
μm	BMRC Plattenpaket	ACGIH Zyklon
1	96	90
2	91	90
2,5	87,5	75
3,5	76	50
5	50	25
7,1	0	10
10	0	0

In Tabelle 4 ist der Durchgang in % in Abhängigkeit von D_{ae} für die beiden Vorabscheider zusammengestellt. Daraus ergibt sich schon, daß der durchgehende Anteil nach der BMRC-Funktion größer ist. Für Staub in Kohlengruben ist der Faktor etwa 1,6.

VI. Untersuchung von Lungenstaub

1. Voraussetzungen zum Aufbau eines Staubdepots

Ein Staubdepot kann sich nur bilden, wenn mehr zugeführt als abgeführt wird. Offensichtlich ist das für den im Alveolarbereich abgeschiedenen Anteil der Fall, für den in den oberen Atemwegen abgeschiedenen im Regelfall nicht. Dieser Unterschied ist durch die verschiedenartigen Mechanismen der Reinigung bedingt.

Sicher ist, daß die als Dauerdepot verbleibende und damit wirksame Staubmenge nur ein kleiner Bruchteil der im Alveolargebiet abgeschiedenen ist. Dieses Depot kann aber nicht als Ergebnis eines echten dynamischen Gleichgewichtes angesehen werden. Das würde nämlich bedeuten, daß die biologische Verweilzeit im einfachsten Fall für alle Teilchen gleich ist oder — weniger einfach — von ihrer Größe, ihrer Form und chemischen bzw. mineralogischen Zusammensetzung abhängt. In jedem Falle würde der in einem bestimmten Zeitabschnitt eliminierte Anteil dem jeweils noch vorhandenen proportional sein. Nach Ende der Bestaubung müßte die zeitliche Abnahme einer Exponentialfunktion folgen. Das ist nicht der Fall, wie auch neuere Ergebnisse von Le Bouffant (1971), Klosterkötter und Gono (1971) u.a. zeigen. Man muß daher annehmen, daß ein bestimmter Bruchteil des Angebotes auf Dauer gespeichert wird, damit ist er der Elimination entzogen. Klosterkötter (1973) vermutet, daß das mit einer Überforderung der Reinigungskapazität zusammenhängt. Ein endgültiger Beweis dafür ist aber noch nicht erbracht.

Wichtigste Abwehrreaktion ist die Phagozytose, doch spielen auch andere Faktoren, z.B. die Atemexkursionen, mit. Staub wird bevorzugt an den Stellen abgelagert, an denen die mechanische Bewegung gering ist wie in der Nähe von Gefäßen. Was von der Phagozytose erfaßt wird, wandert in Richtung Bronchiolen, wo es vom Flimmerepithel weiterbefördert wird. Man weiß nicht zuverlässig, wie dieser Transport zustande kommt, Hatch und Gross (1964) haben darüber Vermutungen geäußert.

Solange Staub im Lumen der Alveolen abgelagert ist, kann er noch keine Gewebeschäden anrichten. Das ist erst nach Überwindung der letzten Schranke möglich. Zur Bestimmung der Dosis ist somit die Frage zu klären, ob hier noch eine Auswahl vorgenommen wird. Hinsichtlich der Teilchengröße widersprechen sich die Resultate. STOCKINGER et al. (1951) finden, daß UO_2-Teilchen mit einem mittleren Massendurchmesser von 0,45 µm bei Ratten erst nach 8 Monaten zur Hälfte ausgeschieden sind, Teilchen von 2,6 µm Größe aber schon nach 3 Monaten. Andererseits finden CARTWRIGHT und SKIDMORE (1964) bei Benutzung von Glaskugelstaub keinen Hinweis auf eine Teilchengrößenabhängigkeit. So muß die Frage offen bleiben.

Auch die Frage nach der Abhängigkeit von der chemischen bzw. mineralogischen Zusammensetzung ist nicht endgültig geklärt. Hier spielt speziell der Quarz eine Rolle. Quarz wird im Tierversuch schlechter eliminiert als ein inerter Staub, was nach KLOSTERKÖTTER und EINBRODT (1965) und anderen Autoren mit seiner Zytotoxizität zusammenhängt. So wandert er aus dem Alveolarlumen ins Gewebe und längs der Lymphbahnen in die Lymphknoten. Das sollte auch bei der durch Mischstäube verursachten menschlichen Silikose so sein. Der Quarzanteil im Lungenstaub müßte also höher sein als in den entsprechenden Fraktionen des Schwebestaubes. Dafür gibt es Hinweise, aber keine endgültige Bestätigung.

2. Teilchengrößenzusammensetzung und Mineralanteile des Lungenstaubes

McCRAE (1913) hat als erster beobachtet, daß der aus Lungen verstorbener Bergleute wiedergewonnene Staub feiner als der Schwebestaub ist. Er gibt an, daß etwa 70% der Teilchen bis 1 µm groß sind, die restlichen 30% verteilen sich auf Größen zwischen 1 und 10 µm. Er macht aber keine genauere Teilchengrößenanalyse. Unter Größe wird die Maximalausdehnung der Teilchenprojektion verstanden.

Spätere Arbeiten von GESSNER et al. (1949), BEDFORD und WARNER (1950) und CARTWRIGHT und NAGELSCHMIDT (1951) bestätigen und ergänzen diese ersten Untersuchungen. Die Autoren haben Verteilungskurven gemessen, GESSNER et al. an dem aus der Lunge isolierten Staub, die anderen Autoren durch Untersuchung mikroskopischer Schnitte, bei denen das Gewebe mit Trypsin verdaut oder verascht wurde.

In den neueren Untersuchungen wird zur Rückgewinnung des Staubes die von THOMAS und STEGEMANN (1954) angegebene sehr schonende Methode der Behandlung mit Formamid benutzt. LEITERITZ et al. (1967) finden im Kohlenbergbau keinen wesentlichen Unterschied in der Teilchengrößenzusammensetzung zwischen Bergleuten, bei denen die Staubaufnahme bis zum Tode praktisch nicht aussetzte und anderen, bei denen dazwischen mehrere Jahre lagen. CARTWRIGHT (1967) hat einen Teil der Untersuchungen bis 1965 zusammengefaßt und findet ein auf die Teilchenmasse bezogenes Häufigkeitsmaximum bei etwa 1 µm. 15-µm-Teilchen sind nur noch mit einer Häufigkeit vertreten, die etwa 1% der Häufigkeit der 1-µm-Teilchen beträgt, bei 0,2-µm-Teilchen sind es 5%.

In der Lunge wird also, was aus Atemversuchen schon bekannt war, eine Auswahl nach der Teilchengröße getroffen. Ein Vergleich mit der Angebotsverteilung sollte sofort die relative Abscheidefunktion ergeben. Diese an sich richtige Schlußfolgerung kann aber nicht korrekt nachgeprüft werden, da viele der im Angebot vorliegenden Teilchen aus Aggregaten bestehen. Sie werden in der Lunge oder spätestens bei der Wiedergewinnung in Einzelteilchen dispergiert. Damit wird der Anteil feiner Teilchen durch das Präparationsverfahren überbewertet. Wie groß dieser Einfluß ist, läßt sich abschätzen, wenn man die gleiche Präparationsmethode auf den atembaren Schwebestaub anwendet. WALTON (1969) berichtet, daß die Anzahl der Teilchen zwischen 1 und 5 µm bei maximaler Dispergierung in einer Flüssigkeit bis zum Faktor 10 größer sein kann als bei schonender Probenahme aus dem Schwebezustand in der Luft ohne Zerstörung der Aggregate. Dieser enorme Unterschied läßt es zweifelhaft erscheinen, ob das obige Verfahren überhaupt zulässig ist.

Entschließt man sich trotzdem zum Vergleich mit der Angebotsverteilung, so erhält man die in Abb. 17 angegebenen Abscheidefunktionen. Außer den für die menschliche Lunge geltenden Werten nach GESSNER *et al.* (1949) und CARTWRIGHT (1967) ist auch eine von CARTWRIGHT und SKIDMORE (1964) für die Rattenlunge geltende Kurve eingetragen, die sich relativ gut in die übrigen Resultate einordnet. Auch die Abscheidefunktionen für die beiden Standard-Vorabscheider sind eingetragen, die jetzt natürlich beträchtlich abweichen.

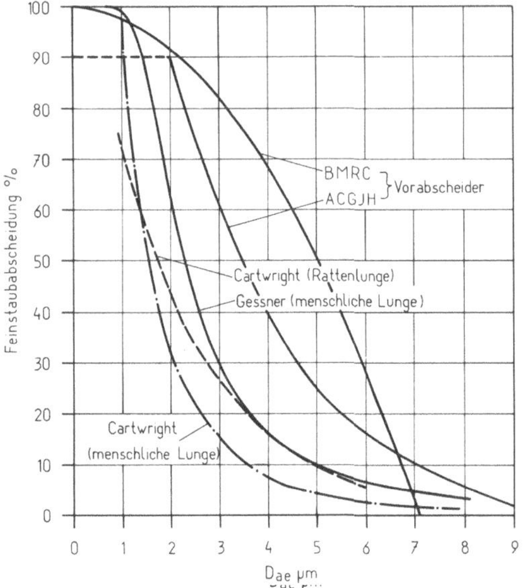

Abb. 17. Abscheidefunktion von menschlicher Lunge und Rattenlunge nach experimentellen Ergebnissen durch Rückgewinnung des Lungenstaubes (GESSNER *et al.*, 1949, und CARTWRIGHT, 1967). Vergleich mit den Abscheidefunktionen der Vorabscheider zur Probenahme von Feinstaub

CARTWRIGHT schließt aus seinen Beobachtungen, daß die Abscheidefunktion der Lunge $f_{(L)}$ durch ein Potenzgesetz darstellbar ist. Er setzt also:

$$f_{(L)} = K \cdot D^{-B}$$

wobei B zwischen 2 und 2,5 liegt (Mittel 2,33).

Damit stellt sich die Frage, ob der durch die Standard-Vorabscheider erhaltene Feinstaub noch eine verläßliche Fraktion zur Abschätzung des Staubrisikos darstellt. CART-

WRIGHT (1967) ist auch dieser Frage nachgegangen. Eine „ideale" gravimetrische Probe sollte mit einem Vorabscheider entnommen werden, dessen Abscheidefunktion entweder identisch mit der der Lunge ist, oder die sich um einen für alle Teilchengrößen gleichen Faktor von ihr unterscheidet. Das Verhältnis Feinstaubmenge der Probe zu Lungenstaub ist dann konstant und unabhängig von der Größenverteilung des angebotenen Staubes. Überraschend ist das in einem für praktische Zwecke ausreichenden Masse noch der Fall für den Platten-Vorabscheider. Bei ihm kann das Sammelverhältnis bis 20:1 sein, ein Probenahmegerät mit Platten-Vorabscheider bis 7,1 μm sammelt dann etwa 20mal mehr Staub als die Lunge entnimmt. Die nach der Deposition einsetzende Lungenreinigung ist dabei noch nicht berücksichtigt. Für den Zyklon-Vorabscheider ist dieses Verhältnis nicht überschlagen worden, für Kohlenstaub sollte es etwa 20/1,6 = 12,5 sein.

Die Mineralanteile im Feinstaub des Angebotes und im Lungenstaub sind von LEITERITZ *et al.* (1967) für Bergleute im Saargebiet bestimmt worden. Im Lungenstaub ist der Nichtkohle-Anteil (Gesteinsstaub) etwas angereichert. So ist der Quarzanteil im Feinstaub 4%, im Lungenstaub 5%, die entsprechenden Werte für Tonmineralien sind 32 und 37%, der Kohleanteil geht von 64 auf 58% zurück.

E. Verfahren und Geräte zur Staubmessung

I. Einige Bemerkungen zur historischen Entwicklung

Die ersten Staubmessungen an Arbeitsplätzen wurden mit dem Zuckerröhrchen durchgeführt. Man benutzte dazu ein etwa 13 cm langes und 3,2 cm weites Rohr, das mit 40 g Zucker bestimmter Kornfeinheit gefüllt ist. Zur Entnahme der Probe saugt man $^1/_3$ bis $^1/_2$ m^3 Luft durch. Danach wird der Zucker in Wasser aufgelöst, der unlösliche Rest gewogen, der als Staub angesehen und in mg/

m^3 angegeben wird. BOYD (1930) berichtet, daß nach dieser Methode in Südafrika seit 1902 Messungen durchgeführt sind, nach TELEKY (1928) wurde der Staubgehalt der Luft in New York 1905—1907 nach diesem Verfahren bestimmt. MOIR (1915) schlägt vor, den Staub nach der Probenahme durch Sedimentation in Wasser in einen Grob- und Feinanteil aufzuteilen.

Dieses fast modern anmutende Verfahren mit Fraktionierung wurde allerdings bald zugunsten eines Teilchenzählverfahrens aufgegeben. KOTZÉ beschreibt 1916 ein Gerät, das er Konimeter nennt. Es saugt 5 cm³ staubhaltiger Luft mit einem federgetriebenen Kolben durch eine Düse von 0,6 mm Durchmesser an. Die Geschwindigkeit ist größer als 30 m/sec. Die Luft trifft auf einen mit einer dünnen Vaselineschicht präparierten Objektträger, der im Abstand von 0,5 mm hinter der Düse angebracht ist. Hier werden die Staubteilchen ausgeschleudert und haften an der Vaselineschicht. Sie müssen anschließend im Mikroskop ausgezählt werden. Der große Vorteil des Gerätes bestand in seinem geringen Gewicht und seiner Unabhängigkeit von einer Energiequelle. So wurden vor allem in Südafrika viele Jahre lang Proben nach diesem Verfahren entnommen, obwohl MAVROGORDATO (1939/40) schon darauf hinwies, daß Staubgrenzwerte auf der Masse des atembaren Staubes basieren sollten, der im Schwebezustand abzutrennen ist.

Ein nach dem gleichen Prinzip arbeitendes Gerät wurde 1922/23 von OWENS angegeben. Er benutzt zum Ansaugen aber eine Handpumpe mit einem Ansaugvolumen von 50 cm³. Die Luft wird durch ein mit feuchtem Filterpapier ausgekleidetes Rohr gesaugt und passiert dann einen Schlitz von 0,1 × 1 mm. In 1 mm Abstand ist ein Deckglas angebracht, auf dem die Teilchen aufgefangen werden. Durch Abkühlung der den Spalt passierenden Luft, die vorher schon einen hohen Feuchtigkeitsgehalt aufweist, tritt Übersättigung und damit Kondensation des Wasserdampfes an den Staubteilchen ein. Man braucht also kein Haftmittel, was von Vorteil ist. Wegen der Massenzunahme der mit einer Kondenswasserschicht umgebenen Teilchen gegenüber den auf die Vaselineschicht auftreffenden werden auch sehr feine Teilchen noch abgeschieden, die das Konimeter nicht mehr erfaßt. Die Teilchenzahl/

cm³ ist also größer als beim Konimeter, nach TELEKY (1928) manchmal um mehr als das Hundertfache. Heute kann man sagen, daß eine große Zahl von ihnen feinste Kondensationskerne sind, die mit der durch Arbeitsvorgänge verursachten Verstaubung nichts zu tun haben. Immerhin wurde dieses Verfahren um 1930 auch in Deutschland als das bestgeeignete angesehen (s. Bericht über das Ergebnis des Preisausschreibens für Bohrstaubschutz 1931). Ohne Zweifel hatte man unter dem Eindruck der Selektion des Feinstaubes durch die oberen Atemwege, der dann allein in der Lungentiefe zur Abscheidung gelangt, die Bedeutung der sehr feinen Anteile unter 0,3—0,5 μm überschätzt. Allerdings weist MAVROGORDATO (1923) schon darauf hin, daß winzige Teilchen von $^1/_4$ bis $^1/_{12}$ μm verhältnismäßig bedeutungslos sind, muß diese Auffassung aber noch 1939/40 als ketzerisch verteidigen.

In den Vereinigten Staaten von Amerika wurde von GREENBURG und SMITH in den Jahren 1922—1925 der Impinger entwickelt, über den von KATZ et al. (1925) Vergleichsuntersuchungen mit anderen Geräten veröffentlicht wurden. Die Weiterentwicklung zum Midget Impinger geschah im U.S.-Bureau of Mines, darüber berichten LITTLEFIELD et al. (1937). Das Gerät ähnelt einer Gaswaschflasche, das Glasrohr ist aber unten zu einer Spitze mit definierter Öffnung ausgezogen, die einen vorgegebenen Abstand vom Boden hat und wird mit einer Flüssigkeit, im allgemeinen Wasser oder einer Mischung von 25% Alkohol und 75% Wasser, gefüllt. Die Luft wird mit vorgegebenem Volumenstrom hindurchgesaugt. Dadurch tritt sie mit bekannter Geschwindigkeit aus der Öffnung aus. Die Teilchen werden durch Trägheitskräfte ausgeschleudert und in der Flüssigkeit aufgefangen. Sie werden in einer Zählkammer, z.B. für rote Blutkörperchen, ausgezählt, nachdem sie ausreichend Zeit zum Sedimentieren hatten.

Das Gerät sammelt Teilchen > 0,75 μm quantitativ, für kleinere nimmt der Abscheidegrad schnell ab. Teilchen > 10 μm werden bei der mikroskopischen Auswertung nicht berücksichtigt. Aber im Schwebestaub vorhandene Aggregate werden in der Flüssigkeit in Einzelteilchen aufgespalten. Dadurch wird das Meßergebnis vom Aggregationsgrad abhängig. Trotz dieses unerwünschten Einflusses wurde das Gerät in Amerika viele Jahre als Standardgerät benutzt.

In dieser Hinsicht brachte die Einführung des von Green und Watson (1935) beschriebenen Thermalpräzipitators Fortschritte. Die Teilchen werden in einem Temperaturfeld quantitativ auf einem Mikroskopdeckgläschen abgeschieden. Die Strömungsgeschwindigkeit der Luft ist nur etwa 2,5 cm/sec, die Abscheidung daher sehr schonend ohne Zerstörung von Aggregaten. Auch sehr feine Teilchen werden quantitativ abgeschieden, man berücksichtigt sie aber bei der Auswertung nicht, ebenso wie Teilchen > 10 µm. Damit schien dieses Gerät alle Voraussetzungen für eine zuverlässige Probenahme auch für Routinemessungen zu erfüllen. Deshalb war es für viele Jahre im Bergbau Großbritanniens das Standardgerät. Allerdings war die Frage nicht geklärt, ob das in Teilchenzahl/cm^3 anfallende Meßergebnis die angemessene Größe ist, die mit dem pathologischen Zustand der Lunge korreliert. Das ist natürlich solange der Fall, als der Staub überall von gleicher Beschaffenheit und Teilchengrößenzusammensetzung ist. Aber diese Voraussetzung trifft nicht zu. So zeigt Cartwright (1967), daß die 1000 Teilchen/cm^3 entsprechende Massenkonzentration in mg/m^3 (wobei nur Teilchen zwischen 1 und 5 µm gezählt werden) zwischen 7 und 21, also um den Faktor 3, schwankt. Ist die Massenkonzentration die angemessene Größe, so kann es die Teilchenkonzentration also nicht sein. Damit war der Wert des Gerätes eingeschränkt. Es leistet aber bei wissenschaftlichen Untersuchungen bis heute gute Dienste.

Im Bergbau der Bundesrepublik Deutschland wurde das Tyndalloskop 1953 als Routinemeßgerät eingeführt, es stellt eine den Verhältnissen im Bergbau angepaßte Weiterentwicklung des Tyndallometers dar, dessen Grundlagen und konstruktive Durchbildung von Berek, Männchen und Schäfer (1936) angegeben wurden. Das Verfahren besticht durch seine Einfachheit und Schnelligkeit. Man mißt die Intensität des an Staubteilchen unter einem mittleren Winkel von 30° gestreuten Lichtes, die mit der Eingangsintensität photometrisch verglichen wird. Man verzichtet also auf die Probenahme, das Resultat steht praktisch sofort zur Verfügung, beides ist für Routinemessungen von großem

Vorteil. Allerdings ist es schwierig, zu Mittelwerten zu kommen, dafür sind viele Einzelbeobachtungen über eine oder mehrere Arbeitsschichten notwendig.

Die ersten Vergleiche mit dem gravimetrisch bestimmten Staubgehalt waren ermutigend. Für 5 Staubarten (z.B. Sand, Schiefer, Spateisenstein, aber ohne Kohle) schwankte das Verhältnis 1000 I/G (I = Maß für die Streulichtintensität, G = Konzentration in mg/m^3) nur zwischen 2,84 und 3,01. Allerdings war die Feinheit des Staubes annähernd gleich.

Das Gerät kann den Feinanteil des Staubes gesondert erfassen. Dazu wird die Staubkammer mit zwei Schiebern abgeschlossen, gröbere Anteile fallen dann schnell aus. Ob hier auch noch so gute Proportionalität mit gravimetrisch ermittelten Werten besteht, wurde zunächst nicht untersucht. Spätere Messungen an Feinstaub < 7,1 µm von Breuer (1969) zeigen aber eine starke Abhängigkeit von der Staubfeinheit. Der Quotient aus relativer Streulichtintensität und Volumenkonzentration (statt Massenkonzentration) kann bis zum Faktor 10 schwanken. Damit wird das Meßergebnis unsicher, da es nicht mehr in Kenngrößen für den Staub übersetzt werden kann. Allerdings gibt es Überlegungen zur Überwindung dieser Unsicherheit. Sie werden später besprochen. Als Routineverfahren ist es aber aufgegeben.

Diese kurze historische Übersicht zeigt, daß mancherlei Um- und Irrwege gegangen wurden, bis man zum heutigen gravimetrischen Verfahren mit Abtrennung des Grobstaubes im Schwebezustand gekommen ist. Es muß bezweifelt werden, daß die Entwicklung damit zu Ende ist. Immerhin scheint das erste Ziel erreicht: man hat eine Korrelation zwischen einer Meßgröße für den Staub und der damit verbundenen Gesundheitsgefahr für den Menschen gefunden.

II. Voraussetzungen für eine richtige Probenahme

Die meisten Verfahren bestehen aus zwei Schritten, der Entnahme einer Probe und ihrer Auswertung. Die Zuverlässigkeit des Resultates hängt mit von der Zuverlässigkeit der Probenahme ab. Es ist durchaus nicht selbstverständlich, daß eine Probe alle in Schwebe befindlichen Anteile enthält. Es handelt sich ja um ein Strömungsproblem, wobei das mit Schwebstoff beladene Gas in die Öffnung des Gerätes eingesaugt und von dort durch einen Kanal zur Abscheidestelle, etwa einem Filter, weitergeleitet wird. Einsaugen und Fortleiten müssen ohne Verlust geschehen. Das ist exakt nur dann möglich, wenn die Strömung nicht gestört wird, also die Geschwindigkeit unmittelbar vor der Einsaugöffnung in Betrag und Richtung mit der Geschwindigkeit im Gas übereinstimmt. Diese Art der Probenahme nennt man isokinetisch. Sie wird dort wo es möglich und nötig ist, angewandt, z.B. in Kaminen. In ruhender Luft oder bei häufigen Geschwindigkeits- und Richtungsänderungen, wie in der Außenluft, ist das nicht möglich. Dann muß man Kriterien für die Zuverlässigkeit haben. Da die Teilchenbahnen durch Trägheitskräfte und durch Sedimentation von den Strömungslinien abweichen, muß dieser Einfluß abgeschätzt und in erträglichen Grenzen gehalten werden. DAVIES (1968) hat dazu Überlegungen durchgeführt. Der Trägheitseinfluß kann, wie schon ausgeführt, durch den Bremsweg des Teilchens abgeschätzt werden. Er ist für ein 10-µm-Teilchen der Dichte 1 g/cm^3 bei einer Geschwindigkeit von 1 m/sec etwa 0,3 mm, für ein 20-µm-Teilchen schon 1,2 mm und wächst linear mit der Geschwindigkeit. Es ist klar, daß die Abmessungen der Eintrittsöffnung des Probenahmegerätes groß gegenüber diesem Bremsweg sein müssen. Die andere Bedingung lautet, daß die Strömungsgeschwindigkeit in der unmittelbaren Umgebung der Eintrittsöffnung und in ihr selbst groß gegenüber der Sedimentationsgeschwindigkeit sein muß.

Beide Bedingungen begrenzen bei gegebenem Volumenstrom den Durchmesser der Einsaugöffnung nach unten und oben. Daß sie oft nicht eingehalten werden, geht aus Untersuchungen von BIEN und CORN (1971) hervor. Sie stellen fest, daß manche Probenahmegeräte nur Teilchen bis 3 oder 4 µm quantitativ sammeln können, bei einem liegt die Grenze sogar bei 1,8 µm.

III. Geräte zur Probenahme von atembaren Staub

Fibroseerzeugende mineralische Stäube spielen bei Erkrankungen durch Staub die wichtigste Rolle. Sie wirken am Ablagerungsort, also im Lungengewebe. Wirksam kann nur der Anteil werden, der bis hierher vordringt, das ist der Feinstaub. Er ist ein Maß für die Dosis und muß während der Probenahme abgetrennt werden. Trennkurven sind die Johannesburger-Kurve oder die ACGIH-Kurve, wobei die erstere Bezugskurve ist. Die erste Abscheidestufe muß also für 10-µm-Teilchen praktisch undurchlässig sein, während 1- oder 2-µm-Teilchen sie ungehindert passieren, in der zweiten Stufe wird der passierende Anteil quantitativ aufgefangen.

Die Johannesburger-Kurve läßt sich mit einem laminar durchströmten Plattenpaket als Vorabscheider verwirklichen, die ACGIH-Kurve mit einem Zyklon. Entsprechend sind zwei Gerätetypen in Benutzung. Man kann Zyklone aber auch so auslegen, daß sie angenähert der Johannesburger-Kurve folgen.

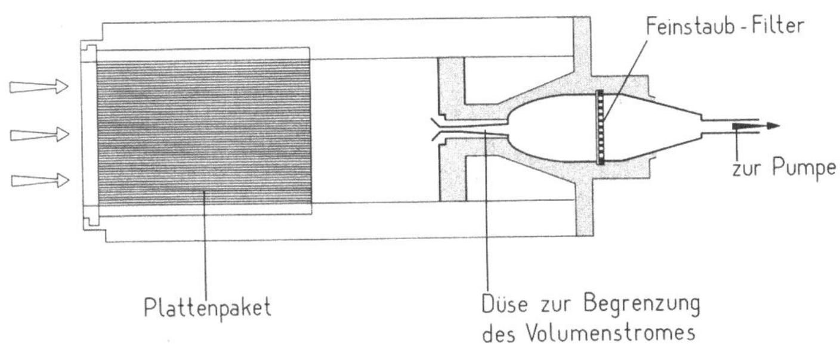

Abb. 18. Zweistufiges Probenahmegerät MPG II mit Plattenpaket als Vorabscheider. Der Feinstaub wird auf einem Membranfilter gesammelt. Konstanthaltung und Begrenzung des Volumenstromes durch eine Düse

Das erste mit einem Plattenpaket als Vorabscheider ausgerüstete Probenahmegerät wurde von WRIGHT (1954) beschrieben. Es ist unter dem Namen Hexhlet-Gerät bekannt und mehrfach verändert worden, eine neuere Ausführung mit der Bezeichnung MPG II wurde von BAUER und BRUCKMANN (1974) beschrieben. Abb. 18 zeigt die wesentlichen Teile, nämlich das Plattenpaket, eine Vorrichtung zur Konstanthaltung des Volumenstromes und das Feinstaubfilter. Das Plattenpaket hat eine Anströmfläche von etwa 60 cm², ist 12,5 cm tief, und besteht aus 59 Platten (60 Spalte) mit 0,8 mm Spaltweite. Als Filter wird ein Membranfilter benutzt, das den Feinstaub quantitativ zurückhält, gewichtskonstant ist und nach Veraschung praktisch keinen Rückstand hinterläßt.

Wesentlich für Einhaltung der vorgesehenen Abscheidefunktion ist Konstanz des Volumenstromes. Er ist auf 46,5 l/min eingestellt und wird durch eine kritische Öffnung aufrechterhalten. Durch sie strömt von einem bestimmten Unterdruck ab die Luft mit Schallgeschwindigkeit, die auch bei Erhöhung des Unterdruckes nicht überschritten wird. HATCH et al. (1932) berichten als erste über Anwendung dieses Prinzips, PAGE (1935) hat genauere Untersuchungen angestellt. Der Unterdruck selbst kann entweder mit einer Pumpe oder einem Ejektor erzeugt werden.

Geräte dieser Art haben einige Nachteile. Da ist zunächst der große Querschnitt, der die Strömungsverhältnisse in der Umgebungsluft ungünstig beeinflußt. Dadurch wird die Sedimentation im Plattenpaket gestört. Ferner wird die Sedimentation durch ein Abweichen aus der Waagerechten gestört und schließlich ist es schwer oder unmöglich, den Grobstaub restlos zurückzugewinnen. Aber bei richtiger Anwendung sammelt es den Feinstaub praktisch entsprechend der Johannesburger-Kurve und ist damit als Bezugsgerät anerkannt. Seine Sammelcharakteristik ist in vielen Kontrollversuchen geprüft und schließlich bestätigt worden, auch in praxisnahen Versuchen, wie von ASHFORD und JONES (1964) beschrieben.

Eine Kleinausführung mit einem Volumenstrom von 2,5 l/min ist von DUNMORE et al. (1964) beschrieben worden.

Statt des Plattenpaketes kann auch ein Zyklon als Vorabscheider benutzt werden, der platzsparend, leicht und nicht lageempfindlich ist. So läßt sich ein Gerät bauen, das vom Mann während der Arbeit getragen wird und die Probe in der Nähe der Einatmungszone entnimmt. Es sind mehrere Geräte bekannt. Eines der neueren hat die Bezeichnung Simpeds 70 MK, und wurde von MAGUIRE et al. (1973) beschrieben. Es ist mit einem von HIGGINS und DEWELL (1967) angegebenen Zyklon ausgerüstet, durch den 1,9 l/min angesaugt werden. Seine Abscheidekurve läßt sich bei gleichmäßiger Strömung der Johannesburger-Kurve angleichen. JACOBSON und LAMONICA (1969) beschreiben ein ähnliches Gerät mit einem Volumenstrom von 2 l/min, dessen Abscheidekurve aber der ACGIH-Kurve angepaßt ist. LIPPMANN und CHAN (1974) geben drei Zyklone mit Volumenströmen von 25, 75 und 430 l/min an, deren Abscheidekurven alle der ACGIH-Kurve angepaßt sind.

Bis heute werden Vorabscheider mit unterschiedlichen Abscheidekurven benutzt. Abb. 19 stellt sie zusammen, sie ist einer Arbeit von REISNER (1973) entnommen. Die Johannesburger-Kurve wird weitgehend von dem schon genannten MPG II-Gerät mit Plattenpaket als Vorabscheider eingehalten. Der angegebene Schleppeffekt rührt von den

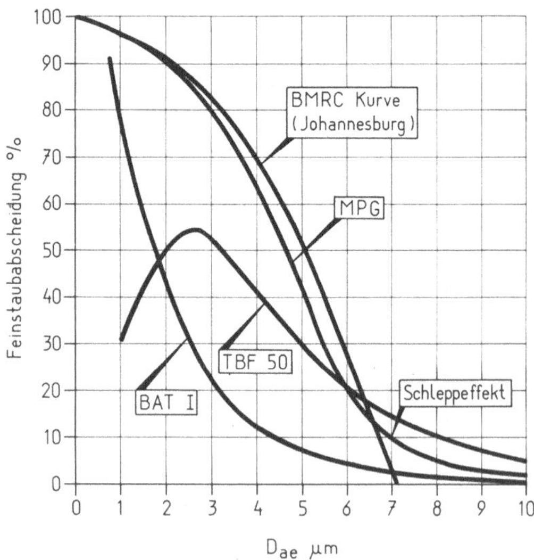

Abb. 19. Vorabscheider mit drei verschiedenen Trennkurven, die in der Bundesrepublik Deutschland in Benutzung sind. (Nach REISNER, 1973)

praktischen Schwierigkeiten her, eine ungestörte Sedimentation zu sichern und ein Mitnehmen schon abgeschiedener Teilchen durch den Luftstrom zu verhindern. Immerhin ist weitgehende Übereinstimmung mit dem Sollwert vorhanden, auf dem die in den MAK-Wert-Listen angegebenen Feinstaubkonzentrationen basieren.

Die beiden anderen Trennkurven werden mit Zyklonen erhalten. Das mit BAT I bezeichnete, von BREUER (1963, 1964) beschriebene Gerät sammelt den Feinstaub auf einem Filter, die Durchlaßkurve des Zyklons ist der Abscheidefunktion des aus Lungen verstorbener Bergleute wiedergewonnenen Staubes angepaßt. Der durchgelassene Staub ist extrem fein, seine Menge entsprechend gering, etwa $^1/_4$ des mit dem MPG-Gerät erhaltenen. Darauf ist zu achten, wenn in der Literatur Zahlen angegeben werden.

Bei der weiteren Entwicklung hat man sich offenbar dem internationalen Trend angepaßt und die Abscheidefunktion zu gröberen Anteilen verschoben. Sie soll jetzt der Alveolardeposition angepaßt werden. Diese in Abb. 19 mit TBF 50 bezeichnete Kurve hat ein Maximum zwischen 2 und 3 µm. Sie wird mit 2 Zyklonen bei einem Volumenstrom von 50 l/min erhalten, deren Anordnung in Abb. 20 angegeben ist. Die Staubluft tritt von links kommend in den ersten Zyklon ein, der den Grobanteil abtrennt. Dieser fällt in den Sammeltopf. Der nicht abgeschiedene Feinstaub erreicht den zweiten Zyklon, er wird hier bis auf einen feinen Rest abgeschieden und im zweiten Sammeltopf aufgefangen. Sehr feine Teilchen entweichen entweder in die Umgebung oder können mit einem Filter aufgefangen werden. Sie repräsentieren den bei der Atmung wieder ausgeatmeten Anteil.

Es ist erstaunlich, daß im Kohlenbergbau mit diesem Gerät etwa die gleiche Feinstaubmenge in mg/m³ aufgefangen wird, wie mit dem MPG-Gerät, das nach der Johannesburger-Kurve abscheidet. Das geht aus Vergleichsuntersuchungen von REISNER (1973) hervor, der auch Regressionsgeraden für andere Geräte angegeben hat. Man muß aber beachten, daß die über die Regressionsgeraden ermittelten Umrechnungsfaktoren von der Staubfeinheit abhängen, die gesondert bestimmt werden müßte.

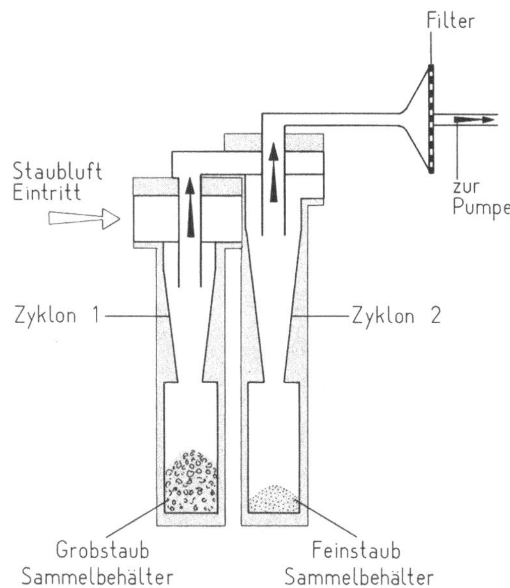

Abb. 20. Probenahmegerät TBF 50 mit je einem Zyklon als Abscheider für den Großstaub und für den Feinstaub. Der wieder ausgeatmete Anteil kann auf einem Filter aufgefangen werden

Eine interessante Möglichkeit zur Abtrennung des Feinstaubes wurde von COENEN (1973) angegeben. Sie basiert auf der Beobachtung, daß Masseteilchen von einer glatten Filteroberfläche wieder abprallen, wobei ihre Rücksprunghöhe und -weite außer von der Einsauggeschwindigkeit von der Teilchenmasse abhängt. ZEBEL (1973) hat die Theorie dazu entwickelt.

Abb. 21 zeigt den Probenahmekopf mit Einströmdüse, Klassiertopf und Membranfilter. Das Filter hat einen Durchmesser von 142 mm, seine Porenweite ist 8 µm. Damit läßt sich ein Volumenstrom von 20 m³/h (333 l/min) bei einem Unterdruck von 5 500 N/m² absaugen, der durch Regelung konstant gehalten wird.

Der Probenahmekopf sammelt und klassiert den Schwebestaub. Das ist das Neue an dem Verfahren. Die durch die Einströmdüse eintretende Luft verteilt sich entsprechend den eingezeichneten Strömungslinien (ausgezogene Linien) so, daß die Filterfläche gleichmäßig durchströmt wird. Staubteilchen weichen wegen ihrer Trägheit von den Strömungslinien ab. Grobe Teilchen treffen im mittleren Filterbereich auf, der mit Auftreffbereich bezeichnet ist. Die Teilchen haften beim Auftreffen auf die Filteroberfläche aber nicht an der Auftreffstelle, sondern werden reflektiert und beschreiben unter gleichzeitiger Einwirkung der Strömung eine Bahn, die sie nach außen trägt. Eine der Teilchenbahnen ist durch die gestrichelte Linie gekennzeichnet. Dadurch sammeln sich die groben nicht atembaren Anteile des Staubes in der

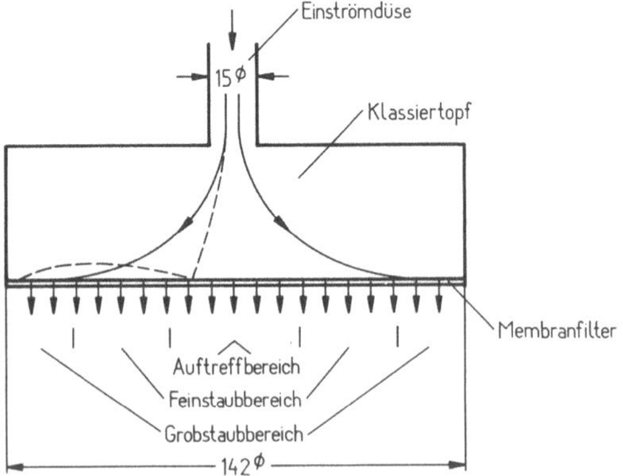

Abb. 21. Probenahmekopf eines Gerätes mit Klassierung der Staubteilchen nach ihrer Masse durch unterschiedliche Rücksprungweite. Der Feinstaub wird auf einem Ring im mittleren Bereich des Filters aufgefangen. (Nach Coenen, 1973)

Randzone (Grobstaubbereich). Ihre Rücksprunghöhe ist um so größer, je größer die Stokeszahl des Teilchens ist, dadurch gelangen die gröbsten am weitesten nach außen. Bei den feinen atembaren Anteilen ist die Rücksprunghöhe entweder so gering, daß sie in der Nähe der ersten Auftreffstelle wieder aufgefangen werden oder sie haften bereits beim ersten Auftreffen.

Bei einem Volumenstrom von 20 m³/h und 15 mm Durchmesser der Einströmdüse erhält man auf dem Membranfilter einen 4 cm breiten Ring mit einem mittleren Durchmesser von 10 cm, in dem die Teilchen nach der Johannesburger-Trennfunktion aufgeteilt sind.

Auch die Auswertung der Proben durch Schwächung der β-Strahlung einer Promethiumleuchtfarbe ist neu. Die Schwächung ist der Massenbelegung proportional, die Halbwertschicht etwa 4 mg/cm². So beträgt die Zeit für die Auswertung nur 4 min.

Eine indirekte Bestimmung der Feinstaubkonzentration ohne Probenahme ist auch durch Messung der Streulichtintensität möglich. Es wurde schon ausgeführt, daß dafür ein Streuwinkel von 70° optimal ist. Dann sollte die Lichtwellenlänge aber möglichst groß sein. Technisch realisierbar ist eine Wellenlänge von 0,94 µm durch Benutzung einer Ga-As-Lumineszenzdiode. Ein nach diesen Gedanken gebautes Gerät wurde von Breuer et al. (1973) beschrieben. Es soll eine Streulichtintensität ergeben, die volumenproportional und der Alveolardeposition angepaßt ist. Dadurch ist es möglich, die Feinstaubkonzentration direkt zu messen und zu registrieren. Ausreichende praktische Erfahrungen liegen aber noch nicht vor.

IV. Geräte mit Filtern, Eigenschaften der Filter

Dieses seit den frühen Tagen benutzte Probenahmeverfahren hat in letzter Zeit erhebliche Verbesserungen erfahren und wird wegen seiner Einfachheit in großem Umfange benutzt. Man kann durch ausreichend große Filterflächen große Volumina durchsaugen, damit erhält man auch bei kleinen Konzentrationen, wie in der Außenluft, eine ausreichende Substanzmenge. So hat der High-Volume-Air-Sampler eine Förderleistung von 72—96 m³/h, und ist mit einem Rechteckfilter von 20 × 25 cm² (500 cm²) ausgerüstet, das mit einer Geschwindigkeit von etwa 50 cm/sec durchströmt wird. Mit ihm werden Proben der Außenluft gesammelt (s. Jutze u. Foster, 1967). Im allgemeinen ist das benötigte Luftvolumen zum Erhalt einer ausreichenden Probenmenge aber viel kleiner, so daß an Arbeitsplätzen häufig Geräte mit einem Volumenstrom von 2—5 l/min ausreichen.

Mit Staub beladene Filter vergrößern ihren Strömungswiderstand. Dadurch nimmt der Volumenstrom im allgemeinen ab, was zu Schwierigkeiten bei der Volumenbestimmung führt. Deshalb muß man häufig Vorsorge treffen, um ihn konstant zu halten. Dafür werden zwei Möglichkeiten benutzt. Entweder wird auf der Ansaugseite ein Fühler für die Strömungsgeschwindigkeit eingebaut, der die Motorleistung so regelt, daß der Luftstrom konstant bleibt (Coenen, 1969) oder die Luft wird durch eine kritische Öffnung gesaugt, die mit Schallgeschwindigkeit durchströmt wird.

Die Art der benutzten Filter ist je nach Zweck und anschließender Analyse unterschiedlich. So ist das Gewicht von Zellulosefiltern stark von der Luftfeuchtigkeit abhängig, sie sind also wenig geeignet für gravimetrische Bestimmungen.

Glasfaserfilter sind in dieser Hinsicht besser. Sie bestehen aus feinen Glasfasern mit oder ohne Bindemittel. Sie sind allerdings mechanisch weniger stabil als Zellulosefilter. Ihr Gewicht ist fast unabhängig von der Luftfeuchte. Sie sind chemisch resistent, manche Sorten bis etwa 773 K (500° C) beständig.

Es gibt auch gemischte Filter, z.B. Zellulose-Asbest, Zellulose-Glas und Glas-Asbest. Sie werden in der Hauptsache zur Luftreinhaltung angewandt, weniger in der Meßtechnik, da ihr Aschegehalt hoch und zu unterschiedlich ist.

Schließlich gibt es Filter mit Kunststofffasern aus Polystyrol (Mikrosorban), die in aromatischen Kohlenwasserstoffen löslich sind. Man kann den Staub daher restlos wiedergewinnen.

Die bisher angeführten Sorten sind Faserfilter. Man ist bestrebt, den Faserdurchmesser so klein wie möglich zu machen, vielfach ist er unter 1 µm. Es gibt aber auch Porenfilter, sie werden Membranfilter genannt. Das sind dünne Membranen (etwa 150 µm dick) mit einheitlichen Porengrößen, die je nach Type zwischen etwa 0,01 und 10 µm variieren. Die Poren muß man sich als ein Hohlraumsystem vorstellen, in dem die einzelnen Hohlräume miteinander in Verbindung stehen. Sie sind auch für feinste Teilchen noch sehr wirksam, die Porengröße ist also nicht mit der noch quantitativ abgeschiedenen Teilchengröße gleichzusetzen. Als Abscheideursachen kommen nach neueren Untersuchungen von SPURNY und PICH (1964) in erster Linie Trägheitskräfte und Diffusion in Betracht. MEGAW und WIFFEN (1964) kommen zu ähnlichen Resultaten.

Diese Filter werden seit etwa 1950 in großem Umfange zur Entnahme von Proben der Luft benutzt. Die ersten Membranen bestanden aus Zellulosenitrat, heute gibt es Filter aus Zelluloseazetat, Polyvinylchlorid, Nylon, Teflon u.a. Sie haben gegenüber Faserfiltern einige Vorzüge. Die Teilchen werden praktisch allein an der Oberfläche abgeschieden. Dadurch und durch die glatte und ebene Oberfläche ist eine mikroskopische Untersuchung möglich. Man kann die Filter durch Tränken mit einem Öl passender Brechzahl auch durchsichtig machen. Filter aus Zellulosenitrat sind in organischen Lösungsmitteln wie Ketonen und manchen Estern löslich, Filter aus Teflon sind praktisch unlöslich. Alle sind veraschbar, ihr Aschegehalt ist so klein, daß er häufig vernachlässigt werden kann.

Seit einigen Jahren gibt es auch Membranen aus Silber. Sie werden durch Sintern reiner metallischer Silberteilchen hergestellt. Dadurch entsteht eine ähnliche Struktur wie bei den Membranfiltern. Ihre Dicke ist aber nur etwa 50 µm. Sie haben in speziellen Fällen Vorteile gegenüber den Membranfiltern, z.B. ist das Filter auch nicht in Spuren benzollöslich. Auch bei der röntgenographischen Quarzbestimmung ergeben sich Vorteile durch ein günstigeres Signal-Rauschverhältnis. So berichten KNAUBER und VON DER HEIDEN (1969) sowie KNIGHT et al. (1972), daß der Nachweis von 50 – 60 µg Quarz in einer Probe noch möglich ist gegenüber etwa 200 µg bei Benutzung üblicher Membranfilter.

Schließlich müssen hier die Kernporenfilter erwähnt werden, die seit einigen Jahren erhältlich sind. Es handelt sich um dünne Membranen aus Polykarbonat mit gleichmäßigen zylindrischen Löchern senkrecht zur Oberfläche. Der Lochdurchmesser liegt zwischen 0,2 und 8 µm, die Lochzahl geht bis $10^9/cm^2$. Die Löcher entstehen durch Bestrahlung der Folie im Reaktor, der Lochdurchmesser kann durch entsprechend lange Einwirkung eines Ätzmittels variiert werden. Abscheidegrad und Filterwiderstand wurden von SPURNY et al. (1969a und b) untersucht.

Entscheidend für die Brauchbarkeit eines Filters ist in erster Linie sein Abscheide- bzw. Durchlaßgrad. Auch die Druckdifferenz spielt eine Rolle, steht bei Geräten zur Entnahme von Proben aber nicht so im Vordergrund. Abb. 22 zeigt Durchlaßgrad und Druckdifferenz für 3 Filterarten in Abhängigkeit von der Anströmgeschwindigkeit. Die Werte sind der Arbeit von SMITH und SURPRENANT (1953) entnommen, aber auch andere Autoren wie RAMSKILL und ANDER-

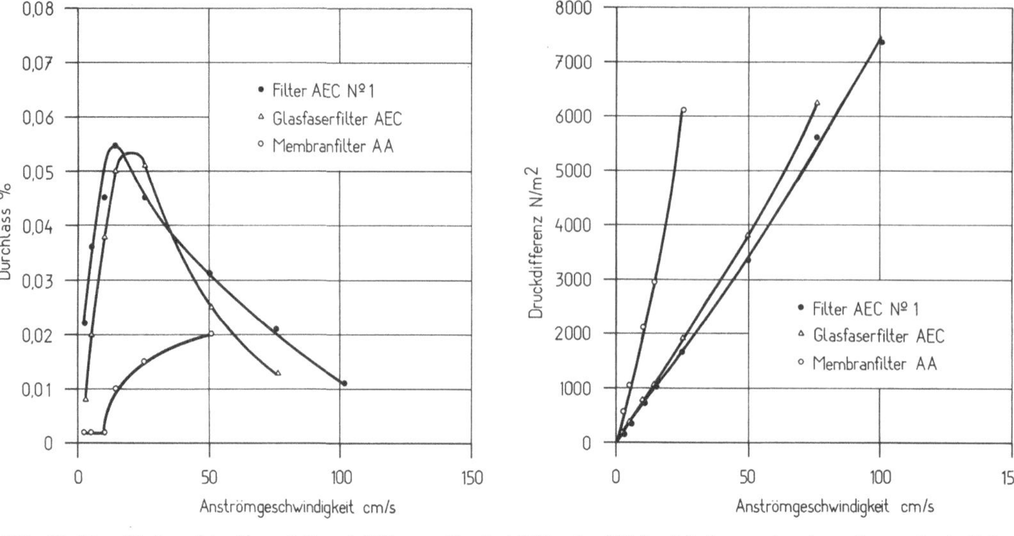

Abb. 22. Durchlaßgrad in % und Druckdifferenz für drei Filter in Abhängigkeit von der Anströmgeschwindigkeit

SON (1951), RIMBERG (1969) und LOCKHART et al. (1964) kommen zu ähnlichen Ergebnissen. Filter AEC Nr. 1 ist ein Zellulose-Asbest-Papierfilter, das Membranfilter AA hat eine mittlere Porengröße von 0,8 µm, nähere Angaben über das AEC-Glasfaserfilter liegen nicht vor.

Die beiden Faserfilter sind in ihrem Verhalten ähnlich. Der in % angegebene Durchlaßgrad gilt für monodisperse Teilchen von 0,3 µm Durchmesser aus Dioctylphthalat (DOP). Sie sind ein geeignetes Testmittel, da Teilchen dieser Größe besonders schwer zu filtrieren sind. Häufig wird auch ein Ölnebel zur Prüfung verwandt, der aber nicht monodispers ist, allerdings auch nur Teilchen < 1 µm enthält. Über Resultate berichten HASENCLEVER (1967) sowie ETTINGER et al. (1969).

Die Durchlaßkurven haben einen typischen Verlauf, der Rückschlüsse auf die physikalischen Vorgänge zuläßt. Bei kleiner Anströmgeschwindigkeit von 2—3 cm/sec ist der Durchlaß klein. Abscheideursache ist in erster Linie die Diffusion. Bei kleinerer Verweilzeit, d.h. größerer Anströmgeschwindigkeit, nimmt der Durchlaßgrad zu, wie man es erwartet. Diese Zunahme erreicht aber bald ein Maximum. Spätestens ab hier muß eine andere Abscheideursache mit ins Spiel kommen. Offenbar ist das die Trägheit, sie

sorgt auch dafür, daß der Durchlaßgrad mit zunehmender Geschwindigkeit weiter abnimmt. Rechnet man die Stokeszahl aus, der für den Einfluß der Trägheit entscheidende Parameter, so erhält man unter Annahme eines Faserdurchmessers von 1 µm bei 20 cm/sec Geschwindigkeit den Wert 0,32. Das bedeutet beginnenden Trägheitseinfluß, was bei einer um den Faktor 10 kleineren Geschwindigkeit noch nicht der Fall ist.

Vielfach spielt auch die elektrische Ladung von Teilchen und Filterfasern für die Abscheidung eine wichtige Rolle. Sie ist schwer zu messen und hängt stark von Einflüssen der Umgebung ab. Schließlich ist die Eigenausdehnung der Teilchen eine Abscheideursache. Sie wird im englischen Schrifttum mit Interception bezeichnet. KAUFMANN (1936), der die Grundlagen der Theorie entwickelte, spricht von Grundabscheidung.

Eine umfassende Darstellung der modernen Filtertheorie stammt von DAVIES (1973).

Für das Membranfilter konnte nur der mit zunehmender Geschwindigkeit ansteigende Teil der Durchlaßfunktion gemessen werden. Das Maximum ist erst bei einer Geschwindigkeit oberhalb 50 cm/sec zu erwarten. Untersucht man Filter mit größerer Porenweite, z.B. 2 oder 5 µm, so findet man bei Geschwindigkeiten > 30—50 cm/sec eine Abnahme der Durchlässigkeit, die durch den zunehmenden Trägheitseinfluß zu erklären ist. Eine Zusammenstellung neuerer Ergebnisse findet sich bei LIPPMANN (1970).

Die Ergebnisse zeigen, daß Filter dieser Art einen sehr hohen Wirkungsgrad haben. Man nannte sie früher auch Absolutfilter, doch sollte dieser Ausdruck vermieden werden. Besser ist die im amerikanischen Schrifttum übliche Bezeichnung HEPA-Filter (= High Efficiency Particulate Aerosol Filter) mit einem Abscheidegrad für 0,3-µm-DOP-Teilchen von mindestens 99,97%.

Eine andere wichtige Kenngröße ist die Druckdifferenz, die in erster Näherung linear mit der Anströmgeschwindigkeit zusammenhängt. In Abb. 22 sind die Werte für das noch nicht mit Schwebstoff beladene Filter angegeben, die aber mit der abgeschiedenen Menge anwachsen. Die Druckdifferenz begrenzt die Anströmgeschwindigkeit, da die Filter sonst mechanisch zu stark beansprucht werden. Für Membranfilter sind Differenzdrucke bis etwa $8\,000\ \text{N/m}^2$ (815 mm WS) noch tragbar. Faserfilter können etwas höher beaufschlagt werden.

Das zur Messung des Durchlaßgrades benutzte Dioctylphthalat (DOP) ist bei Raumtemperatur eine Flüssigkeit mit sehr kleinem Dampfdruck, das Prüfaerosol besteht also aus Tröpfchen. Man kann annehmen, daß auch bei hoher Anströmgeschwindigkeit noch alle die Filteroberfläche berührenden Teilchen an ihr haften, also Auftreffgrad und Abscheidegrad identisch sind. Das ist bei

Staubteilchen keineswegs so, wie WALKENHORST (1974), allerdings bei größeren Geschwindigkeiten, gezeigt hat. Abb. 23 bringt Ergebnisse mit Kohlenstaub, dessen Massenverteilung im Nebenbild angegeben ist. Das Filter besteht aus Fasern von etwa 50 µm Stärke, die durch ein Bindemittel miteinander verklebt sind. Es wird mit Geschwindigkeiten bis maximal 10 m/sec angeströmt. Die beiden Kurven zeigen Ergebnisse mit und ohne Olivenöl als Haftmittel. Zur Aufbringung des Haftmittels wird das Filter in das Öl eingetaucht und anschließend ausgedrückt. Es bleibt eine Ölmenge von $540\ \text{g/m}^2$ zurück, die einigermaßen gleichmäßig auf die Fasern verteilt ist. Bis zu Geschwindigkeiten von 1,5 m/sec unterscheiden sich die Durchlaßwerte nicht sehr stark, sie liegen aber ohne Haftmittel immer höher. Dann tritt ohne Haftmittel eine Umkehr des bisherigen Kurvenverlaufes ein, der Durchlaßgrad nimmt zu und erreicht bei 10 m/sec 95%. Mit Haftmittel findet man wegen des mit zunehmender Geschwindigkeit größer werdenden Trägheitseinflusses eine stetige Abnahme des Durchlaßgrades, der bei 10 m/sec nur noch 2% beträgt.

Diese Ergebnisse, aber auch die anderer Autoren, zeigen den großen Einfluß des Haftgrades auf den Abscheidegrad von Filtern, die mit hohen Geschwindigkeiten angeströmt werden. Grundlegende Untersuchungen stammen u.a. von LÖFFLER (1968) und LÖFFLER und UMHAUER (1971).

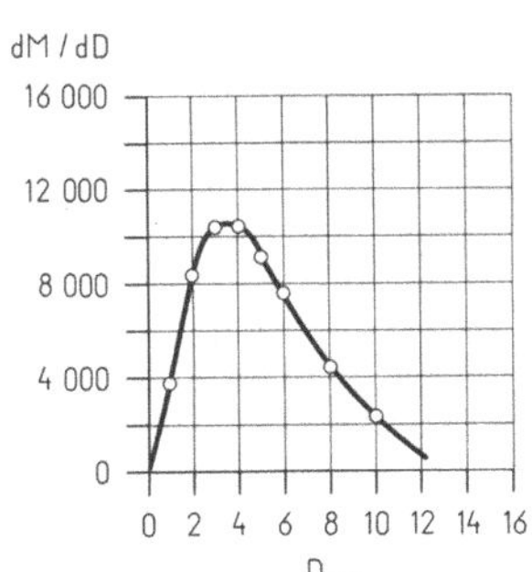

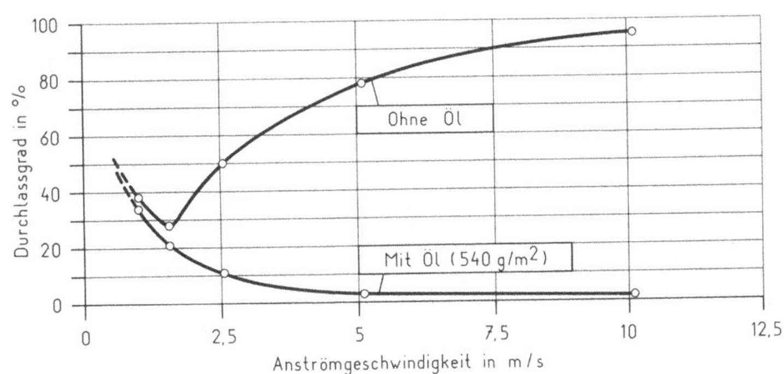

Abb. 23. Durchlaßgrad eines Faserfilters für Kohlenstaub mit und ohne Haftmittel in Abhängigkeit von der Anströmgeschwindigkeit

V. Geräte mit Abscheidung durch Trägheitskräfte

Trägheitskräfte sind zwar sehr häufig bei der Abscheidung mit beteiligt, z.B. bei Filtern, hier soll es sich aber um solche Verfahren handeln, bei denen sie praktisch allein wirksam sind. Fast immer handelt es sich dabei um den Austritt eines teilchenbeladenen Gasstrahles aus einer Düse, doch läßt sich dieses Prinzip vielfältig abwandeln.

Das älteste Gerät ist das schon erwähnte Kotzé-Konimeter, das von INNES (1918) beschrieben wurde. Es fand eine schnelle Weiterentwicklung, so daß FLUGGE DE SMIDT (1922) schon 8 Typen beschreiben konnte.

Abb. 24 zeigt das Prinzip, nach dem auch moderne Geräte arbeiten. Die Düse hat nach HASENCLEVER (1954) eine Länge von 36 mm, sie verläuft konisch mit einer Einlauföffnung von 1,8 mm und einer Auslauföffnung von 0,5 mm. Dadurch soll Wirbelbildung vermieden werden. Ihr steht in 0,5 mm Abstand die mit einer Haftmittelschicht versehene Objektscheibe gegenüber. Ein durch eine Feder gespannter Pumpenkolben saugt bei plötzlicher Entspannung ein einstellbares Luftvolumen von 2,5 oder 5 cm³ durch die Düse an. Die Ansaugzeit ist sehr kurz, sie ist durch die Springzeit des Kolbens festgelegt, die etwa 15 msec betragen soll. Dadurch werden in der Düse Geschwindigkeiten bis 100 m/sec erreicht, die aber örtlich und zeitlich nicht konstant sind. Für den Bergbau wurde eine Sonderform mit Glocke entwickelt, in der grobe Teilchen vor der Probenahme aussedimentieren.

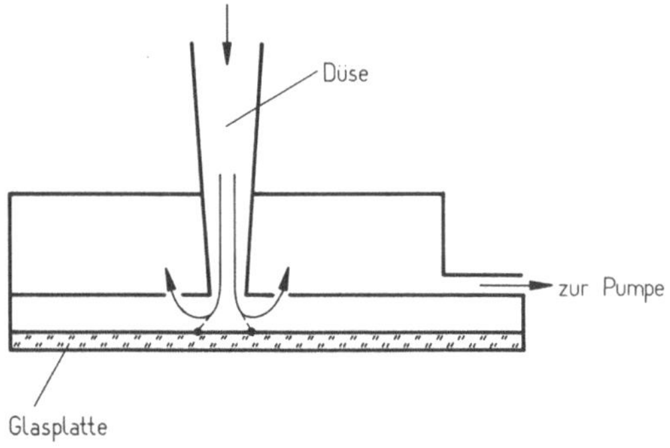

Abb. 24. Prinzip des Konimeters

Die Objektscheibe ist meist in 36 Felder eingeteilt, es sind somit 36 Proben ohne Wechsel möglich. Sie können mit einem angebauten Mikroskop sofort beobachtet werden, um einen ersten Überblick zu bekommen.

Die Kritik betrifft vor allem zwei Punkte, nämlich den begrenzten Abscheidegrad für kleine Teilchen und die Zerstörung von Staubaggregaten durch starke aerodynamische Beanspruchung während der Ansaugung. Zum Abscheidegrad haben WESTERBOER (1962) und DESLER (1965) Angaben gemacht. Bei einem aggregatfreien Staub, z.B. aus Glaskugeln, ist er bis 0,5 µm Teilchengröße praktisch 100%, bei 0,2 µm noch 80%. Aggregate können offensichtlich zerstört werden. Das geht aus umfangreichen Versuchen von DAVIES et al. (1951) hervor, die auch fanden, daß ohne Haftmittel der Abscheidegrad für Teilchen > 1 µm sehr klein ist. Auch BEADLE (1951), der Untersuchungen in südafrikanischen Goldgruben durchgeführt hat, findet eine Zerstörung von Aggregaten.

Das Konimeter ist ein Einstufen-Abscheider. Der Auftreffgrad der Teilchen auf die Objektplatte ist durch die Stokeszahl St gegeben, die früher erläutert wurde. Ihr Wert ist außer durch Teilcheneigenschaften durch Strömungsgeschwindigkeit und Düsenöffnung bestimmt. Daher liegt es nahe, diese in mehreren Stufen so zu verändern, daß in der einzelnen Stufe nur Teilchen relativ einheitlicher Größe abgeschieden werden. Das ist zuerst von MAY (1945) vorgeschlagen und erprobt worden. Er konstruierte den Kaskaden-Impaktor mit 4 Stufen. Es werden Rechteckdüsen benutzt, deren Weite in der ersten Stufe am größten ist und in den nächsten zunehmend kleiner wird. Die Düsen sind hintereinandergeschaltet. Die Geschwindigkeit ist daher in der ersten mit dem größten Querschnitt am kleinsten und nimmt dann zu. Die Teilchen werden nach ihrer Größe aufgeteilt, die gröbsten in der ersten Stufe abgeschieden, in den nächsten zunehmend die feineren. Erfaßt wird der Bereich von 0,5–50 µm. Die auf Glasobjektträgern aufgefangenen Proben werden mikroskopisch ausgewertet.

Die erwünschte gravimetrische Auswertung der Proben kann nur durch Parallelschaltung einer Vielzahl von Düsen erreicht werden. Dieser Gedanke wurde zuerst von ANDERSEN (1966) verwirklicht. Er benutzt eine Lochkranzplatte mit 400 gleichen Einzelöffnungen. Sechs solcher Platten mit Lochdurchmessern zwischen 1,18 und 0,25 mm werden so hintereinandergeschaltet, daß die eingesaugte Luft sie nacheinander passiert und der Staub in 6 Fraktionen aufgeteilt wird. Jede Platte hat 8,25 cm Durchmesser, die Auffangplatten sind mit jeweils 2,5 mm Abstand unter ihnen angebracht. Der Volumenstrom ist 28,3 l/min, daraus ergeben sich die mittleren Strömungsgeschwindigkeiten zu 1,04 m/sec für die erste Stufe und 23,25 m/sec für die letzte Stufe. Die Teilchenfraktionen sind: 1. Stufe > 9,5 μm, 2. Stufe 5,5−9,2 μm, 3. Stufe 3,3−5,5 μm, 4. Stufe 2−3,3 μm, 5. Stufe 1−2 μm und 6. Stufe < 1 μm. Die Benutzung eines Haftmittels soll wegen der relativ kleinen Strömungsgeschwindigkeiten in den Düsen nicht notwendig sein.

Auch BERNER (1972) hat einen Impaktor mit gravimetrischer Auswertung angegeben. Er benutzt ebenfalls Lochkranzplatten, hat aber nur 25−30 Bohrungen pro Platte. 5 Platten mit abgestuften Lochdurchmessern zwischen 4 und 0,6 mm werden zu einer Gruppe zusammengefaßt. Insgesamt hat er 4 solcher Gruppen, die während der Probenahme mit unterschiedlichen Volumenströmen zwischen 10 und 28,3 l/min betrieben werden. Auf diese Weise erhält er 20 Fraktionen mit mittleren Massendurchmessern zwischen 0,96 und 17,9 μm. Daraus läßt sich die Massenverteilung des Staubes ermitteln.

VI. Geräte mit thermischer und elektrischer Abscheidung

Die Abscheidung von Teilchen im Temperaturfeld hat gegenüber anderen Verfahren zwei Vorzüge: sie ist quantitativ im Bereich < 10 μm bis zu feinsten Anteilen und die Teilchen werden keinen nennenswerten dynamischen Kräften ausgesetzt. Das Verfahren ist daher seit seiner Einführung als Standardverfahren bei wissenschaftlichen Arbeiten anerkannt und wurde lange Zeit auch bei Routinemessungen benutzt.

Das Prinzip beruht auf der Wanderung von Teilchen im Temperaturfeld und ist schon besprochen. GREEN und WATSON (1935) nutzten diesen Vorgang als erste zur Konstruktion eines Probenahmegerätes, das sie Thermalpräzipitator nannten. Der wesentliche Teil ist der Probenahmekopf, bei dem durch einen Spalt von 0,5 × 9,2 mm ein Volumenstrom von 6,75 ml/min gesaugt wird. In der Mitte des Spaltes befindet sich ein Platindraht, der von einer Batterie geheizt wird. Die Drahttemperatur beträgt etwa 450 K (177° C) (s. WESTERBOER, 1969). In 0,15 mm Abstand sind auf beiden Seiten Mikroskopdeckgläschen angebracht, die hier den Spalt bilden und auf denen die Teilchen abgeschieden werden. Man erhält schmale Staubstreifen von etwa 1 mm Breite und 9,5 mm Länge. Sie müssen über ihre volle Breite mikroskopisch ausgezählt werden, da weder Belegungsdichte noch Größenverteilung einheitlich sind.

Man kann die Auswertung vereinfachen, wenn statt des Drahtes ein Heizband benutzt wird, wie von WALKENHORST (1955, 1962) vorgeschlagen wurde. Der Probenahmekopf hat dann die in Abb. 25 gezeigte Form. Das Band ist 1,5 mm breit, damit entsteht ein etwa ebenso breiter Abscheidestreifen, der im Mittelteil gleichmäßig belegt ist. Er braucht nur punktweise ausgewertet zu werden, was die Arbeit bei elektronenmikroskopischer Technik wesentlich erleichtert. Auch die Bandtemperatur kann wegen der größeren Breite des Temperaturfeldes gegenüber dem Draht auf etwa 360 K (87° C) erniedrigt werden. Dann kann ein Volumenstrom von 10 ml/min abgesaugt werden. Auch wenn wegen der höheren Wanderungsgeschwindigkeit der sehr feinen Teilchen gegenüber den gröberen, wie sie von THÜRMER (1964) experimentell beobachtet wurde, eine gewisse Fraktionierung des Niederschlages erwartet werden muß, so zeigt sich doch, daß dieser Einfluß so klein gehalten werden kann, daß er praktisch keine Rolle spielt.

Die quantitative Abscheidung der Teilchen ist mehrfach geprüft und bis etwa 10 μm bestätigt worden. Darüber berichten WATSON (1958) sowie BEADLE und KERRICH (1955).

Für feinste Anteile ist eine elektronenmikroskopische Auswertung sinnvoll. Dazu sind Methoden entwickelt worden, die die Übertragung der Probe auf elektronenmikroskopische Objektträger ermöglichen. Nä-

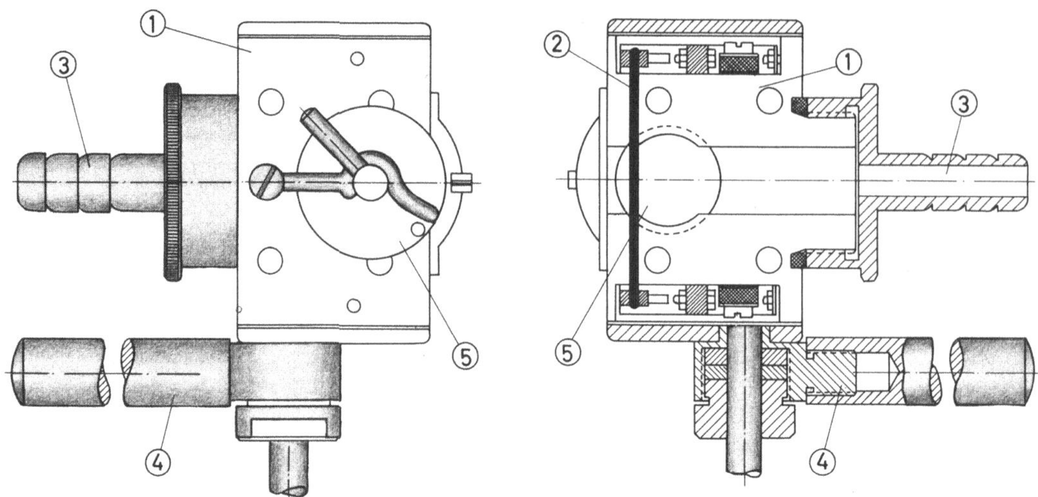

Abb. 25. Probenahmekopf eines Thermalpräzipitators mit Heizband, links in Seitenansicht, rechts im Schnitt. *1* Gehäuse, *2* Heizband, *3* Absaugstutzen, *4* Halterung, *5* Kolben

heres ist zu finden bei CARTWRIGHT (1954), WESTERBOER (1960) und ADEE (1971).

Spezielle Ausführungsformen zur Entnahme mehrerer Proben (bis zu 12) sind mit einer von KITTO und BEADLE (1952), beschriebenen Form möglich, ebenfalls sind Langzeit-Geräte mit bis zu 8 Std Probenahmedauer (HAMILTON, 1956) entwickelt worden.

Um die Fraktionierung durch die etwas unterschiedliche Wanderungsgeschwindigkeit von Teilchen verschiedener Größe völlig auszuschalten, die z.B. bei Rauchen eine Rolle spielen kann, wurde von LASKIN (1950) und LAUTERBACH et al. (1952) ein Gerät mit oszillierendem Abscheideplättchen entwickelt.

Auch die elektrische Abscheidung wird für die Probenahme genutzt, doch hat ihre Verbreitung in letzter Zeit abgenommen. Sie hat aber große Bedeutung für die technische Gasreinigung. Staube und vor allem Rauche können quantitativ aufgefangen werden. Der Strömungswiderstand ist sehr klein und, anders als bei Filtern, praktisch unabhängig von der abgeschiedenen Substanzmenge. Das ist ein Vorteil, ebenso wie die einfache Rückgewinnung des Niederschlages von der glatten Abscheidefolie oder dem Metallrohr. Nachteilig ist der relativ große experimentelle Aufwand sowie die Empfindlichkeit gegenüber Feuchtigkeit.

Es gibt quantitativ abscheidende Geräte mit Volumenströmen zwischen etwa 30 000 und 60 000 l/min, mit denen eine gravimetrische Probe entnommen wird. Ihre Einzelbeschreibung kann hier unterbleiben, eine gute Übersicht findet sich bei LIPPMANN (1972 b). Es soll aber kurz auf Geräte hingewiesen werden, die die Entnahme einer mikroskopisch auszuwertenden Probe zur Bestimmung der Teilchengrößenverteilung erlauben. Auf S. 24 wurde schon festgestellt, daß die Wanderungsgeschwindigkeit mit der Teilchengröße zunimmt, ohne Zusatzmaßnahmen erhält man also keine repräsentative Probe. Man kann nun entweder den Objektträger während der Probenahme längs der Abscheidezone hin- und herbewegen, das entspricht dem oszillierenden Thermalpräzipitator. Dieser Vorschlag wurde von ADLEY (1958) gemacht. Oder man lädt die Teilchen im strömenden Luftstrom auf, stoppt dann die Luftansaugung, gibt den Objektträger frei und scheidet durch Anlegen einer Spannung in ruhender Luft ab. Dieser ältere Vorschlag stammt von BARNES und PENNEY (1936). Mit beiden Verfahren erhält man repräsentative Proben.

Es gibt noch eine andere Möglichkeit, die aber auf feine Teilchen beschränkt und auch theoretisch verständlich ist. Bei Teilchen bis maximal 1 µm spielt die Diffusionsaufladung die größere Rolle. Bei diesen feinen Teilchen nimmt die Ladung linear mit dem Teilchendurchmesser zu. Die Wanderungsgeschwindigkeit im elektrischen Feld ist dann in erster Näherung, d.h. ohne Berücksichtigung des Cunningham-Faktors, unabhängig von der Teilchengröße. Man kann somit auf der Niederschlagselektrode eine praktisch unverfälschte Größenverteilung erwarten.

ARNOLD *et al.* (1962) haben ein Probenahmegerät für elektronenmikroskopische Auswertung beschrieben. Das elektrische Feld liegt zwischen einer Spitze und einer Platte, die sich in 15 mm Abstand gegenüberstehen. Als Platte benutzt man den elektronenmikroskopischen Objektträger von etwa 3 mm Durchmesser, dessen Trägerfilm elektrisch leitend gemacht und mit Erde verbunden wird. Die Spitze liegt an negativer Spannung von $10-15$ kV. Vergleichsmessungen mit Thermalpräzipitator ergaben gute Übereinstimmung.

MORROW und MERCER (1964) beschrieben ein Gerät mit gleichem Prinzip, sehen aber auf der Austrittsseite der Luft noch ein Membranfilter vor, das nicht abgeschiedene Teilchen auffängt.

VII. Aerosolspektrometer

Ein Spektrometer sammelt und ordnet die Teilchen nach ihrer aerodynamischen Größe. Es ist somit ideal zur Bestimmung der Teilchengrößenverteilung. Die Aufgabe wird im Prinzip immer auf gleiche Weise gelöst. Abb. 26 zeigt das Verfahren am einfachsten Beispiel unter Benutzung der Gravitationskraft. Durch einen Kanal ströme teilchenfreie Luft von links nach rechts. Die Strömung sei laminar. An der Stelle A werde staubhaltige Luft eingesaugt. Das Volumen betrage nur $1-2\%$ der staubfreien Trägerluft. Die Teilchen sedimentieren mit unterschiedlicher Geschwindigkeit und werden dadurch örtlich getrennt. TIMBRELL (1954, 1972) sammelt sie auf Objektträgern, die am Boden des Kanals ausgelegt sind. Alle Teilchen müssen also die volle Kanalhöhe h (bei TIMBRELL 1,25 cm) durchfallen. Da Geschwindigkeit und Teilchengröße etwa quadratisch voneinander abhängen, benötigen kleine Teilchen lange Sedimentationszeiten.

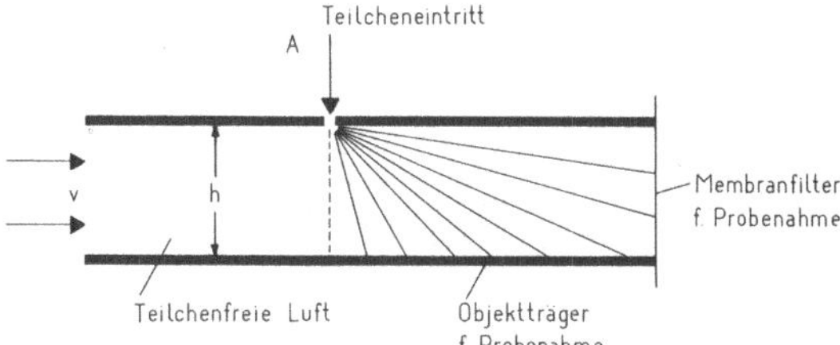

Abb. 26. Aufbau eines Aerosolspektrometers unter Ausnutzung der Schwerkraft

Um sie zu erreichen, erweitert sich der Kanal nach rechts, hat also von oben gesehen trapezförmigen Querschnitt. Dadurch wird die Strömungsgeschwindigkeit der Trägerluft entsprechend vermindert. Anteile $< 1 \, \mu m$ können aber nicht erfaßt werden. WALKENHORST und BRUCKMANN (1966) sammeln die Probe daher auf einem Membranfilter am rechten Ende des Kanals. So erfaßt man alle Anteile, kann aber auch nur bis etwa $1 \, \mu m$ auftrennen.

Kleinere Teilchen können aufgetrennt werden, wenn die Sedimentationsgeschwindigkeit der Teilchen z.B. durch Anwendung der Zentrifugalkraft vergrößert wird. So kommt man zu der von STÖBER und FLACHSBART (1969) angegebenen Spiralzentrifuge. Abb. 27 zeigt den wesentlichen Teil, die Rotorscheibe mit Spiralkanal. Man erkennt die Verwandschaft mit dem einfachen Staubkanal, der aber in Spiralform in den Rotor eingeschnitten ist. Anstelle der Gravitationskraft tritt die Zentrifugelkraft. Eine 180 cm lange Folie aus Messing oder anderem Material, die an der Außenseite des Kanals anliegt, dient zur Aufnahme der Aerosolteilchen. Die teilchenfreie Trägerluft, zwischen 5 und 20 l/min, tritt im Zentrum des Rotors ein. Ihr kann bis 15% Aerosolluft beigemischt werden. Wünscht man hohe Auflösung, wird der Anteil allerdings auf etwa 1% gesenkt. Bei 3000 U/min werden Teilchen zwischen 0,08 und 6 μm quantitativ abgeschieden.

Das Gerät muß geeicht werden. Dazu benutzt man monodisperse kugelförmige Teilchen, im allgemeinen Latex-Teilchen, deren Durchmesser und Dichte vorher vermessen wurden. Der Ablagerungsort ist eine Funktion ihres aerodynamischen Durchmessers, letzterer kann für Kugeln aus Durchmesser und Dichte berechnet werden. Bei unregelmäßig geformten Staubteilchen läßt sich der projizierte Durchmesser licht- oder elektronenmikroskopisch bestimmen, aus dem Ablagerungsort ist ihr aerodynamischer Durchmesser bekannt. So erhält man eine Beziehung zwischen beiden. Wenn sich auch Teilchenoberfläche und Volumen ermitteln lassen, können die Formfaktoren bestimmt werden.

Ein besonders schönes, aber auch praktisch wichtiges Anwendungsbeispiel bieten Asbestfasern. Ihr atembarer Anteil ist durch die aerodynamische Teilchengröße bestimmt, die bei kettenförmigen Aggregaten oder faserförmigen Teilchen eine komplizierte Funktion von Länge und Durchmesser sowie Dichte ist. Abb. 28 aus einer Arbeit von Stöber (1972) zeigt Asbestnadeln (Krokydolith), die alle einen aerodynamischen Durchmesser von 1,02 µm haben. Sie sind von stark unterschiedlicher Länge, der Faserdurchmesser um so größer, je kürzer das Teilchen ist. Sie liegen nicht alle auf der Unterlage auf. Das ist erkennbar an der Schattenlänge des schräg bedampften Präparates.

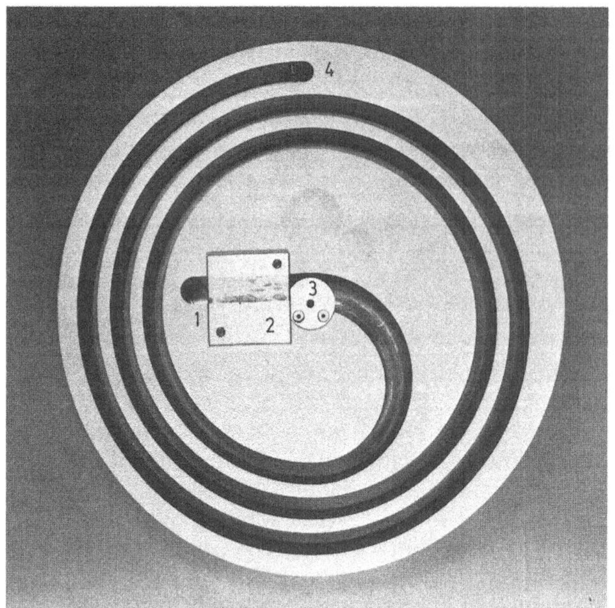

Abb. 27. Spiralkanal eines Spektrometers nach Stöber und Flachsbart (1969). *1* Einlaß für teilchenfreie Luft. *2* Gleichrichter für laminare Strömung. *3* Einlaß für Aerosolluft. *4* Auslaß

VIII. Mineraluntersuchung des Schwebestaubes

Die praktisch vorkommenden Stäube sind fast immer Gemische verschiedener Bestandteile. Dabei ist ihre mineralogische Zusammensetzung meist wichtiger als die chemische. Deshalb sind die Analysenverfahren vorwiegend physikalischer Natur und aus der Petrographie, die sich mit der Mineralzusammensetzung der Gesteine befaßt, entnommen. Sie untersucht mechanische Größen wie Härte und Dichte, benutzt optische Eigenschaften wie Farbe, Brechzahl, Doppelbrechung, Pleochroismus, ermittelt die Kristallstruktur mit Röntgenstrahlen und in neuerer Zeit auch das Absorptionsspektrum im Ultraroten. Auch die Differentialthermoanalyse, bei der die Wärmeentwicklung bei der Umwandlung in eine andere kristalline Phase zur Messung benutzt wird, läßt sich z.B. zur Quarzbestimmung ausnutzen, der sich bei 846 K (573° C) von α- in β-Quarz

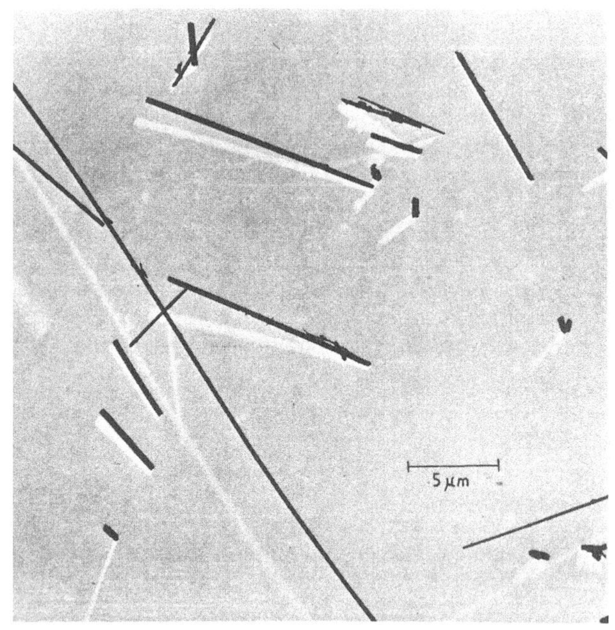

Abb. 28.   Asbestfasern   gleichen   aerodynamischen Durchmessers (1,02 µm). Aufnahme von Stöber (1972)

umwandelt. WEISS *et al.* (1973) stellen fest, daß mit einer Mikro-Methode in 2 mg Substanz noch 1% Quarz nachweisbar ist.

Optische Methoden haben eine gewisse Bedeutung, zumindest für einen ersten Überblick. Doppelbrechung erkennt man im Polarisationsmikroskop. Die Brechzahl läßt sich durch Einbetten in Immersionsflüssigkeiten bestimmen. Für Quarz, der wegen seiner Doppelbrechung zwei Brechzahlen 1,544 und 1,553 hat, kommt z.B. Fenchelöl mit $n = 1,540$ in Betracht. Im Hellfeld ist das Verfahren aber kaum für Teilchen $< 2\,\mu m$ anwendbar. Empfindlicher ist die Untersuchung im Phasenkontrast und Grenzdunkelfeld, die von SCHMIDT (1954) und SCHMIDT und HEIDERMANNS (1958, 1959) ausführlich beschrieben wurden. Der Phasenkontrast ist gerade für kleine Brechzahldifferenzen zwischen Korn und Flüssigkeit geeignet, wobei die Teilchen farbig aufleuchten. So sind Bestimmungen bis zu Teilchengrößen von 1 μm oder kleiner möglich. Günstig ist die geringe benötigte Substanzmenge, ungünstig der große subjektive Fehler bei der Auswertung, die Verwechslung mit anderen Mineralien wie im Falle von Quarz mit Feldspat und der große Zeitaufwand. Das Verfahren hat sich für Routineuntersuchungen deshalb nicht durchsetzen können.

Hierfür werden heute fast allein die Röntgenbeugung an einem Haufwerk kleiner kristalliner Teilchen nach der von DEBYE und SCHERRER angegebenen Methode und die Ultrarotabsorption benutzt. Beide Verfahren sind deshalb kurz zu erläutern.

Das röntgenographische Verfahren hat folgende Grundlage: Ein monochromatischer Röntgenstrahl, z.B. die Co $K\alpha$-Linie mit $\lambda = 1,79$ Å treffe auf einen Kristall. Wenn der Winkel zwischen einfallendem Röntgenlicht und einer Netzebene des Kristalles einen durch die Braggsche Gleichung gegebenen Wert hat, tritt Reflexion des Strahles ein (Glanzwinkel). Benutzt man anstelle eines einzelnen großen Kristalles ein Haufwerk vieler kleiner, so haben einige davon gerade die richtige Lage zur Erfüllung der Glanzwinkelbedingung. Sie wirken als kleine Spiegel für das Röntgenlicht und reflektieren in eine gegebene Richtung. Diese Intensität ist zu registrieren; früher geschah das auf einem Film, heute mit Zählrohren. Diese Pulvermethode bietet sich an für den Nach-

weis bestimmter Mineralien, der auch quantitativ möglich ist.

Praktisch wichtig ist der Nachweis von Quarz und von Asbest. In beiden Fällen interessiert vorwiegend der Feinstaubanteil, der meist auf einem Membranfilter aufgefangen vorliegt. Besteht ein großer Anteil aus Kohle, ist eine Veraschung zweckmäßig, die schon bei 823 K (550° C) durchgeführt werden kann. Zweckmäßig ist aber eine Erhöhung der Temperatur auf 1 123 K (850° C), um störende Begleitmineralien auszuschalten, z.B. Dolomit. Der Quarz bleibt bei dieser Temperatur unverändert.

Für quantitative Bestimmungen benutzt man meist die Quarzinterferenz (11 $\bar{2}$2) mit einem Netzebenenabstand von 1,817 Å. Ihre Intensität wird mit der einer zweiten Probe von bekanntem Quarzgehalt verglichen. Daraus läßt sich der unbekannte Quarzgehalt ermitteln, vorausgesetzt, daß die Massenschwächungskoeffizienten beider Proben gleich sind. Ist das nicht der Fall, so sind sie zu messen und als Korrekturglieder in die Auswertungsformel einzuführen. Dazu ist elektrische Konstanz der Röntgenapparatur während beider Aufnahmen notwendig, da sonst kein Vergleich möglich ist. Das ist ein Nachteil dieser Methode, der heute allerdings nicht mehr schwerwiegend ist. Es ist aber noch eine andere Methode in Gebrauch, bei der man der zu untersuchenden Probe einen bekannten Anteil eines Vergleichsminerals, im Falle der Bestimmung von Quarz z.B. Boehmit (γ-AlOOH), zumischt. Verglichen werden dann die Intensitäten einer Quarzinterferenz und einer benachbarten Boehmit-Interferenz (1,86 Å). Aus einer vorher aufgenommenen Eichkurve läßt sich der Quarzgehalt ablesen. Das Verfahren benutzt also einen internen Standard, das oben beschriebene arbeitet dagegen mit externem Standard. Einzelheiten finden sich bei BRUCKMANN (1961) und SCHLIEPHAKE (1961, 1962). Dort sind auch Angaben zur schnellen routinemäßigen Auswertung gemacht. Nach LARSON *et al.* (1972) ist ein Quarzanteil von $100 - 200\,\mu g$ noch nachweisbar. HEIDERMANNS (1974) beschreibt ein Verfahren mit Übertragung der Staubprobe auf ein Silberfilter, das eine noch niedrigere Nachweisgrenze hat.

Der Asbestnachweis nach dieser Methode ist schwieriger. Es gibt verschiedene Asbestsorten mit jeweils eigenen Kristallgittern. Wichtig sind aus der Gruppe der Serpentinasbeste der Chrysotil sowie der Krokydolith aus der Gruppe der Amphibol-Asbeste. Nach Heidermanns (1973) ist die Interferenzintensität aber stark von der Teilchengröße abhängig.

Hier bietet die Ultrarotabsorption eine bessere Möglichkeit, die auch zur Quarzbestimmung angewandt wird. Dazu wird die Probe einem Preßling aus KBr beigemischt, das im interessierenden Spektralbereich keine Absorptionsbanden aufweist. Das Spektrometer sollte ein Zweistrahlspektrometer sein, ein Preßling gleicher Masse aus reinem KBr wird in den Vergleichsstrahl eingeführt. Die Staubproben sind vor der Mischung mit KBr zu veraschen. Wasser muß auch in Spuren ausgeschlossen werden.

Chrysotil-Asbest hat eine charakteristische Doppelbande bei 3 660 bzw. 3 700 cm^{-1} ($\lambda = $ 2,73 bzw. 2,70 µm), deren Extinktion nach Heidermanns (1973) nicht so stark von der Feinheit abhängt wie die Röntgeninterferenz-Intensität. In 1 mg Substanz sind 2% Chrysotil noch nachweisbar. Ob auch Amphibol-Asbeste nach diesem Verfahren bestimmbar sind, bleibt abzuwarten.

Quarz hat ebenfalls eine Doppelbande, die bei 780 bzw. 795 cm^{-1} ($\lambda = 12,8$ und 12,5 µm) liegt. Gade und Luft (1963) haben gezeigt, daß das Verfahren zur Mineralanalyse im Bergbau eingesetzt werden kann. Schliephake und Gade (1963) haben Vergleichsmessungen mit der röntgenographischen Methode durchgeführt und gute Übereinstimmung gefunden. Nach Bruckmann und Landwehr (1964) kann aus dem Extinktionsverhältnis der beiden Linien der Doppelbande auf die mittlere Korngröße des Quarzes geschlossen werden. Larsen et al. (1972) geben an, noch 50 µg Quarz nachweisen zu können. Goldberg et al. (1973) benutzen das Verfahren zur Routinebestimmung von Quarz im amerikanischen Kohlenbergbau. Sie geben an, daß in einer veraschten Probe von 0,4 mg noch 1% Quarz nachweisbar ist. Freedmann et al. (1974) berichten über erfolgreiche Versuche, die Proben auf einem Membranfilter als Träger zu analysieren. Sie sparen also die Herstellung der KBr-Preßlinge, das ist bei Routineuntersuchungen wegen der Zeitersparnis von Bedeutung. Nachweisbar sind 10 µg Quarz.

F. Staubgrenzwerte und Staubbekämpfung

I. Grenzwerte für fibrogene Stäube und ihre Ermittlung

Die in diesem Abschnitt zu behandelnden Fragen gehören nur noch bedingt zum Thema dieses Beitrages, da sie in den biologischen Bereich hineinführen. Da sie aber sowohl für Staubmessung wie Bekämpfung von Bedeutung sind, sollen sie kurz erörtert werden.

Praktisch am wichtigsten ist der Quarz. Nach Walton (1974) waren es Haldane et al. (1904), die anhand der Erfahrungen im englischen Bergbau und im Goldbergbau Südafrikas seine fibrogene Wirkung erkannten. Hier setzten daher auch die ersten Untersuchungen zur wissenschaftlichen Klärung ein, nachdem kurz nach Beginn der bergmännischen Goldgewinnung (1886) in Südafrika zahlreiche Erkrankungs- und Todesfälle unter den Arbeitern auftraten. Angaben darüber enthält der Bericht der 1. Johannesburger Silikose-Konferenz, speziell der Beitrag von Payne et al. (1930). Durch Staubbekämpfung konnte die Konzentration des Schwebestaubes zwar beträchtlich vermindert, nicht aber auf ein so niedriges Niveau gebracht werden, daß neue Erkrankungen ausblieben. Mavrogordato betont schon 1939/40, daß die Feinstaubkonzentration des Quarzes in der Atemluft unter 0,2 mg/m^3 liegen müsse. Er setzte sich auch für eine gravimetrische Messung ein mit Abtrennung des Feinstaubes während der Probenahme. Offenbar konnte er sich aber zunächst nicht durchsetzen. Es bleibt erstaunlich, daß er schon vor etwa 35 Jahren nicht nur den einzuschlagenden Weg, sondern auch die richtige Größenordnung für die maximal zulässige Konzentration erkannt hat.

Das mindert die Leistungen derer nicht, die sich später mit dem Problem beschäftigten. Sie mußten die Trennkurve zwischen Grob- und Feinstaub festlegen und begründen, Meßgeräte für die Probenahme entwickeln, und vor allem aus groß angelegten epidemiologischen Untersuchungen mit Bestimmung der Staubbelastung sowie aus Tierversuchen zuverlässige Beziehungen zwischen Dosis und Gefährdung ermitteln. Das ist vor allem in England und Deutschland (BRD) geschehen. Hier muß aber eingeschaltet werden, daß es dabei nicht mehr allein oder in erster Linie um den Quarz geht, der in Südafrika immerhin etwa 60% des Staubes ausmacht. Die englischen und deutschen Untersuchungen beschäftigen sich mit den Verhältnissen im Kohlenbergbau. Hier spielt der Quarz mengenmäßig mit 0,5 bis 6% nur eine untergeordnete Rolle. Bis heute konnte nicht endgültig geklärt werden, in welchem Zusammenhang Quarzgehalt und Gefährdungsrisiko bei diesen geringen Anteilen stehen. Es muß aber aus Tierversuchen geschlossen werden, daß geringe Mengen Quarz den nichtfibrogenen Anteil, z.B. Kohlenstaub, in größerem Umfange in Lungengewebe und Lymphknoten einwandern lassen (KLOSTERKÖTTER, 1967).

In England begann 1953 ein Programm, bei dem die Belegschaft auf 25 Gruben in Abständen von 5 Jahren röntgenologisch untersucht und ihre Staubbelastung durch regelmäßige Staubmessungen ermittelt wurde. Anfangs geschah das durch Messung der Teilchenzahl mit Thermalpräzipitator. Das röntgenologische Auftreten und Fortschreiten einer Lungenveränderung konnte mit der Teilchenzahlmessung aber nur schlecht in Zusammenhang gebracht werden. Deshalb änderte man das Meßverfahren und kam zur gravimetrischen Messung mit Vorabscheider. Über neuere Ergebnisse berichten JACOBSEN et al. (1971). Als biologische Veränderung stellen sie die Kategorie 2/1 nach der Klassifikation des Internationalen Arbeitsamtes besonders heraus. Die Wahrscheinlichkeit $P_{2/1}$, daß ein Arbeiter ohne anfängliche Lungenveränderungen nach 35 Jahren Staubexposition in diese Kategorie oder eine höhere eingestuft wird, ist durch folgende Beziehung gegeben:

$$P_{2/1} = \sin^2 (0{,}0704 \cdot x - 0{,}1201).$$

x ist die Feinstaubkonzentration in mg/m³ nach der BMRC-Kurve. Es gibt also einen Konzentrationswert mit Risiko Null ($P_{2/1} = 0$), der erhalten wird, wenn man den Klammerausdruck $= 0$ macht. Dann gilt:

$$x = \frac{0{,}1201}{0{,}0704} = 1{,}71 \text{ mg/m}^3.$$

JACOBSEN et al. (1971) lassen ein Risiko von 3,4% zu. Aus der angegebenen Formel errechnet sich daraus eine Konzentration von 4,3 mg/m³. Das ist ein Zugeständnis an die technischen Möglichkeiten, die nach ihrer Meinung zur Zeit nicht ausreichen, um geringere Konzentrationen zu erreichen. Sie schätzen ab, daß das Auftreten der Krankheit dann mindestens auf die Hälfte zurückgeht. Das ist sicher ein Erfolg, aber keine Lösung.

Hier muß noch gesagt werden, daß der Wert 4,3 mg/m³ (auch der Wert mit Risiko $0 = 1{,}71$ mg/m³) als mittlerer Wert bei täglich 8stündigem Aufenthalt in verstaubter Luft zu verstehen ist. Man erhält ihn mit einem vom Arbeiter getragenen Meßgerät, das bei Beginn der Schicht, beim Bergmann also bei der Einfahrt, eingeschaltet wird und nach Ende der Ausfahrt ausgeschaltet wird. An- und Abfahrzeiten sind also eingerechnet, sie sind aber praktisch staubfrei. Im Streb kann die Konzentration also höher sein. Mißt man am Strebende bzw. in der Kopfstrecke, so sollen 8 mg/m³ nicht überschritten werden. Dieser Wert wird von CHAMBERLAIN et al. (1971) begründet.

In der Bundesrepublik Deutschland wurden beginnend mit dem Jahre 1954 Untersuchungen mit gleicher Zielsetzung durchgeführt. Die Staubbelastung wird in einer Karteikarte „Tätigkeitsnachweis und Staubbelastung" erfaßt und als Staubsumme angegeben. Staubsumme bedeutet das in regelmäßigen Zeitabständen z.B. monatlich zu bildende Produkt aus Konzentration und Expositionszeit, dessen Einzelwerte summiert werden. Konzentration bedeutet aber tyndallometrisch gemessene Feinstaubkonzentration. Zwischen Staubsumme und Risiko konnte eine Beziehung gefunden werden. REISNER (1968, 1971) hat ausführlich darüber berichtet. Da die Staubkonzentration aber indirekt durch die Streulichtintensität gemessen wird, und die Umrechnung in mg/m³ sehr unsicher ist, reichen diese Beobachtungen nicht zur Ableitung quantitativer Beziehungen zu echten Staubwerten.

Die Kommission zur Prüfung gesundheitsschädlicher Arbeitsstoffe der Deutschen Forschungsgemeinschaft hat erstmalig 1971 MAK-Werte (maximale Arbeitsplatz-Konzentrationen) für Quarz und quarzhaltigen Feinstaub angegeben. Sie sind in der Lose-

Blatt-Sammlung enthalten und begründet, die vom Vorsitzenden der Kommission Henschler (1971) herausgegeben wird. Die Werte sind: $0,15\,\text{mg/m}^3$ für Quarz-, Cristobalit- und Tridymit-Feinstaub, $4\,\text{mg/m}^3$ für quarzhaltigen Feinstaub. Ein Feinstaub gilt dann als quarzhaltig, wenn er mehr als 1 Gew.-% Quarz enthält. Im Steinkohlenbergbau gilt der Wert $0,15\,\text{mg/m}^3$, wenn der Quarzgehalt mehr als 5 Gew.-% beträgt, in der übrigen Industrie wird er bei 3,75% Quarzgehalt wirksam. Trennkurve zwischen Grob- und Feinstaub ist die Johannesburger-Kurve.

Der Wert für quarzhaltigen Feinstaub stimmt praktisch mit dem britischen Wert von $4,3\,\text{mg/m}^3$ überein, es gelten somit die gleichen oben schon angegebenen Argumente, Wenn der MAK-Wert diejenige Schadstoffkonzentration in der Luft am Arbeitsplatz ist, die auch bei langfristiger Exposition — 8 h am Tag, 45 h pro Woche — im allgemeinen die Gesundheit nicht schädigt, so sind Zweifel anzumelden, ob das bei $4\,\text{mg/m}^3$ als oberer Grenze noch behauptet werden kann. Man hat je Unterlagen darüber, daß das Risiko 0 erst bei $1,7\,\text{mg/m}^3$ erwartet werden kann.

Daher sind die in den USA geltenden Vorschriften folgerichtig, die ab 30.12.1972 $2\,\text{mg/m}^3$ Feinstaub als Maximalwert im Kohlenbergbau vorschreiben, der nach der Johannesburger-Kurve abzutrennen ist. Für die übrige amerikanische Industrie hat Ayer (1969) die Vorschläge der American Conference of Governmental Industrial Hygienists (ACGIH) zusammengestellt. Für den Feinstaub, mit ACGIH-Zyklon vom Grobstaub getrennt, gilt:

$$c_{max} = \frac{10}{\text{Gew.-}\%\ \text{Quarz} + 2}\ \text{mg/m}^3.$$

Reiner Quarzstaub darf also maximal mit $0,1\,\text{mg/m}^3$ vorkommen, quarzfreier Staub mit $5\,\text{mg/m}^3$. Beträgt der Quarzanteil 5% (bis zu dieser Grenze gilt in der BRD unter Tage der MAK-Wert $4\,\text{mg/m}^3$), so sind $^{10}/_7 = 1,43\,\text{mg/m}^3$ erlaubt. Für unter Tage gilt ein Umrechungsfaktor von 1,6 zwischen ACGIH- und Johannesburger-Kurve; dann erhält man $2,3\,\text{mg/m}^3$, das kommt dem amerikanischen Wert im Kohlenbergbau mit $2\,\text{mg/m}^3$ nahe.

Der amerikanische Grenzwert für Quarz ($0,1\,\text{mg/m}^3$, ACGIH-Kurve) ist durch eine epidemiologische Studie in der Granit-Industrie von Barre (Vermont) gut belegt. 1920 hatten dort 93% der untersuchten Arbeiter röntgenologisch nachweisbare Silikosen. Staubmessungen mit dem Impinger ergaben 1924/26 mittlere Werte von 59 mppcf (million paticles per cubic foot; 1 mppcf = $35,4\,\text{T/cm}^3$) Russel et al. (1929) schlugen als oberen Grenzwert 10 mppcf vor. Dieser Wert wurde nach Einführung strenger Maßnahmen zur Staubbekämpfung seit 1935 nie überschritten, Hosey et al. (1957) fanden mittlere Konzentrationen zwischen 2 und 6 mppcf, je nach Arbeitsvorgang. Seit 1938 wird die Belegschaft regelmäßig röntgenologisch untersucht, Erkrankungen sind unter den seit 1938 Beschäftigten nicht mehr vorgekommen.

Reno et al. (1965) sowie Sutton et al. (1966) führten Vergleichsmessungen zwischen Impinger und einem gravimetrischen Meßgerät mit Zyklon-Vorabscheider durch. Sie fanden, daß bei Granitstaub 10 mppcf etwa $0,1\,\text{mg/m}^3$ Quarz entsprechen. Das führte zum Vorschlag des schon angegebenen Grenzwertes von $0,1\,\text{mg/m}^3$ für Quarzfeinstaub (mit Vorabscheider nach ACGIH-Kurve) durch Sutton et al. (1968). Ayer et al. (1973) stellen fest, daß die mittlere Quarzfeinstaubkonzentration jetzt kleiner als die Hälfte dieses Wertes ist und doch leichte röntgenologische Veränderungen und Funktionsstörungen bei einigen Arbeitern zu erwarten sind.

Für Chrysotil-Asbest-Feinstaub wird in der MAK-Werte-Liste 1973 ein technischer Richtwert von $0,15\,\text{mg/m}^3$ genannt, asbesthaltiger Staub darf $4\,\text{mg/m}^3$ Feinstaub nicht überschreiten. Die Einhaltung dieser Werte schließt aber ein Krebsrisiko nicht aus, das beim Krokydolit am stärksten ausgeprägt zu sein scheint. Schütz und Woitowitz (1973) sowie Hain et al. (1973) diskutieren diesen Vorschlag, wobei sie hervorheben, daß ein gravimetrischer Feinstaubwert meßtechnische Vorteile gegenüber einem durch Teilchenzählung erhaltenen hat. Dieses Verfahren ist in den angelsächsischen Ländern üblich, dabei soll das Produkt aus Teilchenzahl/cm^3 und Dauer der Exposition in Jahren den Wert 100 nicht überschreiten. Das würde bei einer Tätigkeit von 50 Jahren eine maximale

Teilchenzahl von 2/cm³ bedeuten. Dann soll nach ROACH (1970) das Risiko einer Erkrankung etwa 1% betragen.

II. Kurzer Überblick über Verfahren zur Staubbekämpfung

1. Belüften, Absaugen, Befeuchten

Der durch Arbeitsprozesse entstehende Staub wird von der Luft aufgenommen. Die Konzentration des Schwebestaubes ist dem aufnehmenden Volumen umgekehrt proportional. Durch große Luftvolumina wird die Konzentration somit gesenkt, was eigentlich selbstverständlich ist. Die Anwendung ist jedoch beschränkt. In Fabrikhallen muß die Luft, jedenfalls im Winter, aufgewärmt werden, was Kosten verursacht. Große Luftgeschwindigkeiten sind auch wegen der Zugluft unerwünscht, sind sie zu groß, besteht außerdem die Gefahr einer Aufwirbelung von sedimentiertem Staub. Das ist besonders im Bergbau genauer untersucht worden. RÖTTGER (1973) macht die in Abb. 29 dargestellten Angaben. Zunächst nimmt die rel. Feinstaubkonzentration stark ab. Die Kurven *a* bis *c* gelten für unterschiedliche Lagerungsverhältnisse, Kurve *d* für Abbau mit Walzenschrämlader. Aber sie sind keine Hyperbeln,

wie eigentlich zu erwarten, sondern nehmen langsamer ab. Mit zunehmender Geschwindigkeit hört diese Abnahme auf, bei mechanischer Kohlengewinnung mit Walzenschrämlader nimmt die Konzentration sogar wieder zu. Offensichtlich wird also zusätzlich Staub in Schwebe gebracht.

Absaugen ist an örtlich festen Staubquellen zweckmäßig. Geschieht das in unmittelbarer Nähe der Staubquelle, so ist dazu nur ein relativ kleines Luftvolumen nötig. Einfache Saugöffnungen haben allerdings nur eine geringe Tiefenwirkung. Zum Beispiel ist vor einem runden Rohr in einem Abstand von der Einsaugöffnung, der gleich dem Rohrdurchmesser ist, die Geschwindigkeit nur noch 7,5% der Einsauggeschwindigkeit. Durch einen Flansch wird die Reichweite etwas vergrößert, auch durch Schlitze in einer Blende.

Mit einem Blasstrahl kann man bei gleicher Leistung etwa 20–30mal so weit blasen als mit einem Saugstrahl saugen. Auf diese Weise lassen sich Sperrschleier verwirklichen, wenn auf der gegenüberliegenden Seite abgesaugt wird. Damit kann man z.B. Staubquellen, Säurebäder oder Schmelzöfen abschließen. Eine andere Anwendung sind Luftduschen, die gute Atemluft an einzelne Arbeitsplätze bringen. Sie sind ohne Absaugung wirksam, dürfen aber keinen Staub aufwirbeln. Damit lassen sich in großen Hallen örtlich gute Verhältnisse mit einem Bruchteil der Luftmenge erreichen, die zur Raumbelüftung notwendig wäre. SCHMIDT (1967) macht in seinem Buch „Staubbekämpfung in der

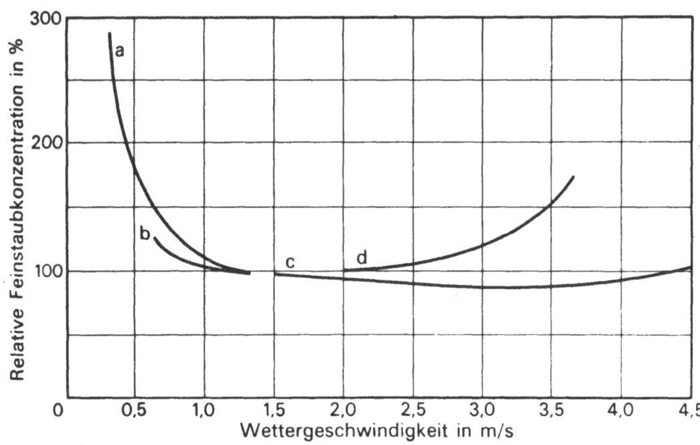

Abb. 29. Abhängigkeit der Feinstaubkonzentration von der Luftgeschwindigkeit nach RÖTTGER (1973)

Gießereiindustrie" Angaben über ihre Berechnung.

Große praktische Bedeutung hat die Abkapselung aller staubigen Arbeitsvorgänge, wobei durch Absaugen der Staubaustritt an offenen Stellen, etwa zur Bedienung, verhindert wird.

Die beste Staubbekämpfung ist die Verhinderung oder wenigstens Erschwerung der Entstehung von Schwebestaub. Längst nicht aller, bei Zerkleinerungsvorgängen entstehender Staub, gelangt als Schwebestaub in die Luft, WALTON (1969) schätzt, daß im Kohlenbergbau pro Tonne gewonnener Kohle 10—100 g Feinstaub $< 5\,\mu$m entstehen, wovon allerdings nur etwa 1% als Schwebestaub in die Luft gelangt. Dieser Anteil kann durch Befeuchtung der Kohle vor der Gewinnung noch erheblich gesenkt werden. Man bezeichnet diese Befeuchtung mit Tränken. Dabei wird Wasser in den Kohlenstoß gepreßt, das sich möglichst gleichmäßig verteilen und den an Rissen und Spalten (Schlechten) schon gebildeten feinen Staub binden soll. Außerdem wird die Schwebestaubbildung beim Abbauvorgang erschwert. Die Staubbindung ist optimal, wenn der Wassergehalt der Rohförderkohle etwa 6% beträgt. Er muß aber meist erheblich niedriger gehalten werden, da es kaum Möglichkeiten gibt, das Wasser ohne örtliche Abweichungen so gleichmäßig zu verteilen, daß nicht Partien mit höherem Gehalt auftreten, die aufbereitungstechnisch Schwierigkeiten machen.

Im Laufe der Zeit haben sich für das Tränken mehrere Verfahren ausgebildet. Zunächst wurde nur aus dem Strebraum getränkt. Das führt aber häufig zu Schwierigkeiten für den Betriebsablauf. Es lassen sich auch nur die Anteile der Kohle tränken, die unmittelbar danach abgebaut werden. Besser wäre es, einen größeren Teil des Flözes schon längere Zeit vor der Gewinnung der Kohle zu tränken. Dann würde auch die Verteilung des Wassers gleichmäßiger sein und damit der gewünschte Effekt verbessert werden. Dazu bietet sich das Tränken aus den Begleitstrecken an, das aber nur durchführbar ist, wenn diese schon vorhanden sind. Das ist beim Rückbau der Fall, hier werden die Abbaustrecken vor Beginn der Kohlengewinnung schon hergestellt. Es ist auch beim Z-Bau möglich, wobei eine der Begleitstrecken schon vor Beginn des Abbaues aufgefahren wird. Obwohl ein beträchtlicher Teil der Kohle heute nach diesen beiden Verfahren gewonnen wird (60—70%) hat sich diese Tränkweise noch nicht stark durchgesetzt.

Die Tränkdrucke gehen bis etwa 220 atü, wobei 3—10 l Wasser pro m^3 anstehender Kohle eingedrückt werden können. Zusätze zur Verminderung der Oberflächenspannung erhöhen die aufgenommene Wassermenge bis zu 40%. Dadurch wird nach BECKER (1973) die Entstehung von Grobstaub eingeschränkt, die Feinstaubkonzentration allerdings nur geringfügig vermindert.

Praktisch kann durch Tränken die Feinstaubkonzentration auf etwa die Hälfte vermindert werden. Das ist ein beachtlicher Erfolg. Auch die Gewinnung wird erleichtert. Man muß aber eine Verschlechterung des Klimas durch Erhöhung der relativen Feuchte in Kauf nehmen. In heißen Betriebspunkten ist das besonders unangenehm.

Dagegen ist Wasser in der Lage, den beim Bohren in Gestein anfallenden Staub praktisch vollständig zu binden. Man muß nur dafür sorgen, daß mit dem Wasser nicht auch Luft zum Bohrlochtiefsten geführt wird, da sonst der in Luftbläschen eingeschlossene feine Staub wieder in Schwebe gerät. Darauf weisen LANDWEHR et al. (1957) besonders hin.

2. Die Wirksamkeit von Wasserdüsen

Wassertropfen können Staub abfangen, das beruht im wesentlichen auf einer Trägheitswirkung. Die Tropfen haben Durchmesser zwischen etwa 0,02 und 1 mm. Ihre Wirksamkeit hängt von der Relativgeschwindigkeit zwischen Tropfen und Staubteilchen ab, hohe Austrittsgeschwindigkeit aus der Düse ist daher erwünscht. Frei fallende Wassertropfen sind für Feinstaub kaum wirksam. WALTON und WOOLCOCK (1960) geben für einen Tropfen von 0,5 mm Durchmesser 23% Wirksamkeit für 5-μm-Teilchen an, aber nur noch 1% für 2-μm-Teilchen. So muß man die Tropfen mit möglichst großer Geschwindigkeit in die staubhaltige Luft hineinschießen. Der Mechanismus der Abscheidung ist dann ähnlich wie bei der Abscheidung an Fasern, für die auf S. 22 die

Stokeszahl als entscheidender Parameter angegeben wurde. Eine Rolle spielen ferner die Reynoldszahl des bewegten Tropfens und das Verhältnis Teilchen- zu Tropfendurchmesser.

Man erhält hohe Werte für die Stokeszahl und damit günstige Abscheidebedingungen für große Tropfengeschwindigkeit und kleine Durchmesser. WALTON und WOOLCOCK (1960) geben Zahlenwerte an. Bei 30 m/sec und 0,1 mm Tropfendurchmesser werden 1 µm-Teilchen aus Kohle am Einzeltropfen zu 28% abgeschieden, bei 0,5 mm Tropfendurchmesser nur zu 5%. Die benötigte Wassermenge zur 90% Reinigung von 1 000 ft^3 (28,3 m^3) ist bei 0,1 mm 11 gal (41,7 l) bei 0,5 mm schon 29 gal (110 l). Sie ist in beiden Fällen recht hoch.

TOMB *et al.* (1972) können ihre experimentellen Ergebnisse durch Einführung eines Düsenparameters $P = \dfrac{K \cdot Q \cdot V}{\bar{D}}$ darstellen. Darin bedeuten Q die zerstäubte Wassermenge/min, V die Austrittsgeschwindigkeit der Tropfen aus der Düse und $\bar{D}$ den mittleren Tropfendurchmesser. K ist eine Konstante, die so zu wählen ist, daß P eine dimensionslose Zahl wird. Ihre Ergebnisse gelten für Kohlenstaub < 75 µm, die Proben werden mit Impinger entnommen und mit einem automatischen Zähler (Coulter Zähler) teilchengrößenabhängig ausgewertet. Dadurch kann der Wirkungsgrad η als Funktion der Teilchengröße dargestellt werden.

Für Wasser ohne Netzmittel erhalten sie im Teilchengrößenbereich zwischen 2 und 3 µm:

$$\eta = 39{,}4 + 1{,}6\,P.$$

Da für P Werte bis etwa 25 möglich sind, lassen sich 80% erreichen. Das ist beachtlich.

Durch Netzmittelzusatz wird die Oberflächenspannung von 73 auf etwa 35 dyn/cm herabgesetzt. Dadurch nimmt die Tropfengröße $\bar{D}$ ab, jetzt sind P-Werte bis etwa 45 erreichbar. Jetzt gilt für Teilchen zwischen 2 und 3 µm:

$$\eta = 71{,}5 + 0{,}47\,P,$$

was eine Abscheidung von 92,5% ergibt.

Natürlich kann man die Relativgeschwindigkeit zwischen Luft und Tropfen auch umgekehrt dadurch erzeugen, daß man in schnell bewegte Luft Wasser hineinbringt, das dann in feine Tropfen zerstäubt wird. Im Venturi-Entstauber beträgt die Luftgeschwindigkeit zwischen 60 und 200 m/sec. Bei dieser hohen Geschwindigkeit sind nur feine Tropfen möglich, da nach LANE (1951) zwischen Tropfenradius R in mm und der Luftgeschwindigkeit U in m/sec die Beziehung $U^2 \cdot R = 306$ besteht. Setzt man für U 200 m/sec, so ergibt sich R zu etwa 0,01 mm. Dann kommt man auch für feinste Teilchen, z.B. Rauche, noch zu beträchtlichen Abscheidegraden. Das Verfahren wird daher u.a. zur Entstaubung von Rauchen technisch genutzt. Die erforderlichen Drucke sind aber recht hoch, je nach dem geforderten Entstaubungsgrad liegen sie zwischen 150 und 1 500 mm WS.

3. Filtrieren der Staubluft

Abgesaugte staubhaltige Luft muß gereinigt werden. An die Sauberkeit sind dann hohe Anforderungen zu stellen, wenn sie wieder zur Atmung dienen soll, also z.B. im Bergbau. Auf die besonderen Bedingungen bei Rückführung der gereinigten Luft in die Arbeitsräume ist weiter unten einzugehen.

Zur Reinigung verstaubter Luft sind viele Verfahren entwickelt worden. Sie können hier nicht besprochen werden. Eine neuere Übersicht vermittelt das Buch von BATEL (1972) über Entstaubungstechnik. Aber die Grundlagen sind kurz zu erörtern.

Zunächst einige Bemerkungen zum Entstaubungsgrad. Man unterscheidet zwischen Gesamt- und Stufen- oder Fraktionsentstaubungsgrad, d.h. man bezieht ihn entweder auf das insgesamt angebotene Teilchengrößenkollektiv oder auf einzelne Fraktionen mit schmaler Bandbreite. Zur Beurteilung eines Entstaubers und zum Verständnis der physikalischen Grundlagen ist der Fraktionsentstaubungsgrad weit wichtiger. Da der Entstaubungs- oder Abscheidegrad immer eine Funktion der Teilchengröße ist, spricht man auch von der Abscheidefunktion.

Häufig ist es zweckmäßig, statt der Abscheide- die Durchlaßfunktion anzugeben, beide ergänzen sich zu 1. Die Konzentration

c hinter einem Entstauber ist dann:

$$c = \int\limits_0^\infty (1 - \eta_{(D)}) f_{(D)} \, dD.$$

Dabei bedeuten $(1 - \eta_{(D)})$ die Durchlaßfunktion des Entstaubers und $f_{(D)}$ die Massenverteilungsfunktion des Staubes. Für $f_{(D)}$ darf man im allgemeinen die Massenverteilungsfunktion des Feinstaubes setzen, da der Durchlaßgrad für gröbere Teilchen klein sein wird. Die Konzentration c läßt sich berechnen, wenn beide Funktionen bekannt sind. Übrigens braucht der auf den Feinstaub bezogene Durchlaß in vielen Fällen nicht sehr klein zu sein. Geht man von einer Feinstaubkonzentration von 20 mg/m³ aus und verlangt hinter dem Entstauber 4 mg/m³, so genügen 20%, also 80% Abscheidung.

Die Verhältnisse sind am einfachsten, wenn die den Entstauber verlassende Luft direkt zur Atmung dient. Dann ist die Konzentration in der Abluft auch die der Atemluft. Häufig wird die Abluft aber durch die praktisch staubfreie Umgebungsluft verdünnt. Dann vermindert sich die Konzentration entsprechend dem Volumenverhältnis der beiden Luftströme. Diese Verhältnisse trifft man im Bergbau an. Vorausgestzt wird dabei vollständige Vermischung, wegen der Turbulenz ist das im allgemeinen kurz hinter dem Entstauber der Fall.

Bei Rückführung der Abluft in die Arbeitsräume liegen besondere Verhältnisse vor. Die nicht abgeschiedenen feinen Anteile reichern sich mit der Zeit an, da sie praktisch nicht sedimentieren. Eine Begrenzung der Konzentration ergibt sich dann durch den natürlichen Luftwechsel. Dafür kann man als Mindestwert 1 pro Stunde annehmen, im allgemeinen ist er aber höher. Van Beukering et al. (1973) finden in einer Werkhalle 3,5—4fachen Luftwechsel, der hauptsächlich durch Konvektionsströmungen verursacht wird. Deshalb finden sie nur geringe örtliche Konzentrationsschwankungen. Die Abscheideleistung eines Entstaubers muß dann mindestens so bemessen sein, daß die stündlich mit seiner Abluft in die Arbeitsräume gelangende Feinstaubmenge, die auf ein Volumen verteilt wird, das gleich dem Volumen des Arbeitsraumes ist (Luftwechsel 1) keine Konzentration ergibt, die den MAK-Wert überschreitet. Ist die Feinstaubkonzentration in

der Abluft a mg/m³, der Luftdurchsatz des Entstaubers V m³/h und das durch den Luftwechsel erneuerte Volumen V_0 m³/h, so ist die Konzentration in der Raumluft:

$$a \cdot \frac{V}{V_0} \text{ mg/m}^3.$$

Ist $V = V_0$, so sind Raumluft- und Abluftkonzentration gleich.

Die Durchlaßfunktion $1 - \eta_{(D)}$ des Entstaubers muß so beschaffen sein, daß im interessierenden Feinstaubbereich bis etwa 7 µm in der Reinluft nur eine geringe Massenkonzentration auftritt. Das bedeutet im allgemeinen aber nicht, daß auch feinste Anteile bis 0,5 µm noch praktisch vollständig abgeschieden werden müssen. Der Massenanteil ist in diesem Bereich klein, dadurch erleichtert sich die ohnehin schon schwierige Aufgabe etwas.

Man teilt die Entstauber nach der Art der zur Abscheidung benutzten Kräfte in Schwerkraftentstauber, Fliehkraftentstauber (Zyklone), Filtrationsentstauber, Waschentstauber und Elektroentstauber ein. Schwerkraftentstauber interessieren in unserem Zusammenhang nur wenig. Sie können Feinstaub nicht ausreichend abscheiden, haben aber Bedeutung als Vorabscheider. Das läßt sich auch von den Zyklonen sagen, wenngleich die Entwicklung hier durch wissenschaftliche Klärung der Einzelvorgänge große Fortschritte gemacht hat. So ist die Trennkorngröße, d.h. die zu 50% abgeschiedene Teilchengröße, von etwa 50 µm um 1900 auf 5 µm im Jahre 1970 gesenkt worden.

Filtrationsentstauber benutzen Fasern in der verschiedensten Anordnung, an denen die Teilchen abgeschieden werden. Bei kleiner Anströmgeschwindigkeit ($\sim 0{,}1$ m/sec) sind vorwiegend Diffusion und elektrische Kräfte wirksam. Dann lassen sich auch für feinste Teilchen hohe Abscheidegrade erreichen. Doch sind dann große Baugrößen erforderlich. Mit zunehmender Anströmgeschwindigkeit treten Trägheitskräfte in den Vordergrund, doch kommt man dann nicht ohne Haftmittel aus. Stellt man die Abscheidung bewußt auf Trägheitskräfte ab, benutzt also Anströmgeschwindigkeiten von 10 m/sec oder mehr, so lassen sich auch für 0,5-µm-Teilchen noch Abscheidegrade von 60—70% oder mehr erreichen. Man muß die Fa-

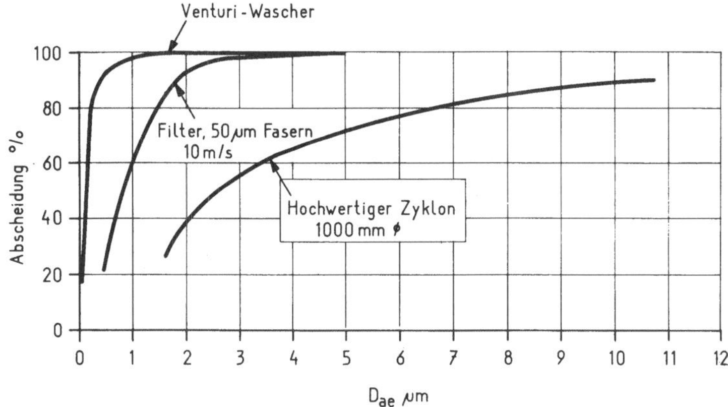

Abb. 30. Abscheidefunktionen dreier Entstauber

sern aber mit einem Flüssigkeitsfilm als Haftschicht überziehen. Einer unerwünschten Erhöhung der relativen Luftfeuchte bei Benutzung von Wasser kann man durch eine Salzlösung begegnen. Dafür eignet sich $CaCl_2$, das bei einer Konzentration von 30% eine maximale relative Feuchte von 62% zuläßt.

Das leitet zu den Waschentstaubern über, bei denen das staubhaltige Gas Flüssigkeitströpfchen oder mit einer Flüssigkeitsschicht versehene Füllkörper umströmt. Abscheideursache ist auch hier vorwiegend die Massenträgheit. Es gibt viele Bauarten. Wird das Wasser versprüht, spricht man vom Sprühdüsenwascher oder bei einer anderen Bauart vom Zentrifugalquerstromwascher. Besorgt die schnell strömende Luft selbst die Zerstäubung, spricht man vom Kehldüsenwascher, vom Strahlwascher oder vom Anströmwascher. Bei den Schichtwaschern umströmt die zu reinigende Luft feuchtgehaltene Füllkörper, z.B. Raschigringe oder Gitternetze. Die Anströmgeschwindigkeiten liegen hoch, von 2—3 bis etwa 150 m/sec. Entsprechend hoch sind die Differenzdrucke, die bei den größten Geschwindigkeiten bis zu $20\,000\ \mathrm{N/m^2}$ (~ 2000 mm WS) betragen können. Das Wasser-Luft-Verhältnis, ausgedrückt in l Wasser pro $\mathrm{m^3}$ zu reinigendes Gas, liegt zwischen etwa 0,5 und 5 $\mathrm{l/m^3}$, in manchen Fällen noch höher. Die Trennkorngröße (50% Abscheidung) kann bis zu Teilchengrößen von 0,1 µm nach unten verschoben werden, liegt aber bei Anordnungen mit geringerer Druckdifferenz bei 1—2 µm. Nachteilig sind der hohe Feuchtigkeitsgehalt der Abluft und

der erforderliche Wasser- bzw. Schlammkreislauf.

Abb. 30 zeigt in drei Beispielen Abscheidefunktionen der behandelten Entstauberarten. Ein hochwertiger Zyklon mit 1000 mm Durchmesser kann heute 2,6-µm-Teilchen zu 50% abscheiden, die Druckdifferenz liegt dann bei etwa $1\,000\ \mathrm{N/m^2}$. Kleinere Zyklone sind in der Abscheidung noch besser, haben aber einen kleinen Luftdurchsatz und müssen deshalb zu Batterien zusammengeschaltet werden. Ein Faserfilter mit Faserstärken von 50 µm, einer Dicke von 20 mm bei einer Packungsdichte von 1,2% scheidet bei einer Anströmgeschwindigkeit von 10 m/sec unter Benutzung eines Haftmittels noch 0,8-µm-Teilchen zu 50% ab. Die Druckdifferenz ist dabei $650\ \mathrm{N/m^2}$. Schließlich scheidet ein Venturiwascher mit radialer Flüssigkeitszugabe 0,15-µm-Teilchen noch zu 50% ab. Dabei müssen 3 l Wasser/$\mathrm{m^3}$ Luft zugegeben werden, die Druckdifferenz ist $7\,350\ \mathrm{N/m^2}$. Der vollständige Verlauf der Abscheidefunktion ist aus Abb. 30 zu entnehmen.

Die Abscheidefunktionen für den Zyklon und den Venturiwascher sind Übersichtsarbeiten von BATEL (1972, 1973) entnommen, die für das Faserfilter gefundene Funktion wurde von WALKENHORST (1974) veröffentlicht.

Elektroentstauber werden vorwiegend zur Abgasentstaubung in Kraftwerken und in der chemischen Industrie eingesetzt. Man kann hohe Abscheidegrade erreichen, der Fraktionsentstaubungsgrad hängt aber von vielen Einflußgrößen ab, u.a. auch von Stoffeigenschaften des Staubes. Man verzichtet deshalb meist auf seine Angabe. Die Anströmgeschwindigkeit geht bis 4 m/sec, die Druckdifferenz ist mit $20-100$ N/m^2 sehr gering. Deshalb sind die Betriebskosten gering, die Anschaffungskosten aber sehr hoch.

Oft läßt sich das optimale Entstaubungsverfahren im konkreten Fall abschätzen. Kommt elektrische Abscheidung nicht in Betracht, etwa aus Sicherheitsgründen im Bergbau, so ist auf eines der mechanischen Verfahren zurückzugreifen. Legatski und Brady (1972) haben dazu Überlegungen angestellt. Sie gehen davon aus, daß die Massenverteilung des Staubes und seine Konzentration bekannt sind oder zuverlässig abgeschätzt werden können. Dann sind auch Verteilung und Konzentration des Feinstaubes bekannt. Der Entstauber muß die Feinstaubkonzentration in der Atemluft auf den MAK-Wert verringern, daraus ergibt sich der zu fordernde Mindestabscheidegrad. Nun ist der Abscheidemechanismus der meisten mechanischen Entstauber die Trägheit der Teilchen. Die theoretischen Grundlagen sind gut bekannt, die Übereinstimmung mit experimentellen Ergebnissen befriedigend. Dann ist eine Anpassung an vorliegende Verhältnisse möglich. Legatski und Brady (1972) stellen ihre Überlegungen auf die Verhältnisse im amerikanischen Kohlenbergbau ab. Sie kommen zu dem Ergebnis, daß die Industrie zwar kein Gerät herstellt, das für den vorgesehenen Zweck unmittelbar brauchbar ist, halten aber eine befriedigende Lösung für möglich. Sie muß speziell auf die engen Raumverhältnisse Rücksicht nehmen, kleine Baugröße heißt aber hohe Strömungsgeschwindigkeit, was Trägheitskräfte begünstigt. Ferner muß die Frage nach Behandlung und Beseitigung des abgeschiedenen Staubes geklärt werden. Auch dieses Problem ist sicher lösbar.

4. Persönlicher Staubschutz durch Masken

Staubschutzmasken werden als die ultima ratio angesehen, wenn andere Möglichkeiten versagen. Das kommt auch in dem von Fahrbach (1973) erläuterten Atemschutzmerkblatt des Deutschen Ausschusses für Atemschutzgeräte zum Ausdruck. Danach müssen zunächst alle technisch und organisatorisch möglichen Maßnahmen getroffen werden, ehe ein persönliches Atemschutzgerät Anwendung findet, da es immer eine gewisse Belastung für den Träger bedeutet. Zu nennen sind ein oft hoher Atemwiderstand, Behinderung durch Baugröße und Gewicht, Sichtbehinderung, Hautreizung, zu hohe Temperatur und schlechte Verständigungsmöglichkeit. Das führt oft dazu, daß Masken nicht getragen oder vom Träger verändert werden.

Es gibt drei Schutzstufen. Stufe 1 schützt gegen Gase, Stufe 2 gegen Schwebstoffe und Stufe 3 gegen Gas-Schwebstoff-Gemische. In unserem Zusammenhang ist nur die Schutzstufe 2 von Bedeutung. Sie ist in die Gruppen 2a für inerte Schwebstoffe, 2b für gesundheitsschädliche Schwebstoffe und 2c für giftige Schwebstoffe unterteilt. Inerte Schwebstoffe wirken weder fibrogen noch toxisch, können aber die Atemfunktionen beeinträchtigen. Hierzu zählen auch Stäube mit einem Quarzgehalt $<1\%$. Ihr MAK-Wert ist 8 mg/m^3. Die Schutzstufe 2b umfaßt u.a. Stäube mit einem MAK-Wert $>0{,}1$ mg/m^3, aber auch asbesthaltige Stäube; unter 2c fallen giftige Schwebstoffe mit einem MAK-Wert $<0{,}1$ mg/m^3, cancerogene und radioaktive Schwebstoffe sowie Sporen, Bakterien, Viren und proteolytische Enzyme.

Staubmasken sind in der Regel Halbmasken, d.h. sie umschließen nur Mund und Nase. Vollmasken umschließen das ganze Gesicht, schützen also auch die Augen. Es gibt aber auch Schutzhauben, deren Luftzufuhr unabhängig von der Umgebung ist. Dazu wird saubere Druckluft verwandt, die in ausreichender Menge zuzuführen ist.

Bei einer Staubmaske muß der Maskenträger selbst die Energie aufwenden, um die zu reinigende Luft durch das Filter zu befördern. Das Tragen der Maske würde wesentlich erleichtert, wenn diese Energie von einem kleinen Lüfter geliefert würde, der dem Träger einen Luftstrom von etwa $120-140$ l/min liefert, aus dem das für die Atmung notwendige Volumen entnommen wird. Der Überschuß dient zur Kühlung, vor allem in der Ausatemphase. Alle Versuche waren bisher nicht voll befriedigend.

Die an das Filter zu stellenden Anforderungen hinsichtlich Atemwiderstand und Abscheidegrad sind auf den Volumenstrom der

Atemluft abzustellen. Daher sind die Atemgrößen zunächst anzugeben. Sie hängen von der Belastung ab. Tabelle 5 enthält eine Zusammenstellung von Werten, die einer Arbeit von SILVERMAN *et al.* (1951) entnommen sind. Angegeben sind Pulsfrequenz, Atemfrequenz, Atemminutenvolumen und maximaler Volumenstrom bei Ein- und Ausatmung bei Leistungen von 0 bis 272 Watt jeweils bei sehr kleinem Atemwiderstand und bei einem Atemwiderstand von $628/85 = 7{,}4\,\frac{N/m^2}{l/min}$ bei Einatmung und $403/85 = 4{,}74\,\frac{N/m^2}{l/min}$ bei Ausatmung.

In Ruhe (sitzend) kann man von einer Atemfrequenz von 15/min und einem Minutenvolumen von etwa 10 l/min ausgehen. Mit steigender Belastung wachsen beide Größen an, das Atemminutenvolumen aber stärker als die Atemfrequenz. Bei stärkster körperlicher Belastung ist es ohne äußeren Atemwiderstand etwa 11fach größer als in Ruhe, die Frequenz steigt aber nur um den Faktor 3,25 an.

Der maximale Volumenstrom bei Einatmung ist um den Faktor 3,9 größer als das Atemminutenvolumen, dieser Wert nimmt mit steigender Belastung auf 2,5 ab. Bei mittlerer Belastung ergeben sich dafür 80—100 l/min. Auf diesen Wert sollten Filterdurchlässigkeit und Widerstand abgestellt sein.

Ein äußerer Widerstand hat auf alle Atemgrößen einen Einfluß. Atemfrequenz und Minutenvolumen werden etwas kleiner, vorwiegend verkleinern sich aber die Maximalwerte des Volumenstromes bei Ein- und Ausatmung. Das bedeutet eine Anpassung an den erhöhten Widerstand.

Es ist sicher zweckmäßig, ein Atemfilter unter ähnlichen Bedingungen zu prüfen wie bei Benutzung in der Maske, d.h. bei periodischer Beatmung. Das geschieht mit einer Atempumpe. Häufig werden Filter aber mit konstantem Volumenstrom geprüft. Er ist mindestens 30 l/min, was sehr wenig ist, vielfach aber 85 oder 90 l/min.

Der Strömungswiderstand kann bei Einatmung höher als bei Ausatmung sein. Häufig gibt man dafür die Druckdifferenz an, die sich auf einen Volumenstrom von 30 oder 90 l/min bezieht. Da Ausatmung ein passiver Vorgang ist (außer bei bewußter Muskelan-

Tabelle 5. Atemwerte in Ruhe und bei Belastung mit und ohne äußeren Atemwiderstand nach SILVERMAN *et al.* (1951)

| | In Ruhe sitzend | | Bei Leistungen in Watt von | | | | | | | | | | | | | | | |
| | | | 0 | | 34 | | 67,5 | | 102 | | 136 | | 181 | | 226 | | 272 | |
	A	B	A	B	A	B	A	B	A	B	A	B	A	B	A	B	A	B
Anzahl der Versuchspersonen	29	13	12	12	12	12	14	12	12	12	59	48	46	22	8	6	6	3
Puls/min	73	75	93	91	105	103	116	118	128	131	158	155	166	169	177	176	178	184
Atemfrequenz/min	14,6	14,8	19,6	17,5	21,2	18,7	20,7	22	23	22,5	30,4	27,4	34,8	32,5	40,7	34,2	47,6	42
Atemminutenvolumen, 1/min	10,3	9,1	14,2	13,2	20,8	19,8	27,0	28,2	37,2	36,2	54,7	48,9	75,3	64,4	104	81,3	113,8	90,3
Maximaler Volumenstrom, Einatmung in 1/min	40	37	49	44	63	60	78	79	100	101	149	128	194	160	254	192	286	240
Maximaler Volumenstrom, Ausatmung in 1/min	32	29	43	37	58	56	77	85	107	105	154	144	211	195	314	252	322	274

A = äußere Druckdifferenz bei 85 1/min bei Einatmung 6 mm WS (59 N/m²), bei Ausatmung 3 mm WS (29,4 N/m²).
B = äußere Druckdifferenz bei 85 1/min bei Einatmung 64 mm WS (628 N/m²), bei Ausatmung 41 mm WS (402 N/m²).

strengung) sollte diese Druckdifferenz möglichst klein sein. Wenn Ein- und Ausatmung über Ventile erfolgen, soll am Ausatemventil keine Druckdifferenz $>60\ \mathrm{N/m^2}$ auftreten, gemessen bei 30 l/min. Das Ventil soll bei einer Druckdifferenz von nicht mehr als $40\ \mathrm{N/m^2}$ öffnen, der Schlupf, durch den ungefilterte Luft eindringen kann, soll maximal $2-4\ \mathrm{cm^3}$ sein, kann aber durch eine Vorkammer unschädlich gemacht werden. Wichtig ist auch der Dichtsitz der Maske am Gesicht. Bei schlechter Anpassung einer Halbmaske kann der Durchlaß 30—40% betragen, bei guter Anpassung nur 0,1%. Bei Vollmasken ist er noch kleiner. Gute Anpassung ist daher entscheidend wichtig.

Die Druckdifferenz am Filter hängt linear vom Volumenstrom ab. Deshalb genügt die Angabe eines Wertes. $250\ \mathrm{N/m^2}$ bei 30 l/min sind gerade noch erträglich. Die Anfangswerte liegen natürlich erheblich niedriger, bei guten Masken der Schutzstufe 2b, z.B. bei $30-40\ \mathrm{N/m^2}$ bei 30 l/min. Aus dem Anstieg der Druckdifferenz mit zunehmender Einspeicherung von Staub ergibt sich die Standzeit des Filters. Sie liegt zwischen einem Tag und einer Woche.

Die in der Bundesrepublik Deutschland benutzten Prüfverfahren sind von HASENCLEVER (1967) beschrieben worden. Ihr neuester Stand findet sich in der 29. Mitteilung des Deutschen Ausschusses für Atemschutzgeräte. Geprüft wird die ganze Maske, nicht nur das Filter. Masken der Schutzstufe 2a werden mit einem frischen Quarzstaub geprüft, der so gesichtet wird, daß der Mittelwert der Teilchenzahlverteilung 0,79 µm ist (Stokes-Durchmesser). Die Konzentration soll $215 \pm 30\ \mathrm{mg/m^3}$ betragen. Geprüft wird mit einer Atempumpe (künstlicher Lunge) bei 20 Hüben/min, jeder Hub mit 1,5 l. Das ergibt ein Atemminutenvolumen von 30 l/min, entspricht also einer mittelschweren körperlichen Belastung. Die Staubkonzentrationen vor und hinter der Maske werden indirekt über die Streulichtintensität mit dem Tyndallometer ermittelt. Dadurch können allerdings systematische Fehler auftreten. Gefordert wird ein Anfangsabscheidegrad von mindestens 95% (5% Durchlaß). Während der Prüfzeit von 1 Std muß der mittlere Durchlaßgrad auf 4% abfallen.

Die Prüfvorschriften von Masken zum Schutz gegen gesundheitsschädliche Schweb-

stoffe (Schutzstufe 2b) sind strenger. Der maximale Durchlaßgrad bei Quarzstaub darf nur 1% sein. Zusätzlich wird mit einem Ölnebel geprüft, bei dem der Mittelwert der Teilchenzahlverteilung 0,36 µm ist. Der mittlere Durchlaßgrad darf 1,8% sein, der Maximalwert 2%. Auch diese Werte werden mit dem Tyndallometer ermittelt.

Masken der Schutzstufe 2c werden außer mit den genannten Verfahren zusätzlich mit dem radioaktiv markierten Aerosol der Außenluft geprüft, für das als Mittelwert der Teilchenzahlverteilung 0,12 µm angenommen wird. Mit Quarzstaub und Ölnebel darf der maximale Durchlaß nur 0,1% sein. Die Prüfung mit dem radioaktiv markierten Aerosol der Außenluft erfolgt bei kontinuierlichem Luftstrom von 30 und 90 l/min. Sie erstreckt sich nur auf das Filter. Der mittlere Durchlaßgrad darf 0,07% nicht überschreiten bei einem Maximalwert von 0,1%.

Die Druckdifferenzen bei Einatmung werden bei kontinuierlichem Luftstrom von 30 und 90 l/min angegeben. Bei 30 l/min dürfen zu Beginn der Bestaubung $80\ \mathrm{N/m^2}$ nicht überschritten werden, nach Einspeicherung von 400 mg Quarzstaub im Filter darf der Wert nicht höher als $100\ \mathrm{N/m^2}$ sein. Bei 90 l/min gelten 250 bzw. $400\ \mathrm{N/m^2}$. Nur bei Masken der Schutzstufe 2c kann ein Anfangswert bei 30 l/min von $150\ \mathrm{N/m^2}$ zugelassen werden.

Der praktische Wert von Masken wird durch eine Arbeit von HARRIS et al. (1974) beleuchtet, die Untersuchungen im Kohlenbergbau machten. Ihr Ziel war es, den tatsächlich erreichten Schutz während der Arbeit zu ermitteln, der nicht nur von der Filterdurchlässigkeit abhängt, sondern auch durch Undichtigkeiten wegen schlechten Anliegens des Maskenkörpers am Gesicht und durch die Tragezeit bestimmt ist. Die Bergleute benutzen die Maske nämlich nur, wenn sie den Eindruck starker Verstaubung der Luft haben. Durch Messung der Feinstaubkonzentration in der Umgebungsluft und innerhalb der Maske und durch Bestimmung der Gebrauchsdauer während der Schicht konnte ein Schutzfaktor bestimmt werden. Man versteht darunter den Quotienten der Feinstaubkonzentration in der Grubenluft und in der Maske, also in der Atemluft. Die Autoren finden mittlere Schutzfaktoren zwischen 3,2 und 9, je nach Art der Beschäftigung. Der Mittelwert liegt bei 5,7. Diese Ergebnisse machen eindeutig klar, daß andere Faktoren als der Filterdurchlaß den praktischen Wert einer Maske bestimmen. Vor allem ist es wohl die Behinderung durch die Maske, die den tatsächlich erreichten Schutz herabsetzt. Hier sollte eingegriffen werden.

Literatur

ADEE, R.R.: A convenient method for applying a supporting film to grids used on WALKENHORST thermal-precipitator plugs. Amer. Ind. Hyg. Ass. J. **32**, 268 (1971).

ADLEY, F.E.: Instrument developments in health physics. Amer. Ind. Hyg. Ass. J. **19**, 75 (1958).

AITKEN, J.: Collected scientific papers (C.G. KNOTT, Ed.). London: Cambridge Univ. Press 1923.

ALBRECHT, F.: Theoretische Untersuchungen über die Ablagerung von Staub aus strömender Luft und ihre Anwendung auf die Theorie der Staubfilter. Phys. Z. **32**, 48 (1931).

ALTSHULER, B., PALMES, E.D., YARMUS, L., NELSON, N.: Intrapulmonary mixing of gases studied with aerosols. J. Appl. Physiol. **14**, 321 (1959).

ANDERSON, A.A.: A sampler for respiratory health hazard assessment. Amer. Ind. Hyg. Ass. J. **27**, 160 (1966).

ANTWEILER, H.: Über die Funktion des Flimmerepithels der Luftwege, insbesondere unter Staubbelastung. In: Beitr. z. Silikose-Forsch., Sonderband **2**, 509 (1956).

ARNOLD, M., MORROW, P.E., STÖBER, W.: Vergleichende Untersuchungen über die Bestimmung der Korngrößenverteilung fester Stäube mit Hilfe eines Hochspannungsabscheiders und des Elektronenmikroskopes. Koll. Z. Polymere **181**, 59 (1962).

ASHFORD, R.J., JONES, C.O.: Field trials with the hexhlet and conicycle airborne dust samplers and the standard and long running thermalprecipitators. Ann. Occup. Hyg. **7**, 85 (1964).

AYER, H.E.: The proposed ACGIH mass limits for quartz: Review and evaluation. Amer. Ind. Hyg. Ass. J. **30**, 117 (1969).

AYER, H.E., DEMENT, J.M., BUSH, K.A., ASHE, H.B., LEVADIE, B.T.H., BURGESS, W.A., DI BERADINIS, L.: A monumental study — reconstruction of a 1920 granite shed. Amer. Ind. Hyg. Ass. J. **34**, 206 (1973).

BARNES, E.F., PENNEY, G.W.: An electrostatic dust count sampler. J. Ind. Hyg. Toxicol. **18**, 167 (1936).

BATEL, W.: Entstaubungstechnik. Grundlagen, Verfahren, Meßwesen. Berlin-Heidelberg-New York: Springer 1972a.

BATEL, W.: Entwicklungsstand und -tendenzen bei Fliehkraftentstaubern. Staub — Reinhalt. Luft **32**, 349 (1972).

BATEL, W.: Der Waschentstauber — Entwicklungsstand und -tendenzen — Teil I. Staub — Reinhalt. Luft **33**, 491 (1972). Teil II. Staub — Reinhalt. Luft **34**, 52 (1974).

BAUER, H.D., BRUCKMANN, E.: Neues gravimetrisches Staubsammelgerät zur Messung des atembaren Fein-

staubes nach den MAK-Werten. Kompass **84**, 96 (1974).

BEADLE, D.G.: An investigation of the performance and limitation of the konimeter. J. Chem. Met. Min. Soc. S. Afr. **51**, 265 (1951).

BEADLE, D.G., KERRICH, J.E.: A statistical examination of the performance of the thermalprecipitator. J. Chem. Met. Min. Soc. S. Afr. **56**, 219 (1955).

BECKER, H.: Kohlenstoßtränkung. In: Ergebn. v. Unters. auf d. Geb. d. Staub- u. Silikosebek. im Steinkohlenbergbau, Bd. 9, S. 15. Essen: Verl. Glückauf 1973.

BEDFORD, TH., WARNER, C.G.: The size and nature of dust particles found in lung tissue. Brit. J. industr. Med. **7**, 187 (1950).

BEECKMANS, J.M.: The deposition of aerosols in the respiratory tract I: Mathematical analysis and comparison with experimental data. Canad. J. Physiol. Pharmacol. **43**, 157 (1965a).

BEECKMANS, J.M.: Correction factor for size-selective sampling results, based on a new computed alveolar deposition curve. Ann. Occup. Hyg. **8**, 221 (1965b).

Bekämpfung des Bohrstaubes im Bergwerksbetrieb. Bericht über das Ergebnis des Preisausschreibens für Bohrstaubschutz. Z. f. Berg-, Hütten- u. Salinenwesen im Preuss. Staate **79**, 357 (1931).

BEREK, M., MÄNNCHEN, K., SCHÄFER, W.: Über tyndallometrische Messung des Staubgehaltes der Luft und ein neues Staubmeßgerät. Z. Instrumentenkunde **56**, 49 (1936).

BERNER, A.: Praktische Erfahrungen mit einem 20-Stufen-Impaktor. Staub — Reinhalt. Luft **32**, 315 (1972).

BEUKERING VAN, F.C., BOCKESTEYN, P., CROMMELIN, R.D.: Die Ausbreitung von Luftverunreinigungen in einer Werkhalle durch Konvektionsströmungen. Staub — Reinhalt. Luft **33**, 192 (1973).

BIEN, C.T., CORN, M.: Adherence of inlet conditions for selected aerosol sampling instruments to suggested criteria. Amer. Ind. Hyg. Ass. J. **32**, 453 (1971).

BODENSTEDT, E.: Über die elektrische Aufladung aufgewirbelter Staubwolken. Z. angew. Phys. **6**, 297 (1954).

BOYD, J.: Methods for determining the dust in mine air as practised on the Witwatersrand. In: Silicosis, records of the International Conference held at Johannesburg 13–27. August 1930. London: P.S. King 1930.

BREUER, H.: Entwicklung und Erprobung des Feinstaubfiltergerätes BATI für die Quarzbestimmung im Steinkohlenbergbau. In: Untersuchungen auf dem Gebiet der Staub- und Silikosebekämpfung im Steinkohlenbergbau, 4. Teil, S. 11. Detmold: Bösmann 1963.

BREUER, H.: Erfahrungen mit dem gravimetrischen Feinstaubfiltergerät BATI. Staub **24**, 324 (1964).

BREUER, H.: Die Bedeutung der Korngrößenverteilung für die Messung und Bekämpfung des Schwebestaubes im Steinkohlenbergbau. Staub — Reinhalt. Luft **29**, 105 (1969).

BREUER, H.: Das gravimetrische Staubprobenahmegerät TBF 50 zur Feststellung der Konzentration, der Zusammensetzung und der Feinheit des Grob- und Feinstaubes. In: Ergebnisse von Untersuchungen auf dem Gebiet der Staub- und Silikosebekämpfung im Steinkohlenbergbau, 8. Teil, S. 47. Essen: Verl. Glückauf 1971.

Breuer, H., Gebhart, J., Robock, K.: Zur Bestimmung der Staubkonzentration im Steinkohlenbergbau auf der Basis der Lichtstreuung. Staub – Reinhalt. Luft **30**, 426 (1970).

Breuer, H., Gebhart, J., Robock, K., Teichert, U.: Fotoelektrisches Meßgerät zur Bestimmung der Feinstaubkonzentration. Staub – Reinhalt. Luft **33**, 182 (1973).

Bruckmann, E.: Röntgenographische Mineralbestimmung von atembaren Schwebestäuben. Staub **21**, 247 (1961).

Bruckmann, E., Landwehr, M.: Untersuchungen über die mineralische Beschaffenheit von Lungenstäuben mit Hilfe der infrarotspektrographischen Methode. Zbl. Arbeitsmed. **14**, 186 (1964).

Brun, R.J., Lewis, W., Perkins, P.J., Serafini, J.S.: Impingement of cloud droplets on a cylinder and procedure for measuring liquid-water content and droplet sizes in supercooled clouds by rotating multicylinder method. N.A.C.A Rep. Nr. 1215, New York (1955).

Brown, J.H., Cook, K.M., Ney, F.G., Hatch, T.: Influence of particle size upon the retention of particulate matter in the human lung. Amer. J. Publ. Hlth **40**, 450 (1950).

Cartwright, J.: The electron microscopy of airborne dust. Brit. J. Appl. Phys., Suppl. **3**, 109 (1954).

Cartwright, J.: Particle shape factors. Ann. Occup. Hyg. **5**, 163 (1962).

Cartwright, J.: Airborne dust in coal mines: The particle-size-selection characteristics of the lung and the desirable characteristics of dust-sampling instruments. In: Inhaled particles and vapours II (C.N. Davis, Ed.), p. 393. London: Pergamon Press 1967.

Cartwright, J., Nagelschmidt, G.: Interim report on the size of dust in lungs of coal miners. Safety in Mines Research Establ. Research Rep. Nr. 24 (1951).

Cartwright, J., Skidmore, J.W.: An electron microscope study of airborne dusts in South-Wales coal mines. Safety in Mines Res. Establ. Rep. Nr. 139 (1957).

Cartwright, J., Skidmore, J.W.: The size distribution of dust retained in the lungs of rats and dust collected by size-selecting samples. Ann. Occup. Hyg. **7**, 151 (1964).

Chamberlain, E.A.C., Makover, A.D., Walton, W.H.: New gravimetric dust standards and sampling procedures for British coal mines. In: Inhaled particles III (W.H. Walton, Ed.), vol. 2, p. 1015. Old Woking/Surrey: Unwin Brothers 1971.

Coenen, W.: Eine einfache strömungsempfindliche Anordnung mit Heißleiter und ihre technischen Anwendungsmöglichkeiten bei der Staubmessung. Staub – Reinhalt. Luft **29**, 455 (1969).

Coenen, W.: Ein neues Meßverfahren zur Beurteilung fibrogener Stäube am Arbeitsplatz. Staub – Reinhalt. Luft **33**, 99 (1973).

Cunningham, E.: On the velocity of steady fall of spherical particles through fluid medium. Proc. Roy. Soc. A**83**, 357 (1910).

Dautrebande, L., Beckmann, H., Walkenhorst, W.: Studies on deposition of submicronic dust particles in the respiratory tract. Arch. Ind. Hlth **19**, 383 (1959).

Dautrebande, L., Walkenhorst, W.: Über die Retention von Kochsalzteilchen in den Atemwegen. In: Inhaled particles and vapours (C.N. Davies, Ed.), p. 110. London: Pergamon Press 1961.

Davies, C.N., Aylward, M., Laecey, D.: Impingement of dust from air jets. Arch. Ind. Hyg. Occup. Med. **4**, 354 (1951).

Davies, C.N.: Dust sampling and lung disease. Brit. J. industr. Med. **9**, 120 (1952).

Davies, C.N.: Deposition and retention of dust in the human respiratory tract. Ann. Occup. Hyg. **7**, 169 (1964).

Davies, C.N.: Zur Frage der Probenahme von Aerosolen. Der Eintritt von Teilchen in Probenahmerohre und -köpfe. Staub – Reinhalt. Luft **28**, 219 (1968).

Davies, C.N.: Air filtration. London-New York: Academic Press 1973.

Davies, C.N., Peetz, C.V.: Impingement of particles on a transverse cylinder. Proc. Roy. Soc. A**234**, 269 (1956).

Desler, H.: Bestimmung der Durchlaßfunktion des Konimeters HS im Korngrößenbereich kleiner als 1 Mikrometer bei Verwendung verschiedener Teststäube. Staub **25**, 62 (1965).

Dodgson, J., Hadden, G.G., Jones, C.O., Walton, W.H.: Characteristics of airborne dust in British coal mines. In: Inhaled particles III (W.H. Walton, Ed.), vol. 2, p. 757. Old Woking/Surrey: Unwin Brothers 1971.

Dunmore, J.H., Hamilton, R.J., Smith, D.S.G.: An instrument for the sampling of respirable dust for subsequent gravimetric assessment. J. Sci. Instrum. **41**, 669 (1964).

Einstein, A.: Über die von der molekularkinetischen Theorie der Wärme geforderte Bewegung von in ruhenden Flüssigkeiten suspendierten Teilchen. Ann. d. Phys. **17**, 549 (1905).

Endter, F., Gebauer, H.: Ein einfaches Gerät zur statistischen Auswertung von mikroskopischen bzw. elektronenmikroskopischen Aufnahmen. Optik **13**, 97 (1956).

Engelmann, H.: Ein Verfahren zur trockenen Staubbekämpfung unter Ausnutzung der elektrostatischen Aufladung von Stäuben. Diss. Techn. Hochschule Aachen (1961).

Ettinger, H.J., de Field, J.D., Bevis, D.A., Mitchell, R.N.: HEPA-filter efficiencies using thermal and air-jet generated dioctyl-phthalate. Amer. Ind. Hyg. Ass. J. **30**, 20 (1969).

Fahrbach, J.: Das Atemschutzmerkblatt (Teil I) des „Deutschen Ausschuß für Atemschutzgeräte" – Richtlinie für den Einsatz geeigneter Atemschutzgeräte. Staub – Reinhalt. Luft **33**, 332 (1973).

Findeisen, W.: Über das Absetzen kleiner, in der Luft suspendierter Teilchen in der menschlichen Lunge bei der Atmung. Pflügers Arch. ges. Physiol. **236**, 367 (1935).

Flugge de Smidt, R.A.A.: Some notes on the evolution of the konimeter. J. Chem. Metal. Min. Soc. S. Afr. **23**, 77 (1922).

Freedman, R.W., Toma, S.Z., Lang, H.W.: On filter analysis of quartz in respirable coal dust by infrared absorption and x-ray analysis. Amer. Ind. Hyg. Ass. J. **35**, 411 (1974).

Fuchs, N.A.: The mechanics of aerosols. Oxford: Pergamon Press 1964.

Gade, M., Luft, K.F.: Die ultrarotspektroskopische Quarzbestimmung insbesondere von Grubenstäuben. Staub **23**, 353 (1963).

Gessner, H., Rüttner, J.R., Bühler, H.: Zur Bestimmung des Korngrößenbereiches von silikogenem Staub. Schweiz. med. Wschr. **79**, 1 (1949).

GOLDBERG, S.A., RAYMOND, L.D., TAYLOR, C.D.: Bureau of mines procedure for analysis of respirable dust from coal mines. Amer. Ind. Hyg. Ass. J. **34**, 200 (1973).

GREEN, H.L., LANE, W.R.: Particulate clouds: dusts, smokes and mists. London: Spon 1957.

GREEN, H.L., WATSON, H.H.: Physical methods for the estimation of the dust hazard in industry. Medical Res. Council, Spec. Rep. Ser. Nr. 199, London, H.M.S.O. (1935).

GREENBURG, L., SMITH, G.W.: A new instrument for sampling aerial dust. U.S. Bureau of Mines, R.J. 2392 (1922).

HAIN, E., BOHLIG, H., KLOSTERKÖTTER, W., SCHÜTZ, A., WOITOWITZ, H.J.: Asbest: Gesundheitsschäden, Grenzwerte, Prävention. Staub — Reinhalt. Luft **33**, 51 (1973).

HALDANE, J.S., MARTIN, J.S., THOMAS, R.A.: Report on the health of cornish miners (Cd. 2091). London: H.M. Stationer Office 1904.

HAMILTON, R.J.: A portable instrument for respirable dust sampling. J. Sci. Instr. **33**, 395 (1956).

HAMILTON, R.J., KNIGHT, G.: Some studies of dust size distribution and the relationship between dust formation and coal strength. Proc. of a Conference on Mechanical Properties of Non-Metallic Brittle Materials. Paper I. London: Butterworth 1958.

HASENCLEVER, D.: Bestimmung des Feinstaubgehaltes der Luft. Eine Übersicht über Meßgeräte und Meßverfahren. Chem. Ing. Techn. **26**, 180 (1954).

HASENCLEVER, D.: 30 Jahre Prüfung von Atemschutzgeräten gegen Staubgefahren im Staubforschungsinstitut des Hauptverbandes der gewerblichen Berufsgenossenschaften. Staub — Reinhalt. Luft **27**, 516 (1967a).

HASENCLEVER, D.: Untersuchungen an Filtermaterialien auf ihre Eignung als Meßfilter zur Bestimmung radioaktiver Schwebestoffe in Luft. Europäische Atomgemeinschaft Euratom. Ber. d. Staubforschungsinst. des Hauptverbandes d. gewerbl. Berufsgenossensch. Bonn. Euratom Vertrag Nr. 004-62-12, PSTD (1967b).

HARRIS, H.E., DE SIEGHARDT, W.C., BURGESS, W.A., REIST, P.C.: Respirator usage and effectiveness in bitouminous coal mining operations. Amer. Ind. Hyg. Ass. J. **35**, 159 (1974).

HATCH, T.: Respiratory dust retention and elimination. In: Proceed. of the Pneumoconiosis Conference Johannesburg 1959 (A.J. ORENSTEIN, Ed.), p. 113. London: J.a.A. Churchill 1960.

HATCH, T., WARREN, H., DRINKER, P.: Modified form of the Greenburg-Smith Impinger for field use with a study of operating characteristics. J. Ind. Hyg. Toxicol. **14**, 301 (1932).

HATCH, T., GROSS, P.: Pulmonary deposition and retention of inhaled aerosols. New York-London: Academic Press 1964.

HEIDERMANNS, G.: Asbestgehaltsbestimmung durch optische, chemische, röntgenographische und infrarotspektrographische Analysenverfahren. Staub — Reinhalt. Luft **33**, 66 (1973).

HEIDERMANNS, G.: Die röntgenographische Quarzgehaltsbestimmung in dünnen Schichten auf Filtern abgeschiedener Feinstaubproben. Staub — Reinhalt. Luft **34**, 260 (1974).

HENSCHLER, D.: (Hrsg.) Gesundheitsschädliche Arbeitsstoffe. Toxikologisch-arbeitsmedizinische Begründung von MAK-Werten. Weinheim: Verlag Chemie 1972.

HERDAN, G.: Small particle statistics. 2nd Ed. Amsterdam: Elsevier 1962.

HIGGINS, R.J., DEWELL, P.: A gravimetric size-selecting personal dust sampler. In: Inhaled particles and vapours II (C.N. DAVIES, Ed.), p. 575. London-New York: Academic Press 1967.

HODKINSON, J.R.: The optical measurement of aerosols. In: Aerosol science (C.N. DAVIES, Ed.), p. 287. London-New York: Academic Press 1966.

HOSEY, A.D., TRASKO, V.M., ASHE, H.B.: Control of silicosis in Vermont granite industry: Progress Report P.H.S., Pub. 557, Washington (1957).

HOUNAM, R.F., BLACK, A., WALSH, M.: The deposition of aerosol particles in the nasopharyngeal region of the human respiratory tract. In: Inhaled particles III (W.H. WALTON, Ed.), vol. 1, p. 71. Old Woking/Surrey: Unwin Brothers 1971a.

HOUNAM, R.F., BLACK, A., WALSH, M.: The deposition of aerosol particles in the nasopharyngeal region of the human respiratory tract. J. Aerosol Sci. **2**, 47 (1971b).

INNES, J.: The investigation of injurions dust in mine air by the Kotzé konimeter. J. Chem. Metal. Min. Soc. S. Afr. **18**, 199 (1918).

IRAVANI, J.: Clearance function of the respiratory ciliated epithelium in normal and bronchial rats. In: Inhaled particles III (W.H. WALTON, Ed.), vol. 1, p. 143. Old Woking/Surrey: Unwin Brothers 1971.

JACOBSON, M., LAMONICA, J.A.: Personal respirable dust sampler. Bureau of Mines Mineral Industry Health Program. Technical Progress Rep. 17, Sept. 1969. U.S. Departm. of the Interior.

JACOBSEN, M., RAE, S., WALTON, W.H., ROGAN, J.M.: New dust standards for British coal mines. Nature **227**, 445 (1970).

JACOBSEN, M., RAE, S., WALTON, W.H., ROGAN, J.M.: The relation between pneumoconiosis and dust-exposure in British coal mines. In: Inhaled particles III (H.W. WALTON, Ed.), vol. 2, p. 903. Old Woking/Surrey: Unwin Brothers 1971.

JUDA, J., BUDZINSKI, K.: Fehler bei der Bestimmung der mittleren Staubkonzentration als Funktion der Anzahl der Einzelmessungen. Staub **24**, 283 (1964).

JUNGE, CHR.: The size distribution and aging of natural aerosols as determined from electrical and optical data on the atmosphere. J. Meteorol. Lancaster **12**, 13 (1955).

JUTZE, G.A., FOSTER, K.E.: Recommended standard method for atmospheric sampling of fine particulate matter by filter media. — High Volume Sampler TR-2 Air Pollution Measurement Committee. J. Air Poll. Contr. Ass. **17**, 17 (1967).

KATZ, S.H., SMITH, G.W., MYERS, W.M., TROSTEL, L.J., INGELS, M., GREENBURG, L.: Comparative tests of instruments for determining atmospheric dust. U.S. Public Health Bull. 144 (1925).

KAUFMANN, A.: Die Faserstoffe für Atemschutzfilter. Wirkungsweise und Verbesserungsmöglichkeiten. Z. V.D.I. **80**, 593 (1936).

KITTO, P.H., BEADLE, D.G.: A modified form of thermalprecipitator. J. Chem. Met. Min. Soc. S. Afr. **53**, 284 (1952).

KLOSTERKÖTTER, W.: Tierexperimentelle Untersuchungen über den Einfluß von Quarz auf die Retention, Penetration und Elimination inerter Stäube. In: Ergeb. von Unters. auf d. Gebiet d. Staub- u. Silikosebekämpfung im Steinkohlenbergbau, Bd. 6, S. 69. Essen: Verl. Glückauf 1967.

KLOSTERKÖTTER, W., EINBRODT, H.J.: Quantitative tierexperimentelle Untersuchungen über den Abtransport von Staub aus den Lungen in die regionalen Lymphknoten. Arch. Hyg. Bakt. **149**, 367 (1965).

KLOSTERKÖTTER, W., GONO, F.: Long-term storage, migration and elimination of dust in the lungs of animals, with special respect to the influence of polyvinyl-pyridine-N-oxide. In: Inhaled particles III (W.H. WALTON, Ed.), vol. 1, p. 273. Old Woking/Surrey: Unwin Brothers 1971.

KLOSTERKÖTTER, W.: MAK-Werte für Quarzfeinstaub und für quarzhaltigen Feinstaub. Definition und Begründung. In: Ergebn. v. Untersuch. auf d. Gebiet d. Staub- u. Silikosebekämpfung im Steinkohlenbergbau, Bd. 9, S. 207. Essen: Verl. Glückauf 1973.

KNAUBER, J.W., HEIDEN, F.H. VON DER: A silver membrane x-ray diffraction technique for quartz samples. Presented at 1969 Amer. Ind. Hyg. Ass. Meeting, Denver, Colo., May 14 (1969).

KNIGHT, G., STEFANICH, W., IRELAND, G.: Laboratory calibration of a technique for determination of respirable quartz in mine air. Amer. Ind. Hyg. Ass. J. **33**, 469 (1972).

KOTRAPPA, P.: Shape factors for quartz aerosol in respirable size range. J. Aerosol Sci. **2**, 353 (1971).

KOTRAPPA, P.: Shape factors for aerosols of coal, UO_2 and ThO_2 in respirable size range. In: Assessment of airborne particles (T.T. MERCER, P.E. MORROW, W. STÖBER, Eds.), p. 331. Springfield/Ill.: Thomas 1972.

LANDAHL, H.D.: On the removal of air-borne droplets by the human respiratory tract II. The nasal passages. Bull. Math. Biophys. **12**, 161 (1950).

LANDAHL, H.D., BLACK, S.: Penetration of air-borne particulates through the human nose. J. Ind. Hyg. Toxicol. **29**, 269 (1947).

LANDAHL, H.D., TRACEWELL, T.: Penetration of airborne particulates through the human nose II. J. Ind. Hyg. Toxicol. **31**, 55 (1949).

LANDAHL, H.D., TRACEWELL, T.N., LASSEN, W.H.: On the retention of air-borne particulates in the human lung II. Arch. Ind. Hyg. **3**, 359 (1951).

LANDAHL, H.D., TRACEWELL, T.N., LASSEN, W.H.: Retention of air-borne particulates in the human lung III. Arch. Ind. Hyg. **6**, 508 (1952).

LANDWEHR, M., KORTNER, R., WALKENHORST, W., BRUCKMANN, E.: Die Staubbindung beim Naßbohren. Staub H. **53**, 841 (1957).

LANE, W.R.: Shatter of drops in streams of air. Industr. Engng. Chem. **43**, 1312 (1951).

LARSON, D.J., v. DOENHOFF, L.J., CRABLE, J.V.: The quantitative determination of quartz in coal dust by infrared spectroscopy. Amer. Ind. Hyg. Ass. J. **33**, 367 (1972).

LASKIN, S.: Oscillating thermalprecipitator. Report UR 126, Atomic Energy Proj. Univ. of Rochester, New York.

LAUTERBACH, K.E., WILSON, R.H., LASKIN, S., MEIER, D.W.: Design of an oscillating thermalprecipitator. Report UR 199, Atomic Energy Proj. Univ. of Rochester, New York.

LE BOUFFANT, L.: Influence de la nature des poussières et de la charge pulmonaire sur l'épuration. In: Inhaled particles III (W.H. WALTON, Ed.), vol. 1, p. 227. Old Woking/Surrey: Unwin Brothers 1971.

LEGATSKI, L.K., BRADY, J.D.: Control of dust from continuous coal mining machines. Ann. N.Y. Acad. Sci. **200**, 747 (1972).

LEHMANN, G.: The dust filtering efficiency of the human nose and its significance in the causation of silicosis. J. Ind. Hyg. Toxicol. **17**, 37 (1935).

LEITERITZ, H., EINBRODT, H.J., KLOSTERKÖTTER, W.: Grain size and mineral content of lung dust of coal miners compared with mine dust. In: Inhaled particles and vapours II (C.N. DAVIES, Ed.), p. 381. London: Pergamon Press 1967.

LIPPMANN, M.: "Respirable" dust sampling. Amer. Ind. Hyg. Ass. J. **31**, 138 (1970).

LIPPMANN, M.: Filter media and filter holders for air sampling. In: Air sampling instruments for evaluation of atmospheric contaminants. American Conference of Governmental Industrial Hygienists, p. N1-N21 (1972a).

LIPPMANN, M.: Electrostatic precipitators. In: Air sampling instruments for evaluation of atmospheric contaminants. American Conference of Government Industrial Hygienists, p. P1-P27 (1972b).

LIPPMANN, M., ALBERT, R.E.: The effect of particle size on the regional deposition of inhaled aerosols in the human respiratory tract. Amer. Ind. Hyg. Ass. J. **30**, 257 (1969).

LIPPMANN, M., CHAN, T.L.: Calibration of dust-inlet cyclones for respirable mass sampling. Amer. Ind. Hyg. Ass. J. **35**, 189 (1974).

LIPPMANN, M., ALBERT, A.E., PETERSON, H.T.: The regional deposition of inhaled aerosols in man. In: Inhaled particles III (W.H. WALTON, Ed.), vol. 1, p. 105. Old Woking/Surrey: Unwin Brothers 1971.

LITTLEFIELD, J.B., FEICHT, F.L., SCHRENK, H.H.: Bureau of Mines Midget Impinger for Dust Sampling. U.S. Bur. Mines, Rept. Invest. 3360 (1937).

LOCKHART, L.B. JR., PATTERSON, R.L. JR., ANDERSON, W.L.: Characteristics of air filter used for monitoring airborne radioactivity. NRL Report Nr. 6054, U.S. Naval Research Laboratory, Washington D.C. Mar. 20 (1964).

LÖFFLER, F.: Über die Haftung von Staubteilchen an Faser- und Teilchenoberflächen. Staub — Reinhalt. Luft **28**, 456 (1968).

LÖFFLER, F., MUHR, W.: Die Abscheidung von Feststoffteilchen und Tropfen an Kreiszylindern infolge von Trägheitskräften. Chem. Ing. Techn. **44**, 510 (1972).

LÖFFLER, F., UMHAUER, H.: Eine optische Methode zur Bestimmung der Teilchenabscheidung an Filterfasern. Staub — Reinhalt. Luft **31**, 51 (1971).

MAGUIRE, B.A., BARKER, D., WAKE, D.: Size-selection characteristic of the cyclone used in the Simpeds 70 MK 2 Gravimetric Dust Sampler. Staub — Reinhalt. Luft **33**, 95 (1973).

MAK-Werte 1973. Maximale Arbeitsplatzkowzentrationen gesundheitsschädlicher Stoffe. Bundesamt für Arbeitsschutz und Unfallforschung Dortmund.

MAVROGORDATO, A.: The value of the konimeter. Being an investigation into the methods and results of dust-sampling as at present practised in the mines of the Witwatersrand. Publ. of the South-African Inst. for Med. Research Nr. XVII, Johannesburg (1923).

MAVROGORDATO, A.: A grammar of Witwatersrand silicosis. J. Chem. Met. Min. Soc. S. Afr. **40**, 326 (1939/40).

MAY, K.A.: The cascade impactor, an instrument for sampling coarse aerosols. J. Sci. Instr. **22**, 187 (1945).

MC CRAE, J.: The ash of silicotic lungs. The South-African Inst. for Med. Research. Publ. Nr. III. Johannesburg (1913).

MEGAW, W.J., WIFFEN, R.D.: The efficiency of membrane-filters. Int. J. Air a. Water Poll. **8**, 501 (1964).

MERCER, T.T., STATFORD, R.G.: Impaction from round jets. Ann. Occup. Hyg. **12**, 41 (1969).

MIE, G.: Beiträge zur Optik trüber Medien, speziell kolloidaler Metallösungen. Ann. d. Phys. 4. Folge, **25**, 377 (1908).

MIRGEL, K.H.: Elektrostatische Aufladung von Stäuben. V.D.I. Ber. **19**, 49 (1957).

MOIR, J.: Recent investigations on dust in mine air. J. Chem. Met. Min. Soc. S. Afr. **16**, 3 (1915).

MORROW, P.E., MERCER, T.T.: A Point-to-plate electrostatic precipitator for particle size sampling. Amer. Ind. Hyg. Ass. J. **25**, 8 (1964).

OSEEN, C.W.: Neuere Methoden und Ergebnisse in der Hydrodynamik. Leipzig: Akadem. Verlagsgesellsch. 1927.

OWENS, J.S.: Jet dust counting apparatus. J. Ind. Hyg. Toxicol. **4/5**, 522 (1922/23).

PAGE, R.T.: Constant-flow orifice meters of low capacity. I.E.C. An Ed. **7**, 355 (1935).

PATTLE, R.E.: The retention of gases and particles in the human nose. In: Inhaled particles and vapours (C.N. DAVIES, Ed.), p. 302. Oxford: Pergamon Press 1961.

PAUTHENIER, M., MOREAU-HANOT, M.: La charge des particules sphériques dans un champ ionisé. J. Phys. Rad. **3**, 590 (1932).

PAYNE, A.E., PIROW, H., ROBERTS, F.G.A.: Historical review of mining conditions on the Witwatersrand and the changes which have taken place since the early days of the fields. In: Silicosis Records of the International Conference held at Johannesburg 13–27 August 1930, p. 107. London: P.S. King 1930.

PORSCHKE, H.J.: Ermittlung der Polarität der statischen Elektrizität auf Grubenstaubteilchen. Diss. Bergakademie Clausthal (1958).

RAMSKILL, E.A., ANDERSON, W.L.: The inertial mechanism in the mechanical filtration of aerosols. J. Coll. Sci. **6**, 416 (1951).

RAYLEIGH, Lord: On the transmission of light through an atmosphere containing small particles in suspension and the origin of the blue sky. Phil. Mag. **47**, 375 (1899).

REISNER, M.T.R.: Untersuchungen über die Beziehungen zwischen der Staubexposition und der Pneumokonioseentwicklung im Ruhrkohlenbergbau mit einem Vorschlag für die Arbeitseinsatzlenkung. Beitr. Silikose-Forsch. **95** (1968).

REISNER, M.T.R.: Pneumokoniose und Staubexposition. Ergebnisse epidemiologischer Untersuchungen im Ruhrkohlenbergbau über einen Zeitraum von 10 Jahren. In: Ergebn. v. Unters. auf d. Gebiet d. Staub- und Silikosebekämpfung im Steinkohlenbergbau, Bd. 8, S. 221. Essen: Verl. Glückauf 1971.

REISNER, M.T.R.: Vergleichsmessungen mit gravimetrischen Feinstaub-Probenahmegeräten. In: Ergeb. v. Unters. auf d. Gebiet d. Staub- und Silikosebekämpfung im Steinkohlenbergbau, Bd. 9, S. 53. Essen: Verl. Glückauf 1973.

RENO, S.J.: A comparison of count and respirable mass dust sampling techniques in the granite industry. Presented at the 1966 Annual Meeting Amer. Ind. Hyg. Assoc. Pittsburgh, Pa.

RIMBERG, D.: Penetration of IPC 1478, Whatman 41 and Type 5 G Filter Paper as a function of particle size and velocity. Amer. Ind. Hyg. Ass. J. **30**, 394 (1969).

ROACH, S.A.: Hygiene standards for asbestos. Ann. Occup. Hyg. **13**, 7 (1970).

ROBINS, W.H.M.: The significance and application of shape factors in particle size analysis. Brit. J. Appl. Phys. **5**, Suppl. 3, 82 (1954).

ROSENBLATT, P., LA MER, V.K.: Motion of a particle in a temperature gradient, thermal repulsion as a radiometer phenomenon. Phys. Rev. **70**, 385 (1946).

RÖTTGER, K.: Staubmessung und Staubbekämpfung im Steinkohlenbergbau. Glückauf **109**, 721 (1973).

RUSSELL, A.E., BRITTEN, R.H., THOMPSON, L.R., BLOOMFIELD, J.J.: The health of workers in dusty trades II. Exposure to siliceous dust (granite industry). Public Health Bulletin 187, U.S. Government Printing Office, Washington (1929).

SAXTON, R.L., RANZ, W.E.: Thermal force on an aerosol particle in a temperature gradient. J. Appl. Phys. **23**, 917 (1952).

SCHLIEPHAKE, R.W.: Stand der Entwicklung eines röntgenographischen Routineverfahrens zur Quarzbestimmung in Grubenstäuben des Steinkohlenbergbaus. Staub **21**, 1 (1961).

SCHLIEPHAKE, R.W.: Stand der Entwicklung eines Verfahrens zur quantitativen röntgenographischen Quarzbestimmung in Grubenstäuben des Steinkohlenbergbaus. II. Bericht. Staub **22**, 364 (1962).

SCHLIEPHAKE, R.W., GADE, M.: Quarzbestimmung im Rahmen des betrieblichen Staubmeßverfahrens im Steinkohlenbergbau: II. Analyse der Staubproben mit Hilfe röntgenographischer und ultrarotspektroskopischer Methoden. In: Fortschritte d. Staublungenforschung (H. REPLOH, W. KLOSTERKÖTTER, Hrsg.), S. 501. Dinslaken: Niederrh. Druckerei 1963.

SCHMIDT, K.G.: Die Phasenkontrastmikroskopie in der Staubtechnik. Staub H. **41**, 436 (1955).

SCHMIDT, K.G., HEIDERMANNS, G.: Zur Technik der Staubmikroskopie mit Phasenkontrast und Grenzdunkelfeld. Staub **18**, 236 (1958).

SCHMIDT, K.G., HEIDERMANNS, G.: Untersuchung von Staubproben mit dem Phasenkontrastmikroskop, insbesondere bei Verwendung von Membranfiltern. Staub **19**, 413 (1959).

SCHMIDT, K.G.: Staubbekämpfung in der Gießereiindustrie. 2. Aufl. Düsseldorf: VDI-Verlag 1967.

SCHMITT, K.H.: Untersuchungen an Schwebstoffteilchen im Temperaturfeld. Z. Naturforsch. **14a**, 870 (1958).

SCHÜTZ, A., WOITOWITZ, H.J.: Technische Richtwerte für die zulässige Arbeitsplatzkonzentration von Chrysotil-Asbest. Staub — Reinhalt. Luft **33**, 469 (1973).

SICHEL, H.S.: On the size distribution of airborne mine dust. J. S. Afr. Inst. Min. Met. **58**, 171 (1957).

SILVERMAN, L., LEE, G., PLOTKIN, T., SAWYERS, L.A., YANCEY, A.R.: Air flow measurements on human subjects with and without respiratory resistance at several work rates. Arch. Ind. Hyg. Occup. Med. **3**, 461 (1951).

SMITH, W.J., SURPRENANT, N.F.: Properties of various filtering media for atmospheric dust sampling. Proc. Amer. Soc. Test. Mater. **53**, 1122 (1953).

SMOLUCHOWSKI, M.: Drei Vorträge über Diffusion, Brownsche Molekularbewegung und Koagulation von Kolloidteilchen. Phys. Z. **17**, 557 (1916).

SMOLUCHOWSKI, M.: Versuch einer mathematischen Theorie der Koagulationskinetik kolloider Lösungen. Z. phys. Chem. **92**, 129 (1918).

Spurny, K., Pich, J.: The separation of aerosol particles by means of membrane filters by diffusion and inertial impaction. Int. J. Air a. Water Poll. **8**, 193 (1964).

Spurny, K., Lodge, J.P.: Die Aerosolfiltration mit Hilfe von Kernporenfiltern. Staub — Reinhalt. Luft **28**, 179 (1968).

Spurny, K., Lodge, J.P. Jr., Frank, E.R., Sheesley, D.C.: Aerosol filtration by means of nuclepore filters: Structural and filtration properties. Env. Sci. Techn. **3**, 453 (1969a).

Spurny, K., Lodge, J.P. Jr., Frank, E.R., Sheesley, D.C.: Aerosol sampling by means of nuclepore filters: Aerosol sampling and measurement. Env. Sci. Techn. **3**, 464 (1969b).

Stetter, G.: Staubabscheidung durch Druck- und Thermodiffusion. Staub **20**, 244 (1960).

Stockinger, H.E., Steadman, L.T., Sylvester, G.E., Dzinba, S., la Belle, C.W.: Lobar-deposition and retention of inhaled insoluble particles. Arch. Ind. Hyg. **4**, 346 (1951).

Stöber, W.: Statistical size distribution analysis. Lab. Invest. **14**, 154 (1965).

Stöber, W.: Dynamic shape factors of nonspherical aerosol particles. In: Assessment of airborne particles (T.T. Mercer, P.E. Morrow, W. Stöber, Eds.), p. 249. Springfield/Ill.: Thomas 1972.

Stöber, W., Flachsbart, H.: Size separating precipitation of aerosols in a spinning spiral duct. Env. Sci. Techn. **3**, 1280 (1969).

Straubel, H.: Zum Öltröpfchenversuch von Millikan. Naturwissenschaften **42**, 506 (1955).

Sutton, G.W., Reno, S.J.: Respirable mass concentrations equivalent to Impinger Count Data, Barre, Vt. Granite sheds. Presented at 1968, Annual Meeting, Amer. Ind. Hyg. Assoc. St. Louis, Mo.

Teleky, L.: Bericht über die Ergebnisse der Staubuntersuchungen in England, seinen Dominions und Amerika. Arb. u. Gesundh., Schriftenreihe z. Reichsarbeitsblatt, H. 7. Berlin: Hobbing 1928.

Thomas, K., Stegemann, H.: Darstellung der Fremdstäube aus Lungen und ihre Eigenschaften. Beitr. Silikose-Forsch. **28** (1954).

Thürmer, H.: Der Fraktionierungseffekt im Thermalpräzipitator und seine Folgerungen für ein elektronenmikroskopisches Kornanalysenverfahren. Staub **20**, 6 (1960).

Timbrell, V.: The terminal velocity and size of airborne dust particles. Brit. J. Appl. Phys. **5**, Suppl. 3, 86 (1954).

Timbrell, V.: An aerosol spectrometer and its applications. In: Assessment of airborne particles (T.T. Mercer, P.E. Morrow, W. Stöber, Eds.), p. 290. Springfield/Ill.: Thomas 1972.

Tomb, T.F., Emmerling, J.E., Kellner, R.H.: Collection of airborne coal dust by water spray in a horizontal duct. Amer. Ind. Hyg. Ass. J. **33**, 715 (1972).

Tyndall, J.: On dust and desease. Proc. Roy. Inst. Gt. Br. **6**, 1 (1870).

Walkenhorst, W.: Staubprobenahme mit dem Thermalpräzipitator unter besonderer Berücksichtigung elektronenmikroskopischer Auswertung. Staub H. **40**, 241 (1955).

Walkenhorst, W.: Ein neuer Thermalpräzipitator mit Heizband und seine Leistung. Staub **22**, 103 (1962).

Walkenhorst, W.: Ladungsmessungen an Staubteilchen. Staub — Reinhalt. Luft **31**, 478 (1971).

Walkenhorst, W.: Beitrag der Feinstfraktion bis 1 µm zum atembaren Staub. Staub — Reinhalt. Luft **33**, 307 (1973).

Walkenhorst, W.: Anforderungen an Entstauber und Möglichkeiten zur Realisierung. Staub — Reinhalt. Luft **34**, 300 (1974).

Walkenhorst, W., Bruckmann, E.: Mineralbestimmung an einem nach Teilchengrößen geordnetem Schwebestaub. Staub — Reinhalt. Luft **26**, 221 (1966).

Walton, H.W.: Surveillance of airborne dust concentrations. 9th Commonwealth Mining a Melallurgical Congress, p. 693 (1969).

Walton, H.W.: Mining: Problems and progress in industrial hygiene. 1971 Yant memorial lecture. Amer. Ind. Hyg. Ass. J. **35**, 1 (1974).

Walton, H.W., Woolcock, A.: The suppression of airborne dust by water spray. In: Aerodynamic capture of particles (E.G. Richardson, Ed.), p. 129. Oxford: Pergamon Press 1960.

Watson, H.H.: The sampling efficiency of the thermal precipitator. Brit. J. Appl. Phys. **9**, 79 (1958).

Weibel, E.R.: Morphometry of the human lung. Berlin-Göttingen-Heidelberg: Springer 1963.

Weiss, B., Hosto, K., Boettner, E.A.: Quantitative differential thermal analysis of small dust samples containing quartz. Amer. Ind. Hyg. Ass. J. **34**, 193 (1973).

Westerboer, J.: Zur Routinemessung der Korngrößenverteilung von Feinstaubniederschlägen im Thermalpräzipitator mit Hilfe des Elektronenmikroskops. Staub **20**, 361 (1960).

Westerboer, J.: Zur Physik der Staubabscheidung im Thermalpräzipitator. Staub **21**, 466 (1961).

Westerboer, J.: Elektronenmikroskopische Untersuchung über die Abscheideleistung des Bergbaukonimeters HS im Korngrößenbereich unter 1 Mikron. Staub **22**, 232 (1962).

White, H.J.: Particle charging in electrostatic precipitation. AIEE Trans. **70**, 1186 (1951).

Whytlaw-Gray, R., Patterson, H.S.: Smoke. London: Arnold 1932.

Wijk, van, A.M., Patterson, H.S.: The percentage of particles of different sizes removed from dust-laden air by breathing. J. Ind. Hyg. Toxicol. **22**, 31 (1940).

Wilson, J.B., la Mer, V.K.: The retention of aerosol particles in the human respiratory tract as a function of particle radius. J. Ind. Hyg. Toxicol. **30**, 265 (1948).

Winkel, A.: Vergleichende Staubmessungen an industriellen Arbeitsplätzen und ihre Beurteilung. Staub — Reinhalt. Luft **26**, 2 (1966).

Wright, B.M.: A size-selecting sampler for airborne dust. Brit. J. industr. Med. **11**, 284 (1954).

Wynn, A.H.A., Dawes, J.G.: The size classifications of airborne dusts in mines. Safety in Mines Res. Establ., Research Report Nr. 28 (1951).

Zebel, G.: Coagulation of aerosols. In: Aerosol science (C.N. Davies, Ed.), p. 31. London-New York: Academic Press 1966.

Zebel, G.: Theoretische Betrachtungen zur Trennung der Korngrößen in einem Trägheitsvorabscheider unter Ausnutzung der Reflexion der Teilchen. Staub — Reinhalt. Luft **33**, 104 (1973).

Der Lungenreinigungsmechanismus und dessen Störungen bei Staubbelastung

B. Rasche

Mit 10 Abbildungen

A. Einleitung

An der Lungenreinigung sind im bronchialen Bereich das Flimmerepithel und die schleimbildenden Zellen der Bronchialschleimhaut sowie Drüsenelemente im Tracheobronchialbaum beteiligt. Der Schleim ist ebenfalls ein aktives Element des Lungenreinigungsmechanismus, da er in seiner biochemischen Zusammensetzung und zusammen mit den den Bronchialraum durchwandernden Zellen ein ganzes System von Abwehrmechanismen gegen endogene und exogene Noxen bildet.

Im Bereich des Alveolarraumes kommt der Reinigungsfunktion der monozytären Zellen große Bedeutung zu, die als Alveolarmakrophagen den Hauptanteil inhalierter Fremdstoffe via Bronchialsystem abtransportieren. Unphagozytierte Partikel können dagegen auch auf dem Lymphwege eliminiert und in die mediastinalen Lymphknoten abgelagert werden.

Durch obstruktive Atemwegserkrankungen, starke inhalative Noxen oder hohe Staubbelastung, vor allem durch toxische Stäube, können einzelne am Lungenreinigungsmechanismus beteiligte Elemente gestört oder deren Funktionen reversibel oder irreversibel geschädigt werden.

B. Die Lungenreinigung im bronchialen Bereich

I. Bronchialschleimhaut

1. Flimmerepithel

a) Aufbau

Das für die Lungenreinigung wichtigste Element im Epithel der Bronchialmucosa ist das mehrreihige *Flimmerepithel mit Becherzellen*. Dessen Höhe nimmt von der Trachea peripherwärts ab, wird in den Bronchien einschichtig und geht von dort übergangslos in das Epithel der Bronchioli ein. Hier werden Becherzellen nur noch vereinzelt gefunden und fehlen in den Bronchioli terminales vollständig, während Flimmerzellen bis in die Bronchioli alveolares reichen können (Hayek, 1953).

Flimmer- und Becherzellen haften mit fadenförmigen Fortsätzen fest an der Basalmembran, wobei die einzeln liegenden Becherzellen jeweils mit einem Kranz von Flimmerzellen umgeben sind. Die Flimmerhaare der Flimmerzellen haften zusätzlich auf einer Cuticularmembran, die die einzelnen Cilien miteinander verbindet, wodurch unter anderem der Flimmerstrom gesteuert wird (Hayek, 1953; Gieseking, 1971).

Einschließlich der flimmerlosen, sekretproduzierenden Clarazellen, der Nervenendigungen, die als Chemorezeptoren angesehen werden, und den intrazellulären Zwischenräumen, die von Leukozyten und Mastzellen durchwandert werden, ist das gesamte Epithelzellensystem formbar und mit der Kontraktion der Bronchialmuskulatur verschiebbar (Hayek, 1953).

An die Schleimhaut angeschlossen finden sich von der Trachea bis zu den kleinsten Bronchien *Drüsen*, deren Endstücke *muköse Schläuche* und *seröse Acini* darstellen. Deren Epithel besteht wiederum aus mit Becherzellen durchsetztem Flimmerepithel. Flimmerzellen können bis an die Schleimschläuche reichen (Hayek, 1953; Reid, 1971). In den Drüsenausführungsgängen werden Ansammlungen von Lymphozyten gefunden (Reid, 1971; Hayek, 1953).

b) Funktion

Die wesentliche Funktion des Flimmerepithels besteht im Abtransport von Schleim und den darin enthaltenen Zellelementen und Staubteilchen. Die Flimmerzellen bewegen sich im allgemeinen in Richtung Kehlkopf. Sie bewegen sich jedoch nicht innerhalb der Schleimschicht, sondern innerhalb einer unter der Schleimschicht gelegenen serösen Flüssigkeit mit niedriger Viskosität, die von den Clarazellen produziert wird und wahrscheinlich durch seine Oberflächenaktivitäten wie ein gleichmäßiger Strom wirkt.

Die Cilien berühren die zu transportierende Schleimschicht nur mit ihren äußersten Enden an deren Unterseite und rollen den Schleim quasi vorwärts. Das ermöglicht eine sehr schnelle Flimmerbewegung; sie soll z.B. beim Menschen 3 bis 10 Schläge/sec erreichen (Hayek, 1953; Gieseking, 1971; Antweiler, 1956; Iravani, 1971b).

In den letzten Jahren ist eine neue Methodik entwickelt worden, die es erlaubt, das gesamte Bronchialsystem eines Versuchstieres freizulegen und bei entsprechender Energieversorgung in vitro über einen längeren Zeitraum zu erhalten (Dalhamn, 1970b; Iravani, 1969; Iravani, 1971b, c; Iravani u. van As, 1972; Rylander, 1966). Dieses Modell erlaubt eine direkte Untersuchung des *mucociliären Mechanismus* auch an einzelnen Abschnitten des auf diese Weise natürlich erhaltenen Bronchialbaumes gleichzeitig und hat viel zur Erkenntnis der Wechselbeziehung Cilientätigkeit — Schleimtransport im normalen und geschädigten Bronchialsystem beigetragen (Iravani, 1971a, b; Iravani u. van As, 1972; Iravani, 1973;

Dalhamn, 1956; Camner *et al.*, 1973b; Rylander, 1966).

Dabei konnte beobachtet werden, daß beim normalen Rattenbronchus unterschiedlich große Gruppen von Flimmerzellen, wahrscheinlich durch mechanische Interferenz, eine jeweils koordinierte Flimmertätigkeit ausführen. Diese Ciliengruppen werden als *metachrone Felder* bezeichnet (Iravani, 1969; Iravani u. Schüler, 1971; Iravani, 1971c; Iravani u. van As, 1972; Gieseking, 1971). Die Frequenz der Cilienbewegung sowie auch deren Richtung differierten selbst bei benachbarten Feldern von einem metachronen Feld zum anderen, blieben aber untereinander streng synchron und änderten sich im gesunden Bronchialbaum über die Untersuchungszeit nicht. Die Cilienfrequenz ist abhängig von der Körpertemperatur und der sie umgebenden Feuchtigkeit (Dalhamn, 1970b; Iravani, 1969; Iravani u. Schüler, 1971; Iravani u. van As, 1972).

Die erwähnte Methodik erlaubt auch die Beobachtung des eigentlichen Schleimtransportes. Im Gegensatz zu der Lehrmeinung, daß ein ununterbrochener Schleimteppich gleichmäßig die Mucosa überzieht und damit auch einen antibakteriellen Schutzfilm bildet (Hayek, 1953), hat sich bei dieser Präparation gezeigt, daß der Schleim in sogenannten Plaques verschiedener Größe transportiert wird (Iravani, 1969; Iravani u. Schüler, 1971; Iravani, 1971b, c; Iravani u. van As, 1972).

Die Transportrichtung verläuft im gesunden System zum Kehlkopf, jedoch werden die Schleimplaques durch die unterschiedlich metachronen Cilienfelder kurvenreich und senkrecht bis schräg zur Bronchialachse geschoben (Iravani, 1969; Iravani u. Schüler, 1971; Iravani, 1971b; Iravani u. van As, 1972; Antweiler, 1956).

Jeder Schleimplaque besteht aus einer Anzahl einzelner Flocken unterschiedlichen Durchmessers, die zwar eine Art elastischen Zusammenhang haben, sich jedoch uneinheitlich zueinander und voneinander fortbewegen können. Dadurch ändert sich die Form der Schleimplaques während des Transportes ständig. Einzeln liegende Schleimflocken vereinigen sich oft auf der Transportstrecke zu einem Plaque. Bei der Ratte waren spätestens 20 min nach Erwärmung des Präparates alle z.Z. der Tötung

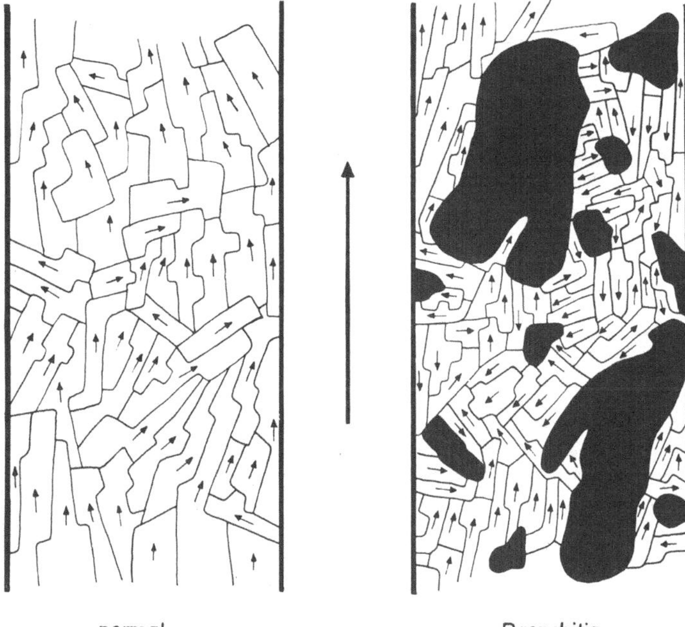

Abb. 1. Schema des Schleimtransportes auf dem normalen
Bronchialepithel und dem Epithel eines bronchitischen Herdes.
Der mittlere Pfeil zeigt die craniale Richtung an. Die kleinen
Pfeile geben die Richtung des
Schleimtransportes auf den einzelnen metachronen Feldern
wieder. Dunkle Zonen: Inaktive
Areale. Bei Bronchitis wird der
Schleim auf einigen metachronen Feldern auch nach caudal
bewegt (IRAVANI, 1971 c)

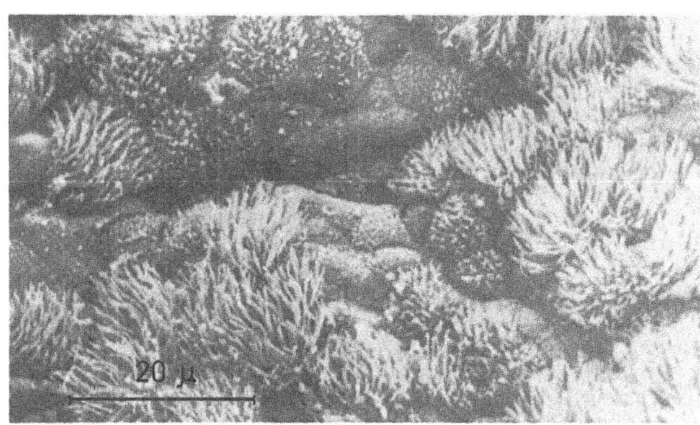

Abb. 1 a. Regeneriertes Flimmerepithel 16 Tage nach inhalativer
Provokation (DALHAMN, 1956)

vorhandenen Schleimplaques eliminiert (IRA-
VANI, 1971 b).

Etwa eine Stunde nach der ersten Schleim-
elimination konnten auch in vitro zunächst
einzelne opake Grana beobachtet werden,
welche als Ausgangsmaterial für neue
Schleimflocken anzusehen sind (s. S. 75)
(GIESEKING, 1971; IRAVANI, 1971 b). Die Produktion dieser Grana verlief, ausgehend von
der Trachea, allmählich bis zu den distal gelegenen Atemwegsabschnitten. Die entstandenen Schleimflocken wiederum agglutinier-
ten zu neuen Plaques, um dann relativ gleichmäßig, entsprechend den metachronen Feldern, bis zum Ende der Beobachtungszeit

(etwa 3 Std) in Richtung Kehlkopf geflim-
mert zu werden (IRAVANI, 1971 b).

Entsprechend den anatomischen Verhältnissen nimmt die Schleimproduktion zu den
peripheren Atemwegen hin stark ab. Die Geschwindigkeit des Transportes steigt in Richtung Trachea stark an und ist dort 20- bis
40mal größer als in den entfernten Bronchiolen. Es wird diskutiert, ob der Reiz zu schnel-
lerer Cilientätigkeit vom umgebenden Sekret
abhängt, über dessen Zusammensetzung bisher bekannt ist, daß es vorwiegend Lipo-
proteine enthält (ANTWEILER, 1956; IRAVANI,
1971 c; DALHAMN, 1956; DALHAMN, 1970 b;
GIESEKING, 1971; REID, 1971).

An Engpässen im Strombett, wie z.B. an den Verzweigungen im Bronchialbaum, stieg die Frequenz der Flimmertätigkeit und damit die Geschwindigkeit des Schleimtransportes. Entsprechend dem Einengungsgrad ließen sich unterschiedliche Transportgeschwindigkeiten in den einzelnen Abschnitten von peripher nach tracheal beobachten (IRAVANI u. VAN AS, 1972).

c) Veränderungen des Schleimtransportes bei allgemein pathologischen Prozessen und durch Pharmaka

Die Störungen der Flimmertätigkeit bei akuter und chronischer Atemwegsentzündung sind ebenfalls mittels der oben beschriebenen Präparation des Rattenbronchus beobachtet worden (CAMNER et al., 1973b; IRAVANI, 1971a, b, 1973; IRAVANI u. VAN AS, 1972).

Die akute Bronchitis wurde bei den Ratten durch Schneuzen, Röcheln und Dyspnoe erkannt, ohne daß im Bronchialsystem bereits histologische Veränderungen auftraten. Obwohl die Flimmerbewegung bei diesen Tieren durch den vermehrten Schleim im ganzen lebhafter wirkte, zeigten sich im einzelnen starke Störungen der Flimmertätigkeit im gesamten Tracheobronchialraum. Die metachronen Felder waren relativ klein und wurden durch inaktive Zonen voneinander getrennt. Es wurden Ciliengruppen beobachtet, die eng benachbart waren, jedoch völlig unkoordinierte Bewegungen ausführten. Einzelne Cilien pendelten isoliert ungezielt hin und her. Bei einem Teil der metachronen Felder verlief die Schlagrichtung nach peripher. Durch den gestörten Flimmermechanismus wurden die Schleimflocken ohne erkennbare Ordnung hin- und herbewegt. Drei bis vier Wochen nach Abklingen der akuten Entzündung blieben Regionen unterschiedlicher Ausdehnung zurück, in denen einzelne Flimmerzellen oder Flimmerzellgruppen mit gestörtem Flimmermechanismus lokalisiert waren. Diese wurden bei histologischen Untersuchungen bereits als bronchitisch-peribronchitische Herde gesehen (IRAVANI, 1971b, c).

Bronchuspräparate älterer Ratten mit *manifestem Atemwegskatarrh* und histologisch stark ausgeprägter Bronchitis mit Peribronchitis wurden als Modell für die Flimmertätigkeit bei der chronischen Bronchitis herangezogen. Dabei wurden Areale gefunden, in denen keine oder stark herabgesetzte Cilientätigkeit zu beobachten war. Daneben imponierten solche mit anscheinend normalem bis verstärktem Flimmerstrom. Im ganzen zeigte sich in verstärktem Maße in den ausgedehnten bronchitischen Herden die gleiche Unordnung der Flimmertätigkeit wie bei der akuten Bronchitis in den Zonen, in denen Wandverdickungen zu erkennen waren. Durch die gehemmte und z.T. ungeordnete Cilientätigkeit fanden sich großflächige Schleimplaques, die teilweise fest am Epithel klebten, teilweise abgewaschen werden konnten, wodurch die teils ungeordnete Flimmerbewegung wieder sichtbar wurde. Besonders an den Verzweigungen der großen Atemwege sah man bei Wandverdickungen feste Schleimpfropfe auf dem unbeweglichen

Epithel. An Stellen mit aktivem Flimmerschlag war der Schleimtransport sehr lebhaft, jedoch rotierten die Schleimplaques durch den ungeordneten Flimmerstrom oft auf der Stelle. Bei Umkehr der Schlagrichtung einzelner metachroner Felder kam es zum Treffen peripher und cranial wandernder Schleimplaques, was für die Sekretelimination besonders nachteilig war.

In Bereichen normaler Flimmertätigkeit wurden jedoch große Plaques über die inaktiven Stellen hinweggezogen und mit verstärkter Flimmerfrequenz eliminiert. Trotz des verstärkten Schleimtransportes in gesunden Feldern war jedoch der Nettoabtransport der großen Schleimmassen im ganzen geringer als im gesunden System (IRAVANI, 1971b, c). Für Therapiemöglichkeiten wurden Versuche mit Pharmaka beschrieben, welche die Flimmertätigkeit aktivieren und die Viskosität des Schleims herabsetzen (IRAVANI, 1971d; IRAVANI u. MELVILLE, 1974a).

d) Veränderungen des Schleimtransportes durch inhalative Belastung

Toxische Gase sowie Zigarettenrauch wirkten sich ebenfalls negativ auf die Flimmertätigkeit aus. Es wurden bei langzeitiger Rauchexposition auch Zonen mit inaktiver Cilientätigkeit gefunden, so daß der Abtransport des vermehrten Schleimes trotz erhöhter Schlagfrequenz der aktiven Flimmerzellen im ganzen behindert war. Bei zusätzlicher Bronchitis, Staubbelastung oder Pneumokoniose könnte eine negative Vorbelastung des Systems bereits erschwerend wirken (DALHAMN, 1956, 1970a; CAMNER u. PHILIPSON, 1971; IRAVANI u. MELVILLE, 1974b).

So war auch die Elimination von Stäuben durch die Schleimhaut bei bronchitischen Tieren gegenüber gesunden behindert. In Arealen mit gestörter Flimmertätigkeit lagerten sich Staubaggregate ab, während im gesunden System eine schnelle Reinigung selbst bei extrem hoher Staubexposition beobachtet werden konnte (ANTWEILER, 1956; CAMNER u. PHILIPSON, 1971; IRAVANI u. WELLER, 1968; KLOSTERKÖTTER, 1956). Die Flimmertätigkeit verstärkte sich mit der Höhe der Staubkonzentration und paßte sich in ihrer Aktivität den größeren Schleimmassen, die durch den Reiz gebildet werden, an (ANTWEILER, 1956; IRAVANI u. WELLER, 1968; KLOSTERKÖTTER, 1956).

Direktes Aufbringen von Quarz auf die Bronchialschleimhaut durch intratracheale Injektionen bzw. Quarzinhalationen führte zu gewissen Veränderungen der Bronchialschleimhaut (IRAVANI u. WELLER, 1968; ANTWEILER, 1956). Je nach Art der Versuchstiere und der Versuchsanordnung wurden

Atrophien der Mucosa beschrieben, auch wurden metaplastische Zonen gefunden, die für die Flimmertätigkeit und den Schleimabtransport ein Hindernis bedeuteten und als Nährboden für bakterielle Prozesse angesehen werden können. Andere Autoren beobachteten lediglich Hyperplasie und Hypertrophie der Schleimhautelemente (ANTWEILER, 1956; CAMNER u. PHILIPSON, 1971; DHOM u. SAUER, 1967; GIESEKING, 1971; IRAVANI u. WELLER, 1968; KLOSTERKÖTTER, 1956). In jedem Falle wurde eine deutliche Vermehrung der Becherzellen und damit der Schleimproduktion beobachtet. Sie sollen sogar bei massiver Bestaubung gegenüber den Flimmerzellen überwiegen (DHOM u. SAUER, 1967; GIESEKING, 1971). Quarz wird ebenso schnell eliminiert wie inerter Staub, wobei die erhöhte Schleimproduktion als Transportband für Quarzteilchen oder staubbeladene Zellen dient; jedoch ist gleichzeitige Bronchitis als zusätzlicher Faktor für Schleimproduktion nicht förderlich für den Abtransport, da durch die Entzündung der Schleimhaut, wie schon dargelegt wurde, die Flimmertätigkeit in Unordnung gerät (ANTWEILER, 1956; IRAVANI u. WELLER, 1968; KLOSTERKÖTTER, 1956). Bei chronischer Quarzbestaubung, die zur Ausbildung einer histologisch gesicherten Silikose mit stark verdickter Bronchialwand führte, fanden sich ebenfalls metaplastische Zonen sowie Regionen mit inaktiver Flimmertätigkeit, die denen bei der chronischen Bronchitis glichen (IRAVANI u. WELLER, 1968). Jedoch wurde 6 Monate nach Quarzexposition in fast allen Flimmerepithelzonen normale Flimmertätigkeit gefunden, sowohl was die Zahl der aktiven Zellen als auch die Flimmerfrequenz und den Schleimfluß anbetraf. Die zunächst durch die Quarzexposition entstehenden Schleimhautveränderungen scheinen sich weitgehend zurückzubilden, und noch zu eliminierender Staub kann ohne auffällige Veränderungen abtransportiert werden (IRAVANI u. WELLER, 1969; DHOM u. SAUER, 1967) (s. S. 76). Bei all diesen Untersuchungen im Tierexperiment wurde mit Staubkonzentrationen gearbeitet, welche weit über den Staubgrenzwerten an staubgefährdeten Arbeitsplätzen liegen, so daß es in der menschlichen Lunge unter üblichen Bedingungen nicht zu Veränderungen der Schleimhaut zu kommen braucht. Eine Überbelastung des Flimmerepithels könnte nach augenblicklichen experimentellen Kenntnissen nur unter extremen Bedingungen oder zusätzlichen Belastungen, wie Katarrh oder Rauchen, möglich sein (ANTWEILER, 1956; IRAVANI u. WELLER, 1968; IRAVANI, 1971 b, 1973).

2. Schleimbildende Zellen

a) Normale Schleimbildung

Der Schleim wird einmal von den *Becherzellen im Bronchialepithel* produziert und zum zweiten von *schleimbildenden Endzellen an den mucösen Schläuchen der Schleimdrüsen* des Tracheo-Bronchialraumes (GIESEKING, 1971; HAYEK, 1953; LAMB u. REID, 1968; REID, 1971). Untersuchungen, bei denen das Auftreten neuer Becherzellen durch Pharmaka stimuliert wurde, sagen einiges über Entstehung und Aktivität dieser Zelltypen aus (GIESEKING, 1971). Offenbar werden Becherzellen unmittelbar in der Basalzellschicht des Bronchialepithels gebildet. Neben den wenig differenzierten Basalzellen werden nach Stimulation Zellen sichtbar, die sich durch besondere Aktivierung aller Zellorganellen (Golgi-Apparat, Mitochondrien) unterscheiden und aufgrund dieser veränderten Feinstruktur für die Synthese von Glucoproteinen prädestiniert zu sein scheinen. Sie nehmen im Laufe ihrer Entwicklung an Volumen zu und schieben sich allmählich gegen die Oberfläche des Bronchialepithels vor, wobei bereits Kondensationsprodukte zu beobachten waren, die als Ausgangsprodukte für die Schleimbildung angesehen werden (s. S. 73) (GIESEKING, 1971; IRAVANI, 1971 c). Die ausgereiften Zellen schieben das Sekret in Form eines Tropfens kolbenförmig zum apikalen Zellpol. Während die Becherzellen im Reifestadium noch von Cilien der Flimmerzellen überlagert sind, werden die ausgereiften Becherzellen bei zunehmender Schleimsynthese mehr und mehr in die Bronchiallichtung vorgeschoben. Das Sekret nimmt in den ausgereiften Becherzellen flokkigen Charakter an (GIESEKING, 1971; DHOM u. SAUER, 1967). Während im Reifestadium der Becherzellen nur neutrale Glucoproteine nachgewiesen werden konnten, soll nach den histochemischen Untersuchungen der Ein-

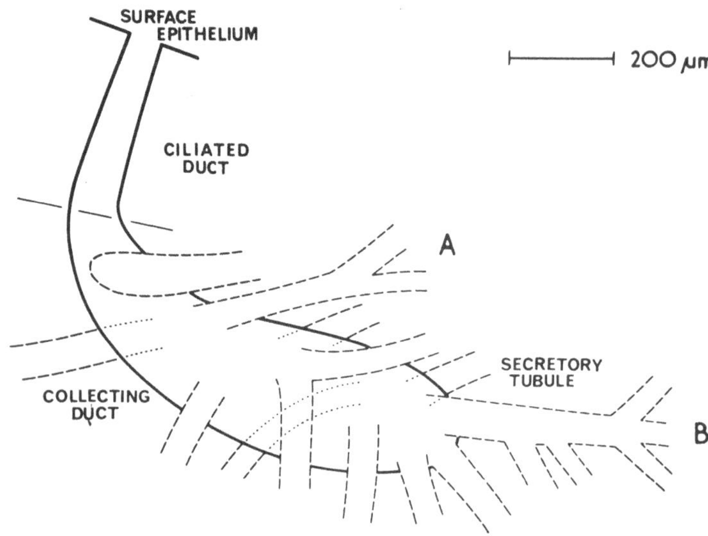

Abb. 2. Maßstäblich gezeichnete graphische Rekonstruktion des Sammelkanals und seiner Hauptzweige in einer menschlichen Bronchialdrüse. Die Linien stellen die Grundmembranen der Kanäle und Röhrchen dar. Es werden 13 Hauptausscheidungsröhrchen gezeigt; außerdem entstehen 4 rudimentäre Röhrchen (nicht dargestellt) vom Sammelkanal aus zwischen seinem Ansatz aus dem Flimmerkanal sowie dem ersten Sekretröhrchen (Reid, 1971)

bau saurer Radikale erst in der ausgereiften Zelle erfolgen. Damit soll eine Hydratation des Schleims verbunden sein, die zur Quellung der gesamten Zelle führt. Das Grundcytoplasma wird in diesem Stadium unsichtbar, wahrscheinlich aufgelöst, und die apikale Zellmembran bricht auf. Der gebildete Schleim kann so sezerniert werden. Lysosomale Enzyme sollen an diesem Vorgang aktiv beteiligt sein (Gieseking, 1971; Havez et al., 1967a, 1967b).

Die schlauchförmigen Schleimdrüsen des Tracheo-Bronchialraums haben, ausgehend vom Oberflächenepithel, einen mit Flimmerepithel besetzten Teil, dem sich ein verzweigter Exkretionskanal anschließt, in dem die Sekretion gesammelt wird. Am Ende der Verzweigungen finden sich die eigentlichen sekretorischen Tubuli, die sowohl mit Sekret als auch mit schleimbildenden Zellen ausgestattet sind (Hayek, 1953; Reid, 1971).

Es wurde gefunden, daß die Zusammensetzung des glandulär gebildeten Schleims betreffs seiner Glucoproteinstruktur starken individuellen Schwankungen unterliegt. Nach den histochemischen Befunden wurden 6 verschiedene Zelltypen identifiziert, die an der Produktion des Drüsensekrets beteiligt sind; deren Synthesemuster scheint jedoch beschränkt zu sein, und die Menge der produzierten Mucinmoleküle soll von bestimmten exogenen Bedingungen abhängig sein (Gieseking, 1971; Havez et al., 1967b; Havez u. Biserte, 1968; Reid, 1971; Voisin

et al., 1968). Dabei kann sich die Zusammensetzung der im Exkretionskanal gesammelten Mucine individuell verändern und mit ihrer unterschiedlichen biochemischen Zusammensetzung auch deren Viskosität (Havez u. Biserte, 1968; Reid, 1971). Nach den vorliegenden Untersuchungen sollen glandulär vor allem saure Glucoproteine gebildet werden, die in den einzelnen Zellen in der Zusammensetzung ebenfalls differieren (Gieseking, 1971; Reid, 1971). Bei Neugeborenen überwiegen bereits saure Glucoproteine. Außerdem konnte nachgewiesen werden, daß radioaktiv markiertes Sulfat lebhaft von den schleimbildenden Zellen der Tubuli aufgenommen wird (Reid, 1971). Die serösen Drüsenepithelien enthalten vor allem hydrolytische Fermente, die im normalen Bronchialschleim die Viskosität und die biochemische Zusammensetzung des Mucus in einem günstigen Gleichgewicht halten (Gieseking, 1971; Havez u. Biserte, 1968; Reid, 1971; Voisin, 1968).

b) Dyskrinie bei allgemein pathologischen Prozessen und unter Staubbelastung

Pathologische Veränderungen im Bronchialraum gehen meistens mit histologischen Veränderungen der schleimproduzierenden Zellen, der Menge der Schleimproduktion und seiner biochemischen Zusammensetzung einher (s. S. 75). Die Becherzellen sind bei pathologischen Prozessen im Bronchialbereich zur mitotischen Teilung befähigt und treten dann erheblich vermehrt auf (DHOM u. SAUER, 1967; GIESEKING, 1971; HAYEK, 1953; HAVEZ u. BISERTE, 1968; LAMB u. REID, 1968; POLICARD, 1967; REID, 1971; VIDAL et al., 1968). Die chronische Bronchitis ist im Bereich des Bronchialepithels, vor allem durch die Hyperplasie der Becherzellen, gekennzeichnet. Dadurch kommt es vor allem zur *Hypersekretion* (s. S. 74). Das am Ende als „Sputum" expektorierte Material ist eine Zusammensetzung von interzellulärem Durchtritt entzündlicher Exsudation, Entzündungszellen, Zellnekrosen, Keimen und dem durch die Hypersekretion vermehrten Schleim. Durch biochemische Veränderungen der Mucine können Zusammensetzung und Viskosität verändert werden (HAVEZ et al., 1967a, b; HAVEZ u. BISERTE, 1968; LAMB u. REID, 1968; REID, 1971; VOISIN, 1968). Bei hochgradig entzündlichen Reizen wurde eine überstürzte Ausschüttung von Glucoproteinvorstufen aus unreifen Becherzellen beobachtet (GIESEKING, 1971). Auch in den mucösen Drüsen kann es zur Hyperplasie der schleimproduzierenden Zellen kommen. Das Verhältnis der hydrolytischen Fermente aus den serösen Drüsenzellen scheint zuungunsten der erhöhten Schleimproduktion aus dem Gleichgewicht zu geraten, wodurch sich die Viskosität des Schleims ebenfalls erhöhen kann (DHOM u. SAUER, 1967; GIESEKING, 1971; KLOSTERKÖTTER, 1956; REID, 1971).

Beim *Bronchialasthma* wurde Hyperplasie des Bronchialepithels und der Drüsenzellen beobachtet. Der vermehrte Auswurf ist eiweißreich und zäh und weniger wasserreich als normaler oder bronchitischer Schleim, wodurch die Ventilation zusätzlich behindert wird (HAVEZ et al., 1967b; VIDAL et al., 1968; VOISIN, 1968; VOISIN et al., 1968). Bei *Tumoren* richtet sich die Form der Dyskrinie nach dem Bereich der überwachsenen schleimproduzierenden Epithelregionen. Der Bronchialschleim ist hierbei unauffällig, meist reichlich, besteht überwiegend aus neutralen Mucinen und ist von geringer Viskosität (ASSELAIN et al., 1968; HAVEZ et al., 1967b; VIDAL et al., 1968). *Mucoviscidose* beruht auf einer pathologischen Veränderung der Schleimbildung, wobei unter Abwesenheit neutraler Mucine eine Überproduktion saurer Mucine beobachtet wurde. Dadurch sollen die gehäuften Infektionen zu erklären sein (VIDAL et al., 1968; VOISIN, 1968; ROUSSEL et al., 1968a).

Nach längerer Staubbelastung, z.B. Quarzexposition, kommt es vor allem in den Bronchioli ebenfalls zu einer gewissen Hypertrophie und Hyperplasie der schleimbildenden Zellen, verbunden mit erhöhter Schleimproduktion. Die auftretenden Metaplasien und Dyskrinien im Bronchialepithel nach Quarzexposition werden jedoch als nicht spezifisch für die Wirkung pneumokonioseerzeugender Stäube angesehen, sondern treten bei allen möglichen Reizen und inhalativen Belastungen auf (DHOM u. SAUER, 1967; KLOSTERKÖTTER, 1956). Während bei Langzeitbestaubung mit silikogenen Stäuben die Staubretention, d.h. die Ablagerung von nicht abtransportiertem Staub, im Lungenparenchym bereits zunimmt, bildet sich die anfänglich durch den Staubreiz erfolgte Dyskrinie jedoch eher wieder zurück (DHOM u. SAUER, 1967; KLOSTERKÖTTER, 1967b).

Durch Staubreiz verursachte Hypersekretion soll durch hydrophile Stäube wie Quarz oder Aerosil stärker als durch hydrophobe Stäube, wie z.B. Kohle, angeregt werden. Hy-

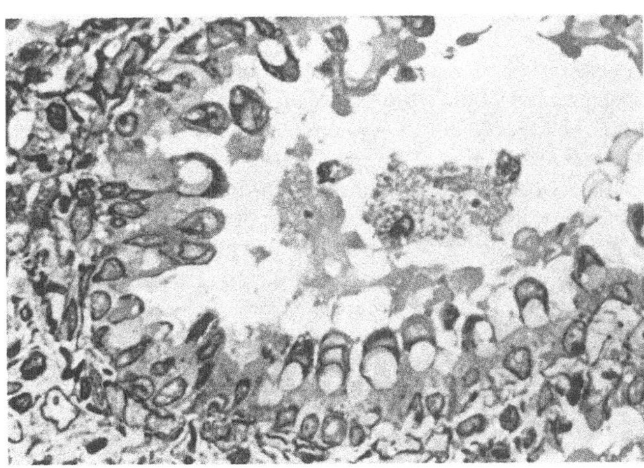

Abb. 3. Metacrylat, Versilberung nach Movat. 250fach, Keulenzellen nach Staubexposition mit lumenwärts verschobenen, halbmondförmigen Kernen, die kappenartig großen Vakuolen aufsitzen (DHOM u. SAUER, 1967)

drophile Stäube sinken aufgrund ihrer chemischen Eigenschaften tiefer in den Schleimfilm ein (Antweiler, 1956; Dhom u. Sauer, 1967; Gersing, 1956).

II. Bronchialschleim

1. Zusammensetzung

Da der Bronchialschleim eine inhomogene Zusammensetzung aus verschiedenen Sekreten und Transsudaten darstellt, ist er bezüglich seiner biochemischen Eigenschaften schwer zu klassifizieren (s. S. 76). Um zu einer Übersicht zu kommen, kann man grob in eine *wäßrige Phase,* welche vor allem Proteine aus dem Bronchialepithel, Plasmaproteine und Enzyme enthält, sowie in eine *schleimige, fibrilläre Phase,* die sich aus verschiedenen Glucoproteinen zusammensetzt, unterteilen (Reid, 1971; Voisin, 1968; Havez et al., 1967a; Havez et al., 1967b; Havez u. Biserte, 1968; White et al., 1959; Brogan, 1960). Beide Phasen zusammen bilden ein ganzes System verschiedener Abwehrmechanismen gegen die unterschiedlichsten endogenen und exogenen Noxen. In Verbindung mit diesem System kommt auch den Leukozyten, vor allem den eosinophilen Zellen, und den Makrophagen im Bronchialschleim eine aktive Rolle zu (Nicolas, 1964; Voisin, 1968; Buccon-Gibod, 1974; Collet, 1967; Roussel et al., 1971).

Bei den bronchialeigenen Proteinen wird neben dem antibakteriellen Transferrin aus Phagocyten dem *sekretorischen IgA* besondere Bedeutung für die Immunabwehr zugesprochen. Dieser IgA-Typ unterscheidet sich vom Plasma-IgA durch seine Molekülgröße (Voisin, 1968; Rasche u. Ulmer, 1971; Rasche et al., 1973a; Bonomo et al., 1967; Alford, 1968; Alford, 1969; Zedda et al., 1969; Rasche et al., 1972; Bürgi u. Medici, 1970; Masson u. Heremans, 1968; Bürgi, 1971; South et al., 1968). Zwei, wahrscheinlich durch die Zirkulation eingewanderte, IgA-Moleküle des Serumtyps werden durch ein sogenanntes *Transport-piece* oder *secretory-piece* miteinander verbunden. Dieses wird im Epithel sezernierender Drüsen gebildet und vervollständigt den immunologisch aktiven Komplex. Personen ohne oder mit nur geringen Konzentrationen an sekretori-

schem IgA sollen besonders anfällig für chronische Atemwegserkrankungen sein (Humphrey u. White, 1971; Lewis et al., 1971; Bürgi, 1971; Anzai et al., 1963; Keimowitz, 1964). Von den bronchialeigenen Enzymen sind vor allem die *Proteasen* bekannt, die aus Leukozyten und wahrscheinlich auch Bakterien freigesetzt werden und sozusagen eine Doppelrolle spielen. Einesteils bestimmen sie als gewebseigene Mucolytica die Zähigkeit des Bronchialschleims mit, welche durch die Länge der Glucoproteinketten gekennzeichnet ist, andererseits können sie auch Zellen und Gewebe andauen und dadurch pathologische Wirkungen hervorrufen (Voisin, 1968; Hochstrasser et al., 1974a; Lieberman u. Gawad, 1971; Lieberman et al., 1969). Zum Schutz dieses Systems ist ein schleimhautspezifischer, niedermolekularer *Proteaseninhibitor* gegenwärtig, der im gesunden Bronchialraum die Proteasenaktivität reguliert (Reichert et al., 1972; Rasche, 1974; Hochstrasser et al., 1974b; Hochstrasser et al., 1972). Das esterolytische Kallikrein soll ebenfalls im Drüsenepithel des Bronchialbereichs gebildet werden und aktiv an der Sekretolyse beteiligt sein (Voisin, 1968; Havez et al., 1967b). Außerdem findet man praktisch alle Plasmaproteine in verschiedenen Konzentrationen im Bronchialschleim, vor allem die Immunglobuline A, G und M sowie die humoralen Proteaseinhibitoren und Enzyme aus dem Zell- und Bakterienstoffwechsel (Bürgi u. Medici, 1970; Rasche et al., 1972; Rasche et al., 1973a; Rasche u. Ulmer, 1971; Szabó et al., 1973; Lewis et al., 1971; Voisin, 1968; Havez et al., 1967b; Cardella et al., 1974; Galy u. Quincy, 1968; Bürgi, 1971).

Die eigentliche *fibrilläre Struktur des Mucus* besteht aus wasserunlöslichen hydrophilen Gelen vom Glucoproteintyp. Sie enthalten alle gemeinsam unterschiedliche Ketten von Hexosaminen und Neuraminsäure. Bisher wurden drei verschiedene Glucoproteintypen aus dem Bronchialschleim isoliert, die neutralen, die carboxylierten und die sulfatierten, die in verschiedener Anordnung und Zusammensetzung die Schleimketten bilden (Havez et al., 1967b; Havez u. Biserte, 1968; Lamb u. Reid, 1968; Degand et al., 1968; Voisin et al., 1968). Sie unterliegen dem Angriff von Proteasen innerhalb ihrer Peptidketten sowie von Neuraminidasen aus

Bakterien innerhalb der Neuraminsäureketten und zusätzlich kohlehydratspaltenden Fermenten, die vor allem aus dem Bakterienstoffwechsel stammen. Durch die Fermentwirkung können sich Kettenlänge und Struktur sowie der Anteil der einzelnen Glucoproteintypen ändern (VOISIN, 1968; HAVEZ et al., 1967b; LAMB u. REID, 1968; RANDOUX et al., 1968). Über die Herkunft der einzelnen Glucoproteine gibt es unterschiedliche Aussagen; so sollen nach Ansicht einer Autorengruppe die carboxylierten (sialo) Mucine vorzugsweise aus den Becherzellen, die sauren Mucine aus den Acini stammen, die neutralen Glucoproteine, die den Charakter der Blutgruppenproteine haben, sollen in den schleimbildenden Drüsen des Bronchialepithels gebildet werden (LAMB u. REID, 1968; REID, 1971). Andere Autoren fanden aber auch saure Mucine im Bereich der Becherzellen (GIESEKING, 1971). Wasser, Serumproteine, biogene Amine und Enzyme können sich an die aktiven Endstellen der fibrillären Strukturen anlagern (HAVEZ et al., 1967b; RASCHE u. ULMER, 1972; VOISIN, 1968; ROUSSEL et al., 1968b).

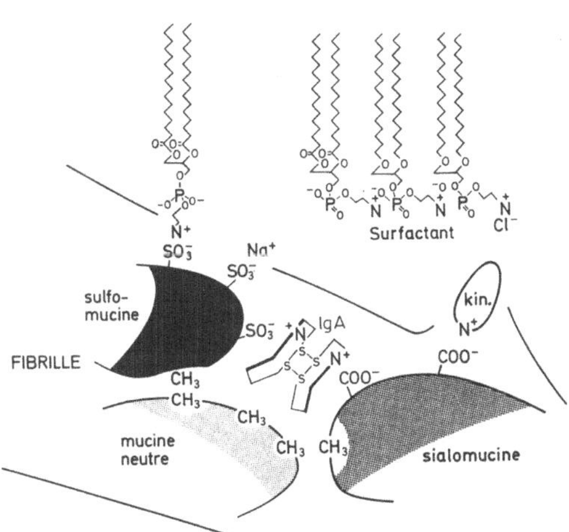

Abb. 4. Intervenierende Elemente in der Faserstruktur bronchitischen Schleims. Nur die charakteristischen chemischen Gruppen der verschiedenen Schleimkomponenten sind schematisiert: Fucose mit der Methylgruppe (CH_3), Sulfomucine mit den Sulfatgruppen (SO_3^-) und Sialomucine mit den Karboxylgruppen (COO^-). Die beiden Dipalmitoyl-Lezithine — frei und gebunden — sind gleichermaßen vertreten. Wir haben die Aktion der Proteine durch eine sehr vereinfachte Struktur von IgA-Globulin symbolisiert. Die Aktion der Sialomucine auf Kinine überträgt die biologische Aktivität des Schleims (HAVEZ u. BISERTE, 1968)

2. Veränderungen in der Zusammensetzung bei pathologischen Prozessen und durch Pharmaca

Veränderungen in der Zusammensetzung des Bronchialschleims in der sogenannten „wäßrigen Phase" wurden vor allem bei Kranken mit schwerer chronisch obstruktiver Bronchitis und häufigen Exazerbationen gefunden; sie gilt als häufigste Begleiterkrankung der Anthrakosilikose.

Es wurde diskutiert, ob der Eiweißverlust bei Kranken, die täglich große Mengen Bronchialschleim expektorieren, den schlechten Allgemeinzustand beeinflußt. Jedoch scheinen nach den vorliegenden Untersuchungen die Eiweißkonzentrationen nur bei ständiger Expektoration im Endzustand eine Rolle zu spielen. Der höchste gemessene tägliche Eiweißverlust durch Sputum wird mit etwa 1 g angegeben (RASCHE et al., 1972; ZEDDA et al., 1969).

Wichtig ist dagegen die Immunabwehr, vor allem durch das sekretorische IgA. Die Immunglobuline G und M spielen im Bronchialraum im Gegensatz zum humoralen Bereich eine untergeordnetere Rolle. So wurden im durch langjährige Erkrankung geschädigten Bronchialsystem niedrigere IgA-Spiegel als bei noch nicht angegriffener Bronchialmucosa gefunden. Obwohl diese Untersuchungen noch im Anfangsstadium sind, muß auch an eine Verringerung der Produktion des für den Immunkomplex notwendigen schleimhautspezifischen Transport-piece gedacht werden (BÜRGI, 1971; RASCHE et al., 1972; COLLINS-WILLIAMS et al., 1969; SOUTH et al., 1968; FALK et al., 1972). Bei kurzzeitig erkrankten Bronchitikern konnte unter einer gezielten Glucocorticoid- und Antibioticatherapie mit Abnahme der Entzündung eine Zunahme der IgA-Spiegel beobachtet werden. Nur bei ganz schweren entzündlichen Endzuständen überwiegt die IgG-Konzentration, wahrscheinlich aus Exsudaten (RASCHE et al., 1973a; WIERSBITZKY, 1972). Die Annahme, daß das IgA/IgG-Verhältnis das Überwiegen allergischer bzw. bakterieller Prozesse anzeigt, hat sich nicht bestätigt (VOISIN, 1968; ZEDDA et al., 1969; BONOMO et al., 1967; RASCHE et al., 1972; RASCHE u. ULMER, 1971). Bei Versuchen lokaler Immunisierung mit den vorwiegenden Mikroorganismen des Bronchialraumes erhöhten sich stets nur die IgA-Spiegel (Rasche et al., 1973b; Biberfeld u. Sterner, 1971; Smith et al., 1967; Waldman u. Hermey, 1971; Waldman et al., 1969). Es wurde gefunden, daß eine positive Korrelation von Antikörpern nur zum IgA des Bronchialschleims besteht, während zum IgG jede Korrelation fehlt (Szabó et al., 1973; Biberfeld u. Sterner, 1971; Waldman et al., 1968b; Waldman et al., 1968a). So kann gefolgert werden, daß für die Infektabwehr im Bronchialraum das biologisch aktive sekretorische Immunglobulin A verantwortlich ist. Transferrin, welches bei Entzündungen vor allem in den neutrophilen Granulocyten nachgewiesen wird, wird ebenfalls im Bronchialschleim Erkrankter gefunden und als zusätzlicher Faktor für die Infektabwehr gewertet, da es die Schleimhäute gegen Infektionen schützt (Masson u. Heremans, 1968).

Eine große Rolle wird neuerdings dem ebenfalls im Bronchialschleim zu beobachtenden Wechselspiel zwischen Proteasen und Proteaseninhibitoren beigemessen. Bei einer verstärkten Proteaseaktivität durch Zell- und Bakterienzerfall kann es im Bronchialsystem zu einer Überempfindlichkeit der Rezeptoren der Bronchialmuskulatur, im alveolären Bereich zum Andauen von Lungengewebe kommen. Von inhalativen Noxen ist bisher nur die Überempfindlichkeit bei Waschmittelarbeitern gegen proteasehaltige Detergentien bekannt (Rasche, 1974; Lieberman et al., 1969; Lieberman u. Gawad, 1971; Rasche u. Marcic, 1973; Reinheimer u. Utz, 1971; Wüthrich u. Schwarz-Speck, 1970; Islam et al., 1971; Roussel et al., 1968b; Ulmer et al., 1971). Der für den Schutz gegen Proteasen verantwortliche schleimhautspezifische Inhibitor ist in seiner chemischen Struktur nicht mit dem alpha$_1$-Antitrypsin, welches im Bronchialschleim nur in geringen Konzentrationen anfällt, identisch; dagegen wurde eine gewisse Identität zum Inter-alpha$_1$-Antitrypsin gefunden (Hochstrasser et al., 1973; Hochstrasser et al., 1974a, b; Rasche et al., 1975; Reichert et al., 1972).

Der Schleimhautinhibitor scheint offenbar die oberen Luftwege, humorales alpha$_1$-Antitrypsin dagegen den alveolären Bereich gegen den Angriff von Proteasen zu schützen (s. Emphysem bei alpha$_1$-Antitrypsinman-

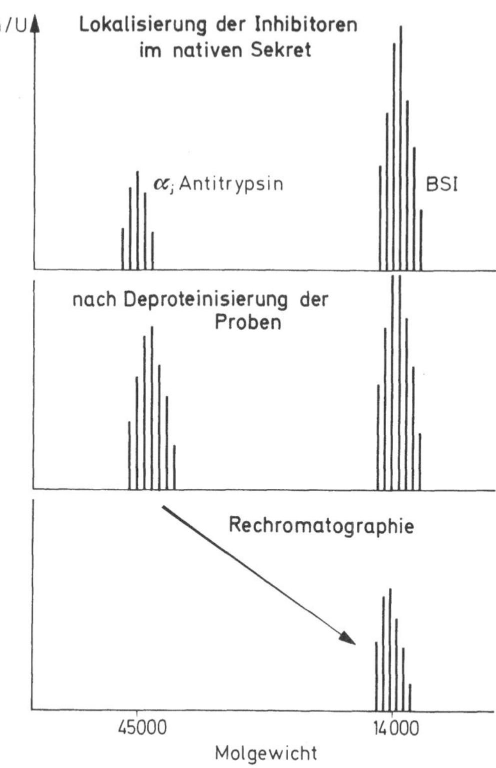

Abb. 5. Eluationsdiagramm nach Fraktionierung von nativem Bronchialsekret. Oben links: alpha$_1$-Antitrypsin, rechts: niedermolekularer Schleimhautinhibitor. Mitte links: gebundenes alpha$_1$-Antitrypsin, rechts: gebundener Schleimhautinhibitor nach Deproteinisierung. Unten: säurestabiler Schleimhautinhibitor nach Rechromatographie (Hochstrasser et al., 1974a)

gelsyndrom). Im gesunden Bronchialsekret liegt er vorwiegend in freier Form vor, im erkrankten Bronchialsystem ist ein Teil bereits an Proteasen gebunden. Bei sehr starken langjährigen Entzündungen kann das System dekompensieren, indem die geschädigte Mucosa nicht genügend Inhibitor produziert, bzw. Proteasen überwiegen, für die das Hemmspektrum nicht ausreicht, wie beispielsweise gewisse Bakterienproteasen. Alpha$_2$-Makroglobulin, welches speziell Bakterienproteasen bindet, wird im bronchitischen Sputum nur in geringen Konzentrationen gefunden (Rasche et al., 1975; Hochstrasser et al., 1974a).

Auch die fibrilläre Phase unterliegt in ihrer Zusammensetzung durch pathologische Prozesse offensichtlich Veränderungen. So wurden z.B. unterschiedliche Konzentrationen der drei Glucoproteinfraktionen bei Asthma, Mucoviscidose und Bronchialkarzinom gefunden. Beim Asthma war eine quantitative Änderung in der Zusammensetzung nach Cortisontherapie zu beobachten (ATASSI *et al.*, 1959; HAVEZ *et al.*, 1967b; HIRSCH *et al.*, 1969).

Bei der chronischen Bronchitis ist die Zusammensetzung des Mucus bei einzelnen Kranken sehr unterschiedlich, wobei vor allem der Angriff der unterschiedlichen Enzyme des Bakterien- und Zellstoffwechsels eine Rolle spielt. Die Spaltung einzelner Glucoproteinstrukturen soll von der Zusammensetzung der Bakterien- und Zellpopulationen während der Infektion abhängen; dabei soll vor allem den eosinophilen Zellen sowie der Bakterizidität der Makrophagen besondere Bedeutung zukommen (HAVEZ *et al.*, 1967b, c; RASCHE *et al.*, 1972; ROUSSEL *et al.*, 1971; RANDOUX *et al.*, 1968; ATASSI *et al.*, 1959; GERNEZ-RIEUX *et al.*, 1963). Die Länge und Struktur der Fibrillen ist von der Aktivität der endogenen Proteasen abhängig und damit vor allem auch die Zähigkeit des Schleims (VOISIN, 1968; VOISIN *et al.*, 1968; HAVEZ *et al.*, 1967c). Die Therapie mit reduzierenden Mucolytica zerstört die langen Eiweißketten der Fibrillen; dabei ist allerdings nicht bekannt, ob eine Veränderung der Glucoproteinkomposition in der Zusammensetzung, wie sie im Zusammenspiel der schleimproduzierenden Gewebselemente geschaffen wird, vorteilhaft bezüglich der aktiven Endstellen der einzelnen Glucoproteinmoleküle ist (VOISIN, 1968; HAVEZ *et al.*, 1967a, b). Außerdem werden natürlich auch in schwer zu kontrollierender Weise andere, z.B. für das Abwehrsystem unersetzliche Eiweißverbindungen, wie Immunglobuline und Proteaseinhibitoren, angegriffen; hinzu kommt die Diskussion einer Veränderung von Membranstrukturen (VOISIN, 1968; HOCHSTRASSER *et al.*, 1974b).

Es erscheint fraglich, ob es Veränderungen in der Zusammensetzung des Sputums gibt, die speziell der Staubbelastung zugeordnet werden können. Während die meisten Autoren die Veränderungen als durch die Begleitbronchitis hervorgerufene Parameter beschreiben, sollen nach anderen Untersuchungen z.B. die Immunreaktionen durch sekretorisches und humorales IgA auch pneumokoniosebedingt verändert sein (LEWIS *et al.*, 1971; RASCHE *et al.*, 1971).

C. Die Lungenreinigung im alveolären Bereich

I. Die Alveolarmakrophagen

1. Herkunft

Seit der Entdeckung der funktionellen Bedeutung der Makrophagen bei der Beseitigung schädlicher Substanzen im Entzündungsbereich durch ihre Fähigkeit zur Phagocytose und Pinocytose ist in der Forschung um die Herkunft dieser Zellen gestritten worden. Ein Teil der Untersucher glaubte an eine lokale *histiocytäre Auswanderung* mesenchymaler Zellen aus dem entzündeten Gewebe, andere an eine *Umwandlung von Fibroblasten* aus dem lockeren Bindegewebe in Phagocyten als Folge einer Reizwirkung (BERTALANFFY u. LEBLOND, 1953; REBUCK u. CROWLEY, 1955; MACKLIN, 1954).

Verwirrend waren wohl dabei auch die Angaben der Gewebezüchter, die fanden, daß Makrophagen verschiedener Species sich nach längerer Kultivierung in fibroblastenartige Zellen umwandeln können und daß kultivierte Fibroblasten durchaus die Fähigkeit der Phagocytose haben. Heute wissen wir, daß jeder kultivierte Zelltyp sich in vitro zu Zellen mesenchymalen und epithelialen Ursprungs zurückdifferenziert (HULLIGER u. ALLGÖWER, 1961; HULLIGER u. ALLGÖWER, 1963; FONG *et al.*, 1966).

Schließlich rückte eine ganz neue Theorie, nämlich die des *hämatogenen Ursprungs der Phagocyten* von mononukleären Zellen, immer mehr in den Vordergrund. Durch zahlreiche cytochemische, elektronenmikroskopische und funktionelle Untersuchungen entzündlicher Infiltrate im Tierversuch und beim Menschen konnte die nahe Verwandtschaft der Blutmonocyten und der Entzündungsmakrophagen eindeutig bewiesen werden (UNGAR u. WILSON, 1935; RASCHE u. ULMER, 1965; RASCHE u. ULMER, 1966b; POLICARD *et al.*, 1963; PINKETT *et al.*, 1966; MARTIN *et al.*, 1974; LEDER, 1967; POLICARD *et al.*, 1959; RASCHE u. ULMER, 1967). Diese Ergebnisse haben zu dem einleuchtenden Schluß geführt, daß der Organismus neben dem lokalen Abwehrmechanismus im angegriffenen Organ noch einen Zelltyp aktivieren kann, der durch den Blutstrom einwandert, um Aggressionen, die den ortsständigen Abwehrmechanismus überfordern,

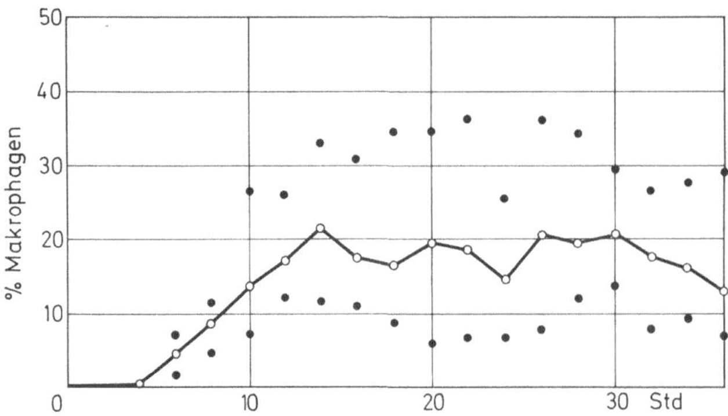

Abb. 6. Summenkurve der immigrierten Makrophagen aus 6 Hautfensterreihen mit 2stündigem Plättchenwechsel. – = zugehörige Maximalabweichungen (LEDER, 1967)

Herr zu werden (LEDER, 1967; LEDER u. NI-COLAS, 1963a; MARTIN *et al.*, 1974; ALLISON u. LANCASTER, 1967; POLICARD *et al.*, 1959; BASSET u. SOLER, 1974).

Verwirrend war für die Histologen die unterschiedliche Form der Makrophagen im jeweiligen Entzündungsgebiet; so haben z.B. Peritonealmakrophagen mehr lymphocytären Charakter, während Alveolarmakrophagen mit einem breiten Plasmamantel umgeben sind (POLICARD *et al.*, 1963; RASCHE u. ULMER, 1969b). Untersuchungen des Stoffwechsels, wie Sauerstoffverbrauch bzw. enzymatische Aktivitäten sowie auch elektronenmikroskopische und cytochemische Untersuchungen, haben gezeigt, daß emigrierte Makrophagen sich erstaunlich leicht an das jeweilige Milieu, z.B. pH-Veränderungen, Veränderungen des osmotischen Druckes sowie unterschiedliche Ernährungsbedingungen funktionell anpassen und somit auch Formveränderungen erfahren (LEDER u. NICOLAS, 1963; DANNENBERG *et al.*, 1963; LEDER u. CRESPIN, 1964; SIEGER *et al.*, 1970; AERTS *et al.*, 1967; AYUSO *et al.*, 1973; MASSARO *et al.*, 1970; ZANVIL u. WIENER, 1963a, 1963b; TUCKER *et al.*, 1963). Da diese Zellen anscheinend eine lange Lebensdauer haben (sie wurden z.B. in der Kaninchenohrkammer bis zu 136 Tagen beobachtet), wird man im Gebiet eines permanenten Reizes stets unterschiedlich angepaßte Formen des gleichen Zelltyps finden (JUCK, 1967; LEDER, 1967; EBERT u. FLOREY, 1939; CLIFF, 1966). Die zahlreichen Untersuchungen über die Herkunft der Alveolarmakrophagen kann man nach dem heutigen Stand der Untersuchungen wohl so interpretieren, daß 60% aus mononukleären Blutzellen stammen. Neben einem steady state an phagocytierenden Zel-

len für die ständig in die Lunge eindringenden exogenen Schadstoffe immigrieren auf einen besonderen Reiz monocytäre Zellen in größerer Zahl, um das Abwehrsystem zu verstärken (PINKETT *et al.*, 1966).

2. Phagocytoseleistung

Die Berührung (Chemotaxis) der Zellen mit Schadstoffen wird durch den Flüssigkeitsfilm im Alveolarraum und durch die beweglichen Plasmaausläufer ihrer Zelloberfläche erleichtert. Mit Hilfe der atmungsbedingten Alveolardynamik und des Flüssigkeitsstroms werden die Makrophagen zum Flimmerepithel transportiert (MACKLIN, 1954; KLOSTERKÖTTER, 1956). Die Stärke einer Gewebsreaktion im Alveolarbereich, z.B. nach einer massiven Bestaubung, hängt entscheidend von der Phagocytoseleistung der Makrophagen am Reizort ab; je höher die Phagocytoseleistung, um so geringer wird die Menge des Staubes, der zellfrei in das Interstitium gelangen bzw. durch Lymphtransport verschleppt werden kann (s. S. 88). Die Phagocytoseleistung gliedert sich in 4 Faktoren:

1. Anzahl der in das gereizte Gebiet immigrierenden Phagocyten,

2. Anzahl der Zellen, die phagocytieren (Phagocytoserate),

3. Anzahl der Teilchen, die pro Zelle aufgenommen werden (Phagocytoseindex),

4. Emigration der Zellen, welche phagocytiert haben und damit Menge der Schadstoffe, die aus dem Reizgebiet entfernt werden (RASCHE u. ULMER, 1967; RASCHE *et al.*, 1969; RASCHE, 1967a).

Von verschiedenen Untersuchern konnte eine in etwa konforme Abhängigkeit der Ge-

samtphagocytoseleistung und der Gewebsreaktion vom Alter im Tierversuch gefunden
werden; außerdem können Störungen bei
einem der Faktoren durch exogene oder endogene Einflüsse das System verändern
(s. S. 84) (KLOSTERKÖTTER u. EINBRODT,
1967; RASCHE u. ULMER, 1970). Eine forcierte Immigration von Phagocyten bei einer
starken Entzündung oder einer starken Reizsetzung ist, abgesehen von den immunologischen Funktionen der monocytären Zellen,
für die celluläre Reinigung nur dann sinnvoll, wenn diese Zellen auch *phagocytoseak-
tiv* sind, wozu offenbar die funktionelle Umwandlung der monocytären Zellen in aktive

Phagocyten erfolgen muß (s. S. 81). So fand
man bei Pneumonien in alternden Rattenlungen zwar eine bedeutende Zunahme an
Alveolarmakrophagen, nicht jedoch an pha-
gocytoseaktiven Zellen, die sich im Gegenteil
verringerte. Auch kann forcierte Reizsetzung
zur *Erschöpfung des RES* und damit zur Abnahme des Zellnachschubs führen (RASCHE
u. ULMER, 1970; RASCHE u. ULMER, 1967).
Die Zahl an phagocytierten Partikeln in der
einzelnen Zelle kann sehr hoch sein; so wurden bei Rattenalveolarmakrophagen lichtop-
tisch bis zu 40 Teilchen gezählt (RASCHE u.
ULMER, 1967; RASCHE, 1967a). Unter gewissen exogenen oder endogenen Veränd-

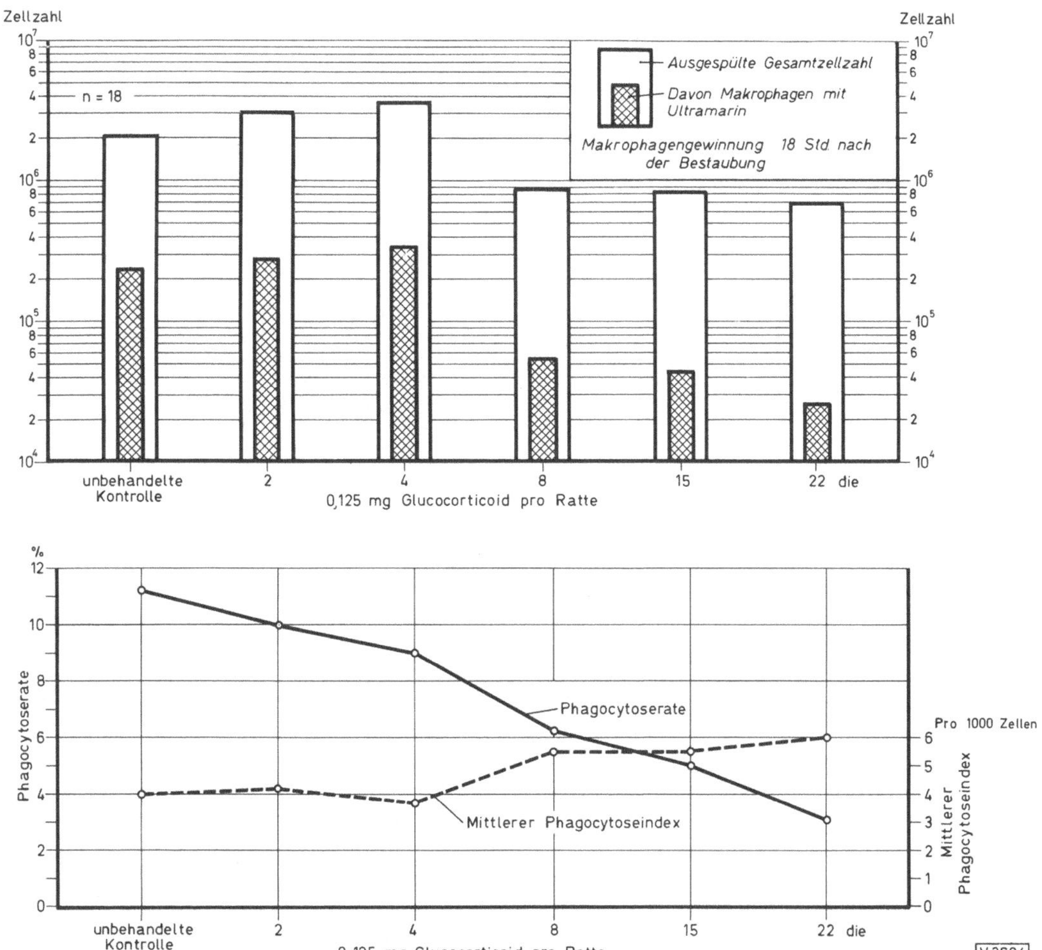

Abb. 7. Zellzahl, Phagocytoserate und mittlerer Phagocytoseindex in ausgespülten Alveolarmakrophagen nach
Ultramarinbestaubung in Abhängigkeit von der Zeit der Prednisolonbehandlung (Mittelwerte aus *n* = Anzahl
der Tiere pro Meßpunkt) (RASCHE *et al.*, 1967b)

rungen kann die *Phagocytosekapazität*, das ist das Verhältnis Phagocytoserate zu Phagocytoseindex, insoweit im Gleichgewicht bleiben, als entweder mehr Zellen weniger Teilchen phagocytieren oder umgekehrt weniger Makrophagen viele Partikel aufnehmen; sie kann jedoch durch Verschiebung des Quotienten nach einer Richtung zu- bzw. abnehmen (Rasche et al., 1969; Rasche u. Ulmer, 1967; Rasche et al., 1967b; Conning u. Heppleston, 1966).

Verschiedene Untersucher fanden, daß bei lungengesunden jüngeren Ratten der lymphogene Staubtransport hoch war und unphagocytierter Staub im Alveolarlumen liegenblieb, der zellfrei ins Interstitium gelangen kann (s. S. 89). Gleichzeitig wurde ermittelt, daß bei jungen Tieren, deren Makrophagenzahlen mit dem Alter und dem Lungengewicht zunahmen, etwa vom 4. bis 8. Lebensmonat der Phagocytoseindex bei gleichbleibender Phagocytoserate geringer war als bei Tieren nach dem 10. Lebensmonat. Das würde bedeuten, daß eine stärkere Eliminationsrate der Makrophagen ohne Ausnutzung ihrer vollen Phagocytosekapazität erfolgen kann. Ohne die Beobachtungen erklären zu können, wäre, bei vorsichtiger Übertragung dieser Überlegungen auf die Stauberkrankungen, eine beschleunigte Elimination demnach nicht wünschenswert (Klosterkötter u. Einbrodt, 1967; Rasche u. Ulmer, 1970). Auch bei sehr starker Reizsetzung mit großem Anfall von emigrierten Lungenmakrophagen ist die Elimination der phagocytosepositiven und -negativen Zellen aus dem Alveolarraum nicht behindert. Die Autoregulation des gesunden Flimmerepithels ermöglicht aufgrund seiner hohen Reserven den Abtransport großer Schleim- und Zellmassen, und erst bei der geschädigten Schleimhaut nimmt die Transportkapazität des Flimmerstroms ab, es verbleiben große Mengen Makrophagen im Alveolarraum, so daß es nach Zerfall dieser Zellen zu entzündlichen Gewebsreaktionen sowohl durch die aus den aktiven Phagocyten freiwerdenden Schadstoffe als auch durch die Zellnekrose kommen kann (Iravani, 1971b; Klosterkötter, 1956; Ferin, 1960).

3. Veränderungen der Phagocytoseleistung bei allgemein pathologischen Prozessen und durch Pharmaca

Für die *Stimulation von Makrophagen* zur Erforschung ihrer Phagocytoseleistung bei einem infektiösen Prozeß oder nach einem Staubreiz sowie die Veränderungen durch Pharmaca bedient man sich verschiedener Modelle. So kann man unter Ausnutzung der immunologischen Funktionen der monocytären Zellen, z.B. durch Applikation von BCG oder abgetöteten Bakterienstämmen, in der Lunge eine akute Entzündung mit großem Makrophagenanstieg provozieren. Im Peritoneum bildet sich nach Dextran oder Kochsalzapplikation ein makrophagenreiches Exsudat. Sehr viel wird auch die Hautfenstertechnik angewendet, bei der eine Hautläsion mit einem Deckglas bedeckt wird, auf welches die immigrierten Zellen aufwachsen. Diese Methode läßt sich auch beim Menschen anwenden (Rebuck u. Crowley, 1955; Leder, 1967; Fong et al., 1966; Voisin u. Aerts, 1963; Zweifach et al., 1965; Myrvik u. Gonzalez-Ojeda, 1962; Voisin et al., 1958/59, 1965; Göthe u. Swensson, 1970 und 1971; Guillaume et al., 1965). Eine weitere, viel angewendete Technik ist im Tierversuch die Lungenspülung nach Bestaubung mit markierten Partikeln, die vor allem bei Vorbehandlung mit gewissen Pharmaca gute Ergebnisse über die Phagocytoseeigenschaften der gewonnenen Zellen gibt (Myrvik et al., 1961). Ferner sind auch Stoffwechseluntersuchungen und cytochemische Untersuchungen an den durch Lungenspülung gewonnenen Makrophagen von Interesse, da der Phagocytosevorgang mit Stoffwechselleistungen der Zellen verbunden ist, welche durch pathologische Prozesse, z.B. Milieuänderungen oder immunologische Reaktionen, aber auch durch Pharmaca unterdrückt bzw. gefördert werden können (Guillaume et al., 1965; Voisin et al., 1965; Rasche et al., 1965, 1967a, 1967b; Rasche, 1967b; Rasche u. Ulmer, 1966c; Robock et al., 1969a; Baumann u. Rasche, 1971; Modolell et al., 1967).

Bei diesen Versuchen konnte festgestellt werden, daß nach Reizsetzung aus dem Blutstrom zunächst Lymphozyten, Granulozyten und Neutrophile immigrieren, denen je nach Methode und Tierspecies Makrophagen in immer größerer Zahl folgen; etwa nach der 24. Stunde beginnen monocytäre Zellen in der Überzahl einzuwandern und beherrschen bis zum Abklingen der Entzündung den Reizort (Leder, 1967; Gross et al., 1969; Leder u. Nicolas, 1963; Leder u. Crespin, 1964; Policard et al., 1962). Gewisse Untersuchungen in vitro lassen den vorsichtigen Schluß zu, daß Phagocytoseleistung und Stoffwechselsteigerung erst einige Stunden nach Immigration erfolgen, so daß die Umwandlung des Blutmonocyten in den Makrophagen den primären Vorgang darstellt, der von den einzelnen Untersuchern sehr überzeugend dargestellt werden konnte (LEDER, 1967; PINKETT *et al.*, 1966; RABINOWITZ u. SCHREK, 1962; RABINOWITZ, 1964; FRIMMER, 1965).

Für die *Reinigung der Lunge* interessiert vor allem die Aufnahme und der Abtransport von Bakterien, Viren und Staub. Die zelluläre Clearance von Bakterien geht offenbar sehr schnell; es werden bei Mäusen Clearancezeiten von 4 Std beschrieben, in denen 80 bis 90% der Bakterien phagocytiert waren. Da bei der Phagocytose von Bakterien Antikörper und Komplement beteiligt sind und bei komplementfixierenden Immunreaktionen vermehrt *Lysolecithin* gebildet wird, wurde untersucht, ob diese Substanz biologische Bedeutung hat, indem sie die Phagocytoseleistung von Makrophagen steigert. Es wurde gefunden, daß geringe Mengen von Lysolecithin die Phagocytoseleistung erheblich steigern können und träge phagocytierende Makrophagen zu erhöhter Aktivität gebracht werden; hohe Dosen wirken zelltoxisch. Phagocytose von vitalen *pneumotropen Viren* führt über Vakuolisierung der Zellen und Stoffwechseldepressionen zum Zelltod. Abgetötete Viren dagegen bewirken lediglich Stoffwechseldepressionen. Die Zellzerstörung durch Viren wird daher für die Pathogenese der unspezifischen Lungeninfektionen eine große Rolle spielen (VOISIN *et al.*, 1958/59, 1965; GREEN u. KASS, 1964; RYLANDER, 1971; GUILLAUME *et al.*, 1965; UNGAR u. WILSON, 1935; DOWNEY u. DIEDRICH, 1968; GREEN, 1969; MUNDER *et al.*, 1965, 1966; BURDZY *et al.*, 1964).

4. Veränderungen der Phagocytoseleistung durch Staubbelastung und inhalative Noxen

Inerter Staub wird von Makrophagen lebhaft phagocytiert. In der Zellkultur ist die Phagocytose nach 4 bis 6 Std praktisch abgeschlossen. Die Phagocytoserate liegt bei einem wohlausgewogenen Verhältnis Zelle: Staub bei über 90%. Im Alveolarbereich spielen jedoch andere Faktoren eine Rolle, wie die Menge der hämatogenen immigrierenden Phagocyten, die Häufigkeit und Konzentration der Staubapplikation, der Kontakt

Staub–Zelle (Chemotaxis) und die Geschwindigkeit der Elimination aus dem Alveolarbereich. So wurden z.B. im Tierversuch unmittelbar nach einmaliger Bestaubung ca. 15%, nach viermaliger Bestaubung etwa 40% staubbeladene Zellen ausgewaschen; jedoch fand sich noch bis zu 6 Monaten nach Bestaubungsende ein geringer Prozentsatz an staubbeladenen Zellen im Alveolarraum (POLICARD u. COLLET, 1953; STYLES u. WILSON, 1973; BECK *et al.*, 1967a; POLICARD *et al.*, 1962; LEDER u. NICOLAS, 1963b; BECK u. STÜTTGER, 1969; RASCHE u. ULMER, 1964a, 1966a, 1967, 1970; RASCHE, 1967a; GREEN, 1965; RYLANDER, 1971; BRIEGER, 1962; BRIEGER u. LA BELLE, 1959; FERIN, 1960; FERIN *et al.*, 1965). Bei langzeitigen Staubapplikationen wurde von Bestaubung zu Bestaubung ein *Retentionsdefizit* der zugeführten Staubmenge gemessen, was einesteils auf beschleunigte Elimination der staubbeladenen Zellen schließen läßt, andererseits aber auch als Folge des höheren Phagocytoseindex bei den aktiven Phagocyten erkannt wurde (KLOSTERKÖTTER u. GONO, 1969a).

Verschiedene Forscher fanden, daß Staub nicht nur auf dem Bronchialweg abtransportiert, sondern durch Makrophagen auch an andere Stellen im Organismus (Milz, Leber) verschleppt werden kann, was auch die Beteiligung anderer Organe bei schwersten Pneumokoniosen erklärt (s. S. 90) (WORTH u. SCHILLER, 1954; UNGAR u. WILSON, 1935; CESNO *et al.*, 1971). Andererseits können inerte Stäube in einzelnen Alveolen Konglomerate bilden, die von lockeren Fibrillen aus der Alveolarwand umsponnen, vom Luftstrom abgeschlossen als ständige Staubansammlungen unphagocytiert liegenbleiben (LÜCHTRATH, 1956; LÜCHTRATH u. SCHMIDT, 1956, 1959).

Wenn neben dem Staubreiz Entzündungsreize an anderen Stellen des Organismus im Tierexperiment gesetzt werden, so sinkt die Phagocytosekapazität in der Lunge. Dies kann als weiterer Beweis für die hämatogene Beteiligung am Phagocytosegeschehen gesehen werden. Bei der Entstehung einer Pneumokoniose könnte eine latente Entzündung an anderer Stelle für die Staublungenveränderungen somit möglicherweise beschleunigt wirken (RASCHE u. ULMER, 1967).

Toxische Gase, wie NO_2, SO_2 etc., senken die Phagocytosefähigkeit der Makrophagen

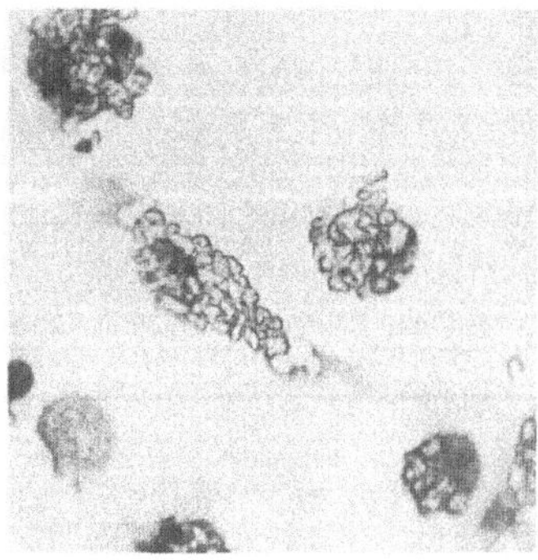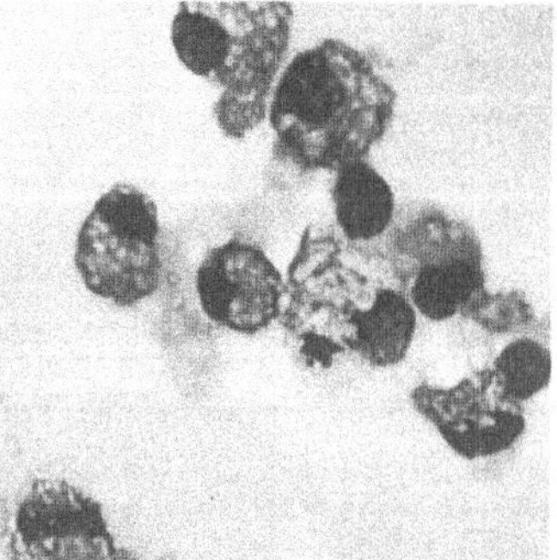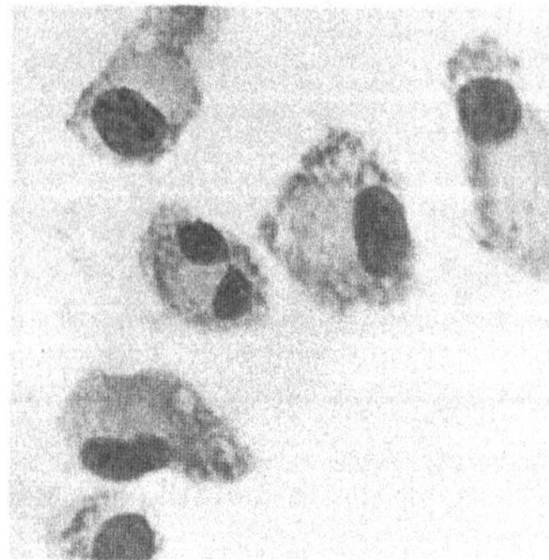

Abb. 8. Alveolarmakrophagen ohne Staub und nach Quarzphagocytose sowie nach Korundphagocytose. Vergr. 1:1600 (RASCHE u. ULMER, 1966a)

infolge einer Stoffwechseldepression. Nikotin erhöht in kleinen Dosen die Phagocytoseleistung, wirkt jedoch in höheren Konzentrationen ebenfalls inhibitorisch auf die Stoffwechselleistungen der Zellen (ACTON u. MYRVIK, 1972; MEYER et al., 1971; SCHWARTZ et al., 1974; BOURBON u. LÉVY, 1974; VOISIN et al., 1974; CHRÉTIEN et al., 1974; BRIEGER u. LA BELLE, 1959; CAMNER et al., 1973a).

Bei der Wirkung von Pharmaca auf die Phagocytoseleistung der Alveolarmakrophagen sind die Stoffe am gründlichsten untersucht worden, welche für die Silikoseprophylaxe einerseits und Begleiterkrankungen, wie chronische Bronchitis, andererseits eine Rolle spielen: Bei der Silikoseprophylaxe die Aluminiumverbindungen und das Polyvenylpyridin-N-Oxyd, bei den Begleiterkrankungen die Corticosteroide. *Aluminiumchlorid* als Aerosol verbessert den Reinigungsmechanismus wahrscheinlich vor allem durch Intensivierung der Makrophagenzufuhr, da die Phagocytoseleistung der einzelnen Makrophagen nicht erhöht war und bei höheren Konzentrationen in vitro auch Stoffwechseldepressionen gemessen wurden (RASCHE u. ULMER, 1966c), die nach den unterschiedlichen Forschungen wahrscheinlich durch pH-Verschiebungen im Milieu zustande kommen. Andere Chloride hatten keine phagocytosesteigernde Wirkung — Magnesiumchlorid soll im Gegenteil phagocytosehemmend wirken —, obwohl man vom Eisenchloridaerosol eine phagocytosepositive Wirkung erwartet hat, da bekannt ist, daß es als Begleitstaub die toxische Quarzwirkung vermindert (RASCHE et al., 1965; MARKS,

1957; POLICARD et al., 1971; ULMER et al., 1964a; LANDWEHR et al., 1962). *Polyvenylpyridin-N-Oxyd* (PVPNO), sowohl nach intravenöser Gabe als auch als Aerosol appliziert, erhöht die Phagocytoseleistung beträchtlich. Die immigrierten Makrophagen waren bei intravenöser Applikation von PVPNO stark vakuolisiert und hatten als Monocyten bereits die Substanz gespeichert, was jedoch ihre Phagocytoseleistung im Alveolarraum nicht schmälerte. Es fand sich sowohl eine Steigerung der Zahl der immigrierten Makrophagen infolge des wahrscheinlich unspezifischen Reizes durch die hochpolymere Substanz, die in hohen Dosen sogar bis zur Erschöpfung des RES führen kann, als auch — und das ist der entscheidende Effekt — eine Steigerung der Phagocytoserate und des Phagocytoseindex, die erst etwa 48 Std nach der intravenösen Applikation der Substanz zum Abklingen kam. Bei mehrmaliger PVPNO-Applikation stellt sich ein gewisses Gleichgewicht zwischen Zellnachschub und Phagocytoseleistung ein, was zu besserer Phagocytosekapazität und längerer Wirkungsdauer führt. Somit beeinflußt PVPNO neben seinem entscheidenden membranstabilisierenden Effekt gegen toxische Stäube als Nebeneffekt auch die Alveolarclearance positiv (RASCHE et al., 1970; RASCHE, 1965; HOLT et al., 1970; FLEMMING u. NOTHDURFT, 1968; ULMER u. RASCHE, 1965; RASCHE et al., 1969; RASCHE u. ULMER, 1969b).

Durch die zahlreichen Untersuchungen über den Wirkungsmechanismus der *Corticosteroide* vor allem auf die am Entzündungsgeschehen beteiligten Zell- und Gewebselemente hat sich gezeigt, daß durch den

Hormoneinfluß zelluläre Veränderungen hervorgerufen werden: Einschränkung des Kohlehydratstoffwechsels, verlangsamter Mitoseablauf, Verschwinden der Zellbewegung und Abnahme der Phagocytoseaktivität. Die mit diesen Zellreaktionen verbundene Hemmung der Leukozytenemigration soll die Resistenzminderung des Organismus unter Cortisonbehandlung erklären (RASCHE et al., 1967b; RASCHE u. ULMER, 1969a; BEICKERT, 1964; WILBRANDT, 1966; RASCHE, 1967b).

Die Ergebnisse in der Literatur über die Beeinflussung der Makrophagenimmigration und der Phagocytoseaktivität durch Corticoide sind sehr widersprüchlich, da es vor allem sehr schwierig ist, die Tätigkeit der Phagocyten aus Clearancerate und Infektabwehr in vivo zu bestimmen und der unter Corticoideinfluß gehemmte Leukozytennachschub die Meßwerte stark verändern kann; außerdem muß mit einer inhomogenen Verteilung des Präparates im Organismus gerechnet werden. Die zahlreichen Untersuchungen lassen jedoch erkennen, daß die Abnahme der Phagocytosekapazität durch Glucocorticoide zeit- und dosisabhängig und ebenso wie die Wachstums- und Stoffwechseldepression eng mit der antiinflammatorischen Wirkungsdauer des jeweiligen Cortisonpräparates gekoppelt ist, was auch durch in vitro-Versuche bestätigt werden konnte (RASCHE et al., 1967a und b; RASCHE u. ULMER, 1969a).

Die Hauptwirkung der Corticosteroide beruht vor allem auf der verminderten bzw. verlangsamten Monocytenemigration sowie der Leistungsminderung der Zellen durch die Stoffwechseldepression. Dabei wurde deutlich, daß die Makrophagen, die aktiv waren, den angebotenen Staub unter gewissen Voraussetzungen sogar unter Steigerung ihres Teilchenindex in vivo sowie auch in vitro voll phagocytierten. Die Abnahme der Phagocytoserate in den anderen Zellen könnte ebenfalls auf dem membranverändernden Effekt der Glucocorticoide beruhen, der einen bei allen Reaktionen der Zellen zu beobachtenden reversiblen Aktivitätsverlust in der Art eines „Zellschlafes" hervorruft, welcher unter klinisch gebräuchlichen Dosierungen nicht zur Zellzerstörung führt (RASCHE, 1967b; RASCHE et al., 1967a; BARBER u. DELAUNAY, 1951; BEICKERT, 1964; CLAWSON u. NERENBERG, 1953; GELL u. HUIDE, 1951; MOESCHLIN et al., 1952). An Hautfensterpräparaten cortisonbehandelter Kranker wurde ebenfalls eine deutliche Abnahme der Phagocytoserate im Gegensatz zu nicht behandelten gemessen, wobei allerdings eine Zeitabhängigkeit nicht und nur eine geringe Dosis-

abhängigkeit zu erkennen war; auch die aktiven Hautfenstermakrophagen phagocytierten unabhängig von der Cortisongabe (RASCHE, 1967b).

Pneumokonioseerzeugende Stäube, vor allem der Quarz, werden von Makrophagen ebenso lebhaft phagocytiert wie inerte Stäube, was neben zahlreichen Tierversuchen, vor allem in der Zellkultur, gezeigt werden konnte (PERNIS et al., 1960; RASCHE u. ULMER, 1964a und b, 1966a; LE BOUFFANT et al., 1974a und b; BECK u. MANOJLOVIC, 1971; BECK et al., 1973). Ist die angebotene Quarzmenge so gering, daß keine Zerstörung der Makrophagen erfolgt, ist auch die Reinigung via Bronchialsystem nicht behindert (KLOSTERKÖTTER, 1967a, 1971a und b). Bei massiven Quarzexpositionen kommt es jedoch noch im Alveolarbereich zum *Zellzerfall,* wie im Kapitel über die Theorie der Silikoseentstehung eingehend beschrieben wird (KOSHI, 1963; PARAZZI et al., 1968b; MARKS u. JAMES, 1959; HEPPLESTON u. STYLES, 1967; PERNIS et al., 1960; BAUMANN u. RASCHE, 1971; KESSEL et al., 1963; RILKE u. KESSEL, 1963; ROBOCK et al., 1969a; MARASAS, 1971; ALLISON et al., 1967; BREYER et al., 1964; BREYER u. KILROE-SMITH, 1965). In diesem Falle wird der toxische Staub wieder frei und von nächsten Makrophagengenerationen erneut phagocytiert. Da der Zellnachschub aus dem RES unter normalen Bedingungen, und wenn keine weiteren Reiz- und Entzündungsherde vorliegen, nicht behindert ist, entwickelt sich eine Kettenreaktion, die zu immer größeren Ansammlungen von Zellnekrosen im Alveolarraum führt, aber auch — und besonders bei Überlastung des RES — den zellfreien Abtransport des toxischen Staubes via Interstitium und den Lymphtransport fördert. In den Lymphknoten scheinen nach vorliegenden Untersuchungen wiederum Makrophagen an der Aufnahme des antransportierten Staubes beteiligt zu sein, so daß sich die Reaktion aus dem Alveolarraum auch in die Lungenlymphknoten verlagert (KLOSTERKÖTTER, 1956; MARKS u. JAMES, 1959; HEPPLESTON u. STYLES, 1967). Bei einer Staubexposition, die zur Pneumokoniose führt, ist daher der Anteil intakter Makrophagen, die aktiv an der Lungenclearance beteiligt sind, exakt nur an dem Retentionsdefizit der angebotenen Staubmenge zu messen (s. S. 89). Die Elimi-

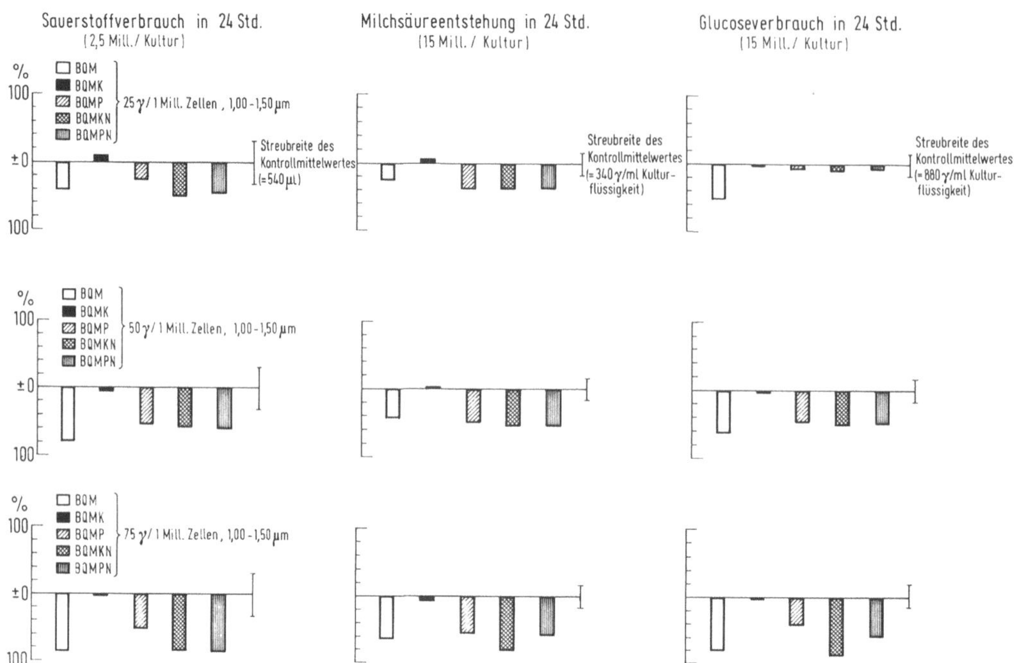

Abb. 9. Kohlehydratstoffwechsel von Kaninchenalveolarmakrophagen unter der Wirkung von Quarz, mit kieselsäurebeschichtetem Quarz und nach Ablösen der Kieselsäurebeschichtung (Abweichung in % vom Kontrollmittelwert). (Baumann u. Rasche, 1971)

nationsrate ist jedoch entscheidend für die Expositionszeit bis zur Pneumokonioseentwicklung. So wurde bei Kurzzeitbestaubungen mit geringen Quarzkonzentrationen gefunden, daß innerhalb von drei Monaten rund 50% des Quarzdepots bronchial abgeführt wurden. Danach nahm die bronchiale Clearance stark ab, und sechs Monate post inhalationem wurde praktisch keine bronchiale Elimination mehr gemessen; der freie Quarz befand sich weitgehend im Interstitium (s. S. 82).

Die Wirkung von *Schutzstoffen* in der zellulären Phase der Pneumokonioseentstehung wird theoretisch darauf beruhen, die aggressive Oberfläche der Quarzmoleküle unschädlich zu machen, und zwar entweder *extrazellulär* durch Belegung der Oberfläche oder *intrazellulär* durch Membranstabilisierung nach der Quarzphagozytose (Schlipköter u. Brockhaus, 1965; Stalder, 1968; Marchisio, 1964; Gernez-Rieux et al., 1965; Grünspan u. Antweiler, 1971; Holt et al., 1970; Klosterkötter u. Gono, 1969b; Klosterkötter u. Gono, 1971a und b; Robock et al., 1971). Hierfür gibt es zahlreiche experimentelle Beispiele: so kann beispielsweise eine Zellzerstörung verhindert werden, wenn man die Quarzoberfläche vor der Inkubation in Zellkulturen mit Kieselsäureschichten, kolloidalen Aluminiumverbindungen oder PVPNO belegt (Szentei, 1967; Baumann u. Rasche, 1971; Policard et al., 1971; Rasche u. Ulmer, 1969b; Robock et al., 1969b).

Aktiviert man die Oberfläche der Quarzmoleküle wieder auf chemischem Wege, tritt die cytotoxische Wirkung voll ein. Dieser Effekt erklärt wahrscheinlich auch z.T. die unterschiedlichen Reaktionszeiten bei der Pneumokonioseentstehung an unterschiedlichen Betriebspunkten und bei den unterschiedlichen Grubenstäuben. Bei Stäuben mit „verschmierter" Oberfläche könnte, soweit sie nicht durch die zelluläre Clearance abtransportiert werden, allmählich die Oberflächenstruktur „gereinigt" und die aggressive Oberfläche des Minerals frei werden und dann erst seine zelltoxischen Aktivitäten voll entfalten (Baumann u. Rasche, 1971; Landwehr et al., 1962; Reisner, 1971; Einbrodt, 1967b; Robock u. Klosterkötter, 1969).

Die *intrazelluläre* Schutzwirkung von Substanzen, wie z.B. PVPNO, beruht nach den vorliegenden Untersuchungen auf einer Festigung der Zellmembranen, vor allem der Lysosomenwand nach Phagocytose. Es wurde schon gesagt, daß nach der Applikation von PVPNO stark vakuolisierte Monocyten in den Alveolarraum einwandern. Diese Vakuolen enthalten nach den vorliegenden Arbeiten eindeutig die Schutzsubstanz (RASCHE, 1965; ULMER u. RASCHE, 1965; DEHNEN u. FETZER, 1967; DOLGNER, 1967; MANOJLOVIĆ *et al.*, 1971). Ist diese also in die Lysosomen der Phagocyten pinocytiert, wird sie den aufgenommenen Quarz ummanteln und damit die intrazelluläre Reaktion der aggressiven Oberfläche des Minerals mit den Zellorganellen verhindern. Der so intakte Makrophag kann dann regulär auf dem Bronchialweg abtransportiert werden.

Bei der *Asbestoseentstehung* wurde gefunden, daß längere Asbestfasern Fibrosen erzeugen, kurze (gemahlene) Fasern dagegen nicht. Hierbei wird der Transportfähigkeit der Fasern eine entscheidende Rolle zugeschrieben; lange Fasern werden schlecht und langsam phagocytiert und sollen außer von Makrophagen auch von Fibrocyten aufgenommen werden. Wenn die Makrophagen Asbestfasern aufnahmen, blieb die Phagocytose inkomplett. Der extrazelluläre Teil der Faser bleibt teils frei und ist teils von einer Phagosomenmembran umgeben; der inkorporierte Teil der Faser wird im Plasma von einem dichten Mantel einzelner perlschnurförmig aufgereihter Lysosomen umgeben. In Zellkulturen wurde beobachtet, daß es zu einer gewissen *Membrandurchlässigkeit* kommt und bei erhöhtem Kohlehydratstoffwechsel zum Verlust von Enzymen. Im Gegensatz zu einigen Untersuchern, die dem Asbest eine dem Quarz ähnliche Cytotoxizität mit entsprechender Stoffwechseldepression und Zellzerstörung zuschreiben, konnten verschiedene Untersucher feststellen, daß es durch Asbestfasern nicht zu einer akut cytotoxischen Reaktion wie beim Quarz kommt. Die Permeabilität der Zellmembran wird lediglich als Ausdruck der sehr langsamen und unvollständigen Inkorporation der Fasern angesehen (BECK *et al.*, 1971a; BECK *et al.*, 1971b; BECK *et al.*, 1967b; PARAZZI *et al.*, 1968a; SUZUKI *et al.*, 1968).

II. Der lymphogene Transport

In den tieferen Lungenabschnitten kann der Staub, der nicht auf dem Bronchialwege eliminiert wurde, auf dem *Lymphweg* entfernt werden. Das Eindringen von freiem unphagocytierten Staub in das Lungengewebe (Penetration) stellt den ersten Schritt des lymphogenen Reinigungsmechanismus dar. Ob auch staubbeladene Phagocyten das Lungeninterstitium durchdringen können, ist bisher nicht bewiesen, wird jedoch von verschiedenen Untersuchern diskutiert. Nach den vorliegenden histologischen Beobachtungen können allerdings vorwiegend inerte Stäube bei hoher Staubexposition und überlasteter bronchogener Elimination aufgenommen werden und größere Staubzelldepots bilden, bevorzugt an Bronchialästen und Gefäßen. Nach längerer Lagerung von Staubkonglomeraten im Alveolarraum umwachsen epitheloide Zellen diese Depots, oft unter Verlagerung der Alveolen, so daß eine interstitielle Penetration von Staubzellen vorgetäuscht wird (LÜCHTRATH, 1956; KLOSTERKÖTTER, 1956; KLOSTERKÖTTER, 1967a; KLOSTERKÖTTER u. GONO, 1969a; KLOSTERKÖTTER u. LEITERITZ, 1969; KLOSTERKÖTTER *et al.*, 1969a; KLOSTERMANN u. EINBRODT, 1973; EINBRODT, 1967a; EINBRODT *et al.*, 1967; FRIEDBERG, 1956; FRIEDBERG, 1960; GIESEKING, 1956; PARIENTE *et al.*, 1974; SUN, 1965).

Der *Übertritt des freien Staubes* erfolgt vorzugsweise dort, wo funktionelle Öffnungen zwischen Alveolen oder Bronchioli alveolares zu den Lymphgefäßen bestehen; man nennt sie „subepitheliale Sammelbecken" (sumps). Sie liegen im Alveolarbereich vorzugsweise periarteriell, paravenös, subpleural oder paraseptal. An diesen Stellen soll durch die atemsynchrone Pumpwirkung Alveolarflüssigkeit mit Staub quasi durchsaugt werden und so die Penetration erleichtern. An solchen Sammelstellen können sich beim Durchtritt inerter Stäube nach gewisser Zeit erste größere Staubkonglomerate, je nach Reizsetzung und Staubart mehr oder weniger mit Bindegewebsfasern durchsetzt, bzw. beim Durchtritt pneumokonioseerzeugender Stäube die ersten fibrotischen Einlagerungen bilden. Daraus folgt, daß die Penetration von Staub gegenüber der bronchogenen Reinigung als *negativer Reinigungsmechanismus* zu werten ist, da starker Lymphtransport stets mit Deposition entsprechend großer Staubmengen, sei es nun inerter oder silikogener Stäube, verbunden ist und je nach Stärke des Lymphtransportes entsprechend viel Staub im Lungengewebe abgelagert bleibt (Retention). Außerdem wird diskutiert, ob die Ablagerung und Fibrosierung in den Lymphknoten ernstere Folgen für den Organismus mit sich bringt (KLOSTERKÖTTER, 1956, 1967 b; KLOSTERKÖTTER u. GONO, 1969 a; KLOSTERKÖTTER u. LEITERITZ, 1969; KLOSTERKÖTTER u. BÜNEMANN, 1958; MORROW, 1972; CHARBONNIER u. LE BOUFFANT, 1956; POLICARD u. COLLET, 1957). So werden prophylaktische Maßnahmen gegen Pneumokoniose u.a. darauf abzielen müssen, den bronchogenen Transport zu aktivieren (s. S. 85) (SCHLIPKÖTER u. BROCKHAUS, 1965; KLOSTERKÖTTER u. GONO, 1969 b; WELLER u. ULMER, 1972 b; WELLER, 1973).

Jedoch wird ein großer Teil des penetrierten Staubes aus dem Alveolarraum zunächst in den Lymphwegen und als erster Station in den paratrachealen Lymphknoten abgelagert, und bei relativ geringer oder langsamer Staubaufnahme verbleibt nur ein geringer Staubanteil in der Lunge selbst. Bei diesem ersten Schritt scheint nach den vorliegenden Tierexperimenten der *Flüssigkeitsstrom der Lunge* eine bedeutende Rolle zu spielen (KLOSTERKÖTTER, 1967 a, 1971 b, 1956, 1963; SEEBACH u. SCHOELER, 1969; WELLER, 1971, 1972 a; EINBRODT *et al.*, 1963 b).

Quarz wird im Gegensatz zu inerten Stäuben besonders lebhaft und schneller als andere Stäube auf dem Lymphwege transportiert. Man spricht vom *„Lymphotropismus"* des Quarzes. Dieses Phänomen wird mit der hohen exsudativen Reizwirkung des Quarzes erklärt, durch welche der Flüssigkeitsstrom vergrößert wird (KLOSTERKÖTTER, 1956, 1963, 1967 b). Von den intrapulmonalen Lymphknoten wird der Staub in die extrapulmonalen Lymphknoten transportiert und kann auf diese Weise auch in geringeren Konzentrationen in andere Organe verschleppt werden (WÄTJEN, 1944; WORTH u. SCHILLER, 1954; EINBRODT *et al.*, 1967; EINBRODT *et al.*, 1963 b; CISNO *et al.*, 1971). Ein Gefäßtransport des Staubes wird ebenfalls diskutiert, scheint aber keine Rolle zu spielen. Nur bei sehr aggressiven Silikosen sind Staubeinbrüche in die Gefäßwand beobach-

tet worden, die dann ebenfalls zur Verschleppung von Quarz in andere Organe führen können (WORTH u. SCHILLER, 1954).

Während inerte Stäube vorzugsweise durch aktive Alveolarmakrophagen aufgenommen und bei nicht angegriffenem Flimmerepithel auf dem Bronchialwege abtransportiert werden, reichen schon geringste Quarzbeimengungen aus, um den Lymphtransport zuungunsten des Bronchialtransportes zu steigern (MARWYCK u. FISCHER, 1951; KLOSTERKÖTTER, 1963; POLICARD u. COLLET, 1957; CHARBONNIER u. LE BOUFFANT, 1956). So wird als Beispiel der als inert geltende Staub Titandioxyd normalerweise zu 90% bronchial eliminiert, Titandioxyd mit geringen Quarzbeimengungen jedoch nur noch zu etwa 45%. Der Rest des inhalierten Staubes wurde in den Lymphknoten wiedergefunden (KLOSTERKÖTTER, 1967 a). Im Gegensatz zu reinem Kohlenstaub, der schnell eliminiert wird, wobei allerdings der Inkohlungsgrad eine Rolle zu spielen scheint, konnte auch nach Inhalation von Kohle-Quarzgemischen der Lymphotropismus des Quarzes beobachtet werden, ebenfalls bei Industriestäuben, die durch Quarz verunreinigt waren, so daß Quarzbeimengungen generell als lymphotroper Faktor zu bewerten sind (DOLGNER *et al.*, 1969; EINBRODT u. DROWATZKY, 1971; HEPPLESTON *et al.*, 1970; HÖER *et al.*, 1973; MOESCHLIN *et al.*, 1952; SCHLIPKÖTER *et al.*, 1971).

Asbeststäube verhalten sich dagegen im Sinne des Lymphotropismus wie inerte Stäube. Nur wenig Asbestfasern gelangen ins Interstitium. Es entwickelt sich eine diffuse interalveoläre Fibrose unter Beteiligung von Staubzellen, die im Sinne einer Fremdkörperreaktion zu werten ist; hierbei soll die Löslichkeit der Asbestoberfläche eine Rolle spielen (HILSCHER, 1969).

Beimengungen von Aluminiumchlorid zu Quarz fördern zusätzlich den Lymphotropismus. Auch mußte bei der die Silikose mindernden Wirkung von Aluminiumpulvern ein erhöhter Lymphtransport berücksichtigt werden, während im Gegensatz dazu Aluminiumhydroxydaerosole eine phagocytosesteigernde Wirkung haben und damit eine Erhöhung der bronchialen Reinigung bewirken. Durch die Schutzsubstanz PVPNO soll die bronchiale Reinigung positiv zuungunsten des Lymphtransportes gesteigert werden,

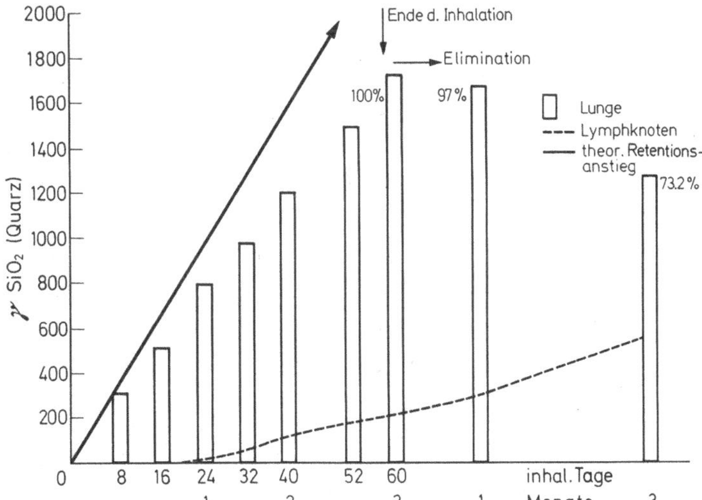

Abb. 10. Retention und Elimination von Quarz, 8–60 Bestaubungen, Konzentration 15 mg/m³ (KLOSTERKÖTTER, 1963)

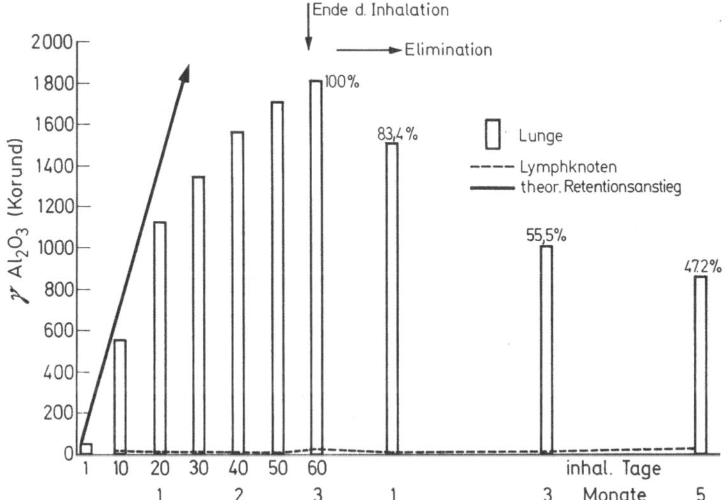

Abb. 10a. Retention und Elimination von Korund, 1–60 Bestaubungen, Konzentration im Mittel 28,0 mg/m³ (KLOSTERKÖTTER, 1963)

wahrscheinlich durch die Aktivierung und den Membranschutz der Alveolarmakrophagen, wobei die Menge des freien oder freiwerdenden Quarzes abnimmt, der dann in geringeren Konzentrationen in das Interstitium penetriert (SCHLIPKÖTER u. BROCKHAUS, 1965; THOMAS, 1971; ULMER et al., 1964b; POLICARD et al., 1971; WELLER et al., 1966; WELLER u. ULMER, 1972b; WELLER, 1973). Allerdings wurde die Unterdrückung des Lymphtransportes von einigen Autoren nicht als optimal beschrieben. Auch ein Schutz des kristallinen Oberflächengitters des Quarzes, wie er durch kolloidales Aluminiumhydroxyd und Aluminiumchloridhydroxyallantoin zu erreichen war, kann die bronchogene Reinigung zuungunsten des Lymphtransportes fördern, da der Quarz dann genau wie ein inerter Staub eliminiert werden kann (s.S. 85).

Bei hoher Staubbelastung verstopfen die Lymphwege, so daß die lymphogene Reinigung weitgehend blockiert wird; dadurch wird die Retentionsrate im Lungengewebe größer und damit die Ablagerung großer Konglomerate inerter Stäube mit unterschiedlich starker Fibrosierung bzw. bei Quarzbeimengungen die Gefahr der Entstehung silikotischer Granulome. Außerdem ist die Staubaufnahme in die Lymphknoten mengenmäßig begrenzt, so daß sich der Lymphtransport bei langer Expositionszeit zugunsten der Retention im Lungengewebe verringert. Im Tierexperiment konnte der Staubtransport und damit die Elimination in beide Richtungen durch erhöhte Atemarbeit gesteigert werden, so daß die Bewegung der Lunge neben dem Flüssigkeitsstrom von großer Bedeutung für den Staubtransport zu sein scheint. *Unterschiede im Atemtypus* könnten z.B. erklären, warum man beim Menschen unterschiedliche Prognosen bei der Pneumokonioseentstehung findet (Klosterkötter, 1956; Worth, 1964; Siehoff *et al.*, 1963). Im Tierexperiment wurde festgestellt, daß junge Tiere mehr Staub in die mediastinalen Lymphknoten transportieren als ältere; das Interstitium bleibt weniger staubbelastet. Dieser Befund ist in etwa durch Aufarbeitung von Obduktionsmaterial beim Menschen bestätigt worden. Das könnte in etwa die Befunde erklären, nach denen sich bei sehr jung angelegten Bergleuten langsamer eine Silikose entwickelt als bei solchen, die erst im höheren Alter zur Untertagearbeit gekommen sind (Höer, 1967; Klosterkötter *et al.*, 1969a und b; Reisner, 1971). Nach dem vorher Gesagten darf nicht übersehen werden, daß erhöhter Lymphtransport auf die Dauer gesehen als Maßstab für erhöhtes Pneumokonioserisiko angesehen werden muß bzw. nach längerer Staubexposition die Aufnahmemöglichkeit der Lymphknoten erschöpft ist.

Die hier aufgeführten Theorien wurden vor allem im Tierexperiment gewonnen. Bei der Übertragung auf die Verhältnisse beim Menschen bestehen jeweils viele Unsicherheitsfaktoren.

So müssen die unterschiedlichen Tierspecies berücksichtigt werden, vor allem im Hinblick auf ihren Atemtypus und den Flüssigkeitsstrom in der Lunge. Eine große Rolle spielt auch die Applikationsweise des Staubes, der bei solchen Experimenten vorzugsweise durch Inhalation gegeben werden sollte. Es wird aber auch sehr viel mit intratrachealer und intraperitonealer Applikationsweise gearbeitet, weil auf diese Weise die Versuchsdauer bedeutend abgekürzt wird. Des weiteren spielen Bestaubungsanlage und Expositionsdauer eine nicht zu übersehende Rolle. Bei der experimentellen Silikose wurden große Unterschiede des Transportes gefunden, wenn man die Ergebnisse mit reinem Quarz, Kohle-Quarzgemischen oder Grubenstäuben vergleicht. Hierbei muß die Reinheit der Quarzoberfläche noch zusätzlich beachtet werden (s. S. 88), außerdem die Löslichkeit der verwendeten Stäube. Exogene Einflüsse wie zu-

sätzliche Belastung durch unsterile Bestaubungsräume oder Temperatur und Luftfeuchte müssen erwähnt werden sowie endogene Einflüsse durch zusätzliche Bronchitis (s. S. 88) oder emphysematösen Lungenumbau, bei welchem sich die Clearancerate erniedrigt (Brockhaus u. Schlipköter, 1967; Einbrodt u. Weller, 1966; Ferin, 1971a und b; Friedberg *et al.*, 1963; Göthe u. Swensson, 1970; Polley, 1967; Weller, 1962; Worth, 1964).

Der Lymphtransport ist auch abhängig von der *Korngröße der applizierten Stäube;* so soll bei inerten Stäuben die Korngröße des retinierten Staubes vom Lungenparenchym zu den intrapulmonalen und dann weiter zu den extrapulmonalen Lymphknoten hin abnehmen. Bei Quarz gehen die Untersuchungsergebnisse auseinander; so wurden von einigen Autoren die größten Partikel in den extrapulmonalen Lymphknoten gefunden, andere dagegen fanden die Hauptmengen der größeren Partikel in den Lungen selbst. Der Quarzgehalt bei Mischstäuben war am höchsten in den Hiluslymphdrüsen (Le Bouffant, 1971; Debreczeni u. Pál, 1965; Einbrodt, 1965, 1967c; Einbrodt *et al.*, 1963a, 1967; Kysela *et al.*, 1973).

Literatur

Acton, J.D., Myrvik, Q.N.: Nitrogen dioxide effects on alveolar macrophages. Arch. environm. Hlth. **24**, 48 (1972).

Aerts, C., Guillaume, J., Petitprez, A., Wattel, F., Voisin, C.: Contribution à l'étude des phosphatases acides des macrophages alvéolaires de Cobaye. Tome **161**, 2199 (1967).

Alford, R.H.: Effects of chronic bronchopulmonary disease and aging on human nasal secretion IgA concentrations. J. Immunol. **101**, 984 (1968).

Alford, R.H.: Antibody in nasal secretion after intramuscular injection of influenza virus in persons with chronic bronchopulmonary disease. J. Immunol. **103**, 20 (1969).

Allen, J.M., Cook, G.M.W.: A study of the attachment phase of phagocytosis by murine macrophages. Exp. Cell Res. **59**, 105 (1970).

Allison, F.: Studies on the pathogenesis of acute inflammation. The failure of ADP and other nucleotides to modify phagocytosis and clumping by human leukocytes. J. Lab. clin. Med. **698**, 15 (1967).

Antweiler, H.: Über die Funktion des Flimmerepithels der Luftwege, insbesondere unter Staubbelastung. Beitr. Silikose-Forsch. Sdb. **2**, 509 (1956).

Anzai, T., Ibayashi, J., Carpenter, C.M., Hyde, L.: Beta$_2$ A-globulin as a molecular constituent of insoluble bronchial mucus gel. Amer. Rev. resp. Dis. **88**, 503 (1963).

Arnold, M., Sasse, D., Einbrodt, H.J.: Statistische Untersuchungen über die Korngrößenverteilung von

Staub aus anthrakotischen Lungen. Beitr. Silikose-Forsch. **74**, 1 (1961).

ASSELAIN, R., UZZAN, D., ROUSSEL, P., DEGAND, P.: Étude clinique, anatomique et biochimique d'une observation de cancer bronchiolo-alvéolaire hypersécrétant. Colloque International de Pathologie thoracique Lille 1968, p. 101–114.

ATASSI, M.L., BARKER, S.A., STACEY, M.: Neuramic acid and its relation to chronic bronchitis — Carbohydrate constituents of Sputum. Clin. Chem. **4**, 823 (1959).

AYUSO, M.S., FISHER, A.B., PARILLA, R., WILLIAMSON, J.R.: Glucose metabolism by isolated rat lung cells. Amer. J. Physiol. **225**, 1153 (1973).

BARBER, M., DELAUNAY, A.: Effect of plasma cortisone freatet guinea-pigs on the growth of fibroblasts and macrophages in tissue cultures in vitro. J. Path. Bact. **63**, 549 (1951).

BASSET, F., SOLER, P.: Perturbations acquises de la function phagocytaire des macrophages — Le macrophage alvéolaire au cours de diverses affections pneumologiques. Rev. franç. Mal. Resp. **2**, 160 (1974).

BAUMANN, H., RASCHE, B.: Zellversuche mit definierten Quarzstäuben. Bericht des Silikose-Forschungsinstitutes der BBG 1971, S. 51–58.

BECK, E.G., BRUCH, J., SACK, J.: Beobachtungen über die Morphologie der Staubphagocytose in vitro. Silikosebericht Nordrhein-Westfalen **6**, 131 (1967a).

BECK, E.G., BRUCH, J., FRIEDRICHS, K.-H., HILSCHER, W., POTT, F.: Fibros silicates in animal experiments and cell-culture—morphological cell and tissue reactions according to different physical chemical influences. In: Inhaled particles III (W.H. WALTON, Ed.), vol. 1, p. 477. Old Woking/Surrey: Unwin Brothers 1971a.

BECK, E.G., HOLT, P.F., NASRALLAH, E.T.: Effects of chrysotile and acid treated chrysotile on macrophage cultures. Brit. J. industr. Med. **28**, 179 (1971b).

BECK, E.G., MANOJLOVIÇ, N.: Untersuchungen über die Wirkung von Grubenstäuben auf in vitro gezüchtete Alveolarmakrophagen vom Meerschweinchen. Silikosebericht Nordrhein-Westfalen **8**, 125 (1971).

BECK, E.G., ROBOCK, K., GRÜNSPAN, M., MANOJLOVIÇ, N.: Vergleichende Untersuchungen über die biologische Wirkung von Stäuben aus dem Ruhrkarbon. Silikosebericht Nordrhein-Westfalen **9**, 131 (1973).

BECK, E.G., SACK, J., BRUCH, J.: Die Wirkung von Asbeststäuben auf die in vitro gezüchtete Zelle. Fortschr. Staublungenforsch. **2**, 481 (1967b).

BECK, E.G., STÜTTGER, N.: Biochemische Untersuchungen über die Staubphagocytose in vitro. Silikosebericht Nordrhein-Westfalen **7**, 189 (1969).

BEICKERT, A.: Pharmakologische Wirkungen der Glukokortikoide. In: Die Glukokortikoidtherapie innerer Erkrankungen, S. 56–72. Jena: VEB Gustav Fischer 1964.

BELLE LA, CH., BRIEGER, H.: The influence of cigarette smoke on lung clearance. Arch. environm. Hlth. **12**, 588 (1966).

BERTALANFFY, F.D., LEBLOND, C.P.: The continuous reneval of the two types of alveolar cells in the lung of the rat. Anat. Rec. **115**, 515 (1953),

BIBERFELD, G., STERNER, G.: Antibodies in bronchial secretions following natural infection with Mycoplasma pneumoniae. Acta path. microbiol. scand. **79**, 599 (1971).

BOCCON-GIBOD, L.: Le macrophage alvéolaire chez l'enfant étude de 56 biopsies pulmonaires a l'aiguille. Rev. franç. Mal. Resp. **2**, 53 (1974).

BONOMO, R., GILLARDI, U., LISO, V.: Studio delle proteine e delle immunoglobuline nell'espettorato di bronchitici cronici. Boll. Soc. ital. Biol. sper. **43**, 542 (1967).

BOUFFANT, L. LE: Influence de la nature des poussières et de la charge pulmonaire sur l'épuration. In: Inhales particles III (W.H. WALTON, Ed.), vol. 1, p. 227. Old Woking/Surrey: Unwin Brothers 1971.

BOUFFANT, L. LE, DANIEL, H., LEBRUN, A., ROUSSEL, M.: Influence de l'empoussiérage sur la mobilité des macrophages alvéolaires et la tension superficielle du liquide de lavage pulmonaire. Rev. franç. Mal. Resp. **2**, 120 (1974a).

BOUFFANT, L. LE, DANIEL, H., ROUSSEL, M., NORMAND, C.: Comportement des macrophages alvéolaires après divers types d'aggression expérimentale in vitro. Rev. franç. Mal. Resp. **2**, 123 (1974b)

BOURBON, P., LÉVY, P.: Action du SO_2 sur les macrophages alvéolaires in vitro. Rev. franç. Mal. Resp. **2**, 89 (1974).

BREYER, M.G., KILROE-SMITH, T.A.: Changes in the activities of enzymes in the lungs of guinea-pigs exposed to inhalation of silica dust. Enzymologia **15**, 263 (1965).

BREYER, M.G., KILROE-SMITH, T.A., PRINSLOO, H.: Changes in activities of respiratory enzymes in lungs of guinea-pigs exposed to silica dust. Brit. J. industr. Med. **21**, 32 (1964).

BRIEGER, H.: The fate of inhaled particles. Arch. environm. Hlth. **6**, 57 (1962).

BRIEGER, H., BELLE, CH. LA: The fate of inhaled particulates in the early postexposure period. Arch. industr. Hlth. **19**, 510 (1959).

BROCKHAUS, A., SCHLIPKÖTER, H.-W.: Vergleichende Untersuchungen über die Deposition und Elimination nach Quarzinhalation bei verschiedenen Tierarten. Silikosebericht Nordrhein-Westfalen **6**, 61 (1967).

BROGAN, T.D.: The highmolecular weight components of sputum. Brit. J. exp. Path. **41**, 288 (1960).

BRUCH, J., OTTO, H.: Elektronenmikroskopische Beobachtungen an Alveolarmakrophagen in der Rattenlunge nach Quarzstaubinhalation. Silikosebericht Nordrhein-Westfalen **6**, 141 (1967).

BURDZY, K., MUNDER, P.G., FISCHER, H., WESTPHAL, O.: Steigerung der Phagocytose von Peritonealmakrophagen durch Lysolecithin. Z. Naturforsch. **19b**, 1118 (1964).

BÜRGI, H.: Endogenic defense against infections disease in chronic bronchitis. Respiration **28**, 480 (1971).

BÜRGI, H., MEDICI, T.: Das IgA- und IgG-System bei spastischer Bronchitis im Kindesalter. Dtsch. med. Wschr. **2**, 91 (1970).

CAMNER, P., PHILIPSON, K.: Intra-individual-studies of tracheobronchial clearance in man using fluorocarbon resin particles tagged with ^{18}F and ^{99m}Tc. In: Inhaled particles III (W.H. WALTON, Ed.), vol. 1, p. 157. Old Woking/Surrey: Unwin Brothers 1971.

CAMNER, P., PHILIPSON, K., ARVIDSSON, T.: Withdrawal of cigarette smoking. Arch. environm. Hlth. **26**, 90 (1973a).

CAMNER, P., MOSSBERG, B., PHILIPSON, K.: Tracheobronchial clearance and chronic obstructive lung disease. Scand. J. Resp. Dis. **54**, 272 (1973b).

CARDELLA, C.J., DAVIES, P., ALLISON, A.C.: Immune complexes induce selective release of lysosomal hydrolases from macrophages. Nature 247, 46 (1974).

CHARBONNIER, J., LE BOUFFANT, L.: Étude de la vitesse d'élimination des poussières retenues par le poumon. Rev. Ind. Miner. 38, 471 (1956).

CHRÉTIEN, J., CHAMEAUD, J., NOLIBÉ, D., FRITSCH, P., PERRAUD, R., LAFUMA, J.: Étude du comportement du macrophage alvéolaire chez le rat soumis a une inhalation tabagique prolongée. Rev. franç. Mal. Resp. 2, 148 (1974).

CISNO, F., AZZALINI, M., CAMAGNA, M.T.: Bemerkungen über 16 Fälle der Silikose in der Leber und Milz. Med. d. Lavoro 62, 378 (1971).

CLAWSON, B.J., NERENBERG, S.F.: The effect of large doses of cortisone upon the ability of the reticuloendothelial cells to phagocytose streptococci. J. Lab. clin. Med. 42, 746 (1953).

CLIFF, W.J.: The behavior of macrophages labelled with colloidal carbon during wound healing in rabbit ear chambers. Quart. J. exp. Physiol. 51, 112 (1966).

COLLET, A.: Infra-structure du poumon: Origine des macrophage. Ann. occup. Hyg. 10, 207 (1967).

COLLINS-WILLIAMS, D., LAMENZA, C., KOKUBU, H.: Deficiency of IgA in serum and respiratory secretions. Rev. Allergy 23, 202 (1969).

CONNING, D.M., HEPPLESTON, A.G.: Reticuloendothelial activity and local particle disposal — A comparison of the influence of modifying agents. Brit. J. exp. Path. 47, 388 (1966).

DALHAMN, T.: Mucous flow and ciliary activity in the trachea of healthy rats and rats exposed to respiratory irritant gases (SO_2, H_3N, $HCHO$). Acta physiol. scand. 36, Suppl. 123, 1 (1956).

DALHAMN, T.: Ciliotoxische Wirkungen von Tabakrauch bei in vivo- und in vitro-Versuchen. Arch. environm. Hlth. 21, 633 (1970a).

DALHAMN, T.: Ciliary motility studies. Arch. intern. Med. 126, 424 (1970b).

DANNENBERG, A.M., WALTER, P.C., KAPRAL, F.A.: A histochemical study of phagocytic and enzymatic functions of rabbit mononuclear and polymorphonuclear exsudate cells and alveolar macrophages. Immunology 90, 448 (1963).

DEBRECZENI, L., PÁL, T.: Elektronenmikroskopische Kornverteilungsuntersuchungen an Stäuben aus Bergmannslungen mit und ohne Silikose. Beitr. Silikose-Forsch. 86, 31 (1965).

DEGAND, P., ROUSSEL, P., RANDOUX, A., DEWAILLY, P.: Variations des glycopeptides neutres, carboxyliques et sulfates dans différents états d'hypersécrétion bronchique pour l'étude biochimique. Colloque International de Pathologie thoracique Lille, 1968, p. 89—100.

DEHNEN, W., FETZER, J.: Über die Wirkung von Polyvinylpyridin-N-Oxid (P 204) auf die Stabilität isolierter Rattenleberlysosomen. Silikosebericht Nordrhein-Westfalen 6, 161 (1967).

DHOM, G., SAUER, H.: Tierexperimentelle Untersuchungen zur Wirkung von Quarz auf Tracheobronchialepithel. Fortschr. Staublungenforsch. 2, 173 (1967).

DOLGNER, R.: Untersuchungen zum Nachweis von Polyvinylpyridin-N-Oxid. Silikosebericht Nordrhein-Westfalen 6, 157 (1967).

DOLGNER, R., SCHLIPKÖTER, H.W., LEITERITZ, H.: Tierversuche zur Bedeutung des Inkohlungsgrades und der Tonminerale für die Gewebsreaktion auf Quarz. Silikosebericht Nordrhein-Westfalen 7, 45 (1969).

DOWNEY, R.J., DIEDRICH, B.F.: A new method for assessing particle ingestion by phagocytic cells. Exp. Cell Res. 50, 483 (1968).

EBERZ, R.H., FLOREY, H.W.: The extravascular development of the monocyte observed in vivo. Brit. J. exp. Path. 20, 342 (1939).

EINBRODT, H.J.: Quantitative und qualitative Untersuchungen über die Staubretention in der menschlichen Lunge. Beitr. Silikose-Forsch. 87, 1 (1965).

EINBRODT, H.J.: Die Verteilung von Kohle und Mineral in menschlichen Lungen. Int. Arch. Gewerbepath. Gewerbehyg. 23, 141 (1967a).

EINBRODT, H.J.: Der Eisengehalt der Lungenstäube von Steinkohlenbergleuten. Silikosebericht Nordrhein-Westfalen 6, 93 (1967b).

EINBRODT, H.J.: Experiments on the elimination of dust from human lungs. Ann. occup. Hyg. 10, 47 (1967c).

EINBRODT, H.J., DROWATZKY, U.: Die Beeinflussung der Quarzretention durch Graphit. Silikosebericht Nordrhein-Westfalen 8, 185 (1971).

EINBRODT, H.J., KLOSTERKÖTTER, W., METZE, H.: Vergleichende Untersuchungen über die Korngrößen retinierter Stäube in den Lungen von Mensch und Tier. Beitr. Silikose-Forsch. Sdb. 6, 491 (1963a).

EINBRODT, H.J., METZE, H., KELTSCH, H.J.: Quantitative Untersuchungen zum lymphogenen Abtransport des exogenen Staubes aus der menschlichen Lunge mit langer Expositionszeit. Beitr. Silikose-Forsch. Sdb. 5, 437 (1963b).

EINBRODT, H.J., SCHRÖDER, J.F., SCHADE, F.: Zum Lymphtransport des Quarzes aus der Lunge in die regionären Lymphknoten beim Menschen. Silikosebericht Nordrhein-Westfalen 6, 127 (1967).

EINBRODT, H.J., WELLER, W.: Über die Staubretention in Lungen und Lymphknoten von Großtieren (Grubenpferden). Beitr. Silikose-Forsch. 90, 11 (1966)

FALK, G.A., OKINAKA, A.J., SISKIND, G.W.: Immunglobulins in the bronchial washings of patients with chronic obstructive pulmonary disease. Amer. Rev. resp. Dis. 105, 14 (1972).

FERIN, J.: Elimination of dust from the lungs and the influence of the reticuloendothelial system. Ann. occup. Hyg. 3, 1 (1960).

FERIN, J.: Emphysema in rats and clearance of dust particles. In: Inhaled particles III (W.H. WALTON, Ed.), vol. 1, p. 283. Old Woking/Surrey: Unwin Brothers 1971a.

FERIN, J.: Papain-induced emphysema and the elimination of TiO_2 particulates from the lungs. Amer. industr. Hyg. Ass. 32, 157 (1971b).

FERIN, J., URBANKOVA, G., VLCKOVA, A.: Pulmonary clearance and the function of macrophages. Arch. environm. Hlth. 10, 790 (1965).

FLEMMING, K., NOTHDURFT, W.: Phagocytoseanstieg im reticuloendothelialen System durch Polyvinylpyridin-N-Oxid. Klin. Wschr. 46, 904 (1968).

FONG, J., SUNG, J., KHADRE, M.A.: Propagation of rabbit macrophages in vitro. J. Reticuloendothelial Soc. 3, 486 (1966).

FRIEDBERG, K.D.: Die Staubelimination in der Lunge besonders im Hinblick auf quantitative Messungen im Tierversuch. Beitr. Silikose-Forsch. Sbd. 2, 497 (1956).

FRIEDBERG, K.D.: Quantitative Untersuchungen über die Staubelimination in der Lunge und ihre Beeinflußbarkeit im Tierexperiment. Beitr. Silikose-Forsch. 69, 5 (1960).

FRIEDBERG, K.D., MORROW, P.E., POLLEY, H.: Staubdeposition in der Rattenlunge unter variierten Bedingungen. Beitr. Silikose-Forsch. Sbd. 6, 465 (1963).

FRIMMER, M.: Über die vom Energiestoffwechsel unabhängige Initialphase der Phagocytose. Beitr. Silikose-Forsch. Sbd. 6, 131 (1965).

GALY, P., QUINCY, C.: Aspects génétiques de la sécrétion bronchique normale et pathologique. Colloque International de Pathologie thoracique Lille 1968, p. 125—132.

GELL, P.G.H., HUIDE, I.T.: The effect of cortisone on macrophage activity in mice. Brit. J. exp. Path. 32, 516 (1951).

GERNEZ-RIEUX, C., BISERTE, G., VOISIN, C., HAVEZ, R., CUVELLIER, R.: Étude biochemique de l'expectoration au cours de la bronchit chronique. Caractéristiques et variations des glycoprotéides riches en acides sialiques. J. franç. Méd. Chir. thor. 2, 125 (1963).

GERNEZ-RIEUX, C., VOISIN, C., AERTS, M.C.: Étude microcinématographique du comportement des macrophages alvéolaires de cobaye, apres phagocytose „in vitro" ou „in vivo" de differents types de silice action protectrice du P 204. Beitr. Silikose-Forsch. Sbd. 6, 115 (1965).

GERSING, R.: Die frühen Reaktionen der Lunge auf verschiedene Staubarten im vergleichenden Tierversuch. Beitr. Silikose-Forsch. 42, 1 (1956).

GIESEKING, R.: Stoffaufnahme in die Alveolarwand (Elektronenoptische Untersuchungen). Beitr. Silikose-Forsch. 2, 571 (1956).

GIESEKING, R.: Elektronenmikroskopie der Bronchialsekretion. Resp. Res. 6, 43 (1971).

GÖTHE, C.-J., SWENSSON, A.: Effect of BCG on lymphatic lung clearance of dusts with different fibrogenicity. Arch. environm. Hlth. 20, 579 (1970).

GÖTHE, C.J., SWENSSON, A.: Influence of BCG on lymphatic lung clearance in rats. In: Inhaled particles III (W.H. WALTON, Ed.), vol. 1, p. 293. Old Woking/Surrey: Unwin Brothers 1971.

GREEN, G.M.: The response of the alveolar macrophage system to host and environmental changes. Arch. environm. Hlth. 18, 548 (1969).

GREEN, G.M., KASS, E.H.: The role of the alveolar macrophage in the clearance of bacteria from the lung. J. exp. Mcd. 119, 168 (1964).

GREEN, H.L.: Respiratory protection against particulates problems solved and unsolved. Amer. industr. Hyg. Ass. J. 26, 203 (1965).

GROSS, P., DE TREVILLE, R.T.P., TOLKER, E.B., KASCHAK, M., BABYAK, M.A.: The pulmonary macrophage. An attempt at quantitation. Arch. environm. Hlth. 18, 174 (1969).

GRÜNSPAN, M., ANTWEILER, H.: Die Lungenspeicherung des Polyvinylpyridin-N-Oxids und deren Bedeutung für die Fibrosehemmung im Tierexperiment. Silikosebericht Nordrhein-Westfalen 8, 191 (1971).

GUILLAUME, J., WATTEL, F., MACKE-VAN-MOORLEGHEM, C., AERTS, C., VOISIN, C.: Étude de la phagocytose du virus grippal par les macrophages alvéolaires de cobaye. Ann. Inst. Pasteur Lille 16, 11 (1965).

GUILLAUME, J., WATTEL, F., DERIEUX, J.C., AERTS, C., VOISIN, C.: Note sur l'activite phosphatasique alcaline du macrophage alvéolaire de cobaye en survie in vitro. Ann. Inst. Pasteur Lille 16, 17 (1965).

HAVEZ, R., ROUSSEL, P., DEGAND, P., BISERTE, G.: Étude des structures fibrillaires de la sécrétion bronchique humaine. Clin. chim. Acta 17, 281 (1967a).

HAVEZ, R., DEMINATTI, M., ROUSSEL, P., DEGAND, P., RANDOUX, A., BISERTE, G.: Étude des glycoprotéines carboxyliques et sulfatées de la sécrétion bronchique humaine. Clin. chim. Acta 17, 463 (1967b).

HAVEZ, R., VOISIN, C., GERNEZ-RIEUX, C.: Acquisitions recentes sur la structure biochemique de la sécrétion bronchique au cours de la bronchit chronique. Fortschr. Staublungenforsch. 2, 677 (1967c).

HAVEZ, R., BISERTE, G.: Étude biochimique des sécrétions bronchiques. Colloque International de Pathologie thoracique Lille, 1968, p. 43—68.

HAYEK, H.v.: Die menschliche Lunge. S. 103. Berlin-Göttingen-Heidelberg: Springer 1953.

HEPPLESTON, A.G., CIVIL, G.W., CRITCHLOW, A.: The effects of duration and intermittency of exposure on the elimination of air-borne dust from high and low rank coal mines. In: Inhaled particles III (W.H. WALTON, Ed.), vol. 1, p. 261. Old Woking/Surrey: Unwin Brothers 1971.

HEPPLESTON, A.G., STYLES, J.A.: Involvement of the macrophage in the silicotic fibrogenesis. Fortschr. Staublungenforsch. 2, 123 (1967).

HOCHSTRASSER, K., HOCHGESAND, K., RASCHE, B.: Zur Frage der gleichzeitig vorhandenen proteolytischen und antiproteolytischen Aktivität im Sputum bei obstruktiven Atemwegserkrankungen. Respiration 31, 343 (1974b).

HOCHSTRASSER, K., REICHERT, R., SCHWARZ, S., WERLE, E.: Isolierung und Charakterisierung eines Proteaseinhibitors aus menschlichem Bronchialsekret. Hoppe-Seyler's Z. physiol. Chem. 353, 221 (1972).

HOCHSTRASSER, K., REICHERT, R., SCHWARZ, S., WERLE, E.: Detection and isolation of a second acid stable proteinase inhibitor from human bronchial mucus. Hoppe-Seyler's Z. physiol. Chem. 354, 923 (1973)

HOCHSTRASSER, K., RASCHE, B., REICHERT, R., HOCHGESAND, K.: Freie und gebundene Proteaseninhibitoren im Bronchialschleim von Patienten mit langjährigen chronisch obstruktiven Lungenerkrankungen. Pneumonologie 150, 253 (1974a).

HILSCHER, W.: Asbest. Med. Inst. Lufthyg. Silikose-Forsch., Jahresbericht 1969, p. 79—84.

HIRSCH, S.R., ZASTROW, J., KORY, R.C.: Sputum liquefying agents: A comparative in vitro evaluation. J. Lab. clin. Med. 74, 346 (1969).

HÖER, P.-W.: Morphologische Variationen der Staubablagerung im Lungengewebe im Vergleich zur Arbeitsanamnese und Expositionszeit sowie der in den Lungen gefundenen Staubmengen bei unter Tage verunfallten Bergleuten. Silikosebericht Nordrhein-Westfalen 6, 83 (1967).

HÖER, P.-W., KOOPS, D., REBEL, W.: Die Beeinflussung der Quarzretention durch Inhalation von Kohle. Silikosebericht Nordrhein-Westfalen 9, 181 (1973).

HOLT, P.F., LINDSAY, H., BECK, E.G.: Some derivatives of polyvinylpyridine 1-oxides and their effect on the cytotoxixity of quartz in macrophage cultures. Brit. J. Pharmacol. 38, 192 (1970).

HULLIGER, L., ALLGÖWER, M.: Proliferation und Differenzierung monocytärer Zellen des Blutes. Schweiz. med. Wschr. 91, 1201 (1961).

HULLIGER, L., ALLGÖWER, M.: Monocyte participation in connective tissue repair. Experientia (Basel) 19, 577 (1963).

HUMPHREY, J.H., WHITE, R.G.: Klinische Aspekte des Immunglobulinstoffwechsels — Kurzes Lehrbuch der Immunologie, S. 201. Stuttgart: Thieme 1971.

IRAVANI, J.: Koordination der Flimmerbewegung im Bronchialepithel der Ratte. Pflügers Arch. ges. Physiol. **305**, 199 (1969)

IRAVANI, J.: Flimmermechanismus und Bronchitis. Progr. Resp. Res. **6**, 384 (1971a).

IRAVANI, J.: Clearance function of the respiratory ciliated epithelium in normal and bronchitic rats. In: Inhaled particles III (W.H. WALTON, Ed.), vol. 1, p. 143. Old Woking/Surrey: Unwin Brothers 1971b.

IRAVANI, J.: Physiologie und Pathophysiologie der Cilientätigkeit und des Schleimtransportes im Tracheobronchialbaum. Pneumonologie **144**, 93 (1971c).

IRAVANI, J.: Wirkung von Aerosolinhalationen auf das Flimmerepithel. Med. Klin. **9**, 315 (1971d).

IRAVANI, J.: Mucociliary abnormalities unterlying impaired mucus elimination. Bull. Physiol.-path. Resp. **9**, 397 (1973).

IRAVANI, J., VAN AS, A.: Mucus transport in the tracheobronchial tree of normal and bronchitic rats. J. Path. **106**, 81 (1972).

IRAVANI, J., MELVILLE, G.N.: Mucociliary function of the respiratory tracts as influenced by drugs. Respiration **31**, 350 (1974a).

IRAVANI, J., MELVILLE, G.N.: Long-term effect of cigarette smoke on mucociliary function in animals. Respiration **31**, 358 (1974b).

IRAVANI, J., SCHÜLER, K.G.: In vitro-Untersuchungen der Bronchomotorik der Ratte. Pneumonologie **144**, 253 (1971).

IRAVANI, J., WELLER, W.: Flimmertätigkeit in den intrapulmonalen Luftwegen der Ratte nach Langzeitbestaubung. Beitr. Silikose-Forsch. **96**, 43 (1968).

ISLAM, M.S., RASCHE, B., VASTAG, E., ULMER, W.T.: Empfindlichkeitssteigerung der Bronchialmuskulatur durch proteolytische Fermente im Sputum. Pneumonologie **146**, 232 (1971).

JUCK, A.: Metrische Eigenschaften der Staubteilchen und der alveolaren Makrophagen nach Lungenspülungen. Fortschr. Staublungenforsch. **2**, 547 (1967).

KEIMOWITZ, R.J.: Immunglobulins in normal human tracheobronchial washings. J. Lab. clin. Med. **63**, 54 (1964).

KESSEL, R.W.I., MONACO, L., MARCHISIO, M.A.: The specificity of the cytotoxic action of silica — A study in vitro. Brit. J. exp. Path. **44**, 351 (1963).

KLOSTERKÖTTER, W.: Tierexperimentelle Untersuchungen über die Lungenreinigung. Beitr. Silikose-Forsch., Sbd. **2**, 537 (1956).

KLOSTERKÖTTER, W.: Tierexperimentelle Untersuchungen über die Retention und Elimination von Stäuben bei langfristiger Exposition. Beitr. Silikose-Forsch., Sbd. **5**, 417 (1963).

KLOSTERKÖTTER, W.: Untersuchungen über die Penetration und Elimination verschiedener SiO_2-Stäube nach kurzfristiger Inhalation. Silikosebericht Nordrhein-Westfalen **6**, 65 (1967a).

KLOSTERKÖTTER, W.: Tierexperimentelle Untersuchungen über den Einfluß von Quarz auf die Retention, Penetration und Elimination inerter Stäube. Silikosebericht Nordrhein-Westfalen **6**, 69 (1967b).

KLOSTERKÖTTER, W.: Langzeitstudie über die Elimination und Penetration von Quarz nach kurzfristiger Inhalation. Silikosebericht Nordrhein-Westfalen **8**, 171 (1971a).

KLOSTERKÖTTER, W.: Retention, Penetration und Elimination von Quarz nach niedrig dosierter Langzeit-Inhalation. Silikosebericht Nordrhein-Westfalen **8**, 175 (1971b).

KLOSTERKÖTTER, W., BÜNEMANN, G.: Untersuchungen über die Ausscheidung inhalierter Stäube im Tierexperiment. Beitr. Silikose-Forsch., Sbd. **3**, 145 (1958).

KLOSTERKÖTTER, W., EINBRODT, H.J.: Tierexperimentelle Untersuchungen über den Einfluß von Körpergewicht und Lebensalter auf die Retention, Penetration und Elimination von Quarzstäuben. Silikosebericht Nordrhein-Westfalen **6**, 73 (1967).

KLOSTERKÖTTER, W., GONO, F.: Tierexperimentelle Langzeit-Inhalationsversuche über Retention, Penetration und Elimination von quarzfreiem Schieferton. Silikosebericht Nordrhein-Westfalen **7**, 73 (1969a).

KLOSTERKÖTTER, W., GONO, F.: Über den Einfluß von Poly-2-vinylpyridin-N-Oxid-Aerosol auf die Retention, Penetration und Elimination von Quarz. Silikosebericht Nordrhein-Westfalen **7**, 159 (1969b).

KLOSTERKÖTTER, W., GONO, F.: Über den Einfluß von Quarz und Polyvinylpyridin-N-Oxid auf die Retention, Penetration und Elimination von TiO_2 im Langzeit-Inhalationsversuch. Silikosebericht Nordrhein-Westfalen **8**, 201 (1971a).

KLOSTERKÖTTER, W., GONO, F.: Long-term storage, migration and elimination of dust in the lungs of animals, with special respect to the influence of polyvinyl-pyridine-N-oxid. Inhaled particles III (W.H. WALTON, Ed.), vol. 1, p. 273. Old Woking/Surrey: Unwin Brothers 1971b.

KLOSTERKÖTTER, W., GONO, F., EINBRODT, H.J.: Tierexperimentelle Untersuchungen über den Einfluß des Lebensalters auf die Retention, Penetration und Elimination von Quarzstaub. Silikosebericht Nordrhein-Westfalen **7**, 205 (1969a).

KLOSTERKÖTTER, W., GONO, F., VOSS, D.: Tierexperimentelle Untersuchungen über den Einfluß des Tabakrauches auf die Retention, Penetration und Elimination eines inerten Staubes. Silikosebericht Nordrhein-Westfalen **7**, 207 (1969b).

KLOSTERKÖTTER, W., LEITERITZ, H.: Tierexperimentelle Untersuchungen über die Gewebswirkung von Quarz, Quarzit und Glimmer. Silikosebericht Nordrhein-Westfalen **7**, 39 (1969).

KLOSTERMANN, M., EINBRODT, H.J.: Tierexperimentelle Untersuchungen zur Lungenretention von Quarz unter niedrigen Schwefeldioxid-Konzentrationen. Silikosebericht Nordrhein-Westfalen **9**, 195 (1973).

KOSHI, K.: Effect of two sorts of quartz particles with different surfaces on the various cellular systems. Industr. Hlth. Bull. **1**, 28 (1963).

KYSELA, B., JIRAKOVA, D., HOLUSA, R., SKODA, V.: The influence of the size of quartz dust particles on the reaction of lung tissue. Ann. occup. Hyg. **16**, 103 (1973).

LAMB, D., REID, L.: Histochemistry, autoradiography, tissue culture and biochemical analysis in the study of bronchial epithelial glycoproteins. Colloque International de Pathologie thoracique Lille, 1968, p. 11—22.

LANDWEHR, M., BRUCKMANN, E., ULMER, W.T., REIF, E.: Die Gewebswirkung von Quarz in Gegenwart von Eisenerzstäuben. Int. Arch. Gewerbepath. Gewerbehyg. **19**, 353 (1962).

LEDER, L.-D.: Der Blutmonocyt: Die monocytogene Makrophagenentstehung in vivo. In: Experimentelle Medizin, Pathologie und Klinik, Bd. 23, S. 90. Berlin-Heidelberg-New York: Springer 1967.

LEDER, L.-D., CRESPIN, S.: Fermenthistochemische Untersuchungen zur Genese der Hautfenstermakrophagen. Frankfurt. Z. Path. 73, 611 (1964).

LEDER, L.-D., NICOLAS, R.: Cytologische Untersuchungen zur Genese der Makrophagen an Hautfensterpräparaten. Frankfurt. Z. Path. 72, 632 (1963a).

LEDER, L.-D., NICOLAS, R.: Untersuchungen über cytologische Reaktionen bei der lokalen Entzündung und ihr Verhalten nach Staubzugabe. Frankfurt. Z. Path. 72, 632 (1963b).

LEDER, L.-D., NICOLAS, R.: Fermentcytochemische Untersuchungen zur Genese der Makrophagen an Hautfensterpräparaten. Frankfurt. Z. Path. 73, 228 (1963c).

LEWIS, D.M., LE ROY LAPP, N., BURRELL, R.: Quantitation of secretory IgA in chronic pulmonary disease with particular reference to coal workers pneumoconiosis. Inhaled particles III (W.H. WALTON, Ed.), vol. 2, p. 579. Old Woking/Surrey: Unwin Brothers 1971.

LIEBERMAN, J., GAWAD, M.A.: Inhibitors and activators of leucocytic proteases in purulent sputum. Digestion of human lung and inhibition by alpha$_1$-antitrypsin. J. Lab. clin. Med. 77, 713 (1971).

LIEBERMAN, J., RIMMER, B.M., KURNIK, N.B.: Substrate specifity of proteaseactivities in purulent sputum. Lab. Invest. 14, 249 (1969).

LÜCHTRATH, H.: Staubphagocytose in den Lungen. Beitr. Silikose-Forsch., Sbd. 2, 563 (1956).

LÜCHTRATH, H., SCHMIDT, K.G.: Über Mullit und seine Wirkung im intratrachealen Tierversuch mit Ratten. Beitr. Silikose-Forsch. 44, 3 (1956).

LÜCHTRATH, H., SCHMIDT, K.G.: Über Talkum und Steatit, ihre Beziehungen zum Asbest sowie ihre Wirkung beim intratrachealen Tierversuch an Ratten. Beitr. Silikose-Forsch. 61, 3 (1959).

MACKLIN, CH.C.: The pulmonary alveolar mucoid film and the pneumonocytes. Lancet 266, 1099 (1954).

MANOJLOVIÇ, N., KRASNAY, M., BECK, E.G.: Die Aufnahme von Polyvinylpyridin-N-Oxid durch Zellen der Linie L-929. Silikosebericht Nordrhein-Westfalen 8, 115 (1971).

MARASAS, L.W.: Chemical analysis of guinea-pig and rabbit alveolar macrophages, after exposure to quartz dust. Mcd. d. Lavoro 62, 177 (1971).

MARCHISIO, M.A.: Studio metabolico e morfologico dell'attivita litico-protettiva della poli-2-vinilpiridina-N-ossido su macrofagi peritoneali trattati con silice. Med. d. Lavoro 55, 401 (1964).

MARKS, J.: The neutralization of silica toxicity in vitro. Brit. J. industr. Med. 14, 81 (1957).

MARKS, J., JAMES, D.M.: The measurement of dust toxicity in vitro. J. Path. Bact. 77, 401 (1959).

MARTIN, J.C., NORMAND, C., OBIGAND, A.M.: Dynamique du macrophage alvéolaire et structure pulmonaire en fonction de l'espèce. Rev. franç. Mal. Resp. 2, 110 (1974).

MARWYCK, CH. VAN, FISCHER, E.: Über die Beeinflußbarkeit der Quarzstaubphagocytose durch Leitstäube. Arch. Hyg. 135, 161 (1951).

MASSARO, D., KELLEHER, K., MASSARO, G., YAEGER, H. JR.: Alveolar macrophages: Depression of protein synthesis during phagocytosis. Amer. J. Physiol. 218, 1533 (1970).

MASSON, P.L., HEREMANS, J.F.: Signification biologique de la lactoferrine. Colloque International de Pathologie thoracique Lille, 1968, p. 83–88.

MEYER, D.H., CROSS, C.E., IBRAHIM, A.B., MUSTAFA, M.G.: Nicotine effects on alveolar macrophage respiration and adenosine triphosphatase activity. Arch. environm. Hlth. 22, 362 (1971).

MODOLELL, M., MUNDER, P.G., FISCHER, H.: Langzeitmessung der Atmung von Makrophagenkulturen in Gegenwart silikogener Partikel und Schutzstoffe. Fortschr. Staublungenforsch. 2, 179 (1967).

MOESCHLIN, S., ZURUKZOGEN, W., CRABBE, J.: Untersuchungen über den Einfluß von Cortison und ACTH auf die Phagocytose der Leukozyten und Makrophagen. Acta haemat. (Basel) 9, 277 (1952).

MORROW, P.E.: Lymphatic drainage of the lung in dust clearance. Ann. N.Y. Acad. Sci. 200, 46 (1972).

MUNDER, P.G., FERBER, E., FISCHER, H.: Untersuchungen über die Abhängigkeit der cytolytischen Wirkung des Lysolecithins von Membranenzymen. Z. Naturforsch. 20b, 1048 (1965).

MUNDER, P.G., MODELELL, M., FERBER, E., FISCHER, H.: Phospholipoide in quarzgeschädigten Makrophagen. Biochem. Z. 344, 310 (1966).

MYRVIK, Q.N., GONZALEZ-OJEDA, D.: Enzymatic differences between normal rabbit alveolar macrophages and oil-induced peritoneal macrophages. Bact. Proc. 79 (1962).

MYRVIK, Q.N., LEAKE, E.K., FARSS, B.: Studies on pulmonary alveolar macrophages from normal rabbit: A technic to procure them with a high state of purity. J. Immunol. 81, 128 (1961).

NICOLAS, R.: Klinisch-experimentelle Sputumuntersuchungen bei chronischer Bronchitis. Med. thorac. 21, 223 (1964).

PARAZZI, E., PERNIS, B., SECCHI, G.C., VIGLIANI, E.C.: Studies on "in vitro" cytotoxicity of asbestos dusts. Med. d. Lavoro 59, 561 (1968a).

PARAZZI, E., SECCHI, G.C., PERNIS, B., VIGLIANI, E.: Studies on the cytotoxic action of silica dusts on macrophages in vitro. Arch. environm. Hlth. 17, 851 (1968b).

PARIENTE, R., BERRY, J.P., GALLE, P., ANDRÉ, J.: Étude des dépots minéraux intrapulmonaires par microscopie électronique, microanalyse a sonde électronique et microdiffraction d'électron. Rev. franç, Mal. Res. p. 2, 165 (1974).

PERNIS, B., VIGLIANI, E.C., MONACO, L.: A study of the action of silica particles on macrophages in vitro. Med. d. Lavoro 51, 3 (1960).

PINKETT, M.O., COWDREY, C.R., NOWELL, P.C.: Mixed hematopoietic and pulmonary origin of "alveolar macrophages" as demonstrated by chromosome markers. Amer. J. Path. 48, 859 (1966).

POLICARD, A.: Étude sur les mécanismes microphysiologiques de l'épuration des voies aériennes du poumon. Presse méd. 75, 2389 (1967).

POLICARD, A., COLLET, A.: Recheres par microcinematographie en contraste de phase sur la phagocytose des particules minérales. Tome 8, 132 (1953).

POLICARD, A., COLLET, A.: Le processus de l'épuration pulmonaire et son importance dans la pathogénie des pneumoconioses. Rev. franç. Étud. clin. biol. 2, 290 (1957).

POLICARD, A., COLLET, A., PRÉGERMAIN, S.: Recherches au microscope électronique sur les cellules parientales alvéolaires du poumon des mammifères. Z. Zellforsch. 50, 561 (1959).

POLICARD, A., COLLET, A., MARTIN, J.C.: Mikrokinematographische Untersuchungen der Phagocytose von Kieselgurstäuben im Phasenkontrast. Tome 23, 229 (1962).

POLICARD, A., COLLET, A., MARTIN, J.C., PRÉGERMAIN, S., REUET, C.: Étude infrastructurale des macrophages alvéolaires libres isolés du poumon chez le cobaye. C. R. Acad. Sci. **256**, 3404 (1963).

POLICARD, A., LETORT, M., CHARBONNIER, J., MOUSSARD, H.D., MARTIN, J.C., LE BOUFFANT, L.: Experimentelle Untersuchungen über die Hemmung der cytotoxischen Wirkung des Quarzes mit Hilfe mineralischer Substanzen, insbesondere von Aluminiumverbindungen. Beitr. Silikose-Forsch. **23**, 1 (1971).

POLLEY, H.: Tierbestaubungsanlagen — Inhalationstest. Silikosebericht Nordrhein-Westfalen **6**, 79 (1967).

RABINOWITZ, Y.: Separation of lymphocytes, pulmorphonuclear leukocytes and monocytes on glass columns, including tissue culture observations. Blood **23**, 811 (1964).

RABINOWITZ, Y., SCHREK, R.: "Monocytic" cells of normal blood, Schilling and Naegeli leukemia, and leukemic reticuloendotheliosis in slide chambers. Blood **20**, 453 (1962).

RANDOUX, A., BEERENS, H., DUCHATELL, P., HAVEZ, R.: Action de la neuraminidase de diplococcus pneumoniae sur les glycoprotéines du mucus bronchique. Colloque International de Pathologie thoracique Lille, 1968, p. 239—248.

RASCHE, B.: Über die Wirkung von Polyvinylpyridin-N-oxid als Aerosol auf die Alveolarphagocyten von Meerschweinchen bei Kurzbestaubung. Int. Arch. Gewerbepath. Gewerbehyg. **21**, 207 (1965).

RASCHE, B.: Eliminationsrate von in Alveolarmakrophagen aufgenommenen Staubteilchen. Fortschr. Staublungenforsch. **2**, 563 (1967a).

RASCHE, B.: Glucocorticoidwirkung auf Staubphagozytose durch Alveolarmakrophagen. Fortschr. Staublungenforsch. **2**, 167 (1967b).

RASCHE, B.: Über die Bedeutung der proteolytischen und antiproteolytischen Aktivität für die Pathogenese der chronisch obstruktiven Bronchitis und des Lungenemphysems (Untersuchungen im Bronchialschleim). Prax. Pneumonol. **28**, 833 (1974).

RASCHE, B., BAVING, G., ULMER, W.T.: Über die Bedeutung des C-reaktiven Proteins (CRP) bei Bergarbeiterpneumokoniose mit chronisch obstruktiver Bronchitis und bei chronisch obstruktiver Bronchitis ohne Pneumokoniose. Respiration **28**, 457 (1971).

RASCHE, B., BAVING, G., ULMER, W.T.: Möglichkeiten zur Beurteilung chronisch obstruktiver Atemwegserkrankungen mit Hilfe von Analysen im Bronchialschleim. Pneumonologie **148**, 141 (1973a).

RASCHE, B., HOCHSTRASSER, K., MARCIC, I., ULMER, W.T.: Schleimhautspezifische Proteaseninhibitoren im Bronchialschleim bei schwerer chronisch obstruktiver Bronchitis und bei alpha$_1$-Antitrypsinmangelsyndrom. Respiration **32**, 340 (1975).

RASCHE, B., LEDER, L.-D., ULMER, W.T.: Zur Wirkung der Glucocorticoide auf permanente Fibroblastenkulturen bei Dauerbehandlung (Wachstum, Morphologie, Zellstoffwechsel). Z. ges. exp. Med. **144**, 322 (1967a).

RASCHE, B., MARCIC, I., ULMER, W.T.: Zusammensetzung des Bronchialschleims bei langzeitig vorbehandelter chronisch obstruktiver Bronchitis und bei unvorbehandelter Bronchitis in Abhängigkeit von der Therapie. Pneumonologie **146**, 321 (1972).

RASCHE, B., MARCIC, I.: Langzeituntersuchung des alpha$_1$-Antitrypsingehaltes und der Inhibitorkapazität des Serums bei Patienten mit alpha$_1$-Antitrypsindefizit. Pneumonologie **149**, 157 (1973).

RASCHE, B., MARCIC, I., ULMER, W.T.: Nasale und intratracheale Immunisierung mit einem Vakzine-Präparat bei chronisch obstruktiver Bronchitis. Arzneimittel-Forsch. **23**, 553 (1973b).

RASCHE, B., MAY, G., ULMER, W.T.: Die Phagocytoseaktivität von permanenten Fibroblasten (Monocyten), Rattenalveolarmakrophagen und menschlichen Entzündungsmakrophagen unter der Wirkung von Glucocorticoiden. Z. ges. exp. Med. **144**, 335 (1967b).

RASCHE, B., ULMER, W.T.: Untersuchungen über das Verhalten von Intraperitonealreizexsudaten unter dem Einfluß von Quarz-, Tridymit- und Korundstaub in vitro und in vivo. Int. Arch. Gewerbepath. Gewerbehyg. **21**, 27 (1964a).

RASCHE, B., ULMER, W.T.: Über die zytotoxische Wirkung von fibrogenem Staub auf Alveolar- und Peritonealphagozyten in vitro. Int. Arch. Gewerbepath. Gewerbehyg. **21**, 39 (1964b).

RASCHE, B., ULMER, W.T., LEDER, L.-D.: Zur Wirkung von Aluminiumchlorid-Aerosol auf die Reaktionen der Alveolarmakrophagen nach Quarzbestaubung. Int. Arch. Gewerbepath. Gewerbehyg. **21**, 193 (1965).

RASCHE, B., ULMER, W.T.: Untersuchungen über die Herkunft der Alveolar- und Peritonealmakrophagen. Med. thorac. **22**, 516 (1965).

RASCHE, B., ULMER, W.T.: Untersuchungen über den Kohlenhydratstoffwechsel von Meerschweinchen-Alveolarmakrophagen und permanenten Mäusefibroblasten nach Phagocytose von Quarz- und Korundstaub verschieden hoher Konzentrationen in vitro. Int. Arch. Gewerbepath. Gewerbehyg. **22**, 35 (1966a).

RASCHE, B., ULMER, W.T.: Experimentelle Beiträge zur cellulären Lungenreinigung — Untersuchungen über die Herkunft der Alveolarmakrophagen. Klin. Wochenschr. **44**, 841 (1966b).

RASCHE, B., ULMER, W.T.: Reactions of alveolar phagocytes to aerosols during short-term exposure to dust. Inhaled particles II (H.W. WALTON, Ed.), p. 243. Old Woking/Surrey: Unwin Brothers 1966c.

RASCHE, B., ULMER, W.T.: Die zelluläre Retention und der zelluläre Transport inhalierter Staubpartikel in Alveolarmakrophagen. Med. thorac. **24**, 227 (1967).

RASCHE, B., ULMER, W.T.: Zur Wirkung des Glucocorticoids 9α-Fluor-16α, 17α-isopropyliden-dioxyprednisolon auf die Phagocytoseleistung von Alveolarmakrophagen in vivo und auf Wachstum, Stoffwechsel und Phagocytoseaktivität permanenter Fibroblastenkulturen. Z. ges. exp. Med. **149**, 316 (1969a).

RASCHE, B., ULMER, W.T.: Quarz- und P 204-Wirkung auf den Sauerstoffverbrauch isolierter Meerschweinchenalveolarmakrophagen unter besonderen Versuchsbedingungen (Teflonfilmmethode). Beitr. Silikose-Forsch. **98**, 1 (1969b).

RASCHE, B., ULMER, W.T.: Tierexperimentelle Untersuchungen über die Abhängigkeit der cellulären Eliminationsrate im Alveolarraum nach Staubexposition vom Alter der Versuchstiere. Beitr. Silikose-Forsch. **22**, 27 (1970).

RASCHE, B., ULMER, W.T.: Untersuchungen über die Zusammensetzung des Bronchialschleims bei chronisch obstruktiver Bronchitis. Pneumonologie **144**, 10 (1971).

RASCHE, B., ULMER, W.T.: Über den Histamingehalt des Bronchialschleims von Patienten mit chronisch obstruktiven Atemwegserkrankungen. Pneumonologie **147**, 1 (1972).

RASCHE, B., VIELER, U., ULMER, W.T.: Die Beeinflussung der Phagocytoseleistung von Lungenmakrophagen durch intravenöse Vorbehandlung mit Polyvinylpyridin-N-oxid (Bayer 3504). Beitr. Silikose-Forsch. **98**, 13 (1969).

RASCHE, B., WÜRFEL, P., ULMER, W.T.: Zur Wirkung des als Aerosol applizierten Poly-2-vinylpyridin-N-oxid (PVPNO) auf die celluläre Lungenreinigung. Beitr. Silikose-Forsch. **22**, 173 (1970).

REBUCK, J.W., CROWLEY, J.H.: A method of studying leukocylic functions in vivo. Ann. N.Y. Acad. Sci. **59**, 757 (1955).

REICHERT, R., HOCHSTRASSER, K., CONRADI, G.: Untersuchungen zur Proteasehemmkapazität des menschlichen Bronchialsekrets. Pneumonologie **147**, 13 (1972).

REID, L.: The bronchial mucous glands and their acid glycoproteins. Progr. Resp. Res. **6**, 29 (1971).

REINHEIMER, W., UTZ, G.: Allergisches Asthma bronchiale auf den Waschmittelzusatz Maxatase. Dtsch. med. Wschr. **96**, 246 (1971).

REISNER, M.T.R.: Pneumokoniose und Staubexposition. Ergebnisse epidemiologischer Untersuchungen im Ruhrkohlenbergbau über einen Zeitraum von 10 Jahren. Silikosebericht Nordrhein-Westfalen **8**, 221 (1971).

RILKE, F., KESSEL, R.W.I.: Histochemical studies into the cytotoxicity of tridymite "in vitro". Med. d. Lavoro **54**, 161 (1963).

ROBOCK, K., KLOSTERKÖTTER, W.: Untersuchungen über die cytotoxische Wirkung von Grubenstäuben aus Zechen des Ruhrgebietes. Silikosebericht Nordrhein-Westfalen **7**, 61 (1969).

ROBOCK, K., KLOSTERKÖTTER, W., MEJA, B.: Untersuchungen über die Reduktionsfähigkeit von Ratten-Peritonealmakrophagen gegenüber Triphenyltetrazoliumchlorid und ihre Beeinflussung bei Quarzeinwirkung. Silikosebericht Nordrhein-Westfalen **7**, 141 (1969a).

ROBOCK, K., KLOSTERKÖTTER, W., KÜCHLER, M.: Untersuchungen mit Peritonealmakrophagen über die Wirkung von Polyvinylpyridin-N-oxid. Silikosebericht Nordrhein-Westfalen **7**, 169 (1969b).

ROBOCK, K., KLOSTERKÖTTER, W., DELLBRÜGGER, H.: Über den Einfluß von Polyvinylpyridin-N-oxid auf Peritonealmakrophagen. Silikosebericht Nordrhein-Westfalen **8**, 119 (1971).

ROUSSEL, PH., DEGAND, P., RANDOUX, A., MOSCHETTO, Y., HERMIER, M., HAVEZ, R.: Les glycoprotéines acides de l'expectoration de mucoviscidose. Colloque International de Pathologie thoracique Lille, 1968a, p. 155–162.

ROUSSEL, PH., DEGAND, P., RANDOUX, A., HAVEZ, R.: Recherche d'inhibiteurs naturels du bronchospasme à la bradykinine chez le cobaye. Colloque International de Pathologie thoracique Lille, 1968b, p. 193–204.

ROUSSEL, PH., DEGAND, P., RANDOUX, A., HAVEZ, R.: Activités fonctionelles des mucines bronchique. Progr. Resp. Res. **6**, 15 (1971).

RYLANDER, R.: Current techniques to measure alteration in the ciliary activity of intact respiratory epithelium. Amer. Rev. resp. Dis. **93**, 67 (1966).

RYLANDER, R.: Pulmonary defence mechanisms to airborne bacteria. Acta physiol. scand. **306**, 7 (1968).

RYLANDER, R.: Lung clearance of particles and bacteria. Arch. environm. Hlth. **23**, 321 (1971).

SEEBACH, H.B. VON, SCHOELER, K.: Über den lymphoepithelialen Reinigungsmechanismus der Rattenlunge nach experimenteller Quarzstaubbelastung. Silikosebericht Nordrhein-Westfalen **7**, 81 (1969).

SIEGER, L., ALTMANN, M., ROBIN, E.D.: Lactate dehydrogenase characteristics of rabbits alveolar and peritoneal macrophages. J. Lab. clin. Med. **75**, 721 (1970).

SIEHOFF, F., WORTH, G., GASTHAUS, L., MUYSERS, K.: Neuere Ergebnisse atemphysiologischer Untersuchungen von Kohlenbergarbeitern unter Berücksichtigung von Silikose, Bronchitis und Emphysem. Int. Arch. Gewerbepath. Gewerbehyg. **20**, 187 (1963).

SMITH, C.B., BELANTI, J.A., CHANNOCK, R.M.: Immunglobulins in serum and nasal secretions following infection with type 1 para influenza virus and injection of inactivated vaccines. J. Immunol. **99**, 133 (1967).

SOUTH, M.A., COOPER, M.D., WOLLHEIM, F.A., HONG, R., GOOD, R.A.: The IgA system. Studies of the transport and immunochemistry of IgA in the saliva. J. exp. Med. **123**, 615 (1966).

SOUTH, M.A., COOPER, M.D., WOLLHEIM, F.A., GOOD, R.A.: The IgA system. The clinical significance of IgA deficiency. Amer. J. Med. **44**, 168 (1968).

SUN, C.N.: Peculiar particles in macrophage cells of the interstitium of diseased human lungs. J. Ultrastruc. Res. **12**, 447 (1965).

SUZUKI, Y., CHURG, J., SMITH, W.: Phagocytosis of asbestos fibers by epithelial cells. Lab. Invest. **18**, 335 (1968).

SZABÓ, S., RASCHE, B., MÓDY, E.: Untersuchungen über die serologische Aktivität der Immunglobuline des Bronchialschleims bei chronisch obstruktiven Atemwegserkrankungen. Pneumonologie **149**, 1 (1973).

SZENTEI, E.: Die Hämolyse durch Quarzstaub und ihre Hemmung. Silikosebericht Nordrhein-Westfalen **6**, 149 (1967).

SCHLIPKÖTER, H.W., BROCKHAUS, A.: Der Einfluß von Pylyvinylpyridin-N-Oxid auf den Lungenreinigungsmechanismus und die fibroblastische Reaktion nach Quarzinhalation. Silikosebericht Nordrhein-Westfalen **5**, 79 (1965).

SCHLIPKÖTER, H.W., HILSCHER, W., GAUSS, G., POTT, F.: Veränderungen in den Lymphknoten der Ratte nach Gabe von Stäuben, die aus einer menschlichen Silikoselunge isoliert worden sind. Silikosebericht Nordrhein-Westfalen **8**, 149 (1971).

SCHWARTZ, S.L., LUNDIN, J.E.: Observations on the vacoulogenic activity of nicotine in Macrophages. J. Pharmacol. exp. Ther. **189**, 293 (1974).

STALDER, K.: Wechselwirkungen silikogener Stäube mit Lysosomen. Int. Arch. Gewerbepath. Gewerbehyg. **24**, 238 (1968).

STYLES, J.A., WILSON, J.: Comparison between in vitro toxicity of polymer and mineral dusts and their fibrogenicity. Ann. occup. Hyg. **16**, 241 (1973).

THOMAS, R.G.: Retention kinetics of inhaled fused aluminosilicate particles. In: Inhaled particles III (W.H. WALTON, Ed.), vol. 1, p. 193. Old Woking/Surrey: Unwin Brothers 1971.

TUCKER, D.N., HILL, W.C., GIFFORD, G.E.: The effect of pH on phagocytosis by rabbit mononuclear phagocytes. J. infect. Dis. **112**, 47 (1963).

ULMER, W.T., ISLAM, M.S., BAKRAN, J. JR.: Untersuchungen zur Ursache der Atemwegsobstruktion und des überempfindlichen Bronchialsystems. Dtsch. med. Wschr. **96**, 1759 (1971).

Ulmer, W.T., Rasche, B.: Der Einfluß von Polyvinyl-pyridin-N-oxid auf Phagocyten. Beitr. Silikose-Forsch., Sbd. 6, 255 (1965).

Ulmer, W.T., Rasche, B., Reif, E.: Untersuchungen über die Phagocytose von Quarz- und Korundstaub durch menschliche Leukozyten nach Zusatz von Aluminiumchlorid sowie Quarzstäuben mit chemisch veränderter Oberfläche. Beitr. Silikose-Forsch. 80, 19 (1964a).

Ulmer, W.T., Weller, W., Reif, E.: Tierversuche zur Frage der Silikoseprophylaxe mit Aluminium-chlorid. Int. Arch. Gewerbepath. Gewerbehyg. 20, 482 (1964b).

Ungar, J., Wilson, G.R.: Monocytes as a source of alveolar phagocytes. J. Path. 11, 681 (1935).

Vidal, J., Pages, A., Michel, F.B., Baldet, P.: Étude hispathologique de certaines dyscrinies bronchiques. Colloque International de Pathologie thoracique Lille, 1968, p. 69–81.

Voisin, C.: Apports de l'exploration biochimique de la secretion bronchique au diagnostic, a la physiopathologie et au traitement des bronchopathies chroniques. Colloque International de Pathologie thoracique, Lille, 1968, p. 23–42.

Voisin, C., Aerts, C.: Cytotoxicite des virus pneumotropes et phagocytose des particules minérales. Fortschr. Staublungenforsch. 5, 441 (1963).

Voisin, C., Aerts, C., Houdret, J.L.: Méthode d'étude des effets du NO_2 sur les macrophages alvéolaires de cobaye en survie in vitro. Rev. franç. Mal. Resp. 2, 93 (1974).

Voisin, C., Macquet, V., Wallaert, C., Wattel, F.: Variations des glycopeptides neutres, carboxyliques et sulfates dans différents états d'hypersécretion bronchique. Colloque International de Pathologie thoracique, Lille, 1968, p. 89–100.

Voisin, C., Martin, C., Aerts, C.: Étude du comportement leucocytaire après phagocytose mixte de particules minérales (charbon, quartz) et infectieuses (virus grippal). Ann. Inst. Pasteur Lille 10, 211 (1958/59).

Voisin, C., Vivier, E., Aerts, C., Petitprez, A., Wattel, F.: Étude de la phagocytose du virus grippal par les macrophages alvéolaires de cobaye. Ann. Inst. Pasteur Lille 16, 1 (1965).

Waldman, R.H., Bond, J.O., Leritt, L.P., Hartwig, E.C., Prather, E.C., Baratta, R.L., Neill, J.S., Small, P.A.: An evaluation of influenza immunization. Bull. Wld. Hlth. Org. 41, 543 (1969).

Waldman, R.H., Henney, C.S.: Cell-mediated immunity and antibody responses in the respiratory tract after local and systemic immunization. J. exp. Med. 134, 482 (1971).

Waldman, R.H., Kasel, J.A., Fulk, R.V., Togo, Y., Hornick, R.B., Heiner, G.G., Dawkins, A.T., Mann, J.J.: Influenza antibody in human respiratory secretions after subcutaneous or respiratory immunization with inactivated virus. Nature 218, 594 (1968b).

Waldman, R.H., Mann, J.J., Kasel, J.A.: Influenzavirus neutralizing antibody in human respiratory secretions. J. Immunol. 100, 80 (1968a).

Wätjen, J.: Über Lungenhilusveränderungen und ihre Bedeutung bei Staublungen. Int. Arch. Gewerbepath. Gewerbehyg. 12, 171 (1944).

Weller, W.: Inhalationsversuche mit Kohle-Quarz-Gemisch an Ratten in Einzel- und Massenkäfigen. Beitr. Silikose-Forsch. 76, 23 (1962).

Weller, W.: The relationship between duration of dust inhalation of a coal-quartz mixture and dust retention, lung function and pathology on rats. Inhaled particles III (W.H. Walton, Ed.), vol. 1, p. 337. Old Woking/Surrey: Unwin Brothers 1971.

Weller, W.: Long-term inhalation test of PVPNO-aerosol in rhesus monkeys and rats. 5. ICLA Symposium Hannover 1972, p. 275. Stuttgart: Fischer 1973.

Weller, W., Reif, E., Ulmer, W.T.: Langzeitinhalationsversuche an Ratten zur Frage der Silikoseprophylaxe mit McIntyre-Aluminiumpulver. Int. Arch. Gewerbepath. Gewerbehyg. 22, 77 (1966).

Weller, W., Ulmer, W.T.: Inhalation studies of coal-quartz dust mixture. Ann. N.Y. Acad. Sci. 200, 142 (1972a).

Weller, W., Ulmer, W.T.: Treatment of pneumoconiosis caused by coal-quartz dusts with polyvinylpyridine-N-oxide (P 204). Ann. N.Y. Acad. Sci. 200, 624 (1972b).

White, J.C., Elmes, P.C., Whitley, W.: Mucoprotein of bronchial mucus gel. Nature 27, 1810 (1959).

Wiersbitzky, B.: Neuere Erkenntnisse zur Entstehung und Behandlung des chronischen bronchitischen Syndroms im Kindesalter. Dtsch. med. Wschr. 97, 184 (1972).

Wilbrandt, W.: Über die Wirkung von Corticosteroiden und anderen entzündungshemmenden Stoffen. Schweiz. med. Wschr. 96, 1136 (1966).

Worth, G., Gasthaus, L., Muysers, K., Siehoff, F.: Neuere Ergebnisse atemphysiologischer Untersuchungen von Kohlenbergarbeitern unter Berücksichtigung von Silikose, Bronchitis und Emphysem. Int. Arch. Gewerbepath. Gewerbehyg. 20, 604 (1964).

Worth, G., Schiller, E.: Die Pneumokoniosen — Geschichte, Pathogenese, Morphologie, Klinik und Röntgenologie. S. 184. Köln: Staufen 1954.

Wüthrich, B., Schwarz-Speck, M.: Asthma bronchiale nach beruflicher Exposition mit proteolytischen Enzymen (Bacillus-subtilis-Proteasen). Schweiz. med. Wschr. 100, 1908 (1970).

Zanvil, A.C., Wiener, E.: The particulate hydrolases of macrophages — Comparative enzymology, isolation and properties. J. exp. Med. 118, 991 (1963a).

Zanvil, A.C., Wiener, E.: The particulate hydrolases of macrophages — Biochemical and morphological response to particle ingestion. J. exp. Med. 118, 1009 (1963b).

Zedda, S., Amante, L., Ambrosi, L.: Immunologische Untersuchung des Auswurfes bei der chronischen Bronchitis. Med. d. Lavoro 60, 350 (1969).

Zweifach, B.W., Grant, L., McCluskey, R.T.: The inflammatory process, p. 15. New York-London: Acad. Press 1965.

Die pathologische Anatomie der Pneumokoniosen

G. Könn, V. Schejbal, W.-P. Oellig*

Mit 20 Abbildungen

A. Definition

Mit der Atemluft gelangen kleinste anorganische oder organische Fremdstoffe bis in die Alveolen, wo sie z.T. festgehalten werden und dann eine akute oder chronische Schädigung des Lungengewebes herbeiführen können. Die hierdurch verursachten Veränderungen in den Lungen werden als Pneumokoniosen bezeichnet. Sie sind pathologisch-anatomisch je nach der Zusammensetzung des Staubes
1. durch diffuse oder knotige Bindegewebsbildung,
2. durch entzündliche Prozesse oder
3. durch reine Ablagerung des Staubes in den Lungen gekennzeichnet.

Die Pneumokoniosen gehören zu der Gruppe der Inhalationsschäden der Lunge, die mit einer Fibrose der Lungen einhergehen oder diese nach sich ziehen können.

B. Staubgefährdung

Mit fortschreitender Industrialisierung und Motorisierung werden erhebliche Mengen Staub mit der Luft eingeatmet. Die Lungenreinigung bewirken das Flimmerepithel zusammen mit einem die Bronchialschleimhaut bedeckenden Schleimfilm und die Alveolardeckzellen. Staubteilchen, die kleiner als 5 μ sind, gelangen infolge ihrer Schwebefähigkeit bis in den Alveolarbereich. Sie werden von den Alveolardeckzellen phagozytiert und gemeinsam mit den größeren, in den Bronchien schon abgefangenen Staubanteilen mundwärts geführt und ausgehustet.

<hr>

* Herrn Prof. Dr. W. di Biasi zum 9.7.1976.

Nur ein vergleichsweise kleiner Anteil des eingeatmeten Staubes gelangt in das Interstitium der Lunge. Er sammelt sich dort besonders um die kleinen Blutgefäße, Bronchien und Lymphwege an und kann z.T. über die Lymphbahnen in die Lymphknoten an den Lungenwurzeln abgeschwemmt und auch in diesen abgelagert werden.

C. Einteilung der Pneumokoniosen

Pathologisch-anatomisch umfassen die Pneumokoniosen verschiedenartige morphologische Veränderungen, die von reaktionslosen Staubablagerungen bis zu Lungenfibrosen reichen. Wir haben nach Art und Qualität des aufgenommenen Staubes die Pneumokoniosen in 2 Gruppen eingeteilt (Gardner, 1940; Jötten u. Gärtner, 1947; Kühne, 1962; Kröker, 1973).

Wird bei wiederholter Überbelastung die Selbstreinigung der Lungen beeinträchtigt oder bewirken eingeatmete, nicht quarzhaltige anorganische oder organische Fremdstoffe entzündliche bzw. allergische Prozesse in den Lungen, so haben wir die dadurch herbeigeführten pathologisch-anatomischen Veränderungen in den Lungen als *persistierende Pneumokoniosen* bezeichnet. Dieser Gruppe haben wir die *progredienten Pneumokoniosen* gegenübergestellt, die nach Aufnahme von quarzhaltigen fibroplastischen Stäuben in den Lungen auftreten. Beide Erscheinungsformen der Pneumokoniose können je nach Art und Ausdehnung zu klinisch faßbaren Symptomen führen und sich mehr oder weniger im Sinne einer Krankheit auswirken.

I. Persistierende Pneumokoniosen

Ein großer Teil der mit der Atemluft aufgenommenen und bis in das respirierende Lungengewebe gelangten anorganischen Stäube sind ungefährlich, inert und werden in der Regel reaktionslos abgelagert (z.B. Kohlenstaub, Eisen). Andere, nicht quarzhaltige anorganische (z.B. Aluminium, Beryllium, Kadmium oder Hartmetalle) und organische Staubarten (z.B. Baumwollstaub, Hanf- und Flachsstaub) verursachen in der Lunge entzündliche bzw. allergische Prozesse, die später in eine diffuse oder granulomatöse Fibrose übergehen können. Die so verursachten Staubschäden in den Lungen — pathologisch-anatomisch durch Ablagerung oder durch entzündliche oder allergische Prozesse gekennzeichnet — haben wir als persistierende Pneumokoniosen zusammengefaßt.

II. Progrediente Pneumokoniosen

Besonders bei der Gewinnung und Bearbeitung der Grundstoffe, z.B. bei der Untertagearbeit im Bergbau, aber auch in anderen Industriebetrieben kann es zur Entwicklung von Staub in großer Dichte und feinster Korngröße kommen, wobei diese Stäube häufig Quarzstaub enthalten. Quarz ist der weitaus wichtigste pathogene Staub, der in reiner Form oder in Mischung mit inerten anderen Stäuben zu diffusen oder knotigen Bindegewebsbildungen in der Lunge, zur *Silikose* führt[1].

Mineralische und besonders metallische Kieselsäureverbindungen (Silikate) wie Asbest und Talkum können gleichfalls Lungenfibrosen verursachen. Diese *Silikatosen* unterscheiden sich jedoch pathologisch-anatomisch grundsätzlich durch die Form ihrer fibrotischen Lungenveränderungen von der Silikose.

Alle Staubschäden der Lunge, bei deren Auftreten Quarz beteiligt ist, haben wir der Gruppe der progredienten Pneumokoniosen zugeordnet.

---

[1] Zur Vereinfachung werden die Begriffe „freie kristalline Kieselsäure" und „Quarz" gleichgesetzt; es sind alle silikogenen Modifikationen der freien SiO_2 gemeint, also auch Tridymit und Cristobalit.

D. Pathologische Anatomie der progredienten Pneumokoniosen

I. Allgemeines

Bis heute ist die ursächliche Bedeutung des Quarzes bei dem Auftreten der Silikose noch nicht restlos geklärt. Neben der Staubdichte und dem Quarzanteil der zur Einatmung gelangten pathogenen Stäube sind die Zeit der Exposition für die Entstehung einer Silikose von entscheidender Bedeutung. Die Entwicklungszeiten der Silikose sind verschieden und abhängig von Beruf, Dauer der Exposition und Quarzgehalt des eingeatmeten Staubes. Im Steinkohlenbergbau kann die Silikose im Durchschnitt nach 5—10jähriger Exposition auftreten, in der keramischen Industrie durchweg erst nach 15—17 Jahren, bei Sandstrahlarbeitern schon nach 2—4 Berufsjahren. Charakteristisch für die Silikose ist, daß auch nach Beendigung der Exposition die Veränderungen in der Lunge fortschreiten. Es gibt Ausnahmen: Eine Silikose kann zeitlich schon früher auftreten oder trotz jahrzehntelanger Exposition ausbleiben. Durch individuelle, auch heute noch nicht bekannte Faktoren wird die Silikose in ihrem zeitlichen Ablauf und ihrem Ausmaß mitbestimmt.

Wird unter ungenügenden Schutzmaßnahmen stark quarzhaltiger Staub eingeatmet, besteht also eine excessive Staubbelastung, so kann schon nach wenigen Jahren eine ganz akute Silikose zur Entwicklung kommen.

Werden über längere Zeit in der Regel während der beruflichen Tätigkeit, gleichartig zusammengesetzte fibrogene Staubgemische eingeatmet, so entwickeln sich in den Lungen bestimmte, vielfach anatomisch trennbare Formen der Silikose. Es wird unterschieden zwischen einer *Quarzstaubsilikose*, die nach Einatmung von fast reinem Quarzstaub auftritt, und einer *Mischstaubsilikose*, bei der neben dem Quarzanteil der Hauptbestandteil des Staubgemisches auf inerte Stäube (Kohle, Eisen u.a.) fällt. Die Mischstaubsilikose ist in unseren Breiten die vorherrschende Form der Pneumokoniose, die besonders im Kohlen- und Erzbergbau auftritt.

Die fibroplastische Reaktion von Staubgemischen wird durch ihren Gehalt an Quarzstaub bestimmt. Die sie begleitenden inerten

Staubanteile — für manche Berufsgruppen mehr oder weniger charakteristisch — prägen jedoch wesentlich das anatomische Bild der Silikose mit.

Unsere Kenntnisse von der pathologischen Anatomie der Silikose verdanken wir besonders den grundlegenden Untersuchungen von DI BIASI (1933—1965), GIESE (1931—1963), GOUGH (1949—1965), HUSTEN (1931—1958), OTTO (1939—1970), POLICARD (1939—1963), RÜTTNER (1949—1969) und UEHLINGER (1934—1970).

II. Reine Silikosen

Der mit der Atemluft aufgenommene quarzhaltige Staub wird ganz überwiegend von den Pneumozyten aufgenommen. Es entwickeln sich peribronchial, peribronchiolär und perivaskulär häufig auch am Rande der Läppchensepten und subpleural Staubzellhäufchen und Stränge. Die fibroplastische Wirkung des Quarzes zieht eine starke, vielfach konzentrische Proliferation der ortsständigen Histiozyten nach sich, so daß zellreiche Granulome auftreten. Nach einiger Zeit bilden sich zwischen den Histiozyten hyaline Ausfällungen, die das Granulom durchflechten. Im Endstadium ist das Knötchen zellarm, mit einem homogenen Zentrum, von kollagenem Narbengewebe begrenzt. Es resultiert das *Quarzgranulom,* ein rundliches bis ovales hyalin-schwieliges Knötchen, von einem schmalen Saum staubzellenreichen Gewebes begrenzt, mit einem Durchmesser von etwa 2 mm (Abb. 1). Je mehr Quarz in dem inhalierten Staub enthalten ist, desto typischer kommt der zentrale hyalinisierte fibröse Kern des silikotischen Knötchens zur Ausbildung und desto kürzer ist die Zeit bis zu seiner Vollentwicklung (Abb. 2).

Die hyalinen silikotischen Narben können sekundär durch jüngeres Granulationsgewebe wieder aufgeschlossen werden, so daß der in ihnen abgelagerte Staub auch ohne erneute Aufnahme in normales Lungenge-

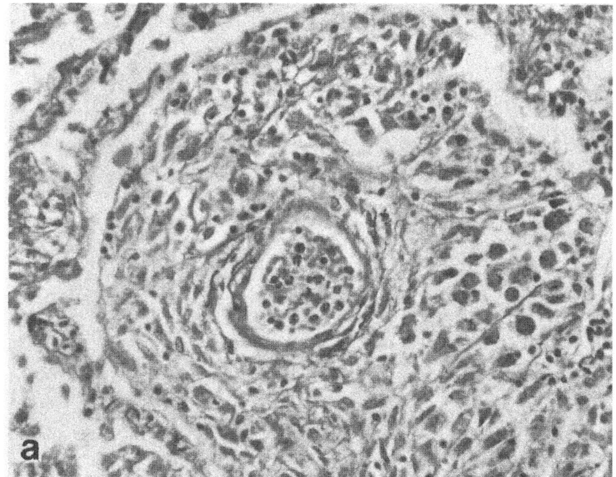

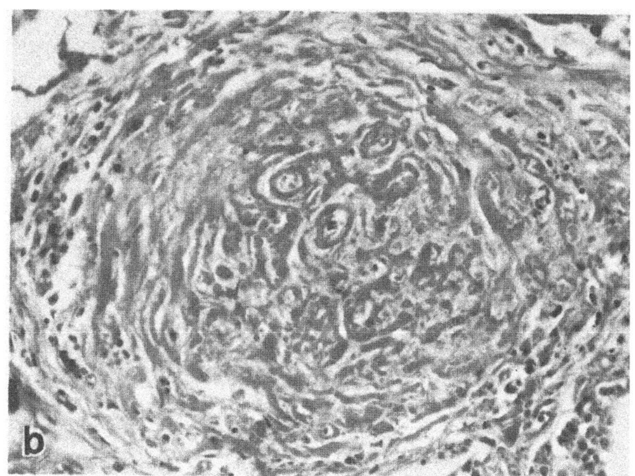

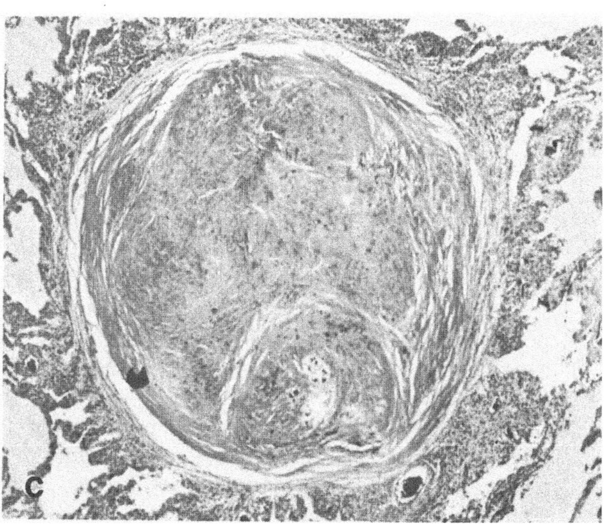

Abb. 1a—c. Quarzstaub-Silikose. Im frühen Stadium perivaskuläres, staubzellenreiches Granulom (a), im weiteren Verlauf bandförmige, das Granulom durchflechtende, hyaline Ausfällungen (b), im Endstadium rundliches hyalin-schwieliges Knötchen (c). Hämatoxylin-Eosin-Färbung. (Vergr. (a) und (b) 160:1, (c) 87:1)

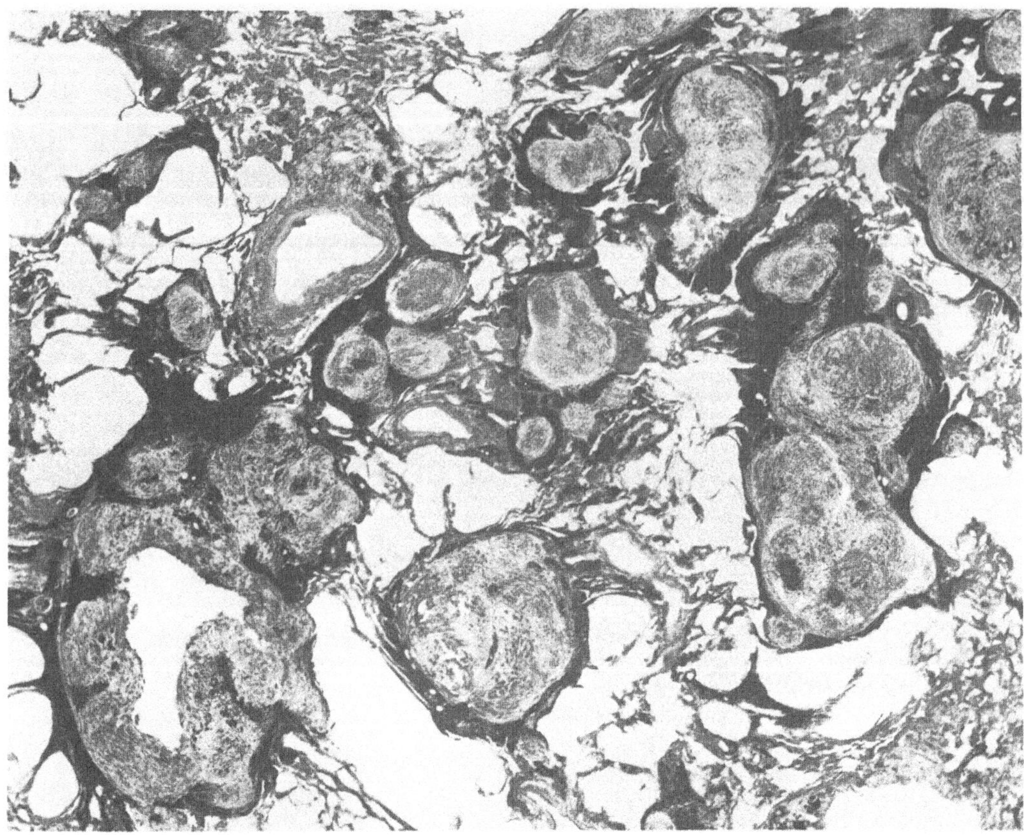

Abb. 2. Quarzstaub-Silikose nach 12jähriger Arbeit als Steinhauer vor quarzreichem Gestein. *Histologisch:* Einzelne und in Gruppen zusammenliegende hyalin-schwielige Knötchen (im Foto hellgrau) von staubzellenreichem Mantel begrenzt (im Foto fast schwarz). *Röntgenologisch:* „Schrotkornlunge". Hämatoxylin-Eisen-Färbung (Vergr. 34:1)

webe gelangt und hier neue silikotische Granulome aufsprießen, die dann wieder sekundär hyalinisieren (Abb. 3). Die silikotischen Veränderungen breiten sich hierdurch weiter in der Lunge aus.

Makroskopisch sieht man auf der Schnittfläche in den bestbeatmeten mittleren Abschnitten beider Lungen zunächst kleine graue bis schwärzliche kugelige feste Knötchen mit einem Durchmesser von etwa 1 – 2 mm, die sich wie Schrotkörner anfühlen. Durch Zusammenfließen solcher Herde entstehen derbe schiefergraue Knötchengruppen, aus denen sich in der Weiterentwicklung ausgedehnte Schwielen entwickeln können (Abb. 4).

Eine Besonderheit der perivasalen Quarzstaubgranulome ist die Mitbeteiligung der Blutgefäße. Es kommt hier zu einer Intimaproliferation, Stenose oder narbigen Oblite-

ration. Auch im Bereich von Quarzgranulomen gelegene Bronchiolen können so narbig verlegt werden.

Ein Teil des in die Lunge aufgenommenen quarzhaltigen Staubes gelangt mit dem Lymphstrom in die *bronchopulmonalen Lymphknoten* und verursacht dort gleichartige Veränderungen.

Staub mit so hohem Quarzgehalt, wie sie MAVROGORDATO (1925) und SIMSON *et al.* (1930) bei den südafrikanischen Goldmineuren vom Witwatersrand gefunden haben, werden in unseren Breiten kaum angetroffen. Der reinen Silikose der südafrikanischen Goldmineure ähnelt in unserem Beobachtungsraum noch am ehesten die Silikose von Steinhauern, die ohne genügende Schutzmaßnahmen vor quarzreichem Gestein arbeiten, sowie die Silikose von Sandstrahlern oder Sandsteinschleifern (vgl. Abb. 2).

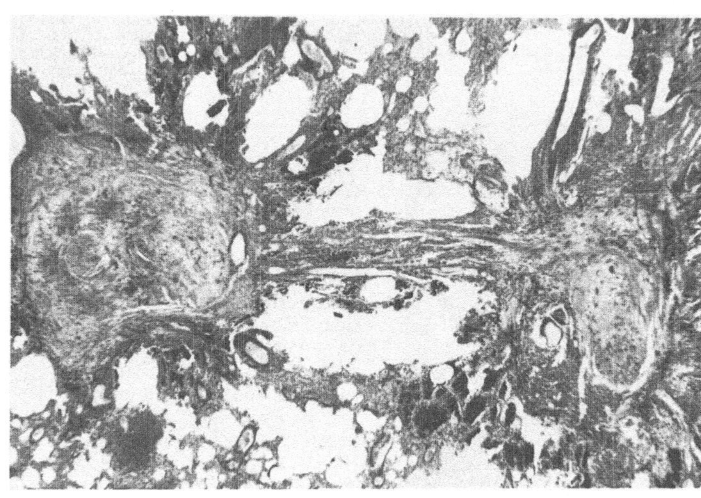

Abb. 3. Fortschreitende Quarz-staub-Silikose. *Histologisch:* 2 Quarzstaub-Knötchen durch „straßenförmig" angeordnetes faserhaltiges, staubzellenreiches Gewebe verbunden. Van-Gieson-Färbung. (Vergr. 42:1)

III. Mischstaubsilikosen

In unseren Breiten wird in der überwiegenden Mehrzahl der staubgefährdeten Berufe ein Staubgemisch eingeatmet, das neben Quarzstaub andere Staubbeimengungen in wechselnder Menge enthält. Am häufigsten begegnet uns die Mischstaubsilikose bei den *Anthrakosilikosen* der Bergarbeiter. Gegenüber dem Begleitstaub tritt der Quarzanteil mitunter bis zu einem geringen Prozentsatz immer mehr zurück. Die Einatmung solcher Staubgemische führt zu Wandlungen im histologischen Bild der Silikose, wobei jedoch der jeweilige Quarzanteil das Bild mitbestimmt.

Während das Quarzgranulom aus einem breiten fibrösen Kern mit nur sehr schmalem Staubzellensaum besteht, entwickelt sich bei niedrigerem Quarzgehalt des Staubgemisches um einen kleineren hyalin-schwieligen Kern ein mehr oder weniger breiter Mantel eines Staubgranulationsgewebes, das nicht selten fingerförmig im angrenzenden Lungengewebe verankert ist. Es entsteht das *Mischstaubgranulom.* Wegen des breiten Staubzellenmantels können die Knötchen 2—4 mm groß werden. Bei noch geringerem Quarzgehalt des eingeatmeten Staubgemisches bestehen die Herde fast ausschließlich aus Staubzellen, zwischen denen sich nur spärlich Bindegewebsfasern nachweisen lassen (Abb. 5, 6). Die Zusammengehörigkeit dieser verschiedenartigen Bilder ergibt sich aus dem Nachweis von Quarz in den Knötchen.

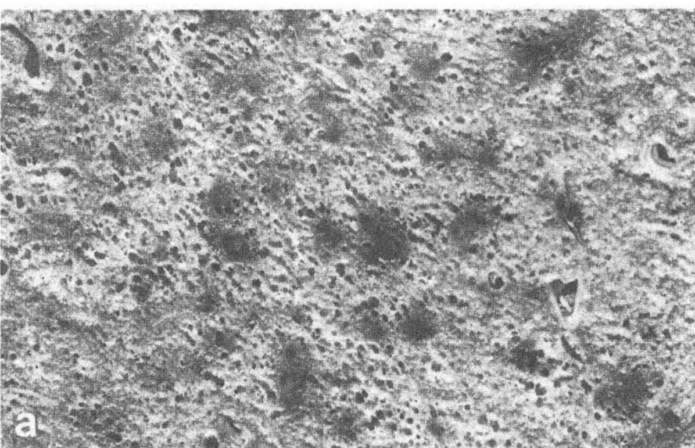

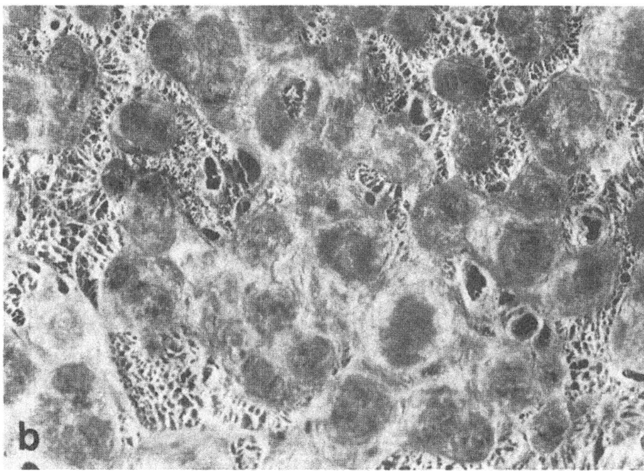

Abb. 4a u. b. Lupenmikroskopisches Bild zwei verschiedener Stadien der Quarzstaub-Silikose. Lungenschnittfläche mit vereinzelten grauen bis schwärzlichen derben Knötchen (a), die durch Fortschreiten der Silikose zu Konglomeraten zusammenwachsen. Deutliches perinoduläres Emphysem (b). (Vergr. (a) etwa 2,2:1, (b) etwa 3,5:1)

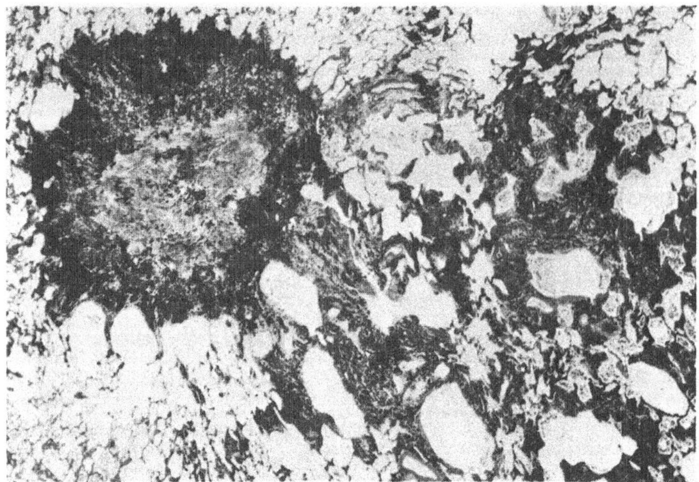

Abb. 5. Morphologische Formen der Mischstaub-Silikose (Anthrako-Silikose). *Histologisch:* Mischstaubgranulom (im Foto links) mit kleinem hyalin-schwieligem Kern und breitem Mantel eines Staubgranulationsgewebes (im Foto dunkel). Fleckige Anthrako-Silikose mit Staubzellenhaufen und -strängen und spärlich eingebauten Bindegewebsfasern (im Foto rechts). Hämatoxylin-Eosin-Färbung. (Vergr. 28:1)

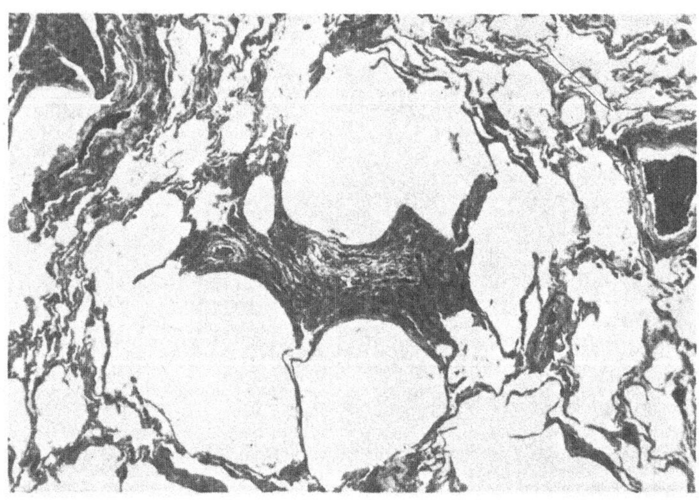

Abb. 6. Staubzellenreiches Mischstaubknötchen, sternförmig im alveolären Lungengewebe verankert mit deutlichem perinodulärem Emphysem. Elastica-van-Gieson-Färbung. (Vergr. 150:1)

Makroskopisch sind die Mischstaubknötchen im Vergleich zu den reinen Quarzgranulomen weniger derb und entsprechend den Begleitstäuben, z.B. bei der Anthrakosilikose schwarz gefärbt. Der unterschiedliche gewebliche Aufbau der Silikoseknötchen bei den einzelnen Formen der Silikose ist auch im *Röntgenbild* zu erkennen. So zeigt das reine Silikoseknötchen mit ausgeprägtem fibrösem Kern im Röntgenbild eine größere Dichte *("Schrotkornlunge")* als die Knötchen mit breitem Staubzellensaum und kleinem fibrösem Kern bei quarzarmen Staubgemischen *("Schneegestöberlunge")*.

Je weniger Quarz also ein Staub enthält, desto weniger typisch ist das morphologische Bild des silikotischen Knötchens. Mehr und mehr überwiegt der quarzunspezifische Staubzellenmantel gegenüber dem quarzspezifischen fibrösen Kern. Der Entwicklungsprozeß verläuft zeitlich langsamer.

Der Staubzellenmantel um den fibrösen Kern des Knötchens stellt biologisch die „Wachstumszone" des Granuloms dar (DI BIASI, 1949). Von hier aus erklärt sich teilweise, daß bei quarzarmen Mischstaubsilikosen im Gegensatz zu den Knötchen bei reinen Silikosen eine beträchtliche Neigung zur Konfluenz der einzelnen Knötchen bis zur Bildung mehr oder minder großer silikotischer *Mischschwielen* besteht. Diese können in Extremfällen bis zu $^4/_5$ der Lunge einnehmen (DI BIASI, 1949) (Abb. 7). Im Bereich der fibrösen silikotischen Narben ist das Lungengewebe verödet. Es können eingebaute Blutgefäße oder kleine Bronchien stenosiert oder auch narbig obliteriert werden.

Wie bei der reinen Silikose kommt es auch bei der Mischstaubsilikose zur Mitbeteiligung der *Lymphknoten* an den *Lungenwurzeln*.

Gegenüber dieser vorherrschenden Auffassung über die Bedeutung des Quarzes für das Auftreten der fibrotischen Veränderungen einer Mischstaubsilikose haben FLETSCHER (1941), HEPPLESTON (1953) und GOUGH et al. (1955) die ursächliche Bedeutung des Quarzes für die Pneumokoniosen der Bergarbeiter der englischen Kohlengruben, besonders in Süd-Wales bezweifelt bzw. abgelehnt. Die genannten Autoren vertreten die Anschauung, daß allein der Kohlenstaub die Fibrosen in der Lunge verursacht („coal-workers' pneumoconiosis"). Bei der Entstehung großer anthrakosilikotischer Schwielen in den Lungen messen die englischen Autoren einer Infektion, besonders einer Tuberkulose die entscheidende Bedeutung zu („infective pneumoconiosis") (NAEYE, 1971).

Sowohl bei der reinen als auch bei der Mischstaubsilikose sind die Herde nicht gleichmäßig über die ganze Lunge verteilt. Nach der *Lokalisation* besteht eine deutliche Bevorzugung der mittleren Abschnitte, wobei die Knötchen am dichtesten im unteren Teil der Lungenoberlappen und in den oberen Abschnitten der Lungenunterlappen, und hier betont in den hinteren Bereichen der Lungen entwickelt sind. Die Lungenspitzen und die basalen Abschnitte der Lungen bleiben dagegen meist frei.

Diese symmetrische Verteilung der silikotischen Veränderungen in den Lungen ist von besonderer Bedeutung für die *Differentialdiagnose* der knötchenförmigen Silikose gegenüber anderen, nicht staubbedingten Erkrankungen, die das *Röntgenbild* der Pneumokoniosen nachahmen können. So kann eine ausgedehnte *Lymphangiosis carcinomatosa* oder eine *miliare Bronchiolitis* zur Fehldeutung des Röntgenbildes führen. Auch die *chronische Stauungslunge* mit brauner Induration der Lunge bei chronischer Behinderung des Blutabflusses aus der Lunge, z.B. bei Mitralklappenstenose, kann im Röntgenbild eine kleinknotige Silikose vortäuschen (SCHRÖTER, 1963). Hier sind es nicht nur die bei der chronischen Stauungslunge auftretende Vermehrung des Bindegewebes in den Lungen, sondern besonders die herdförmigen Ansammlungen von Herzfehlerzellen in Gruppen von Alveolen, die im Röntgenbild die Silikose nachahmen können. Gelegentlich können ein *Morbus Boeck,* ein *malignes Lymphogranulom* oder eine *bronchogene Streuungstuberkulose* im Röntgenbild eine Silikose vortäuschen. Für die diagnostische Klärung haben sich die *Mediastinoskopie* (MAASSEN, 1967) und die *Lungenbiopsie* (OTTE et al., 1971) bewährt.

Die silikotischen Schwielen liegen gleichfalls in typischen Fällen annähernd symmetrisch in beiden Lungen. Gelegentlich kommen aber *atypisch lokalisierte und asymmetrische Silikosen* zur Beobachtung. Hier sind es schon vor dem Auftreten der Silikose bestehende Veränderungen in den Lungen oder Brustfellverwachsungen, die eine ungleichmäßige Staubablagerung im Lungengewebe nach sich ziehen, wodurch es zur asymmetrischen Entwicklung der Silikose kommen kann (DI BIASI, 1949). In anderen Fällen bestimmen hinzutretende entzündliche Lungenprozesse die Lokalisation der Silikose (HUSTEN, 1931).

1. Spezielle berufs- bzw. staubbedingte Mischstaubpneumokoniosen

In der *Keramik- und Steingutindustrie* enthalten die dort zur Verwendung kommenden Materialien Feldspat und Kaolin in ihrem Gemisch durchschnittlich etwa 15—30% Quarz. Die Porzelliner-Silikose stellt eine typische Mischstaubsilikose dar. Sie ist durch eine langsamere Entwicklungszeit charakterisiert, wofür die Kaolin- und Tonbeimengungen verantwortlich sind. Diese sind auch an der Neigung zu großflächigen Verschwielungen wesentlich beteiligt. Das makroskopische Bild zeigt auf der Schnittfläche mächtige grau-grünliche bis bläulich schimmernde Schwielen mit zäher Konsistenz, die besonders in den Lungenoberlappen entwickelt sind. Durch sekundäre zentrale Auflösung der Schwielen zeigen die Ballungen häufig im Zentrum eine teigige bis bröckelige Konsistenz. Durch Einschmelzung und Drainage

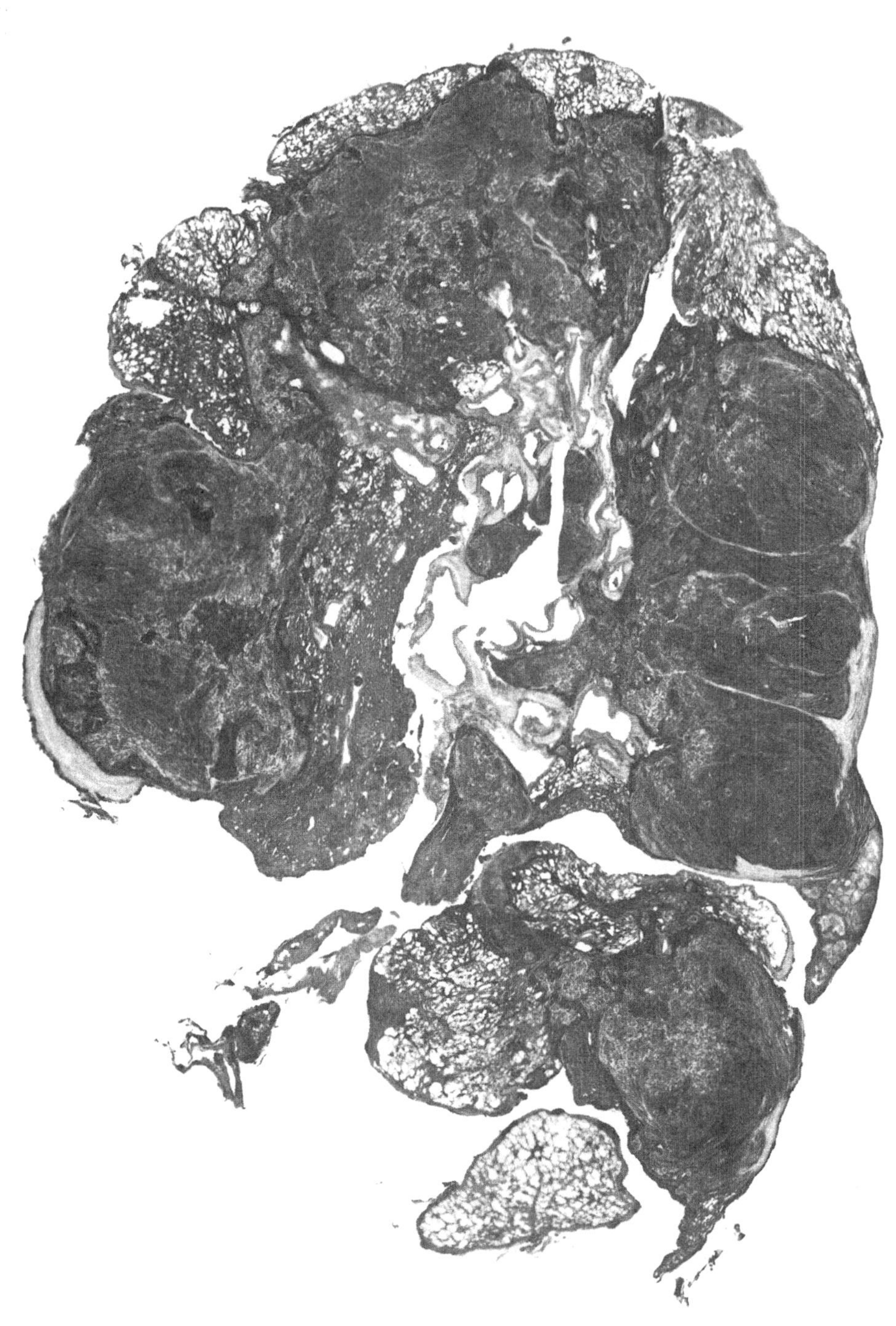

Abb. 7. Schwerste, grobknotige Anthrako-Silikose der Lungen. Papiermontierter Lungenganzschnitt.

der Massen kann es zu Kavernen mit unregelmäßigen zackigen und derben Rändern kommen. Die Porzelliner-Silikose ist häufig verbunden mit einer Lungentuberkulose (OTTO, 1963). Wie bei der Anthrakosilikose sind die regionären Lymphknoten mitbetroffen (KIRCH, 1953; OTTO u. BREINING, 1959; OTTO u. KLETT, 1961; KÜHNE, 1965).

Eine durchweg feinkörnige und zeitlich sich langsam entwickelnde Mischstaubsilikose wird im *Siegerlänger Erzbergbau* in der *Ockerfarben-Industrie* und bei der *Minette-Gewinnung* beobachtet. Es besteht nur eine geringere Neigung zur Schwielenbildung. Die Ockerlunge zeigt eine intensive gelbbraune Farbe (OTTO, 1939, 1961). DI BIASI (1952) beobachtete bei der Mischstaubsilikose des Eisenerzbergbaues im Dill-Scheldegebiet eine braunrote bis rote Verfärbung der Lungen, während CEELEN (1952) im Siegerländer Eisenerzbergbau, bedingt durch das dort mit eingeatmete Kohlenstaubpigment, schwarz gefärbte Lungen fand (KÜHNE u. ENGELMANN, 1962).

Beim Mahlen und Brennen von Kieselgur (z.B. für die Herstellung von Isolier- und Filtersubstanzen und in der Zündkerzenfabrikation) kann es durch die hohen Temperaturen zum Auftreten von Cristobalit kommen. Nach Einatmung entwickeln sich sehr schnell und schwer verlaufende Silikosen. Das Nebeneinander von knötchenförmigen und diffusen Fibrosen in der Lunge ist typisch für die *Kieselgurlunge.* Dabei können sog. Gurkörperchen und asbestoseähnliche Körperchen auftreten, bei denen es sich wahrscheinlich um Reste der Diatomeenerde handelt (NORDMANN, 1952b; LÖBLICH, 1959).

Vereinzelt sind Silikosen in der *Emailfabrikation* (NORDMANN, 1952a) und in der *Zementindustrie* (DOERR, 1952) beobachtet worden.

IV. Zur Klassifizierung der Silikose

Nach Ausdehnung und Form der silikotischen Veränderungen wurde 1930 auf Veranlassung der internationalen Silikosekonferenz in Johannisburg eine *Einteilung in 3 Stadien* vorgenommen:

Stadium I: Nur vereinzelte lockerstehende kleinere Knötchen, vorwiegend in den Lungenmittelgeschossen ohne Konfluenz und Schwielen unter Mitbeteiligung der Hiluslymphknoten.

Stadium II: Dichtere Anordnung kleiner Knötchen, z.T. auch kleiner Konglomerate, die aus Einzelknötchen aufgebaut sind (Durchmesser 3—6 mm), vorwiegend in den Lungenmittelgeschossen.

Stadium III: Dichtstehende Knötchen, grobe silikotische Schwielenbildungen aus Konglomeratherden aufgebaut, die größere Teile des Lungengewebes, insbesondere in den Ober- und Mittelgeschossen einnehmen.

Diese Stadieneinteilung erlaubt im allgemeinen eine gute Verständigung über die Ausdehnung der Silikose in den Lungen. Sie reicht aus klinischer Sicht bei der Vielfältigkeit des Röntgenbildes der Silikose im Einzelfall jedoch nicht aus, zumal neben den Strukturen zunehmend auch funktionsanalytische Gesichtspunkte berücksichtigt wurden. Man ging dazu über, Zwischenstufen anzugeben.

Eine neue *internationale Klassifizierung* wurde durch die Sachverständigenkommission des Internationalen Arbeitsamtes in Zusammenarbeit mit der Internationalen Union gegen den Krebs erarbeitet (WORTH, 1970). Danach wird bei der röntgenologischen Beschreibung einer Silikose jetzt auch eine qualitative und quantitative Wertung vorgenommen, denen pathologisch-anatomisch folgendes entspricht:

Kleinere Schatten: p = entsprechen anatomisch Knötchen bis zu 1,5 mm Durchmesser; m = entsprechen anatomisch Herden bis zu 3 mm Durchmesser und n = etwa Herden bis zu 10,0 mm Durchmesser (Abb. 8).

Die röntgenologisch festgestellten *großen Schatten* bedeuten: A = entsprechen anatomisch Knoten bis zu 5 cm Durchmesser; B = Herden, die maximal ein Drittel der rechten Lungenfläche einnehmen und C = Schwielen, die größer als B sind.

Die *Quantität* der röntgenologisch festgestellten kleinknotigen Verdichtungen wird durch Zusatzzahlen gekennzeichnet und es entsprechen pathologisch-anatomisch: 1 = vereinzelte Knötchen; 2 = zahlreiche und 3 = dichtstehende Herde.

Klinisch stützt sich die Diagnose der Silikose auf die Anamnese, das typische Rönt-

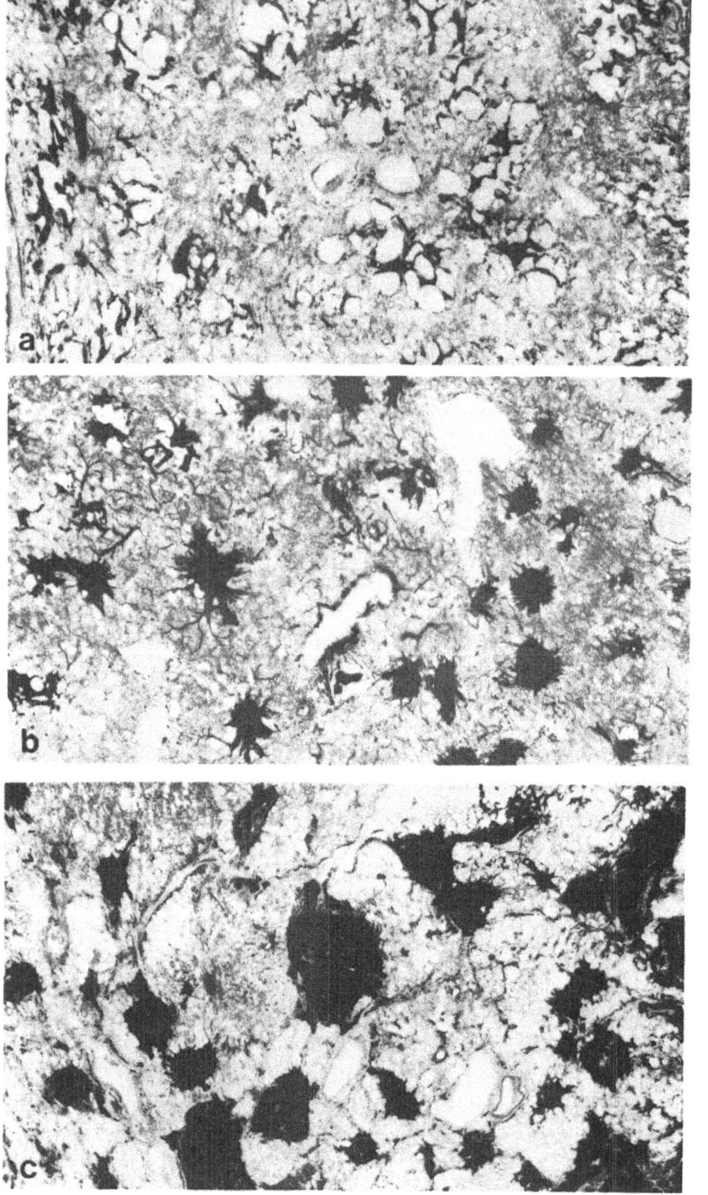

Abb. 8a—c. Zur Klassifizierung der morphologischen Silikosebefunde. Entsprechend der neuen internationalen Klassifizierung entsprechen morphologisch den röntgenologischen „kleinen Schatten": *p* Knötchen bis 1,5 mm Durchmesser (a), *m* Knötchen bis 3 mm Durchmesser (b), *n* Knötchen bis zu 10,0 mm Durchmesser (c). Ausschnitte aus papiermontierten Lungenganzschnitten. (Nahaufnahme, Vergr. (a), (b), (c) etwa 2,5 ×)

genbild und das Ergebnis der Funktionsanalysen der Lunge. Die hierdurch gewonnenen Daten erlauben eine Aussage über das Vorliegen einer *Berufskrankheit* und die Festlegung des Grades der *Minderung der Erwerbsfähigkeit* (MdE).

Für den Pathologen stellt sich in der Regel die Frage, ob die Silikose den Eintritt des Todes verursacht hat oder ob sie im Sinne einer rechtlich wesentlichen Teilursache bei der Herbeiführung des Todes beteiligt war. Voraussetzung für die Beantwortung der Frage ist die *pathologisch-anatomische Beurteilung* der Silikose und ihrer Folgen. Morphologisch lassen sich die Größe der silikotischen Herde in der Lunge, ihre Lokalisation und ihre Ausdehnung sicher erfassen. Vorbedingung ist, daß die nicht eröffnete Lunge nach Form fixiert und dann in Scheiben zerlegt wird. Die dabei festgestellten Befunde können mit Hilfe der Symbole der neuen internationalen Klassifikation nach Qualität und Quantität zusammengefaßt werden (vgl. Abb. 9, 10). Rückschlüsse auf die Schwere der Silikose erlaubt diese Einteilung jedoch nur bedingt. Vergleichende röntgenologische, funktions-analytische und morphologische Untersuchungen haben nämlich gezeigt, daß z.B. kleinknotige Silikosen in der Lage sind, beträchtliche Insuffizienzerscheinungen an Atmung und Kreislauf hervorzurufen, wogegen einzelne große silikotische Schwielen ohne faßbare Rückwirkungen auf die pulmonale oder cardiale Funktion bleiben können. Den Schweregrad einer Silikose kann der Pathologe daher jeweils nur von Fall zu Fall auf Grund der an den Lungen und am Herzen festgestellten Folgezustände bestimmen: Läßt sich belegen, daß die Silikose ein Emphysem verursacht oder verschlimmert hat und weiter, daß diese Veränderungen in den Lungen eine Belastung der rechten Herzkammer bewirkten, so besteht vom pathologisch-anatomischen Standort aus eine Berufskrankheit. Liegt ein solcher Zusammenhang nicht vor, so kann eine Berufskrankheit nicht angenommen werden. Erst dann kann der Pathologe unter Hinzuziehung der an den übrigen inneren Organen erhobenen pathologisch-anatomischen Befunden zu den versicherungsrechtlichen Fragen Stellung nehmen.

Der mit anatomischen Methoden ermittelte Schweregrad einer Silikose erlaubt jedoch keine Aussage über die Höhe der MdE einer zu Lebzeiten bestandenen Berufskrankheit.

V. Sonderformen der Silikose

1. Akute Silikose

Die Silikose ist in der Regel eine chronische Erkrankung. Die akute Silikose ist durch einen raschen Verlauf gekennzeichnet. Sie kann sich nach einer vergleichsweise kurzen Expositionszeit von wenigen Monaten bis einigen Jahren entwickeln. Sie wurde vereinzelt nach Einatmung von sehr quarzreichem Staub in großer Dichte beobachtet (Tunnelbau — GARDNER, 1933; Putzmittelindustrie — GIESE, 1931; Stollenbau — UEHLINGER, 1950) (Lit.: SPENCER, 1962; TERBRÜGGEN u. MOHNKE, 1953; GIESE, 1960). Bei der massiven Aufnahme eines stark quarzhaltigen Staubes kommt es zunächst zu Quarzablagerungen in den stark vermehrten Histiozyten, besonders um die kleinen Gefäße, aber auch in den alveolären und interlobulären Septen. Das Fasergerüst der Lunge wird durch die Speicherzellanhäufungen zunehmend verbreitert. Es folgt dann eine narbige Umwandlung des zellreichen Gewebes, wodurch ausgedehnte, vielfach auch konfluierende hyaline Verschwielungen in den Lungen auftreten. Schon Monate bis wenige Jahre nach Beendigung der Exposition kann über eine respiratorische Insuffizienz der Tod eintreten.

Die für die reine Silikose typischen Quarzgranulome finden sich nur selten in den Lungenschwielen. Die *Hiluslymphknoten* zeigen häufig eine deutliche Aktivierung der Sinusendothelien und nur vergleichsweise geringe Quarzstaubablagerungen, selten Quarzgranulome.

In unserem Beobachtungsgut haben wir nach *bestrahltem Bronchialcarcinom* vereinzelte akute Silikosen bei bestehender großknotiger Anthrasilikose der Lungen gesehen. Das gleiche Bild fanden wir in einem weiteren Fall Jahre nach Beendigung der Exposition bei zunächst gut leichtgradiger Anthrakosilikose nach Bestrahlung eines *Oesophaguscarcinoms*.

2. Rundherd-Silikose (Caplan-Syndrom)

Auf Grund klinisch-röntgenologischer Untersuchungen beschrieb CAPLAN (1953, 1962, 1965) eine besondere Form der Mischstaubpneumokoniose mit gleichzeitig bestehender rheumatischer Polyarthritis (FRITZE, 1970, 1974). Makroskopisch sieht man in den Lungen meist mehrere kugelige Herde mit einem Durchmesser von 0,5 bis 5 cm und grau-schwarzer marmorierter Schnittfläche. Histologisch zeigen die Herde im Zentrum vielfach zerfallende hyalinisierte kollagene Fasern mit unspezifischem Granulationsgewebe und Ansammlungen von Lymphozyten und Plasmazellen (GOUGH *et al.*, 1955). Das mikroskopische Bild dieser Rundherde erinnert an eine Tuberkulosilikose. Zum Ausschluß einer Tuberkulose sind eingehende pathologisch-anatomische Untersuchungen erforderlich unter Einbeziehung des Tierversuches. In Deutschland ist bisher die „*Silikoarthritis*" nur selten beobachtet worden (KATENKAMP u. DANZ, 1970).

VI. Folgezustände und Komplikationen der Silikose

1. Silikose und Hiluslymphknoten

Es besteht keine regelhafte Abhängigkeit zwischen dem Schweregrad der silikotischen Veränderungen in der Lunge und denen in den Hiluslymphknoten. Begünstigt wird die Entstehung und Fortentwicklung der Silikose in den Hiluslymphknoten durch einen hohen Quarzanteil im eingeatmeten Staub. Die Silikose der Lymphknoten kann dann den Veränderungen in den Lungen vorauseilen. Für die Mischstaubsilikose mit geringerem Quarzgehalt trifft das in der Regel nicht zu. So können bei der Anthrakosilikose des Bergarbeiters mit großen silikotischen Schwielen in den Lungen die Hiluslymphknoten zwar tief schwarz gefärbt, aber histologisch ohne silikotische Veränderungen sein. Wahrscheinlich verhindert in solchen Fällen der sehr reichlich eingeatmete Begleitstaub über Verstopfung der Lymphgefäße einen stärkeren Abtransport des Quarzstaubes in die Lymphknoten, so daß diese weitgehend unbeteiligt bleiben. Die Hilussilikose wird besonders bei der Porzelliner-Silikose, bei Bergleuten aus Erzgruben und bei Schleifern beobachtet, weniger bei Kohlenbergarbeitern.

Der Nachweis einzelner silikotischer Knötchen in der *Biopsie* tracheo-bronchialer Lymphknoten ist nur bei entsprechender Berufsanamnese verwertbar. Die Abgrenzung alter silikotischer Herde in den Lymphknoten gegenüber einer hyalinisierten Tuberkulose kann sehr schwierig sein (GIESE, 1960; OTTE *et al.*, 1971).

Eine *Einteilung* der Silikose in den *Hiluslymphknoten* nach morphologischen Ge-

sichtspunkten hat LEICHER (1948) vorgeschlagen. Der genannte Autor unterscheidet eine Silikose I mit vereinzelten silikotischen Herden, aber noch überwiegend erhaltenem Lymphknotengewebe. Die Silikose II ist gekennzeichnet durch ausgedehntere silikotische Gewebsanteile, aber noch erhaltenen Resten des lymphatischen Gewebes. Bei völliger schwieliger Verödung des Lymphknotengewebes mit Kapselverdickung und Verwachsung der Lymphknoten mit den angrenzenden Organen nimmt LEICHER (1948) eine Lymphknoten-Silikose III an. Dabei kommt es zum Übergreifen des silikotischen Bindegewebes auf das extralymphonoduläre Gewebe mit Eindringen in die Wandung der Blutgefäße, der Bronchien und in die Nervenbündel des Lungenhilus.

In fortgeschrittenen Phasen der Hilussilikose besteht eine *Erstarrung* und vielfach auch eine *Dislocation des Hilus* (Abb. 9). Hierdurch kann die Atmung und der Kreislauf erheblich beeinträchtigt werden. Dies trifft besonders dann zu, wenn auch im angrenzenden Lungengewebe größere Schwielen entstanden sind. In diesen Fällen ist die Lunge weitgehend starr an das Mediastinum fixiert. Die großen Blutgefäße sowie Bronchien sind kragenförmig von derbem silikotischem Schwielengewebe und den vergrößerten silikotisch indurierten Lymphknoten ummauert. Die Lichtung der Bronchien ist in unterschiedlichem Ausmaß bis spaltenförmig deformiert und eingeengt. Sekundäre Emphyseme, Bronchiektasen und chronische Atelektasen im zugeordneten Lungengewebe können folgen (vgl. Abschnitt D VI, 3). Bei Einbruch silikotischen Gewebes in die Wand der hier verlaufenden großen Blutgefäße besteht die Gefahr der Bildung von Thrombosen in den großen Ästen der Arteria pulmonalis (UEHLINGER, 1962). Die Einmauerung der am Hilus verlaufenden Nervenstränge kann, wie das OTTO und SCHMIDT (1960) annehmen, zur vegetativen Denervierung der Lungen mit nachfolgender Störung der Trophik, besonders der Gerüstsubstanz, führen. Die Entstehung eines Emphysems soll dadurch wesentlich begünstigt werden.

Histologisch kann sich die Silikose in den Hiluslymphknoten sowohl in einzelnen abgrenzbaren silikotischen Knötchen als auch in diffusen hyalinisierten Schwielenmassen manifestieren. Besonders bei der quarzrei-

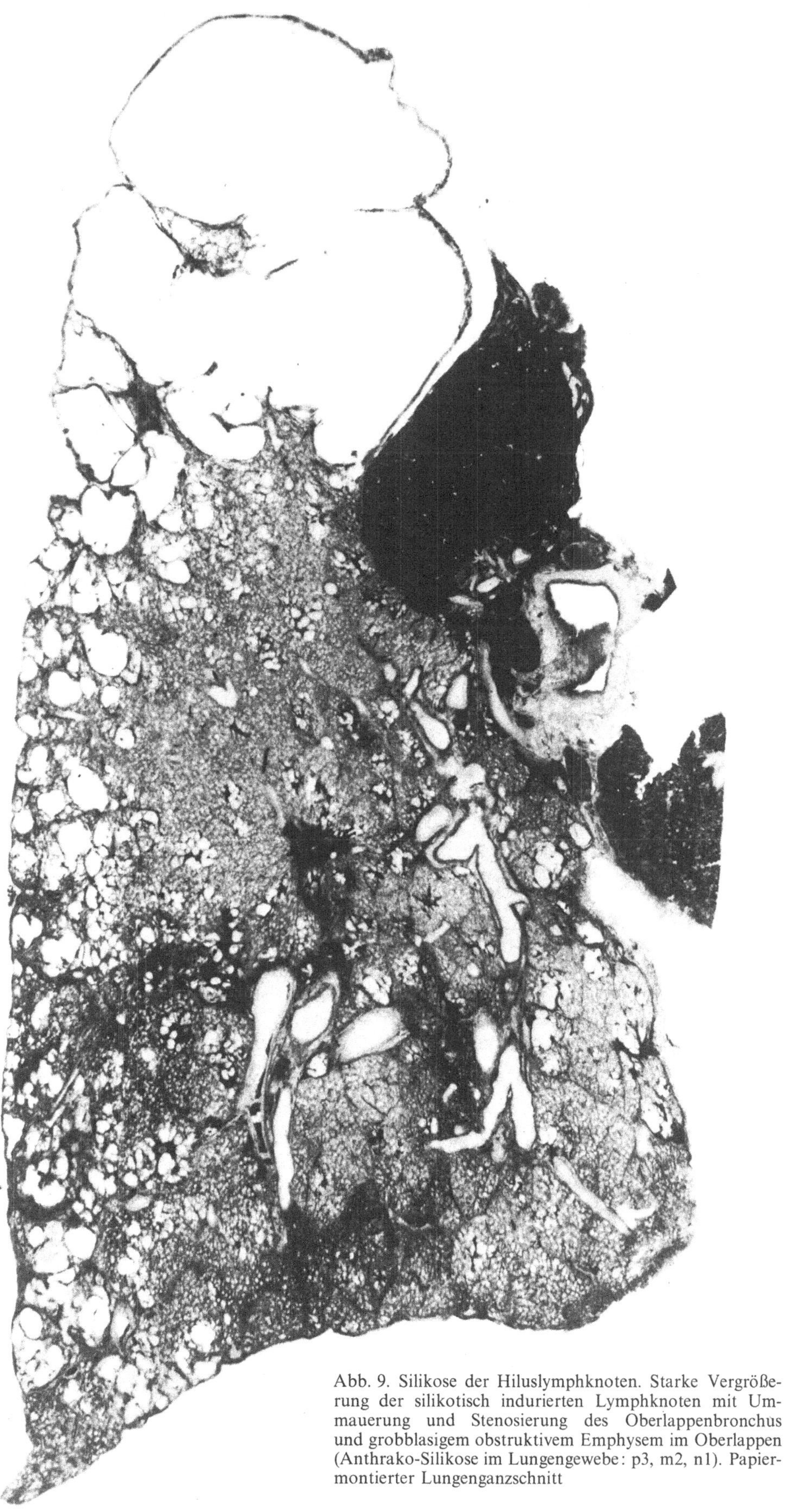

Abb. 9. Silikose der Hiluslymphknoten. Starke Vergrößerung der silikotisch indurierten Lymphknoten mit Ummauerung und Stenosierung des Oberlappenbronchus und grobblasigem obstruktivem Emphysem im Oberlappen (Anthrako-Silikose im Lungengewebe: p3, m2, n1). Papiermontierter Lungenganzschnitt

chen Silikose, aber auch nach Inhalation andersartiger Gesteinsstäube (Sweany, 1936) können in silikotischen Knötchen oder auch schalenförmig im Bereich der Lymphknotenkapsel, hier betont subkapsulär, Kalkablagerungen auftreten *("Eierschalensilikose")*. In dieser Art verkalkte Lymphknoten werden auch paratracheal und außerhalb des Thoraxraumes im Abdomen beobachtet (Husten, 1931). Während die durch die Tuberkulose verursachten Verkalkungen in den Lymphknoten zentral eine krümelige Anordnung des Kalkes aufweisen, besteht bei der „Eierschalensilikose" betont subkapsulär eine schalenförmige Anordnung der Kalkablagerungen. Nach Giese (1931) stellt die „Eierschalensilikose" mitunter die erste silikotische Manifestation im Organismus dar. Über die kausale und formale Genese der Eierschalenbildung in silikotischen Lymphknoten gibt es bis heute keine befriedigende Erklärung.

2. Regressive Veränderungen im Bereich silikotischer Schwielen

Besonders die Mischstaubsilikose neigt über das Zusammenwachsen der Knötchen zu Schwielenbildungen (Abb. 10). Das zwischen den Knötchen gelegene atelektatische Lungengewebe wird dabei häufig in die Ballungen aufgenommen. Es ist auch nachträglich durch die erhaltenen elastischen Strukturen zu identifizieren. Bevorzugt entwickeln sich die silikotischen Schwielen in den dorsolateralen und infraclaviculären Bereichen der Lungenoberlappen, gelegentlich auch in den Mittel- und Unterlappen. Die rechte Lunge ist etwas häufiger betroffen.

Durch *Schrumpfung* des Narbengewebes im Bereich der silikotischen Schwielen kann ein chronisches Herdemphysem entstehen (vgl. Abschnitt D VI/3). Im Lungenmantel gelegene silikotische Schwielen können über Einziehungen der Pleura zur Deformierung ganzer Lungenlappen oder auch ganzer Lungen, also zu dem Bild des sog. *Pulmo lobatus* führen. Die röntgenologisch mitunter zu beobachtenden sog. Reichmannschen Regenstraßen deutet di Biasi (1949) als Folge von Schrumpfungsvorgängen in silikotischen Herden.

Ebenfalls bei der Mischstaubsilikose, hier betont bei der großschwieligen Porzelliner-Silikose, werden auch ohne Mitbeteiligung einer Tuberkulose *Erweichungen, Höhlenbildungen* und Verkalkungen beobachtet. Bei der knotigen reinen Quarzsilikose sind solche regressiven Veränderungen seltener.

Erweichungen können in silikotischen Knoten jeder Größe auftreten (Abb. 11, 12). Diese sind dann z.B. bei der Anthrakosilikose, soweit sie nicht durch Bronchien drainiert sind, mit schwarzer tuscheartiger Flüssigkeit angefüllt (Phthisis atra). Gewinnen solche erweichten Herde Anschluß an Bronchien, so mischt sich das verflüssigte Gewebe mit Sputum, das dadurch schwarz gefärbt ist. Gravenkamp (1956) fand hierbei in Ausstrichpräparaten des Sputums Reste zerfallenen silikotischen Gewebes. Es bleiben mitunter dünnwandige Höhlen zurück, die röntgenologisch mit tuberkulösen Kavernen verwechselt werden können. Bei einer großschwieligen, z.T. zerfallenen Anthrakosilikose beobachtete Schröter (1967) embolisch verschleppte nekrotische, mit Kohlenstaub beladene Gewebspartikel in Ästen der Gehirnarterien, mit tödlichem Gehirninfarkt.

Die Beobachtung, daß bei der knotigen Quarzsilikose Erweichungen seltener sind spricht dagegen, daß die Kieselsäure bzw. der Quarz für die Entwicklung der Erweichung verantwortlich zu machen ist. Sie spricht ebenso dagegen, daß der Verschluß von Blutgefäßen und dadurch bedingte Ernährungsstörungen, die in allen silikotischen Schwielen vorkommen können, in erster Linie Ursache der Erweichungen sind. Nach den Untersuchungen von Scheid (1931) führt die hygroskopische Wirkung des Staubes zu einer vermehrten Wasseraufnahme in den Schwielen, die die Desmolyse verursacht. Masshoff (1952) nimmt an, daß das schwielige Bindegewebe humoralfermentativ verändert wird und auf diesem Weg die Nekrose erfolgt. Da die Neigung zu regressiven Veränderungen im Bereich der silikotischen Schwielen mit Zunahme der Begleitstäube größer wird, kommt der Qualität des Staubes eine besondere Bedeutung zu (di Biasi, 1949, 1965).

Bei einer Schwielenerweichung mit Kavernenbildung ist aber ursächlich auch an eine Mitbeteiligung der Tuberkulose zu denken (vgl. Abschnitt D VI, 6).

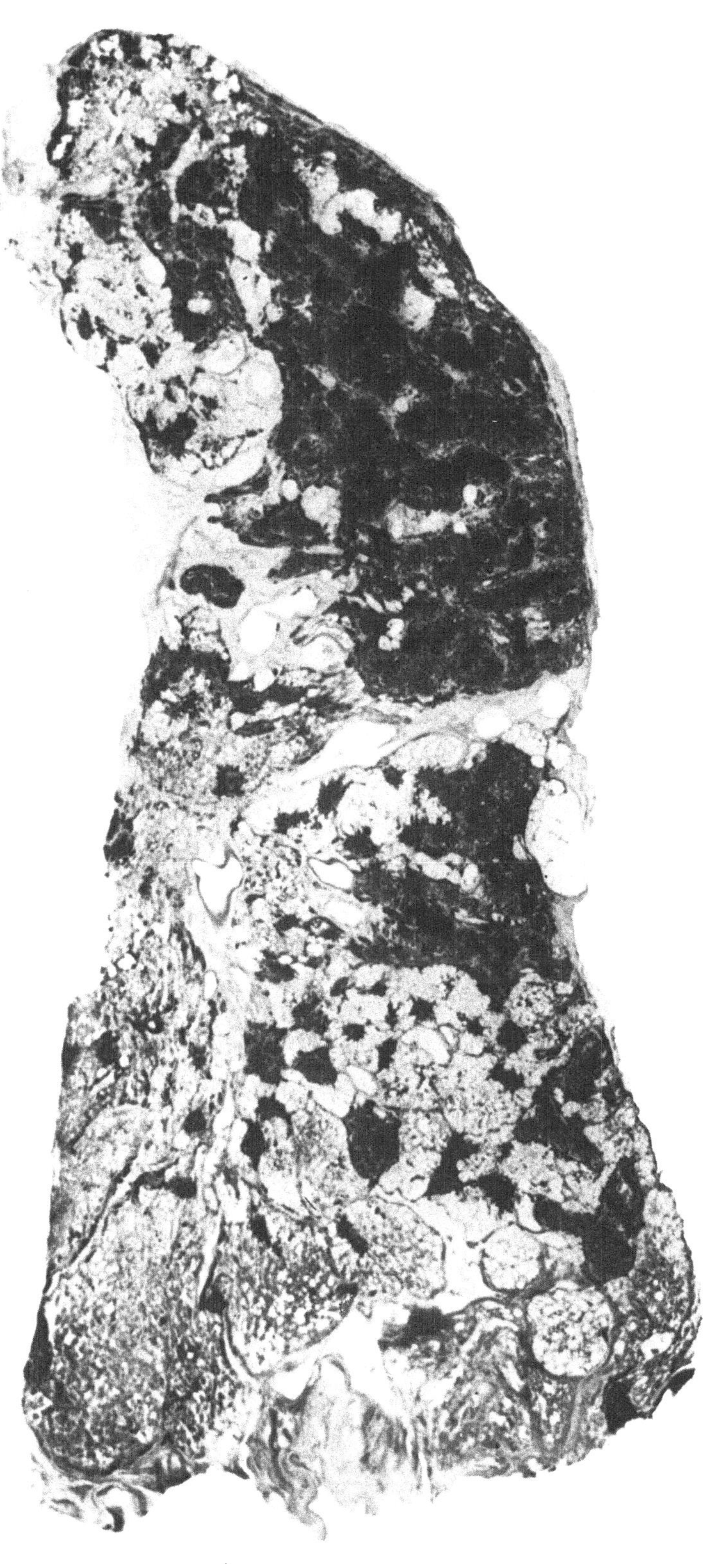

Abb. 10. Entwicklung anthrako-
silikotischer Schwielen in den
Lungen. Papiermontierter
Lungenganzschnitt mit p1-, m1-,
n3-Anthrako-Silikose. Durch
Zusammenwachsen der n-Kno-
ten besonders im Oberlappen
Bildung einer anthrakosilikoti-
schen A-Mischstaubschwiele

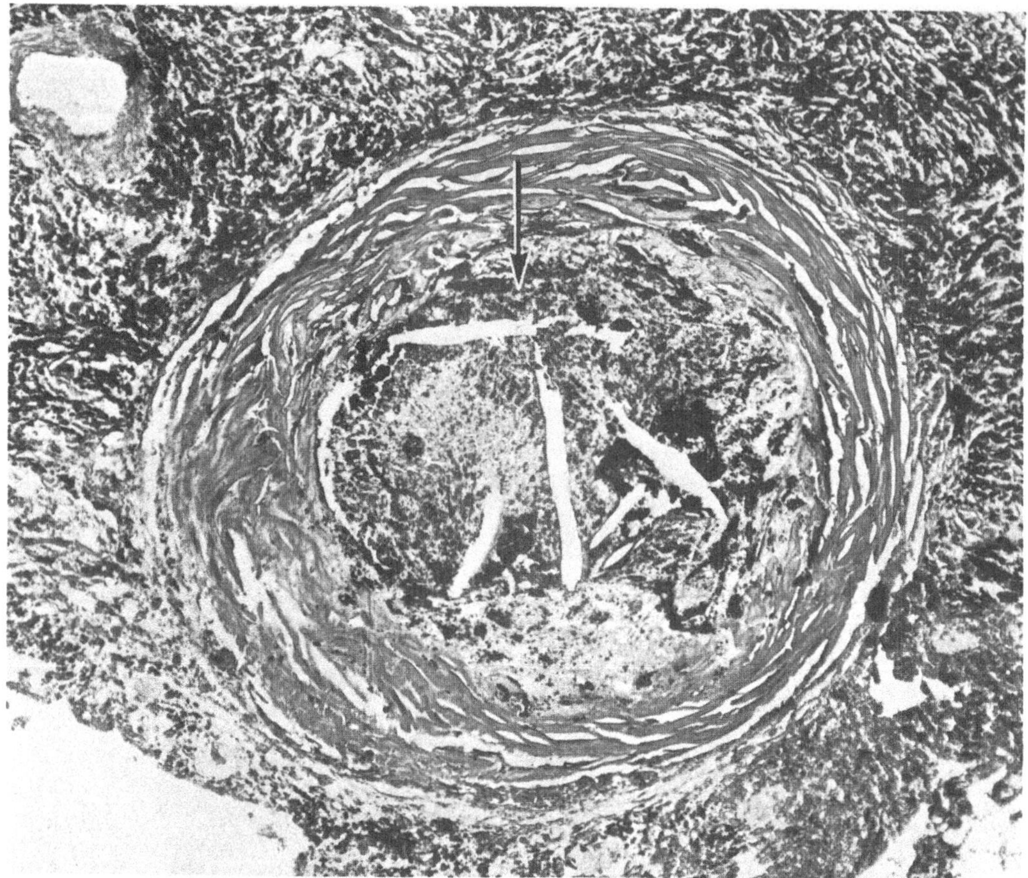

Abb. 11. Regressiven Veränderungen in silikotischen Herden. *Histologisch:* Anthrako-silikotische Knötchen mit breitem Staubzellenmantel und zentraler Erweichung (↓). Elastica-van-Gieson-Färbung. (Vergr. 180:1)

Besonders bei silikotischen Knötchen und Knoten mit hohem Quarzgehalt kann es auch ohne Mitwirkung einer Tuberkulose zur *Verkalkung* kommen, an die sich eine Knochenbildung anschließen kann (Otto, 1963).

3. Chronische Bronchitis; chronisches Emphysem

Eine Silikose kann eine chronische Bronchitis und Bronchiolitis verursachen oder verschlimmern. Das gleiche gilt für das in Verbindung mit der Silikose entstandene oder geförderte Lungenemphysem. Beide Krankheiten führen zu mehr oder weniger schweren funktionellen Beeinträchtigungen von Atmung und Kreislauf, die sich in klinisch faßbaren Symptomen manifestieren. Sie werden sehr häufig zum Schrittmacher für eine Silikose auf dem Wege zur Silikose-Krankheit. Der weitere Verlauf der Silikose wird dann vielfach entscheidend von diesen Folgen bestimmt.

Die Silikose kann unmittelbar das Auftreten einer *chronischen Bronchitis bzw. Bronchiolitis* verursachen. So können silikotische Ballungen in den zentralen Abschnitten der Lungen oder die Silikose der Hiluslymphknoten zu Verziehungen und Deformierungen der hier verlaufenden großen Bronchien führen. Es kommt hierdurch zunächst zu Sekretverhaltungen, die über schleimige Verstopfungen der Bronchien eine vorüberge-

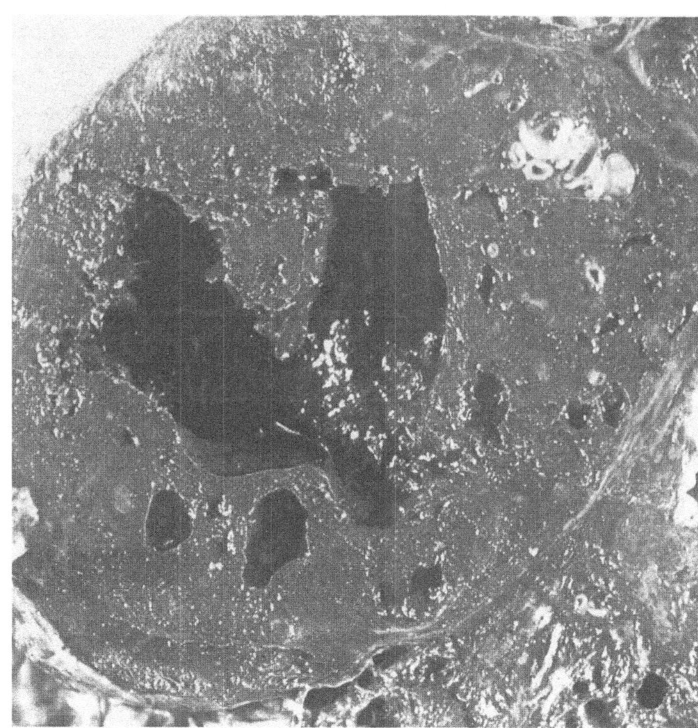

Abb. 12. Regressiven Veränderungen in silikotischen Schwielen. Anthrako-silikotische A-Schwiele im Lungenoberlappen mit zentralen Höhlen. In der Schwiele eingemauerte Reste von Bronchien und Blutgefäßen (im Foto rechts oben). (Nahaufnahme, Vergr. etwa 1,2 ×)

hende obstruktive Ventilationsstörung der Lunge und ein akutes Emphysem bewirken. Nach Abhusten des Schleimpfropfes kann diese wieder aufgehoben werden. Die durch die Silikose verursachte Verziehung und Deformierung der Bronchien begünstigt aber die Entwicklung einer chronischen Bronchitis, die zu narbigen Umbauvorgängen im Bereich der Bronchien und schließlich zu einer *Bronchitis deformans* führt. In Zusammenhang mit der chronischen Entzündung kommt es hier mitunter zur *Plattenepithelmetaplasie* des mehrreihigen zylindrischen Bronchialepithels. Mit zunehmender Deformierung der großen Bronchien können sich *Bronchusstenosen* entwickeln. Sie verursachen eine exspiratorische Ventilwirkung mit zunehmender Luftstauung in den poststenotischen Abschnitten. Das silikotische Granulationsgewebe kann aber auch von außen in die Wand der Bronchien bzw. Bronchiolen einbrechen und in die Lichtung der Bronchien vordringen, so daß es hierdurch zu einer Bronchusstenose kommt, die sich bis zur Bronchusobliteration steigern kann. Im Endstadium wird dann der Bronchus in das silikotische Schwielengewebe einbezogen. Reste

des Bronchialknorpels markieren die Stelle des zerstörten Bronchus. Die verschiedenen Veränderungen an den Bronchien bei der Silikose lassen sich *bronchographisch* bis in die peripheren Lungenabschnitte, auch an der Leichenlunge, darstellen (MÜLLER, 1973).

Der bisher geschilderte Zusammenhang einer chronischen Bronchitis bzw. Bronchiolitis mit einer Silikose ist nicht umstritten. Es besteht aber noch heute die Frage, ob die Einatmung kieselsäurehaltigen Staubes für sich allein eine chronische Bronchitis bzw. Bronchiolitis verursachen kann, ob es also eine *primär chronische silikotische Bronchitis* gibt. Es ist nicht zu bezweifeln, daß die chronische Staubinhalation zu einer Reizung der Bronchialschleimhaut führt und das Auftreten einer chronischen Bronchitis begünstigen kann. Dabei ist davon auszugehen, daß die Reizwirkung des Mischstaubes wesentlich ausgeprägter als die Reizung durch den reinen Quarzstaub ist. Die Reaktion beruht auf den physikalischen, nicht auf den chemischen Eigenschaften des Staubes. Nach DI BIASI (1949) gibt es jedoch eine durch kieselsäurehaltigen Staub allein verursachte silikotische Bronchitis nicht.

Nicht jedes *Emphysem,* das bei einer Silikose beobachtet wird, ist durch diese hervorgerufen worden. Ein ursächlicher Zusammenhang zwischen einer Silikose und einem festgestellten Emphysem kann nur dann angenommen werden, wenn es als Folge silikotischer Lungenveränderungen entsteht. Es ist stets herdförmig und herdbezogen, d.h. es weist eine enge örtliche Beziehung zu silikotischen Herdbildungen auf (DI BIASI, 1949; GIESE, 1960). Die silikotischen Herdbildungen verursachen eine lokale Änderung der statisch-mechanischen Eigenschaften des Lungengewebes, die ein entscheidender Faktor in der Entwicklung des sekundären Emphysems sind (HARTUNG, 1960–1964). Dabei spielt die Obstruktion der Bronchien und Bronchiolen eine wichtige Rolle (NAGER u. RÜTTNER, 1962; OTTO, 1970).

Nach der *Pathogenese* lassen sich bei der Silikose der Lungen folgende chronische Emphyseme abgrenzen: Bei kleinknotigen Silikosen kann es zur Entwicklung eines *perinodulären Emphysems* kommen (Abb. 4, 6). Hierbei handelt es sich um eine umschriebene Erweiterung der um silikotischen Knötchen gelegenen Alveolen. Ursächlich spielen Schrumpfungsvorgänge in vernarbenden silikotischen Herden eine Rolle (Lit.: KÜHNE, 1965; OTTO, 1970). Je nach der Ausdehnung sieht man auf der Lungenschnittfläche um zentrale kleine silikotische Einzelknötchen hirsekorn- bis erbsgroße Emphysembläschen (Abb. 13).

Auf dem Boden silikotisch verursachter Ventilstenosen im Bereich kleiner bis großer Bronchien entwickelt sich ein *obstruktives Emphysem.* Der Grad des herdförmigen blasigen Umbaues reicht von kleinen Bläschen bis zu mehreren zentimetergroßen Blasen (Abb. 9). Sie können z.B. beim Husten einreißen und zum *Spontanpneumothorax* führen.

Größere silikotische Schwielen oder Ballungen verursachen durch Schrumpfungen in angrenzenden silikosefreien Lungenanteilen die Entwicklung eines *kompensatorischen oder vikariierenden Emphysems.* Wie nach einer Segment- oder Lappenresektion dehnt sich das nicht silikotische Restlungengewebe aus und füllt so die Pleurahöhle wieder völlig aus. Die Schrumpfung großer silikotischer Schwielen, z.B. im Lungenoberlappen, kann dazu führen, daß andere Lungenteile, z.B.

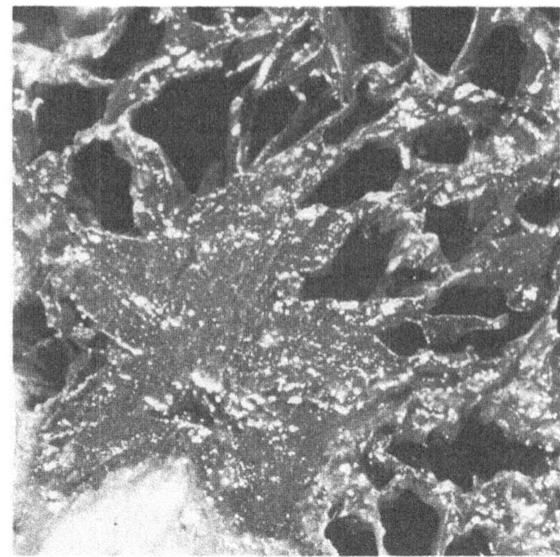

Abb. 13. Sternförmig in das Alveolargerüst eingebautes anthrako-silikotisches Knötchen mit perinodulärem Emphysem. (Vergr. Lupenfoto etwa 15,5 ×)

die des Unterlappens, sich in die Pleurakuppel einlegen und damit spitzenbildend werden (Abb. 14).

Besonders bei Silikose mit Pleuraschwarten sieht man vereinzelt ein subpleurales *Mantelemphysem.* Die Entstehung dieses Emphysems stellt man sich so vor, daß z.B. bei der narbigen Obliteration der Pleurahöhle die mit der normalen Atemexkursion verbundene Bewegung der Lunge im Thoraxraum aufgehoben ist. Damit wird bei der Atmung die Zugwirkung auf die subpleuralen Lungenabschnitte übertragen. Das Mantelemphysem stellt dann eine Verschiebeschicht zwischen Thoraxwand und der adhärenten Lunge für die Atembewegungen, also einen Ersatz für den obliterierten Pleuraraum dar.

Die Formen des sekundären Emphysems bei der Silikose sind vielfältig. Mit Fortschreiten der Silikose und ihrer Komplikation mischen und überlagern sich diese, so daß sie sich in fortgeschrittenen Stadien vielfach nicht mehr voneinander abgrenzen lassen.

Eine Sonderstellung nimmt das *zentrolobuläre Emphysem* ein (HEPPLESTON, 1953). Besonders bei intensiven Kohlenstaubeinlagerungen in den Lungen werden gelegentlich im Zentrum der Lobuli Übergänge zum zentrolobulären Emphysem mit dichten Staub-

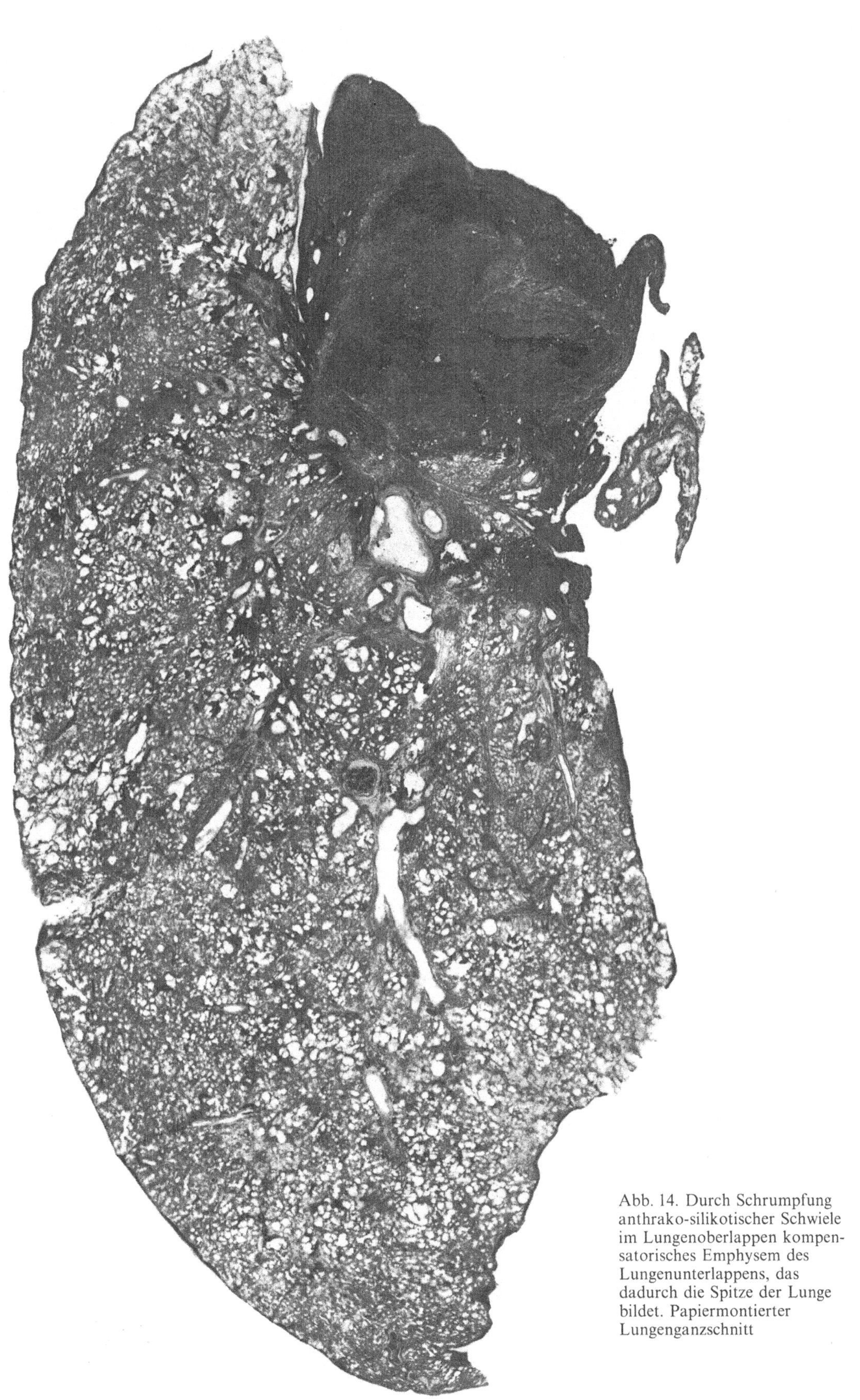

Abb. 14. Durch Schrumpfung
anthrako-silikotischer Schwiele
im Lungenoberlappen kompensatorisches Emphysem des
Lungenunterlappens, das
dadurch die Spitze der Lunge
bildet. Papiermontierter
Lungenganzschnitt

ablagerungen beobachtet. Der genauere Entstehungsmechanismus dieses Emphysems ist bis heute nicht geklärt (UEHLINGER, 1963; KÜHNE, 1965; OTTO, 1970). GIESE (1960) vertritt die Auffassung, daß sich die dichten Kohlenstubeinlagerungen besonders um die Bronchioli respiratorii entwickeln, wobei es in diesem Bereich zu einer Überdehnung und Auflösung der elastisch-muskulären und faserigen Gewebsanteile kommt. Der Verlust an elastischem Gewebe verursacht dann bei der Ein- und Ausatmung einen Ventilmechanismus mit exspiratorischem Verschluß, wodurch es zu einem umschriebenen blasigen Umbau des Lungengewebes kommt. Makroskopisch sieht die Lungenschnittfläche wie von Löchern durchsetzt aus, die durch die schwarze Farbe infolge der dichten Kohlenstaubablagerungen noch markiert sind („schwarze Löcherlunge") (Abb. 15). Das zentrolobuläre Emphysem wird auch ohne berufliche Staubbelastung, ebenso nach Einatmung quarzfreier Mischstäube beobachtet (KÜHNE, 1965).

4. Pleurabeteiligung

Der in die Lunge eingebrachte Staub wird nicht nur hiluswärts, sondern auch in die peripheren subpleuralen Lymphbahnen verschleppt. Wie in der Lunge können auch hier silikotische Knötchen entstehen. Sie sind meistens stecknadelkopf- bis linsengroß, haben eine grauweißliche Farbe und werden von einem schwarzen Hof umgeben. Da die Knötchen vorspringen, erhält die Lungenoberfläche bei dichtgelagerten silikotischen Herden in der Pleura eine rauhe reibeisenartige Beschaffenheit. Seltener verursacht eine entzündliche Reaktion im Randgebiet der silikotischen Herde umschriebene fibröse Verdichtungen, die vereinzelt auch zu strangförmigen Pleuraverwachsungen mit dem parietalen Pleurablatt führen können.

Die Schrumpfung größerer Schwielen im Lungenmantelbereich kann unterschiedliche kraterförmige Pleuraeinziehungen, also das Bild des *pulmo multilobatus* herbeiführen. Die Pleurasilikose führt von sich aus nicht zu flächenhaften Pleuraverwachsungen. Besonders bei größeren silikotischen Schwielen kann es jedoch in der Umgebung silikotischer Herde zu pneumonischen Infiltrationen mit einer Pleuritis kommen, so daß hierdurch flächenhafte Pleuraverwachsungen entstehen. Die hohe Zahl der beobachteten Pleuraverwachsungen bei der Silikose in älteren Obduktionsstatistiken (Lit.: SCHURTER, 1962) muß man wohl auf die in den früheren Zeiten häufigere spezifische oder unspezifische Komplikation der Silikose zurückführen. Da die Zahl der Silikotuberkulosen in den letzten Dezennien erheblich abgenom-

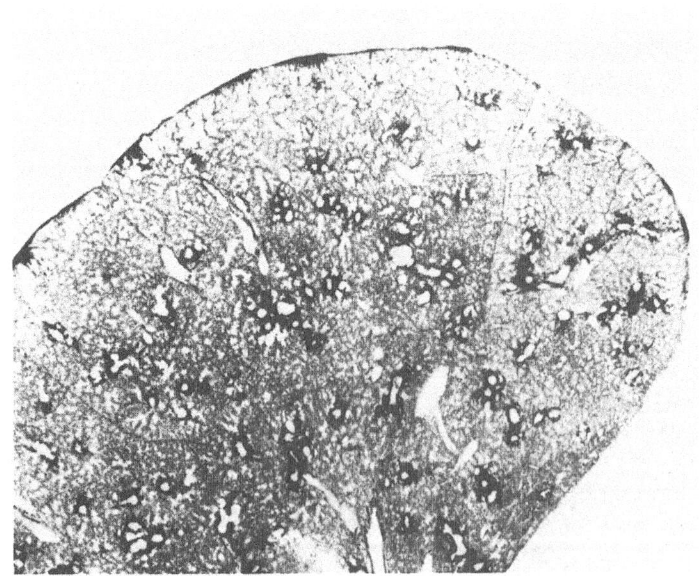

Abb. 15. Zentrolobuläres Emphysem. Herdförmige dichte Kohlenstaubablagerungen mit umschriebenem kleinblasigem Umbau des Lungengewebes („schwarze Löcherlunge"). Ausschnitt aus Lungenganzschnitt. (Vergr. Nahaufnahme etwa 1,7 ×)

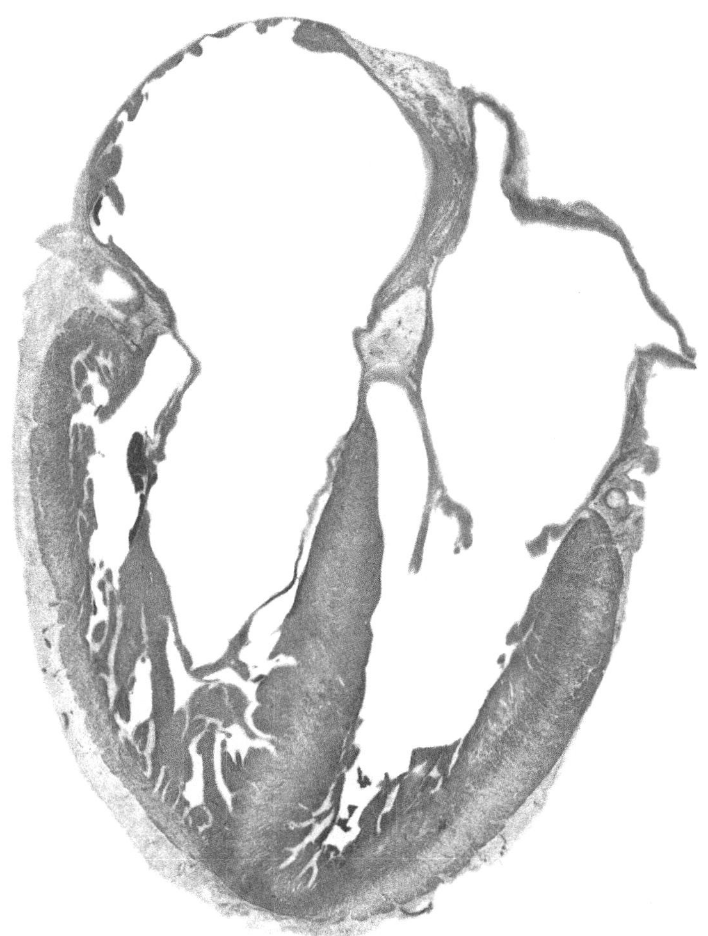

Abb. 16. Chronisches Cor pulmonale. Deutliche Hypertrophie der rechten Herzkammer und der entsprechenden Anteile des Kammerseptums. Papiermontierter Herzganzschnitt

men hat, beobachten wir bei der Anthrakosilikose heute weniger häufig ausgedehntere Pleuraverwachsungen.

5. Chronisches Cor pulmonale

Die Silikose und ihre Folgen können bei entsprechender Art und Ausdehnung eine chronische Belastung der rechten Herzkammer verursachen. Die damit verbundene chronische pulmonale Hypertonie führt zur isolierten Hypertrophie der rechten Herzkammer (Abb. 16), zum chronischen Cor pulmonale (HUSTEN, 1951; KIRCH, 1955; KÖNN, 1958; GIESE, 1966; ULMER, 1974).

Da die silikotischen Herde vielfach eine Schädigung an den großen und kleinen Blutgefäßen verursachen, wird hierdurch der normale Blutumlauf im Lungenkreislauf unmittelbar beeinträchtigt. Die Silikose kann dabei zu Veränderungen an den Blutgefäßen führen, die von zellulären Staubeinlagerungen bis zum silikotischen narbigen Umbau mit Intimafibrose reichen (GERSTEL, 1933; UEHLINGER u. ZOLLINGER, 1946; RÜTTNER u. GASSMANN, 1958; NAGER u. RÜTTNER, 1962). Bei der fortgeschrittenen Hilussilikose, besonders aber durch die Beteiligung der kleinen intrapulmonalen Arterien, kann es durch Verziehungen und Abknickungen zu Stenosen und narbiger Obliteration der Lichtung kommen. In den größeren Gefäßen im Lungenhilus können Thrombosen entstehen, die ihrerseits den Lungenkreislauf erschweren.

Mit Fortschreiten der Silikose und besonders ihrer Folgen entwickelt sich häufig eine chronische Insuffizienz der rechten Herzkammer, die zur unmittelbaren Todesursache werden kann. Zum andern erhöht das dekompensierte chronische Cor pulmonale infolge der erhöhten Bereitschaft zur Bildung von venösen Thromben die Gefahr von Lungenthrombembolien, wodurch nicht selten ein Circulus vitiosus eingeleitet ist, der über recidivierende Lungenembolien zum tödlichen Versagen des Herzens führt (KÖNN, 1975).

Die Erfahrung zeigt aber, daß mittelgradige und auch manchmal schwerere Silikosen ohne besondere Hypertrophie der rechten Herzkammer einhergehen können. Umgekehrt findet man gelegentlich ein chronisches Cor pulmonale bei vergleichsweise leichterer Silikose. Hieraus ergibt sich, daß eine strenge Abhängigkeit — von den schweren, besonders den kleinknotigen Silikosen abgesehen — zwischen der Silikose und dem Auftreten eines chronischen Cor pulmonale nicht besteht. Diese Beobachtung wird verständlich, wenn man davon ausgeht, daß erst die Folgen der Silikose, also das Herdemphysem, die chronische Bronchitis und Bronchiolitis — die Atemwegsobstruktion — mit ihren Auswirkungen die entscheidenden Faktoren für das Auftreten eines chronischen Cor pulmonale bei der Silikose darstellen. Weiter ist zu berücksichtigen, daß bei fortgeschrittenem Emphysem die körperliche Belastbarkeit durch die Dyspnoe begrenzt ist, wodurch das Herz geschont wird und so eine Hypertrophie der rechten Herzkammer ausbleiben kann.

6. Siliko-Tuberkulose

Mit dem allgemeinen Rückgang der Tuberkulose nach Einführung der tuberkulostatischen Behandlung wird die Silikose in Verbindung mit aktiver Lungentuberkulose heute seltener beobachtet. Die Tuberkulose ist aber immer noch eine gefährliche Komplikation der Silikose. Da beide sich gegenseitig ungünstig beeinflussen, kann hierdurch der weitere Krankheitsverlauf entscheidend bestimmt werden.

Es können die Silikose und die Tuberkulose unabhängig und nebeneinander in der Lunge auftreten (Zusatztuberkulose) oder es sind die silikotischen und tuberkulösen Gewebsveränderungen räumlich eng miteinander verflochten (Kombinationstuberkulose — HUSTEN, 1931). Sehr häufig entwickelt sich bei der Silikose die Tuberkulose aus der Exazerbation alter tuberkulöser Lungenspitzenherde oder bronchopulmonaler Lymphknoten. Das Vorwachsen silikotischer Granulationen in die alten tuberkulösen Herde verursacht die Aktivierung der Tuberkulose. Vom histologischen Bild aus spricht DI BIASI (1949) bei dem Überwiegen der Silikose von

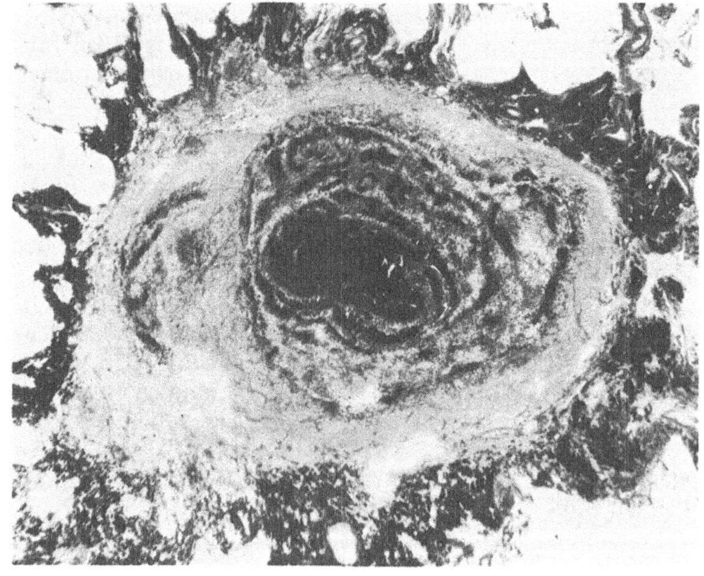

Abb. 17. Tuberkulo-silikotisches Knötchen, von kernarmem silikotischem Narbengewebe umgeben, im Zentrum mit ringförmigen Verkäsungszonen (im Foto hellgrau), von jahresringähnlichen Kohlenstaubablagerungen begrenzt (im Foto fast schwarz). Van-Gieson-Färbung. (Vergr. 50:1)

einer *Tuberkulo-Silikose* und beim Vorherrschen der Tuberkulose von einer *Siliko-Tuberkulose*.

Makroskopisch sieht man auf der Lungenschnittfläche Knötchen mit grau-schwarzem Rand und gelblichem Zentrum. Histologisch wird das *tuberkulo-silikotische Knötchen* von kernarmem silikotischem Gewebe umgeben und enthält im Zentrum mitunter ring- oder schleifenförmige Verkäsungszonen, die von jahresringartigen Kohlestaubablagerungen begrenzt sind (Abb. 17). Im Einzelherd kann histologisch die sichere Abgrenzung zwischen Tuberkulose und Silikose sehr schwierig sein. Solche Knötchen können zu größeren bis großen Knoten zusammenwachsen, die weicher sind als silikotische Schwielen und die sich durch die Marmorierung der Schnittfläche davon abgrenzen lassen. Auch große tuberkulosilikotische Schwielen können sich entwickeln, ohne daß sich in der klinischen Verlaufsbeobachtung sichere Hinweise auf eine Tuberkulose ergeben.

Große aber auch kleine tuberkulosilikotische Knoten neigen zur Erweichung und Bildung von Kavernen. Die *siliko-tuberkulöse Kaverne* wird zur Quelle für die endogene Ausbreitung der Tuberkulose, besonders in den Lungen. Nicht selten führt dann eine exsudative lobuläre käsige Pneumonie zum Tode (Abb. 18).

Bei der Tuberkulo-Silikose der *Hiluslymphknoten,* die gleichermaßen wie die der Lunge auftreten kann, können die tuberkulosilikotischen Granulationen auf die äußeren Wandteile der Speiseröhre übergreifen. Gelegentlich entsteht auf diesem Weg ein *Traktionsdivertikel der Speiseröhre,* am häufigsten in Höhe der Teilungsstelle der Luftröhre sowie wenig oberhalb oder unterhalb davon. Die Penetration silikotuberkulösen Gewebes in die Wand des Oesophagus kann eine Wandperforation nach sich ziehen. Auf dem gleichen Weg entstanden wurden *Oesophago-Bronchial-Fisteln* bzw. *Oesophago-Lungenfisteln* beobachtet. Besonders sind die rechte Lunge bzw. die rechten Stammbronchien betroffen. Bei diesen Komplikationen verursachen in der Regel eine Fremdkörperaspiration bzw. Aspirationspneumonien oder auch Blutungen den Eintritt des Todes (DI BIASI u. BOMMERT, 1948; LEICHER, 1948).

Bei der Silikotuberkulose der Lungen tritt in der Regel eine Mitbeteiligung der *Pleura* ein. Es kann zu einem tuberkulösen Pleuraempyem kommen, schließlich zur schwieligen Verödung des Pleuraraumes mit Entwicklung eines *postpleuritischen Syndroms* (GIESE, 1972). Plattenähnlich gestaltete Kalkeinlagerungen weisen nachträglich noch auf die tuberkulöse Genese hin.

7. Silikose und Bronchialcarcinom

An mehreren Untersuchungszentren wurden unabhängig voneinander *statistisch* festgestellt, daß das Lungencarcinom bei Silikosen nicht häufiger auftritt, als in vergleichbaren silikosefreien Altersgruppen (STAEMMLER, 1937; DI BIASI, 1949; JAMES, 1955; MITTMANN, 1959; OTTO, 1963). Die in den letzten Jahrzehnten im Obduktionsgut beobachtete Zunahme des Bronchialcarcinoms auch bei Silikose ist sicher durch die allgemein starke Zunahme des primären Lungencarcinoms bedingt (ECK *et al.*, 1969). Es haben sich auch keine Anhaltspunkte dafür ergeben, daß der Quarzstaub cancerogene Wirkung besitzt. Von der überwiegenden Mehrzahl der Untersucher wird daher eine kausalgenetische Beziehung zwischen Silikose und Bronchialcarcinom abgelehnt (DI BIASI, 1949; RÜTTNER, 1949; BODEN, 1960; GIESE, 1960; OTTO, 1963; KÖNN, 1966; ECK *et al.*, 1969; RÜTTNER u. HEER, 1969). Einige Autoren sind der Auffassung, daß die mit der Silikose verbundenen immunbiologischen Vorgänge einen gewissen Schutz gegenüber dem Auftreten des Bronchialcarcinoms bewirke (ASHLEY, 1968). Auch SPÖRLEIN (1952) vermutet eine Hemmwirkung der Silikose gegenüber dem Auftreten des Bronchialcarcinoms. Vereinzelt wird jedoch unter bestimmten Voraussetzungen ein Kausalzusammenhang angenommen (KLOTZ, 1939).

Es ist bekannt, daß mitunter im Bereich bindegewebiger Narben in den Lungen ein Carcinom auftritt. In großen Obduktionsstatistiken schwanken die Angaben über die Häufigkeit des *Narbencarcinoms* in der Lunge zwischen 5 und 35% (ECK *et al.*, 1969). Dabei ist davon auszugehen, daß für die Entwicklung eines Narbencarcinoms nicht die Spezifität der bindegewebigen Vernarbungen in der Lunge entscheidend ist, sondern die damit verbundene chronische Entzündung und Narbenbildung. Hierdurch

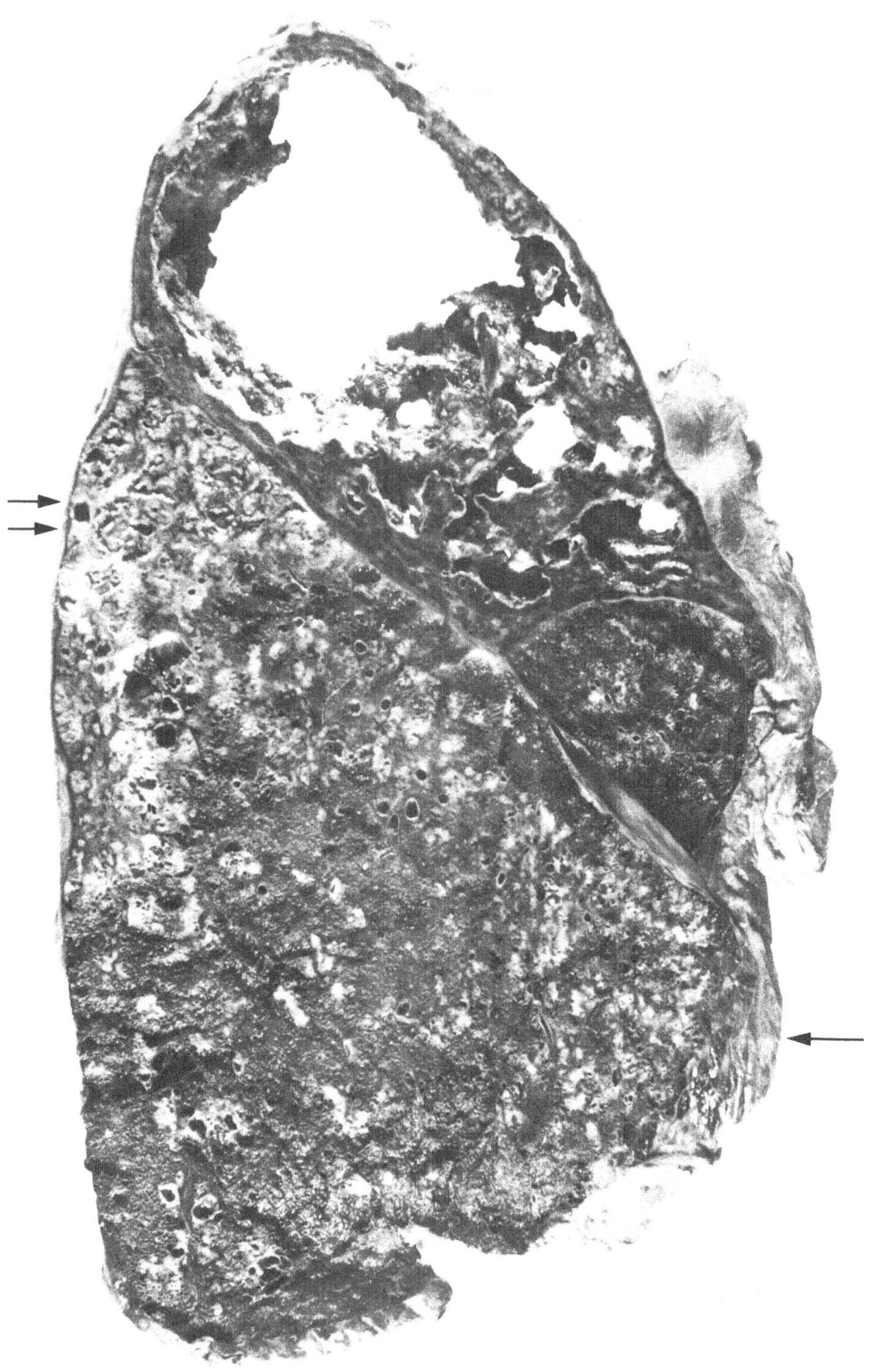

Abb. 18. Siliko-Tuberkulose der Lungen mit großer silikotuberkulöser Kaverne im Oberlappen, bronchogen entstandenen azinös-nodösen Herden im Unterlappen (↓) und frischen käsigen lobulären Pneumonien im Spitzenbereich des Unterlappens (↓↓)

besteht die Möglichkeit einer überschießenden und schließlich fehlgeleiteten Regeneration, die den Übergang in ein Carcinom möglich machen. SCHMIEDEKNECHT (1953) beobachtete in soliden Abschnitten einer geballten silikotischen Schwiele ein tubuläres Adenocarcinom. Hier wurde der kausalgenetische Zusammenhang zwischen silikotischer Narbe und Lungenkrebs anerkannt. Ähnliche Einzelbeobachtungen über das Auftreten eines Carcinoms in silikotischen Narbenfeldern haben DI BIASI (1949), KAHLAU (1961), GOLDMANN (1965), OTTO (1963) und ECK *et al.* (1969) beschrieben. BÖHM (1976) fand in dem unter versicherungsrechtlichen Gesichtspunkten ausgewählten Obduktionsgut unter 3452 Todesfällen mit unterschiedlich schweren Silikosen ohne Siliko-Tuberkulose in 425 Beobachtungen eine Kombination von Silikose und Bronchialcarcinom. Ein silikotisches Narbencarcinom wurde angenommen wenn: 1. Der Ausgangspunkt des Carcinoms genau feststellbar war, 2. der Lungenkrebs eine gewisse Größe (etwa pflaumengroß) nicht überschritten hatte und 3. der enge räumliche Zusammenhang zwischen Silikose und Carcinom auch histologisch eindeutig zu belegen war. Unter Anwendung dieser Kriterien konnte BÖHM (1976) in 12 (=2,8%) der 425 Beobachtungen ein Narbencarcinom diagnostizieren. Die Annahme eines silikotischen Narbencarcinoms muß in jedem Einzelfall neu ermittelt werden. Das räumliche Zusammentreffen kleiner und kleinster anthrakosilikotischer Knötchen im Bereich eines Bronchialcarcinoms reicht zur Diagnose eines silikotischen Narbencarcinoms keinesfalls aus. Nach den Untersuchungen von BÖHM (1976) müssen die silikotischen Herde mindestens kirschgroß sein, um als „Störfeld" wirken zu können, das die chronische Entzündung und Narbenbildung unterhält. Zu betonen ist, daß bei der Häufigkeit von Narben in den Lungen das Narbencarcinom sehr selten ist. Offensichtlich verursacht erst das räumliche Zusammentreffen und das chronische Zusammenwirken mehrerer Faktoren das Auftreten des Tumors (KAHLAU, 1954; LÜDERS u. THEMEL, 1954; GROSSE, 1956; BAUER, 1963; BÖHM, 1976).

Ein *Kausalzusammenhang* zwischen einer Silikose und einem Bronchialcarcinom ist auch *anzunehmen,* wenn das bösartige Gewächs in der Wand einer silikotischen Zerfallshöhle oder eines in eine solche Zerfallshöhle einmündenden Bronchus auftritt (DI BIASI, 1949). Voraussetzung hierfür ist jedoch, daß das Carcinom noch nicht weit fortgeschritten ist, da sonst der Ausgangspunkt des Carcinoms nicht mehr genügend sicher zu belegen ist. Unbestritten ist unter den gleichen Bedingungen auch der Zusammenhang zwischen einer chronischen kavernösen Siliko-Tuberkulose und dem Auftreten eines Carcinoms in der Wand der Kaverne oder im Ableitungsbronchus.

Schon seit langem ist bekannt, daß in den Uranbergbaugebieten von Schneeberg und Joachimstal unter den Bergarbeitern Bronchialcarcinome gehäuft auftreten. Die Untersuchungen in den Gruben ergaben einen hohen Gehalt der Luft und besonders des Tropfwassers an *Radiumemanation.* Auch in Experimenten konnte gezeigt werden, daß diese zu Adenomen und zum Carcinom der Lunge führen kann (RAJEWSKI *et al.,* 1943). In diesem Fall hat die Silikose bei der Herbeiführung des Bronchialcarcinoms keine Bedeutung.

Von einigen Autoren wird die Auffassung vertreten, daß die bei der Silikose gehäuft zu beobachtende *chronische Bronchitis* wesentliche Ursache für das Auftreten des Bronchialcarcinoms sei (Lit.: ECK, HAUPT u. ROTHE, 1969). Dabei wird davon ausgegangen, daß die chronische Entzündung im Bereich der Bronchien zu Plattenepithelmetaplasien führt, die dann zum Ausgangspunkt des Bronchialcarcinoms werden (HAKKENSELLNER, 1957). Gegen diese Vorstellung spricht, daß bei den chronischen Bronchiektasen eine schwere chronische Entzündung der Bronchien mitunter über Jahrzehnte besteht und hierbei gehäuft Plattenepithelmetaplasien an der Bronchialschleimhaut vorkommen (STRUWE, 1960). Bronchiektasen sind aber nur selten Ausgangspunkt eines Carcinoms. Weiterhin spricht gegen einen solchen Zusammenhang auch die Tatsache, daß die chronische Bronchitis in gleicher Weise schon zu Zeiten bestanden hat, in denen das Bronchialcarcinom noch sehr selten war. Im Vergleich zu früher sind jedoch heute bei der Entwicklung der chronischen Bronchitis auch noch andere Reize von Bedeutung, die, wie z.B. besondere Rauchgewohnheiten, zusätzlich das Bronchialepithel schädigen und das Auftreten eines Bronchialcarcinoms begünstigen. In solchen Fällen sind Angaben, besonders über das Zigarettenrauchen wichtig (Hueper, 1966).

E. Pathologische Anatomie der Silikatosen

I. Allgemeines

Während die Silikose durch eine Granulomatose mit Knötchenbildungen gekennzeichnet ist, die mehr oder weniger durch Begleitstäube modifiziert werden kann, verursachen die *Silikatosen* eine weitgehend diffuse Fibrose der Lungen. Unter den Silikatosen kommt der *Asbestose* eine besondere Bedeutung zu, weniger der *Talkose*.

II. Asbestose

Asbest ist ein magnesiumhaltiges faserförmiges Silikat. Es wird im Bergbau gefördert, danach zerkleinert, aufgelockert und wegen seiner besonderen Eigenschaften heute vielfach verwertet. Besonders wichtig ist die Gruppe der etwas weicheren Serpentinasbeste, hier vor allem Chrysotil und die säurefesten Amphibol-Asbeste. In dieser Gruppe hat das Krokytolith besondere Bedeutung (Bukkup, 1966).

Die eingeatmeten Staubfasern haben eine unterschiedliche Länge (etwa 0,1 μ bis 100 μ). Auch längere Asbestnadeln können in der Lunge beobachtet werden. Die kleinen Asbestnadeln unter 2 – 3 μ werden von den Alveolardeckzellen aufgenommen und abgebaut, ohne eine faßbare zytotoxische Wirkung zu hinterlassen. Die langen Fasern, bei denen es sich um scharfe Nadeln handelt, dringen in das Lungengewebe ein und werden durch Ablagerung eines Eiweißgels in doppelbrechende Gebilde aus Eisenphosphat umgewandelt. Diese *Asbestose-Körperchen* haben eine perlschnurartige oder keulenförmig langgestreckte Gestalt. Sie lassen sich im Sputum nachweisen (Abb. 19).

Asbestoseähnliche Körperchen wurden auch bei Einwirkung anderer Stäube (Graphit, Talkum, Kohle) beobachtet (Rüttner, 1952; Remmele u. Einbrodt, 1962; Ratzenhofer, 1963).

In der Lunge kommt es an den Ablagerungsorten der langen Asbestnadeln zu einer Vermehrung besonders des interalveolären Bindegewebes mit lockeren Einstreuungen von Lymphozyten und Plasmazellen. Es entwickeln sich an diesen Stellen fleckige netzförmige und streifige Fibrosen (Abb. 20). Makroskopisch weisen die Lungen eine von cranial nach caudal zunehmende grau-weiße Verdichtung auf, die häufig mit einem Emphysem und Bronchioloektasen benachbarter Abschnitte verbunden ist. Insgesamt neigen die Lungen zur Schrumpfung, so daß gelegentlich Übergänge in eine sog. Wabenlunge zur Beobachtung kommen. Die Lungenspitzen sind in der Regel nicht betei-

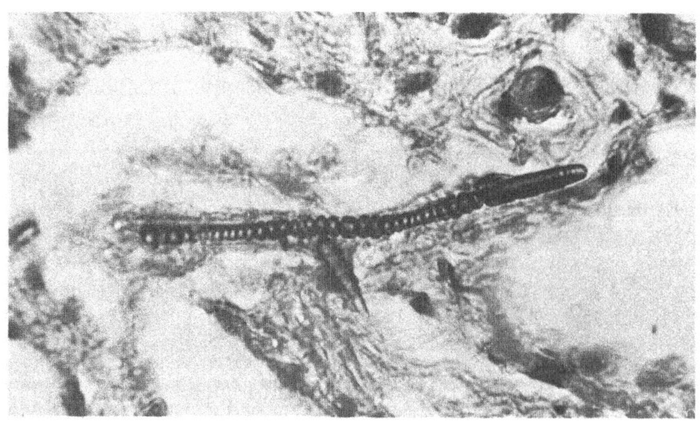

Abb. 19. Asbestosekörperchen. Hämatoxylin-Eosin-Färbung. (Vergr. 750:1)

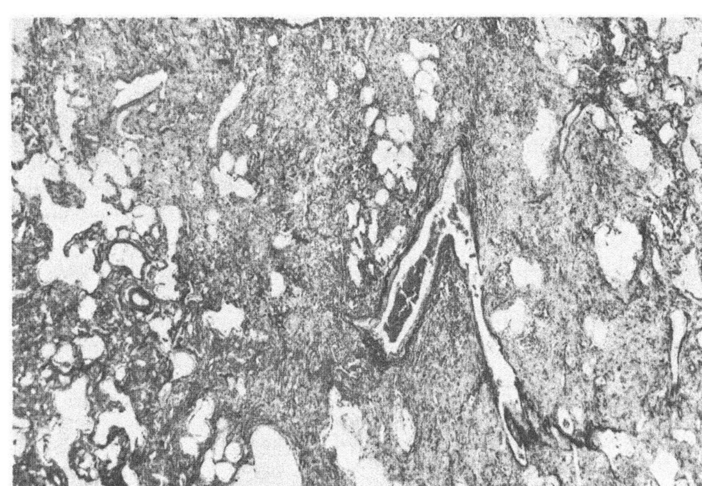

Abb. 20. Asbestose der Lunge.
Histologisch: Streifen- und netz-
förmige Fibrose der Lunge (im
Foto grau) mit herdförmigen
Emphysem und Bronchiolo-
ektasen. Elastica-van-Gieson-
Färbung. (Vergr. 18:1)

ligt. Asbestosekörperchen wurden in den *bronchopulmonalen Lymphknoten* nicht beobachtet. Ein Abtransport des Asbeststaubes aus den Lungen in die örtlichen Lymphknoten findet demnach so gut wie nie statt. Im deutschsprachigen Raum wurde die Morphologie der Asbestose erstmals von DI BIASI (1938) mitgeteilt.

Die zunehmend sich ausdehnende Fibrose der Lungen mit einem Emphysem und einer chronischen Bronchitis, die komplizierend hinzutreten, können zu einer Störung der Ventilation und Diffusion sowie zum chronischen Cor pulmonale führen.

Durch berufsbedingte Inhalation von Asbeststaub, auch mitunter nach sehr kurzzeitiger Beschäftigung in der Asbest verarbeitenden Industrie, wurde mitunter das Auftreten *hyaliner Pleuraschwielen* beobachtet. Eine Pleuraasbestose kann auch nach langjähriger nicht berufsbedingter Inhalation von Asbeststaub angetroffen werden.

Makroskopisch sieht man am freien Pleuraspaltplattenförmige zuckergußartige und knorpelharte Schwielen an der Pleura parietalis, die regelhaft ohne pleurale Verwachsungen angetroffen werden. Besonders finden sich solche Pleuraplaques an den Zwerchfellkuppen und im Bereich der seitlichen und hinteren Anteile der Pleura costalis (GIESE, 1972). Die Platten können eine Dicke von 1—2 cm erreichen und lassen sich in der Regel leicht ablösen. Histologisch bestehen sie aus einem kollagenen Fasergewebe. Solche hyalinen Pleuraschwielen können verkalken und sind im Röntgenbild sichtbar (KRÖKER, 1973).

Nach Latenzzeiten von 20—30 Jahren entwickeln sich in etwa 12—15% der Lungen mit Asbestfibrose *Bronchialcarcinome*. Häufiger Sitz scheinen die Lungenunterlappen zu sein (JACOB u. BOHLIG, 1955). Histologisch handelt es sich überwiegend um Plattenepithelcarcinome. Darüber hinaus wird ein gehäuftes Auftreten von *Pleuramesotheliomen* bei der Asbestose beobachtet. Es wird angenommen, daß die Asbestnadeln zu einer chronischen Entzündung und Fibrose in den Lungen führen und die durch die Nadeln verursachte dauernde mechanische Reizung des Lungen- und Narbengewebes schließlich Umbauvorgänge nach sich ziehen, die zum Ausgangspunkt des bösartigen Tumors werden (DI BIASI, 1938; DOLL, 1955; BOHLIG *et al.*, 1960; OTTO, 1961; HUEPER, 1966; ECK *et al.*, 1969).

Eine Komplikation der Asbestose durch eine hinzugetretene *Tuberkulose* ist nicht so häufig wie bei der Silikose.

Gelegentlich werden *Asbestwarzen der Haut* beobachtet. Es handelt sich um Fremdkörpergranulome im Bereich von Asbestnadeln, die mit einer Akanthose und Hyperkeratose der Epidermis einhergehen.

III. Talkumlunge

Talkum wird in zahlreichen Gewerbezweigen verwandt, z.B. in der Papier-, Textil-, Gummi-, Seifenindustrie und in der kosmetischen Industrie. Bei der Talkumgewinnung und -verarbeitung tritt häufig eine mehr oder weniger beträchtliche Verunreinigung mit anderen Mineralien, darunter auch Quarz und Asbest ein. Müller (1959) faßt daher jede, auch durch alleinige Inhalation handelsüblichen Talkumstaubes aufgetretene Veränderung als Mischstaubpneumokoniose auf. Neben der durch das Mineral Talkum hervorgerufenen Fremdkörperreaktion kann es im Einzelfall wegen der qualitativ und quantitativ wechselnden Verunreinigung der inhalierten Talkum-Staubanteile zu unterschiedlichen morphologischen Befunden kommen.

Bisher liegen nur wenige autoptische Befunde vor (Di Biasi, 1951; Müller, 1959). Das Mineral Talkum verursacht Granulome, die aus histiozytären Zellelementen aufgebaut und von Lymphozytensäumen mit eingelagerten mehrkernigen Riesenzellen, z.T. vom Langhansschen Typ, überwiegend aber vom Fremdkörpertyp umgeben sind. Der Talkumstaub läßt sich im polarisierten Licht leicht in den Histiozyten und Fremdkörperriesenzellen nachweisen. Solche Granulome können in kollagene Faserknötchen umgewandelt werden. Je nach der Ausdehnung und Zusammensetzung eingeatmeten Staubes können sich ausgedehntere bis faustgroße Schwielen emwickeln, die eine weißliche bis grünliche Farbe aufweisen. Daneben werden hellere grauweiße strang- oder netzförmige Verdichtungen beobachtet (Di Biasi, 1951; Erhardt, 1962). Besonders betroffen sind, wie bei der Asbestose, die Mittel- und Untergeschosse der Lungen. Di Biasi (1951) beobachtete aber auch in den Lungenoberlappen großschwielige Veränderungen. Häufig bestehen neben der Talkumlunge an der *Pleura* Verwachsungen und Verschwielungen, vereinzelt auch Verkalkungen (Erhardt, 1962).

F. Pathologische Anatomie der persistierenden Pneumokoniosen

I. Allgemeines

In dieser Gruppe sind anorganische und organische, nicht quarzhaltige Stäube zusammengefaßt, die nach Inhalation entweder reaktionslos in den Lungen abgelagert werden oder entzündliche bzw. allergische Prozesse verursachen, die eine diffuse oder granulomatöse Fibrose der Lunge herbeiführen.

II. Durch anorganische, nicht quarzhaltige Stäube verursachte Lungenveränderungen

1. Kohlenstaub (Anthrakose)

Reiner Kohlenstaub ist apathogen und führt zu der Kohlenpigmentlunge (Anthracosis pulmonum). Der mit der Atemluft in die Lunge gelangte Kohlenstaub kann dort frei oder in Staubzellen vorwiegend perivaskulär gespeichert oder auch um die kleinen Bronchien und Lymphgefäße abgelagert werden. An der Pleura entsteht dadurch eine netzförmige Zeichnung der Lymphbahnen. Auf der Lungenschnittfläche sieht man kleine schwarze weiche Flecke. Reine Kohlenstaubablagerungen in der Lunge verursachen keine Reaktion, insbesondere keine Vermehrung des Bindegewebes. Findet man bei einer Anthrakose faserige Beimengungen, so ist diese entweder die Folge einer abgelaufenen kleinherdigen Lungenentzündung, oder sie ist durch eine Beimischung von Quarz in der Atemluft verursacht. Der Grad der Schwarzfärbung hängt von dem Staubgehalt der Lungen ab, so daß das Ausmaß der Anthrakose den Grad der Luftverschmutzung widerspiegelt.

In Berufen mit starker Kohlenstaubexposition sind die Lungen schwarz gefärbt. Man findet histologisch ausgedehntere Staubdepots. Eine infektionsbedingte Fibrose kann hinzutreten, so daß es dann zu einer anthrakotischen Induration kommt. In einem solchen Fall muß auch an eine Beimischung von Quarz gedacht werden.

Auf dem *Lymphwege* wird der Kohlenstaub in die *bronchopulmonalen Lymphknoten* verschleppt, die dadurch in der Regel bei älteren Menschen schwarz gefärbt sind. Je nach Intensität der Anthrakose können auch die paratrachealen, supraclaviculären und abdominalen Lymphknoten durch Ablagerungen von Kohlenstaub schwarz gefärbt sein.

Hämatogen kann der Kohlenstaub, besonders bei älteren Menschen, auch in die periportalen Felder der Leber oder in die Milz transportiert und dort abgelagert werden.

2. Eisenoxydstaub (Siderose)

Die Siderose entsteht durch Einatmung von sehr feinkörnigem Eisenoxydstaub. Sie kann bei Arbeitern, die mit dem Schneidegebläse oder mit dem Schweißgerät umgehen, auftreten. Die in die Lungen gelangten Eisenstaubteilchen werden peribronchial, perivaskulär und im bindegewebigen Stützgerüst der Lunge intrazellulär gespeichert. Eine Fibrose tritt hierbei nicht auf.

Abhängig von der chemischen Zusammensetzung des Eisenoxydstaubes kann es besonders bei Spiegelglasschleifern zu einer *roten Eisenlunge* oder durch das schwarze FeO zu einer *schwarzen Eisenlunge* kommen. Auch in den bronchopulmonalen Lymphknoten werden Ablagerung des Eisenoxydstaubes beobachtet.

Es handelt sich bei der Siderose wie bei der Anthrakose um eine *,,Lungenverstaubung''*.

Ist dem Eisenoxydstaub Quarzstaub beigemischt, besteht eine Sidero-Silikose (vgl. Abschnitt D III/1).

3. Berylliose

Wird bei der Verarbeitung von Beryllium und seinen Verbindungen Feinstaub in hoher Konzentration eingeatmet, so entwickelt sich in wenigen Tagen, selten nach Wochen eine *akute Beryllium-Pneumonie*. Sie beginnt häufig symmetrisch in den Mittelgeschossen beider Lungen und dehnt sich von hier auf die Ober- und Unterlappen aus. Histologisch ist das Bild durch eine Hyperämie, fokale Hämorrhagien und Entwicklung eines zellulären Exsudates mit Fibrinbeimengungen gekennzeichnet. Gelapptkernige Leukozyten sind selten. Dagegen sieht man reichlich Lymphozyten, Plasmazellen und Monozyten. Gelegentlich sind auch Riesenzellen zu beobachten. Im Zwischengewebe besteht eine dichte lympho-plasmazelluläre Infiltration. Die pneumonischen Infiltrationen können sich zurückbilden, gelegentlich jedoch auch den Eintritt des Todes verursachen. Ganz vereinzelt ist der Übergang einer akuten in eine chronische Beryllium-Pneumonie beobachtet worden.

Bei etwa 2% der Staubexponierten entwickelt sich eine chronische *Beryllium-Lunge*. Sie tritt zumeist nach mehrjähriger Exposition auf und führt zu ausgedehnten interstitiellen lympho-plasmazellulären Infiltraten sowie zu miliaren Granulomen. Diese sind aus histiozytären Zellelementen aufgebaut, zeigen häufig eine zentrale fibrinoide Nekrose, sind von lympho-plasmazellulären Infiltraten durchsetzt und enthalten mitunter auch vermehrt mehrkernige Riesenzellen vom Fremdkörper- oder Langhansschen Typ. Nach Vernarbung der Granulome besteht im Endstadium eine Lungenfibrose, vielfach auch ein z.T. bullöses Lungenemphysem (VORWALD *et al.*, 1950).

4. Aluminose

Gelangt Staub metallischen Aluminiums oder seiner Verbindung in die Lunge, so entwickelt sich eine Aluminiumlunge (Aluminosis). Aluminiumstaub entsteht bei der Herstellung von Aluminiumpulver, besonders beim Feinstampfen, Sieben und Mischen. Es entwickelt sich hier in beiden Lungen von cranial nach caudal an Schwere zunehmend eine zumeist zellarme Fibrose mit teilweiser hyaliner Umwandlung und fleckförmig eingestreuten lympho-histiozytären Infiltrationen. Geschwollene, mit Aluminiumstaub beladene Alveolardeckzellen füllen mitunter die erhaltenen Alveolen aus. Die Aluminiumlunge kann durch ein Emphysem kompliziert sein, das mitunter einen Spontanpneumothorax verursacht (KAHLAU, 1941, 1942; KIRCH, 1942; MCLAUGHLIN *et al.*, 1962).

Das morphologische Bild der *Korund-Schmelzerlunge* gleicht weitgehend dem der Aluminiumlunge (WAETJEN, 1947; KAHLAU, 1949).

5. Hartmetallunge

Bei der Herstellung von Hartmetallen wurden klinisch Fibrosen der Lungen beobachtet. Pathologisch-anatomische Untersuchungen liegen nur ganz vereinzelt vor (HUSTEN, 1959; BECH et al., 1962; EINBRODT et al., 1963). KÜHNE (1962, 1965) vermutet, daß unter den Ausgangsstoffen der Hartmetallerzeugung am ehesten Kobalt die wirksame Substanz sei. Die chronische Inhalation führe zu einer chronischen Kapillarschädigung und zu einem interstitiellen Ödem in den Lungen, das die Grundlage bilde für die Verfaserung des Lungengerüstes. Die in dieser Beobachtung (KÜHNE, 1962) vorgenommene Analyse des Lungenstaubes konnte die Frage, welche der Komponenten des Hartmetallstaubes für das Auftreten der Lungenfibrose verantwortlich zu machen ist, jedoch nicht beantworten (EINBRODT u. FITZEK, 1962).

6. Chromhaltige Stäube und Dämpfe (Chromlunge)

Durch Kontakt mit chromhaltigen Stäuben oder Dämpfen kann es zu Reizerscheinungen des Auges und der Luftwege kommen. An der Nasenschleimhaut treten Ulcerationen auf mit nachfolgender Perforation der knorpeligen Scheidewand. Darüber hinaus kann sich eine chronische Bronchitis entwickeln, an die sich chronische Pneumonien und ausgedehnte schwielige Vernarbungen und Fibrosen in der Lunge anschließen können (LETTERER et al., 1944). Nach langjähriger Exposition und Latenzzeit kann auch noch Jahre nach Beendigung der Exposition ein *Bronchialcarcinom* auftreten (TELEKY, 1936; MACHLE u. GREGORIUS, 1948; BAETJER, 1950; SPANNAGEL, 1953; SPENCER, 1962; HUEPER, 1966).

7. Thomasschlacken-Pneumonie

Die Einatmung des bei der Feinvermahlung des Thomasschlackenmehls auftretenden Staubes kann zu einer recidivierenden eitrigen Bronchitis und zum gehäuften Auftreten von lobulären oder Lobärpneumonien führen. GIESE (1960) nimmt an, daß die chemisch ausgelöste Reizung der Schleimhäute des Respirationstraktes das Angehen bakterieller Infektionen begünstigt und erklärt damit die Neigung zum Auftreten der Pneumonien.

Die Einatmung von *Manganstäuben* oder *-dämpfen*, ebenso die Aufnahme von *Kadmium-* und *Zinkdämpfen* begünstigen neben anderen Körperschäden auch das Auftreten häufig tödlicher Pneumonien.

III. Durch organische Stäube verursachte Lungenveränderungen

1. Allgemeines

Bei der Verarbeitung von Produkten der Landwirtschaft (Baumwolle, Getreide, Heu, Hanf, Mehl, Zuckerrohr u.a.) treten organische Stäube auf. Sie können eine Überempfindlichkeitsreaktion der Lungen auf die inhalierten organischen Substanzen verursachen (PEPYS, 1969; BRECKE, 1971; ROSMANITH u. REPLOH, 1971). Die für die Sensibilisierung wichtigen Antigene sind häufig Bestandteile von Spaltpilzen und echten Pilzen. Am häufigsten sind es nach BÜTIKOFER (1970) auch in verschimmeltem Heu und anderem organischem Material vorkommende Sporen von bestimmten thermophilen Aktinomyzeten. Auch andere Antigene können wirksam werden (JAEGER, 1971). Die verantwortlichen Sporen sind sehr klein, haben jedoch beträchtliche antigene Eigenschaften (LEDERER, 1975).

Vorkommen und Gestalt der einzelnen Reaktionsformen werden vor allem durch die Art der Antigen-Antikörperreaktion bestimmt. — Über morphologische Befunde liegen bisher nur vergleichsweise wenige einschlägige Mitteilungen vor.

2. Farmerlunge

Gefährdet sind Landwirte zwischen 30 und 50 Jahren, und zwar besonders am Ende des Winters, bei Verfütterung von verschimmeltem Heu.

Morphologisch können neben einer diffusen interstitiellen Pneumonie auch tuberkelähnliche Granulome auftreten mit saftreichen epitheloiden Zellen, einem lockeren Lymphozytenmantel und mehrkernigen Riesenzellen vom Fremdkörper- und Langhansschen Typ. Der Prozeß kann abklingen. Es besteht aber die Gefahr, daß bei erneuter Einatmung auch ganz geringer Mengen von Staub aus schimmeligem Getreide oder Heu eine akute Verschlimmerung auftritt. Hierdurch kann sich eine chronische interstitielle Pneumonie entwickeln, die dann eine Lungenfibrose verursacht (SPENCER, 1962; STAUDT, 1971; EMANUEL *et al.*, 1964, 1969; SEAL *et al.*, 1968).

3. Byssinose

Bei Arbeitern, die bei der Baumwollbearbeitung auftretende Stäube eingeatmet haben, kann eine unspezifische chronische Bronchitis und eine fleckige Lungenfibrose entstehen, sowie ein sekundäres Emphysem. Darüber hinaus fand WÜTHRICH (1969) runde bis ovale Körperchen mit positiver Eisenreaktion.

4. Bagassose

Es handelt sich bei der Bagasse um ein faseriges Material, das nach dem Auspressen des Zuckerrohres zurückbleibt. Die Einatmung von Staub aus diesen Extraktionsrückständen führt zur Bagassose.

Morphologisch wurden neben herdförmigen chronischen, z.T. interstitielle Entzündungen mit riesenzellhaltigen Granulomen, Lungenfibrosen mit Emphysem und Bronchiektasen beobachtet (SPENCER, 1962; WERNER, 1970).

Literatur

ASHLEY, D.J.B.: Lung cancer in minors. Thorax **23**, 87 (1968).

BAUER, K.H.: Das Krebsproblem. Berlin-Göttingen-Heidelberg: Springer 1963.

BAETJER, A.M.: Pulmonary carcinoma in chromate workers. A review of the literature and report of case. Arch. industr. Hyg. **2**, 487 (1950).

BECH, A.O., KIPLING, M.D., HEATHER, J.C.: Hard metal disease. Brit. J. industr. Med. **19**, 239 (1962).

BIASI, W. DI: Schwere Silikose. A. Pathologisch-anatomischer Teil. In: Handbuch der gesamten Unfallheilkunde (F. KÖNIG, G. MAGNUS, Hrsg.), Bd. 2. Ferdinand Enke-Verlag Stuttgart. 1933.

BIASI, W. DI: Zur pathologischen Anatomie der Lungenasbestose. Arch. Gewerbepath. Gewerbehyg. **8**, 139 (1938).

BIASI, W. DI: Pathologische Anatomie der Silikose. Beitr. Silikose-Forsch. **3**, 1 (1949).

BIASI, W. DI: Zur Frage der Anthrako-Silikose. Beitr. Silikose-Forsch. Bericht Arbeitstagg. über Silikose vom 18.—20. Okt. 1951. Bochum, 151 (1951).

BIASI, W. DI: Über den Standpunkt der pathologischen Anatomen bei der Begutachtung von Staublungen-Erkrankungen. In: Die Staublungenerkrankungen. Wissenschaftliche Forschungsberichte, Naturwissenschaftliche Reihe, Bd. 60, S. 102. Darmstadt: Steinkopff 1950.

BIASI, W. DI: Zur pathologischen Anatomie der Talkstaublunge. Virchows Arch. path. Anat. **319**, 505 (1951).

BIASI, W. DI: Die Sidero-Silikose im Erzbergbau. In: Atlas verschiedener Silikoseformen. Beitr. Silikose-Forsch., Sbd. 5, 35 (1952).

BIASI, W. DI: Die pathologische Anatomie der Silikose und Silikotuberkulose. Tuberk.-Arzt **7**, 343 (1953).

BIASI, W. DI: Zur Frage der Entstehung großer silikotischer und tuberkulo-silikotischer Schwielen. In: Die Staublungenerkrankungen. Bd. 3. Darmstadt: Steinkopff 1958.

BIASI, W. DI: Probleme der Mischstaubsilikose. Zbl. allg. path. Anat. **100**, 531 (1960).

BIASI, W. DI: Die Bedeutung der pathologischen Anatomie in der Arbeitsmedizin. In: Hdb. ges. Arbeitsmedizin. Bd. 2, S. 666. München: Urban u. Schwarzenberg 1961.

BIASI, W. DI: Anthrako-Fibrose oder Anthrako-Silikose. Beitr. Silikose-Forsch. Sbd. **5**, 247 (1963).

BIASI, W. DI: Die pathologische Anatomie der Silikose und Silikotuberkulose und ihre Bedeutung für die Röntgendiagnostik. Der Radiologe **5**, 113 (1965).

BIASI, W. DI, BROMMERT, H.: Über tödliche Folgen der Erweichung silikotischer Lymphknoten. Ärztl. Wschr. **3**, 367 (1948).

BODEN, G.: Silikose und Lungenkrebs. Inaug.-Diss., Berlin 1960.

BÖHM, E.: Zur Frage des Narbenkarzinoms bei der Anthrakosilikose. (In Vorbereitung.)

DOHLIG, H., JACOB, G., MÜLLER, H.. Die Asbestose der Lungen. Stuttgart: Thieme 1960.

BRECKE, F.: Arbeitsmedizinische Probleme. In: Fortbildung der Thoraxkrankheiten, Bd. 5. Stuttgart: Hippokrates 1971.

BUCKUP, H.: Handlexikon der Arbeitsmedizin. 2. Aufl. Stuttgart: Thieme 1966.

BÜTIKOFER, E.: Die allergischen interstitiellen Pneumopathien. Ther. Umsch. **27**, 4 (1970).

CAPLAN, A.: Certain unusual radiological appearances in the chest of coal-miners suffering from rheumatoid arthritis. Thorax **8**, 29 (1953).

CAPLAN, A.: Contribution to discussion on rheumatoid pneumoconiosis. Beitr. Silikose-Forsch. **6**, 345 (1965).

CAPLAN, A., PAYNE, P.B., WITHEY, J.C.: A broader concept of Caplan's syndrome related to rheumatoid factors. Thorax **17**, 205 (1962).

CEELEN, W.: Über die Siegerländer Eisenstein-Staublunge. In: Atlas verschiedener Silikoseformen. Beitr. Silikose-Forsch. Sbd. **5**, 29 (1952).

DOLL, R.: Mortality from lung cancer in asbestosis-workers. Brit. J. industr. Med. **12**, 81 (1955).

DOERR, W.: Pneumokoniose durch Zementstaub. Virchows Arch. Path. Anat. **322**, 397 (1952).

ECK, H., HAUPT, R., ROTHE, G.: Die gut- und bösartigen Lungengeschwülste. In: Handbuch der speziellen pathologischen Anatomie und Histologie, Bd. 3, Teil 4. Berlin-Heidelberg-New York: Springer 1969.

EHRHARDT, W., GÜTHERT, H.: Zur Klinik und pathologischen Anatomie der tumorförmigen Talkum-Staublunge. Int. Arch. Gewerbepath. Gewerbehyg. **19**, 465 (1962).

EINBRODT, H.J., FITZEK, J.: Untersuchungen des Lungenstaubes bei Hartmetallfibrose. Int. Arch. Gewerbepath. Gewerbehyg. **19**, 651 (1962).

EINBRODT, H.J., KÜHNE, W., REPLOH, H., KLOSTERKÖTTER, W.: Lungenstaub und morphologisches Bild einer Hartmetallunge. In: Fortschritte der Staublungenforschung (H. REPLOH, W. KLOSTERKÖTTER, Hrsg.). Dinslaken: Niederrhein. Druckerei 1963.

EMANUEL, D.A., WENZEL, F.H.: Farmerlunge: Historischer Überblick und Allgemeinübersicht. Klin. Wschr. **1969**, 343.

EMANUEL, D.A., WENZEL, F.H., BOWERMAN, C.I., LAWTON, B.R.: Farmer's lung. Clinical, pathologic and immunologic study of twentyfour patients. Amer. J. Med. **37**, 392 (1964).

FLETCHER, C.M.: Pneumoconiosis of coal miners. Brit. med. J. **4560**, 1015 u. **4561**, 1065 (1948).

FLETCHER, C.M.: Coal workers' pneumoconiosis, so-called anthracosilicosis. Beitr. Silikose-Forsch. Sbd. Bericht Arbeitstagg. vom 18.—20. Okt. 1951, Bochum, 119 (1951).

FRITZE, E.: Das Caplan-Syndrom und andere Lungenveränderungen bei rheumatischen Krankheiten. In: Klinik der rheumatischen Erkrankungen (R.A. SCHOEN, A. BÖNI, K. MIELKE, Hrsg.). Berlin-Heidelberg-New York: Springer 1970.

FRITZE, E.: Lungenveränderungen bei rheumatischer Arthritis. Dtsch. med. Wschr. **1974**, 19.

GARDNER, L.U.: Pathology of so-called acute silicosis. Amer. J. Publ. Hlth **23**, 1240 (1933).

GARDNER, L.U.: The pathology and roentgenographic manifestations of pneumoconiosis. J. Amer. med. Ass. **114**, 535 (1940).

GERSTEL, G.: Über Veränderungen der Lungenblutgefäße bei Staublungenkranken. Veröff. Gewerbe-Konstit.-path. **35**, 1 (1933).

GIESE, W.: Quarzstaub, Schwielenlunge, Lungentuberkulose. Veröff. Gewerbe-Konstit. path. **28** (1931).

GIESE, W.: Die Atemorgane. In: Lehrbuch der speziellen pathologischen Anatomie (E. KAUFMANN, M. STAEMMLER, Hrsg.), Bd. 2, Teil 3. Berlin: de Gruyter 1960.

GIESE, W.: Die allgemeine Pathologie der äußeren Atmung. In: Handbuch der allgemeinen Pathologie (F. BÜCHNER, E. LETTERER, F. ROULET, Hrsg.), Bd. 5, Teil 1. Berlin-Heidelberg-New York: Springer 1961.

GIESE, W.: Morphologische Grundlagen gestörter Lungenfunktion bei Pneumokoniosen. In: Fortschritte der Staublungenforschung (H. REPLOH, W. KLOSTERKÖTTER, Hrsg.). Dinslaken: Niederrhein. Druckerei 1963.

GIESE, W.: Morphologie des Cor pulmonale und seine Ursachen. Verh. dtsch. Ges. inn. Med. **72**, 471 (1966).

GIESE, W.: Anatomo-pathologische Untersuchungen des Emphysems des Bergarbeiters. Arbeitshyg. Arbeitsmediz. Nr. 5, Luxemburg 1967.

GIESE, W.: Pathologische Anatomie der Pleuraerkrankungen. Prax. Pneumol. **26**, 574 (1972).

GOLDMAN, K.P.: The diagnosis of lung cancer in coalminers with pneumoconiosis. Brit. J. Dis. Chest **59**, 141 (1965).

GOUGH, J.: Pneumoconiosis of coal trimmers. J. Path. Bact. **51**, 277 (1940).

GOUGH, J.: Pneumoconiosis of coal-workers in Wales. Occup. Med. **4**, 86 (1947).

GOUGH, J.: Pathology of rheumatoid pneumoconiosis. Beitr. Silikose-Forsch., Sbd. **6**, 307 (1965).

GOUGH, J., RIVERS, D., SEAL, R.M.: Pathological studies of modified pneumoconiosis in coal miners with rheumatoid arthritis (Caplan's syndrome). Thorax **10**, 9 (1955).

GRAVENKAMP, H.: Über den histologischen Nachweis silikotischen Gewebes im Sputum bei kavernösen Silikotuberkulosen. Beitr. Silikose-Forsch. **52**, 1 (1958).

GROSSE, H.: Silikose und Lungenkrebs. Arch. Gewerbepath. Gewerbehyg. **14**, 375 (1956).

HACKENSELLNER, H.A.: Über das Verhalten der Bronchialschleimhaut beim Lungenkrebs. 2. Mitt.: Beziehungen zwischen Bronchialcarcinom, Epithelmetaplasie und chronischer Bronchitis; Beziehungen zwischen Carcinom, Oberflächencarcinom und Mikrocarcinom. Frankfurt. Z. Path. **68**, 383 (1957).

HARTUNG, W.: Beziehungen zwischen Morphologie und Funktion bei Lungenerkrankungen unter besonderer Berücksichtigung der Silikose. Beitr. Silikose-Forsch., Sbd. **4**, 375 (1960).

HARTUNG, W.: Lungenemphysem. Morphologie, Pathogenese und funktionelle Bedeutung. Berlin-Heidelberg-New York: Springer 1964.

HEPPLESTON, A.G.: The pathological anatomy of simple pneumoconiosis in coal workers. J. Path. Bact. **66**, 235 (1953).

HOMBURGER, F.: The co-incidence of primary carcinoma of the lungs and pulmonary asbestosis. Analysis of the literature and report of three cases. Amer. J. Path. **19**, 797 (1943).

HUEPER, W.C.: Occupational and environmental cancers of the respiratory system. Fortschr. Krebsforsch. Bd. 3. Berlin-Heidelberg-New York: Springer 1966.

HUSTEN, K.: Die Staublungenerkrankung der Bergleute im Ruhrkohlenbezirk (Ergebnisse pathologisch-anatomischer Untersuchungen). Veröff. Gewerbe-Konstit. path. **28** (1931).

HUSTEN, K.: Die anatomischen Veränderungen des Herzens bei der Silikose. Beitr. Silikose-Forsch. Bericht Arbeitstagg. vom 18.—20. Okt. 1951, Bochum, 7 (1951).

HUSTEN, K.: Die Abhängigkeit der chronischen Bronchitis und des Lungenemphysems von der Lungenverstaubung und der Silikose. In: Die Staublungenerkrankungen. Bd. 3. Darmstadt: Steinkopff 1958.

HUSTEN, K.: Hartmetallfibrose der Lunge. Arch. Gewerbepath. Gewerbehyg. **16**, 721 (1959).

JÄGER, L.: Allergische Erkrankungen der Atemwege. Z. ärztl. Fortbild. **65**, 568 (1971).

JAMES, W.R.L.: Primary lung cancer in South-Wales coal-workers with pneumoconiosis. Brit. J. industr. Med. **12**, 87 (1955).

JÖTTEN, K.W., GÄRTNER, H.: Silikose und Lungenfibrose. Dtsch. med. Wschr. **1947**, 531.

KATENKAMP, D., DANZ, M.: Rheumatische Pneumokoniose und ihre Beziehung zu den pathergischen Granulomatosen. Z. ges. inn. Med. **25**, 569 (1970).

KAHLAU, G.: Die pathologisch-anatomischen Lungenveränderungen nach gewerblicher Einatmung reinen Aluminiumstaubes. Frankfurt. Z. Path. **55**, 364 (1941).

KAHLAU, G.: Weitere Beiträge zur pathologischen Anatomie der Aluminiumlunge (Aluminose). Frankfurt. Z. Path. **56**, 546 (1942).

KAHLAU, G.: Pathologisch-anatomische Lungenbefunde bei Korundschmelzern. Verh. dtsch. Ges. Path. **33**, 377 (1949).

KAHLAU, G.: Der Lungenkrebs. Ergebn. allg. path. Anat. **37**, 258 (1954).

KAHLAU, G.: Untersuchungen zur Frage Silikose und Lungenkrebs. Frankfurt. Z. Path. **71**, 3 (1961).

KIRCH, E.: Zur Pathologie der Aluminiumstaublunge. Zbl. allg. Path. path. Anat. **79**, 417 (1942).

KIRCH, E.: Die oberfränkische Porzellanstaublunge in pathologisch-anatomischer Beleuchtung. Beitr. Silikose-Forsch. **25**, 1 (1953).

KIRCH, E.: Die pathologische Anatomie des Cor pulmonale. Verh. dtsch. Ges. Kreisl.-Forsch. **21**, 163 (1955).

KLOTZ, M.O.: The association of silicosis and carcinoma of the lung. Amer. J. Cancer **35**, 38 (1939).

KÖNN, G.: Die pathologische Morphologie der Lungengefäßerkrankungen und ihre Beziehungen zur chronischen pulmonalen Hypertonie. Ergebn. ges. Tuberk.- u. Lung.-Forsch. **14**, 101 (1958).

KÖNN, G.: Chronische Bronchitis und Krebs vom Standpunkt des Morphologen. Z. Unfallheilk. **87**, 8 (1966).

KÖNN, G.: Spezielle Pathologie der Bronchien, der Lunge und der Pleura. In: Spez. Pathologie (BÜCHNER, F., GRUNDMANN, E. Hrsg.), Bd. 2. München, Berlin, Wien: Urban u. Schwarzenberg 1975.

KRÖKER, P.: Inhalationsschäden der Lunge. In: Lehrbuch der Röntgendiagnostik (H.R. SCHINZ, W.E. BAENSCH, W. FROMMHOLD, R. GLAUNER, E. UEHLINGER, J. WELLAUER, Hrsg.), Bd. IV/2, S. 433. Stuttgart: Thieme 1973.

KÜHNE, W.: Die pathologische Anatomie der Lungenfibrose durch Hartmetall. Int. Arch. Gewerbepath. Gewerbehyg. **19**, 633 (1962).

KÜHNE, W.: Staubinhalation, Lungenemphysem, Staublungenerkrankung. Jena: VEB Gustav Fischer 1965.

KÜHNE, W., ENGELMANN, D.: Die Pneumokoniose der Ockerarbeiter. Morphologische und chemische Untersuchungen. Virchows Arch. path. Anat. **335**, 25 (1962).

LEDERER, E.: Seltenere allergische interstitielle Lungenerkrankungen nach Inhalation von organischen Stäuben (Übersicht). Münch. med. Wschr. **117**, 209 (1975).

LEICHER, F.: Über die Silikosis der mediastinalen Lymphknoten und ihre Komplikationen. Virchows Arch. path. Anat. **315**, 341 (1948).

LETTERER, E., NEIDHARDT, K., KLETT, H.: Chromatlungenkrebs und Chromatstaublunge. Arch. Gewerbepath. Gewerbehyg. **12**, 323 (1944).

LINZBACH, A.J., WEDLER, H.W.: Beitrag zum Berufskrebs der Asbestarbeiter. Virchows Arch. path. Anat. **307**, 387 (1941).

LÖBLICH, H.J.: Die Staublunge der Kieselgurarbeiter. Stuttgart: Fischer 1959.

LÜDERS, C.J., THEMEL, K.G.: Die Narbenkrebse der Lungen als Beitrag zur Pathogenese des peripheren Lungencarcinoms. Virchows Arch. path. Anat. **325**, 499 (1954).

MACHLE, W., GREGORIUS, F.: Cancer of respiratory system in United States chromate-producing industry. Publ. Hlth Rep. **63**, 1114 (1948).

MAASSEN, W.: Ergebnisse und Bedeutung der Mediastinoskopie und anderer thoraxbioptischer Verfahren. Berlin-Heidelberg-New York: Springer 1967.

MASSHOFF, W.: Das Schicksal silikotischer Schwielen. 1. Mitt. Über den Untergang von Schwielen. Frankfurt. Z. Path. **63**, 235 (1952).

MASSHOFF, W.: Über das Schicksal silikotischer Schwielen. 2. Mitt. Über den Umbau von Schwielen. Frankfurt. Z. Path. **63**, 250 (1952).

McLAUGHLIN, A.I.G., KAZANTIS, G., KING, E., TEARE, D., PORTER, R.J., OWEN, R.: Pulmonary fibrosis and encephalopathy associated with the inhalation of aluminium. Brit. J. industr. Med. **19**, 253 (1962).

MAVROGORDATO, A.: Miner's phthisis on the Witwatersrand. Colliery Guardian, Capetown **1925**, 1157.

MITTMANN, O.: Statistisches zur Frage Silikose und Lungenkrebs. Verh. dtsch. Ges. Path. **43**, 320 (1959).

MÜLLER, H.A.: Zur pathologischen Anatomie der Talkumlunge. Arch. Gewerbepath. Gewerbehyg. **17**, 262 (1959).

MÜLLER, K.M.: Chronische Bronchitis und Emphysem. Veröff. Morphol. Path. Stuttgart: Fischer 1973.

NAGER, F., ZENGER, F., RÜTTNER, J.R.: Bronchitis, Bronchiolitis und Silikose. Schweiz. med. Wschr. **1960**, 1357.

NAGER, F., RÜTTNER, J.R.: Die anatomisch-pathologischen Grundlagen des Cor pulmonale bei Pneumokoniose. Int. Arch. Gewerbepath. Gewerbehyg. **19**, 215 (1962).

NAEYE, R.L.: The anthracotic pneumoconiosis. Current topics in Pathol. **55**, 37 (1971).

NICOD, J.L.: Silicose and cancer. Schweiz. med. Wschr. **1967**, 365.

NORDMANN, M.: Zur Staublunge der Emaille-Arbeiter. In: Atlas verschiedener Silikoseformen. Beitr. Silikose-Forsch., Sbd. **5**, 87 (1952a).

NORDMANN, M.: Die Staublunge der Kieselgurarbeiter. In: Atlas verschiedener Silikoseformen. Beitr. Silikose-Forsch., Sbd. **5**, 59 (1952b).

OTTE, W., SCHIESSLE, W., KÖNN, G.: Bioptische Diagnostik endothorakaler Erkrankungen. Ergebn. ges. Lungen- u. Tuberk.-Forsch. **20**, 1 (1971).

OTTO, H.: Ockerstaublunge. Arch. Gewerbepath. Gewerbehyg. **9**, 487 (1939).

OTTO, H.: Lungenstaubmenge und Silikoseschwere bei Porzellinern. Frankfurt. Z. Path. **70**, 676 (1960).

OTTO, H.: Über Pneumokoniosen durch Erdfarben, insbesondere über Ockerlungen. Arch. Gewerbepath. Gewerbehyg. **18**, 349 (1961).

OTTO, H.: Morphologie und pathologisch-anatomische Begutachtung der Silikose. Berufskrankheiten in der keramischen und Glasindustrie. Sbd. 13. Würzburg 1963.

OTTO, H.: Die Atmungsorgane. In: Handbuch der allgemeinen Pathologie. Bd. III/4, S. 1. Berlin-Heidelberg-New York: Springer 1970.

OTTO, H., BREINING, H.: Die Silikose in der Glasindustrie (Bericht über die Auswertungen von 723 Obduktionsfällen der Jahre 1945–1958). Berufsgenossenschaft der keramischen und Glasindustrie, Bd. 5 (1959).

OTTO, H., KLETT, H.: Die häufigsten tödlichen Komplikationen der schweren Porzellanstaublungenerkrankungen unter besonderer Berücksichtigung der chronischen Bronchitis. Klin. Wschr. **1961**, 1174.

Otto, H., Schmidt, H.: Die Beziehungen der deformierenden Hilussilikose zum Lungenemphysem. Frankfurt. Z. Path. **70**, 447 (1960).

Pepys, J.: Hypersensitivity diseases of lung due to fungi and organic dusts. Basel: Karger 1969.

Policard, A.: Les lesions fondamentales des pneumoconiosis minerales humaines et experimentales. Presse méd. **46**, 1593 (1938).

Policard, A.: Position actuelle des problemes pathogeniques de la silicose. Praxis (Bern) **42**, 533 (1953).

Policard, A., Collet, A.: Études au microscope électronique des réactions cellulaires expérimentales à la silice. In: Die Staublungenerkrankungen. Bd. 3, S. 368. Darmstadt: Steinkopff 1958.

Policard, A., Collet, A., Martin, J.C.: La mobilié des lésions dans les pneumoconiose. Beitr. Silikose-Forsch. Sbd. **5**, 267 (1963).

Ratzenhofer, M.: Morphologie der Talkose. In: Fortschritte der Staublungenforschung (H. Reploh, W. Klosterkötter, Hrsg.), S. 163. Dinslaken: Niederrhein. Druckerei 1963.

Rajewski, B., Schaub, A., Kahlau, G.: Experimentelle Geschwulsterzeugung durch Einatmung von Radiumemanation. Naturwissenschaften **31**, 170 (1943).

Remmele, W., Einbrodt, H.J.: Beitrag zur Kenntnis der Korkstaubpneumokoniose (Suberose) des Menschen. Frankfurt. Z. Path. **72**, 50 (1962).

Rink, H.: Der Lungenkrebs. Stuttgart: Schattauer 1965.

Rosmanith, P.H., Reploh, H.: Über Bagassose und andere Pflanzenstaublungen. Dtsch. med. Wschr. **1971**, 1955.

Rüttner, J.R.: Kann die Silikose eine ätiologische Bedeutung für die Geschwulstbildung zugesprochen werden. Oncologia (Basel) **2**, 115 (1949).

Rüttner, J.R.: Über Asbestose- und Pseudoasbestosekörperchen. Schweiz. Z. allg. Path. **15**, 628 (1952).

Rüttner, J.R., Gassmann, R.: Lungengefäßerkrankungen bei Silikose und ihre Beziehung zum Cor pulmonale chronicum. In: Die Staublungenerkrankungen (K.W. Jötten, W. Klosterkötter, Hrsg.), Bd. 3. Darmstadt: Steinkopff 1958.

Rüttner, J.R., Heer, H.R.: Silikose und Lungencarcinom. Schweiz. med. Wschr. **1969**, 245.

Scheid, F.K.: Über Erweichungsvorgänge und Höhlenbildungen in Staublungen und Staublungentuberkulose. Veröff. Gewerbe-Konstit.-path. **32**, 33 (1931).

Schröter, G.: Silikose und braune Induration der Lungen. Beitr. Silikose-Forsch. Sbd. **5**, 285 (1963).

Schröter, G.: Zur Ursache des embolischen Gehirninfarktes bei Tuberkulosilikose der Lungen. Beitr. path. Anat. **135**, 291 (1967).

Schmidtknecht, H.: Zur Frage des Narbenkrebses in silikotischer Schwiele der Lunge. Inaug.-Diss., Bochum 1953.

Schurter, W.: Begleiterkrankungen bei Silikose. Inaug.-Diss., Zürich 1962.

Seal, R.M.E., Hapke, E., Thomas, G.O.: Die Pathologie der akuten und chronischen Stadien der Farmerlunge. Thorax **23**, 461 (1968).

Simson, F.W., Strachnan, A.S., Irvine, I.G.: Silicosis in South Africa. A symposium on the histopathology, pathological anatomy and radiology of the disease. Proc. Transvaal Mine Med. Off. Ass. Spec., Suppl. 1930.

Spannagel, H.: Lungenkrebs und andere Organschäden durch Chromverbindungen. Arbeitsmedizin, Heft 28. Leipzig: Barth 1953.

Spencer, H.: Pathology of the lung. Oxford: Pergamon Press 1962.

Spörlein, S.: Schützt die Silikose vor Lungenkrebs? Zbl. allg. path. Anat. **89**, 197 (1952).

Staudt, R.: Einige Fälle von Farmerlunge. Inaug.-Diss., Heidelberg 1971.

Struwe, F.E.: Über Metaplasien der Bronchialschleimhaut bei Fällen von Bronchialcarcinom. Beitr. path. Anat. **122**, 57 (1960).

Sweany, H.C.: Bordeline silicose. Amer. J. clin. Path. **6**, 448 (1936).

Teleky, L.: Krebs bei Chromarbeitern. Dtsch. med. Wschr. **1936**, 1353.

Terbrüggen, A., Mohnke, W.: Akute Silikose mit Verkieselung des Lungengewebes. Beitr. path. Anat. **113**, 44 (1953).

Thomas, R.W., Cummings, S.L.: Acute silicosis in lead miners, with a note on the histology of the cases. Lancet **233**, 1481 (1937).

Uehlinger, E.: Über Beziehungen zwischen Lungensilikose und Lungentuberkulose. Helv. med. Acta **1**, 673 (1934/35).

Uehlinger, E.: Über Mischstaubpneumokoniosen. Schweiz. Z. Path. **9**, 692 (1946).

Uehlinger, E.: Die akute Staublunge. In: Die Staublungenforschung (K.W. Jötten, H. Gärtner, Hrsg.), Bd. 60, S. 134 u. 150. Darmstadt: Steinkopff 1950.

Uehlinger, E.: Die pathologische Anatomie und experimentelle Pathologie der Staublungenerkrankungen. In: Handbuch der inneren Medizin (H. Schwiegk, Hrsg.), Bd. 4, Teil 3, S. 739. Berlin-Göttingen-Heidelberg: Springer 1956.

Uehlinger, E.: Die pleuralen Erkrankungen in pathologisch-anatomischer Sicht. Bibl. tuberc. (Basel) **18**, 132 (1963).

Uehlinger, E.: Der Krankheitswert der beginnenden Silikose. Int. Arch. Arbeitsmed. **26**, 1 (1970).

Uehlinger, E., Zollinger, R.: Die klinische Bedeutung der silikotischen Gefäßwandschädigung. Bull. Schweiz. Akad. med. Wiss. **2**, 176 (1946).

Ulmer, W.T.: Hypertrophie des rechten Herzens aus der Sicht des Klinikers. Verh. dtsch. Ges. Kreisl.-Forsch. **38**, 102 (1972).

Vollhaber, H.: Farmerlunge. Prax. Pneumol. **142**, 20 (1970).

Vorwald, A.J., Bowditsch, M., Durkan, M., Waters, G.: Pneumoconiosis. Beryllium-bauxite-fumes-compensation. New York: Harper & Row 1950.

Wätjen, J.: Über Lungenbefunde bei Korundschmelzern. Z. inn. Med. **2**, 179 (1947).

Werner, E.: Bassose. Prax. Pneumol. **24**, 240 (1970).

Worth, G.: Internationale Klassifikation der Röntgenaufnahmen von Pneumokoniosen. Dtsch. med. Wschr. **1970**, 2200.

Wüthrich, B.: Zur Byssinose (Baumwollstaublunge). Handelt es sich um eine Arthusreaktion? Schweiz. med. Wschr. **1969**, 1041.

Experimentelle Grundlagen
über die Wirkung silikogener Stäube

J. Bruch

Mit 13 Abbildungen

A. Einleitung

Zum Ende des letzten Jahrhunderts wurde von Visconti (1870) der Begriff „Silikose" geprägt. In der damaligen Zeit war die Ätiologie der Steinhauer-Lungenerkrankungen von Bergleuten noch weitgehend unbekannt, aber bereits 1885 konnte von Arnold über Tierversuche die spezifische fibroblastische Wirkung SiO_2-haltiger Stäube nachgewiesen werden. In der folgenden experimentellen Silikoseforschung zeichneten sich im wesentlichen zwei Hauptrichtungen der Experimente ab. Zum einen interessierte die physiko-chemischen Eigenschaften des Quarzes und seiner verschiedenen Modifikationen als auslösendes Agens und zum anderen wurde die biologische Reaktion des Organismus, an derem Ende das fibrotische Granulom und die hyaline Schwiele in der Lunge steht, eingehend untersucht.

Wesentliche Grundlage bei der Erforschung der Ätiopathogenese der Silikose war die quantitative Erfassung der Gewebsveränderung nach Applikation verschiedener Stäube im Tierexperiment. Als Standardmethoden werden die intratracheale Injektion (Slaviansky, 1869) oder intraperitoneale Injektion (Sayers, 1924) der Teststäube benützt. Die histologische Untersuchung am Ort der Applikation und die quantitative biochemische Bestimmung des Hydroxyprolins erlauben Rückschlüsse über die biologische Aktivität der Teststäube. Da Hydroxyprolin in einem festen Verhältnis zum Kollagen (14%) steht, läßt sich aus seiner Menge der Anteil des Bindegewebes an der Gesamtreaktion errechnen. Bestaubungsversuche im Polleyschen Kanal (Polley u. Friedberg, 1965) ermöglichen Untersuchungen über die Staubelimination und Retention sowie die Erzeugung von den natürlichen Verhältnissen am nächsten kommenden pulmonalen Silikosen.

Untersuchungen über die Wirkung von Quarz auf in vitro in künstlichen Nährlösungen gehaltenen Zellen geben Aufschluß über die Zytotoxizität der Stäube. Sie sind auch Grundlage für Studien zur subzellulären und molekularbiologischen Wirkung von Quarz.

Schließlich hat der von Schlipköter und Brockhaus (1960, 1961) entdeckte wirkungsvolle silikosehemmende Schutzstoff PVNO (Polyvinylpyridin-N-oxid) ungeachtet seiner möglichen Bedeutung als Prophylaktikum und Therapeutikum einen wesentlichen Beitrag in der experimentellen Grundlagenforschung zur Aufklärung der Pathogenese der Silikose erbracht.

In den Grundzügen basiert die fibrotische Entwicklung auf mehrere pathologische Prozesse, die, ausgehend von der zytopathogenen Quarzwirkung, nacheinander ablaufend zur Bildung von Kollagen führen. Unter den Bedingungen des Inhalationsexperimentes und während der beruflichen Exposition im Bergbau überlappen sich die Phasen der Silikoseentwicklung, so daß das histologische Bild verschiedene Prozesse nebeneinander zeigt.

B. Quarz als Kausa der Silikose. Physikalisch-chemische Aspekte

Silizium und Sauerstoff sind die weitverbreitesten Elemente in der Lithosphäre; sie können als Siliziumdioxid allein oder in Kombination mit anderen Elementen in der Form von Silikaten, wie Asbest, Kaolin oder Talk, existieren. Der Quarzkristall wird durch ein Silizium-Sauerstoff-Tetraeder gebildet, wobei das Silizium zentral gelegen ist und vier Sauerstoffatome mit benachbarten Siliziumatomen geteilt werden. Die unterschiedlichen räumlichen Beziehungen der Tetraeder sind die Grundlagen der verschiedenen kristallinen SiO_2-Modifikationen; sie lassen sich durch charakteristische Röntgen-Beugungs-Muster definieren. Bei atmosphärischem Druck bildet Quarz stabile Kristalle, während Tridymit und Kristobalit, bei höherer Temperatur als Quarz entstanden, metastabil sind. Zwei weitere, sehr seltene kristalline SiO_2-Verbindungen, Coesit und Stichovit, sind bei sehr hohen Temperaturen und Drücken entstanden; sie konnten aus dem Kratergestein eines Meteors in Arizona isoliert werden (Bohn u. Stöber, 1965); beide Kristalle lassen sich auch synthetisch herstellen.

Coesit hat, wie die unter niedrigen Drükken entstandenen kristallinen SiO_2-Modifikationen, eine normale Tetraeder-Anordnung. Demgegenüber zeichnet sich Stichovit durch eine oktahedrale Konfiguration der Silizium- und Sauerstoff-Atome aus. Stichovit besitzt darüber hinaus auch die größte Dichte von allen SiO_2-Kristallen.

Verschiedene physikalische und chemische sowie mineralogische Eigenschaften der Quarze und anderer SiO_2-Modifikationen waren Ausgangspunkt zur Deutung der Ätiologie der Silikose. Zunächst erschien aufgrund der großen Härte und der Scharfkantigkeit der Kristalle eine mechanische Läsion des Gewebes als Ursache der biologischen Wirkung wahrscheinlich. Es ließ sich allerdings zeigen, daß Karborundum bei gleicher Härte wie Quarz überhaupt nicht oder kaum silikogen wirkt (Gardner, 1923). 1949 wurde von King die sogenannte Löslichkeitstheorie der Silikoseentstehung vorgestellt, die auf den ursprünglich von Gye und Purdy (1922, 1924) beobachteten toxischen und fibrogenen Eigenschaften kolloidaler Kieselsäure aufbaute. Suspensionen von Quarz und Silikaten lösen im wäßrigen Milieu in geringen und unterschiedlichen Mengen monomere Kieselsäure ab. Bei Inkorporation der silikogenen Stäube solle die Kieselsäure in das Gewebe diffundieren und die Deposition von Kollagen begünstigen. Die fibroblastische Aktivität hänge von der Lös-

lichkeit der Stäube ab (King, 1949; 1953). Im körpernahen Bereich geht die Kieselsäure bei Konzentrationen von 10 mg in Oligo- oder Polysäuren über. Die Verbindungen besitzen im Tierexperiment eine hohe Toxizität (Gye u. Purdy, 1922a u. b); hochdisperse amorphe Kieselsäurepräparate können z.B. bei chronischer Zuführung zur Entstehung einer diffusen Leberfibrose führen (Koppenhöfer, 1936; Klosterkötter, 1954, 1955; Ammon, 1957). Andere experimentelle Befunde ließen aber bald Zweifel an der Gültigkeit der Theorie aufkommen. So konnten Curran und Rowsell (1958) nachweisen, daß in Zellophan oder Membranfiltern eingeschlossene Silikate nach Implantation in der Bauchhöhle von Ratten nicht zur Silikose führen, obgleich Kieselsäure in nennenswertem Umfang in Lösung gegangen ist. Auch läßt sich die für eine Zell- oder Erythrozytenschädigung benötigte kurze Zeit nur schwer mit der langsamen Lösungsgeschwindigkeit von Quarz oder anderen SiO_2-Modifikationen in Einklang bringen. Aufgrund der experimentellen Widersprüche zur ursprünglichen Hypothese wurden zahlreiche Modifikationen der Theorie vorgeschlagen. So konnte z.B. statt der Löslichkeit die Lösungsgeschwindigkeit von maßgeblicher Bedeutung für die unterschiedliche Aggressivität sein. Holt und Went (1960) dachten an eine Auflösung der Quarzpartikeln im Makrophagenzytoplasma und eine Diffusion der Kieselsäure aus der Zelle in das Interstitium, wo sie an Kollagenvorstufen adsorbiert und konzentriert wurde. Anschließend erfolgt die Stabilisierung und Aggregation der Kollagenketten.

Entscheidend wurde die Löslichkeitstheorie durch Untersuchungen widerlegt, in denen verschiedene SiO_2-Modifikationen, Quarz, Tridymit, Kristobalith und Quarzglas sowie Coesit und Stichovit, nicht eine zytotoxische und fibrogene Wirkung entsprechend der Lösungsgeschwindigkeit ausübten. So besitzt z.B. Stichovit eine wesentlich höhere Löslichkeit als Coesit; nach intraperitonealer Injektion bei der Ratte erwies sich jedoch Stichovit als nicht silikogen, während Coesit eine in der Größenordnung dem Quarz vergleichbare intraperitoneale Fibrose auslöste (Strecker, 1965).

Alternativ zur Löslichkeitstheorie steht die Oberflächentheorie, die eine direkte Interaktion der Quarzoberfläche mit biologischen Substraten, wie z.B. Membranphospholipiden oder Zelleiweißen postuliert. Die Haftstellen auf der Quarzoberfläche für die biologischen Substrate stellen wahrscheinlich die oberflächlichen Hydroxylgruppen dar (STÖBER u. BAUER, 1958 und 1959; NASH *et al.*, 1966; ALLISON *et al.*, 1966, 1967 u. 1971). Denkbar sind Wasserstoffbrückenbildungen der oberflächlichen OH-Gruppen mit sekundären Aminogruppen der Proteine, wodurch es zu Proteindenaturierungen kommt. Doch scheint für die biologische Wirkung des Quarzes eine Interaktion mit quaternären Stickstoff- und Phosphatestergruppen von Phospholipiden der Membranen, die noch stärker als die Eiweißbildungen sind, von größerer Bedeutung zu sein. An einem einfachen biologischen Membranmodell, dem Erythrozyten, wurde die Wechselwirkung zwischen biologischen Membranen und der Quarzoberfläche geprüft. Der Grad der Haemolyse gewaschener roter Blutzellen nach Zugabe unterschiedlicher Quarzsuspensionen korreliert mit der spezifischen Oberfläche der Stäube. Eine Präadsorption von Cholesterin und Erythrozytenphospholipiden sowie von Serumproteinen und Surfactantlipiden auf der Quarzoberfläche inhibiert die haemolytische Aktivität vollständig. Weiterhin konnte gezeigt werden, daß die Menge adsorbierbarer Substanz (z.B. Cholesterin) bei gleicher spezifischer Stauboberfläche sich wiederum gleichsinnig mit der haemolytischen Aktivität unterschiedlicher Stäube verhält. Aufgrund dieser Befunde wurde vermutet, daß biologische Membranen an der Quarzoberfläche durch eine physiko-chemische Wechselwirkung verletzt werden (STALDER u. STÖBER, 1965; STALDER, 1965 u. 1967).

Von besonderem Interesse ist nun, daß unterschiedliche haemolytische SiO_2-Modifikationen im Tierversuch eine entsprechend abgestufte Fibrogenität bewirkten (STRECKER, 1965, 1967).

Eine Variation der Oberflächentheorie ist die Matrizentheorie, nach der die Ordnung der Kristallgitterplätze über Wasserstoffbrückenbindungen die sterische Konfiguration von Zellproteinen oder biologischen Grenzflächen (Membranen) beeinflußt (SEIFERT, 1964 u. 1966).

Die alleinige Interpretation der biologischen Wirkung von Quarzoberflächen über die Konzentration der Silanolgruppen (Si—OH) erschien allerdings aufgrund experimenteller Widersprüche nicht ausreichend. So kann z.B. das Fehlen der fibrogenen Wirkung von Stichovit aus diesen Daten nicht erklärt werden.

Eine Weiterentwicklung der Oberflächentheorie wurde von ROBOCK und KLOSTERKÖTTER 1967 vorgeschlagen. Nach einer von der Halbleiterphysik ausgehenden Elektronentheorie ist als Schädigungsursache des Quarzes der Elektronentransfer zwischen Halbleitersystmen anzusehen. Die Molekülkomplexe der biologischen Membranen können ebenso als Halbleiter angesehen werden wie die SiO_2-Stäube. Durch Messung der die Halbleitereigenschaft bestimmenden Elektronenstruktur von zahlreichen Quarzen mit der Lumineszenzmethode konnte gezeigt werden, daß das zellschädigende Verhalten mit der Aktivierungsenergie ihrer Elektronenhaftstellen in Zusammenhang gebracht werden kann. Bestimmend für die Aktivierungsenergie der Elektronenhaftstellen sind der Fremdionengehalt der Quarze und nicht die strukturelle Anordnung der SiO_2-Tetraeder untereinander. Während des natürlichen Entstehungsvorganges der Stäube erfolgt der Einbau der Fremdionen, insbesondere Aluminium- und Titanionen, auf Gitter- sowie Zwischengitterplätzen der SiO_2-Tetraeder in unterschiedlicher Art und in verschiedenem Ausmaß. Die verhältnismäßig große Beweglichkeit der Elektronen an solchen Störstellen ist die Grundlage für die Halbleitereigenschaften. Beim Vergleich der zellschädigenden Wirkung verschiedener Quarzsorten mit der Elektronenhaftstellen-Aktivierungsenergie E_H ergab sich ein Maximum der Zellschädigung bei Stäuben mit Aktivierungsenergien zwischen 0,5 und 0,6 eV. Eine weitere Stütze für die Hypothese der Elektronentransferreaktion wurde durch den Nachweis einer Chemilumineszenz unmittelbar nach Zugabe von Quarzstäuben zu Zellkulturen erbracht. Die Intensität der Chemilumineszenz korreliert bei verschiedenen Quarzsorten mit der zellschädigenden Wirkung. Verschiedene chemische und physikalische Behandlungen der Siliziumdioxidstäube wie Temperung bei Temperaturen oberhalb von 500° C, eine Behandlung mit heißer Natronlauge u.a., vermindern die zytotoxische Wirkung erheblich. Gleichzeitig wird eine entsprechende Veränderung der Intensität und energetische Lage der Lumineszenzpeaks, also der Elektronenstruktur gemessen. In Übereinstimmung hiermit tritt die Chemilumineszenz nur noch abgeschwächt auf (Robock u. Beck, 1973).

Die spektrale Verteilung der Lumineszenz des Röntgenstrahlen-angeregten Quarzes zeigte *nach* der Wechselwirkung des Staubes mit Makrophagen im Vergleich zum Lumineszenzspektrum *vor* dem Kontakt mit Zellen eine zusätzliche Bande bei 480 nm, die nach Vorbehandlung und Schutz der Zellen mit PVNO nicht auftrat. Hieraus kann geschlossen werden, daß Elektronentransferreaktionen während des Kontaktes Staub-Zelle stattgefunden haben, und daß diese kausal mit dem zytopathogenen Effekt von Quarz verknüpft sind. Von Bedeutung dürfte weiterhin die Beobachtung der starken Temperaturabhängigkeit der Chemilumineszenz mit einem deutlichen Maximum zwischen 37 und 41° C sein. Eine reine physiko-chemische Anlagerung von Membranlipiden an der Quarzoberfläche im Sinne der ursprünglich formulierten Oberflächentheorie bietet für dieses Phänomen keine ausreichende Erklärung. Vielmehr tritt die Chemilumineszenz und Quarzschädigung nur bei aktivem Zellstoffwechsel auf und könnte hypothetisch durch Wechselwirkung von Quarzoberfläche mit Membranenzymen gedeutet werden.

C. Zytopathogenität in vitro

Die Histopathogenität von Quarz und anderer silikogener SiO_2-Modifikationen nimmt heute nach allgemein angenommener Auffassung ihren Ausgangspunkt von der Phagozytose der Stäube durch Alveolarmakrophagen und der darauffolgenden zytotoxischen Wirkung. Nach der Nekrose der Phagozyten werden die freigesetzten Partikeln von frischen Makrophagen rephagozytiert, die wiederum geschädigt werden. In dieser Art setzt sich die zytopathogene Wirkung des Quarzes fort; gleichzeitig wird durch den Zerfallsprozeß im benachbarten Gewebe die Kollagensynthese stimuliert. Da die silikotische Entwicklung somit durch die primär zytotoxischen Effekte an Alveolarmakropha-

gen determiniert werden, zentrierte sich die Grundlagenforschung insbesondere auf die Interaktion von Quarzteilchen mit staubfressenden Makrophagen. Die zellulären Effekte inkorporierter Partikeln lassen sich vorteilhafterweise durch die Verlagerung der Anfangsstadien aus der Alveole auf in vitro gehaltenen Zellen studieren. Makrophagen aus der Lunge und aus dem Peritoneum werden nach Gewinnung als Primärkulturen in künstlichen Medien gehalten. Sie sind somit der direkten morphologischen Beobachtung zugänglich und können unter definierten Bedingungen getestet werden. Die Prüfung z.B. des biochemischen Verhaltens unter dem Einfluß verschiedener SiO_2-Modifikationen im zeitlichen Ablauf und unter gleichzeitiger morphologischer Kontrolle erbrachte einige wesentliche Aspekte zum Wirkungsmechanismus. Grundlegend für diese Forschungsmethodik waren die Arbeiten von Marx, Mason und Nagelschmidt (1956; Marx, 1957; Marx u. James, 1959). Durch die quantitative Zellkulturtechnik und morphologische Kriterien ließ sich zeigen, daß bei vergleichbaren spezifischen Oberflächen Tridymit und Kristobalith einen größeren Effekt auf die Zellen ausüben als Quarz und Quarzglas. Weiterhin nahm die Toxizität mit größerer spezifischer Oberfläche der Staubpartikeln zu. Das Stoffwechselverhalten der Phagozyten erlaubt eine quantitative Angabe über das Ausmaß der Zellschädigung. So wird z.B. die Laktatproduktion und der Sauerstoffverbrauch nach Phagozytose von Quarzstäuben deprimiert (Kessel *et al.*, 1963; Beck *et al.*, 1965; Modelel *et al.*, 1967). Glykosestudien sowie die Ermittlung der Dehydrogenaseaktivität mit der TTC-Methode (Triphenyltetracoliumchlorid) bestätigen übereinstimmend die nekrobiotische Aggressivität der Quarzstäube (Klosterkötter u. Robock, 1967; Robock *et al.*, 1971, 1973, 1974; Beck, 1970; Münch *et al.*, 1971). Die Lebendbeobachtung staubphagozytierender Makrophagen enthüllte einen beträchtlichen inhibitorischen Effekt von Quarz auf die amoeboide Aktivität und die intrazellulären Bewegungen schon nach Inkorporation weniger Partikeln, so daß der Phagozytosevorgang sehr bald zum Stillstand kommt (Policard u. Collet, 1953; Beck, 1970). Die morphologischen und biochemischen Daten erlaubten allerdings keine weitergehenden Aussagen zum Wirkungsmechanismus der Schädlichkeit. Vielmehr bestand der Verdacht, daß die Vielzahl der Veränderungen geradezu einen Hinweis für einen noch unbekannten primären Angriffspunkt darstellen.

Wesentliche Impulse nahm die Grundlagenforschung zur Quarzwirkung auf zellulärer Ebene durch neuere biochemische und morphologische Verfahren auf. Die Grundzüge des Phagozytosemechanismus wurden durch die hochauflösende Elektronenmikroskopie und die Histochemie aufgeklärt. Nach heutiger Auffassung gelangen partikuläre Fremdsubstanzen nach Kontaktaufnahme durch Zellausläufer (Stadium I nach BECK, 1970) in einen durch Invagination der äußeren Zellmembran entstandenen Innenraum, dem Phagosom, in die Zelle (Stadium II) (Abb. 1 u. 2). Primäre Lysosomen lagern sich an die Phagosomenmembran (Abb. 3) und entladen nach Verschmelzung der Membranen saure Hydrolasen in das Phagosom (Stadium III) (Abb. 4). Ein in dieser Weise verändertes Phagosom wird ein Phagolysosom genannt. Der geschilderte Mechanismus der Partikelaufnahme wird im Prinzip für toxische wie für inerte Stäube angenommen. Nach den morphologischen Befunden spielen also die primären Lysosomen eine bedeutende Rolle während der Partikelaufnahme in die Zelle. Bei diesen Organellen handelt es sich um ca. 0,4 µ große ovoide Strukturen mit grauer homogener Matrix, die zum digestiven Apparat der Zelle gerechnet werden (Abb. 5). Sie sind die Trägerstrukturen für zahlreiche hydrolytische Enzyme (saure Phosphatasen, Glucoronidasen, Peptidasen u.a.), die durch eine Phospholipoidmembran gegenüber dem allgemeinen zytoplasmatischen Milieu separiert wird (DE DUVE, 1959). Sie dienen u.a. auch zur intrazellulären Verdauung von phagozytierenden Fremdsubstanzen wie Bakterien. Makrophagen besitzen entsprechend ihrer Funktion einen besonders hohen Gehalt an Lysosomen.

Bei der weiteren Erforschung des Wirkungsmechanismus der Quarztoxizität ließ sich je nach Gestaltung der experimentellen

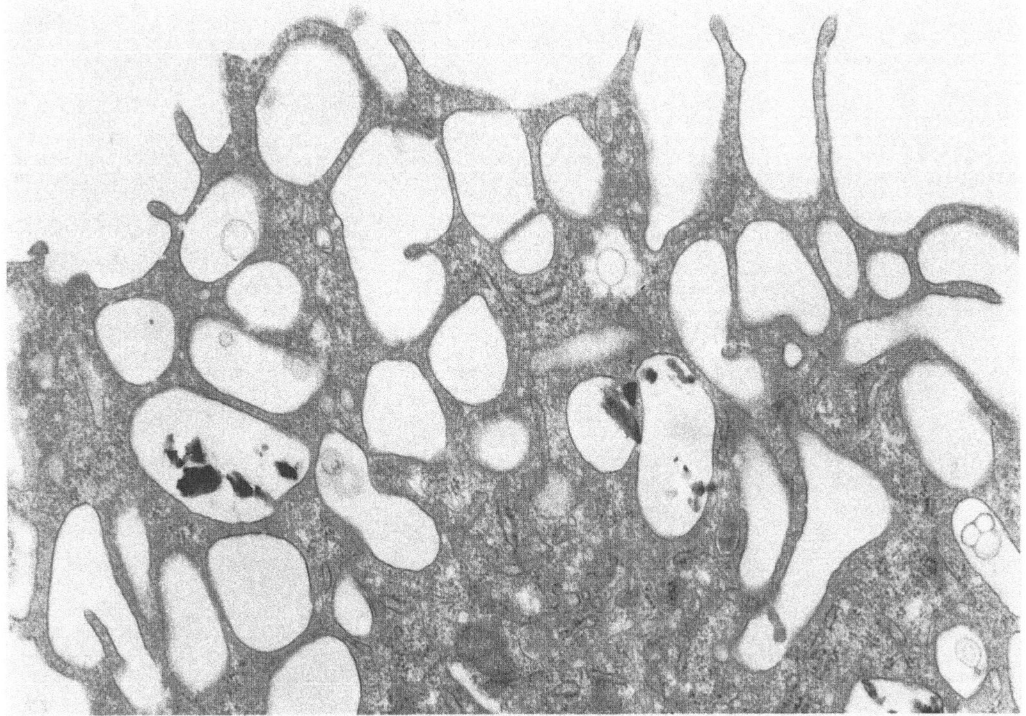

Abb. 1. Einfangen von Staubpartikeln durch phagozytische Ausläufer eines Alveolarmakrophagen in vitro; 15 min nach Quarzstaubzugabe; Stadium I der Phagozytose nach BECK

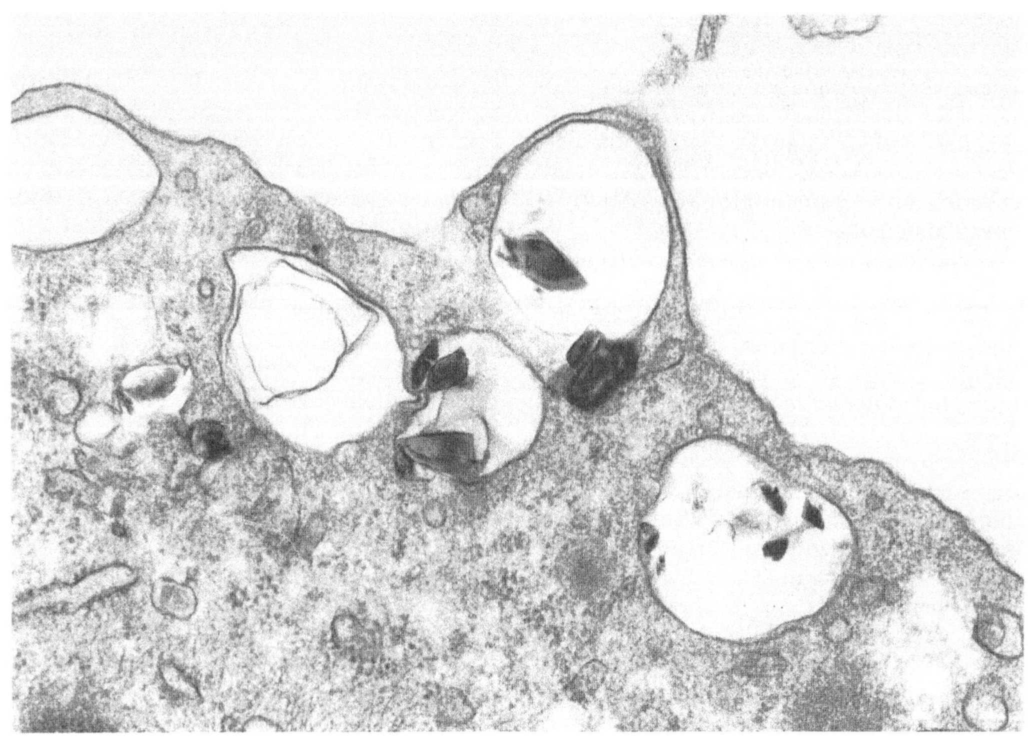

Abb. 2. Nach Retraktion der Ausläuferausbildung von Phagosomen; Stadium II

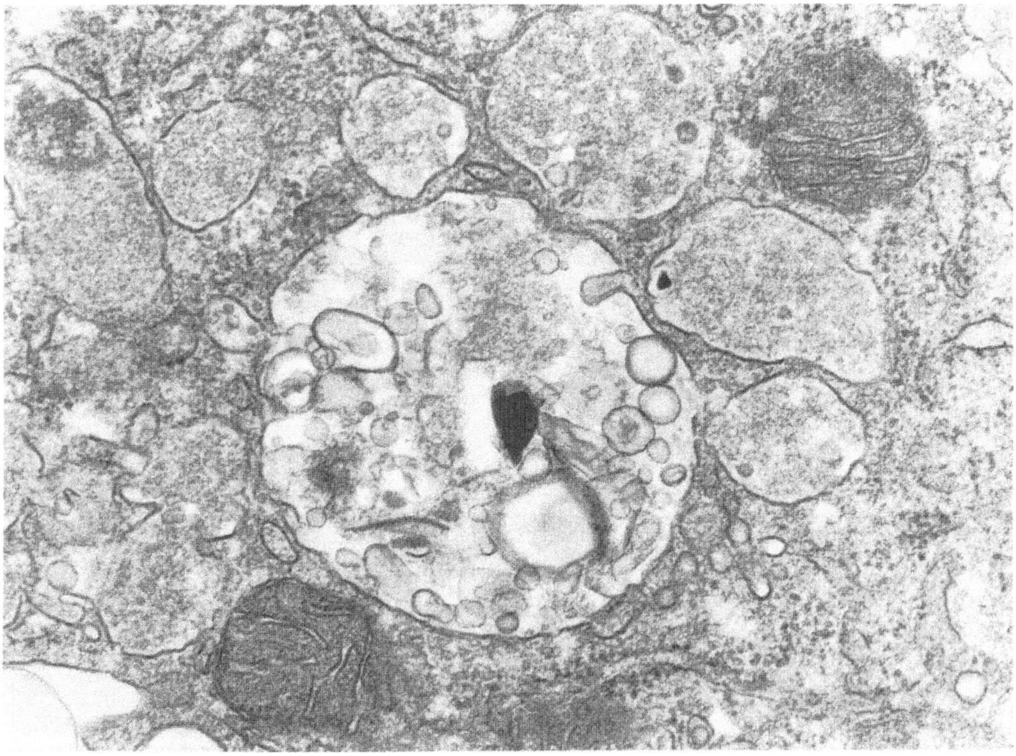

Abb. 3. Einschleusung von primären Lysosomen in ein Phagosom; Stadium III

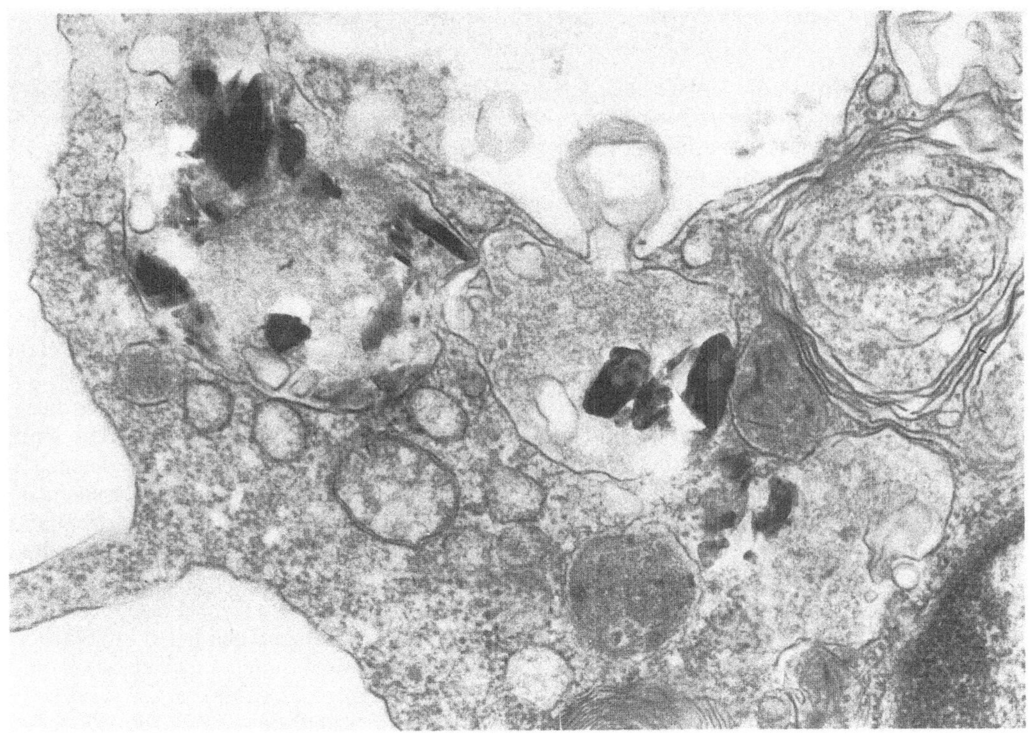

Abb. 4. Fertige Phagolysosomen mit homogener grauer Matrix und Quarzpartikeln

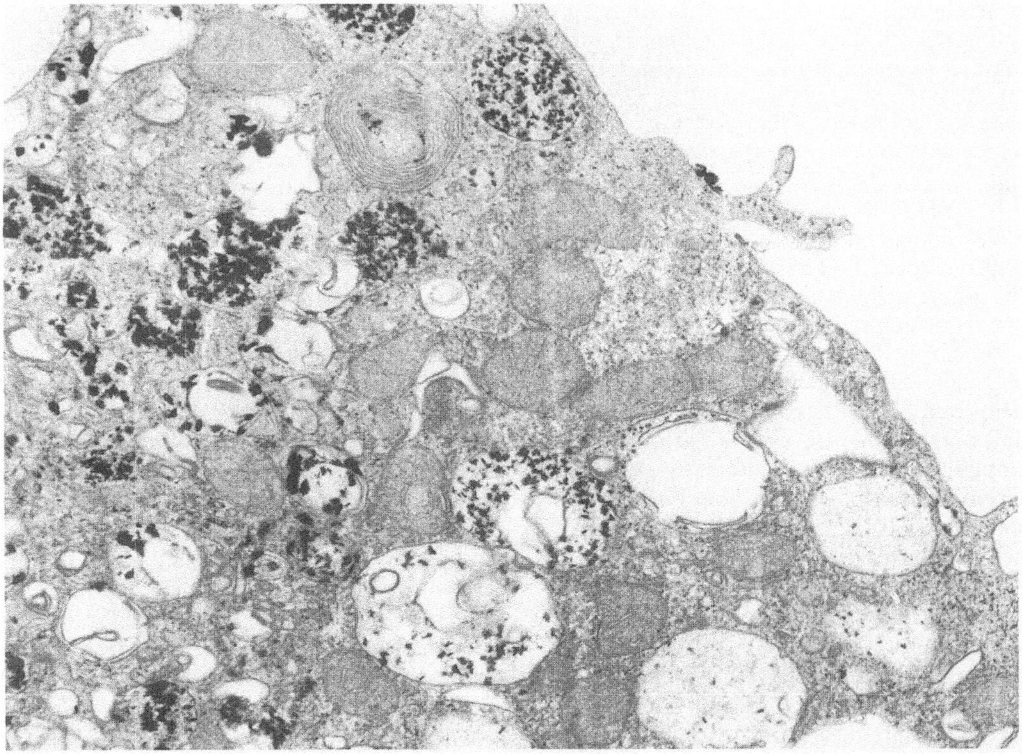

Abb. 5. Elektronenmikroskopische Darstellung von saurer Phosphatase in primären Lysosomen und in Phagolysosomen

Bedingungen in vitro auf den verschiedenen Stadien der Phagozytose ein Angriffspunkt auf die dabei involvierten zytoplasmatischen Bestandteile der Makrophagen finden. In serumfreiem Milieu tritt bereits innerhalb sehr kurzer Zeit nach Zugabe von kristallinen SiO_2-Modifikationen eine nach Staubart differenzierte pathologische Permeabilitätsänderung der äußeren Zellmembran auf. Die intakte Zellmembran ist für einen dem extrazellulären Raum zugefügten Farbstoff (Erythrosin B) undurchlässig. Durch eine Kombination der morphologischen und biochemischen Verfahren wurde die Wechselwirkung von Quarzpartikeln mit Zellmembranen in Abhängigkeit von der Zeit analysiert. Bereits 5 min nach Zugabe der Quarzstäube erhöht sich die Zahl der mit Erythrosin B angefärbten Zellen. Die erhöhte Permeabilität der Membran zeigt sich 15 min nach Zugabe der Stäube durch eine vermehrte Ausschüttung intrazellulärer Enzyme in das überstehende Medium, die Aktivität der Laktatdehydrogenase (LDH) steigt gegenüber den Inertstaubkontrollen deutlich an. Da innerhalb dieses Zeitraums bei phasenkontrastmikroskopischer Beobachtung Partikeln nur der Zellmembran angelagert sind und noch nicht in das Zellinnere aufgenommen wurden, dürfte ein direkter Effekt auf die Membran wahrscheinlich sein (Stadium I). Die Permeabilitätsstörung geht dabei der morphologisch faßbaren Zellveränderung voraus (MÜNCH *et al.,* 1971; ROBOCK *et al.,* 1973, KOSHI, 1964). PARAZZI *et al.* (1968) beobachteten zeitlich nach der Ausschüttung der LDH das Auftreten von saurer Phosphatase im Kulturmedium. Dieses Enzym ist ausschließlich an Zellorganellen (Lysosomen) gebunden. Man nimmt an, daß trotz der frühzeitigen Schädigung der Zellmembran, der Phagozytoseprozeß weiterläuft und daß die irreversible Läsion des Makrophagen erst in der zweiten Stufe nach Abschluß der Inkorporation über eine Interaktion des Staubes mit der Phagolysosomenmembran erfolgt.

Elektronenmikroskopische Untersuchungen zur Ultrastruktur der Membran nach Kontakt mit Quarz zeigten, daß an der Berührungsstelle des Partikels mit der Zelle im Bereich von etwa 0,2 µm eine Umlagerung der trilaminären Membranstruktur in myelinartige osmiophile Bänder auftritt. Bei

Schutz der Zellen durch PVNO ließ sich die Veränderung nicht beobachten (BRUCH, 1976).

Bei Veränderung der Versuchsbedingungen durch Zugabe von Serum zum Kulturmedium wurde eine innerhalb von Minuten auftretende Schädigung der Zellen nicht beobachtet (PARAZZI *et al.,* 1968). Der zytotoxische Effekt wird bei Makrophagen erst 3 bis 20 Std nach Zugabe der Quarze anhand morphologischer und biochemischer Kriterien erkennbar. Allerdings ist die Abstufung der Effekte in Abhängigkeit von den applizierten SiO_2-Modifikationen die gleiche. So erwies sich in dem zitierten Versuch der Quarz KQH sowohl unter Serumvorbehandlung als auch im eiweißfreien Nährmedium als sehr viel geringer zytopathogen als die Vergleichsquarze DQ12 und KQ3 (ROBOCK *et al.,* 1973). Entsprechend den im vorherigen Kapitel dargelegten Überlegungen muß für die kurzfristigen Effekte von Quarz im serumfreien Medium eine kontaktkatalytische Interaktion von Stauboberfläche mit der Membran wahrscheinlich im Sinne der Elektronentransferhypothese vermutet werden. Im serumhaltigen Testsystem werden die Partikeln ohne Schädigung der Zellmembran phagozytiert und es muß offen bleiben, inwieweit intrazellulär ein ähnlicher Mechanismus der Schädigung zytoplasmatischer Membranen vorliegt. Die gleiche Reihenfolge der Schädlichkeit verschiedener silikogener SiO_2-Verbindungen dürfte für diese Deutung sprechen.

Nach Untersuchungen von MUNDER *et al.* (1967) treten während der Phagozytose von Quarzpartikeln durch Makrophagen aus der Lunge und dem Peritoneum vermehrt Lysophosphatide (Lysolecithin und Lysokephain) auf. Die Aktivierung der Phospholipase A läßt sich schon innerhalb der ersten 5 bis 20 min nach Inkubation ermitteln. Da Lecithin und Kephalin entscheidende Bedeutung für die äußeren und inneren Zellmembranen zukommt, muß ihr Abbau durch die Phospholipase A zum Zusammenbruch dieser Strukturen und zum Verlust der Permeabilitätsschranken führen. Auch membranintegrierte Enzyme werden in ihrer Funktion geschädigt.

Von ALLISON wurde 1965 das lysosomale Konzept der zytopathogenen Quarzwirkung vorgelegt (HARRINGTON *et al.,* 1965; ALLISON *et al.*, 1965). Entsprechend der allgemein akzeptierten Auffassung werden inkorporierte Staubpartikeln in Phagolysosomen deponiert. Im Verlauf einiger Stunden kommt es zur Abdauung der den Quarz umhüllenden Proteinschicht, so daß polymerisierte Kieselsäure an der Kristalloberfläche durch Wasserstoffbrückenbildung mit den Phospholipoiden der Phagolysosomenmembran in Interaktion treten und sie permeabel machen. In der Folge dringen hydrolytische Enzyme aus der Organelle in das Zytoplasma und leiten den Zelltod ein. Der Übertritt von primär lysosomal gebundener saurer Phosphatase in das Zytoplasma der Zelle ließ sich histochemisch etwa 8 bis 12 Std nach Inkubation mit Quarz nachweisen (Abb. 6a und b). In der Folge wurden die Befunde von zahlreichen Autoren bestätigt. Ein erhöhter Gehalt an saurer Phosphatase im überstehenden Medium von Quarz inkubierten Zellen läßt sich im Sinne der Hypothese deuten (COMOLLI, 1967; SAKABE u. KOSHI, 1967; BECK, 1970).

Auch an isolierten Leberlysosomen induzieren Suspensionen von Quarzpartikeln Enzymfreisetzungen. Der niedrige Temperaturkoeffizient für die Freisetzung deutet allerdings eher auf physiko-chemische Vorgänge als auf eine enzymatische Reaktion (DEHNEN u. FETZER, 1967a; DEHNEN *et al.*, 1967). Der von ALLISON (NASH *et al.*, 1966) vorgeschlagene Freisetzungsmechanismus durch Wasserstoffbrückenbildung der polymerisierten Kieselsäure mit der Lysosomenmembran in Anlehnung an die Löslichkeitstheorie wird heute aufgrund zahlreicher Experimente bezweifelt, doch dürfte eine Phagolysosomenmembranschädigung durch die Kontaktkatalyse im Sinne der Oberflächentheorie durchaus möglich sein.

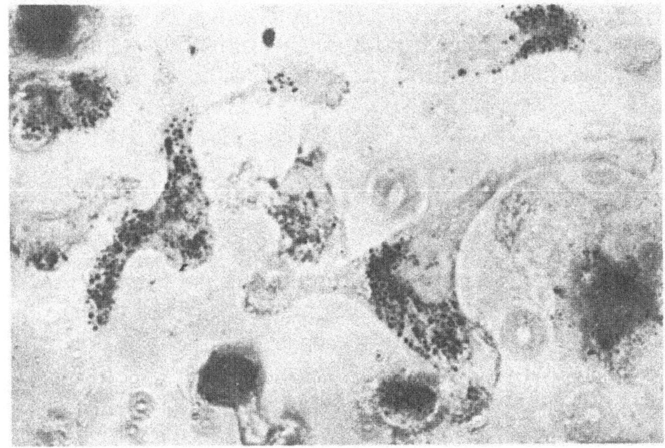

(a)

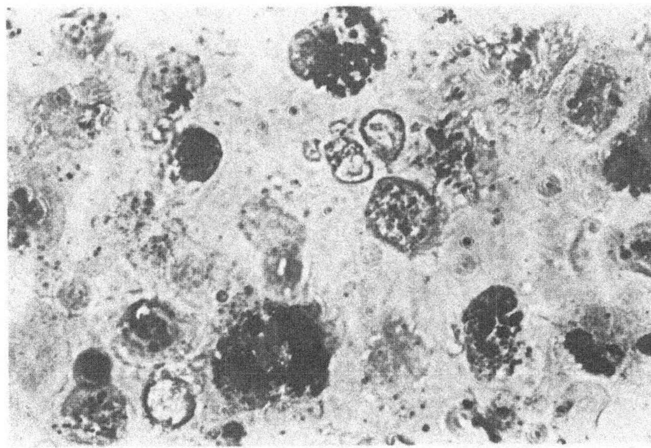

(b)

Abb. 6. Histochemische Darstellung von saurer Phosphatase vor (a) und nach (b) Quarzstaubphagozytose; Zerstörung der Phagolysosomen und diffuse Darstellung des Enzyms im Zytoplasma. (Präparat und Aufnahme: Prof. E.G. BECK)

Die Fülle der morphologischen und biochemischen Befunde zur Wirkung von Quarz an Makrophagen bietet zunächst ein verwirrendes, fast kaleidoskopartiges Bild. Sie lassen zunächst nur auf einen zytopathogenen Effekt der silikogenen Stäube schließen, und die Frage, welche der Stoffwechseländerungen kausal für den Zelluntergang verantwortlich ist, muß offen bleiben. Viele Versuchsanordnungen können darüber hinaus nur noch entfernt mit den tatsächlichen in vivo-Verhältnissen verglichen werden. Die Prüfung der Stäube z.B. im serumfreien Kulturmedium an Makrophagen oder Erythrozyten entspricht nicht den Bedingungen der Stäube in der Alveole, wo die Quarzoberfläche nach Berührung mit der Alveolarwand sofort mit Surfactantlipiden (Dipalmityllecithin) bedeckt wird. Insgesamt sprechen aber die Ergebnisse der neueren Arbeiten für einen Angriffspunkt von Quarz auf zelluläre Membranen. Das lysosomale Konzept als Grundlage und eigentliche Ursache der Zellschädigung wird heute als eine überzeugende Hypothese angesehen. Letztlich schlüssige Beweise stehen noch aus. Munder et al. (1967) weisen darauf hin, daß bei Aktivierung der Phospholipase A geringste Mengen der dabei entstehenden Lysophosphatide ausreichen, die Lysosomenmembran aufzubrechen. Weiterhin kann nicht übersehen werden, daß eine Lysosomenschädigung bei anderen zytopathologischen Vorgängen als finales Ereignis der Zellschädigung auftritt. Das Auflösen der „suicide bags" ist dem Zelluntergang gleichzusetzen und es erscheint durchaus denkbar, daß ein anderer und pathogenetisch entscheidender Vorgang vorausgeht.

D. Silikoseschutzstoffe im Zelltest

Polyvinylpyridin-N-oxid (PVNO) erwies sich im Zelltest als potenter Inhibitor der zytopathogenen Quarzwirkung, wie Beck et al. (1963) erstmalig nachweisen konnten. Der zellprotektive Effekt der polymeren Substanz wurde in späteren Untersuchungen bei Ermittlung zahlreicher Parameter der quarzbedingten Stoffwechselstörung bestätigt. Insbesondere wird die Bildung der hochtoxischen Lysophosphatide ebenso verhindert (Munder et al., 1967), wie die Zerstörung der Lysosomenmembran in der Zelle nach Quarzstaubphagozytose (Allison, 1965) oder nach Inkubation der isolierten Organellen mit Quarz (Dehnen et al., 1967). Die Meinungen über den Mechanismus der zellschützenden Wirkung von PVNO sind sehr divergent. Die Substanz wird an der Quarzoberfläche adsorbiert, wodurch die haemolytische Wirkung und die Lysosomenzerstörung in vitro gehemmt wird. Bei Inkubation der Erythrozyten mit PVNO und anschließender Zugabe der Stäube ist die Schutzwirkung wesentlich geringer, als wenn der Quarz entsprechend vorbehandelt wird (Stalder, 1967).

Im Zelltest gestaltet sich das Bild der Befunde wesentlich komplexer. Auch hier können die Zellen bei Praeadsorption von PVNO an Quarz geschützt werden. Ebenso wirksam war aber auch PVP (Polyvinylpyrolidon) in mehreren Molekulargewichten (Münch et al., 1971). Im Gegensatz zu den Ergebnissen der Erythrozytenversuche erwies sich die Vorinkubation verschiedener Zellarten mit PVNO als die wirksamste Form der Applikation. Hierbei spielt es keine Rolle, ob die Zellen in vitro vor Quarzzugabe mit der Substanz inkubiert wurden oder ob die Tiere vor der Gewinnung der Zellen mit der Substanz behandelt und die Zellen nach Anwachsen in vitro mit Quarz inkubiert wurden (Robock et al., 1973). Nach elektronenmikroskopischen und biochemischen Befunden wird PVNO über Pinozytose von der Zelle aufgenommen und in Lysosomen gespeichert (Grundmann, 1967; Bruch, 1967; Fetzer, 1967; Beck, 1970). Ein direkter zellspezifischer Schutz erschien daher durchaus wahrscheinlich. Diese These wird insbesondere durch drei weitere Befunde gestützt:

1. Im Gegensatz zur Vorbehandlung des Quarzes mit PVP werden die Zellen nicht geschützt, wenn PVP mit Zellen vor der Staubzugabe inkubiert wird, obgleich es wie PVNO von den Makrophagen pinozytiert und in Lysosomen deponiert wird.

2. Mit PVNO vorbehandelte Phagozyten werden auch im serumfreien Medium vor einer Quarzwirkung geschützt, die bei unbe-

handelten Zellen innerhalb weniger Minuten zur Änderung der Membranpermeabilität führt (MÜNCH *et al.*, 1973). Hierfür sprechen auch die Ergebnisse der Luminiszenzuntersuchungen (ROBOCK *et al.*, 1973). Eine Maskierung der Staboberfläche durch intrazellulär gespeichertes PVNO ließ sich unter den gegebenen Vorbedingungen ausschließen.

3. Die zum Zellschutz noch wirksame Menge an PVNO ist um eine Größenordnung niedriger als die für eine vollständige Bedeckung der Quarzoberfläche benötigte Menge der polymeren Substanz (BECK *et al.*, 1965; BRUCH, 1964).

Neben der Aufklärung des Mechanismuses des zytopathogenen Quarzeffektes und der prophylaktischen Wirkung von PVNO stehen zwei weitere Aspekte im Vordergrund der zytologischen Grundlagenforschung:

1. Die quantitative Beziehung unterschiedlicher zytopathogener SiO_2-Verbindungen mit der fibrogenen Wirkung in vivo.

2. Die kausale Beziehung zwischen der Wirkung von Quarz auf Makrophagen und der Kollagenentwicklung in vivo.

Ad 1. Die polymere Substanz PVNO hemmt in vitro und in vivo die zytotoxischen Effekte auf Quarzphagozyten und die fibrogene Wirkung im Tierexperiment bei geeigneter Versuchsanordnung vollständig. Hierin liegt letztlich der erschöpfende Beweis für die Bedeutung der primär zytotoxischen Quarzwirkung für die Silikoseentstehung. In den Untersuchungen von ROBOCK *et al.* (1973) und anderen Autoren läßt sich bei einem im Zelltest geringer wirkenden Quarz auch eine entsprechend verminderte fibrogene Wirkung im Tiertest feststellen. STALDER (1965) und STRECKER (1965) zeigten, daß die abgestufte haemolytische Aktivität von sechs verschiedenen SiO_2-Verbindungen einer entsprechend unterschiedlichen Fibrogenität entsprach. In anderen Untersuchungen von POTT *et al.* (1976) wurden im Tier- und Zelltest bei fünf verschiedenen Quarzsorten zwei jeweils identische Reihen der Wirkung ermittelt.

Die Quantifizierung der Schädlichkeit verschiedener SiO_2-Modifikationen und quarzhaltiger Grubenstäube durch biochemische Testmethoden an Makrophagen in vitro hat in jüngerer Zeit größere praktische Bedeutung gewonnen (BECK u. MANOJLOVIC, 1971; BECK *et al.*, 1973; LAUFHÜTTE *et al.*, 1971).

Möglicherweise kann durch diese Untersuchungsverfahren das potentielle Silikoserisiko durch die an verschiedenen Arbeitspunkten entstehenden Stäube prophylaktisch abgeschätzt werden.

Über Untersuchungen und Ergebnisse zur kausalen Bedeutung der Makrophagen für die Kollagenentstehung wird im Kapitel „Fibrogene Faktoren" berichtet.

E. Die Phagozytose von Quarz in vivo

Die Ergebnisse der experimentellen zytologischen Forschung erlauben weitgehende Rückschlüsse über die Wirkung von inhalierten Quarzstäuben auf Alveolarmakrophagen in der Alveole. Dies trifft im Prinzip sowohl auf die abgestufte, unterschiedliche Zytotoxizität verschiedener SiO_2-Verbindungen als auch auf den Wirkungsmechanismus der Schädigung zu. Nach elektronenmikroskopischen Befunden wird der Quarz nach Penetration in die Alveole zunächst zum überwiegenden Teil in der die Alveolarwand bedeckenden Hypophase des Surfactants, einer extrazellulären Schicht, die aus Phospholipiden und Proteinen besteht, deponiert und dann von den beweglichen Ausläufern der Alveolarmakrophagen aufgenommen und inkorporiert. Andere Zellarten sind weder bei Quarz noch bei Inertstaub (KARRER, 1965) an der Phagozytose in der Alveole beteiligt. Der Phagozytosevorgang selbst folgt in wesentlichen Grundzügen der Abfolge, wie er bei Phagozyten in vitro beschrieben wurde. Da in einem Inhalationsversuch die verschiedenen Stadien der Inkorporation sich zeitlich überlappen, können zur Zeit über einige bestimmte Phasen der Inkorporation noch nicht völlige Aufklärung erlangt werden. Dies trifft insbesondere auf das Verhalten der Partikeln und der Zellorganellen nach Durchdringung der Zellmembran und vor Einlagerung in die Lysosomen zu. Eigene Befunde sprechen dafür, daß Quarz und andere Staubpartikeln vor der lysosomalen Einlagerung zunächst frei im Zytoplasma der Zelle gelegen sind und erst sekundär von membranartigen Strukturen eingeschlossen werden (Bruch, 1970).

Allison (1970, 1971) hält die frei zytoplasmatische Lage der Partikeln für eine sekundäre Freisetzung des Staubes nach Zerstörung der Lysosomen. Da Inertstäube wie Korund nach Inkorporation ebenfalls frei im Grundplasma liegen, kann die sekundäre Freisetzung nicht als quarzspezifischer Effekt im Sinne des lysosomalen Schädigungskonzeptes angesehen werden. Ein weiterer relativ wichtiger Unterschied zu den in vitro-Befunden scheint die nur sehr protahierte Zytopathogenität des Staubes auf Alveolarmakrophagen in vivo zu sein. Zytonekrobiotische Effekte im Sinne einer Zellnekrose ließen sich auch bei relativ starker Staubbeladung innerhalb der ersten 4 bis 10 Tage nach kurzfristiger Inhalation von Quarz nicht beobachten (Collet et al., 1967; Bruch, 1970, 1973). Demgegenüber konnten Alveolarmakrophagen sogar nach Quarzstaubphagozytose in Mitosestadien übergehen, was für eine relativ gut erhaltene Vitalität der Zelle spricht (Masse, 1970; Masse et al., 1970; Bruch, 1973). Diese neueren Befunde stehen in einem gewissen Gegensatz zu früheren lichtmikroskopischen Beobachtungen, wo nach Quarzstaubinhalation eine Fülle „vakuoligdegenerierter" Makrophagen zu erkennen waren. Eine Aufklärung der Widersprüche gelang erst mit neueren feinstrukturellen Analysen über die Struktur der Alveolen und ihre Veränderung unter Quarzstaubbelastung.

F. Die Reaktion der Alveole auf Quarz

Nach elektronenmikroskopischen Befunden von Low (1952), Schlipköter (1954), Karrer (1956), Policard et al. (1955) und anderen ist die Alveole von einem kontinuierlichen Epithelverband bedeckt, der direkt in das Bronchialepithel übergeht. Der größte Teil der Alveolaroberfläche ist vom Plattenepithelzell-Typ I ausgekleidet, deren dünne Zytoplasmafortsätze zusammen mit der Basalmembran und der Endothelschicht der Kapillaren die Diffusionsbarriere bilden. Zwischen die Epithelzellen Typ I sind die Typ-II-Zellen (Corner-cells, Nischenzellen, granuläre Pneumozyten) eingeschaltet. Dieser Zelltyp zeichnet sich durch zahlreiche osmiophile Granula aus, die als Vorstufen der Surfactantlipide anzusehen sind.

Surfactantlipide oder der Antiatelektasefaktor reduzieren die Oberflächenspannung in der Alveole und hindern die Lungenbläschen am Kollabieren. Bei geeigneter Fixierungsmethode (Perfusionsmethode via arteria pulmonalis) gelingt es, einen lückenlosen Film auf der Epithelzellschicht, der aus der Hypophase und einem osmiophilen Streifen besteht, darzustellen. In diesem Film können zwiebelschalenförmige und tubuläre Myelinfiguren beobachtet werden, die als direktes morphologisches Substrat der Surfactantlipide anzusehen sind. Diese Myelinfiguren befinden sich vor allem in den Nischen und Klüften des Alveolarepithels und dienen möglicherweise als Reserven für den Surfactantfilm bei unterschiedlichen Blähungszuständen der Lunge (Weibel u. Gil, 1971).

Innerhalb der Alveole, in jedem Fall obligat extraepithelial, finden sich die Alveolarmakrophagen. Ihre Aufgabe besteht vor allem in der Aufnahme von inhalierten Fremdsubstanzen wie Bakterien und auch Stäuben. Darüber hinaus können die Makrophagen auch das Surfactantmaterial aufnehmen und auf dem bronchialen Wege eliminieren (Bruch, 1971; Weibel u. Gil, 1971).

Die Reaktionen der Alveole und der Alveolarmakrophagen auf Quarzstaubinhalation stellt einen komplexen Vorgang dar, indem z.B. der zytopathogene Effekt der Stäube auf die Phagozyten, wie er in vitro beobachtet wird, in einigen Punkten entscheidend modifiziert wird. In Kurzzeitinhalationsexperimenten mit Quarz im Vergleich zu Inertstaubkontrollen wurde von Strecker (1967) mit Hilfe der Colchicinmethode eine Vermehrung von an der Alveolarwand gelegenen Zellen und von freien Alveolarmakrophagen gemessen. Im elektronenmikroskopischen Bild sieht man neben der Anreicherung von Alveolarmakrophagen im Alveolarlumen eine beträchtliche Vermehrung der Pneumozyten Typ II nach kurzfristiger Quarzstaubinhalation. Die Typ-II-Zellen können nestförmig mit 4 bis 6 Zellen übereinanderliegend oder die Alveolarwand

kontinuierlich als mittelhohes Epithel aus-
kleidend vorgefunden werden. Die normalerweise nur randständig zu beobachtenden osmiophilen Körper und tubulären Myelin-
strukturen sind exzessiv angereichert und
können das Alveolarlumen vollständig aus-
füllen (Abb. 7—10). Die Vermehrung extrazellulären Materials nach Quarzstaubinhalation wurde von zahlreichen Autoren beobachtet und als alveoläre Proteinose bzw. Lipoproteinose bezeichnet. Ursprünglich
führte man dieses Bild auf eine durch gestei-
gerten Zellverschleiß verursachte Anreicherung von Zelldebris infolge der zytotoxischen
Quarzwirkung zurück (GROSS, 1967). Neuere
vor allem ultrastrukturelle Ergebnisse erlauben den Schluß, daß die Anreicherung
der extrazellulären Phospholipidstrukturen
durch eine erhöhte Synthese der vermehrt
anwesenden Pneumozyten Typ II und mögli-

cherweise durch einen defekten Abtransport
verursacht ist (HEPPLESTON u. YOUNG, 1971;
BRUCH, 1973).

Frühere biochemische Befunde von mit
Quarz bestaubten Lungen zeigten deutliche
Lipiderhöhungen des Gewebes gegenüber
den Kontrollen (FALLON, 1937; MARKS u.
MARASAS, 1960; BAILY et al., 1963). Weitere
Analysen des biochemischen Verhaltens von
Quarzlungen wiesen einen vermehrten Phos-
pholipidgehalt nach, wobei das Dipalmitylle-
cithin gegenüber anderen Phospholipiden
praktisch selektiv in Abhängigkeit von der
Quarzdosis und der Einwirkungsdauer des
Staubes anstieg (GRÜNSPAN u. ANTWEILER,
1970; GRÜNSPAN et al., 1973; HEPPLESTON
u. YOUNG, 1971; KAW et al., 1971). Dipalmityllecithin ist einer der Hauptbestandteile der
Surfactantlipide (CLEMENT, 1961), die in den
Typ-II-Zellen der Alveole produziert werden.

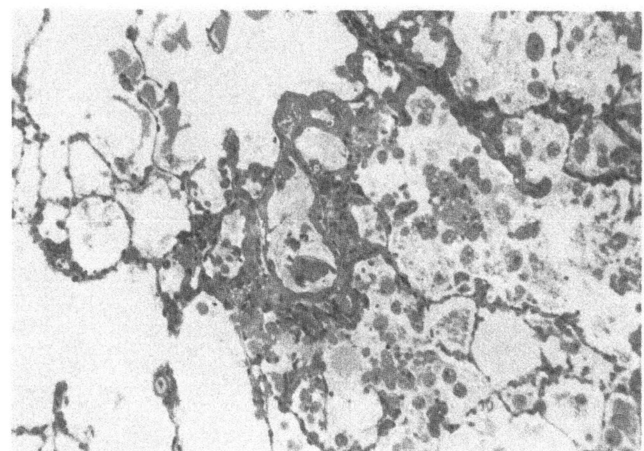

Abb. 7. Alveolitis nach
Quarzstaubinhalation.
Vermehrter Zellreichtum der
Alveolarsepten. Zahlreiche
große Alveolarmakrophagen
in den Alveolen. 1-μ-Schnitt
Toluidinblau-Azur II

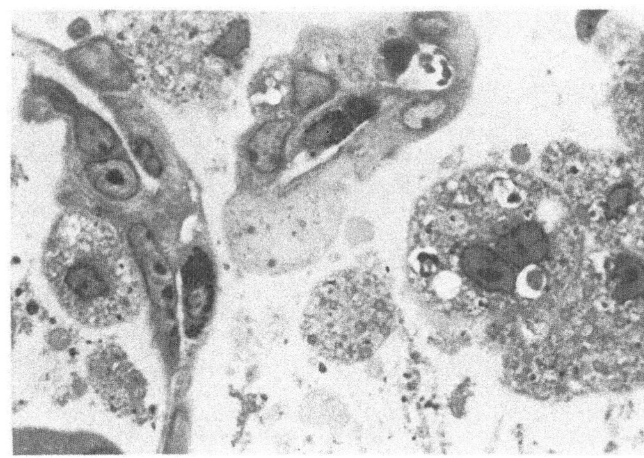

Abb. 8. Große Alveolarmakrophagen mit granulären Ein-
schlüssen nach Quarzstaubinhalation. 1-μ-Schnitt
Toluidinblau-Azur II

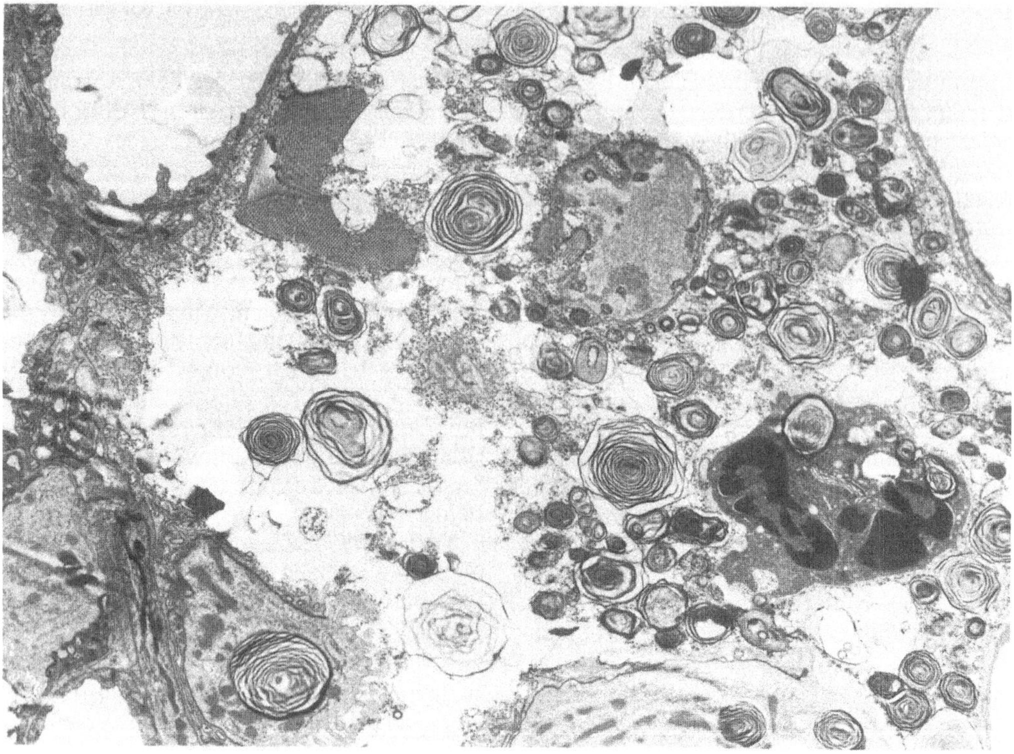

Abb. 9. Zahlreiche Surfactantfiguren (tubuläres Myelin und osmiophile Körper) im Alveolarlumen. *P II* Pneumozyten Typ II; *K* Kapillare

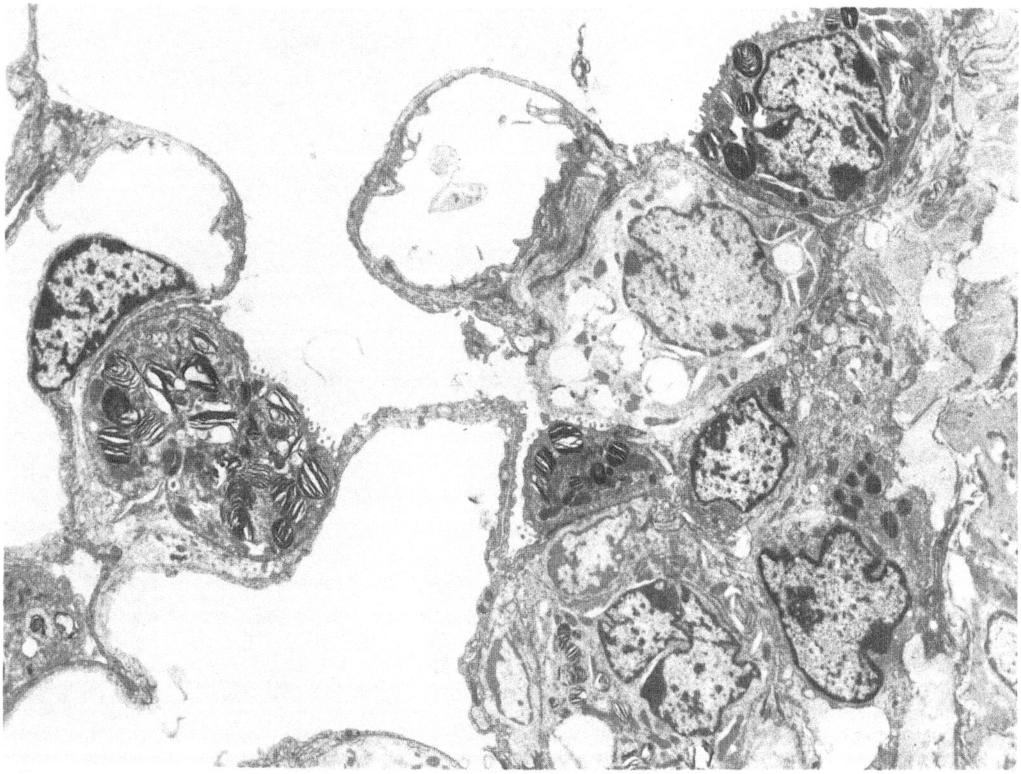

Abb. 10. Vermehrung der Pneumozyten Typ II nach Quarzstaubinhalation

Die Ursache der Typ-II-Zellvermehrung und des veränderten Phospholipidstoffwechsels in der Lunge unter Quarz ist nicht geklärt. Es spricht einiges dafür, daß der silikogene Staub nur mittelbar über den protahiert zytopathogenen Effekt auf Makrophagen die Proliferation der Pneumozyten Typ II stimuliert. Eine direkte Einwirkung des Quarzes auf die Epithelzellen muß aus mehreren Gründen ausgeschlossen werden (BRUCH, 1973).

Die Gründe für die Vermehrung der Alveolarmakrophagen in der Alveole nach Quarzstaubinhlation sind nicht eindeutig. Die Inhalation von Inertstäuben wie Korund induziert eine vergleichsweise geringere Zellvermehrung der Phagozyten in der Alveole (STRECKER, 1967). Maßgeblich für die Zahl der intraalveolären Makrophagen ist das Gleichgewicht zwischen dem Einstrom bzw. der Bildung neuer Alveolarmakrophagen (1), dem Zelltod in loco (2) und dem bronchialen Abtransport (3). Mit dem ersten Faktor ist die Frage nach der Herkunft der Alveolarmakrophagen verknüpft. Die Ergebnisse der Experimente zu diesem Problem sind kontrovers und ein multipler Ursprung gilt als wahrscheinlich. Die Experimente von PINKERT et al. (1966), VAN FURTH et al. (1968), VIROLAINEN (1968) und BRUNSTETTER et al. (1971) beweisen, daß die Lymphozyten, Monozyten oder die Kupfferzellen als Vorläufer der Alveolarmakrophagenpopulation angesehen werden können. BOWDEN (1969) vermutet, daß haemopoetische Stammzellen in das Lungeninterstitium eindringen, ausreifen und als Alveolarmakrophagen das Alveolarlumen erreichen. MASSE et al. (1970), MASSE (1971) sowie eigene Untersuchungen (BRUCH, 1973) wiesen Mitosen von Alveolarmakrophagen nach Quarzstaubinhalation in der Alveole nach. Dieser Befund ist um so bemerkenswerter, als dem Quarz in vitro mit der zytotoxischen Wirkung auch eine mitoseinhibierende Wirkung zukommt (BECK et al., 1963). Die Interpretation des Faktors Zelltod in loco (2) ist ebenso wie die Frage der Zellvermehrung durch die in vitro-Ergebnisse beeinflußt. In vivo ist offensichtlich die Konzentration von Staubteilchen pro Zelle so gering, daß ein akut nekrobiotischer Effekt in Kurzzeitinhalationsexperimenten als ein die Makrophagenzahl in der Alveole deprimierender Faktor vermutlich nur gering

oder gar nicht in Erscheinung tritt. Die Annahme beruht allerdings nur auf qualitativ elektronenmikroskopischen Beobachtungen und fußt im wesentlichen auf morphologischen Kriterien, wie die Integrität der zytoplasmatischen Strukturen (COLLET et al., 1967; BRUCH, 1971). Quantitative Untersuchungen zu dieser Fragestellung sind nur schwer durchführbar. Ein gewisser Hinweis kann anhand der Sekundärphagozytose gewonnen werden. Hierbei handelt es sich um die Inkorporation von ganzen nekrobiotischen quarzhaltigen Zellen mit Kernpyknosen durch andere vitale Phagozyten. Solche Bilder treten aber erst nach länger dauernder Quarzinhalation (mehr als 30 Tage) auf. Zur letzten der die Makrophagenzahl in der Alveole beeinflussende Determinante — die bronchiale Elimination (3) — liegen Untersuchungen von MASSE et al. (1971) vor. Im Ergebnis sagen die komplizierten Bilanzuntersuchungen, daß die Erhöhung der Makrophagenzahl in der Alveole nicht durch eine entsprechende Steigerung der bronchialen Exkretion kompensiert ist. Zusammenfassend lassen sich die Befunde der zitierten Autoren so deuten, daß letztlich für die quarztypische Makrophagenvermehrung in der Alveole in Kurzzeitinhalationsexperimenten neben einem vermehrten Einstrom ein verminderter Abstrom zugrunde liegt. Ursachen hierfür dürften in dem veränderten Mikromilieu der Alveole (alveoläre Lipoproteinose) und in der veränderten Mobilität der Phagozyten nach Quarzstaubinkorporation liegen. Schließlich ist allein die enorme Vergrößerung des Zellkörpers durch die Speicherung der Surfactantlipide ein nicht zu unterschätzendes Hindernis für die Beweglichkeit (Abb. 11).

Umfangreiche Untersuchungen zur Lungenreinigung haben bei Quarz eine gegenüber inerten Stäuben verschlechterte bronchiale Elimination nachgewiesen (vgl. Kapitel Lungenreinigung). Diese Ergebnisse decken sich vollständig mit den hier besprochenen Befunden zur Wirkung von Quarz im Bereich der Lungenalveolen. Zusätzlich wird bei fibrogenen SiO_2-Stäuben ein starker Lymphotropismus ermittelt, der auf eine beträchtliche Penetration der Stäube aus dem Alveolarbereich in die Alveolarsepten schließen läßt. Auch inerte Stäube dringen vermehrt in die Lungensepten und die der

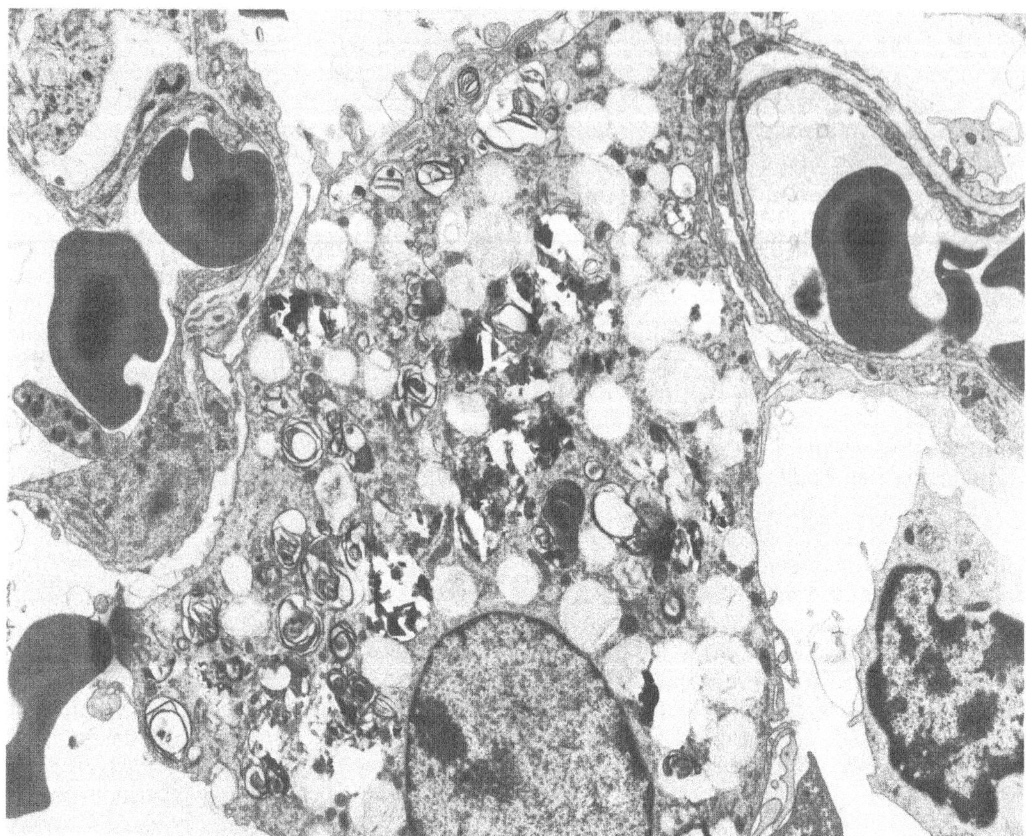

Abb. 11. Alveolarmakrophagen nach Phagozytose von Quarzstaub und Surfactantmaterial; keine Zeichen einer Zellnekrose

Lunge regionären Lymphknoten vor, wenn sie zusammen mit Quarz inhaliert werden (Klosterkötter u. Einbrodt, 1967). Der Mechanismus des Übertrittes von Stäuben in die Alveolarsepten und die Lymphspalten ist nicht geklärt. Nach Policard und Collet (1958) dringen die toxischen Stäube nach Zerstörung der Alveolarmakrophagen in Lücken des Alveolarepithels ein und werden im Lymphstrom abtransportiert. Elektronenmikroskopisch wurde ein direkter Übertritt freier nicht zellulär gebundener Partikeln in das Alveolarseptum in Inhalationsexperimenten nicht beobachtet. Intraseptal gelegener Staub war allerdings immer in großen Phagozyten eingelagert (Abb. 12). Nach intratrachealer Injektion treten innerhalb von wenigen Tagen große Mengen an Quarz in die regionären Lymphknoten über. Selbst unter diesen Bedingungen des massiven lymphatischen Abtransports wurden in den Lymphwegen und den Randsinus der regionären Lymphknoten Stäube immer in Zellen gefunden. Dies kann als Indiz dafür gewertet werden, daß der einmal in das Alveolarseptum eingedrungene Staub nur intrazellulär über die Lymphspalten in die lymphatischen Gewebe abtransportiert wird.

G. Die fibroblastische Wirkung silikogener SiO_2-Verbindungen

Phagozytenschädigung nach Quarzstaubinkorporation und Veränderung des Mikromilieus der Alveole unter dem Bild der Pneumozyten Typ-II- und Surfactantlipidvermehrung bedingen die erhöhte pulmonale Retention und lymphatische Penetration der

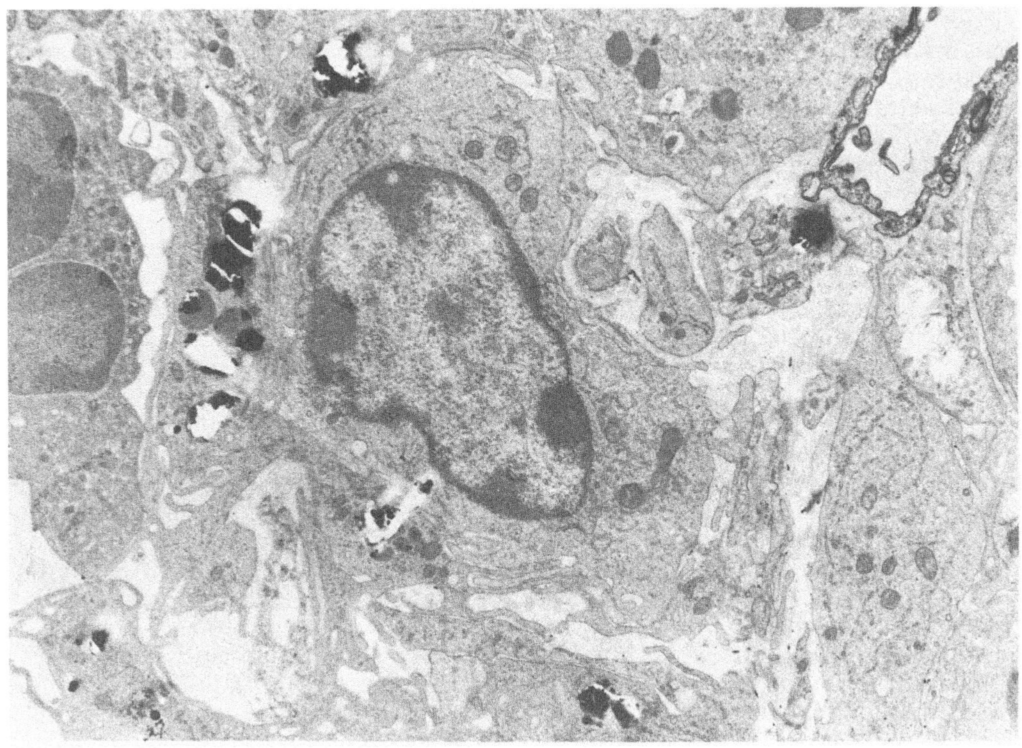

Abb. 12. Alveolarseptum mit Quarzphagozyten; vitale Zelle mit Quarzstaub in intakten Phagolysosomen

Quarzstäube. Diese Prozesse sind somit Voraussetzung für die die Krankheit Silikose letztlich entscheidende pathogenetische Wirkung der Quarzstäube: der silikotischen Fibrogenese im interstitiellen und lymphatischen Bereich der Lunge.

Experimentelle Grundlagenforschungen wurden erstmals von HEPPLESTON und STYLES (1967) vorgestellt. Untersuchungen in vivo lassen eine Unterscheidung zwischen einer direkten Quarzwirkung auf Fibroblasten und einer indirekten durch Quarzmakrophageninteraktion induzierten Fibrogenese nicht zu. Mit Hilfe der Gewebekulturtechnik wurde die Quarzphagozytose von der Kollagenbildung durch Fibroblasten getrennt. Peritonealmakrophagen wurden 24 Std lang mit Quarz inkubiert. Von den nach Frieren/Tauen aufgebrochenen Phagozyten ließ sich nach Zentrifugation des Staubes und der Zelltrümmer ein Überstand gewinnen, der auf Subkulturen von Hühnerembryofibroblasten, die einige Tage in Kultur gewachsen waren, zugefügt wurde. Nach 2- bis 4tägiger

Inkubation zeigte die Ermittlung des Hydroxyprolingehaltes (= Kollagen) der Fibroblastenkultur in Relation zum DNA-Gehalt (= Zellmenge), daß der Überstand von quarzinkubierten Makrophagen eine erhebliche Vermehrung der Hydroxyprolinproduktion verursachte. Die Kontrolluntersuchungen bestanden in Inkubation der Fibroblastenkulturen mit unbehandeltem Makrophagenextrakt (1), mit Überständen von Phagozyten nach Inertstaubphagozytose (2) und mit Quarz allein (3). Diese Kontrollen induzierten keine vermehrte Hydroxyprolinproduktion der Fibroblasten. Bedeutsam erscheint, daß eine Inkubation der Fibroblasten mit durch Frieren/Tauen zerstörten Makrophagen in Kombination mit nachträglich zugeführtem Quarz (4) ebenfalls nicht zu einer Stimulierung der Hydroxyprolinproduktion führten. Aus den Ergebnissen kann entnommen werden, daß Quarz in Makrophagen die Bildung eines fibroblastenstimulierenden Faktors induziert. Bedeutsam erscheint weiterhin, daß nur lebende Makrophagen zur

Synthese eines solchen Faktors befähigt sind. Eine Behandlung der Makrophagen mit PVNO vor Quarzstaubphagozytose inhibiert die vermehrte Kollagenproduktion vollständig. Dieser Befund erklärt sich aus der zellprotektiven Wirkung der polymeren Substanz.

In einer ähnlichen Versuchsanordnung wurden Alveolarmakrophagen von Kaninchen und Lungenfibroblasten (Zellinie WI-38) benutzt; auch in diesem Fall stimulierten die gefilterten Überstände der quarzinkubierten Makrophagen eine erhöhte Hydroxyprolinbildung der Lungenfibroblasten (Burrel u. Anderson, 1973).

Kilroy und Smith (1973) benutzten demgegenüber ein in vivo-System zum Nachweis eines fibrogenen Faktors aus quarzbehandelten Makrophagen: Meerschweinchen erhielten Quarz intratracheal injiziert oder inhalierten vier Monate lang Quarzstaub. Die Lungen wurden anschließend ausgespült und die Alveolarmakrophagen im Vakuum getrocknet. 15 mg des Lyophylisats der Makrophagen wurden dann in einer Hauttasche implantiert und nach 90 Tagen die entstandenen Knötchen entnommen und gewogen. Gegenüber den Kontrollen (Makrophagen unbehandelter Tiere und nachträgliche Zugabe eines SiO_2-Staubes) konnten je nach Versuchsanordnung 20- bis 40mal schwerere Knötchen gewonnen werden. Das Lyophylisat behielt seine Wirksamkeit nach einer Lagerung von vier Jahren und nach Säurebehandlung und Extraktion mit Chloroform-Methanol. In einer weiteren Arbeit jüngeren Datums wurde von Richards und Wusteman (1974) ebenfalls eine Stimulation der Kollagenproduktion von Fibroblasten in einem homologen Kaninchen-in vitro-Zellsystem gefunden. Es wurde einerseits die Direktwirkung von Minusil (99% kristallines SiO_2) auf Fibroblasten und andererseits die Effekte von quarzbehandelten Makrophagen auf Fibroblastenkulturen zu verschiedenen Wachstumsphasen geprüft. Zunächst ergab sich, daß der Staub keinen direkten Einfluß auf die Fibroblastenkulturen in der logarithmischen und stationären Wachstumsphase ausübt. Wenn hingegen intakte unbehandelte Makrophagen und intakte Staubphagozyten der Fibroblastenkultur zugefügt wurden, zeigte sich etwa eine Verdoppelung des gebildeten Hydroxyprolins. Durch Frieren/Tauen

zerstörte, unbehandelte wie auch Quarzphagozyten hatten demgegenüber keinen Effekt, ebenso wie der Überstand einer Quarzmakrophagenkultur. Hieraus ergibt sich, daß nur intakte Makrophagen die Hydroxyprolinsynthese anregen können. Allerdings bestand keine Differenz in der Wirkung zwischen den unbehandelten und den mit Minusil behandelten Makrophagen. Im Unterschied zu den Untersuchungen von Heppleston und Styles (1967) wurden in diesem Testsystem nicht die Extrakte, sondern die intakten Zellen der Fibroblastenkultur zugefügt.

Eine weitere neuere Studie (Volmer et al., 1976) zu dieser Frage wurde in einem homologen Maus-Makrophagen-Fibroblasten-System in vitro durchgeführt. Die Extrakte unbehandelter Peritonealmakrophagen induzierten eine um 40—50%ige gesteigerte Hydroxyprolinsynthese der stationären Fibroblastenkultur, während die Extrakte von Quarzphagozyten die Syntheserate um etwa 100% steigerten. Nach Ultrafiltration wurde eine vollwirksame Fraktion bei einem Molekulargewicht > 30000 gefunden. Die Aktivität der Protokollagenprolinhydroxylase wurde durch Extrakte unbehandelter Makrophagen und quarzbehandelter Makrophagen in gleichem Umfang erhöht. Anscheinend wird bei der Stimulation der Kollagensynthese neben Makrophagenfaktoren ein zusätzlicher spezifischer Quarzmakrophagenfaktor auf unterschiedlichen Ebenen der Kollagensynthese wirksam.

Unabhängig von gewissen Widersprüchen in Detailergebnissen, die sich durch unterschiedliche Testsysteme erklären lassen, beweisen die verschiedenen Untersuchungen, daß für die silikosetypische fibroblastische Reaktion die Wirkung von Quarzstäuben auf Makrophagen von wesentlicher Bedeutung ist. Hierbei spielen weniger die zytonekrobiotischen Effekte der kristallinen SiO_2-Verbindungen als vielmehr die Reaktion der vitalen Phagozyten auf den inkorporierten Staub die entscheidende Rolle.

H. Zusammenfassung und Schlußfolgerungen aus den Ergebnissen auf dem Gebiet der Grundlagenforschung

Quarz und verschiedene andere fibrogene SiO_2-Verbindungen üben einen zytopathogenen Effekt auf Makrophagen in vitro und in vivo aus. Die Ergebnisse sprechen dafür, daß bestimmte Eigenschaften der Kristalloberfläche für die biologischen Effekte verantwortlich sind. Der Rezeptor der Aggressivität auf zellulärer Ebene dürften nach übereinstimmender Meinung vieler Untersucher zytoplasmatische Membranen sein. Der Zelltod wird nach dem lysosomalen Konzept durch die Ruptur der Phagolysosomenmembran und die Freisetzung hydrolytischer Enzyme eingeleitet. Alle in vivo zu beobachtenden Gewebsreaktionen lassen sich auf die primären zytopathogenen Effekte auf Makrophagen zurückführen. In der Alveole vermehren sich sehr frühzeitig, schon vor dem Auftreten von Zellnekrosen der Staubphagozyten, die Pneumozyten Typ II, deren Sekretionsprodukte in exzessivem Maße von Makrophagen phagozytiert werden. Die Typ-II-Zell-abhängige Veränderung des Mikromilieus der Alveole und die direkten Zelleffekte auf Makrophagen verursachen eine verminderte bronchiale Elimination der Staubphagozyten und eine konsekutive Anreicherung von Makrophagen in der Alveole. Gleichzeitig strömen auch vermehrt Phagozyten in die Alveole ein. Möglicherweise stimulieren die alveolären Phospholipide das retikulo-histiozytäre System und die Neubildung von Phagozyten (CONNING u. HEPPLESTON, 1966).

Als Folge dieser Gewebsreaktion wird eine verschlechterte bronchiale Elimination und eine erhöhte pulmonale Retention der zytotoxischen Stäube beobachtet. Weiterhin werden die Quarzstäube vermehrt in die lymphatischen Bereiche der Lungen abtransportiert. Der Mechanismus des Übertritts von Quarz aus der Alveole in das septale Gewebe ist noch nicht geklärt. Im Septum liegen die Stäube obligat intrazellulär und werden auch in den Phagozyten zunächst in die peribronchialen und perivasalen lymphatischen Ge-

webe und dann in die mediastinalen, der Lunge regionären Lymphknoten abtransportiert. In ständig sich wiederholenden Zyklen sterben Quarzphagozyten ab, setzen den Quarz frei, welcher von neu eingewanderten Makrophagen rephagozytiert wird. Hierbei werden von den Staubphagozyten spezifische Fibroblasten-stimulierende Faktoren gebildet, die zur Entwicklung von Kollagen und Narben in der Lunge und den mediastinalen Lymphknoten führen.

PVNO kann nun zu den verschiedenen Phasen des silikotischen Prozesses wirksam werden. Die prophylaktische Anwendung vor Beginn der Staubexposition hemmt durch den zellulären Schutz der Alveolarmakrophagen alle nachfolgenden Stufen der Gewebsreaktion. In der Alveole beobachtet man morphologisch unauffällige Pneumozyten Typ II, die Zahl der Makrophagen in der Alveole entspricht den Inertstaubkontrollen, die bronchiale Elimination der Quarze erreicht normale Werte und der quarzspezifische Lymphotropismus wird vollständig aufgehoben. Bei Applikation von

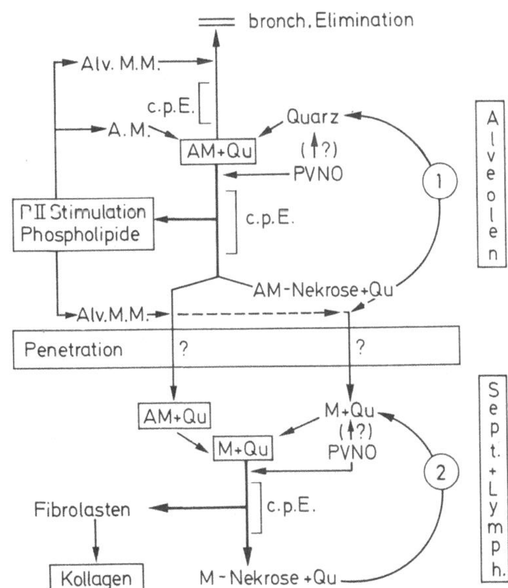

Abb. 13. Synoptische Darstellung der verschiedenen zytopathologischen Ereignisse nach Inhalation von Quarzstaub im Lungengewebe. Abkürzung: cpE = cytopathogener Effekt; AM = Alveolarmakrophagen; M = Makrophagen; PII = Pneumozyten Typ II; Qu = Quarz; $Alv.M.M.$ = Alveoläres Mikromilieu

PVNO nach Entwicklung einer experimentellen Silikose nimmt der vermehrte Kollagengehalt der Lunge wieder ab. Der Angriffspunkt der polymeren Substanz liegt hier auch an den Quarzphagozyten, die nach Schutz durch PVNO keinen fibroblastenstimulierenden Faktor bilden. Hierdurch wird die Gleichgewichtsreaktion von Kollagenauf- und -abbau zugunsten des Abbaus verschoben.

Die Abfolge der Phasen der Silikoseentstehung ist auf einem Schema zusammengestellt, um die Verknüpfungspunkte der verschiedenen pathogenetischen Prozesse zu verdeutlichen. Gleichzeitig sind die Stellen des Einflusses von PVNO bei prophylaktischer und therapeutischer Anwendung markiert (Abb. 13).

Literatur

ALLISON, A.C.: Effects of silica and asbestos on cells in culture. In: Inhaled Particles III. Proceedings of an International Symposium organized by the British Occupational Hygiene Society in London, 14—23 September, 1970 (W.H. WALTON, Ed.), Vol. 1, p. 437—441. Old Woking, Surrey England: Unwin Brothers Limited The Gresham Press 1971.

ALLISON, A.C.: Lysosomes and the toxicity of particulate pollutants. Arch. intern. Med. 128, 131—139 (1971).

ALLISON, A.C., HARINGTON, J.C., BIRBECK, M.: An examination of the cytotoxic effects of silica on macrophages. J. exp. Med. 124, 141—153 (1966).

ALLISON, A.C., HARINGTON, J.S., BIRBECK, M., NASH, T.: Observations on the cytotoxic action of silica on macrophages. In: Inhaled Particles and Vapours II. Proceedings of an International Symposium organized by the British Occupational Hygiene Society, Cambridge, 28 September—1 October 1965 (C.N. DAVIES, Ed.), p. 121—130. Oxford-London-Edinburgh-New York-Toronto-Syndney-Paris-Braunschweig: Symposium Publications Division Pergamon Press 1967.

AMMON, R.: Lebercirrhose durch kolloidale Kieselsäure mit Leistungsprüfung des Organs. Beitr. Silikose-Forsch., S-Bd Grundfragen Silikoseforschung 2, 405—413 (1957).

ARNOLD, J.: Untersuchungen über Staubinhalation und Staubmetastase. Leipzig: Vogel 1885.

BAUMANN, H.: Verfolgung der Polymerisation der Kieselsäure durch Chromatographie. Beitr. Silikose-Forsch., S-Bd Grundfragen Silikoseforschung 2, 429—442 (1956).

BAUMANN, H.: Polymerisation und Depolymerisation der Kieselsäure unter verschiedenen Bedingungen. Kolloid-Z. 151, 42 (1957).

BECK, E.G.: Die Reaktion in vitro gezüchteter Zellen auf partikelförmige Luftverunreinigungen und hochpolymere Stoffe. Forschungsberichte des Landes Nordrhein-Westfalen, Nr. 2083. Köln, Opladen: Westdeutscher Verlag 1970.

BECK, E.G., ANTWEILER, H., SCHILLER, E.: Morphologische, funktionelle und biochemische Untersuchung über die Wirkung von Polyvinylpyridin-N-oxid. Beitr. Silikose-Forsch., S-Bd Grundfragen Silikoseforschung 6, 233—244 (1965).

BECK, E.G., BOJE, H.: Zytologische Untersuchungen über die Wirkung von Poly-2-vinylpyridin-N-oxid in der Zellkultur. In: Fortschritte der Staublungenforschung, Bd. 2. (H. REPLOH, H.J. EINBRODT, Hrsg.), S. 231—236. Dinslaken: Niederrheinische Druckerei 1967.

BECK, E.G., BRUCH, J., BROCKHAUS, A.: Die Beeinflussung der zytotoxischen Quarzwirkung an Mäusefibroblasten (strain L) durch Polyvinylpyridin-N-Oxyd (P 204). Z. Zellforsch. 59, 568—576 (1963).

BOHN, E., STÖBER, W.: Isolierung von Coesit und Stischowit aus dem Coconino-Sandstein des Meteorkraters in Arizona, USA. Beitr. Silikose-Forsch., S- Bd Grundfragen Silikoseforschung 6, 27—34 (1965).

BOWDEN, D.H., ADAMSON, I.Y.R., WYATT, J.P.: Origin of the lung macrophage: Evidence derived from oxygen and ratiation induced injuries. Amer. J. Path. 55, 44a (1969).

BRAIN, J.D.: The effects of increased particles on the number of alveolar macrophages. In: Inhaled Particles III. Proceedings of an International Symposium organized by the British Occupational Hygiene Society in London, 14—23 September, 1970 (W.H. WALTON, Ed.), Vol. 1, p. 209—224. Old Woking, Surrey, England: Unwin Brothers Limited The Gresham Press 1971.

BRUCH, J.: Submikroskopische Beobachtungen nach kurzzeitiger Applikation von Poly-2-vinylpyridin-N-oxid. In: Fortschritte der Staublungenforschung, Bd. 2. (H. REPLOH, H.J. EINBRODT, Hrsg.), S. 273—276. Dinslaken: Niederrheinische Druckerei 1967.

BRUCH, J.: Über die Ultrastruktur einer neuen Membranorganelle und ihre Funktion während der Phagocytose von Quarz. Virchows Arch. Abt. B. Zellpath. 6, 166—182 (1970).

BRUCH, J.: Elektronenmikroskopische Untersuchungen über die alveolaren und septalen Makrophagen der Rattenlunge. Silikosebericht Nordrhein-Westfalen 8, 101—109 (1971).

BRUNSTETTER, M.-A., HARDIE, J.A., SCHIFF, R., LEWIS, J.P. and CROSS, C.E.: The Origin of Pulmonary Alveolar Macrophages. Arch. Intern. Med., 127, 1064—1068 (1971).

COLLET, A., J.C. MARTIN, C. NORMAND-REUET, A. POLICARD: Recherches infrastructurales sur l'évolution des macrophages alvéolaires et leurs réaction aux possières minérales. In: Inhaled Particles and Vapours II. Proceedings of an International Symposium organized by the British Occupational Hygiene Society, Cambridge, 28 September—1 October 1965. Ed. by C.N. Davies. p. 155—162. Oxford-London-Edinburgh-New York-Toronto-Sydney-Paris-Braunschweig: Symposium Publications Division Pergamon Press 1967.

COMOLLI, R.: Cytotoxicity of silica and liberation of lysosomal enzymes. J. Path. Bact. 93, 241—253 (1967).

CONNING, D.M., HEPPLESTON, A.G.: Reticuloendothelial activity and local particle disposal. A comparison of the influence of modifying agents. Brit. J. exp. Path. **47**, 388−400 (1966).

CURRAN, R.C., ROWSELL, E.V.: The application of the diffusion chamber technique to the study of silicosis. J. Path. Bact. **76**, 561 (1958).

DEHNEN, W., FETZER, J.: Zur Wirkung von Quarz auf Lysosomen in vitro. Naturwissenschaften **54**, 23 (1967).

DEHNEN, W., FETZER, J.: Über die Wirkung von Polyvinylpyridin-N-Oxid (P 204) auf die Stabilität isolierter Rattenleberlysosomen. Ergebn. Unters. Geb. Staub- u. Silikosebek. im Steinkohlenbergbau **6**, 161−163 (1967).

DEHNEN, W., FETZER, J., POTT, F., BECK, E.G.: Biochemische Untersuchungen über die Beteiligung von Lysosomen an der zellschädigenden Wirkung von Quarz. In: Fortschritte der Staublungenforschung, Bd. 2 (H. REPLOH, H.J. EINBRODT, Hrsg.), S. 145−150. Dinslaken: Niederrheinische Druckerei 1967.

DUVE, C. DE: General properties of lysosomes. The lysosome concept. In: Lysosomes. Ciba Foundation Symposium (A.V.S. DE REUCK, MARGARET P. CAMERON, Eds.), p. 1−35. London: Churchill 1963.

FALLON, J.T.: Specific tissue reaction to phospholipids: A suggested explanation for the similary of the lesions of silicosis and pulmonary tuberculosis. Canad. med. Ass. J. **36**, 223−228 (1937).

FETZER, J.: Diskussionsbeitrag. In: Fortschritte der Staublungenforschung, Bd. 2. (H. REPLOH, H.J. EINBRODT, Hrsg.), S. 276. Dinslaken: Niederrheinische Druckerei 1967.

FURTH, R. VAN, COHN, Z.A.: The origin and kinetics of mononuclear phagocytes. J. exp. Med. **128**, 415−433 (1968).

GARDNER, L.U.: Studies on the relation of mineral dusts to tuberculosis. III. The relatively early lesions in experimental pneumoconiosis produced by carborundum inhalation and their influence on pulmonary tuberculosis. Amer. Rev. Tuberc. **7**, 344−357 (1923).

GRÜNSPAN, M., ANTWEILER, H.: Biochemical and biophysical reactions of rat lung tissue to quartz and corundum with and without PVN-oxide treatment. In: Inhaled Particles III. Proceedings of an International Symposium organized by the British Occupational Hygiene Society in London, 14−23 September, 1970 (W.H. WALTON, Ed.), Vol. 1, p. 373−377. Old Woking, Surrey, England: Unwin Brothers Limited The Gresham Press 1971.

GRUNDMANN, E.: Experimentelle Untersuchungen über die zelluläre Speicherung des Polyvinylpyridin-N-oxids. In: Fortschritte der Staublungenforschung, Bd. 2 (H. REPLOH, H.J. EINBRODT, Hrsg.), S. 223−229. Dinslaken: Niederrheinische Druckerei 1967.

GYE, W.E., PURDY, W.J.: The poisonous properties of colloidal silica. I. The effects of the parenteral administration of large dosis. Brit. J. exp. Path. **3**, 75−85 (1922).

GYE, W.E., PURDY, W.J.: The poisonous properties of colloidal silica. II. The effects of repeated intravenous injections on rabbits; fibrosis of the liver. Brit. J. exp. Path. **3**, 86−94 (1922).

HEPPLESTON, A.G.: Observations on the mechanism of silicotic fibrogenesis. In: Inhaled Particles III. Proceedings of an International Symposium organized by the British Occupational Hygiene Society in London, 14−23 September, 1970 (W.H. WALTON, Ed.), Vol. 1, p. 357−369. Old Woking, Surrey, England: Unwin Brothers Limited The Gresham Press 1971.

HEPPLESTON, A.G., STYLES, J.A.: Activity of a macrophage factor in collagen formation by silica. Nature (Lond.) **214**, 521−522 (1967).

HEPPLESTON, A.G., YOUNG, A.E.: Alveolar lipoproteinous: An ultrastructural comparison of the experimental and human form. J. Path. Bact. **107**, 107−117 (1972).

HOLT, P.F., WENT, C.W.: Studies on the nature of silicosis. A suggested mechanism of fibrogenesis. Brit. J. industr. Med. **17**, 25−30 (1960).

JÄGER, R.: Kolloidchemische Gesichtspunkte in der Staublungenforschung. In: Die Staublungenerkrankungen (K.W. JÖTTEN, H. GÄRTNER, Hrsg.), S. 241−255. Darmstadt: Steinkopff 1950.

KARRER, H.E.: An electronmicroscopic study of the structure of pulmonary capillaries and alveoli of the mouse. Bill. Johns Hopkins Hosp., **98**, 65−83 (1956).

KAW, J.L., GUPTA, G.S.D., ZAIDI, S.H.: Lung lipids and pulmonary silicosis in rats. Int. Arch. Arbeitsmed. **27**, 324−330 (1971).

KESSEL, R.W.I., MONACO, L., MARCHISIO, M.A.: The specifity of the cytotoxic action of silica−a study in vitro. Brit. J. exp. Path. **44**, 351−364 (1963).

KETTLE, E.H.: Experimental silicosis. J. industr. Hyg. **8**, 491−495 (1926).

KILROE-SMITH, T.A., WEBSTER, I., DRIMMELEN, M. VAN, MARASAS, L.: An insoluble fibrogenic factor in macrophages from guinea pigs exposed to silica. Environm. Res. **6**, 298−305 (1973).

KING, E.J.: The biochemistry of silicic acid. III. The determination of silica. Biochem. J. **33**, 944−954 (1939).

KING, E.J.: Solubility theory of silicosis; Critical study. Occup. Med. **4**, 26−49 (1947).

KLOSTERKÖTTER, W.: Untersuchungen über die eiweißfällende Wirkung der kolloidalen Kieselsäure. I. Mitt. Arch. Hyg. (Berl.) **138**, 522−532 (1954).

KLOSTERKÖTTER, W.: Untersuchungen über die eiweißfällende Wirkung der kolloidalen Kieselsäure. II. Mitt. Arch. Hyg. (Berl.) **139**, 62−74 (1955).

KLOSTERKÖTTER, W.: Die physikalischen Halbleitereigenschaften und die zellschädigende Wirkung der verschiedenen SiO$_2$-Modifikationen. In: Fortschritte der Staublungenforschung, Bd. 2 (H. REPLOH, H.J. EINBRODT, Hrsg.), S. 115−123. Dinslaken: Niederrheinische Druckerei 1967.

KLOSTERKÖTTER, W., H.J. EINBRODT: Quantitative tierexperimentelle Untersuchungen über den Abtransport von Staub aus den Lungen in die regionalen Lymphknoten. Arch. Hyg. Bakt., **149**, 367−384 (1965)

KOPPENHÖFER, G.F.: Untersuchungen zur Pathogenese silikotischer Gewebsreaktionen; über die geweblichen Veränderungen nach experimenteller Zufuhr von kolloidaler Kieselsäure. Virchows Arch. path. Anat. **297**, 271−304 (1936).

KOSHI, K.: The cytotoxic action of quartz particles on the monocyte. Ind. Hlth (Kawasaki) **2**, 19 (1964).

LOW, F.N.: Electronmicroscopy of the rat lung. Anat. Rec., **113**, 437−450 (1952).

MARKS, G.S., MARASAS, L.W.: Changes in the lung lipids of rabbits and guinea-pigs exposed to the inhalation of silica dust. Brit. J. industr. Med. **17**, 31−35 (1960).

Marks, J.: The neutralization of silica toxicity in vitro. Brit. J. industr. Med. **14**, 81−84 (1957).

Marks, J., James, D.M.: The measurement of dust toxicity in vitro. J. Path. Bact. **77**, 401 (1959).

Marks, J., Mason, M.A.: A quantitative technique for studying the effect of dust on phagocytic cells in vitro. Brit. J. industr. Med. **13**, 192−195 (1956).

Marks, J., Mason, M.A., Nagelschmidt, G.: A study of dust toxicity using a quantitative tissue culture technique. Brit. J. industr. Med. **13**, 187−191 (1956).

Marks, J., Nagelschmidt, G.: Study of the toxicity of dust with use of the in vitro dehydrogenase technique. Arch. industr. Hlth **20**, 383−389 (1959).

Masse, R.: Etude cytologique comparee de l'influence du plutonium et de la silica inhales sur le comportement du macrophage alveolaire. In: Inhaled Particles III. Proceedings of an International Symposium organized by the British Occupational Hygiene Society in London, 14−23 September, 1970 (W.H. Walton, Ed.), Vol. 1, p. 247−258. Old Woking, Surrey, England: Unwin Brothers Limited The Gresham Press 1971.

Masse, R., Martin, J.C., Zagorcić, A., Lafuma, J., Le Bouffant, L.: Etude expérimentale de l'origine des macrophages alvéolaires du rat. C.R. Acad. Sci. (Paris), Ser. D **270**, 245−248 (1970).

Modelell, M., Munder, P.G., Fischer, H.: Langzeitmessung der Atmung von Makrophagenkulturen in Gegenwart silikogener Partikel und Schutzstoffe. In: Fortschritte der Staublungenforschung, Bd. 2. (H. Reploh, H.J. Einbrodt, Hrsg.), S. 179−186. Dinslaken: Niederrheinische Druckerei 1967.

Münch, R., Beck, E.G., Manojlovic, N.: Untersuchungen über die Reaktion in vitro gezüchteter Zellen nach kurzzeitiger Inkubation mit SiO$_2$-Staub. Beitr. Silikose-Forsch. **23**, 175−205 (1971).

Munder, P.G., Ferber, E., Modelell, M., Fischer, H.: Störung des Phospholipidstoffwechsels von Makrophagen nach Phagozytose von silikogenen Partikel. In: Fortschritte der Staublungenforschung, Bd. 2 (H. Reploh, H.J. Einbrodt, Hrsg.), S. 129−144. Dinslaken: Niederrheinische Druckerei 1967.

Nash, T., Allison, A.C., Harington, J.S.: Physicochemical properties of silica in relation to its toxicity. Nature (Lond.) **210**, 259−261 (1966).

Parazzi, E., Secchi, G.C., Pernis, B., Vigliani, E.: Studies on the cytotoxic action of silica dusts on macrophages in vitro. Arch. environm. Hlth **17**, 850−859 (1968).

Pinkett, M.O., Cowdrey, C.R., Nowell, P.C.: Mixed hematopietic and pulmonary origin of "alveolar macrophages" as demonstrated by chromosome markers. Amer. J. Path. **48**, 859−865 (1966).

Policard, A., Collet, A., Gilbaire-Ralyte, L.: Etude en microscope electronique des céllules alvéolaires. C.R. Acad. Sci. (Paris), **240**, 2363−2365 (1955).

Policard, A., Collet, A.: Étude au microscope électronique des réaction cellular expérimentales á la silice. In: Die Staublungenerkrankungen, Bd. 3 (K.W. Jötten, W. Klosterkötter, Hrsg.), S. 368−373. Darmstadt: Steinkopff 1958.

Polley, H., Friedberg, K.D.: Eine neue Bestaubungsanlage für tierexperimentelle Untersuchungen insbesondere für die Silikoseforschung im Steinkohlenbergbau. Grundfragen Silikoseforschung **6**, 475−478 (1965).

Pott, F., und Bruch, J.: 1976 in Vorbereitung.

Richards, R.J., Wusteman, F.S.: The effects of silica dust and alveolar microphages on lung fibroblasts grown in vitro. Life Sci. **14**, 355−364 (1974).

Robock, K.: Die Messung der Lumineszenz verschiedener Siliciumdioxid-Modifikationen als Beitrag zur Frage der Silikose-Entstehung. Beitr. Silikose-Forsch. **92**, 1−96 (1967).

Robock, K.: Neuere Vorstellungen zur Silikoseentstehung. Lumineszenzmessungen und biochemische Zellversuche mit SiO$_2$-Stäuben. Staub-Reinh. Luft **28**, 148−156 (1968).

Robock, K., Klosterkötter, W.: Die physikalischen Halbleitereigenschaften und die zellschädigende Wirkung der verschiedenen SiO$_2$-Modifikationen. In: Fortschritte der Staublungenforschung, Bd. 2. (H. Reploh, H.J. Einbrodt, Hrsg.), S. 117−123. Dinslaken: Niederrh. Druckerei 1967.

Robock, K., Beck, E.G., Manojlović, N.: Die Sofortreaktion von Makrophagen auf SiO$_2$-Stäube in vitro. Silikosebericht Nordrhein-Westfalen **9**, 91−98 (1973).

Sakabe, H., Koshi, K.: Preventative effect of polybetaine on the cell toxicity of quartz particles. Industr. Hlth (Kawasaki) **5**, 181−182 (1967).

Sayers, R.R.: Health hazards in the mining industry. U.S. Bureau of Mines, Report of Investigation 2660 (1924).

Schlipköter, H.-W.: Elektronenoptische Untersuchungen ultradünner Lungenschnitte. Dtsch. med. Wschr., **79**, 1658−1659; 1675 (1954).

Schlipköter, H.-W., Brockhaus, A.: Die Wirkung von Polyvinylpyridin-N-oxyd auf die experimentelle Silikose. Dtsch. med. Wschr. **85**, 920−923; 933−934 (1960).

Schlipköter, H.-W., Brockhaus, A.: Die Hemmung der experimentellen Silikose durch subcutane Verabreichung von Polyvinylpyridin-N-oxyd. Klin Wschr. **39**, 1182−1189 (1961).

Seifert, H.: Gedanken und Experimente zu einer Kausaltheorie der Silikose. Beitr. Silikose-Forsch. **82**, 1−91 (1964).

Seifert, H.: Strukturgelenkte Grenzflächenvorgänge in der unbelebten und belebten Natur. Naturwiss. Rundschau **19**, 1; 50 (1966).

Slavjansky, K.: Experimentelle Beiträge zur Pneumokoniosis-Lehre. Virchows Arch. path. Anat. **48**, 326−332 (1869).

Stalder, K.: Über die Wirkungen von Polykieselsäuren und von Quarz auf die Erythrozytenmembran. Beitr. Silikose-Forsch. **86**, 1−30 (1965).

Stalder, K.: Der Erythrozyt als Modell für biologische Wirkungen von Stäuben. In: Fortschritte der Staublungenforschung, Bd. 2 (H. Reploh, H.J. Einbrodt, Hrsg.), S. 151−156. Dinslaken: Niederrheinische Druckerei 1967.

Stalder, K., Stöber, W.: Haemolytic activity of suspensions of different silica modifications and inert dusts. Nature (Lond.) **207**, 874−875 (1965).

Stöber, W., Bauer, G.: Chemisorption an SiO$_2$. In: Die Staublungenerkrankungen, Bd. 3 (K.W. Jötten, W. Klosterkötter, Hrsg.), S. 31−40. Darmstadt: Steinkopff 1958.

Stöber, W., Bauer, G.: Zur Wertung der derzeitigen Kausaltheorien über die Silikoseentstehung. Staub **19**, 1−5 (1959).

Strecker, F.J.: Histophysiologische Untersuchungen zur „silikotischen Gewebsreaktion" im Intraperitonealtest und zur Gewebswirkung von Coesit und Stischowit. Beitr. Silikose-Forsch., S-Bd Grundfragen Silikoseforschung **6**, 55—83 (1965).

STRECKER, F.J.: Tissue reactions in rat lungs after dust inhalation with special regard to bronchial dust elimination and to the penetration of dust into the lung interstices and lymphatic nodes. In: Inhaled Particles and Vapours II. Proceedings of an International Symposium organized by the British Occupational Hygiene Society, Cambridge, 28 September— 1 October 1965 (C.N. DAVIES, Ed.), p. 141—152. Oxford-London-Edinburgh-NewYork-Toronto-Syd-ney-Paris-Braunschweig: Symposium Publications Division Pergamon Press 1967.

VIROLAINEN, M.: Hematopoietic origin of macrophages as studied by chromosome markers in mice. J. exp. Med. **127**, 943—952 (1968).

VISCONTI: Protocollo generale delle necroscopie eseguite nell' Istituto Anatomo-Patologico dell' Ospedale Maggiore. Anno 1870.

VOLLMER, U., BECK, E.G., DEHNEN, W.: In Vorbereitung.

WEIBEL, E.R., GILLS, J.: Morphologie der Alveolaroberfläche. Pneumologie, **144**, 159—166 (1971).

Die Silikose (Anthrakosilikose)

G. Reichel

Mit 37 Abbildungen und 28 Tabellen

A. Vorkommen silikogener Stäube

Dort, wo ein Arbeiter bei seiner beruflichen Tätigkeit einem Staub ausgesetzt ist, der Quarz (kristalline Kieselsäure) oder seine Modifikationen in lungengängiger Korngröße (< 5 μm) enthält, besteht die Gefahr, daß er an einer Pneumokoniose erkrankt mit einer für den Quarz spezifischen Gewebsveränderung. Seit der Johannesburger Konferenz im Jahre 1930 wird der Quarz als Ursache der spezifischen Silikosefibrose betrachtet. Der ursächliche Zusammenhang zwischen silikotischen Gewebsveränderungen und Quarz ist seither vielfach belegt worden, so daß an der Formulierung „ohne Quarz keine Silikose" mit gewissen Einschränkungen auch heute noch festzuhalten ist. Jede feste freie Quarzmodifikation kann silikogen wirken. Es gibt jedoch Modifikationen, so Tridymit und Cristobalit (King, Mohanty et al., 1953a), die stärker wirksam sind als der in der Natur am häufigsten vorkommende Quarz. Die amorphen Modifikationen, z.B. Quarzglas, sind in ihrer Wirkung dagegen weitaus schwächer (King, Mohanty et al., 1953b; Stöber, 1967). Von Stöber wurden 1964 aus dem Coconino-Sandstein des Arizonakraters zwei Hochdruckmodifikationen des Quarzes, das Coesit und das Stichowit, isoliert, von denen letzteres sich als inert erwies (Strecker, 1965a). Gewerbehygienisch spielen neben dem Quarz an sich nur das Cristobalit und Tridymit eine Rolle (Einbrodt, 1965; Katsnelson, Babushkina et al., 1967).

In der Industrie werden in einer Reihe von Gewerbezweigen mineralische Arbeitsstoffe und Hilfsstoffe verwendet bzw. Produkte hergestellt, die Quarz oder seine Modifikationen enthalten. Die wichtigsten quarzhaltigen Mineralien, Gesteine und Industriestäube zeigt in einer Übersicht die Tabelle 1. Bei der Gewinnung der Rohstoffe, ihrer Be- und Verarbeitung bzw. den Verfahren zur Herstellung der Produkte, treten an den Arbeitsplätzen Schwebestäube unterschiedlicher Konzentration, Kornverteilung und Zusammensetzung auf. Die im Hinblick auf die Entstehung der Pneumokoniosen besonders interessierenden Quarzgehalte in den Feinstaubfraktionen bewegen sich in den verschiedenen Gewerbezweigen über einen

Tabelle 1. Zur Silikose oder Mischstaubpneumokoniose führende kieselsäurehaltige Gesteine, Mineralien und Industriestäube

---

Gesteine und Mineralien
1. Quarz, Cristobalit, Tridymit
   Feuerstein, Achat, Opal, Chalcedon
2. Granit, Quarzporphyr, Quarztrachit, Trass, Gneis
3. Sandstein, Quarzit, Grauwacke, Schiefer, Kieselkreide, Sand
4. Kieselgur, Diatomeenerde
5. Erzgesteine
6. Kohlengesteine, Graphit
7. Flußspat
8. Bauxit, Kaolin

Industriestäube und -dämpfe
1. Porzellan- und Steinerzeugung
2. Feuerfeste Steine: Chamotte, Dina- und Silikatsteine
3. Schlacken- und Steinwolleprodukte
4. Glas- und Emailleverarbeitung, Quarzglasschmelzen
5. Zementerzeugung
6. Kesselsteinstaub
7. Gießereistaub
8. Gichtgase
9. Aerosilrauche

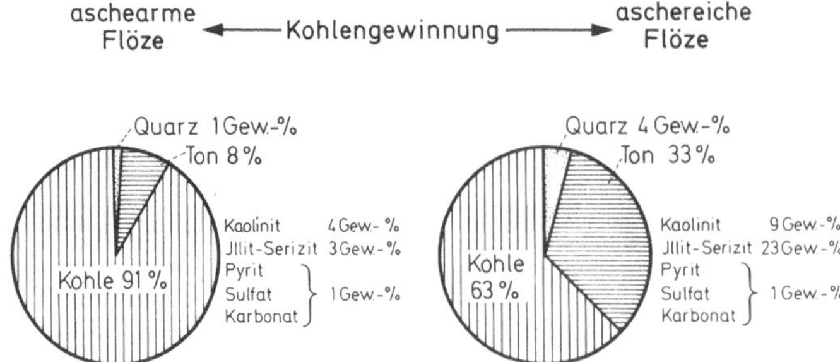

Abb. 1. Zusammensetzung der in der Kohlegewinnung entstehenden Stäube im rheinisch-westfälischen Industriegebiet. (Nach Leiteritz, Bauer et al., 1971a, b)

weiten Bereich, der hier nach den Angaben von Leiteritz, Bauer et al. (1971a, b) für den Bergbau und von Schmidt und Heidermanns (1967 sowie Schütz (1971) für die obertägige Industrie kurz skizziert werden soll.

Bergbau: Der überwiegende Anteil des Staubes in den Kohlenstreben des Ruhr- und Aachenerreviers besteht aus Kohle (63—91%) und Ton (8—33%) (Abb. 1). Der durchschnittliche, lungengängige Quarzanteil (< 5 μm) liegt bei 2,2—2,9%, der des Gesamtstaubes bei 4,1%. Ähnliche Verhältnisse bestehen auch in den englischen Kohlenrevieren, deren Quarzanteil am Gesamtstaub 4,5% beträgt (Dodgson, Hadden et al., 1971).

Stein- und Bauindustrie: Bei den Tiefen- und Ergußsteinen, die häufig als Werkstein und Schotter benutzt werden, findet man sowohl im Gestein als auch im Feinstaub etwa folgende Quarzgehalte in Gewicht-Prozent (Schütz, 1971):

Basalte, Phonolithe, Trachyte	0— 5%
Diorite, Syenite, Gabbro	0—10%
Diabase, Melyphyre	0—20%
Granite, Gneise, Porphyre, Porphyrite	15—35%

In der Gruppe der Sedimentgesteine liegen die Quarzgehalte bei den Kalken und bei Marmor unter 20%. Kieselkalke, Kieselschiefer und Quarzite können je nach Vorkommen bis zu 80% Quarz enthalten. Einen Sonderfall stellen Sandsteine und Grauwacke mit tonigen und kalkigen Bindemitteln dar. Hier bewegen sich die Quarzgehalte des Gesteins in der Größenordnung 30—80%. Im Feinstaub wird jedoch oft wesentlich weniger gefunden, da hier infolge der Bearbeitung eine Anreicherung der feinen Tonmineralien eintreten kann.

Keramische Industrie: In der keramischen Industrie mit den Gewerbzweigen Porzellan, Wand- und Bodenfliesen, Steinzeug und Tonwaren liegen die Quarzgehalte im Feinstaub überwiegend zwischen 5 und 20% mit einer Häufung bei 10—15%. Die Rohstoffe der Feinkeramik sind Feldspat, Tonmineralien und Quarz. An den entstaubten Arbeitsplätzen der Porzellanindustrie, die sich im Hinblick auf die Staubkonzentration gegenüber früheren Jahren wesentlich verbessert haben, werden nur mittlere Feinstaubkonzentrationen von $\bar{C}$ 0,91 mg/m³ und Quarzkonzentrationen von $\bar{C}_Q = 0,05$ mg/m³ gemessen.

Eisen- und Stahlindustrie: In den Gießereien bewegen sich die Quarzgehalte im Feinstaub im Bereich von 2—20% mit einer Häufung zwischen 5—10%. Vereinzelt, z.B. in der Sandaufbereitung und bei Strahlarbeitern, können auch Werte bis zu 50% auftreten. Bei der Verwendung von Zementsand und synthetischen Formsanden sind die Quarzgehalte niedriger. Sie liegen bei 1—5%. Beim Ausmauern bzw. Ausbrechen von Öfen und Gießkannen hängt der Quarzgehalt im Feinanteil des Schwebestaubes entscheidend von den verwendeten Materialien ab (Occella u. Maddalon, 1960; Katsnelson, Lemyasev et al., 1964). Werden Silikasteine benutzt, kann der Gehalt an freier kristalliner Kieselsäure (Quarz, Cristobalit, Tridymit) bis zu 70% betragen. Kommen nur basische Gesteine wie Chrommagnesit zum Einsatz, ist der Quarzgehalt sehr gering (um 1%). Der mittlere Feinstaubwert $\bar{C}$ und die mittlere, auf die nach der Teilchengröße festgelegte Johannesburger Trennfunktion bezogene Quarzstaubkonzentration $\bar{C}_Q$ schwankt in Gießereien zwischen folgenden Werten: $\bar{C} = 3,5$—5,2 mg/m³, $\bar{C}_Q = 0,12$—0,2 mg/m³ (Schütz, 1971).

Es sei jedoch betont, daß sich bei der Vielzahl der Arbeitsverfahren und der daraus resultierenden Vielfalt der Staubentstehungsprozesse die unterschiedlichsten Feinstaubbelastungen am Arbeitsplatz ergeben. Dies zeigt unter anderem ein Überblick über die von SCHÜTZ (1971) zusammengestellten Häufigkeiten der Mischstaubpneumokoniosen in Gießereien. Die Tabelle 2 gibt für einige wichtige Tätigkeitsgruppen Daten als Mittelwerte für die Zeit von 1959—1965 an. Für die von der Art der Arbeit her klar zu unterscheidenden Gruppen: Putzen, Schleifen und Sandstrahlen sowie Formen und Gießen verhalten sich die Werte der Silikosehäufigkeit wie 2,6:1, wobei ehemalige Bergleute wegen ihrer Staubvorbelastung ausgesondert sind. Die wichtigste Staubmeßgröße zur Abschätzung der Gefährdung, die mittlere Quarzstaubkonzentration in mg/m^3 beträgt für die Gruppe Former und Gießer 0,12, für die Gruppen Gußputzer, Schleifer und Sandstrahler 0,2 (SCHÜTZ, 1971).

Eine Übersicht über die bekanntesten berufsspezifischen Silikosen und über die auf quarzhaltige Mischstäube zurückgehenden Pneumokoniosen gibt die Tabelle 18 im Abschnitt „Berufsspezifische Silikosen". Diese Zusammenstellung enthält neben dem Vorkommen der Pneumokoniose auch Hinweise auf die Zusammensetzung der Stäube und den für die Pneumokonioseentwicklung wichtigen Quarzgehalt im Feinstaub.

Tabelle 2. Anteil einiger Tätigkeitsgruppen in Gießereien an der Zahl der Gießereiarbeiter und der Zahl der erstmals entschädigten Silikosen (Mittelwert 1959—1965). (Nach SCHÜTZ, 1971)

Tätigkeitsgruppe	Anteil an der Zahl der Arbeiter (%)	Anteil an der Zahl der Silikosen (%)	Häufigkeit je 1 000 Personen der Tätigkeitsgruppe
Formen, Gießen	27,1	25,5	0,93
Putzen, Schleifen, Sandstrahlen	18,1	46,6	2,58
Nicht spezifizierte Arbeiten	27,6	11,4	0,40
Ehemalige Bergleute	1,2	10,3	8,3

B. Häufigkeit der Silikose und der auf quarzhaltige Mischstäube zurückgehenden Pneumokoniosen

Die Silikose ist unter den Pneumokoniosen in Westeuropa die häufigste und in ihren gesundheitlichen, sozialen und volkswirtschaftlichen Auswirkungen schwerwiegendste Berufserkrankung (AHLMARK, 1968; AHLMARK, BRUCE et al., 1960; BRANDT, 1968; BRUCE, 1942a u. b; INAIL, 1961; RAE, 1971; RAE, WALKER et al., 1971; RÜTTNER, 1960; WAGNER, 1969a u. b; WAGNER u. KÖRNER, 1967; WOHLBEREDT, 1963, 1972). Unter den entschädigungspflichtigen Pneumokoniosen hat die Silikose in der Bundesrepublik Deutschland mit jährlich durchschnittlich 1 300 neuentschädigten Erkrankungsfällen einen Anteil von 73% an allen Berufserkrankungen der Atmungsorgane (Abb. 2, Tabellen 3 und 4). Zusammen mit der Siliko-Tuberkulose hat sie einen prozentualen Anteil von 88% gefolgt vom Berufsasthma mit einer prozentualen Beteiligung von 7% und der Asbestose von 4% (Abb. 2). 75,9% aller entschädigten Silikosen und Mischstaubsilikosen treten in der Bundesrepublik Deutschland im Bereich des Kohlenbergbaues auf; nur 11,3% in der Steinbruch-, Keramik- und Glasindustrie, 7,4% in der Stahl- und Eisenindustrie (Gießereien) sowie 3,58% im Baugewerbe (Stollenarbeiter und Mineure) (Tabellen 3 und 4). Ähnlich verhält es sich mit den Entstehungszahlen in anderen Bergbauländern, wie z.B. Großbritannien (RAE, 1971), in den Vereinigten Staaten (DESSAUER, BAIER et al., 1972; MORGAN, REGER et al., 1972), Frankreich (LINQUETTE u. VOISIN, 1960), Südafrika (GOLDSTEIN u. WEBSTER, 1972), Polen (ZAHORSKI, 1972) und Australien (GLICK, OUTHRED et al., 1972). In den Nachbarländern, besonders in denen des Alpengebietes, verlagert sich der Schwerpunkt der Pneumokoniosen auf die Berufssparten der Mineure und Stollenarbeiter, der Stein- und Keramik- sowie der Metallindustrie (Gießereien) (Tabellen 5—7).

Die Beurteilung der spezifischen Silikosemorbidität an Hand der veröffentlichten statistischen Ziffern ist wegen der von Land zu Land und Unfallversicherung zu Unfall-

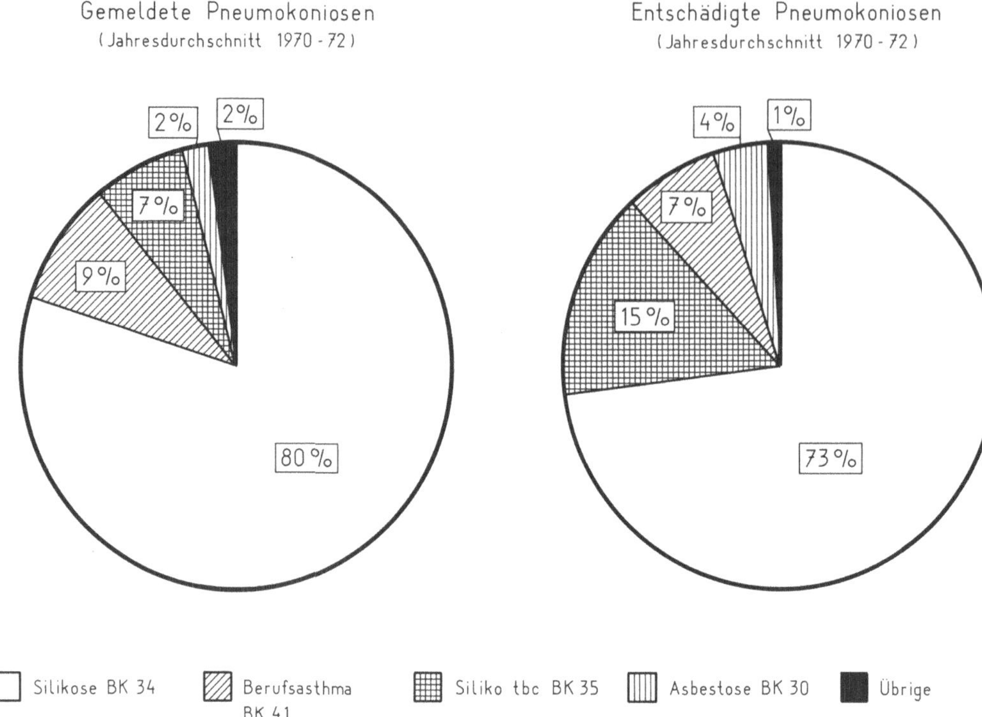

Abb. 2. Durchschnittliche Häufigkeiten der gemeldeten und entschädigten Pneumokoniosen in der Bundesrepublik Deutschland, Jahresdurchschnitt 1970—1972

versicherung verschiedenen Bewertungsmaßstäbe praktisch unmöglich. Immerhin wiesen in dem Zeitraum von 1964—1968 in Großbritannien 10,7% der Untertage beschäftigten Kohlenbergarbeiter röntgenologische Zeichen einer Silikose auf. Die Zahlen in Deutschland dürften selbst unter Berücksichtigung der unterschiedlichen Bewertungsmaßstäbe ungünstiger liegen. Hier ist nach den Aufstellungen des Kohlenbergbauvereins in Essen bei den Exponierten im Ruhrbergbau in 17—19% der Fälle mit der Entwicklung einer Silikose zu rechnen. Die Zahlen für den amerikanischen Kohlenbergbau liegen, worauf im Abschnitt über die Anthrakosilikose der Kohlenbergarbeiter noch eingegangen wird, wesentlich ungünstiger. Hier sind Morbiditätsziffern mitgeteilt worden, die je nach Bergbaugebiet und Auswahl des Untersuchungskollektivs zwischen 10 und 46% schwanken. Demgegenüber liegen die uns aus dem südafrikanischen Goldbergbau bekannten Morbiditätszahlen im selben Zeitraum mit 0,29—0,38 Erkrankungsfällen pro 1 000 Belegschaftsmitgliedern auffallend

Tabelle 3. Prozentuale Verteilung der in der BRD in den Jahren 1970—1972 gemeldeten und erstmals entschädigten Silikosen und Siliko-Tuberkulosen in verschiedenen Industriezweigen

	Silikose BK 34 (%)	Siliko- Tuberkulose BK 35 (%)
Bergbau	76,50 75,92	48,43 60,10
Steinbruch, Keramik, Glas	8,88 11,30	24,17 21,00
Eisen- und Stahlindustrie	7,67 7,43	11,14 9,64
Baugewerbe	4,86 3,58	11,93 7,13
Fein- und Elektrotechnik	1,05 0,54	0,78 0,26
Chemische Industrie	0,63 0,87	2,35 1,71
Übrige Industrie	0,37 0,33	1,17 0,13

Obere Zahl: gemeldete Fälle.
Untere Zahl: erstmals entschädigte Fälle.

Tabelle 4. Häufigkeit der Silikose und Siliko-Tuberkulose in verschiedenen Industriezweigen der Bundesrepublik Deutschland

	Silikose			Siliko-Tuberkulose		
	1970	1971	1972	1970	1971	1972
Bergbau	3 942	3 791	4 243	209	137	271
	988	1 005	950	139	171	145
Steinbruch, Keramik, Glas	545	439	407	122	103	83
	134	156	148	43	59	57
Eisen- und Stahlindustrie	377	383	441	48	54	40
	98	84	106	21	21	31
Baugewerbe	276	221	265	43	55	54
	49	49	41	18	19	17
Übrige Industrie	96	113	115	22	18	15
	26	15	27	6	4	6
Insgesamt	5 236	4 947	5 471	444	367	463
	1 295	1 309	1 272	227	274	256

Obere Zahl: gemeldete Fälle.
Untere Zahl: erstmals entschädigte Fälle.

Tabelle 5. Zahl der von der Schweizer Unfallversicherung in den Jahren 1969–1972 erstmals entschädigten Pneumokoniose-Fälle, geordnet nach Ursachen

Ursache	1969		1970		1971		1972	
	Anzahl	%	Anzahl	%	Anzahl	%	Anzahl	%
Quarz	236	92	327	95	266	96	188	95
Aluminium	—	—	1	0,3	—	—	—	—
Asbest	19	7	13	4	5	2	5	2,5
Eisen	1	0,4	—	—	1	0,4	1	0,5
Graphit	1	0,4	1	0,3	—	—	—	—
Hartmetalle	—	—	2	0,6	3	1,08	2	1,0
Silikate	1	0,4	1	0,3	1	0,4	1	0,5
Total	258		345		276		197	

Tabelle 6. Übersicht über die in der Schweiz in den Jahren 1932–1956 beobachteten Silikosen in verschiedenen Gewerbezweigen. (Nach Angaben von LECHMANN, 1957)

Beruf	Zahl der Silikosen 1932–1956	%
Mineure und Stollenarbeiter	2058	52,1
Steinindustrie	1044	26,4
Metallindustrie	817	20,7
Sonstige	29	0,7
Summe	3 948	100,0

Tabelle 7. Verteilung der Silikose und Siliko-Tuberkulosefälle auf die verschiedenen Gewerbezweige in Österreich (Stand 31.12.1966). (Nach Angaben von RABER, 1968)

Gewerbezweig	Anzahl	%
Bergbau	481	35,26
Metallindustrie	313	22,95
Stein- und Keramikindustrie	286	20,96
Stollenbau	252	18,48
Sonstige Unternehmen	32	2,35
Summe	1 364	100,0

niedrig (Annual Report, 1973). Auf der anderen Seite kamen im Ruhrbergbau auf 1 000 Untertage beschäftigte und überwachte Personen nur 8,9 neuentschädigte Silikose- und Siliko-Tuberkulosefälle. Vergleichbare Zahlen liegen uns nur aus der keramischen und Glasindustrie vor; hier ist nur bei 1,15/ 1 000 wegen einer Silikosegefahr überwachter Personen mit der Entwicklung einer entschädigungspflichtigen Silikose oder Siliko-Tuberkulose zu rechnen.

Die Entwicklung mechanischer und maschineller Bearbeitungs- und Gewinnungsmethoden führte vor allem im Bergbau in den Jahren nach dem ersten Weltkrieg zu einer erheblichen Zunahme der Silikose und Mischstaubsilikose. Diese Entwicklung erreichte im Kohlenbergbau 1952/53 ihren Höhepunkt (Wagner, 1969; Wagner u. Körner, 1967; Wohlberedt, 1963, 1972). Die in dem letzten Jahrzehnt angelaufenen Maßnahmen zur Staubbekämpfung haben in allen europäischen Ländern zu einer von Jahr zu Jahr abnehmenden Häufigkeit vor allem

der schweren Silikosefälle geführt (Brandt, 1968; Inail, 1961; Rae, 1971; Rae, Walker *et al.*, 1971; Wagner, 1969; Wohlberedt, 1963, 1972, 1975). Demgegenüber zeigt die Asbestose in den letzten Jahren eine zunehmende Tendenz (Abb. 3), obwohl auch sie heute noch mit durchschnittlich jährlich 71 entschädigten Fällen in der Bundesrepublik nur 4% aller Berufserkrankungen der Atmungsorgane ausmacht (Abb. 2).

An den insgesamt in der gewerblichen Wirtschaft seit dem Jahre 1950 abnehmenden Silikosefällen hat auch die Siliko-Tuberkulose ihren Anteil. Die 1971 zur Entschädigung anstehenden Siliko-Tuberkulosen lagen um 44% niedriger als dem Jahresdurchschnitt 1955—1959 entspricht (Wagner, 1969; Wohlberedt, 1972). Die übrigen berufsbedingten Pneumokoniosen, die vor allem auf quarzfreien anorganischen Staub zurückgehen, wie Hartmetallfibrosen, Erkrankungen der Lunge durch Thomasschlackenmehl, Aluminium und Beryllium zeigen mit 2% aller entschädigten Berufserkrankungen

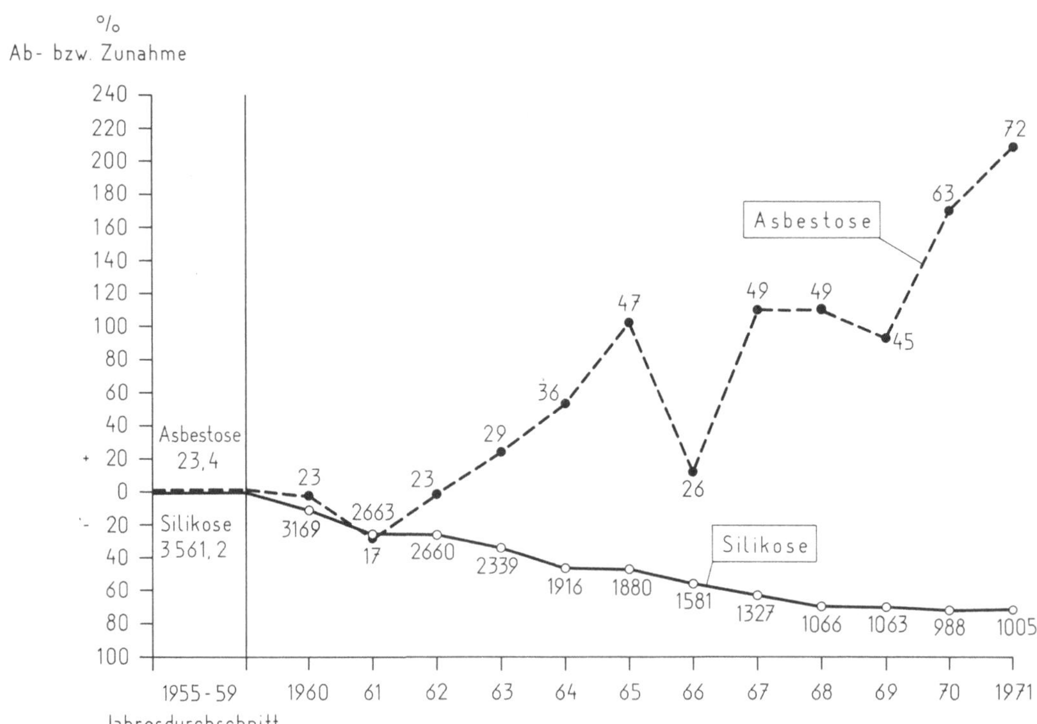

Abb. 3. Abnahme der neuentschädigten Silikosefälle und Zunahme der neuentschädigten Asbestosefälle in der Bundesrepublik Deutschland im Zeitraum von 1960—1971

der Atmungsorgane nur eine sehr geringe Häufigkeit (Abb. 2). Das Berufsasthma, bei dem es sich im eigentlichen Sinne nicht um eine Pneumokoniose handelt, liegt bei den entschädigten Fällen in der Bundesrepublik mit 7% nach Silikose und Siliko-Tuberkulose an dritter Stelle (Abb. 2).

C. Erkrankungsrisiko

Das Risiko, an einer Silikose oder Mischstaubsilikose zu erkranken, wird durch eine Reihe von Faktoren bestimmt.

1. Durch die qualitative und quantitative Beschaffenheit des Staubes am Arbeitsplatz,
2. durch die Menge des retinierten Staubes, der im Lungeninterstitium abgelagert wird und
3. durch eine Reihe individueller und konstitutioneller Faktoren, die sowohl die Staubaufnahme in der Lunge als auch die Gewebsreaktion modifizieren.

I. Die qualitative und quantitative Beschaffenheit des Staubes

Das Fibroserisiko nimmt mit der Menge des im Lungeninterstitium retinierten Quarzes oder seiner Modifikationen zu (KERN, 1959; LEITERITZ, HÖER et al., 1967; NAGELSCHMIDT, 1959; OTTO, 1963; RAY, KING et al., 1951a; RIVERS, MORRIS et al., 1963). An erster Stelle bei der Risikobeurteilung steht aber zweifellos zunächst die Frage, in welchem Umfang der Staub in Abhängigkeit von seiner Korngröße und Form überhaupt in der Lage ist, den Alveolarraum und damit das Lungeninterstitium zu erreichen (Alveolardeposition). Nach Einatmung staubhaltiger Luft gelangt immer nur ein Teil der vorhandenen Staubteilchen bis in den Alveolarraum (WALKENHORST, 1976; RASCHE, 1976). Bei der Nasenatmung wird schon ein gewisser Anteil namentlich von gröberem Korn im Nasenraum herausgefiltert, worauf dann der in die Trachea eingetretene Staub eine

weitere Abscheidung erfährt, indem die größeren Staubpartikel bei Richtungsänderung des Luftstromes im Bronchialbaum auf die Wandung geschleudert und von hier durch das Flimmerepithel wieder herausgeschafft werden. Der Abscheidungsgrad in den Bronchen ist in erster Linie von der Größe und Masse (spezifisches Gewicht) der Staubpartikel abhängig. Je größer und schwerer die Teilchen sind, um so leichter werden sie bei Richtungsänderungen des Luftstromes auf die Wandung geschleudert. Auf Einzelheiten dieses Vorganges und seine Beeinflussung durch die verschiedenen physikalischen Faktoren wurde in den Abschnitten „Lungenreinigung"(s.S.71ff.)und„physikalische Eigenschaften von Stäuben..."(s.S.11ff.) im einzelnen ausführlich eingegangen. Das Maximum der Alveolardeposition, welche für das Pneumokonioserisiko von entscheidender Bedeutung ist, liegt bei Teilchengrößen um 1 μm, wobei Teilchen mit einer Korngröße über 5 μm in nennenswerter Menge im Lungeninterstitium praktisch nicht mehr gefunden werden und damit bei inhalativer Belastung auch keine silikogene Wirkung entfalten können (BROWN, COOK et al., 1950; DAUTREBANDE et al., 1954; DAVIES, 1954; FINDEISEN, 1935; GESSNER, 1956; GESSNER u. BÜHLER, 1947; GESSNER, RÜTTNER et al., 1949; NAGELSCHMIDT, 1965; WALKENHORST, 1967; WATKINS-PITCHFORD u. MOIR, 1916).

Für die Quarzpathogenität sind aber auch andere Faktoren von Bedeutung u.a. die Korngröße, und zwar nicht nur im Hinblick auf die Alveolardeposition (KING, NAGELSCHMIDT et al., 1963). ROBOCK und KLOSTERKÖTTER fanden 1967 das Maximum der silikosetypischen Zellschädigung in einem Kornverteilungsbereich um 0,7−0,8 μm. Es gibt eine Reihe von Anhaltspunkten dafür, daß diese Gesichtspunkte auch bei der Mischstaubpneumokoniose des Menschen eine Rolle spielen (BARHAD, PETRUSCU et al., 1965; EINBRODT, 1965; EINBRODT, HÖER, 1965; KERN, 1959; WURM, EINBRODT, 1966).

Schließlich ist zu berücksichtigen, daß der Staub, dem der Arbeiter bei seiner Beschäftigung ausgesetzt ist, praktisch immer neben dem Quarz auch andere feste Stoffe in größeren oder kleineren Mengen enthält. Hier ist mit einer gegenseitigen positiven und negativen Beeinflussung zu rechnen (LE BOUFFANT, 1971; EINBRODT u. DROWATZKY, 1971;

GOLDSTEIN u. WEBSTER, 1971; GROSS, BRAUN et al., 1972; HILSCHER u. SCHLIPKÖTER, 1972; KLOSTERKÖTTER, 1967a, c, 1971; KLOSTERKÖTTER, SCHLIPKÖTER et al., 1961; KLOSTERKÖTTER u. EINBRODT, 1965a; GARDNER, 1938; MARTIN, DANIEL-MOUSSARD et al., 1972; POLICARD, CHARBONNIER et al., 1964; RAY, KING et al., 1951b; REIF, LANDWEHR et al., 1963; RIVERS, MORRIS et al., 1963; SCHLIPKÖTER u. POTT, 1967; SCHLIPKÖTER, HILSCHER et al., 1971; VOISIN, KINSKY et al., 1970). Auf diese speziellen Probleme wird bei Besprechung der Mischstaubsilikosen aus dem Eisenerzbergbau (s.S. 476ff.) noch ausführlich einzugehen sein. Die fibrosehemmende Wirkung von Begleitstäuben, wie z.B. des Aluminiums, spielt auch in der spezifischen Silikosetherapie eine Rolle (s.S. 244ff.).

II. Exposition am Arbeitsplatz

Die Beurteilung des Silikoserisikos an Hand der Zusammensetzung der am Arbeitsplatz vorkommenden lungengängigen Feinstäube hat für die Praxis außerordentlich große Bedeutung. Das Risiko nimmt mit steigendem Anteil von Quarz oder seinen Modifikationen im Feinstaub zu (Korngröße ($< 5\ \mu$m)). Die relativ hohe Gefährdung von Berufsgruppen wie Mineure, Sandstrahler etc., die lungengängigen Feinstäuben mit hohem Quarzanteil ausgesetzt sind, sprechen in dieser Richtung. Die vom Quarzgehalt des am Arbeitsplatz auftretenden Staubes abhängige

unterschiedliche Gefährdung läßt sich durch die Gegenüberstellung der Entwicklungszeiten von Mineursilikosen aus den Alpen und Mischstaubpneumokoniosen aus Gießereien sehr gut verdeutlichen. Während in den Gießereien sich die Quarzgehalte im Feinstaub im Bereich von 2–20% bewegen, muß bei den Mineursilikosen in den Alpen mit einer Belastung von 30–80% Quarz gerechnet werden.

Nach GREINACHER (1945) betrug in den Jahren 1936–1942 die durchschnittliche Entwicklungszeit einer Mineursilikose 8,9 Jahre. Im gleichen Zeitraum dauerte es in den Gießereien durchschnittlich 28,2 Jahre bis eine Mischstaubpneumokoniose entstand (OBRIST, 1949).

Bei jener großen Zahl von Mischstaubpneumokoniosen, die auf gering quarzhaltige Mischstäube zurückgehen, eignet sich aber die Höhe des Quarzanteiles im Feinstaub ohne Kenntnis der Expositionsdauer und der Staubkonzentration am Arbeitsplatz nicht zur Abschätzung des Pneumokonioserisikos. Das klassische Beispiel hierfür ist die Kohlenbergarbeiterpneumokoniose (BEADLE, 1965, 1971; GILSON, 1957a, b; JACOBSEN, RAE et al., 1971; MCLINTOCK, RAE et al., 1971; REISNER, 1965, 1968, 1969, 1971a). Das Pneumokonioserisiko des Kohlenbergarbeiters korreliert am besten mit der Menge des inhalierten lungengängigen Feinstaubes und seiner Verweildauer im Lungeninterstitium. Die Höhe des Quarzanteiles in den Grubenstäuben ist dagegen von untergeordneter Bedeutung (REISNER, 1968). REIS-

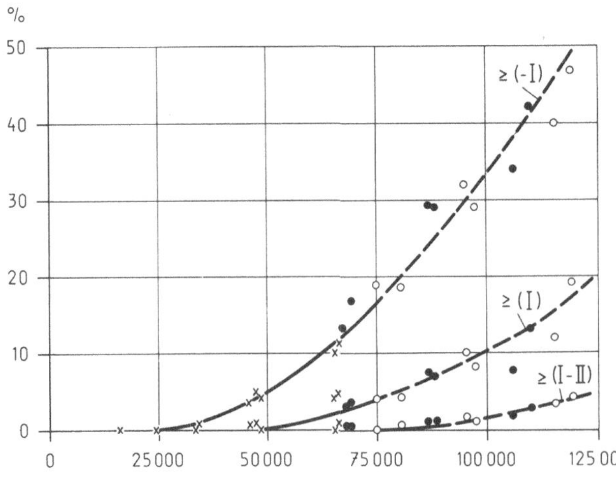

Abb. 4. Pneumokonioserisiko bei Kohlenbergarbeitern in Abhängigkeit vom Staubsummenwert Σ (k+S), der die Expositionsdauer und die mittlere Staubbelastung am Arbeitsplatz erfaßt. Röntgenologisch leicht- (I) und knapp mittelgradige (I–II) Kohlenbergarbeiterpneumokoniosen. (Nach M.T. REISNER, 1969)

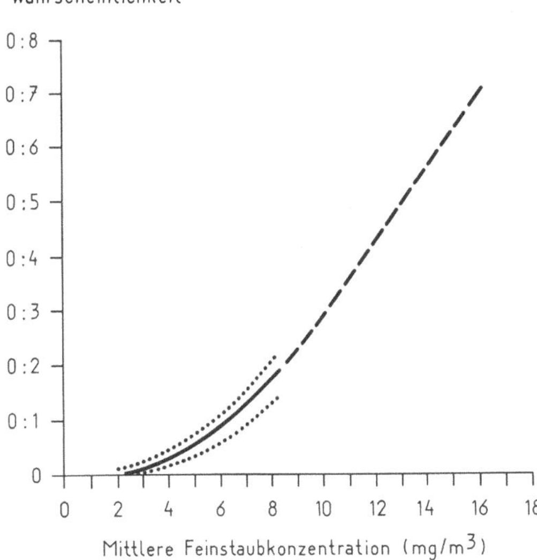

Abb. 5. Pneumokonioserisiko bei englischen Kohlenbergarbeitern nach einer 35jährigen Untertagetätigkeit in Abhängigkeit von der mittleren Feinstaubkonzentration (Nach JACOBSEN, RAE *et al.*, 1971)

NER (1969) hat an Hand des tyndalloskopischen Staubsummenwertes, in den sowohl die Expositionszeit wie die Staubdichte am Arbeitsplatz eingeht (Abb. 4), und JACOBSEN (1972), JACOBSEN, RAE *et al.* (1971) an Hand der durch gravimetrische Messungen bestimmten Staubbelastung das Pneumokonioserisiko für den Kohlenbergarbeiter berechnet (Abb. 5). Nach REISNER (1969, 1971a) entwickelten 5% der Kohlenbergarbeiter, die einen Staubsummenwert von 50000 erreichen, im Röntgenbild nachweisbare fibrotische Veränderungen. Das Risiko steigt bei einem Staubsummenwert von 100000 auf $33^1/_3$% und bei 120000 auf 50% (REISNER, 1965, 1968, 1969, 1971a). Die von JACOBSEN, RAE *et al.* (1971) auf Grund einer gravimetrischen Bestimmung der mittleren Staubkonzentration in mg/m³ durchgeführte Risikoberechnung ergibt für eine 35jährige Untertagetätigkeit als Bergmann bei einer mittleren Feinstaubbelastung von 4,3 mg/m³, die auch unter Berücksichtigung des Quarzanteiles noch in der Nähe der in der Bundesrepublik empfohlenen MAK-Werte liegt, ein Pneumokonioserisiko von 3,4%. Vergleich-

bare Risikoberechnungen für den südafrikanischen Bergbau wurden von BEADLE und SLUIS-CREMER (1969) angestellt. Für die Beurteilung des Pneumokonioserisikos bei allen Mischstaubsilikosen ist der beste Parameter die Summe der während des Arbeitslebens stattfindenden Staubexposition. Letztere ergibt sich aus der Expositionsdauer und der mittleren, gravimetrisch gemessenen Staubkonzentration am Arbeitsplatz.

III. Die retinierte Staubmenge

Zur Entstehung der silikotischen Gewebsveränderungen bedarf es lokal einer gewissen Mindeststaubmenge (OTTO, 1963). Aus kleinsten, makroskopisch präparierbaren menschlichen silikotischen Einzelknötchen von etwa Stecknadelkopfgröße isolierte OTTO (1963) bei Porzellinersilikosen eine Staubmenge von 2–3 mg mit einem Quarzgehalt von 20–30%. Mit einem Quarzkristall allein läßt sich keine fibrotische Reaktion auslösen. In geringen Mengen sind Quarzpartikel in fast jeder erwachsenen Lunge nachweisbar, ohne daß dadurch die Entstehung einer silikotischen Herdbildung induziert wird.

Die isolierten Staubmengen aus Lungen Verstorbener, die keiner beruflichen Staubexposition unterlagen, liegen zwischen 0,15 g und 1,44 g (EINBRODT, 1965). Nur gelegentlich werden höhere Staubmengen aus der Lunge beruflich nicht exponierter Erwachsener isoliert. Bis zum 6. Lebensjahr werden in den Lungen keine wägbaren Mengen exogenen Staubes gefunden (EINBRODT, 1965). Die Staubmengen zeigen eine starke Abhängigkeit vom Lebensalter. Etwa nach dem 30. Lebensjahr steigt die Staubretention im Vergleich zu den ersten 20–25 Lebensjahren stark an. Die jährliche Zuwachsrate, die bis zum 30. Lebensjahr im Mittel 10–15 mg beträgt, nimmt dann auf das Doppelte zu.

Da die lungengängigen Stäube des täglichen Lebens einen gewissen Quarzgehalt aufweisen, werden bei Obduktionen oder Gewebsuntersuchungen gelegentlich typische silikotische Veränderungen besonders an den Lymphknoten nachgewiesen, ohne daß diese wegen ihrer geringen Ausdehnung je Krankheitswert erlangen. KOESTER, der 1963 3198 Sektionsbefunde von Frauen im bergischen Land auswertete, beobachtete bei 10% derartige Bagatellbefunde.

Demgegenüber kann man aus den Lungen von Kohlenbergleuten, die mit 60 oder 65 Jahren verstorben sind, 10–50 g, in seltenen Fällen bis über 100 g Staub isolieren (KING, MAGUIERE *et al.*, 1956; NAGELSCHMIDT, 1958, 1959a, 1960, 1962; THOMAS u. STEGEMANN, 1954).

Rückschlüsse aus dem Lungenstaubanteil auf die Schwere der fibrotischen Veränderungen haben zur Voraussetzung, daß auch qualitativ eine entsprechende Untersuchung des Staubes durchgeführt wird. Für die Mischstaubpneumokoniose mit einem relativ hohen Quarzanteil, wie er z.B. in der Porzellanindustrie beobachtet wird (Quarzanteil 10—20%), besteht zwischen nachgewiesener Staubmenge und Silikoseschwere eine relativ gute Korrelation. Otto (1958, 1963) untersuchte den Staubgehalt von 168 Porzellinerlungen in Beziehung zum Fibrosegrad. Bei einem Mineralstaubgehalt von unter 1 g fanden sich höchstens ganz vereinzelte silikotische Knötchen vom Ausmaß eines Bagatellbefundes. Schwere Silikosen sind dagegen nur bei Mineralstaubmengen von mehr als 3 g gefunden worden. Die Staubaufnahme und die Entwicklung silikotischer Verschwielungen gingen in diesen Fällen zeitlich nicht parallel. Die silikotische Fibrose als Krankheit hinkt der Staubaufnahme oft um mehrere Jahrzehnte nach.

Thomas und Stegemann (1954) haben ebenso wie Einbrodt (1965) die Befunde von Otto (1958, 1963) hinsichtlich des Zusammenhangs von Gesamtstaubmenge und Fibroseentwicklung bei der Kohlenbergarbeiterpneumokoniose im wesentlichen bestätigt. Sie fanden jedoch zwischen Gesamtstaubmenge und fibrotischer Lungenveränderung nicht die von Otto (1963) angegebenen strengen Beziehungen. Dies ist an sich nicht verwunderlich, da sich die Grubenstäube des Ruhr- und Aachenerreviers mit einem durchschnittlichen lungengängigen Quarzanteil von nur 2,2—2,9% (Leiteritz, Bauer et al., 1971a u. b) biologisch ganz anders auswirken als die gleiche Gesamtstaubmenge mit einem höheren Quarzanteil. In diesen Fällen spielt neben der Staubmenge vor allem die Verweildauer bzw. die Expositionszeit eine entscheidende Rolle (Nagelschmidt, 1959a; Wettstein, 1966).

Einbrodt (1965) und Einbrodt, Klosterkötter (1965), die sich speziell mit dem Problem der Kohlenbergarbeiterpneumokoniose beschäftigten, zeigten, daß der Quarzgehalt in mg/100 g Lungentrockengewicht in Abhängigkeit von der mittleren Verweildauer im Gewebe der Parameter ist, der am besten mit dem Grad der fibrotischen Veränderungen bei Kohlenbergarbeitern korreliert. Nach den Erfahrungen dieser Autoren lassen sich für eine Expositionszeit von 20—40 Jahren, d.h. nach einer relativ langen, mittleren Verweildauer des Quarzes, für die Kohlenbergarbeiterpneumokoniosen folgende Regeln aufstellen:

1. 150—500 mg Quarz/100 g Lungentrockengewicht, leichte Silikose
2. 500—1000 mg Quarz/100 g Lungentrockengewicht, schwere Silikose
3. über 1000 mg Quarz/100 g Lungentrockengewicht, schwerste Silikose.

Ist die Verweildauer nur kurz, wenn z.B. durch Unfall oder andere Erkrankungen der Tod vor Ausbildung der Fibrose eintritt, dann können auch größere Quarzmengen (500—800 mg) ohne entsprechende gewebliche Veränderungen in der Lunge gefunden werden. Andererseits ist bei langer Verweildauer (über 40 Jahre) schon bei 300—400 mg Quarz/100 g Lungentrockengewicht mit der Entwicklung schwerer Silikosen zu rechnen.

Ganz allgemein muß aber festgestellt werden, daß in vielen Fällen allein aus dem Gesamtstaub der Lunge ebenso wie aus den einzelnen Staubkomponenten das Vorhandensein oder der Grad einer Pneumokoniose nicht ohne weiteres bestimmt werden kann. Selbst ein sehr niedriger Quarzanteil (0,1 g/ 100 g Trockengewicht der Lunge) schließt das Vorliegen einer schweren Kohlenbergarbeiterpneumokoniose nach längerer Staubexposition nicht aus (Worth, Muysers *et al.*, 1968).

IV. Individuelles Pneumokonioserisiko und die Lungenreinigung

Nach dem Gesagten entspricht es daher einem gut begründbaren Vorgehen, bei den Kalkulationen über die möglichen Schweregrade einer Pneumokoniose das Gefährdungsrisiko der Berufsausübung nach der Zeitdauer sowie nach der qualitativen und quantitativen Beschaffenheit der am Arbeitsplatz auftretenden Stäube zu bewerten. Es ist aber eine nicht widerlegbare ärztliche Erfahrung, daß sich selbst bei schwerer beruflicher Belastung nur bei einem Teil der Gefährdeten eine Pneumokoniose entwickelt.

Häufig fällt in diesem Zusammenhang der Begriff der endogenen Disposition, ohne daß im Einzelfall zu konkretisieren ist, was gemeint ist.

CARTWRIGHT und NAGELSCHMIDT (1961) haben die individuelle Disposition zum Erwerb einer Staublungenerkrankung mit der unterschiedlichen Bilanz der eingeatmeten zur eliminierten Staubmenge definiert. Ähnliche Vorstellungen hat LEHMANN (1935) vertreten, der die individuell Disponierten mit der schlechten Reinigungsleistung des respiratorischen Epithels durch Testmethoden zu erfassen suchte. BERGERHOFF (1936), der die von LEHMANN (1935a, b) entwickelten Methoden bei Schleifern anwendete, bestätigte, daß die Empfindlichkeit zur Silikose in hohem Maße von dem Staubbindungsvermögen der Nase abhängig ist. Auch OTTO (1963) vertritt die Ansicht, daß die Unterschiede in der individuellen Pneumokonioseentwicklung sich in erster Linie aus der individuellen Leistungsfähigkeit der oberen Atemwege hinsichtlich der Verhinderung der Staubpassage erklären.

Zweifellos haben diese Ansichten viel für sich. Ein von KLOSTERKÖTTER (1961a) angestelltes Rechenbeispiel aus der Praxis zeigt, daß ein Bergmann mit 30 Arbeitsjahren etwa 2,5 kg Feinstaub aufnimmt. Auf Grund zahlreicher aus der Literatur bekannter Ausscheidungsmessungen und Berechnungen kann man annehmen, daß davon rd. 1 kg wieder ausgeatmet, also 1,5 kg in der Lunge und dem Bronchialsystem zunächst deponiert werden. Nur höchstens 5—100 g, in der Regel noch weniger Staub, werden aber in der Lunge Verstorbener gefunden. Über 90% des eingeatmeten Staubes werden wieder ausgeschieden. Die Staubausscheidung, die sogenannte Lungenreinigung, über deren Mechanismus in diesem Band ausführlich berichtet wird (s.S. 71 ff.), ist eine Funktion von vitaler Bedeutung, die von Mensch zu Mensch Unterschiede aufweist (FRIEDBERG, 1960; GORDONOFF, 1961; POLICARD, 1961).

Die für die Lungenretention wichtige Deposition der Stäube im Alveolar- und Tracheobronchialbereich unterliegt großen individuellen Schwankungen und vielerlei Einflüssen (RASCHE, 1976; WALKENHORST, 1976). Die individuelle Depositionsrate für Staubaerosole von 1 µm schwankt nach den Angaben von ALTSCHULER, YARMUS et al. (1957), BEECKMANS (1965), BROWN, COOK et al. (1950), DAUTREBANDE, BECKMANN et al. (1960), DAUTREBANDE u. WALKENHORST (1961) zwischen 26 und 53%. Der unterschiedliche anatomische Bau des Nasen- und Rachenraumes (PROCTOR u. SWIFT, 1971) hat ebenso wie der Atemtypus (Mund- oder Nasenatmer), die Atemtiefe und die Atemfrequenz einen entscheidenden Einfluß auf die Größe der Depositionsrate (DENNIS, 1971; DRASCHE, 1961, 1967; FEOKTISTOV, 1968; WALKENHORST, 1976). Mit steigendem Atemminutenvolumen während der Arbeit steigt die Depositionsrate, mit steigender Atemfrequenz und fallender Atemtiefe nimmt sie wieder ab. Patienten mit Asthma bronchiale und Bronchitis weisen im Tracheobronchialbereich eine größere Staubdeposition auf als Gesunde (LIPPMANN, ALBERT et al., 1971). Im geringeren Maß gilt dies auch vom Rauchen (LIPPMANN, ALBERT et al., 1971). Eine Bronchitis (IRAVANI, 1971; TOIGO, IMARISIO et al., 1963; VYSKOCIL, 1965) oder das Rauchen (ALBERT, LIPPMANN et al., 1969, 1971; BALLENGER, 1960; FERIN, URBANKOVA et al., 1966; LAURENZI, GUARNERI et al., 1965; SANCHIS, DOLOVICH et al., 1971) führen zu einer verminderten Bronchialreinigung und damit zu einer erhöhten Retention in den großen Atemwegen. In der emphysematösen Lunge wird auf der anderen Seite weniger Staub retiniert als in der normalen Lunge (GROSS, TUMA et al., 1971). Schließlich ist die qualitative und quantitative Beschaffenheit des Staubes (LE BOUFFANT, 1971; BÜNEMANN u. KLOSTERKÖTTER, 1964; KLOSTERKÖTTER, 1967a; KLOSTERKÖTTER u. GONO, 1971) ebenso wie der Funktionszustand des RES (FERIN, 1961) für die Retentionsrate bzw. die Staubelimination von Bedeutung. Auch der zelluläre Lungenreinigungsmechanismus kann auf verschiedene Weise nachteilig beeinflußt werden, so z.B. durch Glukosteroide (RASCHE, MAY et al., 1967). Aluminiumchlorid und PVNO-Substanzen, die in der spezifischen Silikosetherapie eine Rolle spielen, vermögen dagegen die Lungenreinigung zu fördern (RASCHE, 1976; RASCHE, ULMER et al., 1965; RASCHE, WÜRFEL et al., 1970; SCHLIPKÖTER, BROCKHAUS, 1960, 1965, 1970). Nach den Erfahrungen von NORVIIT, 1959, 1960 und 1964 fördern Infektionen, die mit einer stärkeren Affektion des Lymphsystems der Lunge einhergehen, die Entwicklung der Silikose, weil der Abtransport des Staubes über den Lymphweg behindert wird.

Love, Muir et al. (1970), die die Depositionsrate eines Staubaerosols von 1 μm bei 40 schottischen Bergleuten mit den röntgenologischen Zeichen einer Kohlenbergarbeiter-Pneumokoniose in der Kategorie 2 (ILO Standard) untersuchten, fanden keine Unterschiede zum Normalverhalten bei Bergleuten. Ihre Ergebnisse deuten darauf hin, daß eine hohe individuelle Staubretention in Verbindung mit einer erhöhten beruflichen Exposition nicht ohne weiteres die Entwicklung einer Pneumokoniose einschließt. Trotz allem hat aber die Lungenreinigung eine große, wenn nicht sogar die entscheidende Bedeutung für die individuelle Gefährdung des Staubarbeiters.

V. Die individuelle Gewebsreaktion, die Immunitätslage und die unspezifische Resistenz

Das unterschiedliche Verhalten in der zeitlichen Entwicklung der Silikose unter gleichartigen Arbeitsbedingungen wird häufig der individuellen Gewebsreaktion auf den eingedrungenen Quarzstaub zur Last gelegt. Trotz großer Bemühungen ist aber auch heute noch das Wissen über die maßgeblichen Momente in der individuellen Pneumokonioseentstehung sehr lückenhaft. Tierexperimentell gibt es nur sehr wenig Anhaltspunkte für eine individuelle Reaktionsweise des Lungengewebes. Im allgemeinen bestehen zwischen der Zytotoxizität des Quarzstaubes in vitro und seiner fibroplastischen Wirkung im Tierversuch keine Unterschiede (Heppleston, 1971). Verschiedene Autoren (Corrin u. King, 1969; Gross u. de Treville, 1968; Heppleston, 1967, 1971; Heppleston, Wright et al., 1970; Buechner, Ansari, 1969; von Seebach u. Eden, 1971) berichteten jedoch bei keimfrei gehaltenen Tieren (SPF), deren immunologischer Status grundlegend sich von dem normal gehaltener Tiere unterscheidet (Weller, 1976), über eine Alveolar-Lipoproteinose bzw. Alveolarproteinose als atypische Staubveränderung. Weller,

Haacks et al. (1974) haben jedoch eingewandt, daß es sich dabei nicht um eine atypische Silikoseentwicklung handelt, sondern um ein unabhängiges Krankheitsbild. Auf der anderen Seite berichteten Cavagna, Amante et al. (1964) über eine unterschiedliche Silikoseentwicklung bei Mäusen verschiedener Stämme trotz gleicher Experimentierbedingungen. Die Autoren vermuteten, daß als Grund der Beobachtungen nicht näher definierte erbliche Einflüsse von Bedeutung sind.

Die Beobachtung, daß Kohlenbergarbeiter-Pneumokoniosen in Verbindung mit einer rheumatoiden Arthritis eine besondere Verlaufsform nehmen können (Caplan, 1953, 1962; Fritze, 1965, 1974; Fritze, Schröder et al., 1962; Gough, 1958b; Miall, 1955) und das vereinzelte Zusammentreffen der Sklerodermie mit einer Lungensilikose (Chauvet u. Martin, 1964; Pegni, Bassi et al., 1966) sowie der Lungenfibrose mit Silikose (Bierie, Hofmann et al., 1970; Schröder, 1965) haben die Aufmerksamkeit auf Resistenzprobleme und die immunologische Situation gelenkt. Für die Erklärung der Zytotoxizität von Quarz sowie der typischen Granulombildung, der Fibroblastenproliferation und Kollagenbildung ist allerdings eine immunologische Erklärung nicht nötig (Jones u. Heppleston, 1961; Klosterkötter, 1967b). Das ausgereifte menschliche, silikotische Fibrohyalin enthält Globuline (Thiart, Engelbrecht, 1967). Mit Sicherheit nachgewiesen sind die zum präzipitierenden Typ gehörenden Immunglobuline G und M (Chiappino, 1967; Pernis, 1966a, b). Nachgewiesen ist ferner die Komplementfixierung durch silikotisches Fibrohyalin (Pernis, 1966a, b; Vigliani, 1961; Vigliani u. Pernis, 1958, 1960, 1962, 1963). Beide Fakten stützen die Annahme, daß in der tertiären Phase der Pathogenese, also bei der Ausreifung zum Hyalinknötchen, immunologische Prozesse, möglicherweise autoimmunologische Reaktionen, eine Rolle spielen (Chiappino, 1967; Webster, Palmhert et al., 1959). Pernis (1966a, b) und Vigliani und Pernis (1958) stellten die Hypothese zur Diskussion, daß die Immunglobuline im reifen silikotischen Knötchen Antikörper gegen Hyalin sein könnten. Es sind jedoch weder die Spezifität evtl. Antigene und Antikörper bekannt, noch wissen wir, was diese immunreaktion bei den silikotischen Läsionen bedeutet. Zweifellos ist die Annahme vertretbar, daß bei dem kontinuierlichen Zellzerfall im silikotischen Granulom denaturierte Proteine mit autogenem Charakter auftreten können und daß diese durch Aufarbeitung in den Makrophagen und Koppelung am RNA zu hochpotenten Antigenen werden (KLOSTERKÖTTER, 1967b). Die Beziehungen zu den immunologischen Faktoren und der individuellen Fibroseentwicklung bei der quarzbedingten Pneumokoniose bleiben aber letztlich unklar. Der Mechanismus könnte aber z.B. bei der raschen Schwielenentwicklung (WAGNER, 1971) und der Kolliquationsnekrose silikotischer Schwielen und Granulome eine Rolle spielen.

Schließlich wurde im Tierversuch nach Quarzapplikation wiederholt die Stimulierung der Antikörper bzw. der die Antikörperbildung unterhaltenden Plasmazellen nachgewiesen (ANTWEILER, BAUMANN et al., 1964; VIEGLIANI u. PERNIS, 1963). Auch die Reproduktion des Endotoxinfiebers im Tierversuch durch Aerosil und Bergkristallinjektionen (FRITZE u. ZIPP, 1963) weist darauf hin, daß Quarz eine starke Wirkung auf das RES ausüben kann mit Reaktionen, die für die unspezifische Resistenz und Immunitätslage des Organismus von Bedeutung sind (FRITZE u. ZIPP, 1963). Leider sind die immunologischen Forschungen letztlich für die Pneumokonioseforschung wenig ermutigend verlaufen. Nach den Untersuchungen von ANTWEILER, BAUMANN et al. (1964) sowie DICKMANS, FRITZE et al. (1963) ist die Bedeutung einer möglichen Adjuvanswirkung des Quarzes bei der Entwicklung der Quarzpneumokoniose des Menschen in vielen Einzelheiten problematisch. Darüber hinaus sind Änderungen der unspezifischen Resistenzlage bei Kohlenbergarbeiter-Pneumokoniosen nicht anzunehmen, soweit sich das am Properdingehalt des Serums ablesen läßt (DICKMANS, FRITZE et al., 1963; FRITZE, PILTZ et al., 1961). Die Verminderung des Serumkomplements bei untertagetätigen Bergleuten und eine Vermehrung desselben bei schwerer Kohlenbergarbeiter-Pneumokoniose, der eine gleichsinnige Veränderung der dem Komplementsystem zugehörigen $Beta_1$ C/$Beta_1$ A-Globulinfraktion sowie der $Alpha_1$ Makroglobulin und des Transferrins entspricht, deutet aber auf bestimmte noch unbekannte Änderungen der Immunitätslage hin. Auch die von VOISIN, KINSKY et al. (1970) herausgestellte Bedeutung der zellulären Reagibilität als Ausdruck einer zellulären Immunität für die Entwicklung der Quarzfibrose spricht in dieser Richtung. Trotz aller Unklarheiten muß daher daran festgehalten werden, daß bei der Entstehung und vor allem in der Entwicklung bestimmter Manifestationsformen der menschlichen Quarzpneumokoniose eine besondere Reaktionssituation des Gewebes oder eine spezielle Resistenzlage des Organismus kaum zu übersehen ist.

Die Bedeutung des Hypophysen-Nebennierenrindensystems für die Hemmung bzw. Förderung der Quarzfibrose haben LUHR (1963), KADLEC (1958) und SCHILLER (1961) in experimentellen Studien deutlich gemacht.

VI. Rassische Faktoren

In der älteren Literatur ist den rassischen Faktoren ebenso wie dem Konstitutionstyp und der familiären Disposition bei der Entwicklung der menschlichen Quarzpneumokoniose große Aufmerksamkeit zuteil geworden. Während WATKINS-PITCHFORD (1927) in Südafrika bei weißen und schwarzen Grubenarbeitern die gleiche Anfälligkeit gegenüber Silikose fand, glaubte THEVENOUX (1950) auf Grund von Untersuchungen an 325 Franzosen und 291 Ausländern nachweisen zu können, daß die Ausländer bei gleicher Gefährdungsdauer im Bergbau mehr zu Silikosen neigen als die Franzosen und, daß unter den ersteren vor allem die Polen und Italiener in stärkerem Maße anfällig waren. GREINACHER (1945), der 335 Schweizer Mineursilikosen statistisch bearbeitete, fand, daß italienische Mineure, die unter den gleichen Arbeitsbedingungen wie ihre einheimischen Kollegen arbeiteten, einer durchschnittlichen Expositionsdauer von $15^1/_2$ Jahren bedurften gegenüber einer von $7^3/_4$ Jahren bei den Schweizer Mineuren aus dem Kanton Wallis, bis sich eine Quarzstaubfibrose entwickelte. HAYHURST, KINDEL et al. (1929), die Steinbrucharbeiter im Staate

Ohio untersuchten, vertraten wiederum die Ansicht, daß slawische Arbeiter ein höheres Pneumokonioserisiko aufweisen als Amerikaner, Iren und Skandinavier. Schließlich meint Sklensky (1966) bei gleichen Expositionsbedingungen die fortgeschrittensten Silikosen bei Griechen festgestellt zu haben. Die Auswertung der vorliegenden Arbeiten läßt jedoch den Rückschluß auf rassische Besonderheiten nur mit großen Vorbehalten zu, zumal es sich bei der Gruppe der gefährdeten Arbeiter vielfach um Ausländer handelt, die im großen und ganzen der stärkeren Staubgefahr ausgesetzt waren (Worth, Schiller, 1954). Aus dem rheinisch-westfälischen Industriegebiet, in dem zahlreiche Bergleute italienischer und slawischer Herkunft arbeiten, sind unterschiedliche, rassische Entwicklungen der Anthrakosilikose der Kohlenbergarbeiter ebenso wie in Südafrika (Watkins-Pitchford, 1927) nicht bekannt.

VII. Geschlechtsgebundene Disposition

Ebenso vieldeutig sind Angaben über eine geschlechtsgebundene Disposition. In der Literatur gibt es vereinzelte Hinweise für eine größere Anfälligkeit der Frau gegenüber Silikosen (Hofbauer-Flatzek, 1932) und Siliko-Tuberkulosen (Turner, 1939). Brandt (1962) kommt auf Grund einer statistischen Erhebung in der sächsischen Porzellanindustrie zu der Ansicht, daß die Silikosen bei Frauen wesentlich früher sich entwickeln und schneller und schwerer verlaufen, eine Ansicht, die auch von Kandus (1971) z.T. bestätigt wird. Diese sich auf statistische Erhebungen an kleineren Untersuchungszahlen stützenden Auffassungen, lassen jedoch keinesfalls den endgültigen Schluß zu, daß der weibliche Organismus für die Silikoseentwicklung in besonderer Weise disponiert ist, zumal bei all diesen Untersuchungen die Vergleichbarkeit der männlichen und weiblichen Untersuchungsgruppen hinsichtlich der beruflichen Staubbelastung nicht unbedingt gegeben ist.

VIII. Die Bedeutung des Körperbaus

Die Bedeutung des Körperbaus, in Anlehnung an die Konstitutionstypen von Kretschmar, für die Bereitschaft an einer Pneumokoniose zu erkranken, waren ebenfalls wiederholt Gegenstand ärztlicher Untersuchungen, die zu sehr widerspruchsvollen Ergebnissen führten. In einer groß angelegten Studie von 8 300 Bergleuten von insgesamt 22 Zechen in verschiedenen Gegenden des rheinisch-westfälischen Industriegebietes hat Beckmann (1951) versucht, eine reale Grundlage für das Problem der speziellen Pneumokoniosegefährdung einzelner Konstitutionstypen zu erarbeiten. Nach der statistischen Auswertung kommt er zu dem Schluß, daß die Pykniker sich gegenüber den übrigen Körperbautypen, insbesondere den Athleten und den Asthenikern, durch eine langsamere Entwicklung der Silikose auszeichnen. Schon vor ihm hat Jalón Lassere (1941) auf Grund einer Untersuchung an 247 asturischen Kohlengrubenarbeitern die asthenische Konstitution für besonders ungünstig gehalten. Demgegenüber beschreiben Krüger und Schlomka (1954) an Hand statistischer Erhebungen von Angehörigen der Zwickauer Bergbaubetriebe, daß die Pyknomorphen gegenüber den Leptomorphen ein höheres Erkrankungsrisiko aufweisen. Lochtkemper (1935), Schilling (1935) und Winterer (1941) haben bei zahlreichen Reihenuntersuchungen in Begutachtungsfällen keine besondere Bevorzugung bestimmter Konstitutionstypen beobachtet. Auch Wigand (1938) hält die Frage der konstitutionellen Minderwertigkeit und Disposition zur Silikose für völlig unklar. In seinem Material aus dem Siegerländer Erzbergbau fand sich keine Bevorzugung bestimmter Körperbautypen. Cochrane, der 1951 konstitutionelle Faktoren im Kohlenrevier von Südwales überprüfte, ist hinsichtlich des prognostischen Wertes der körperlichen Konstitution sehr zurückhaltend. Er fand lediglich Differenzen zwischen einfacher Pneumokoniose und komplizierter Pneumokoniose sowie zwischen tuberkulösen und tuberkulosefreien Bergleuten, wobei berücksichtigt werden muß, daß beide Formen der Pneumokonioseerkrankung auch den Körperbau verändern können. Ein eindeutiger Zusammenhang zwischen Körperbau und Silikoserisiko besteht offensichtlich nicht. Indirekt mag der Atemtypus des einen Konstitutionstypus gegenüber dem anderen die Staubdepositionsrate im Tracheobronchialbereich beeinflussen und auf diesem Umwege zu unterschiedlichen Pneumokoniosemanifestationen führen.

IX. Die erbliche und familiäre Disposition

SCHILLING (1935) und WINTERER (1941) glauben auf Grund ihrer Erfahrung bei den Schauinsland-Bergarbeitern der familiären Disposition eine größere Bedeutung zubilligen zu müssen. Über Beobachtungen, daß in bestimmten Familien eine stärkere Neigung zur Pneumokoniose vorhanden war, hat schon GEISLER (1937), der über Erfahrungen im Mannsfelder Kupferschieferbergbau verfügte, berichtet. In zwei Zwillingsfamilien zeigte sich eine auffällige Übereinstimmung der zeitlichen Entstehung der Pneumokoniose. Auch ZORN berichtete (1949) über ein merkwürdiges, gleichsinniges Verhalten in der Art und dem zeitlichen Ablauf der Silikose an zwei Familien. THEVENOUX (1950) verfügt ebenfalls über solche Erfahrungen. JACOB (1959) wies eine familiäre Häufung von Kohlenbergarbeiter-Pneumokoniosen bei Familienangehörigen 1. Grades nach. Demgegenüber konnte FELDMANN (1960), der 391 Familien mit 482 Familienangehörigen überprüfte, keine familiäre Veranlagung feststellen. Er vertritt die Ansicht, daß die unterschiedliche Pneumokonioseentwicklung überwiegend auf die verschiedenartigen Staubbelastungen am Arbeitsplatz und die pathophysiologischen Besonderheiten des Respirationstraktes zurückgeht. Angeregt durch die Forschungsarbeiten von DIEHL und VERSCHUER haben sich PARRISIUS und K. IM BRAHM (1954) mit den Problemen der Pneumokoniosedisposition bei Zwillingspaaren beschäftigt. Die Autoren erfaßten 28 eineiige Paare und stellten 25mal ein konkordantes und nur 3mal ein diskordantes Verhalten der Anthrakosilikose fest, während sich bei 26 zweieiigen Paaren nur 14mal ein konkordantes, dagegen 12mal ein diskordantes Verhalten ergab. Als auffällige Besonderheit zeigte sich, daß namentlich die Lokalisation der silikotischen Schwielenbildung bei den eineiigen Paaren sehr ähnlich war.

X. Das Lebensalter

Auch die Frage, ob ein gewisses Lebensalter zur Pneumokoniose disponiert, ist unterschiedlich beantwortet worden. WATKINS-PITCHFORD (1927) auf Grund südafrikanischer Mineurerfahrung, THEVENOUX (1950) nach Untersuchungen französischer Kohlenbergarbeiter sowie REICHMANN und SCHÜRMANN (1935) an Hand der Erkrankungsfälle aus dem Ruhrkohlenbergbau vertreten die Ansicht, daß die Gefährdung unabhängig vom Alter ist und rein der Expositionsdauer entspricht. Demgegenüber glaubt ZORN (1949) nach der Auswertung eines außerordentlich umfangreichen Materials von Kohlenbergarbeiter-Silikosen nachgewiesen zu haben, daß die Entwicklung zur leichten und mittelschweren Silikose im jugendlichen Alter rascher vor sich geht als später. SAYERS (1933) kam bei der Untersuchung von 7722 Bergleuten in Oklahoma zu einem gegenteiligen Schluß. Er gibt die Pneumokoniosehäufigkeit bei jenen Bergleuten, die in einem Lebensalter unter 20 Jahren ihre Arbeit aufnahmen, mit 20,3% an, gegenüber 24,1% bei jenen, die zwischen dem 20. und 39. Jahr Bergmann wurden. Die Bergleute mit einer leichtgradigen Silikose hatten durchschnittlich 13 Jahre gearbeitet. Bei einem Arbeitsbeginn nach dem 40. Lebensjahr wurde dieses Stadium nach durchschnittlich 7,8jähriger Expositionszeit erreicht. GREINACHER (1945) hat bei den Schweizer Mineursilikosen denselben Einfluß des Alters beobachtet.

REISNER (1968) hat sich dieser Frage in einer umfangreichen Untersuchung noch einmal angenommen. Er verglich das Lebensalter bei Aufnahme der Untertagetätigkeit (Anlegealter) mit dem Berufsalter. Bergleute, die mit 16 Jahren Untertage ihre Arbeit aufnahmen, erhielten im Durchschnitt erst nach 14—15 Berufsjahren eben leichtgradige Staublungenveränderungen, die 25jährigen nach 10 Jahren und die 30—35jährigen schon nach 8—9 Jahren (Abb. 6). Nach diesen Befunden ist eine gewisse vom Lebens-

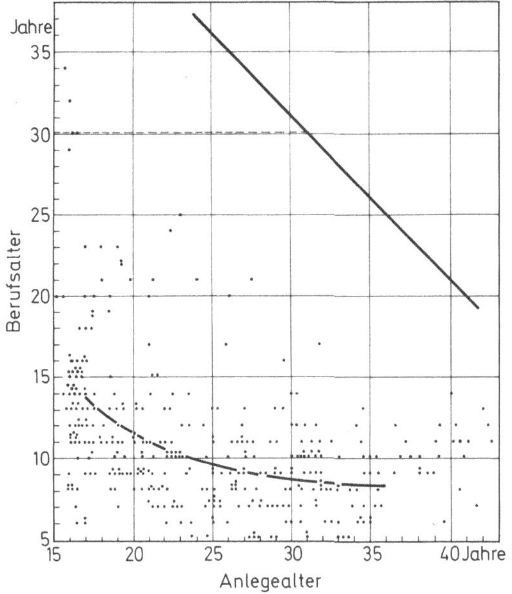

Abb. 6. Lebensalter bei Aufnahme der Untertagetätigkeit (Anlegealter) in Abhängigkeit zum Berufsalter, in dem zum erstenmal röntgenologisch eine leichtgradige Kohlenbergarbeiter-Pneumokoniose festgestellt wurde. (Nach Reisner, 1968)

H.J. Schmid (1956) verglich deshalb schnell verlaufende Silikosen mit kurzfristiger, scharf umgrenzter Exposition verschiedener Lebensalter, in der Hoffnung, besser als bei Personen mit jahrzehntelanger Bergwerksexposition Anhaltspunkte für eine Altersdisposition geben zu können. In seinem allerdings nicht sehr umfangreichen Material (Tabelle 8) läßt sich ein eindeutiger Einfluß des Lebensalters auf die Disposition der Staublungenerkrankungen nicht ablesen. Der Alterseinfluß scheint nach den vorliegenden Befunden, wenn er überhaupt vorhanden ist, nur von untergeordneter Bedeutung zu sein.

XI. Die vegetative Tonuslage

alter abhängige „Disposition" bei der Anthrakosilikose der Kohlenbergarbeiter nicht ganz von der Hand zu weisen, wenn auch die große Streubreite sowie die unterschiedliche wegen der körperlichen Leistungsfähigkeit auch vom Lebensalter abhängige Staubexposition und die sich in den letzten Jahren stark verändernden Staubverhältnisse Untertage die Beurteilung außerordentlich erschweren.

Der Einfluß der vegetativen Tonuslage auf den Verlauf einer Silikose ist vielfach diskutiert worden. Tierexperimente über den Einfluß neuraler und vegetativer Faktoren ergaben eine gewisse Hemmung der Quarzwirkung durch inhaliertes oder injiziertes Novocain (Ferin, 1960). Die Vagotomie soll zu einer vermehrten Progredienz und stärkeren Ausprägung der Quarzsilikose auf der Seite des Eingriffs führen (Malisaev u. Kitaev, 1958). Nach Applikation von Adrenalin und Phenamin sahen Ivanova und Ostrovskaja (1959) eine Steigerung der silikotischen Lungenfibrose. Löblich (1963) berichtet über eine Verstärkung und Beschleunigung der Quarzfibrose bei Ratten nach langdauernder Verabreichung von Suprarenin.

Tabelle 8. Entwicklungszeit von akut verlaufenden Silikosen in Abhängigkeit vom Lebensalter. (Angaben nach H.J. Schmid, 1956)

		Durchschnittsalter Jahre	Durchschnittliche Expositionszeit Jahre	Durchschnittliche Latenz Jahre	Todesfälle	Durchschnittliche Krankheitsdauer Jahre
Sandstrahler (1925—1932)	6 Jüngste	$19^1/_2$ (18—22)	$1^3/_4$ ($^1/_2$—2)	$15^1/_5$ (6—26)	0	—
	6 Älteste	$40^1/_6$ (35—52)	$3^1/_6$ ($^1/_2$—5)	$8^2/_3$ (4—23)	2	—
Mineure (1941/42)	5 Jüngste	$23^1/_4$ (22—25)	$1^{11}/_{12}$ (1—3)	$4^3/_4$ (3—$7^1/_2$)	3	2 ($1^1/_2$—$2^1/_2$)
	5 Älteste	$43^1/_6$ (35—53)	$1^1/_2$ ($^3/_4$—2)	$4^1/_4$ (4—$6^1/_2$)	3	$1^1/_4$ (1—$1^1/_2$)

Letzterer führt dieses Phänomen auf eine funktionelle Kreislaufstörung der terminalen Lungenstrombahn zurück, die über Prästase und Stase im Kapillargebiet Zellproliferationen und Faserbildungen begünstigen soll. Der Autor schloß daraus, daß eine akute Irritation des Lungenkreislaufs die Entwicklung einer Silikose beschleunigen kann. Vegetative Kreislaufstörungen der Lungenstrombahn wurden auch von KALBFLEISCH (1947) für die Ausprägung einer Silikose beim Menschen verantwortlich gemacht. Bei hyperergisch vegetativer Reaktionslage soll Quarz solche Kreislaufstörungen verursachen, während bei normergischer Reaktionslage des Vegetativums der Reiz des Quarzstaubes hierzu nicht ausreiche. Schließlich hat WIESINGER (1939) in mehreren Arbeiten auf Grund klinischer Beobachtungen die Hypothese entwickelt, daß das individuell variierende und von der vegetativen Tonuslage abhängige Säure-Basen-Verhältnis des menschlichen Gewebes für die unterschiedliche Erkrankungsneigung von Vagotonikern (leicht alkalotische Stoffwechsellage) und Sympathikotonikern (azidotische Stoffwechsellage) ursächlich sei. Seine Vorstellungen verknüpft er mit der überholten Löslichkeitstheorie. Auch nach MOSINGER (1957, 1958) und MOSINGER, MOLITOR et al. (1969) spielen bei der Ausprägung der Silikose neuroergonale Faktoren eine bedeutende Rolle. ABELLO (1963) glaubte schließlich bei der Silikose Veränderungen an den neurovegativen Elementen der Lunge nachgewiesen zu haben.

Es ist nicht von der Hand zu weisen, daß die mit der vorherrschenden vegetativen Tonuslage gegebene Reaktionsbereitschaft die Pathogenese verschiedener Krankheitsprozesse beeinflussen kann. Eingehende tierexperimentelle Untersuchungen von KLOSTERKÖTTER (1964b) und Höss (1962), die sich mit diesem Fragenkomplex beschäftigt haben, lassen jedoch einen ernstzunehmenden Einfluß des Vegetativums auf die Entwicklung der experimentellen Silikose nicht annehmen. Auch die von WIESINGER (1939, 1949b) entwickelte Vorstellung des Parallelismus zwischen azidotischer Stoffwechsellage und Pneumokonioseentwicklung ist unhaltbar. Schon 1942 wies FELDMANN mit Hilfe von Azidätsbestimmungen im Urin überzeugend nach, daß zwischen Pneumoko-

nioseentwicklung und Veränderung im Säure-Basenhaushalt keine erkennbaren Zusammenhänge bestehen, eine Erfahrung, die durch die klinische Praxis (WORTH, SCHILLER, 1954) ihre Bestätigung fand.

D. Das Röntgenbild

I. Möglichkeiten und Grenzen der röntgenologischen Darstellung silikotischer Gewebsreaktionen

Die Röntgenuntersuchung ist für die Erkennung der Silikose und Mischstaubpneumokoniose von ausschlaggebender Bedeutung, da letztlich nur diese allein es gestattet, zu Lebzeiten objektiv einen Nachweis über das Bestehen morphologischer Veränderungen in der Lunge und über das weitere Fortschreiten derselben zu liefern (COCCHI, 1956; GERNEZ-RIEUX, MARCHAND et al., 1961; LINQUETTE, VOISIN, 1960; VAN MECHELEN, BELAYEW, 1962a; SCHINZ, BAENSCH et al., 1973; WORTH, SCHILLER, 1954). Wenn auch bei der Aufdeckung einer Pneumokoniose der Röntgendiagnostik die größte Bedeutung zukommt, so muß doch Klarheit darüber bestehen, daß es einen einschlägigen Röntgenbefund nicht gibt, der allein die Diagnose einer Silikose oder Mischstaubsilikose zuläßt. Erst in Verbindung mit einer typischen Berufsanamnese ist die Röntgendiagnostik einer Silikose oder Mischstaubsilikose möglich.

Das Röntgenbild gibt bei ausreichender Technik an sich einen guten Einblick in die ungefähren Strukturen der pneumokoniotischen Fibrose bestehend aus Knötchen und Schwielen. Voraussetzung ist allerdings, daß der pneumokoniotische Herd einen größeren Durchmesser als 2–3 mm aufweist (GREENING, PENDERGRASS, 1954; OTTO, SCHACHINGER et al., 1966; PRATT, TER-POGOSSIAN et al., 1963; SOMMER, 1942). PRATT und TER-POGOSSIAN (1963) haben sogar gezeigt, daß unregelmäßig geformte Läsionen in der Lunge nur zu entdecken sind, wenn ihre Größe mehr als 6 mm im Durchmesser beträgt. Otto und Woitowitz (1967), die vergleichende Untersuchungen von Strukturbefunden röntgenologischer Darstellungen bei Silikosen aus der keramischen Industrie anstellten, kamen ebenfalls zu dem Schluß, daß die Identität von Röntgenbefunden und anatomischer Struktur bei den Silikosen und Mischstaubpneumokoniosen um so problematischer werden, je kleiner der silikotische Einzelherd ist. Die Autoren präparierten silikotische Knötchen verschiedener Kaliber in normale Lungen, um die Frage zu klären, welchen Durchmesser ein silikotischer Herd haben muß, um röntgenologisch mit konventioneller Technik als Einzelherd erkannt zu werden. Es zeigte sich dabei, daß im Lungenkern die Darstellbarkeit von Einzelherdbefunden schlechter ist als im Mantelgebiet. In keinem Fall gelang eine Darstellung von Knötchen mit einem Durchmesser von 2–3 mm. Erst zwischen 3 und 4 mm Einzelherdgröße beginnt nach diesen Befunden die röntgenologische Sichtbarkeit des silikotischen Einzelherdes, und zwar bei 3 mm im Lungenmantel, bei 4 mm im Lungenkern. Für die Verhältnisse im lebenden Thorax sind natürlich die Darstellungsbedingungen noch ungünstiger. Wenn trotzdem bei der Kohlenbergarbeiterpneumokoniose mit Herden unter 2 mm ein für den Fachmann kennzeichnendes Röntgenbild resultieren kann (Lent, Gravenkamp, 1959) so liegt das daran, daß eine größere Zahl von Knötchen sich übereinander projiziert und auf diese Weise ein Summationseffekt zustande kommt, der durch Addition mehrerer Herde zu einem Sichtbarwerden der Veränderungen führt (Newell, Garneau, 1951; Otto, Woitowitz, 1967). Ein ähnliches Konzept wird auch für das Röntgenbild der Miliartuberkulose diskutiert (Resink, 1949). Nach den Erfahrungen der pathologischen Anatomie bleibt jedoch die röntgenologische Darstellung von silikotischen Läsionen im Größenbereich unter 2–3 mm außerordentlich unsicher (Heitzmann, Naeye u.a., 1972; Otto, Schachinger et al., 1966; Otto, Woitowitz, 1967; Sano, Abe et al., 1961; Sommer, 1942).

Der Summationseffekt führt jedoch nicht nur dazu, daß die Größe des Einzelherdes durch partielle Addition sich vergrößert, sondern hat auch zur Folge, daß die röntgenologisch darstellbare Herdzahl geringer ist

als die anatomisch vorhandene (Heitzmann, Naeye et al., 1972; Otto, Woitowitz, 1967). Es bleibt daher bei kleinen und feinknotigen Silikosen die Zahl der röntgenologisch vermuteten silikotischen Knötchen hinter der des anatomischen Präparates zurück (Heitzmann, Naeye et al., 1972; Otto, Woitowitz, 1967; Resink, 1949; Theron, Walthers et al., 1964).

Auf der anderen Seite gibt es eine ganze Reihe von Fällen, bei denen der Kliniker nach dem röntgenologischen Befund die tatsächlich vorhandene Quantität der silikotischen Veränderungen überschätzt. Dieses gilt vor allem im Zusammenhang mit Erkrankungen des linken Herzteiles, die zu einer braunen Induration des Lungengewebes als Ausdruck einer chronischen Stauungslunge führen (Gravenkamp, 1956). Auch im Verlauf von chronischen Peribronchitiden und karnifizierenden Pneumonien kommt es zu Indurationsbezirken, die mitunter röntgenologisch als typische silikotische Veränderungen imponieren. Es finden sich dabei alle Übergänge von kleinen peribronchialen bis zu großen intrapulmonalen Herden, wobei letztere für silikotische Schwielen gehalten werden können (Gravenkamp, 1956).

Die Frage, was röntgenologisch eine eindeutige Silikose oder Mischstaubsilikose kennzeichnet, und wie die silikotischen Strukturen von uncharakteristischen Lungenveränderungen abzugrenzen sind, hat eine sehr unterschiedliche Beantwortung gefunden. Während Assmann (1924) und Staub-Oetiker (1916) sich mit dem Nachweis einer verstärkten, netzförmig wabigen Lungenzeichnung begnügten, machte die überwiegende Mehrzahl der Autoren das Vorliegen von fleckförmigen Verschattungen zum entscheidenden Kriterium der röntgenologischen Silikosediagnostik (Bohlig, Jacob et al., 1964; Cocchi, 1956; Faccini, 1973; Gernez-Rieux, Marchand et al., 1961; Linquette, Voisin, 1960; van Mechelen, Belayew, 1962; Schinz, Eggenschwyler, 1947; Schinz, Baensch, 1973; Schulte, 1950; Sepke, 1959; Taeger, 1941; Teschendorf, Thurn, 1958; Worth, Schiller, 1954). Sicher ist die sog. Vermehrung der Lungenzeichnung, die je nach der Aufnahmetechnik ganz verschieden stark hervortreten kann, differentialdiagnostisch außerordentlich vieldeutig. Sie beruht zum größten Teil auf peribronchialer Bindegewebsentwicklung, zum Teil aber auch darauf, daß die Lungengefäße neben den Bronchien und Gefäßen indurieren und sichtbar werden (MÜLLER, 1973; SOMMER, 1942; TESCHENDORF, THURN, 1958; TOCKER, LANGSTON, 1952). In sehr vielen Fällen führt die chronisch intramurale Bronchiolitis und Peribronchitis zu einer röntgenologisch nachweisbaren streifigen Grund- und Gerüstzeichnung mit einer dicht- bis mittelfleckigen Tüpfelung. Zusätzliche emphysematöse Aufhellungen der Lungenstruktur bewirken darüber hinaus ein verstärktes Hervortreten bronchitischer Streifenzeichnung mit fein- oder grobmaschigem Netzwerk (MÜLLER, 1973). Im Gegensatz zu den silikotischen Veränderungen, die gern die Ober- und Mittelfelder bevorzugen, sind diese Erscheinungen häufig in den dorso-basalen Unterlappenanteilen nachweisbar und nehmen hiluswärts zu (MÜLLER, 1973). Ein typisches Beispiel gibt dafür die Abb. 7. Sie stellt das Röntgenbild eines 71jährigen Mannes dar, der an einer chronischen Bronchitis litt und nie quarzhaltigen Stäuben ausgesetzt war, obwohl das Röntgenbild streifig-fleckige Strukturen erkennen läßt, die bei entsprechender Berufsanamnese als beginnende oder leichtgradige Quarzstaublungenveränderungen gedeutet werden könnten. Es ist kaum anzugeben, wo hier die Grenze des Normalen und des Pathologischen liegt (OOSTHUIZEN, 1960; TESCHENDORF, THURN, 1958).

Es gibt darüber hinaus eine ganze Reihe von Lungenerkrankungen, die das Röntgenbild der Silikose nachahmen können (Miliartuberkulose, hämatogene und bronchogene Streuungstuberkulose, Morbus Boeck, Lymphogranulomatose, interstitielle Fibrose, Hammond Rich, eosinophiles Granulom, Hand-Schüller-Christian-Erkrankung, chronische Stauungslunge, miliare Bronchiolitis, Hämosiderose, Lymphangitis carcinomatosa, Zystizerkose, Mikrolithiasis und andere Pneumokoniosen) (BOHLIG, JACOB *et al.*, 1964; FREUNDLICH, CAPP, 1973; GERNEZ-RIEUX, MARCHAND *et al.*, 1961; HORAI, 1972; JANACCONE, 1961; KRÖKER, 1973; LAVENNE, PATIGNY, 1960; LOB, 1970; MICHELS, WEISS, 1966; MOLINA, 1972; OOSTHUIZEN, 1960; PENDERGRASS, LAINHART *et al.*, 1972;

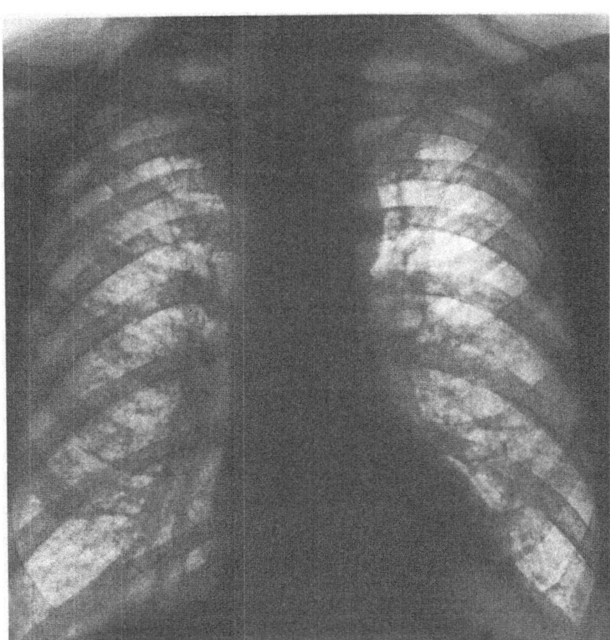

Abb. 7. Uncharakteristisch verstärkte streifig-fleckige Zeichnung bei einem 71jährigen Mann mit einer chronischen Bronchitis ohne Silikose. Auf Grund des Röntgenbildes wurde zu Lebzeiten der Verdacht auf das Vorliegen einer Silikose geäußert, der sich bei der Obduktion nicht bestätigte

SANDER, 1960). Die zahlreichen Erkrankungen, die im Rö.-Bild zu einer kleinfleckigen Lungenzeichnung führen können, lassen sich in vielen Fällen nur nach klinischen Gesichtspunkten von der Silikose trennen. Größere Schwierigkeiten in der differentialdiagnostischen Abgrenzung pflegen am häufigsten die chronische Stauungslunge (SCHRÖTER, 1963), der Morbus Boeck und Strukturveränderungen zu machen, die im Verlauf der chronischen Bronchitis auftreten, wobei zu berücksichtigen ist, daß der Nachweis einer Stauungslunge oder einer chronischen Bronchitis das gleichzeitige Bestehen einer Silikose nicht ausschließt. Auch lavierend verlaufende Formen der Miliartuberkulose sind gelegentlich weder röntgenologisch noch klinisch von einer Silikose zu unterscheiden (HAUBRICH, 1951 a).

Im großen und ganzen ist jedoch die diagnostische Treffsicherheit des Klinikers an Hand des Röntgenbildes bei der graduellen Beurteilung der Silikose und Mischstaubpneumokoniose nach den Erfahrungen bei der Kohlenbergarbeiter-Pneumokoniose gut. Die Übereinstimmung liegt nach klinischen, röntgenologischen und pathologisch-anatomischen Vergleichsuntersuchungen (Caplan, 1962; Gravenkamp, 1956; Lent, Gravenkamp, 1959; Naeye, Dellinger, 1972; Worth, Nerreter, 1954) zwischen 70,3 und 83,5%. Rodenburg (1966) gibt auf Grund der holländischen Sektionserfahrungen eine Übereinstimmung in 64,75% der Fälle an. Die Überschätzung des Röntgenbildes trifft ganz überwiegend normale Lungen und niedrige Stadien der Silikose, während die Unterschätzung eindeutig bei den mittleren und höheren Graden liegt (Caplan, 1962; Gravenkamp, 1956; Lent, Gravenkamp, 1959; Müller, 1973; Worth, Nerreter, 1954). Das liegt sicher zum größten Teil daran, daß die sog. beginnenden Silikosen und Mischstaubpneumokoniosen differentialdiagnostisch außerordentlich vieldeutig sind und daß viele normale Lungen im Röntgenbild Strukturen erkennen lassen, die bei einer entsprechenden Berufsexposition für eine beginnende Staublungenerkrankung gehalten werden (Müller, 1973). Auch Rodenburg (1966) sieht die häufigsten Gründe der Fehleinschätzung — abgesehen von mangelnder Röntgentechnik — in einer vermehrten Strukturzeichnung, die sich auf eine Bronchitis zurückführen läßt. Die Unsicherheit der röntgenologischen Diagnose in bezug auf den tatsächlich vorhandenen pathologisch-anatomisch zu sichernden Befall bei beginnender Silikose geht ebenfalls aus den Arbeiten von Hurwitz und Wagner (1960) hervor, die bei leichten und geringfügigen Silikosen nur in 27—41% zwischen Röntgenbild und pathologisch-anatomischen Befund in Ausdehnung und Struktur gute Übereinstimmungen fanden.

Schwierig ist der röntgenologische Nachweis der übrigen Lungenveränderungen, die durch die Staubeinwirkung und die Quarzfibrose induziert werden. DiBiasi (1949a u. b, 1958a), Müller (1973), Otto (1970) und Sommer (1942) haben darauf hingewiesen, daß klinisch ungünstig verlaufende Silikosen mit perinodulärem Emphysem röntgenologisch leicht unterbewertet werden. Auch das zentroazinäre bzw. zentrolobuläre Staubemphysem im Sinne von Giese (1960), Gough (1959, 1960a, b), Gough und James et al. (1949), Hartung (1964), Heppleston (1954)

und Kühne (1965, 1970), ist praktisch nur in extrem fortgeschrittenen Fällen zu diagnostizieren (Heitzmann, Naeye, 1972; Rodenburg, 1966). Die für das klinische Bild der Mischstaubpneumokoniose so entscheidende Entwicklung der Komplikationsbronchitis und der Bronchiolitis sowie bestimmter Emphysemformen sind im Röntgenbild nur unzureichend zu erkennen (Gravenkamp, 1956; Heitzmann, Naeye et al., 1972; Lent, Gravenkamp, 1959; Naeye, Dellinger, 1972; Otto, Woitowitz, 1967). Dieses dürfte u.a. ein entscheidender Grund dafür sein, daß zwischen den im Röntgenbild sich darstellenden pneumokoniotischen Strukturen, bei denen es sich überwiegend um fibrotische Herde einer bestimmten Mindestgröße handelt und dem funktionellen und klinischen Bild der Erkrankung nur sehr schlechte Korrelationen nachweisbar sind, so daß im Einzelfall aus dem Röntgenbild zwar die Diagnose, aber nicht die klinische und funktionelle Rückwirkung der Silikose zu erkennen ist. Dies gilt auch, wie später zu zeigen sein wird, für weit fortgeschrittene, röntgenmorphologische Veränderungen (Reichel, 1974; Ulmer, 1971a).

In der klinischen Diskussion hat eine Zeitlang immer wieder die Frage eine Rolle gespielt, ob die bei den Mischstaubpneumokoniosen röntgenologisch zu beobachtenden Schattenelemente einer silikosespezifischen Fibrose oder lediglich dichten Staubdepots entsprechen (Göbbeler, Klosterkötter et al., 1968; Rivers, Wise et al., 1960; Scherer, Göbbeler et al., 1969). Angeregt wurde die Erörterung durch die Röntgenbefunde bei reinen Staubspeicherkrankheiten wie der Schwerspatlunge und der Siderose bei denen, dank der hohen spezifischen Dichte des Staubes und der damit verbundenen hohen Strahlenabsorption, das Staubdepot die Bildentstehung entscheidend mit beeinflußt (Bohlig, Jacob, 1964). Zum anderen zeigen die Lungenstaubuntersuchungen bei Verstorbenen enge Beziehungen zum Kohle- und Mineralgehalt. Es wurde die Hypothese aufgestellt, daß die röntgenologischen Veränderungen bei Mischstaubpneumokoniosen, insbesondere bei Kohlenbergarbeitern, mit der Menge des in der Lunge aufgenommenen Staubes in eine Beziehung zu bringen sind (Casswell, Bergmann et al., 1971; Naeye, Dellinger, 1972; Rivers, Wise et al., 1960;

ROSSITER, RIVERS *et al.*, 1967). In diesem Zusammenhang hatten BERGMANN (1970) und ROSSITER, RIVERS *et al.* (1967) dem Eisen in den Lungenstäuben wegen seiner hohen spezifischen Dichte eine wesentliche Bedeutung zugemessen, was sich jedoch offensichtlich bei späteren Untersuchungen derselben Autoren (CASSWELL, BERGMANN *et al.*, 1971; ROSSITER, 1972a, b) nicht bestätigte. Es ist zwar unbestritten, daß auch weniger dichte Stäube, wie z.B. Kohle und andere Mineralien, in Depots, die eine entsprechende Schichtdicke und Größe aufweisen, in der Lunge sichtbare Röntgenkontraste ergeben können (GÖBBELER, KLOSTERKÖTTER *et al.*, 1968; LEITERITZ, BRUCKMANN *et al.*, 1966; SCHERER, GÖBBELER *et al.*, 1969; ZORN, ACKERMANN *et al.*, 1967). Im eingeatmeten Grubenstaub befindet sich 25−40% inerter Bergestaub, der wegen seiner 2−3mal größeren Dichte besser röntgendarstellbar ist als Kohle (KLOSTERKÖTTER, 1967a). Auf Grund vergleichender Beobachtungen kommt man jedoch zu dem Schluß, daß bei den Mischstaubpneumokoniosen des Bergbaues die Diskrepanzen zwischen röntgenologisch nachweisbarem Silikosegrad und Staubgehalt der Lunge im Einzelfall so groß sind, daß im allgemeinen die röntgenologischen Erscheinungsbilder kaum durch den Staub selbst, sondern vielmehr durch die ausgelöste Gewebsreaktion erklärbar sind (WORTH, MUYSERS, 1967; WORTH, MUYSERS *et al.*, 1967). Die in den Lungen von Bergleuten gefundenen Staubmengen reichen bei weitem nicht aus, um die charakteristischen silikotischen Schatteneffekte im Röntgenbild hinreichend zu erklären. Zu Recht fühlen sich WORTH *et al.* (1967) in dieser Ansicht noch dadurch bestärkt, daß bei dem außerordentlich großen Beobachtungsmaterial der letzten 30 Jahre kein Fall bekannt geworden ist, bei dem eine generalisierte Fleckelung im Lungenfilm eines Kohlenbergarbeiters bei der Kontrolle durch die Obduktion sich lediglich auf eine Staubablagerung zurückführen ließ. Schon früher waren GOUGH, JAMES *et al.* (1949) auf Grund pathologisch-anatomischer Untersuchungen zu dem Schluß gekommen, daß bei Kohlenbergarbeiter-Pneumokoniosen und Mischstaubsilikosen vor allem die Gewebsvermehrung in den Staubgranulomen für die Schattendichte der röntgenologisch erfaßbaren Flecken ver-

antwortlich zu machen ist und nicht das abgelagerte Mineral, eine Feststellung, die auch durch die später stattgefundenen röntgenologischen und pathologisch-anatomischen Vergleichsuntersuchungen bestätigt wird (GRAVENKAMP, 1956; LENT, GRAVENKAMP, 1959; NAEYE, DELLINGER, 1972). Nichtsdestoweniger gibt es klinisch aber gewisse Anhaltspunkte, die dafür sprechen, daß größere Grade der Lungenverstaubung auch mit Mischstäuben geringerer Dichte, wie sie z.B. im Kohlenbergbau vorkommen, an der Entwicklung uncharakteristischer Röntgenstrukturen Anteil haben. So kann z.B. eine vermehrte Lungengrundzeichnung auf eine Lungenverstaubung hindeuten. Der eindeutige röntgenologische Nachweis von in der Lunge abgelagerten Stäuben gelingt jedoch nur, wenn die Staubdepots wie bei der Siderose oder Schwerspatlunge eine relativ hohe Dichte und damit eine ausreichende Strahlenabsorptionsfähigkeit aufweisen.

II. Hartstrahltechnik, Schichtaufnahmen

Die Detailerkennbarkeit einer Röntgenaufnahme wird bekanntlich durch Kontrast und Schärfe bestimmt und ist am größten, wenn die Bewegungsunschärfe möglichst gering ist. Mittels Hartstrahltechnik bei einer Aufnahmespannung von 100 kV und mehr und gleichzeitiger Verkürzung der Belichtungszeiten auf unter 0,03 sec ist es möglich, die Schärfe der Grundstrukturen im Röntgenbild zu verbessern, was für die Frühdiagnose von Pneumokoniosen vielfach ausgenutzt wird (BOHLIG, JACOB *et al.*, 1964; ZORN, 1960a u. b). Die weniger kontrastgebende Hartstrahltechnik hat jedoch auf der anderen Seite wiederum Nachteile, besonders bei der Differentialdiagnose spezifischer und unspezifisch entzündlicher Komplikationen. Nach unseren Erfahrungen weist daher die Hartstrahltechnik, wenn man von speziellen Fragestellungen absieht, gegenüber der normalen Röntgentechnik in der Differentialdiagnose der Silikose und Mischstaubsilikose keine entscheidenden Vorteile auf.

Auf der anderen Seite hat durch den Einschluß der Tomographie die klinische Diagnostik der Silikose eine große Bereicherung erfahren. Die Schichtaufnahme gestattet durch die Aufgliederung und die Detaillierung des Summationsbildes in der Tiefe eine verfeinerte Analyse, die oft überraschende Ergänzungen und Zusatzbefunde liefert (Haubrich, 1951a; Leroux, 1971). In der Praxis stehen der Kavernennachweis und die Entdeckung der Begleittuberkulose im Vordergrund, worauf noch bei Besprechung der Siliko-Tuberkulose einzugehen ist. Aber auch ohne dies gibt das Tomogramm wichtige Hinweise. Beim beginnenden und ausgeprägten Knötchenstadium läßt sich die pleuranahe Anhäufung der Granulome durch Schichtaufnahmen in transversaler und frontaler Richtung gut darstellen. Es gelingt außerdem, Verschleierungen des Übersichtsbildes in einzelne, dichtere Kernschatten oder Pleuraverdickungen aufzugliedern. Im Stadium der Verschwielung ist tomographisch nicht nur die Schwiele gut zu lokalisieren, sondern auch ihr Aufbau kann näher analysiert werden. Wichtig sind genauere Einblicke in die Umgebung der pseudotumoralen Massen, die sich besonders auf dem Schichtbild wesentlich anschaulicher darstellen als auf der Übersichtsaufnahme. Emphysematöse Veränderungen stellen sich so z.B. auf dem Tomogramm als Randemphysem oder auch als segmentalbeschränktes Emphysem dar. Ganz abgesehen von Veränderungen des Bronchialbaumes, die durch Verziehungen zirrhotischer Prozesse hervorgerufen werden und zu Verengungen, Erweiterungen oder Verdickungen der Bronchialwand führen (Bohlig, Jacob et al., 1964; Cocchi, 1956; Haubrich, 1951a; Schinz, Baensch et al., 1973; Worth, Schiller, 1954).

III. Röntgenklassifikation der Silikose

Eine erste, eingehende Beschreibung des Röntgenbildes der Silikose wurde im Jahre 1907 von Summons veröffentlicht. In den folgenden Jahren mehrten sich die von verschiedenen Autoren an Hand des Röntgenbildes gemachten Vorschläge zu einer Gradbezeichnung und Stadieneinteilung der Krankheit

(Pancoast, Pendergrass et al., 1935). Mavrogordato (1922) ging von einem Einteilungsprinzip aus, welches sich auf drei Stadien gründete. Staub-Oetiker schlug 1916 vier und Jarvis 1922 sechs Stadien vor. Während der folgenden Jahre wurden zahlreiche weitere Beiträge zur Klassifikation der Silikose erbracht u.a. von Böhme (1922, 1923); Holtzmann, Harms (1923); Ickert (1928); Kaestle (1928); Öhmann (1928); Pancoast, Pendergrass (1925); Reichmann (1930, 1931); Saupe (1926); Thiele, Saupe (1927); Watkins-Pitchford (1927). Bei derartigen Versuchen sollte man sich aber bewußt sein, daß sich die röntgenologische Klassifikation einer Pneumokoniose nur auf das röntgenmorphologische Bild bezieht und nicht zur Beschreibung des Gesamtkrankheitsbildes verwendet werden darf. Dies gilt im besonderen Maße für die versicherungsrechtliche Beurteilung eines Pneumokoniosefalles. Es handelt sich lediglich um eine standardisierte Beschreibung des Röntgenbefundes für statistische oder epidemiologische Zwecke.

Unter den zahlreichen Vorschlägen für eine zweckmäßige Stadieneinteilung hat für lange Zeit in vielen Ländern die vom Internationalen Arbeitsamt auf der Konferenz in Johannesburg im Jahre 1930 vorgeschlagene 3 Stadieneinteilung der Silikose Anerkennung gefunden (Gardner, Middleton et al., 1930). Zu den Stadien I, II und III kam im deutschen Sprachgebiet ein Vorstadium (Stadium 0 — I) hinzu. Da diese Form der Klassifikation auch heute noch mitunter Anwendung findet, bedarf sie einer kurzen Darstellung.

Das Stadium 0 — I stellt ein uncharakteristisches röntgenologisches Vorstadium dar, dem auf Grund der Berufsanamnese nur der Wert einer Wahrscheinlichkeitsdiagnose zukommt. Das Röntgenbild zeichnet sich durch eine streifen- oder netzförmig verstärkte Lungengrundzeichnung aus mit etwas vergröberten und teilweise auch vergrößerten Hilusschatten sowie eben erkennbaren $1/2-1$ mm großen Verdichtungsherden, die meist in den Knüpfungsstellen des Gefäßnetzwerkes auftreten. Die Abgrenzung gegen die bei nicht staubexponierten Personen mitunter zu findende vermehrte Lungengrundstruktur ist recht schwierig. Wegen der differentialdiagnostischen Vielseitigkeit kommt daher dem Kriterium Pneumokoniose 0 — I nur der Wert einer unverbindlichen Wahrscheinlichkeitsdiagnose zu (Cocchi, 1956; Worth, 1952b; Worth, Schiller, 1954).

Im Stadium I kommt zu den oben beschriebenen Veränderungen eine Zunahme der Fleckschatten mit einem Durchmesser von 2—4 mm. Diese sind in charakteristischer Weise entweder gleichmäßig verteilt oder an einzelnen Stellen gehäuft, vorwiegend symmetrisch in den peripheren Partien des Mittelfeldes und Oberfeldes bis zu den Spitzen unter Freilassung des Lungenkerns und des Unterfeldes. Die kleinen Herdschatten liegen teils isoliert im Lungengewebe, teils finden sie sich an den Knüpfungsstellen des Gefäßnetzes. Die Lungenzeichnung ist teils grob, teils fein, dicht oder locker strukturiert (Abb. 8).

Das Stadium II ist gckcnnzcichnct durch cinc ausgcprägte und schattendichte Fleckelung und Körnelung, die sich meist diffus über alle Lungenfelder verteilt. Zu dieser Gruppe gehören besondere Formen wie die Schneegestöber- und Schrotkornlunge (COCCHI, 1956; WORTH, 1952b; WORTH, SCHILLER, 1954). Die Knötchen haben einen Durchmesser bis zu 6 mm und weisen zuweilen kleine kalkdichte Einlagerungen auf. An den Hili findet man mitunter eierschalenförmige Verkalkungen in den Lymphknoten (Abb. 10).

Sobald die Knötchen zu größeren Herden zusammenschmelzen, beginnt das *Stadium III*. Neben knötchenförmigen Fleckschatten treten grobe, flächenhafte Schattenbildungen, Ballungen zu tumorartigen Knoten, ausgedehnte Schrumpfungserscheinungen und Emphysembildung ganz in den Vordergrund. Es kommt zu erheblichen Verziehungen der Nachbarorgane. In den Unterfeldern finden sich manchmal die nach REICHMANN benannten senkrechten, vom Schwielenschatten zu den Zwerchfellkuppen verlaufenden Regenstraßen. Die Hilusschatten sind in diesem Stadium oft auffällig klein oder ganz in größere Knoten einbezogen (Abb. 13).

Andere Klassifikationsvorschläge, die jedoch an sich alle nur geschichtliche Bedeutung haben, gehen auf COLE (1944); ECK, HANAUT (1952); EVEN (1952); IRVINE (1952); PANCOAST, PENDERGRASS *et al.* (1935) und WINKLER (1950) zurück. Auf der 3. Internationalen Silikosekonferenz in Sidney (1950) wurde ein Klassifikationsschema für die Beurteilung von Röntgenfilmen bei Pneumokoniose durch Mehrheitsbeschluß angenommen, das zwischen 2 Hauptgruppen von Röntgenerscheinungen unterscheidet:

1. Die Pneumokoniose mit disseminierten Herden in den Lungen (simple pneumoconiosis) und

2. eine Pneumokoniose mit zusammenfließenden oder massiven Verschattungen (complicated pneumoconiosis) (COCHRANE, DAVIES *et al.*, 1951; FLETCHER, OLDHAM, 1951).

Diese Einteilung wurde 1952 mit der des Franzosen BALGAIRIES, AUPETIT *et al.* (1952) zur Klassifikation CARDIFF-DOUNAI zusammengefaßt. Sie wurde von WORTH (1952b, 1953) nach eingehender Beratung mit einer deutschen Expertengruppe modifiziert und auch für Deutschland in Vorschlag gebracht.

Die verschiedenen Klassifikationsschemen sind schließlich durch die in Genf im Jahre 1958 vom Internationalen Arbeitsamt verabschiedete ILO-Klassifikation (international labor office) abgelöst worden. Diese hat weltweite Anerkennung gefunden und wird auch heute noch in der Bundesrepublik als verbindliche Röntgenklassifikation der Silikose angesehen (ANONYM, 1972; ELMES, 1971; FACCINI, 1973; LAVENNE, 1963; LEROUX, 1971; LIDDELL, LINDARS, 1969; LORENZONI, GENNAI, 1966; VAN MECHELEN, MCLAUGHLIN, 1962; SEPKE, 1966; WORTH, 1961b, 1970; ZAHORSKI, 1972; ZANETTI, 1961). Besonders im Hinblick auf die Asbestose hat sie 1968 eine Modifikation erfahren (BOHLIG, 1971a u. b, 1973). Radiologen und Epidemiologen aus 6 verschiedenen Ländern schlugen bei einer 1967 von der Arbeitsgruppe der Internationalen Union gegen den Krebs (UICC) in Cincinnati stattfindenden Konferenz eine Erweiterung der ILO-Klassifikation vor, auf die bei der folgenden Besprechung eingegangen werden soll (ANONYM, 1972; BOHLIG, 1971b, 1973; BOHLIG, HAIN *et al.*, 1972; ELMES, 1971; MÜLLER, 1970; ROSSITER, 1972c; WORTH, 1970).

In der ILO-Klassifikation von 1958 und in ihrer 1968/1971 erweiterten Form (UICC) werden 3 formale Hauptelemente für die Beschreibung der Pneumokoniosen und ihren Gruppierungen mit folgenden Symbolen herangezogen (Tabelle 9):

1. lineare Schatten	LZ
2. kleine und mehr fleckförmige Schatten	p m n
3. große flächenförmige Verschattungen	A B C

Für eine verdächtige, streifige Zeichnung wird in der ILO-Klassifikation von 1958 der Buchstabe Z eingesetzt; ist die Zeichnung mehr retikulär und damit stärker auf eine Pneumokoniose verdächtig, wurde sie mit dem Buchstaben L gekennzeichnet. Die kleinen, rundlichen Fleckschatten bekommen je nach ihrer Form die kleinen Buchstaben p=punktförmig (pinhead) (Abb. 8), m=mikronodulär (Abb. 9) und n=nodulär (Abb. 10). In der erweiterten UICC-Klassifikation ist die entsprechende Größe der Herde durch die Symbole p q r gekennzeichnet (Tabelle 9). Die rundlichen Herde werden in beiden Klassifikationen nach dem Durchmesser des vorherrschenden Schattens gekennzeichnet (Tabelle 9).

Tabelle 9. ILO U/C 1971. Internationale Klassifikation radiographischer Staublungenbefunde. [Jacobson, Lainhart: Medical Radiography and Photography **48**, 109 (1972)]

Röntgenzeichen	Code	Definition
Kleine Schatten, *Rundlich*		
Typ		Die Herde werden eingeteilt nach dem ungefähren Durchmesser der vorherrschenden Schatten,
	p q(m) r(n)	p =rundliche Schatten bis zu einem Durchmesser von 1,5 mm. q(m)=rundliche Schatten von 1,5 bis 3 mm Durchmesser. r(n) =rundliche Schatten von 3 bis 10 mm Durchmesser.
Streuung		Die Kategorie der Streuung beruht auf der Beurteilung der Schattenkonzentration in den betroffenen Lungenfeldern. Die Standardfilme sind Beispiele aus Kategoriemitte (1/1, 2/2, 3/3).
	0/– 0/0 0/1	Kategorie 0=kleine rundliche Schatten fehlen oder sind weiter gestreut als in Kategorie 1.
	1/0 1/1 1/2	Kategorie 1=kleine rundliche Schatten eindeutig vorhanden, aber gering an Zahl. Die normale Lungenzeichnung ist gewöhnlich sichtbar.
	2/1 2/2 2/3	Kategorie 2=zahlreiche kleine rundliche Schatten. Die normale Lungenzeichnung ist gewöhnlich noch sichtbar.
	3/2 3/3 3/4	Kategorie 3=sehr zahlreiche kleine rundliche Schatten. Die normale Lungenzeichnung ist teilweise oder ganz verdeckt.
Verbreitung	RO RM RU LO LM LU	Anzugeben sind die Felder, in denen die Schatten auftreten. Jede Seite wird in Ober-, Mittel- und Unterfeld geteilt.
Unregelmäßig		
Typ		Da die Schatten unregelmäßig sind, können die Masse für die kleinen rundlichen Schatten nicht angewandt werden. In grober Entsprechung werden 3 Typen unterschieden.
	s t u	s =feine unregelmäßige oder lineare Schatten. t =mittelgrobe unregelmäßige Schatten. u =grobe (klecksige) unregelmäßige Schatten.
Streuung		Die Kategorie der Streuung beruht auf der Beurteilung der Schattenkonzentration in den betroffenen Lungenfeldern. Die Standardfilme sind Beispiele aus Kategoriemitte (1/1, 2/2, 3/3).
	0/– 0/0 0/1	Kategorie 0=kleine unregelmäßige Schatten fehlen oder sind weiter gestreut als in Kategorie 1.
	1/0 1/1 1/2	Kategorie 1=kleine unregelmäßige Schatten eindeutig vorhanden, aber gering an Zahl. Die normale Lungenzeichnung ist gewöhnlich sichtbar.
	2/1 2/2 2/3	Kategorie 2=zahlreiche kleine unregelmäßige Schatten. Gewöhnlich ist die normale Lungenzeichnung teilweise verdeckt.
	3/2 3/3 3/4	Kategorie 3=sehr zahlreiche kleine unregelmäßige Schatten. Die normale Lungenzeichnung ist nicht mehr sichtbar.
Verbreitung	RO RM RU LO LM LU	Anzugeben sind die Felder mit kleinen unregelmäßigen Schatten. Jede Seite wird in Ober-, Mittel- und Unterfeld geteilt wie bei den kleinen rundlichen Schatten.
Gesamtstreuung	1/0 1/1 1/2 2/1 2/2 2/3 3/2 3/3 3/4	Wenn beide Typen der kleinen Schatten eindeutig vorhanden sind, wird die Streuung für jeden getrennt angegeben. Danach wird die Gesamtstreuung für die kleinen Schatten so festgelegt, als ob sie nur einem Typ, entweder den rundlichen oder den unregelmäßigen, entsprächen. Die Angabe ist freigestellt, wird aber nachdrücklich empfohlen.
Große Schatten, *Größe*	A B C	Kategorie A = Schatten von 1 bis 5 cm Durchmesser oder mehrere solche Schatten, deren größte Durchmessersumme 5 cm nicht überschreitet. Kategorie B = ein oder mehrere Schatten, größer und zahlreicher als A, deren Summe das Flächenäquivalent des rechten Oberfeldes nicht überschreitet. Kategorie C = ein oder mehrere Schatten, deren Flächensumme das Äquivalent des rechten Oberfeldes überschreitet.
Typ	wd id	Neben der Größenangabe A, B oder C werden die Abkürzungen „wd" und „id" zur Kennzeichnung benutzt, ob die Schatten scharf (wd) oder unscharf (id) begrenzt sind.

Röntgenzeichen	Code	Definition
Pleuraverdickung		
Kostrophenischer Winkel	R L	Die Obliteration des kostrophenischen Winkels wird getrennt von anderen Pleuraverdickungen angegeben. Ein Standardfilm für den unteren Grenzwert ist vorgesehen.
Brustwand und Zwerchfell		
Lokalisation	R L	
Dicke	a b c	Grad a = bis zu 5 mm dick im breitesten Teil der pleuralen Schatten. Grad b = ca. 5 bis 10 mm dick im breitesten Teil der pleuralen Schatten. Grad c = dicker als 10 mm im breitesten Teil der pleuralen Schatten.
Verbreitung	0 1 2	Grad 0 = nicht vorhanden oder weniger als Grad 1. Grad 1 = uni- oder multilokuläre Pleuraverdickungen, deren Gesamtlänge nicht die Hälfte der Länge einer seitlichen Brustwandprojektion überschreitet. Der Standardfilm repräsentiert den unteren Grenzwert von Grad 1. Grad 2 = Pleuraverdickungen größer als Grad 1
Zwerchfellunschärfe	R L	Der untere Grenzwert beträgt ein Drittel der betroffenen Zwerchfellhälfte. Ein Standardfilm für den unteren Grenzwert ist vorgesehen.
Unscharfe Herzkontur	0 1 2 3	Grad 0 = keine Unschärfen oder Unschärfen bis zu einem Drittel des Äquivalents der Länge des linken Herzrandes. Grad 1 = zwischen ein und zwei Drittel des Äquivalents der Länge des linken Herzrandes. Grad 2 = zwischen zwei und drei Drittel des Äquivalents der Länge des linken Herzrandes. Grad 3 = mehr als die Länge des Äquivalents des linken Herzrandes.
Pleuraverkalkungen		
Lokalisation	Brustwand, Zwerchfell, Andere	
	R L	
Verbreitung	0 1 2 3	Grad 0 = keine sichtbaren pleuralen Verkalkungen. Grad 1 = eine oder mehrere Pleuraverkalkungen mit größter Durchmessersumme bis zu 2 cm. Grad 2 = eine oder mehrere Pleuraverkalkungen mit größter Durchmessersumme zwischen 2 und 10 cm. Grad 3 = eine oder mehrere Pleuraverkalkungen mit größter Durchmessersumme über 10 cm.
Zusatzsymbole	ax cp es pq bu cv hi px ca di ho rl cn ef k tba co em od tbu	ax = beginnende Verschwielung kleiner rundlicher Staublungenschatten bu = bullöses Emphysem ca = Krebs der Lunge oder der Pleura cn = Verkalkungen in kleinen Staublungenschatten co = Anomalie von Herzgröße oder -form cp = Cor pulmonale cv = Höhlenbildungen di = deutliche Distorsion intrathorakaler Organe ef = Pleuraerguß em = deutliches Emphysem es = Eierschalenverkalkungen in hilären oder mediastinalen Lymphknoten hi = Vergrößerung hilärer oder mediastinaler Lymphknoten ho = Honigwabenlunge k = Septum- (Kerley-) Linien od = andere Erkrankungen von Bedeutung; das schließt nicht staubbedingte Befunde wie operative oder traumatische Veränderungen der Brustwand, Bronchiektasen etc. ein pq = nicht verkalkte (hyaline) Pleuraplaques px = Pneumothorax rl = Staublunge mit rheumatischer Komponente (Caplan-Syndrom) tba = wahrscheinlich aktive Tuberkulose tbu = Tuberkulose ohne sichere Aktivität

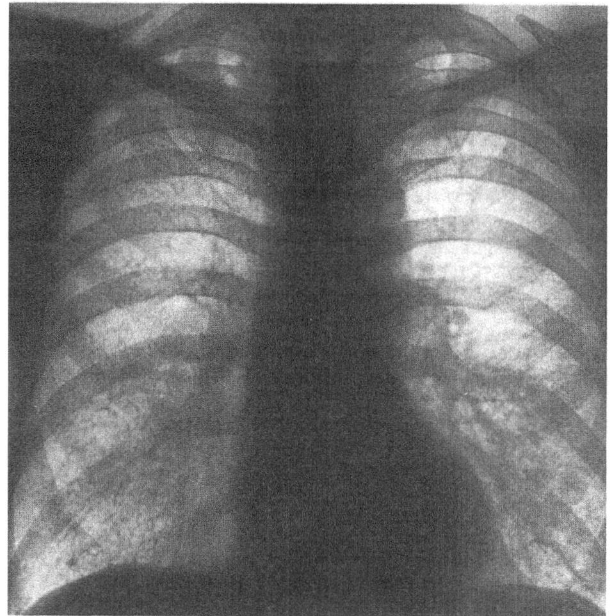

Abb. 8. Feinherdige Kohlenbergarbeiterpneumokoniose (Gittertüllunge) bei einem 52jährigen Bergmann nach 29jähriger Untertagetätigkeit ohne funktionelle Rückwirkungen: Atemwegswiderstand 0,92 cm H_2O l^{-1} sec, intrathorakales Gasvolumen 6,1 l, Compliance 0,18 l/cm H_2O, Vitalkapazität 4,8 l, 1-sec-Kapazität 70% der Ist-VC, arterieller Sauerstoffdruck 84 mm Hg (120 Watt 80 mm Hg), normaler Kohlensäuredruck und pH-Wert, Rö.-Klassifikation p 3/3 (Gittertüllunge)

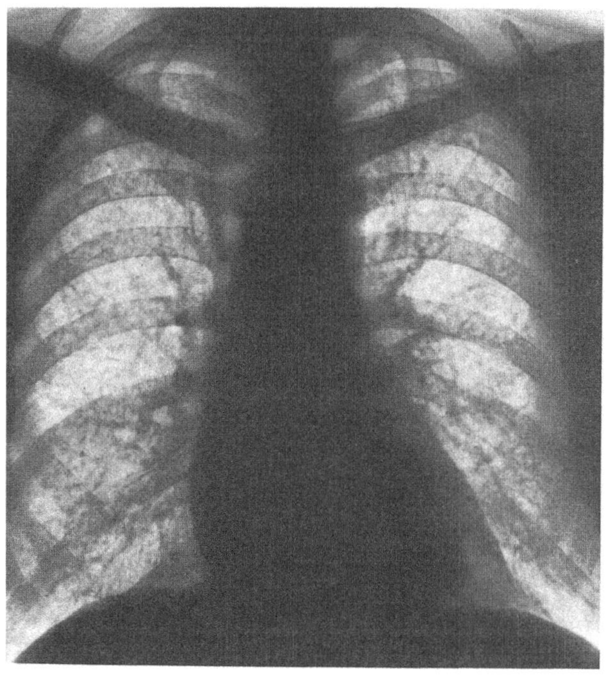

p = rundliche Schatten bis zu einem Durchmesser von 1,5 mm (Abb. 8),

q (m) = rundliche Schatten mit einem Durchmesser von 1,5—3 mm (Abb. 9),

r (n) = rundliche Schatten größer als etwa 3 mm bis zu einem Maximaldurchmesser von 10 mm (Abb. 10).

Die Bezeichnung s, t, u, die in der UICC-Klassifikation für die Beschreibung unregelmäßiger Schatten neu eingeführt wurde, bedarf im Zusammenhang mit der Silikose und Mischstaubsilikose keiner Besprechung. Diese Symbole sind für die Beschreibung der Asbestose vorgesehen.

Die Dichte und Ausbreitung der rundlichen Schatten in den Lungen werden in der kurzgefaßten ILO-Klassifikation mit 1, 2 und 3 angegeben. Dabei bedeutet im einzelnen die *Kategorie 1* eine kleine Anzahl von fleckförmigen Schatten in einem Gebiet, das wenigstens zwei vordere Zwischenrippenräume, aber nicht mehr als $^1/_3$ beider Lungen umfaßt; *Kategorie 2* zahlreiche und über größere Gebiete verteilte fleckförmige Schatten als in der Kategorie 1. Sie erstrecken sich über den größten Teil beider Lungen. *Kategorie 3* sehr zahlreiche Fleckschatten in allen oder nahezu in allen Lungenabschnitten.

Die großen, flächenförmigen Schatten erhalten die Symbole A, B und C. Die Untergruppe *A* umfaßt eine Verschattung, deren größter Durchmesser 1 (maximal 5 cm) beträgt oder mehrere Schatten, von denen jeder im Durchmesser größer als 1 cm ist und deren größter Durchmesser in Summa 5 cm nicht überschreitet. *B* stellt eine oder mehrere Verschattungen dar, die größer und evtl. auch zahlreicher als in der Gruppe A sind, deren Gesamtheit nicht mehr als $^1/_3$ des Lungenfeldes bedeckt. *C* beschreibt schließlich eine oder mehrere Verschattungen, die sich zusammen über mehr als $^1/_3$ eines Lungenfeldes erstrecken (Tabelle 9).

Die erweiterte UICC-Klassifikation folgt im Grundsatz diesen Einteilungsprinzipien.

Abb. 9. Kohlenbergarbeiter-Pneumokoniose bei einem 67jährigen Bergmann, die sich nach $21^1/_2$jähriger Untertagetätigkeit entwickelte und nur geringe Tendenz zur Fortentwicklung zeigte. Klinisch und funktionell bestanden keine Hinweise auf eine pneumokoniosebedingte Beeinträchtigung der kardiorespiratorischen Funktion. Rö.-Klassifikation q 3/3

An Stelle von m und n aus dem ILO-Schema von 1958 wurde q und r gewählt, weil die Benutzung von m und n im angelsächsischen Raum phonetische und schriftliche Fehlerquellen verursachte. Änderungen der Definition sind jedoch dadurch nicht bedingt. Das ILO-Schema definiert die Kategorien 1, 2 und 3 der kleinen Schatten mit Hilfe der Zwischenrippenräume als Fleckenmaß. Die UICC-Klassifikation nimmt ein Kontinuum der krankhaften Veränderungen von völlig normal (0) bis zur höchsten Kategorie an. Daraus ergibt sich eine 4 Punkteskala 0, 1, 2 und 3, wobei 0 das Stadium 0, Z, L der ILO-Klassifikation ersetzt. Die UICC-Klassifikation bietet darüber hinaus die Möglichkeit einer weiteren Unterteilung der Filme innerhalb der 4 Kategorien. Dabei soll der Film gemäß der üblichen Weise nach den 4 Kategorien beurteilt werden. Sollte jedoch bei der Beurteilung eine andere benachbarte Kategorie ernsthaft in Betracht gezogen werden, so kann dieses hinter der formalen Kategorie durch eine entsprechende Zahl gekennzeichnet werden. Auf diese Weise ist ein 2/1 ein Film der Kategorie 2, bei welchem aber die Kategorie 1 ernsthaft als Alternativlösung erwogen worden ist. Ein Film, welcher zweifelsfrei Kategorie 2 ist, d.h. der Kategoriemitte entspricht und dem in Standardfilmen definierten Ausdehnungsgrad der röntgenologischen Veränderungen entspricht, würde als 2/2 zu beschreiben sein. Sogar in Filmen der Kategorie 0 (0, Z oder L der ILO-Klassifikation) ist diese Unterteilung möglich. Kategorie 0/1 wäre somit ein Film der Kategorie 0, bei dem aber auch die Kategorie 1 ernsthaft in Erwägung gezogen worden ist. Kategorie 0/0 ist ein normaler Film, ohne jegliche pathologische Veränderungen. Gelegentlich sehen Filme besonders normal aus, wenn sie eine außerordentliche Klarheit der normalen Lungenzeichnung bieten. Diese übernormalen Filme stammen gewöhnlich, wenn auch nicht ausnahmslos, von jüngeren Individuen. Diese Filme können als 0 klassifiziert werden. Auf diese Weise entsteht aus der normalen in der ILO-Klassifikation zu findenden 4-Stufen-Skala eine 12-Stufen-Skala (Tabelle 10).

Die Beurteilung der Ausdehnung und Streuung der kleinen rundlichen Schatten wird dadurch erleichtert, daß vom Interna-

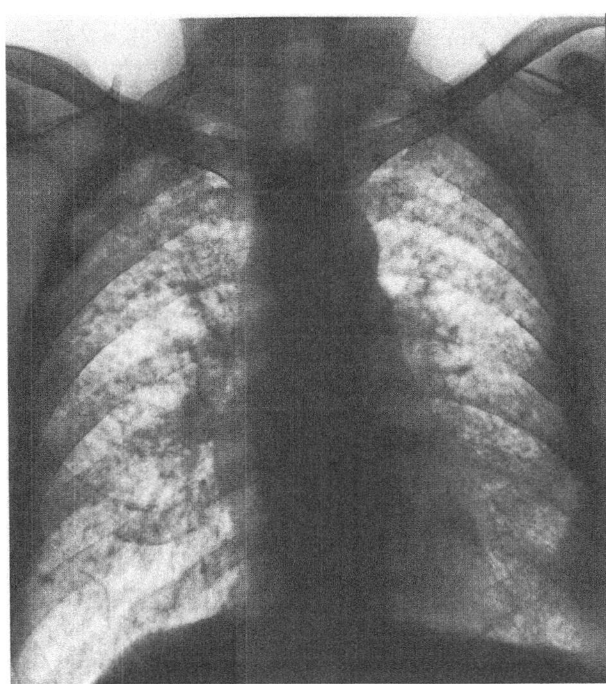

Abb. 10. Kohlenbergarbeiter-Pneumokoniose bei einem 56jährigen Mann nach 20jähriger Exposition ohne subjektive Beschwerden und ohne klinische und funktionelle Ausfallserscheinungen. Rö.-Klassifikation r 3/3

Tabelle 10. Die 4-Punkte-Skala der kurzgefaßten und die 12-Punkte-Skala der erweiterten ILO-(UICC-)Klassifikation zur Beschreibung der Dichte und Ausbreitung pneumokoniotischer Veränderungen

Kurzgefaßte Klassifikation ILO	0	1	2	3
Erweiterte Klassifikation ILO/UICC	0/– 0/0 0/1	1/0 1/1 1/2	2/1 2/2 2/3	3/2 3/3 3/4

tionalen Arbeitsamt in Genf[1] für die 4 Grundklassen 0, 1, 2 und 3 Standardfilme herausgegeben werden, an Hand derer durch Vergleich jedes Röntgenbild leicht einzuordnen ist.

Die ILO- und UICC-Klassifikation verfügt weiter über die in der Tabelle 9 angegebenen zusätzlichen Symbole, die eine Be-

---

[1] Standardfilmserie 1968/1971 erhältlich durch International Labour Office, CH 1211 Genève 22.

schreibung verschiedener pathologischer Zustände gestattet. Über weitere Einzelheiten der ILO-Klassifikation, insbesondere in ihrer durch die Sachverständigen-Kommission des Internationalen Arbeitsamtes 1968 neu überarbeiteten Form (UICC), wird im Rahmen der anderen Pneumokoniosen, insbesondere der Asbestose, zu berichten sein. Die kurzgefaßte ILO/UICC-Klassifikation mit der Einteilung in die Kategorien 1, 2 und 3 dürfte für die Beschreibung der Silikose und Mischstaubsilikose für versicherungsmedizinische, statistische und epidemiologische Zwecke ausreichen (Worth, 1970). Die erweiterte UICC-Klassifikation kann auch auf Rö.-Veränderungen angewendet werden, die durch Inhalation anderer Arten mineralischer Stäube hervorgerufen werden (Bohlig, Jacob et al., 1960; Worth, 1970). Sie findet vor allem bei der Asbestose Verwendung (Bohlig, 1971a, b, 1973).

Die ILO/UICC-Klassifikation in der kurzgefaßten und erweiterten Ausarbeitung (Tabelle 9 und 10) hat sich in den vergangenen Jahren bei zahlreichen epidemiologischen und arbeitsmedizinischen Untersuchungen bewährt (Jacobson, Gilson, 1972; Liddell, 1972; Rossiter, 1972c; Sluis-Cremer, 1972). Sie ist leicht erlernbar (Rossiter, 1972c) und kann auch vom Nichtspezialisten beherrscht werden (Peters, Reger et al., 1973), was für großangelegte epidemiologische Studien von Bedeutung ist (Liddell, Lindars, 1969). Nach Rossiter (1972c) kann jeder Auswerter etwa 300—500 Röntgenbilder täglich lesen. Vergleichsstudien zeigen, daß die individuellen Ablesefehler und die unterschiedliche Interpretation von Auswerter zu Auswerter bei Verwendung von Standardfilmen gering sind (Cochrane, Garland, 1952; Fletcher, Oldham, 1951; Liddell, Lindars, 1969; Rossiter, 1972c). Die Diagnose und Klassifikation, vor allem der beginnenden Silikosen, ist jedoch ganz entscheidend von der Qualität der Röntgenaufnahme und der Größe des gewählten Bildformates abhängig. Zahlreiche Autoren haben sich im Hinblick auf die Silikose um eine Standardisierung der Röntgentechnik und eine Verbesserung der Frühdiagnostik bemüht (Amandus, Reger et al., 1973; Ashe, Bergstrom et al., 1965; Bohlig, Jacob, 1964; Janker, 1961; Lavenne, Patigny, 1960; Morgan, Donner et al., 1973;

Reger, Morgan, 1970; Reger, Butscher et al., 1973; Pearson, Ashford et al., 1965; Zorn, 1965).

IV. Das röntgenologische Erscheinungsbild

Aus pathologisch-anatomischer Sicht (di Biasi, 1949a u. b; Giese, 1936; Könn, Schejbal, 1976; Nagelschmidt, 1960; Otto, 1963, 1970) kann man die klassische Silikose (reine Silikose), wie sie bei Steinhauern, Sandsteinarbeitern, Mineuren oder Arbeitern in Goldbergwerken auftritt, den Mischstaubsilikosen gegenüberstellen. Letztere gehen auf langjährige Inhalation geringer quarzhaltiger Stäube zurück und werden in ihrer typischen Form bei Kohlenbergarbeitern, Gießern, Putzern, Formern, bei der Verarbeitung und Herstellung von feuerfesten Steinen und in der keramischen Industrie beobachtet. In der Vergangenheit hat es an Versuchen nicht gefehlt, auch röntgenologisch eine derartige Differenzierung vorzunehmen. Auf die charakteristischen, röntgenologischen Unterschiede der reinen Quarzsilikose gegenüber den Mischstaubsilikosen, bei denen neben der Einwirkung des Quarzes auf das Lungengewebe andere Staubkomponente eine Rolle spielen, haben namhafte Autoren hingewiesen (Böhme, 1922, 1923; Cocchi, 1956; Gernez-Rieux, Marchand et al., 1961; Haubrich, 1951a; Kröker, 1973; Lang, 1945; Lavenne, Meersmann et al., 1965; Linquette, Voisin, 1960; Müller, 1957; Pancoast, Pendergrass, 1925; Pancoast, Pendergrass et al., 1935; Reichmann, 1931; Schinz, Eggenschwyler, 1947; Schinz, Baensch et al., 1973; Schulte, 1950; Thiele, Saupe, 1927; Winkler, 1950; Worth, Schiller, 1954; Zorn, Worth, 1952). Es muß allerdings beachtet werden, daß bei der Einordnung der verschiedenen berufsspezifischen Silikosetypen in reine Silikosen und Mischstaubsilikosen Überschneidungen nicht zu vermeiden sind, schon deshalb, weil die meisten Industriestäube Mischstäube darstellen und die Modifikation des klassischen Röntgenbildes der Silikose mehr Regel als Ausnahme ist. Die Unterteilung reine Silikose und Mischstaubsilikose ist vom röntgenologischen Standpunkt wenig exakt und nur sehr beschränkt anwendbar. Die Vielfältigkeit aller nur denkbaren Modifikationen der Silikose im Röntgenbild ist entsprechend der großen Variationsbreite der inhalierten Staubgemische so groß, daß sie in ein befriedigendes Schema nicht eingeordnet werden können.

Bei der sog. reinen Silikose findet sich entsprechend den wenig ausgeprägten oder gar fehlenden zellreichen Randabschnitten des typischen silikotischen Knötchens ein relativ scharf begrenzter, dichter Fleckschatten und nur eine geringe Neigung zur Konfluenz. Häufig wird in den Herden Kalk abgelagert, so daß sie als besonders harter, korn- oder punktförmiger Schatten sichtbar werden. Diese intensiven und scharf begrenzten Fleckschatten verursachen dann ein Bild, das an dichtverstreute Hagel- oder Schrotkörner erinnert und für das die Bezeichnung „Schrotkornlunge" bzw. „Schrotschußlunge" geprägt wurde (KAESTLE, 1928) (Abb. 11). Wie BRANDENBERGER und SCHINZ (1945) nachweisen konnten, liegen bei diesen Schrotschußlungen die Kalziumeinlagerungen als Hydroxylapathit vor. Als Rarität wurde von RÜTTNER und EGGENSCHWYLER (1951) eine Knochenbildung in den silikotischen Herden beobachtet, die sich röntgenologisch als zarte Schalen oder Ringform der Herde manifestiert. Besonders Quarzstäube, die infolge energiereicher Arbeitsmethoden in feinster Aufsplitterung und in großer Dichte entstehen, rufen solche verkalkenden Formen der Silikose hervor. Die Bedingungen dieser sich häufig innerhalb weniger Jahre entwickelnden Silikosetypen sind bei ungeschützt arbeitenden Sandstrahlern, bei Trockenbohrungen oder bei Sprengungen in quarzreichen Gebirgen ohne Schutz (Mineursilikosen) (Abb. 13), bei der Formherstellung mittels trockenem, quarzreichen Sandes (Abb. 11) und bei Verwendung von Quarzmehl in der Putzmittelindustrie zu finden (GARDNER, 1933; GERLACH, GANDER, 1932; GIESE, 1931; SIEGMUND, 1950; TERBRÜGGEN, MOHNKE, 1953; UEHLINGER, 1950). Gelegentlich wurden sie in früheren Jahren auch im Bergbau bei Arbeitern beobachtet, die bei schlechten technischen Schutzmaßnahmen vorwiegend im Stollen- und Schachtbau (quarzreiches Gestein) eingesetzt waren (Abb. 12). Die disseminierten, klein-

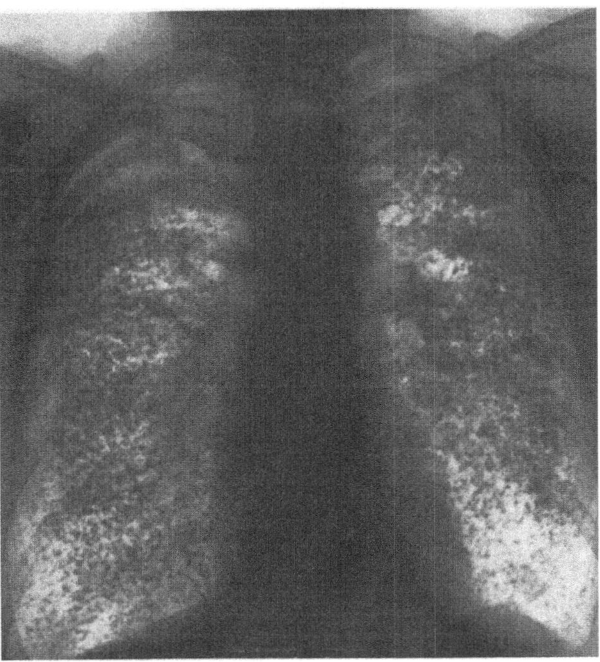

Abb. 11. Schrotkornlunge bei dichtstehenden Kalkeinlagerungen enthaltenden, mikronodulären bis nodulären Knötchen mit besonderer Massierung in den lateralen Abschnitten der Ober- und Mittelfelder. Hilusvergröberungen mit eierschalenförmiger Verkalkung. Rö.-Klassifikation r 3/4 hi es cn (Rö.-Bild aus der Sammlung des Staatlichen Gewerbearztes Bochum)

knotigen Silikosen vom Schrotkorntyp mit völlig homogenem Befall aller Lungenabschnitte (Abb. 11) ist in allen gewerbemedizinisch überwachten Betrieben mit ausreichenden technischen Verhütungsmaßnahmen praktisch nicht mehr zu beobachten.

Dagegen werden immer wieder die ebenfalls den reinen Silikosen zuzuordnenden Mineursilikosen beobachtet. Röntgenologisch herrschen bei diesen Formen, soweit sie chronisch verlaufen, ähnlich den Sandsteinhauerlungen (BURRI, 1951), mittelgrobe bis grobe harte Fleckschatten vor. Bei besonders massivem und quarzreichem Staubangebot kommt es zu sich in wenigen Jahren entwickelnden massiven Ballungen mit bevorzugter Lokalisation in den Unterlappen (LANG, ZOLLINGER, 1949; OTTO, 1970; SCHMID, 1956; UEHLINGER, 1950). Je nach der Zusammensetzung des bearbeiteten Gesteins, zeigen diese Fälle aber auch alle Übergänge zur Mischstaubsilikose (GREINACHER, 1945; NICOD, 1950; SAYERS, 1934). In die flächenhaf-

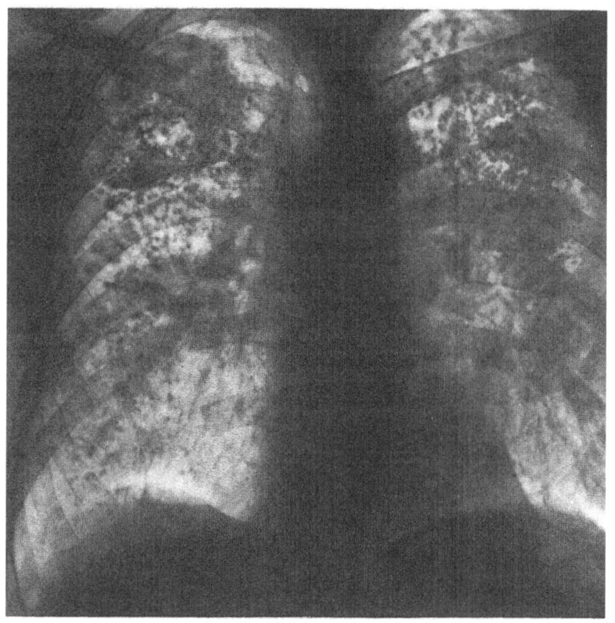

Abb. 12. Rö.-Bild eines 70jährigen, 30 Jahre im Ruhrbergbau als Steinhauer tätigen Bergmannes mit flächenhaften, schrumpfenden Schwielen, in denen ebenso wie in den übrigen Lungenabschnitten kalkdichte, scharf begrenzte Fleckschatten vom Schrotkorntyp erkennbar sind. Die basalen Lungenabschnitte sind infolge eines schrumpfungsbedingten Emphysems scheinbar weitgehend von silikotischen Herdbildungen frei. Rö.-Klassifikation C r cn hi em

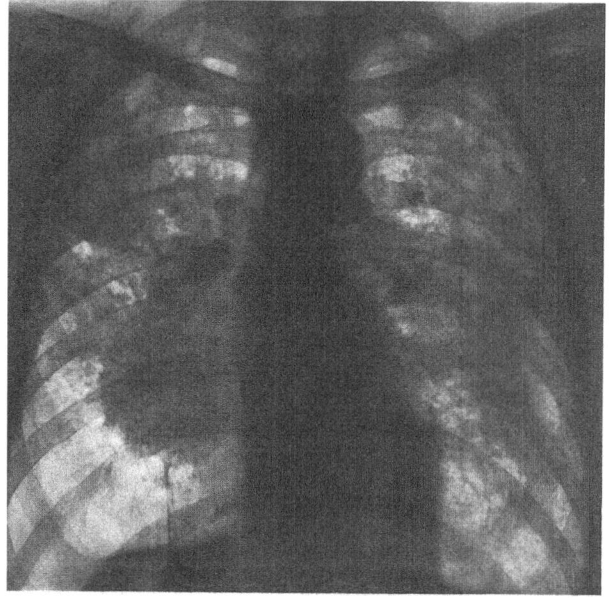

ten Verschwielungen sind häufig noch kalkdichte und scharf begrenzte Fleckschatten vom Schrotkorntyp eingelagert. Ähnlich wie bei den Silikosen der Steinhauer und Steinmetze (Thiele, Saupe, 1927) finden sich fast immer erheblich vergröberte und verbreiterte Lungenwurzeln, die in sehr vielen Fällen eine Eierschalenverkalkung aufweisen (Abb. 13).

Demgegenüber sind bei den Mischstaubsilikosen die Fleckschatten unscharf begrenzt. Die Knötchen sind in ihrer Größe weniger gleichmäßig, die Konturen im allgemeinen weicher als bei den kontrastreichen Herdschatten der reinen Silikosen. Die Tendenz, zu größeren Herden zu verschmelzen, ist bei den Mischstaubsilikosen im Kohlenbergbau sehr ausgeprägt.

Die verschiedenen röntgenologischen Aspekte haben zu bildhaften Vergleichen angeregt. So werden Lungen mit größeren Fleckschatten nodulärer Größenordnung (Symbol r (n)), die sich durch eine uncharakteristische Unschärfe auszeichnen, einander vielfach überschneiden und so das Bild eines dicht-großflockigen Schneefalles bei Tauwetter suggerieren, gelegentlich als Schneegestöberlunge (snow flake, tempête de neige) bezeichnet (Abb. 10). Bei den im letzten Jahrzehnt im Kohlenbergbau zunehmenden Formen der Mischstaubsilikose bilden kleinstknotige und feinsträngig zellige, bindegewebige, anthrakosilikotische Gewebsveränderungen Grundlage einer gittertüllartigen Zeichnung im Röntgenbild (Parrisius, 1950; Reichmann, 1949; Worth, Schiller, 1954). Im Ruhrbergbau wurde für diese feinstherdige Form der Silikose die Bezeichnung „Gittertüllunge" (lace lung) (mailles de tull) geprägt. Sie entspricht dem pinhead-Typ des angloamerikanischen Schrifttums (Abb. 8).

Abb. 13. 42jähriger Mineur, der von 1948—1958 in verschiedenen Stollen Österreichs, u.a. beim Kraftwerksbau im Kaunertal (Kaprun) gearbeitet hat und bei dem sich aus einer leichtgradigen Silikose innerhalb 4 Jahren eine schwere Mineursilikose mit großen, zum Hilus hin schrumpfenden Schwielen, die schollenartige Kalkeinlagerungen aufweisen, entwickelte. Deutlicher Hilusbefall mit eierschalenförmiger Verkalkung. Reichmannsche Regenstraßen. Schrumpfungsbedingtes Emphysem der basalen Lungenabschnitte. Rö.-Klassifikation C hi es em (Rö.-Bild Dr. Prügger, Silikosekrankenhaus der Allgemeinen Unfallversicherungsanstalt, Tobelbad/Austria)

Nach den Erfahrungen von BOHLIG, JACOB et al. (1964) tritt diese Lungenstruktur jedoch auch häufig bei anderen Mischstaubpneumokoniosen auf. Gittertüllungen-ähnliche Röntgenstrukturen werden beobachtet bei Mischstaubsilikosen aus dem Erzbergbau, bei Granitarbeitern, bei Rußaufbereitern, bei Korundschmelzern und bei der Talkose (BOHLIG, JACOB et al., 1964).

V. Die silikotische Schwiele

Bei weiterem Fortschreiten des pneumokoniotischen Prozesses verschmelzen die kleineren und größeren fleckförmigen Verdichtungen zu größeren Knoten bzw. flächenhaften Verschattungen, den sog. silikotischen Schwielen, die noch mikroskopisch ihren Aufbau aus kleineren silikotischen Knötchen zeigen (DI BIASI, 1949a u. b; GIESE, 1936; KÖNN, SCHEJBAL, 1976; NICOD, 1961; UEHLINGER, 1956). Da sich das Zusammenschrumpfen einfacher silikotischer Knötchen zu größeren Schwielenbezirken häufig nach Beendigung der Staubexposition einstellt, lag es nahe, zusätzliche Faktoren bei der Genese der Schwielenbildung anzunehmen. Hier dachte man in erster Linie an Infekte und entwickelte die Vorstellung, daß ohne Infekt keine Verschwielung entsteht (infektive pneumoconiosis) (KING, 1958). Wenn auch nicht bestritten werden soll, daß auf die Manifestation und die Entwicklung einer Silikose spezifische oder unspezifische Infekte Einfluß nehmen können (GERNEZ-RIEUX, TAQUET et al., 1965, 1972; GROSS, 1971a, b), so steht doch sicher fest, daß auch quarzhaltiger Staub allein in der Lage ist, eine Schwiele hervorzurufen (DI BIASI, 1949a u. b; OTTO, 1963). Dies gilt auch für den Einfluß der Tuberkulose auf die Silikose. Die Tuberkulose ist zwar durchaus in der Lage, die Entwicklung und die Manifestation der Schwielenentwicklung zu modifizieren und zu beeinflussen (GOUGH, 1955). In vielen Fällen gibt es jedoch keine Anhaltspunkte dafür, daß eine aktive Tuberkulose oder atypische Mykobakterien an der Schwielenentwicklung beteiligt sind (DI BIASI, 1949a u. b; COCHRANE, 1962; COCHRANE, CARPENTER et al., 1964; GIESE, 1936; OTTO, 1963). In diesem Zusammenhang wird in neuerer Zeit auf

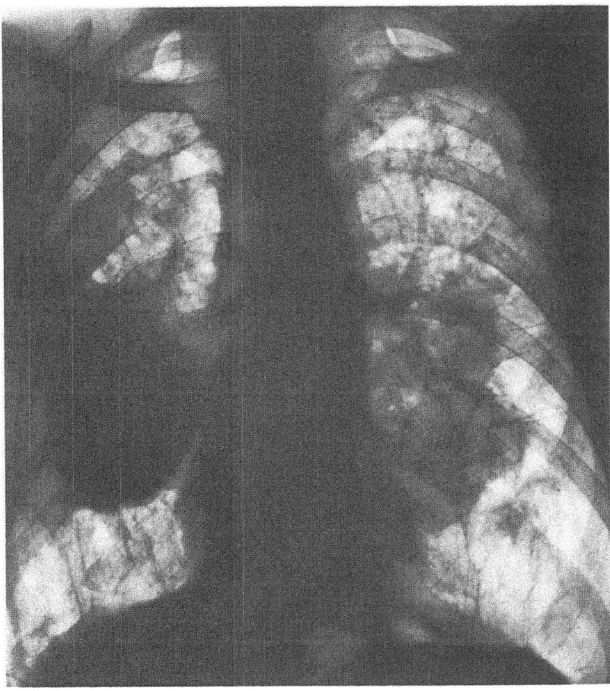

Abb. 14. Röntgenologisch fortgeschrittene Kohlenbergarbeiter-Pneumokoniose bei einem 75jährigen Bergmann nach 31jähriger Untertagetätigkeit mit erheblicher Rückwirkung auf die kardiorespiratorische Funktion. Schrumpfende, pseudotumorale Verschattungen mit erheblichem Traktionemphysem besonders in den basalen Lungenabschnitten. Die Einbeziehung größerer Lungenteile in den Schwielenbereich führt zu einer scheinbaren Reinigung der Lungenfelder. Verbliebene pneumokoniotische Strukturen sind durch das Traktionsemphysem, besonders im basalen Lungenabschnitt, auf dem Röntgenbild weitgehend ausgelöscht. Senkrecht verlaufende Streifenzeichnung mit zipfligen Konturausziehungen im Sinne von Reichmannschen Regenstraßen. Atemwegswiderstand 12,7 cm H_2O 1^{-1} sec, thorakales Gasvolumen 6,8 l, arterieller Sauerstoffdruck P_aO_2 48 mm Hg, arterieller Kohlensäuredruck 65 mm Hg, Rö.-Klassifikation C em

die Bedeutung immunologischer Faktoren hingewiesen (GROSS, 1971a, b; WAGNER, 1969, 1971). Auch die Reaktionsbesonderheiten von Staublungen bei gleichzeitiger primär chronischer Polyarthritis (Caplan-Syndrom) sprechen für derartige Zusammenhänge (SOUTAR, TURNER-WARWICK et al., 1974). Unser heutiges Wissen ist jedoch zu gering, daß schon jetzt ein abschließendes Urteil über die Bedeutung dieser zusätzlichen Faktoren bei der Entwicklung der silikotischen Verschwielung abgegeben werden könnte (s.S. 170).

Die Größe der pseudotumoralen Massen kann ein Ausmaß erreichen, wie es bei anderen Lungenerkrankungen einschließlich der Lungentuberkulose kaum vorkommt (Abb. 14). Die Schwielen weisen im Laufe der Zeit als Folge von narbigen Zugwirkungen und Retraktion Größen- und Ortsveränderungen auf. Das Fortschreiten des Schrumpfungsprozesses der großen silikotischen Knoten macht sich bisweilen in einer langsamen Verkleinerung ihres Umfanges, in einer Intensivierung der Schattendichte und in einer Wanderung zu jenen Stellen des Thorax bemerkbar, wo der Widerstand am größten ist, insbesondere zum Hilus oder zu den Adhäsionsstellen zwischen Pleura und Thoraxwand. Auf diese Weise sind Umlagerungen von Lungenteilen möglich.

Infolge der Schrumpfungsprozesse kommt es außerdem zu erheblichen Verziehungen des Bronchialbaumes und zu sekundären Bronchiektasen, die die Entstehung und den chronischen Verlauf der Bronchitiden begünstigen. Jacob (1969), Merlo, Monteverde (1963), Schinz, Cocchi (1950), Tricomi, Palestri (1967), Worth (1952a, 1959) und viele andere Autoren haben mit eindrucksvollen bronchographischen Bildern die Auswirkung des silikotischen Ballungsprozesses auf das Bronchialsystem dargestellt.

Bei symmetrischer Ausbildung der Verschattungen entsteht mitunter eine schmetterlingsförmige Schattenfigur, wenn die Knoten durch Schrumpfungsprozesse hiluswärts gewandert sind. Andererseits sind aber auch im Röntgenbild asymmetrisch auftretende, große silikotische Knoten in sehr vielen Fällen zu beobachten, die sich zunächst nur einseitig entwickeln (Tabelle 11 und 12).

Die Lokalisation der größeren Schwielen (Klassifikationssymbol B C) ist in vielen Fällen recht kennzeichnend. Es fällt die Bevorzugung der rechten Lungenseite und des Mittelgeschosses der rechten Lunge auf. Wie aus den Tabellen 11 und 12 zu ersehen ist, fanden sich bei 106 Kohlenbergarbeiter-Pneumokoniosen 70,6% aller großen Schwielen (Symbol B C) in der rechten Lunge, davon 41,3% im Mittelgeschoß und 23,5% im Obergeschoß, eine Erfahrung, die auch von Otto (1963) und Kirch (1952) für die Porzellanstaublunge und von Bohlig (1957) und Bohlig, Jacob et al. (1964) für andere Mischstaubsilikosen bestätigt wird. Die ersten gro-

ßen Knoten liegen nach pathologisch-anatomischen Untersuchungen gewöhnlich im unteren Teil des Oberlappens und im oberen Anteil des Unterlappens bzw. des rechten Mittellappens (di Biasi, 1949a, b). Neef (1961) hat ähnlich wie bei der Tuberkulose röntgenologisch eine Bevorzugung des apikalen Oberlappens, des posterioren Oberlappen- und Unterlappen-Spitzensegments festgestellt. Nur die auf quarzreiche Staubgemische zurückgehenden akuten Silikosen zeigen eine vorwiegende Unterlappenlokalisation (s.S. 202).

Tabelle 11. Häufigkeit der Lokalisation großer Schwielen (B C) bei Kohlenbergarbeiter-Pneumokoniosen. 160 Beobachtungsfälle

	Rechts	Links
Obergeschoß	23,5%	11,8%
Mittelgeschoß	41,3%	17,6%
Untergeschoß	5,8%	0%

Tabelle 12. Häufigkeit der Lokalisation kleiner Schwielen (A) bei Kohlenbergarbeiter-Pneumokoniosen. 160 Beobachtungsfälle

	Rechts	Links
Obergeschoß	60,5%	29,5%
Mittelgeschoß	6,5%	1,7%
Untergeschoß	0%	1,7%

Es liegt nahe, die deutliche Bevorzugung der rechten Lungenseite bei der Entwicklung silikotischer Schwielen mit der unterschiedlichen Staubretention in den verschiedenen Lungenregionen in einen ursächlichen Zusammenhang zu bringen (di Biasi, 1949a, b; Otto, 1963). Einbrodt et al. (1962, 1966) haben eine unterschiedliche Verteilung des Staubes innerhalb menschlicher Lungen von verstorbenen Bergleuten nachgewiesen. Auf Grund dieser Untersuchungen kann als sicher angenommen werden, daß in der menschlichen Lunge im rechten Ober- und Mittellappen primär mehr Staub retiniert wird als in den übrigen Lungenanteilen. An dem unterschiedlichen Staubgehalt kann sowohl eine Differenz in der Staubaufnahme wie in der Staubelimination Schuld sein. Darauf deuten tierexperimentelle Untersuchungen sowie Beobachtungen beim Menschen hin (EINBRODT *et al.*, 1962, 1966). Für das Verständnis der Lokalisation der silikotischen Schwiele sind auch die Erfahrungen von DI BIASI (1949a u. b); GIESE (1936) und OTTO (1963, 1970) von Bedeutung, die zeigen, daß alle entzündlichen Lungenveränderungen oder pleuritischen Verwachsungen, die den lymphogenen Staubtransport stören, die Schwielenentwicklung begünstigen. Hierzu gehören ältere, vernarbte, unspezifische oder spezifische Lungenveränderungen. Selbst traumatischbedingte pleuritische Verwachsungen können die Manifestation der Silikose auf der Seite der Verletzung wesentlich begünstigen (DI BIASI, 1949a u. b).

Mit der Ausbildung von Schwielen kann im Röntgenbild ein Verschwinden der Knötchen in deren Nähe, aber auch in entfernten Gebieten (Untergeschosse) einsetzen (Abb. 14). Diese scheinbare Reinigung der Lungenfelder beruht auf einer Einbeziehung nahegelegener Knötchengruppen in den Schwielenbereich. Verbliebene Reste der Knötchen und der netz- und streifenförmig vermehrten Lungengrundzeichnung werden durch ein Traktionsemphysem im Mantelbereich der Schwiele, aber auch in der weiteren Umgebung auf dem Röntgenbild „ausgelöscht". Bei diesen fortgeschrittenen Formen der Verschwielung findet man häufig spärlich senkrecht verlaufende Streifenzeichnungen, die in zipflige Konturausziehungen des Zwerchfellschattens enden (Abb. 13, 14, 15). Von REICHMANN (1930, 1933) wurden diese Strukturveränderungen als Regenstraßen (rainstorm, train des pluie) beschrieben. Das anatomische Substrat dieser Schattenstrukturen kann sowohl durch Pleuraduplikationen, durch fest inserierende und geschrumpfte Bindegewebssepten als auch durch entsprechend gestreckt verlaufende Blutgefäße und Bronchien gebildet werden (DI BIASI, 1933, 1949a u. b; BOLT, ZORN, 1952; REICHMANN, 1933; WORTH, 1952a). Die Reichmannschen Regenstraßen gelten als besonderes charakteristisches, röntgenologisches Merkmal der Kohlenbergarbeiter-Pneumokoniose (REICHMANN, 1933). Die Regenstraßen setzen häufig am Zwerchfell an, das dem Schrumpfungszug folgt und sich den Unebenheiten der basalen Lungenabschnitte anpaßt. Auszipfelungen desselben müssen daher nicht unbedingt pleuritischen Verwachsungen entsprechen (HAUBRICH,

1951a). Nach HAUBRICH (1951a) sollen die Regenstraßen bei anderen großschwieligen Silikosen z.B. aus der keramischen und Schamotteindustrie relativ selten sein und im Erzbergbau zur Rarität gehören. Die Ursache für diese Unterschiede wird darin gesehen, daß die Schrumpfungstendenz bei den Kohlenbergarbeiter-Pneumokoniosen größer ist, so daß sich die Schrumpfungszüge in den Unterfeldern besser darstellen. Aber schon WINKLER (1941) machte darauf aufmerksam, daß Regenstraßen auch bei isolierter Tuberkulose und schrumpfenden Lungenerkrankungen nicht silikotischer Genese gelegentlich zu beobachten sind.

Eine weitere, an der silikotischen Schwiele röntgenologisch erkennbare Veränderung ist die Erweichung und der Zerfall (Abb. 15a, b und c) (KÖNN, SCHEJBAL *et al.*, 1976). Derartige Vorgänge an silikotischen Schwielen sind schon lange bekannt. GERLACH (1931) hat diese Veränderungen in seiner Arbeit über die Mansfelder Staublunge als erster beschrieben. SCHEID (1931) hat eine besondere Studie diesen Veränderungen gewidmet. Mit dem Wachstum der silikotischen Schwiele steigt offenbar die Schwierigkeit der Ernährung des Zentrums. Es kommt zu regressiven Veränderungen, die durch eine Ernährungsinsuffizienz infolge der erschwerten Flüssigkeitsströmung in dem weitgehend capillarfreien Schwielengewebe bedingt ist (DI BIASI, 1949a u. b; GIESE, 1936; KÜHNE, 1965; OTTO, 1970). Die Folge ist eine Kolliquationsnekrose, die im Röntgenbild eine kavernöse Einschmelzung vortäuschen kann (Abb. 15a, b und c). Eine begleitende Tuberkulose ist bei der Bildung derartiger Kavernen meist nicht vorhanden (DI BIASI, 1949a u. b; GERNEZ-RIEUX, MARCHAND, 1961; KIRCH, 1952; KÜHNE, 1965; REGINSTER, 1960; MASSHOFF, 1952; OTTO, 1970; SEPKE, 1962), wenngleich bei jeder Kavernenbildung in einem Silikosefall differentialdiagnostisch eine Tuberkulose ausgeschlossen werden muß.

Der Ab- und Umbauprozeß in der silikotischen Schwiele verläuft nach MASSHOFF (1952) in zwei Phasen. In der ersten Phase kommt es durch eine Änderung des Saftstromes zu fermentativbedingten Veränderungen des schwieligen Bindegewebes mit dem Ergebnis einer Desmolyse ohne zelluläre Mithilfe. Die zweite zelluläre Phase gleicht einer Organisation des alterierten Schwielengewebes und einer resorbierenden Entzündung mit Einsprossen eines zell- und kapillarreichen

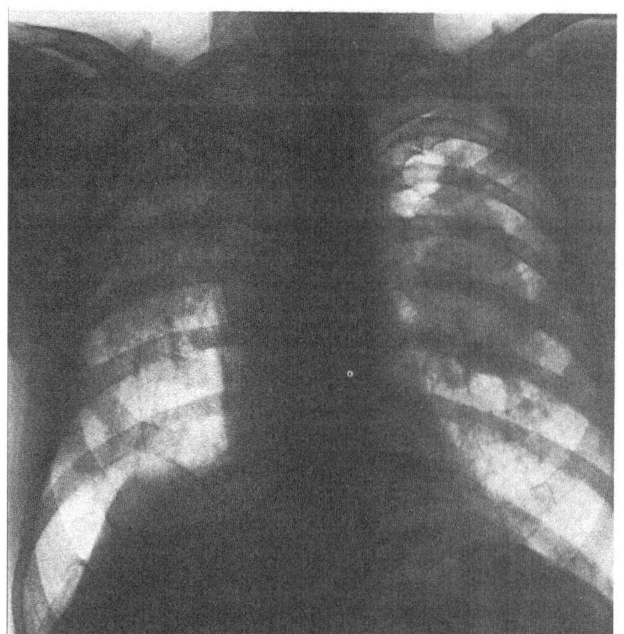

Abb. 15a. Schwere Kohlenbergarbeiter-Pneumokoniose, entstanden nach 23jähriger Untertagetätigkeit mit
späteren Kolliquationsnekrosen der Schwielen im rechten und schließlich auch im linken Oberlappen unter
Bildung exsudathaltiger großer Hohlräume (Abb. 15b
und c). Bakteriologisch und klinisch ergab sich nie ein
Hinweis für eine Tuberkulose. Rö.-Klassifikation C em,
Abbildung 1968

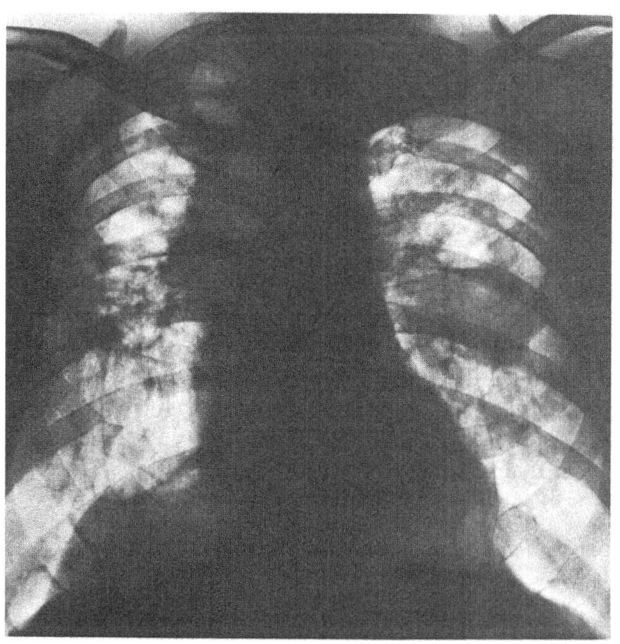

Abb. 15b. Siehe Abb. 15a, Abbildung 1970. Rö.-Klassi-
fikation C cv em

Granulationsgewebes. Die eigentliche Ursache der Ne-
krosen und des Schwielenzerfallbildes bleibt aber unklar. Wätjen (1936) hat darauf hingewiesen, daß je
quarzreicher der eingeatmete und abgelagerte Staub ist,
desto geringer ist die Neigung zur Höhlenbildung, eine
Auffassung, die von Scheid (1931) und di Biasi (1949a
u. b) geteilt wird. Diese Erfahrung spricht dafür, daß
nicht der Quarz bzw. die Kieselsäure, sondern der daneben eingeatmete Staub für die Erweichung verantwortlich zu machen sind.

Von Klinikern (Fritze, Gomolinski *et al.*, 1970;
Sepke, 1962) werden spezifische individuelle immunologische Faktoren vermutet, die für die Entwicklung der
Kolliquationsnekrose von Bedeutung sein könnten. In
diesem Zusammenhang wird von Sepke (1962) auf eine
Einzelbeobachtung bei einem Bergmann mit einer Polyarthritis rheumatica hingewiesen. Der immunologische
Hintergrund derartiger Manifestationsformen der
Quarzstaubpneumokoniose liegt jedoch, wie schon an
anderer Stelle ausgeführt wurde, völlig im dunkeln
(s.S. 170).

Die Einschmelzungshöhlen, die eine
schwarze, tuscheartige Flüssigkeit enthalten,
stehen häufig mit den Bronchen in Verbindung, so daß sich die Höhlen via Bronchialweg säubern können. Es entsteht das Krankheitsbild der Phthisis atra, das nicht mit der
kavernösen Einschmelzung silikotuberkulöser Mischschwielen verwechselt werden darf.
Einen charakteristischen Krankheitsverlauf
gibt die Röntgenserie (Abb. 15a, b, c)
wieder. Die Zerfallsprozesse können zu einer
weitgehenden Auflösung der Schwiele führen. In den Höhlen können sich ebenso wie
in tuberkulösen Cavernen Aspergillome entwickeln (Pietruck, 1972; Voisin, 1968; Voisin, Lenoir *et al.*, 1972). Die Aspergillose
ist aber in erster Linie eine Komplikation
der schweren cavernösen Siliko-Tuberkulose.

Neben der Erweichung findet sich im Zuge
der Alterung der silikotischen Schwiele gelegentlich eine Verkalkung (Giese, 1931, 1936;
Otto, 1970). Diese tritt ohne tuberkulöse
Veränderung ein (Giese, 1931, 1936). Die
Verkalkungen werden, wie bereits besprochen wurde, bei reiner Quarzsilikose häufiger
als bei den Mischstaubsilikosen gefunden.
Als Raritäten beschreiben Gagelmann
(1939), Giese (1931), Krips (1950) und Sepke
(1963) Verknöcherungen in den silikotischen
Schwielen, die jedoch häufig röntgenologisch
nicht darstellbar sind. Rüttner und Eggenschwyler (1951) beobachteten ebenfalls
Knochenbildungen in den silikotischen Herden, die sich röntgenologisch als zarte Schalen oder Ringform der Herde darstellten.

VI. Der Hilus, das Mediastinum, die Lymphknoten

Quarzstaub ist im Gegensatz zu vielen inerten Stäuben ausgesprochen lymphotrop (KLOSTERKÖTTER, 1971). Er wird daher in beträchtlichem Umfang in die extrapulmonalen und mediastinalen Lymphknoten transportiert und dort langzeitig gespeichert. Die silikotischen Veränderungen finden sich zunächst in den Hiluslymphknoten, weiter aber auch in den Bifurkationslymphknoten, den paratrachealen Lymphknoten und den höher gelegenen Mediastinal- und Halslymphknoten (DI BIASI, 1949a u. b; KÜHNE, 1962; OTTO, 1970). In selteneren Fällen kommt es zu einem Befall der Lymphknoten des Bauchraumes (DI BIASI, 1949a u. b).

Da der in das Lungeninterstitium eingedrungene Staub zunächst auf dem Lymphwege abtransportiert wird, sieht man gewöhnlich in den Lymphknoten silikotische Veränderungen früher als in der Lunge. Es ist ein häufig zu erhebender Befund, daß bei ganz geringen oder noch ganz fehlenden silikotischen Veränderungen der Lunge die Lymphknoten schon weitgehend schwielig umgewandelt sind (DI BIASI, 1949a u. b).

In relativ seltenen Fällen sind die silikotischen Veränderungen auf die Lymphknoten beschränkt, so daß es zu isolierten Lymphknoten-Silikosen kommt (KÜHNE, 1962; NICOD, 1954). Die isolierte Lymphknotensilikose ist aber meistens als Frühstadium einer sehr langsam verlaufenden Silikose anzusehen. Die Berechtigung ihrer Abgrenzung gegen andere Silikoseformen ist durch die Tatsache gegeben, daß jede Silikose im Stadium des ersten isolierten Lymphknotenbefalls stehenbleiben kann (KÜHNE, 1962).

Die Entwicklung der Silikose der Lymphknoten geht im allgemeinen der Entwicklung stärkerer silikotischer Lungenveränderungen voraus (DI BIASI, 1949a u. b; GIESE, 1936; KÜHNE, 1962; OTTO, 1963, 1970; UEHLINGER, 1956). Zwischen dem Ausmaß der röntgenologisch nachweisbaren Hilusreaktion und dem Grad der silikotischen Lungenveränderung besteht keine proportionale Beziehung.

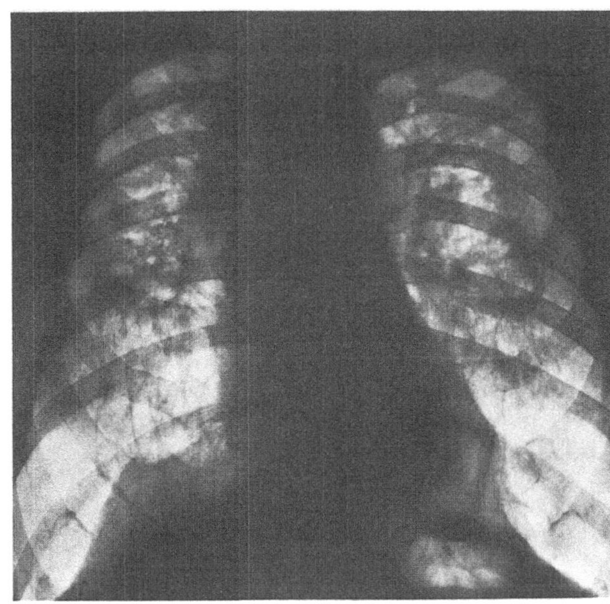

Abb. 15c. Siehe Abb. 15a, Abbildung 1971. Rö.-Klassifikation C cv em

Der bevorzugte Befall der Hiluslymphknoten wird vor allem als Folge der Inhalation quarzreicher Mischstäube beschrieben. So berichtete CEELEN (1951, 1954) bei Dachschieferlungen über eine erhebliche Größenzunahme der Hiluslymphknoten mit Einengung der Pulmonalarterienäste. Ähnliches ist der Mitteilung von KÜHNE (1965) über die Silikosen in den Schiefergruben Süd-Thüringens zu entnehmen. GAUBATZ (1941) sah wiederum bei Staublungen von Arbeitern in Porphyrsteinbrüchen z.T. tumorartig vergrößerte Hili, während WEICKSEL (1962) bei den Steinhauern des Main-Gebietes einen höheren Anteil an Hilusschwielen-Silikose beobachtete. Auf die besondere Bevorzugung des Hilus bei der reinen Silikose im Gegensatz zur Mischstaubsilikose der Bergleute und der Keramikarbeiter haben auch HAGEN (1941); HAUBRICH (1951 a); LEICHER (1948) und LOMMEL (1941) hingewiesen. Nach unseren eigenen Erfahrungen, die sich mit denen von WORTH und SCHILLER (1954) decken und wohl auch für die Pneumokoniosen der keramischen Industrie (KIRCH, 1954a u. b; OTTO, 1958, 1963) zutreffen, läßt sich auch bei der Mischstaubsilikose mitunter ein ausgedehnter Befall der Lymphknoten mit deutlicher Größenzunahme feststellen.

Für die Röntgendiagnostik ist es von Bedeutung, daß das Anfangsstadium der reaktiven Proliferation des Lymphknotens oft mit einer röntgenologisch erfaßbaren Vergröberung des Hilus einhergeht. Auf die Bedeutung der röntgenologisch nachweisbaren Hilusveränderungen für die Diagnostik beginnender Staublungenerkrankungen haben KOBAYASHI (1960); PONTIGGIA, DI STEFANO (1965) und SALVINI, DI GUGLIELMO et al. (1961) hingewiesen. WORTH und NERRETER (1954), die sich bei vergleichenden pathologisch-anatomischen und röntgenologischen Untersuchungen mit der Frage der Hilusreaktion befaßt haben, zeigen jedoch eindringlich die Grenzen der radiologischen Darstellbarkeit solcher Veränderungen. Unter 355 Obduktionsbefunden von Bergleuten aus verschiedenen Erz- und Kohlenbergbaubetrieben fanden sich pathologisch-anatomisch in etwa $^1/_3$ der Fälle erhebliche Hiluslymphknotensilikosen, die in den meisten Fällen röntgenologisch als abnormer Befund nicht erwähnt wurden. Hinzu kommt noch, daß bei weiterem Fortschreiten der Erkrankung die Hilusveränderungen infolge von Schrumpfungen zurücktreten können (WORTH u. NERRETER, 1954; WORTH u. SCHILLER, 1954). Die Beurteilung der Hilusgröße kann auch erheblich dadurch erschwert werden, daß Schwielen mit oder ohne Begleitentzündungen zum Hilus wandern, ihn überdecken oder sich in das Lungenfeld verlagern, also zu Distorsionen führen (Abb. 12, 14, 15a). Dieses geschieht nicht nur bei Begleittuberkulosen, sondern auch bei reinen silikotischen Erkrankungen. Die im Röntgenbild sichtbaren Verziehungen der Lungenwurzeln sind deshalb keineswegs pathognomonisch für eine Tuberkulosebeteiligung am Krankheitsgeschehen, ebensowenig wie röntgenologisch normal imponierende Hili eine Tuberkulose von vornherein ausschließen (BOHLIG, JACOB et al., 1964). Die röntgenologische Fehleinschätzung des Hilus kann durch das Tomogramm in vielen Fällen vermieden werden (BOHLIG, JACOB et al., 1964; KOBAYASHI, 1960; WORTH u. SCHILLER, 1954).

Wie an anderer Stelle besprochen wird (s.S. 199), bilden sich die silikotischen Veränderungen in der Regel in beiden Lungen symmetrisch mit Bevorzugung der rechten Seite aus. Dies gilt im großen und ganzen auch für die Hilusveränderungen. Die Symmetrie der Hilusschatten kann jedoch mit dem Eintreten von Ballungserscheinungen verlorengehen, so daß sich auch die Lungenwurzeln im Röntgenbild unterschiedlich groß darstellen. Natürlich wird in einem solchen Fall immer die Veranlassung gegeben sein, nach Komplikationen durch Tuberkulose oder Karzinom zu fahnden. Indessen ist eine symmetrische Beteiligung der Lymphknoten beider Lungenwurzeln keine conditio sine qua non (BOHLIG, JACOB et al., 1964). Ähnlich wie bei der Lungensilikose fand KÜHNE (1962) einen ausgeprägteren Befall der rechtsseitigen Hiluslymphknoten und ihrer Einfluß- bzw. Abflußwege, obwohl er in seinem Sektionsgut niemals ein ausgesprochen einseitiges Auftreten der Hilussilikose feststellen konnte. Die Bevorzugung der rechtsseitigen Lymphknoten dürfte ebenso wie die ausgeprägteren rechtsseitigen Lungenveränderungen damit erklärt werden können, daß in der rechten Lunge mehr Staub retiniert wird als links (EINBRODT, ARNOLD et al., 1962; EINBRODT, HÖER et al., 1966; OTTO, 1963).

Die durch den silikotischen Befall der tracheobronchialen Lymphknoten hervorgerufene Vergrößerung, Schrumpfung und Verziehung des Hilus können zur Einengung der Bronchiallichtung bis zum Bronchialverschluß führen (DI BIASI, 1949a u. b; GIESE, 1936; JACOB, 1969; MERLO, MONTEVERDE, 1963; OLIVIERIE, ORTORE et al., 1971; OTTO, 1970; SCHINZ, COCCHI, 1950; UEHLINGER, 1962; WORTH, 1952a). Besonders gefährdet ist der verhältnismäßig enge Mittellappenbronchus, der auf einer Strecke von 3 cm von Lymphknoten mantelförmig umschlossen wird. Stenosen und Verschlüsse des rechten Mittellappenbronchus sind bei Mischstaubpneumokoniosen mitunter anzutreffen (UEHLINGER, 1962). Sie führen zum Mittellappensyndrom, zur Mittellappenatelektase und zur chronischen Mittellappenpneumonie mit entsprechender röntgenologischer Symptomatik (BELLINI, GARAVAGLIA, 1965).

Gelegentlich ist die Entwicklung von Traktionsdivertikeln der Speiseröhre, als Folge silikotischer Verschwielung der Bifurkationslymphknoten, besonders bei den reinen Quarzsilikosen, zu beobachten

(DI BIASIE, 1949a u. b; LEICHER, 1948; SCHURTER, 1962). Sie werden aber meist nur bei entsprechend gezielter röntgenologischer Untersuchung erkannt, da sie gewöhnlich ohne subjektive Beschwerden einhergehen.

Dramatische Zwischenfälle, wie zum Beispiel Einbrüche erweichter silikotischer oder silikotuberkulöser Lymphknoten in dem Bronchialbaum (DI BIASI, 1949a u. b; DI BIASI, BOMMERT, 1948; BRUN, POZZETTO, 1960; HAGEN, 1941; LEICHER, 1948) oder in größere Gefäße (DI BIASI, 1949a u. b; DI BIASI, BOMMERT, 1948; ORSÓS, 1939), sind zum Glück selten. Erst in jüngster Zeit wurde aber von LÖHR (1972) eine deformierende Hilussilikose mit Ausbildung einer Fistel zwischen Arteria pulmonalis dextra und rechtem Unterlappenbronchus mit tödlich endender, rezidivierender, intrapulmonaler Blutung beobachtet. Leider verlaufen diese seltenen Komplikationen häufig tödlich, weil sie vom Kliniker nicht erkannt werden können, da dem Schwerkranken eingreifendere Spezialuntersuchungen wie Schichtaufnahmen, Bronchoskopien, Bronchographien und Angiographien nicht mehr zuzumuten sind.

Zweifellos haben die Hilusveränderungen röntgenologisch den größten diagnostischen Wert. Gelegentlich lassen sich aber auch polyzyklische Konturen am oberen Mediastinalrand nachweisen, die auf silikotische Lymphknotenvergrößerungen zurückgehen (BOHLIG, JACOB et al., 1964). Derartige Befunde sind meist Anlaß schwieriger differentialdiagnostischer Überlegungen. Extrapulmonale silikotische Verschwielungen im Mediastinalbereich sind darüber hinaus Ursache von Oesophagusstenosen und, sofern der Nervus phrenicus in das Schwielengewebe miteinbezogen wird, von einseitigen Zwerchfellparesen (LOB, GUERDJIKOFF, 1963; NICOD, 1963a; SÉCHAUD, GARDIOL, 1969). HAYLER (1938) berichtete über den Einbruch perigastrisch gelegener silikotischer Lymphknoten in den Magen mit anschließender tödlicher Magenblutung bei einem Steinhauer. HAGEN (1963) beobachtete einen Silikosefall bei einem Steinbrecher aus einem Silikawerk, bei dem die Obduktion steinharte silikotische Lymphknotenpakete mit Einengung des großen Gallenganges und der Lebergefäße ergab.

In den silikoseveränderten Lymphknoten können ebenso wie in den intrapulmonalen Schwielen Kalziumphosphate und Hydroxylapatit abgelagert werden (BRANDENBERGER, SCHINZ, 1945; EINBRODT, LUEBBE, 1970) (Abb. 16). Differentialdiagnostisch sind die eierschalenförmigen, silikotischen Lymphknotenverkalkungen in erster Linie gegen Verkalkungen tuberkulöser Genese abzugrenzen (AHLENDORF, 1961; MORESCH, FARINA et al., 1968). Gelegentlich ist auch an die in Europa seltene Histoplasmose zu denken (CORTEZ, LANGELUTTIG et al., 1962; FRANCHINI, FEDDAI et al., 1960; MÜLLER, 1968). Die Abgrenzung der silikotischen Verkalkung ist jedoch bei einiger Erfahrung möglich. Für den silikotischen Lymphknoten sind gleichmäßig geformte Kalkschalen typisch, während bei den Lymphknotenverkalkungen tuberkulöser Genese meist unregelmäßige Ränder und im Zentrum krümelige Strukturen entstehen. Die eierschalenförmige Anordnung des Kalkes in den silikotischen Lymphknoten hat dieser Modifikation der Silikose ihren Namen gegeben. SWEANY, PORSCHE et al. haben (1936) erstmals die silikotische Hiluslymphknotenverkalkung als Eierschalensilikose beschrieben. Den Ausdruck „Eggshells", den sie prägten, war so treffend, daß er in die Fachliteratur vieler Länder Eingang fand (EGGENSCHWYLER, 1950; KAESTLE, 1928; SCHAIRER, 1944; STRADA, LO STORTO, 1970; ZANETTI, 1948).

SCHULTE und HUSTEN (1936) zeigten als erste, daß die Kalkablagerungen nicht nur in den hilären, sondern auch in den intrapulmonalen Lymphknoten zu finden sind. Die konkrementartigen Verkalkungen in den Hiluslymphknoten können in das Bronchialsystem einbrechen und expektoriert werden. Die expektorierten Silikosesteine (BAADER, 1954) bestehen in der Regel aus Hydroxylapatit. Für diese Komplikation haben THIELE und SAUPE (1927 und SAUPE (1930) den Begriff „Erbsenkrankheit" geprägt. Ein besonders eindrucksvoller Bericht einer solchen Erbsenkrankheit bei einem Silikosekranken geht auf BAADER (1954) zurück. BURILKOV und GERASSIMOW (1970) möchten die Bezeichnung „Erbsenkrankheit" auf die intrapulmonal gelegene Lymphknotenverkalkung, die auch röntgenologisch gut darstellbar ist, ausgedehnt wissen.

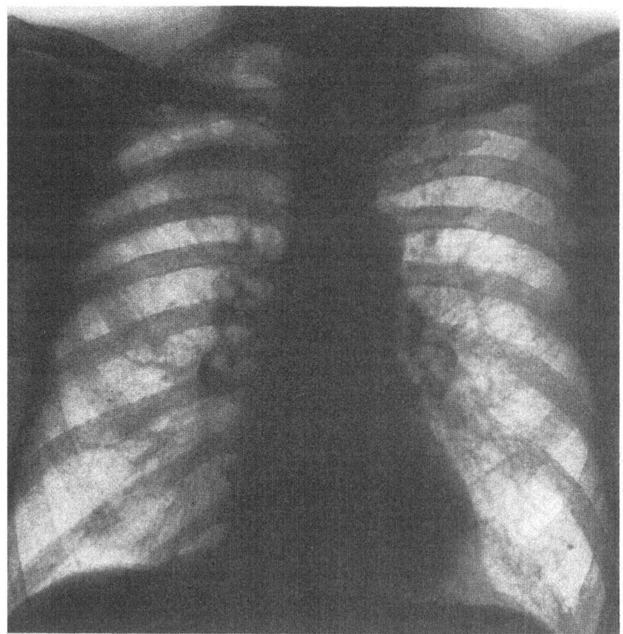

Abb. 16. Hilussilikose mit eierschalenförmiger Verkalkung eines 1972 an den Folgen einer schweren obstruktiven Bronchitis mit Cor pulmonale im 71. Lebensjahr verstorbenen Bergmannes, der 34 Jahre lang Untertage im Ruhrkohlenrevier tätig war. Röntgenologisch bestanden, abgesehen von einer Schwiele rechts infraklavikulär, nur Hinweise für eine geringfügige pneumokoniotische Mitbeteiligung der Lunge. Funktion: Atemwiderstand 12,5 cm $H_2O\,l^{-1}$ sec, thorakales Gasvolumen 5,2 l, arterieller Sauerstoffdruck 60 mm Hg, arterieller Kohlensäuredruck normal, Rö.-Klassifikation A q $^1/_1$ hi es

Im Grunde genommen handelt es sich bei der Lymphknotenverkalkung pathogenetisch nicht um eine neue Krankheitsform der Silikose, sondern lediglich um die individuell sehr verschiedene Bereitschaft zur Gewebsverkalkung, die auch die Lymphknoten außerhalb des Thoraxraumes, so z.B. im Abdomen, betreffen kann (Husten, 1931a, b, c, d). Über die Ursachen der Lymphknotenverkalkungen ist, abgesehen von theoretischen Erörterungen, nichts sicheres bekannt (Strada, Lo Storto, 1970). Einer epidemiologischen Erhebung von Burilkov und Gerassimow (1970) zur Folge, unterliegt die Häufigkeit einer eierschalenförmigen Verkalkung der Lymphknoten, unabhängig vom zugeführten Staub, einer ähnlichen regionalen Häufigkeitsverteilung wie der endemische Kropf. Daraus leiten die Autoren eine endo-

krinologische Hypothese der Hilusverkalkung ab, in dem das Schilddrüsenhormon „Thyrocalcetonin", ein Parathormonantagonist, das die Erhöhung des Calcium-Spiegels und die Mobilisation der Calciumdepots in dem Knochen hemmt, eine entscheidende Rolle spielt. Mehrfach ist auch hier auf eine berufsspezifische Häufung hingewiesen worden. So sollen bei reinen Silikosen, z.B. bei Sandsteinarbeitern, Sandstrahlern, Schleifern und bei Porzellinern eierschalenförmige Hilusverkalkungen häufiger vorkommen als bei den Mischstaubsilikosen (Ahlendorf, 1962; Kaestle, 1928; Otto, Schmidt, 1960; Reinl, 1965; Zanetti, 1948). Praktisch können aber auch Mischstaubpneumokoniosen, wie Foubert, Balgairies et al. (1952) und das Röntgenbild der Abb. 16 zeigen, solche typischen Bilder entwickeln. Jakobson, Felson et al. (1967) fanden unter 16605 Bergleuten in den Vereinigten Staaten in 0,4%, Williams, Möller (1973) in 1,3% eierschalenförmige Verkalkungen der Hili. Nach diesen Erfahrungen liegt der Prozentsatz bei Kohlenbergarbeitern dreifach höher als bei Eisenerzbergleuten. Letzterer Befund dürfte sich durch die silikosehemmende Wirkung der eisenhaltigen Begleitstäube erklären. Auf dieses Problem wird noch bei Besprechung der Silikosen aus dem Eisenerzbergbau näher einzugehen sein.

Die eierschalenförmigen Verkalkungen der Lymphknoten gelten bis heute mit Recht als pathognomonisch für die durch quarzhaltige Stäube verursachten Pneumokoniosen. Da Eierschalenverkalkungen der Hili ebenso wie die nicht verkalkende Hiluslymphknotensilikose schon vor Entwicklung röntgenologisch sichtbarer Lungenveränderungen auftreten (Ahlendorf, 1962), kann der Nachweis verkalkter Lymphknoten im Hilus oder Mediastinalbereich erster Hinweis auf eine noch unbekannte Silikose sein. Im Rahmen der Differentialdiagnostik muß aber darauf verwiesen werden, daß in Einzelbeobachtungen Verkalkungen ähnlicher Art ohne nachweisbare Staubexposition beschrieben wurden (Balestra, 1952; Eggenschwyler, 1950; Hirsch, Liebau, 1951; Irmscher, 1954; Radtke, 1949). Immerhin zeigten bei der epidemiologischen Erhebung von Burilkov und Gerassimov (1970) in Bulgarien 0,024% der nicht beruflich quarzstaubexponierten Personen eine eierschalenförmige

Verkalkung der Hili, ein Prozentsatz, der allerdings nach unseren Erfahrungen bei nicht-staubexponierten Personen relativ hoch erscheint.

VII. Die Pleura

Die röntgenologisch nachweisbaren pleuralen Veränderungen sind für die Pneumokoniosediagnostik ebenfalls von Bedeutung. Bei der Mischstaubsilikose ist jedoch eine Einschränkung zu machen, da sie im Rahmen der klinischen und röntgenologischen Untersuchungen praktisch kaum pleurale Reaktionen erkennen läßt, die auf eine direkte Wirkung des quarzhaltigen Staubes zurückgeführt werden kann, solange die Pneumokoniose von entzündlichen Begleiterscheinungen verschont bleibt (DI BIASI, 1949a u. b; BOHLIG, JACOB et al., 1964; GERNEZ-RIEUX, MARCHAND, 1961; GIESE, 1931, 1936). Sowohl röntgenologisch als pathologisch-anatomisch können Mischstaubsilikosen bis zu ihren schwersten Graden vollständig ohne pleuritische Verwachsungen gefunden werden (DI BIASI, 1949a u. b). Pleuraverschwartungen oder ausgedehntere pleuritische Verwachsungen deuten meist auf eine Komplikation hin (GARAVAGLIA, 1963; SCHURTER, 1962). Sie treten in den meisten Fällen als mittelbare Folge einer Tuberkulose, einer Pneumonie oder eines Neoplasma auf.

O'BRIEN (1972) fand unter 5282 Kohlenbergarbeitern in 12 Fällen pleurale Verkalkungen unklarer Genese. Pleuraverkalkungen kommen im übrigen vor allem bei den reinen Silikosen vor (GARAVAGLIA, 1963; REINL, 1965), die durch tuberkulöse Pleuritiden kompliziert werden. Pleuraverkalkungen sind im übrigen eher für die Silikatose unter anderem für die Asbestosen typisch (GARAVAGLIA, 1963; KLEINFELD, 1966). In der Literatur (HORVÁTH, 1971; SEPKE, 1961; STURM, 1962) wurde auch eine Verbreiterung des Interlobärspaltes bei verschiedenen Silikoseformen als röntgenologisches Charakteristikum beschrieben. Es handelt sich dabei jedoch, wie HORVÁTH (1971) an Hand von Schichtaufnahmen zeigen konnte, lediglich um eine scheinbare Verbreiterung des Interlobärspaltes, der sich dadurch erklärt, daß sich silikotische Herde entlang des Spaltes subpleural in Linienformen anordnen. Durch den zwischen den silikotischen Herden und dem Lungenparenchym bestehenden Intensitätsunterschied kommt es daher bei der Silikose zur Darstellung eines verbreiterten Interlobärraumes (HORVÁTH, 1971).

Auf der anderen Seite muß berücksichtigt werden, daß die Pleura ebenso wie die übrige Lunge charakteristische silikotische Veränderungen aufweist, da ein Teil des in die Lunge eingebrachten Staubes nicht hiluswärts, sondern peripher in die subpleuralen Lymphbahnen transportiert wird. Bei lokaler Staubmassierung und entsprechender Staubqualität kommt es daher hier zur Ausbildung entsprechender Knötchen, die sich nicht von den Gewebsumwandlungen an anderer Stelle unterscheiden (OTTO, 1963, 1970). Ähnliche Veränderungen wurden am Epicard beschrieben (NICOD, 1963 b). Die an der Pleura liegenden Knötchen können durch Verwachsungsstränge an der Pleura costalis fixiert werden (OTTO, 1963, 1970). Meist kommt es aber zu einer charakteristischen, narbigen Einziehung der Pleura visceralis mit dem Effekt, daß der Schwielenherd aus dem Pleuraniveau in die Tiefe des Lungenparenchyms versenkt wird. Es entsteht eine lappenspaltartige Pleuraeinziehung, die zum typischen Bild der Pulmo multilobatus führt (OTTO, 1963, 1970). Bewegliche Teile der Brustwand, also in erster Linie die Zwerchfelle, können diesem Zug folgen, so daß zeltförmige Ausziehungen, besonders im Zwerchfellbereich, entstehen, die nicht immer Verwachsungen entsprechen müssen (BOHLIG, JACOB et al., 1964). Der Pathologe und Chirurg bekommen offensichtlich pleurale Veränderungen bei der Silikose häufiger zu Gesicht als der Röntgenologe und Kliniker erkennen können. So beobachtete SCHURTER (1962) in 89,1% seiner Obduktionsfälle fibröse Pleuraveränderungen und Verwachsungen. Auch bei den Silikosen aus der keramischen Industrie sind von OTTO (1963, 1970) Pleuraverwachsungen als häufiger Befund beschrieben, die nach seiner Ansicht so systematisch in Beziehung zur Pleurasilikose angeordnet sind, daß an der Kausalität zwischen Silikose und Pleuraverwachsung für ihn kein Zweifel besteht. In diesem Zusammenhang sei auch an die schweren Silikosen der Metallschleifer aus dem Bergischen Land erinnert (Sandsteinschleifsteine). BERGERHOFF (1938a) beschrieb bei dieser Personengruppe, die unter sehr schlechten arbeitshygienischen Bedingungen in kleinen Werkstätten in gebückter und hockender Stellung beschäftigt waren, schwere Pleurasilikosen. Abb. 17a und b zeigt das typische Bild einer solchen

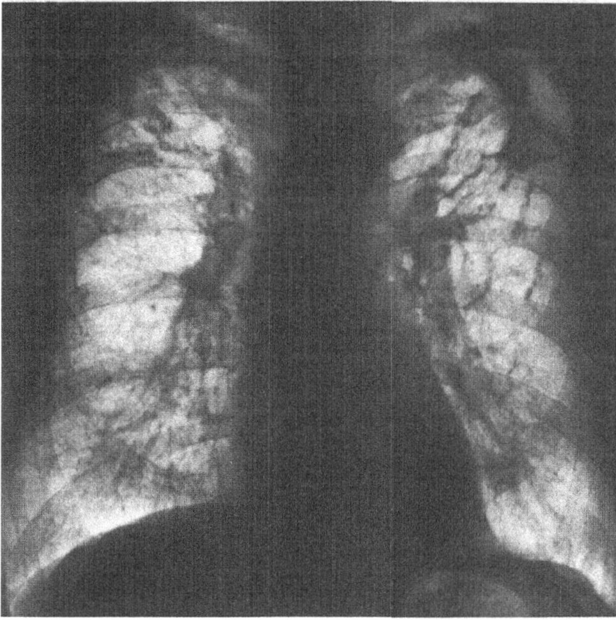

(a)

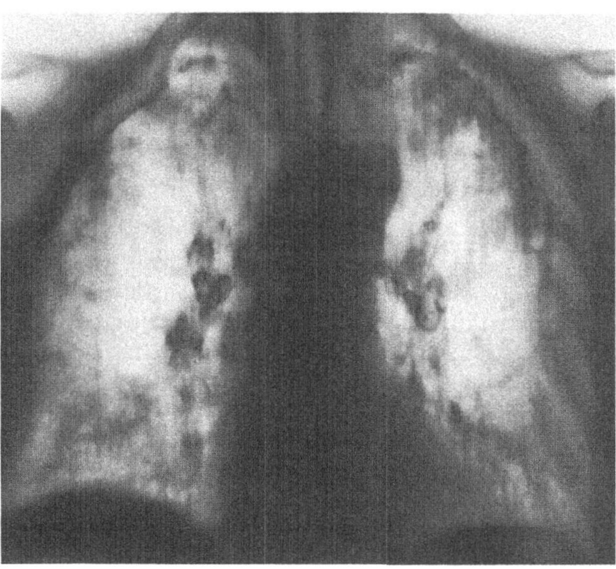

(b)

Abb. 17a u. b. Silikose eines Metallschleifers aus dem Bergischen Land, der vor dem Krieg mit Sandstein-schleifsteinen in gebückter und hockender Stellung Metallteile bearbeitete. Hilussilikose mit eierschalenförmiger Verkalkung (Rö.-Bild Dr. REINL, Staatlicher Gewerbearzt Düsseldorf). (a) Übersichtsaufnahme, (b) Schichtaufnahme

Metallschleifersilikose, die sich hinsichtlich ihrer pleuralen und subpleuralen Veränderungen von den übrigen Formen der Silikose und Mischstaubsilikose unterscheidet. Für den bevorzugten Befall der cranialen Pleura- und Lungenabschnitte wurden die veränderten regionalen Ventilationsbedingungen in der Lunge verantwortlich gemacht, die durch die gebückte und hockende Arbeitsstellung verursacht wurde.

Die narbige Einziehung der Pleura visceralis bei schrumpfenden Schwielen, deren Septen an der unverdickten Pleura ansetzen werden zu einem besonderen Risiko in Richtung auf einen Spontanpneumothorax. Nicht selten entwickeln sich durch Narbenzug subpleurale Emphysemblasen, die zum Ausgang des Spontanpneumothorax werden können. Das subpleurale Mantelemphysem ist mitunter als blasige Aufhellung von feinen horizontal verlaufenden Streifenschatten abzugrenzen oder als helle Säume entlang der interlobären Pleuren, besonders auf Schichtaufnahmen, röntgenologisch zu diagnostizieren (KRÖKER, 1973). Der Spontanpneumothorax bei der Silikose, über dessen ein- oder doppelseitige Form viele Autoren berichteten, ist im Verlauf der Silikose kein ganz seltenes Ereignis (ABRAHAM, 1933; AMEUILLI u. SCHWEISGUTH, 1945; BELLINI u. GARAVAGLIA, 1965; BODO u. BRICARELLO, 1952; CHIALE, 1929; DROUET, HERBEUVAL et al. 1944; ECKEL, 1965; HOFBAUER, 1933; LEOBARDY u. PASQUET, 1932; MOORMANN, 1940; OTTO, 1970; ROUBIER, 1937; SOKOLOFF u. FARELL, 1939; VOKAC, 1950). Die Häufigkeit der durch Silikose hervorgerufenen Spontanpneumothoraces nimmt nach unseren Erfahrungen, die mit den Beobachtungen von ECKEL (1965) in Einklang stehen, mit zunehmender Schwere der schrumpfungsbedingten, emphysematösen Veränderungen zu (Abb. 18). Sie können jedoch bei allen röntgenologischen Stadien der Silikose, die zu entsprechenden subpleuralen Veränderungen geführt haben, beobachtet werden (MEYER, NICOD et al., 1938). Der Spontanpneumothorax ist nach unserem Eindruck bei der Bergarbeiter-Silikose aber nicht häufiger als bei anderen generalisierten oder lokalisierten Lungenerkrankungen, wie z.B. bei den Zysten, Wabenlungen, Neoplasmen, Bronchiektasen und nicht gewerbliche Lungenfibrosen. Im Sektionsgut, das von SCHURTER

(1962) durchgesehen wurde, fanden sich unter 238 Silikosefällen in 7,6% Pneumothoraces.

VIII. Asymmetrische Staublungenveränderungen, einseitige Silikosen

Die Silikosen gelten, worauf bereits wiederholt hingewiesen wurde, in der Röntgenologie allgemein als symmetrisch auftretende Lungenerkrankung (KRÖKER, 1973; WORTH, SCHILLER, 1954). Viele Autoren (DI BIASI, 1949a u. b; BOHLIG, 1957; OTTO, 1961, 1963) haben aber auf die Bevorzugung der rechten Lungenseite hingewiesen, eine Erfahrung, die auch durch unsere Untersuchungen bestätigt wird (Tabelle 11 und 12). Diese Beobachtung entspricht im übrigen dem Verhalten anderer nicht pneumokoniotischer Erkrankungen, wie z.B. der Tuberkulose, der Pneumonie und dem Bronchialkarzinom, und sie findet sich auch bei der Siliko-Tuberkulose wieder (BOHLIG, 1957; BOHLIG, JACOB et al., 1964; MÜLLER, 1957; ZORN, MÖLLENEY, 1954). Es kann als sicher angenommen werden, daß der entscheidende Grund für dieses Verhalten die Tatsache ist, daß in der menschlichen Lunge im rechten Ober- und Mittellappen primär mehr Staub retiniert wird als in den übrigen Lungenregionen (EINBRODT, ARNOLD et al., 1962; EINBRODT, HÖER et al., 1966b; OTTO, 1963). Für dieses Verhalten bieten sich verschiedene Erklärungsmöglichkeiten an. Zu denken ist an die unterschiedlichen Lappenverhältnisse der beiden Lungen mit ihren ungleichen Bronchusverzweigungen und den verschiedenen Lappenspalten (KOVATS u. ZSEBÖCK, 1955; ESSER, 1951). Es liegt nahe, auch an die unterschiedlichen Bronchusverläufe hinsichtlich Kaliber und Abgangswinkel (DI BIASI, 1949a, b) und die durch die Lappenspaltanordnung verschiedener Lymphabflußverhältnisse, die für die Lungenreinigung von Bedeutung sind, zu denken. Letzterer Gesichtspunkt spielt besonders bei vorausgegangenen Entzündungen und pleuritischen Verwachsungen, die zu einer Störung des Lymphabstromes führen, eine große Rolle (DI BIASI, 1949a, b; FIUMICELLI, FIUMICELLI et al., 1964; GIESE, 1931,

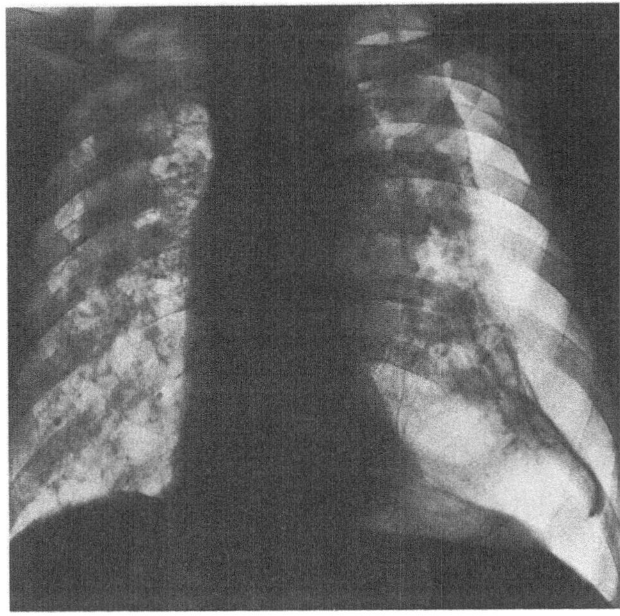

Abb. 18. 77jähriger Bergmann mit zwei großen, schrumpfenden, Kalkeinlagerungen enthaltenen Schwielen, die zu erheblichen Verziehungen des Hilus und der übrigen Mediastinalorgane geführt haben. Emphysematöse Überblähung der basalen Lungenabschnitte. Spontanpneumothorax links mit einer etwa drei querfingerbreiten Ablösung der Lunge von der seitlichen Thoraxwand. Schwere respiratorische Insuffizienz als Folge einer Komplikationsbronchitis. Sinustachykardie mit P-pulmonale und den übrigen Zeichen einer Rechtsherzbelastung. Der Tod erfolgte in schwerer respiratorischer Insuffizienz. Atemwegswiderstand 14 cm H_2O 1^{-1} sec, thorakales Gasvolumen 8 l, arterieller Sauerstoffdruck 54 mm Hg, arterieller Kohlensäuredruck 67 mm Hg, mittlerer Pulmonalisdruck (Ruhe) 40 mm Hg

1936; HUSTEN, 1931a, b, c, d). Auch einseitige Zwerchfellparesen (IRMSCHER u. SCHULZ, 1961; TRAUTMANN, 1954) können ebenso wie traumatischbedingte Verwachsungen (DI BIASI, 1949a, b) die Manifestation der Silikose fördern. Letztlich ist für die unterschiedliche Entwicklung des silikotischen Lungenprozesses die regionale Differenz in der Staubaufnahme und Staubelimination verantwortlich.

In seltenen Fällen wird eine ausgeprägte Asymmetrie bis zur einseitigen Ausbildung der Silikose gefunden, praktisch immer in Kombination oder als Folge einer unterschiedlichen Ausbildung der Pulmonalarterien (HOLLING, ROSENKRANZ, 1968; KRÖKER, 1948; SCHMITZ, THURN, 1958). In diesen Fällen entwickelt sich in der normal durchbluteten Lunge eine einseitige Silikose. Holling und Rosenkranz (1968) berichteten sogar über einen Fall, in dem sich in der minderdurchbluteten Lunge eine Tuberkulose entwickelte, während die gleichzeitig vorhandene Silikose sich fast ausschließlich auf die normaldurchblutete Lunge beschränkte. Die Ursachen dieses eigenartigen Phänomens sind unklar. Mit der Fehlentwicklung der Gefäße der betroffenen Lungenhälfte können Zystenlungen oder auch andere angeborene Vitien kombiniert sein (Kröker, 1948, 1973).

IX. Die zeitliche Entwicklung der röntgenologischen Veränderungen

Die Silikose zeigt in der Regel einen ausgesprochen chronischen, sich über Jahre, oft Jahrzehnte erstreckenden Verlauf, der auch nach Abschluß der beruflichen Quarzstaubexposition weiterhin progredient sein kann. Ahlmark, Bruce et al. (1962); Böhme (1925, 1926, 1929); Even (1963); Greinacher-Christofari, Lang (1947); und Weber (1963, 1967) beobachteten vorwiegend bei Mischstaubsilikosen aus dem Kohlenbergbau und den Gießereien in 46—70% der Fälle ein weiteres Fortschreiten der Lungenveränderungen nach Entfernung aus dem beruflichen Staubmilieu. Auch andere Autoren wie David (1964); Dofny (1960); Meyer (1934); Pengue (1967) und Roche, Reynaud et al. (1961) sahen bei verschiedenen anderen Formen der Silikose derartige Verläufe. Selbst bei zum Zeitpunkt der Untersuchung geringfügigem Röntgenbefund muß damit gerechnet werden, daß trotz Aussetzen der Staubarbeit in naher oder ferner Zukunft der Prozeß weiterschreitet, manchmal bis zu schweren und schwersten Endstadien. Darin liegt nicht zuletzt ein Grund für das unberechenbare dieser Erkrankung. Diese, dem Silikoseprozeß eigentümliche Tendenz zur autonomen Weiterentwicklung kommt aber nicht zwangsläufig zur Auswirkung. In jedem Zeitpunkt kann die Erkrankung zum Stillstand kommen, insbesondere bei den leichteren Veränderungen mit geringfügigem Röntgenbefund.

Wegen der verbesserten arbeitsmedizinischen und arbeitshygienischen Überwachungen der Staubberufe, die zu einer frühzeitigen Aufdeckung silikotischer Lungenveränderungen führt, sehen wir heute bei den Mischstaubpneumokoniosen des Kohlenbergbaues und der übrigen Industrie relativ häufig einen praktisch definitiven Stillstand nach Verlassen der Staubarbeit. Nach den sehr umfangreichen und in ihrer Art vorbildlichen Erhebungen des National Coal Boards (Rogan, Rae et al., 1967) ist bei den Kohlenbergarbeiter-Pneumokoniosen in den englischen Kohlenrevieren in einem 4jährigen Untersuchungsintervall (1953, 1957) lediglich in 5,8% aller Pneumokoniosen mit einer röntgenologischen geringen Progredienz zu rechnen. Die leichten Formen der Kohlenbergarbeiter-Pneumokoniose (Klassifikationstyp m n p) (simple pneumoconiosis) ohne Schwielen zeigen im Gegensatz zu den verschwielenden Formen (Klassifikationsform A B C) (complicated pneumoconiosis) nach den englischen Beobachtungen von Gilson, Hugh-Jones (1955) nach Beendigung der Staubarbeit kein wesentliches Fortschreiten mehr. Diese Befunde dürften nach unseren Erfahrungen für alle leichten Formen der Mischstaubsilikosen, wenn man von Einzelfällen absieht, zutreffen. Die Beobachtung ist insofern nicht überraschend, wenn man die langen Expositionszeiten berücksichtigt, die heute bei den verbesserten arbeitshygienischen Bedingungen notwendig sind, bis überhaupt eine Silikose im Röntgenbild nachweisbar wird. Aber selbst ausgedehnte, verschwielende Silikosen können nach Beendigung der beruflichen Staubexposition jahrelang einen röntgenologisch, klinisch und funktionell stationären Zustand aufweisen.

In diesem Zusammenhang ist es interessant, daß eine solche ruhende Silikose ohne erkennbaren Anlaß plötzlich wieder progredient wird (spätprogrediente Formen der Silikose). Es betrifft besonders Patienten mit massiver, aber meist kurzfristiger Quarzstaubexposition. Warter, Voegtlin et al. (1952) beschrieben in diesem Zusammenhang den Fall eines Landwirtes, der 30 Jahre nach einer nur 17 Monate dauernden Bohrung im quarzreichen Gestein an einer schweren Silikose erkrankte. Ähnliche Fälle wurden von Saita (1949) bei Sandstrahlern, von GREINACHER (1945) bei Schweizer Mineuren, von SCHMID (1956) bei sandstrahlenden Gießereiarbeitern, von CONI (1967) bei Kohlenbergarbeitern und von CARINI (1966) berichtet. Nicht zu den Spätprogredienzen zu rechnen sind natürlich die auf den ersten Blick ähnlichen Verlaufsbilder, die dadurch zustande kommen, wenn zur langsam progredienten oder stationären Silikose plötzlich eine aktive Tuberkulose hinzutritt und dem Krankheitsprozeß eine ungünstige Wendung gibt.

Auf der anderen Seite sind bei sehr massiver Quarzaufnahme infolge stark staubender Arbeit am sehr quarzreichen Material schon nach extrem kurzen Expositionszeiten und kurzer Latenz progrediente, rasch zum Tode führende Silikosen zu beobachten, die als akute Silikosen im Anschluß zu besprechen sein werden (s.S. 201). Die Dauer der Entwicklungszeit von silikotischen Veränderungen bis zur röntgenologischen Sichtbarkeit ist außerordentlich verschieden. Sie hängt ganz entscheidend, wie schon an anderer Stelle gezeigt wurde (s.S. 166ff.) von der Dauer und der Intensität des im Lungengewebe retinierten quarzhaltigen Staubes und seiner Zusammensetzung ab. Daneben spielen aber auch andere Faktoren, die wir heute noch nicht völlig übersehen und die gern unter dem Begriff „Disposition" zusammengefaßt werden, eine Rolle. Je nach dem Zusammenwirken der verschiedenen Einflüsse schwankt die Dauer der röntgenologischen Latenz von wenigen Monaten bis zu 20–30 Jahren. Bei geringfügiger Quarzaufnahme und starker Beimischung andersartiger Stäube (Mischstaubpneumokoniosen) ist sie in der Regel länger als bei starker und relativ reiner Quarzstaubexposition. Auf die verschiedenen Entwicklungszeiten röntgenologischer Veränderungen wird im einzelnen noch bei Besprechung der berufsspezifischen Silikosen und Mischstaubsilikosen einzugehen sein.

Wichtig ist jedoch festzuhalten, daß die silikotische Fibrose im Röntgenbild in der Regel bereits erkennbar ist, bevor klinische Symptome nachweisbar sind. Die Entwicklung der reaktiven Lungenfibrose bis zu einem Grad, der funktionelle Störungen und Komplikationen und damit klinische Erscheinungen hervorruft, braucht, besonders bei der Silikose, Zeit. Krankheitssymptome

sind daher nicht im unmittelbaren Anschluß an röntgenologische Veränderungen zu erwarten. Zwischen dem Beginn einer im Röntgenbild nachweisbaren silikotischen Fibrose und Krankheitssymptomen können zeitlich große Differenzen liegen, die sog. Latenzzeit. Auf die in vielen Erkrankungsfällen fehlende Parallelität zwischen röntgenologischen Veränderungen und klinisch funktioneller Symptomatik wird im übrigen in den folgenden Abschnitten noch ausführlich eingegangen werden.

X. Akute Silikosen

Als sogenannte akute Silikosen werden Staublungen bezeichnet, die nach vergleichsweise kurzer Expositionszeit ein typisches röntgenologisches bzw. auch klinisches Bild bieten, progredient verlaufen und in vielen Fällen schon nach wenigen Jahren zum Tode führen. Dazu werden insbesondere die in früheren Jahren auftretenden Silikosen aus der Scheuerpulverindustrie gerechnet (CHAPMAN, 1972; MCDONALD, PIGGOT et al., 1930; MIDDLETON, 1936; GERLACH-GANDER, 1932; KILGORE, 1932; RITTERHOFF, 1941). Auch Einzelbeobachtungen von Staublungen anderer Berufszweige sind hier anzuführen, bei denen sich röntgenologische Veränderungen schon nach wenigen Monaten Berufsarbeit entwickelten (MICHEL, MORRIS, 1964; UEHLINGER, 1949; VIGLIANI, SILORATA, 1937) (Tabelle 13). Aber auch bei etwas längeren Expositionszeiten und ungünstigem Krankheitsverlauf wird gelegentlich von akuten Silikosen gesprochen (TZOLOF, TEHARACTCHIET et al., 1963; WORTH, SCHILLER, 1954). Weitere Hinweise auf solche Krankheitsverläufe enthalten die den berufsspezifischen Silikosetypen beigefügten Tabellen (Tabelle 13).

Der Begriff der akuten Silikose wird aber im allgemeinen für diejenigen Staublungen vorbehalten bleiben, die bei kurzer Expositionszeit röntgenmorphologisch bestimmte klinische Besonderheiten aufweisen (LEROY, GARDNER, 1933; UEHLINGER, 1950). UEHLINGER (1950) hat das Krankheitsbild der akuten Silikose ausführlich beschrieben. Es handelt sich in seinem Fall um Mineure, die unter den besonderen Verhältnissen der Kriegszeit zu kurzfristiger, schwerer Arbeit ohne genügenden Staubschutz eingesetzt

Tabelle 13. Akute Silikosen

Berufsgruppe	Expositionszeit	Literatur
Mineure	30 Tage (Latenzzeit 15 Jahre)	Greinacher (1945); Nicod (1950); Decroix et al. (1962)
	35 Tage	Lang u. Zollinger (1949)
	35 Tage (280 Arbeitsstunden)	Roulet u. Boucher (1946)
	4 Monate	
	4 – 9 Monate	Magnin (1938)
	$6^1/_2$ Monate (Latenz 6 – 7 Jahre)	Fritze (1967)
Putzmittelindustrie	5 Monate	Rössing (1947)
	3 – 12 Monate	Ritterhoff (1941)
	8 – 29 Monate	Chapman (1932)
Sandstrahler	6 Monate	Schmid (1956)
	7 Monate	Mohnke (1952), Michel, Morris (1964)
	8,5 Monate	Simonin (1950)
	13 Monate	Bergerhoff (1936)
Gußputzer (Cristobalit)	20 – 58 Monate	Brandt (1958); Irmscher (1958)
Glasschleifer	8 Monate	Russell, Britten et al. (1929)
Feuerfeste Steine (Silica- und Dinaerzeugnisse)	13 Monate	Lochtkemper, Telecky (1932 b)
Erzbergbau (Wolframit- grube Pechtelsgrün bei Zwickau)	5 Monate bis $6^1/_4$ Jahre	Sepke u. Kahle (1958)
Goldbergwerke Südafrika	12 Monate	Sailer (1961)
Steinkohlenbergbau:		
Ruhr	36 Monate	Baader (1950)
Frankreich	18 Monate	Magnin u. Tara (1950)

worden waren und deren Expositionszeiten zwischen $6^1/_2$ und 36 Monaten schwankten. Bei den Tunnel- und Stollenarbeiten lag zu 50—70% reiner Quarz vor. Der röntgenologische Kontrolluntersuchung nach Abschluß der Mineurarbeiten ergab in allen Fällen keinerlei positiven Röntgenbefund. Uehlinger (1950) spricht hier von einer Präsilikose. Anschließend entwickelten sich schwere Silikosen mit ausgeprägter respiratorischer Insuffizienz, an deren Folgen 12 von 22 Fällen innerhalb von 6 Jahren verstarben (Uehlinger, 1946).

Das Röntgenbild dieser Fälle zeigte eine auffällige Besonderheit, und zwar einen ausschließlichen oder vorwiegenden Befall der Unterfelder. Damit unterscheiden sich diese akuten Silikosen in der Lokalisation der röntgenologisch faßbaren Lungenveränderungen von dem Bild der üblichen chronischen Mischstaubsilikosen mit ihrer lokalisatorischen Bevorzugung der Ober- und Mittelfelder. Eine befriedigende Erklärung der Unterfeldlokalisation gibt es vorläufig nicht (Uehlinger, 1946, 1950). Für die Bevorzugung der Unterfelder dürfte jedoch die Staubretention von entscheidender Bedeutung sein. Wahrscheinlich kommt es bei der hochdosierten Staubaufnahme, die den langsam einsetzenden lymphogenen Staubabtransport überfordert, in den besser ventilierten basalen Lungenabschnitten eher zu einer kritischen Staubkonzentration, die die Entwicklung silikotischer Veränderungen hervorruft als in den weniger gut ventilierten Ober- und Mittelabschnitten der Lunge. Die Staubüberschwemmung ist hier so groß, daß kritische Ansammlungen von Staub in den Lymphbahnen der Unterfelder zustande kommen und es so zu einer Staubablagerung und Bindegewebsreaktion bereits zu einem Zeitpunkt kommt, wo die schlechter ventilierten Oberfelder eine gleiche Staubmenge noch nicht aufgenommen haben (Husten, 1950). Auffälligerweise bleiben auch die Hiluslymphdrüsen in vielen Fällen ohne silikosespezifische Fibrose und das histologische Bild wird beherrscht von einer diffusen Gerüstsklerose

(LEROY, GARDNER, 1933; UEHLINGER, 1946, 1950). Der Unterschied zum anatomischen Bild der chronischen Mischsilikose ist auffallend.

Die Lokalisation der Verschwielungen in den Unterlappen ist jedoch keinesfalls für alle akut verlaufenden Silikosen typisch. IRMSCHER (1958) berichtete über akute Silikosen bei Gußputzern, die nach 41—58 Monaten Expositionszeit auftraten und innerhalb von 2—6 Jahren zum Tode führten. In diesen Fällen begann die Erkrankung meist in den Obergeschossen. Eine Erklärung für die unterschiedliche Lokalisation dürfte in diesen Fällen u.a. darin zu suchen sein, daß für den ungünstigen Verlauf der Erkrankung nicht nur das hohe Staubangebot, sondern auch ein hoher Cristobalitgehalt der Stäube verantwortlich zu machen war (BRANDT, 1958). Cristobalit ist eine Modifikation des Quarzes und wirkt nach den meisten Autoren deutlich stärker fibrinogen als Quarz.

E. Die klinische Symptomatologie der Silikose

I. Subjektive Beschwerden, Allgemeinbefinden

Die der Silikose zugeschriebenen zahlreichen klinischen Symptome sind vieldeutig, da es sich lediglich um uncharakteristische Zeichen eines chronischen Lungenprozesses handelt. Die herdförmige silikotische Fibrose ohne Komplikation ist klinisch im Gegensatz zu den generalisierten Lungenfibrosen unauffällig und gewinnt erst Krankheitswert, wenn zusätzliche Schädigungen hinzutreten. Die Symptomlosigkeit eines röntgenmorphologisch weit fortgeschrittenen Befundes gilt sogar als ein besonderes Kennzeichen der Silikose (CARSTENS, 1961; REICHMANN, 1933; SCHMID, 1956; ULMER, 1971 a; ULMER, REICHEL, 1972 a, b; WORTH, SCHILLER, 1954). Der klinische Befund und die Prognose der Erkrankung werden ganz entscheidend von den durch die silikotische Fibrose induzierten Lungen- und Bronchialkomplikationen geprägt.

In erster Linie sind dies die chronisch obstruktiven Emphysem-Bronchitiden mit ihren schweren Folgen für die kardiorespiratorische Funktion und die Tuberkulose. Die Bedeutung der Bronchialkomplikation für die Klinik der Silikose geht schon aus der Erfahrung hervor, daß über 90% aller zur klinischen Behandlung kommenden Kohlenbergarbeiter-Pneumokoniosen obstruktive Bronchitiden aufweisen (ULMER, 1971 a; ULMER, REICHEL, 1972 a, b). Das klinische Bild der Silikose und der auf quarzhaltige Mischstäube zurückgehenden Pneumokoniose ist daher, wenn in diesem Zusammenhang von der Tuberkulose abgesehen wird, in vielen Einzelheiten identisch mit dem der Emphysembronchitis (KANN, 1967; SARTORELLI, FRANZINELLI *et al.*, 1973; ULMER, HÖLTING, 1975).

Die seit altersher immer wieder genannten Hauptsymptome der Silikose, Atemnot, Husten und Auswurf, werden nicht durch den silikotischen Lungenprozeß, sondern durch komplizierende obstruktive Bronchitiden hervorgerufen. Auch das Allgemeinbefinden ist bei unkomplizierten Formen der Silikose, selbst wenn sie röntgen-morphologisch ein fortgeschrittenes Stadium erreicht haben, wenig beeinträchtigt. Der Appetit und Schlaf sind gut, das Aussehen ist unbeeinflußt, der Ernährungszustand leidet nicht. Der Leistungswille und die Leistungsfähigkeit können bis in das höchste Lebensalter bei den schwersten röntgenologischen Stadien unverändert sein. Jede plötzlich auftretende, stärkere Beeinträchtigung des Allgemeinbefindens, Appetitlosigkeit, Gewichtsabnahme, Husten, Auswurf, Dyspnoe etc., sollte an eine für die Silikose typische Komplikation wie Tuberkulose, nekrotischer Schwielenzerfall, obstruktive Bronchitis oder Spontanpneumothorax denken lassen. Aber auch nichtsilikosetypische Komplikationen sind differentialdiagnostisch in Betracht zu ziehen, so z.B. das Bronchialkarzinom und die zur Lungenstauung führenden Linksherzerkrankungen. Die praktische Erfahrung zeigt immer wieder, daß der in der Silikosebeurteilung nicht so Erfahrene, beeindruckt durch den mitunter sehr ausgeprägten röntgenmorphologischen Befund der Silikose, wichtige Symptome einer neu hinzugetretenen cardiopulmonalen Komplikation direkt auf die Silikose bezieht und damit unter Umständen fehldeutet.

II. Der physikalische Lungenbefund

Auskultatorische und perkutorische Phänomene, die auf eine silikotische Fibrose hindeuten, gibt es nicht. Selbst im fortgeschrittenen Stadium der Silikose mit großen Knoten werden sichere Schallveränderungen, die auf die Schwielen hinweisen, nicht beobachtet. Reichmann (1933) gibt hierfür zwei Gründe an:

1. die meist symmetrische Lokalisation der silikotischen Prozesse, wodurch Schallunterschiede zwischen rechter und linker Lunge kaum entstehen können und

2. die mehr oder weniger starke Aufhebung der Schalldifferenz durch das geblähte Lungengewebe.

Von Worth und Schiller (1954) wird bei fortgeschrittenen Silikosefällen auf eine herabgesetzte Verschieblichkeit der Zwerchfellkuppen, einen hypersonoren Klopfschall und eine erhebliche Verkleinerung oder gar Aufhebung der absoluten Herzdämpfung hingewiesen. Dabei handelt es sich aber weniger um die Zeichen des silikotischen Lungenprozesses, sondern um ein die Pneumokoniose begleitendes allgemeines Lungenemphysem.

III. Blutbefunde

Das Differentialblutbild, die Blutsenkungsreaktion und die Serumeiweißverhältnisse können gewisse Einblicke in die Reaktion des Gesamtkörpers auf die sich entwickelnde Silikose geben. Aus den epidemiologischen Arbeiten von Bauer (1950); Beckmann, Antweiler et al. (1953); Kun und Merö (1961); Vigliani, Boselli et al. (1950) ergibt sich, daß das Gesamteiweiß im Serum in der Regel normal, das Differentialeiweißbild in knapp der Hälfte der leichten, in gut $^2/_3$ der schweren Silikosefälle im Sinne einer Dysproteinämie verändert ist (Pagnamenta, 1950; Schmid, 1956; Schwalen, Stallmann et al., 1962). Die Gamma-Globuline sind im Durchschnitt etwas vermehrt und das Albumin leicht vermindert. Die Blutsenkungsgeschwindigkeit wird daher bei Gruppen von Silikosekranken mäßig beschleunigt gefunden (Beckmann, Antweiler et al., 1953;

Schmidt, 1949; Wiesinger, 1949 a). Die Leukozyten zeigen in manchen Fällen eine Vermehrung (Beckmann, Antweiler et al., 1953; Schmidt, 1949).

In diesem Zusammenhang muß allerdings darauf hingewiesen werden, daß es in diesen ebenso wie in zahlreichen anderen statistischen Zusammenstellungen außerordentlich schwierig ist, entzündliche Komplikationen und interkurrente Erkrankungen auszuschließen, zumal es sich bei den Untersuchten in vielen Fällen um stationäre Patienten handelt. In genauen und immer wieder untersuchten Einzelfällen haben wir wie auch andere Autoren (Schmid, 1956; Worth u. Schiller, 1954) die Erfahrung gemacht, daß die unkomplizierte leichte, reine Silikose und Mischstaubsilikose in der Regel nicht zu einer Dysproteinämie, Leukozytose oder Senkungsbeschleunigung führt. Nur die fortgeschrittenen, schwielenbildenden Formen der Silikose zeigen mitunter Eiweißveränderungen im Blut und Senkungsbeschleunigungen in der ersten Stunde (bis maximal 20 mm), ohne daß die eingehende klinische Untersuchung Hinweise für eine, diese Erscheinungen erklärende Komplikation ergeben. Im übrigen weisen die Senkungsbeschleunigung, die Dysproteinämie und die Leukozytose auf entzündliche Komplikationen u.a. auf die Tuberkulose hin (Cyancuren, Silva et al., 1962). Komplikationsfreie Silikosen, die unter einem infektiös toxischen Bild verlaufen, wie es an Hand eines Einzelfalles von Schmid (1956) und Uehlinger (1946) diskutiert wurde, sind von uns und zahlreichen anderen Untersuchern nie beobachtet worden.

Auch Veränderungen des roten Blutbildes gehören an sich nicht zum typischen Bild der Silikose. Schlomka und Nolte (1935) nahmen zwar auf Grund ihrer Untersuchungen bei der Silikose eine Neigung zur kompensatorischen Vermehrung der Zahl der roten Blutkörperchen an. Die Tendenz zur Polyglobulie bei normalem oder leicht erniedrigtem Färbeindex trifft jedoch allenfalls für die Silikose mit Atemfunktionsstörungen zu. Eigene Untersuchungen an vielen 1000 silikosekranken Bergarbeitern haben in Fällen von unkomplizierter Silikose keine eindeutigen Resultate bei der Auswertung des Blutbildes ergeben, eine Erfahrung, die von Worth und Schiller (1954) bestätigt wird.

Auch gelegentlich in der Literatur auftauchende Berichte über eine pneumokoniosebedingte Veränderung der Serumtransaminaseaktivität (CAPEZZUTO, 1962; JURUKOV, SIMEONOV *et al.*, 1966) haben einer ernsthaften Prüfung nicht standgehalten (GUYOT-JEANNIN, VAN STEENKISTE, 1964). Diesen laborchemischen Werten kommt für die Beurteilung des silikosespezifischen Prozesses kein diagnostischer Wert zu.

IV. Immunelektrophoretische Befunde

FRITZE, GOMOLINSKI *et al.* (1970), GUNDEL, MÜLLER *et al.* (1968), MÜLLER, MÜLLER VON VOIGT (1968), BRUGNONE und GAFFURI (1968) und CAPEZZUTO und SERRANÓ (1962) haben sich mit dem Verhalten des Serumproteinspektrums in der Immunelektrophorese bei Silikosen und anderen Lungenerkrankungen auseinandergesetzt. Die Kollektive der staubexponierten Bergleute ohne oder mit leichtgradiger Silikose zeigen im wesentlichen das gleiche Verhalten ihrer Serumproteine. Erhöht sind Präalbumin, saures Alpha$_1$-Glykoprotein, Hämopexin und Haptoglobin. Erniedrigt sind Alpha$_2$-Makroglobulin, Beta$_{1C}$/Beta$_{1A}$-Globulin und Transferrin. Die Gruppe der Gamma-Globuline ist unverändert.

Die Gruppe der Kranken mit schwerer Silikose, Silikotuberkulose und Tuberkulose zeigt untereinander ein ähnliches Bild. Gleichsinnig vermehrt sind saures Alpha$_1$-Glykoprotein, Alpha$_1$-Antitrypsin und Haptoglobin; vermindert sind Präalbumin, Albumin, außer bei Tuberkulose, Alpha$_1$-Lipoprotein, außer bei Silikose, Gc-Globulin und Transferrin. Hinsichtlich des Beta$_{1C}$/Beta$_{1A}$ nimmt die Silikotuberkulose eine Zwischenstellung zwischen der reinen Tuberkulose und der Silikose ein. Bei schwerer Silikose ist dies Protein vermehrt, bei Tuberkulose vermindert. Ähnliches gilt für das saure Alpha$_1$-Glykoprotein, Alpha$_1$- und Beta-Lipoprotein und das Gamma-M-Globulin. Außerdem sind die Gamma-A-Globuline erhöht. Dagegen liegen die Gamma-G-Globuline in allen Gruppen im Normbereich.

Es ist nach unseren heutigen Erkenntnissen unmöglich, diese Ergebnisse der quantitativen immunologischen Bestimmung der Serumproteine bei der Silikose im einzelnen zu interpretieren. Der wesentliche Befund hinsichtlich der Bedeutung der Staubbelastung des Organismus dürfte die Verminderung des Beta$_{1C}$/Beta$_{1A}$-Globulins und in Verbindung damit die häufige Verminderung des Gesamtkomplements im Serum sein (FRITZE, GOMOLINSKI *et al.*, 1970). Ob darin ein Eingriff in das körpereigene Abwehrsystem zu sehen ist, soweit das Komplementsystem als Teil dessen angesehen werden darf, muß zunächst unbeantwortet bleiben. Unklar ist auch, ob es sich tatsächlich um silikosespezifische Befunde handelt, da die Veränderungen z.T. auch nach Staubexposition ohne Silikose nachweisbar sind (FRITZE, GOMOLINSKI *et al.*, 1970; BRUGNONE u. GAFFURI, 1968).

V. Oxyprolin und Hydroxyprolinausscheidung im Urin

Da bei der Silikose Proteine wie das Kollagen, Elastin und das Reticulin vermehrt in der Lunge auftreten, lag es nahe, die pathologisch gesteigerte Bindegewebsneubildung in der Lunge an Hand des Proteinumsatzes zu untersuchen. So sieht CHVAPIL (1960) in der biochemischen Bestimmung der Kollagen-Eiweißstoffe eine empfindliche und genaue Methode zur Bewertung fibrotischer Veränderungen in staubbelasteten Lungen. Er hält die Oxyprolin- und Hydroxyprolin-Bestimmung nach STEGEMANN (1958) z.Z. für die geeignetste Methode zur Bestimmung des silikotischen Fibrosegrades, eine Ansicht, die sich jedoch im Tierexperiment nicht in dieser Ausschließlichkeit bestätigte (WELLER, 1962). Der Oxyprolin-Gehalt im Urin von Affen (WELLER, ULMER, 1975) steigt zwar im Versuchsverlauf mit zunehmender Staubbelastung etwas an. Die Konzentrationsveränderungen sind jedoch vom normalen Streubereich nicht zu trennen und eignen sich daher auch nicht zur Beurteilung der silikotischen Bindegewebsentwicklung unter klinischen Bedingungen. Dem entsprachen auch die von Resnick, Lapp *et al.* (1969), Resnick, Morgan (1971) bei Kohlenbergarbeitern gemachten Erfahrungen. Diese Autoren untersuchten die Hydroxyprolinausscheidung bei leichten und schweren Kohlenbergarbeiter-Pneumokoniosen und zeigten, daß die Urinausscheidung der Hydroxyproline keine Beurteilung des silikotischen Fibrosegrades zuläßt, da die Ausscheidungswerte bei Silikotikern sich praktisch nicht von den Normalwerten unterscheiden. Dabei ist auch zu berücksichtigen, daß die Hydroxyprolinausscheidung im Urin ganz entscheidend von der Menge des alimentär zugeführten Kollageneiweißes beeinflußt wird und eine Beurteilung des endogenen Kollagenumsatzes an sich nur bei einer schwer einzuhaltenden oxyprolinfreien Diät möglich ist.

VI. Sputumbefunde

Die Bedeutung der Sputumuntersuchung bei Silikosekranken liegt in erster Linie im Nachweis von Tuberkelbakterien. Große Auswurfmengen sind im übrigen immer Zeichen einer Komplikation, z.B. einer Bronchitis, von Bronchiektasen oder eines nekrotischen Schwielenzerfalles (phthisis atra). In selteneren Fällen, besonders dann, wenn Blut dem Auswurf beigemengt ist, können die Veränderungen auf einen silikotischen Lymphdrüseneinbruch in die Bronchien oder in ein Gefäß hinweisen. Die Anwesenheit von elastischen Fasern spricht im allgemeinen für einschmelzende Prozesse. Bei kavernösen Silikotuberkulosen werden gelegentlich im Sputum typische hyalinschwielige silikotische Gewebsstücke histologisch nachgewiesen (Gravenkamp u. Jentzsch, 1960; Pennarola, 1971), ein Befund, der bei schwierigen Begutachtungsfällen von fraglichen Silikotuberkulosen das Vorliegen einer Silikose beweisen kann. Es handelt sich dabei jedoch immer um besonders gelagerte Fälle. Ein negativer Sputumbefund sagt natürlich nichts über Bestehen oder Nichtbestehen einer Silikose aus.

Auch der Nachweis von Mineralteilchen im Sputum bei Silikosekranken ist hinsichtlich seiner diagnostischen Bedeutung mehrfach diskutiert worden. Als einer der ersten Autoren erforschten Policard, Ma-

gnin *et al.* (1930) Sputa von Silikosekranken. Aus ihren mikroskopischen Untersuchungen im Ascherückstand leiteten sie u.a. ab, daß die einmal in der Lunge eingeschlossenen Staubpartikel dort auch liegenbleiben und daß der Aschegehalt des Sputums mit der Staubexposition ansteigt. Burke (1935, 1938), der polarisationsmikroskopisch im Sputum staubgefährdeter Personen doppelbrechende Quarzkristalle fand, glaubte aus ihrer Anwesenheit bei den früher staubexponierten und nicht mehr arbeitenden Personen die Diagnose „Silikose" stellen zu können. Zu ähnlichen Schlußfolgerungen kamen Meyer und Solomon (1951), die röntgenkristallographisch Sputumrückstände untersuchten. Schließlich haben Einbrodt und Worth (1956) bei einer größeren Anzahl von Nichtbergleuten, Bergleuten ohne Silikose und Bergleuten mit verschiedenen Silikosegraden chemisch-mikroskopisch und röntgenkristallographische Untersuchungen der Sputen vorgenommen. Es ergaben sich dabei hinsichtlich des Gesamtkieselsäuregehaltes, der kristallinen Kieselsäure und der Korngrößenverteilung keine signifikanten Unterschiede zwischen Nichtbergleuten auf der einen Seite und Bergarbeitern mit und ohne Silikose auf der anderen Seite. Irgendwelche Rückschlüsse auf das Vorliegen und den Grad einer Silikose sind nach diesen Ergebnissen nicht möglich, so daß der Sputumuntersuchung bei quarzstaubexponierten und silikosekranken Personen im allgemeinen keine diagnostische Bedeutung zukommt. Auch die Beobachtung von schwarzem, kohligem Staub im Sputum ist keinesfalls auf die Bergleute beschränkt. Massenhafte Expektorationen von kohlereichen Sputen deuten sowohl bei der Anthrakosilikose als auch bei der Silikotuberkulose auf einschmelzende Schwielen hin.

VII. Seltene Organmanifestationen der Silikose

Da der Quarzstaub nicht nur in der Lunge abgelagert wird, sondern über die Lymphknoten auch das gesamte reticuloendotheliale System erreicht, ist die Entwicklung silikotischer Veränderungen in vielen extrapulmonalen Organen möglich. Die wichtigsten Manifestationsstellen einer Silikose außerhalb der Lungen sind zweifellos die intrathorakalen und extrathorakalen Lymphknoten. Die klinischen Erscheinungsbilder und die durch den silikotischen Lymphknotenbefall hervorgerufenen klinischen Komplikationen sind im Rahmen der Röntgendiagnostik der Lymphknoten behandelt worden (s.S. 193). Silikoseknötchen finden sich darüber hinaus in der Milz (AMBROSI, 1966; CISNO, AZZALINI *et al.*, 1971; EDINGER, 1932), der Leber (AMBROSI, 1965; CISNO, AZZALINI *et al.*, 1971) und im Knochenmark (NICOD, GARDIOL, 1960). Eine klinische Bedeutung kommt diesen Veränderungen meist nicht zu. DORMANNS (1951), der bei einem 71jährigen Sandschleifer einen symptomatischen Morbus Werlhof im Sinne der splenopathischen Thrombopenie mit einer tödlichen Hirnblutung beobachtete, diskutierte ursächliche Verknüpfungen mit den gleichzeitig bestehenden silikotischen Milzveränderungen.

VIII. Bioptische Untersuchungsverfahren

Bei den Pneumokoniosen und insbesondere bei der Silikose gestattet im allgemeinen die Berufsanamnese in Verbindung mit den verschiedenen röntgenologischen Untersuchungsverfahren ausreichende diagnostische Schlüsse. Für die Anerkennung einer Silikose als Berufserkrankung, die neben dem röntgenologischen Nachweis einer eindeutigen Silikose meßbare funktionelle Störungen erfordert, sind bioptische Untersuchungsverfahren entbehrlich. In diesem Zusammenhang ist besonders auf die chirurgischen Lungenbiopsien hinzuweisen, bei denen mittels der sog. kleinen Thorakotomie oder einer Thorakoskopie Gewebe zur histologischen Untersuchung entnommen wird. Diese Eingriffe dürften sich allein zur gutachtlichen diagnostischen Sicherung eines röntgenologisch verdächtigen Befundes bei der Silikose von selbst verbieten, da die nach derartigen Eingriffen häufig auftretenden pleuralen Veränderungen zu funktionellen Komplikationen Anlaß geben, die nicht selten das Aus

maß des silikotischen Funktionsschadens überschreiten. Die bioptischen Untersuchungen bei der Silikose sind nur gerechtfertigt, wenn sich daraus wichtige differentialdiagnostische und therapeutische Schlußfolgerungen ergeben. Auf der anderen Seite werden die Möglichkeiten bioptischer Untersuchungen bei der schwierigen Differentialdiagnostik gegenüber Tuberkulose, interstitiellen Fibrosen, Mykosen, Morbus Boeck und bei isolierten rundherdigen Prozessen gegen das Bronchialkarzinom mitunter nicht ausreichend genutzt.

Da im allgemeinen bei den chronischen Mischstaubsilikosen, die ja die überwiegende Mehrzahl aller Silikosen ausmacht, silikotische Gewebsveränderungen in den Lymphknoten frühzeitig nachzuweisen sind, kommt der Lymphknotenbiopsie in der Differentialdiagnostik eine gewisse Bedeutung zu. NORVIIT und DI BIASI empfahlen schon 1958 die von DANIELS (1949) angegebene supraclaviculäre präskalenische Lymphknotenbiopsie als wertvolles diagnostisches Mittel bei schwierigen differentialdiagnostischen Silikosefällen. Auch RENARD, CHRÉTIENM *et al.* (1962) und SKLENSKY, FIKULA *et al.* (1966) wiesen auf die Bedeutung dieses Verfahrens hin. Die supraclaviculäre präskalenische Lungenbiopsie nach DANIELS ist jedoch heute zugunsten der Mediastinalbiopsie durch Mediastinoskopie nach CARLENS verlassen worden (MAURER, 1971; GERTH, 1970). Schon CARLENS (1959) betonte die Überlegenheit dieser Methode gegenüber der supraclaviculären Lymphknotenbiopsie nach DANIELS zur Diagnosestellung von pulmonalen Erkrankungen. Besonders MAASSEN (1967a, b) hat auf die gute diagnostische Ausbeute bei der Silikose hingewiesen. Bei 31 Silikosepatienten konnte er die mediastinalen und supraclaviculären Lymphknoten kombiniert entnehmen. Nur in 50% der Fälle fielen dabei beide Untersuchungen positiv aus. Der Rest ließ sich lediglich bei der Mediastinoskopie nachweisen. Die höhere Ergiebigkeit gegenüber der Danielsschen Biopsie ergibt sich aus der Tatsache, daß bei der Mediastinalbiopsie die zentralen Lymphknotenstationen zugänglich werden. Dies ist besonders wichtig, da bei den leichteren Formen der Silikose silikotische Gewebsbilder auf die Hiluslymphknoten beschränkt sein können (KÜHNE, 1962).

Nach Meinung von Maassen (1967a u. b) gestattet die Mediastinalbiopsie mit großer Sicherheit eine Silikose auszuschließen. In seinem Untersuchungskollektiv von 118 Mischstaubsilikosepatienten ergab sich nur bei 17 Personen ein negatives Ergebnis. Sturm (1964, 1970), der 1964 das autoptische Material der Silikoseerhebungsstelle Magdeburg und Eisleben über die Relation zwischen Lymphknoten- und Lungenparenchym-Silikose analysierte, fand unter 353 Sektionen mit nachweisbarer Lymphknoten-Silikose nur in 6 Fällen keine silikotischen Parenchymveränderungen. Die aus diesen Zahlen sich ergebende Fehlerbreite ergibt 1,7%. Auf der anderen Seite ergaben sich bei 136 postmortalen Untersuchungen und röntgenologischen Verdachtszeichen aber silikosefreien Mediastinallymphknoten (negatives Mediastinoskopieergebnis am Lebenden) in 17 Fällen histologisch eine Lungensilikose, über deren Ausmaß allerdings nähere Angaben fehlen. Die negative Fehlerbreite beträgt für solche Fälle 8,7%. Nach unseren Erfahrungen sollte aber der Befund vereinzelter silikotischer Herde in mediastinalen Lymphknoten nicht überbewertet werden (Könn, Schejbal et al., 1976). Schon Arnstein (1941) hat typische silikotische Veränderungen in den Lymphknoten bei Sektionen nicht exponiert gewesener Großstadtbewohner beobachtet, ohne daß gleichzeitig entsprechende Lungenveränderungen vorlagen. Auch Köster, der 1963 3 198 Sektionsbefunde von Frauen im bergischen Land auswertete, beobachtete bei 10% derartige Bagatellbefunde. Die Mediastinalbiopsie kann daher nur die Diagnose „Silikose" sichern, wenn röntgenologisch verdächtige Lungenstrukturen nachgewiesen worden sind. Auf der anderen Seite berechtigt bei typischen Röntgenbefunden und entsprechender Exposition ein negativer Lymphknotenbefund im Einzelfall nicht dazu, die Diagnose „Silikose" abzulehnen.

Auch über die Bedeutung der Nadelbiopsie (Stanzbiopsie) bei Silikose ist verschiedentlich in der Literatur berichtet worden (Aresu, 1959; Germouty, Demonet et al., 1972; Jarry, Balgairies et al., 1961). Die Leistungsfähigkeit dieses Verfahrens in der Silikosediagnostik ist umstritten (Maassen, 1967a u. b). Die Nadelbiopsie eignet sich vorzugsweise für größere herdförmige Veränderungen in der Lunge, während bei diffusen, interstitiellen oder alveolären Prozessen die positiven Ergebnisse nur gering sind (Peytrignet, Bohn et al.,

1970). Die nur geringe Gewebsausbeute bei diesen Verfahren macht dem Pathologen die histologische Beurteilung in vielen Fällen außerordentlich schwierig, besonders dann, wenn die silikotischen Gewebsveränderungen durch Tuberkulose, uncharakteristische Fibrosen oder karzinomatöse Lungenprozesse überdeckt werden. Im übrigen handelt es sich bei der Nadelbiopsie um einen nicht ganz ungefährlichen Eingriff, der die zurückhaltende Anwendung dieses Verfahrens verständlich macht.

F. Silikose und Cor pulmonale

I. Häufigkeit

Pathologisch-anatomische Veränderungen des Herzens im Sinne einer pulmonalbedingten Rechtsherzhypertrophie und Dilatation sind bei der Silikose sehr häufig beschrieben worden. Im pathologisch-anatomischen Untersuchungsgut ist der prozentuale Anteil dieser Komplikation erwartungsgemäß sehr hoch, wenn auch wegen der unterschiedlichen Zusammensetzung des Sektionsgutes die Prozentsätze erheblichen Schwankungen unterliegen (Breining u. Minderjahn, 1974). Lavenne (1951a, b, 1952, 1959a, b, c) fand bei Kohlenbergarbeitern nur in 23,7%, Chatgidakis (1964) bei Goldmineuren in 25% der Fälle eine Rechtsherzerkrankung. Otto und Klett (1961) und Otto (1963) rechnen bei schweren Silikosen aus der Porzellanindustrie in etwa 30% der Beobachtungsfälle mit einer Rechtsherzinsuffizienz. Dagegen stellten Becker und Chatgidakis (1959) in 17—60%, Coggin, Griggs und Stilson (1938) in 44,1%, Buylla (1960) in 40—85%, Rüttner (1963) in 48,2%, Samuelsson (1950) in 50%, Naeye, Laqueur (1970) in 58% und Schurter (1962) in 75,2% der Fälle verschiedene Grade der Rechtsherzhypertrophie bei der Silikose fest.

Husten (1931a, b, c, d, 1951) hat sich eingehend mit dem pathologisch-anatomischen Befund am Silikoseherzen beschäftigt und getrennte Ventrikelwägungen nach Art der Müllerschen Methode an einer größeren Zahl von Fällen vorgenommen und dabei festgestellt, daß bei schwerer Anthrakosilikose das Verhältnis des Gewichtes der rechten zu dem der linken Herzkammer zugunsten der rechten Herzkammer verschoben ist, das heißt also, daß die rechte Herzkammer eine Hypertrophie zeigte. Über ähnliche Erfahrungen verfügen auch THOMAS (1948, 1951) und BERBLINGER (1947). Letzterer betont, daß die Rechtsherzhypertrophie bei der Silikose nicht häufiger ist als bei schweren Fällen der Lungentuberkulose.

Auch DI BIASI (1949a u. b) und KÖNN, SCHEJBAL et al. (1976) vertreten auf Grund ihrer großen Erfahrung bei der Kohlenbergarbeiter-Pneumokoniose des Ruhrgebietes die Ansicht, daß bei schweren Anthrakosilikosen die Hypertrophie der rechten Herzkammer die Regel darstellt. Sie betonen allerdings, daß auch eine geringere Zahl von Fällen eindeutig schwerer Silikosen vorkommt, bei denen eine Hypertrophie der rechten Herzkammer fehlen kann, eine Ansicht, die auch von HUSTEN (1951) geteilt wird. Rückschlüsse auf die Häufigkeit des Cor pulmonale bei der Silikose sind natürlich aus diesen pathologisch-anatomischen Statistiken und Erfahrungen nicht möglich, da das starke und sehr unterschiedlich selektierte Material von Prosekturen einen Schluß auf die allgemeine Morbidität nicht zuläßt.

Klinisch-epidemiologische Befunde und Erfahrungen (s.S. 211ff.) bei der Silikose sprechen sehr dafür, daß die Frequenz des Cor pulmonale bei der Silikose wesentlich niedriger liegt als dies von pathologisch-anatomischen Untersuchunggen her zu erwarten wäre (REICHEL et al., 1968a, b; ROSSIER, BÜHLMANN et al., 1955; TRAUTMANN, 1948, 1954; ZORN, 1951a, b). Die pathologisch-anatomischen Statistiken bestätigen aber in sehr eindrucksvoller Weise, daß das Cor pulmonale und die Rechtsherzinsuffizienz eine entscheidende, zum Tode führende Silikosekomplikation ist (BREINING u. MINDERJAHN, 1974). Mit der Herzhypertrophie zusammen sieht man die Erweiterung und Wandverdikkung der Arteria pulmonalis und ihrer Äste sowie die Pulmonalsklerose, die Folge der Blutdrucksteigerung im Lungenkreislauf ist (DI BIASI, 1949a, b; HUSTEN, 1951; NAGER u. RÜTTNER, 1962).

Es erhebt sich die Frage, worauf die pulmonale Hypertonie und Hypertrophie des rechten Herzens beruht. Ist das Cor pulmonale Folge des fibrotischen Lungenprozesses allein, d.h. handelt es sich um eine durch die Gefäßbezogenheit der Silikoseknötchen induzierte, vasculärbedingte pulmonale Hypertonie oder ist der Hochdruck im kleinen

Kreislauf wie bei anderen Bronchial- und Lungenerkrankungen letztlich Folge der respiratorischen Ausfallserscheinungen, die zu einer funktionellen Engerstellung der kleinen Gefäße im Bronchialkreislauf führen (COURNAND, 1950, 1962; DENOLIN, 1966; EULER, LILJESTRAND, 1946; FISHMAN, 1961; HARVEY, FERRER et al., 1951; LAVENNE, 1951a u. b; MATTHES, ULMER et al., 1960; ROSSIER, BÜHLMANN et al., 1955; ROSSIER, BÜHLMANN, 1967; NAGER u. RÜTTNER, 1962).

II. Organische Gefäßveränderungen

Die silikotischen Gefäßveränderungen, bestehend aus einer fibrösen Verdickung der Intima und dem Eindringen von perivasculären, silikotisch-granulomatösem Gewebe in das Gefäßlumen durch Zerstörung der Gefäßwand, vermögen den Gesamtquerschnitt der pulmonalen Strombahn einzuengen (RÜTTNER, GASSMANN, 1957, 1958). Die silikotischen Gefäßschäden sind nicht nur vom Pathologen, sondern auch vom Kliniker am lebenden Menschen dargestellt worden. Mit Hilfe der selektiven Angiographie der Lungengefäße haben sich ZORN (1951a u. b), BENKÖ, HÁBER et al. (1971), BOLT und ZORN (1950, 1951a u. b, 1952) mit den Problemen des kleinen Kreislaufs bei Anthrakosilikosen der Kohlenbergarbeiter beschäftigt. Vorher hatten WEISS, WITZ et al. (1950) angiokardiographische Untersuchungen bei Patienten mit Mischstaubsilikosen durchgeführt. Mit diesen Methoden findet man in den Anfangsstadien der Mischstaubsilikose noch eine normale arterielle Zirkulation, während der venöse Rückstrom bereits gestört sein kann, eine Beobachtung, die vielleicht geeignet ist, die anatomischen Befunde von GERSTEL (1933) und GEEVER (1947) zu stützen, wonach zuerst die weniger widerstandsfähigen Venenwände durch den silikotischen Prozeß geschädigt werden. Später werden auch die Arterienkonturen unregelmäßig eingeengt; manchmal brechen sie plötzlich ab („images d'amputation"). Stenotische und gut erhaltene Partien sind an einem Gefäß oft im Wechsel zu erkennen.

Im Verlauf der schweren Silikose können diese vasculären Läsionen auch an größeren Gefäßen, sogar an den Lobusarterien beobachtet werden. Verziehungen, Verlagerungen, Kaliberänderungen und Einengung des Gefäßlumens finden sich vor den silikotischen Schwielen, häufig mit vollständigem Gefäßverschluß (Breining, Zeumer et al., 1974). Die silikotische Schwiele selbst zeigt im angiographischen Bild praktisch keine Durchblutung. Untersuchungen bei größeren Zahlen von dissiminierten, knötchenförmigen Mischstaubsilikosen zeigten außerdem eine fehlende Füllung der Endaufzweigungen sowie Vergrößerung der Gefäßverzweigungswinkel im terminalen Strombett. Diese Veränderungen können umschrieben auftreten und sind z.T. in Gebiete mit normalem Gefäßbild eingestreut. Als Ursache dieser Gefäßanomalien wird das perifokale Emphysem diskutiert (Bohlig, Jacob et al., 1964; Breining, Zeumer et al., 1974; Del Campo, Motles et al., 1961). Benkö, Háber et al. (1971) stellen die Schäden am Lungenkapillarsystem bei Silikose bei ihren Erörterungen besonders heraus.

Von Otto (1963, 1970) wurde die mit der fibrotischen Parenchymrestriktion und der sekundären Emphysementwicklung bei der Silikose verbundene organische Verminderung des Gefäßquerschnittes, die über einen erhöhten Widerstand im kleinen Kreislauf zu einer vermehrten Rechtsherzbelastung und schließlich Rechtsherzinsuffizienz führen kann, in den Vordergrund der Betrachtungen gestellt. Nach seiner Erfahrung bestehen zwischen Dichte und Generalisationsgrad der Silikoseknötchen in der Lungenperipherie und der Rechtshypertrophie sehr enge ursächliche Beziehungen. Demgegenüber glaubte Dobiás (1969) auf Grund seiner Obduktionserfahrung an 138 Silikosekranken nicht, daß die Anzahl der obliterierten Gefäße in der Regel ausreichen, um eine pulmonale Hypertension zu klären. Könn, Schejbal et al. (1976) sahen in ihrem Sektionsgut nur bei den schweren, besonders den kleinknotigen Silikosen Abhängigkeiten zwischen silikotischer Fibrose und dem Auftreten eines Cor pulmonale. Auch Husten hat (1951) darauf hingewiesen, daß in vielen Fällen bei der Anthrakosilikose der Kohlenbergarbeiter der Grad der Rechtsherzhypertrophie sich nicht mit der Ausdehnung der fi-

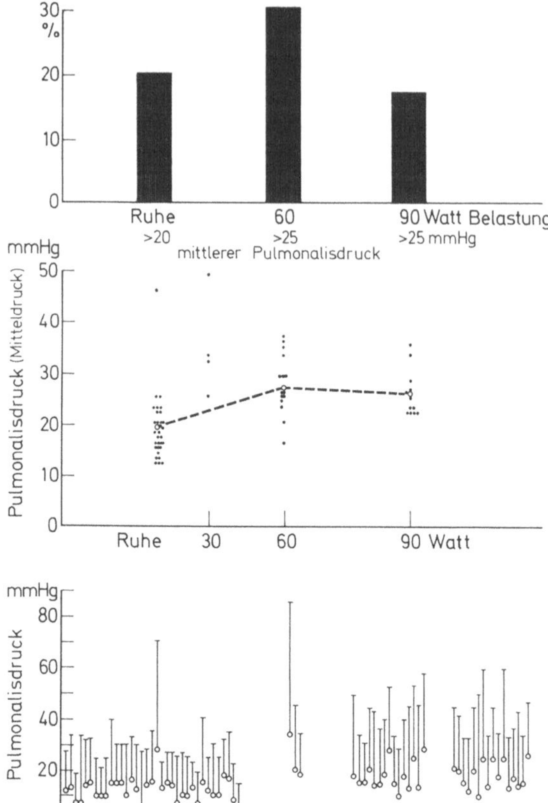

Abb. 19. Systolische und diastolische Mitteldrucke in der Arteria pulmonalis in Ruhe und während verschiedenen Belastungsstufen bei 35 Patienten mit Kohlenbergarbeiter-Pneumokoniosen mittlerer bis fortgeschrittener röntgenologischer Schweregrade und ohne obstruktives Syndrom

brotischen Lungenveränderungen deckt, eine Erfahrung, die durch klinische Beobachtungen bestätigt wird.

Heymanns, Kazmeier et al. (1957); Jivicic (1971); Lapp, Seaton et al. (1971a u. b) sahen nach direkter Messung und Sadler (1972) auf Grund indirekter röntgenologischer Hinweise (Pulmonalarterienweite) nur bei fortgeschrittenen silikotischen Veränderungen (massiv fibrosis) Druckerhöhungen im kleinen Kreislauf, eine Ansicht, die auch von Gilson und Hugh-Jones (1955) vertreten wird. Van Bogaert, Vanduffel et al. (1961) konnten bei der experimentellen Silikose des Hundes nach längerer Versuchsdauer Druckerhöhungen im Pulmonaliskreislauf nachweisen, die allerdings wegen der gleichzeitig bestehenden schweren respiratorischen Störungen nur zum Teil den Gefäßwandschäden zur Last zu legen waren.

Selbst bei fortgeschrittenen silikotischen Lungenprozessen sind Drucksteigerungen im rechten Ventrikel und in der Arteria pulmonalis bei weitem nicht ein regelmäßiger Befund (BOLT, 1951; BOLT, ZORN, 1950, 1951a, b; ROSENKRANZ, 1965; ZORN, 1951a, b). BOLT und ZORN (1951a, b) sahen daher ebenso wie LAVENNE (1959a, b, c) die entscheidende Ursache der Hochdruckgenese in funktionellen Komplikationen, die sie der Emphysementwicklung bei der Silikose zur Last legten. Die Silikosen unterscheiden sich im Hinblick auf die Druckveränderungen im kleinen Kreislauf ganz entscheidend von den generalisierten Lungenfibrosen. Wir haben bei letzteren allein durch gefäßuntergangbedingte Erhöhungen Ruhedrucke in der Pulmonalarterie bis 50 mm Hg und unter Belastung bis 75 mm Hg gemessen. Druckveränderungen in diesem Ausmaß (Abb. 19) gibt es bei Silikosen praktisch nicht, es sei denn, sie sind mit respiratorischen Komplikationen verbunden.

III. Lungenfunktion, pulmonale Hypertonie und Cor pulmonale

Schon HARVEY, FERRER *et al.* (1951) sowie ROSSIER, BÜHLMANN *et al.* (1955) schlossen aus ihren detaillierten Untersuchungen, daß bei der Silikose neben der organischen Einschränkung des Gefäßquerschnittes funktionelle Mechanismen wie die alveoläre Hypoventilation für die Entstehung des pulmonalen Hochdruckes von entscheidender Bedeutung sind. Die in der Zwischenzeit an großen Zahlen von Kohlenbergarbeiter-Pneumokoniosen durchgeführten Herzkatheteruntersuchungen haben diesen Standpunkt vollauf bestätigt (Abb. 20, 21). Die Silikose der Kohlenbergarbeiter ohne ventilatorische und respiratorische Ausfallserscheinungen führt allenfalls unter den Bedingungen der körperlichen Belastung zu geringen Erhöhungen des mittleren Pulmonalarteriendruckes (GUILLERM, COQUERON *et al.*, 1959; KRÉMER, 1967, 1971, 1972; KRÉMER, BRASSEUR, 1958; LAPP, SEATON *et al.*, 1971b u. c; LAVENNE, MEERSMANN *et al.*, 1954, 1959; NIEHAUS, 1970; REICHEL, 1972b; REICHEL *et al.*, 1968; ROSENKRANZ, DREWS *et al.*, 1965; ROSEN-

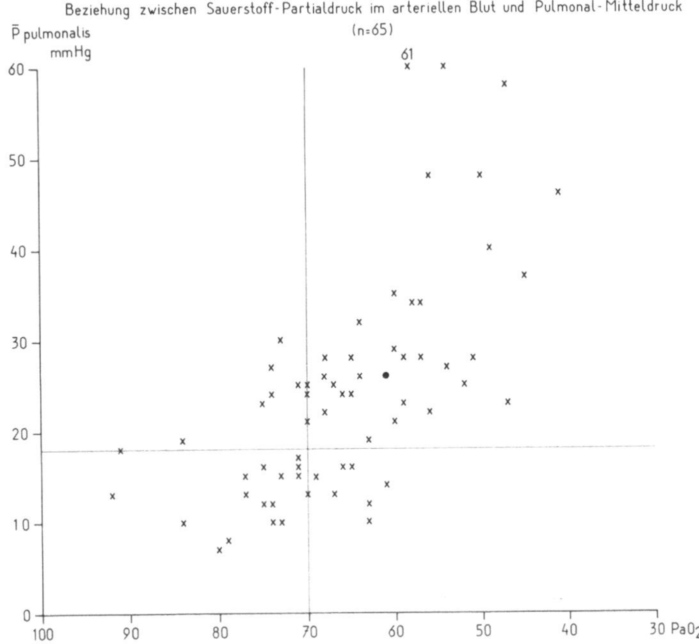

Abb. 20. Beziehung zwischen arteriellem Sauerstoffdruck (Abszisse) und mittlerem Pulmonalisdruck (Ordinate) bei 65 Kohlenbergarbeiter-Pneumokoniosen, die durch eine obstruktive Bronchitis kompliziert sind

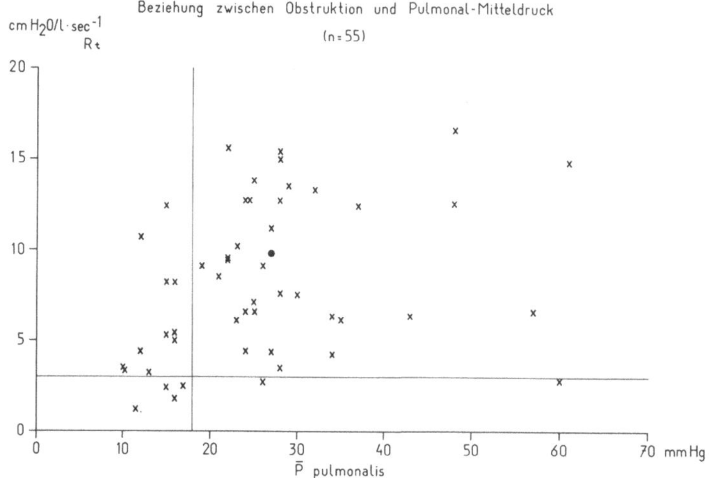

Abb. 21. Beziehung zwischen Atemwegswiderstand (Ordinate) und mittlerem Pulmonalisdruck (Abszisse) bei 55 Bergleuten mit Kohlenbergarbeiter-Pneumokoniosen und obstruktiver Bronchitis

KRANZ, 1965; SADOUL, METZ et al., 1961; VALENTIN, 1960) (Abb. 19). Der bei älteren silikosekranken Personen zu beobachtende Anstieg des Pulmonalarteriendruckes unter Belastung wird darüber hinaus in den meisten Fällen nicht nur auf einen primären Anstieg des Lungengefäßwiderstandes zurückgeführt werden können, sondern ist z.T. durch einen belastungsabhängigen Anstieg der linksventriculären Drucke als Folge einer Belastungsinsuffizienz des linken Herzens zu erklären (REICHEL, 1972b).

Gegen die Vorstellung, daß die pulmonale Hypertonie in erster Linie durch den silikotischen und emphysematösbedingten Gefäßverlust erklärt wird, spricht auch die Tatsache, daß sich die Druckveränderungen im kleinen Kreislauf bei therapeutischer Besserung der respiratorischen Ausfallserscheinungen zurückbilden können, also reversibel sind (REICHEL, 1969a). Aus dem Gesagten ergibt sich auch, daß zwischen dem Röntgengrad der silikotischen Fibrose und den Druckveränderungen im kleinen Kreislauf keine engeren Zusammenhänge zu erwarten sind (BOLT, ZORN, 1950; FRIEHOFF, DREWS et al., 1961; KRÉMER, 1972; LAVENNE, 1959a, b, c; MINETTE, LAVENNE, 1970; REICHEL, 1972b). Weiter ist zu berücksichtigen, daß bei älteren Patienten mit fortgeschrittenen respiratorischen Ausfallserscheinungen die körperliche Belastbarkeit an sich schon begrenzt ist, wodurch das Herz geschont wird und so eine Hypertrophie der rechten Herzkammer ausbleiben kann.

Auch das Herzminutenvolumen in Ruhe und während Belastung zeigt keine Veränderungen, die man direkt mit der silikotischen Lungenfibrose in einen ursächlichen Zusammenhang bringen könnte (LAVENNE et al., 1953, 1954, 1959, 1964; PODLESCH, HINSELER et al., 1966; WIDIMSKY, KASALICKY et al., 1963). Der Herzindex bei Bergleuten mit Pneumokoniosen liegt im Streubereich der Norm (Abb. 22). Im Mittel steigen aber die Herzindices unter Arbeitsbelastung etwas geringer an als bei altersgleichen Lungengesunden, wobei sich die Differenz zu den Lungengesunden auf ein über die Norm vermindertes Schlagvolumen zurückführen läßt (PODLESCH et al., 1966). Beziehungen zum röntgenologischen Schweregrad der Silikose fanden sich auch bei diesen Größen nicht, worauf WIDIMSKY et al. (1963), KRÉMER et al. (1963) und PODLESCH, HINSELER et al. (1966) hingewiesen haben.

Die geringe Rückwirkung des organischen Gefäßprozesses auf die Druckverhältnisse im kleinen Kreislauf überrascht an sich nicht. So vermag die nach einer Pneumektomie verbliebene Lungenstrombahn des Menschen noch ein Herzzeitvolumen von 4–6 l ohne wesentliche Druckerhöhung passieren zu lassen (COURNAND, HIMMELSTEIN et al., 1947; WIDIMSKY, STANEK et al., 1966). Für die experimentelle Erzeugung eines Cor pulmonale bei der Ratte ist sogar eine Resektion von $^2/_3$ der Lunge erforderlich (KÖNN, BERG, 1965). Ähnliches geht auch aus den an Hunden gewonnenen Befunden von KAMMLER, GUDE et al. (1972) hervor, die nach Resektion der linken Hundelunge lediglich einen Pulmonalisdruckanstieg von 44% beobachteten. Diese Befunde zeigen sehr deutlich, daß erst eine erhebliche Verminderung des Gefäßquerschnittes allein in der Lage ist, zu einer nennenswerten Erhöhung des Pulmonalarteriendruckes und damit zur Entwicklung eines Cor pulmonale zu führen. Wenn auch das beschriebene und in Abb. 19 gezeigte Verhalten des Pulmonalarteriendruckes unter Belastung bei Kohlenbergarbeiter-Pneumokoniosen auf einen erhöhten Widerstand im Gefäßgebiet des kleinen Kreislaufes bei Silikosen und Mischstaubsilikosen hindeutet, so ist nach den klinischen Erfahrungen eine zusätzliche respiratorische oder ventilatorische Störung notwendig, bis sich ein Cor pulmonale entwickeln kann. Insofern unterscheidet sich die Silikose nicht wesentlich von anderen Lungenerkrankungen, so z.B. vom Lungenemphysem (REICHEL, 1969a).

Erwartungsgemäß ergeben sich bei den Mischstaubsilikosen die besten Korrelationen zwischen arteriellem Sauerstoffdruck oder Bronchialwiderstand einerseits und Pulmonalarteriendruck andererseits (Abb. 21, 22). Die Bedeutung der Bronchitis mit obstruktivem Syndrom bei der Silikose und der

aus ihr hervorgehenden respiratorischen Störungen für die Entwicklung des Cor pulmonale ist von vielen Autoren betont worden (GOMBOS, TAKAC et al., 1966; HEYMANNS, KAZMEIER et al., 1957; JIVICIC, 1971; KRÉMER, 1967, 1972; KRÉMER, BRASSEUR, 1958; LAPP, SEATON et al., 1971; NAVRATIL, WIDIMSKY, 1967; PODLESCH, HINSELER et al., 1966; REICHEL, 1972b; ULMER, REICHEL, 1964). Nur SADOUL, AUBERTIN et al. (1958), TOUSSAINT, NOWAK et al. (1964) konnten zwischen obstruktiven Syndromen und dem mittleren Pulmonalarteriendruck keine befriedigende Relation bei der Silikose feststellen.

Jene leichten Veränderungen am arteriellen Sauerstoffdruck in Ruhe und Belastung,

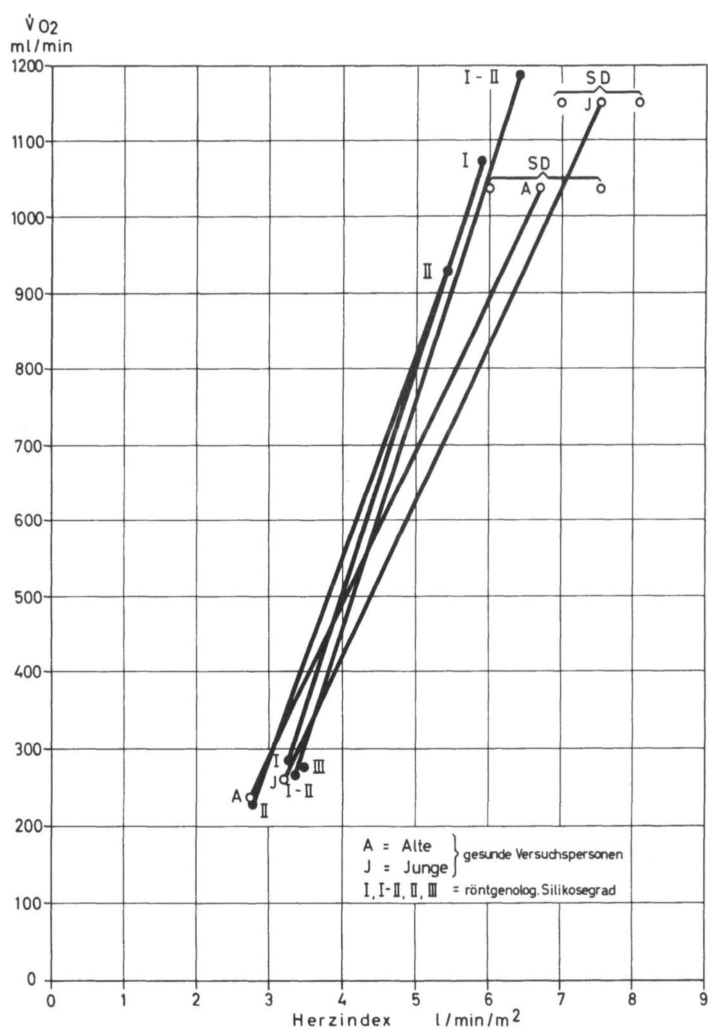

Abb. 22. Verhalten des Herzindex in Abhängigkeit vom Sauerstoffverbrauch in Ruhe und Belastung bei gesunden Versuchspersonen und bei Patienten mit Kohlenbergarbeiter-Pneumokoniosen. (Nach PODLESCH, HINSELER, HERTLE, ULMER, 1966)

die bei den Anthrakosilikosen ebenso wie bei den Bergleuten ohne pneumokoniotische Lungenveränderungen als Folge einer verstärkten Inhomogenität der Ventilations-, Perfusions- und Diffusionsverhältnisse in der Lunge auftreten, zeigen dagegen keine strenge Korrelation zum mittleren Pulmonalarteriendruck (Lapp, Seaton et al., 1971; Podlesch, Hinseler et al., 1966; Reichel, 1972b). Bei stärkeren Graden der Sauerstoffdruckerniedrigung, insbesondere beim Abfall des arteriellen Sauerstoffdruckes unter 60 mm Hg infolge von obstruktiven Belüftungsstörungen wird aber die Beziehung zwischen Pulmonalarteriendruck einerseits und Ausmaß der arteriellen Sauerstoffdruckverminderung andererseits enger (Abb. 20). Krémer (1972), der 100 Kohlenbergarbeiter-Pneumokoniosen untersuchte, konnte zwischen der Höhe der arteriellen Sauerstoffuntersättigung während der Belastung und dem mittleren Pulmonalarteriendruck eine sehr gute Korrelation ($r = 0{,}72$) objektivieren. Aus seiner Untersuchung, die z.T. in Form einer follow-up-Studie betrieben wurde, geht auch die schlechte Prognose der Anthrakosilikose des Bergmannes hervor, wenn der Pulmonalarteriendruck ansteigt. Anstiege über 20 mm Hg Ruhedruck führten bei 60% der Betroffenen innerhalb von 5 Jahren zum Tode. Die Todesrate bei Ruhedruckanstiegen über 30 mm Hg innerhalb eines Jahres lag sogar bei 70%. Insofern unterstreichen die Befunde von Krémer (1972) die schon oben im einzelnen besprochenen pathologisch-anatomischen Beobachtungen, die deutlich zeigten, daß die respiratorische Insuffizienz, welche dann auch zum chronischen Cor pulmonale führt, die wichtigste und gefährlichste Komplikation der Silikose und Mischstaubsilikose ist.

IV. Die Veränderungen des Elektrokardiogramms bei Silikose

Das Verhalten der Herzstromkurve bei der Silikose wird durch die mit der Erkrankung verbundenen Lungenkomplikationen in entscheidender Weise beeinflußt und ist aus naheliegenden Gründen praktisch mit den elektrokardiographischen Veränderungen bei der chronisch-obstruktiven Emphysembronchitis identisch. Es sind vor allem zwei pathophysiologische Mechanismen, die sich auf das elektrokardiographische Kurvenbild auswirken. Zunächst kommt es vor allem mit zunehmender Emphysementwicklung zu extrakardial ausgelösten Lageveränderungen des Herzens. Dazu treten dann bei respiratorischen Komplikationen eine chronische Druckerhöhung der Pulmonalarterie, die die Entwicklung des Cor pulmonale einleitet. Durch den Zwerchfelltiefstand beim Emphysem tritt das Herz tiefer. Es dreht sich um seine sagittale Achse, d.h., es stellt sich steiler. Gleichzeitig tritt eine geringe Drehung um die anatomische Achse im Uhrzeigersinn ein. Im EKG führen diese lagebedingten Änderungen, die nicht auf eine Druckerhöhung im Lungenkreislauf oder auf eine vermehrte Rechtsherzbelastung zurückgehen müssen, zu einer Rechtsverlagerung des Integralvektors von QRS in den Extremitätenableitungen und zu einer geringgradigen Verschiebung der Übergangszone nach links in den Brustwandableitungen. Außerdem kann man eine Niederspannung der Standardableitungen und der linkspräkordialen Ableitungen beobachten, die durch die Zunahme des das Herz umgebenden Lungenmantels erklärt werden kann. In diesem Sinne ist auch der Befund von Ulmer, Reichel, Islam (1968) zu verstehen, die an Hand der Messung des intrathorakalen Gasvolumens bei Kohlenbergarbeiter-Pneumokoniosen zeigen konnten, daß zwischen der Lungenüberblähung, d.h. der Größe des intrathorakalen Gasvolumens und der Häufung der elektrokardiographischen Rechtsherzzeichen eine Korrelation besteht. Ferner können Abweichungen des Elektrokardiogramms auftreten bei Verlagerungen des Mediastinums aus der Mittellinie infolge von schrumpfenden silikotischen Mischprozessen. Solche Verziehungen des Herzens nach einer Thoraxseite hin, äußern sich im wesentlichen mit einer Verschiebung der Übergangszone in den präkordialen Ableitungen (Holzmann, 1947; Matthes, Ulmer et al., 1960).

Besteht zusätzlich eine Rechtsherzschädigung, die sich auf dem Boden einer Drucksteigerung in der Pulmonalarterie entwickelt hat, weist das EKG bei der Silikose die gleichen Veränderungen auf wie bei chronischer

Rechtsherzbelastung anderer Genese. Es entwickeln sich im Elektrokardiogramm die typischen Rechtsherzzeichen wie sie von der World Health Organization 1963 und anderen Autoren definiert wurden (FOWLER, DANIELS et al., 1965; HOLZMANN, 1947; HUMAN, 1964; REES, THOMAS et al., 1964; SCOTT, 1961; SELVESTER, RUBIN, 1965). Die Herzschlagfolge ist fast immer erhöht. Es findet sich in Kombination oder für sich allein ein für das Lebensalter auffallender Rechtstyp, eine Überhöhung der P-Zacke in der 2. und 3. Extremitätenableitung im Sinne eines P-pulmonale, ein inkompletter bis kompletter Rechtsschenkelblock mit Rechtsverspätung (QR(R')-Zeit > 0,03 sec), eine Verschiebung der Übergangszone in den Brustwandableitungen nach linkspräkordial (RS-Relation $V_4/V_5 < 1$) und gelegentlich auch Senkungen der ST-Strecken und negative T-Wellen in $V_1 - V_4$ (REICHEL, DANNENBERG et al., 1968). Die elektrokardiographische Diagnostik des Rechtsherzschadens und die Rechtsherzhypertrophie bereitet bei gleichzeitig bestehender Coronarsklerose oder Linksherzschädigung etwa infolge eines Hochdruckes Schwierigkeiten und schränkt die diagnostischen Möglichkeiten elektrokardiographischer Untersuchungen ein (BÖHME, 1936; REES, THOMAS et al., 1964; TRAUTMANN, 1948). Im übrigen sind alle als typische Rechtsherzzeichen beschriebenen Symptome gelegentlich auch bei lungen- und nicht-rechtsherzgeschädigten Menschen anzutreffen (REICHEL, DANNENBERG et al., 1968). Das EKG ist daher nur im Zusammenhang mit dem Ergebnis der Lungenfunktion zu sehen.

ROSSIER, BÜHLMANN und LUCHSINGER (1955) fanden elektrokardiographisch ein Cor pulmonale bei Silikose I in 5%, bei Silikose II in 16%, bei Silikose III in 33%. Auch SCHMID (1956) hat im Elektrokardiogramm eine deutliche Rechtsdrehung der Herzachse mit fortschreitender Silikose gefunden. LAVENNE (1959 c) hat die elektrokardiographische Rechtsherzsymptomatik bei der Anthrakosilikose der Kohlenbergarbeiter mit den gleichzeitig gemessenen Pulmonalarteriendrucken verglichen. In seinem Kollektiv von Kohlenbergarbeitern beobachtete er bei Pulmonalarteriendrucken unter 25 mm Hg in Ruhe und unter 30 mm Hg während Belastung in den seltensten Fällen elektrokardiographische Hinweise für eine Rechtsherzhypertrophie. Erst bei Druckanstiegen über 25 mm Hg in Ruhe und über 30 mm Hg während der Belastung nimmt die diagnostische Sicherheit des Elektrokardiogramms zu. In Einzelfällen sind aber Pulmonalarteriendrucke bis zu 54 mm Hg von LAVENNE beobachtet worden, ohne daß elektrokardiographisch die Diagnose der Rechtsherzüberlastung möglich wäre, eine Erfahrung, die auch von ROSSIER, BÜHLMANN und LUCHSINGER (1955) bestätigt wurde. Diese Autoren konnten bei 49 Silikosen mit erhöhtem Pulmonalisdruck bei zusätzlicher Vektorkardiographie in etwa 55% der Fälle sichere Zeichen von rechtsseitiger Herzhypertrophie nachweisen. Röntgenologisch konnte der Nachweis des Cor pulmonale nur in Einzelfällen geführt werden. Auch JOHNSON, FERRER et al. (1950) fanden nicht in allen Fällen mit erhöhtem Pulmonalisdruck typische EKG-Veränderungen. Dagegen beobachtete ZORN (1951 a u. b) unter 24 Fällen von Silikosen mit pulmonalem Hochdruck elektrokardiographisch 21mal auch Zeichen einer vermehrten Rechtsherzbelastung. Die großen statistischen Untersuchungen von TRAUTMANN (1948) und ZORN (1950 a) haben bei Anthrakosilikosen ohne Berücksichtigung der durch sie hervorgerufenen funktionellen Lungenkomplikationen allerdings nur in 21,4% ein rechtstypisches Elektrokardiogramm ergeben. Diese zahlreichen Meßergebnisse bestätigen die von vielen Klinikern gemachte Erfahrung, daß ein negativer elektrokardiographischer Befund im Einzelfall nie gegen das Vorliegen eines Cor pulmonale bei der Silikose oder Mischstaubsilikose spricht (BÖHME, 1936; SCHLOMKA, SCHULZE, 1934; TRAUTMANN, 1948; ULMER, 1972; WORTH, SCHILLER, 1954; ZORN, 1950 a).

Nach dem auf S. 211 ff. Gesagten überrascht es nicht, daß bei der Silikose ebenso wie bei der chronischen Bronchitis die elektrokardiographischen Rechtsherzzeichen in erster Linie vom Ausmaß der respiratorischen Ausfallserscheinungen abhängig sind (Abb. 23) und erst in zweiter Linie mit der Schwere des fibrotischen Lungenprozesses korrelieren (CAIRD et al., 1962; CARILLI, DENSON et al., 1973; SILVESTRONI u. SESSA, 1962; KILCOYNE et al., 1970; Reichel, Dannenberg et al., 1968). Bei Berücksichtigung pulmonaler Funktionsausfälle, besonders in jenen Fällen, in denen die Atemwegswiderstände über

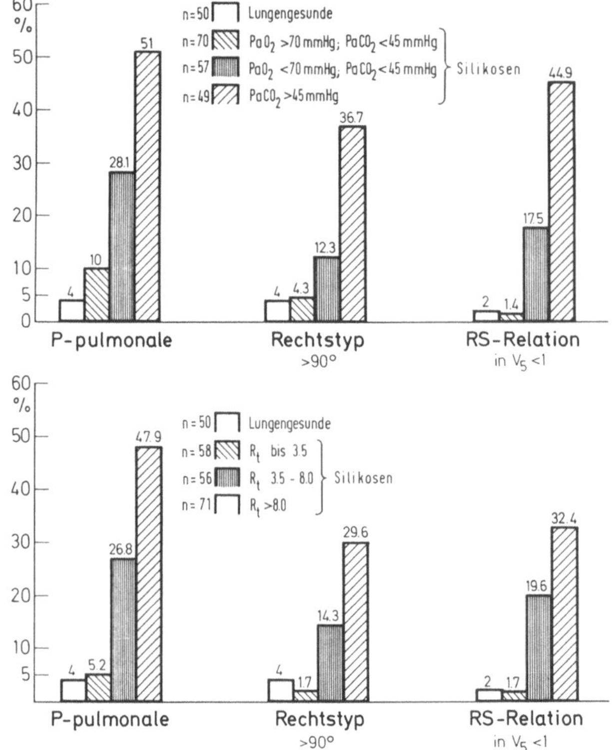

Abb. 23. Häufigkeit des P-pulmonale, des Rechtstypes und Verschiebung des RS-Umschlages nach linkspräkordial bei Lungengesunden und Patienten mit Kohlenbergarbeiter-Pneumokoniosen in Abhängigkeit von der Höhe des arteriellen Sauerstoffdruckes (oberer Teil der Abbildung) und in Abhängigkeit von der Höhe des Atemwegswiderstandes (unterer Teil der Abbildung). (Nach REICHEL, DANNENBERG, REDECKER, 1968)

8 cm H_2O 1^{-1}sec angestiegen und der arterielle Sauerstoffdruck unter 60 mm Hg abgefallen ist, ist in 60—70% der Fälle mit einem positiven elektrokardiographischen Befund zu rechnen (REICHEL, DANNENBERG et al., 1968). Gerade diese Erkrankungsfälle sind es, wie in Abb. 20 und 21 gezeigt wurde, die mit einem funktionellen Hochdruck im kleinen Kreislauf verbunden sind. Bei dieser Patientengruppe kommt zweifellos dem elektrokardiographischen Befund in Kombination mit der Lungenfunktionsprüfung ein relativ hoher Aussagewert zu (KILCOYNE et al., 1970; REICHEL, DANNENBERGG et al., 1968). Fehlende respiratorische Ausfallserscheinungen, die auch bei der Silikose für die Entwicklung eines Cor pulmonale nötig sind, machen bei der Silikose das Bestehen einer Rechtsherzüberlastung auch bei positiven elektrokardiographischen Befunden unwahrscheinlich. Wie beim Emphysem kommt daher der Lungenfunktionsprüfung bei der Frühdiagnose des Cor pulmonale eine sehr große Bedeutung zu (MATTHES, ULMER et al., 1960; ULMER, 1972).

V. Der Röntgenbefund des Herzens

Die Röntgenuntersuchung bei der Silikose ermöglicht natürlich, wie bei anderen Lungenerkrankungen, die Rückwirkung der Überlastung des kleinen Kreislaufs auf das rechte Herz und den pulmonalen Gefäßbaum unmittelbar wahrzunehmen. Die Röntgenuntersuchung ist deshalb für die Diagnose und Verlaufsbeurteilung des chronischen Cor pulmonale von Wichtigkeit, auch wenn im fortgeschrittenen Silikosestadium die Beurteilung der Herzkonfiguration und des pulmonalen Gefäßbaumes Schwierigkeiten bereitet.

Leichte Grade der Rechtsherzüberlastung führen im allgemeinen zu keiner eindeutigen Form oder Größenänderung des Herzens und sind deshalb röntgenologisch kaum oder überhaupt nicht zu erfassen. Beim begleitenden Emphysem mit Zwerchfelltiefstand kann es zu einer steilen und medialen Stellung des Herzens und einer Rotation der Herzachse im Sinne des Uhrzeigers (von der Spitze aus gesehen) kommen. Es resultiert das auch für das Emphysem typische kleine Herz (DIET-LEN, 1923; MATTHES, ULMER *et al.,* 1960; ROESLER, 1943; ZDANSKY, 1949), das als silikotisches Schmalherz bei fortgeschrittenen Quarzstaublungenveränderungen von BROMLEY (1938), HAUBRICH (1951b) und REICHMANN (1937) beschrieben wurde (Abb. 24). Durch verschieden hohe Zwerchfellstände wird aber die Form der Herzsilhouette stark beeinflußt. Bei pyknischem Habitus und kräftiger Bauchdeckenspannung kann so z.B. das Zwerchfell hochstehen und das Herz hochgedrängt werden, ein Umstand, der die Beurteilung der Herzkonfiguration erschwert.

Als ein weiteres, frühes Symptom der vermehrten Widerstandsbelastung gilt die Verlängerung der pulmonalen Ausflußbahn, die an der Herzspitze beginnt und nach vorne oben nahezu senkrecht aufsteigt. Das Herz wird höher, der Conus pulmonalis (Endteil der Kammerausflußbahn) und mit ihm der erweiterte Stamm der Pulmonalarterie werden hochgehoben und bilden eine glatte mehr oder weniger große konvexe Prominenz unterhalb des Aortenbogens. Der Übergang vom Conus zur Arteria pulmonalis ist fließend und läßt sich kaum abgrenzen (MATTHES, ULMER *et al.,* 1960). Die Vorwölbung führt zur Abflachung der Herzbucht und damit zu einer Annäherung an die Mitralkonfiguration.

Von verschiedenen Autoren (HAUBRICH, 1951b; REICHMANN, 1937; ROSTOSKI, SAUPE, 1930) ist bei leichten und mittelschweren Silikosen die Linksverbreiterung des Herzens als häufiges Vorkommnis beschrieben worden. HAUBRICH (1951b) hat bei Durchsicht seines Materials unter den Gesteinshauersilikosen des Ruhrgebietes in 52% bei den Silikosen des Siegerländer Erzbergbaues in 47% und bei Sandstrahlern in 55% eine Linksherzbetonung und Verbreiterung gefunden. In vielen Fällen dürfte es sich dabei analog zum Sportherz um eine Arbeitshypertrophie der linken Herzkammer handeln. Derselbe Autor weist aber darauf hin, daß in manchen Fällen die Füllung der Herzbucht darauf hinweist, daß die Linksverbreiterung in einem nach links ausladenden rechten Ventrikel ihre Ursache hat.

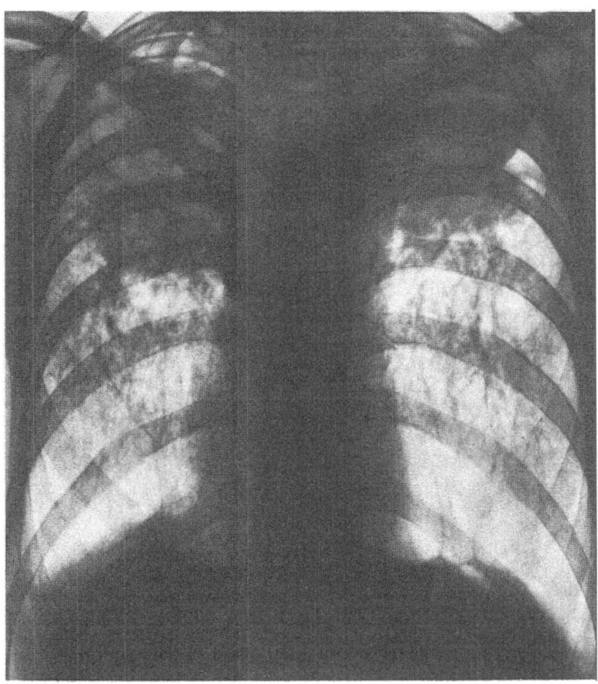

Abb. 24. 51jähriger Kohlenbergarbeiter mit 25jähriger Untertagetätigkeit. Schwere Silikose (C/C) mit schrumpfenden Oberlappenschwielen und Cor pulmonale. Atemwegswiderstand 7,8 cm H_2O l^{-1} sec, P_aO_2 55 mm Hg, P_aCO_2 49 mm Hg, mittlerer Pulmonalarteriendruck 45 mm Hg, „Silikotisches Schmalherz"

Weitere wertvolle Hinweise auf das Vorliegen eines Cor pulmonale ergeben an sich die Beobachtungen der Lungengefäße und des Hilus. Leider ist diese wichtige diagnostische Möglichkeit bei den Silikosen meist erheblich durch die intrapulmonalen und hilären fibrotischen Veränderungen eingeschränkt.

G. Silikose und Herzinfarkt

Die Frage, ob die mit der Silikose verbundenen respiratorischen Störungen, die zur arteriellen Hypoxie führen, das Entstehen eines Herzinfarktes mitverursachen oder den tödlichen Verlauf dieser Herzkomplikation begünstigen, hat nicht zuletzt aus versicherungsmedizinischen Gründen eine eingehende Diskussion ausgelöst (ROSENKRANZ,

Baumann, 1970; Valentin, 1966, 1968a). In einer großen statistischen Erhebung haben Rosenkranz (1969), Rosenkranz und Lange (1969a, b) an 2554 Fällen mit Anthrakosilikose zeigen können, daß in der Gruppe mit Silikose als Grund- oder Todesleiden Herzmuskelschwielen oder kleine frische Infarkte häufiger auftreten als in den von ihnen gewählten Vergleichsgruppen mit Tuberkulose, Bronchialcarcinom und sonstigem Carcinom. Auf der anderen Seite hatte sich im gleichen Untersuchungskollektiv keine Häufung von zum Tode führender Herzinfarkte bei Anthrakosilikosen verschiedener röntgenologischer Schweregrade ergeben. Dieser Befund findet in der epidemiologischen Erhebung von Borney und Vogliazzo (1967) eine Bestätigung. Unter 3007 Silikosen wurden in 0,48% der Fälle Herzinfarkte beobachtet, davon verliefen 11,2% tödlich. Die entsprechenden Vergleichszahlen bei der Allgemeinbevölkerung lagen bei 0,29% bzw. 18,7%. Auch Lindars, Rodtke et al. (1972) erhielten in ihrem Untersuchungsgut keinen Hinweis dafür, daß die Silikose am Zustandekommen einer Coronarerkrankung bei Kohlenbergleuten beteiligt ist.

In zahlreichen Tierexperimenten ist die Bedeutung der akuten oder subakuten Hypoxie für die Umstellung der Coronardurchblutung abgeklärt worden. Es sei hier auf die Publikation von Alella (1954 a u. b, 1955, 1958, 1961); Bing (1961); Bretschneider (1958); Gregg (1950, 1955); Lochner, Nasseri (1959), Schoedel (1958) und Thorn (1961) hingewiesen. Danach wird der Sauerstoff des Coronarblutes unter Ruhebedingungen zu 70—80% ausgeschöpft, so daß bei normaler arterieller Sauerstoffsättigung die Restmenge im venösen Blut des Coronarsinus nur noch etwa 20% beträgt. Der gesteigerte Sauerstoffverbrauch einer Arbeitsbelastung muß im wesentlichen durch eine Steigerung der Coronardurchblutung kompensiert werden, die ein Mehrfaches ihres Ausgangswertes erreichen kann. Ein weiterer Schutzmechanismus des Herzens besteht darin, daß zwischen den Schwellenwerten für den Beginn der hypoxischbedingten Dilatation der Herzkranzgefäße und den absolut kritischen Bereichen noch ein beträchtlicher Spielraum liegt. Die Schwelle für eine Coronarerweiterung liegt bei 90% arterieller Sauerstoffsättigung. Die Höhe des venösen Schwellenwertes ist für eine hypoxischbedingte Mehrdurchblutung bei 20% Sauerstoffsättigung anzunehmen (Alella, 1954 a u. b, 1955; Bretschneider 1958, 1961). Die unter ähnlichen Bedingungen des Herzens gemessene kritische arterielle und venöse Sauerstoffsättigung liegt dagegen zwischen 50 und 30% (arterieller Schenkel) bzw. zwischen 7 und 5% (venöser Schenkel).

Wie die von Rosenkranz und Baumann (1970) mitgeteilten Sauerstoffwerte für arte-

Tabelle 14. Arterielle und coronarvenöse Sauerstoffsättigungswerte bei Lungengesunden und Kohlenbergarbeiterpneumokoniosen. (Nach Angaben von K.A. Rosenkranz und H. Baumann, 1970)

	Sauerstoffsättigung %	
	arteriell	koronarvenös
1. Lungengesunde $n=12$	95,7	37,8
2. Unkomplizierte Silikosen $n=22$	93,5	33,5
3. Schwere Silikosen $n=12$	91,4	28,9
4. Andere fortgeschrittene Lungenkrankheiten $n=6$	81,7	21,6

rielles und coronarvenöses Blut bei Kohlenbergarbeiter-Pneumokoniosen und anderen fortgeschrittenen Lungenkrankheiten zeigen, unterschreiten im allgemeinen die Sättigungswerte bei der Silikose nicht den Schwellenwert für eine hypoxischbedingte Dilatation der Herzkranzgefäße und erreichen nur in ganz seltenen Fällen den absolut kritischen Wert (Tabelle 14) (Rosenkranz, Baumann, 1970); Valentin, Rosenkranz, 1965). Man wird daher im allgemeinen davon ausgehen müssen, daß die bei einer Silikose oder Mischstaubsilikose auftretenden respiratorischen Störungen nicht geeignet sind, ein Infarktgeschehen auszulösen.

Für die Pathogenese des Herzinfarktes sind die Gefäßveränderungen in den Coronarien entscheidender als etwaige, durch eine Silikose induzierte respiratorische Störungen. Dafür sprechen auch Verlaufsstudien von infarktkranken Bergleuten mit und ohne Silikose, die von Rosenkranz und Baumann (1970) sowie Borney und Vogliazzo (1967) durchgeführt wurden und die für alle Gruppen eine praktisch gleiche Überlebens- bzw. Behandlungszeit ergaben. Dies entspricht auch der täglichen klinischen Erfahrung, nach der der Herzinfarkt nicht zum Bild der schweren respiratorischen Insuffizienz gehört. Zu denselben Schlußfolgerungen kamen Schoenmakers (1965, 1968), Schoenmakers, Vieten (1952 a, b, c) auf Grund von Sektionsbefunden, postmortalen Angiogrammen und Elastizitätsuntersuchungen der Coronararterien von Patienten mit mittelschweren und schweren Silikosen. Der morphologische Befund an den Coronarien infarktgeschädigter Herzen läßt nach ihrer

Meinung keine Unterschiede gegenüber vergleichbaren Fällen ohne Silikose erkennen. Es gibt auch heute keine Anhaltspunkte dafür, daß bei Silikosen und Mischstaubsilikosen die für das Infarktgeschehen verantwortlich gemachten Risikofaktoren eine besondere Häufigkeit aufweisen. Ernstzunehmende Erkenntnisse, die darauf schließen lassen, daß die Coronarsklerose als eine der entscheidendsten prädisponierenden Faktoren zum Erwerb eines Myokardinfarktes durch die Auswirkung einer schweren Silikose begünstigt wird, gibt es nicht (MARTSCHEI, 1969; ROSENKRANZ, BAUMANN, 1970; SCHOENMAKERS, 1965, 1968; VALENTIN, 1966, 1968 a).

Die Tatsache, daß nach der deutschen Rechtsprechung unter bestimmten im § 589, Abs. 2 der Reichsversicherungsordnung geregelten Umständen sowohl das Bronchialcarcinom als auch der Herzinfarkt als Silikosefolge angesehen werden, berührt eine auf naturwissenschaftlichen Erkenntnissen beruhende Diskussion in keiner Weise. Es handelt sich bei dieser Auffassung lediglich um eine Besonderheit des deutschen Versicherungsrechtes, das unter bestimmten Bedingungen bei Beurteilung einer Zusammenhangsfrage den über jeden ernsthaften Zweifel erhabenen Nachweis einer fehlenden ursächlichen Verknüpfung verlangt.

H. Silikose, Emphysem, Bronchitis und Staublunge

Die Silikoselunge stellt, darauf ist verschiedentlich schon hingewiesen worden, strukturell und funktionell ein Gemisch dar von silikotischen Granulomen und Schwielen auf der einen Seite und von emphysematösen und bronchitischen Veränderungen auf der anderen Seite. Der Grad der kardiopulmonalen Funktion wird dabei weniger durch den silikotischen Lungenprozeß an sich, als durch die mit diesem Prozeß verbundenen emphysematösen und bronchitischen Komplikationen bestimmt. Die Übersichtlichkeit der Verhältnisse wird noch dadurch erschwert, daß das Emphysem beim speziellen Beispiel der Silikose nur zum Teil als direkte Folge der spezifischen Quarzstaubfibrose anzusehen ist. Daraufhin wird im folgenden noch einzugehen sein. Untersuchungen von KÜHNE (1963, 1965) über die Topik von Emphysem und Silikoseknoten ohne Berück-

sichtigung pathogenetischer Momente des Emphysems ergaben, daß in der Mehrzahl der Fälle (65,7%) ein relativ diffuses Emphysem der nicht verschwielenden Lungenanteile vorliegt, das keine erkennbaren räumlichen Abhängigkeiten von dem Silikoseherd aufweist und nicht an bestimmte topische und pathische Strukturen der Lunge gebunden ist. Auch OTTO und HINUEBER (1972) haben in über 60% der Fälle keinen unmittelbaren lokalen Einfluß des silikotischen Herdes auf die Entstehung eines Emphysems in seiner Umgebung nachweisen können. Bei den geringen Silikosegraden fanden sie eine Koinzidenz von Silikose und Emphysem nur in ca. 25%, bei schweren Silikosen in maximal 40%. KÜHNE (1965) beobachtet in seinem Untersuchungsgut sogar nur in 2,1% der Fälle ein Emphysem, das ausschließlich von der silikotischen Struktur abhängig war. Es trat im allgemeinen in Form des perinodulären Emphysems in der Umgebung von Silikoseknötchen oder als centrilobuläres (centriacinäres) Emphysem im Bereich nicht verschwielender centrilobulär gelegener Staubdepots auf. Silikose und Emphysem sind als zwei Erkrankungsprozesse zu werten, die sich topographisch weitgehend unabhängig voneinander in der Lunge manifestieren. Der silikotische Herd bedeutet aber nach OTTO und HINUEBER (1972) in der Lunge eine strukturbedingte mechanische Inhomogenität, an der sich wie an anderen strukturinhomogenen Grenzfronten bei entsprechender Belastung kinetische Emphyseme (perinoduläres, centriacinäres, paraseptales Emphysem, subpleurales Mantelemphysem) entwickeln können. Auch die deformierende Hilussilikose kann nach Meinung dieser Autoren eine Grundlage für besonders ausgeprägte atypische, kinetische Strukturbelastungen der Lunge darstellen (OTT, HINUEBER, 1972).

Einen orientierenden Überblick über das Vorkommen und die Häufigkeit der verschiedenen Emphysemtypen bei der Silikose gibt die Tabelle 15, die nach den Angaben von OTTO (1963, 1970) zusammengestellt wurde.

Bei der Diagnose des Emphysems befindet sich jedoch der Kliniker in einer weitaus schlechteren Position als der Pathologische-anatom, da die meisten Emphysemformen einer direkten klinischen Diagnostik nicht zugänglich sind. Dies gilt in erster Linie für

Tabelle 15. Vorkommen und Häufigkeit der verschiedenen Emphysemtypen bei Silikosen. (Nach Otto, 1963, 1970)

Emphysemtyp	Vorkommen	Häufigkeit
1. Vikariierendes Emphysem	Sowohl bei schweren Silikosen als auch bei konfluierenden slikotuberkulösen Mischschwielen	Obligat bei konfluierenden Schwielen
2. Perinoduläres Emphysem	Nur um silikotische Einzelknötchen	Häufig, aber keinesfalls regelmäßig
3. Subpleurales Mantelemphysem	Bei Pleuraverwachsungen und bei Verlust der Dehnungsfähigkeit der Pleura durch Staubeinlagerungen	Häufig, aber nicht regelmäßig
4. Centrilobuläres Emphysem	Centrilobulär kongruent mit Staubeinlagerungen („Lochlunge"), unabhängig von der Staubqualität	In reiner Form selten, kombiniert mit 1. häufiger
5. Sekundäres „atrophisches" Emphysem	Bei deformierender Hilussilikose	Ausgeprägte Formen isoliert selten, meist mit 1., 2. und 3. kombiniert

die fokalen Emphyseme, d.h. das centrilobuläre oder perinoduläre Emphysem. Röntgenologische, klinische und lungenfunktionsanalytische Befunde können wichtige Hinweise für das Vorliegen eines emphysematösen Umbaues ergeben. Die klinische Diagnostik muß sich aber meistens mit der Erkennung der durch die Emphysementwicklung induzierten obstruktiven Funktionsanomalien zufriedengeben, wobei eine Zuordnung der einzelnen Funktionsstörungen zu bestimmten Emphysemformen schwierig, wenn nicht gar unmöglich ist. Eine exakte differentialdiagnostische Unterteilung der auf eine Silikose zurückzuführenden Emphysemtypen wie sie u.a. von Otto (1963, 1970) in Form der Tabelle 15 angegeben wurde, ist daher zu Lebzeiten praktisch nicht möglich. Trotzdem sollte man gedanklich an dieser Einteilung auch als Kliniker festhalten, da den verschiedenen Emphysemen ganz unterschiedliche pathogenetische Mechanismen zugrunde liegen.

Die Entstehung des perifokalen oder besser perinodulären Emphysems auf dem Boden einer Silikose hat man sich in erster Linie vorzustellen als Folge der silikotischen Verschwielung innewohnenden Schrumpfungstendenz (di Biasi, 1953; Giese, 1960; Otto, 1970). Es stellt gewissermaßen ein Narben- oder Traktionsemphysem en miniature dar, eine Auffassung, die aber nach der Meinung von Kühne (1965) und Otto (1970) die Entwicklung dieser Emphysemformen nicht restlos erklärt. Die Tatsache, daß das perinoduläre Emphysem trotz gleichartiger typischer silikotischer Gewebsveränderungen bei weitem nicht in allen Fällen von Silikose anzutreffen ist und daß bei Zunahme der Größe der silikotischen Knötchen die Ausprägung des perinodulären Emphysems eher ab als zunimmt (Otto, 1963, 1970;

Otto, Hinueber, 1972) deutet darauf hin, daß für die Pathogenese des perinodulären Emphysems außer dem lokalen Faktor der herdförmigen Verschwielung noch eine zweite kinetische Komponente hinzukommen muß. Für den Kliniker ist die pathologisch-anatomische vielfach bestätigte Erfahrung wichtig, daß kleinknotige Silikosen mit perinodulärem Emphysem häufig mit sekundären chronisch rezidivierenden Bronchitiden und Cor pulmonale verbunden sind (Otto, 1970). Mit der Ausprägung eines perinodulären Emphysems kommt es häufig zu einer Kontrastminderung der silikotischen Knötchen, so daß Silikosen mit systematischen perinodulärem Emphysem nach dem Röntgenbild gelegentlich hinsichtlich Größe und Knötchendichte unterbewertet werden (Otto, 1970). Die diagnostische Möglichkeit des Klinikers, eine in seiner funktionellen Auswirkung relevante Ausprägung des perinodulären Emphysems bei der Silikose zu erkennen, ist im übrigen außerordentlich gering, zumal die Ausprägung des perinodulären Emphysems von der Zahl und Größe der sichtbaren silikotischen Knötchen unabhängig ist (Gilson, Hugh-Jones, 1955). Nach unseren Erfahrungen wird die Häufigkeit von klinischer Seite her überbewertet. Über die vorliegende Frequenz dieses Emphysemtyps bei verschiedenen Silikoseformen läßt sich natürlich nichts abschließendes sagen. Nach den Erfahrungen von Otto (1963, 1970) zeigen die Porzellinersilikosen in den meisten Fällen diese Emphysemform nicht. Auch Kühne (1965) fand unter 310 Mischstaubsilikosen nur in 2,1% der Fälle ein strukturgebundenes, perinoduläres oder centriacinäres Emphysem.

Bei fortschreitender Silikose mit dichter Stellung der Einzelherde schrumpfen diese zu großen Schwielenmassen zusammen, so daß größere Emphysemfelder mit zahlreichen eingestreuten Herden entstehen. An die Stelle des perinodulären Emphysems tritt hier in reiner Form ein Traktions- oder Narbenemphysem des unmittelbar benachbarten Lungengewebes und ein kompensatorisches oder vikariierendes Emphysem des nicht verschwielenden Lungengewebes, wobei letzteres in der Regel nicht zu Strukturzerstörungen des überdehnten Lungenparenchyms führen muß, sondern lediglich eine passive Überdehnung darstellt (Hartung, 1964; Otto, 1970; Kühne, 1965). Die röntgenologische Erkennbarkeit dieser Emphysemform ist bei ausgeprägten Graden gut. Funktionell und klinisch haben sie jedoch nur dann eine Rückwirkung auf die cardiorespiratorische Funktion, wenn sie gleichzeitig mit obstruktiven Belüftungsstörungen und obstruktiven Bronchitiden verbunden sind. Es ist daher insofern berechtigt, wenn aus pathologisch-anatomischer Sicht diese Gruppe zu den harmlosen Emphysemen gezählt wird (KÜHNE, 1965). Als Folge schrumpfungsbedingter Architekturverzerrungen silikosefreier Lungenabschnitte und des Bronchialsystems neigen aber gerade diese Formen der silikoseinduzierten Emphyseme in erhöhtem Maße zu komplizierenden Bronchitiden mit schweren bronchopulmonalen Ausfallserscheinungen. Sie prägen damit ganz entscheidend das klinische Bild der schweren Silikose (MINETTE, 1971; REICHEL, ULMER *et al.*, 1969; ULMER, REICHEL *et al.*, 1967).

Auf eine weitere Emphysemform der Silikose, das subpleurale Mantelemphysem, weist besonders OTTO (1963, 1970) hin. Er sieht in diesem Emphysem eine strukturelle Anpassungserscheinung des subpleuralen Lungengewebes an den Zustand der Obliteration des Pleuraspaltes. Die emphysematöse Erweiterung des subpleuralen Lungengewebes ist dabei durch die Zugwirkung zwischen Lunge und Thoraxwand bei den Atemexkursionen bedingt. Ebenso wie das perinoduläre Emphysem ordnet er der Pathogenese nach diesen Typ den kinetischen Emphysemen zu. Das subpleurale Mantelemphysem stellt gewissermaßen funktionell eine Schiebeschicht zwischen Thoraxwand und der adhärenten Lunge für die Respirationsbewegungen und damit einen Ersatz für den obliterierten Pleuraraum dar. In Kombination mit einer aus der Lungentiefe wirksamen silikotischen Parenchymrestriktion entwickeln sich mitunter bis faustgroße Emphysemblasen, die röntgenologisch mit Kavernen verwechselt werden können. Auf die Bedeutung des subpleuralen Mantelemphysems beim Entstehen des Spontanpneumothorax wurde schon auf S. 198 hingewiesen.

Bei silikotischen Hilusverschwielungen werden gelegentlich regionale Emphyseme beobachtet (DI BIASI, 1958 b, 1960; HUIZINGA, 1951; NICOD, 1952). Wegen ihrer besonderen Ausbreitung vom Hilus aus lassen sie sich als Folge einer hilusnahen Bronchialstenose deuten. OTTO (1963, 1970) hat allerdings funktionell wirksame Lichtungsstenosen der Stammlappenbronchen bei Silikosen aus der Porzellanindustrie sehr selten objektiv nachweisen können. Stenosierende Einmauerungen von Segmentbronchen in silikotischen Schwielen kommen demgegenüber häufiger vor (OTTO, 1963). Bei der Genese dieser Emphysemform werden neben einer atypischen kinetischen Strukturbelastung durch chronischen Husten (OTTO, HINUEBER, 1972) auch trophische Störungen diskutiert, die durch den systematischen Untergang der Hilusnerven bei typischen Fällen einer deformierenden Hilussilikose hervorgerufen werden. In diesem Sinne ist das Emphysem bei deformierender Hilussilikose als Atrophie der Lunge durch vegetative Denervierung beurteilt worden (OTTO, 1970; OTTO, SCHMIDT, 1960).

Eine gewisse Sonderstellung nimmt das centrilobuläre (centriacinäre) Emphysem ein. Es ist bisher vor allem bei den Mischstaubpneumokoniosen des Kohlenbergbaues beobachtet worden, ohne auf diese Form der

Pneumokoniose beschränkt zu sein (GOUGH, 1947; 1958a; GOUGH, HEPPLESTON, 1956; HEPPLESTON, 1947, 1953; HEPPLESTON, LEOPOLD, 1961; ROGAN, 1970). Es tritt bei der Mischstaubsilikose häufig in Kombination mit dem perinodulären Emphysem auf. Die englischen Autoren (GOUGH, 1947, 1958a, 1959; GOUGH, HEPPLESTON, 1956; HEPPLESTON, 1947, 1953; HEPPLESTON, LEOPOLD, 1961) beschreiben diese Veränderungen als typische Zeichen der coal workers pneumoconiosis und auch GIESE (1960); HARTUNG (1961); KÜHNE (1965) haben keinen Zweifel daran, daß es sich um eine staubinduzierte Veränderung handelt. Diesem Umstand wird auch bei der Namensgebung Rechnung getragen (centrilobuläres Staubemphysem, centrilobulär emphysema due to dust).

Umstritten ist es, ob es sich dabei um die Wirkung eines quarzarmen Mischstaubes handelt, der bei sehr großem Staubangebot eine schwache fibrogene Wirkung entfalten kann, ein Bild, das von DI BIASI (1951, 1960, 1963) als Anthrakosilikose beschrieben wurde. HARTUNG und EINBRODT (1965) vertreten auf Grund gezielter Staubanalysen aus engumschriebenen Lungenabschnitten des Staubemphysems der Kohlenbergarbeiter die Ansicht, daß es sich um eine besondere Form der Anthrakosilikose handelt. Englische Autoren neigen dagegen zu der Annahme, daß auch quarzfreie Mischstäube eine ähnliche Entwicklung einleiten können (GOUGH, 1958a; KING, 1958; NAGELSCHMIDT, 1958; RIVERS, WISE *et al.*, 1960). Unentschieden ist aber auch noch die ätiologisch wichtige Beziehung zur Bronchitis (GOUGH, 1947; LEOPOLD, GOUGH, 1957). NAGER, ZENGER *et al.* (1960) und RÜTTNER (1963) haben die Bezeichnung Bronchiolitis deformans pneumokoniotika vorgeschlagen. HARTUNG (1960, 1964) und KÜHNE (1965) trennen dagegen das fokale centrilobuläre Staubemphysem scharf von den centrilobulären Emphysemen bronchitischer Genese. Die pathogenetische Beurteilung wird noch dadurch erschwert, daß es centrilobuläre Emphyseme mit und ohne Staubablagerungen und ohne berufliche Staubgefährdung gibt.

Das centrilobuläre (centriacinäre) Emphysem, das der klinisch-röntgenologischen Diagnostik praktisch nicht zugänglich ist, findet sich im Gebiet des Bronchusgefäßstieles eines Lobus, ohne daß hier typische silikotische Knötchen oder Verschwielungen vorhanden sein müssen. Bei kohlereichen Lungenstäuben ist für diese Emphysemform die Bezeichnung „schwarze Lochlunge" geprägt worden (GIESE, 1960). Mikroskopisch erweisen sich die schwarzwandigen Hohlräume als stark dilatierte, respiratorische, mitunter auch terminale Bronchiolen. Ihre Wand ist mit Kohlenstaub beladen und hat ihre spezifischen Elemente, besonders die glatte Muskulatur, weitgehend verloren. Meist ist eine sehr geringe Faserneubildung zu erkennen (EINBRODT, 1965; HARTUNG, 1964; HARTUNG, EINBRODT, 1965). Die Entwicklung von typischen silikotischen Strukturen bleibt auch bei sehr starker Kohlestaubbeladung aus. Es kommen aber gelegentlich Übergänge zu mikronodulären Herden mit peribronchovasalem Bindegewebe vor, die dann auch typische silikotische Herdkerne aufweisen können.

Die Häufigkeit und das Ausmaß der Leistungseinbuße durch das staubinduzierte Emphysem (centrilobuläres Emphysem), das offensichtlich nicht an das Bestehen silikotischer Lungenveränderungen gebunden ist, ist einstweilen ohne eine hinreichende Zahl vergleichender klinischer und pathologisch-anatomischer Untersuchungen nicht abschließend zu beurteilen. Nach OTTO und HINUEBER (1972) treten jedoch die verschiedenen Formen des Emphysems, unabhängig von lokalen Staubablagerungen und silikotischen Knötchen, bei beruflich Staubgefährdeten häufiger auf als bei Autopsiefällen ohne berufliche Staubbelastung. Aus Sektionsstatistiken, deren Ausgangsmaterial ebenso wie Krankenhausstatistiken naturgemäß einer erheblichen Selektion unterliegen, ist aber ein Rückschluß auf die allgemeine Morbidität nicht möglich. Erschwert, wenn nicht sogar unmöglich gemacht, ist die Beurteilung solcher Zusammenhangsfragen durch die Unmöglichkeit, zu Lebzeiten mit klinischer Methodik solche speziellen Emphysemformen zu erkennen. Die Feststellung von HARTUNG (1964), daß das centrilobuläre Staubemphysem zu schweren obstruktiven Belüftungsstörungen führt, läßt, wenn man den Umstand berücksichtigt, daß große epidemiologische Untersuchungen keine wesentliche, staubbedingte Häufung obstruktiver Funktionsstörungen ergeben haben, den Schluß zu, daß diesen pathologisch-anatomischen Veränderungen keine wesentliche Bedeutung bei der Entstehung der klassischen Emphysembronchitis des Staubarbeiters ohne oder mit leichtgradiger Silikose zukommt. Der Einfluß dieser Veränderungen ist offensichtlich so gering, daß er in epidemiologischen Untersuchungen nicht vom Einfluß anderer Risikofaktoren zu trennen ist.

Es ist natürlich naheliegend, die nach kurzzeitiger chronischer Staubbelastung auftretenden Funktionsanomalien, die auf S. 241 ff. im einzelnen geschildert wurden, mit dem Befund des centrilobulären (centriacinären) Staubemphysems oder anderer Emphysemformen in eine Verbindung zu bringen. Die Tatsache, daß das Staubemphysem auch ohne erkennbare silikotische Herdbesetzungen auftreten kann, scheint diese Vermutung ebenso zu bestätigen wie die Mitteilungen von HARTUNG (1961 und 1964), der bei systematischer Anwendung der Großschnittechnik Staubveränderungen in Form von verstreuten centriacinären Staubemphysemherden in den Lungen jüngerer, aus anderweitiger Ursache verstorbener Bergleute fand. Auf der anderen Seite ist jedoch zu berücksichtigen, daß die im Zusammenhang mit einer chronischen Staubbelastung beschriebenen funktionellen Anomalien eine sehr uncharakteristische Symptomatik bieten, die letztlich nur auf eine gesteigerte Inhomogenität von Ventilation, Perfusion und Diffusion in der staubbelasteten Lunge hindeuten (S. 241 ff.). Die gleiche Symptomatik findet sich praktisch bei allen Affektionen des Bronchialsystems und der Lunge, so z.B. beim Rauchen, bei zunehmendem Körpergewicht und bei länger bettlägerigen Patienten (REICHEL, ULMER, 1970). Darüber hinaus handelt es sich um funktionelle Anomalien, die bereits bei jüngeren Personen nach relativ kurzer Staubexpositionszeit auftreten (MUYSERS, 1965). Es muß daher zumindest als fraglich erscheinen, ob das im pathologisch-anatomischen Befund beobachtete reine Staubemphysem (GIESE, 1960; HARTUNG, 1964; KÜHNE, 1963, 1965; OTTO, 1963, 1970) als alleiniges morphologisches Äquivalent von funktionellen Anomalien anzusehen ist, die praktisch nach allen inhalativen Belastungen, gleich welcher Genese, zu beobachten sind. Rückschlüsse auf die Häufigkeit des centriacinären Emphysems bei chronisch Staubbelasteten und Silikosekranken sind daraus kaum möglich. Auch die Frage, ob sich das centriacinäre Staubemphysem schließlich in ein panacinäres bzw. lobuläres Emphysem mit obstruktiver Komponente fortentwickelt, das dann morphologisch nicht mehr ohne weiteres von genetisch und ursächlich anderen Emphysemformen unterscheidbar ist, wie dies von KÜHNE (1965), HARTUNG (1964) vermutet und auch von Klinikern (CARSTENS, 1961; WORTH, 1960a;

WORTH, MUYSERS, 1964) diskutiert wird, kann an Hand derartiger Beobachtungen nicht entschieden werden. In diesem Zusammenhang wird auch häufig übersehen, daß die Ursachen des Obstruktionsemphysems und die ihnen zugrundeliegenden Bronchialerkrankungen multifaktoriell sind und daß sie schlechthin die häufigsten bronchopulmonalen Komplikationen des älteren Menschen darstellen, völlig unabhängig von einer beruflichen Staubbelastung (HOPPE, 1968; KINKEL, 1963; VAN DER LENDE, 1969; REICHEL, ULMER, 1970; REID, ANDERSEN et al., 1964; STUART-HARRIS et al., 1957; ULMER, REIF, 1966; ULMER, REICHEL, 1970; VALENTIN, 1968b; VALENTIN, LEHNERT, 1966). Schon dies deutet darauf hin, daß andere sehr wesentliche Ursachenkomplexe im Spiel sind, die nichts mit einer chronischen Staubbelastung zu tun haben.

In diesem Zusammenhang ist allerdings auch darauf hinzuweisen, daß eine chronische inhalative Belastung nicht nur eine spezifische Emphysementwicklung induzieren kann. Die Staubwirkung äußert sich zunächst am Bronchialsystem (HERZOG, 1960; HERZOG, PLETSCHER, 1955). SCHILLER (1958) hat im Tierexperiment zeigen können, daß es bei anhaltender Staubinhalation durch Überlastung des Tracheobronchialsystems zu funktionellen Störungen des Flimmerepithels und der Schleimsekretion kommen kann. Zu ähnlichen Schlußfolgerungen kamen IRAVANI und WELLER (1968) bei Untersuchungen des Flimmerepithels von Ratten, die im Inhalationsversuch mit grubenstaubähnlichen Stäuben belastet wurden. Vergleichbare Entwicklungen sind auch vom Zigarettenrauch (DALHAMN, 1969) und anderen schleimhautschädigenden Gasen (DALHAMN, 1956) im Tierversuch belegt worden. Pathologisch-anatomisch findet sich bei chronisch inhalativ belasteten Menschen eine starke Schleimdrüsenentwicklung in den größeren Bronchien oft mit zystischer Umwandlung der Drüsenlappen und Erweiterung und Schleimstauung in den Ausführungsgängen. Im Bronchialbereich fällt insbesondere eine schleimige Umwandlung des Zylinderepithels auf. Eine deutliche Hypertrophie der Bronchialmuskulatur als morphologisches Äquivalent der spastischen Funktionskomponente ist dagegen nur gelegentlich zu finden. Chronisch entzündliche Schleimhautin-

filtrationen werden in der Mehrzahl der Fälle vermißt (HARTUNG, 1964; REID, 1964). Diese Befunde werden durch epidemiologische Beobachtungen ergänzt, die fast ausnahmslos zeigen, daß nach chronischer Staubbelastung ebenso wie nach chronischem Rauchen die Häufigkeit von regelmäßigem Husten und Auswurf zunimmt, ein Befund, der von englischen Autoren definitionsgemäß als chronische Bronchitis bezeichnet wird (CARSTENS, 1961; CARSTENS, BRINKMANN et al., 1959; FLETCHER, 1958; HIGGINS, COCHRANE et al., 1959; PEMBERTON, 1956; REICHEL, 1972a; REICHEL, ULMER, 1970; SARIĆ, PALAIĆ, 1971; SARTORELLI, FRANZINELLI et al., 1973; ULMER, REICHEL, 1966; VALENTIN et al., 1971; WORTH, 1960a; WORTH, MUYSERS, 1964). Erst in jüngster Zeit konnten RAE, WALKER et al. (1971) in epidemiologischen Untersuchungen an 4112 Bergarbeitern aus 20 englischen Kohlengruben zeigen, daß in der Gruppe der 25—44jährigen Arbeiter eine statistisch signifikante Korrelation zwischen dem Anstieg der Staubbelastung und dem Anstieg von Husten und Auswurf zu beobachten ist. Eine Zunahme dieser häufig beschriebenen Symptomatik ergibt sich jedoch auch in Abhängigkeit von den Rauchergewohnheiten und dem Lebensalter (DFG Forschungsbericht, 1975; LAVENNE, MINETTE, 1972). Im übrigen steht es jedoch außer Zweifel, daß die hier zur Diskussion stehenden Bronchialveränderungen nicht durch den silikotischen Lungenprozeß induziert werden, sondern als alleinige Folge einer chronischen Irritation der Bronchialschleimhaut anzusehen sind. Die Häufigkeit von Klagen über Husten und Auswurf nimmt, wie die epidemiologischen Erfahrungen zeigen, bei leicht bis mittelgradiger Ausprägung der Mischstaubsilikose eher ab als zu (BECKMANN, 1951; BÖHME, LENT, 1951; ULMER, REICHEL et al., 1968).

Daß die silikotische Fibrose bei einer Beeinträchtigung des Bronchialsystems und dann, wenn sie zu stärkeren Texturstörungen im Lungengerüst geführt hat, ihrerseits sekundäre chronisch obstruktive Bronchitiden verursacht oder zumindest ihre Entwicklung begünstigt, steht außer Frage. Für mittelgradige und fortgeschrittene silikotische Lungenprozesse kann dies als erwiesen angesehen werden (REICHEL, ULMER, 1971; VALENTIN, KANN et al., 1960; VALENTIN, LEH-

Nert, 1966). Bei Besprechung der silikosetypischen Emphysemformen wurde auf diese Frage bereits eingegangen. Im übrigen sei auch auf den Abschnitt S. 235 ff. verwiesen, in dem auf die Zusammenhangsfrage der Silikose einerseits und Bronchitis andererseits aus epidemiologischer und klinischer Sicht eingegangen wird. Es handelt sich dabei jedoch um völlig verschiedene pathogenetische Prozesse, die mit den hier zur Diskussion stehenden Veränderungen in keinem unmittelbaren Zusammenhang stehen.

Es sollen an dieser Stelle nur jene Bronchialschleimhautveränderungen erörtert werden, die nach chronischer Reizung durch unspezifische inhalative Noxen entstehen können und deren histologisches Bild weniger durch eine entzündliche Veränderung der Bronchialschleimhaut als durch eine funktionelle Hyperaktivität gekennzeichnet ist. Letztere dient an sich der vermehrten Bronchialreinigung. In diesem Zustand ist daher zunächst ein sinnvoller Anpassungsmechanismus der funktionellen Struktur der Schleimhaut an das Staubmilieu zu sehen (Iravani, Weller, 1968; Schiller, 1958). Es ist fraglich, ob man dieses Zustandsbild mit einer echten Entzündung der Bronchialwand gleichsetzen kann, besonders wenn man berücksichtigt, daß es bis heute klinisch und epidemiologisch keine überzeugenden Anhaltspunkte dafür gibt, daß eine inhalative Belastung des Bronchialsystems durch unspezifisch wirkende Stäube zwangsläufig in das Bild der chronisch obstruktiven Bronchitis mit sekundärem bronchostenotischen Emphysem übergeht (s.S. 235 ff.). Weder für das Rauchen, für eine das übliche Maß nicht übersteigende Umweltbelastung, noch für eine chronische Staubbelastung Untertage sind derartige Zusammenhänge erwiesen (Reichel, Ulmer, 1970).

Daß eine chronische berufliche Staubbelastung ebenso wie das Rauchen und andere inhalative Noxen Rückwirkungen auf die bronchopulmonale Funktion haben, steht aber außer Zweifel. Die im Abschnitt „chronische Staubbelastung und Lungenfunktion" geschilderten respiratorischen Anomalien beweisen dies (s.S. 241 ff.). Es ist auch sehr wahrscheinlich, daß die chronische Schleimhautreizung mit Hypersekretion der bronchialen Schleimdrüsen und die im Verlauf einer chronischen Staubbelastung auftreten-

den Strukturschäden im Azinusbereich (centriacinäres Emphysem) für einen Großteil dieser funktionellen Anomalien verantwortlich zu machen sind. Insofern ist es besonders bei den Mischstaubsilikosen sicher berechtigt, von einer Staublunge schlechthin zu sprechen, die sowohl spezifische, das heißt silikotische Schäden als auch unspezifische Staubfolgen umfaßt (Carstens, 1961; Carstens, Brinkmann et al., 1959; Kühne, 1965; Worth, 1960a; Worth, Muysers, 1964). Trotzdem befriedigt der Begriff Staublunge, der vielfach eine berufsbedingte Lungenschädigung unterstellt, nicht ganz, da diese Bezeichnung auch alle außerberuflichen inhalativen Noxen mit enthält. Es sei hier nur an das Rauchen erinnert, das hinsichtlich der Bronchialveränderungen und der daraus resultierenden Funktionsanomalien mindestens eine gleich große Bedeutung hat wie eine berufliche chronische Staubbelastung (Brinkmann, Block, 1972; DFG Forschungsbericht 1975; Fletcher, Gilson et al., 1966; Gilson, 1959, 1970; Higgins, Gilson et al., 1968; Kourilsky, Brille et al., 1963; 1966; Mandi, Galgoczy, 1971, 1972; Minette, 1971; Lavenne, Minette, 1972; Leuschner, Ulmer, 1967; Lowe, Khosla, 1972; Naeye, Mahon et al., 1971; Sluis-Crémer, Walters et al., 1967; Valentin et al., 1971).

I. Bronchialcarcinom und Silikose

Bei Verschattungen sind als Komplikation außer der Tuberkulose differentialdiagnostisch je nach dem klinischen Bild das Bronchialcarcinom oder Metastasen in Erwägung zu ziehen. Die Abgrenzung von Silikose, Bronchialcarcinom und Tuberkulose kann jedoch differentialdiagnostisch außerordentliche Schwierigkeiten bereiten, da in vielen Fällen röntgenmorphologisch eine Silikose von einem Bronchialcarcinom oder einer tuberkulösen Komplikation nicht zu trennen ist (Abb. 25, 26, 27). Ähnlich wie bei der Lungentuberkulose kann bei der Silikose ein sich entwickelndes Bronchialcarcinom im Röntgenbild leicht fehlgedeutet werden (Heine, 1971; Nealon, 1964; Pendergrass, Lainhart, 1972; Scott, 1963; Smith, 1959;

Tzolov, Micheva, 1970; Williams, Moller, 1973; Nicod, 1967).

Im allgemeinen spricht die Symmetrie der Läsionen zugunsten einer Silikose. Einseitig auftretende und in ihrer Größe schnell wachsende Rundherde müssen immer den Verdacht auf das Vorliegen eines Karzinoms lenken (Abb. 25). Bei asymmetrischem Befall kann aber eine Silikose nicht unbedingt ausgeschlossen werden. Relativ häufig wird röntgenologisch ein Bronchialkarzinom durch eine vorwiegend einseitige und knotige Anthrakosilikose mit obstruktiver Pneumonie oder Schichtatelektase vorgetäuscht (Ashbaugh, Wadeell, 1970; Capezzuto, 1970; Kröker, 1973; Pendergrass, Lainhart et al., 1972; Williams, Moller, 1973; Tzolov, Micheva, 1970). Gerade diese Fälle sind immer wieder Anlaß einer Operation, bei der die relative Harmlosigkeit des Befundes sich erst bei der pathologisch-anatomischen Untersuchung des Resektionsmaterials erweist. Lange Entwicklungszeiten und eine nur geringfügige Progredienz der Veränderungen spricht in diesen Fällen eher für eine Silikose als für ein Bronchialcarcinom. Aber auch bei diesen Zeichen handelt es sich keinesfalls um ein sicheres diagnostisches Merkmal, da sich auch die silikotische Schwiele, besonders in Kombination mit einer Tuberkulose, rasch und progredient entwickeln kann. Schließlich ist aber auch daran zu denken, daß sich Bronchialcarcinome in silikotischen Zerfallshöhlen entwickeln und Karzinommetastasen an bestehende silikotische Schwielen anlagern können (Abb. 26).

Kröker (1973) hat für das Karzinom bei der Silikose folgende typische Röntgenmerkmale genannt:

1. Einseitige Vergrößerung der lymphoglandulären Hilusschatten mit radialstrahliger Auflösung in das entsprechende Lungenfeld (hiläre Arborisation) (Abb. 27).

2. Entwicklung einer Segment- oder Lappenatelektase im Bereich des rechten Mittel- oder beider Unterlappen.

3. Umfangreiche Trübungen, vermischt mit großen und kleinen Fleckschatten in den Mittel- und Untergeschossen.

4. Einseitige pleurale Exsudate.

Bei den von Kröker (1973) genannten Merkmalen handelt es sich aber ebenfalls um nicht beweisende Karzinomspätbefunde, die

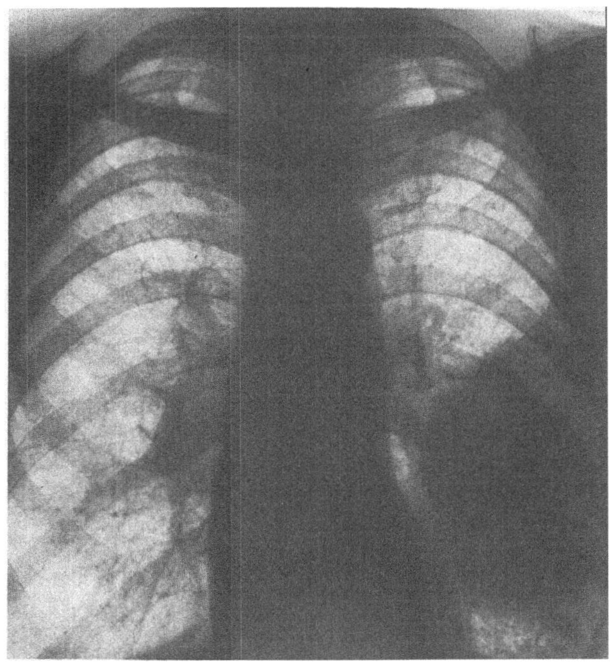

Abb. 25. Röntgenbild eines 70jährigen Bergmannes, der nach 25 Jahre während Untertagetätigkeit im Kohlenbergbau an einer leichtgradigen Silikose erkrankte. In den Jahren zwischen 1973 und 1974 kam es im linken Unterfeld zu einem rasch wachsenden Verdichtungsherd, der zunächst als silikotische Schwiele gedeutet wurde. Wegen seiner einseitigen Lokalisation und seinem schnellen Wachstum bestand jedoch der begründete Verdacht auf das Vorliegen eines Bronchialkarzinoms. Nach dem pathologisch-anatomischen Befund handelt es sich bei dem Verdichtungsbezirk um ein zentral zerfallendes Plattenepithel-Karzinom

noch durch weitere diagnostische Maßnahmen wie Bronchographie, Bronchoskopie mit Gewebsentnahme und Mediastinoskopie einer Bestätigung bedürfen.

Die Frage eines ursächlichen Zusammenhangs von Bronchial- bzw. Lungenkrebs mit der Silikose ist nicht nur für die Begutachtung, sondern auch für die Tumorpathologie von großer Bedeutung. Nach den Vorstellungen, die man von den Bedingungen der Krebsentstehung hat (chronische Reizung, chronische Regeneration etc.), ist es nicht abwegig anzunehmen, daß Zusammenhänge zwischen der Silikose und der Entwicklung von Lungen- bzw. Bronchialkrebs möglich sind. Das Problem war daher Gegenstand eingehender Untersuchungen und statistischer Ermittlungen. Alle bisher vorliegenden klinischen und pathologisch-anatomischen

Erfahrungen haben jedoch keinen Anhalt dafür ergeben, daß die Silikose im allgemeinen die Entstehung von Bronchial- bzw. Lungenkrebsen verursacht oder wesentlich begünstigt (DI BIASI, 1949a; GIESE, 1960; KÖNN, 1966; KÖNN, SCHEJBAL, 1976; OTTO, 1963; RÜTTNER, HEER, 1969).

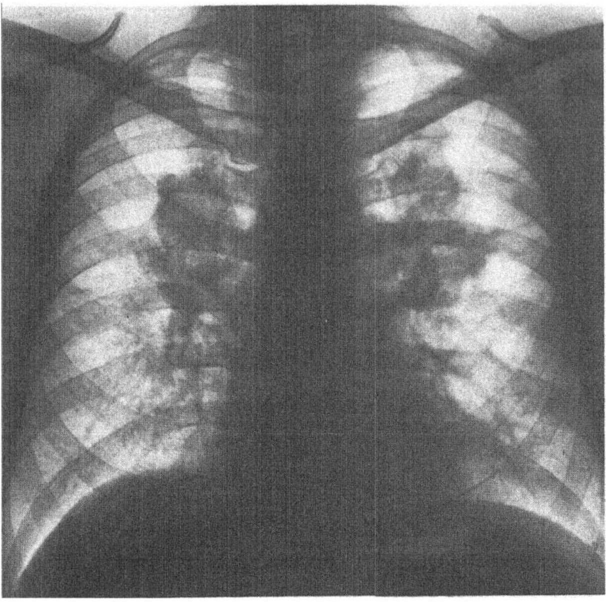

(a)

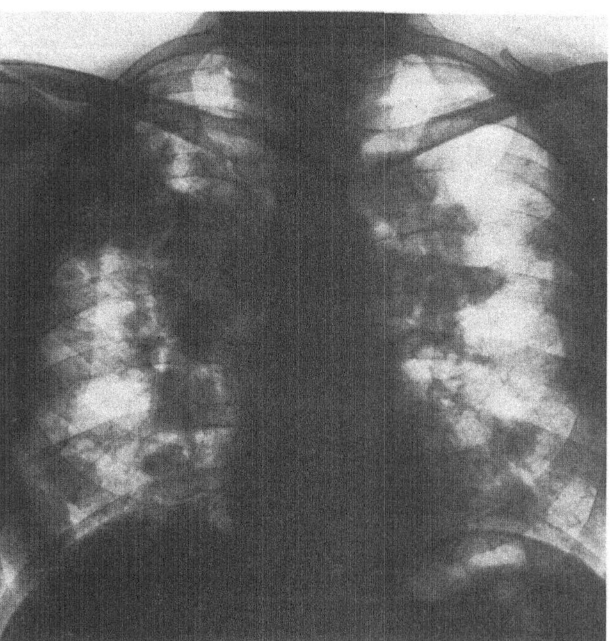

(b)

Wenn ein bestimmtes Krankheitsgeschehen in einer allgemein gültigen Kausalitätsbeziehung zur Silikose steht, so ist zu erwarten, daß dieses Ereignis bei der Silikose häufiger zutrifft als üblich. Die statistische Erhebung zur Häufigkeit von Bronchialkarzinom bei Silikose, die in verschiedenen Ländern an großen Zahlen von Silikosekranken durchgeführt wurden, zeigen übereinstimmend, daß Bronchialkarzinome unter Silikosekranken nicht häufiger sind als unter der silikosefreien Bevölkerung. Die meisten Statistiken zeigen sogar bei Bergleuten und Silikosekranken einen geringeren prozentualen Befall an Bronchialkarzinom als bei der übrigen Bevölkerung (ASHLEY, 1968; BECKER, CHATGIDAKIS, 1959; FRUHLING, OPPERMANN, 1952; GOLDMANN, 1965; KOLLMEIER, 1934; GARDNER, 1940; LIDELL, 1973; EINBRODT, 1973; MITTMANN, 1959; OTTO, BREINING, 1959; PIROTH, 1961; ROSMANITH, 1970; RÜTTNER, 1949, 1960, 1969; SCHIMANSKI, ROSMANITH, 1974; SCHOCH, 1954; SCHMITZ, 1946; SCHULTE, 1954; SCIARRA, BOTTIGLIONE, 1961; SPÖRLEIN, 1952/1953; VIDAL, MICHEL, 1969). Einige Autoren (SPÖRLEIN, 1952/1953; WIESINGER, 1955 und AHLENDORF, 1959) ziehen aus der Tatsache, daß die Bronchialkarzinomhäufigkeit der Untertage arbeitenden Bergleute und Silikosekranken unter dem normalen Karzinomrisiko liegt, den Schluß, daß Silikosen den Krebs in seiner Entwicklung hemmen, eine Anschauung, für die jedoch bisher keine überzeugenden Befunde vorgelegt wurden. Einige Autoren halten es wiederum für möglich, daß das niedrige Krebsvorkommen bei Kohlenbergarbeitern dadurch hervorgerufen wird, daß diese ihren Bronchialkrebs nicht erleben, da sie vorher an einer Silikose ver-

---

Abb. 26a, b. Röntgenbild eines 67jährigen Kohlenbergarbeiters, der 25 Jahre Untertage im Ruhrkohlenbergbau tätig war und seit 10 Jahren wegen einer nur gering progredient verlaufenden schweren Silikose mit großen Schwielen bds. eine Silikoserente bezog (a). 1 Jahr vor Krankenhausaufnahme kam es zu einer erheblichen Verschlechterung des Allgemeinbefundes. Röntgenologisch wurde bei der Krankenhausaufnahme der in der Abbildung dargestellte röntgenologische Befund erhoben, bei dem es sich histologisch um Metastasen eines Nebennierenrindenkarzinoms handelte, die sich an die silikotischen Schwielen anlagerten und eine Progredienz der silikotischen Lungenveränderungen vortäuschten (b)

sterben (GROSSE, 1956; JAMES, 1955; KENNA-WAY u. KENNAWAY, 1953). Die Untersuchungen von SCHIMANSKI und ROSMANITH (1974) zeigen jedoch, daß Bergleute mit Bronchialkarzinom und Anthrakosilikose kein wesentlich niedrigeres Todesalter als Bronchialkrebsträger anderer Berufe aufweisen. Der Silikotiker erreicht im allgemeinen genauso wie der Nichtsilikotiker das vom Bronchialkarzinom bevorzugte Lebensalter von 50 Jahren (PIROTH, 1961). Die Altersverteilung der am Bronchialkarzinom erkrankten Silikotiker und Nichtsilikotiker ist identisch (RÜTTNER, 1969). Zu gleichen Ergebnissen gelangen auch ASHLEY (1968); GOLDMANN (1965) und ROSMANITH (1970), die auf Grund ihrer Untersuchung das Argument widerlegen konnten. Nur wenige Autoren bejahen daher auf Grund von Untersuchungen an geringen Fallzahlen und an Einzelbefunden einen direkten Zusammenhang von Silikose und Bronchialkarzinom (ANDERSON u. DIBLE, 1938; BRINKMANN, 1957; KLOTZ, 1939; LOVELOCK, 1939). Auch KNOPP (1963) läßt die Möglichkeit eines ursächlichen Zusammenhangs zwischen Silikose und Bronchialkarzinom offen, obwohl auch hier die Gesamtzahl der Karzinome bei leichter Silikose nicht über dem Durchschnitt lag und bei den schweren Silikosefällen sogar niedriger als im Bevölkerungsdurchschnitt. Der Umfang des statistisch ausgewerteten Materials ist so groß, daß er zu der Schlußfolgerung berechtigt, daß im allgemeinen eine ätiologische Unabhängigkeit von Silikose und Bronchialkarzinom nicht crnsthaft bezweifelt werden kann.

Nur im Falle radioaktiver Strahlung, wie sie z.B. in den Uranbergwerken in Schneeberg und Joachimstal (Schneeberger Lungenkrankheit) und in einigen Gegenden Amerikas vorkommt, wird man einen ursächlichen Zusammenhang zwischen der erhöhten Strahlenbelastung während der Berufsarbeit und der Karzinogenese annehmen können. Es handelt sich aber hierbei nicht um eine Komplikation der Silikose, sondern um ein typisches Strahlenkarzinom, das mit einer Silikose zufällig vergesellschaftet ist (KOELSCH, 1938; LORENZ, 1944; MEYERS, 1957; PIRCHAN, SIKL, 1932; DE VILLIERS, WINDISH, 1964).

Trotz dieser allgemeinen statistisch belegbaren Erfahrung wird man sich jedoch in besonders gelagerten Fällen bei einem eindeutigen lokalisatorischen Zusammenhang des Tumors mit silikotischen Schwarten, Schwielen oder Kavernen fragen müssen, ob eine ursächliche Beziehung zwischen Silikose und Bronchialkarzinom begründbar ist. Die Erfahrungen von den Narbenkrebsen der Lunge (HAUPT, 1973; LÜDERS, THEMEL, 1954) weisen auf solche Möglichkeiten hin, obwohl diese Erfahrung offensichtlich nicht ohne Einschränkung auf die Silikose anwendbar ist; denn wenn jedes silikotische Knötchen in diesem Sinne eine potentiell höhere Krebserwartung bedingen würde, müßte die Bronchialkrebsquote bei Silikose wesentlich höher liegen (OTTO, 1963).

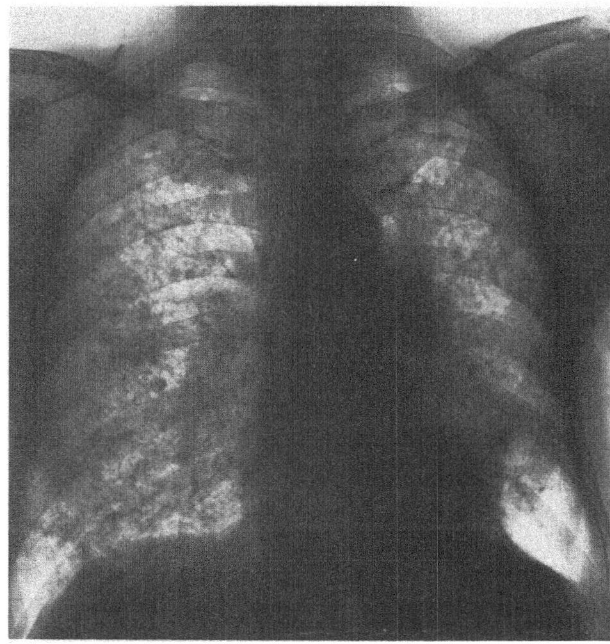

Abb. 27. Röntgenbild eines 67jährigen Bergmannes, der 35 Jahre Untertage im Ruhrkohlenbergbau tätig war und an einer im letzten Jahrzehnt nicht mehr progredient verlaufenden röntgenologischen mittelgradigen Kohlenbergarbeiter-Pneumokoniose erkrankte. $^1/_2$ Jahr vor Aufnahme des Röntgenbildes plötzliche Gewichtsabnahme mit zunehmender Atemnot. Röntgenologisch fand sich gegenüber den Voraufnahmen eine einseitige Vergrößerung des linken Hilusschattens mit einer streifigen Auflösung in das entsprechende Lungenfeld. Die bronchoskopisch entnommene Gewebsprobe aus dem linken Oberlappenbronchus zeigt ein verhornendes Plattenepithelkarzinom

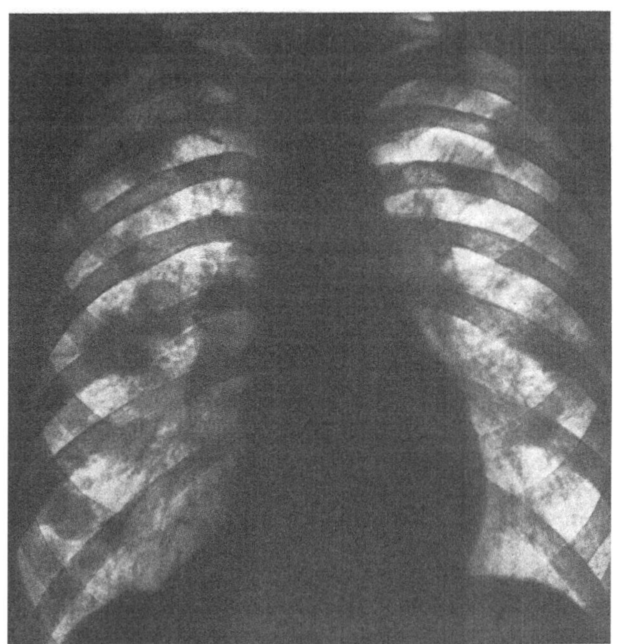

Abb. 28. Rundherdpneumokoniose bei Caplan-Syndrom (Kohlenbergarbeiter). (Nach Fritze, 1965)

Di Biasi (1949a u. b) hat aber überzeugend auf den Befund eines Krebses an der Wand silikotischer Zerfallshöhlen oder eines in eine solche Zerfallshöhle einmündenden Bronchus hingewiesen. Die Häufigkeit solcher silikotischbedingter Narbenkrebse wird in den pathologisch-anatomischen Statistiken unterschiedlich angegeben. Otto (1963) hat in seinem Sektionsgut aus der keramischen und Glasindustrie keinen überzeugenden Zusammenhang zwischen reiner Silikose und Bronchialkarzinom verzeichnet. Die von ihm gelegentlich in silikotuberkulösen Kavernen beobachteten Kavernenkarzinome sieht er in erster Linie als Tuberkulose weniger als Silikosefolge an. Haupt (1973) berichtet in seiner Monographie über den Narbenkrebs, daß er unter 113 Silikosen in 8% der Fälle Narbenkarzinome fand. Bei der kritischen Würdigung dieses Befundes ist allerdings zu berücksichtigen, daß die meisten der Erkrankungsfälle aus dem Uranerzbergbau stammten, in dem wegen der Strahlenbelastung ein erhöhtes Bronchialkarzinomrisiko vorausgesetzt werden kann. Aber auch Böhm (1975) diskutiert an Hand des umfangreichen Sektionsmaterials der Bergbau-Berufsgenossen-

schaft (3452 Bergleute mit Silikose, davon 425 mit Bronchialkarzinom) im Ruhrgebiet in 9,6% der Karzinomfälle die Zusammenhangsfrage zwischen Silikose und Karzinom im Sinne des Narbenkarzinoms (s. auch Könn, Schejbal et al., 1976). Man wird jedoch Otto (1963) beipflichten müssen, der darauf hinwies, daß die wohlbegründete Allgemeinaussage der Statistik, die zwischen Silikose und Bronchialkarzinom keine Zusammenhänge offenbarte, eine besonders kritische Beweisführung für den Einzelfall verlangt, in dem das Gegenteil angenommen wird. Diese Beweisführung muß die besonders gelagerten Umstände des aktuellen Einzelfalles überzeugend demonstrieren. Dies wird nur in Einzelfällen unter Zuhilfenahme eines genau aufgenommenen pathologisch-anatomischen Befundes möglich sein.

J. Silikose und Rheumatismus

1953 beschrieb Caplan bei rheumatoider Arthritis das gehäufte Vorkommen einer besonderen Erscheinungsform der Silikose, die durch das schubweise Auftreten von multiplen Rundherden in der Lunge gekennzeichnet ist. Die Kombination chronischer Gelenkrheumatismus mit typischen Rundherden in der Lunge ist unter der Bezeichnung „rheumatoide Pneumokoniose, Silikoarthritis oder Caplan-Syndrom" in die Literatur eingegangen (Abb. 28). Zahlreiche Untersucher haben diese klinische Erscheinungsform bei den verschiedenen Formen der Mischstaubsilikose beschrieben; in erster Linie jedoch bei den Kohlenbergarbeiterpneumokoniosen (Benedek, 1973; Bruckner, Rosmanith, 1962; Bryukner, Rosmanith, 1963; Caplan, 1953; Caplan, Cowen et al., 1958, 1962; Dechoux, 1972; Fritze, 1965; Jevtić, Benedeto et al., 1970; Lindars, Davies, 1967; Morawetz, Schnetz, 1970; Morgan, 1961; Morgano, Mazzone, 1971; Petry, 1954; Peukert, 1967; Rosmanith, 1971; Rosmanith, Brückner, 1961; Snoek, Raab et al., 1965; Moser, 1972; Vigliani, Pernis, 1963). Aber auch bei den Mischstaubpneumokoniosen der Gießereiarbeiter (Caplan, Cowen et al., 1958; Gough, 1965; Ramirez,

LOPEZ-MAJANO *et al.*, 1964), der Steinmetze (MORAWETZ, 1971), der Kesselreiniger (CAMPBELL, 1958), der südafrikanischen Goldmineure (CHATGIDIAKIS, THERON, 1961) und der Kalkgrubenarbeiter (LAMVIK, 1963) wurden derartige Krankheitsverläufe bekannt, die bei den reinen Silikosen offensichtlich seltener auftreten als bei den Mischstaubsilikosen (CARCASSI, MARCOLONGO, 1964; CHIESURA, BRUGNONE *et al.*, 1961; RAMIREZ, LOPEZ-MAJANO, 1964; VIGLIANI, PERNIS, 1963). Ähnliche Bilder sind im Zusammenhang mit der Asbestose beschrieben worden (GOUGH, 1965; MORGAN, 1964; RIKKARDS, BARRETT, 1958; TELLESSON, 1961).

Pulmonale Rundherde kommen nach einer Erhebung von FRITZE (1965) und FRITZE, DICKMANS (1962) in 0,6% der Kohlenbergarbeiter-Pneumokoniosen des Ruhrgebietes vor, wobei sich nach den Erfahrungen von CAPLAN (1953); LINDARS, DAVIES (1967), FRITZE (1965), MIALL (1955); TICHY, BÖHME (1963) in 25—35% eine Kombination von multiplen pulmonalen Rundherden bei rheumatoider Arthritis ergibt. Die rheumatoide Arthritis für sich allein ist bei Bergleuten aber nicht häufiger als in anderen Berufsgruppen (BRUCKNER, ROSMANITH, 1962; CAPLAN, 1953; FRITZE, 1961; MIALL, 1955). Daraus ergibt sich, daß silikotische Lungenrundherde in der Verbindung von Kohlenbergarbeiter-Pneumokoniose mit Arthritis sehr viel häufiger vorkommen als bei allein auftretender Pneumokoniose. Abhängig von der benutzten Untersuchungstechnik sind die serologischen Rheumafaktoren in einer Häufigkeit von 75—90% nachzuweisen (RA oder Latexschnelltest, Latexfixationstest nach SINGER und PLOTZ, Fraktion-II-Test nach HELLER u.Mitarb., Euglobulinagglutinations- und Inhibitionsreaktion nach ZIFF) (FRITZE, 1965; FRITZE, DICKMANS, 1962; GUYOTJEANNIN, EYQUEM, 1960; TICHY, BÖHME, 1963; VIGLIANI, PERNIS, 1963). Interessant ist, daß die von CAPLAN (1953) beschriebenen typischen Lungenrundherde nicht nur in Verbindung mit chronischem Gelenkrheumatismus vorkommen, sondern daß solche Lungenherde auch ohne gleichzeitige Polyarthritis zu beobachten sind (FRITZE, DICKMANS, 1962). In diesen Fällen entspricht aber der Ausfall der sog. Rheumateste meistens dem Verhalten bei chronischem Gelenkrheumatismus (FRITZE, 1965;

MIEHLKE, DICKMANS *et al.*, 1960) oder es sind andere extraartikuläre Äquivalente des Rheumatismus, wie z.B. ein Rheumatismus nodosus nachzuweisen (FRITZE, DICKMANS, 1962). Auch Beschleunigungen der BSG und Serum-Eiweißveränderungen im Sinne einer Alpha$_2$- und Gamma-Globulinvermehrung und eine Erniedrigung des Albumin-Alpha$_2$-Globulin-Quotienten wurden beschrieben (FRITZE, 1965; FRITZE, DICKMANS, 1962; GORRINGE, 1962).

Das klinisch gehäufte Zusammentreffen von Rundherdsilikosen, chronischer Polyarthritis und positiven Rheumafaktoren hat zu der von vielen Autoren vermuteten Annahme geführt, daß die Lungenrundherde bei der Silikose Ausdruck einer besonderen rheumatischbedingten Reaktionsweise des Organismus sind. DECHOUX (1972) und FRITZE (1965) sind sogar der Ansicht, daß dies auch für jene Silikosen zutrifft, die mit vorwiegend fibrotischer Lungenzeichnung auftreten, da nach ihren Befunden auch in diesen Fällen in 50—70% serologisch der Nachweis eines Rheumafaktors gelingt. SCHRÖDER (1965) berichtete in diesem Zusammenhang von 2 Fällen mit Pneumokoniosen und fibrotischer Lungenzeichnung, die nach jahrzehntelanger Staubexposition im unmittelbaren zeitlichen Zusammenhang mit dem Auftreten einer rheumatoiden Arthritis die Ausbildung von multiplen Rundherden in beiden Lungen aufwiesen.

Die vor allem von VIGLIANI und PERNIS (1958, 1960) aufgedeckten immunologischen Begleitsymptome der Silikose und die daraus abgeleiteten immunologischen Theorien der Silikoseentwicklung haben zu der u.a. von GOUGH (1960) vertretenen Annahme geführt, daß die silikotische und rheumatische Gewebsreaktion durch gemeinsam induzierte immunologische Prozesse modifiziert werden. Auch FRITZE, SCHRÖDER und DICKMANS (1962) stellen die Reaktion des Kranken in den Vordergrund und erklären die Entstehung des Caplan-Syndroms durch eine besondere immunologische Situation. MORAWETZ und SCHNETZ (1970) sehen im Caplan-Syndrom eine immunologischbedingte Neigung zur Ausbildung von rheumatischen Gewebsveränderungen bei der Silikose. Es ist aber völlig unbekannt, auf welche Weise Rheumatismus und Silikose sich gegenseitig beeinflussen sollen und inwieweit der Rheumafaktor als Makroglobulin bei der Entstehung der Rundherde pathogenetisch eine Bedeutung hat. Tierexperimentelle Studien zu dieser Frage (Klosterkötter, 1967b) haben keine Klärung bringen können. Pernis, Vigliani et al. (1963) und Pernis, Chiappino (1965) haben mit Hilfe von spezifischen Komplementbindungsreaktionen in den Caplan-Knoten zwar eine dem Rheumaknoten vergleichbare immunologische Situation angetroffen. Dieser Befund ist jedoch in seiner Deutung umstritten geblieben (Schlipköter, 1965).

Als anatomisch-histologisches Substrat der Lungenrundherde bei Staubexponierten mit rheumatoider Arthritis beschreiben Campbell (1958); Caplan (1965a, b); Caplan et al. (1958, 1962); Gough (1965) und Gough, Rivers et al. (1955) ein unspezifisches Granulationsgewebe um einen Kern aus hyalinisiertem Kollagen oft mit nekrotischem Zerfall. Lymphozyten und Plasmazellen sind in der Umgebung angereichert, die Arterien sind durch entzündliche Veränderungen oft obliteriert. Die Herde der Rundherdpneumokoniosen sollen sich damit nicht vom feingeweblichen Bild anderer als spezifisch angesehener Granulome der rheumatoiden Arthritis unterscheiden (Fritze, Dickmans, 1962; Fritze, Schröder et al., 1962; Niedobitek, 1969).

Diese Deutung der silikotischen Lungenrundherde als rheumatoide Granulome ist aber keineswegs unbestritten. Die pathologisch-anatomische Abgrenzung der Lungenherde gegen Tuberkulose und ihre Spezifität wurde besonders im deutschen Schrifttum von di Biasi (1965); Giese (1960, 1965) und Rüttner (1965) in Frage gestellt. Diese Autoren haben Zweifel an der Sonderstellung der Caplan-Herde. di Biasi (1965) neigt sogar zu der Ansicht, daß es sich bei dem röntgenologisch so charakteristischen Erscheinungsbild der Caplan-Silikose wahrscheinlich um eine Tuberkulo-Silikose handelt. Auf der anderen Seite sind in den Granulomen niemals Tuberkelbakterien nachgewiesen worden (Gough, 1965; Gough, Rivers et al., 1955). Ein Teil der Fälle mit Rundherdpneumokoniose ist im Intrakutan-Test sogar bis zu hohen Tuberkulin-Konzentrationen negativ (Fritze, 1974). In einigen Fällen bestand aber zugleich eine Tuberkulose (Fritze, 1974). Ob im Caplan-Syndrom

mit Recht eine echte pathogenetische Verbindung von Rheumatismus und Silikose zu sehen ist, ob eine gegenseitige Beeinflussung stattfindet, oder ob nur ein zufälliges Zusammentreffen zweier sich unabhängig voneinander entwickelnden Erkrankungen vorliegt, ist auf Grund unserer heutigen Erkenntnisse abschließend nicht zu beantworten.

Noch viel schwieriger ist die Beurteilung der Zusammenhangsfrage der Sklerodermie (Barth, Kleemann, 1972; Brun, Kalb et al., 1961; Capusan, Maier et al., 1970; Erasmus, 1960; Falck, 1964; Günther, Schuchard, 1970; Irino, Iwanami et al., 1972; Mosinger, Molitor et al., 1969; Nicod, 1964), der Lungenfibrose (Bieri, Hofmann et al., 1970; Schröder, 1965), des Lupus erythematodes (Bonomo, Grimaldi, 1962; Dashi, Iriuda et al., 1973; Nicod, 1964) sowie ätiologisch unklaren Granulomatosen der Lunge (Katenkamp, Danz, 1970) einerseits und der Silikose andererseits. Die meisten der genannten Autoren glauben auch hier ebenso wie beim Rheumatismus Wechselbeziehungen zu erkennen (Suciu, Olinici et al., 1971; Kleinstein, Sandulescu et al., 1971). Heymer (1966) berichtete über das kombinierte Auftreten von Lungensilikose, fibrosierender Pankarditis und fibröser Schilddrüsenatrophie. Die in diesem und ähnlichen Zusammenhang an Hand einzelner Beobachtungen aufgestellten Kausalitätstheorien und Vermutungen haben jedoch bisher in den meisten Fällen nicht überzeugen können.

K. Lungenfunktion und Silikose

Zweifellos ist für die Diagnose einer Silikose oder Mischstaubpneumokoniose neben der Arbeitsanamnese die Röntgenaufnahme der Lunge von entscheidender Bedeutung. Zwischen Beschwerden, klinischem Befund und Röntgenbild können jedoch, worauf schon wiederholt hingewiesen wurde, erhebliche Diskrepanzen bestehen. Da die Lunge zur Bewältigung ihrer Funktion über erhebliche Reserven verfügt, hat die für die Silikose typische Knötchenbildung zunächst erstaunlich geringe Rückwirkungen auf die kardiorespiratorische Funktion. Englische Autoren, die im Rahmen epidemiologischer Untersuchungen die leichten Grade der Kohlenbergarbeiter-Pneumokoniose (Anthrakosilikose m n p bzw. p q r) (simple coal worker pneumoconiosis) mit den spirographischen Funktionswerten der gesunden Bergleute verglichen, stellten zwischen beiden Gruppen nur unwesentliche Differenzen fest (CARPENTER, COCHRANE et al., 1956; COTES, 1968; FERRIS, FRANK, 1962; GILSON, 1957a, b; GILSON, HUGH-JONES, 1955; HIGGINS et al., 1956, 1959, 1968). Dieser Befund wurde auch von anderen Autoren bestätigt (HYATT, 1971; MORGAN, LAPP et al., 1972; ROGAN, ASHFORD et al., 1961; ROGAN, ATTFIELD et al., 1973; SEATON, LAPP et al., 1972; SLUIS-CREMER, 1970; SLUIS-CREMER, WALTERS et al., 1967). Er deckt sich ganz mit den eigenen Erfahrungen und dürfte für fast alle Mischstaubsilikosen aus anderen Berufen zutreffen. Die in neuerer Zeit vor allem bei röntgenologisch gering ausgeprägten Kohlenbergarbeiter-Pneumokoniosen beschriebenen leichten respiratorischen Störungen, auf die im einzelnen noch eingegangen werden soll, dürften weniger Ausdruck des fibrotischen Prozesses sein als Folge einer chronischen Staubexposition (GASTHAUS, MUYSERS et al., 1962; HIGGINS, 1972; LOSERT, 1968; LYONS, et al., 1972; MUYSERS, SIEHOFF et al., 1961, 1962; RASMUSSEN, NELSON, 1971; RASMUSSEN, 1972; REICHEL, 1972a, 1974; REICHEL, ULMER et al., 1969; ROGAN, ATTFIELD et al., 1973; SIEHOFF, 1960; SIEHOFF, WORTH et al., 1963; ULMER, 1963, 1967a; ULMER, REICHEL et al., 1967, 1968; WORTH, 1960b, 1961a; WORTH et al., 1961, 1963).

Selbst das Zusammenschrumpfen von Silikoseknötchen enthaltenden Lungenbezirken zu größeren röntgenologisch gut sichtbaren Schwielen kann die Lungenfunktion soweit intakt lassen, daß diese für eine altersentsprechende Leistung ausreicht (Abb. 29). Das Röntgenbild, so wichtig es für die Diagnose ist, besagt daher im Einzelfall nur wenig über den Krankheitswert der Silikose. Erst zusätzliche diagnostische Verfahren und Lungenfunktionsprüfungen ermöglichen es, das Ausmaß der kardiorespiratorischen Störung zu erkennen. Die schlechte Korrelation von

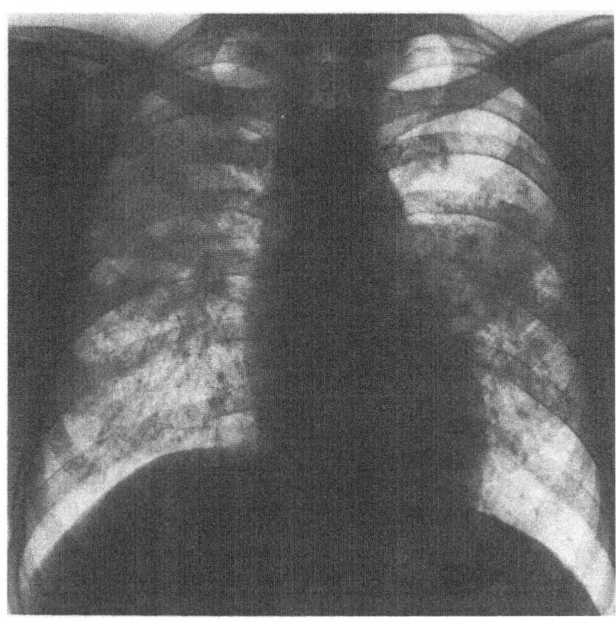

Abb. 29. Röntgenologisch fortgeschrittene Kohlenbergarbeiter-Pneumokoniose bei einem 53jährigen Bergmann ohne wesentliche Rückwirkung auf die kardiospiratorische Funktion nach 25jähriger Untertagetätigkeit. Atemwegswiderstand 3,4 cm H_2O l^{-1} sec, thorakales Gasvolumen 4,4 l, arterieller Sauerstoffdruck P_aO_2 70 mm Hg (Sollwertsgrenze 70 mm Hg), arterieller Kohlensäuredruck P_aCO_2 41 mm Hg, mittlerer Pulmonalisdruck 16 mm Hg nach Belastung (50 Watt) 20 mm Hg. Rö.-Klassifikation C/B

röntgenologisch nachweisbaren Veränderungen auf der einen Seite und klinisch funktionellen Ausfallserscheinungen auf der anderen Seite ist ein typisches Merkmal der Silikose (BÜHLMANN, SCHUPPLI, 1960; GAENSLER, CARRINGTON et al., 1972; LAPP, SEATON, 1972; RASMUSSEN, 1972; SOLU, 1972; ULMER, REICHEL et al., 1964, 1968, 1972; VOISIN, RIBET, 1971; VOISIN, WATTEL, 1972; WORTH, SCHILLER, 1954).

I. Restriktive Belüftungsstörungen

1932 beschrieben CUMMINS und 1933 HURTADO, FRAY et al., daß schwere Fälle von Silikose eine reduzierte Vitalkapazität und ein vergrößertes Residualvolumen aufweisen können. Nachuntersucher bestätigen diesen Befund und erweitern die Feststellung dahingehend, daß der Atemgrenzwert und der Atemstoßtest bei schwerer

Silikose ebenfalls abnimmt (BRASSEUR, 1963a, b, c; BRUCE, 1942a, b; CARSTENS, 1961; FERRIS, FRANK, 1962; FROST, GEORG, 1953; HURLEY, MOTLEY, 1960; HURTADO, KALTREIDER et al., 1935; KALTREIDER, FRAY et al., 1937; LAPP, SEATON, 1972; MARINI, ROSSINI, 1964; MOTLEY, 1960, 1964; MOTLEY, LANG et al., 1950; NAVRATIL, 1961, 1964; PARMEGGIANI, 1950a, b; PETRY, 1953; ROGAN, ASHFORD et al., 1961; ROELSEN, BAY, 1940; ROTHKOPF, LINXWEILER, 1939; ROSSIER, 1945; ROSSIER et al., 1947, 1955; SARTORELLI, SCOTTI, 1961; TZOLOFF, STOEVSKA, 1968; VERSTRAETEN, 1962; WORTH, GASTHAUS et al., 1959; TZOLOFF, 1964; ZORN, 1950). Es zeigte sich aber sehr bald, daß die Einschränkung der spirographischen Größen Folge einer obstruierenden Bronchitis war und nicht ohne weiteres ursächlich auf den pneumokoniotischen Lungenprozeß bezogen werden konnte (BECKMANN, 1951; BRASSEUR, 1963b, c; GILSON, HUGH-JONES, 1955; LAVENNE, 1962; LAVENNE, BRASSEUR, 1966; MOREAU, BELAYEW, 1963; REICHEL, 1972a, 1974; REICHEL, ULMER et al., 1969, 1971; ROGAN, ASHFORD et al., 1961; ROSSIER, 1945; ROSSIER et al., 1947, 1950, 1955; ULMER, 1967a, 1971a, b; ULMER, REICHEL et al., 1964, 1968, 1972; WORTH, DICKMANS, 1950a, b; ZORN, 1949). Bestimmte bei der Silikose und Mischstaubpneumokoniose zu erhebende spirographische und atemmechanische Befunde ließen sogar vermuten, daß im allgemeinen eine für die silikotische Fibrose typische restriktive Atemstörung nicht existiert (Tabelle 16).

Die von anderen Lungenfibrosen her bekannten spirographischen Zeichen der restriktiven Ventilationsstörung wie eingeschränkte Vitalkapazität bei fast normaler oder verminderter Residualluft gehören trotz ausgedehnter pneumokoniotischer Veränderungen an sich nicht zum charakteristischen Funktionsbild der Silikose und Mischstaubsilikose (REICHEL, 1974; SLUIS-CREMER, 1970; ULMER, 1971 a u. b; ULMER et al., 1964, 1972). Die Totalkapazität (BRUCE, 1942 a u. b) zeigt zwar ebenso wie die Vitalkapazität (CARSTENS, 1961; FERRIS, FRANK, 1962; ROSSIER, BUCHER, 1947a, b; WORTH, GASTHAUS et al., 1959) bei Staubexponierten und Silikosekranken ohne Bronchialobstruktion in der Regel leichte Erniedrigungen. Zahlreiche Untersucher bestätigen jedoch die Geringfügigkeit der Veränderungen (Tabelle 16), die sich im Einzelfall kaum vom normalen Streubereich abgrenzen lassen, praktisch keine Beziehung zum silikotischen Fibrosegrad aufweisen und auch bei Staubexponierten ohne silikotische Lungenveränderungen zu beobachten sind (CARSTENS, 1961; LAVENNE, BELAYEW, 1953; MORGAN et al., 1971; ROELSEN, 1941; SLUIS-CREMER, 1970; WORTH, 1960b; WORTH et al., 1959; ZORN,

Tabelle 16. Funktionsmittelwerte aus einer Stichprobe von Ruhrkohlenbergleuten mit und ohne Silikose (50—60 Jahre) und eines altersgleichen beruflich nicht staubexponierten Vergleichskollektivs

	Staubfreie Kontrolle	Bergleute (50—60 Jahre)			Literatur
Rö.-Klassifikation	0	0	A p q r	B C	
Vitalkapazität V, ml	3800	3400	3200	3300	ULMER, REICHEL, WERNER (1968)
1-sec-Kapazität, ml sec^{-1}	2800	2500	2450	2200	ULMER, REICHEL, WERNER (1968)
Atemwegswiderstand R_t, cm H_2O 1^{-1} sec	3,05	3,95	4,0	5,3	ULMER, REICHEL, WERNER (1968)

Sauerstoffdruck P_aO_2, mm Hg
  Ruhe
  Belast. (100 W)
	
	83,2
	85,8
		
		80
		80,3
			
			80
			81,9
				
				75,2
				79,5
					
					ULMER, REICHEL,
					WERNER (1968)

Kohlensäuredruck P_aCO_2, mm Hg	39,3	39,2	39,4	40,7	ULMER, REICHEL, WERNER (1968)
Diffusionskapazität DCO, ml CO/min/mm Hg	11,7		10,8	10,9	PODLESCH, STEVANOVIC, ULMER (1966)
Thorakales Gasvolumen IGV, l	3,45	3,35	2,75	4,5	ULMER, REICHEL, WERNER (1968)
Compliance stat., l/cm H_2O	0,25	0,26	0,24	0,26	ULMER, REICHEL (1964)

1940, 1950 b). Selbst die röntgenologisch fortgeschrittenen Silikosen haben nicht selten Vitalkapazitätswerte im hochnormalen Bereich. Dies gilt auch für die funktionelle Residualkapazität, das intrathorakale Gasvolumen und das Residualvolumen.

Bei den röntgenologisch fortgeschrittenen Formen der Silikose wird die Volumenrestriktion durch die Schwielen und fibrotischen Massen auf der einen Seite, durch sekundäre emphysematöse Veränderungen auf der anderen Seite ausgeglichen (WORTH *et al.*, 1959), so daß keine wesentlichen Veränderungen der Lungenvolumina im Sinne der Restriktion resultieren können (Tabelle 16). Eine immer wieder beobachtete Vergrößerung des Residualvolumens, der funktionellen Residualkapazität und des intrathorakalen Gasvolumens bei allen Graden der Silikose (MORGAN *et al.*, 1971, 1972; OLDHAM, ROSSITER, 1965; SLUIS-CREMER, 1970) weist ebenso wie bei der chronischen Bronchitis auf obstruktive Bronchialkomplikationen hin, in deren Verlauf es zu einer sekundären Überblähung des Lungengewebes oder zum allgemeinen Lungenemphysem gekommen ist. Aus diesen Größen ist aber im allgemeinen kein Rückschluß auf das Ausmaß der fibrotischen Lungenveränderungen oder den Grad der silikosespezifischen Emphysementwicklung möglich. Die spirographisch ermittelten Lungenvolumina haben sich ganz allgemein bei der Beurteilung der Frage, ob die Silikose zu einer Belüftungsstörung führt, als unbefriedigend erwiesen, so daß in den meisten Fällen auf atemmechanische Untersuchungen zurückgegriffen werden muß.

BÜHLMANN, SCHUPPLI (1960), KADLEC (1966), LEATHART (1959), MAEHRLEIN (1971), MAEHRLEIN, KRAUSE (1970), MECHIR, VELVART (1965), PETIT, LEMMENS *et al.* (1970), VECCHIONE, MOLE (1967) und ZEILHOFER, RUPRECHT (1963) fanden bei Mischstaubsilikosen verschiedener Berufe, unabhängig vom röntgenologischen Schweregrad, eine Herabsetzung der dynamischen Compliance (Dehnbarkeitsmaß). Diese Befunde sind jedoch nicht ohne weiteres auf eine verminderte Lungendehnbarkeit zurückzuführen, da bei der Aufzeichnung des Druckvolumendiagramms meist dynamische Faktoren eingehen, die dazu führen, daß der Meßwert „dynamische Compliance" erheblich von der tatsächlichen Lungendehnbarkeit abweicht

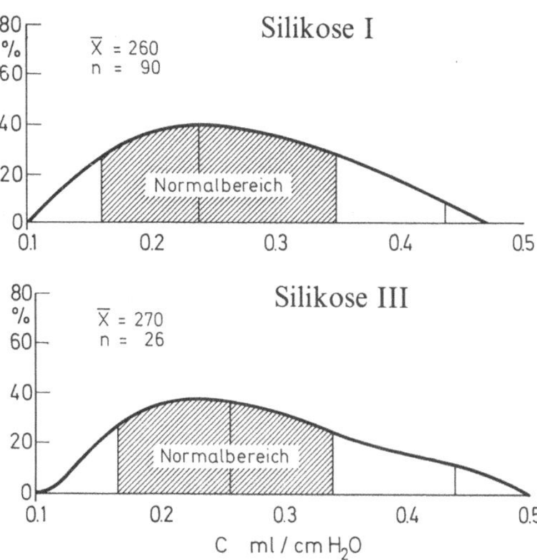

Abb. 30. Häufigkeit verschiedener Compliancewerte (statische Dehnbarkeit) bei röntgenologisch leichtgradigen (I oben) und bei röntgenologisch fortgeschrittenen (III unten) Kohlenbergarbeiter-Pneumokoniosen

(ROSSIER, BÜHLMANN *et al.*, 1958; ULMER, REICHEL *et al.*, 1970). Dies gilt besonders für die Untersuchungskollektive, die Silikosen mit obstruktiven Belüftungsstörungen enthalten. In diesen Fällen liegt die dynamische Compliance wegen der erheblichen Inhomogenität der Belüftungsverhältnisse immer beträchtlich niedriger als dies der tatsächlichen Lungendehnbarkeit entspricht.

In der Abb. 30 ist die Häufigkeit der statischen Compliance bei 90 röntgenologisch leichtgradigen (I) und bei 26 röntgenologisch fortgeschrittenen Kohlenbergarbeiter-Pneumokoniosen (III) aufgetragen. Eine verminderte Dehnbarkeit des Lungengewebes ist mit einer herabgesetzten Compliance und eine erhöhte Dehnbarkeit mit einer vergrößerten Compliance verbunden. In dem Untersuchungskollektiv von 116 Kohlenbergarbeitern mit Pneumokoniosen aller röntgenologischer Schweregrade wiesen nur 12% eine mäßige Erniedrigung der Lungendehnbarkeit auf. Die übrigen Patienten zeigten normale oder erhöhte Compliancewerte.

Die Messung der von den dynamischen Faktoren weitgehend unabhängigen statischen Compliance (Abb. 30) läßt ebenso wie die Vitalkapazitätsbestimmung bei der Kohlenbergarbeiterpneumokoniose nicht den Schluß zu, daß wesentliche restriktive Belüftungsstörungen bestehen, soweit nur die Gesamtlunge in Betracht gezogen wird (MUYSERS, SIEHOFF *et al.*, 1966; ULMER, REICHEL *et al.*, 1970). Diese Befunde, die für alle anderen Mischstaubsilikosen ebenfalls zutreffen dürften, entsprechen auch einer Erfahrung von Leathart (1959), der bei einem vergleichbaren Kollektiv englischer Kohlenbergarbeiter ebenfalls nur eine geringe Veränderung des elastischen Lungenwiderstandes fand. Von ihm wurden unter 97 Untersuchten nur in 2 Fällen Dehnbarkeitswerte gemessen, die die physiologische Grenze eindeutig unterschritten, eine Beobachtung, die auch von Ferris und Frank (1962) im wesentlichen bestätigt wird. Lapp und Seaton (1972) und Lapp (1972) konnten sogar bei einfacher Kohlenbergarbeiter-Pneumokoniose ohne obstruktives Syndrom einen leichten Anstieg der statischen Compliance, eine Abnahme des statisch-elastischen Lungendruckes bei gleichzeitiger frequenzabhängiger Erniedrigung der dynamischen Compliance feststellen. Diese Befundkonstellation spricht gegen eine wesentliche, durch die silikotische Fibrose hervorgerufene restriktive Belüftungsstörung und deutet eher auf bronchialobstruktive und emphysematöse Komplikationen in der Pneumokonioselunge hin. Zeilhofer und Ruprecht (1963) allerdings meinten, bei 29 Patienten mit Mischstaubsilikosen aus der Porzellan-Industrie eine leicht verminderte Dehnbarkeit der Gesamtlunge nachgewiesen zu haben. In neuester Zeit haben auch Weller und Ulmer (1975) bei der experimentell erzeugten, fortgeschrittenen Silikose der Affen und Ratten als frühes funktionelles Silikosesymptom eine Erniedrigung der Lungendehnbarkeit um 10—20% beschrieben. In diesem Zusammenhang sind auch die Erfahrungen von Gabor, Frits et al. (1971) zu erwähnen, die eine Veränderung der Alveolaroberflächenspannung durch einen quarzinduzierten Umbau des Surfactant für möglich halten. Auffallend bleibt die Geringfügigkeit der Veränderungen und die fast fehlende Rückwirkung des Lungendehnbarkeitsverlustes auf die spirographisch nachweisbaren Meßgrößen. Aus all diesen Befunden läßt sich für den speziellen Fall der Silikoselunge folgern, daß die Volumenrestriktion als Folge der verminderten Dehnbarkeit in den fibrotischen Lungenteilen größtenteils auf dem Wege einer kompensatorischen Überblähung der Restlunge ausgeglichen werden kann. Hierin unterscheidet sich die Silikose ganz entscheidend von den generalisierten Lungenfibrosen.

Die Tatsache, daß bei den Silikosen in der überwiegenden Mehrzahl der Fälle spirographische und atemmechanische Zeichen einer restriktiven Ventilationsstörung fehlen, ist jedoch nicht ohne weiteres als Beweis dafür anzusehen, daß normale Ventilationsbedingungen vorliegen. Die Dehnbarkeitsmessung intra vitam liefert ebenso wie die Vitalkapazitätsbestimmung lediglich einen für die Gesamtlunge repräsentativen Wert, der über die elastischen Bedingungen in den Teilabschnitten wenig Auskunft gibt. Dies gilt insbesondere für die Mischstaubsilikosen, bei denen emphysematöse und fibröse Veränderungen bestehen, die gleichzeitig die Dehnbarkeit in entgegengesetzter Richtung beeinflussen müssen. An Leichenlungen durchgeführte histomechanische Messungen (Hartung 1960a, b, 1963) lassen in vielen Fällen Belüftungsungleichheiten auf Grund der erheblichen Inhomogenität der Lungenelastizität in der Silikoselunge erwarten. Die bei Kohlenbergarbeitern mit und ohne Silikose um 10—30% verlängerten Einmischzeiten für Fremdgase (Siehoff et al., 1963; Worth, 1963), die als Ausdruck einer das physiologische Maß überschreitenden Ungleichmäßigkeit der Belüftung in den verschiedenen Abschnitten der Silikoselunge anzusehen sind, deuten ebenso wie die Frequenzabhängigkeit der dynamischen Compliance (Ferris, Frank, 1962; Muysers et al., 1966; Seaton, Lappe et al., 1972) und die noch zu besprechenden Blutgasveränderungen in diese Richtung.

Da derartige Befunde aber nicht an das Bestehen einer silikotischen Fibrose gebunden sind (Muysers, Siehoff et al., 1962; Reichel, Ulmer et al., 1969, 1971; Siehoff, Worth, 1963 et al.; Ulmer, Reichel, 1972a, b; Worth, 1960a, b; Worth et al., 1963) und auch in der Alterslunge einen häufig anzutreffenden Befund darstellen, spricht vieles dafür, daß diese Beobachtungen in bronchialen und emphysematösen Veränderungen ihre Ursache haben, die möglicherweise u.a. mit der Staubbelastung in Verbindung stehen. Insofern spiegeln diese bei der Silikose, vor allem aber bei der Mischstaubsilikose zu beobachtenden Anomalien, das Nebeneinander von fibrotischen, emphysematösen und bronchialen Veränderungen in der Pneumokonioselunge wider. Für die klinische Beurteilung ist es jedoch entscheidend, daß diese auf Belüftungsungleichheiten zurückgehenden Funktionsanomalien, die nur durch spezielle Untersuchungstechniken nachweisbar sind, nur geringfügig den altersbedingten Funktionsverschleiß überschreiten und praktisch nie klinische Relevanz erreichen. Die Veränderungen sind im Einzelfall nur schwer vom physiologischen Streubereich abzugrenzen, worauf noch bei Besprechung des Gasaustausches und der Blutgasveränderungen näher eingegangen werden soll. Auch eine Zuordnung dieser auf eine Inhomogenität von Ventilation, Perfusion und Diffusion beruhenden Funktionsstörungen, die mitunter reversibel sind, zu bestimmten pulmonalen Krankheitsbildern oder pathologisch-anatomischen Befunden, ist in den meisten Fällen nicht möglich, obwohl es nicht an Versuchen gefehlt hat, Beziehungen zu bestimmten pathologisch-anatomischen Befunden, z.B. dem centriacinären Staubemphysem, herzustellen (CARSTENS, 1961; WORTH, 1960a, b).

II. Die obstruktiven Belüftungsstörungen

Die entscheidendste funktionelle Komplikation der Silikose und Mischstaubsilikose ist die obstruktive Bronchitis. Sie prägt sowohl das klinische Bild als auch die Prognose der Silikoseerkrankung. Die funktionellen Äquivalente dieser Anomalie sind die stark eingeschränkte 1-Sekundenkapazität, die erhöhte Atemarbeit, die vermehrten Atemwegswiderstände und die vermehrte Residualluft- bzw. das erhöhte intrathorakale Gasvolumen (BRASSEUR, 1963; BÜHLMANN, SCHUPPLI, 1960; COTES, 1968; FERRIS, FRANK, 1962; GAENSLER et al., 1972; HEBERLING, BUERKMANN et al., 1972; HYATT, 1971; LAVENNE, 1962; LAVENNE, BRASSEUR, 1966; MOREAU, BELAYEW, 1963; MORGAN et al., 1972; REICHEL, 1972a, b, 1974; REICHEL et al., 1960, 1969, 1972; ROSSIER, 1945; ROSSIER et al., 1947; SARTORELLI, FRANZINELLI et al., 1973; ULMER, 1963, 1967a, 1971a, b; ULMER, REICHEL et al., 1964, 1967, 1968, 1971, 1972). Diese Erkrankungsfälle machen den überwiegenden Teil der ambulanten ärztlichen Praxis und der Krankenhauspatienten aus. In unserem sehr großen Untersuchungsgut, das jährlich etwa 2000–3000 Kohlenbergarbeiter-Pneumokoniosen umfaßt, haben etwa 93% aller klinischer Behandlung bedürftiger Kohlenbergarbeiter-Pneumokoniosen eine obstruktive Komplikationsbronchitis mit entsprechenden Ausfallserscheinungen (Abb. 31). Der Rest der Patienten sucht uns wegen anderer Komplikationen der Silikose auf, wie z.B. Schwielenzerfall, Spontanpneumothorax etc. In den klinisch schweren Stadien der Erkrankung gehört die obstruktive Ventilationsstörung mit erhöhtem Atemwegswiderstand, verminderter 1-sec-Kapazität und vermehrtem thorakalen Gasvolumen bzw. Residualvolumen zur Regel. Diese Beobachtun-

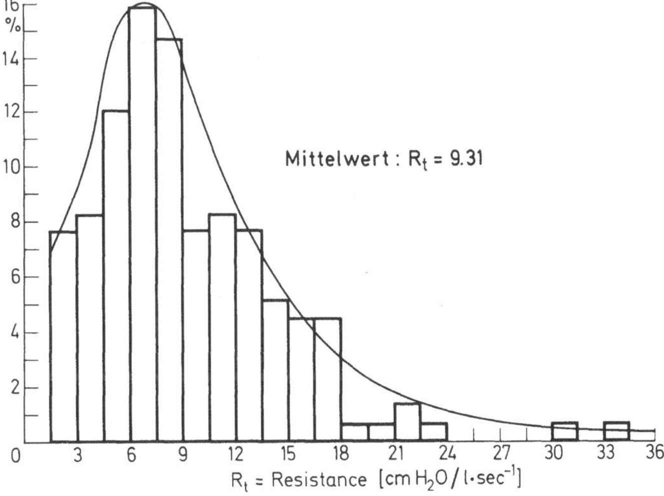

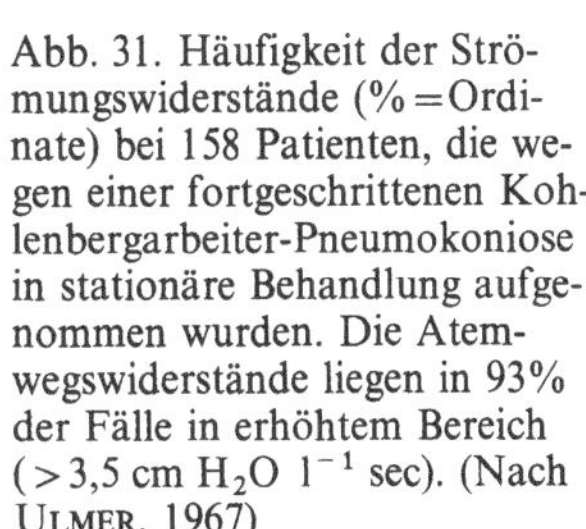
Abb. 31. Häufigkeit der Strömungswiderstände (% = Ordinate) bei 158 Patienten, die wegen einer fortgeschrittenen Kohlenbergarbeiter-Pneumokoniose in stationäre Behandlung aufgenommen wurden. Die Atemwegswiderstände liegen in 93% der Fälle in erhöhtem Bereich ($>3{,}5$ cm $H_2O\ l^{-1}$ sec). (Nach ULMER, 1967)

gen sind von großer Bedeutung, da sie die klinische Erfahrung bestätigt, daß das obstruktive Syndrom, welches die häufig gebrauchten Diagnosen wie Emphysembronchitis oder spastische Bronchitis umfaßt, die entscheidendste funktionelle Komplikation der Silikose und Mischstaubsilikose darstellt.

Für die klinische, vor allem aber für die versicherungsmedizinische Beurteilung einer Silikose und Mischstaubsilikose spielt die Frage eine große Rolle, wann eine obstruktive Emphysembronchitis als Silikosefolge anzusehen ist. Bei der Beurteilung dieser Zusammenhangsfrage muß berücksichtigt werden, daß die chronisch obstruktive Emphysembronchitis ebenso wie das Emphysem eine in der männlichen Allgemeinbevölkerung jenseits des 40. Lebensjahres außerordentlich häufige Erkrankung darstellt (Kinkel, 1963; Reichel, Ulmer, 1970; Schmidt et al., 1965; Ulmer et al., 1970). Auf der anderen Seite bilden Bronchitiden mit obstruktiven Ventilationsstörungen bei Mischstaubsilikosen in ihrer Gesamtheit keinesfalls einen regelmäßig anzutreffenden Befund (Reichel, Ulmer et al., 1960, 1969, 1970, 1971; Ulmer, Reichel et al., 1967, 1968, 1972a, b; Valentin, 1960; Worth, 1960a, b). Die Ursachen der chronischen Bronchialerkrankung sind bekanntlich sehr vielschichtig. Alter, Geschlecht, konstitutionelle Disposition, Klima, Rauchergewohnheiten, sozialer Stand und berufliche Exposition sind viel diskutierte Teilfaktoren, welche die Manifestation und den Verlauf der Erkrankung beeinflussen können. Auf die Zusammenhangsfrage zwischen chronischer Staubbelastung und Entwicklung einer chronischen Emphysembronchitis wurde auf S. 219 ff. ausführlich eingegangen. Aber auch die Frage, ob und wann eine Silikose als wesentliche Teilursache einer obstruktiven Emphysembronchitis mit entsprechenden funktionellen Ausfallserscheinungen anzusehen ist, wurde vielfach diskutiert (Carstens, 1961; Minette, 1971; Ulmer, Reichel et al., 1963, 1964, 1967, 1972a, b; Valentin, 1968b; Valentin, Kann et al., 1960).

Bei epidemiologischen Untersuchungen konnte gezeigt werden, daß bei ausgedehnten Formen der Silikose obstruktive Atemwegserkrankungen wesentlich häufiger vorkommen als bei der Allgemeinbevölkerung (Reichel, Ulmer et al., 1969) (Abb. 32). Die

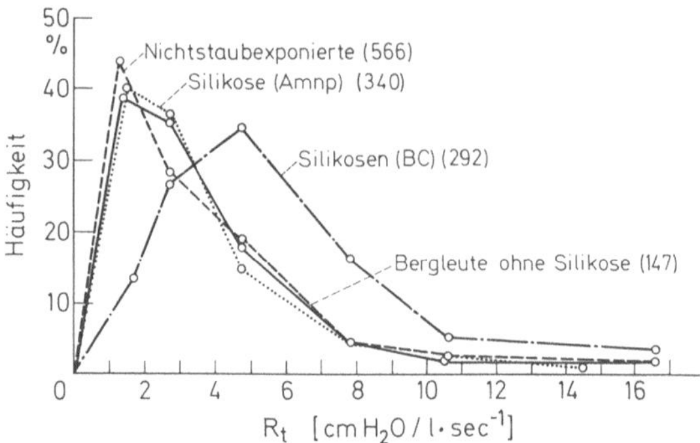

Abb. 32. Häufigkeitsverteilung der einzelnen Bronchialwiderstände in den Kollektiven von Nichtbergleuten, Bergleuten und Bergleuten mit Silikose. Für die Silikose mit größeren Schwielen (B C) ergibt sich gegenüber den anderen Gruppen im Wilcoxon-Rangtest eine statistisch signifikante Differenz. (Nach Ulmer, Reichel et al., 1967)

Häufung chronisch obstruktiver Bronchitiden bei diesen fortgeschrittenen Formen der Silikose überrascht nach dem Gesagten nicht. Ursächliche Verknüpfungen können jedoch nach diesen epidemiologischen Erkenntnissen, die sich auch mit den klinischen Erfahrungen englischer und belgischer Autoren bei der simple coal worker pneumoconiosis decken (Cotes, 1968; Carpenter, Cochrane et al., 1956; Gilson, 1957a, b; Higgins et al., 1956, 1959; Minette, 1971; Sluis-Cremer et al., 1967) nur dann angenommen werden, wenn der silikotische Prozeß durch Schwielenbildungen, Schrumpfungen und Verziehungen zu einer Beeinträchtigung des Bronchialsystems geführt hat. Als Folge der die Grunderkrankung „Silikose" komplizierenden obstruktiven Bronchitis entstehen dann die schweren Ventilationsstörungen mit den noch zu besprechenden Gasaustauschstörungen und Druckveränderungen im kleinen Kreislauf, die das Endstadium der reinen Silikose und der Mischstaubsilikose in entscheidender Weise prägen.

Ein schwieriges sozial- und arbeitsmedizinisches Problem stellt aber die chronische Bronchitis bei beginnender oder leichter Silikose dar (Valentin, 1968b). Es ist auch hier versucht worden, mit statistischen und epidemiologischen Unterlagen eine Basis zu erarbeiten (Minette, 1971; Reichel, Ulmer et al., 1969; Ulmer et al., 1968). Dabei ist der in Abbildung 32 gezeigte Befund von großer Bedeutung, daß Bergleute mit generalisierten, kleinfleckigen Silikosen (A m n p) nicht häufiger an obstruierenden Bronchitiden erkranken als vergleichbare Männer anderer, nicht staubexponierter Berufsgruppen. Dies entspricht auch den Ergebnissen von CARSTENS et al. (1958, 1959, 1963), die bei einer statistischen Erhebung die Voraussetzungen für die Annahme kausaler Beziehungen zwischen disseminierter Silikose und begleitender Bronchitis nicht erbringen konnten. WORTH (1960a, b) hat ebenfalls bei der Messung in- und exspiratorischer Strömungswiderstände mit Hilfe der Verschlußdruckmethode bei Bergleuten mit und ohne Silikose gegenüber gleichaltrigen, nicht staubexponierten Arbeitern keine Differenzen nachweisen können. VALENTIN, KANN et al. (1960) sowie VALENTIN (1968b) stellten bei Untersuchungen an 1000 Kohlenbergarbeitern fest, daß die leichtgradige Silikose im allgemeinen keinen Krankheitswert besitzt. Ein ursächlicher Zusammenhang zwischen Bronchitis einerseits und Silikose andererseits ist nach Auffassung dieser Autoren im allgemeinen nur bei mittelgradigen Silikosen möglich.

Gestützt auf pathologisch-anatomische Befunde bei der Kohlenbergarbeiter-Pneumokoniose und anderen Mischstaubsilikosen (GIESE, 1960; GOUGH, 1947; HARTUNG, 1964; HEPPLESTON et al., 1961; KÜHNE, 1965; RYDER, LYONS et al., 1970) wurde allerdings von CARSTENS (1961), LYONS, RYDER et al. (1972), ROGAN, ATTFIELD et al. (1973), WORTH (1960a, b) und WORTH et al. (1964) die Frage aufgeworfen, ob viele der nachgewiesenen bronchopulmonalen Funktionsanomalien bei Silikosekranken Folge einer unspezifischen Staubschädigung sind, die zum Staubemphysem und zur staubbedingten Bronchitis führen. Auf dieses Problem wurde in den Kapiteln S. 219ff. im einzelnen eingegangen. An dieser Stelle sei nur kurz soviel zusammengefaßt, daß wir bisher keine Hinweise dafür haben, daß die leichtgradigen Formen der Silikose in der Regel die Entstehung und den Verlauf einer chronischen Bronchialerkrankung mit obstruktiven Belüftungsstörungen verursachen oder begünstigen.

III. Die arteriellen Blutgase Verteilungsstörungen, Diffusionsstörungen

Die Folgen der bei der Silikose und der chronischen Staubbelastung vorkommenden Ungleichheiten der Lungenbelüftung bleiben für den Gasaustausch relativ gering, solange die Silikose oder Mischstaubsilikose nicht durch stärkere obstruktive Prozesse kompliziert wird (Abb. 33). Der arterielle Sauerstoffdruck zeigt wie bei einer chronischen Staubbelastung nur eine leichte Erniedrigung (BRASSEUR, 1963a; BRUCE, 1942a, b; DIERCKX, GILLARD et al., 1970; FRIEHOFF, 1961; FRIEHOFF, DREWS et al., 1961; LAVENNE, 1964a, b; LEE, 1971; MOTLEY, LANG et al., 1950; RASMUSSEN, 1972; RASMUSSEN, NELSON, 1971; REICHEL, 1965a, b; REICHEL et al., 1960, 1962, 1969; TZOLOFF, 1965; ULMER, 1971a,b; ULMER, REICHEL et al., 1964, 1967, 1972; VERSTRAETEN, 1962; WORTH, MUYSERS et al., 1963). Der Grad der arteriellen Sauerstoffdruckerniedrigung korreliert mit einer Vergrößerung der alveolär-arteriellen Sauerstoff- und Kohlensäuredruckdifferenz, die auf eine ungleiche Ventilation-Perfusion und Diffusion in der Pneumokonioselunge zurückgeführt werden kann (Verteilungsstörung). Die Veränderungen sind nur in geringem Maße von der röntgenologisch nachweisbaren Ausdehnung des pneumokoniotischen Prozesses abhängig (DIERCKX, GILLARD et al., 1970; LAVENNE, 1964; LEE, 1971; MOTLEY, 1950, 1960; MUYSERS et al., 1961, 1962; RASMUSSEN, 1972; REICHEL, 1972a, 1974; SARTORELLI et al., 1963; SIEHOFF, 1960; ULMER, 1971a, b; ULMER, REICHEL et al., 1964, 1972a, b; WORTH, GASTHAUS et al., 1961).

Nach unseren Erfahrungen bei den Kohlenbergarbeiter-Pneumokoniosen weisen die Silikosen, unabhängig von ihrem röntgenologischen Schweregrad, nur in 10—20% der Fälle in Ruhe oder während der Arbeit leicht erniedrigte Sauerstoffdrucke auf, die in der Regel um 3—4 mm Hg den altersüblichen Streubereich unterschreiten (REICHEL, 1965a). Nur in etwa 3% der Fälle kommen bei Kohlenbergarbeiter-Pneumokoniosen ohne obstruktive Ventilationsstörungen Hypoxiegrade vor, denen eine Rückwirkung auf

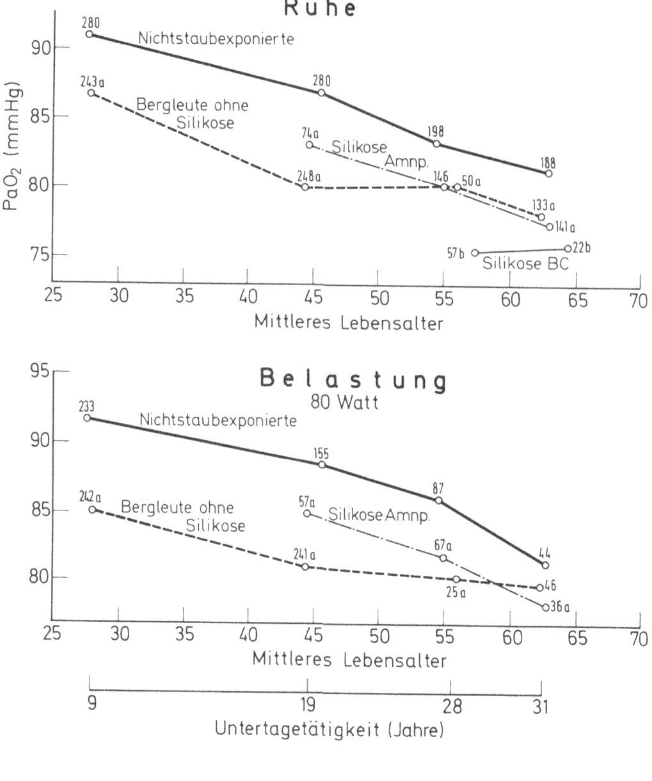

Abb. 33. Arterieller Sauerstoffdruck (P_aO_2) und arterieller Kohlensäuredruck (P_aCO_2) in Abhängigkeit vom mittleren Lebensalter bei nichtgrubenstaubexponierten Arbeitern, bei Bergleuten ohne und mit Silikosen (A m n p bzw. B C). Die eingetragenen Zahlen geben die Anzahl der Untersuchten wieder. Die mit *a* gekennzeichneten Werte sind von denen Nichtgrubenstaubexponierten statistisch signifikant verschieden. Die mit *b* gekennzeichneten Werte zeigen einen gesicherten Unterschied zu den Bergleuten ohne Silikose

den Pulmonalisdruck, das Herzzeitvolumen und die Coronardurchblutung zuzusprechen ist (Reichel, 1965a). Ähnliche Veränderungen treten auch bei chronischen Rauchern (Abb. 34), Fettsüchtigen und Bettlägrigen auf (Reichel, Ulmer, 1970). Auch eine Belastungshypoxaemie wie sie von Bühlmann, Schuppli (1960) und Rossier, Bühlmann (1955) bei den Mineursilikosen gelegentlich beobachtet wurde, zählt an sich nicht zum charakteristischen Funktionsschaden der Mischstaubsilikose (Reichel, 1965a; Ulmer *et al.*, 1964; Worth *et al.*, 1963).

Demgegenüber können Silikosen mit obstruktiven Belüftungskomplikationen in einem Teil der Fälle ebenso wie jede obstruktive Emphysembronchitis zu erheblichen Gasaustauschstörungen führen. Unter 58 von uns in früheren Jahren genau durchuntersuchten, klinisch schwer verlaufenden Kohlenbergarbeiter-Pneumokoniosen war in 98% eine schwere obstruktive Belüftungsstörung nachzuweisen, die in 48% zu alveolären Hypoventilationen mit z.T. kompensierter respiratorischer Azidose und in 23% der Fälle zur ausgeprägten isolierten Hypoxaemie geführt hatten (Ulmer, Reichel, 1964). Die enge, ursächliche Verknüpfung von schwerer obstruktiver Ventilationsstörung, alveolärer Hypoventilation und der zur Rechtsherzüberlastung und Insuffizienz führenden pulmonalen Hypertonie ist bei der

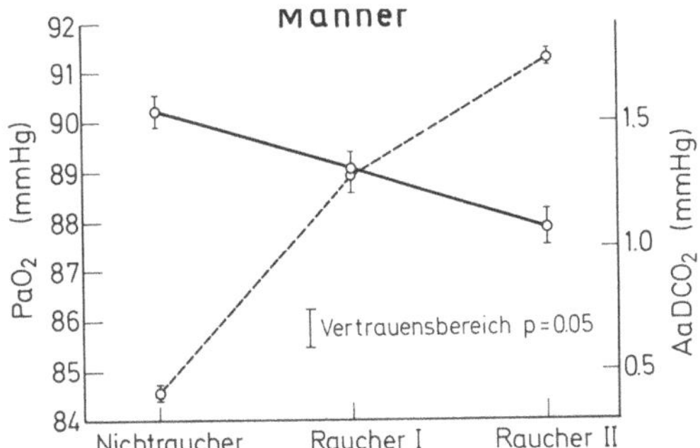

Abb. 34. Abhängigkeit des arteriellen Sauerstoffdruckes (P_aO_2) und der alveolär-arteriellen Kohlensäuredruckdifferenz (A_aDCO_2) von der Dauer und Menge des Tabakkonsums, Mittelwerte und Streuung des Mittelwertes aus 4564 Einzelbeobachtungen bei 30—70jährigen Männern. (Nach REICHEL, ULMER, 1970)

Silikose wie bei vielen anderen Bronchial- und Lungenerkrankungen unbestritten (BRASSEUR, 1963 a; LAVENNE, 1964). Silikosen oder Mischstaubsilikosen, die nicht durch obstruktive Bronchialprozesse kompliziert werden und die funktionell keinen Hinweis für eine obstruktive Belüftungsstörung aufweisen, zeigen aber in der Regel keine klinisch relevanten kardiorespiratorischen Ausfallserscheinungen (COTES, 1968; GILSON, HUGH-JONES, 1955; ULMER, 1971 a, b; ULMER, REICHEL, 1964, 1972). Die bei diesen Formen der Silikose zu beobachtenden Funktionsanomalien wie Belüftungsungleichmäßigkeiten, Verteilungsstörungen und die geringfügig das altersbedingte Ausmaß überschreitende Einschränkung der spirographischen Meßgrößen (Tabelle 16) unterscheidet sich nicht oder kaum von den Werten, die nach einer chronischen Staubbelastung ohne Entwicklung silikotischer Lungenveränderungen beobachtet wird.

Da in fibrotischen Lungengeweben sowohl die Alveolar- als auch die Kapillarstruktur zugrunde geht, ist es naheliegend, bei der Silikose das Vorkommen einer Diffusionsstörung im Sinne eines alveolär-kapillären Blocks zu vermuten (ROSSIER, BÜHLMANN et al., 1955). Auch Einzelbeobachtungen von GAENSLER et al. (1960, 1972) bei Sandstrahlern, bei der Graphit-Pneumokoniose und akuter Silikose lassen das Vorkommen von Diffusionsstörungen wahrscheinlich erscheinen. Diese Autoren berichteten über einige Silikosefälle ohne ventilatorische Stö-

rungen, bei denen die DLCO auf ein Drittel des Normalen reduziert war und der alveolär-arterielle Sauerstoffgradient eine starke Vergrößerung aufwies. Aber schon die Tatsache, daß bei den Mischstaubsilikosen belastungsabhängige Hypoxaemien in nennenswertem Umfang nicht gefunden werden (LAVENNE, MEERSMANN et al., 1965; REICHEL, 1965a; ULMER, REICHEL et al., 1964, 1972; WORTH et al., 1963) deutet darauf hin, daß Diffusionsstörungen im klassischen Sinne und im nennenswerten Umfang bei der Silikose nicht vorkommen können. Sollte die Silikose tatsächlich in der Regel zum alveolär-kapillären Block mit Störungen der Arterialisierung führen, so wäre zu erwarten, daß mit fortgeschrittenen röntgenmorphologischen Befunden die Häufigkeit belastungsabhängiger arterieller Hypoxaemien zunehmen. Dies ist jedoch nicht der Fall.

Trotzdem ist immer wieder gerade bei der Silikose versucht worden, durch Messungen der Kohlenmonoxyd-Diffusionskapazität (des sog. Transfer-Faktors) die silikosespezifische Funktionseinschränkung nachzuweisen (BILLIET, 1965; BILLIET et al., 1964; BATES, CHRISTIE, 1964; COTES, 1968; COTES et al., 1971, 1972; CUGELL et al., 1956; DECHOUX, 1969; DECHOUX et al., 1964, 1969; ENGLEBERT, DE COSTER, 1965; GAENSLER et al., 1960; GILSON, HUGH-JONES, 1955; MAEHRLEIN, 1971; PEZZAGNO et al., 1961; PODLESCH et al., 1966; TECULESCU, STANESCU, 1970; ZEDDA, ARESINI et al., 1973). PODLESCH et al. (1966) fanden bei 15% der Kohlenbergarbeiter-Pneumokoniosen eine leicht erniedrigte DCO, unabhängig vom Röntgengrad der Silikose (Abb. 35).

DECHOUX und PIVOTEAU (1960, 1964) und PIVOTEAU und DECHOUX (1972) konnten in einem größeren Untersuchungsgut bei mikronodulären Anthrakosilikosen aus dem Kohlenbergbau in 5—14% der Fälle eine Einschränkung der Diffusionskapazität nachweisen bei sonst normaler Lungenfunktion. BILLIET und ULBURGHS (1966) fanden unter 800 Kohlenbergarbeiter-Pneumokoniosen nur in 4 Fällen eine nennenswerte Einschränkung der DLCO. ENGLEBERT, COSTER (1965), BILLIET, ULBURGHS (1966) betonen außerdem, daß die bei den Mischstaubsilikosen des Kohlenbergarbeiters zu beobachtenden Pinhead-Typen (P-Typen) im allgemeinen bei einer etwas erhöhten Ventila-

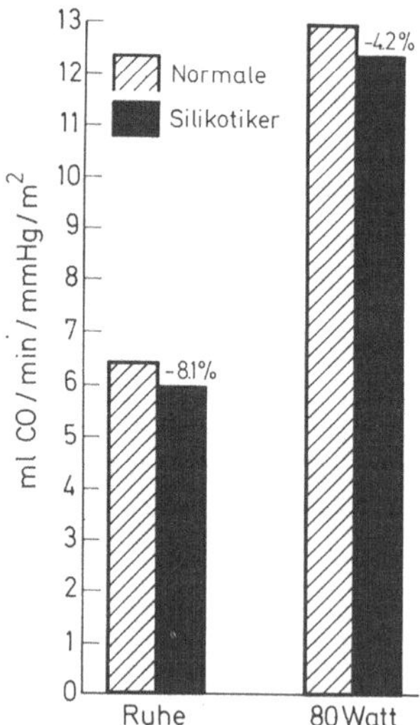

Abb. 35. Verhalten der Diffusionskapazität für Kohlenmonoxyd in Ruhe und unter Belastung bei Gesunden und Patienten mit Kohlenbergarbeiter-Pneumokoniosen. Zwischen beiden Gruppen ergibt sich keine Differenz, die für das Vorliegen von Diffusionsstörungen nennenswerten Ausmaßes bei der Kohlenbergarbeiter-Pneumokoniose sprechen. (Nach Podlesch, Stevanovic et al., 1966)

tion während der Arbeit niedrigere Transfer-Faktoren aufweisen als andere Formen der Silikosen. Dieser Befund wird von Cotes et al. (1971, 1972) darauf zurückgeführt, daß diese Formen der Pneumokoniose eher zu einem fokalen Emphysem führen als die mikronodulären Arten. Aber auch diese Meßdifferenzen sind so gering, daß ihnen eine praktische Bedeutung bei der Beurteilung des Einzelfalles kaum zukommt.

Nun gibt es kaum eine Lungenerkrankung, die nicht mit einer Veränderung der Diffusionskapazität einhergehen könnte. Die Problematik dieses Meßwertes liegt letztlich darin, daß er alle Störungen mitenthält, die im Grunde Folge einer Inhomogenität von Ventilation-Perfusion und Diffusion sind. Eine pathologische Veränderung des Meßwertes „Diffusionskapazität" ist also nicht gleichbedeutend mit einer pathologischen Veränderung der Diffusion (Forster, 1965; Ulmer, Reichel et al., 1970). Dies gilt im besonderen Maße für die pneumokoniotische Lunge, die wegen des Nebeneinanders von fibrösen, emphysematösen und bronchialen Veränderungen eine gegenüber dem

Normalen gesteigerte Inhomogenität der Lungenbelüftung und Perfusion aufweist. Dechoux, Pivoteau et al. (1960) sehen in der DLCO-Diffusionsmessung bei Silikosen daher eher einen globalen Index zur Beurteilung des Gasaustausches als eine spezielle Methode zur Messung von silikosespezifischen Diffusionsstörungen. Auch wir sind ebenso wie Frans, Brasseur (1971) und Lavenne, Meersmann et al. (1965) auf Grund unserer Erfahrungen der Ansicht, daß das Verhalten der Sauerstoffwerte im Blut in Ruhe und bei Belastung ebenso wie die DLCO bei Kohlenbergarbeiter-Pneumokoniosen oder ihnen verwandten Mischstaubsilikosen in der Regel nicht zur Annahme eines silikosebedingten alveolär-kapillären Blocks im üblichen Sinne berechtigt.

IV. Die Perfusionsszintigraphie

Mit dem Ausbau der Perfusionsszintigraphie eröffnet sich für den Kliniker die Möglichkeit, einen Einblick in die Verteilung der Lungenzirkulation zu nehmen (Krumholz, Burnham et al., 1972; Novak, 1970; Vaskov, 1972). Schon bei den röntgenologischen Frühstadien der Silikose finden sich häufig disseminierte Aktivitätsdifferenzen im Szintigramm (Hennig, Woller et al., 1970; Pescetti, Sulotto et al., 1969; Scherer, Göbbeler et al., 1969; Schröder, 1971; Schröder, Magdeburg et al., 1969; Smidt, Gasthaus et al., 1969; Smidt, Krekeler et al., 1973; Wiedermann, Barborik et al., 1968). Die Beobachtung ist jedoch nicht für die silikotische Fibrose typisch. Sie findet sich auch bei staubbelasteten Kohlenbergarbeitern ohne röntgenologische Anzeichen einer Silikose (Smidt, Gasthaus et al., 1969; Smidt, Krekeler et al., 1973). Auf die Inhomogenität von Ventilation und Lungenperfusion bei staubbelasteten Kohlenbergarbeitern und bei Silikosen wird im Abschnitt „Staubbelastung und Lungenfunktion" noch ausführlich einzugehen sein. Im übrigen korrespondiert bei der Silikose der Röntgenbefund nicht immer mit den Ergebnissen der Lungenszintigraphie (Hennig, Fritz et al., 1968; Jucker, 1970; Pescetti, Sulotto et al., 1969; Scherer,

GÖBBELER *et al.*, 1969; SMIDT, GASTHAUS *et al.*, 1969). Besonders bei schweren Silikosen mit Schwielenbildungen und fortgeschrittenem Lungenemphysem überrascht oft die Diskrepanz zwischen röntgenologischen, klinischen, szintigraphischen und funktionsanalytischen Befunden (KÜHNEMANN, FISCHERDICK, 1968; PESCETTI, SULOTTO *et al.*, 1969; SMIDT, GASTHAUS *et al.*, 1969). Das Perfusionsszintigramm hat jedoch in Ergänzung zu einem Röntgenbild informativen Wert, da es in manchen Fällen die immer wieder zu beobachtende Diskrepanz zwischen dem Grad der Silikose im Röntgenbild einerseits und dem Ausmaß der funktionellen Ausfallserscheinungen andererseits verständlich machen kann. Im übrigen spiegelt das Lungenszintigramm bei der Silikose in den meisten Fällen nur die starke Perfusionsinhomogenität wider, die sich auch in der Lungenfunktion stark Staubbelasteter und Silikosekranker darstellt (s. auch Abschnitt „Lungenfunktion und Staubbelastung").

L. Lungenfunktion und chronische Staubbelastung

Es gibt eine Reihe von Befunden die belegen, daß die Arbeit in den Staubberufen zu respiratorischen Anomalien führt (CARSTENS, 1961; CARSTENS, BRINKMANN *et al.*, 1958, 1959; DFG Forschungsbericht, 1975; FLETCHER, 1958; FLETCHER, GILSON *et al.*, 1966; GREVE, VISSER *et al.*, 1963; ISTVAN, 1964; KIBELSTIS, 1973; RASMUSSEN, NELSON, 1971; RASMUSSEN, 1972; REICHEL *et al.*, 1969, 1970, 1971; ROGAN, ATTFIELD *et al.*, 1973; ULMER, 1963, 1967a, 1971a, b; ULMER *et al.*, 1967, 1968; VALENTIN *et al.*, 1971; WORTH, 1960a, b, 1963; WORTH *et al.*, 1959, 1961, 1964). Eine genaue Analyse der Lungenfunktionswerte ergibt einige charakteristische Funktionsanomalien, die mit einer chronischen Staubbelastung in Zusammenhang gebracht werden können.

So berichteten CARSTENS, BRINKMANN *et al.* (1958, 1959) und WORTH *et al.* (1959), daß bei Untertage beschäftigten Bergarbeitern eine leichte Abweichung der spirographischen Meßwerte vom Normalen festzustellen ist. Die Vitalkapazität und der Atemstoßtest zeigen bei Bergleuten jenseits des 50. Lebensjahres im allgemeinen eine Verminderung (s. Tabelle 16). HIGGINS (1972); HIGGINS *et al.* (1959, 1961, 1968); ROGAN, ATTFIELD *et al.* (1973), die in den Kohlenrevieren von England, Wales und West Virginia ähnliche epidemiologische Erhebungen wie CARSTENS und WORTH gemacht haben, bestätigen ebenfalls den Befund einer leicht erniedrigten 1-sec-Kapazität bei Kohlenbergarbeitern mit und ohne Mischstaubsilikose.

Die funktionelle Residualkapazität liegt in den Mittelwerten bis zum 34. Lebensjahr und jenseits des 50. Lebensjahres bei Staubexponierten um ca. 20%, die Residualluft um 20—30% höher als bei gleichaltrigen, nichtstaubexponierten Personen (MORGAN *et al.*, 1971, 1972; WORTH, 1960a; WORTH *et al.*, 1959).

Differenzen, wie sie sich bei den Lungenvolumina fanden, bestehen auch bei den arteriellen Sauerstoffdrucken (MUYSERS *et al.*, 1961, 1962; ROESKE, 1966; ULMER, REICHEL *et al.*, 1967; WORTH, 1960a, b; WORTH *et al.*, 1961, 1963). Wie bereits aus der Abb. 33 hervorgeht, zeigt der arterielle Sauerstoffdruck in Bergbaukollektiven um 2—3 mm Hg niedrigere Werte als in einer vergleichbaren nichtstaubexponierten Population. Die Veränderungen sind verbunden mit einer Vergrößerung der alveolär-arteriellen Sauerstoff- und Kohlensäuredruckdifferenz (MUYSERS, SIEHOFF *et al.*, 1961, 1962; SIEHOFF, 1960; REICHEL, 1972; ULMER, REICHEL, 1964, 1972), mit einer um 10—30% verlängerten Einmischzeit für Fremdgase (SIEHOFF, WORTH *et al.*, 1963; WORTH, 1963), einer frequenzabhängigen Abnahme der dynamischen Compliance (MUYSERS, SIEHOFF *et al.*, 1966) und einer leichten Verminderung der DCO (KIBELSTIS, 1973). Wie schon im vorherigen Kapitel erörtert wurde, gehen diese Veränderungen auf eine verstärkte Inhomogenität der Ventilations-, Perfusions- und Diffusionsbedingungen in der staubbelasteten Lunge zurück, die das vom Normalen her bekannte Maß der Ungleichmäßigkeit überschreitet (Abb. 33).

Eine ganz ähnliche Entwicklung wie nach chronischer Staubbelastung wird aber auch nach anderen Affektionen der Lunge beobachtet. So zeigen z.B. Raucher ein von der

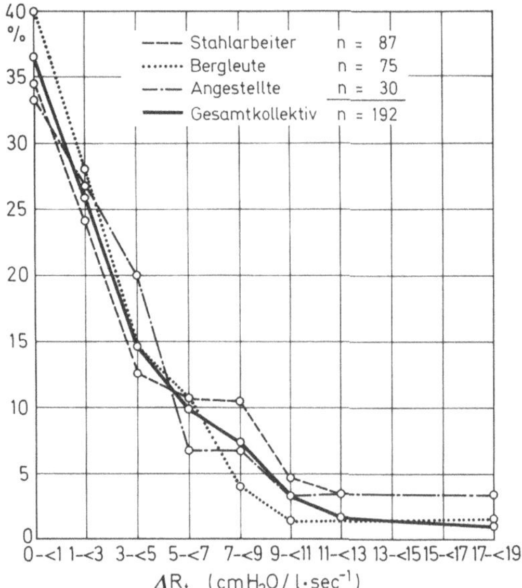

Abb. 36. Einfluß einer 1 minütigen Inhalation von Acetylcholinchlorid auf den Bronchialwiderstand. Auf der Ordinate sind die Häufigkeiten in %, auf der Abszisse die verschiedenen Bronchialwiderstandsanstiege 2 min nach Inhalationsende aufgetragen. Die Häufigkeit der Bronchialwiderstandsanstiege in den Untersuchungsgruppen ist nicht voneinander verschieden (x^2 über x^2 0,4). (Nach Reichel, Ulmer et al., 1969)

Dauer und Schwere des Rauchens abhängigen Abfall des arteriellen Sauerstoffdruckes (Abb. 34) (Reichel, Ulmer, 1970). Gleichzeitig steigt die alveolär-arterielle Kohlensäuredruckdifferenz an und die DCO sinkt (Kibelstis, 1973), ein Ausdruck für die zunehmende Inhomogenität von Ventilation und Perfusion in der Raucherlunge. Dasselbe läßt sich bei länger bettlägrigen Patienten, bei Übergewichtigen und mit zunehmendem Lebensalter feststellen (Reichel, Ulmer, 1970). Sicher ist jedoch, daß auch unter Ausschaltung der Rauchergewohnheiten und des Alters die Beziehungen zwischen Staubbelastung und den beschriebenen funktionellen Anomalien in epidemiologischen Studien festzustellen sind (DFG Forschungsbericht, 1975; Valentin et al., 1971).

Für die klinische Bewertung dieser mit Staubarbeit, dem Rauchen, dem Alter und anderen schädigenden Umweltnoxen in Zusammenhang stehenden Befunden ist es wichtig, daß es sich um geringfügige Veränderungen handelt, die nur beim statistischen Vergleich größerer Kollektive erkennbar sind und im Einzelfall kaum vom normalen Streubereich abgegrenzt werden können (Reichel, 1965a; Reichel, Ulmer et al., 1969; Ulmer et al., 1965, 1967, 1968; Valentin et al., 1971). So entsprechen im Mittel z.B. die Sauerstoffwerte unserer Kohlenbergarbeiter und anderer Staubarbeiter denen einer Bevölkerung, die 500 m über Seehöhe lebt.

Bei der ätiologischen und prognostischen Beurteilung ist vor allem zu berücksichtigen, daß die im Verlauf der Staubarbeit auftretenden funktionellen Anomalien keine erkennbare Beziehung zur klassischen Emphysembronchitis haben (s.S. 219ff.). Für einen reflektorischen Bronchospasmus nach Inhalation von Staubaerosolen, wie er von Dautrebande (1953, 1963), Dautrebande et al. (1948/49, 1960) sowie Dubois und Dautrebande (1958) im Tierversuch und in Einzelbeobachtungen am Menschen beobachtet wurde, ergeben die Untersuchungen an staubigen Arbeitsplätzen Über- und Untertage keinen Anhalt (Reichel, Feldmann et al., 1962; Worth, Valentin et al., 1955, 1956; Worth, Schürmeier et al., 1956). Nur Patienten mit sekundär gesteigerter bronchomotorischer Erregbarkeit, z.B. als Folge eines Asthma bronchiale oder einer Bronchitis, weisen gelegentlich nach akuter Staubexposition bronchospastische Symptome auf (Ulmer, Reif et al., 1961; Ulmer, Biebricher, 1965; Biebricher, Ulmer, 1963). Nach der Inhalation von Acetylcholin, auf das Patienten mit unspezifischen Bronchialerkrankungen häufiger und stärker reagieren als gesunde Personen (Minette, Bruninx et al., 1963; Stempel, 1971; Ulmer, 1966, 1971b; Tiffeneau, 1955) lassen sich zwischen Bergleuten, Stahlarbeitern und Büroangestellten keine verwertbaren Unterschiede feststellen (Minette, Bruninx et al., 1963; Reichel, Ulmer et al., 1969; Stempel, 1971) (Abb. 36). Daraus kann der Schluß gezogen werden, daß die Reagibilität des Bronchialsystems auf bronchokonstriktorisch wirkende Reize bei staubexponierten Arbeitern nicht erhöht ist. Dieser Befund steht in Übereinstimmung mit der schon erörterten Beobachtung, daß Arbeiter mit gesundem Bronchialsystem bei akuter Staubbelastung, wie sie etwa im Kohlenbergbau zu beobachten ist, nicht mit einem Bronchospasmus reagieren (BIEBRICHER, REIF *et al.*, 1963; REICHEL, FELDMANN *et al.*, 1962; ULMER, REIF *et al.*, 1961; ULMER, BIEBRICHER, 1965; WORTH *et al.*, 1955, 1956).

M. Spezifische Therapie und Prophylaxe der Silikose

Es hat nicht an Überlegungen und Versuchen gefehlt, bei staubgefährdeten Arbeitern in größeren Gruppen ohne individuelle Indikationsstellung, unabhängig von der technischen Staubbekämpfung, Verfahren zu entwickeln, um der Entstehung einer Silikose vorzubeugen oder eine bereits vorhandene Silikose in ihrer weiteren Entwicklung zu hemmen. Es würde zu weit führen, alle therapeutischen und prophylaktischen Vorschläge im Kampf gegen die Silikose näher zu erläutern. Sie umfassen, um nur einige zu nennen, die Empfehlungen, mit Kaugummi die Mundatmung zu fördern und damit eine erhöhte Staubaufnahme zu vermeiden (BREIDENBACH, 1954), die Heilanaesthesie mit Impletol (HUNEKE, 1951), die Atemgymnastik, klimatische Kuren, vegetative Umstimmung (SCHNEIDER, 1951), Röntgenbestrahlung des Hilus (COCCHI, 1951), ebenso wie die Aluminiumprophylaxe und die Anwendung von PVNO. Viele dieser Vorschläge zielen lediglich auf eine Linderung der subjektiven Beschwerden des Silikosekranken. Andere Empfehlungen beruhen auf leicht widerlegbaren hypothetischen Vorstellungen. In diesem Zusammenhang muß festgestellt werden, daß auch heute noch trotz intensiver Bemühungen eine praktisch durchführbare kausale Therapie bei der Silikose nicht existiert. Trotzdem gibt es eine Reihe von wichtigen Ansätzen, auf die im folgenden eingegangen werden soll.

I. Arbeitsplatzwechsel und Verhütung einer gefährdenden inhalativen Belastung

Die wichtigste Prophylaxe der Pneumokoniosen ist zweifellos die Staubbekämpfung am Arbeitsplatz mit dem Ziel, den Staubgehalt in der Atmosphäre durch technische Einrichtungen zu vermindern oder durch individuelle Atemschutzgeräte die Atemluft vom Staub zu befreien. Es handelt sich hier um technische Maßnahmen, die an dieser Stelle nicht besprochen werden sollen (s.S. 11 ff.).

Für die medizinische Verhütung gilt grundsätzlich wie bei allen anderen exogenen Noxen die Regel, den Kranken aus dem schädigenden Milieu zu entfernen. Bei der Silikose ergeben sich dabei mitunter Besonderheiten, die auf den außerordentlich chronischen, nur sehr langsam progredienten Verlauf beruhen, der in vielen Fällen, namentlich von Mischstaubsilikosen, erlaubt, daß der Silikotiker im staubgefährdeten Milieu die normale Altersgrenze der Berufsarbeit nahezu oder völlig erreichen kann. Auf der anderen Seite ist zu beachten, daß trotz Entfernung aus dem Staubmilieu die Silikose nicht zur Ruhe kommen muß, sondern in manchen Fällen weiterhin bis zum schweren Endstadium fortschreitet; wenn auch dieser ungünstige Verlauf bei den meisten Formen der Mischstaubsilikose heute sehr selten ist. Schließlich ist der Einwand nicht ganz von der Hand zu weisen, daß bei Entfernung eines Silikotikers aus dem Staubmilieu damit zwangsläufig ein frischer, noch nicht geschädigter Arbeiter der Staubgefahr ausgesetzt wird, ohne daß dem ersteren ein Nutzen daraus erwächst. Auf Grund dieser verschiedenen Überlegungen ist es daher in besonders gelagerten Einzelfällen zu erwägen, ob die Entfernung des Erkrankten aus dem Staubmilieu wirklich eine sinnvolle Maßnahme darstellt oder nicht. Besonders bei den älteren Arbeitnehmern mit qualifizierter Ausbildung ist auch an die wirtschaftlichen Folgen für den Betroffenen zu denken, die selbst bei Gewährung einer finanziellen Leistung der Berufsgenossenschaft nicht völlig ausgeglichen werden können.

Auf der anderen Seite ist die Prognose der Quarzstaublungenerkrankungen um so günstiger, je geringfügiger die Schädigung bei Abschluß der Quarzstaubexposition war. Man wird daher im allgemeinen den Grundsatz beherzigen müssen, daß jeder, der röntgenologisch die Zeichen einer eindeutigen Quarzstaublungenerkrankung aufweist, aus dem gefährlichen Staubmilieu zu entfernen ist. Nur ganz besondere Ausnahmesituationen rechtfertigen eine Abweichung von diesem Vorgehen.

II. Die Leit- oder Schutzstaubbehandlung und sonstige medikamentöse Versuche

Die Erfahrung bei den Mischstaubsilikosen zeigt, daß die Begleitmineralien eines Staubgemisches einen erheblichen Einfluß auf die Pathogenität des beigemengten Quarzes ausüben können, entweder aktivierend wie Alkali (Chapman, 1932; Kessler, 1931; Kilgore, 1932), oder im hemmenden Sinne wie Kalk, Tonerde (Jötten, 1941), Eisenoxyd (Kettle, 1932) oder Aluminium (Denny, Robson et al., 1937). Dieser Beobachtung liegt die Idee der Leit- oder Schutzstaubbehandlung der Silikose zugrunde.

1. Die Aluminiumprophylaxe

Die Aluminiumprophylaxe der Silikose basiert auf den Versuchen von Denny, Robson et al. (1937, 1939). Sie beobachteten, daß die Löslichkeit von Quarz im Wasser durch den Zusatz von Aluminium oder Aluminiumverbindungen vermindert wird. Die drei kanadischen Autoren stellten daraufhin tierexperimentelle Untersuchungsreihen an, die belegten, daß die Entwicklung der silikotischen Veränderungen durch Aluminium deutlich gehemmt wird (Denny, Robson et al., 1939).

Unterstützt wurden die aus diesen Experimenten gezogenen Schlüsse durch die Erfahrung aus der Praxis, wonach in Gruben mit einem Gehalt von 35% freier Kieselsäure im Schwebestaub keine Silikosen auftraten, wenn ihm gleichzeitig ein hoher Prozentsatz

des Aluminiums (10—20%) beigemengt war. In der Folgezeit durchgeführte Tierversuche sowie Versuche mit Zellkulturen zur Frage der Silikoseprophylaxe durch Aluminium oder durch seine Verbindungen ergaben teilweise eine Bestätigung der Ergebnisse von Denny, Robson und Irwin (1937, 1939) (Dworski, 1955; King, 1950; King, Wright et al., 1950; King, Harrison et al., 1958; Marks, 1957, 1959; Marks et al., 1956; Schepers, 1958, 1961; Schepers, Delahant et al., 1961; Schmidt, 1951). Andere Autoren sahen durch metallisches Aluminium keine oder eine nur geringe Beeinflussung der experimentell hervorgerufenen Silikose (Dale, King, 1953; King, 1950; King et al., 1945, 1958; Reif, Weller et al., 1965; Ulmer, 1964a; Ulmer, Rasche et al., 1964).

Während man im Bereich des amerikanischen Kontinents, insbesondere in Kanada, bald dazu überging, die Aluminiumprophylaxe in Bergbaubetrieben mit metallischem Aluminiumstaub durchzuführen (Bamberger, 1945; Brown, van Winkle, 1949; Crombie, Blaisdell et al., 1944; Dworski, 1955; Hannon, 1953; Hannon et al., 1949, 1960), war man in Europa in Kenntnis des Krankheitsbildes der Aluminiumlunge zurückhaltender (Baader, 1960; Goralewski, 1939, 1942; Goralewski, Jaeger, 1942; Jötten, Eickhoff, 1942; Jordan, 1961; Kahlau, 1941; Kirch, 1942; Mitchell, Manning et al., 1961). Der europäische Bergbau wurde vor allem durch die zusammenfassende Analyse von Matla (1946) beeinflußt, die zur Aufnahme der Aluminiumprophylaxe nicht ermutigte. Auch der später verfaßte Bericht von Edwards (1947), der im Auftrag einer Versicherungsgesellschaft eine Studienreise nach Kanada und in die USA unternommen hatte, gab eher den Bedenken gegen eine Aluminiuminhalation Gewicht. Die Berichte über angebliche Erfolge in Kanada lassen sich nicht ohne weiteres als Beweis für die Wirksamkeit der Aluminiumprophylaxe mit metallischem Aluminiumpulver heranziehen, da gleichzeitig mit ihrer Einführung in allen Betrieben die Verpflichtung zur konventionellen Staubbekämpfung unter Kontrolle eines technischen Stabes die Betriebsbedingungen und Staubkonzentrationen änderte, ein Vorgang, der mit Sicherheit die Häufigkeit, den Verlauf und die Prognose der silikotischen Lungenveränderungen entscheidend im günstigen Sinne mitbeeinflußt hat (EDWARDS, 1947; SORENSON, CAMPBELL *et al.*, 1974). Die schon zitierten tierexperimentellen Befunde von WELLER, REIF *et al.* (1966), bei denen wiederum nachgewiesen wurde, daß im Bestaubungsversuch mit Kohle-Quarzgemischen metallisches Aluminium in Form des McIntyre-Aluminiumpulvers keine nennenswerte fibrosehemmende Wirkung entfaltet, spricht ebenso wie die kritische Würdigung aller bisher zu diesem Problem vorgelegten Befunde gegen die Zweckmäßigkeit und Wirksamkeit einer Prophylaxe mit metallischem Aluminiumpulver.

Dagegen versprechen die Einführung des Aluminiumchlorids (ULMER, WELLER *et al.*, 1964; DANIEL, MARTIN *et al.*, 1971) und des Aluminiumhydroxyds (DANIEL, MARTIN *et al.*, 1971) in die Verhütung und die Therapie der menschlichen Silikose und Mischstaubsilikose in Zukunft Aussichten auf Erfolg. In diesem Zusammenhang muß darauf hingewiesen werden, daß die von DENNY, ROBSON *et al.* (1937, 1939) beobachtete Hemmung der fibrogenetischen Wirkung des Quarzes durch Aluminium an sich auf das sich aus dem metallischen Aluminium und Aluminiumoxyd bildende Aluminiumhydroxyd zurückgeht. Letzteres umgibt die Quarzteilchen mit einer Hydroxydschicht, wobei es gleichgültig ist, ob dieses Hydroxyd im Organismus aus Aluminiummmetall oder einem Aluminiumsalz entsteht (GERMER, STORKS, 1939; SCHMIDT, 1951). Durch die Aluminiumbeschichtung wird das Quarzkristall inert und verliert seine fibrogenetische Wirkung auf das Gewebe. Der sehr unterschiedliche biologische Effekt von Aluminium auf der einen Seite und Aluminiumchlorid auf der anderen Seite erklärt sich wohl hauptsächlich aus der unterschiedlichen Menge des sich im Gewebe bildenden Aluminiumhydroxyd (WELLER, REIF *et al.*, 1966). Bei Verwendung von reinem Aluminiumpulver steht das im Grunde genommen wirksame Prinzip Aluminiumhydroxyd am benötigten Ort nicht rechtzeitig in genügender Konzentration zur Verfügung. Die Aluminonfärbung, mit der das Aluminiumhydroxyd im Gewebe nachgewiesen werden kann, ergab im Tierexperiment, daß sich aus reinem metallischen Aluminium das Aluminiumhydroxyd erst nach längerer Versuchszeit entwickelt, ganz im Gegensatz zum Aluminiumchlorid (WELLER, REIF *et al.*, 1966). Die Aluminiumchloridaerosole lassen sich leider in höherer Konzentration wegen des stark sauren pH-Wertes und der damit zwangsläufig verbundenen Gewebsschädlichkeit nicht einsetzen. Durch die Entwicklung organischer oder gepufferter Aluminiumverbindungen mit gewebsfreundlichen pH-Werten kann jedoch diese Schwierigkeit wahrscheinlich in Zukunft umgangen werden (DANIEL, MARTIN *et al.*, 1971). Die Aluminiumprophylaxe ist aber auch im Hinblick auf die Lungenreinigung interessant. ULMER *et al.* (1964), RASCHE *et al.* (1965) sowie RASCHE, ULMER (1966) konnten nach Inhalation von Aluminiumchloridaerosolen eine verbesserte Reinigung im Alveolarbereich nachweisen durch Bereitstellung erhöhter Makrophagenzahlen und einer beschleunigten Phagozytose der eingedrungenen Staubteilchen. Die Prophylaxe und Therapie der Silikose mit Aluminiumverbindungen verspricht sicher in Zukunft größere Aussichten auf Erfolg. Sie befindet sich jedoch heute noch im experimentellen Stadium. Eine Fortführung der Versuche zur weiteren Klärung der anstehenden Probleme ist notwendig, bevor dieses Wirkungsprinzip im größeren Rahmen am Menschen eingesetzt werden kann.

2. Kalkstaub

Die von verschiedenen Mineralogen mitgeteilte Beobachtung, wonach die Silikose in Bergwerken mit kalkhaltigem Gestein seltener sei als in solchen mit kalkfreien Mineralien, hat in früheren Jahren im Hinblick auf die Therapie und Prophylaxe der Silikose großes Interesse geweckt. GERMER, STORKS (1939), JÖTTEN (1941) und BELT, KING (1945) haben im Tierversuch die silikosehemmende Wirkung der Beimengung von Kalk, Tonerde und mineralischen Silikaten zum Quarz bestätigt. Tatsächlich wurden dann auch 1937 Kalkstaubinhalationen im Erzbergbau des Siegerlandes durchgeführt (WORTH, SCHILLER, 1954). BECKMANN ist 1951 im Ruhrgebiet auf 3 Schachtanlagen diesem Problem noch einmal nachgegangen, indem er Einzelinhalationsversuche mit Kalziumsulfat und Kalziumkarbonat durchführte. Eine Besserung bestehender silikotischer Veränderungen durch Kalkstaubinhalation konnte BECKMANN (1951) jedoch in keinem Fall feststellen. Die subjektiven Angaben waren z.T. wenig zuverlässig und uncharakteristisch. Histologisch ließen die silikotischen Veränderungen nicht die geringsten Abweichungen vom üblichen Bild der Silikose erkennen (DIBIASI, 1951). Vor BECKMANN hat GÄRTNER (1949) schon vergeblich versucht, durch Inhalation mit Succapulver (55—70% Kalzium) bei neu angelegten, schon länger tätigen Bergarbeitern und bei Berginvaliden des Ruhrgebietes therapeutische Effekte zu erzielen.

3. Kalziumsole-Inhalation

Ein anderer Weg der Kalkbehandlung wurde im Jahre 1950 mit der Durchführung der Kalziumsole-Inhalation als Massen- und Raum-Inhalation in einer Barthel-Küsterschen Vernebelungsanalyse beschritten (CAUER, NEYMANN, 1951; NEYMANN, 1952). Man ging dabei von der Vorstellung aus, daß das gelöste Kalzium ebenso wie das Aluminiumhydroxyd ins Lungengewebe diffundiert und durch Anlagerungen an die Quarzoberfläche die Fibrogenität des Quarzes aufhebt. Die Überlegungen haben jedoch einer ernsten Prüfung nicht standgehalten. Schon 1954 konnten KIKUTH und SCHLIPKÖTER überzeugend nachweisen, daß eine Inaktivierung der Quarzoberfläche durch Kalziumsole-Inhalation (Wiesbadener Kochbrunnen) tierexperimentell nicht zustande kommt. Auch die im Laufe der Zeit durchgeführten klinischen Beobachtungen haben die Zwecklosigkeit derartiger Versuche erwiesen.

4. Eisen

Schon 1932 hatte KETTLE gezeigt, daß Quarzteilchen, die mit einer dicken Eisenschicht belegt waren, subkutan der Maus injiziert, eine ebenso inerte Gewebsreaktion ergeben wie Eisenoxyd allein. In diesem Zusammenhang sei auf die Arbeit von Gross, Westrick *et al.* (1960) und Naeslund (1940) hingewiesen. Diese Autoren konnten bei gleichzeitiger Verabfolgung von Quarz und Eisenoxyd ebenso wie beim Aluminium eine Verminderung der Fibrogenität des Quarzes objektivieren. Die silikoseverhütende Eigenschaft findet im Erzbergbau ihre Bestätigung (Landwehr, Bruckmann *et al.*, 1962), worauf auf S. 476 ff. im einzelnen eingegangen wird. Zu therapeutischen und prophylaktischen Zwecken wurde jedoch im Gegensatz zum Aluminium das Eisen bisher noch nicht eingesetzt.

5. Die Aerosolbehandlung

Die Aerosolanwendung in der Silikosebekämpfung, die besonders in den 50er Jahren propagiert wurde, verfolgte prinzipiell verschiedene Zwecke. Einmal sollte sie im Sinne einer reinen technischen Prophylaxe durch Aggregatbildung zwischen den Salzlösungsaerosolen und dem Staub eine Präzipitation der schädlichen Partikel außerhalb des Organismus oder spätestens in den oberen Luftwegen erreichen und damit die Lunge vor dem gefährlichen Kontakt bewahren (Dautrebande, 1952; Dautrebande *et al.*, 1949, 1954, 1960). Inhalationsversuche an Ratten mit praktisch vertretbaren Kochsalzkonzentrationen, wie sie auch im Untertagebetrieb eingesetzt werden können, haben jedoch keinen Einfluß der Kochsalzvernebelung auf die Staubretention des Lungengewebes und damit auf die Silikoseentwicklung gezeigt (Walkenhorst, Reif *et al.*, 1960, 1963). Das gleiche gilt für Kalziumchlorid, Netzmittel, Adrenalin und EDTA enthaltende Aerosole (Sklensky, 1965; Tuma, Vyskocil, 1963).

Auch das von Dautrebande (1953) und Dautrebande, Alford *et al.* (1948/49) propagierte Verfahren der Pneumodilatation für alle Arbeiter in staubgefährdeten Betrieben, das auf der unzutreffenden Hypothese beruhte, daß alle inhalierten Feinstäube ($< 1\,\mu$) einen Dauerspasmus der Bronchioli auslösen, der noch mehrere Stunden nach Entfernen aus dem Staubmilieu anhält und eine respiratorische Insuffizienz herbeiführen kann (Biebricher, Ulmer, 1963; Reichel *et al.*, 1962, 1963), ist in der Zwischenzeit wegen ihrer Wirkungslosigkeit wieder verlassen worden.

Dasselbe gilt von der Verabreichung Hyaluronidase enthaltender Aerosole. Ein typisches Merkmal der silikotischen Läsion ist zweifellos die Hyalinisierung des Staubknötchens. Es lag daher nahe, durch Hyaluronidase die Ausbildung silikotischer Läsionen zu verhindern oder bestehende Läsionen zu beseitigen. David und Longueville (1954) versuchten daher die Behandlung von Silikosen mit Hyaluronidase-Aerosolen, die sie einen Bergmann täglich über lange Zeit inhalieren ließen. Bei Auswertung der Ergebnisse glaubte man, daß die Struktur der Schwielen direkt durch das Ferment beeinflußt werden kann, eine Vorstellung, die jedoch einer späteren Nachprüfung von Longueville (1960) nicht standhielt. Trotz jahrelanger Penicillamin-Hyaluronidase-Inhalation zeigte sich röntgenologisch und funktionell keine Änderung der silikotischen Befunde. Auch tierexperimentell wurde von Florange (1956) und später von Reif und Ulmer (1962) die Wirkungslosigkeit der Hyaluronidase-Inhalation bestätigt. Nur Niebroj, Pawlikowski *et al.* (1958) glaubten, tierexperi-

mentell nach intratrachealer Quarzapplikation und Injektion von Hyaluronidase eine gewisse Beeinflussung der silikotischen Hyalinisierung festzustellen. Als Verfahren zur Silikose-Therapie oder Prophylaxe hat sich auch diese Methode als ungeeignet erwiesen.

6. Polyvinylpyridin-N-Oxyd

Es gibt wohl keine chemische Substanz, die die therapeutische Forschung der spezifischen Silikosebehandlung so beeinflußt hat wie das Polyvinylpyridin-N-Oxyd (PVNO). Die Vorstellung, die zur Therapie der Silikose mit PVNO geführt hat, ging von der Löslichkeitstheorie aus. Im Tierexperiment wurde nachgewiesen, daß dann, wenn Quarz mit einem basischen Ionenaustauscher vermischt injiziert wurde, sich die Entwicklung der Quarzfibrose verzögert (Brockhaus, Schlipköter, 1960; Schlipköter, Brockhaus, 1961). Da die zur Verfügung stehenden Ionenaustauscher wasserunlöslich waren, hat man in der Folgezeit aus dem schon lange in der Medizin als Blutersatz bekannten Periston das PVNO entwickelt und in die therapeutische Forschung eingeführt (Brockhaus, Schlipköter, 1960; Schlipköter, Brockhaus, 1970). Der Wirkungsmechanismus der chemischen Substanz, der auf Seite 144 ff. ausführlich erörtert wird, beruht in erster Linie darauf, daß sie sich an die Quarzoberfläche anlagert (Antweiler, Djie, 1971) und durch Membranstabilisierung an den Phagozytenlysosomen die Zytotoxizität des Quarzes aufhebt (Bruch, 1957; Dehnen, Fetzer, 1967; Dehnen, Fetzer *et al.*, 1967; Ferruti, Marchisio, 1966; Munder, Ferber *et al.*, 1967). Da PVNO im Tierexperiment sowohl eine therapeutische Wirkung bei ausgebildeter Silikose hat (Grundmann, Schlipköter, 1969) als auch die Entwicklung einer Silikose hemmt (Brockhaus, Schlipköter, 1960; Schlipköter, 1963, 1970; Schlipköter, Brockhaus, 1961), empfahl sich diese Substanz als ideales Medikament.

Die an Hand von Zellversuchen und im Tierversuch durch intratracheale und intraperitoneale Quarzanwendung bei Verabreichung von PVNO in vielen Experimenten gewonnenen überzeugenden Erkenntnisse haben im Hinblick auf die Möglichkeit einer wirkungsvollen Silikoseprophylaxe zunächst zu großem Optimismus geführt. Die der menschlichen Silikoseentwicklung ähnlicheren Inhalationsteste mit Kohle-Quarzgemischen (40% Quarz, 60% Kohle) über längere Zeiträume ergaben aber in überraschender Weise einen fehlenden prophylaktischen und therapeutischen Effekt von PVNO. Die im Intraperitoneal- und Intratracheal-Test so wirkungsvolle PVNO-Injektion ist bei chronisch inhalativer Verabreichung von Mischstäuben nicht in der Lage, die Silikoseentstehung in der Lunge zu inhibieren. Diese zunächst an Ratten gewonnenen Erkenntnisse (WELLER, ULMER, 1972) wurden in der Zwischenzeit auch in Langzeitinhalationsversuchen an Affen bestätigt, deren Silikose sowohl in morphologischer Hinsicht als auch in ihrer zeitlichen Entwicklungstendenz sehr große Ähnlichkeit mit der menschlichen Silikose hat (WELLER, ULMER, 1975).

Auch die Vorstellung, daß die Lungenreinigung durch PVNO-Inhalation in positiver Weise beeinflußt werden kann, hat sich in dieser Form nicht bestätigt. Da die Elimination des in die Lungentiefe eingedrungenen Staubes von der ungestörten Funktion der Alveolarmakrophagen abhängt, wurde versucht, das PVNO, das die Zellen vor der zytotoxischen Wirkung des Quarzes schützen kann und die Phagozytoseaktivität des RES und damit auch die Funktion der dem RES zugehörigen Lungenmakrophagen erhöht (FLEMMING, NOTHDURFT, 1968; BECK, BOJE, 1967) zur Verbesserung der Lungenreinigung heranzuziehen. Tatsächlich konnte auch im Kurzversuch nach subkutaner und intravenöser Injektion des hochpolymeren PVNO erfolgreich in den Ablauf des Lungenreinigungsmechanismus eingegriffen werden (KLOSTERKÖTTER, EINBRODT, 1965; SCHLIPKÖTER, BROCKHAUS, 1965; STRECKER, 1965b). Es ist dann auch versucht worden, durch eine inhalative Verabreichung des Medikaments, die ja die einzige Möglichkeit einer prophylaktischen Anwendung darstellt, die Staubelimination zu fördern. Dabei kam es zu recht unterschiedlichen Ergebnissen (SCHLIPKÖTER, 1967; SCHLIPKÖTER, BROCKHAUS, 1970). Bei Verabreichung niedrig dosierter PVNO-Aerosole ist zwar zunächst eine Aktivierung der Phagozytoseleistung zu beobachten (RASCHE, WÜRFEL et al., 1970). Im Langzeitversuch läßt sich bei der inhalativen PVNO-Behandlung jedoch weder eine gesteigerte Bronchialclearance noch eine Reduktion des Staub- oder Quarzgehaltes der Lungen feststellen (WELLER, ULMER, 1975).

Die Tatsache, daß PVNO auf der einen Seite die sich schnell entwickelnden Silikosen im Intratracheal- und Intraperitoneal-Test hemmt, sogar bestehende silikotische Schwielen aufzulösen vermag (WELLER, ULMER, 1972), auf der anderen Seite jedoch die langsam einsetzende silikotische Gewebsveränderung nach inhalativer Belastung nicht nennenswert beeinflußt, hat zu manchen Überlegungen Anlaß gegeben. WELLER (1971a, b, c) hat im Intraperitonealtest an der Ratte zeigen können, daß die PVNO-Wirkung vom Alter des gebildeten Bindegewebes bzw. der Kollagenfasern abhängig ist. Über die Ursache dieser altersabhängigen verminderten Wirksamkeit kann heute noch keine gesicherte Aussage gemacht werden. Es liegt jedoch nahe, die fehlende therapeutische PVNO-Wirkung bei der inhalativ entstandenen Silikose der Primaten auf den Alterungsprozeß des silikotischen Gewebes zurückzuführen.

Es hat trotzdem in der Vergangenheit nicht an Versuchen gefehlt, die therapeutische Wirkung von PVNO bei der menschlichen Silikose nachzuweisen. Trotz Verabreichung hoher Dosen des Präparates ist jedoch bei den von unserem Arbeitskreis in Zusammenarbeit mit dem pathologisch-anatomischen Institut (Prof. KÖNN) autoptisch und klinisch eingehend untersuchten Fällen von Anthrako-Silikosen keine überzeugende therapeutische Wirkung festzustellen gewesen. Auch die etwas optimistischeren Berichte von GRÜNSPAN und SCHLIPKÖTER (1973), die bei 34 Silikose-Patienten aus Österreich nach therapeutischer intravenöser Gabe von PVNO eine Tendenz zur Verminderung der Hydroxyprolinausscheidung im Urin feststellten und bei einem Patienten mit einer Sandstrahlersilikose an bioptisch entnommenem Lungengewebe eine gewisse Besserung beobachteten, lassen eine positive Beurteilung dieses Therapieverfahrens bei der menschlichen Mischstaubsilikose noch nicht zu.

Einer breiten therapeutischen Anwendung von PVNO stehen, abgesehen von der fraglichen Wirkung, noch verschiedene andere Gesichtspunkte entgegen. So konnten WELLER, GRUNDMANN et al. (1967) Polymertumoren nach subkutaner Injektion von PVNO und Weller (1971 b) eine erhöhte Tumorrate auch nach inhalativer Anwendung von PVNO bei Ratten beobachten. Dieser Befund bedarf noch einer eingehenden Abklärung, wenn auch diese im Rättenexperiment gewonnenen Erkenntnisse aus vielerlei Gründen über die Tumorgefahr beim Menschen nichts endgültiges aussagen. Außerdem ist zu berücksichtigen, daß die besonders zu therapeutischen Zwecken notwendigen, relativ hohen Dosen des PVNO zu einer jahrelang nachweisbaren Speicherung in den Zellen des gesamten RES führen (Grundmann, 1967). In der Leber wird es von den Kupferschen Sternzellen, in der Milz von den Reticulumzellen und den Sinusendothelien der roten Pulpa und in der Lunge von den Makrophagen aufgenommen. Es ist dann meist in Form größerer Vakuolen in einem feinfädigen Netzwerk gespeichert (Otto, 1967). Bei inhalativer Anwendung am Menschen wurden sogar Fremdkörpergranulome im Lungengewebe histologisch identifiziert (Szende, Lapis et al., 1970). Es erhebt sich in diesem Zusammenhang natürlich die berechtigte Frage, welche Wirkung dieser für den Zellstoffwechsel nicht belanglose Stoff nach jahrelanger Ablagerung im Gewebe entfaltet. Der 3 Jahre währende Beobachtungszeitraum beim Menschen und die 30 Monate dauernden Tierversuche, die bisher keinen sicheren Anhalt für eine schädigende Wirkung der abgelagerten Polymere erkennen ließen, reichen nicht aus, um diese Frage zu klären. Eine endgültige Beurteilung der prophylaktischen und therapeutischen Wirkung von PVNO ist heute noch nicht möglich. Die Ergebnisse der tierexperimentellen Forschung und die bisher vorliegenden Erfahrungen nach therapeutischer und prophylaktischer Anwendung beim Affen und beim Menschen, lassen jedoch z.Z. nur wenig Hoffnung, daß eine wirkungsvolle Behandlung mit PVNO oder seinen Derivaten in absehbarer Zeit möglich wird.

7. Hormonbehandlung

Seit der Entdeckung der Mesenchymwirkung der Glukosteroide sind auf dem Gebiet der Silikoseforschung eine Reihe von Untersuchungen mit diesen Substanzen, vor allem mit Cortison und dem Adrenocorticotropen-Hormon (ACTH) durchgeführt worden. Policard, Tuchmann-Duplessis (1951) erprobten erstmals ACTH, Schiller (1951a u. b), Harrison, King et al. (1952), Talley und Burrows (1963) Cortison und Hydrocortison sowie Gohlke (1967) die Kombination von Prednison und Chlorochin. Die verschiedenen Autoren, die sich seitdem mit dieser Substanz befaßt haben, beschrieben eine Hemmung der Faser und Hyalinbildung in silikogenen Veränderungen und eine verminderte Phagozytoseaktivität der Makrophagen. Eine Rückbildung reifer Silikoseknötchen konnte auch mit diesen Stoffen nicht erreicht werden. Die Hemmung der Kollagenfaserentwicklung wird durch eine herabgesetzte Fibroplastenaktivität mit verminderter Hydroxiprolinsynthese erklärt (Antweiler, 1963). Ermutigt durch diese tierexperimentellen Befunde haben dann Zorn (1963) sowie Casula et al. (1965) die Prednisolon-Behandlung in der spezifischen Silikosetherapie auch beim Menschen eingesetzt, ohne allerdings im Hinblick auf den silikotischen Lungenprozeß eine günstige Veränderung feststellen zu können. Lediglich Dinischiotu, Pilat et al. (1961) glauben, bei akut verlaufenden Silikosen mit hohen Prednisolon-Dosen einen Rückgang der silikotischen Herde mit Verkleinerung der Schwielenschatten erzielt zu haben, eine Erfahrung, die jedoch von uns nicht bestätigt werden kann. Unbeschadet der Tatsache, daß eine Langzeitbehandlung mit Corticosteroiden auch heute noch wegen der durch die Silikose hervorgerufenen sekundären Komplikationen, hier ist in erster Linie an die chronisch-obstruktive Bronchitis zu denken, bei vielen Silikosen indiziert ist, muß man feststellen, daß Nebennierenrinden-Präparate in bezug auf die silikotische Fibrose keine wesentliche Wirkung entfalten.

Auch einzelne andere Hormone weisen, wie Schiller (1953) zeigen konnte, eine fibrosehemmende Wirkung auf, so Insulin, Thyroxin und Cyren B. Aber auch diese Substanzen lassen eine Behandlung nicht zu. Die erforderlichen hohen Dosierungen grenzen meist an toxische Bereiche (Antweiler, 1963).

8. Weitere Versuche einer medikamentösen Behandlung

Im Zusammenhang mit dem vorhergehenden Kapitel soll auf die Versuche mit Phenylbutazon und Salizylate hingewiesen werden, die ja in der Klinik z.T. ähnlich wie die Corticosteroide eingesetzt werden. Auch hier wird an eine Beeinflussung der frühen entzündlichen Stadien der silikogenen Veränderungen gedacht. Tatsächlich konnten auch Daniel-Moussard, Quesson (1961) sowie Schlipköter (1962) im Peritonealversuch an der Ratte eine Fibrosehemmung durch Phenylbutazon feststellen. Klosterkötter (1963a, b) berichtet über ähnliche Befunde. Salizylpräparate zeigten dagegen bei Collet und Daniel-Moussard (1959) keine Fibrosehemmung, während Vyskocil (1957) mit dieser Substanz eine Einschränkung quarzbedingter Veränderungen am Kaninchenauge erzielte. Eine Bedeutung für die Behandlung der menschlichen Silikose haben jedoch diese antirheumatisch wirkenden Pharmaka nie erlangt. Dasselbe gilt sowohl vom 5-Dimethyl-aminoaethyl-1-naphtol, das neben einer antiphlogistischen Wirkung eine gewisse Hemmwirkung auf die Fibroseplastenkultur entfaltet als auch vom Actihaemyl, mit dem man versuchte, eine gewisse Schutzwirkung gegen die toxischen Effekte von Quarz auf Makrophagen zu erzielen (KLOSTERKÖTTER, 1963a). Schließlich sei an die Metalcaptase (Penicillamin) erinnert, die bei verschiedenen Kollagenosen eingesetzt wurde. WELLER (1973) konnte jedoch im Intraperitonealtest an der Ratte zeigen, daß D-Penicillamin weder einen prophylaktischen noch einen therapeutischen Effekt auf die Entwicklung des silikotischen Bindegewebes besitzt.

N. Therapie der Silikosekomplikationen

Wie in den Abschnitten S. 219ff., 235ff. gezeigt wurde, ist für die Prognose der Mischstaubsilikose und das weitere Schicksal des Patienten die Emphysembronchitis mit ihren funktionellen Folgen eine der entscheidensten Komplikationen, wenn von der Tuberkulose einmal abgesehen wird. Aus diesem Grunde ist auch die Behandlung der Silikose praktisch mit der Therapie der chronisch obstruktiven Emphysembronchitis identisch. Ebenso wie bei der obstruktiven Bronchitis und der obstruktiven Emphysembronchitis sind in den letzten Jahren verschiedene, sehr wirkungsvolle therapeutische Prinzipien entwickelt worden, die im Band „Emphysem und Bronchitis" des Handbuches ausführlich erläutert werden und die auch bei der Silikose mit Erfolg angewendet werden. Die hier lediglich zu skizzierenden therapeutischen Methoden sind natürlich nicht geeignet, die silikotische Lungenfibrose zu beeinflussen. Die intensive Behandlung der Silikosekomplikation „obstruktive Bronchitis" ist aber für die Prognose der Silikose außerordentlich wichtig. Nicht zuletzt ist es den in der Bronchitisbehandlung erweiterten therapeutischen Möglichkeiten zu verdanken, daß viele der heute entstehenden Lungensilikosen eine relativ gute Prognose aufweisen. In der medikamentösen Therapie der Silikose spielen daher ebenso wie bei der Behandlung der chronischen Bronchitis Antibiotika, Spasmolytika, Steroide und Sekretolytika eine große Rolle.

I. Antibiotika

Die Bekämpfung des Bronchialinfektes mit Antibiotika stellt eine der wichtigsten Maßnahmen dar. Dabei muß berücksichtigt werden, daß die antibakterielle Therapie der durch die chronische Bronchitis komplizierten Silikose mehr eine Unterdrückung des Keimwachstums als eine echte Sanierung darstellt (LINZENMEIER, 1968; RITZERFELD, 1968). Sowohl bei den überwiegend empfindlichen Bakterienarten als auch bei den resistenten Spezies kann es daher früher oder später zu einem Rezidiv oder einer neuen Infektion kommen. Die Behandlung muß sich deshalb in ausreichender Dosis über längere Zeiträume erstrecken (BAVING, 1970; GOSLINGS, VALKENBURG et al., 1960; HERZOG, 1965; MARX, ULRICH, 1968; REICHEL, 1970, 1972a; SLUITER, KOOLHAAS et al., 1964; ULMER, 1964b, 1966, 1967b, 1971, 1974). Im Regelfall besteht eine Mischinfektion, so daß man die antibakterielle Therapie mit einem Breitbandantibiotikum durchführen muß. Die Indikation zur Antibiotika-Therapie ergibt sich dabei aus dem Symptom eitriger Auswurf mit mehr oder weniger deutlichen allgemeinen Entzündungszeichen.

Zur Behandlung stehen eine ganze Reihe von Präparaten zur Verfügung, so daß auch im Problemfall bei resistent gewordenen Bakterienstämmen auf vollwirksame Antibiotika zurückgegriffen werden kann. In der Regel wird man mit substituierten Tetracyclinen, wie z.B. Vibramycin, Hostacyclin und Ledermycin auskommen, die bei relativ niedriger Dosis ausreichend hohe Gewebsspiegel gewährleisten und dadurch auch bei längerer Behandlung eine gute Verträglichkeit aufweisen. In besonders schweren Fällen der Silikose mit chronischer Bronchitis und ausgeprägter kardiorespiratorischer Insuffizienz ist die intravenöse Behandlung mit Tetracyclin-Präparaten der oralen vorzuziehen. Den Vorteilen der Tetracyclin-Behandlung steht gelegentlich der Nachteil gegenüber, daß es im Verlauf der Erkrankung, die lange Zeit hohe Dosen des Medikaments erfordert, zur Appetitlosigkeit, Übelkeit und zum Erbrechen kommen kann. Bei sorgfältiger Beobachtung der Patienten sind diese Störungen meist frühzeitig zu erkennen, wobei dann entschieden werden muß, ob ein Absetzen des Antibiotikums möglich oder ein Umsetzen notwendig ist.

Dort, wo mit den Tetracyclinen kein ausreichender Erfolg gelingt, besteht die Möglichkeit, auf andere Präparategruppen wie Ampicillin, Lincomycin, Cephalosporine und andere zurückzugreifen. Auch die Chloramphenicole können gelegentlich Verwendung finden. Sie entfalten nach unseren Erfahrungen bei den schweren Bronchialkomplikationen eine außerordentlich gute Wirkung, so daß ihr Einsatz mitunter nicht zu umgehen ist. Wegen der bei Chloramphenicol-Gaben auftretenden hämatopoetischen Komplikationen, ist jedoch bei Verwendung dieser Präparategruppe eine gewisse Zurückhaltung zu empfehlen. Ihre Anwendung sollte prinzipiell nicht über 14 Tage ausgedehnt werden.

Bei den schweren Silikosen mit komplizierender, chronischer Bronchitis ist häufig eine prophylaktische Langzeit- oder Intervallbehandlung im Frühjahr, Herbst und Winter zweckmäßig (Ulmer, 1967 b, 1971 b, 1974), da in diesen Zeiträumen die akuten Schübe gern rezidivieren. Von verschiedener Seite wurde empfohlen, diese Behandlung mit den gut verträglichen Depot-Sulfonamiden durchzuführen. Die Schutzwirkung der Depot-Sulfonamide ist jedoch sehr unsicher (Müller, Ulmer, 1967). Dagegen zeigen Kombinationspräparate, bestehend aus einer Pyrimidin-Verbindung und einem Sulfonamid (Bactrim, Eusaprim), bei guter Verträglichkeit zufriedenstellende therapeutische Erfolge (Marcic, Ulmer, 1970). Auch gut verträgliche Tetracycline, wie z.B. das Vibramycin, haben sich für die Langzeitbehandlung bewährt.

II. Bronchospasmolytika

Die Bronchialstenosierung erfordert meist neben der Bekämpfung des Infektes mit Antibiotika eine spasmolytische Behandlung, zumal die Bronchialobstruktion zu ernsten klinischen Komplikationen am Gasaustausch und dem rechten Herzen Anlaß gibt. Für die bronchialerweiternde Behandlung stehen uns im wesentlichen die in der Ta-

Tabelle 17. Bronchospasmolytika

	Anwendung
1. β-adrenerge Stoffe: Orciprenalin (Alupent) Salbutanol (Sultanol) Terbutalin (Bricanyl) Hydroxyphenylorciprenalin (Berotec)	oral oder als Dosieraerosol (intravenös, intramusculär)
2. Parasympatholytika: Atropin oder Atropinabkömmlinge (Atrovent)	als Inhalation
3. Purinkörper: Aminophyllin (Euphyllin)	intravenös und peroral
4. Verschiedene Stoffe mit spasmolytischer Wirkung: Papaverin, Khelline etc.	

belle 17 niedergelegten Stoffklassen zur Verfügung. Wegen ihrer starken broncholytischen Wirkung spielen die Katecholamine und das Atropin seit altersher eine große Rolle. In den letzten Jahren haben die β-adrenergen Stoffe auf Grund ihrer gezielteren Wirksamkeit zunehmende Bedeutung erlangt. Diese sympathikomimetisch wirkenden Medikamente können intravenös, oral oder auch durch Inhalation appliziert werden und haben eine sehr starke bronchodilatatorische Wirkung (Ariens, 1967; Edwards, 1964; Freedmann, 1963; Hamm, Fabel, 1961; Herberg, Sessner, 1961; Kennedy, Thursby-Pelham, 1964, Minette, 1965; Minette, Patigny, 1964; Minette, Bruninx, 1967; Sartorelli, 1961; Scherrer, Aepli, 1964; Thiede, Ulmer, 1971; Ulmer, 1964b u. c, 1969, 1973).

Das Atropin und seine Derivate, die in ihrer bronchodilatatorischen Stärke mit dem β-Sympathikomimetikum zu vergleichen sind, erlaubt dagegen nur eine Inhalationsbehandlung, da bei den für die orale und intravenöse Therapie notwendigen Dosen erhebliche Nebeneffekte erwartet werden müssen (Engelhard, Wick, 1957; Kennedy, Thursby-Pelham, 1964; Minette, 1965; Minette, Patigny, 1964; Ulmer, 1973; Ulmer et al., 1973).

Die alle 2—3 Std alternierend erfolgende inhalative Behandlung mit einem β-adrenergen Dosieraerosol und einem Atropin-Abkömmling in kleinen Dosen (1–2 Hübe), hat sich zur Behandlung einer Bronchialobstruktion bei der Silikose mit Atemwegsobstruktion als sehr wirkungsvoll erwiesen (BAKRAN, DE MILLAS *et al.*, 1972; KENNEDY, THURSBY-PELHAM, 1964; ULMER, 1973, 1974).

Die β-Sympathikomimetika haben allerdings neben ihrer erwünschten Bronchialmuskulatur erschlaffenden Wirkung eine Reihe unerwünschter Nebeneffekte. Sie wirken vasodilatatorisch auf verschiedene Gefäßgebiete, sie entfalten eine positiv chronotrope Wirkung auf das Herz und einen tremorogenen Einfluß auf die quergestreifte Muskulatur (ARIENS, 1967). Daraus können als unerwünschte Nebenwirkungen Tachykardien und subjektive Mißempfindungen resultieren. Für den Eintritt dieser Nebenwirkungen bei der Behandlung ist die Dosierung des Medikamentes von ausschlaggebender Bedeutung, die, besonders bei der kombinierten Behandlung mit einem Atropin-Derivat, sehr niedrig gehalten werden kann. Die optimale broncholytische Wirkung ist aber auch bei den β-Sympathikomimetika allein meist schon bei einer Dosierung erreicht, die im unteren Bereich der Herzwirksamkeit liegt (BAVING, ULMER, 1970; REICHEL, 1969b; ULMER, 1969, 1971a, 1973).

Für die spasmolytische, intravenöse Behandlung werden in der Klinik und Praxis gern die Theophyllin-Derivate eingesetzt. Ihre spasmolytische Wirkung ist etwas geringer als die der Sympathikomimetika. Sie weisen dafür eine zentrale, das Atemzentrum stimulierende Wirkung auf. Bei der Injektion des Präparates ist eine gewisse Vorsicht geboten. Es soll nur langsam intravenös injiziert werden, da bei schneller Injektion überempfindliche Patienten mit einem Absinken des Blutdruckes und einer Tachykardie reagieren (PODLESCH, ULMER, 1966).

III. Steroide

Unter den Patienten mit Silikose und Bronchitis finden sich eine Reihe von Personen, bei denen mit der spasmolytischen und antibiotischen Therapie keine ausreichende Besserung der Beschwerden erzielt werden kann. Besonders dann, wenn durch die chronische Überproduktion von Bronchialsekret und die zunehmende Bronchialstenosierung eine ständige Progredienz des Leidens droht, ist die Anwendung einer entzündungshemmenden Therapie mit Glukosteroiden indiziert (FREEDMANN, 1963; NAGER, BÜHLMANN, 1970; REICHEL, 1968; ULMER, NICOLAS,

1966). Durch Beseitigung oder durch Besserung der entzündlichen Schwellung und Hemmung der Sekretion sind sie in der Lage, zu einer wesentlichen Besserung der Belüftungsverhältnisse beizutragen. Die Höhe der für ein relatives Wohlbefinden (Dyspnoe) des Patienten notwendigen Steroidmengen schwankt im Verlauf der Erkrankung stark und bedarf einer dauernden ärztlichen Kontrolle. Bei einem nekrotischen Schwielenzerfall sollte jedoch ebenso wie bei dem Verdacht auf das Vorliegen einer Tuberkulose Zurückhaltung geübt werden und nur, wenn dies ganz dringend notwendig ist, mit niedriger Dosierung die Behandlung fortgesetzt werden.

Es ist im Hinblick auf evtl. Nebenwirkungen zweckmäßig, die Glukosteroide bei der Behandlung der chronischen Bronchitis in Kombination mit Antibiotika und spasmolytisch wirkenden Medikamenten einzusetzen, wobei man bestrebt sein sollte, mit den geringst möglichen Dosen auszukommen. Die notwendigen Steroidmengen im Rahmen einer derartigen Kombinationstherapie liegen meist unter 15 mg Prednisolon äquivalent (ULMER, NICOLAS, 1966). Höhere Steroiddosen sind zwar gelegentlich notwendig, meist jedoch unnötig, da der optimale therapeutische Effekt schon mit niedrigerer Dosierung erreicht wird. Im Verlauf einer Behandlung wird man, unter Berücksichtigung der Auswirkung auf den Bronchialwiderstand, die Sputummenge und das Befinden des Patienten, die Dosis noch weiter reduzieren. Für die Behandlung leichterer Fälle von Bronchialobstruktion kann auch auf eine Steroid-Inhalationsbehandlung zurückgegriffen werden.

IV. Sekretolytika

Die Vorstellung, daß die Anhäufung eines zähflüssigen und schwer expektorierbaren Bronchialsekrets im Bronchiallumen die Belüftbarkeit der Lunge behindert, führt seit altersher zur therapeutischen Anwendung von Sekretolytika. Neben der inhalativen Anwendung von oberflächenaktiven Substanzen wie dem Tacholiquin oder Mucolyticum sind Präparate wie Kaliumjodid, Ammoniumchlorid, Phenolkörper oder ätherische Öle (Ozothin) im Handel. In neuerer Zeit findet sehr viel das Dibrombenzylamid (Bisolvon) Verwendung, eine Substanz, die einen sekretionsfördernden Einfluß im Tierexperiment entfaltet. Über die Wirksamkeit dieser Präparate bei der Behandlung der Bronchitis des Silikotikers gibt es recht unterschiedliche Meinungen. Hamm und Hunekohl (1969) sowie Günthner (1965) sahen nach Inhalation eines Sekretolytikums eine meßbare Erniedrigung der Atemarbeit. Nach unseren Erfahrungen bleibt jedoch der in Lungenfunktionsparametern wie auch anderen objektiven Daten meßbare therapeutische Erfolg bei der Silikose-Bronchitis hinter der der Bronchospasmolytika und Steroide weit zurück. Bei der inhalativen Anwendung der oberflächenaktiven Substanzen ist sogar eine gewisse Vorsicht geboten, da sie zu starken Reizungen der Bronchialschleimhaut führen können und in diesen Fällen bronchospastische Anfälle auslösen oder schon vorhandene verstärken können. Sekretolytika sollten, auch wenn Sputum vorhanden ist, nur gegeben werden, wenn das Abhusten wegen Zähflüssigkeit oder Klebrigkeit des Sputums Schwierigkeiten bereitet.

V. Herzbehandlung

Die Behandlung der im Verlauf der schweren chronisch obstruktiven Bronchitis bei Silikose eintretenden Rechtsherzüberlastung, des Cor pulmonale, unterscheidet sich in verschiedener Weise von der Therapie einer Linksherzschädigung. Durch die Herzbehandlung allein ist im allgemeinen keine entscheidende Besserung der Kreislaufverhältnisse zu erzielen, solange es nicht gelingt, die Ventilierbarkeit der Lunge und den Gasaustausch zu verbessern (Matthes, Ulmer et al., 1960; Reichel, 1970, 1972a; Ulmer, 1966a, b, 1971a u. b). Zum anderen ist die Herzfrequenz, die beim Cor pulmonale meist deutlich erhöht ist, durch Herzglykoside nur wenig zu beeinflussen. Die Herzfrequenz kann deshalb kein ausreichendes Maß für die Glykosidbehandlung sein (Ulmer, 1971a u. b). Das rechte Herz benötigt im allgemeinen weniger Glykoside als das linke.

Bei gleich großer Dosierung kommt es häufiger zu Überdosierungserscheinungen als bei der Linksherzinsuffizienz. Für eine wirkungsvolle Rechtsherzbehandlung ist eine ausreichende Bronchialbehandlung in allen Fällen Voraussetzung (Reichel, Ulmer, 1972; Ulmer, 1971a u. b).

VI. Behandlung der akuten respiratorischen Insuffizienz

Bei der Behandlung der akuten respiratorischen Insuffizienz sind neben der bereits geschilderten medikamentösen Therapie (Antibiotika, Steroide, Spasmolytika, Herzglykoside) zusätzliche Maßnahmen erforderlich. In diesen Fällen droht die größte Gefahr zunächst von einer ungenügenden Sauerstoffversorgung der lebenswichtigen Zentren (Ulmer, Reif et al., 1966). Zusätzlicher Sauerstoff läßt sich in diesen Fällen über Kunststoff-Nasenkatheter oder Sauerstoffzelte in angefeuchtetem Zustand gut zuführen. Die Sauerstofftherapie muß aber unter Kontrolle erfolgen, da bei schwerer alveolärer Hypoventilation der Sauerstoffmangelantrieb des Atemzentrums durch Sauerstoffgabe abgebaut wird und eine lebensbedrohliche Azidose möglich ist (Bühlmann, 1960; Bühlmann, Schaub et al., 1954; Sartorelli, 1961; Ulmer, 1971a u. b; Ulmer, Reichel, 1972a, b).

Die bei chronisch alveolärer Hypoventilation bestehende Hyperkapnie wird an sich vom Patienten relativ gut vertragen und bedarf keiner speziellen Therapie. Die Hyperkapnie wird aber dann gefährlich, wenn der arterielle Kohlensäuredruck im akuten respiratorischen Versagen schnell stark ansteigt und sich zur Hypoxie eine respiratorische Azidose, die nicht kompensiert werden kann, entwickelt. In diesem Fall ist, wenn mit medikamentösen Maßnahmen innerhalb weniger Stunden kein Erfolg zu erzielen ist, der Einsatz einer künstlichen Beatmung notwendig (Bühlmann, 1960). Unter dieser kann Sauerstoff zugeführt werden, wobei allerdings von einer Verabreichung von reinem Sauerstoff (100%) über längere Zeit wegen der durch den Sauerstoff an der Lunge hervorgerufenen Schäden Abstand genommen werden sollte.

Beim Einsatz der künstlichen Beatmung stellt sich mitunter die Frage, ob eine Tracheotomie vorgenommen werden soll. Dieser Eingriff ist jedoch nur dann indiziert, wenn die künstliche Beatmung länger als 2 Tage erforderlich ist.

Bei den meist tiefzyanotischen, sehr unruhigen Patienten muß außerdem versucht werden, die in den größeren Atemwegen vorhandenen Schleim- und Eitermassen abzusaugen, die Atmung anzuregen (Euphyllin, Micoren) und ein Abhusten zu ermöglichen. Dieses ist in Notfällen oft mit einem durch die Nase in die Trachea einzuführenden Katheter zu erreichen. Bei Anwendung dieser Maßnahme gelingt es nicht allzuselten, im Zusammenhang mit medikamentösen Maßnahmen auch schwere, lebensbedrohliche Atmungsinsuffizienzen rasch zu bessern.

VII. Behandlung des Spontanpneumothorax bei der Silikose

Gelegentlich liegt einer Silikose mit akuter respiratorischer Insuffizienz ein Spontanpneumothorax zugrunde, über dessen Häufigkeit und Entstehungsmodus auf S. 197ff. bereits ausführlich berichtet wurde. Die spontane Entfaltung einer silikotischen Lunge ist schlecht, so daß in allen Fällen eines Totalpneus eine Absaugbehandlung indiziert ist. Dazu wird ein Drainageschlauch entweder vom 3. ICR ventrolateral oder 6.—7. ICR lateral in den Pneu unter sterilen Kautelen eingeführt und durch eine Saugpumpe ein Unterdruck von 15—20 cm Wasser im Pneu hergestellt (ROHNER, 1968). Die Lunge entfaltet sich in den meisten Fällen selbst bei fortgeschrittenen silikotischen Lungenveränderungen (Abb. 37) erstaunlich rasch, so daß nach 3—8 Tagen die Behand-

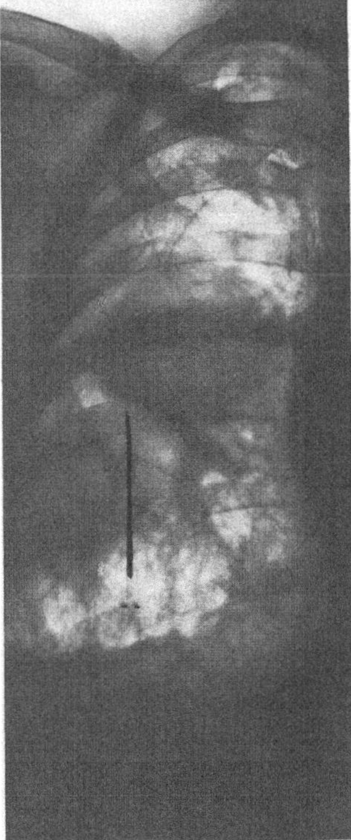

Abb. 37. (a) Anthrakosilikose eines Kohlenbergmannes (C/C) mit Spontanpneu rechts und schwerer respiratorischer Insuffizienz. R_t 17,24 cm H_2O 1^{-1} sec, P_aO_2 47 mm Hg, P_aCO_2 50 mm Hg. (b) Nach 2tägiger Pneuabsaugung. R_t 8,31 cm H_2O 1^{-1} sec, P_aO_2 63 mm Hg P_aCO_2 45 mm Hg

(a)

(b)

lung in der Regel auch bei der Silikose abgeschlossen werden kann. Beim Teilpneu kann, solange keine Spannungssymptome oder zunehmende respiratorische Störungen festzustellen sind, auf diese Behandlung verzichtet werden. Es versteht sich von selbst, daß jeder doppelseitige Pneumothorax und jeder Spannungspneu einer sofortigen Absaugbehandlung bedarf.

O. Berufsspezifische Silikosen

Beim Vergleich von Silikosen aus verschiedenen Berufen fällt auf, daß trotz aller Unterschiede, die durch Dauer und Intensität der Quarzstaubexposition sowie durch die individuelle Disposition bedingt sein mögen, das Krankheitsbild der Angehörigen einer bestimmten Berufsart klinisch, röntgenologisch und anatomisch eine gewisse Einheitlichkeit aufweist. Der Kenner ist daher mitunter in der Lage, aus dem Röntgenbild allein schon auf den Beruf und Betrieb des Patienten zu schließen. Die Hauptursache für die Berufsspezifität der Krankheit „Silikose" liegt in der mineralogischen und chemischen Charakteristik des eingeatmeten Staubes. Hinzu kommen noch viele betriebliche Eigentümlichkeiten, so z.B. die Art der technischen Gewinnung oder Verarbeitung des silikosegefährlichen Materials, die für die Staubentwicklung und damit für die Art der Silikoseentwicklung von entscheidender Bedeutung sind.

Die Einordnung der Silikosen in verschiedene berufsspezifische Typen hat jedoch ihre Grenzen, weil die meisten Industriestäube Mischstäube sind, die im Laufe der Jahre

Tabelle 18. Übersicht über die bekanntesten berufsspezifischen Silikosen und über die auf quarzhaltige Mischstäube zurückgehenden Pneumokoniosen

Erkrankung	Vorkommen	Zusammensetzung der Stäube	Quarzgehalt des Feinstaubs
A. Silikosen			
1. Silikosen der Stollenmineure im quarzreichen Gestein			
a) Silikosen der Goldmineure	Bergmännische Gewinnung und Verarbeitung	Je nach Art der Lagerstätte verschieden	50—90%
b) Mineursilikosen des Alpengebietes	Tunnelbau	Je nach Art der Lagerstätte verschieden	Je nach Art des Gesteins
2. Silikosen der Steinhauer, Steinmetze,	Bearbeitung und Gewinnung quarzhaltiger Mineralien, s. Tabelle 1, S. 159	Je nach Art der Lagerstätte verschieden	Je nach Art des Gesteins bis 80%, meist wesentlich niedriger
3. Arbeiter des Steingewerbes und Beschäftigte in Steinbrüchen	s. Steinhauer-Silikose		
4. Silikosen in Seifen- und Scheuerpulverfabriken	Herstellen, Mischen und Verpacken	Quarzmehl, Kieselkreide, Soda	Je nach Art der Beimischung bis 80%
5. Silikosen bei Sandstrahlern und Schleifern	Sandstrahlgebläse, Schleifsteine aus Natursandstein, Schleifpapier, Schleifpasten		
6. Kieselgursilikosen	Beim Erhitzen der Diatomeenerde (Kieselgur) auf ca. 1 250° C entsteht aus der silikogen wirkenden amorphen Kieselsäure Cristobalit	82% amorphe Kieselsäure, 12,4% H_2O, 4,2% Aluminium und Eisenoxyd, Rest Kreide und Magnesiumoxyd	Beim Erhitzen über 1 000° C bis zu 82% Cristobalit

Tabelle 18 (Fortsetzung)

Erkrankung	Vorkommen	Zusammensetzung der Stäube	Quarzgehalt des Feinstaubs
B. Die Mischstaubpneumokoniosen		Durchschnittswerte im Kohlenstreb	
1. Kohlenbergarbeiter-pneumokoniose	Kohlenbergbau	63—91% Kohle 8—33% Ton 4,1% Quarz	2,2—2,9%
2. Graphitstaublunge	Bergmännische Gewinnung und Verarbeitung, Graphitmüller		3—10%
3. Pneumokoniosen der Metall-industrie	Gießer, Putzer, Former	Eisenoxyd oder andere Metalloxyde, Quarz	2—20%
4. Pneumokoniosen des Erz-bergbaues (Mansfelder Staublunge, Schneeberger Lungen-Ca.)	Blei-, Zink-, Silber-, Kupfergruben, Uranerzbergbau etc.	Je nach Art der Lager-stätte verschieden	bis 20%
5. Pneumokoniosen der kerami-schen Industrie	Porzellanstaub	Kaolin, Feldspat, Quarz	15—20%
6. Pneumokoniosen bei Ver-arbeitung und Herstellung von feuerfesten Steinen	Ofenmaurer, Chamotte-arbeiter, Silikaarbeiter, Verarbeitung von Kiesel-säure und silikathaltigem Ton, Herstellung feuer-fester Töpfe (Hafen-macher)		Quarz, Cristobalit, Tridymit 1—70%
7. Pneumokoniosen in der Erd- und Okerfarbenindustrie	Erdfarbenindustrie	Verwitterungsprodukte eisenoxydhaltiger Feld-spatarten, Kieselsäure	8—38%
8. Flußspat-Pneumokoniosen	Bergmännische Gewinnung und Verarbeitung	Silikate, Fluorkalzium, freie Kieselsäure	bis 30%
9. Pneumokoniosen in der Zementindustrie	Bearbeitung des Roh-materials	Zement — Rohmaterial: 57—66% Kalk 19—26% Quarz 2— 4% Tonerde 4—10% Eisenoxyd	
	Abbrucharbeiten im Beton	Beton: Zement und Sand	

in ihrer Zusammensetzung stark schwanken können. Die Modifikation des berufsspezifischen Bildes der Silikose ist daher mehr Regel als Ausnahme. Selbst die relativ grobe Einteilung der Silikose in „reine Silikosen" und „Mischstaubsilikosen" ist praktisch in vielen Fällen nicht durchzuführen, da Überschneidungen häufig vorkommen. In diesem Zusammenhang ist nur daran zu denken, daß innerhalb eines Betriebes, je nach dem speziellen Berufseinsatz, Stäube mit sehr unterschiedlicher Zusammensetzung inhaliert werden, so daß im Ablauf eines vieljährigen Berufslebens nur in den seltensten Fällen arbeitsplatzspezifische Silikoseformen entstehen können.

Trotzdem erweist es sich immer wieder als zweckmäßig, Silikosen größerer Gruppen von berufsverwandten Arbeitern in verschiedene berufsspezifische Silikoseformen zu unterteilen. Dabei kann man wie in der Tabelle 18 versuchen, eine gewisse ätiologisch begründete Reihenfolge einzuhalten, indem man die sog. „reinen Silikosen", die auf Stäube mit überwiegenden Quarzgehalt zurückgehen, den „Mischstaubsilikosen" gegenüberstellt, für deren klinisch-röntgenologisch und pathologisch-anatomisches Erscheinungsbild neben dem Quarz Begleitstäube eine entscheidende Rolle spielen.

Auf die Möglichkeiten, zwischen „reiner Silikose" und „Mischstaubsilikose" zu unterscheiden, wurde bereits im Abschnitt S. 186 ff. eingegangen. Die „reinen Silikosen" sind histologisch als ein vorwiegend fibröshyalin, scharf umschriebenes Knötchen ohne wesentlichen histozytären entzündlichen Wall charakterisiert. Sie stellen sich damit röntgenologisch durch eine relativ harte und scharf umschriebene, ziemlich regelmäßig verteilte Fleckzeichnung mit verhältnismäßig geringer Tendenz zur Schwielenbildung und Schrumpfung dar (Haubrich, 1951a; Worth, Schiller, 1954). Es finden sich gerade hier Fälle mit einer nach langem, stummen Intervall einsetzenden bösartigen Spätprogredienz (Schmid, 1956). Im Gegensatz dazu zeigen die Mischstaub-Pneumokoniosen entsprechend dem stark histozytär entzündlich geprägten histologischen Bild eine flaue, weniger scharf konturierte und unregelmäßige Fleckelung der Lunge. Es besteht die Neigung zur Schwielenbildung, insbesondere in den Obergeschossen (Haubrich, 1951a; Worth, Schiller, 1954). Die Atem- und Kreislauffunktion ist hier im Vergleich zu den röntgenologischen Veränderungen oft erstaunlich gut erhalten. Verschiedene, besonders fortgeschrittene Mischstaubsilikosen mit Ballungsprozessen zeigen eine Neigung zu einer langsamen Progression (Schmid, 1956; Worth, Schiller, 1954). Auf der anderen Seite weisen die leichtgradigen Formen der Mischstaubsilikose in vielen Fällen trotz jahrzehntelanger Kontrolle nach Entfernung aus dem Staubmilieu keine wesentliche Änderung des röntgen-morphologischen Befundes mehr auf wie das Beispiel der Kohlenbergarbeiter Pneumokoniose zeigt (Rogan, Rae et al., 1967).

I. Die Silikose der Stollenmineure im quarzreichen Gestein

1. Die Quarzlunge der Goldmineure

Es ist kein Zufall, daß Südafrika als klassisches Land der Silikoseforschung gilt und namentlich Forscher dieses Landes wesentliche Beiträge zu allen Fragen des Silikoseproblems geliefert haben. Schon im Jahre 1886 nahm hier der Goldbergbau am Witwatersrand mit relativ modernen Abbaumetho-

den seinen Anfang. Die mächtigen und wichtigen Goldadern liegen in einem Gestein, das 80—90% Quarz enthält. Die schweren Erkrankungen der hier beschäftigten Bergleute ließen um 1900 zuerst die Gefährlichkeit der Quarzarbeit erkennen und gaben damit den Anstoß zur modernen Silikoseforschung (Irvine-Mavrogordato et al., 1930; Watkins-Pitchford, 1923). Infolge der daraufhin einsetzenden technischen und medizinischen Prophylaxe haben die Silikoseerkrankungen in den südafrikanischen Bergbaugebieten deutlich abgenommen.

Die Fortschritte in den einzelnen Zeitabschnitten zeigen sich nach den Angaben von Orenstein (1947) und du Toit (1969) an folgenden Zahlen:

1900 fanden sich bei Überwachungsuntersuchungen in 15,4% Silikosekranke und 7,5% Silikoseverdächtige. Die durchschnittliche Arbeitsdauer betrug 6 Jahre. Seither stieg die durchschnittliche Berufsdauer der Goldmineure bis zum Auftreten entschädigungspflichtiger silikotischer Veränderungen von 9,5 (1919, 1920) auf 24,4 Jahre an (1968, 1969). Die neu beobachteten Silikosefälle gingen von 356 (1956, 1957) auf 161 (1968, 1969) zurück (du Toit, 1969).

Röntgenologisch und pathologisch-anatomisch zeigen sich die Zeichen der reinen Silikose (Irvine, Simson et al., 1930; Irvine, Steuart, 1930; Webster, 1960). Nur in seltenen Fällen (1,4%) werden in neuerer Zeit typische Mischstaubsilikosen beobachtet, die denen in Gießereien oder dem Kohlenbergbau ähnlich sind (Goldstein u. Webster, 1961).

Über vergleichbare Erkrankungen wurden aus den Goldgruben bei Saint-Pierre-Monlimart in Frankreich von Amsler und Cady (1939), aus dem russischen Goldbergbau von Evgenova und Zidichanov (1950), aus dem bulgarischen Bergbau von Chadziolov (1950) und aus dem australisch-amerikanischen Goldbergbau von Outhred (1949) berichtet. Dabei wurde vor allem im australischen und amerikanischen Goldbergbau wegen des z.T. wesentlich geringeren Quarzgehaltes der Begleitmineralien Übergänge zu den typischen Mischstaubpneumokoniosen beobachtet. Dies gilt auch von den Pneumokoniosen in den indischen Goldfeldern von Kolar, die von Caplan (1947) eingehend untersucht wurden. Sie entsprechen eher einer Kohlenbergarbeiter-Pneumokoniose als einer reinen Silikose.

2. Silikose der Stollenmineure in den Zentralalpen

Von wesentlich größerer Bedeutung als die Silikose der Goldmineure sind in Westeuropa die schweren, z.T. innerhalb weniger Jahre tödlich verlaufenden Silikosen, die beim Bau von Tunneln, Kraftwerken und Festungsstollen in dem Granit der Zentralalpen auftreten. Schweizer Autoren wie GREINACHER (1945), LANG, ZOLLINGER (1949), NICOD (1950) und UEHLINGER (1949, 1950) beschrieben solche Verläufe bei Mineuren, die nach einer minimalen Expositionszeit von 4 Monaten und einer durchschnittlichen Expositionszeit von 8,9 Jahren kleine und hartfleckige Silikosen mit schweren Funktionsstörungen entwickelten. Bei den ungünstigen Arbeitsplatzverhältnissen neigen gerade die Stollenmineure zu akuten Silikoseverläufen (s. auch „Akute Silikosen"). Aber auch aus den französischen und österreichischen Zentralalpen sind ähnliche Erkrankungen bekannt (CHARLES, CAVIGNEAUX et al., 1948; RAYMOND, 1949; RAYMOND, WOLFF, 1949; SURBÖCK, 1966). Nach SURBÖCK (1966) ent-wickeln sich hier mit einer durchschnittlichen Expositionszeit von 13,5 Jahren schwere Silikosen mit erheblichen respiratorischen Ausfallserscheinungen. Die kürzesten Expositionszeiten bis zur Entwicklung einer schweren Silikose liegen nach SURBÖCK (1966) unter 1 Jahr (Tabelle 19). In den vergangenen Jahrzehnten wurde durch technische Verhütungsmaßnahmen viel zur Vermeidung der Mineursilikose getan. Trotzdem tritt sie immer wieder sporadisch auf. So entstanden in den 60er Jahren beim Kraftwerksbau im Kaunertal (Kaprunkraftwerk) schnelle und sehr progredient verlaufende Silikosen. Die dort durchgeführten Staubmessungen ergaben bis zu 3 500 T/m^3 bei einem Quarzgehalt von 24%. Die Schwebestäube waren zu 80% lungengängig (PRÜGGER, 1974) (Abb. 13).

Oft kommt es bei den Mineursilikosen nach kurzfristiger Exposition zu spätprogredienten Verläufen mit klinisch stummem Intervall, das 6—7 Jahre (LANG, ZOLLINGER, 1949), aber auch 30 Jahre (SCHMID, 1956) dauern kann. Eine Übersicht über die verschiedenen röntgenologischen Entwicklungszeiten der Mineursilikosen gibt die Tabelle 19. Wie bei allen Silikosen können, abhängig von der Zusammensetzung des bearbeiteten Gesteins, in vielen Fällen Übergänge zur Mischstaubpneumokoniose beobachtet werden (GREINACHER, 1945; NICOD, 1950).

Tabelle 19. Silikose der Mineure. Entwicklungszeiten bis zum Auftreten erster röntgenologischer Veränderungen bzw. Krankheitssymptome

Durchschnittliche Expositionszeit Jahre bis zur Entschäd. oder klin. Sympt.	Literatur	Entwicklung von Rö.-Veränderungen nach kurzen Expositionszeiten	Literatur
(Schweiz) 8,9	GREINACHER (1945)	4 Monate	GREINACHER (1945)
(Österreich) 13,6	SURBÖCK (1966)	4—9 Monate unter 1 Jahr	DECROIX et al. (1962), SURBÖCK (1966)
9 Monate bis 3 Jahre	LANG, ZOLLINGER (1949)	4 Monate 4—14 Monate	NICOD (1950) CHARLES et al. (1948), RAYMOND, WOLFF (1949)
(Latenzzeit 4 Jahre bis 9 Monate)		18 Monate	GROHMANN (1951)
		35 Tage (280 Arbeitsstunden)	ROULET, BOUCHER (1946)
		35 Tage	MAGNIN (1938)
		30 Tage (Latenzzeit 15 Jahre)	FRITZE (1967)

II. Die Silikose der Steinmetze und Steinbrucharbeiter

Die klassischen Silikosen dieser Gruppe kommen in der Sandsteinindustrie vor, da der Sandsteinstaub je nach Art des Gesteins und der beigemischten Begleitstäube bis zu 80% kristalline Kieselsäure enthalten kann (Buckup, 1937; Burri, 1951; Eisler, Andel et al., 1971; Gudjonsson, Becker, 1936; Jindrichova, 1963; Kaestle, 1928; Lochtkemper, Telecky, 1932a; Thiele, Saupe, 1927; Mazzanti, Zini, 1964; Schmid, 1942/43; Sepke, 1965). Es handelt sich um reine Silikosen. Röntgenologisch imponieren daher kleinfleckig multiple, disseminierte Formen, wobei die einzelnen Herde relativ scharfe Begrenzungen aufweisen. Die Fleckschatten sind bei dieser Gruppe oft besonders schattendicht. Thiele und Saupe (1927) weisen bei Elbsandsteinarbeitern auf das gehäufte Vorkommen von Schrotkornlungen im Sinne von Kaestle (1928) hin. Ähnlich wie bei anderen reinen Silikosen sind eierschalenförmige Verkalkungen der Hili nicht selten (Burri, 1951; Sepke, 1965). Die Variationsbreite dieser berufsspezifischen Pneumokoniose wird aber nicht richtig gesehen, wenn man die Schrotkornlunge oder die röntgenologischen Zeichen der reinen Silikose in ihrer klassischen Ausprägung als die einzige Form dieser Pneumokoniosegruppe ansieht. Wegen der unterschiedlichen mineralogischen Zusammensetzung der Steinbrüche, wegen betrieblicher Besonderheiten der Gewinnung und Verarbeitung und der damit verbundenen sehr unterschiedlichen Staubbelastung, sind die Steinbruchpneumokoniosen häufig den Mischstaubpneumokoniosen ähnlicher als der reinen Silikose (Burri, 1951; Röhrl, 1942a u. b; Sepke, 1965).

Die röntgenologischen Veränderungen entwickeln sich in den Sandsteinbrüchen im allgemeinen erst nach 10—25jähriger Expositionszeit, wobei mit ersten krankhaften Störungen nach 30—38 Berufsjahren zu rechnen ist (Burri, 1951; Eisler, Andel et al., 1971; Jindrichova, 1963; Raber, 1968; Surböck, 1966). Unter ungünstigen hygienischen Arbeitsplatzbedingungen ist natürlich auch mit kürzeren und akuteren Verläufen zu rechnen (s. Tabelle 20). Jindrichova (1963) sowie Sepke (1965) berichteten über derartige Verläufe in den sächsischen und böhmischen Sandsteinbrüchen.

Im allgemeinen gilt die Exposition im Granit weniger gefährlich als im Sandstein, da der Gehalt an freier Kieselsäure geringer ist. Aber auch hier werden nach jahrzehntelanger Arbeit schwere Silikosen beobachtet (Ahlmann, 1968; Bigga, Gründorfer et al., 1971; Bucher, 1949; Hale, Sheers, 1963; Jindrichova, 1963; King, Ray et al., 1950; Koponen, 1973; Raber, 1968; Röhrl, 1942a u. b; Surböck, 1966). Infolge der in den letzten Jahrzehnten zur Anwendung kommenden maschinellen Granitverarbeitung kann es bei ungenügender technischer Vorkehrung zu extremen Staubbelastungen kommen, so z.B. bei der Splitaufbereitung in den Großbrecheranlagen. Hier wurden von Gründorfer und Raber (1970) sowie Raber (1968) nach $6^{1}/_{2}-7$jähriger Arbeitstätigkeit sehr ungünstig verlaufende Granitsilikosen festgestellt.

Neben einer Reihe von anderen Gesteinen ohne Silikosegefahr wie Basalt, Diabas, Kalkstein, Dolomit, Marmor, Gips (Bukkup, Schmidt, 1950; Sepke, 1965) ist auch an andere quarzhaltige, silikosegefährdete Mineralien zu denken etwa an Porphyr, Grauwacke, Quarzit, Trass, Gneis und verschiedene Ton- und Schieferarten (Sepke, 1965). Einen Überblick über die verschiedenen kieselsäurehaltigen Gesteine und die daraus entstehenden Silikosen mit ihren röntgenologischen Entwicklungszeiten gibt die Tabelle 20. Das klinische Bild dieser Pneumokoniosen und ihrer Häufigkeit ist wegen der sehr unterschiedlichen Staubzusammensetzung und der differenten technischen Arbeitsmethoden, die wiederum große Unterschiede in der Staubentwicklung bedingen, regional außerordentlich verschieden. Es kommen alle Übergänge von reiner Silikose bis hin zur benigne verlaufenden Mischstaubpneumokoniose vor.

Tabelle 20. Entwicklungszeiten bis zum Auftreten erster röntgenologischer Veränderungen bzw. Krankheitssymptome

Die Silikosen der Steinmetze und Steinbrucharbeiter	Durchschnittliche Expositionszeit (Jahre)		Literatur	Entwicklung von Rö.-Veränderungen nach kurzen Expositionszeiten (Jahre)	Literatur
	Rö.-Veränd.	Entschäd. oder klin. Sympt.			
Sandstein	10—25	32—39	AHLMANN (1968), AHLMARK et al. (1962), BURRI (1951), EISLER et al. (1971), KAESTLE (1928), LOCHTKEMPER et al. (1932), RABER (1968), RÖHRL (1942), SEPKE (1965), THIELE et al. (1927)	4 5 5 15	JINDRICHOVA (1963) THIELE et al. (1927) SEPKE et al. (1965) MAZZANTI et al. (1964)
Granit	16—32	30—40	AHLMANN (1968), BUCHER (1949), BIGGA et al. (1971), GRÜNDORFER et al. (1970), GUDJONSSON et al. (1936), JINDRICHOVA et al. (1963), RABER (1968), MAIR (1951), ROCHE et al. (1955), RÖHRL (1942), SEPKE (1965)	$6^1/_2$ 7 15	GRÜNDORFER et al. (1970) AHLMANN (1968) HALE et al. (1963)
Gneis		25	MEO et al. (1967)		
Grauwackebrüche	18—32		LOCHTKEMPER et al. (1932), SEPKE (1965)	8—11 (Brecher)	LOCHTKEMPER et al. (1932)
Quarzitsteinbrüche	30		WÄTJEN (1942)	8—11 (akute Verläufe)	SEPKE (1965)
Porphyr	31,1		SEPKE (1965)	9 Monate (Stollenbau) 1—3 Jahre (Bohr- und Brecharbeiten)	HORTSCH (1942) GAUBATZ (1940)
Quarzschiefer	10—20		CEELEN (1951), GROETSCHEL et al. (1932), DE LA ROCHE et al. (1964)	2	HOFFMANN (1941)
Schiefer		28—30	HANSTEIN (1942), SEPKE (1965), HOFFMANN (1941)	3—4 (Bohrer)	HANSTEIN (1942)
Bimssteinbrüche		29	NUNZIANTE et al. (1971), GEVORKYAN (1969), RIZZO (1967), RIZZO (1968)	8—10	NUNZIANTE (1965)
Trass (amorphes SiO_2)	fragliche Silikose 5—13		HELLER (1963), KLOSTERKÖTTER et al. (1963)		

III. Silikosen der Putzmittelindustrie

Die Verarbeitung von reinem Quarzmehl, besonders mit Alkalien zu Scheuerpulver, gab bei ungünstigen Arbeitsverhältnissen Anlaß zur Entwicklung schwerer Erkrankungen, die nach kurzer Expositionszeit (2—4 Jahre) gelegentlich unter dem Bild der akuten Silikose verlaufen (Bogetti, Linares, 1964; Gerlach, Gander, 1932; Giese, 1931; Gudjonsson, 1934; Jindrichova, 1964a; McDonald, Piggot et al., 1930; Rössing, 1947; Sommer, 1949; Ritterhoff, 1941; Sturm, Hobohm, 1968) (Tabelle 21). Hier hat sich vor allem das offene Abfüllen von feinsten hochquarzhaltigen Putzmitteln als besonders gefährlich erwiesen. So berichteten z.B. Gerlach und Gander (1932) über zwei Arbeiterinnen in einer Seifenfabrik, die Putzmittel aus reinem Quarzsand und einem Seifenzusatz unter starker Staubentwicklung abfüllten. Nach einer Arbeitszeit von 3—4 Jahren kam es nach einer Latenzperiode von 2 Jahren und 9 Monaten zu schwersten Silikosen, an denen die Arbeiterinnen nach $3^1/_2$ Jahren im Alter von 20 Jahren verstarben. Röntgenologisch fanden sich zahlreiche feinfleckige, gleichmäßig verteilte Verschattungen und pathologisch-anatomisch schwerste diffuse akute Staublungen mit Knoten und Schwielenbildungen. Obwohl derartige Verläufe dank technischer Verhütungsmaßnahmen in neuerer Zeit nicht mehr beobachtet werden, berichteten Zanetti (1950) und Sturm, Hobohm (1968) noch über Erkrankungsfälle in Seifenfabriken nach einer Expositionszeit von 1—26 Jahren mit einer durchschnittlichen Expositionszeit von 8 Jahren. Die Latenzzeiten mit klinisch stummem Verlauf schwankten zwischen 5 und 41 Jahren mit einem Durchschnitt von 16 Jahren (Sturm, Hobohm, 1968). Der Vollständigkeit halber sei jedoch erwähnt, daß diese Silikoseerkrankungen ausschließlich auf die Jahre 1939—1953 zurückgehen, in denen es wegen zeitbedingter Nachlässigkeit zu einer vorübergehenden Verschlechterung der arbeitshygienischen Bedingungen gekommen war. Derartige Silikoseformen dürften heute der Vergangenheit angehören.

IV. Die Schleifersilikose

Das in den 30er Jahren häufig beobachtete Auftreten silikotischer Lungenveränderungen bei Schleifern (Bergerhoff, 1938a; Frese, 1936; Gudjonsson, 1934; Jötten, 1933; Lochtkemper, 1936; Schnellbacher,

Tabelle 21. Entwicklungszeiten bis zum Auftreten erster röntgenologischer Veränderungen bzw. Krankheitssymptome

Betriebsart	Durchschnittliche Expositionszeit (Jahre)		Literatur	Entwicklung von Rö.-Veränderungen nach kurzen Expositionszeiten	Literatur
	Rö.-Veränd.	Entschäd. oder klin. Sympt.			
Putzmittelindustrie					
Quarzmehl	1—26	3—41	Bogetti et al. (1964), Gerlach et al. (1932), Giese (1931)	3—12 Monate 4—11 Monate	Ritterhoff (1941) Rössing (1947)
	Mittel 8		Gudjonsson et al. (1934), McDonald et al. (1930), Rössing (1947), Sturm et al. (1968)	8—29 Monate	Chapmann (1932)

Tabelle 22. Entwicklungszeiten bis zum Auftreten erster röntgenologischer Veränderungen bzw. Krankheitssymptome

Betriebsart	Durchschnittliche Expositionszeit (Jahre)		Literatur	Entwicklung von Rö.-Veränderungen nach kurzen Expositionszeiten (Jahre)	Literatur
	Rö.-Veränd.	Entschäd. oder klin. Sympt.			
Sandstrahler				(akute Silikosen)	
	4–6		BERGERHOFF (1936),	6 Monate	BERGERHOFF (1936)
	3		HAUBRICH (1951 a),		
	2–4		SCHMID (1956)	7 Monate	SCHMID (1956)
				8,5 Monate	SIMONIN (1950)
				13 Monate	MOHNKE (1952)
Schleifer					
a) Sandsteinschleifsteine (dürfen in der BRD nicht mehr verwendet werden)	6–35		BERGERHOFF (1938), FRESE (1936), JÖTTEN (1933), LANG (1952), SCHNELLBACHER (1939) WORTH, SCHILLER (1954)	3–4	FRESE (1936), SCHNELLBACHER (1939)
b) Schleifen mit quarzhaltigem Bimsstein	5–20	21–30	BURCKHARDT et al. (1962), SOMMER (1949)		
c) Polieren (Quarzmehl)	4 (Latenz) (6–17)	6	JINDRICHOVA et al. (1964), Schneider (1966)		
d) Schleifpapier und Schleifscheiben	5–30		SAITA, TUROLLA (1953)		
e) Künstliche Schleifsteine ohne wesentliche Quarzbeimischung	Anthrakosiderosen 10–16 (Rö.-Klassifikation) (L und Z)		BONZANINO et al. (1965), PETTINATI et al. (1962), ZOLLINGER, LANG (1950)		
f) Künstliche Schleifsteine (Schmalkalder Schleiferlunge)	Lungenverstaubung keine Silikose 10 (Rö.-Klassifikation) (L und Z)		HEUER (1962) KÜHNE (1960, 1965)		

1939; WORTH, SCHILLER, 1954) rührte vom Quarzgehalt der damals aus Sandstein bestehenden Schleifkörper her. Metallschleifer in Messerfabriken, Feilenschleifereien, Schneidewerkzeugfabriken, Gießereien, Ofenfabriken etc. unterlagen daher einer hochgradigen Silikosegefährdung. Die durchschnittliche Expositionszeit bis zur Entwicklung silikotischer Lungenveränderungen betrug je nach Staubexposition 6–35 Jahre. Unter besonders schlechten hygienischen Bedingungen wurden auch akutere Silikoseverläufe nach einer kürzeren Expositionszeit von 3–4 Jahren beschrieben (FRESE, 1936; SCHNELLBACHER, 1939) (Tabelle 22).

Die Silikose im Schleiferberuf ist jedoch in den letzten Jahrzehnten praktisch zur Seltenheit geworden, da die gefährlichen Natursandsteine durch künstliche Schleifkörper, bestehend aus Korund (Al_2O_3) und Karbokorund (Siliciumcarbid SiC), ersetzt wurden. Das Schleifmittel selbst wird dabei durch verschiedene bindende Substanzen zusammengehalten. Es finden sich nur noch gelegentlich Verunreinigungen von kristalliner Kieselsäure, die in den Schleifstäuben entweder gar nicht oder nur in kleinsten Mengen bis zu 1% nachweisbar sind (Heuer, 1960, 1962; Jötten, 1940; Zollinger, Lang, 1950). Nur gelegentlich werden etwas höhere Konzentrationen in vereinzelten Staubproben (bis zu etwa 3% Quarz) gefunden (Kühne, 1960a u. b; Pettinati, Parigi et al., 1962, 1963). Obwohl die geringe silikogene Wirkung der künstlichen Schleifsteine auch im Tierversuch belegt wurde, beobachtet man bei Schleifern unter hygienisch ungünstigen Bedingungen auch heute noch nach 10–16 Jahren Exposition (Bonzanino, Pisani et al., 1965; Hublet, 1967; Pettinati, Parigi et al., 1962, 1963) röntgenologische Strukturveränderungen in Form von verstärkter Lungengrundzeichnung und gelegentlich auch miliare Einlagerungen, die an eine beginnende Mischstaubsilikose denken lassen. Dabei handelt es sich in den meisten Fällen jedoch wie die Untersuchungen von Zollinger, Lang (1950) zeigen, nicht um Silikosen, sondern um sideroanthrakotische Veränderungen, die auf die Inhalation der beim Schleifen entstehenden eisenhaltigen Stäube zurückgehen oder um röntgenologische Fehldiagnosen, die sich durch die verstärkte Lungengrundzeichnung im Röntgenbild bei chronischer Bronchitis und Peribronchitis erklären. Auch eine langjährige Exposition an künstlichen Schleifsteinen führt im allgemeinen nicht mehr zur Entwicklung von Silikosen, sofern nicht den Schleifsteinen, wie leider in neuerer Zeit gelegentlich zu beobachten ist, zur Erzielung eines höheren Härtegrades Quarz in unerlaubter Konzentration zugemischt wird.

In die Gruppe der beim Schleifen entstehenden Silikosen gehören auch jene Erkrankungsfälle, die bei der Anwendung von quarzhaltigen Poliermitteln entstehen (Heider-Manns, 1969; Jindrichova, 1964a u. b). Schneider (1966) berichtet über schwere Silikosen in einer Glas-Edelsteinschleiferei sowie bei Granitschleifern und Polierern, die stark quarzhaltige Neuburger Kieselkreide als Poliermittel verwendeten. Die gleiche Arbeit enthält den Hinweis auf eine tödlich verlaufende Silikoseerkrankung in einem gummiverarbeitenden Betrieb, der die Neuburger Kieselkreide als Füllstoff der Knetmasse zusetzte. Auch nach dem Gebrauch von Bimssteinschleifmitteln sind schwere Silikosen beobachtet worden. Sommer (1949) berichtete über schnell verlaufende Silikosen, die innerhalb von 10 Jahren zum Tode von 3 Frauen führten. Burckhardt und Tillmann (1962) beschrieben Silikosen im wenig bekannten Blattmachergewerbe (Herstellung von Webeblättern und Webeschiffchen), die auf quarzhaltige Bimssteinschleifkörper zurückgingen. Martini, Massart (1965) beobachteten einen Müller, der insgesamt etwa 4–5 Monate lang Mühlsteine (Sandstein) während seines gesamten Arbeitslebens nachgeschliffen hat und im 71. Lebensjahr an einer schweren verschwielenden Silikose erkrankte. Finzel (1972) hat die Silikose eines Mannes beschrieben, der 23 Jahre lang in der Schleudergußabteilung einer Schmuckfabrik Schleifarbeiten verrichtete. Die Arbeitsplatzanalyse ergab, daß eine gipsähnliche Einbettmasse, die über 80% Quarz und bis zu 12% Cristobalit enthielt, für die Silikose ursächlich verantwortlich zu machen war. Auch in unserem Krankengut verfügen wir über eine ähnliche Beobachtung. Es handelt sich um die Silikose bei einem Zahntechniker, welche sich auf eine vorwiegend aus Quarz und Cristobalit bestehende Einbettmasse zurückführen ließ. Diese wurde beim Schleifen der Zahnprothesen zu lungengängigen, silikogen wirkenden Stäuben aufgewirbelt. Schließlich sei an die Arbeit von Saita und Turolla (1953) erinnert, die bei 1 329 Arbeitern aus verschiedenen italienischen Fabriken, die Schleifscheiben und Schleifpapier herstellten, in 2,3% der Fälle schwere Silikosen fanden.

Ein besonderes Krankheitsbild, das sich deutlich von der Silikose unterscheidet, wurde von Jahn (1958) und Heuer (1958, 1960) in der Werkzeugmaschinenindustrie der thüringischen Kreisstadt Schmalkalden beobachtet, wo zahlreiche Schleifer seit der Jahrhundertwende an Korund bzw. Karbokorundsteinen oder Schmirgelscheiben, vornehmlich in Kleinbetrieben und Heimarbeit mit schlechten Arbeitsschutzvorrichtungen, also hoher Staubkonzentration, arbeiteten. Der dort entstehende Staub besteht aus Korund (Aluminiumoxyd), Karbokorund (Siliciumcarbid), Eisenoxyd mit Spuren von Mangan, Kupfer, Wolfram, Titan und Nikkel sowie keramischen Substanzen aus den Bindemitteln der Schleifsteine. Um die pathologisch-anatomische Aufklärung dieses Krankheitsbildes hat sich besonders KÜHNE (1960, 1965) verdient gemacht. Es findet sich bei dieser Form der Pneumokoniose zwar eine gering ausgeprägte Fibrose des Lungengerüstes mit kleinen Fibroseknötchen. Im Vordergund stehen jedoch feinfleckige, regelmäßige, über die ganze Lunge verteilte Staubablagerungen, zunächst mit Bevorzugungen in der Wand der Bronchioli respiratorii unmittelbar am Übergang in den Ductus alveolaris. Die Menge des Staubes kann fortschreiten und wird dann schließlich im gesamten intraazinären und intralobulären Alveolargerüst abgelagert. Der Staub führt hier zu einer Wandveränderung und Beeinträchtigung der statischen Eigenschaften infolge einer Atrophie und Degeneration der Bauelemente der Bronchuswand, besonders der elastischen Fasern und der glatten Muskulatur. Es entwickelt sich das für die Schmalkaldener Schleiferlunge typische zentroazinäre Emphysem (KÜHNE, 1960a u. b, 1962). Röntgenologisch sind die Staublungenveränderungen denen einer Mischstaubsilikose leichteren Grades zum Verwechseln ähnlich. Sie sind gekennzeichnet vor allem durch miliare Einlagerungen, meist mittlerer Dichte und variabler Größe, verbunden mit den röntgenologischen Zeichen des Emphysems (HEUER, 1958, 1960, 1962; JAHN, 1958). Im Verlauf der Erkrankung kommt es zur Entwicklung von schweren Emphysembronchitiden mit kardiorespiratorischer Insuffizienz, die von KÜHNE (1960a u. b, 1965) auf eine staubbedingte Entwicklung zentroazinärer Emphyseme zurückgeführt wird.

geben sich aber sehr häufig Kombinationen mit der Gießereimischstaubsilikose (JONES, 1967; SCHMID, 1956; SYMANSKI, 1939; WORTH, SCHILLER, 1954; ZOLLINGER, LANG, 1950). Die Einführung technischer Verhütungsmittel und der Ersatz des Putzsandes, soweit dies technisch vertretbar ist, durch Stahlkies, hat dieser Form der Silikose viel von ihrer ursprünglichen Gefährlichkeit genommen (UEHLINGER, 1949). In den 30er Jahren sind aber eine Reihe sehr akut und schwer verlaufender Silikosen entstanden. BERGERHOFF (1936) fand bei Sandstrahlern bereits nach 6 Monaten röntgenologisch leichtgradige Staublungenveränderungen. Über kurze Entwicklungszeiten berichteten auch MICHEL, MORRIS (1964), MOHNKE (1952), SCHMID (1956) und SIMONIN (1950). Die durchschnittlichen Expositionszeiten bei den reinen Sandstrahlersilikosen lagen damals zwischen 2 und 6 Jahren (BERGERHOFF, 1936; CAVIGNEAUX, CHARLES *et al.*, 1949; HAUBRICH, 1951; SCHMID, 1956; SYMANSKI, 1939) (Tabelle 22).

Röntgenologisch zeichnet sich die Sandstrahlersilikose durch eine diffuse interstitielle Fibrose mit peribronchitischen, meist kleinen Verdichtungen aus (BERGERHOFF, 1936; HAUBRICH, 1951a) (Abb. 11). Große Schwielen und Schrumpfungen fehlen in der Regel (HAUBRICH, 1951a). SCHMID (1956) beobachtete ausgesprochene spätprogrediente Formen mit stummen Intervallen von 10 – 20 Jahren und Tendenz zur Ballung in den mittleren oder basalen Lungenanteilen. Die Sandstrahlersilikose, die durch technische und medizinische Prophylaxe vermeidbar ist, sollte allerdings ebenso wie die Schleifersilikose der Vergangenheit angehören. Schließlich ist als Rarität jener von JÖTTEN (1950) bei einem Schuster beobachtete Fall einer typischen Staublunge zu erwähnen, der farbige Schuhe und Handtaschen zwecks Entfärbung mit Sand abstrahlte.

V. Sandstrahlersilikosen

Die beim Sandstrahlen entstehende Staublunge ist entsprechend ihrer Herkunft vom Quarzsand zu den reinen Silikosen zu rechnen. Beim häufigen Wechseln des Arbeitsplatzes innerhalb von Gießereibetrieben er-

VI. Staublungenveränderungen durch Kieselgur (Diatomeen-Erde)

Die Diatomeen-Erde, die unter der Bezeichnung „Kieselgur" als technisch nutzbares Gestein Bedeutung hat, verdankt ihre Entstehung der Massenablagerung von abgestorbenen, feinzelligen Algen, die im Pflanzensystem der Gruppe der Diatomeen zuzuordnen sind. Derartige Ablagerungen, die in Deutschland (Lüneburger Heide, Vogelsberg, Lausitz), in der Tschechoslowakei, Italien, Australien, Japan, Algerien und Amerika anzutreffen sind, enthalten fast ausschließlich die Schalenreste von Diatomeen und werden als Werkmehl, Kieselgur, Polierschiefer, Trippel oder Diatomeen-Erde bezeichnet (Wende, 1962).

Die Kieselgur findet wegen ihrer besonderen physikalisch chemischen Eigenschaften in der Industrie weitgehende Verwendung, z.B. als Wärmeschutzmaterial, Füllstoff, Grundmasse von Pudern und kosmetischen Stoffen, Beimengung zu Filtern, als Träger von Gasreinigungs-, Desinfektions- und Schädlingsbekämpfungsmittel etc. Das Ausgangsmaterial, die sogenannte Rohgur, besteht mineralogisch aus amorpher Kieselsäure (Opal) und hat nur einen relativ geringen Gehalt an kristallinem Quarz (3–4%) (Wende, 1962; Franzinelli, Sartorelli et al., 1971).

Zur Beseitigung der organischen Beimengungen wird jedoch die Rohgur häufig in einem Ofen geglüht (kalziniert). Dabei entsteht aus den praktisch nicht silikogen wirkenden amorphen Kieselsäuren (Opal) hochsilikogen wirkendes Cristobalit. Die Umwandlung der amorphen Kieselsäure in Cristobalit ist temperaturabhängig und erfolgt bis zu einer Glühtemperatur von 1100° C nur unvollständig (kalzinierte Gur). Erst bei längerer Erhitzung auf 1000–1200° C kommt es zu einer weitgehenden Umwandlung der amorphen Kieselsäure zu Cristobalit. Es entsteht ein handelsübliches Fertigprodukt der Kieselsäure, das als aktivierte Gur bezeichnet wird und 40–60% Cristobalit enthält. Entsprechend ihrem Gehalt an silikogen wirkendem kristallinen Quarz oder Cristobalit unterscheiden sich Rohgur, kalzinierte Gur und aktivierte Gur wesentlich in ihrer Silikosegefährlichkeit (Johnstone, 1948; Wende, 1962). Während dem Opal (amorphe Kieselsäure) (Rohgur) nur eine geringe fibrinogene Wirkung zukommt, übertrifft die fibrinogene Wirkung des Cristobalits die des Quarzes erheblich (King, Mohanty et al., 1953; Schmidt, Lüchtrath, 1955).

Die Frage, ob schon Rohgur eine Silikose hervorrufen kann, hat in der Literatur je nach dem Quarzgehalt (kristalline Kieselsäure) der Kieselgurlagerstätte eine unterschiedliche Beantwortung gefunden. Legge, Rosencrantz (1932), Meyer (1940), Nordmann (1943), Duvoir, Derobert et al. (1946), Kovalevich (1957) berichten über eine Silikosegefahr. Auch Einbrodt und Grussendorf (1973), nach deren Erfahrungen die Silikoseentwicklung nicht mit der retinierten Quarz- und Gesamtstaubmenge korreliert, messen der in Rohrgur enthaltenen amorphen Kieselsäure eine Bedeutung für die Krankheitsentwicklung zu. Auf der anderen Seite haben Gudjonsson (1934) und Beintker (1935) ebenso wie Tebbens, Beard (1957) nach Kieselgurexposition keine Silikosen beobachten können. Die Rohgur, vorwiegend bestehend aus amorpher Kieselsäure, kann im allgemeinen als nur gering silikosebedenklich angesehen werden und führt nur bei stärkerer Quarzverunreinigung (kristalline Kieselsäure) zu typischen Silikosen (Franzinelli, Sartorelli et al., 1971; Holstein, 1943; Lecoc, Guyot Jeannin et al., 1952; Luton, Champeix et al., 1949; Munari, 1961; Wende, 1962).

Schon 1948 wiesen Vigliani, Mottura (1948) auf die Gefährlichkeit des in Filterkerzenfabriken geglühten Diatomeestaubes hin, der als aktivierte Gur einen hohen Anteil an Cristobalit enthält. Über gleiche Erfahrungen berichten Smart, Anderson (1952), Champeix, Allaux (1958), Franzinelli, Sartorelli et al. (1971), Wende (1962), Munari (1961), Gervais (1954).

Die wegen des verschiedenen Cristobalit-Gehaltes unterschiedliche Wirkung der kalzinierten und aktivierten Gur geht auch aus den unterschiedlichen Expositionszeiten hervor, die bis zur Entwicklung einer leichtgradigen Silikose notwendig sind. Wende (1962) beobachtete bei 53% seiner Arbeiter, die mit kalzinierter Gur in Verbindung standen, nach 12 Jahren Silikosen (20% bis zu 6 Jahren). Bei der aktivierten Gur mit höherem Cristobalitgehalt entwickelte sich in 58% der Fälle schon innerhalb von 6 Jahren eine leichte Silikose (21% in 3 Jahren). Nach denselben Beobachtungen kommt es zu schweren Silikosen bei der kalzinierten Gur nach einer Expositionszeit von 10 Jahren, bei aktivierter Gur nach einer Expositionszeit von

Tabelle 23. Entwicklungszeiten bis zum Auftreten erster Röntgenveränderungen

Kieselgur-Pneumokoniose	Durchschnittliche Expositionszeit bis zum Auftreten von Rö.-Veränderungen (Jahre)	Literatur	Entwicklung von Rö.-Veränderungen nach kurzen Expositionszeiten	Literatur
Rohgur-(bis 4% Quarz)	Silikosen bei quarzhaltigen Lagerstätten			
Kalzinierte Gur (niedriger Cristobalitgehalt)	6—12	WENDE (1962)	22 Monate	WENDE (1962)
Aktivierte Gur (40—60% Cristobalit)	3—5	VIGLIANI et al. (1948) GERVAIS (1954)	8 Monate 10 Monate	CHAMPEIX, ALLAUX (1958) WENDE (1962)

3,7 Jahren, wobei die kürzeste Expositionszeit nach WENDE (1962) 22 Monate betrug (Tabelle 23).

Pathologisch-anatomisch zeigen Kieselgursilikosen Unterschiede zu anderen Silikosen (FABRONI, 1966; LÖBLICH, 1959; VIGLIANI, MOTTURA, 1948). Sie nimmt nach LÖBLICH (1959) eine Zwischenstellung zwischen der knotenförmigen und der diffusen Lungenfibrose ein. Von manchen Autoren wird an eine Ähnlichkeit des pathologisch-anatomischen Bildes mit der Asbestose erinnert (LÖBLICH, 1959).

Das Röntgenbild zeigt eine Verbreiterung und Verdichtung der Hilusschatten, eine vermehrte Lungenzeichnung mit teilweiser netzförmiger Struktur, fein- bis mittelgrober, fleckiger Tüpfelung und teils wolkig-streifig, teils homogen-grobflächiger Abschattungen von mäßiger Schattendichte. WENDE (1962) unterscheidet 3 Formen von Röntgenbildern bei Kieselgurarbeitern:

1. Das Bild der gewöhnlichen Quarzsilikose, das besonders bei Arbeitern gesehen wird, die der Einwirkung von Kieselgurstäuben mit starker Quarzbeimengung (kristalliner Kieselsäure) ausgesetzt sind.

2. Das Röntgenbild der Pneumokoniosen durch kalzinierte Gur. Hier entwickeln sich aus einer verstärkten Grundzeichnung ohne eindrucksvolles Körnerstadium lockere, aber auch ausgedehnte Schwielen, die dem Typ der Mischstaubsilikose entsprechen können. Daneben ist eine diffuse Fibrose deutlich. Gelegentlich wird ein Spontanpneumothorax beobachtet.

3. Nach der Einwirkung von aktivierter Gur besteht anfangs eine verstärkte Maschen- und Strangzeichnung, die nach Aufschießen einer starken Grieselung in doppelseitige Schwielennetze übergehen kann. Eine Abgrenzung gegenüber Tuberkulose ist meist schwer. Auch bei dieser Erscheinungsform ist in den Mittelgeschossen beider Lungen eine diffuse Fibrose deutlich.

Nach den Erfahrungen von WENDE (1962) zeigen 29,6% der beobachteten Kieselgurlungen eine Kombination mit Lungentuberkulose. Eine Erweichung und Zerfall von Schwielen in der Kieselgurlunge ist ebenso wie bei anderen Mischstaubsilikosen in seltenen Fällen zu beobachten (WENDE, 1962).

VII. Die Anthrakosilikose der Bergarbeiter (Kohlenbergarbeiter-Pneumokoniose)

1. Ursachen: Kohle oder Quarz?

Von englischen Autoren wurde in den vergangenen Jahrzehnten immer wieder die Frage zur Diskussion gestellt, ob es sich bei der Pneumokoniose der Kohlenbergarbeiter um eine Silikose handelt (GILSON, HUGH-JONES, 1955) (s. auch Abschnitt Graphitstaublunge). MAVROGORDATO (1918, 1926) und HALDANE (1923) vertraten die Ansicht, daß der Kohlenstaub mit seinem niedrigen Quarzgehalt harmlos ist und nur eine Anthrakose hervorruft. Auch Cooke (1938), der Untersuchungen über die Silikose in den britischen Kohlenrevieren anstellte, kam zu dem Schluß, daß der Kohlenstaub selbst nach 50jähriger Tätigkeit nicht zur Entwicklung einer Pneumokoniose führt. Typische Silikosen wurden zunächst nur bei Kohlenbergarbeitern vermutet, die Gesteinsarbeiten verrichteten (Tattersall, 1926; Fisher, 1935; Cummins, 1927). Aber schon 1931 zeigten sich bei Reihenuntersuchungen von englischen Kohlenbergarbeitern in Südwales die typischen röntgenologischen Zeichen einer Silikose auch dann, wenn diese Arbeiter nicht mit Gesteinsarbeiten beschäftigt waren. Diese Beobachtungen fanden auch in den inzwischen gemachten Erfahrungen im Ruhrkohlenbergbau eine Bestätigung (Böhme, 1922, 1923, 1925, 1936; Böhme, Lucanus, 1926; Husten, 1931a, b, c, d) und wurden in der Zwischenzeit auch tierexperimentell belegt (Rosmanith u. Breining, 1975).

Obwohl man schon 1939 auf der internationalen Konferenz in Genf nach eingehender Diskussion zu dem Schluß gekommen war, daß der Kohlenstaub allein weder am Menschen noch im Tierversuch in der Lage ist, eine silikoseähnliche Gewebsreaktion hervorzurufen, hielt in England die Diskussion darüber, ob bei der Anthrakosilikose des Kohlenbergarbeiters die Kohle oder der Quarz als wesentliches, schädigendes Agens anzusehen ist, noch lange Zeit an (Fletcher, 1952; Fletcher, Gough, 1950; Gough, Wentworth, 1949; Heppleston, 1953, 1954). Dies führte schließlich dazu, daß im englischen Sprachraum in diesem Zusammenhang bewußt die Bezeichnung „Silikose" vermieden wird und der Begriff der „coal workers pneumoconiosis" (CWP) eingeführt wurde. Schon Giese (1936) und später Gough (1940, 1947) sowie Heppleston (1947), di Biasi (1949a, b, 1951), Voisin, Ribet (1971) und Morgan (1971) haben die Unterschiede zwischen dem pathologisch-anatomischen Bild der Kohlenstaublungenerkrankungen und der klassischen Silikose herausgestellt. Von der reinen Quarzlunge mit sehr reichlichen und typischen, scharf abgegrenzten silikotischen Knötchen und größeren, aus ihnen zusammengesetzten Knoten bis zu den Mischstaublungen, in de-

nen die typischen hyalinen, silikotischen Knötchen immer spärlicher werden und die aus staubzellreichem Gewebe bestehenden Abschnitte immer reichlicher, bis schließlich überhaupt kaum mehr silikotische Knötchen vorhanden sind, sondern nur hier und da ein Ansatz zu hyalinen Balken, lassen sich je nach Zusammensetzung der Mischstäube fließende Übergänge feststellen. Tierexperimente zeigen aber, daß der Kohlenstaub allein eine wesentliche Fibrose nicht induziert (Carleton, 1923; Gross, Nau, 1967; Gross, de Treville, 1968; Gross, De Treville et al., 1968; Gross, Braun et al., 1972; Heppleston, 1954; King, Zaidi et al., 1958; Ray, King et al., 1951a u. b). Die silikotische Lungenreaktion, wie sie für das histologische Bild der Mischstaubsilikose der Kohlenbergarbeiter typisch ist, setzt das Vorhandensein von Quarz voraus (di Biasi, 1951; Gross, Braun et al., 1972; Naeye, 1972). Die grundsätzliche Bedeutung der Kieselsäure bei der Entstehung der Lungenveränderungen der Kohlenbergarbeiter kann von niemandem ernsthaft bestritten werden. Der Kohlenstaub vermag zwar das anatomische und histologische Bild zu modifizieren, aber nicht grundsätzlich zu verändern (di Biasi, 1951; Gross, Braun et al., 1972; Naeye, 1972; Ray, King et al., 1951 a u. b; Weller, Ulmer, 1972). Insofern ist auch die Kohlenbergarbeiter-Pneumokoniose ähnlich wie die Mischstaubsilikose der Gießereiarbeiter (Rüttner, 1950) oder die Mansfelder Staublunge (Waetjen, 1936, 1952) eine typische Mischstaubsilikose, die von der reinen Anthrakose zu trennen ist.

2. Vorkommen und Häufigkeit

Die Anthrakosilikose der Kohlenbergarbeiter ist die häufigste und am besten untersuchte Pneumokoniose. Wie aus der Zusammenstellung auf S. 161 ff. hervorgeht, entstehen 73,8% aller entschädigten Silikosen in der Bundesrepublik Deutschland im Bereich des Kohlenbergbaues. Ähnlich verhält es sich mit den Entstehungszahlen in anderen Bergbauländern, wie z.B. Großbritannien, in den USA, Belgien und Frankreich. Nach den in der Tabelle 24 auf Grund von Angaben des Steinkohlenbergbau-Vereins in Essen zusammengestellten Daten, findet man je nach

Tabelle 24. Pneumokoniosehäufigkeit der Kohlenbergarbeiter im Untertagebetrieb. (Nach Angaben des Steinkohlenbergbauvereins in Essen)

Jahr	NRW			Saar			Westdeutscher Steinkohlenbergbau		
	Anzahl gesamt	Rö.-Zeichen einer Anthrakosilikose		Anzahl gesamt	Rö.-Zeichen einer Anthrakosilikose		Anzahl gesamt	Rö.-Zeichen einer Anthrakosilikose	
		Anzahl	%		Anzahl	%		Anzahl	%
1960	267 756	42 193	15,8						
1961	248 442	42 130	17,0						
1962	228 636	39 542	17,3						
1963	216 533	37 371	17,3	25 357	4 839	19,1	241 890	42 210	17,5
1964	209 124	36 353	17,4	23 883	4 588	19,2	233 007	40 941	17,6
1965	194 772	33 843	17,4	22 360	4 340	19,4	217 132	38 183	17,6
1966	166 643	29 063	17,4	20 394	3 936	19,3	187 037	32 999	17,6
1967	140 316	25 565	18,2	19 170	3 837	20,0	159 486	29 402	18,4
1968	127 575	24 282	19,0	16 767	3 635	21,7	144 342	27 917	19,3
1969	121 253	23 863	19,7	15 181	3 446	22,7	136 434	27 309	20,0
1970	122 525	23 814	19,4	14 309	3 381	23,6	136 834	27 195	19,9
1971	118 978	23 311	19,6						
1972	106 346	20 949	19,7						

Lagerstätte in 19,9—23,6% der Untertagebelegschaft röntgenologische Anzeichen einer Anthrakosilikose. Nach den Erhebungen des National Coal Boards zeigen in den Kohlenrevieren Englands in den Jahren 1969—1971 dagegen nur 10,8% der Bergleute röntgenologische Zeichen einer Kohlenbergarbeiterpneumokoniose. Die entsprechenden Zahlen aus dem amerikanischen Kohlenbergbau betragen 30,6% (KEITH, MORGAN et al., 1973; TOMB, RAYMOND, 1975), wobei, abhängig vom Inkohlungsgrad der abgebauten Kohle, von Betrieb zu Betrieb Erkrankungshäufigkeiten zwischen 10,5—60% vorkommen. Im polnischen Kohlenbergbau schwankten die Morbiditätszahlen je nach Lagerstätte zwischen 0,64% und 4,7% (ZAHORSKI, 1972). Für den jugoslawischen Bergbau werden von SARIC (1972) Prozentzahlen von 4—15%, für den australischen Bergbau von 2—3% (GLICK, OUTHRED et al., 1972) angegeben. GOLDSTEIN und WEBSTER (1972) beobachteten im südafrikanischen Kohlenbergbau unter den schwarzen Arbeitern in 11,4% und den weißen Arbeitern in 21,2% der Fälle silikotische Lungenveränderungen. Die höhere Gefährdung der weißen Arbeiter dürfte in diesem Fall durch die längere Expositionszeit bedingt sein.

Das unterschiedliche Pneumokonioserisiko der Kohlenbergarbeiter kommt nicht nur in dem von Bergbaugebiet zu Bergbaugebiet stark schwankenden Quarz- und Staub-

Tabelle 25. Häufigkeit der Anthrakosilikose der Kohlenbergarbeiter in verschiedenen amerikanischen Bergbaugebieten in Abhängigkeit vom Inkohlungsgrad der abgebauten Flöze

Bergbaugebiet	Zahl der untersuchten Bergleute	Häufigkeit der Anthrakosilikose	Inkohlungsgrad
Virginia			
HYATT et al. (1964)	264	46%	hoher
Pennsylvania			
MCBRIDE et al. (1966)	1 300	30%	hoher
LIEBEN et al. (1961)	4 182	30%	mittel bis hoher
Virginia			
ENTERLINE (1967)	185	19%	mittel bis hoher
Pennsylvania			
MCBRIDE et al. (1963)	8 237	11%	niedriger

gehalt zum Ausdruck. Auch der Inkohlungsgrad der abgebauten Flöße hat möglicherweise einen Einfluß auf die Häufigkeit der Erkrankung (Tabelle 25). So berichteten ASLETT, DAVIES et al. (1943), daß das Pneumokonioserisiko in den Anthrazitzechen Südwales höher liegt als bei anderen Kohlengruben. Die Beobachtungen wurden von HICKS, FAY et al. (1961) bestätigt und finden sich in den Zechen des Ruhr- und Aachenerreviers wieder. Reisner (1968, 1971a u. b), Schimanski und Rosmanith (1974) sowie Leiteritz, Bauer et al. (1971a u. b) beschrieben ein abnehmendes Pneumokonioserisiko mit abnehmendem Inkohlungsgrad der abgebauten Kohleformation, ohne daß diese Beobachtung im unterschiedlichen Quarzgehalt der verschiedenen Zechenstäube eine überzeugende Erklärung fand. Anthrazit-, Mager- und Eßkohlenzechen mit alten und hochentkohlten Flözen haben unter ihrer Belegschaft weit mehr Personen mit beginnenden Pneumokoniosen (ca. 20%) als Gas- und Gasflammkohlenzechen mit jüngeren Kohlenformationen (ca. 12%) (Reisner, 1968). Ähnliche Beobachtungen liegen aus den Kohlenzechen der Tschechoslowakei (Rosmanith, Losert, 1967) und den Vereinigten Staaten (McBride, Pendergrass et al., 1963, 1966; Keith, Morgan et al., 1973; Dessauer, Baier et al., 1972) vor (Tabelle 25).

Die Gründe für diese epidemiologischen und klinischen Beobachtungen sind noch nicht voll abgeklärt. Skidmore, Morris et al. (1965) konnten im Tierversuch keine von der Kohleart unterschiedliche Staubaufnahme und Elimination feststellen. Auch Dolgner, Klosterkötter et al. (1965) sowie Klosterkötter, Schlipköter et al. (1961, 1965) schlossen aus ihren Tierversuchen, daß der Inkohlungsgrad keinen Einfluß auf die Silikoseentwicklung hat. Für die Stärke der silikogenen Wirkung ist lediglich die Korngröße und der Quarzgehalt der Grubenstäube im Tierexperiment maßgebend (Dolgner, 1967). Heppleston, Civil et al. (1971) glauben, daß die zwischen den Anthrazitzechen einerseits und den Mager- bzw. Fettkohle abbauenden Betrieben andererseits zu beobachtenden verschiedenen Pneumokoniose-Frequenzen auf eine unterschiedlich intensive Lungenreinigung zurückgeführt werden kann. Nach anderen Untersuchungen (Leiteritz, Bauer et al., 1971a u. b; Jacobsen, Rae et al., 1971) findet dieses klinisch immer wieder diskutierte Problem seine Erklärung in der intensiveren Staubentwicklung in den Anthrazitzechen.

3. Der klinische Verlauf und die Prognose der Erkrankung

Der Verlauf der Mischstaubsilikose der Kohlenbergarbeiter (Anthrakosilikose) ist im ganzen langsam und milder als derjenige der reinen Silikose. Bösartige Spätprogredienzen fehlen in der Regel. Die Entwicklungszeit bis zum Stadium erster röntgenologischer Lungenveränderungen, die auf eine anthrakosilikotische Herdbesetzung hindeuten, dauert nach den Erhebungen von Reisner (1968) 8—15 Jahre, während Krankheitserscheinungen, die zum Anlaß einer Entschädigung werden, im Durchschnitt erst nach 26jähriger Expositionszeit auftreten (Tabelle 26), eine Erfahrung, die sich auch mit den Beobachtungen in anderen Kohlenrevieren deckt (Gilson, Hugh-Jones, 1955; Linquette, Voisin, 1960; Gernez-Rieux, Marchand et al., 1961; Worth, Schiller, 1954; Jindrichova, 1973, Even, 1964).

Akute Verlaufsformen, wie sie bei den Mineursilikosen und den Silikosen aus der Putzmittelindustrie beobachtet wurden, kommen bei den Mischstaubsilikosen aus dem Kohlenbergbau praktisch nicht vor (Tabelle 26). Pneumokoniotische Veränderungen bei den Kohlenbergarbeitern, die sich innerhalb einer 10jährigen Staubexpositionszeit röntgenologisch eindeutig zu erkennen geben, wurden von Worth, Gasthaus et al. (1964) unter dem Begriff „Frühsilikosen" zusammengefaßt. Diese sind jedoch weder aus klinischer noch pathologisch-anatomischer Sicht mit den akuten Silikosen gleichzusetzen. Es handelt sich lediglich um Bergleute mit einer sich rascher als üblich entwickelnden Anthrakosilikose. Die im Verlauf der Erkrankung auftretenden funktionellen Anomalien entsprechen im wesentlichen denen der sich normal entwickelnden Anthrakosilikose (Hertle, Ulmer, 1963; Worth, Gasthaus et al., 1964). Auch die Prognose dieser Verlaufsform nach Entfernung aus dem gefährdenden Staubmilieu unterscheidet sich nicht wesentlich von dem normalen Verlauf der Anthrakosilikose der Kohlenbergarbeiter.

Das röntgenologische Bild der Lungenveränderungen entspricht dem auf Seite 186ff. geschilderten Bild der Mischstaubsilikose mit verhältnismäßig weicher, etwas unregelmäßi-

Tabelle 26. Entwicklungszeiten bis zum Auftreten erster röntgenologischer Veränderungen oder klinischer Symptome

Betriebsart	Durchschnittliche Expositionszeit (Jahre)		Literatur	Entwicklung von Rö.-Veränderungen nach kurzen Expositionszeiten (Jahre)	Literatur
	Rö.-Veränd.	Entschäd. oder klin. Sympt.			
Kohlenbergbau Ruhrgebiet, Aachen und Niederrhein					
vor 1935 (Gesteinshauer)	13 10—15)		REICHMANN, SCHÜRMANN (1935) SCHULTE, HUSTEN (1936)	4	REICHMANN, SCHÜRMANN (1935)
1929—1941 (Gesteinshauer)	10—15 10		ZORN (1949)		
				5—10	WORTH *et al.* (1950a, b)
				6—8	DI BIASI (1949a, b)
1953—1963	8—15		REISNER (1968)	4	BECKMANN *et al.* (1959)
				3	BAADER (1950)
				4	HERTLE *et al.* (1963)
1966—1970 1972		26,6 26,3	WOHLBEREDT (1972)	18 Monate	MAGNIN *et al.* (1950) (Sevenner Grubenrevier)
Kohlentrimmer	25 4—45		GOUGH (1940) HARPER (1935)		
Graphitgruben	18,5		COSCIA *et al.* (1963)	5—10	COSCIA *et al.* (1963)
			SKLENSKY *et al.* (1963)	3	SKLENSKY *et al.* (1963)
	20,6		RANASINHA *et al.* (1972)		

ger Fleckzeichnung, die in den fortschreitenden Stadien eine Tendenz zur Ballung und Schwielenbildung, besonders in den Oberfeldern und Obergeschossen, aufweist. Die leichten Grade der Anthrakosilikose des Kohlenhauers, die auf sehr quarzarme Stäube zurückgehen, sind durch kleine, punktförmige Schatten charakterisiert, deren Durchmesser allgemein um 2 mm liegen (FLETCHER, MANN *et al.*, 1949; GILSON, HUGH-JONES, 1955; HAUBRICH, 1951a; LINQUETTE, VOISIN, 1960; WORTH, SCHILLER, 1954). Mitunter ergibt sich eine besonders feinherdige Tüpfelung, der sogenannte „Pinhead Typ" (FLETCHER, 1952) (Abb. 8, S. 184ff.). Sehr oft sind die röntgenologisch kleinherdigen Veränderungen gemischt mit größeren, bis zu 4 mm Durchmesser messenden rundlichen Verschattungen, die dann gern zu größeren Aggregaten verschmelzen (Abb. 9, 10, S. 184ff.). Wie schon an anderer Stelle erwähnt wurde, ist das Fortschreiten der röntgenologischen Veränderungen nach Beendigung der berufsgefährdenden Staubexposition bei den leichten Formen der Mischstaubsilikose im allgemeinen gering.

Die eigenen Erfahrungen und die Ergebnisse von Reihenuntersuchungen englischer Autoren (Fletcher, 1952; Gilson, Hugh-Jones, 1955; Gross, 1971a, b) sprechen dafür, daß der röntgen-morphologische Befund der leichten Silikose, die der simple coal workers' pneumoconiosis der englischen Literatur entspricht, sich im allgemeinen nach Beendigung der Staubexposition nicht wesentlich verändert. Nur in einem Teil der Fälle beobachten wir bei Veränderungen, die das Stadium der Kategorie 2—3 (ILO-Klassifikation) erreicht haben, eine weitere Progression der Veränderungen und die Entwicklung von Schwielen (progressive massive fibrosis) nach Aufgabe der Staubarbeit.

Klinische Ausfallserscheinungen bei den leichten Formen der Anthrakosilikose (Kategorie 1—3 pqr) korrelieren weniger mit dem fibrotischen Lungenprozeß als mit röntgenologisch meist nicht objektivierbaren emphysematösen und bronchitischen Veränderungen (Gross, 1971a, b; Lyons, Ryder et al., 1972). Pathologisch-anatomische Untersuchungen dieser Autoren an einer Gruppe von 247 verstorbenen Bergleuten ergaben bei allen Graden der Anthrakosilikose eine Häufung emphysematöser Befunde, die mit funktionellen Ausfallserscheinungen obstruktiver Art, z.B. einem verminderten forcierten Expirationsstoß, zu Lebzeiten verbunden war (Ryder, Lyons et al., 1970). Ausgeprägte Emphyseme scheinen nach Erfahrung dieser Autoren vor allem bei dem feinherdigen Typ der Anthrakosilikose (Typ p) beobachtet zu werden. Die Ansicht dieser Autoren wird jedoch in wichtigen Einzelheiten von anderen nicht bestätigt (Keith, Morgan et al., 1972, 1973). Gegen die Verallgemeinerung dieser Befunde bestehen auch aus epidemiologisch-statistischer Sicht Bedenken (Gilson, Oldham, 1970). Auf die Problematik von Emphysem und Bronchitis auf der einen Seite und Staub und Silikose auf der anderen Seite wird in den Kapiteln S. 219ff. ausführlich eingegangen.

Da die Entwicklung von Schwielen bei der Anthrakosilikose der Kohlenbergarbeiter die Prognose der Erkrankung wesentlich verschlechtert, ist von englischen Autoren diese Verlaufsform als „complicated pneumoconiosis" von der „simple pneumoconiosis" getrennt worden (Fletcher, 1948; Fletcher, Gough, 1950; Fletcher, Oldham, 1951;

Gilson, Hugh-Jones, 1955). Für diese Unterscheidung waren radiologische und klinische Gesichtspunkte ausschlaggebend. Nach den statistischen Erhebungen des National Coal Board, die auf einer systematischen Röntgenuntersuchung aller englischen Bergarbeiter beruht, zeigten sich in den Jahren 1969—1971 in 10,8% aller Bergleute die röntgenologischen Zeichen einer Silikose, davon in 1,1% der untersuchten Fälle in Form der „complicated pneumoconiosis". Unter den nicht mehr arbeitenden Kohlenbergarbeitern ist die Häufigkeit der fortgeschrittenen Pneumokonioseformen aber etwa doppelt so häufig (Wagner, 1969a, b). Lee (1971) fand im amerikanischen Kohlenbergbau dagegen bei $^1/_3$ der Pneumokoniosekranken eine Schwielenentwicklung. Nach den Erhebungen von Tomb und Raymond (1975) nimmt im amerikanischen Bergbau die Entwicklung von Schwielen in Abhängigkeit vom Inkohlungsgrad der abgebauten Kohle erheblich zu. In Flözen mit niedrigem Inkohlungsgrad fanden sich nur in 2%, in Flözen mit hohem Inkohlungsgrad in 14,5% Schwielen. Auf die mögliche Ursache dieser Beobachtungen, die wahrscheinlich mit einer unterschiedlichen Staubbelastung zusammenhängt, wurde bereits oben eingegangen.

Die Prognose der Anthrakosilikose der Kohlenbergarbeiter ist bei den heutigen Behandlungsmöglichkeiten und den vorbeugenden hygienischen und arbeitsmedizinischen Maßnahmen (technische Staubbekämpfung, frühzeitige Erkennung der Pneumokoniose und Zuweisung eines neuen, nicht gefährdeten Arbeitsplatzes) gut. Nicht nur die für das Auftreten von Röntgenveränderungen und Beschwerden notwendigen Entwicklungszeiten (Carini, 1965; Chaumont, Mehl et al., 1972; ILO, 1963), sondern auch die Häufigkeit der Anthrakosilikose (Wohlberedt, 1970, 1972, 1975; Cochrane, Thomas, 1965; Enterline, 1972; Landwehr, 1966) haben sich günstig entwickelt. Nach einer statistischen Erhebung des Public Health Service aus dem Jahre 1950 (Enterline, 1964) lag in Amerika die Sterblichkeitsrate für die Kohlenbergarbeiter noch nahezu doppelt so hoch wie für andere männliche Arbeiter. Selbst dann, wenn man die Unfalltoten aus anderer Ursache ausklammerte, blieb noch ein Sterblichkeitsüberschuß von 23% zwischen dem 20. und 24. Lebensjahr und von 122% im Lebensalter von 60—64 Jahren. Für den Kohlenbergbau der Bundesrepublik Deutschland stellen sich aber im Zeitraum von 1969—1970 wesentlich günstigere Daten dar. Das durchschnittliche Lebensalter der Bergleute, die das 50. Lebensjahr erreichten und an einer Silikose erkrankten, lag bei 70,6 Jahren, die entsprechenden Vergleichszahlen bei Bergleuten ohne Silikose 71,4 Jahre und bei der männlichen Bevölkerung in Nordrhein-Westfalen 71,1 Jahre. Die durchschnittlich verminderte Lebenserwartung eines Bergmannes mit einer Pneumokoniose liegt nach diesen neuen Zahlen im deutschen Kohlenbergbau bei 0,5 Jahren (WOHLBEREDT, 1975). Für die Kombination Silikose- und Tuberkulose (KOLLMEIER, FICHTEL, 1967) ergeben sich natürlich ebenso wie für Silikose und Emphysembronchitis ungünstigere Werte. Im Einzelfall wird die Prognose der Erkrankung ganz entscheidend von den sich im Verlauf einer Silikose einstellenden sekundären Komplikationen bestimmt, die ausführlich besprochen wurden (ORTMEYER, BAIER et al., 1973).

VIII. Die Pneumokoniosen nach Einatmung vorwiegend kohlehaltiger Betriebsstäube mit geringem Quarzgehalt

1. Die Pneumokoniose der Kohlentrimmer, der Ruß- und Koksarbeiter

Nach Einatmung kohlehaltiger Betriebsstäube sind in verschiedenen Berufsgruppen gutartig verlaufende Mischstaubpneumokoniosen beobachtet worden. So beschrieben COLLIS, GILCHRIST (1928), COORAY, WIKRAMANOYAKE (1965), HARPER (1935) und GOUGH (1940) bei Übertage beschäftigten Kohlentrimmern (Aufbereitung und Verladung der Kohle) typische Mischstaubsilikosen. Gerade diese Formen der Pneumokoniosen haben wegen des geringen Quarz- und großen Kohlegehaltes der Stäube, die schon eingangs erläuterte Diskussion angeregt, ob die Pneumokoniose der Kohlenhauer auf den Quarzgehalt der Stäube oder die inha-

lierte Kohle zurückgeht. Da aber auch bei diesen Formen der Pneumokoniose silikotische Gewebsreaktionen beobachtet werden können (GOUGH, 1940), müssen sie zur Gruppe der Mischstaubsilikosen gezählt werden (Tabelle 26).

In diesem Zusammenhang verdient auch die Koksstaub- und Rußlunge eine Erwähnung (WORTH, SCHILLER, 1957). DUNNER, HARDY et al. (1949) beschrieben Lungenveränderungen nach Einatmung SO_2-, quarz- und eisenhaltiger Stäube aus Koksfeuer. IRMSCHER (1961) beobachtete ebenso wie vor ihm HOLLMANN (1937, 1939) in einem Berliner Betrieb der Kunstgraphitproduktion aus Zechenkoks Mischstaubpneumokoniosen. HOLLMANN (1937, 1939) beschrieb bei einem Arbeiter, der 31 Jahre lang Ruß aus Öl hergestellt hatte, eine einwandfreie Mischstaubsilikose mittleren Grades. GÄRTNER und BRAUSS (1951) fanden in einem Rußbetrieb des Rheinlandes bei den Ausräumern der Flammrußkammern sowie der Arbeiter bei der Gasrußherstellung röntgenologisch typische Mischstaubpneumokoniosen. Auf der anderen Seite ist die Gefährdung der Kokereiarbeiter nach den Erfahrungen von DICKMANS und SCHMIDT (1953), MASEK (1970), WORTH, SCHILLER (1954) minimal, sofern keine Ofenmaurertätigkeit ausgeübt wird. Nach den Beobachtungen von OTTO (1941), der die Röntgenbefunde von 38 Schornsteinfegern durchsah, ergab sich, abgesehen von einer uncharakteristisch vermehrten, streifigfleckigen Lungengrundzeichnung, kein eindeutiger Hinweis für eine Mischstaubpneumokoniose. Nach den Erfahrungen verschiedener Autoren kann es keinem Zweifel unterliegen, daß auch vorwiegend aus Kohle bestehende Betriebsstäube mit nur geringem Quarzgehalt bei hoher bis extrem hoher Konzentration am Arbeitsplatz nach längerer Expositionszeit imstande sind, typische Mischstaubpneumokoniosen zu erzeugen.

2. Die Graphitstaublungen

Die Verwendungsarten von Graphit, dessen Hauptfundorte in Rußland, Korea, Deutschland, Australien, Ceylon, Madagaskar, Mexiko und Norwegen liegen, sind sehr vielfältig. Nach HARDING und OLIVER (1949) enthält der bergmännisch gewonnene Graphit

8—18,6% Gesamtkieselsäure, davon 3,6—10% freie Kieselsäure. Die durch Graphitstaub hervorgerufenen Pneumokoniosen können daher in den meisten Fällen zu den Mischstaubsilikosen gerechnet werden. Harding, Oliver (1949) heben ebenso wie Perry, Sellors (1963) und Ranasinha, Uragoda (1972) die Ähnlichkeit der Graphitstaubpneumokoniosen mit der Anthrakosilikose der Kohlenbergarbeiter hervor. Auch Hunter (1962), Coscia, Gaido (1963) und Sklensky, Berka (1963) sehen in ihr eine sich langsam entwickelnde Silikose, wobei das silikogene Risiko größer wird mit zunehmendem Gehalt an Quarz im abgebauten Graphit.

Bemerkenswert ist jedoch ein von Rüttner, Bovet et al. (1952) beschriebener Fall einer kombinierten Graphit-Karbokorundstaublunge nach Art einer durch disseminierte Knötchenbildung und Ballungen gekennzeichneten Lungenfibrose, obwohl eingehende Untersuchungen mit verschiedenen Methoden im Lungenstaub keinerlei Quarz ergaben. Kristallooptische und Röntgenstrukturuntersuchungen erbrachten lediglich den Nachweis von Graphit und Karbokorund. Als Bestätigung einer nicht silikogenen Pneumokoniose konnte Rüttner tierexperimentell eine knötchenförmige Fibrose ohne Anwesenheit von Quarz erzeugen. Das histologische Bild ähnelt jedoch dem einer Silikoanthrakose (Rüttner, Bovet et al., 1952). Miller und Ramsden (1961) sowie Lister (1961) vermuten auf Grund von Einzelbeobachtungen, daß Graphitstaub auch ohne wesentliche Kieselsäurebeimengungen in der Lage ist, eine Pneumokoniose hervorzurufen. Sie berichten über die Entwicklung von pneumokoniotischen Veränderungen bei einem 60jährigen Müller, der 17 Jahre lang synthetischen Graphit (< 0,02 Gewichts-% freie SiO$_2$) gemahlen hat (Lister, 1961) und einem 65jährigen Arbeiter, der im Rußlager und als Feger im Glättwerk einer Gummifabrik beschäftigt gewesen war (Miller, Ramsden, 1961). Bei den meisten, bis jetzt bekannt gewordenen Fällen handelt es sich jedoch, wie schon Dünner (1953) feststellte, um pneumokoniotische Veränderungen, die auf Graphit zurückgehen, das durch mehr oder weniger freie Kieselsäure verunreinigt ist. Die Entwicklung und der Verlauf auch dieser Mischstaubsilikose wird ganz entscheidend von dem aus Graphit bestehenden Hauptanteil der Stäube mitbestimmt (Feodorova, 1961; Lister, 1961; Parmeggiani, 1950c).

Das klinische Bild der Graphitstaubpneumokoniose ist weitgehend mit dem Bild anderer Mischstaubsilikosen, insbesondere der Anthrakosilikose, identisch. Die Entwicklungszeiten sind relativ lang. Die subjektiven Symptome treten spät in Erscheinung (s. Tabelle 26) (Dünner, 1953). Tuberkulöse Komplikationen sind bei den Trägern von Graphit-Staublungen relativ selten. Bei den fortgeschrittenen Formen der Graphitstaubpneumokoniose finden sich röntgenologisch tumoröse Verschattungen, die häufig durch cystenähnliche Gebilde mit pechschwarzem, flüssigen Inhalt verursacht werden (Dünner, 1953; Miller, Ramsden, 1961; Müller, 1953). Auch Harding und Oliver (1949) weisen auf Kavernenbildungen in Graphitstaublungen hin infolge Einschmelzungen pneumokoniotischer Schwielen. Die Autoren sehen darin das Ergebnis von Kolliquationsnekrosen ähnlich denen, die bei anderen Mischstaubsilikosen zu beobachten sind.

IX. Die Gießereisilikose

Schon 1887 hat Peterson autoptisch bei einem Gießereiarbeiter eine Staublunge festgestellt und auf die Silikosegefahr in den Gießereien hingewiesen. Wenn man von den Staublungenerkrankungen absieht, die in früheren Jahrzehnten nach Einführung der Sandstrahlgebläse in den Gußputzereien auftraten und deren spezielle Formen in dem Kapitel der Sandstrahlersilikose besprochen werden, handelt es sich bei der Gießereisilikose um eine typische Mischstaubpneumokoniose (Ahlmark, Bruce et al., 1960; Bruce, 1942a, b; Drössler, 1951; Gregory, 1970; Jones, 1967; McCallum, 1972; McLaughlin, 1957; Worth, Schiller, 1954). Rüttner (1950, 1954), der das pathologisch-anatomische Bild der Gießerei-Silikose beschrieb, bezeichnet diese Form der Pneumokoniose als Silikoanthrakose und stellt als Charakteristikum des pathologisch-anatomischen Bildes die enge Beziehung zur Kohlenbergarbeiter-Pneumokoniose heraus.

Die Ursache der Gießerei-Silikose ist in den bei der Herstellung der Gießformen benutzten Sande, die neben Quarz auch Cristobalit in beträchtlichen Mengen enthalten können, zu suchen (SKLENSKY, 1972a, b; SCHÜTZ, 1971). Während die besondere Gefährdung der sandstrahlenden Gußputzer und Schleifer schon sehr frühzeitig erkannt wurde (GARDNER, 1949; LANDAU, 1932, 1933), hat es eine Zeitlang gedauert, bis die Entwicklung silikogener Veränderungen bei den Formern, Kernmachern, Sandmachern, Auspackern etc. in Gießereibetrieben erkannt wurde (AHLMARK, BRUCE et al., 1960; BAKALEINIK, 1966; BRUCE, 1942a, b; COLE, 1967; DRÖSSLER, 1951; DRÖSSLER et al., 1959; GREENBURG, SIEGEL et al., 1938; JONES, 1967; MCCALLUM, 1972; MEYER, 1973; VISWANATHAN, BOPARAI et al., 1972; ZOLLINGER, LANG, 1950; UEHLINGER, 1949). Dies mag u.a. daran liegen, daß es sich um relativ langsam entwickelnde Silikosen handelt, die nach ZOLLINGER, LANG (1950) sowie OBRIST (1949) und GILSON, LLOY DAVIES et al. (1969) eine durchschnittliche Expositionszeit von 28—30 Jahren aufweisen, wobei mit ersten silikotischen Veränderungen erst nach 18 Jahren zu rechnen ist (Tabelle 27). Die

Silikosegefährdung ist ganz allgemein beim Putzen, Schleifen und Sandstrahlen höher als beim Formen und Gießen (MCCALLUM, 1972; GREGORY, 1970; SKLENSKY, 1972a, b; SCHÜTZ, 1971). Die Berufskrankheitenstatistik läßt darüber hinaus, je nach Güte der technischen Verhütungsmaßnahmen am Arbeitsplatz, von Gießerei zu Gießerei große Unterschiede erkennen (BUCKUP, 1970). BERTSCHI und STIEFEL (1955) fanden in den Schweizer Großgießereien mit guten technischen Verhütungsmaßnahmen nur in 4% der Fälle Staublungenveränderungen, während der Anteil in Kleingießereien mit 17% erheblich höher lag. Diese Ergebnisse berechtigen zu der Forderung nach einer genauen technischen Überwachung der Gießereianlagen und regelmäßigen ärztlichen Untersuchungen. In Stahlgießereien wird der prozentuale Anteil der Silikosefälle höher gefunden als in anderen Gießereibetrieben (BERTSCHI u. STIEFEL, 1955). Dies mag u.a. daran liegen, daß bei höheren Temperaturen des Stahlgießens aus dem Gießereisand Cristobalit entsteht (BRANDT, 1958; SKLENSKY, 1972a, b; ZAPLE-TALOVA; EISLER et al., 1969).

Klinisch sind die Gießereisilikosen durchaus den Kohlenbergarbeiter-Pneumokonio-

Tabelle 27. Entwicklungszeiten bis zum Auftreten erster röntgenologischer Veränderungen oder klinischer Symptome

Betriebsart	Durchschnittliche Expositionszeit (Jahre)		Literatur	Entwicklung von Rö.-Veränderungen nach kurzen Expositionszeiten	Literatur
	Rö.-Veränd.	Entschäd. oder klin. Sympt.			
Gießereien	18	28,2	OBRIST (1949)	6 Monate	SKLENSKY (1964)
		29,9—31,4		20 Monate	BRANDT (1958)
		20—40	GREGORY (1970), GILSON et al. (1969) UEHLINGER (1949)	bis 58 Monate	IRMSCHER (1958)
		27	SURBÖCK (1966)		
	10—25		GREENBURG et al. (1938)		
Hüttenindustrie Gichtstaub	12—16		DRASCHE (1962), DRASCHE et al. (1963)		
Sinteranlagen in Eisenhütten	Siderosilikosen 10—29		DRASCHE (1959)		

sen gleichzustellen. Der Verlauf ist relativ benigne. Unter den 113 von OBRIST (1949) gesammelten Fällen waren 40% symptomenfreie, röntgenologische Zufallsbefunde. Die von BERTSCHI und STIEFEL (1950) in einer Großgießerei bei einer Reihenuntersuchung entdeckten Silikosen hatten nur 5mal klinische Erscheinungen. Die Beschwerden setzen in der Regel erst im höheren Lebensalter ein und vermischen sich mit beginnenden Altersbeschwerden. Röntgenologisch herrschen weiche, auffallend feinfleckige Granulierungen vor, die ziemlich gleichmäßig über die Lungenfelder verteilt sind. Daneben findet sich auch die bei der Kohlenbergarbeiter-Pneumokoniose übliche Ballung, Schrumpfung und Schwielenbildung. Die Tuberkuloseanfälligkeit ist bei Quarzexponierten in Gießereibetrieben erhöht (SCHUDEL, 1960).

BRANDT (1958) beobachtete außergewöhnlich schnell verlaufende Silikosen bei Stahlgußputzern in einem Magdeburger Betrieb. Diese Silikosen hatten sich unter sehr ungünstigen hygienischen Arbeitsplatzbedingungen in den Jahren 1947—1957 nach 41—58monatiger Expositionszeit entwickelt und führten in vielen Fällen schon nach 2—6 Jahren zum Tode. Die mineralogische Untersuchung der am Arbeitsplatz beobachteten Stäube ergab als eine der entscheidenden Ursachen des schnellen Verlaufes einen relativ hohen Cristobalitgehalt, eine Quarzmodifikation, die 3mal stärker silikogen wirkt als einfacher Quarz.

In seltenen Fällen sind Silikosen in Feingießereien der Schmuckindustrie bekannt geworden. TESSERAUX, EINBRODT *et al.* (1961) berichteten ebenso wie vor ihnen HOLTZMANN (1939) über gelegentlich nach 15—31jähriger Exposition auftretende schwere Silikosen bei Feingießern in der Schmuckindustrie. Dort werden Sandformen mit Formpuder ausgestreut und als Abdrücke für Originalschmuckstücke aus Silberbronze oder Gold verwendet. Beim Wegblasen des überschüssigen Formpuders und beim Abblasen des losgelösten Formsandes nach dem Ausbrennen können stark quarzhaltige Stäube entstehen, die bei unzureichenden technischen Verhütungsmaßnahmen zur Silikose führen.

X. Die Mischstaubsilikosen in der Hüttenindustrie

Es ist seit langem bekannt, daß bei den Tätigkeiten in der eisengewinnenden und eisenverarbeitenden Industrie quarzhaltige Mischstäube, die zur Mischstaubsilikose führen, auftreten können. Dabei ist hauptsächlich an die Arbeit der Ofenmaurer, der Gußputzer, der Former und Sandstrahler (VIGLIANI, 1963) zu denken, über deren Formen der Mischstaubsilikose an anderer Stelle berichtet wird. Erst im Verlauf der jüngeren Zeit haben mehrere Autoren die Aufmerksamkeit auf ausschließlich in der eisengewinnenden Industrie auftretende Gesundheitsstörungen gelenkt, die durch Gichtstaub (ARNOLD, 1954; PORTHEINE, 1954) hervorgerufen werden. Eine von DRASCHE und STEINHAUSEN (1963) daraufhin durchgeführte systematische Untersuchung von 15 Hüttenarbeitern, welche durch mindestens 10 Jahre lang hohe Konzentrationen von Gichtstaub ausgesetzt waren, ergaben immerhin in einem Fall pneumokoniotische Veränderungen mittleren Grades und bei zwei weiteren Strukturveränderungen ersten Grades (Johannesburger Klassifikation). ROSMANITH, KANDUS *et al.* (1970) beobachteten eine Mischstaubsilikose bei einem Schlackenschlepper und -brenner in einem Ferro-Vanadiumbetrieb. Die gemahlene Schlacke enthielt 1,2 Gew.-% Quarz.

In diesem Zusammenhang sei auch auf die Siderosilikosen in den Sinteranlagen und den Rösthütten hingewiesen (DRASCHE, 1959; GOMBOS, KALDROVITS, 1964; LANDWEHR, WIEGAND, 1958; SYMANSKI, 1948; VIGLIANI, 1963). Auf die spezielle Problematik der Sidero-Silikose wird im Kapitel der Mischstaubsilikosen des Eisenerzbergbaues (S. 476ff.) noch einzugehen sein.

XI. Die Mischstaubsilikosen in der keramischen Industrie

Die Gruppe der Keramikarbeiter stellt gewerbemedizinisch eine recht geschlossene Einheit dar. Sie umfaßt die Arbeiten in der Steingutindustrie (GUDJONSSON, 1933;

LANDAU, 1931; MEYER, 1970; ROSTOSKI, SAUPE, 1931; SUNDIUS, BYDEN et al., 1963), die Porzelliner (Massenmüller, Dreher, Schleifer, Maler, Glasierer) (EVANS, POSNER, 1971; KIRCH, 1953, 1954a, b) und die Keramikarbeiter (BRUCE, JÖNSSON, 1943; HARTMANN, 1959; HAUBRICH, 1951a, b; KOELSCH, 1963; LANDAU, 1931; OTTO, 1963, 1970; WORTH, 1961c). In der keramischen Industrie mit den Gewerbezweigen Porzellan-, Wand- und Bodenfliesen, Steinzeug und Tonwaren liegen die Quarzgehalte im Feinstaub überwiegend zwischen 5 und 20% mit einem Schwerpunkt bei 10−15% (SCHÜTZ, 1971). Rohmaterialien sind Feldspat, Kaolin und Quarz.

Röntgenologisch sind die Staublungen der Porzellanarbeiter durch multiple, weiche, klein- bis großfleckige und häufig unscharf begrenzte Herde sowie durch vergrößerte und verdichtete Lungenwurzeln charakterisiert. Die Größe der Fleckschatten ist recht variabel. HAUBRICH (1951a, b), LANDAU (1931) und KOELSCH (1963) beschreiben klein- bis grobkörnige Verschattungen, die aber weiter, d.h. strahlendurchlässiger sind und unscharf begrenzt erscheinen. Die schrotkörnigen, hartfleckigen Sandsteinsilikosen kommen dagegen selten vor. Nach den Beobachtungen von KIRCH (1953, 1954a, b) und OTTO (1963) wird bei Porzellanstaublungen ebenso wie bei Mischstaubpneumokoniosen des Kohlenbergarbeiters ein nichttuberkulosebedingter, nekrotischer Schwielenzerfall beobachtet. OTTO und BREINING (1961) sowie OTTO (1963) betonen das häufige Vorkommen von pleuritischen Verwachsungen bei den Porzellanstaublungen. Im allgemeinen sind die Entwicklungszeiten bis zur Entstehung einer Silikose relativ lang. Sie

Tabelle 28. Entwicklungszeiten bis zum Auftreten erster röntgenologischer Veränderungen oder klinischer Symptome

Betriebsart	Durchschnittliche Expositionszeit (Jahre)		Literatur	Entwicklung von Rö.-Veränderungen nach kurzen Expositionszeiten (Jahre)	Literatur
	Rö.-Veränd.	Entschäd. oder klin. Sympt.			
Herstellung oder Verarbeitung von feuerfesten Steinen					
a) Saure Steine (Silica und Dinaerzeugnisse)	3−14		HAUBRICH (1951) LOCHTKEMPER et al. (1932) STETTER (1934)	13 Monate	LOCHTKEMPER et al. (1932)
b) Halbsaure Steine	8		LOCHTKEMPER et al. (1932)	2	LANG (1952)
c) Basische Chamottesteine	15−40		KOELSCH (1937) LOCHTKEMPER et al. (1932) STALKER (1945) STETTER (1930)	5 Jahre 8 Monate	LOECKELL et al. (1961)
d) Ziegelei und Tonindustrie	15−20		STETTER (1930)	10	HAUBRICH (1951)
Keramische Industrie					
a) Porzellan Steingut Keramik	10−40		AHLMARK et al. (1962) AMORATI et al. (1961) KOELSCH (1937) WORTH (1961)	6 9	HAUBRICH (1951) LANG (1952)
b) Wandfliesen Fußbodenplatten	10−15		IRMSCHER (1962)		

schwanken zwischen 10 und 40 Jahren (Ahl-mark, Bruce et al., 1962; Amorati, Bersani et al., 1961; Koelsch, 1963; Worth, 1961c) (Tabelle 28). Zu den Silikosen der keramischen Industrie zählen auch die Staublungenerkrankungen in Betrieben der Wand- und Fußbodenplattenherstellung (Irmscher, 1962).

XII. Die Mischstaubsilikosen bei der Herstellung und Verarbeitung von feuerfesten Steinen

In der Industrie der feuerfesten Steine ist zu unterscheiden zwischen den sauren, kieselsäurereichen Steinen (Silica und Dinaerzeugnisse), den basischen Steinen (meist sehr tonhaltige Chamottesteine) und halbsauren Steinen, die neben Ton auch Kieselsäure in größerer Menge enthalten können. Die Silica und Dinaerzeugnisse können freie kristalline Kieselsäure in Form von Quarz, Cristobalit und Tridymit bis zu 70% enthalten (Schütz, 1971). Ihre silikogene Wirkung ist deshalb weit größer als die der halbsauren und der basischen Gesteine sowie der verschiedenen Tonarten, was sowohl aus Tierversuchen (Katsnelson, Lemyasev et al., 1964; Occella, Maddalon, 1960) als auch aus den unterschiedlichen Entwicklungszeiten silikotischer Lungenveränderungen (Tabelle 28) hervorgeht. Pathologisch-anatomisch handelt es sich um Bilder typischer Silikosen (Silica- und Dinasteine) oder um Mischstaubpneumokoniosen (tonhaltige Mineralien). Die ausführliche klinische Beschreibung der in der Tonindustrie und bei der Herstellung feuerfester Steine zu beobachtenden Krankheitsbilder geht auf Lochtkemper und Teleky (1932b), Haubrich (1951a), Koelsch (1937), Beintker (1932), Worth, Schiller (1954), Bugyi, Burkhart (1958), Stetter (1934) zurück.

Bei den Arbeitern aus der Tonindustrie (Tonstecher, Tonmischer, Tonröhrenhersteller) weist das Röntgenbild wie bei vielen Mischstaubpneumokoniosen meist eine dichte Strangzeichnung mit spärlichen Fleckschatten auf. Es gibt aber mitunter bereits nach weniger als 10 Jahren (Haubrich, 1951a) großschwielige Veränderungen, bei denen eine verwaschene, unscharfe Begrenzung der flächenhaften Verschattung die Regel ist. Meist allerdings bedarf es zur Ausbildung schwerer Formen einer Staubexposition von mehreren Jahrzehnten (Tabelle 28).

Auch die auf Quarzchamotte zurückgehenden Silikosen zeigen einen ähnlichen Verlauf (Loeckell, Knorr et al., 1961). Haubrich (1951a) weist im Gegensatz zu Koelsch (1937) und Beintker (1932) auf das zahlreiche Auftreten von großflächigen, verschwielenden Formen hin mit einer relativ häufig darstellbaren pleuroperikardialen Verschwartung. Bei Exposition mit Stäuben, die aus Silica- oder Dinaerzeugnissen herrühren, kann sich die Bildstruktur recht typisch ändern. Es treten dann die für die reinen Silikosen typischen Strukturen in den Vordergrund. Die größere Gefährlichkeit solcher Staubzusammensetzungen drückt sich in der Verkürzung der durchschnittlich zur Entwicklung der Silikose notwendigen Expositionszeit aus, die bei basischen Chamottesteinen im Durchschnitt 15—40 Jahre und bei sauren Steinen nur 3—14 Jahre beträgt, während von der Tonindustrie eine durchschnittliche Expositionszeit von 15—20 Jahren anzunehmen ist und nur gelegentlich kürzere Expositionszeiten vorkommen (Tabelle 28). Eine sich besonders schnell entwickelnde Silikose beschrieben Lochtkemper und Teleky (1932b) bei einem Silica-Arbeiter, der nur 13 Monate exponiert war.

Auch in der Hüttenindustrie werden Silikosen beobachtet, die auf feuerfeste Steine zurückgeführt werden können, so z.B. bei Ofenmaurern und Arbeitern, die mit Auf- und Abbrucharbeiten von Öfen beschäftigt sind (Beckenkamp, 1961; Occella, Maddalon, 1960; Frigerio, Henking et al., 1960; Vigliani, 1963; Worth, 1961).

XIII. Die Mischstaubsilikosen in der Email-Industrie

Eine Sonderstellung nehmen nach der Darstellung von Vigliani (1951) und Erdelyi und Ökrös (1960) die Pneumokoniosen in der Email-Industrie ein. Die Gefährdung ist sehr stark abhängig von dem Arbeitsplatz.

Nach MEURES und GRÄF (1949) konzentriert sich die Staubgefahr vorwiegend auf die Sandstrahlbläserei (Quarzstaub), den Misch- und Schmelzbetrieb (überwiegend Quarzstaub) und die Spritzerei und Streuerei (Silikatstaub mit ganz geringen freien Quarzmengen). Auch nach GAUBATZ (1940) sind beim Umgang mit der Emaillemasse (bestehend aus Quarz, Feldspat, Tonerde, Flußmittel) Pneumokoniosen zu beobachten. 60% der von ihnen untersuchten Arbeiter zeigten im Röntgenbild eine feine marmorierte Lungenstruktur mit scharf abgesetzten submiliaren bis miliaren Fleckschatten und Körnelung unter freibleibenden Spitzenfeldern. FIMIANI und ANASTASIO (1961) beschreiben den Fall einer mikronodulären Lungensilikose bei einer Arbeiterin, die 20 Jahre mit dem Lackieren von Küchenöfen mit Emailleschmelze beschäftigt war, die bis zu 13% Quarz enthielt.

XIV. Die Pneumokoniosen im Erzbergbau

Auf die Häufigkeit und Art der Staublungenveränderungen in den Eisenerzgruben wird bei Besprechung der Eisenstaublunge (s.S. 476ff.) eingegangen, da die Quarzwirkung auf das Gewebe durch das gleichzeitige Vorhandensein von Eisen entscheidend modifiziert wird. Da die Erzvorkommen je nach Lagerstätte verschieden starke Quarzbeimengungen aufweisen, die in Abhängigkeit von den angewendeten Abbauverfahren zu unterschiedlichen, lungengängigen Feinstaubkonzentrationen führen, ist je nach Exposition mit reinen Silikosen oder Mischstaubpneumokoniosen zu rechnen. Es sei z.B. an die durch die Begleitmineralien modifizierten Silikoseverläufe im Antimon (KARAJOVIC, 1958), Blei (KNAGGE-RUHE, STECHER et al., 1971), Kupfer (MOKRONOSOVA, KATSNELSON et al., 1972) oder Manganerzbergbau (WASSERMANN, MIHAIL, 1961) erinnert.

In diesem Zusammenhang bedarf u.a. die Mischstaubpneumokoniose aus dem Mansfelder Kupferschieferbergbau, die von WÄTJEN (1933, 1936) ausführlich beschrieben wurde, eine Erwähnung. Diese Erkrankung ist als Mansfelder Staublunge in die Literatur

eingegangen, nachdem ursprünglich auf Grund eines von HUEBSCHMANN (1924) autoptisch untersuchten Falles vermutet wurde, daß es sich um eine modifizierte Tuberkulose handelt (ICKERT, 1924). Spätere ausführliche Untersuchungen von GERLACH (1931), WÄTJEN, WOLFF et al. (1931) sowie WÄTJEN (1933, 1936, 1952) haben aber gezeigt, daß eine typische Mischstaubsilikose vorliegt.

Eine besondere Darstellung erfordern in diesem Kapitel die Silikosen aus dem Joachimsthaler und Schneeberger Bergbaugebiet sowie dem Uranbergbau in Aue/Sachsen. Nach der Beschreibung von SAUPE (1939) entspricht zwar die röntgenologische Ausdrucksform der Silikose bei den Joachimsthaler Bergleuten im wesentlichen derjenigen bei anderen Bergleuten und Steinarbeitern. Eigene Beobachtungen, die sich auch mit den Erfahrungen von WORTH und SCHILLER (1954) decken, sprechen jedoch dafür, daß unter den ungünstigen Nachkriegsbedingungen sich innerhalb weniger Jahre schwere Silikosen entwickelt haben, die z.T. einen spätprogredienten Verlauf aufweisen. Interessant sind die Silikosen aus diesem Bergbaugebiet auch wegen ihrer besonderen ursächlichen Verknüpfung mit dem Bronchialkarzinom. Schon SAUPE (1933) wies auf die Häufigkeit von Staublungen und Karzinom bei den Schneeberger Bergleuten hin. Bei den Bergleuten in Joachimsthal fand ZIEL (1935) bei autoptischen Untersuchungen in 30—55% ein Bronchialkarzinom. PELLER (1939) wies darauf hin, daß die Bergarbeiter in Joachimsthal in der Todesstatistik 83% bösartige Gewächse, und zwar im Alter von 35—54 Jahren aufweisen. Die Hauptrolle bei der Krebsentstehung wird der radioaktiven Strahlung zugesprochen. Neben diesem Faktor kommt bei der Karzinogenese wahrscheinlich auch der Verwendung eines arsenhaltigen Bohrmehls eine gewisse Bedeutung zu.

XV. Die Flußspatpneumokoniose

Flußspat (CaF_2) wird bergmännisch gewonnen. Er liegt je nach Lagerstätte in einer mehr oder weniger starken Quarz- oder Granitschicht eingebettet. Es handelt sich um Silikosen, die von NICOL (1933), 1935 eingehend untersucht wurden. Unter den damalig herrschenden, schlechten hygienischen Verhältnissen mit hohen Staubkonzentrationen am Arbeitsplatz kam es in vielen Fällen zu relativ akut verlaufenden Silikosen, die innerhalb von 2—5 Jahren zum Tode führten. Auch Farjot, Balgairies *et al.* (1951) berichteten über 9 Flußspatbergleuten mit rascher Silikoseentwicklung und tödlichem Ausgang. Diese Autoren stellten die Ähnlichkeit mit den schweren Fällen akuter Silikose bei den Tunnelarbeitern in den Alpen heraus. Ebenso berichteten Luton und Champeix (1951) über sehr ungünstige Silikoseverläufe, die sich auch nach Aufgabe des Arbeitsplatzes weiter schnell fortentwickelten.

Schon in der älteren Literatur wurde die Frage diskutiert, ob durch die Bildung von Fluor oder sonstigen Fluorverbindungen der progrediente und bösartige Verlauf der Flußspatpneumokoniose erklärt werden kann. Policard, Collet (1953) und King (1958) konnten nach intraperitonialer und intratrachealer Applikation von natürlichen und synthetischen Fluoriden eine Nekrose und noduläre Fibrose induzieren. Auf der anderen Seite beobachtete Schepers (1955) an der Meerschweinchenlunge keine derartigen Erscheinungen. Auch Villiers und Gross (1967) vertreten auf Grund von Tierexperimenten die Ansicht, daß Flußspat sich an sich inert verhält.

XVI. Die Zementstaublunge

Bei der Verarbeitung von Zement ist unter bestimmten Bedingungen die Entwicklung einer Silikose möglich. Ausgangsprodukte der Herstellung sind Kalkstein, Hüttensand und granulierte Hochofenschlacke. Zement selbst besteht aus Kalk, Tonerde, kieselsäurehaltige Silikate und Eisenoxyd (Schott, 1928). Baetjer (1947), Miller, Sayers (1934), Jötten, Kortmann (1929) und Hentschel (1966, 1967) haben im Tierexperiment keine eindeutige silikotische Gewebsreaktion mit Zementstaub nachweisen können. Auch nach Raymond, Sivadon *et al.* (1952) und Davis, Nagelschmidt (1956) führt der als Ausgangsprodukt der Zementherstellung dienende Kalkstein zu keinen typischen silikotischen

Veränderungen beim Menschen. Auf der anderen Seite lassen sich nach den Erfahrungen zahlreicher Untersuchungen röntgenologisch bei den Zementarbeitern in 19—35% der Fälle nach 10—17 Jahren Expositionszeit eine vermehrte Lungengrundzeichnung und mitunter eine mikronoduläre Tüpfelung nachweisen, Veränderungen, die im Sinne einer gutartigen Pneumokoniose gewertet wurden (Caccuri, Prisco, 1940; Elsewefy, Metwalli, 1970; Gardner, Durkan *et al.*, 1939; Giuliani, Belli, 1955; Jenny, Bättig *et al.*, 1960; Johnstone, 1948; Kaestle, 1928; Pancoast, Pendergrass, 1925; Popović, 1964; Sander, 1958; Schott, 1926, 1928). In diesem Zusammenhang sind Begriffe wie Zementstaublunge, Zementkoniose, Cementosis und Silikatose geprägt worden. Die differentialdiagnostische Bewertung dieser eine Silikose meist nicht beweisenden Röntgenbefunde wird dadurch erschwert, daß viele dieser Arbeiter unter chronischen Bronchialerkrankungen leiden, die ihrerseits im Röntgenbild eine Pneumokoniose-verdächtige Strukturvermehrung hervorrufen können (Jenny, Bättig *et al.*, 1960; Mazetti, Signorini *et al.*, 1961; Popović, 1964; Vyscocil, 1956, 1962).

Einbrodt, Hentschel (1966) und Hentschel (1967) haben sich mit dem Problem der Silikosegefährdung in Hüttenzementwerken noch einmal auseinandergesetzt, nachdem sie in einem Lungenaufschluß eines Zementarbeiters eine erhebliche Menge Quarz gefunden hatten. Elektrostatisch aufgefangene Staubproben vom Kalkbrecher der Rohmühle und dem Klinkerbrecher ergaben mit einem Quarzanteil unter 1% relativ ungefährliche Werte. Nur in der Packerei wurde bei einer Staubkonzentration von 43,5 mg/m³ ein Quarzanteil von 5% gemessen, der zum größten Teil in lungengängiger Form vorlag. Diese Staubkonzentration überschreitet deutlich die als noch unbedenklich angesehenen MAK-Werte für Quarz. Der von Einbrodt und Hentschel (1966) mit den Stäuben des Hüttenzementwerkes durchgeführte Intraperitonealtest ergab allerdings uncharakteristische Veränderungen. Nur der quarzreiche Staub der Packerei führte zu rückbildungsfähigen Fibrosierungen und Kollagenisierungen, ohne daß sich typische silikotische Knötchen ausbildeten.

Nach den bisher vorliegenden Erfahrungen wird man daher nur in seltenen Fällen unter besonderen Arbeitsplatzbedingungen in Zementwerken mit der Entwicklung von echten Silikosen rechnen können. In diesem Zusammenhang sei auf den Obduktionsbefund eines 47jährigen Mannes (DOERR, 1952) hingewiesen, der 25 Jahre lang in einer Portland-Zementfabrik beschäftigt und mindestens 17 Jahre lang einer starken Staubeinwirkung teils durch Roh-, teils durch Fertigzement ausgesetzt war. 12 Jahre vor seinem Tod traten im Röntgenbild dichtstehende Herdschatten an der Basis beider Lungenoberlappen und in den angrenzenden Abschnitten der Unterlappen auf. Die Obduktion zeigte eine schwere Staublungenerkrankung mit Ausbildung großer, geballter, symmetrischer und schmetterlingsförmig angeordneter Schwielen. Auf Grund der histologischen und staubanalytischen Untersuchung bot dieser Fall die Züge sowohl einer Mischstaubsilikose als auch einer Silikatose. Als ein seltener Befund ist auch die Beobachtung von PROSPERI und BARSI (1957) zu werten, die über Silikosen in einer Zementfabrik berichteten, in der die Arbeiter durchschnittlich 23 Jahre in stark quarzhaltiger Stollenluft gearbeitet hatten.

In der Asbest-Zementindustrie sind bei einem Arbeiter nach 7jähriger beruflicher Exposition von NORDMANN und SONNENBERG (1960) eine Kombination von Silikose und Asbestose beobachtet worden.

Als silikosegefährdete Tätigkeit haben Abbrucharbeiten im Beton mit Preßlufthämmern zu gelten. Hierfür ist weniger der Zement als der Kies- und Sandanteil des Betons verantwortlich, der bei der mechanischen Zertrümmerung zu lungengängigen, quarzhaltigen Stäuben aufgewirbelt wird und unter hygienisch ungünstigen Arbeitsplatzbedingungen Silikosen hervorrufen kann.

Literatur

ABELLO, J.: Lésions histopathologiques du système neurovégétatif périphérique dans la silicose et les autres affections du poumon. Poumon 19, 147 (1963).

ABRAHAM, A.: Doppelseitiger Spontanpneumothorax bei Staublungenerkrankung (Zugleich ein Beitrag zur Frage der Beziehungen zwischen Silikose und Tuberkulose). Beitr. Klin. Tuberk. 83, 478 (1933).

AHLENDORF, W.: Silikose und Bronchialcarcinom. Krebsforschung und Krebsbekämpfung 3, 125 (1959).

AHLENDORF, W.: Ösophagusdivertikel durch eierschalenförmige Hilusverkalkungen bei Silikose. In: Beiträge zur Silikose, Schriftenreihe der ärztlichen Fortbildung (H. REDETZKY, H. THIELE, Hrsg.), Bd. 17, S. 43. Jena: VEB Verlag Volk und Gesundheit.

AHLENDORF, W.: Die eierschalenbildende Silikose. In: Aktuelle Probleme der Staublungenforschung (H. HOFMANN, Hrsg.), S. 66. Stuttgart: Thieme 1962.

AHLMANN, K.: Silicosis in Finland. Work-Environ. Hlth. 4, Suppl. 1 (1968).

AHLMARK, A.: Pneumoconiosis risk in the Swedish pottery industry. Health Condition in the Ceramic Industry, Stoke on Trent. London: Pergamon Press 1968.

AHLMARK, A., BRUCE, N., NYSTRÖM, A.: Silicosis and other pneumoconioses in Sweden. Stockholm: Kungl. Boktryckeriet P.A. Norstedt & Söner 1960.

AHLMARK, A., BRUCE, N., NYSTRÖM, A.: Aktuelle Gesichtspunkte für Auftreten, Progressivität und Prophylaxe der Silikose in Schweden. Int. Arch. Gewerbepath. Gewerbehyg. 19, 247 (1962).

AHLMARK, A., GLOMME, J.: Current aspects of pneumoconiosis in the scandinavian peninsula. Industr. Med. Surg. 31, 517 (1962).

ALBERT, R.E., LIPPMANN, M., BRISCOE, W.: The characteristics of bronchial clearence in humans and the effects of cigarette smoking. Arch. environm. Hlth. 18, 738 (1969).

ALBERT, R.E., LIPPMANN, M., PETERSON, H.T.: The effects of cigarette smoking on the kinetics of bronchial clearance in humans and donkeys. In: Inhaled particles III (W.H. WALTON, Ed.), vol. 1, p. 165. Old Woking/Surrey: Gresham Press 1971.

ALELLA, A.: Arterielle Sauerstoffsättigung und Coronardurchblutung. Pflügers Arch. ges. Physiol. 259, 422 (1954a).

ALELLA, A.: Beziehungen zwischen arterieller Sauerstoffsättigung, Sauerstoffsättigung im Sinus coronarius und Sauerstoffausnutzung im Myokard unter Berücksichtigung von Sauerstoffkapazität und arteriellem Druck. Pflügers Arch. ges. Physiol. 259, 436 (1954b).

ALELLA, A.: Coronardurchblutung und Hypoxie. Pflügers Arch. ges. Physiol. 261, 373 (1955).

ALELLA, A.: Steuerung der Coronardurchblutung. Bad Oeynhausener Gespräche, Bd. 2, S. 10. Berlin-Göttingen-Heidelberg: Springer 1958.

ALELLA, A.: Einige Eigentümlichkeiten des Coronarkreislaufs. Ärztl. Forsch. 15, 135 (1961).

ALTSHULER, B., YARMUS, L., PALMES, E.D., NELSON, N.: Aerosol deposition in the human respiratory tract. I.: Experimental procedures and total deposition. Arch. industr. Hyg. 15, 293 (1957).

AMANDUS, H.E., REGER, R.B., PENDERGRASS, E.P., DENNIS, J.M., MORGAN, K.C.: The pneumoconioses: Methods of measuring progression. Chest 63, 736 (1973).

AMBROSI, L.: Aspetti istologici del fegato nei silicotici. Med. d. Lavoro 56, 795 (1965).

AMBROSI, A.: Aspetti istologici della milza nei silicotici. Med. d. Lavoro 57, 10 (1966).

AMEUILLE, P., SCHWEISGUTH, O.: Double pneumothorax spontané: rôle possible de la silicose. Bull. Mém. 11, 144 (1945).

Amorati, A., Bersani, A., Stancari, V.: Contributo alla conoscenza patologica dei lavoratori della ceramica. Rass. Med. Industr. 30, 46 (1961).

Amsler, R., Cady, J.: Remarques sur la silicose des mineurs d'or des mines d'or de la Bellière en Main-et-Loire. Rev. Tuberc. (Paris) 5, 580 (1939).

Anderson, C.S., Dible, J.H.: Silicosis and carcinoma of the lung. J. Hyg. (Lond.) 38, 185 (1938).

Anderson, W.H., Lane, E.: Radiographic evidence of disease in miners seeking "black lung" benefits. Ann. N.Y. Acad. Sci. 200, 503 (1972).

Anonym: ILO U-C 1971 International classification of radiographs of the pneumoconioses. Med. Radiogr. Photogr. 48, 67 (1972).

Antweiler, H.: Über die pharmakodynamische Beeinflussung der Silikoseentwicklung im Tierexperiment. In: Fortschritte der Staublungenforschung (H. Reploh, W. Klosterkötter, Hrsg.), S. 369. Dinslaken: Niederrhein. Druckerei 1963.

Antweiler, H., Baumann, H., Schiller, E.: Zur Frage der Adjuvanswirkungen bei der Entwicklung experimenteller Silikosen. (Versuche an Ratten zum Problem der Immunhypothese der Silikoseentstehung). Untersuchungen auf dem Gebiet der Staub- und Silikosebekämpfung im Steinkohlenbergbau (Detmold) 4, 101 (1964).

Antweiler, H., Djie, T.T.: Untersuchungen zur Adsorption von Poly-2-vinylpyridin-N-oxid an Quarzteilchen. Beitr. Silikose-Forsch. 23, 59 (1971).

Annual report for the medical department for the year 1972: Gold Fields of South Africa Limited Johannesburg, Sept. 1973.

Aresu, M.: La silico-tuberculosi. Lotta c. Tuberc. 29, 19 (1959).

Ariens, E.J.: Wirkung und Wirkungsmechanismus von Katecholaminen und ihren Derivaten. Arch. exp. Path. Pharmakol. 257, 118 (1967).

Arnold, R.: Der Gichtstaub. Arch. higj. rada 5, 213 (1954).

Arnstein, A.: Non industrial pneumoconiosis, pneumoconiotuberkulosis and tuberculosis in old people. Tubercle (Lond.) 22, 281 (1941).

Ashbaugh, D.G., Wadeell, W.R.: Silicoma and carcinoma of the lung. J. thorac. cardiovasc. Surg. 59, 352 (1970).

Ashe, H.B., Bergstrom, D.E., Perrin, E.B.: Analidi della lettura di schermografie di massa nella diagnosi della silicosi. Industr. Med. Surg. 34, 545 (1965).

Ashley, D.J.B.: Lungenkrebs bei Bergleuten. Thorax 23, 87 (1968).

Aslett, E.A., Davies, T.W., Jenkins, T.L.: Radiological appearances in the development of coal miners' pneumoconiosis. Brit. J. Radiol. 16, 308 (1943).

Assmann, H.: Die klinische Röntgendiagnostik der inneren Erkrankungen. Leipzig: Vogel 1924

Baader, E.W.: Diskussionsbemerkung zur Arbeit von J. Magnin und S. Tara. Arch. Ma. prof. 11, 200 (1950); Staub-Reinhalt. Luft 23, 531 (1950).

Baader, E.W.: Ein Silikosesteinespucker. Arch. Gewerbepath. Gewerbehyg. 13, 58 (1954).

Baader, E.W.: Berufskrankheiten. 5. Aufl. München-Berlin: Urban & Schwarzenberg 1960.

Baetjer, A.M.: The effect of portland cement dust on the lungs with special reference to susceptibility to lobar pneumonia. J. industr. Hyg. 29, 250 (1947).

Bakaleinik, K.E.: Morphologie des pneumoconioses chez les ouvriers des fonderies d'acier (russe). Gig. Tr. prof. Zabol. 12, 15 (1966).

Bakran, I. jr., Millas de, H., Marcic, I., Ulmer, W.T.: Beeinflussung der Atemwegsobstruktion durch kombinierte Katecholamin-Atropin-Therapie. Respiration 29, 40 (1972).

Balestra, G.: Le calcificazioni a guscio d'uovo sono patognomiche della silicosi? Radiol. med. 38, 1 (1952).

Ballenger, J.J.: Experimental effect of cigarette smoke on human respiratory cilia. New Engl. J. Med. 263, 832 (1960).

Balgairies, E., Aupetit, J., Declercq, G., Foubert, P., Jarry, J.J., Nadiras, P.: Présentation d'une classification des pneumoconioses. Rev. méd. min. 5, 13 (1952).

Bamberger, P.J.: Aluminium therapy in silicosis. A clinical study of the comperative effects of the metallic powder and hydrated alumina. Industr. Med. 14, 477 (1945).

Barhad, B., Petrescu, Tripsa, R.: Le risque dû aux poussières sub-microniques. Ministerul sanatatii si prevederilor sociale. Institutul de Iginea, Editura Medicala (Bukarest) 1, 56 (1965).

Barth, J., Kleemann, W.: Pseudosklerodermie bei Silikose. Z. Haut- u. Geschl.-Kr. 47, 123 (1972).

Bates, D.V., Christie, R.V.: Respiratory function in disease. Philadelphia-London: Saunders 1964.

Bauer, H.: Bluteiweißfraktionen bei Silikose und Siliko-Tuberkulose. Arch. Hyg. 133, 4 (1950).

Baving, G.: Die Behandlung des „silikosekranken" Bergmannes. In: Berichte d. Silikose-Forschungsinstituts der Bergbau-Berufsgenossenschaft. S. 41. Bochum: Stumpf 1970.

Baving, G., Ulmer, W.T.: Die Dosis-Wirkungs-Relation von peroral verabreichtem Orciprenalin bei obstruktiven Atemwegserkrankungen. Arzneimittel-Forsch. 20, 1083 (1970).

Beadle, D.G.: An epidemiological study of the relationship between the amount of dust breathed and the incidence of silicosis in South African gold miners. Proceedings of Mine Medical Officers Association (Johannesburg) 45, 31 (1965).

Beadle, D.G.: The relationship between the amount of dust breathed and the development of radiological signs of silicosis: An epidemiological study in South African gold miners. Inhaled particles III (W.H. Walton, Ed.), vol. 2, p. 953. Old Woking/Surrey: Gresham Press 1971.

Beadle, D.G., Sluis-Cremer, G.K., Harris, E.: The relationship between the amount of dust breathed and the incidence of silicosis. An epidemiological study of South African gold miners. Int. Conf. on pneumoconiosis, Johannesburg 1969, p. 250.

Beck, E.G., Boje, H.: Zytologische Untersuchungen über die Wirkung von Poly-2-vinylpyridin-N-oxid in der Zellkultur. In: Fortschritte der Staublungenforschung (H. Reploh, W. Klosterkötter, Hrsg.), Bd. 2, S. 231. Dinslaken: Niederrhein. Druckerei 1967.

Beckenkamp, H.: Silikose bei Feuerungsstein-Schneidern. Vergleichende arbeitsmedizinische Untersuchungen in vier saarländischen Eisenhüttenwerken. Arch. Gewerbepath. Gewerbehyg. 18, 416 (1961).

Becker, B.J.P., Chatgidakis, C.B.: The heart in silicosis. Proc. Pneumoconiosis Conf., Johannesburg 1959, p. 205.

Beckmann, H.: Häufigkeit der Bronchitis im Verhältnis zum Lebens- und Berufsalter sowie Grad der Silikose. Beitr. Silikose-Forsch. 11, 1 (1951).

BECKMANN, H.: Konstitution und Silikose. Beitr. Silikose-Forsch., Sbd. 1, 103 (1951/52).

BECKMANN, H.: Zur Therapie der Silikose. Beitr. Silikose-Forsch., Sbd. 1, 243 (1952).

BECKMANN, H., ANTWEILER, H., HILGERS, A.: Elektrophoretische Untersuchungen der Serum-Proteinfraktionen bei Silikosen und Siliko-Tuberkulosen im Vergleich mit verschiedenen Serumlabilitätsreaktionen. Beitr. Silikose-Forsch. 20, 1 (1953).

BECKMANN, H., HILGERS, A.: Über Untersuchungen bei der Frühsilikose. Beitr. Silikose-Forsch., 59, 1 (1959).

BEECKMANS, J.M.: The deposition of aerosols in the respiratory tract. I.: Mathematical analysis and comparison with experimental data. Canad. J. Physiol. Pharmac. 43, 157 (1965).

BEINTKER, E.: Silikose bei der Herstellung hoch feuerfester Steine und ihre versicherungsrechtliche Beurteilung nach der II. Verordnung über die Ausdehnung der Unfallversicherung auf Berufskrankheiten vom 12. Februar 1929. Arch. Gewerbepath. Gewerbehyg. 3, 568 (1932).

BEINTKER, E.: Die Reaktion von Kaninchenlungen auf die Einatmung von Kieselgurstaub. Virchows Arch. path. Anat. 294, 546 (1935).

BELLINI, F., GARAVAGLIA, C.: Atlante radiografico delle pneumoconiosi. Med. d. Lavoro 56, 91 (1965).

BELT, T.H., KING, E.J.: Tissue reactions produced experimentally by selected dusts from South Wales coalmines (Chronic pulmonary disease in South Wales coalminers. — III. Experimental studies). Med. Res. Counc. Spec. Rep. Ser. 250, 29 (1945).

BENEDEK, T.G.: Rheumatoid pneumoconiosis. Documentation of onset and pathogenic considerations. Amer. J. Med. 55, 515 (1973).

BENKÖ, G., HÁBER, J., THAN, Z., KISHINDI KISS, K., VARGA, GY., TABÁR, L.: Die Untersuchung der Lungenzirkulation bei Silikosen durch Segmentangiographie. Fortschr. Röntgenstr. 114, 207 (1971).

BERBLINGER, W.: Formen und Ursachen der Herzhypertrophie bei Lungentuberkulose. Bern: Huber 1947.

BERGERHOFF, W.: Untersuchungen über Sandstrahlersilikosen. Arch. Gewerbepath. Gewerbehyg. 7, 156 (1936).

BERGERHOFF, W.: Die Silikose der Bergischen Metallschleifer. Arch. Gewerbepath. Gewerbehyg. 8, 339 (1938a).

BERGERHOFF, W.: Das Röntgenbild der Lungen von Pliestern und Trockenschleifern der Remscheider Werkzeugindustrie. Arch. Gewerbepath. Gewerbehyg. 9, 167 (1938b).

BERGMANN, I.: The relation of endogenous non-haem iron in formalin-fixed lungs to radiological grade of pneumoconiosis. Ann. occup. Hyg. 13, 163 (1970).

BERTSCHI, E., STIEFEL, E.: Silikose in einer Großgießerei. Schweiz. med. Wschr. 80, 1163 (1950).

BERTSCHI, E., STIEFEL, E.: Silikose in einer Großgießerei. Schweiz. med. Wschr. 85, 1114 (1955).

BIASI, W. DI: Schwere Silikose. A. Pathologisch-anatomischer Teil. In: Handbuch der gesamten Unfallheilkunde (F. KÖNIG, G. MAGNUS, Hrsg.), Bd. 2, S. 123. Stuttgart: Enke 1933.

BIASI, W. DI: Pathologische Anatomie der Silikose. Beitr. Silikose-Forsch. 3, 1 (1949a).

BIASI, W. DI: Zur pathologischen Anatomie der Silikose. Verh. dtsch. Ges. Path. 33, 371 (1949b).

BIASI, W. DI: Zur pathologischen Anatomie der Talkstaublunge. Virchows Arch. path. Anat. 319, 505 (1951).

BIASI, W. DI: Zur Frage der Anthrako-Silikose. Beitr. Silikose-Forsch., Sbd. 1, 151 (1951/52).

BIASI, W. DI: Die pathologisch-anatomische Begutachtung der Silikose und Silikotuberkulose auf Grund der 5. Verordnung. Verh. dtsch. Ges. Arbeitsschutz 1, 24 (1953).

BIASI, W. DI: Die versicherungsrechtliche Beurteilung der Silikose und Silikotuberkulose vom pathologisch-anatomischen Standpunkt. Hefte Unfallheilkunde 56, 54 (1958a).

BIASI, W. DI: Die Staublungenerkrankungen. Bd. 3, S. 474. Darmstadt: Steinkopff 1958b.

BIASI, W. DI: Probleme der Mischstaubsilikose. Zbl. allg. Path. path. Anat. 100, 531 (1960).

BIASI, W. DI: Anthrako-Fibrose oder Anthrako-Silikose. Beitr. Silikose-Forsch., Sbd. 5, 247 (1963).

BIASI, W. DI: Diskussionsbemerkung zu Beitrag Gough. Beitr. Silikose-Forsch. 6, 307 (1965).

BIASI, W. DI, BOMMERT, H.: Über tödliche Folgen der Erweichung silikotischer Lymphknoten. Ärztl. Wschr. 3, 367 (1948).

BIEBRICHER, W., REIF, E., ULMER, W.T.: Untersuchungen der Lungenresistance bei isolierter Staubreizung der oberen Luftwege. Med. Thorac. 20, 163 (1963).

BIEBRICHER, W., ULMER, W.T.: Irritabilität des Bronchial-Systems und Staubbelastung. Med. Thorac. 20, 358 (1963).

BIEBRICHER, W., ULMER, W.T.: Untersuchungen zur Frage der verstärkten Reizbarkeit des Bronchialsystems. Verh. dtsch. Ges. inn. Med. 69, 676 (1963).

BIERI, A., HOFMANN, F., RÜTTNER, J.R., KUMMER, H., BACHOFEN, H., SCHERRER, M.: Ein Fall von Silikose mit Hamman-Rich-Syndrom. Schweiz. med. Wschr. 100, 1028 (1970).

BIGGA, E., GRÜNDORFER, W., RABER, A., SLUKA, F., SURBÖCK, A.: Zur Epidemiologie der Granitsilikose in Österreich. IV. Int. Pneumoconiosis Conf., Bukarest 1971.

BILLIET, L.: De bepaling van de pulmonaire diffusiecapaciteit door enkelvoudige inspiratie en koolstofmonoxide en de toepassing ervan bij longtuberculose en silicose. Dissertation. Bruxelles: Arscia 1965.

BILLIET, L., WOESTIJNE, K.P. VAN DE, PRIGNOT, J., GYSELEN, A.: Pulmonaire diffusiecapaciteit bij patienten met silicose. Acta tuberc. belg. 55, 252 (1964).

BILLIET, L., ULBURGHS, M.: Bloc alvéolo-capillaire dû à une silicose micronodulaire: à propos de 4 cas. Acta tuberc. pneumol. belg. 57, 151 (1966).

BING, R.J.: Über den Stoffwechsel des intakten Herzens. Verh. dtsch. Ges. Kreisl.-Forsch. 27, 145 (1961).

BODO, M., BRICARELLO, L.: Considerazioni su di un caso di silicosi massiva evolutiva dopo breve inficiamento silicogeno. Rass. med. industr. 21, 233 (1952).

BÖHM, E.: Silikose und Narbenkrebs. In Druck (1976).

BÖHME, A.: Zur Kenntnis des Röntgenbildes der Lungenanthrakose. Fortschr. Röntgenstr. 29, 301 (1922).

BÖHME, A.: Das Röntgenbild der Pneumokoniose der Bergarbeiter. Verh. Dtsch. Röntgen-Ges. 14, 33 (1923).

BÖHME, A.: Staublungen im Röntgenbild. Fortschr. Röntgenstr. 38, 1137 (1928).

BÖHME, A.: Die Staubkrankheit der Bergarbeiter im Ruhrkohlengebiet. Zbl. Gewerbehyg. 2, 49 (1925).

BÖHME, A.: Die Staublunge der Bergarbeiter besonders in ihrer Beziehung zur Tuberkulose. Klin. Wschr. 5, 1209 (1926).

BÖHME, A.: Klinik der Silikose. II. IV. Réunion de la Commission International Permanente pour les Maladies Professionnelles, Lyon 1929.

BÖHME, A.: Die Klinik der Staubkrankheiten der Lunge. Verh. dtsch. Ges. inn. Med. 48, 126 (1936).

BÖHME, A., LENT, H.: Silikose und Bronchitis. Beitr. Silikose-Forsch. 11, 1 (1951).

BÖHME, A., LUCANUS, C.: Nachuntersuchungen an Staubkranken. Dtsch. med. Wschr. 52, 1603 (1926).

BOGAERT, A., VANDUFFEL, J. VAN, MEERSSEMAN, F., TVERDY, G., STEEN VAN DE, DEGUELDRE, G., CARTIGNY, S.: Silicose experimentale chez le chien. Étude clinique, radiographique et anatomo-pathologique. Rev. Inst. Hyg. Mines 16, 75 (1961).

BOGETTI, B., LINARES, A.: Silicosi a rapida evoluzione. Med. d. Lavoro 18, 7 (1964).

BOHLIG, H.: Zur Symmetrie des Röntgenbildes der Silikosen. Fortschr. Röntgenstr. 86, 10 (1957).

BOHLIG, H.: Neue Klassifikationsmöglichkeiten für Staublungen. Fortschr. Röntgenstr. 115, 663 (1971a).

BOHLIG, H.: UICC-Cincinnati-Klassifikation radiographischer Staublungenbefunde. Gemeinschaftsarbeit eines Komitees der internationalen Union gegen den Krebs. (UICC). Fortschr. Röntgenstr. 115, 665 (1971b).

BOHLIG, H.: Neue Gesichtspunkte zur Röntgendiagnostik der Staublungenerkrankungen. Z. Allgemeinmed. 49, 777 (1973).

BOHLIG, H., HAIN, E., WOITOWITZ, H.J.: Die ILO-U-C 1971 Staublungenklassifikation und ihre Bedeutung für die Vorsorgeuntersuchung staubgefährdeter Arbeitnehmer. Prax. Pneumol. 26, 688 (1972).

BOHLIG, H., JACOB, G., KIVILUOTO, R., MÜLLER, H.: Staublungenerkrankungen und ihre Differentialdiagnose, Stuttgart: Thieme 1964.

BOHLIG, H., JACOB, G., MÜLLER, H.: Praktische Erfahrungen mit der erweiterten Staublungenklassifikation bei diffusen gewerblichen Lungenfibrosen. Fortschr. Röntgenstr. 93, 322 (1960).

BOLT, W.: Herz und Kreislauf der Silikose. Beitr. Silikose-Forsch. Sbd. 1, 37 (1951).

BOLT, W., ZORN, O.: Intrakardiale Druckmessungen bei Silikose. Verh. dtsch. Ges. inn. Med. 56, 179 (1950).

BOLT, W., ZORN, O.: Intrakardiale Druckmessungen bei Silikose. Beitr. Klin. Tuberk. 105, 100 (1951a).

BOLT, W., ZORN, O.: Probleme des Herzens bei chronischen Lungenerkrankungen, insbesondere bei Silikose und Tuberkulose. Z. ges. inn. Med. 6, 729 (1951b).

BOLT, W., ZORN, O.: Selektive Angiographie der Lungengefäße bei operativ zu behandelnder Lungentuberkulose. Fortschr. Röntgenstr. 76, 49 (1952).

BONOMO, L., GRIMALDI, N.: Una rara associazione: Silicosi e lupus eritematoso sistemico. Policlinico, Sez. prat. 69, 557 (1962).

BONZANINO, A., PISANI, W., MEO, G.: In tema di rischio silicotigeno nella lavorazione con mole abrasive. Lav. umano 17, 172 (1965).

BORNEY, G., VOGLIAZZO, U.: Herzinfarkt bei den Staublungenkranken des Aostatales. Minerva med. 1, 12 (1967).

BOUFFANT LE, L.: Influence de la nature des poussières et de la charge pulmonaire sur l'épuration. Inhaled particles III (W.H. WALTON, Ed.), vol. 1, p. 227. Old Woking/Surrey: Gresham Press 1971.

BRANDENBERGER, E., SCHINZ, H.R.: Über die Natur der Verkalkungen bei Mensch und Tier und das Verhalten der anorganischen Knochensubstanz im Falle der hauptsächlichen menschlichen Knochenkrankheiten. Helv. med. Acta 12, Suppl. 16, 1 (1945).

BRANDT, A.: Die akute Silikose beim Gußputzen. In: Staublungenerkrankungen (E. HOLSTEIN, Hrsg.). Leipzig: Barth 1958.

BRANDT, A.: Die individuelle Disposition zur Silikose und die Folgerung für die praktische Silikosebekämpfung. Berlin: VEB-Verlag Volk und Gesundheit 1962.

BRANDT, A.: Silikose — neue Erkenntnisse. Bergakademie 20, 14 (1968).

BRASSEUR, L.: Comparison entre les troubles ventilatoires et les modifications des gaz du sang chez des houilleurs pneumoconiotiques en instance de pension. Rev. Inst. Hyg. Mines 18, 63 (1963a).

BRASSEUR, L.: Fonction pulmonaire de houilleurs pneumoconiotiques invalides et au stade terminal de leur évolution. Rev. Inst. Hyg. Mines 18, 71 (1963b).

BRASSEUR, L.: L'exploration fonctionnelle pulmonaire dans la pneumoconiose des houilleurs. Bruxelles: Arscia; Paris: Maloine 1963c.

BREIDENBACH, F.: Zum Problem der Silikoseverhütung durch Kaumittel. Beitr. Silikose-Forsch. 29, 53 (1954).

BREINING, H., MINDERJAHN, A.: Lungenemphysem — Silikose — Cor pulmonale. Ergebnisse statistischer Untersuchungen. Pneumonologie 150, 37 (1974).

BREINING, H., ZEUMER, H., RIDDER, G. DE: Vergleichende morphologische und arteriographische Diagnostik der Lungen bei Anthrako-Silikose. Beitr. Silikose-Forsch. 26, 1 (1974).

BRETSCHNEIDER, H.J.: Über den Mechanismus der hypoxischen Coronarerweiterung. In: Probleme der Coronardurchblutung (W. LOCHNER, E. WITZLEB, Hrsg.). Berlin-Göttingen-Heidelberg: Springer 1958.

BRETSCHNEIDER, H.J.: Sauerstoffbedarf und -versorgung des Herzmuskels. Verh. dtsch. Ges. Kreisl.-Forsch. 27, 32 (1961).

BRINKMANN, G.L., BLOCK, D.L.: Chronic bronchitis in a working population. J. occup. Med. 14, 825 (1972).

BRINKMANN, O.: Gesteinstaublunge und Krebs. Med. Wschr. 11, 532 (1957).

BROCKHAUS, A., SCHLIPKÖTER, H.W.: Tierexperimente über die Wirkung von Quarzstaub in Gegenwart von basischen und sauren Ionenaustauschern. Beitr. Silikose-Forsch., Sbd. 4, 155 (1960).

BROMLEY, J.F.: Silicosis in the pottery industry. (Read at the Annual congress, December 9, 1937.) Brit. J. Radiol. 11, 345 (1938).

BROWN, J.H., COOK, K.M., NEY, F.G., HATCH, T.: Influence of particle size upon the retention of particulate matter in the human lung. Amer. J. publ. Hlth. 40, 450 (1950).

BROWN, E.W., WINKLE, W. VAN JR.: Present status of aluminium in the therapy and prophylaxis of silicosis. J. Amer. med. Ass. 140, 1024 (1949).

BRUCE, G.: Die Silikose als Berufskrankheit in Schweden: Eine klinische und gewerbemedizinische Studie. Acta med. scand. 110, Suppl. 129 (1942a).

BRUCE, G.: Die Silikose als Berufskrankheit in Schweden. Stockholm: Tryckeri Aktiebolaget Thule 1942b.

BRUCE, T., JÖNSSON, G.: The roentgen picture of silicosis in different industries. Acta radiol. (Stockh.) 24, 89 (1943).

BRUCH, J.: Submikroskopische Beobachtungen nach kurzzeitiger Applikation von Poly-2-vinylpyridin-N-oxid. In: Fortschritte der Staublungenforschung (H. REPLOH, H.J. EINBRODT, Hrsg.), Bd. 2, S. 273. Dinslaken: Niederrhein. Druckerei 1967.

BRUCKNER, I., ROSMANITH, J.: Caplansches Syndrom bei Bergleuten des Ostrau-Karwiner Kohlenreviers (OKR). Radiol. diagn. (Berl.) 3, 1 (1962).

BRUGNONE, F., GAFFURI, E.: Determinazione quantitativa delle immunoglobuline seriche nella silicosi. Med. d. Lavoro 59, 20 (1968).

BRUN, J., POZZETTO, H.: Une complication méconnue de la silicose. Les ruptures ganglionnaires endobronchiques. Arch. Mal. prof. 21, 622 (1960).

BRUN, J., KALB, J.C., FROMENT, A.: Sclérodermie et atteintes pulmonaires pneumoconiotiques. J. franc. Méd. Chir. thor. 15, 397 (1961).

BRYUNKER, L., ROSMANIT, I.: Le syndrome de Kaplan chez les mineurs (en russe). Gig. Tr. Prof. Zabol. 6, 37 (1963).

BUCHER, J.: Die Silikose der Granitsteinhauer im Tessin. Z. Unfallmed. Berufskr. 44, 225 (1949).

BUCKUP, H.: Arbeitsmedizinische Gesichtspunkte bei der Beurteilung von Staubarbeitern. Arbeitsmedizin, H. 11. Leipzig: Barth 1937.

BUCKUP, H.: Die Silikosegefährdung in Eisen- und Stahlgießereien. Untersuchungen zur Indikationsstellung für ärztliche Überwachungsmaßnahmen. Z. ges. Hyg. 16, 479 (1970).

BUCKUP, H., SCHMIDT, K.G.: Die gesundheitsgefährlichen Staube mit besonderer Berücksichtigung der lungenschädigenden Stoffe. Staub-Reinhalt. Luft 23, 403 (1950).

BUECHNER, H.A., ANSARI, A.: Acute silico-proteinosis. Dis. Chest 55, 274 (1969).

BÜHLMANN, A.: Respiratorische Reanimation. Theoretische Grundlagen. Praxis 49, 673 (1960).

BÜHLMANN, A., SCHAUB, F., ROSSIER, P.H.: Zur Ätiologie und Therapie des Cor pulmonale. Schweiz. med. Wschr. 84, 587 (1954).

BÜHLMANN, A., SCHUPPLI, M.: Atemmechanische Untersuchungen bei Silikose. Dtsch. med. Wschr. 65, 1745 (1960).

BÜNEMANN, G., KLOSTERKÖTTER, W.: Zur Retention und Elimination von Quarz bei langfristiger, niedrigdosierter Inhalation. Untersuchungen auf dem Gebiet der Staub- und Silikosebekämpfung im Steinkohlenbergbau 4, 137 (1964).

BUGYI, B., BURKHART, F.: Über die Silikose in der hochfeuerfesten Keramie. In: Die Staublungenerkrankungen (H.W. JÖTTEN, W. KLOSTERKÖTTER, Hrsg.), Bd. 3, Naturwissenschaftl. Reihe, S. 594. Darmstadt: Steinkopff 1958.

BURCKHARDT, P., TILLMANN, A.: Über Silikosen im Blattmachergewerbe. Z. Unfallmed. Berufskr. 7, 3 (1962).

BURILKOV, T., GERASSIMOV, P.: Epidemiology of eggshell calcifications and of pisiform disease in persons with and without occupational dust exposure. Beitr. Silikose-Forsch. 22, 43 (1970).

BURRI, E.: Die Silikose der Sandsteinhauer in der Schweiz. Z. Unfallmed. Berufskr. 44, 63 (1951).

BURKE, H.E.: The detection of mineral particles in the sputum in silicosis. J. Industr. Hyg. 17, 27 (1935).

BURKE, H.E., ERR, P.F.: The detection of minerals particles in sputum and ash of the lungs of silicosis. J. industr. Hyg. 20, 535 (1938).

BUYLLA, P.A.: Complicaciones cardiovascolares de la silicosis. Med. Segur. Trab. 8, 24 (1960).

CACCURI, S., PRISCO, L.D.: Sul pulmone sa polvere di cemento. Folia med. (Napoli) 126, 8 (1940).

CAIRD, F.I., WILCKEN, D.E.L.: L'électrocardiogramme dans la bronchite chronique avec «obstruction généralisée des voies aériennes». Amer. J. Cardiol. 10, 5 (1962).

CAIRD, F.L., WILCKEN, D.E.L., WILLIAMS, R.S.: L'électrocardiogramme dans la maladie interstitielle diffuse des poumons et sa relation avec la fonction pulmonaire. Amer. J. Cardiol. 10, 14 (1962).

CAMPBELL, J.A.: A case of Caplan's syndrome in a boilerscaler. Thorax 13, 177 (1958).

CAPEZZUTO, A.: Comportamento dell'attività transaminasica glutamico-ossalacetica e glutamico-piruvica in silicotici. Folia med. (Napoli) 45, 872 (1962).

CAPEZZUTO, A.: Considerazioni su un caso di silicosi pseudotumorale isolata. Med. d. Lavoro 61, 587 (1970).

CAPEZZUTO, A., SERRANO, F.: Il comportamento delle sieroproteine e delle sieroglicoproteine in patienti affetti da silicosi polmonare. Folia med. (Napoli) 45, 805 (1962).

CAPLAN, A.: Pneumokoniosis on the Kolar gold field. With sections on: Mine dust and mining methods and an appendix on petrology by D. J. Burdon. In: Silicosis, pneumokoniosis and dust suppression in mines. Proceedings at conference held in London, p. 33 (1947).

CAPLAN, A.: Certain radiological appearances in the chest of coal-miners suffering from rheumatoid arthritis. Thorax 8, 30 (1953).

CAPLAN, A.: Correlation of radiological category with lung pathology in coal-workers pneumoconiosis. Brit. J. industr. Med. 19, 171 (1962).

CAPLAN, A.: Contribution to discussion on rheumatoid pneumokoniosis. Beitr. Silikose-Forsch. 6, 345 (1965a).

CAPLAN, A.: Sindrome della pneumoconiosi reumatoide. Med. d. Lavoro 56, 494 (1965b).

CAPLAN, A., COWEN, E.D.H., GOUGH, J.: Rheumatoid pneumoconiosis in a foundry worker. Thorax 13, 181 (1958).

CAPLAN, A., PAYNE, R.B., WITHEY, J.J.: A broader concept of Caplan's syndrome related to rheumatoid factors. Thorax 17, 205 (1962).

CAPUSAN, I., MAIER, N., STERN, A.: Silicosklerodermia. Rom. Med. Rev. 14, 35 (1970).

CARCASSI, A., MARCOLONGO, R.: La sindrome di Caplan. Settim. med. 52, 577 (1964).

CARILLI, A.D., DENSON, L.J., TIMMAPURI, N.: Electrocardiographic estimation of pulmonary impairment in chronic obstructive lung. Chest (Chic.) 63, 483 (1973).

CARINI, R.: Influenza della prevenzione sul decorso della silicosi. Primi rilievi statistici sui minatori del Grossetano. Malattie del Torace (Pisa) 1, 323 (1965).

CARINI, R.: Silicosi ritardata e cofattori infettivi. Malattie del Torace (Pisa) 2, 134 (1966).

CARLENS, E.: Mediastinoscopy: A method for inspection and tissue biopsy in the superior mediastinum. Dis. Chest 36, 343 (1959).

CARLETON, H.M.: The pulmonary lesions produced by the inhalation of dust in guinea pigs. J. Hyg. (Lond.) 22, 438 (1923).

Carpenter, R.G., Cochrane, A.L., Gilson, J.C., Higgins, I.T.T.: The relationship between ventilatory capacity and simple pneumoconiosis in coalworkers. Brit. J. industr. Med. **13**, 166 (1956).

Carstens, M.: Probleme der Pneumokoniosen. Leipzig: Barth 1961.

Carstens, M., Brinkmann, O., Bueno, J., Lohmann, W., Meisterernst, A., Stojadinović, M.: Die statischen und dynamischen Lungenfunktionen von Bergleuten, Industriearbeitern und Angestellten des Ruhrgebietes; ein Beitrag zur Frage der Durchführung von Reihenuntersuchungen. Arch. Gewerbepath. Gewerbehyg. **20**, 343 (1963).

Carstens, M., Brinkmann, O., Lange, H.J., Meisterernst, A., Schlicht, H.: Beiträge zur Pathophysiologie der Staublungenkrankheit im Bergbau. I. Mitteilung: Über die korrelativen Beziehungen zwischen dynamischen Lungenfunktionswerten und Lebens- und Berufsalter. Arch. Gewerbepath. Gewerbehyg. **16**, 203 (1958).

Carstens, M., Brinkmann, O., Lange, H.J., Meisterernst, A., Schlicht, H.: Beiträge zur Pathophysiologie der Staublungenkrankheit im Bergbau. II. Mitteilung: Der Geltungsbereich der Sollwerte nach Knipping, Valentin, Venrath und Baldwin, Cournand, Richards und die dynamischen Lungenwerte von gesunden Bergleuten, Emphysembronchitikern und Silikosekranken. Arch. Gewerbepath. Gewerbehyg. **16**, 439 (1958).

Carstens, M., Brinkmann, O., Lange, H.J., Meisterernst, A., Schlicht, H.: Beiträge zur Pathophysiologie der Staublungenkrankheit im Bergbau. III. Mitteilung: Die statischen Lungenfunktionswerte von Bergleuten des Ruhrgebietes. Arch. Gewerbepath. Gewerbehyg. **16**, 459 (1958).

Carstens, M., Brinkmann, O., Lange, H.J., Meisterernst, A., Schlicht, H.: Beiträge zur Pathophysiologie der Staublungenkrankheit im Bergbau. IV. Mitteilung: Die Bronchitis der Bergleute. Arch. Gewerbepath. Gewerbehyg. **16**, 511 (1958).

Carstens, M., Brinkmann, O., Lange, H.J., Meisterernst, A., Schlicht, H.: Die Staubschädigungen der Bergleute. Arch. Gewerbepath. Gewerbehyg. **17**, 67 (1959).

Cartwright, J., Nagelschmidt, G.: The size and shape of dust from human lungs and its relation to relative sampling. In: Inhaled particles and vapours (C.N. Davies, Ed.), p. 445. Oxford-London-New York-Paris: Pergamon Press 1961.

Casula, D., Nissardi, G.P., Aromando, P., Maxia, E., Melis, L., Sanna Randaccio, R., Sanna Randaccio, F., Torrazza, P.L.: Sugli effetti del trattamento cortisonico prolungato nelle silicosi polmonare. T. 1: Rilievi clinici, radiologici e funzionali con particolare riguardo al comportamento dell'apparato respiratorio. Folia med. (Napoli) **48**, 614 (1965).

Casula, D., Spinnazzola, A., Torrazza, P.L., Mameli, L., Zedda, S.: Sugli effetti del trattamento cortisonico prolungato nella silicosi polmonare. T. 2: Rilievi di funzionalità endrocrina. Folia med. (Napoli) **48**, 643 (1965).

Casswell, C., Bergman, I., Rossiter, C.E.: The relation of radiological appearance in simple pneumoconiosis of coal workers to the content and composition of the lung. Inhaled particles III (W.H. Walton, Ed.), vol. 2, p. 713. Old Woking/Surrey: Gresham Press 1971.

Cattaneo, L., di Guglielmo, L., Salvini, M.: Les complications trachéobronchiques de la silicose lymphoganglionaire. Bronches **9**, 441 (1959).

Cauer, H., Neymann, N.: Die Inhalieranlage nach Barthel-Küster auf der Zeche Hannibal und die Inhalierung von Kalziumsole gegen Silikosebeschwerden. Glückauf (Essen) **87**, 1011 (1951).

Cavagna, G., Amante, L., Calgaro, M.: Diversa suscettibilità della silicosi sperimentale da parte di differenti ceppi isogenici di topi. Med. d. Lavoro **55**, 1 (1964).

Cavigneaux, A., Charles, A., Fuchs, S., Tara, S.: Comment évolue la silicose? Arch. Mal. prof. **10**, 152 (1949).

Ceelen, W.: Zum Staublungenproblem (zugleich ein Bericht über eine Dachschieferlunge). Beitr. Silikose-Forsch. **13**, 1 (1951).

Ceelen, W.: Über die Dachschieferlungen. Beitr. Silikose-Forsch. Sbd. **2**, 53 (1954).

Chadźiolov, C.: Klinische Beobachtungen über die Pneumokoniose (Silikose) bei der Goldgewinnung in den Goldgruben Bulgariens. Izvest. Inst. social. Med. **2**, 288 (1950).

Champeix, J., Allaux, R.: Silicoses à forme radiologique condensante d'emblée par exposition eux poussières de silice calcinée. Arch. Mal. prof. **19**, 463 (1958).

Chapman, E.M.: Acute silicosis. J. Amer. med. Ass. **98**, 1439 (1932).

Charles, A., Cavigneaux, A., Fuchs, S., Tara, S.: Silicose „galopante". Arch. Mal. prof. **9**, 551 (1948).

Chatgidakis, C.B.: Étude de l'état du coeur chez le mineur d'or de race blanche d'Afrique du Sud. Medical Proceedings (Johannesburg) **10**, 132 (1964).

Chatgidiakis, C.B., Theron, C.P.: Rheumatoid pneumoconiosis (Caplan's Syndrome). Arch. environm. Hlth. **2**, 397 (1961).

Chaumont, A.J., Mehl, J., Philippe, G.: La silicose dans l'Est de la France. Étude statistique portant sur la période 1958—1970. Arch. Mal. prof. **33**, 435 (1972).

Chauvet, N., Martin, E.: Silicose et sclérodermie. Schweiz. med. Wschr. **94**, 1261 (1964).

Chiale, G.: Pneumotorace spontaneo bilaterale in pneumoconiosi. Bull. spec. med. Chir. (Milano) **3**, 364 (1929).

Chiappino, G.: Ulteriori indagini condotte con l'immunofluorescenza sul contenuto in globuline di noduli silicotici umani. Med. d. Lavoro **58**, 417 (1967).

Chiesura, P., Brugnone, F., Mezzanotte, S.: Due osservazioni di sindrome di caplan in minatori di galleria. Lav. umano **13**, 203 (1961).

Chvapil, M.: Möglichkeiten einer quantitativen Bestimmung des Fibrosegrades bei der Untersuchung experimenteller Silikose. Beitr. Silikose-Forsch. **64**, 1 (1960).

Cisno, F., Azzalini, M., Camagna, M.T.: Considerazioni su 16 casi di silicosi del fegato e della milza. Med. d. Lavoro **62**, 378 (1971).

Cocchi, U.: Diskussionsbemerkung. Beitr. Silikose-Forsch., Bochum. Bericht über die medizinisch-wissenschaftliche Arbeitstagung über Silikose vom 18.—20. Oktober 1951, S. 265.

Cocchi, U.: Röntgenologie. In: Handbuch der inneren Medizin (H. Schwiegk, Hrsg.), Bd. 4, S. 810. Berlin-Göttingen-Heidelberg: Springer 1956.

Cochrane, A.L.: The attack rate of progressive massive fibrosis. Brit. J. industr. Med. **19**, 52 (1962).

COCHRANE, A.L., DAVIES, I., FLETCHER, C.M.: "Entente radiologique". A step towards international agreement on the classification of radiographs in pneumoconiosis. Brit. J. industr. Med. 8, 244 (1951).

COCHRANE, A.L., GARLAND, L.H.: Observer error in the interpretation of chest films. An international investigation. Lancet 1952 II, 505.

COCHRANE, A.L., CARPENTER, R.G., MOORE, F., THOMAS, J.: The mortality of miners and ex-miners in the rhondda fach. Brit. J. industr. Med. 21, 38 (1964).

COCHRANE, A.L., THOMAS, J.: Changes in the prevalence of coalworkers' pneumoconiosis among miners and ex-miners in the rhondda fach 1951—1961. Brit. J. industr. Med. 22, 49 (1965).

COGGIN, C.B., GRIGGS, D.E., STILSON, W.L.: The heart in pneumoconiosis. Amer. Heart J. 16, 411 (1938).

COLE, C.: Bronchitis in foundrymen — an analytical description of some clinical experiences. Ann. occup. Hyg. 10, 277 (1967).

COLE, L.G.: Pneumoconiosis. The story of dusty lungs. Amer. J. Roentgenol. 51, 125 (1944).

COLLET, A., DANIEL-MOUSSARD, H.: Action de diverses substances pharmacodynamiques sur le développment de lésions expérimentales à la silice. Arch. int. Pharmacodyn. 118, 189 (1959).

COOKE, W.E.: Silicosis in the British coalfields. Tubercle (Lond.) 19, 289 (1938).

COLLIS, E.K., GILCHRIST, J.C.: Effects of dust upon coal trimmers. J. industr. Hyg. 10, 101 (1928).

CONI, N.K.: Apparent onset of coal-workers' pneumoconiosis after leaving the mines. Brit. J. industr. Med. 24, 243 (1967).

COORAY, G.H., WIKRAMANOYAKE, P.R.: Pneumoconiosis in coalworker from Ceylon. Brit. J. industr. Med. 22, 154 (1965).

CORRIN, B., KING, E.: Experimental endogenous lipid pneumonia and silicosis. J. Path. Bact. 97, 325 (1969).

CORTEZ, W.S., LANGELUTTIG, H.V., YATES, J.L., BRASHER, C.A., FURCOLOW, M.L.: Is there a relationship between silicosis and histoplasmosis? Dis. Chest 41, 645 (1962).

COSCIA, G.C., GAIDO, P.C., RASETTI, L.: Quadri clinici e radiologici nei minatori della grafite. Med. d. Lavoro 54, 742 (1963).

COTES, J.E.: Lung Function. Oxford-Edinburgh: Blackwell 1968.

COTES, J.E., DEIVANAYAGAM, C.N., FIELD, G.B., BILLIET, L.: Relation between type of simple pneumoconiosis. (p or m) and lung function. Inhaled particles III (W.H. WALTON, Ed.), vol. 2, p. 633. Old Woking/Surrey: Gresham Press 1971.

COTES, J.E., FIELD, G.B.: Lung gas exchange in simple pneumoconiosis of coal workers. Brit. J. industr. Med. 29, 268 (1972).

COURNAND, A.: Some aspects of the pulmonary circulation in normal man and in chronic cardiopulmonary diseases. Circulation 2, 641 (1950).

COURNAND, A.: La circulation pulmonaire dans les maladies chroniquement obstructives du poumon et des bronches. Bruxelles-Médical (Brux.) 42, 173 (1962); Acta cardiol. (Brux.) 17, 227 (1962).

COURNAND, A., HIMMELSTEIN, A., RILEY, R.L., LESTER, O.W.: A follow up study of the cardiopulmonary function in four young individuals after pneumonectomy. J. thorac. Surg. 16, 30 (1947).

CROMBIE, D.W., BLAISDELL, J.L., McPHERSON, G.: The treatment of silicosis by aluminium powder. Canad. med. Ass. J. 50, 318 (1944).

CUGELL, D.W., MARKS, A., ELLICOTT, M.F., BADGER, TH.L., GAENSLER, E.A.: Carbon monoxide diffusing capacity during steady exercise. Amer. Rev. Tuberc. 74, 317 (1956).

CUMMINS, S.L.: Effects of coal dust upon the silicotic lung. J. Path. Bact. 30, 615 (1927).

CUMMINS, S.L.: The need for dust-prevention measures in the coal industry. Proc. S. Wales Inst. Engrs. 47, 729 (1932).

CYANCUREN, H., SILVA, R., ROSENKRANZ, A., ISA, J.: Serum proteins and serum glycoproteins in the differential diagnosis of silicosis and silicotuberculosis. Brit. J. industr. Med. 19, 131 (1962).

DALE, J.C., KING, E.J.: Acute toxicity of mineral dusts. Arch. industr. Hyg. 7, 478 (1953).

DALHAMN, T.: Mucous flow and ciliary activity in the trachea of healthy rats and rats exposed to respiratory irritant gases. Acta physiol. scand. 36, 1 (1956).

DALHAMN, T.: The effect of cigarette smoke on ciliary activity in the upper respiratory tract. Arch. Otolaryng. 70, 166 (1966).

DANIEL, H., MARTIN, J.C., LE BOUFFANT, L.: Action de composés de l'aluminium sur la formation et l'évolution de lésions silicotiques expérimentales. Inhaled particles III (W.H. WALTON, Ed.), vol. 1, p. 415. Old Woking/Surrey: Gresham Press 1971.

DANIEL-MOUSSARD, H., QUESSON, M.: Étude microchimique du granulome silicotique expérimental chez le rat. IV. Action de certaines substances pharmacodynamiques sur les mucopolysacchardies et la vitesse d'échange du soufre. Bull. Soc. Chim. biol. 43, 215 (1961).

DANIELS, A.C.: A method of biopsy useful in diagnosing certain intrathoracic diseases. Dis. Chest 16, 360 (1949).

DASHI, A., IRIUDA, Y., NAKA, H., YAMADA, K., KAWAUCHI, H.: A silicosis with immunological disorders similar to systemic lupus erythematodes. J. Jap. Soc. Intern. Med. 62, 620 (1973).

DAUTREBANDE, L.: Aspects nouveaux de la lutte contre les poussières. Librairie de l'association des Industriels de Belgique 1952.

DAUTREBANDE, L.: Grundlagen und Technik der lungenerweiternden Aerosol-Inhalation im Anschluß an einen Aufenthalt in staubiger Atmosphäre. Saarl. Ärztebl. 6, 216 (1953).

DAUTREBANDE, L.: Reactions of lung receptors to pharmacological and inert air-borne particulates. In: Regulation of human respiration. Oxford: Blackwell 1963.

DAUTREBANDE, L., ALFORD, W.C., HIGHMAN, B., DOWNING, R., WEAVER, F.L.: Studies on aerosols V. Effect of dust and pneumodilating aerosols on lung volume and type of respiration in man. J. appl. Physiol. 1, 339 (1948/49).

DAUTREBANDE, L., ALFORD, W.C., IRWIN, D.A., MITCHELL, E.R., THOMPSON, E.C., WEAVER, F.L., WOOD, E.J.: Studies on aerosols, VI. Effect of aluminium powder and of NaCl aerosols upon the pulmonary deposition of silica dust (long exposure). Arch. int. Pharmacodyn. 80, 153 (1949).

DAUTREBANDE, L., BECKMANN, H., WALKENHORST, W.: Quantitative Ergebnisse der Staubkoagulation bei Aerosolanwendung in einer Steinkohlenzeche. Beitr. Silikose-Forsch. 31, 1 (1954).

Dautrebande, L., Beckmann, H., Walkenhorst, W.: Untersuchungen über die verstärkte Abscheidung von Staub-Kochsalz-Aggregaten in den oberen Atemwegen des Menschen. Beitr. Silikose-Forsch. **65**, 28 (1960).

Dautrebande, L., Cartry, D., Kerkom v.J., Cereghetti, A.: Essai de prévention de la silicose. Brüssel: Union Minière du Haut-Katanga 1954.

Dautrebande, L., Lovejoy, F., Constantine, H.: New studies on aerosols. XI) Comparative study of some methods uses for determining constriction and dilation of the airway after administering pharmacological or dust aerosols. Sensitivity of the plethysmographic method. Arch. int. Pharmacodyn. **129**, 469 (1960).

Dautrebande, L., Walkenhorst, W.: Über die Retention von Kochsalzteilchen in den Atemwegen. Inhaled particles and vapours (C.N. Davies, Ed.), p. 110. Oxford: Pergamon Press 1961.

David, A.: Pronostic de la silicose pulmonaire chez les ouvriers qui abandonnent l'environnement dangereux pendant les premiers stades de la maladie (en tchèque). Pracov. Lék. **16**, 59 (1964).

David, J., Longueville, R.: Silicose avancé traité par aerosols de hyaluronidase. Arch. Mal. prof. **15**, 302 (1954).

Davies, C.N.: Dust is dangerous. London: Faber 1954.

Davis, S.B., Nagelschmidt, G.: A report on the absence of pneumoconiosis among workers in pure limestone. Brit. J. industr. Med. **13**, 6 (1956).

Dechoux, J.: Analyse des troubles fonctionnels des pneumoconiotiques par la spirographie et le transfer du CO en régime stable et en inspiration unique. Bull. Physio-Pathol. Resp. **5**, 179 (1969).

Dechoux, J.: Aspects radiologiques pulmonaires observés chez les mineurs atteints de polyarthrite rheumatoide. Arch. Mal. prof. **33**, 347 (1972).

Dechoux, J., Pivoteau, C.: La capacité de diffusion alvéolocapillaire. Rev. Tuberc. **24**, 267 (1960).

Dechoux, J., Pivoteau, C.: Étude des troubles respiratoires des pneumoconiotiques par la mesure de la diffusion alvéolocapillaire du CO. Med. Thorac. **21**, 275 (1964).

Dechoux, J., Pivoteau, C.: Étude de la diffusion alvéolocapillaire de l'oxyde de carbone chez les pneumoconiotiques. Arch. Mal. prof. **25**, 53 (1964).

Dechoux, J., Pivoteau, C., Aubertin, X.: Analyse des troubles fonctionnels des pneumoconiotiques par la spirographie et le transfer du CO en régime stable et en inspiration unique. Bull. Physio-Pathol. Resp. **5**, 179 (1969).

Decroix, G., Pieron, R., Rousseau, J.C.: Les silicoses atypiques dues â des expositions anormalement brèves au risque silicotique. Poumon **18**, 564 (1962).

Dehnen, W., Fetzer, J.: Über die Wirkung von Polyvinylpyridin-N-oxid (P 204) auf die Stabilität isolierter Rattenleberlysosomen. — Ergebn. Unters. Geb. Staub- und Silikosebek. im Steinkohlenbergbau. Silikosebericht Nordrhein-Westfalen **6**, 161 (1967).

Dehnen, W., Fetzer, J., Pott, F., Beck, E.G.: Biochemische Untersuchungen über die Beteiligung von Lysosomen an der zellschädigenden Wirkung von Quarz. In: Fortschritte der Staublungenforschung (H. Reploh, H.J. Einbrodt, Hrsg.), Bd. 2, S. 145. Dinslaken: Niederrhein. Druckerei 1967.

del Campo, E., Motles, E., Santolya, R., Saavedra, J., Faguerette, P., Silva, E., Arriagada, M., Villegas, F.R.: Estudio angiopneumografico de la circulation pulmonar. Enferm. d. Tórax **26**, 49 (1961).

Dennis, W.L.: The effect of breathing rate on the deposition of particles in the human respiratory system. Inhaled particles III (W.H. Walton, Ed.), vol. 1, p. 91. Old Woking/Surrey: Gresham Press 1971.

Denny, J.J., Robson, W.D., Irwin, D.A.: The prevention of silicosis by metallic aluminium. I. A. preliminary report. Canad. med. Ass. J. **37**, 1 (1937).

Denny, J.J., Robson, W.D., Irwin, D.A.: The prevention of silicosis by metallic aluminium. II. Canad. med. Ass. J. **40**, 1 (1939).

Denolin, H.: La circulation pulmonaire dans les pneumopathies chroniques. Poumon **7**, 793 (1966).

Dessauer, P., Baier, E.J., Crawford, G.M., Beatty, J.A.: Development of patterns of coal workers' pneumoconiosis in Pennsylvania and its association with respiratory impairment. Ann. N.Y. Acad. Sci. **200**, 220 (1972).

DFG Forschungsbericht: Forschungsbericht Chronische Bronchitis und Staubbelastung am Arbeitsplatz. Boppard: Boldt 1975.

Dickmans, H., Fritze, E., Friehoff, F.J., Drews, A., Rosenkranz, K.A.: Lungenangiographie bei mittelgradiger Silikose. Z. Kreisl.-Forsch. **50**, 1105 (1961).

Dickmans, H., Fritze, E., Schroeder, W.: Resistenz- und Immunitätslage bei Pneumokoniosen. Teil I. In: Fortschr. Staublungenforsch. (H. Reploh, W. Klosterkötter, Hrsg.), S. 129. Dinslaken: Niederrhein. Druckerei 1963.

Dickmans, H., Schmidt, O.: Röntgenologische Untersuchungsergebnisse bei Kokereiarbeitern. Beitr. Silikose-Forsch. **21**, 35 (1953).

Dierckx, J.P., Gillard, C., Lavalle, R., Ostan, B.: Réflexions sur l'utillité de la mesure de la PO_2 au repos et à l'exercise dans l'expertise de la silicose. Acta tuberc. pneumol. belg. **61**, 382 (1970).

Dietlen, H.: Herz- und Gefäße im Röntgenbild. Leipzig: Barth 1923.

Dinischiotu, G.G., Pilat, L., Nestorescu, B., Muica, N., Lillis, R., Craciun, O., Roventa, A., Guguianu, S.: Die Behandlung der „akuten" Silikose mit Kortikosteroiden. Münch. med. Wschr. **103**, 1505 (1961).

Dobiás, J.: Lungengefäße bei den Pneumokoniosen. Prac. Lék. **21**, 109 (1969).

Dodgson, J., Hadden, G.G., Jones, C.O., Walton, W.H.: Characteristics of the airborne dust in British coal mines. Inhaled particles III (W.H. Walton, Ed.), vol. 2, p. 757. Old Woking/Surrey: Gresham Press 1971.

Doerr, W.: Pneumokoniose durch Zementstaub. Virchows Arch. path. Anat. **322**, 397 (1952).

Dofny, E.: Evolution de image pneumoconiotique après cessation de l'exposition aux poussières. Rev. Inst. Hyg. Mines **15**, 79 (1960).

Dolgner, R.: Quarzhaltiger Mischstaub. Med. Institut f. Lufthyg. u. Silikoseforschung, Düsseldorf, Jahresbericht 1967/68, S. 55.

Dolgner, R., Klosterkötter, W., Leiteritz, H., Schlipköter, H.W.: Ergebnisse aus Tierexperimenten. Arbeitsmed. Sozialmed. Arbeitshyg. **3**, 26 (1965).

Dormanns, E.: Splenopathische Thrombopenie als tödliche Komplikation bei Staublungenerkrankung. Med. Klin. **46**, 475 (1951).

DRASCHE, H.: Zur Frage der Staubgefährdung in den Sinteranlagen saarländischer Eisenhüttenwerke. Arch. Gewerbepath. Gewerbehyg. **16**, 666 (1959).

DRASCHE, H.: The effect of inspiratory airflow on the uptake of dust particles into the human respiratory tract. Industr. Med. Surg. **30**, 515 (1961).

DRASCHE, H.: Ein Beitrag zur Gichtstaubpneumokoniose. Int. Arch. Gewerbepath. Gewerbehyg. **19**, 301 (1962).

DRASCHE, H.: Die effektive Staubaufnahme in den menschlichen Atemapparat unter Arbeitsplatzbedingungen. Ann. Univ. Savaviensis (Saarbrücken) **14**, 1 (1967).

DRASCHE, H., STEINHAUSEN, W.: Pneumokoniosen durch Gichtstaub. Beitr. Silikose-Forsch. **78**, 19 (1963).

DRÖSSLER, H.: Über Silikose in Gießereien. Montanzeitung (Wien) **67**, 226 (1951).

DRÖSSLER, H., SZONGOTT, M., PANZER, E., KITZLER, W.: Über die Ermittlung der „kritischen Staubdichte" in Österreich. Staub — Reinhalt. Luft **19**, 288 (1959).

DROUET, P.L., HERBEUVAL, R., FAIVRE, G.: Pneumothorax spontané et silicose pulmonaire. Bull. Soc. méd. Hôp. (Paris) **60**, 234 (1944).

DuBOIS, A.G., DAUTREBANDE, L.: Acute effects of breathing inert dust particles and of carbachol aerosol on the mechanical characteristics of the lungs in man. Changes in response after inhaling sympathometic aerosols. J. clin. Invest. **37**, 1746 (1958).

DÜNNER, L.: Graphith-Pneumokoniose. Med. Klin. **48**, 1657 (1953).

DUNNER, L., HARDY, R., BAGNALL, D.J.T.: Pneumoconiosis after exposure to sulphur dioxide fumes and dust from coke fires. Lancet **257**, 1214 (1949).

DUVOIR, J., DÊROBERT, L., JOURNET, H.: La pneumoconiose par terre de diatomées (terre de Kieselguhr). Rec. Trav. Inst. nat. Hyg. (Paris) **2**, 580 (1946).

DWORSKI, M.: Prophylaxis and treatment of experimental silicosis by means of aluminium. Arch. industr. Hlth. **12**, 229 (1955).

ECK, M., HANAUT, A.: Zit. nach BALGAIRIES, E., AUPETIT, J., DECLERCQ, G., FOUBERT, P., JARRY, J.J., NADIRAS, P.: Présentation d'une classification des pneumoconioses. Rev. méd. min. **5**, 13 (1952).

ECKEL, H.: Spontanpneumothorax bei Silikose. Beitr. Silikose-Forsch. **84**, 1 (1965).

EDINGER, A.: Zur Kenntnis der Silikose der Milz. Zbl. allg. Path. **55**, 1 (1932).

EDWARDS, G.: Orciprenaline in treatment of airway obstruction in chronic bronchitis. Brit. med. J. **1964 I**, 1015.

EDWARDS, P.W.: Aluminium therapy and prophylaxis for silicosis. Conf. Silic., Pneumo., Dust Suppr. London, 16th and 17th April, 1947, S. 3, Paper Nr. 8.

EGGENSCHWYLER, H.: Schalenförmige Hilusverkalkungen ohne Silikose. Radiol. clin. (Basel) **19**, 77 (1950).

EINBRODT, H.J.: Quantitative und qualitative Untersuchungen über die Staubretention in der menschlichen Lunge. Beitr. Silikose-Forsch. **87**, 1 (1965).

EINBRODT, H.J.: Zusammenhangsfragen zwischen der Silikose des Steinkohlenbergmanns und dem Bronchialkrebs. Kompaß (Bochum) **83**, 217 (1973).

EINBRODT, H.J., ARNOLD, M., KELTSCH, H.J.: Über die Staubverteilung in menschlichen Lungen nach jahrelanger Staubabkehr. Arch. Gewerbepath. Gewerbehyg. **19**, 370 (1962).

EINBRODT, H.J., DROWATZKY, U.: Die Beeinflussung der Quarz-Retention durch Graphit. Ergebnisse von Untersuchungen auf dem Gebiet der Staub- und Silikosebekämpfung im Steinkohlenbergbau **8**, 185 (1971).

EINBRODT, H.J., GRUSSENDORF: Kieselgur und ihre gesundheitsschädliche Wirkung beim Menschen. Staub — Reinhalt. Luft **33**, 273 (1973).

EINBRODT, H.J., HENTSCHEL, D.: Tierexperimentelle Untersuchungen mit Arbeitsplatzstäuben aus einem Hüttenzementwerk. Arch. Gewerbepath. Gewerbehyg. **22**, 354 (1966).

EINBRODT, H.J., HÖER, P.W., LAUFHÜTTE, D.W., LEITERITZ, H., ZEYER, H.G.: Ergebnisse aus Lungenstaubuntersuchungen. Arbeitsmed. Sozialmed. Arbeitshyg. **3**, 31 (1965).

EINBRODT, H.J., HÖER, P., LEITERITZ, H.: Die Staubverteilung in Lungen von Bergleuten mit und ohne Staubabkehr. Arch. Gewerbepath. Gewerbehyg. **22**, 225 (1966).

EINBRODT, H.J., KLOSTERKÖTTER, W.: Der freie SiO_2-Gehalt des isolierten Lungenstaubes als Maß für die Silikose des Menschen. Ergebnisse von Untersuchungen auf dem Gebiet der Staub- und Silikosebekämpfung im Steinkohlenbergbau **5**, 97 (1965).

EINBRODT, H.J., LUEBBE, H.: Über die Häufigkeit von Kalkkonkrementen in Lungen verstorbener Steinkohlenbergleute. Beitr. Silikose-Forsch. **22**, 89 (1970).

EINBRODT, H.J., WORTH, G.: Staubanalysen im Sputum von Nichtbergleuten und Bergarbeitern mit und ohne Silikose. Arch. Gewerbepath. Gewerbehyg. **15**, 119 (1956).

EISLER, L., ANDEL, A., GUTHOVA, M.: Analyse von Pneumokoniosefällen bei Arbeitern der Steinbrüche Nordmährens. Prac. Lék. **23**, 199 (1971).

ELMES, P.C.: International classification of radiographs of pneumoconioses. Brit. J. industr. Med. **28**, 93 (1971).

ELSEWEFY, A.Z., METWALLI, O.M.: Clinical electron. microscope and biochemical studies on a case of cementosis in Egypt. J. Egypt. Med. Ass. **53**, 558 (1970).

ENGELHARDT, A., WICK, H.: Beziehungen zwischen Konstitution und Wirkung bei Tropeinen und quartären Derivaten. Arzneimittel-Forsch. **7**, 217 (1957).

ENGLEBERT, M., COSTER DE, A.: La capacité de diffusion pulmonaire dans l'anthracosilicose micronodulaire. J. franc. Méd. Chir. thor. **19**, 158 (1965).

ENTERLINE, P.E.: Mortality rates among coal miners. Amer. J. Publ. Hlth. **54**, 758 (1964).

ENTERLINE, P.E.: The effects of occupation on chronic respiratory disease. Arch. environm. Hlth. **14**, 189 (1967).

ENTERLINE, P.E.: A review of mortality data for American coal miners. Ann. N.Y. Acad. Sci. **200**, 260 (1972).

ERASMUS, L.D.: Scleroderma in gold miners. In: Proc. of pneumoconiosis conference, Johannesburg 1959 (A.J. ORENSTEIN, Ed.), p. 426. London: J.&A. Churchill 1960.

ERDÈLYI, J., ÖKRÖS, A.: Über die durch Emailleeinatmung bewirkten Erkrankungen. Fortschr. Röntgenstr. **92**, 235 (1960).

ESSER, C.: Topographische Ausdeutung der Bronchien im Röntgenbild. Stuttgart: Thieme 1951.

Euler, v. U.S., Liljestrand, G.: Observations on the pulmonary arterial blood pressure in the cat. Acta physiol. scand. **12**, 301 (1946).

Evans, D.J., Posner, E.: Pneumoconiosis in laundry workers. Environm. Res. **4**, 2 (1971).

Even, R.: Zit. nach Balgairies, E., Aupetit, J., Declercq, G., Foubert, P., Jarry, J.J., Nadiras, P.: Présentation d'une classification des pneumoconioses. Rev. méd. min. **5**, 13 (1952).

Even, R.: Evolution radiologique des pneumoconioses après cessation de l'exposition au risque. Étude de 1330 observations. Rev. Tuberc. (Paris) **27**, 655 (1963).

Even, R.: Evolution radiologique des pneumoconioses pendant l'exposition au risque. Étude de 1818 observations. Rev. Tuberc. (Paris) **28**, 625 (1964).

Evgenova, M.V., Zidichanov, K.A.: Zur Röntgendiagnostik der Silikose und Silikotuberkulose bei Arbeitern der Golderzindustrie. Ter. Arkh. **22**, 35 (1950).

Fabroni, F.: Contributo anatomopatologico alla definizione di una fisionomia unitaria della pneumoconiosi da silice organogena (tripoli e diatomee). Med. d. Lavoro **57**, 87 (1966).

Faccini, M.: La radiologia delle pneumoconiosi. Padua: Piccin 1973.

Falck, I.: Das Caplan-Syndrom bei der Sklerodermie. Prax. Pneumol. **18**, 99 (1964).

Farjot, A., Balgairies, E., Quinot, E.: Pneumoconioses du spath fluor. (Association de Médecine du Travail et d'Hygiène Industrielle de la région du nord, 3 mars 1951). Arch. mal. prof. **12**, 602 (1951).

Farzaneh, N., Sadoul, P.: Perturbations fonctionnelles respiratoires au repos et à l'effort chez les mineurs de charbon porteurs d'une pneumoconiose radiologiquement discrète. Lille Med. **17**, 1154 (1972).

Feldmann, A.: Kritisches zur Bestimmung des Aciditätsquotienten bei Silikotikern nach Wiesinger. Mschr. Unfallheilk. **49**, 236 (1942).

Feldmann, A.: Zur familiären Disposition zur Silikose. Zbl. Arbeitsmed. **10**, 229 (1960).

Feodorova, V.I.: L'action de la poussière de graphite avec une faible teneur en SiO_2 dans les conditions expérimentales. Arh. Patol. **8**, 62 (1961).

Feoktistov, G.S.: Données expérimentales sur la rétention de poussière dans les poumons humains dans des régimes respiratoires variés. Gig. i Sanit. **2**, 21 (1968).

Ferin, J.: Über die Entwicklung der experimentellen Silikose unter Einwirkung von Novocain-Schutzaerosol. Arch. Gewerbepath. Gewerbehyg. **18**, 220 (1960).

Ferin, J.: Elimination of dust from the lungs and the influence of the reticuloendothelial system. Ann. occup. Hyg. **3**, 1 (1961).

Ferin, J., Urbankova, G., Vickova, A., Reichrtova, L.: Effets du froid et de la fumée de cigarette sur l'élimination des poussières hors du poumon. Prac. Lék. **18**, 264 (1966).

Ferris, B.G., Frank, M.R.: Pulmonary function in coal miners. J. occup. Med. **4**, 274 (1962).

Ferruti, P., Marchisio, M.A.: Inhibition of in vivo cytotoxic action of silica by synthetic polymers containing N-oxide groups. Med. d. Lavoro **57**, 481 (1966).

Fimiani, R., Anastasio, E.A.: Silicosi pulmonare in una operaia di un'industria per fornelli da cucina. Folia med. (Napoli) **44**, 879 (1961).

Findeisen, W.: Über das Absetzen kleiner, in der Luft suspendierter Teilchen in der menschlichen Lunge bei der Atmung. Pflügers Arch. ges. Physiol. **236**, 367 (1935).

Finzel, L.: Silikose in einer Schmuckwarenfabrik. Arbeitsmed. Sozialmed. Arbeitshyg. **7**, 331 (1972).

Fisher, S.W.: Silicosis in British coal mines. Transact. Inst. Mining Engineers **88**, 377 (1934–1935).

Fishman, A.P.: Respiratory gases in the regulation of the pulmonary circulation. Physiol. Rev. **41**, 214 (1961).

Fiumicelli, A., Fiumicelli, C., Pagni, M.: Contributo allo studio della silicosi massiva unilaterale isolata. Med. d. Lavoro **55**, 516 (1964).

Flemming, K., Nothdurft, W.: Phagozytoseanstieg im retikuloendothelialen System durch Polyvinylpyridin-N-oxyd. Klin. Wschr. **46**, 904 (1968).

Fletcher, C.M.: Pneumoconiosis of coalminers. Brit. med. J. **1948 I**, 1015 u. 1065.

Fletcher, C.M.: Coalworkers' pneumoconiosis so-called "anthraco-silicosis". Beitr. Silikose-Forsch., Sbd. **1**, 119 (1952).

Fletcher, C.M.: Disability and mortality from chronic bronchitis in relation to dust exposure. Arch. industr. Hlth. **18**, 368 (1958).

Fletcher, C.M., Gilson, J.C., Platt, R., Reid, D.D., Scadding, J.G., Stuart-Harris, C.H.: Chronic bronchitis and occupation. Brit. med. J. **1966 I**, 101.

Fletcher, C.M., Gough, J.: Coalminers pneumoconiosis. Brit. med. Bull. **7**, 42 (1950).

Fletcher, C.M., Mann, K.J., Davies, I., Cochrane, A.L., Gilson, J.C., Hugh-Jones, P.: The classification of radiographic appearances in coalminers' pneumoconiosis. J. Fac. Radiol. (Lond.) **1**, 40 (1949).

Fletcher, C.M., Oldham, P.D.: The use of standard films in the radiological diagnosis of coal workers' pneumoconiosis. Brit. J. industr. Med. **8**, 138 (1951).

Florange, W.: Untersuchungen über den Einfluß der Hyaluronidase auf die experimentelle Rattensilikose. Arch. Gewerbepath. Gewerbehyg. **15**, 127 (1956).

Forster, R.E.: Interpretation of measurements of pulmonary diffusing capacity. In: Handbook of physiology, Respiration. Vol. II, p. 1453. Washington: Amer. Physiol. Soc. Baltimore: Williams & Wilkins 1965.

Foubert, P., Balgairies, E., Declercq, G., Massinon, J.A.: Les calcifications type "egg-shell" dans la silicose. Arch. Mal. prof. **13**, 263 (1952).

Fowler, N.O., Daniels, C., Scott, R.C., Faustino, B.S., Gueron, M.: L'électrocardiogramme dans le coeur pulmonaire chronique avec et sans emphysème. Amer. J. Cardiol. **16**, 500 (1965).

Franchini, C., Feddai, C., Duchi, G.: La cutireattività all'istoplasmina nei silicotici e silico-tbc. Considerazioni sulle calcificazioni "a guscio d'uovo" ilari e parenchimali. Ann. Med. Sondalo **10**, 5 (1960).

Frans, A., Brasseur, L.: Les gradients alvéolo-artériels et la capacité de diffusion dans l'anthraco-silicose. Rev. Inst. Hyg. **26**, 73 (1971).

Franzinelli, A., Sartorelli, E., Martire, N.Lo., Carini, R.: Contributo allo studio della pneumoconiosi da farina fossile. Med. d. Lavoro **62**, 258 (1971).

Freedmann, B.J.: Bronchodilators and corticosteroids in chronic bronchitis and emphysema. Brit. med. J. **14**, 1509 (1963).

FRESE, M.: Staublungen- und Staublungentuberkulose-erkrankungen in einer westfälischen Axtschleiferei. Tuberk. Bibl. **59** (1936).

FREUNDLICH, I.M., CAPP, M.P.: Granulomatous disease of the lungs. Radiol. clin. (Basel) **11**, 295 (1973).

FRIEDBERG, K.D.: Quantitative Untersuchungen über die Staubelimination in der Lunge und ihre Beeinflußbarkeit im Tierexperiment. Beitr. Silikose-Forsch. **69**, 99 (1960).

FRIEHOFF, F.: Der Gasaustausch bei Silikose. Beitr. Silikose-Forsch. **72**, 1 (1961).

FRIEHOFF, F., DREWS, A., ROSENKRANZ, K.A., DICKMANS, H., FRITZE, E.: Zur Hämodynamik des kleinen Kreislaufs bei Silikose. Z. Kreisl.-Forsch. **50**, 768 (1961).

FRIGERIO, G., HENKING, E., OCCELLA, E.: Il rischio silicotigeno nel lavoro dei muratori ai forni Martin della acciaierie. Med. d. Lavoro **51**, 68 (1960).

FRITZE, E.: Die Silikose. Dtsch. med. J. **12**, 209 (1961).

FRITZE, E.: Rheumatismus und Silikose als klinisches Problem. Beitr. Silikose-Forsch. **6**, 301 (1965).

FRITZE, E.: Manifestation einer schnell progredienten Pneumokoniose 15 Jahre nach 30tägiger und „wenig gefährdender" Staubexposition. Med. Klin. **62**, 210 (1967).

FRITZE, E.: Lungenveränderungen bei rheumatoider Arthritis. Dtsch. med. Wschr. **99**, 19 (1974).

FRITZE, E., PILTZ, L., VOIGT V. I.: Quarzstaub und Resistenz. Properdintiter und Serumbacteridie von Ratten unter dem Einfluß inhalierten Staubes. Z. ges. exp. Med. **134**, 400 (1961).

FRITZE, E., DICKMANS, H.: Rundherdpneumokoniose. Radiologe **2**, 270 (1962).

FRITZE, E., GOMOLINSKI, K.F., GUNDEL, E., KALLWEIT, C., KOLLMEIER, H., LUDWIG, B., MÖLLER, S., MÜLLER, H.E., MÜLLER, H.O., MÜLLER-VON VOIGT, I., PETERSEN, B., SHEIK TRAB, N.: Epidemiologische, tierexperimentelle und immunologisch-biochemische Untersuchungen zur Pathogenese der Silikose. In: Grundlagenforschungen über die Pneumokoniosen. Schriftenreihe Arbeitshygiene und Arbeitsmedizin, Nr. 10, S. 281. Herausgegeben von der Kommission der europäischen Gemeinschaften (EGKS), Luxemburg 1970.

FRITZE, E., SCHROEDER, W., DICKMANS, H.: Rheumatische Reaktionslage und Pneumokoniose. Rundherdpneumokoniose bei Rheumatismus nodosus. Z. Rheumaforsch. **21**, 61 (1962).

FRITZE, E., ZIPP, P.: Quarzwirkungen auf Körpertemperatur, Komplementsystem und Leucozyten. In: Fortschritte der Staublungenforschung (H. REPLOH, W. KLOSTERKÖTTER, Hrsg.), S. 115. Dinslaken: Niederrhein. Druckerei 1963.

FROST, J., GEORG, J.: The clinical evaluation of disability in silicosis. Acta med. scand. **147**, 349 (1953).

FRUHLING, L., OPPERMANN, A.: Cancer pulmonaire et silicose pulmonaire. Strasbourg méd. **3**, 389 (1952).

GABOR, S., FRITS, T., BOEHM, B., ANKA, Z., COLDEA, V., ZUGRAVU, E.: Les forces de surface alvéolaire et la composition du surfactif pulmonaire dans la silicose expérimentale. Int. Arch. Arbeitsmed. **28**, 312 (1971).

GAENSLER, E.A., CARRINGTON, CH.B., COUTU, R.E., TOMASIAN, A., HOFFMAN, L., SMITH, A.A.: Pathological physiological and radiological correlations in the pneumoconioses. Ann. N.Y. Acad. Sci. **200**, 574 (1972).

GAENSLER, E.A., HOFFMANN, L., ELLIOTT, M.F.: Trouble de la diffusion et fibrose interstitielle dans la silicose. Poumon **16**, 1137 (1960).

GÄRTNER, H.: Der heutige Stand der Anwendung von Schutzstauben zur Prophylaxe der Staublungen-Erkrankungen. Z. ärztl. Fortbild. **43**, 599 (1949).

GÄRTNER, H., BRAUSS, F.W.: Untersuchungen zur Frage der Rußlunge und zur Schädlichkeit des reinen Kohlenstaubanteiles im Staub der Kohlenbergwerke. Med. Welt **20**, 252 (1951).

GAGELMANN, F.: Die Sequestrierung anthrakotischer und versteinter Bifurkationslymphknoten mit Bronchus- und Ösophagusfistel als umschriebenes Krankheitsbild. Fortschr. Röntgenstr. **59**, 217 (1939).

GARAVAGLIA, C.: Le calcificazioni pleuriche nelle pneumoconiosi. Med. d. Lavoro **54**, 279 (1963).

GARDNER, J.: Foundry dust. Iron and Steel. Vol. 22, p. 385 (1949).

GARDNER, L.U.: The pathologic reaction in various pneumoconiosis. J. Amer. med. Ass. **101**, 594 (1933).

GARDNER, L.U.: Evidences of inhibitory action of different minerals upon silica. Industr. Med. Surg. **7**, 738 (1938).

GARDNER, L.U.: The pathology and roentgenographic manifestations of pneumoconiosis. J. Amer. med. Ass. **114**, 535 (1940).

GARDNER, L.U., DURKAN, T.M., BRUMFIEL, D.M., SAMPSON, H.L.: Survey in seventeen cement plants of atmospheric dusts and their effects upon the lungs of twentytwohundred employers. J. industr. Hyg. **21**, 279 (1939).

GARDNER, L.U., MIDDLETON, E.L., ORENSTEIN, A.J.: Report upon the medical aspects of silicosis, including aetiology, pathology and diagnostics. In: Resolutions adopted by the International Conference held at Johannesburg 13–27 August 1930: Silicosis (Suppl.), p. 3 (1930).

GASTHAUS, L., MUYSERS, K., SIEHOFF, F., WORTH, G.: Neuere Ergebnisse atemphysiologischer Untersuchungen von Kohlenbergarbeitern unter Berücksichtigung von Silikose, Bronchitis und Emphysem. IV. Mitteilung: Totraum und alveolare Ventilation. Int. Arch. Gewerbepath. Gewerbehyg. **19**, 76 (1962).

GAUBATZ, E.: Die Emailstaublunge. Fortschr. Röntgenstr. **61**, 233 (1940).

GAUBATZ, E.: Die Porphyrsilikose. Zugleich als Beitrag zur Kenntnis der subakuten Silikose. Fortschr. Röntgenstr. **62**, 395 (1940).

GAUBATZ, E.: Die Porphyrsilikose. Arbeitsmedizin, H. 17. Leipzig: Barth 1941.

GEEVER, I.F.: Pulmonary vascular lesions in silicosis and related pathologic changes. Amer. J. med. Sci. **214**, 292 (1947).

GEISLER, E.: Die Bedeutung der konstitutionellen Disposition für die Erlangung einer schweren Staublungenerkrankung und die Auswirkung dieses Faktors auch in sozialer Beziehung. Preisaufgabe der Medizinischen Fakultät der Martin-Luther-Universität Halle-Wittenberg. Veröff. Konstit.-Wehrpath. (Jena) **41**, 34 (1937).

GERLACH, W.: Die Staublunge des Mansfelder Bergmanns, zugleich ein Beitrag zur Frage Staublunge und Lungentuberkulose. Arch. Gewerbepath. Gewerbehyg. **2**, 105 (1931).

GERLACH, W., GANDER, G.: Über akute Staublungen. Arch. Gewerbepath. Gewerbehyg. **3**, 44 (1932).

Germer, L.H., Storks, K.H.: Identification of aluminium hydrate films. Of importance in silicosis prevention. Industr. and Eng. Chem. **11**, 583 (1939).

Germouty, J., Demonet, B., Petit, M., Jouhanneaud, A.: Notre expérience de la ponction biopsie pleurale a l'aiguille de castelain. Poumon **28**, 351 (1972).

Gernez-Rieux, M., Marchand, P., Mounier-Kuhn, P., Policard, A., Roche, W.: Broncho-Pneumopathies Professionnelles. Paris: Masson 1961.

Gernez-Rieux, Ch., Tacquet, A., Voisin, C., Devulder, B.: Le rôle des infections dans la pathogenie des fibroses massives progressives des mineurs de charbon. Med. d. Lavoro **56**, 500 (1965).

Gernez-Rieux, Ch., Tacquet, A., Devulder, B., Voisin, C., Tonnel, A., Aerts, C., Policard, A., Martin, J.C., leBouffant, L., Daniel, H.: Experimental study of interactions between pneumoconiosis and mycobacterial infections. Ann. N.Y. Acad. Sci. **200**, 106 (1972).

Gerstel, G.: Über die Veränderung der Lungenblutgefäße bei Staublungenerkrankungen. Veröff. Gewerbe- u. Konstit. path. **8**, 42 (1933).

Gerth, B.: Über Wert und Aussagekraft von Biopsiematerial aus dem Mediastinum. Erfahrungsbericht über 159 Mediastinoskopien. Zbl. allg. Path. **113**, 159 (1970).

Gervais, J.: Le risque silicotique dans les exploitations de Kieselgur. Arch. Mal. prof. **15**, 555 (1954).

Gessner, H.: Physikalische und chemische Eigenschaften der Gewerbestäube. In: Handbuch der inneren Medizin (H. Schwiegk, Hrsg.), 4. Aufl., Bd. 4, S. 724. Berlin-Göttingen-Heidelberg: Springer 1956.

Gessner, H., Bühler, H.: Bericht über einige spezielle Staubuntersuchungsmethoden. Vjschr. Naturforsch. Ges. (Zürich) **92**, Beih. 3—4, 68 (1947).

Gessner, H., Rüttner, J.R., Bühler, H.: Zur Bestimmung des Korngrößenbereiches von silikogenem Staub. Schweiz. med. Wschr. **79**, 1241 (1949).

Gevorkyan, S.A.: Arbeitsbedingungen und Lungenerkrankungen bei Arbeitern, die mit der Gewinnung von Bimsstein zu tun haben. Hyg. u. Arb. **13**, 11 (1969).

Giese, W.: Quarzstaub, Schwielenlunge und Lungen-Tbc. Veröff. Gewerbe-Konstit. path. **28**, 66 (1931).

Giese, W.: Die pathologische Anatomie der Staubkrankheiten der Lunge. Verh. dtsch. Ges. inn. Med. **48**, 107 (1936).

Giese, W.: Die Atemorgane. In: Lehrbuch der spez. path. Anat. (Kaufmann, E., M. Stemmler, Hrsg.) Bd. II, 3, Berlin: de Gruyter 1960.

Giese, W.: Diskussionsbemerkung zu Gough. Beitr. Silikose-Forsch. **6**, 307 (1965).

Gilson, J.C.: Pathology, radiology and epidemiology of coal worker's pneumoconiosis in Wales. Arch. industr. Hlth. **15**, 468 (1957a).

Gilson, J.C.: The disability of coal workers in Wales. Arch. industr. Hlth. **15**, 487 (1957b).

Gilson, J.C.: Epidemiological methods developed for the study of coal workers' pneumoconiosis and their possible relevance to the study of silicosis. Proc. Pneumocon. Conf. Johannesburg 1959, S. 348.

Gilson, J.C.: Occupational Bronchitis? Proc. roy. Soc. Med. **63**, 857 (1970).

Gilson, J.C., Hugh-Jones, P.: Lung function in coal workers' pneumoconiosis. Her Majesty's stationary office, London 1955.

Gilson, J.C., Lloy Davies, T.A., Oldham, P.D.: A study of respiratory responses to duration of foundry work. Int. Conf. Pneumocon., Johannesburg 1969, S. 226.

Gilson, J.C., Oldham, P.D.: Coal workers' Pneumoconiosis. Brit. med. J. **4**, 305 (1970).

Giuliani, G., Belli, R.: Sul rischio professionale dei cementisti. (Indagini clinico-casistiche). Med. d. Lavoro **46**, 715 (1955).

Glick, M., Outhred, K.G., McKenzie, H.I.: Pneumoconiosis and respiratory disorders of coal mine workers of New South Wales, Australia. Ann. N.Y. Acad. Sci. **200**, 316 (1972).

Göbbeler, Th., Klosterkötter, W., Löhr, E., Magnus, L., Scherer, E.: Zur Frage der röntgenologischen Darstellbarkeit von Staubdepots in den Lungen. Untersuchungen am Alderson-Rando-Phantom. Beitr. Silikose-Forsch. **97**, 1 (1968).

Gohlke, R.: Zur Frage einer medikamentösen Beeinflussung der experimentellen Silikose. Z. ges. Hyg. **13**, 163 (1967).

Goldman, K.P.: Mortality of coal-miners from carcinoma of the lung. Brit. J. industr. Med. **22**, 72 (1965).

Goldstein, B., Webster, I.: Mixed dust fibrosis in mineworkers. Inhaled particles III (W.H. Walton, Ed.), vol. 2, p. 705. Old Woking/Surrey: Gresham Press 1971.

Goldstein, B., Webster, I.: Coal workers' pneumoconiosis in South Africa. Ann. N.Y. Acad. Sci. **200**, 306 (1972).

Gombos, B., Kaldrovits, J.: Pneumokoniosen in den Rösthütten. Int. Arch. Gewerbepath. Gewerbehyg. **20**, 419 (1964).

Gombos, B., Takac, M., Por, E., Benicky, L., Takalova, M., Rozloznik, J.: Ventilation et hémodynamique au cours des silicoses rapides et chroniques. Arch. Mal. prof. **27**, 277 (1966).

Goralewski, G.: Klinische und tierexperimentelle Studien zur Frage der Aluminium-Staublunge. Arch. Gewerbepath. Gewerbehyg. **9**, 676 (1939).

Goralewski, G.: Zur Klinik der Aluminiumlunge. Arch. Gewerbepath. Gewerbehyg. **11**, 106 (1942).

Goralewski, G., Jaeger, R.: Zur Klinik, Pathologie und Pathogenese der Aluminiumlunge. Arch. Gewerbepath. Gewerbehyg. **11**, 102 (1942).

Gordonoff, T.: Eupuration pulmonaire. C.R. Journ. franc, pathologie minière. Okt. 1960, p. 165. Paris: Charbonnages de France 1961.

Gorringe, J.A.L.: Serum protein changes in Caplan's syndrome. Ann. rheum. Dis. **21**, 135 (1962).

Goslings, W.R.O., Valkenburg, H.A., Los, W.: Antibiotic treatment of chronic infected bronchitis. In: Bronchitis I, p. 301. Assen: Royal VanGorcum 1961.

Gough, J.: Pneumoconiosis in coal trimmers. J. Path. Bact. **51**, 277 (1940).

Gough, J.: Pneumoconiosis of coalworkers in Wales. Occup. Med. **4**, 86 (1947).

Gough, J.: Correlation of radiological and pathological changes in some diseases of the lung. Lancet **1955 I**, 161.

Gough, J.: Occupational pulmonary diseases. In: Recent trends in pathology. London: Butterworth 1958a.

Gough, J.: The lung in collagen diseases with special reference to rheumatoid pneumoconiosis. 9. Conference of McIntyre Research Foundation on Silicosis and other Industrial Pulmonary Diseases, Toronto 1958b.

GOUGH, J.: Emphysema in relation to pneumoconiosis. In: Proc. Pneumon. Conf., Johannesburg 1959, p. 200. London: Churchill 1960.

GOUGH, J.: Emphysem in relation to occupation. Industr. Med. Surg. 29, 283 (1960a).

GOUGH, J.: Pneumoconiosis and infection. In: Proc. pneumon. Conf. Johannesburg 1959, p. 322. London: Churchill 1960.

GOUGH, J.: Rheumatoid pneumoconiosis. In: Proc. pneumon. Conf. Johannesburg 1959, p. 420. London: Churchill 1960c.

GOUGH, J.: The pathology of rheumatoid disease in pneumoconiosis. Beitr. Silikose-Forsch., Sbd. 6, 307 (1965).

GOUGH, J., HEPPLESTON, G.A.: Focal emphysema. J. Amer. med. Ass. 162, 135 (1956).

GOUGH, J., JAMES, W.R.L., WENTWORTH, J.E.: A comparison of the radiological changes in coalworkers pneumoconiosis. J. Fac. Radiol. 1, 28 (1949).

GOUGH, J., RIVERS, D., SEAL, R.M.E.: Pathological studies of modified pneumoconiosis in coalminers with rheumatoid arthritis (Caplan's syndrome). Thorax 10, 9 (1955).

GOUGH, J., WENTWORTH, J.E.: The pathology of the pneumoconiosis of coalworkers in Wales; a new technique for the study of lung pathology. Proceedings of Ninth International Congress on Industrial Medicine, London, 1948, p. 661 (1949).

GRAVENKAMP, H.: Vergleichende Untersuchung über die klinisch-röntgenologische und pathologisch-anatomische Beurteilung der Silikose. Beitr. Silikose-Forsch. 42, 37 (1956).

GRAVENKAMP, H., JENTZSCH, W.: Ergebnisse histologischer Sputumuntersuchungen bei kavernösen Silikotuberkulosen. Beitr. Silikose-Forsch. Sbd. 4, 407 (1960).

GREENBURG, L., SIEGAL, W., SMITH, A.R.: Silicosis in the foundry industry. New York State Department of Labor, Division of Industrial Hygiene. Spec. Bull. Nr. 197 (1938).

GREENING, R.R., PENDERGRASS, E.P.: Postmortem roentgenography with particular emphasis on the lung. Radiology 62, 720 (1954).

GREGG, D.E.: Coronary circulation in health and disease. Philadelphia 1950.

GREGG, D.E.: Some problems of the coronary circulation. Verh. dtsch. Ges. Kreisl.-Forsch. 21, 22 (1955).

GREGORY, J.: A survey of pneumoconiosis at a sheffield steel foundry. Arch. environm. Hlth. 20, 385 (1970).

GREINACHER, V.: Die Mineursilikose in der Schweiz (Bearbeitung von 335 Fällen aus den Jahren 1936—1942). Z. Unfallmed. Berufskr. 38, 151 (1945).

GREINACHER-CHRISTOFARI, V., LANG, F.: Untersuchungen über den weiteren Verlauf bei Silikotikern nach ihrer Entfernung aus dem gefährlichen Staubmilieu. Z. Unfallmed. Berufskr. 40, 61 (1947).

GREVE, L.H., VISSER, B.F., DE KROON, J.P.M., JOOSTING, P.E., HARTOGENSIS, F., JONGH, J.: Ventilatorische Verteilungsstörungen in Beziehung zur Staubbelastung. In: Fortschritte der Staublungenforschung (H. REPLOH, W. KLOSTERKÖTTER, Hrsg.), S. 335. Dinslaken: Niederrhein. Druckerei 1963.

GROETSCHEL, H., GUTZEIT, K.: Die Staublungenerkrankungen der Quarzschieferarbeiter. Reichsarbeitsblatt 12 (N.F.), T. III: Arbeitsschutz 99 (1932).

GROHMANN, R.: Kasuistischer Beitrag zur akuten Silikose. Fortschr. Röntgenstr. 74, 676 (1951).

GROSS, P.: The role of immunity in complicated pneumoconiosis. In: IVth International Pneumoconiosis Conference, Bucharest, p. 131. Bukarest: Apimondia 1971a.

GROSS, P.: Some aspects of pneumoconiosis. Path. Ann. 6, 61 (1971b).

GROSS, P., BRAUN, D.C., DE TREVILLE, R.T.P.: The pulmonary response to coal dust. Ann. N.Y. Acad. Sci. 200, 155 (1972).

GROSS, P., DETREVILLE, R.T.P.: Alveolar proteinosis. Its experimental production in rodents. Arch. Path. 86, 255 (1968).

GROSS, P., DE TREVILLE, R.T.P., BABYAK, M.A., KASCHAK, M., TOLKER, E.B.: Experimental emphysema: effect of chronic nitrogen dioxide exposure and papain on normal and pneumoconiotic lungs. Arch. environm. Hlth. 16, 51 (1968).

GROSS, P., NAU, C.A.: Lignite and the derived steam-activated carbon: the pulmonary response to their dusts. Arch. environm. Hlth. 14, 450 (1967).

GROSS, P., TUMA, J., DE TREVILLE, R.T.P.: Emphysema and pneumoconiosis. A comparative quantitation of dust content of pneumoconiotic rodent lungs with and without emphysema. Arch. environm. Hlth. 22, 194 (1971).

GROSS, P., WESTRICK, M.L., MCNERNEY, J.M.: Experimental silicosis: The inhibitory effect of iron. Dis. Chest 37, 1 (1960).

GROSSE, H.: Silikose und Lungenkrebs. Arch. Gewerbepath. Gewerbehyg. 14, 357 (1956).

GRÜNDORFER, W., RABER, A.: Progressive silicosis in granite workers. Brit. J. industr. Med. 27, 110 (1970).

GRÜNSPAN, M., SCHLIPKÖTER, H.W.: Wechselwirkungen zwischen Poly-2-vinylpyridin-N-oxid (PVNO oder P 204, Quarz und Zelle — ein Beitrag zum Wirkungsmechanismus von PVNO bei der Silikose). Jber. Lufthyg. Silikose-Forsch. 6, 136 (1973).

GRUNDMANN, E.: Experimentelle Untersuchungen über die zelluläre Speicherung des Polyvinylpyridin-N-oxids. In: Fortschritte der Staublungenforschung (H. REPLOH, H.J. EINBRODT, Hrsg.), Bd. 2, S. 223. Dinslaken: Niederrhein. Druckerei 1967.

GRUNDMANN, E., SCHLIPKÖTER, H.W.: Über die Rückbildung experimenteller silikotischer Granulome unter Polyvinylpyridin-N-oxid. Verh. dtsch. Ges. Path. 53, 367 (1969).

GUDJONSSON, S.V.: Silicosis in the pottery industry in Denmark. Arch. Gewerbepath. Gewerbehyg. 4, 458 (1933).

GUDJONSSON, S.V.: Über das Auftreten von Silikose bei Metallschleifern. Ärztl. Sachverständigen-Z. 40, 145 (1934).

GUDJONSSON, S.V., JACOBSON, C.J.: A fatal case of silicosis. J. Hyg. (Lond.) 34, 166 (1934).

GUDJONSSON, S., BECKER, K.: An examination of three hundred workers in granite and sandstone quarries. J. industr. Hyg. 18, 215 (1936).

GÜNTHER, G., SCHUCHARDT, E.: Silikose und progressive Sklerodermie. Dtsch. med. Wschr. 95, 467 (1970).

GÜNTHNER, W.: Atemmechanische Untersuchungen mit Bisolvon. Ther. Umsch. 22, 387 (1965).

GUILLERM, J., COQUERON, M., ROUX VAN R.: L'exercise musculaire de 20 minutes. Résultats observés chez les pneumoconiotiques. Poumon 15, 979 (1959).

GUNDEL, E., MÜLLER, H.O., FRITZE, E.: Das Serumkomplement bei staubbelasteten Bergleuten und bei Silikose. Allergie u. Immunitätsforsch. 2, 175 (1968).

Guyotjeannin, C., Eyquem, A.: Recherches immunologiques dans la silicose humaine. Arch. Mal. prof. **21**, 10 (1960).

Guyot-Jeannin, C., Steenkiste, J. van: Contribution à l'étude de quelques activités enzymatiques du sérum de sujets silicotiques. Arch. Mal. prof. **25**, 36 (1964).

Hagen, J.: Die komplizierende intrathorakale Lymphknotensilikose, eine entschädigungspflichtige Berufskrankheit im Sinne der Ziffer 17 der 3. Verordnung über Ausdehnung der Unfallversicherung auf Berufskrankheiten vom 16.11.1936. Arch. Gewerbepath. Gewerbehyg. **10**, 502 (1941).

Hagen, J.: Portale Lymphknotensilikose mit Leberatrophie. Arch. Gewerbepath. Gewerbehyg. **20**, 391 (1963).

Haldane, J.S.: The effects of dust inhalation in mines. Proc. S. Wales Inst. Engrs. **39**, 681 (1923).

Hale, L.W., Sheers, G.: Silicosis in West Country granite workers. Brit. J. industr. Med. **20**, 218 (1963).

Hamm, J., Fabel, H.: Atemarbeit und Broncholyse bei chronischem Asthma bronchiale. Dtsch. med. Wschr. **86**, 2285 (1961).

Hamm, J., Hunekohl, S.: Zur Wirkung des Expektorans N-Cyclohexyl-N-methyl-(2-amino-3,5-dibrombenzyl)-ammoniumchlorid auf die Atemmechanik. Arzneimittel-Forsch. **16**, 209 (1969).

Hannon, J.W.G.: Experiences with aluminium therapy in the ceramic industry. Fifth Conference of McIntyre Res. Found. on Silicosis, held in Chicago, Illinois, USA, January 26, 27 and 28, 1953.

Hannon, J.W.G., Bovard, P.G.: Aluminium therapy conquers silicosis. Min. Engin. **1**, 20 (1949).

Hannon, J.W.G., Bovard, P.G., Osmond, L.R.: Roentgen study of silicosis in ceramic workers who have received McIntyre aluminium powder. Industr. Med. Surg. **29**, 286 (1960).

Hanstein, F.: Die Staublunge der Schieferarbeiter. Ergebnisse von Reihenuntersuchungen bei 1156 im Staub tätigen Gefolgschaftsmitgliedern Thüringischer Schieferbrüche. Staub — Reinhalt. Luft **17**, 341 (1942).

Harding, H.E., Oliver, G.B.: Changes in the lungs produced by natural graphite. Brit. J. industr. Med. **6**, 91 (1949).

Harper, A.: Pneumoconiosis in South Wales colliery surface workers. Brit. med. J. **3885**, 1264 (1935).

Harrison, C.V., King, E.J., Dale, J.C., Sichel, R.: The effect of cortisone on experimental silicosis. Brit. J. industr. Med. **9**, 165 (1952).

Hartmann, W.L.: Über die Silikose in der schweizerischen keramischen Industrie. Diss. Zürich 1959.

Hartung, W.: Histomechanik der Ventilationsstörungen. Verh. dtsch. Ges. Path. **44**, 46 (1960a).

Hartung, W.: Morphologische und histomechanische Analyse der Ventilationsstörungen unter besonderer Berücksichtigung des Emphysems. Ergebn. inn. Med. Kinderheilk. **15**, 273 (1960b).

Hartung, W.: Beziehungen zwischen Morphologie und Funktion bei Lungenerkrankungen unter besonderer Berücksichtigung der Silikose. Beitr. Silikose-Forsch., Sbd. **4**, 375 (1961).

Hartung, W.: Bedeutung und Differentialdiagnose der Formen pneumokoniotisch bedingter Lungenfunktionsstörungen. In: Fortschritte der Staublungenforschung (H. Reploh, W. Klosterkötter, Hrsg.), S. 239. Dinslaken: Niederrhein. Druckerei 1963.

Hartung, W.: Lungenemphysem. Morphologie, Pathogenese und funktionelle Bedeutung. Berlin-Göttingen-Heidelberg: Springer 1964.

Hartung, W., Einbrodt, H.J.: Lokalisation und Art der Staubablagerungen in der Lunge und ihre funktionelle Bedeutung. Beitr. Silikose-Forsch., Sbd. **6**, 379 (1965).

Harvey, R.M., Ferrer, I.M., Richards, W.D. jr., Cournand, A.: Influence of chronic pulmonary disease on the heart and circulation. Amer. J. Med. **10**, 719 (1951).

Haubrich, R.: Von der Röntgencharakteristik der Silikose nach Staubberufen. Fortschr. Röntgenstr. **74**, 385 (1951a).

Haubrich, R.: Über die Herzveränderungen bei der Silicose. Fortschr. Röntgenstr. **75**, 303 (1951b).

Haupt, R.: Narbenkrebs der Lunge. Leipzig: Barth 1973.

Hayhurst, E.R., Kindel, D.J., Neiswander, B.E., Barrett, C.D.: Silicosis with low incidence of tuberculosis. J. industr. Hyg. **11**, 228 (1929).

Hayler, K.: Schwere Silikose der Lungen mit Beteiligung benachbarter Organe, besonders Lymphdrüsen. Röntgenpraxis **10**, 844 (1938).

Heberling, H.J., Buerkmann, I., Julich, H., Klink, K.: Funktionelle Beurteilung des Körperschadens bei Lungensilikose. Z. Erkr. Atmungsorgane **137**, 49 (1972).

Heider-Manns, G.: Silikosegefährdung bei der Verwendung einiger technisch genutzter feinteiliger Materialien. Staub — Reinhalt. Luft **29**, 45 (1969).

Heine, F.: Maskierte Tumoren im Bereich der Lunge. Pneumonologie **146**, 50 (1971).

Heitzmann, E.R., Naeye, R.L., Markarian, B.: Roentgen pathological correlations in coal workers' pneumoconiosis. Ann. N.Y. Acad. Sci. **200**, 510 (1972).

Heller, K.: Trass-Pneumoconiose. In: Fortschritte der Staublungenforschung. (H. Reploh, W. Klosterkötter, Hrsg.), S. 183. Dinslaken: Niederrhein. Druckerei 1963.

Hennig, K., Fritz, H., Woller, P.: Die Lungenszintigraphie bei der Silikose-Begutachtung. Fortschr. Röntgenstr. **108**, 303 (1968).

Hennig, K., Woller, P., Franke, W.G.: Die Perfusions- und Ventilationsszintigraphie der Lunge. Dtsch. Gesundheitsw. **25**, 834 (1970).

Hentschel, D.: Frühe Gewebsveränderungen nach intraperitoneal verabreichten Schwebestäuben aus einem Zementwerk. Inaug.-Diss., Münster i. Westf. 1966.

Hentschel, D.: Experimentelle Untersuchungen zur Zementstaublunge. In: Fortschritte der Staublungenforschung (H. Reploh, H.J. Einbrodt, Hrsg.), Bd. 2, S. 523. Dinslaken: Niederrhein. Druckerei 1967.

Heppleston, A.G.: The essential lesion of pneumoconiosis in Welsh coal workers. J. Path. Bact. **59**, 453 (1947).

Heppleston, A.G.: The pathological anatomy of simple pneumoconiosis in coal workers. J. Path. Bact. **66**, 235 (1953).

Heppleston, A.G.: Pathogenesis of simple pneumoconiosis in coal workers. J. Path. Bact. **67**, 51 (1954).

Heppleston, A.G.: Atypical reaction to inhaled silica. Nature (Lond.) **213**, 199 (1967).

Heppleston, A.G.: Observations in the mechanisms of silicotic fibrogenesis. In: Inhaled particles III (W.H.

WALTON, Ed.), vol. 1, p. 357. Old Woking/Surrey: Gresham Press 1971.

HEPPLESTON, A.G., CIVIL, G.W., CRITCHLOW, A.: The effects of duration and intermittency of exposure on the elimination of air-borne dust from high and low rank coal mines. In: Inhaled particles III (W.H. WALTON, Ed.), vol. 1, p. 261. Old Woking/Surrey: Gresham Press 1971.

HEPPLESTON, A.G., LEOPOLD, J.G.: Chronic pulmonary emphysema. Amer. J. Med. 31, 279 (1961).

HEPPLESTON, A.G., WRIGHT, N.A., STEWART, J.A.: Experimental alveolar lipo-proteinosis following the inhalation of silica. J. Path. 101, 293 (1970).

HERBERG, D., SESSNER, H.H.: Erste Erfahrungen mit dem Adrenalinderivat Alupent bei bronchospastischen Zuständen. Dtsch. med. Wschr. 86, 1133 (1961).

HERTLE, F., ULMER, W.T.: Die Lungenfunktion bei Bergleuten mit einer rasch sich entwickelnden Silikose. Beitr. Silikose-Forsch. 77, 1 (1963).

HERZOG, H.: Neue Aspekte der chronischen Bronchitis. Dtsch. med. Wschr. 85, 2269 (1960).

HERZOG, H.: Langzeittherapie unspezifischer chronischer Lungenerkrankungen. Schweiz. med. Wschr. 95, 571 (1965).

HERZOG, G., PLETSCHER, A.: Die Wirkung von industriellen Reizgasen auf die Bronchialschleimhaut des Menschen. Schweiz. med. Wschr. 85, 477 (1955).

HEUER, W.: Praktische Erfahrungen bei Reihenuntersuchungen von Schleifern und Polierern der Schmalkaldener Werkzeugindustrie. In: Staublungenerkrankungen (E. HOLSTEIN, Hrsg.). Leipzig: Barth 1958.

HEUER, W.: Über die Lungenbefunde bei Metallschleifern im Kreise Schmalkalden. Erläuterungen des gesamten klinischen Untersuchungsmaterials, der Röntgenbefunde, der Sektionsbefunde und der arbeitshygienischen Situation in den Schleifereien. In: Die Schmalkalder Schleiferstaublunge. Arbeitsmedizinische Tagung in Schmalkalden 1960. Schmalkalden: Wilisch 1960.

HEUER, W.: Lungenschädigungen bei Metallschleifern. In: Lunge und Beruf (E. HOLSTEIN, Hrsg.). Leipzig: Barth 1962.

HEYMANNS, E., KAZMEIER, F., SCHILD, W., VOIGT, H.J.: Untersuchungen über die Beziehungen zwischen Silikose und Kreislauf. Beitr. Silikose-Forsch. 48, 47 (1957).

HEYMER, B.: Über das kombinierte Auftreten von Lungensilikose, fibrosierender Pankarditis und fibröser Schilddrüsenatrophie. Arch. Gewerbepath. Gewerbehyg. 22, 20 (1966).

HICKS, D., FAY, J.W.J., ASHFORD, J.R., RAE, S.: The relation between pneumoconiosis and environmental conditions. An analysis of the results of the first series of X-ray surveys in the National Coal Board's Pneumoconiosis Field Research, p. 1. National Coal Board Pneumoconiosis Field Research, London 1961.

HIGGINS, I.T.T.: Chronic respiratory disease in mining communities. Ann. N.Y. Acad. Sci. 200, 197 (1972).

HIGGINS, I.T.T., OLDHAM, P.D., COCHRANE, A.L., GILSON, J.C.: Respiratory symptoms and pulmonary disability in an industrial town. Survey of a random sample of the population. Brit. med. J. 1956 II, 904.

HIGGINS, I.T.T., COCHRANE, A.L., GILSON, J.C., WOOD, C.H.: Population studies of chronic respiratory disease. A comparison of miners, foundryworkers, and others in Staveley, Derbyshire. Brit. J. industr. Med. 16, 255 (1959).

HIGGINS, I.T.T., COCHRANE, A.L.: Chronic respiratory disease in a random sample of men and women in Rhondda Fach in 1958. Brit. J. industr. Med. 18, 93 (1961).

HIGGINS, I.T.T., GILSON, J.C., FERRIS, B.G., CAMPBELL, H., HIGGINS, M.W., WATERS, M.E.: Chronic respiratory disease in an industrial town: A 9-year follow-up study. Amer. J. publ. Hlth. 58, 1667 (1968).

HIGGINS, I.T.T., HIGGINS, M.W., LOCKSHIN, M.D., CANALE, N.: Chronic respiratory disease in mining communities in Marion County, West Virginia. Brit. J. industr. Med. 25, 165 (1968).

HILSCHER, W., SCHLIPKÖTER, H.W.: Antagonistic factors in the pathogenesis of coal workers' pneumoconiosis. Ann. N.Y. Acad. Sci. 200, 166 (1972).

HIRSCH, W., LIEBAU, H.: Die Lungentuberkulose im Röntgenbild. Leipzig 1951.

HÖSS, N.: Untersuchungeen zur Frage des Einflusses der vegetativen Tonuslage auf den Verlauf der experimentellen Silikose. Diss. Münster 1962.

HOFBAUER, A.: Spontanpneumothorax bei Lungensilikose. Beitr. Klin. Tuberk. 83, 486 (1933).

HOFBAUER-FLATZECK, A.: Die Staublungengefährdung der einzelnen Arbeitergattungen in den Porzellanfabriken. Zbl. Gewerbehyg. 19, 105 (1932).

HOFFMANN, R.: Statistische Ergebnisse aus Reihenuntersuchungen auf Silikose in zwei schlesischen Betrieben. Arch. Gewerbepath. Gewerbehyg. 10, 378 (1941).

HOLLING, J., ROSENKRANZ, K.A.: Angiographische Befunde bei einseitig hellen Lungen. In: Angiographie und ihre Leistungen. (K.E. LOOSE, Hrsg.), S. 194. Stuttgart: Thieme 1968.

HOLLMANN, R.: Die Anthrakose und ihre Differentialdiagnose zur Silikose und anderen Pneumokoniosen. Ärztl. Sachverst.-Ztg. 43, 1 (1937).

HOLLMANN, W.: Verursacht reiner Kohlenstaub eine Staublunge? In: Bericht über den VIII. internationalen Kongress für Unfallmedizin und Berufskrankheiten. Frankfurt a.M. 26.—30. September 1938, Bd. 2, 994 (1939).

HOLSTEIN, E.: Kieselgur-Silikose bei Isolierern. Ärztl. Sachverst.-Ztg. 49, 15 (1943).

HOLZMANN, M., HOLZMANN, M.: Klinische Elektrokardiographie. (Ein Lehrbuch für Ärzte und Studierende). Stuttgart: Thieme 1947.

HOLTZMANN, F.: Seltenere Form der Silikose. Ärztl. Sachverst.-Ztg. 45, 127 (1939).

HOLTZMANN, F., HARMS, C.: Zur Frage der Staubeinwirkung auf die Lungen der Porzellanarbeiter. Tuberk. ggibl. 10, 1 (1923).

HOPPE, R.: Die Bedeutung unspezifischer Lungen- und Bronchialerkrankungen für die Rentenversicherung. In: Chronische Bronchitis, S. 465. Stuttgart-New York: Schattauer 1968.

HORAI, Z.: Lung diseases with disseminatet shadows in chest x-ray, 2. pneumoconiosis. Jap. J. Thorac. Dis. 10, 633 (1972).

HORTSCH, W.: Staublungenerkrankungen bei der Gewinnung und Bearbeitung von Porphyr und Porphyrtuffen. Arch. Gewerbepath. Gewerbehyg. 11, 160 (1942).

HORVÁTH, F.: Die scheinbare Verbreiterung des Interlobiums bei Silikose. Fortschr. Röntgenstr. 115, 659 (1971).

HUBLET, P.: Études du risque de pneumoconiose par les abrasifs artificiels dans un fabrique de meules. Arch. belges. Méd. soc. **25**, 149 (1967).

HUEBSCHMANN, P.: Staublunge und Tuberkulose bei den Bergleuten des Mansfelder Kupferschieferbergbaues (zit. n. F. Ickert 1924). Dtsch. med. Wschr. **50**, 832 (1924).

HUIZINGA, E.: La bronchosténosee. Bronches **1**, 71 (1951).

HUMANN, G.P.: Precordial lead patterns in right ventricular hypertension. Circulation **30**, 562 (1964).

HUNEKE, F.: Fokusproblem und Sekundenphänomen. Münch. med. Wschr. **93**, 521 (1951).

HUNTER, D.: The diseases of occupation. 3rd ed., p. 931. London: English Univ. Press 1962.

HURLEY, L., MOTLEY, M.D.: Pulmonary function impairment in pneumoconioses. J. Amer. med. Ass. **172**, 1591 (1960).

HURTADO, A., FRAY, W., McCANN, W.M.S.: Studies of total pulmonary capacity and its subdivisions. IV. Preliminary observations on cases of pulmonary emphysema and of pneumoconiosis. J. clin. Invest. **12**, 833 (1933).

HURTADO, A., KALTREIDER, N.L., McCANN, W.S.: Studies of total pulmonary capacity and its subdivisions. IX. Relationship to the oxygen saturation and carbon dioxide content of the arterial blood. J. clin. Invest. **14**, 94 (1935).

HURWITZ, M., WAGNER, J.C.: Correlation of radiological and necropsy findings in silicosis. In: Proc. pneumon. conf. Johannesburg 1959, p. 242. London: Churchill 1960.

HUSTEN, K.: Die Staublungenerkrankung der Bergleute im Ruhrkohlenbezirk. Veröff. Gewerbe- u. Konstit. path. **6**, 54 (1931a).

HUSTEN, K.: Die Staublungenerkrankung der Ruhrbergleute auf Grund pathologisch-anatomisch gesichteten Materials. Zbl. Path. **50**, 385 (1931b).

HUSTEN, K.: Die Staublungenerkrankung der Bergleute im Ruhrkohlenbezirk. Jena: Fischer 1931c.

HUSTEN, K.: Die Steinstauberkrankungen der Ruhrbergleute. Klin. Wschr. **10**, 506 (1931d).

HUSTEN, K.: Diskussionsbemerkung zu UEHLINGER „Die akute Staublunge". In: Die Staublungenerkrankungen (K.W. JÖTTEN, H. GÄRTNER, Hrsg.), Bd. 60, S. 149. Darmstadt: Steinkopff 1950.

HUSTEN, K.: Die anatomischen Veränderungen des Herzens bei der Silikose. Beitr. Silikose-Forsch., Sdb. 1, 7 (1951).

HYATT, R.E.: Pulmonary function in coal miners' pneumoconiosis. J. occup. Med. **13**, 123 (1971).

HYATT, R.E., KISTIN, A.D., BLABAN, T.K.: Respiratory disease in southern west Virginia coal miners'. Amer. Rev. resp. Dis. **89**, 387 (1964).

ICKERT, F.: Staublunge und Tuberkulose bei den Bergleuten des Mansfelder Kupferschieferbergbaues. Dtsch. med. Wschr. **50**, 832 (1924).

ICKERT, F.: Staublunge und Staublungentuberkulose. In: Die Tuberkulose und ihre Grenzgebiete in Einzeldarstellung (L. BRAUER, H. ULRICI, Hrsg.), Bd. 4. Berlin: Springer 1928.

INAIL: Notizie statistiche dell' inail 1956—1958. Rom 1961.

INTERNATIONAL LABOUR OFFICE: Meeting of experts on the international classification of radiographs of the pneumoconioses. Occup. Safety Hlth. **9**, 2 (1959).

INTERNATIONAL LABOUR OFFICE: Bericht der Bundesrepublik Deutschland über die Staubverhütung und Staubbekämpfung in den Bergbau- und Stollenbetrieben für die Jahre 1958 bis 1962. Ergänzungsbericht zu den für die Jahre 1953 und 1954 bis 1957 dem Internationalen Arbeitsamt in Genf erstatteten Berichten. Arbeitsschutz **12**, 321 (1963).

INTERNATIONAL LABOUR OFFICE: International classification of radiograph of pneumoconiosis (Revised 1968). Occup. Safety Hlth. **9**, 22 (1970).

IRAVANI, J.: Clearence function of the respiratory ciliated epithelium in normal and bronchitic rats. In: Inhaled particles III (W.H. WALTON, Ed.), vol. 1, p. 143. Old Woking/Surrey: Gresham Press 1971.

IRAVANI, J., WELLER, W.: Flimmertätigkeit in den intrapulmonalen Luftwegen der Ratte nach Langzeitbestaubung. Beitr. Silikose-Forsch. **96**, 43 (1968).

IRINO, T., IWANAMI, K., MARUYAMA, S., CHUDA, M.: Autopsy case of silicosis with systemic scleroderma. Jap. J. clin. med. **30**, 1030 (1972).

IRMSCHER, G.: Eierschalenverkalkungen an Lymphknoten ohne Silikose. In: Die Staublungenerkrankungen, Bd. II. Darmstadt: Steinkopff 1954.

IRMSCHER, G.: Röntgenveränderungen bei den akuten Silikosen von Gußputzern. In: Stuablungenerkrankungen (E. HOLSTEIN, Hrsg.). Leipzig: Barth 1958.

IRMSCHER, G.: Staublungenerkrankungen durch Koksstaub. In: Beiträge zur Silikose, Bd. 17, S. 52. Berlin: VEB Volk und Gesundheit 1961.

IRMSCHER, G.: Über die Staublungenerkrankungen aus einem größeren Betrieb der Wandplattenherstellung. In: Lunge und Beruf (E. HOLSTEIN, Hrsg.). Leipzig: Barth 1962.

IRMSCHER, G., SCHULZ, G.: Experimentelle Silikose bei Ratten nach einseitiger Phrenicusexhairese. Arch. Gewerbepath. Gewerbehyg. **18**, 422 (1961).

IRVINE, L.G.: Présentation d'une classification des pneumoconioses. Zit. nach BALGAIRIES, E., AUPETIT, J., DECLERCQ, G., FOUBERT, P., JARRY, J.J., NADIRAS, P., Rev. méd. min. **5**, 13 (1952).

IRVINE, L.G.., MAVROGORDATO, A., PIROW, H.: La silicose dans les mines d'or du Witwatersrand. Exposé historique. In: Compte rendu de la conférence internationale tenue à Johannesburg du 13 au 27 août 1930; La silicose 1930, p. 193.

IRVINE, L.G., SIMSON, F.W., STRACHAN, A.S.: I. Pathologie-clinique de la silicose. In: Compte rendu de la conférence internationale tenue à Johannesburg du 13 au 27 août 1930, La silicose 1930, p. 273.

IRVINE, L.G., STEUART, W.: II. Radiologie et symptomatologie de la silicose. In: Compte rendu de la conférence internationale tenue à Johannesburg du 13 au 7 août 1930: La silicose 1930, p. 292.

ISTVAN, A.: Exposition prolongée aux poussière et fonction respiratoire. Report on the Work of the Research Department of the Mecsek Coal Mining Trust on the Year 1963 (Pecs) p. 122. 1964.

IVANOVA, M.G., OSTROVSKAJA, J.S.: Erforschung und Entwicklung der experimentellen Silikose unter den Bedingungen der Veränderung in der Reaktion des Organismus. In: Die Bekämpfung der Silikose, Bd. 4, S. 103. 1959 [russisch], Moskau: Akademie der Wissenschaften.

JACOB, G.: Zur familiären Disposition zur Silikose. Zbl. Arbeitsmed. **9**, 15 (1959).

JACOB, G.: Das Bronchogramm als Hilfe bei der Frühdiagnose der Silikose. Z. Erkrk. Atmungsorg. **131**, 13 (1969).

JACOBSEN, M.: Evidence of dose-responsee relation in pneumoconiosis, 2. Trans. Soc. Occup. Med. **22**, 88 (1972).

JACOBSON, G., FELSON, B., PENDERGRASS, E.P., FLINN, R.H., LAINHART, W.S.: Calcificazione a guscio d'uovo nei lavoratori delle miniere di carbone e di metalli. Progr. Radiol. **2**, 346 (1967).

JACOBSON, G., GILSON, J.C.: Present status of the UICC-Cincinnati classification of radiographic appearances of the pneumoconioses: Report of meeting held at pneumoconiosis research Unit, Cardiff, Wales, April 13–15, 1971. Ann. N.Y. Acad. Sci. **200**, 552 (1972).

JACOBSON, G., LAINHART, W.S.: ILO U/C 1971 internationale Klassifikation radiographischer Staublungenbefunde. Med. Radiogr. Photogr. **48**, 109 (1972).

JACOBSEN, M., RAE, S., WALTON, W.H., ROGAN, J.M.: The relation between pneumoconiosis and dust-exposure in British coal mines. In: Inhaled particles III (W.H. WALTON, Ed.), vol. 2, p. 903. Old Woking/Surrey: Gresham Press 1971.

JAHN, F.: Klinik der Schleiferstaublungenerkrankung. In: Staublungenerkrankungen. (E. HOLSTEIN, Hrsg.). Leipzig: Barth 1958.

JALÓN LASSERE, R.: Contribución al estudio de la silicosis pulmonar. Rev. españ. tbc. **10**, 53 (1941 a).

JALÓN LASSERE, R.: Nuestra experiencia sobre la silicosis y silicotuberculosis en los mineros de carbón. Rev. españ. tbc. **10**, 379 (1941 b).

JAMES, W.R.L.: Primary lung cancer in South Wales coalworkers with pneumoconiosis. Brit. J. industr. Med. **12**, 87 (1955).

JANNACCONE, G.: Malattie con alterazioni polmonari che possono simulare radiologicamente le pneumoconiosi (con esclusione delle forme tubercolari). Rass. Med. Industr. **30**, 453 (1961).

JANKER, R.: Die Leistungsfähigkeit der Röntgenschirmbildschichtaufnahmen der Lungen im Vergleich zur Großaufnahme. Berufskrankheiten in der keramischen und Glasindustrie **10**, 1 (1961)

JARRY, J.J., BALGAIRIES, E., MASURE, P.L., LENOIR, L.: Silicoses atypiques à forme gangliopulmonaire. Maroc. méd. **40**, 437 (1961).

JARVIS, D.C.: A conception of X-ray densities based on a study of granite-dust inhalation. Amer. J. Roentgenol. **9**, 226 (1922).

JENNY, M., BÄTTIG, K., HORISBERGER, B., HAVAS, L., GRANDJEAN, E.: Arbeitsmedizinische Untersuchung in Zementfabriken. Schweiz. med. Wschr. **90**, 705 (1960).

JEVTIC, Z., BENEDETO, L., JANKOVIC, Z., MARJANOVIC, T.: Caplanov syndrom. Reumatizam **17**, 223 (1970).

JINDRICHOVA, J.: Silicose, résultat du travail du grès et du granit. Prac. Lék. **15**, 420 (1963).

JINDRICHOVA, J.: Formes rapides de silicose chez les ouvriers polisseurs d'ustensiles avec du sable quartzeux. Prac. Lék. **16**, 326 (1964 a).

JINDRICHOVA, J.: Silicose chez les aiquiseurs et les creuseurs de puits. Prac. Lék. **16**, 359 (1964 b).

JINDRICHOVA, J.: Silikoseprobleme im Bezirk Ostböhmens während der Jahre 1962 bis 1968. Prac. Lék. **25**, 54 (1973).

JIVICIC, B.: Cor pulmonale chronicum bei Pneumokoniosekranken. Zbl. Arbeitsmed. Arbeitsschutz **21**, 75 (1971).

JÖTTEN, K.W.: Die Bedeutung des Schleifmaterials für das Zustandekommen von Silicosis und Silico-Tuberkulosis in einer Axtschleiferei. Zbl. Gewerbehyg. **20**, 173 (1933).

JÖTTEN, K.W.: Die Verminderung der Silikose durch Verwendung künstlicher Schleifkörper. Ein tierexperimenteller, gutachtlicher Beitrag. Arbeitsmedizin **16** (1940).

JÖTTEN, K.W.: Ein experimenteller Beitrag zur Frage der Bedeutung der freien kristallinischen Kieselsäure für das Zustandekommen und die Verhütung von Silikose und Tuberkulose. Reichsarbeitsblatt 21 (N.F.) T. III, Arbeitsschutz 194 (1941).

JÖTTEN, K.W.: Die Staublungenerkrankungen. Bericht über die Staublungen-Tagung des Staatsinstitutes für Staublungenforschung beim Hygienischen Institut der Universität Münster/W. vom 19.–21. November 1949. In: Wissenschaftliche Forschungsberichte, Naturwissenschaftliche Reihe 60, Bd. 24, S. 338. Darmstadt: Steinkopff 1950.

JÖTTEN, K.W., EICKHOFF, E.: Die Lungengefährlichkeit des Aluminiumstaubes. I. Literarische und gewerbehygienische Betrachtung. Arch. Hyg. **127**, 344 (1942).

JÖTTEN, K.W., EICKHOFF, E.: Die Lungengefährlichkeit des Aluminiumstaubes. II. Pathologisch-anatomische Befunde tierexperimenteller Versuchsreihen. Arch. Hyg. 130, 1 (1943).

JÖTTEN, K.W., KORTMANN, TH.: Gewerbestaub und Lungentuberkulose. T. 2. Schriften Gesamtgeb. Gewerbehyg. S. 1. Berlin: Springer 1929.

JOHNSON, J.B., FERRER, M.J., WEST, I.R., COURNAND, A.: The relation between electrocardiographic evidence of right ventricular hypertrophy and pulmonary arterial pressure in patients with chronic pulmonary disease. Circulation **1**, 563 (1950).

JOHNSTONE, R.T.: Pulmonary affections of occupational origin. Amer. Rev. Tuberc. **4**, 375 (1948).

JONES, W.W.: The newer pneumoconioses (with special regard to foundry risks). Ann. occup. Hyg. **10**, 241 (1967).

JONES, J.H., HEPPLESTON, A.G.: Immunological observations in experimental silicosis. Nature (Lond.) **191**, 1212 (1961).

JORDAN, J.W.: Pulmonary fibrosis in a worker using an aluminium powder. Brit. J. industr. Med. **1**, 21 (1961).

JUCKER, A.: Silikose und Lungenszintigraphie. Radiol. clin. biol. **39**, 240 (1970).

JURUKOV, B., SIMEONOV, C., RANDELOVA, M., NOTOV, A.: Recherches sur l'activité des transamiases sériques chez des malades de silicose. Folia med. (Plovdiv) **7**, 315 (1966).

KADLEC, K.: The inculence of androgens on the development of silicotic granuloma. Rev. czech. Med. **4**, 20 (1958).

KADLEC, K.: Beitrag zu einer Analyse der Atemmechanik bei initialer Silikose. Arch. Gewerbepath. Gewerbehyg. **22**, 208 (1966).

KAESTLE, K.: Über die Pneumokoniose der Sandstein-, Kieselkreide-, Granit-, Muschelkalk- und Zementarbeiter. Fortschr. Röntgenstr. **38**, 1016 (1928).

KAHLAU, G.: Die pathologisch-anatomischen Lungenveränderungen nach gewerblicher Einatmung reinen Aluminiumstaubes. Z. Path. **55**, 364 (1941).

KALBFLEISCH, H.: Pathologisch-anatomische Befunde nervaler Einwirkungen beim Ablauf der progredienten Lungentuberkulose des Menschen. Z. ges. inn. Med. **2**, 295 (1947).

Kaltreider, N.L., Fray, W.W., Zile-Hyde H. van: Further studies of the total pulmonary capacity and its subdivisions in cases of pulmonary fibrosis. J. industr. Hyg. 19, 163 (1937).

Kammler, E., Gude, A.W., Engineer, S., Ulmer, W.T., Weller, W.: Über den Einfluß lungenverkleinernder Operationen auf den Gasaustausch, die Hämodynamik des kleinen Kreislaufes und die Atemmechanik. Respiration 29, 289 (1972).

Kandus, J.: Über die unterschiedliche Silikoseentwicklung bei weiblichen und männlichen Personen mit gleicher Staubexposition. Zbl. Arbeitsmed. 21, 176 (1971).

Kann, J.: Zur Diagnose und Beurteilung der Pneumokoniosen. Internist 5, 172 (1967).

Karajovic, D.: Pneumokoniosen bei Arbeitern einer Antimonhütte. XII. Int. Kongr. Arbeitsmed. Helsinki 1958.

Katenkamp, D., Danz, M.: Rheumatoide Pneumokoniose und ihre Beziehungen zu den pathergischen Granulomatosen. Z. ges. inn. Med. 25, 569 (1970).

Katsnelson, B.A., Babushkina, L.G., Yelnichnik, L.M., Panycheva, E.N., Pivnik, L.Y., Sydakova, L.P.: Données expérimentales sur l'importance hygiènique du polymorphisme de la silice dans les pierres artificielles. Gig. Tr. prof. Zabol. 6, 35 (1967).

Katsnelson, B.A., Lemyasev, M.F., Babushkina, L.G., Elnichnykh, L.N.: Recherches expérimenta les comparatives des risques coniotiques amenés par des séries de matériaux réfractaires. Gig. i Sanit 12, 30 (1964).

Keith, W., Morgan, C., Lapp, N.L.: Coalworkers' pneumoconiosis. Brit. med. J. 1972 III, 704.

Keith, W., Morgan, C., Burgess, D.B., Jacobson, G., O'Brien, R.J., Pendergrass, E.P., Reger, R.B., Shoub, P.: The prevalence of coal workers' pneumoconiosis in US coal miners. Arch. environm. Hlth. 27, 221 (1973).

Kennaway, E.L., Kennaway, N.M.: The incidence of cancer of the lung in coal miners in England and Wales. Brit. J. Cancer 7, 10 (1953).

Kennedy, M.C.S., Thursby-Pelham, D.C.: Some adrenergic drugs and atropine methonitrate given by inhalation for asthma: A comparative study. Brit. med. J. 1964 I, 1018.

Kern, R.: Vergleichende tierexperimentelle Untersuchungen mit quarzhaltiger Asche aus akuten und chronischen Lungensilikosen. Arch. Gewerbepath. Gewerbehyg. 17, 108 (1959).

Kessler, H.H.: Silicosis in the abrasive powder industry. Amer. J. publ. Hlth. 21, 1390 (1931).

Kettle, E.H.: The interstitial reactions caused by various dusts and their influence on tuberculous infections. J. Path. Bact. 35, 395 (1932).

Kibelstis, J.A.: Diffusing capacity in bituminous coal miners. Chest (Chic.) 63, 501 (1973).

Kikuth, W., Schlipköter, H.W.: Elektronenmikroskopische und tierexperimentelle Untersuchungen über die Wirkung von Wiesbadener Kochbrunnen auf Quarz und Silikose. In: Die Staublungenerkrankungen (K.W. Jötten, W. Klosterkötter, G. Pfefferkorn, Hrsg.), Bd. 2. Wissenschaftl. Forschungsberichte, Naturwissenschaftl. Reihe 60, S. 261. Darmstadt: Steinkopff 1954.

Kilcoyne, M.M., Davis, A.L., Ferrer, M.I.: A dynamic electrocardiographic concept useful in the diagnosis of cor pulmonale. Result of a survey of 200 patients with chronic obstructive pulmonary disease. Circulation 42, 903 (1970).

Kilgore, E.S.: Pneumoconiosis. An unusually acute form. J. Amer. med. Ass. 99, 14 (1932).

King, E.J.: The inhibition of silicosis with aluminium. In: Die Staublungenerkrankungen (K.W. Jötten, H. Gärtner, Hrsg.), Wissenschaftl. Forschungsberichte. Naturwissenschaftl. Reihe 60, S. 278. Darmstadt: Steinkopff 1950.

King, E.J.: Experimental infective pneumoconiosis. In: Die Staublungenerkrankungen (K.W. Jötten, W. Klosterkötter, Hrsg.), Wissenschaftl. Forschungsberichte. Naturwissenschaftl. Reihe Bd. 66, S. 336. Darmstadt: Steinkopff 1958.

King, E.J., Rogers, N., Gilchrist, M.: Versuche zur Bekämpfung von Silikose durch Aluminium. J. Path. Bact. 57, 281 (1945).

King, E.J., Harrison, C.V., Mohanty, G.P., Yoganathan, M.: The effect of aluminium and of aluminium containings 5 per cent of quartz in the lungs of rats. J. Path. Bact. 75, 429 (1958).

King, E.J., Nagelschmidt, G., Finley, P., Sivilingham, S., Trevella, W.: Der Einfluß der Teilchengröße von Quarz auf die Fibrose in Rattenlungen. In: Fortschritte der Staublungenforschung (H. Reploh, W. Klosterkötter, Hrsg.), S. 85. Dinslaken: Niederrhein. Druckerei 1963.

King, E.J., Maguire, B.A., Nagelschmidt, G.: Further studies of the dust in lungs of coal-miners. Brit. J. industr. Med. 13, 9 (1956).

King, E.J., Mohanty, G.P., Harrison, C.V., Nagelschmidt, G.: The action of different forms of pure silica on the lungs of rats. Brit. J. industr. Med. 10, 9 (1953a).

King, E.J., Mohanty, G.P., Harrison, C.V., Nagelschmidt, G.: Effect of modifications of the surface of quartz on its fibrogenic properties in the lungs of rats. Arch. industr. Hyg. 7, 455 (1953b).

King, E.J., Ray, S.C., Harrison, C.V., Nagelschmidt, G.: The effects of granite on the lungs of rats. Brit. J. industr. Med. 7, 37 (1950).

King, E.J., Wright, B.M., Ray, S.C., Harrison, C.V.: Effect of aluminium on the silicosis-producing action of inhaled quartz. Brit. J. industr. Med. 7, 27 (1950).

King, E.J., Yoganathan, M., Nagelschmidt, G.: Tissue reactions produced by calcium fluoride in the lungs of rats. Brit. J. industr. Med. 15, 168 (1958).

King, E.J., Zaidi, S., Harrison, C.V., Nagelschmidt, G.: The tissue reaction in the lungs of rats after the inhalation of coal dust containing 2% of quartz. Brit. J. industr. Med. 15, 172 (1958).

Kinkel, H.: Die Häufigkeit der chronischen Bronchitis in der Rentenversicherung. Dtsch. med. Wschr. 88, 1991 (1963).

Kirch, E.: Zur Pathologie der Aluminiumstaublunge. Zbl. allg. Path. path. Anat. 79, 417 (1942).

Kirch, E.: Porzellanstaublungen. Verh. dtsch. Ges. Path. 29, 75 (1952).

Kirch, E.: Die oberfränkische Porzellanstaublunge in pathologisch-anatomischer Beleuchtung. Beitr. Silikose-Forsch. 25, 1 (1953).

Kirch, E.: Zur Morphologie der Porzellanstaublunge in Oberfranken. In: Die Staublungenerkrankungen (K.W. Jötten, W. Klosterkötter, G. Pfefferkorn, Hrsg.), Bd. 2, S. 58. Darmstadt: Steinkopff 1954a.

Kirch, E.: Porzellanstaublungen. Beitr. Silikose-Forsch. (Suppl.) (1954b).

KLEINFELD, M.: Pleural calcifications as a sign of silicatosis. Amer. J. med. Sci. **251**, 215 (1966).

KLEINSTEIN, I., SANDULESCU, G., OSTAP, B., ABABEL, V.: Silicose et maladies du collagène. Étude clinique, radiologique, immunobiologique et thérapeutique. In: IVth International Pneumoconiosis Conference, Bucharest 1971, p. 141. Bukarest: Apimondia.

KLOSTERKÖTTER, W.: Das Reinigungsvermögen der Lunge. Hippokrates **32**, 665 (1961a).

KLOSTERKÖTTER, W.: Untersuchungen zur immunologischen Theorie der Silikose. In: Untersuchungen auf dem Gebiet der Staub- und Silikosebekämpfung im Steinkohlenbergbau, 3. Teil, (Hrsg.: Der Minister für Wirtschaft, Mittelstand und Verkehr des Landes NRW), S. 147. 1961b.

KLOSTERKÖTTER, W.: Untersuchung zur pharmakologischen Beeinflussung der experimentellen Silikose. In: Untersuchungen auf dem Gebiet der Staub- und Silikosebekämpfung im Steinkohlenbergbau, 4. Teil, S. 95. Detmold: Bösmann 1963a.

KLOSTERKÖTTER, W.: Quantitative Untersuchungen über die Bedeutung der Alveolarphagozyten für die Lungenreinigung. In: Untersuchungen auf dem Gebiet der Staub- und Silikosebekämpfung im Steinkohlenbergbau, 4. Teil, S. 125. Detmold: Bösmann 1963b.

KLOSTERKÖTTER, W.: Untersuchung zur pharmakologischen Beeinflussung der experimentellen Silikose. In: Untersuchungen auf dem Gebiet der Staub- und Silikosebekämpfung im Steinkohlenbergbau, 4. Teil, S. 95. Detmold: Bösmann 1964a.

KLOSTERKÖTTER, W.: Tierexperimentelle Untersuchungen zur Frage des Einflusses der vegetativen Tonus-Lage auf den Verlauf der experimentellen Silikose. In: Untersuchungen auf dem Gebiet der Staub- und Silikosebekämpfung im Steinkohlenbergbau, 4. Teil, S. 149. Detmold: Bösmann 1964b.

KLOSTERKÖTTER, W.: Tierexperimentelle Untersuchungen über den Einfluß von Quarz auf die Retention, Penetration und Elimination inerter Stäube. In: Ergebnisse von Untersuchungen auf dem Gebiet der Staub- und Silikosebekämpfung im Steinkohlenbergbau, Bd. 6, S. 69. Essen: Verl. Glückauf 1967a.

KLOSTERKÖTTER, W.: Stand der biologischen Grundlagenuntersuchungen. In: Fortschritte der Staublungenforschung (H. REPLOH, H.J. EINBRODT, Hrsg.), Bd. 2, S. 29. Dinslaken: Niederrhein. Druckerei 1967b.

KLOSTERKÖTTER, W.: Diskussionsbemerkung Klosterkötter. In: Fortschritte der Staublungenforschung (H. REPLOH, H.J. EINBRODT, Hrsg.), Bd. 2, S. 458. Dinslaken: Niederrhein. Druckerei 1967c.

KLOSTERKÖTTER, W.: Retention, Penetration und Elimination von Quarz nach niedrig dosierter Langzeit-Inhalation. In: Ergebnisse von Untersuchungen auf dem Gebiet der Staub- und Silikosebekämpfung im Steinkohlenbergbau, Bd. 8, S. 175. Essen: Verl. Glückauf 1971.

KLOSTERKÖTTER, W., BÜNEMANN, G., THEMANN, H.: Tierexperimentelle Untersuchungen zur Frage der silikogenen Wirkung von Gossendorfer Trass. In: Fortschritte der Staublungenforschung (H. REPLOH, W. KLOSTERKÖTTER, Hrsg.), S. 191. Dinslaken: Niederrhein. Druckerei 1963.

KLOSTERKÖTTER, W., EINBRODT, H.J.: Untersuchungen über den Einfluß von Quarz auf die Retention, Penetration und Elimination eines inerten Staubes. In: Ergebnisse von Untersuchungen auf dem Gebiet der

Staub- und Silikosebekämpfung im Steinkohlenbergbau, Bd. 5, S. 101. Essen: Verl. Glückauf 1965a.

KLOSTERKÖTTER, W., EINBRODT, H.J.: Untersuchungen über den Einfluß von Polyvinylpyridin-N-oxid auf die Retention, Penetration und Elimination von Quarz. In: Ergebnisse von Untersuchungen auf dem Gebiet der Staub- und Silikosebekämpfung im Steinkohlenbergbau, Bd. 5, S. 87. Essen: Verl. Glückauf 1965b.

KLOSTERKÖTTER, W., GONO, F.: Long-term storage, migration and elimination of dust in the lungs of animals, with special respect to the influence of Polyvinyl-pyridine-N-oxide. In: Inhaled particles III (W.H. WALTON, Ed.), vol. 1, p. 273. Old Woking/Surrey: Gresham Press 1971.

KLOSTERKÖTTER, W., SCHLIPKÖTER, H.W., SCHILLER, E., THAER, A., LEITERITZ, H.: Gewerbehygienische Beurteilung von Stäuben. In: Untersuchungen auf dem Gebiet der Staub- und Silikosebekämpfung im Steinkohlenbergbau, 3. Teil (Hrsg.: Der Minister für Wirtschaft, Mittelstand und Verkehr des Landes NRW), S. 24, 1961.

KLOSTERKÖTTER, W., SCHLIPKÖTER, H.W., HÖER, P.W., LEITERITZ, H.: Tierversuche mit dem Intratracheal- und Intraperitonealtest, 4. Serie. In: Ergebnisse von Untersuchungen auf dem Gebiet der Staub- und Silikosebekämpfung im Steinkohlenbergbau, Bd. 5, S. 31. Essen: Verl. Glückauf 1965.

KLOTZ, M.O.: The association of silicosis and carcinoma of the lung. Amer. J. Cancer **35**, 38 (1939).

KNAGGE-RUHE, G., STECHER, W., EINBRODT, H.J.: Lungenveränderungen bei Arbeiten nach Bleierz- und Bleiexposition. Beitr. Silikose-Forsch. **3**, 155 (1971).

KNOPP, J.: Die Sektionstätigkeit im Gewerbepathologischen Institut Gelsenkirchen. Ein statistischer Vergleich mit Krankenhausprosekturen unter besonderer Berücksichtigung der Krebslokalisationen bei Silikose. Arch. Gewerbepath. Gewerbehyg. **20**, 316 (1963).

KOBAYASHI, T.: Roentgenolocial studies on silicotic changes of hilar lymph nodes in early stage of silicosis. J. Sci. Lab. (Tokio) **36**, 537 (1960).

KOELSCH, F.: Berufserkrankung und Sterblichkeit. In: Handbuch der Berufskrankheiten, Bd. 2, S. 635. Jena: Fischer 1937.

KOELSCH, F.: Lungenkrebs und Beruf. Acta Un. int. Cancer **3**, 243 (1938).

KOELSCH, F.: Die Porzelliner-Krankheit. Berufskrankheiten in der keramischen und Glas-Industrie **14**, 3 (1963).

KÖNN, G.: Chronische Bronchitis und Krebs. H. Unfallheilk. **87**, 8 (1966).

KÖNN, G., BERG, P.: Tierexperimentelle chronische pulmonale Hypertonie nach rezidivierender Mikrolungenembolie und ihre Rückwirkung auf Herz und Arterien. Beitr. path. Anat. **132**, 86 (1965).

KÖNN, G., SCHEJBAL, V., OELLIG, W.P.: Die pathologische Anatomie der Pneumokoniosen. In: Handbuch der inneren Medizin. Bd. IV/1. (W.T. ULMER, G. REICHEL, Hrsg.), S. 101, Berlin-Heidelberg-New York: Springer 1976.

KÖSTER, K.W.: Die Silikose des weiblichen Geschlechts im Bergischen Land. Arch. Gewerbepath. Gewerbehyg. **20**, 88 (1963).

KOLLMEIER, K.: Silikose und Lungenkrebs. Inaug.-Diss., Bonn: 1934.

Kollmeier, H., Fichtel, C.H.: Untersuchungen des Sterbealters Siliko-Tuberkulose-Kranker. Beitr. Klin. Tuberk. **134**, 228 (1967).

Koponen, M.: Messung der Konzentration silikogener Stäube und Staubgefahren in der finnischen Steinindustrie. Staub − Reinhalt. Luft **33**, 75 (1973).

Kourilsky, R., Brille, D., Hatte, J., Hinglais, J.C., Carton, J.: Difficultés de methode dans l'étude de l'étiologie professionnelle des bronchites chroniques. Bronches **13**, 200 (1963).

Kourilsky, R., Brille, D., Hatte, J., Carton, J., Hinglais, J.C.: Enquête sur l'étiologie et la prophylaxie de la bronchite chronique et de l'emphysème pulmonaire. Caisse régionale de sécurité de Paris, Bd. I (1966).

Kovalevich, I.A.: Pneumoconiose expérimentale causée par les diatomietes et le tripoli. Arkh. Pat. **8**, 18 (1957).

Kováts, F. jr., Zseböck, Z.: Röntgenanatomische Grundlagen der Lungenuntersuchung. 3. Aufl. Budapest: Akadémiai Kiadó 1955.

Krémer, R.: Lungenhämodynamik bei der Pneumokoniose der Bergleute. Rev. Inst. Hyg. Mines **22**, 3 (1967).

Krémer, R.: Hemodynamics at rest and during exercise and prognosis of coalminer pneumoconiosis. Scand. J. Resp. Dis. (Suppl.) **77**, 86 (1971).

Krémer, R.: Pulmonary hemodynamics in coal workers' pneumoconiosis. Ann. N.Y. Acad. Sci. **200**, 413 (1972).

Krémer, R., Baudrez, J., Haelen J. van, Majois, J.: Mesure radiocardiographique du débit cardiaque et du volume sanguin central dans la pneumoconiose des houilleurs et dans l'emphysème. Rev. Inst. Hyg. Mines **18**, 3 (1963).

Krémer, R., Brasseur, L.: L'hémodynamique dans les pneumoconioses. Premiers résultats. Rev. Inst. Hyg. Mines **13**, 1 (1958).

Krips, R.: Heterotope Knochenbildung in silikotischen Lungenherden und Lungenlymphdrüsen. Bd. 70. Med. Diss., Düsseldorf 1950.

Kröker, P.: Beobachtungen über einseitige Staublungen im Zusammenhang mit einseitigen Gefäßhypoplasien der Lungen. Röntgenpraxis **17**, 127 (1948).

Kröker, P.: Inhalationsschäden der Lungen. In: Lehrbuch der Röntgendiagnostik, Bd. 4, Teil 2, S. 433. Stuttgart: Thieme 1973.

Krüger, P.D., Schlomka, G.: Untersuchungen über die Bedeutung der Konstitution für die Erkrankungsbereitschaft an Silikose. Z. inn. Med. **9**, 176 (1954).

Krumholz, R.A., Burnham, G.M., DeLong, J.F.: Lung scan utilization in the diagnosis of pulmonary disease. Chest (Chic.) **62**, 4 (1972).

Kühne, W.: Bisherige Sektionsbefunde von Schleifern aus dem Kreisgebiet von Schmalkalden. In: Die Schmalkalder Schleiferstaublunge. Arbeitsmedizinische Tagung in Schmalkalden 1960. Schmalkalden: Wilisch 1960a.

Kühne, W.: Die Morphologie der Schmalkaldener Schleiferlunge. Arch. Gewerbepath. Gewerbehyg. **18**, 37 (1960b).

Kühne, W.: Diagnostische Bedeutung der Lymphknotensilikose für die Silikose der Lungen. In: Lunge und Beruf (E. Holstein, Hrsg.), S. 93. Leipzig: Barth 1962.

Kühne, W.: Über Zusammenhänge zwischen Lungen-emphysem und Silikose. Arch. Gewerbepath. Gewerbehyg. **20**, 36 (1963).

Kühne, W.: Staubinhalation, Lungenemphysem, Staublungenerkrankung. Jena: VEB Fischer 1965.

Kühne, W.: Zur Kenntnis des zentrolobulären Emphysems, besonders seiner Morphologie und Pathogenese. Z. Erkr. Atmungsorgane **132**, 151 (1970).

Kühnemann, K.A., Fischerdick, O.: Die Lungenszintigraphie bei schweren Silikosen. Fortschr. Röntgenstr. **108**, 725 (1968).

Kun, L., Mérö, E.: Untersuchungen über die Gestaltung der Bluteiweißfraktionen von silikosekranken Porzellanfabrikarbeitern. Arch. Gewerbepath. Gewerbehyg. **18**, 506 (1961).

Lamvik, J.: Rheumatoid pneumoconiosis. A case of Caplan's syndrome in a chalk-mine worker. Acta path. microbiol. scand. **57**, 169 (1963).

Landau, W.: Das Röntgenbild der Staublunge der Steingutarbeiter (mit Bemerkungen zur Einteilung der Silikose). Fortschr. Röntgenstr. **43**, 188 (1931).

Landau, W.: Über Staublungenerkrankungen bei Putzern. Arch. Gewerbepath. Gewerbehyg. **3**, 412 (1932).

Landau, W.: Über Staublungenerkrankungen bei Gußputzern. III. Mitt. Arch. Gewerbepath. Gewerbehyg. **4**, 515 (1933).

Landwehr, M.: Staubbekämpfung und Verhütung der Silikose. Schlägel und Eisen (Düsseldorf) **66**, 75 (1966).

Landwehr, M., Bruckmann, E., Ulmer, W.T., Reif, E.: Die Gewebswirkung von Quarz in Gegenwart von Eisenerzstäuben. Arch. Gewerbepath. Gewerbehyg. **19**, 533 (1962).

Landwehr, M., Wiegand, H.: Die Silikosegefährdung von Röstern im Siegerländer Eisenerzbergbau. Beitr. Silikose-Forsch. **55**, 1 (1958).

Lang, F.: Unsere Erfahrungen mit den Staublungen. Radiol. clin. (Basel) **14**, 83 (1945).

Lang, F.: Die Staublungen in der Schweiz. Gesundh. u. Wohlf. **32**, 88 (1952).

Lang, F., Zollinger, R.: Akute Mineursilikosen nach einem Stollenbau. Z. Unfallmed. Berufskr. **42**, 122 (1949).

Lapp, N.L.: Lung mechanics in coal workers' pneumoconiosis. Ann. N.Y. Acad. Sci. **200**, 433 (1972).

Lapp, N.L., Seaton, A.: Pulmonary function. In: Pulmonary reactions to coal dust.: A review of U.S. Experience (M. Key, L. Kerr, M. Bundy, Eds.). New York: Academic Press 1971a.

Lapp, N.L., Seaton, A.: Lung mechanics in coal workers' pneumoconiosis. Ann. N.Y. Acad. Sci. **200**, 433 (1972).

Lapp, N.L., Seaton, A., Kaplan, K.C., Hunsaker, M.R., Morgan, W.K.C.: Pulmonary haemodynamics in coal workers' pneumoconiosis. Inhaled particles III (W.H. Walton, Ed.), vol. 2, p. 645. Old Woking/Surrey: Gresham Press 1971.

Lapp, N.L., Seaton, A., Kaplan, K.C., Hunsaker, M.R., Morgan, W.K.C.: Pulmonary haemodynamics in symptomatic coal miners. Amer. Rev. resp. Dis. **104**, 418 (1971c).

Laurenzi, G.A., Guarneri, J.J., Endriga, R.B.: Important determinants in pulmonary resistance to bacterial infection. Med. Thorac. **22**, 48 (1965).

Lavenne, F.: The cardiac complications of silicosis. Monographie Acta med. Belg. (Brüssel) **21**, 51 (1951a).

LAVENNE, F.: Le retentissement cardio-vasculaire de la silicose et de l'anthraco-silicose. Contribution à l'étude du «Cor pulmonale». Rev. belge. Path. **31**, 6 (1951 b).

LAVENNE, F.: Le coeur pulmonaire chronique dans la silicose. France méd. **2**, 1 (1952).

LAVENNE, F.: The heart in coal miner's pneumoconiosis: Cor pulmonale, p. 217. Proc. Pneumocon. Conf. Johannesburg 1959 a.

LAVENNE, F.: The pathogenesis of cor pulmonale in silicosis and coal miner's pneumoconiosis; the relative influence of vascular changes and ventilation impairment, p. 220. Proc. Pneumon. Conf. Johannesburg 1959 b.

LAVENNE, F.: Correlation between E.C.G. criteria, clinical manifestations and necropsy findings in coal miners' pneumoconiosis, p. 237. Proc. Pneumon. Conf. Johannesburg 1959 c.

LAVENNE, F.: L'exploration fonctionnelle pulmonaire dans la détermination de l'invalidité d'origine chez les houilleurs. Rev. Inst. Hyg. Mines **17**, 71 (1962).

LAVENNE, F.: Diagnostic radiologique des pneumoconioses. Annales Médicochirurgicales du Centre **20**, 239 (1963) und Cah. Méd. Travail **1**, 25 (1963).

LAVENNE, F.: Silicose et autres pneumoconioses. Exploration Fonctionnelle Pulmonaire (Paris) 1964, S. 1071.

LAVENNE, F., BELAYEW, D.: Epreuves fonctionnelles pulmonaires chez des houilleurs au travail. Institut d'hygiène des Mines, Hasselt, Medical Service Communication 106 (1953).

LAVENNE, F., BRASSEUR, L.: Evolution des troubles fonctionnels respiratoires chez les houilleurs. Rev. Inst. Hyg. Mines **21**, 194 (1966).

LAVENNE, F., MEERSMANN, F.: Anatomie pathologique de la circulation pulmonaire. Acta cardiol. **9**, 343 (1954).

LAVENNE, F., MEERSMANN, F., KREMER, R., BRASSEUR, L.: Le couer pulmonaire chronique dans les pneumoconioses. Importance relative des altérations vasculaires et du déficit ventilatoire dans sa pathogénie. Progr. Cardiol. **2**, 306 (1959).

LAVENNE, F., MEERSMANN, F., BRASSEUR, L.: Fibrose insterstitielle diffuse et pneumoconiose des houilleurs. Rev. Inst. Hyg. Mines **20**, 33 (1965).

LAVENNE, F., MINETTE, A.: Les facteurs exogènes dans l'étiologie de la bronchite chronique. In: Les bronchites chroniques, p. 167. Paris: Masson 1972, und Vie Médicale au Canada Francais **1**, 566 (1972).

LAVENNE, F., PATIGNY, J.: Valeur comparée de la radiographie et de la radiophotographie pour le diagnostic de la pneumoconiose des houilleurs. Étude expérimentale. Rev. Inst. Hyg. Mines **15**, 115 (1960).

LEATHART, G.L.: The mechanical properties of the lung in pneumoconiosis of coal miners. Brit. J. industr. Med. **16**, 153 (1959).

LECHMANN, R.: 25 Jahre Silikose. Das Krankengut der Schweizerischen Unfallversicherungsanstalt vom 1. Januar 1932 bis 31. Dezember 1956. Schweiz. med. Wschr. **87**, 528 (1957).

LECOC, J., GUYOT-JEANNIN, CH., LE LAY, J.: A propos de pneumoconioses par silice d'origine fossile. Arch. Mal. prof. **13**, 363 (1952).

LEE, D.H.: Coal workers' pneumoconiosis-state of knowledge and research needs. J. occup. Med. **13**, 183 (1971).

LEGGE, R.T., ROSENCRANTZ, E.: Observations and studies on silicosis by diatomaceous silica. Amer. J. publ. Hlth. **22**, 1055 (1932).

LEHMANN, G.: Die Bedeutung des Staubbindungsvermögens der Nase für die Entstehung der Lungensilicose. Arbeitsphysiologie **8**, 218 (1935 a).

LEHMANN, G.: The dust filterung efficiency of the human nose and its significance in the causation of silicosis. J. industr. Hyg. **17**, 37 (1935 b).

LEICHTER, F.: Über die Silikosis der mediastinalen Lymphknoten und ihre Komplikationen. Virchows Arch. path. Anat. **315**, 431 (1948).

LEITERITZ, H., BAUER, H.D., BRUCKMANN, E.: Konzentrationsverhältnisse und mineralische Beschaffenheit der Grubenstäube im westdeutschen Steinkohlenbergbau und ihre Bedeutung für die Entwicklung der Staublunge bei Kohlenhauern. Staub — Reinhalt. Luft **31**, 185 (1971 a).

LEITERITZ, H., BAUER, D., BRUCKMANN, E.: Mineralogical characteristics of airborne dust in coal mines of Western Germany and their relations to pulmonary changes of coal hewers. In: Inhaled particles III (W.H. WALTON, Ed.), vol. 2, S. 729. Old Woking/Surrey: Gresham Press 1971 b.

LEITERITZ, H., BRUCKMANN, E., ZORN, O.: Das Absorptionsverhalten von Mineralstäuben gegenüber Röntgenstrahlen im Phantomversuch (Vergleiche zum Thorax-Röntgenbild). XV. Internationaler Kongreß für Arbeitsmedizin, Wien, 19.—24. 9. 1966. Kongreßbericht, S. 701.

LEITERITZ, H., HÖER, P.W., EINBRODT, H.J.: Die Mineralkomponenten im Lungenstaub verstorbener Bergleute. In: Ergebnisse von Untersuchungen auf dem Gebiet der Staub- und Silikosebekämpfung im Steinkohlenbergbau, Bd. 6, S. 81. Essen: Verl. Glückauf 1967.

LENDE VAN DER, R.: Epidemiology of chronic non-specific lung disease (chronic bronchitis). I. In: Bronchitis III (N.G.M. ORIE, H.J. SLUITER, Hrsg.), p. 1. Assen: Royal Vangorcum 1970.

LENT, H., GRAVENKAMP, H.: Klinisch-röntgenologische Beurteilung verschiedener Silikose-Formen mit autoptischer Kontrolle. Beitr. Silikose-Forsch. **62**, 76 (1959).

LEOBARDY, J., DE, et PASQUET: Pneumothorax spontané bilatéral à rechutes, silicose pulmonaire, et tuberculose miliaire. Rev. Tuberc. (Paris) **13**, 375 (1932).

LEOPOLD, J.G., GOUGH, J.: The centrilobular form of hypertrophic emphysema and its relation to chronic bronchitis. Thorax **12**, 219 (1957).

LEROUX, G.F.: Aspects radiologiques et invalidation de l'anthracosilicose. Rev. Méd. Liège **26**, 405 (1971).

LEROY, U., GARDNER, M.D.: Pathology of so-called acute silicosis. Amer. J. publ. Hlth. **23**, 1240 (1933).

LEUSCHNER, A., ULMER, W.T.: Bronchitishäufigkeit bei stärkerer Staubbelastung. Arch. Gewerbepath. Gewerbehyg. **23**, 251 (1967).

LIDDELL, D.: Validations of classifications of pneumoconiosis. Ann. N.Y. Acad. Sci. **200**, 527 (1972).

LIDDELL, F.D.K.: Mortality of british coal miners in 1961. Brit. J. industr. Med. **30**, 15 (1973).

LIDDELL, F.D.K., LINDARS, D.C.: An elaboration of the I.L.O. classification of simple pneumoconiosis. Brit. J. industr. Med. **26**, 89 (1969).

LIEBEN, J., PENDERGRASS, E.G., MCBRIDE, W.W.: Pneumoconiosis study in central Pennsylvania coal mines. J. occup. Med. **3**, 493 (1961).

Lindars, D.C., Davies, D.: Rheumatoid pneumoconiosis. A study in colliery populations in the East Midlands coalfield. Thorax **22**, 525 (1967).

Lindars, D.C., Rodke, G.B., Dempsey, A.N., Ward, F.G.: Pneumoconiosis and death from coronary heart disease. J. Path. **108**, 249 (1972).

Linquette, M., Voisin, C.: La silicose et les autres pneumoconioses. Paris: Flammarion 1960.

Linzenmeier, G.: Bedeutung bakterieller Infekte für die chronische Bronchitis. In: Chronische Bronchitis. Stuttgart-New York: Schattauer 1968.

Lippmann, M., Albert, R.E., Peterson, H.T. Jr.: The regional deposition of inhaled aerosols in man. In: Inhaled particles III (W.H. Walton, Ed.), vol. 1, p. 105. Surrey: Gresham Press 1971.

Lister, W.B.: Carbon pneumoconiosis in a synthetic graphite worker. Brit. J. industr. Med. **18**, 114 (1961).

Lob, M.: Problèmes de diagnostic posés en médecine du travail par certaines images pulmonaires pathologiques. Arch. Mal. prof. **31**, 533 (1970).

Lob, M., Guerdjikoff, C.: Lähmungen des Zwerchfells bei der Silikose. Arch. Gewerbepath. Gewerbehyg. **20**, 77 (1963).

Lochner, W., Nasseri, M.: Über den venösen Sauerstoffdruck, die Einstellung der Coronardurchblutung und den Kohlenhydratstoffwechsel des Herzens bei Muskelarbeit. Pflügers Arch. ges. Physiol. **269**, 407 (1959).

Lochtkemper, J.: Familiäre Disposition zur Silikose. Ärztl. Sachverst.-Ztg. **41**, 174 (1935).

Lochtkemper, J.: Die Staublunge als Berufserkrankung. Verh. dtsch. Ges. inn. Med. **48**, 154 (1936).

Lochtkemper, F.J., Teleky, L.: Studien über Staublungen. 3. Mitt.: Steinmetze und Steinbrüche. Arch Gewerbepath. Gewerbehyg. **3**, 673 (1932a).

Lochtkemper, J., Teleky, L.: Studien über Staublungen. IV. Mitt.: Industrie feuerfester Steine. Tonröhrenerzeugung. Arch. Gewerbepath. Gewerbehyg. **3**, 712 (1932b).

Löblich, H.J.: Die Staublunge der Kieselgurarbeiter. Stuttgart: Fischer 1959.

Löblich, H.J.: Die Entwicklung der Silikose bei experimenteller Schädigung der Lungenstrombahn. In: Fortschritte der Staublungenforschung (H. Reploh, W. Klosterkötter, Hrsg.), S. 463. Dinslaken: Niederrhein. Druckerei 1963.

Loeckell, H., Knorr, G., Einbrodt, H.J., Fitzek, J.: Beiträge zur Kenntnis der Chamottelunge. Beitr. Silikose-Forsch. **70**, 1 (1961).

Löhr, J.: Ungewöhnliche tödliche broncho-arterielle Fistel bei sogenannter Hilussilikose. Med. Welt **23**, 1854 (1972).

Löwy, J.: Über die Joachimstaler Bergkrankheit. Med. Klin. **25**, 141 (1929).

Lommel, F.: Pleura und Lymphapparat im Röntgenbild der Silikose. Fortschr. Röntgenstr. **64**, 300 (1941).

Longueville, R.: Traitment des silicoses par aerosols d'hyaluronidase. Arch. Mal. prof. **21**, 49 (1960).

Lorenz, E.: Radioactivity and lung cancer, a critical review of lung cancer in the miners of Schneeberg and Joachimsthal. J. nat. Cancer Inst. **5**, 1 (1944).

Losert, C.: Die mathematische Auswertung des Atemstoßtestes bei Bergleuten im Ostrauer-Karviner Kohlengebiet. Arch. Gewerbepath. Gewerbehyg. **25**, 15 (1968).

Love, R.G., Muir, D.C.F., Sweetland, K.F.: Aerosol deposition in the lungs of coal workers. In: Inhaled particles III (W.H. Walton, Ed.), vol. 1, p. 131. Old Woking/Surrey: Gresham Press 1971.

Lovelock, J.E.: Anthrako-silicosis and bronchial carcinoma with quiescent tuberculosis. Brit. med. J. **4095**, 8 (1939).

Lowe, C.R., Khosla, T.: Chronic bronchitis in ex-coal miners working in the steel industry. Brit. J. industr. Med. **29**, 45 (1972).

Lüders, C., Themel, J.U.K.G.: Die Narbenkrebse der Lungen als Beitrag zur Pathogenese des peripheren Lungencarcinoms. Virchows Arch. path. Anat. **325**, 499 (1954).

Luhr, H.G.: Experimentelle Silikose nach Hypophysektomie. Arch. Gewerbepath. Gewerbehyg. **20**, 217 (1963).

Luton, P., Champeix, J., Faure, P.: La pneumoconiose par terre de diatomées dans les gisements francais de Kieselguhr. Arch. Mal. prof. **10**, 217 (1949).

Luton, P., Champeix, J.: Étude sur les pneumoconioses dans les gisements de spat-fluor. Arch. Mal. prof. **12**, 505 (1951).

Lyons, J.P., Campbell, H., Gough, J., Ryder, R.W.: Coalworkers' pneumoconiosis. Brit. med. J. **1972III**, 703.

Lyons, J.P., Ryder, R., Campbell, H., Gough, J.: Pulmonary disability in coal workers' pneumoconiosis. Brit. med. J. **1972I**, 713.

Maassen, W.: Ergebnisse und Bedeutung der Mediastinoskopie und anderer thoraxbioptischer Verfahren. In: Die Tuberkulose und ihre Grenzgebiete in Einzeldarstellungen. Bd. 19. Berlin-Heidelberg-New York: Springer 1967a.

Maassen, W.: Ergebnisse bioptischer Untersuchungen bei Pneumokoniose (mit besonderer Berücksichtigung der Mediastinoskopie). Arbeitsmed. Sozialmed. Arbeitshyg. **2**, 146 (1967b).

McBride, W.W., Pendergrass, E.G., Lieben, J.: Pneumoconiosis study of western Pennsylvania bituminous-coal miners. J. occup. Med. **5**, 370 (1963).

McBride, W.W., Pendergrass, E.G., Lieben, J.: Pneumoconiosis study of Pennsylvania anthracite mines. J. occup. Med. **8**, 365 (1966).

McCallum, R.I.: Respiratory disease in foundrymen. Brit. J. industr. Med. **29**, 341 (1972).

McDonald, G., Piggot, A.P., Gilder, F.W.: Two cases of acute silicosis, with a suggested theory of caution. Lancet **219**, 846 (1930).

McLaughlin, A.I.G.: Pneumoconiosis in foundry workers. Brit. J. Tuberc. and Diseases of the Chest, London (1957), p 13.

McLintock, J.S., Rae, S., Jacobsen, M.: The attack rate of progressive massive fibrosis in British coalminers. In: Inhaled particles III (W.H. Walton, Ed.), vol. 2, p. 933. Old Woking/Surrey: Gresham Press 1971.

Maehrlein, W.: Über die Aussagekraft der statischen Compliance und der Kohlenmonoxid-Diffusionskapazität für die Verifizierung einer Lungenfibrose bei Silikosen. Z. Erkr. Atmungsorgane **135**, 217 (1971).

Maehrlein, W., Krause, M.: Beitrag über das Verhalten der Compliance bei Silikosen. Z. ges. inn. Med. **25**, 263 (1970).

Magnin, J.: La fibrose pulmonaire des mineurs. (Lettre ouverte d'un médecin cévenol à un médecin américain). Méd. travail. (Lyon) **10**, 97 (1938).

Magnin, J., Tara, S.: La silicose «galopante» des mineurs de charbon. Arch. Mal. prof. **11**, 200 (1950).

MAIR, A.: A survey of the granite industry in Aberdeen with reference to silicosis. Edinb. med. J. **58**, 457 (1951).

MALISAEV, V.J., KITAEV, M.J.: Zit. nach KLOSTERKÖTTER (1964). Sovetsk. Zdravookh. **23**, 1 (1958).

MÁNDI, A., GALGÓCZY, G.: Nachuntersuchungen von staubexponierten Patienten mit bronchitischer Anamnese. Pneumonologie **144**, 315 (1971).

MÁNDI, A., GALGÓCZY, G., CSUKÁS, M., VILLÁNYI, G., MÁGA, R.: Beziehungen zwischen klinischen Symptomen, Rauchergewohnheiten und Lungenfunktionswerte bei staubexponierten Personen. Int. Arch. Arbeitsmed. **30**, 245 (1972).

MARCIC, I., ULMER, W.T.: Die Langzeitbehandlung der chronischen Bronchitis mit dem Breitband-Chemotherapeuticum „Bactrim". Pneumonologie **142**, 59 (1970).

MARINI, N., ROSSINI, C.: Contributo allo studio dei rapporti tra quadro radiologico e funzionalita respiratoria nella silicosi (300 casi). Minerva med. **55**, 949 (1964).

MARKS, J.: The neutralization of silica toxicity in vitro. Brit. J. industr. Med. **14**, 81 (1957).

MARKS, J.: Further studies of the neutralization of silica toxicity in vitro. Brit. J. industr. Med. **16**, 166 (1959).

MARKS, J., JAMES, D.M., NAGELSCHMIDT, G.: A study of dust toxicity using a quantitative tissue culture technique. Brit. J. industr. Med. **13**, 187 (1956).

MARKS, J., MASON, M.: A quantitative technique for studying the effect of dust on phagocytic cells in vitro. Brit. J. industr. Med. **13**, 192 (1956).

MARTIN, J.C., DANIEL-MOUSSARD, H., LE BOUFFANT, L., POLICARD, A.: The role of quartz in the development of coal workers' pneumoconiosis. Ann. N.Y. Acad. Sci. **200**, 127 (1972).

MARTINI, P., MASSART, L.: La silicosi nelle piccole impresse. Contributo casistico. Med. d. Lavoro **56**, 321 (1965).

MARTSCHEI, H.: Epidemiologische Studie der Herzinfarkt-Risikofaktoren an einer Berufsgruppe von Bergleuten und ihre medizinisch-berufliche Rehabilitation. Inaug.-Diss., Tübingen 1969.

MARX, H.H., ULRICH, H.: Antibakterielle Therapie der chronischen Bronchitis aus klinischer Sicht. In: Chronische Bronchitis. Stuttgart: Schattauer 1968.

MASEK, V.: Über die Zusammensetzung des Staubes an den Arbeitsplätzen von Kokereien. Staub — Reinhalt. Luft **30**, 213 (1970).

MASSHOFF, W.: Das Schicksal silikotischer Schwielen. 1. Mitt. über den Untergang von Schwielen. Frankfurt. Z. Path. **63**, 235 (1952).

MATTHES, K., ULMER, W.T., WITTEKIND, D.: Cor pulmonale. In: Handbuch der inneren Medizin, Bd. 4, S. 59. Berlin-Göttingen-Heidelberg: Springer 1960.

MATLA, W.P.M.: Aluminium als hulpmiddel in den strijd tegen silicose. Geol. Mijnb. S. 42 (1946).

MAURER, H.: Die Mediastinoskopie. Wien. med. Wschr. **121**, 191 (1971).

MAVROGORDATO, A.: Experiments on the effects of dust inhalation. J. Hyg. (Lond.) **17**, 439 (1918).

MAVROGORDATO, A.: Studies in experimental silicosis and other pneumoconioses. Publ. S. Afr. Inst. Med. Res. **2**, 107 (1922).

MAVROGORDATO, A.: Contributions to the study of miners' phthisis. Publ. S. Afr. Inst. Med. Res. **3**, 1 (1926).

MAZZANTI, G., ZINI, C.: Rilievi clinico-radiologici in un gruppo di scalpellini della vallata di Santerno. G. Clin. med. **5**, 456 (1964).

MAZETTI, G., SIGNORINI, L.F., SANNINI, T.: Ricerche sul contributo delle polveri di cemento allo inquinamento atmosferico ed alla patologia dell'apparato resporatorio. Lav. umano **13**, 1 (1961).

MECHELEN, V. VAN, BELAYEW, D.: Évaluation radiologique de l'invalidité d'origine pulmonaire chez les pneumoconiotiques. Rev. Inst. Hyg. Mines **17**, 20 (1962).

MECHELEN, V. VAN, MCLAUGHLIN, A.J.G.: The new international classification of radiographs of the pneumoconioses. Ann. occup. Hyg. **4**, 237 (1962).

MECHIR, J., VELVART, J.: Changements dans la mécanique ventilatoire dans la silicose. Prac. Lék. **17**, 131 (1965).

MEO, G., PISANO, W., NOSENZO, C.: Indagine epidemiologica sulla silicosi negli scalpellini del gneiss. Med. d. Lavoro **58**, 603 (1967).

MERLO, G., MONTEVERDE, A.: Aspetti broncofotografici dell'albero bronchiale nella silicosi. Med. d. Lavoro **54**, 726 (1963).

MEURES und GRÄF: Ergebnisse von Untersuchungen über die Staubgefährdung in Emaillierbetrieben. VDI-Jahrbuch 34 (1949).

MEYER, A., NICO, J.P., CARRAUD, J.: Le pneumothorax spontané non tuberculeux. Paris: Masson 1938.

MEYER, F., SOLOMON, S.: X-ray diffraction study of sputum in silicosis. Arch. industr. Hyg. **4**, 443 (1951).

MEYER, K.: Über das Fortschreiten der Silikose nach Aufhören der Staubschädigung. Ärztl. Sachverst.-Ztg. **40**, 289 (1934).

MEYER, P.B.: Staubmessungen in der holländischen keramischen Industrie. Staub — Reinhalt. Luft **30**, 412 (1970).

MEYER, P.B.: Staubmessungen in der holländischen Eisengießereiindustrie. Staub — Reinhalt. Luft **33**, 76 (1973).

MEYER, W.: Kann durch Kieselgur eine Staublungenerkrankung verursacht werden? Farben-Ztg. **45**, 309 (1940).

MEYERS, CH.E.: Anthracosilicosis and bronchogenic carcinoma. Dis. Chest **2**, 800 (1957).

MIALL, W.E.: Rheumatoid arthritis in males. An epidemiological study of a Welsh mining community. Ann. rheum. Dis. **14**, 150 (1955).

MICHEL, R.D., MORRIS, J.F.: Acute silicosis. Arch. int. Méd. **113**, 850 (1964).

MICHELS, K.H., WEISS, F.: Beitrag zur Differentialdiagnose der kleinfleckigen, diffusen Lungenverschattungen. Dtsch. Gesundh.-Wes. **21**, 1692 (1966).

MIDDLETON, E.L.: Industrial pulmonary disease due to the inhalation of dust with special reference to silicosis. Lancet **231**, 59 (1936).

MIEHLKE, K., DICKMANS, H., FRITZE, E.: Serologische Beziehungen zwischen chronischer Polyarthritis und Silikose. Z. Rheumaforsch. **19**, 176 (1960).

MILLER, A.A., RAMSDEN, F.: Carbon pneumoconiosis. Brit. J. industr. Med. **18**, 103 (1961).

MILLER, J.W., SAYERS, R.R.: The physiological response of peritoneal tissue to dusts introduced as foreign bodies. Publ. Hlth. Rep. (Wash.) **49**, 80 (1934).

MINETTE, A.: Vergelijking van bronchodilatatorische preparaten bij de mijnwerkers. Studie van verschillende dosis-aerosol-apparaten in gebruik in de landen van de E.G.K.S. Rev. Inst. Hyg. Mines **20**, 170 (1965).

Minette, A.: Rôle de l'empoussiérage professionnel dans la production des bronchites chroniques des mineurs de charbon. In: Inhaled particles III (W.H. Walton, Ed.), vol. 2, p. 873. Old Woking/Surrey: Gresham Press 1971.

Minette, A., Bruninx, M., Lavenne, F.: Considérations sur les indications des tests à l'acétylcholine dans la pneumoconiose des ouvriers mineurs. Rev. Inst. Hyg. Mines 18, 130 (1963).

Minette, A., Bruninx, M.: Étude de l'action bronchodilatatrice d'un dérivé hydroxyphényl de l'orciprénaline (Th 1165). Rev. Inst. Hyg. Mines 22, 63 (1967).

Minette, A., Lavenne, F.: Relationship between chronic bronchitis and pneumoconiosis in coalminers. Proceedings of the International Conference on pneumoconiosis, p. 386. London: Oxford Univ. Press 1970.

Minette, A., Patigny, J.: Comparaison de divers bronchodilatateurs. Intérêt de l'orciprénaline en aérosol et en flaçon doseur. Rev. Inst. Hyg. Mines 19, 67 (1964).

Mitchell, J., Manning, G.B., Molyneux, M., Lane, R.E.: Pulmonary fibrosis in workers exposed to fine y powdered aluminium. Brit. J. industr. Med. 18, 10 (1961).

Mittmann, O.: Statistisches zur Frage Silikose und Lungenkrebs. Verh. dtsch. Ges. Path. 43, 320 (1959).

Mohnke, W.: Zum Problem des akuten Verlaufs der Silikose. Z. inn. Med. 7, 835 (1952).

Mokronosova, K.A., Katsnelson, B.A., Zislin, D.M.: Mortalität und Todesursache bei silikotischen Arbeitern in Kupferbergwerken. Gig. Tr. prof. Zabol. 5, 16 (1972).

Molina, Cl.: Diagnostic différential des granulomes pulmonaires. Praxis 61, 659 (1972).

Moormann, L.J.: Bilateral spontaneous pneumothorax in silicosis. Amer. Rev. Tuberc. 42, 412 (1940).

Morawetz, F.: Die Lungenmanifestationen des Rheumatismus, der Sklerodermie und der Dermatomyositis. Pneumonologie 145, 244 (1971).

Morawetz, F., Schnetz, E.: Zur Problematik des Caplan-Syndroms. Wien. med. Wschr. 120, 103 (1970).

Moreau, J.D., Belayew, D.: Symptômes subjectifs et fonction pulmonaire de houilleurs en expertise et de volontaires encore au travail. Rev. Inst. Hyg. Mines 18, 187 (1963).

Moresch, N., Farina, G., Chappino, G.: La silicosi polmonare calcificata. Med. d. Lavoro 59, 111 (1968).

Morgan, W.K.C.: Coal worker's pneumoconiosis. Amer. industr. Hyg. Ass. J. 32, 29 (1971).

Morgan, W.K.C.: Syndrome de Caplan — Entité clinique intéressante. Ann. intern. Med. 55, 667 (1961).

Morgan, W.K.C.: Rheumatoid pneumoconiosis in association with asbestosis. Thorax 19, 433 (1964).

Morgan, W.K.C., Burgess, D.B., Lapp, N.L., Seaton, A.: Hyperinflation of the lungs in coal miners. Thorax 26, 585 (1971).

Morgan, Rh., Donner, M.W., Gayler, B.W., Margules, S.I., Rao, P.S., Wheeler, P.S.: Decision processes and observer error in the diagnosis of pneumoconiosis by chest roentgenography. Amer. J. Roentgenol. 117, 757 (1973).

Morgan, W.K.C., Lapp, L., Seaton, A.: Respiratory impairment in simple coal workers' pneumoconiosis. J. occup. Med. 14, 839 (1972).

Morgan, W.K.C., Reger, R., Burgess, D.B., Shoub, E.: A comparison of the prevalence of coal workers' pneumoconiosis and respiratory impairment in Pennsylvania bituminous and anthracite miners. Ann. N.Y. Acad. Sci. 200, 252 (1972).

Morgan, W.K.C., Seaton, A., Burgess, D.B., Lapp, N.L., Reger, R.: Lung volumes in working coal miners. Ann. N.Y. Acad. Sci. 200, 478 (1972).

Morgano, G., Mazzone, S.: Contributo casistico alla conoscenza della sindrome di caplan. Minerva med. 62, 3029 (1971).

Moser, J.: Les manifestations pleuro-pulmonaires de la polyarthrite rhumatouide. Praxis 61, 65 (1972).

Mosinger, M.: Sur la pathologie et la pathogénie de la silicose, mésenchymatose sclérosante. Le role système neuroergonal. Influence de certains facteurs agressifs. Arch. Mal. prof. 18, 361 (1957).

Mosinger, M.: Une conception pathogénique de la silicose. Arch. Mal. prof. 19, 356 (1958).

Mosinger, M., Molitor, L., Elfeki, M., Cartouzou, G., Fiorentini, H., Jouglard-Duplay, J., Pic-Versino, A., Gras, A., Luccioni, R., Jans, R., Dantin, B., Putz, C., Heyart, J.: Sur la maladie silicotique, mésenchymatose sclérosante et hyalinisante. Arch. Mal. prof. 30, 653 (1969).

Motley, H.L.: Pulmonary function studies in bituminous coal miners. W. Virginia Med. J. 46, 8 (1950).

Motley, H.L.: Pulmonary function impairment in pneumoconioses. J. Amer. med. Ass. 172, 1591 (1960).

Motley, H.L.: Comparative pulmonary function studies. Arch. environm. Hlth. 8, 850 (1964).

Motley, H.L., Lang, L.P., Gordon, B.: Studies on the respiratory gas exchange in one hundred anthracite coal miners with pulmonary complaints. Amer. Rev. Tuberc. 61, 201 (1950).

Müller, H.: Zystenbildungen in Graphit-Staublungen. Fortschr. Röntgenstr. 79, 205 (1953).

Müller, H.: Staublungenerkrankungen. In: Lungenkrankheiten im Röntgenbild. Leipzig: Hirsch 1957.

Müller, H.: Prinzipien zur Klassifikation von Staublungen. Radiol. diagn. (Berl.) 11, 349 (1970).

Müller, H.E., Müller-von Voigt, I.: Das quantitativ-immunologische Serumproteinspektrum bei Lungenkrankheiten. Dtsch. med. Wschr. 93, 120 (1968).

Müller, K.M.: Röntgenographische und morphologische Strukturanalysen zur Differentialdiagnose von chronischer Bronchitis und geringgradiger Silikose. Beitr. Silikose-Forsch. 1, 15 (1973).

Müller, M., Ulmer, W.T.: Die Langzeitbehandlung der chronischen Bronchitis und der chronischen Emphysembronchitis mit einem Sulfonamid mit langer Halbwertzeit. Arzneimittel-Forsch. 17, 872 (1967).

Müller, R.W.: Histoplasmose oder Tuberkulose. Praxis Pneumol. 22, 776 (1968).

Munari, M.: Pneumoconiosi da diatomee in operai addetti alla preparazione del carbone attivo. Folia med. (Napoli) 44, 1141 (1961).

Munder, P.G., Ferber, E., Moddell, M., Fischer, H.: Störung des Phospholipoidstoffwechsels von Makrophagen nach Phagozytose von silikogenen Partikeln. In: Fortschritte der Staublungenforschung (H. Reploh, H.J. Einbrodt, Hrsg.), Bd. 2, S. 129. Dinslaken: Niederrhein. Druckerei 1967.

Muysers, K.: Der Einfluß der Expositionszeit auf die Lungenfunktion. Beitr. Silikose-Forsch., Sbd. 6, 407 (1965).

Muysers, K., Siehoff, F., Worth, G., Gasthaus, L.: Neuere Ergebnisse atemphysiologischer Untersuchungen von Kohlenbergarbeitern unter Berücksichtigung von Silikose, Bronchitis und Emphysem. I. Mitt.: Das Verhalten der Gase im arteriellen Blut. Arch. Gewerbepath. Gewerbehyg. **18**, 358 (1961).

MUYSERS, K., SIEHOFF, F., WORTH, G., GASTHAUS, L.: Neuere Ergebnisse atemphysiologischer Untersuchungen von Kohlenbergarbeitern unter Berücksichtigung von Silikose, Bronchitis und Emphysem. V. Mitt.: Endexspiratorisch-arterielle Sauerstoff- und Kohlensäuredruckdifferenzen in Ruhe und bei Körperbelastung. Arch. Gewerbepath. Gewerbehyg. **19**, 589 (1962).

MUYSERS, K., SIEHOFF, F., WORTH, G., GASTHAUS, L., SMIDT, U.: Neuere Ergebnisse atemphysiologischer Untersuchungen von Kohlenbergarbeitern unter Berücksichtigung von Silikose, Bronchitis und Emphysem. IX. Mitt.: Compliance und Atemarbeit gegen visköse Widerstände. Arch. Gewerbepath. Gewerbehyg. **22**, 215 (1966).

NADUDVARY, GH., COZA, A., BÖHM, B., NAGY, L.: Modificari biochimice la muncitorii mineri expusi pulberilor silicogene. Igiena (Buc.) **15**, 479 (1966).

NAESLUND, C.: The prevention of silicosis: Experimental investigations on the action of certain nonsiliceous dusts and silica in the origin and development of silicosis. J. industr. Hyg. **22**, 1 (1940).

NAEYE, R.L.: Types of fibrosis in coal workers' pneumoconiosis. Ann. N.Y. Acad. Sci. **200**, 381 (1972).

NAEYE, R.L., LAQUEUR, W.A.: Chronic cor pulmonale. Its pathogenesis in Appalachian bituminous coal workers. Arch. path. **90**, 487 (1970).

NAEYE, R.L., DELLINGER, W.S.: Coal workers' pneumoconiosis. Correlation of roentgenographic and postmortem findings. J. Amer. med. Ass. **220**, 223 (1972).

NAEYE, R.L., MAHON, J.K., DELLINGER, W.K.: Effects of smoking on lung structure of Appalachian coal workers. Arch. environm. Hlth. **22**, 190 (1971).

NAGELSCHMIDT, G.: Untersuchung von Lungenstäuben in Beziehung zur Fibrose. 3. Internat. Staublungentagung, Münster 1957. In: Die Staublungenerkrankungen, Bd. 3, S. 329. Darmstadt: Steinkopff 1958.

NAGELSCHMIDT, G.: Relation between lung pathology and lung dust analysis, p. 143. Proc. Pneumocon. Conf. Johannesburg 1959a.

NAGELSCHMIDT, G.: The part played by free silica in the pathogenesis of coal workers' Pneumoconiosis, S. 290. Proc. Pneumocon. Conf. Johannesburg 1959b.

NAGELSCHMIDT, G.: The relation between lung dust and lung pathology in pneumoconiosis. Brit. J. industr. Med. **17**, 247 (1960).

NAGELSCHMIDT, G.: Beziehungen zwischen Lungenstaub und Lungenpathologie bei Staublungenerkrankungen. Zbl. Arbeitsmed. **12**, 235 (1962).

NAGELSCHMIDT, G.: Zur Korngrößenverteilung von Lungenstäuben. Beitr. Silikose-Forsch., Sbd. **6**, 497 (1965).

NAGER, F., ZENGER, F., RÜTTNER, J.R.: Bronchitis, Bronchiolitis und Silikose. Schweiz. med. Wschr. **29**, 1357 (1960).

NAGER, F., RÜTTNER, J.R.: Die anatomisch-pathologischen Grundlagen des Cor pulmonale bei Pneumokoniose. Arch. Gewerbepath. Gewerbehyg. **19**, 215 (1962).

NAGER, F., BÜHLMANN, A.: Therapie und Prognose des chronischen Cor pulmonale. Schweiz. med. Wschr. **100**, 135 (1970).

National Coal Board: Report and Accounts 1971—1972, Bd. I: Report London, Her Majesty's Stationery Office 57p.net.

NEYMANN, N.: Aerosol-Inhalation nach BARTHEL-KÜSTER. Z. Aerosol-Forsch. **1**, 74 (1952).

NAVRATIL, M.: Distribution dans les poumons, chez les silicotiques, de l'air inhalé. Prac. Lék. **14**, 67 (1961).

NAVRATIL, M.: Ventilation et distribution pulmonaires dans la silicose. Prac. Lék. **16**, 435 (1964).

NAVRATIL, M., WIDIMSKY, J., KASALICKY, J.: Relationship of pulmonary haemodynamics and ventilation and distribution of silicosis. Bull. Physiopath. Resp. **7**, 561 (1967).

NEALON, TH.F.: Carcinoma and anthracosilicosis. Arch. environm. Hlth. **8**, 882 (1964).

NEEF, W.: Röntgentopographische Segmentbeziehungen silikotischer Ballungsherde. Tuberk.-Arzt **15**, 614 (1961).

NEWELL, R.R., GARNEAU, R.: The threshold visibility of pulmonary shadows. Radiology **56**, 409 (1951).

NICOD, J.L.: La silicose des mineurs valaisans. Mém. Soc. vaudoise sc. nat. **10**, 41 (1950).

NICOD, J.L.: L'emphysème pulmonaire dans la silicose par sténose mécanique des bronches. Presse méd. **60**, 1682 (1952).

NICOD, J.L.: La silicose des perceurs de tunnels en Suisse. Acta Soc. Helv. Sci. **46**, 35 (1954).

NICOD, J.L.: Pseudo-tumeurs silicotiques et tuberculose. Rev. Lyon Méd. **10**, 1169 (1961).

NICOD, J.L.: Silikose des Phrenikusnerven. Arch. Gewerbepath. Gewerbehyg. **20**, 371 (1963a).

NICOD, J.L.: Silikose des Epicards. Arch. Gewerbepath. Gewerbehyg. **20**, 229 (1963b).

NICOD, J.L.: Lungenveränderungen vom silikotischen Typ ohne Silikose. Arch. Gewerbepath. Gewerbehyg. **21**, 11 (1964).

NICOD, J.L.: Silikose und Krebs-Erfahrungen aus der Praxis. Schweiz. med. Wschr. **97**, 365 (1967).

NICOD, J.L., GARDIOL, D.: La silicose dans la moelle osseuse. Arch. Gewerbepath. Gewerbehyg. **18**, 79 (1960).

NICOL, K.: Die Staublunge der Flußspatarbeiter. Zugleich ein Beitrag zu der Frage Staublunge und Staublungentuberkulose. Veröff. Gewerbe-Konstit. path. **34**, 64 (1933).

NICOL, K.: Die Staublungenerkrankungen. Ergebn. inn. Med. **49**, 761 (1935).

NIEBROJ, T., PAWLIKOWSKI, T., JAJUSZ, K.: Einfluß der Hyaluronidase auf die durch Silikose bedingten Veränderungen bei der Ratte. Naturwissenschaften **45**, 446 (1958).

NIEDOBITEK, F.: Zur Morphologie und Pathogenese des Caplansyndroms. Z. Rheumaforsch. **28**, 175 (1966).

NIEHAUS, A.: Das chronische Cor pulmonale des Silikosekranken. In: Bericht des Silikose-Forschungsinstituts der Bergbau-Berufsgenossenschaft Bochum, S. 62, 1970.

NORDMANN, M.: Die Staublunge der Kieselgurarbeiter. Virchows Arch. path. Anat. **311**, 116 (1943).

NORDMANN, M., SONNENBERG, H.: Asbest-Zementstaub-Lunge (Pneumokoniose bei Mischstaub oder gemischtem Staub?). Arch. Gewerbepath. Gewerbehyg. **18**, 205 (1960).

NORVIIT, L.: Individuelle Disposition für Silikose. Lymphogene Lungenreinigung und Tuberkulose. Arch. Gewerbepath. Gewerbehyg. **17**, 463 (1959).

Norviit, L.: Silikos. Biologiska faktorer bakom uppkomsten av silikos, medicinska förebyggande atgärder och forskningsuppgifter. Svenska Läk.-Tidn. **57**, 2161 (1960).

Norviit, L.: Die Bedeutung von Primärtuberkulose und anderen Lungeninfektionen für die Entstehung der Silikose. Arch. Gewerbepath. Gewerbehyg. **20**, 587 (1964).

Norviit, L., di Biasi, W.: Bioptische Lymphknotenuntersuchungen nach Daniels bei Silikose. Arch. Gewerbepath. Gewerbehyg. **16**, 503 (1958).

Novak, D.: Perfusionsszintigraphie der Lunge. Indikationsstellung und Aussagewert. Med. Klin. **65**, 978 (1970).

Nunziante Cesaro, A.: Ricerche sulla pneumoconiosi da polvere di pietra pomice: Liparosi. Folia med. (Napoli) **48**, 788 (1965).

Nunziante Cesaro, A., Coglitore, J.: La pneumoconiose de la pierre ponce. Arch. Mal. prof. **32**, 437 (1971).

O'Brien, R.J.: Pleural calcification in coal miners. J. occup. Med. **14**, 922 (1972).

Obrist, E.: Die Giessersilikose in der Schweiz. Z. Unfallmed. **42**, 196 (1949).

Occella, E., Maddalon, G.: Fibrogenic activity of silica and aluminasilica fire bricks. Med. d. Lavoro **51**, 161 (1960).

Öhmann, R.C.: Contribution to the knowledge of the roentgenological appearence of silicosis. Acta radiol. (Stockh.) **9**, 266 (1928).

Oldham, P.D., Rossiter, C.E.: Mortality in coalworkers' pneumoconiosis related to lung function: a prospective study. Brit. J. industr. Med. **22**, 93 (1965).

Olivieri, P.G., Ortore, G., Cielo, R.: Alcuni aspetti clinico-radiologici di stenosi tracheo-bronchiale nella silicosi. Med. d. Lavoro **62**, 323 (1971).

Oosthuizen, S.F.: The problem of the diagnosis of early pneumoconiosis with special reference to the question as to the need for further research in the radiological field. In: Proceedings of the pneumoconiosis conference Johannesburg 1959 (A.J. Orenstein, Ed.), p. 256. London: J.&A. Churchill 1960.

Orenstein, A.: The history and prevention of silicosis, with special reference to the Witwatersrand. Bull. Inst. Mining Metallgurcy **486**, 17 (1947).

Orenstein, A.J.: Silicosis in the gold mines of the Witwatersrand. Occup. Med. **4**, 50 (1947).

Orsós, F.: Stenosis of pulmonary arteries due to scaly incrustation of hilus. Orv. Hetil **83**, 345 (1939).

Ortmeyer, C.E., Baier, E.J., Crawford, G.M.: Life expectancy of Pennsylvania coal miners compensated of disability. Arch. environm. Hlth. **127**, 227 (1973).

Otto, B.S.: Schwere subakute Silikose mit doppelseitigem Spontanpneumothorax bei bullösem kompensatorischem Lungenemphysem. In: Beiträge zur Silikose. Schriftenreihe der Ärztl. Fortbildung (H. Redetzky, H. Thiele, Hrsg.), S. 33. Berlin: VEB Volk und Gesundheit 1961.

Otto, H.: Berufsschäden bei Schornsteinfegern. Arch. Gewerbepath. Gewerbehyg. **10**, 288 (1941).

Otto, H.: Die Beziehungen der Lungenstaubmenge zum anatomischen Schweregrad der Silikose bei Porzellanarbeitern. Berufskrankheiten der keramischen u. Glas-Industrie (Würzburg) **3** (1958).

Otto, H.: Morphologie und pathologisch-anatomische Begutachtung der Silikose. Berufskrankheiten in der keramischen u. Glas-Industrie (Würzburg) Sbd. **13** (1963).

Otto, H.: Der Einfluß von Poly-2-vinyl-pyridin-N-oxid auf die Alveolarmakrophagen der Ratte nach Quarzinhalation (eine elektronenmikroskopische Untersuchung). Dissertation, Düsseldorf 1967.

Otto, H.: Die Atmungsorgane. In: Handbuch der allgemeinen Pathologie, Bd. III/4. Berlin-Heidelberg-New York: Springer 1970.

Otto, H., Breining, H.: Die Silikose in der Porzellanindustrie (Bericht über die Auswertung von 723 Obduktionsfällen der Jahre 1943—1958). Berufskrankheiten der keramischen u. Glas-Industrie (Würzburg) **5** (1959).

Otto, H., Schmidt, H.: Die Beziehungen der deformierenden Hilus-Silikose zum Lungenemphysem. Frankfurt. Z. Path. **70**, 447 (1960).

Otto, H., Breining, H.: Die Veränderungen der Pleura bei Porzellanstaublungen. Beitr. path. Anat. **124**, 361 (1961).

Otto, H., Klett, H.: Die häufigsten tödlichen Komplikationen der schweren Porzellanstaublungenerkrankungen unter besonderer Berücksichtigung der chronischen Bronchitis. Klin. Wschr. **39**, 1174 (1961).

Otto, H., Schachinger, H., Müller, G.: Vergleichende experimentelle Untersuchungen zur röntgenologischen Darstellbarkeitsgrenze silikotischer Knötchen der Lunge. Beitr. Klin. Tuberk. **133**, 336 (1966).

Otto, H., Woitowitz, H.J.: Vergleichende Untersuchungen von Strukturbefund und Röntgendarstellung bei Emphysem und Silikose. In: Fortschritte der Staublungenforschung (H. Reploh, H.J. Einbrodt, Hrsg.), Bd. 2, S. 451. Dinslaken: Niederrhein. Druckerei 1967.

Otto, H., Hinueber, G. von: Zur Häufigkeit des Emphysems, der Tuberkulose und des Bronchuskarzinoms bei Staublungenerkrankungen. Prax. Pneumol. **26**, 145 (1972).

Outhred, K.G.: Pneumoconiosis on Western Australian goldfields. Med. J. Aust. **36**, 355 (1949).

Pagmanta, C.: Über Bluteiweißuntersuchungen bei 94 Fällen von Silikose und Silikotuberkulose. Vjschr. naturforsch. Ges. **95**, 46 (1950).

Pancoast, H.K., Pendergrass, E.P.: A review of our present knowledge of pneumoconiosis, based upon roentgenologie studies, with notes on the pathology of the condition. Amer. J. Roentgenol. **14**, 381 (1925).

Pancoast, H.K., Pendergrass, E.P., Riddell, A.R., Lanza, A.J., McConnell, W.J., Sayers, R.R., Sampson, H.L., Gardner, L.U.: Roentgenological appearances in silicosis and the underlying pathological lesions. Publ. Hlth. Rep. (Wash.) **50**, 989 (1935).

Parrisius, W.: Bronchitis und Silikose. Beitr. Silikose-Forsch. **10**, 31 (1950).

Parrisius, W., im Brahm, K.: Steinstaublunge bei Zwillingspaaren. Staublungenerkrankungen **2**, 309 (1954).

Parmeggiani, L.: Sulla capacità vitale dei silicotici. I. Modificazioni della capacità vitale e di alcuni indici respiratori nella silicosi pulmonare. Med. d. Lavoro **41**, 153 (1950a).

Parmeggiani, L.: Sulla capacità vitale dei silicotici. II. Importanza e metodo di determinazione della capacità vitale teorica nelle perizia della silicosi. Med. d. Lavoro **41**, 160 (1950b).

Parmeggiani, L.: Graphite pneumoconiosis. Brit. J. industr. Med. 7, 42 (1950c).

Pearson, N.G., Ashford, J.R., Morgan, D.C., Pasqual, R.S.H., Rae, S.: Effect of quality of chest radiographs on the categorization of coalworkers' pneumoconiosis. Brit. J. industr. Med. 22, 81 (1965).

Pegni, U., Bassi, G., Camarri, E.: Sui rapporti fra sclerodermia e silicosi polmonare. Osservazione clinica. Lav. umano 18, 269 (1966).

Peller, S.: Lung cancer among mine workers in Joachimsthal. Human Biol. (Baltimore) 11, 130 (1939).

Pemberton, J.: Chronic bronchitis, emphysema, and bronchial spasm in bituminous coal workers. Arch. industr. Hlth. 13, 529 (1956).

Pennarola, R.: L'esame cito-morfologico dell' espettorato nella diagnosi delle broncopatie pneumoconiotiche. Arch. Monaldi 26, 274 (1971).

Pendergrass, E.P., Lainhart, W.S., Bristol, L.J., Felson, B., Jacobson, G.: Roentgenological patterns in lung changes that simultate those found in coal workers' pneumoconiosis. Ann. N.Y. Acad. Sci. 200, 494 (1972).

Pengue, E.: Considerazione sulla voluzione radiologica della silicosi polmonare durante e dopo l'esposizione al rischio. Lav. umano 19, 206 (1967).

Pernis, B.: Immunological reactions and pulmonary dust disease. Ann. occup. Hyg. 9, 49 (1966a).

Pernis, B.: Reazioni immunologiche e malattie polmonari da polveri. Conferenza tenuta in occasione della commemorazione de Earl King. Ann. occup. Hyg. 9, 49 (1966b).

Pernis, B., Vigliani, E.C., Gambini, G.: Rheumatoid factors and pneumoconiosis. Beitr. Silikose-Forsch., Sdb. 5, 471 (1963).

Pernis, B., Chiappino, G., Gilson, J.C., Wagner, J.C., Caplan, A., Vigliani, E.C.: Studies on caplan's nodules by means of immunofluorescence. Beitr. Silikose-Forsch. 6, 339 (1965).

Perry, K.M.A., Sellors, T.: Chest diseases. In: Diseases of Chest, vol. 1, p. 567. London: Butterworths 1963.

Pescetti, G., Sulotto, F., Bevilacqua, R., Poli, G., Pitetto, G.P.: Prime osservazioni sulla distribuzione ematica polmonare nella silicosi studiata con un nuovo tracciante lipidico radiodrato. Med. d. Lavoro 60, 258 (1969).

Peters, W.L., Reger, R.B., Morgan, W.K.C.: The radiographic categorization of coal workers' pneumoconiosis by lay readers. Envir. Res. 6, 60 (1973).

Peterson, F.: Anthracosis pulmonum. Med. Rec. 23, 113 (1887).

Petit, J.M., Lemmens, M., Deroanne, R., Groetenbriel, C.: Compliance et conductance pulmonaires pendant la respiration calme spontanée en cas d'anthracosilicose grave. Acta tuberc. pneumol. belg. 61, 515 (1970).

Petry, H.: Kritische Bewertung der spirometrischen Lungen- und Kreislauffunktionsprüfungen. Med. wiss. Beitr. Ruhrknappschaft Bochum 2, 19 (1953).

Petry, H.: Silikose und Polyarthritis. Arch. Gewerbepath. Gewerbehyg. 13, 221 (1954).

Pettinati, L., Parigi, A., Coscia, G.C.: Il problema della pneumoconiosi da mole abrasive. Med. soc. (Torino) 53, 1272 (1962).

Pettinati, L., Parigi, A., Coscia, G.C.: Su alcuni aspetti della funzionalità respiratoria nella pneumoconiosi da mole abrasive. Rass. Med. Industr. 17, 61 (1963).

Peukert, W.: Beitrag zum Caplan Syndrom. Dtsch. Gesundh.-Wes. 22, 1803 (1967).

Peytrignet, A., Bohn, W., Sprenger, F.: 200 Mediastinoskopien. Indikationen und Ergebnisse, unter besonderer Berücksichtigung interstitieller Lungenkrankheiten. Schweiz. med. Wschr. 100. 1837 (1970).

Pezzagno, G., Capodaglio, E., Orlandini, A.: La capacità di diffusione polmonare per il monossido di carbonico studiata con un methode di rirespiratzione. 3. Risultati in pazienti con silicosi e fibrosi polmonare di altra eziologia. G. Clin. med. 47, 762 (1961).

Pietruck, S.: Silikose und Myzetom. Zbl. Arbeitmed. 22, 281 (1972).

Pirchan, A., Sikl, H.: Cancer of the lung in the miners of Joachimsthal. Amer. J. Cancer 16, 681 (1932).

Piroth, M.: Silikose und Bronchialkrebs. Wissenschaftl. Tagung der Arbeitsgemeinschaft des Saarlandes für Silikoseforschung und Silikoseverhütung 1961.

Pivoteau, C., Dechoux, J.: Le retentissement fonctionnel des pneumoconioses à opacités des mineurs de charbon sans troubles ventilatoires. Respiration 29, 161 (1972).

Podlesch, I., Hinseler, K., Hertle, F., Ulmer, W.T.: Kardiopulmonale Korrelationen bei Silikose. Klin. Wschr. 44, 677 (1966).

Podlesch, I., Stevanovic, M., Ulmer, W.T.: Die Diffusionskapazität der Lunge bei Silikose. Med. Thorac. 23, 283 (1966).

Podlesch, I., Ulmer, W.T.: Die Wirkung der intravenösen Euphyllin®-Injektion auf Strömungswiderstand, Strömungsgeschwindigkeit, intraalveoläre Druckdifferenz, funktionelles Residualvolumen und arterielle Blutgase bei chronisch obstruktiven Atemwegserkrankungen. Beitr. Klin. Tuberk. 133, 49 (1966).

Policard, A.: Position actuelle du problème de l'épuration pulmonaire. C.R. Journ. franc. pathologie minière, Okt. 1960, p. 94. Paris: Charbonnages de France 1961.

Policard, A., Charbonnier, J., Collet, A., Martin, J.C., Daniel-Moussard, H.: Considérations physiopathologiques sur les empoussiérages mixtes. Arch. Mal. prof. 25, 294 (1964).

Policard, A., Collet, A.: Recherches expérimentales sur la nocivité des poussières de spath fluor (fluorine). Arch. Mal. prof. 14, 117 (1953).

Policard, A., Magnin, A., Martin, E.: Recherches sur la silicose pulmonaire; étude microscopique et chemique de l'expectoration chez les sujets soupconnées de silicose pulmonaire. Presse méd. 875 (1930).

Policard, A., Tuchmann-Duplessis, H.: Influence de l'hormone corticotrope hypophysaire (ACTH) sur la dissémination dans l'organisme des particules introduites dans le peritoine. C. R. Acad. Sci. (Paris) 232, 1888 (1951).

Pontiggia, P., di Stefano, A.: Silicosi linfonodale isolata e sua evoluzione. Ann. med. Sondalo 13, 135 (1965).

Popovic, D.: Prilog poznavaniu pneumokonioze radnika u industriji cementa. Arh. Hig. Rada 15, 363 (1964).

Portheine, F.: Ein Beitrag zur silikogenen Wirkung von Giftgasstäuben. In: Die Staublungenerkrankungen, Bd. 2, S. 70. Darmstadt: Steinkopff 1954.

Pratt, J.S. jr., Ter-Pogossian, M., Long, R.T.L.: The detection and growth of intrathoracic neoplasms: the lower limits of radiographic distinction of the antemortem size, the duration and the pattern of growth as determined by direct mensuration of tumo diameters from random thoracic roentgenograms. Arch. Surg. **86**, 283 (1963).

Proctor, D.F., Swift, D.L.: The nose-a defence against the atmospheric environment. In: Inhaled particles III (W.H. Walton, Ed.), vol. 1, p. 59. Old Woking/Surrey: Gresham Press 1971.

Prosperi, G., Barsi, C.: Sulle pneumoconiosi dei lavoratori del cemento. Rass. Med. industr. **26**, 16 (1957); zit. n. Bull. Hyg. (Lond.) **32**, 674 (1957).

Prügger, F.: Persönliche Mitteilung (1974).

Raber, A.: Die Staublungenerkrankungen in Österreich. Beitr. Klin. Tuberk. **138**, 127 (1968).

Radtke, H.: Verkalkende Halslymphknoten. Fortschr. Röntgenstr. **72**, 359 (1949).

Rae, Stewart: The reduction of observer variationin categorising coal workers' pneumoconiosis. Internationale Conference on Pneumoconiosis, Johannesburg 1969, p. 147.

Rae, St.: Pneumoconiosis and coal dust éxposure. Brit. med. Bull. **27**, 53 (1971).

Rae, S., Walker, D.D., Attfield, M.D.: Chronic bronchitis and dust exposure in British coalminers. In: Inhaled particles III (W.H. Walton, Ed.), vol. 2, p. 883. Old Woking/Surrey: Gresham Press 1971.

Ramirez, R.J., Lopez-Majano, V., Schultze, G.: Caplan's syndrome. Amer. J. Med. **37**, 643 (1964).

Ranasinha, K.W., Uragoda, C.G.: Graphite pneumoconiosis. Brit. J. industr. Med. **29**, 178 (1972).

Rasche, B.: Die Lungenreinigung im oberen Respirationstrakt. In: Handbuch der inneren Medizin. Bd. IV/1 (W.T. Ulmer, G. Reichel, Hrsg.), S. 71. Berlin-Heidelberg-New York: Springer 1976.

Rasche, B., May, G., Ulmer, W.T.: Die Phagocytoseaktivität von permanenten Fibroplasten (Monocyten), Rattenalveolarmakrophagen und menschlichen Entzündungsmakrophagen unter der Wirkung von Glucocorticoiden. Z. ges. exp. Med. **144**, 335 (1967).

Rasche, B., Ulmer, W.T.: Reactions of alveolar phagocytes to aerosols during short-term exposure to dust. In: Inhaled particles and vapours II, p. 243. Oxford-New York: Pergamon Press 1966.

Rasche, B., Ulmer, W.T., Leder, L.D.: Zur Wirkung von Aluminiumchlorid-Aerosol auf die Reaktionen der Alveolarmakrophagen nach Quarzbestaubung. Arch. Gewerbepath. Gewerbehyg. **21**, 193 (1965).

Rasche, B., Würfel, P., Ulmer, W.T.: Zur Wirkung des als Aerosol applizierten Poly-2-vinylpyridin-N-oxid (PVNO) auf die celluläre Lungenreinigung. Beitr. Silikose-Forsch. **4**, 22 (1970).

Rasmussen, D.L.: Patterns of physiological impairment in coal workers' pneumoconiosis. Ann. N.Y. Acad. Sci. **200**, 455 (1972).

Rasmussen, D.L., Nelson, C.W.: Respiratory function in southern appalachian coal miners. Amer. Rev. resp. Dis. **103**, 240 (1971).

Ray, S.C., King, E.J., Harrison, C.V.: The action of variable amounts of quartz on the lungs of rats. The extent of pathological change in relation to the amount injected. Brit. J. industr. Med. **8**, 62 (1951a).

Ray, S.C., King, E.J., Harrison, C.V.: The action of small amounts of quartz and larger amounts of coal and graphite on the lungs of rats. Brit. J. industr. Med. **8**, 68 (1951b).

Raymond, V.: La silicose dans les chantiers des tunnels des Alpes. Arch. Mal. prof. **10**, 146 (1949).

Raymond, V., Wolff, Ch.: La silicose à évolution rapide — Conséquences dédico-légales. Arch. Mal. prof. **10**, 362 (1949).

Raymond, V., Sivadon, A., Conil, Ph.: Le poumons des carriers et tailleurs de pierre calcaire. Arch. Mal. prof. **13**, 169 (1952).

Rees, H.A., Thomas, A.J., Rossiter, C.: The recognition of coronary heart disease in the presence of pulmonary disease. Brit. Heart J. **26**, 233 (1964).

Reger, R.B., Morgan, W.K.C.: On the factors influencing consistency in the radiologic diagnosis of pneumoconiosis. Amer. Rev. resp. Dis. **102**, 905 (1970).

Reger, R.B., Butcher, D.F., Morgan, W.K.C.: Assessing change in the pneumoconioses using serial radiographs. Amer. J. Epidemiol. **98**, 243 (1973).

Reginster, A.: Formes nécrotiques de l'anthracosilicose et silicotuberculose. Rev. med. Liège **15**, 727 (1960).

Reichel, G.: Der arterielle Sauerstoffgehalt bei Gesunden und Silikose-Kranken. Beitr. Silikose-Forsch., Sdb. **6**, 565 (1965a).

Reichel, G.: Die berufsbedingten Schädigungen der Lunge. Hippokrates **36**, 866 (1965b).

Reichel, G.: Die Kortikoidtherapie der chronischen Emphysembronchitis. Therapiewoche **51**, 2294 (1968).

Reichel, G.: Ursachen pulmonalen Hochdrucks. Beitr. Klin. Tuberk. **141**, 45 (1969a).

Reichel, G.: Probleme der Therapie mit Adrenalin-Abkömmlingen bei pulmonalen Erkrankungen. Med. Welt **20**, 2507 (1969b).

Reichel, G.: Chronische Bronchitis. Therapiewoche **20**, 610 (1970).

Reichel, G.: Die chronische Bronchitis des Bergmannes. Prax. Pneumol. **26**, 387 (1972a).

Reichel, G.: Pulmonale Hypertonie bei Silikose. Med. Welt **23**, 1025 (1972b).

Reichel, G.: Diagnose und Prognose der Silikose. Lebensversicherungsmedizin **26**, 1 (1974).

Reichel, G., Biebricher, W., Breidenbach, F., Feldmann, A., Reeschuch, K.: Die Lungenfunktion von staubbelasteten Bergarbeitern. In: Fortschritte der Staublungenforschung (H. Reploh, W. Klosterkötter, Hrsg.) S. 301. Dinslaken: Niederrhein. Druckerei 1963.

Reichel, G., Breidenbach, F.: Die Lungenfunktion von staubbelasteten Bergarbeitern ohne röntgenologische Silikose in Ruhe und bei Belastung. Med. Thorac. **19**, 92 (1962).

Reichel, G., Dannenberg, G., Redecker, R.: Elektrokardiographische und lungenfunktionsdiagnostische Vergleichsuntersuchungen zur Frage der Rechtsherzbelastung bei chronischer Emphysembronchitis und Silikose. Z. Kreisl.-Forsch. **57**, 141 (1968).

Reichel, G., Feldmann, A., Reeschuch, K., Ulmer, W.T.: Die Lungenfunktion in Ruhe und bei Belastung vor und nach der Arbeit unter Tage. Med. Thorac. **19**, 13 (1962).

Reichel, G., Marcic, I., Berges, G.: Das Verhalten des Pulmonalisdruckes in Ruhe und während körperlicher Belastung bei Kohlenbergarbeiter-Pneumokoniosen. In: Bericht des Silikose-Forschungsinstituts der Bergbau-Berufsgenossenschaft Bochum 1972, S. 51.

REICHEL, G., ULMER, W.T.: Störungen der Lungenfunktion bei Silikosen verschiedener Schweregrade und deren Abgrenzung von Funktionsstörungen beim obstruktiven Lungenemphysem. Wien Z. inn. Med. **41**, 261 (1960).

REICHEL, G., ULMER, W.T., BUCKUP, H., STEMPEL, G., WERNER, U.: Die chronisch obstruktiven Atemwegserkrankungen des Bergmannes. Dtsch. med. Wschr. **94**, 2375 (1969).

REICHEL, G., ULMER, W.T.: Luftverschmutzung und unspezifische Atemwegserkrankungen. Ergebnisse epidemiologischer Untersuchungen. Berlin-Heidelberg-New York: Springer 1970.

REICHEL, G., ULMER, W.T.: Berufliche Belastung und Häufigkeit unspezifischer Atemwegserkrankungen. 7. Mitteilung. Int. Arch. Arbeitsmed. **27**, 155 (1970).

REICHEL, G., ULMER, W.T.: The interrelationship of coalminers' pneumoconiosis and bronchitis. (An epidemiological study on 946 steel workers and 1319 coalminers.) In: Inhaled particles III (W.H. WALTON, Ed.), vol. 2, p. 897. Surrey: Gresham Press 1971.

REICHEL, G., ULMER, W.T.: Bronchitis, Bronchiektasen, Emphysem. In: Klinik der Gegenwart, Bd. 5, S. 619. München-Berlin-Wien: Urban & Schwarzenberg 1972.

REICHEL, G., ULMER, W.T., HERTLE, F.: Untersuchungen über die Störung der Lungenfunktion bei obstruktivem Lungenemphysem und bei Silikosen verschiedener Schweregrade. Beitr. Silikose-Forsch. **68**, 3 (1960).

REICHEL, G., ROSENKRANZ, K.A.: Prognosis of pulmonary hypertension in silicosis. Bull. Physiopath. Resp. **4**, 197 (1968).

REICHMANN, V.: Über die Entwicklung der Silicosis (Gesteinstaublunge), ihre Beziehung zur Tuberkulose nebst Bemerkungen über ihre Begutachtung an der Hand von 2300 Fällen. Beitr. Klin. Tuberk. **74**, 452 (1930).

REICHMANN, V.: Über die Diagnose und Begutachtung der Silikose. Beih. Mschr. Unfallheilk. **10**, 1 (1931).

REICHMANN, V.: Schwere Silikose (klinischer Teil). In: Handbuch der gesamten Unfallheilkunde (F. KÖNIG, G. MAGNUS, Hrsg.), Bd. 2, S. 185. 1933.

REICHMANN, V.: Die schwere Staublungenerkrankung und ihre Begutachtung. Med. Welt **11**, 1518 (1937).

REICHMANN, V.: Klinik und Röntgenologie der Lungenfibrosen. Verh. dtsch. Ges. Path. **33**, 346 (1949).

REICHMANN, V., SCHÜRMANN, W.: Der Verlauf der Silikose bei den Gesteinshauern des Ruhrgebietes nebst Mitteilung über die bisherigen Beobachtungen an Gesteinshauern mit Arbeitswechsel hinsichtlich der Weiterentwicklung der Silikose. Zbl. Gewerbehyg. **22**, 121 (1935).

REID, D.D.: Air pollution as a cause of chronic bronchitis. Proc. roy. Soc. Med. **57**, 965 (1964).

REID, D.D., ANDERSEN, D.O., FERRIS, B.C., FLETCHER, C.M.: Eine anglo-amerikanische Vergleichsuntersuchung über das gehäufte Vorkommen von Bronchitis. Brit. med. J. **1964 II**, 1487.

REIF, E., LANDWEHR, M., BRUCKMANN, E.: Die Beeinflussung des Quarzstaubgranuloms durch Eisenerzstäube. In: Fortschritte der Staublungenforschung (H. REPLOH, W. KLOSTERKÖTTER, Hrsg.), S. 427. Dinslaken: Niederrhein. Druckerei 1963.

REIF, E., ULMER, W.T.: Versuche zur Frage, ob sich durch das Inhalieren von Hyluronidas während einer Bestaubung die Entwicklung bei der Ratte beeinflussen läßt. Arch. Gewerbepath. Gewerbehyg. **19**, 450 (1962).

REIF, E., WELLER, W., ULMER, W.T.: Der Einfluß des Aluminiumpulvers der McIntyre-Gesellschaft auf die Entwicklung des Quarzknötchens der Ratte. Arch. Gewerbepath. Gewerbehyg. **21**, 211 (1965).

REINL, W.: Über doppelseitige Pleuraverkalkungen im Röntgenbild bei Silikose der Quarzsandsteinschleifer (Körperhaltung als ein begünstigender Faktor?). Arch. Gewerbepath. Gewerbehyg. **21**, 419 (1965).

REISNER, M.: Ergebnisse der Statistik der Staub- und Silikosebekämpfung. Untersuchungen auf dem Gebiet der Staub- und Silikosebekämpfung im Steinkohlenbergbau, Bd. 5, S. 53. Detmold: Bösmann 1965.

REISNER, M.: Untersuchungen über die Beziehungen zwischen der Staubexposition und der Pneumokonioseentwicklung im Ruhrkohlenbergbau mit einem Vorschlag für die Arbeitseinsatzlenkung. Beitr. Silikose-Forsch. **95**, 5 (1968).

REISNER, M.T.: Cumulative dust exposures and pneumoconiosis responses in German coal mines. Internat. Conference on Pneumoconiosis Johannesburg 1969, Cape & Transvaal Printers LTD.

REISNER, M.T.R.: Results of epidemiological studies of pneumoconiosis in West German of coal mines. In: Inhaled particles III (W.H. WALTON, Ed.), vol. 2, p. 92. Old Woking/Surrey: Gresham Press 1971a.

REISNER, M.T.R.: Die Verbreitung der Pneumokoniose im Vergleich zu den Staubverhältnissen in verschiedenen Flözhorizonten des Ruhrgebietes. Ergebnisse von Untersuchungen auf dem Gebiet der Staub- und Silikosebekämpfung im Steinkohlenbergbau, Bd. 8, S. 215. Essen: Verl. Glückauf 1971b.

RENARD, J., CHRÉTIENM, J., CHEMINAT, J.C., BERTRAND, Y.: La biopsie pré-scalénique dans la silicose. Poumon **1**, 73 (1962).

RESINK, J.E.J.: Is a roentgenogram of fine structures a summation image or a real picture? Acta radiol. (Stockh.), **32**, 391 (1949).

RESNICK, H., LAPP, N.L., MORGAN, W.K.C.: Urinary hydroxyproline excretion in coalworkers' pneumoconiosis. Brit. J. industr. Med. **26**, 135 (1969).

RESNICK, H., MORGAN, W.K.C.: Hydroxyproline excretion in complicated pneumoconiosis. Amer. Rev. resp. Dis. **102**, 849 (1971).

RICKARDS, A.G., BARRETT, G.M.: Rheumatoid lung changes associated with asbestosis. Thorax **13**, 185 (1958).

RITTERHOFF, R.J.: Acute silicosis occuring in employees of abrasive soap powder industries. Amer. Rev. Tuberc. **43**, 117 (1941).

RITZERFELD, W.: Chronische Bronchitis. Antibakterielle Therapie aus bakteriologischer Sicht. In: Chronische Bronchitis, S. 321. Stuttgart-New York: Schattauer 1968.

RIVERS, D., WISE, M.E., KING, E.J., NAGELSCHMIDT, G.: Dust content, radiology, and pathology in simple pneumoconiosis of coalworkers. Part I: General observations. Brit. J. industr. Med. **17**, 87 (1960).

RIVERS, D., MORRIS, T.G., WISE, M.E., COOKE, T.H., ROBERTS, W.H.: The fibrogenicity of some respirable dusts measured in mice. Brit. J. industr. Med. **20**, 13 (1963).

RIZZO, A.: Sulla pneumoconiosi da pomice. Med. d. Lavoro **59**, 641 (1968).

RIZZO, A., LO COCO, A., AGATI, G.: Rilievi di funzionalita' respiratoria in soggetti professionalmente esposti alla polvere di pomice. Folia med. (Napoli) **50**, 269 (1967).

ROBOCK, K., KLOSTERKÖTTER, W.: Der Einfluß der Kornverteilung und der spezifischen Oberfläche auf die zytopathogene Wirkung von Quarz. In: Untersuchungen auf dem Gebiet der Staub- und Silikosebekämpfung im Steinkohlenbergbau, Bd. 6, S. 59. Detmold: Bösmann 1967.

ROCHE, H. DE LA, LEYMARIE, P., GAUTHIER, G.: La silice dans les schistes ardennais. Risque silicogène. Arch. Mal. prof. **25**, 621 (1964).

ROCHE, L., MINETTE, A., BARON, J.: Trauvaux récents sur la silicose pulmonaire. Arch. Mal. prof. **16**, 348 (1955).

ROCHE, L., REYNAUD, C., MAURIN, A., VITANI, C.: Contribution á l'étude du pronostic de la silicose pulmonaire. Arch. Mal. prof. Méd. **22**, 301 (1961).

RODENBURG, J.: Gevolgen van inademing van steenstof en kolenstof. Dissertation. Utrecht: Roermond, Van der Marck 1966.

ROHNER, R.C.: Zur Behandlung des Spontan- und Spannungspneumothorax mittels Plastikvenenkatheters und Saugdrainage. Schweiz. med. Wschr. **98**, 54 (1968).

RÖHRL, W.: Bericht über eine Reihenuntersuchung von Granitarbeitern. Staub — Reinhalt. Luft **18**, 513 (1942a).

RÖHRL, W.: Besonderheiten der Röntgenbilder und Verlauf der Silikose der Elbsandsteinarbeiter. Arch. Gewerbepath. Gewerbehyg. **11**, 381 (1942b).

ROELSEN, E.: The lung function in silicotics. Acta med. scand. **123**, 236 (1941).

ROELSEN, E., BAY, N.: Investigations of the lung function in silicotics. I. The capacity of the lungs and the conditions of the alveolar ventilation. Acta med. scand. **103**, 55 (1940).

RÖSSING, P.: Über akute Silikosen, zugleich ein Beitrag zur Frage der silikogenen Wirkung von Staubgemischen. Dtsch. Gesundh. Wes. **2**, 317 (1947).

ROESKE, G.: Die pulmonale Funktion von gesunden Bergarbeitern im Vergleich zur Normalbevölkerung. Dissertation, Münster 1966.

ROESLER, H.: Clinical roentgenology of the cardiovasculary system. Springfield/Ill.: Thomas 1943.

ROGAN, J.: Coalworkers' pneumoconiosis: A Review. J. occup. Med. **12**, 321 (1970).

ROGAN, J., ASHFORD, J.R., CHAPMAN, P.J., DUFFIELD, D.P., FAY, J.W.J., RAE, S.: Pneumoconiosis and respiratory symptoms in miners at eight collieries. Brit. med. J. I, 1337 (1961).

ROGAN, J.M., ATTFIELD, M.D., RAE, S., WALKER, D., WALTON, W.: Role of dust in the working environment in development of chronic bronchitis in British coal miners. Brit. J. industr. Med. **30**, 217 (1973).

ROGAN, J.M., RAE, S., WALTON, W.H.: The national coal board's pneumoconiosis field research — a interim review. In: Inhaled particles and vapours II, p. 493. Oxford-New York: Pergamon Press 1967.

ROSENKRANZ, K.A.: Über Veränderungen des Lungenkreislaufs durch Pneumokoniosen. Hefte zur Unfallheilkunde **87**, 63 (1965).

ROSENKRANZ, K.A.: Zur Frage der arteriellen Hypoxämie bei chronischen Lungenkrankheiten und ihrer Beziehung zum Herzinfarkt. Arbeitsgemeinsch. Rhein.-Westf. Pathologen (Bochum) **27**, 4 (1969).

ROSENKRANZ, K.A., BAUMANN, H.: Klinische Untersuchungen zur Frage von Beziehungen zwischen chronischen Lungenkrankheiten und Koronarinfarkt. Arch. Kreisl.-Forsch. **63**, 200 (1970).

ROSENKRANZ, K.A., DREWS, A., HOLLING, J., BUSCHMANN, G.: Zur Hämodynamik des kleinen Kreislaufs bei leicht- und mittelgradiger Silikose. Beitr. Silikose-Forsch., Sdb. **6**, 557 (1965).

ROSENKRANZ, K.A., LANGE, H.J.: Retrospektive statistische Erhebungen zur Frage eines Zusammenhangs zwischen Herzinfarkt und Pneumokoniose. Verh. dtsch. Ges. inn. Med. **75**, 200 (1969a).

ROSENKRANZ, K.A., LANGE, H.J.: Syntropie von Silikose und Herzinfarkt. Med. Klin. **64**, 1383 (1969b).

ROSENKRANZ, K.A., LANGE, H.J.: Zur Anlage einer retrospektiven Längsschnittanalyse der Sektionsprotokolle von Bergleuten zur Frage des Zusammenhangs von Silikose und Myokardinfarkt. In: Dokumentation des Krankheitsverlaufs (E. FRITZE, G. WAGNER, Hrsg.). Stuttgart-New York: Schattauer 1969c.

ROSSIER, P.H.: A propos de la physio-pathologie de la silicose. Helv. med. Acta **12**, 629 (1945).

ROSSIER, P.H., BUCHER, H.: Patho-Physiologie der Silikose. Z. Unfallmed. Berufskr. **40**, 159 (1947a).

ROSSIER, P.H., BUCHER, H.: Klinik und Physiologie der Silikose. Vjschr. Naturforsch. Ges. (Zürich) **92**, 65 (1947b).

ROSSIER, P.H., BUCHER, H., WIESINGER, K.: Studien über die Patho-Physiologie der Atmung bei der Silikose. Vjschr. Naturforsch. Ges. (Zürich) **92**, 83 (1947).

ROSSIER, P.H., BÜHLMANN, A.: Studien über die Pathophysiologie der Atmung bei der Silikose. Die Lungenfunktion im Arbeitsversuch. Vjschr. Naturforsch. Ges. (Zürich) **95**, 51 (1950).

ROSSIER, P.H., BÜHLMANN, A., LUCHSINGER, P.: Cor pulmonale und Silikose. Arch. Gewerbepath. Gewerbehyg. **13**, 486 (1955).

ROSSIER, P.H., BÜHLMANN, A., WIESINGER, K.: Physiologie und Pathophysiologie der Atmung. In: Handbuch der inneren Medizin, Bd. 8, S. 395. Berlin-Göttingen-Heidelberg: Springer 1958.

ROSSIER, P.H., BÜHLMANN, A.: Cor pulmonale. Respiratorischer Teil. Verh. dtsch. Ges. inn. Med. **72**, 491 (1967).

ROSSITER, C.E.: Relation between content and composition of coal-workers lungs and radiological appearances. Brit. J. industr. Med. **29**, 31 (1972a).

ROSSITER, C.E.: Relation of lung dust content to radiological changes in coal workers. Ann. N.Y. Acad. Sci. **200**, 465 (1972b).

ROSSITER, C.E.: Initial repeatability trials of the UICC/ Cincinnati classification of the radiographic appearances of pneumoconioses. Brit. J. industr. Med. **29**, 407 (1972c).

ROSSITER, C.E., RIVERS, D., BERGMANN, I., CASSWELL, C., NAGELSCHMIDT, G.: Dust content, radiology and pathology in simple pneumoconiosis of coalworkers (further report). In: Inhaled particles and vapours II, p. 419. Oxford-New York: Pergamon Press 1967.

ROSMANITH, H.: Über den Verlauf der Anthrako-Silikose und das Auftreten des Bronchialkarzinoms bei Steinkohlenbergleuten. Arbeitsmed. Sozialmed. Arbeitshyg. **5**, 260 (1970).

ROSMANITH, J.: Zur Frage der Entwicklung der Polyarthritis bei Rundherdpneumokoniose der Steinkohlenbergarbeiter. Arbeitsmed. Sozialmed. Arbeitshyg. **6**, 296 (1971).

Rosmanith, J., Brückner, L.: Syndrome de Caplan chez les mineurs du Bassin d' Ostrava-Karvina. Prac. Lék. **14**, 70 (1961).

Rosmanith, J., Losert, C.: La relation entre le lieu du travail, son genre et le développment de la pneumoconiose chez les mineurs de charbon (tscheque). Prac. Lék. **19**, 159 (1967).

Rosmanith, J., Kandus, J., Holusa, R.: Silikose im Vanadiumbetrieb. Zbl. Arbeitsmed. **20**, 6, 182 (1970).

Rosmanith, J., Breining, H.: Zur Entstehung einer Lungenfibrose im Tierversuch nach wiederholter intratrachealer Kohlenstaubapplikation in Abhängigkeit von der Gesamtstaubaufnahme. Beitr. Silikose-Forsch. **27**, 3 (1975).

Rostoski, O., Saupe, E.: Gewerbehygienische und klinisch-röntgenologische Untersuchungen an den Erzbergleuten des Johanngeorgenstädter Grubenbezirkes in Sachsen. Arch. Gewerbepath. Gewerbehyg. **1**, 731 (1930).

Rostoski, O., Saupe, E.: Klinisch-röntgenologische Untersuchungen an Steingutarbeitern. Reichsarbeitsblatt 11 (N.F.), T. III, S. 230. Arbeitsschutz 1931.

Rothkopf, H., Linxweiler, K.: Über Zusatzgutachten zur Beurteilung von Lunge, Herz und Kreislauf mittels Hilfe von Spirographie und Ergometrie. Beitr. Klin. Tuberk. **94**, 309 (1939).

Roubier, C.: Silicose pulmonaire avec pneumothorax double chez un sableur (étude anatomo-clinique). Rev. Tuberc. (Paris) **3**, 1047 (1937).

Roulet, A., Boucher, H.: Silicose aigue après exposition très courte aux poussières de silice pure. Tuberculose associée tardive. Rev. Tuberc. (Paris) **10**, 300 (1946).

Rüttner, J.R.: Kann der Silikose eine aetiologische Bedeutung für die Geschwulstbildung zugesprochen werden? Oncologia (Basel) **2**, 115 (1949).

Rüttner, J.R.: Die Silikoanthrakose der Gießer. Vjschr. naturforsch. Ges. (Zürich) **95**, 73 (1950).

Rüttner, J.R.: Graphit-Karborund-Staublunge. Beitr. Silikose-Forsch. **2**, 93 (1954).

Rüttner, J.R.: Foundry workers' pneumoconiosis in Switzerland (Anthracosilicosis). Arch. Hyg. Occup. Med. **9**, 297 (1954).

Rüttner, J.R.: Die Silikose in der Schweiz. Basel-New York: Karger 1960.

Rüttner, J.R.: Zur Bronchiolitis pneumoconiotica deformans. In: Fortschritte der Staublungenforschung (H. Reploh, W. Klosterkötter, Hrsg.), S. 269. Dinslaken: Niederrhein. Druckerei 1963.

Rüttner, J.R.: Diskussionsbemerkung zu Beitrag Gough. Beitr. Silikose-Forsch. **6**, 307 (1965).

Rüttner, J.R.: Silicosis and lung cancer in Switzerland. Internat. Conference on Pneumoconiosis Johannesburg 1969, p. 268. Cape & Transvaal Printers.

Rüttner, J.R., Bovet, P., Aufdermaur, M.: Graphit, Carborund, Staublunge. Dtsch. med. Wschr. **77**, 1413 (1952).

Rüttner, J.R., Eggenschwyler, H.: Multiple Knochenbildungen in einer Steinhauerlunge. Schweiz. med. Wschr. **81**, 442 (1951).

Rüttner, J.R., Gassmann, R.: Lungengefäßveränderungen bei Silikose. Schweiz. Z. Path. Bakt. **20**, 737 (1957).

Rüttner, J.R., Gassmann, R.: Lungengefäßveränderungen bei Silikose und ihre Beziehungen zum Cor pulmonale chronicum. In: Die Staublungenerkrankungen (K.W. Jötten, W. Klosterkötter, Hrsg.), S. 459. Darmstadt: Steinkopff 1958.

Rüttner, J., Heer, H.R.: Silikose und Lungenkarzinom. Schweiz. med. Wschr. **99**, 245 (1969).

Russell, A.E., Britten, R.H., Thompson, L.R., Bloomfield, J.J.: The health of workers in dusty trades II. Exposure to siliceous dust (granite industry). Publ. Hlth. Bull. **187**, 269 (1929).

Ryder, R., Lyons, J.P., Campbell, H., Gough, J.: Emphysema in coal workers' pneumoconiosis. Brit. med. J. **3**, 481 (1970).

Sadler, R.L.: Transpulmonary artery distance in patients with coal workers' pneumoconiosis. Thorax **27**, 450 (1972).

Sadoul, P., Aubertin, N., Guillerm, J.: Exploration fonctionnelle pulmonaire au cours des pneumoconioses. Rev. Prat. **8**, 1523 (1958).

Sadoul, P., Metz, J., Cherrier, F., Parmentier, F.R.: Retentissement cardio-vasculaire des pneumoconioses. Etudes conjointes de l'hémodynamique des échanges gazeux et des volumes pulmonaires. Maroc. Méd. **40**, 429 (1961).

Sailer, S.: Klinischer Beitrag zum Problem der akuten Silikose. Wien. Klin. Wschr. **73**, 156 (1961).

Saita, G.: Silicosi tardiva in un operaio sabbiatore per sette mesi. Med. d. Lavoro **40**, 37 (1949).

Saita, G., Turolla, R.: Considerazioni statistiche e clinico-radiologiche sulla silicosi nei lavoratori addetti alla fabbricazione delle mole abrasive e degli abrasivi flessibili. Med. d. Lavoro **44**, 124 (1953).

Salvini, M., di Guglielmo, L., Cattaneo, L.: Frequenza e significato delle lesioni linfoghinandolari nella silicosi. Lav. umano **13**, 289 (1961).

Samuelsson, S.: Chronic cor pulmonale. Dissertation. Kopenhagen: Munksgaard 1950.

Sander, O.A.: Roentgen resurvey of cement workers. Arch. industr. Hlth. **17**, 96 (1958).

Sander, O.A.: Radiological appearances of the more common pneumoconioses and other conditions which simultate them. In: Proceedings of the pneumoconiosis conference Johannesburg 1959, p. 267. (A.J. Orenstein, Ed.). London: J. A. Churchill 1960.

Sanchis, J., Dolovich, M., Chalmers, R., Newhouse, M.T.: Regional distribution and lung clearance mechanism in smokers and nonsmokers. In: Inhaled particles III (W.H. Walton, Ed.), vol. 1, p. 183. Old Woking/Surrey: Gresham Press 1971.

Sano, T., Abe, A., Sano, H.: Relationship between x-ray findings and autopsy findings in various types of pneumoconiosis (comparison with large section specimens of lungs). J. Sci. Lab. (Tokio) **37**, 640 (1961).

Saric, M.: Prevalence of coal workers' pneumoconiosis in Yugoslavia. Ann. N.Y. Acad. Sci. **200**, 301 (1972).

Saric, M., Palaic, S.: The prevalence of respiratory symptoms in a group of miners and the relationship between the symptoms and some functional parameters. In: Inhaled particles III (W.H. Walton, Ed.), vol. 2, p. 863. Old Woking/Surrey: Gresham Press 1971.

Sartorelli, E.: Terapia dell'insufficienza respiratoria negli enfisematosi e nei silicotici. Med. d. Lavoro **52**, 295 (1961).

Sartorelli, E., Baraldi, V., Grieco, A., Zedda, S.: Le alterazioni del rapporto ventilazione/perfusione nei silicotici, valutate in base al gradiente arterioalveolare di P_{CO_2}. Med. d. Lavoro **54**, 524 (1963).

Sartorelli, E., Franzinelli, A., Benolli, A., Bollucci, S.: Frequenza della compromissione ventilatoria e della bronchite cronica nei minatori silicotici del Monte Amiata. Lav. umano 25, 65 (1973).

Sartorelli, E., Scotti, P.G.: Rapporti tra funzionalità polmonare e tipo radiologico della silicosi. Med. d. Lavoro 52, 569 (1961).

Saupe, E.: Über Lungen-Roentgenbefunde an Steinmetzen aus dem Sächsischen Elbsandsteingebirge. Fortschr. Röntgenstr. 34, 125 (1926).

Saupe, E.: Über einen Fall von „Erbsenkrankheit" mit Lungenfistel. Arch. Gewerbepath. Gewerbehyg. 1, 735 (1930).

Saupe, E.: Über die Beziehungen zwischen Lungenkrebs und Staublungenerkrankung. Zbl. inn. Med. 54, 825 (1933).

Saupe, E.: Bericht über eine röntgenologische Reihenuntersuchung an Joachimsthaler Bergleuten. Fortschr. Röntgenstr. 60, 163 (1939).

Sayers, R.R.: The clinical manifestations of silicosis. J. Amer. med. Ass. 101, 580 (1933).

Sayers, R.R.: Silicosis. Publ. Hlth. Rep. (Wash.) 49, 595 (1934).

Schairer, E.: Über eine besondere Form der Lymphknotenverkalkung („Eierschalen") bei der Silikose. Arch. Gewerbepath. Gewerbehyg. 10, 37 (1944).

Scheid, K.F.: Über Erweichungsvorgänge und Höhlenbildung in Staublungen und Staublungentuberkulosen. Veröff. Gewerbe-Konstit. path. (Jena) 32, 33 (1931).

Schepers, G.W.H.: The antidotal capacity of aluminium against the histotoxic action of quartz. McIntyre Res. Found. Proc. 9, (1958).

Schepers, G.W.H.: The capacity of aluminium to prevent prothrombin depression by quartz. Toxicol. appl. Pharmacol. 3, 188 (1961).

Schepers, G.W.H., Delahant, A.B.: Prevention of "silica shock" by aluminium. An experimental exploration on guinea pigs of the antidotal properties of for varieties of aluminium. Arch. environm. Hlth. 2, 9 (1961).

Scherrer, M., Aepli, R.: Lung function and bronchodilating drugs. In: Bronchitis II (N.G.M. Orie, H.J. Sluiter, Eds.), p. 273. Assen: Royal VanGorcum 1964.

Scherrer, E., Göbbeler, Th., Löhr, E., Magnus, L., Strötges, M.: Neuere Gesichtspunkte über die röntgenologische Darstellbarkeit von inkorporierten Stäuben in der Lunge sowie vergleichende röntgenologische und nuklearmedizinische Untersuchungen über pulmonale silikotische Frühveränderungen. In: Ergebnisse von Untersuchungen auf dem Gebiet der Staub- und Silikosebekämpfung im Steinkohlenbergbau, Bd. 7, S. 117. Detmold: Bösmann 1969.

Schiller, E.: Der Einfluß von Hormonen auf die Entwicklung silikotischer Granulome. Bericht über die medizinisch-wissenschaftliche Arbeitstagung über Silikose vom 18.—20. Oktober 1951. Beitr. Silikose-Forsch. Sbd. 1, 251 (1952).

Schiller, E.: Die Wirkung von Steroidhormonen auf die Entwicklung silikotischer Granulome. Anat. Anz. 98, Erg.-H. 122 (1951b).

Schiller, E.: The influence of hormones on the development of silicotic nodules produced by intraperitoneal injection of quartz. Brit. J. industr. Med. 10, 1 (1953).

Schiller, E.: Tierexperimentelle Beiträge zum Thema Staublunge und Bronchitis. In: Die Staublungenerkrankungen, Bd. 3, S. 435. Darmstadt: Steinkopff 1958.

Schiller, E.: The endocrine glands in experimental silicosis. Ned. T. Geneesk. 105, 1358 (1961).

Schilling, C.: Untersuchungen über Staublungenerkrankungen bei Arbeitern des Schauinsland-Bergwerkes. Fortschr. Röntgenstr. 52, 33 (1935).

Schimanski, P., Rosmanith, J.: Über den Zusammenhang von Bronchialkrebs und Anthrako-Silikose. Beitr. Silikose-Forsch. 26, 61 (1974).

Schinz, H.R., Baensch, W.E., Frommhold, W., Glauner, R., Uehlinger, E., Wellauer, J.: Lehrbuch der Röntgendiagnostik, Bd. IV/2. Stuttgart: Thieme 1973.

Schinz, H.R., Cocchi, U.: Das Bronchogramm bei Silikose. Vjschr. naturforsch. Ges. (Zürich) 95, 26 (1950).

Schinz, H.R., Eggenschwyler, H.: Die Silikose im Röntgenbild. Vjschr. naturforsch. Ges. (Zürich) 92, 119 (1947).

Schlipköter, H.W.: Die Wirkung von Phenylbutazon auf die Entwicklung der kollagenen Faserknötchen nach intratrachealer Quarzapplikation. Zbl. Aerosol-Forsch. 10, 122 (1962).

Schlipköter, H.W.: Diskussionsbemerkung zu Beitrag Pernis und Mitarbeiter. Beitr. Silikose-Forsch. 6, 339 (1965).

Schlipköter, H.W.: Stand der Untersuchungen über die Wirkung und den Wirkungsmechanismus von hochpolymeren N-oxiden. In: Fortschritte der Staublungenforschung (H. Reploh, H.J. Einbrodt, Hrsg.), Bd. 2, S. 189. Dinslaken: Niederrhein. Drukkerei 1967.

Schlipköter, H.W.: Ätiologie und Pathogenese der Silikose sowie ihre kausale Beeinflussung. Köln-Opladen: Westdeutscher Verlag 1970.

Schlipköter, H.W., Brockhaus, A.: Die Wirkung von Polyvinylpyridin auf die experimentelle Silikose. Dtsch. med. Wschr. 85, 920 (1960).

Schlipköter, H.W., Brockhaus, A.: Die Hemmung der experimentellen Silikose durch subcutane Verabreichung von Polyvinylpyridin-N-Oxid. Klin. Wschr. 39, 1182 (1961).

Schlipköter, H.W., Brockhaus, A.: Untersuchung zur Beeinflussung der Silikose. In: Fortschritte der Staublungenforschung (H. Reploh, W. Klosterkötter, Hrsg.), S. 397. Dinslaken: Niederrhein. Druckerei 1963.

Schlipköter, H.W., Brockhaus, A.: Der Einfluß von Polyvinylpyridin-N-oxid auf den Lungenreinigungsmechanismus und die fibroplastische Reaktion nach Quarzinhalation. In: Ergebnisse von Untersuchungen auf dem Gebiet der Staub- und Silikosebekämpfung im Steinkohlenbergbau, Bd. 5, S. 79. Detmold: Bösmann 1965.

Schlipköter, H.W., Brockhaus, A.: Die Quarzstaubretention bei verschiedenen Quarzkonzentrationen und ihre Verminderung durch Inhalation von Polyvinylpyridin-N-oxid (PVP-NO). Grundlagenforschungen über die Pneumokoniosen, Schriftenreihe Arbeitshygiene-Arbeitsmedizin (Luxemburg) 10, 41 (1970).

Schlipköter, H.W., Hilscher, W., Pott, F., Beck, E.G.: Investigations on the aetiology of coal workers' pneumoconiosis with the use of PVN-oxide. In: Inhaled particles III (W.H. Walton, Ed.), vol. 1, p. 379. Old Woking/Surrey: Gresham Press 1971.

SCHLIPKÖTER, H.W., POTT, F.: Tierversuche über die Kombinationswirkung von Ruß und Quarz. In: Ergebnisse von Untersuchungen auf dem Gebiet der Staub- und Silikosebekämpfung im Steinkohlenbergbau, Bd. 6, S. 55. Detmold: Bösmann 1967.

SCHLOMKA, G., NOLTE, F.A.: Klinisch-hämatologische Untersuchungen zur Differentialdiagnose und Beurteilung der gewerblichen Steinstauberkrankung. Klin. Wschr. 14, 987 (1935).

SCHLOMKA, G., SCHULZE, L.: Zur Beurteilung von Herz und Kreislauf bei Steinstaublungenkranken. Klin. Wschr. 13, 1208 (1934).

SCHMIDT, F.: Silikose und Lungenkrebs. Med. Dissert., Münster 1947.

SCHMIDT, H.: Über das Verhalten der Blutsenkung und des Blutbildes bei Silikosen und Siliko-Tuberkulosen. Beitr. Silikose-Forsch. 2, 35 (1949).

SCHMID, H.J.: Die Silikose im Schaffhauser Industriegebiet. Mitt. der Naturforsch. Ges. Schaffhausen 28, 339 (1942/43).

SCHMID, H.J.: Die Klinik der Silikose. In: Handbuch der inneren Medizin, Bd. 4, S. 751. Berlin-Göttingen-Heidelberg: Springer 1956.

SCHMIDT, I.P., GÜNTHER, W., BOTTKE, H.: Das bronchitische Syndrom. München: J.F. Lehmann 1965.

SCHMIDT, K.G.: Über die Ausflockung von Staub im Zusammenhang mit der Aluminiumtherapie bei Silikose. Staub — Reinhalt. Luft 26, 287 (1951).

SCHMIDT, K.G., LÜCHTRATH, H.: Vergleich der Wirkungen von Quarz-, Cristobalit- und Tridymitstaub im intratrachealen Tierversuch mit Ratten. Beitr. Silikose-Forsch. 37, 1 (1955).

SCHMIDT, K.G., HEIDERMANNS, G.: Die Silikosegefahr in der Steinindustrie in Abhängigkeit vom Quarzgehalt technisch genutzter Gesteine. Industrie der Steine und Erden (Hannover) 77, 73 (1967).

SCHMITZ, H.: Silikose und Lungenkrebs. Inaug.-Diss., Münster 1946.

SCHMITZ, H., THURN, P.: Zur Asymmetrie der Lungenarterien. Fortschr. Röntgenstr. 88, 133 (1958).

SCHNEIDER, H.: Erfahrungsbericht über die Behandlung der Silikosekranken in Bad Reichenhall. Beitr. Silikose-Forsch. 14, 25 (1951).

SCHNEIDER, H.: Silikosegefährdung durch Neuburger Kieselkreide. Arch. Gewerbepath. Gewerbehyg. 22, 323 (1966).

SCHNELLBACHER, W.: Beitrag zur rasch tödlich verlaufenden Form der Lungensilikose. Med. Diss., Gießen 1939.

SCHOCH, H.: Silikose und Lungenkrebs. Z. Unfallmed. Berufskr. 47, 138 (1954).

SCHOEDEL, W.: Probleme der Coronardurchblutung. In: Probleme der Coronardurchblutung (W. LOCHNER, E. WITZLEB, Hrsg.). Berlin-Göttingen-Heidelberg: Springer 1958.

SCHOENMAKERS, J.: Morphologische Gesichtspunkte zum Problem „Silikose und Koronarsklerose". Beitr. Silikose-Forsch., Sbd. 6, 603 (1965).

SCHOENMAKERS, J.: Silikose und Herzmuskel. Zum Problem des Einflusses der Silikose auf die Sauerstoffversorgung des Herzmuskels. Arch. Kreisl.-Forsch. 57, 66 (1968).

SCHOENMAKERS, J., VIETEN, H.: Das Verhalten der Lungengefäße bei verändertem Luftgehalt der Lunge. Untersuchungen am postmortalen Gefäßbild. Fortschr. Röntgenstr. 76, 24 (1952a).

SCHOENMAKERS, J., VIETEN, H.: Das postmortale Angiogramm der Lunge bei Tuberkulose, Silikose und Bronchialcarcinom. Fortschr. Röntgenstr. 76, 51 (1952b).

SCHOENMAKERS, J., VIETEN, H.: Das postmortale Angiogramm der Lunge bei Tuberkulose, Silikose und Bronchialcarcinom. Fortschr. Röntgenstr. 77, 14 (1952c).

SCHOTT, F.: Die Einwirkung des Zementstaubes auf die Lunge und die Frage der Tuberkulose bei Zementarbeitern. Charlottenburg: Zementverlag 1926.

SCHOTT, F.: Über Zementstaublunge. Beitr. Klin. Tuberk. 69, 43 (1928).

SCHROEDER, W.: Erscheinungsform der Pneumokoniosen und Rheumafaktor. Beitr. Silikose-Forsch. 6, 331 (1965).

SCHRÖDER, H.: Über die Lungenszintigraphie bei Silikosekranken. Progr. Resp. Res. 6, 425 (1971).

SCHRÖDER, H., MAGDEBURG, W., TEWES, E., ROCKELBURG, I.: Perfusion scintigraphy of the lungs in patients with silicosis or silicotuberculosis. Germ. med. Mth. 14, 551 (1969).

SCHRÖTER, G.: Silikose und braune Induration der Lungen. Beitr. Silikose-Forsch., Sbd. 5, 285 (1963).

SCHUDEL, W.: Studien zur Beziehung zwischen Gießerei-Silikose und Tuberkulose. Arch. Gewerbepath. Gewerbehyg. 17, 643 (1960).

SCHÜTZ, A.: Der MAK-Wert für Quarzfeinstaub unter dem Gesichtspunkt der Verhältnisse in der obertägigen Industrie. Staub — Reinhalt. Luft 31, 443 (1971).

SCHULTE, G.: Die Röntgenologie der Staublungenerkrankungen. In: Die Staublungenerkrankungen (K.W. JÖTTEN, H. GÄRTNER, Hrsg.), Bd. I. Darmstadt: Steinkopff 1950.

SCHULTE, G.: Pneumokoniose der Ruhrbergleute und Lungenkarzinom. Fortschr. Röntgenstr. 41, 444 (1954).

SCHULTE, G., HUSTEN, K.: Röntgenatlas der Staublungenerkrankungen der Ruhrbergleute. Fortschr. Röntgenstr. 50, 141 (1936).

SCHURTER, W.: Begleiterkrankungen bei Silikose. Inaug.-Diss., Zürich 1962.

SCHWALEN, N., VOGT, K.H., STAHLMANN, W., WORTH, G.: Papierelektrophoretische Untersuchungen der Serumproteine bei der Silikose, Siliko-Tuberkulose und Tuberkulose. Arch. Gewerbepath. Gewerbehyg. 19, 197 (1962).

SCIARRA, D., BOTTIGLIONE, R.: Considerazioni statistiche e patologiche sull'associazione cancresilicosi e sulla silicosi ulcerativa nen tubercolare. Riv. Anat. pat. 19, 635 (1961).

SCOTT, J.K.: The diagnosis of lung cancer in coal-miners. Brit. J. Dis.Chest 59, 133 (1963).

SCOTT, R.C.: The electrocardiogram in pulmonary emphysema and chronic cor pulmonale. Amer. Heart J. 61, 842 (1961).

SEATON, A., LAPP, N.L., MORGAN, W.K.: Relationship of pulmonary impairment in simple coal workers' pneumoconiosis to type of radiographic opacity. Brit. J. industr. Med. 29, 50 (1972).

SEATON, A., LAPP, N.L., MORGAN, W.K.: Lung mechanics and frequency dependence of compliance in coal miners. J. clin. Invest. 51, 1203 (1972).

SEEBACH, H.B. VON, EDEN, K.G.: Der lymphatische Reinigungsmechanismus der Lungen bei SPF-Ratten unter experimenteller Quarzstaubbelastung. Silikose-Bericht Nordrhein-Westfalen 8, 179 (1971).

SÉCHAUD, R., GARDIOL, D.: Silikose und Zwerchfell-Lähmung. Schweiz. med. Wschr. 99, 1249 (1969).

Selvester, R.H., Rubin, H.B.: New criteria for the electrocardiographic diagnosis of emphysema and cor pulmonale. Amer. Heart J. **69**, 437 (1965).

Sepke, G.: Die Differentialdiagnose der Silikose. Z. ärztl. Fortbild. **53**, 78 (1959).

Sepke, G.: Einführung in die Diagnostik und Begutachtung der Silikotuberkulose. Jena: VEB Fischer 1961.

Sepke, G.: Zerfall und Abbau silikotischer Schwielen. In: Aktuelle Probleme der Staublungenforschung (H. Hofmann, Hrsg.), S. 147. Stuttgart: Thieme 1962.

Sepke, G.: Lungenverknöcherungen bei Silikose. Mschr. Tuberk.-Bekämpf. **6**, 103 (1963).

Sepke, G.: Die Steinbruchsilikosen und ihre Bekämpfung. Jena: VEB Fischer 1965.

Sepke, G.: Vorschlag einer neuen Klassifikation der Silikose. Mschr. Tuberk.-Bekämpf. **9**, 236 (1966).

Sepke, G., Kahle, S.: Akute Silikosen im Erzbergbau. In: Staublungenerkrankungen (E. Holstein, Hrsg.). Leipzig: Barth 1958.

Siegmund, H.: Das Schicksal der Lunge und der Atmungswege nach Aufnahme verschiedener Staubarten. In: Die Staublungenerkrankungen, Bd. 1, S. 12. Darmstadt: Steinkopff 1950.

Siehoff, F.: Les gradients de pression d'oxygène et de CO_2 dans la silicose. Poumon **16**, 961 (1960).

Siehoff, F., Worth, G., Gasthaus, L., Muysers, K.: Neuere Ergebnisse atemphysiologischer Untersuchungen von Kohlenbergarbeitern unter Berücksichtigung von Silikose, Bronchitis und Emphysem. VI. Mitteilung. Mischungszeit, Mischungsventilation, Mischungsindex. Arch. Gewerbepath. Gewerbehyg. **20**, 187 (1963).

Silvestronie, A., Sessa, T.: Comportamento dell'onda Pe della funzionalità respiratoria nei silicotici. Folia med. (Napoli) **45**, 105 (1962).

Simonin, G.: Un cas de silicose galopante. Arch. Mal. prof. **11**, 505 (1950).

Skidmore, J.W., Morris, T.G., Nagelschmidt, G., King, E.J.: The retention of high and low rank coals in rats' lungs. Ann. occup. Hyg. **8**, 183 (1965).

Sklensky, B.: Les effets des inhalations d'aérosols sur l'épuration pulmonaire chez des rats empoussiérés avec des poussières inertes et fibrogéniques. Prac. Lék. **17**, 448 (1965).

Sklensky, B.: Lung lesions in cleaners of steel and cast iron. Vnitrni Lék. **12**, 345 (1966).

Sklensky, B.: Die Zusammensetzung der Gießereisande und ihre biologische Aggressivität. Prac. Lék. **24**, 7 (1972a).

Sklensky, B.: Silikosegefahr bei der Arbeit in Gießereien und Verhütung durch Radioskopie. Prac. Lék. **24**, 128 (1972b).

Sklensky, B., Berka, I.: Pneumoconioses dans les mines de graphite. Prac. Lék. **15**, 422 (1963).

Sklensky, B., Dolezel, S.: Silicose aigue chez un nettoyeur de moules. Prac. Lék. **16**, 120 (1964).

Sklensky, B., Fikula, J., Zavrel, L.: Biopsie de nodules des scalènes dans la silicose. Prac. Lék. **18**, 253 (1966).

Sluis-Cremer, G.K.: Lung function in silicosis in South African goldminers. S. Afr. Med. J. **44**, 1391 (1970).

Sluis-Cremer, G.K.: UICC-Cincinnati classification of the radiographic appearances of pneumoconiosis. S. Afr. Med. J. **46**, 1959 (1972).

Sluis-Cremer, G.K., Walters, L.G., Sichel, H.S.: Chronic bronchitis in miners and non-miners: an epidemiological survey of a community in the gold-mining area in the Transvaal. Brit. J. industr. Med. **24**, 1 (1967).

Sluis-Cremer, G.K., Walters, L.G., Sichel, H.S.: Ventilatory function in relation to mining experience and smoking in a random sample of miners and non-miners in a Witwatersrand town. Brit. J. industr. Med. **24**, 13 (1967).

Sluiter, H.J., Koolhaas, B., Lende van der, R., Tammeling, G.J., Blokzijl, E., Dijl van, W., Orie, N.G.M.: Conservative and agressive treatment of acute severe respiratory-insuffiziency in patients with chronic non-specific lung disease. Med. Thorac. **21**, 335 (1964).

Smart, R.H., Anderson, W.M.: Pneumoconiosis due to diatomaceous earth. Clinical and x-ray aspects. Industr. Med. **21**, 509 (1952).

Smidt, U., Gasthaus, L., Worth, G., Özokyay, M.: Vergleichende röntgenologische, funktionsanalytische und szintigraphische Untersuchungen bei verschiedenen Lungenerkrankungen, insbesondere bei der Silikose. In: Ergebnisse von Untersuchungen auf dem Gebiet der Staub- und Silikosebekämpfung im Steinkohlenbergbau, Bd. 7, S. 119. Detmold: Bösmann 1969.

Smidt, U., Krekeler, H., Worth, G., Nieding von, G.: Kann die Frühdiagnostik der Silikose durch die Lungenszintigraphie verbessert werden? In: Ergebnisse von Untersuchungen auf dem Gebiet der Staub- und Silikosebekämpfung im Steinkohlenbergbau, Bd. 9, S. 215. Essen: Verl. Glückauf 1973.

Smith, R.A.: Lung cancer in coal miners. Brit. J. industr. Med. **16**, 318 (1959).

Snoek, W.Th., Raab, Th., Appelman, A.C.: Silicose après polyarthrite chronique primaire (Syndrôme de Caplan). Ned. T. Geneesk. **109**, 11 (1965).

Sokoloff, M.J., Farell, J.T.: Spontaneous pneumothorax in anthracosilicosis. J. Amer. med. Ass. **112**, 1564 (1939).

Solu, S.: Disability of coal mine workers. Chest **61**, 306 (1972).

Sommer, F.: Vergleichsuntersuchungen zwischen Röntgenaufnahmen zu Lebzeiten, Röntgenaufnahmen vom Sektionspräparat und den entsprechenden anat.-histol. Befunden bei der Röntgenologie der Leichenlunge. Fortschr. Röntgenstr. **66**, 153 (1942).

Sommer, F.: Über das Auftreten von Staublungen bei Anwendung von Bimsstein als Schleifmittel. Ärztl. Wschr. **4**, 25 (1949).

Sorenson, J.R.J., Campbell, I.R., Tepper, L.B., Lingg, R.D.: Aluminium in the environment and human health. Environm. Hlth. Perspect. **8**, 3 (1974).

Soutar, C.A., Turner-Warwick, M., Parkes, W.R.: Circulating antinuclear antibody and rheumatoid factor in coal pneumoconiosis. Brit. med. J. **3**, 145 (1974).

Spörlein, S.: Schützt die Silikose vor Lungenkrebs? Zbl. allg. Path. path. Anat. **89**, 197 (1952/53).

Stalker, W.W.: Silicious exposures in the fire brick industry. J. industr. Hyg. Toxicol. **27**, 275 (1945).

Staub-Oetiker, H.: Die Pneumokoniose der Metallschleifer. Dtsch. Arch. klin. Med. **119**, 469 (1916).

Stegemann, H.: Mikrobestimmung von Hydroxyprolin mit Chloramin-T und p-Dimethyl-aminobenzaldehyd. Hoppe-Seylers Z. physiol. Chem. **311**, 41 (1958).

STEMPEL, G.: Reaktionen des Bronchialsystems auf Acetylcholinaerosol und ihre Beziehungen zur Staubexposition, zum Rauchen und zu unspezifischen Atemwegserkrankungen. Dissert., Münster 1971.

STETTER, K.: Beitrag zur Frage der Staublungenerkrankungen. Beitr. Klin. Tuberk. **76**, 724 (1930).

STETTER, K.: Die Silikose in Sandsteinbetrieben, Schamottefabriken und bei den Hafenmachern der Glashütten. Z. Tuberk. **70**, 61 (1934).

STÖBER, W.: Physikalisch-chemische Eigenschaften von Coesit und Stischowit im Vergleich zu Quarz. Beitr. Silikose-Forsch., Sbd. **6**, 35 (1964).

STÖBER, W.: Über den Stand der physikalisch-chemischen Grundlagenuntersuchungen über die Silikoseentstehung. In: Fortschritte der Staublungenforschung (H. REPLOH, H.J. EINBRODT, Hrsg.), Bd. 2, S. 15. Dinslaken: Niederrhein. Druckerei 1967.

STRADA, L., LO STORTO, A.: Sull'origine delle calcificazioni "A guscio d'uovo" dei linfondi ilari nella silicosi. Med. d. Lavoro **61**, 677 (1970).

STRECKER, F.J.: Histophysiologische Untersuchungen zur „silikotischen Gewebsreaktion" im Intraperitonealtest und zur Gewebswirkung von Coesit und Stischowit. Beitr. Silikose-Forsch., Sbd. **6**, 55 (1965a).

STRECKER, F.J.: Zur SiO_2-Gewebsreaktion unter dem Einfluß von PVP-NO. Beitr. Silikose-Forsch., Sbd. **6**, 259 (1965b).

STRECKER, F.J., EINBRODT, H.J.: Über die Staubablagerung in der Lunge und den regionalen Lymphknoten (Untersuchungen am menschlichen Material). In: Inhaled particles and vapours I (C.N. DAVIES, Ed.), p. 399. Oxford-London-New York-Paris: Pergamon Press 1961.

STUART-HARRIS, C.H., HANLEY, T.: Chronic bronchitis, emphysema and cor pulmonale. Bristol: Wright 1957.

STURM, W.: Der interlobäre Aufhellungsstreifen im Röntgenbild als fakultatives Kriterium bei Silikose. Z. ges. Hyg. **8**, 196 (1962).

STURM, W.: Indikation und Interpretation der Mediastinoskopie für die Diagnostik von Staublungenerkrankungen. Mschr. Tuberk.-Bekämpf. **7**, 305 (1964).

STURM, W.: Signification et role de la médiastinoskopie dans le d'epistage des pneumoconioses. Bronches **20**, 244 (1970).

STURM, W., HOBOHM, H.G.: Vorkommen und Häufigkeit von Staublungenerkrankungen unter Berücksichtigung der qualitativen und quantitativen Staubbelastung in einem Scheuerpulverbetrieb. Z. ges. Hyg. **14**, 347 (1968).

SUCIU, I., OLINICI, L., COCIRLA, A., LAZAR, V., RUSE, M.: Silicose associée à des collagenoses diverses. In: IVth International Pneumoconiosis Conference, Bucharest 1971, p. 139. Bukarest: Apimondia 1971.

SUMMONS, W.: Zit. n. BRUCE, G.: Die Silikose als Berufskrankheit in Schweden. Stockholm: Tryckeri Aktiebolaget Thule 1942.

SUNDIUS, N., BYDÉN, A., BRUCE, T.: Der Staubinhalt einer silikotischen Lunge eines Steingutarbeiters. Ber. dtsch. Keram. Ges. **17**, 73 (1963).

SURBÖCK, A.: Die Silikose der Mineure in Österreich. Sichere Arbeit **3**, 18 (1966).

SWEANY, H.C., PORSCHE, I.D., DOUGLAS, J.R.: Chemical and pathologic study of pneumoconiosis. Arch. Path. **22**, 593 (1936).

SYMANSKI, H.: Bemerkenswerte Fälle von Silikose und ihre Verhütung. Zbl. Gewerbehyg. **26**, 139 (1939).

SYMANSKI, H.J.: Über die pathogene Bedeutung von im Saarland vorkommenden Industriestäuben. Saarl. Ärztebl. **7** (1948).

SZENDE, B., LAPIS, K., NEMES, A., PINTER, A.: Pneumoconiosis caused by the inhalation of polyvinylchloride dust. Med. d. Lavoro **61**, 433 (1970).

TAEGER, H.: Die Klinik der entschädigungspflichtigen Berufskrankheiten. Berlin: Springer 1941.

TALLEY, R.C., BURROWS, B.: Effect of hydrocortisone on experimental silicosis nodule. Proc. Soc. exp. Biol. (N.Y.) **112**, 119 (1963).

TATTERSALL, N.: The occurrence of clinical manifestations of silicosis among hard ground workers in coal mines. J. industr. Hyg. **8**, 466 (1926).

TEBBENS, D.B., BEARD, R.R.: Experiments on diatomaceous earth pneumoconiosis. Arch. industr. Hlth. **16**, 55 (1957).

TECULESCU, D.B., ANESCU, D.C.: Carbon monoxide transfer factor for the lung in silicosis. Scand. J. Resp. Dis. **51**, 150 (1970).

TELLESSON, W.G.: Rheumatoid pneumoconiosis (Caplan's syndrome) in an asbestos worker. Thorax **16**, 372 (1961).

TERBRÜGGEN, A., MOHNKE, W.: Akute Silikose mit Verkieselung des Lungengewebes. Beitr. path. Anat. **113**, 44 (1953).

TESCHENDORF, W., THURN, P.: Lehrbuch der röntgenologischen Differentialdiagnostik. Stuttgart: Thieme 1958.

TESSERAUX, H., EINBRODT, H.J., FITZEK, J.: Über Silikose und Silikotuberkulose bei Feingießern. Arch. Gewerbepath. Gewerbehyg. **18**, 565 (1961).

THERON, G.P., WALTHERS, L.G., WEBSTER, J.: The international classification of radiographs in the pneumoconioses. Med. Proc. **10**, 352 (1964).

THEVENOUX: Étude statistique de quelques facteurs influant sur le déterminisme de la pneumoconiose des houilleurs. Rev. méd. min. **3**, 167 (1950).

THIART, E.F., ENGELBRECHT, F.M.: Globulins in silicotic lungs. S. Afr. med. J. **41**, 731 (1967).

THIEDE, D., ULMER, W.T.: Inhalationstherapie mit Katecholaminen. Med. Klin. **66**, 705 (1971).

THIELE, A., SAUPE, E.: Die Staublungenerkrankung (Pneumokoniose) der Sandsteinarbeiter. Schriften aus d. Gesamtgebiet d. Gewerbehygiene (N.F.), H. 17. Berlin: Springer 1927.

THOMAS, A.J.: The heart in pneumoconiosis of coalminers. Brit. Heart. J. **10**, 282 (1948).

THOMAS, A.J.: Right ventricular hypertrophy in the pneumoconiosis of coalminers. Brit. Heart. J. **13**, 1 (1951).

THOMAS, K., STEGEMANN, H.: Isolierung und Eigenschaften der Fremdstäube aus Lungen. In: Die Staublungenerkrankungen, Bd. 2, S. 172. Darmstadt: Steinkopff 1954.

THORN, W.: Metabolitkonzentrationen im Herzmuskel unter normalen, hypoxischen und anoxischen Bedingungen. Verh. dtsch. Ges. Kreisl.-Forsch. **27**, 76 (1961).

TICHY, H., BÖHME, A.: Zur Serologie der Silikose mit und ohne Polyarthritis. Z. Rheumaforsch. **22**, 89 (1963).

TIFFENEAU, R.: L'hyperexcitabilité acetylcholinique du poumon. Press. méd. **63**, 227 (1955).

TOIGO, A., IMARISIO, J.J., MURMALL, H., LEPPER, M.N.: Clearance of large carbon particles from the human tracheobronchial tree. Amer. Rev. resp. Dis. **87**, 487 (1963).

Toit, R.S.J. du: Period of service before certification for pneumoconiosis on South African gold mines, p. 247. Internat. Conf. on pneumoconiosis, Johannesburg 1969.

Tomb, Th.F., Raymond, L.D.: Fifth international labor organization report on the prevention and suppression of dust in mining, tunnelling and quarrying in the united states. United States Department of the Interior Mining Enforcement and Safety Administration 1975.

Toussaint, C., Nowak, J., Geiser-Toussaint, M.: Les répercussions hémodynamiques de la pneumoconiose des houilleurs. Rev. méd. Liège **19**, 193 (1964).

Trautmann, H.: Über das Elektrokardiogramm des Silikoseherzens. Med. Mschr. **2**, 483 (1948).

Trautmann, H.: Über den Einfluß der Zwerchfellähmung auf die Silikoseentwicklung. Tuberk.-Arzt **8**, 106 (1954).

Tricomi, G., Palestri, R.: Reperti broncografici in corso di silicosi. Riv. Pat. Clin. Tuberc. **40**, 213 (1967).

Tuma, J., Vyskocil, J.: Elimination des poussières siliceuses hors du poumon du rat. Influence des inhalations d'aérosols. Prac. Lék. **15**, 334 (1963).

Turner, H.M.: Tuberculosis in relation to the pneumoconiosis. J. roy. Inst. publ. Hlth. **2**, 381 (1939).

Tzolof, C.: L'importance des particularites individuelles de l'organisme pour l'appariton de la silicose. Med. d. Lavoro **55**, 702 (1964).

Tzolof, C.: L'ipossiemia ed i suoi aspetti nei pazienti affetti da silicosi. Med. d. Lavoro **56**, 8 (1965).

Tzolof, C., Stoevska, M.: Modificazioni degli indici di ventilazione polmonare in soggetto affetti da silicosi ad evoluzione rapida. Med. d. Lavoro **59**, 220 (1968).

Tzolof, C., Micheva, V.: Forme pseudotumorale apicale de la silicose. Acta tuberc. pneumol. belg. **61**, 521 (1970).

Tzolof, C., Teharactchief, D., Strezof, S.L.: Alcuni casi di silicosi dopo esposizione di breve durata alle polveri. Med. d. Lavoro **54**, 461 (1963).

Uehlinger, E.: Über Mischstaubpneumokoniosen. Schweiz. Z. Path. Bakt. **9**, 692 (1946).

Uehlinger, E.: Die akute Silikose des Sarganser Bekkens. Schweiz. Z. Path. Bakt. **12**, 150 (1949).

Uehlinger, E.: Die akute Staublunge. In: Die Staublungenerkrankungen (K.W. Jötten, H. Gärtner, Hrsg.), Bd. 60, S. 134. Darmstadt: Steinkopff 1950.

Uehlinger, E.: Die pathologische Anatomie und experimentelle Pathologie der Staublungenerkrankungen. In: Handbuch der inneren Medizin, 4. Aufl., Bd. 4, S. 739. Berlin-Göttingen-Heidelberg: Springer 1956.

Uehlinger, E.: Die pathologische Anatomie und ihre kardiorespiratorischen Rückwirkungen. In: Aktuelle Probleme der Staublungenforschung (H. Hofmann, Hrsg.), S. 7. Stuttgart: Thieme 1962.

Ulmer, W.T.: Staubbelastung und Lungenfunktion. In: Fortschritte der Staublungenforschung (H. Reploh, W. Klosterkötter, Hrsg.), S. 275. Dinslaken: Niederrhein. Druckerei 1963.

Ulmer, W.T.: Prophylaxis of silicosis by aluminium. Industr. Med. Surg. **33**, 52 (1964a).

Ulmer, W.T.: Die Therapie der chronisch obstruktiven Lungenerkrankungen. Allergie und Asthma **10**, 183 (1964b).

Ulmer, W.T.: Lung function and bronchodilating drugs. In: Bronchitis II (N.G.M. Orie, H.J. Sluiter, Eds.), p. 283. Assen: Royal Van Gorcum 1964c.

Ulmer, W.T.: Klinik des Lungenemphysems und der Emphysembronchitis. Ärztl. Prax. **77**, 2581 (1966a).

Ulmer, W.T.: Unspezifische chemisch-physikalische Reize als Ursache von Asthmaanfällen. Schweiz. med. Wschr. **96**, 941 (1966b).

Ulmer, W.T.: Emphysem und Bronchitis des Bergmannes. In: Fortschritte der Staublungenforschung (H. Reploh, H.J. Einbrodt, Hrsg.), Bd. 2, S. 635. Dinslaken: Niederrhein. Druckerei 1967a.

Ulmer, W.T.: Langzeitbehandlung der chronischen Bronchitis. Therapiewoche **17**, 663 (1967b).

Ulmer, W.T.: Bronchospasmolytics in obstructive airway diseases. Respiration **26**, 107 (1969).

Ulmer, W.T.: Silikose, Pathophysiologie und Klinik. Med. Klin. **66**, 293 (1971a).

Ulmer, W.T.: Krankheiten der Atmungsorgane. In: Innere Medizin. Ein Lehrbuch für Studierende der Medizin und Ärzte, 3. Aufl., Bd. 1, S. 567. Berlin-Heidelberg-New York: Springer 1971b.

Ulmer, W.T.: Hypertrophie des rechten Herzens aus der Sicht des Klinikers. Verh. dtsch. Ges. Kreisl.-Forsch. **38**, 102 (1972).

Ulmer, W.T.: Bronchodilatation. Hippokrates **44**, 109 (1973).

Ulmer, W.T.: Langzeittherapie oder intermittierende Behandlung bei chronischer Bronchitis. Dtsch. med. Wschr. **99**, 1831 (1974).

Ulmer, W.T., Biebricher, W.: Überempfindlichkeit des Bronchialsystems. Beitr. Silikose-Forsch., Sbd. **6**, 415 (1965).

Ulmer, W.T., Dorsch, J., Iravani, J., Schüler, K.G., Stempel, G., Vastag, E.: Anticholinergika als Bronchodilatatoren. Arzneimittel-Forsch. **23**, 468 (1973).

Ulmer, W.T., Hölting, G.: Obstruktive Atemwegserkrankungen bei Patienten mit und ohne Anthrakosilikose: Ein Vergleich. Beitr. Silikose-Forsch. **1**, 27 (1975).

Ulmer, W.T., Islam, M.S., Bakran, I. Jr.: Untersuchungen zur Ursache der Atemwegsobstruktion und des überempfindlichen Bronchialsystems. Dtsch. med. Wschr. **45**, 1759 (1971).

Ulmer, W.T., Nicolas, R.: Langzeitbehandlung der chronisch obstruktiven Bronchitis mit Corticosteroiden. Dtsch. med. Wschr. **91**, 1861 (1966).

Ulmer, W.T., Rasche, B., Reif, E.: Untersuchungen über die Phagozytose von Quarz- und Korundstaub durch menschliche Leukozyten nach Zusatz von Aluminiumchlorid sowie Quarzstäuben mit chemisch veränderter Oberfläche. Beitr. Silikose-Forsch. **80**, 19 (1964).

Ulmer, W.T., Reichel, G.: Untersuchungen über die Altersabhängigkeit der alveolären und arteriellen Sauerstoff- und Kohlensäuredrucke. Klin. Wschr. **41**, 1 (1963).

Ulmer, W.T., Reichel, G.: Pathophysiologie der Anthrako-Silikose. Dtsch. med. Wschr. **89**, 1333 (1964).

Ulmer, W.T., Reichel, G.: Epidemiologische Untersuchungen zur klinischen Bedeutung des chronisch-obstruktiven Lungenemphysems. Beitr. Klin. Tuberk. **133**, 180 (1966).

Ulmer, W.T., Reichel, G.: Zur Epidemiologie der chronischen Bronchitis und deren Zusammenhang mit der Luftverschmutzung. Dtsch. med. Wschr. **95**, 2549 (1970).

ULMER, W.T., REICHEL, G.: Epidemiological problems of coal workers' bronchitis in comparison with the general population. Ann. N.Y. Acad. Sci. **200**, 211 (1972a).

ULMER, W.T., REICHEL, G.: Functional impairment in coal workers' pneumoconiosis. Ann. N.Y. Acad. Sci. **200**, 405 (1972b).

ULMER, W.T., REICHEL, G., ISLAM, M.S.: Pathophysiologische Bedeutung der Größe der Residualluftkapazität. Verh. dtsch. Ges. inn. Med. **74**, 202 (1968).

ULMER, W.T., REICHEL, G., NOLTE, D.: Die Lungenfunktion. Stuttgart: Thieme 1970.

ULMER, W.T., REICHEL, G., ROESKE, G., FELDMANN, A., HEIDEMANN, H.G., LÖBERMANN, K.H., PETERSEN, B., GEISLER, H.: Klinische und funktionsanalytische Untersuchungen bei Bergleuten mit und ohne Silikose im Vergleich zu nichtstaubexponierten Arbeitern. Arch. Gewerbepath. Gewerbehyg. **23**, 32 (1967).

ULMER, W.T., REICHEL, G., WERNER, U.: Die chronisch obstruktive Bronchitis des Bergmannes. Arch. Gewerbepath. Gewerbehyg. **25**, 75 (1968).

ULMER, W.T., REIF, E.: Epidemiologische Untersuchung zur klinischen Bedeutung des chronisch obstruktiven Lungenemphysem. Beitr. Klin. Tuberk. **133**, 180 (1966).

ULMER, W.T., REIF, E., BIEBRICHER, W.: Untersuchungen über den Einfluß der Staubkonzentration und Staubart auf den Widerstand in den Atemwegen. In: Inhaled particles and vapours I (C.N. DAVIES, Eds.), p. 55. Oxford-London-New York: Pergamon Press 1961.

ULMER, W.T., REIF, E., WELLER, W.: Die obstruktiven Atemwegserkrankungen. Stuttgart: Thieme 1966.

ULMER, W.T., WELLER, W., REIF, E.: Tierversuche zur Frage der Silikoseprophylaxe mit Aluminiumchlorid. Arch. Gewerbepath. Gewerbehyg. **20**, 482 (1964).

VALENTIN, H.: Atemmechanik und Hämodynamik bei der Silikose. Beitr. Silikose-Forsch., Sbd. **4**, 417 (1960).

VALENTIN, H.: Ist die fortgeschrittene Steinstaublunge eine wesentliche Mitursache bei Erkrankung durch Coronarsklerose und Myokardinfarkt bzw. bei akutem Herztod? Berufskrankh. in d. keram. und Glasindustrie, H. **19** (1966).

VALENTIN, H.: Der Herzinfarkt und seine Problematik im Hinblick auf Arbeitsunfall und Berufskrankheit. Berufskrankh. in d. keram. und Glasindustrie, H. **21** (1968a).

VALENTIN, H.: Sozial- und arbeitsmedizinische Aspekte des chronischen unspezifischen respiratorischen Syndroms. Med. Klin. **63**, 1281 (1968b).

VALENTIN, H. (Berichterstatter): Zur Bedeutung chronisch-inhalativer Noxen am Arbeitsplatz für chronische Bronchitis und Lungenemphysem. Arbeitsmed. Sozialmed. Arbeitshyg. **7**, 322 (1972).

VALENTIN, H., LEHNERT, G.: Chronische Bronchitis und Lungenemphysem, Staubbelastung am Arbeitsplatz und Pneumokoniosen. Münch. med. Wschr. **44**, 2220 (1966).

VALENTIN, H., KANN, J., VENRATH, H.: Ein Vergleich von Röntgenbild und Lungenfunktionsanalyse bei 1000 westdeutschen Bergarbeitern mit Silikose. Med. Klin. **55**, 2362 (1960).

VALENTIN, H., ROSENKRANZ, K.A.: Arterio-venöse Sauerstoffdifferenz des Herzmuskels und der Leber bei Patienten mit Hypoxie durch respiratorische oder zirkulatorische Insuffizienz. Beitr. Silikose-Forsch., Sbd. **6**, 587 (1965).

VALENTIN, H. u.a.: Zur Bedeutung chronisch-inhalativer Noxen am Arbeitsplatz für chronische Bronchitis und Lungenemphysem. Bericht der Arbeitsgruppe über eine Feldstudie von 1965–1970. Münch. med. Wschr. **113**, 1302 (1971).

VASKOV, L.S.: Radioisotope studies of pulmonary haemodynamics in pneumoconiosis. Beitr. Silikose-Forsch. **24**, 40 (1972).

VECCHIONE, C., MOLE, R.: Das Verhalten der Compliance bei Silikotikern. Poumon **23**, 713 (1967).

VERSTRAETEN, J.M.: Waarde van de longfunktieproeven in de bepaling van de ademhalingsinsufficientie bij mijnwerkers. Rev. Inst. Hyg. Mines **17**, 115 (1962).

VIDAL, J., MICHEL, F.B.: Incidence du cancer bronchique chez les mineurs de charbon. Resultats d'une enquête sur la consommation de tabac. J. franc. Méd. Chir. thor. **23**, 49 (1969).

VIGLIANI, E.: Quelques considérations sur la théorie immunitaire de la silicose. C.R. Journ. franc. pathologie minière. Okt. 1960, p. 289. Paris: Charbonnages de France 1961.

VIGLIANI, E.C.: Die Forschungen über die Pneumokoniose in der Eisen- und Stahlindustrie. Schriftenreihe Arbeitshyg. Arbeitsmed. der Europäischen Gemeinschaft für Kohle und Stahl **3**, 27 (1963).

VIGLIANI, E.C., BOSELLI, A., PECHIAI, L.: Studi sulla componente emoplasmopatica della silicosi. Med. d. Lavoro **41**, 33 (1950).

VIGLIANI, E.C., MOTTURA, G.: Diatomaceous earth silicosis. Brit. J. industr. Med. **5**, 148 (1948).

VIGLIANI, E.C., PERNIS, B.: Immunological factors in the pathogenesis of the hyaline tisssue of silicosis. Brit. J. industr. Med. **15**, 8 (1958).

VIGLIANI, E.C., SILORATA, A.B.: Due casi di silicisi acuta. Rass. Med. industr. **8**, 14 (1937).

VIGLIANI, E., PERNIS, B.: An immunological approach to silicosis. In: Proceedings of pneumoconiosis conference Johannesburg 1959 (A.J. ORENSTEIN, Ed.), p. 395. London: J.&A. Churchill 1960.

VIGLIANI, E.C., PERNIS, B.: Studien über die Pathogenese der Silikose. Arch. Gewerbepath. Gewerbehyg. **19**, 507 (1962).

VIGLIANI, E.C., PERNIS, B.: Stand der biologischen und biochemischen Forschungen auf dem Gebiet der Silikoseentstehung. In: Fortschritte der Staublungenforschung (H. REPLOH, W. KLOSTERKÖTTER, Hrsg.), S. 45. Dinslaken: Niederrhein. Druckerei 1963.

VIGLIANI, E.C., PERNIS, B., GAMBINI, G.: Fattori reumatoidi e pneumoconiosi. Med. d. Lavoro **54**, 241 (1963).

VILLIERS DE, A.J., GROSS, P.: The pulmonary response of rats to fluorspar dust and radiation. In: Inhaled particles II (W.H. WALTON, Ed.), p. 135. Old Woking/Surrey: Gresham Press 1967.

VILLIERS DE, A.J., WINDISH, L.P.: Lung cancer in a fluorspar mining community. Brit. J. industr. Med. **21**, 94 (1964).

VISWANATHAN, R., BOPARAI, M.S., JAIN, S.K., DASH, M.S.: Pneumoconiosis survey of workers in an ordnance factory in India. Arch. environm. Hlth. **25**, 198 (1972).

VOISIN, C.: Aspergillose broncho-pulmonaire et pneumoconiose des mineurs de carbon. Étude clinique, anatomo-pathologique et expérimentale a propos de 52 observations personelles. Rev. Tuberc. pneumol. **32**, 489 (1968).

Voisin, C., Kinsky, R., Bernard, C., Chouroulinkov, I.: Forschungen im Rahmen der experimentellen Immunpathologie über die Silikose. Einfluß der Überempfindlichkeitsreaktionen gegenüber exogenen und endogenen Antigenen auf die silikogene Fibrose. In: Grundlagenforschungen über die Pneumokoniosen. Schriftenreihe Arbeitshygiene-Arbeitsmedizin (Luxemburg) 10, 343 (1970).

Voisin, C., Lenoir, L., Grailles, M., Sergeant, Y.H., Pecqueur, G., Wallaert, C., Delepoulle, E.: Aspergillose broncho-pulmonaire et pneumoconiose du mineur de charbon. Étude clinique, radiologique et pronostique de 85 observations. Lille med. 17, 1180 (1972).

Voisin, C., Ribet, M.: Appareil respiratoire et nuisances professionnelles. A. Pneumoconiose des mineurs des charbon. 2. Études cliniques sur la pneumoconiose du mineur de charbon. Lille med. 16, 1237 (1971).

Voisin, C., Wattel, F., Furon, D., Gosselin, B., Scherpereel, Ph., Chopin, C., Vallet, P.M.: Prognostic des poussées d'insuffisance respiratoire aiguë chez les pneumoconiotiques. Rev. Tuberc. (Paris) 36, 1121 (1972).

Vokac, Z.: Pneumothorax spontané dans une silicose. Prac. Lék. 11, 184 (1950).

Vries de, K., Orie, N.G.M., Mey, A.V.M.: Asthmatic factors in chest complaints of miners. Acta med. scand. 167, 301 (1960).

Vyskocil, J.: Dynamické změny plicnich funkci u cementázenskych dělniku prokápané opakovanyme vyšetřeni po 5 letech. Prac. Lék. 2, 85 (1956).

Vyskocil, J.: An experimental study of the pathogenesis of silicotic granuloma in the anterior eye chamber in rabbits and changes in its development induced by the action of A.C.T.H., Insulin, combinations of both, and salicylates. Brit. J. industr. Med. 14, 30 (1957).

Vyskocil, J.: The problem of chronic bronchitis in cement factory workers. Rev. Czechoslovak Med. 8, 38 (1962).

Vyskocil, J.: L'influence des réactions inflammatoires du poumon sur l'élimination des poussières. Scripta Medica Facultatum Medicinae Universitatum Brunensis 38, 357 (1965).

Wätjen, J.: Zur Pathologie der Mansfelder Staublunge auf Grund der Untersuchung von 54 Sektionsfällen. Arch. Gewerbepath. Gewerbehyg. 4, 310 (1933).

Wätjen, J.: Die Mansfelder Staublunge auf Grund pathologisch-anatomischer Untersuchungen. Nova acta Leopoldina (Halle) N.F. 3, 475 (1936).

Wätjen, J.: Zur Kenntnis der Quarzitstaublunge. Arch. Gewerbepath. Gewerbehyg. 11, 551 (1942).

Wätjen, J.: Die Mansfelder Staublunge. Beitr. Silikose-Forsch. Sbd. 2, 23 (1954).

Wätjen, J., Wolff, F.v., Jäger, W.: Zur Kenntnis der Mansfelder Staublunge mit chemischer und phasenanalytischer Untersuchung des in der Lunge eingeschlossenen Staubes. Arch. Gewerbepath. Gewerbehyg. 2, 688 (1931).

Wagner, J.C.: Complicated coal worker pneumoconiosis. Internat. conf. on pneumoconiosis, Johannesburg 1969, p. 165.

Wagner, J.C.: Immunological factors in coalworker's pneumoconiosis. In: Inhaled particles III (W.H. Walton, Ed.), vol. 2, p. 573. Old Woking/Surrey: Gresham Press 1971.

Wagner, R., Körner, O.: Die geschichtliche Entwicklung der entschädigungspflichtigen Berufskrankheiten mit statistischen Zusammenstellungen aus den Jahren 1925 bis 1966. Arbeitsschutz 67, 273 (1967).

Wagner, R.: Silicosis and silico-tuberculosis in industry in West Germany. Internat. conf. on pneumoconiosis, Johannesburg 1969a, p. 231.

Wagner, R.: Beruflich verursachte Pneumokoniosen unter besonderer Berücksichtigung der Quarzstaublungenerkrankung in der Bundesrepublik Deutschland. Arbeitsschutz 69, 192 (1969b).

Walkenhorst, W.: Untersuchungen an einem nach Teilchengrößen geordneten Mischstaub im atembaren Korngrößenbereich. In: Inhaled Particles II (W.H. Walton, Ed.), p. 563. Surrey: Gresham Press 1967.

Walkenhorst, W.: Physikalische Eigenschaften von Stäuben sowie Grundlagen der Staubmessung und Staubbekämpfung. In: Handbuch der inneren Medizin, Bd. IV/1 (W.T. Ulmer, G. Reichel, Hrsg.), S. 11. Berlin-Heidelberg-New York: Springer 1976.

Walkenhorst, W., Beckmann, H., Dautrebande, L.: Weitere Ergebnisse bei der Anwendung von Kochsalz-Aerosol in einer Steinkohlenzeche. Beitr. Silikose-Forsch. 65, 1 (1960).

Walkenhorst, W., Reif, E., Weller, W., Ulmer, W.: Die Wirkung verschieden disperser Kochsalzaerosole auf die Entwicklung der Silikose bei Ratten. In: Fortschritte der Staublungenforschung (H. Reploh, W. Klosterkötter, Hrsg.), S. 447. Dinslaken: Niederrhein. Druckerei 1963.

Warter, J., Voegtlin, R., Grappe, J.M.: Silicose à forme pseudotumorale notée 30 ans après l'empoussiérage. Strasbourg méd. 3, 753 (1952).

Wassermann, M., Mihail, G.: Récherches concernant la pathologie professionelle des mineurs des mines de manganèse. Arch. Gewerbepath. Gewerbehyg. 18, 632 (1961).

Watkins-Pitchford, W.: The diagnosis of silicosis. Méd. J. Austr. 2, 382 (1923).

Watkins-Pitchford, W.: The silicosis of the South African gold mines, and the changes produced in it by legislative and administrative efforts. J. industr. Hyg. 9, 109 (1927).

Watkins-Pitchford, W., Moir, J.: On the nature of the doubly-refracting particles seen in microscopic sections of silicotic lungs, and an improved method for disclosing siliceous particles in such sections. Publ. S. Afr. Inst. med. Res. 1, 207 (1916).

Weber, A.: Zur Verlaufsweise der Pneumokoniose nach Unterbrechung der Staubexposition. Beitr. Silikose-Forsch., Sbd. 5, 515 (1963).

Weber, A.: Das Verhalten pneumokoniotischer Lungenveränderungen nach der Entfernung aus dem Staubmilieu. In: Fortschritte der Staublungenforschung (H. Reploh, H.J. Einbrodt, Hrsg.), Bd. 2, S. 317. Dinslaken: Niederrhein. Druckerei 1967.

Webster, I.: Some aspects of the pathology of silicosis found in mines. In: Proc. pneumocon. conf. Johannesburg 1959 (A.J. Orenstein, Ed.), p. 157. London: J.&A. Churchill 1960.

Webster, I., Palmhert, H., Cooper, D.R., Silverton, R.E., Anderson, C.S., Zoutendyk, A., McNab, G.: The immunological approach to silicosis. In: Proc. pneumocon. conf. Johannesburg 1959 (A.J. Orenstein, Ed.), p. 408. London: J.&A. Churchill 1960.

Weicksel, P.: Besondere Gesichtspunkte in der Beurteilung von Silikosen der Steinhauer des Maingebietes im Gegensatz zu anderen Staublungenerkrankungen.

In: Aktuelle Probleme der Staublungenforschung (H. HOFMANN, Hrsg.), S. 140. Stuttgart: Thieme 1962.

WEISS, A.G., WITZ, J., KÖBELE, F.: L'angiopneumographie dans les silicoses et les dilatations bronchiques. Presse méd. **58**, 1437 (1950).

WELLER, W.: Inhalationsversuche mit Kohle-Quarz-Gemisch an Ratten in Einzel- und Massenkäfigen. Beitr. Silikose-Forsch. **76**, 23 (1962).

WELLER, W.: Der Einfluß des Alters von silikotischen Veränderungen auf die therapeutische Wirksamkeit von P 204-Injektionen. In: Bericht des Silikose-Forschungsinstituts der Bergbau-Berufsgenossenschaft, S. 112, Bochum: Stumpf 1971a.

WELLER, W.: Über die erhöhte Tumorhäufigkeit nach Inhalation von Poly-2-vinylpyridin-N-Oxid. Z. ges. exp. Med. **154**, 235 (1971b).

WELLER, W.: The relationship between duration of dust inhalation of a coal-quartz mixture and dust retention, lung function and pathology on rats. In: Inhaled particles III (W.H. WALTON, Ed.), vol. 1, p. 337. Old Woking/Surrey: Gresham Press 1971c.

WELLER, W.: Prüfung der Wirkung von D-Penicillamin auf eine experimentelle Silikose im Intraperitonealtest. Beitr. Silikose-Forsch. **2**, 25 (1973).

WELLER, W.: Grundlagen der tierexperimentellen Pneumokonioseforschung. In: Handbuch der inneren Medizin. Bd. IV/1 (W.T. ULMER, G. REICHEL, Hrsg.), S. 649. Berlin-Heidelberg-New York: Springer 1976.

WELLER, W., GRUNDMANN, E., KÖNN, G., SCHLIPKÖTER, H.W., ULMER, W.T.: Polymertumoren bei Ratten nach subkutaner Injektion von Poly-2-vinylpyridin-N-oxid (P 204). In: Fortschritte der Staublungenforschung (H. REPLOH, H.J. EINBRODT, Hrsg.), Bd. 2, S. 213. Dinslaken: Niederrhein. Druckerei 1967.

WELLER, W., HAACKS, H., GUZY, J.K., HEINE, W.: Silikoseentwicklung im Intraperitonealtest bei Verwendung von keimfreien, SPF- und konventionellen Ratten. Beitr. Silikose-Forsch. **26**, 263 (1974).

WELLER, W., REIF, E., ULMER, W.T.: Langzeitinhalationsversuche an Ratten zur Frage der Silikoseprophylaxe mit McIntyre-Aluminiumpulver. Arch. Gewerbepath. Gewerbehyg. **22**, 77 (1966).

WELLER, W., ULMER, W.T.: Inhalation studies of coal-quartz dust mixture. Ann. N.Y. Acad. Sci. **200**, 142 (1972).

WELLER, W., ULMER, W.T.: Treatment of pneumoconiosis caused by coal-quartz dusts with Polyvinilpyridine-N-Oxide (P 204). Ann. N.Y. Acad. Sci. **200**, 624 (1972).

WELLER, W., ULMER, W.T.: Langzeitinhalationsversuch an Rhesus-Affen zur PVNO-Therapie der Anthrako-Silikose. In: Inhaled Particles and Vapours IV 1976 (in Druck) Unwin Brothers Ltd., Surrey/England.

WENDE, E.: Gewerbehygiene und Klinik der Kieselgursilikose. Beihefte zum Zentralblatt für Arbeitsmedizin und Arbeitsschutz Nr. 6. Darmstadt: Steinkopff 1962.

WETTSTEIN, P.U.: Etude quantitative des poussières intrapulmonaires dans des silicoses contractées en Suisse. Path. Microbiol. **29**, 39 (1966).

WIDIMSKY, J., KASALICKY, J., DEJDAR, R.: Resting central hemodynamics in silicosis. Cor Vasa **5**, 252 (1963).

WIDIMSKY, J., STANEK, V., HURYCH, J.: Die Lungenzirkulation während der Arbeit bei den Patienten nach der Pneumektomie. Verh. Ges. Lungen- und Atmungsforschung, Bd. 2. Berlin-Heidelberg-New York: Springer 1966.

WIEDERMANN, M., BARBORIK, M., CHARAMZA, O.: Scintigraphie des perfusions pulmonaires dans la silicose. Prac. Lék. **20**, 65 (1968).

WIESINGER, A.: Originalarbeiten. Auslese der Gesteinshauer und der Steinstaubgeschädigten nach dem Aciditätsquotienten im Harn. Vertrauensarzt **7**, 229 (1939).

WIESINGER, A.: Senkung, Silikose und Silikotuberkulose. Beitr. Silikose-Forsch. **2**, 21 (1949a).

WIESINGER, A.: Die Silikose, ein physikalisches und chemisches Problem. Beitr. Silikose-Forsch. **4**, 3 (1949b).

WIESINGER, A.: Krebs im Blickwinkel der Silikose. Dtsch. med. Wschr. **27**, 875 (1955).

WIGAND, R.: Über Silicose im Siegerland. Z. klin. Med. **133**, 446 (1938).

WILLIAMS, J.L., MOLLER, G.A.: Solitary mass in the lungs of coal miners. Amer. J. Roentgenol. **117**, 765 (1973).

WINKLER, A.: Über die „Reichmannschen Regenstraßen", diesen verwandte Schattengebilde nebst Beiträgen zur Kenntnis von den „Nabelungen" der Lunge. Fortschr. Röntgenstr. **64**, 202 (1941).

WINKLER, A.: Zur Einteilung und Nomenklatur der Staube und der durch Staub verursachten Organveränderungen. Münch. med. Wschr. **92**, 1113 (1950).

WINTERER, R.: Ergebnisse der Reihenuntersuchungen über Silikose bei Arbeitern des Schauinslandbergwerkes. Arch. Gewerbepath. Gewerbehyg. **10**, 24 (1941).

WOHLBEREDT, F.: Statistisches über die Silikose im Bergbau der Bundesrepublik Deutschland. Kompaß (Bochum) **73**, 45 (1963).

WOHLBEREDT, F.: Eine statistische Untersuchung zum Stand und zur Entwicklung der Silikose. Berufsgen. (Bochum) **81**, 427 (1970).

WOHLBEREDT, F.: Stand und Entwicklung der Silikose im Bergbau der Bundesrepublik Deutschland. Glückauf **108**, 381 (1972).

WOHLBEREDT, F.: Welches Lebensalter erreichen Silikoseerkrankte im Vergleich zu anderen Bevölkerungsgruppen? Berufsgen. (Bochum) **2**, 63 (1975).

World health organization: Chronic Cor Pulmonale. Circulation **27**, 594 (1963).

WORTH, G.: Bronchographische Studien bei Silikose. Beitr. Silikose-Forsch. **17**, 1 (1952a).

WORTH, G.: Deutsche Begutachtung von Staublungenfilmen nach der internationalen Klassifikation. Ein Abänderungsvorschlag zur internationalen Klassifikation. Beitr. Silikose-Forsch. **18**, 1 (1952b).

WORTH, G.: Silikose und Siliko-Tuberkulose. Ergebnisse der Anwendung der internationalen röntgenologischen Klassifikation (Typ "Cardiff-Douai") durch deutsche Gutachter an Hand von 150 Lungenfilmen von Bergleuten aus Süd-Wales. — Abänderungsvorschlag zur internationalen Klassifikation. (Vorschlag: Herbsttagung der Rhein.-Westf. Tuberkulose-Vereinigung am 11.10.1952, Düsseldorf). Tuberk.-Arzt **7**, 187 (1953).

WORTH, G.: The bronchi in silicosis. Proc. Pneumoconiosis Conference, Johannesburg 1959, p. 187.

WORTH, G.: Die „Staublunge" des Kohlenbergarbeiters. Dtsch. med. Wschr. **85**, 221 (1960a).

WORTH, G.: Die Lungenfunktion bei der Silikose. Beitr. Silikose-Forsch., Sbd. **4**, 361 (1960b).

Worth, G.: Die Lungenfunktion unter Staubbelastung. Med. Wiss. Ges. f. d. gesamte Hygiene. Arbeitsmedizinische Tagung in Weimar v. 30. Mai—1. Juni 1961a, SFI S. 149.

Worth, G.: Die neue internationale Klassifikation der Röntgenaufnahmen von Staublungen (Genf 1958). Fortschr. Röntgenstr. **94**, 596 (1961b).

Worth, G.: Silikose. In: Handbuch der gesamten Arbeitsmedizin (E.W. Baader, Hrsg.), Bd. 2, S. 144. Berlin-München-Wien: Urban & Schwarzenberg 1961c.

Worth, G.: Lungenfunktionsprüfungen bei Bergleuten mit und ohne Silikose unter Berücksichtigung von Bronchitis und Emphysem. In: Fortschritte der Staublungenforschung (H. Reploh, W. Klosterkötter, Hrsg.), S. 291. Dinslaken: Niederrhein. Druckerei 1963.

Worth, G.: Internationale Klassifikation der Röntgenaufnahmen von Pneumokoniosen. Revidierte Fassung 1968. Dtsch. med. Wschr. **95**, 2200 (1970).

Worth, G., Dickmans, H.: Verlauf, Entwicklung und Prognose der Silikose und Siliko-Tuberkulose im linksniederrheinischen Bergbaugebiet. Tuberk.-Arzt **4**, 495 (1950a).

Worth, G., Dickmans, H.: Verlauf, Entwicklung und Prognose der Silikose und Silikotuberkulose im linksniederrheinischen Bergbaugebiet. Arbeiten aus der Silikose-Forschungsabteilung des Steinkohlenbergwerks „Rheinpreussen", Homberg (Niederrhein) **1**, 18 (1950b).

Worth, G., Gasthaus, L., Lühning, W., Muysers, K., Siehoff, F., Werner, K.: Lungenvolumina und Lungenzeitvolumina bei Kohlen-Bergarbeitern. Arch. Gewerbepath. Gewerbehyg. **17**, 396 (1959).

Worth, G., Gasthaus, L., Muysers, K., Siehoff, F.: Neuere Ergebnisse atemphysiologischer Untersuchungen von Kohlenbergarbeitern unter Berücksichtigung von Silikose, Bronchitis und Emphysem. III. Mitt.: Alveolo-arterielle Sauerstoff- und Kohlensäuredruckdifferenzen. Arch. Gewerbepath. Gewerbehyg. **18**, 581 (1961).

Worth, G., Gasthaus, L., Muysers, K., Siehoff, F.: Neuere Ergebnisse atemphysiologischer Untersuchungen von Kohlenbergarbeitern unter Berücksichtigung von Silikose, Bronchitis und Emphysem. VII. Mitt.: Säure-Basen-Gleichgewicht. Arch. Gewerbepath. Gewerbehyg. **20**, 604 (1964).

Worth, G., Gasthaus, L., Muysers, K., Siehoff, F.: Zur Klinik der Frühsilikose. Beitr. Silikose-Forsch. **83**, 1 (1964).

Worth, G., Lühning, W., Muysers, K., Siehoff, F., Werner, K.: Das Residualvolumen bei schwerer Silikose mit perinodösem Emphysem. Beitr. Silikose-Forsch. **59**, 39 (1959).

Worth, G., Muysers, K., Siehoff, F.: Zur Problematik der Normwerte der arteriellen O_2- und CO_2-Partialdrucke sowie der alveolo-arteriellen O_2- und CO_2-Druckgradienten im Rahmen arbeitsmedizinischer Fragen. Med. Thorac. **20**, 223 (1963).

Worth, G., Muysers, K.: Zur Interpretation des Begriffes „Staublunge des Kohlenbergarbeiters" im Lichte neuerer Befunde. Knappschaftsarzt (Bochum) **34**, 21 (1964).

Worth, G., Muysers, K.: Zur Frage der röntgenologischen Darstellbarkeit von Kohle- und Gesteinstaub in der menschlichen Lunge. In: Fortschritte der Staublungenforschung (H. Reploh, H.J. Einbrodt,

Hrsg.), Bd. 2, S. 455. Dinslaken: Niederrhein. Druckerei 1967.

Worth, G., Muysers, K., Einbrodt, H.J.: Über die Korrelation von röntgenologischen, pathologisch-anatomischen und chemischen Staublungenbefunden. In: Fortschritte der Staublungenforschung (H. Reploh, H.J. Einbrodt, Hrsg.), Bd. 2, S. 443. Dinslaken: Niederrhein. Druckerei 1967.

Worth, G., Muysers, K., Einbrodt, H.J.: Über die Korrelation von röntgenologisch, pathologisch-anatomischen und staubanalytischen Befunden bei der Kohlenbergarbeiterpneumokoniose. Beitr. Silikose-Forsch. **96**, 3 (1968).

Worth, G., Nerreter, W.: Kritische Betrachtungen bei der Beurteilung der Silikose und Siliko-Tuberkulose unter Vergleich von klinisch-röntgenologischen und pathologischen Befunden. Beitr. Silikose-Forsch. **30**, 1 (1954).

Worth, G., Schiller, E.: Die Pneumokoniosen. Köln: Staufen 1954.

Worth, G., Schürmeyer, E., Gasthaus, L., Schiller, E.: Atemwiderstandsmessungen vor und nach Staubinhalation. Arch. Gewerbepath. Gewerbehyg. **15**, 91 (1956).

Worth, G., Stahlmann, W.: Silikose und Tuberkulose. In: Handbuch der inneren Medizin, Bd. IV/1 (W.T. Ulmer, G. Reichel, Hrsg.), S. 321, Berlin-Heidelberg-New York: Springer 1976.

Worth, G., Valentin, H., Gasthaus, L., Hoffmann, H., Venrath, H.: Bewirkt die Staubinhalation bei Bergarbeitern eine akute respiratorische Insuffizienz? Arch. Gewerbepath. Gewerbehyg. **14**, 37 (1955/56).

Worth, G., Valentin, H., Venrath, H., Gasthaus, L., Hoffmann, H.: Weitere klinische und spirographische Untersuchungen bei Bergleuten vor, während und nach der Untertagearbeit. Arch. Gewerbepath. Gewerbehyg. **14**, 269 (1956).

Worth, G., Valentin, H., Gasthaus, L., Schiller, E.: Hat die Inhalation von Feinstäuben einen unmittelbaren Einfluß auf die Atmung und den Gasstoffwechsel? Arch. Gewerbepath. Gewerbehyg. **14**, 428 (1956).

Worth, G., Schiller, E.: Wirkt Koksstaub gesundheitsschädigend? Arch. Gewerbepath. Gewerbehyg. **15**, 597 (1957).

Wurm, K., Einbrodt, H.J.: Der Verlauf der Silikose beim Menschen und der submikroskopische Korngrößenbereich im Lungenstaub. Arch. Gewerbepath. Gewerbehyg. **22**, 149 (1966).

Zahorski, W.W.: Trends in coal workers' pneumoconiosis in Poland. Ann. N.Y. Acad. Sci. **200**, 292 (1972).

Zanetti, E.: Studio radiologico sugli ili polmonari nella silicosi. Med. d. Lavoro **39**, 7 (1948).

Zanetti, E.: Ricerche sulla silicosi in una fabbrica di saponi abrasivi. Med. d. Lavoro **41**, 1 (1950).

Zanetti, E.: Classificazione radiologica della silicosi secondo la nomenclatura del Bureau International du Travail. Rass. Med. Industr. **30**, 416 (1961).

Zaple-Talová, E., Eisler, L., Machácek, H.: Příspěvek kověřeni etiologie praš ných onemocněnive slévárnách. Prac. Lék. **21**, 191 (1969).

Zdansky, E.: Röntgendiagnostik des Herzens und der großen Gefäße. Wien: Springer 1949.

Zedda, S., Aresini, G., Cardani, A., Sartorelli, E.: Importanze del test di diffusione del CO per la valutazione funzionale dei silicotici. Rivista dell'Istituto

Vaccinogeno e dei Consorzi Provinziali Antitubercolari (Milano) **23**, 16 (1973).

ZEILHOFER, R., RUPRECHT, E.: Untersuchungen der Atemmechanik bei Silikose unter besonderer Berücksichtigung des obstruktiven Syndroms. Med. Thorac. **20**, 19 (1963).

ZIEL, R.: Zur Frage des Lungenkrebses bei den Bergleuten Joachimsthals. Med. Klin. **31**, 1535 (1935).

ZOLLINGER, F., LANG, F.: Zusammenfassende Übersicht aus dem Suva-Sektor seit 1947. Die in der Schweiz maßgebenden Rechtsgrundlagen. Vjschr. naturforsch. Ges. (Zürich) **95**, 5 (1950).

ZORN, O.: Die quantitative Lungen- und Kreislauffunktionsprüfung bei Bergarbeitern (unter besonderem Einschluß der Silikose). Beitr. Klin. Tuberk. **94**, 544 (1940).

ZORN, O.: Ergebnisse einer zwölfjährigen Gesteinshauerkontrolle im westfälischen Kohlenrevier. Beitr. Silikose-Forsch. **2**, 1 (1949).

ZORN, O.: Vergleichende elektrokardiographische und röntgenologische Diagnostik bei Silikosen. Beitr. Silikose-Forsch. **8**, 42 (1950a).

ZORN, O.: Funktionsprüfungen von Atmung und Kreislauf mittels der Spiro-Ergometrie nach BRAUER-KNIPPING. Beitr. Silikose-Forsch. **7**, 23 (1950b).

ZORN, O.: Herz und Lungenkreislauf bei Silikosen. Beitr. Silikose-Forsch. **1**, 23 (1951a).

ZORN, O.: Über das Cor pulmonale und den Lungenkreislauf bei Silikosen. Verh. dtsch. Ges. Kreisl.-Forsch. **17**, 99 (1951b).

ZORN, O.: Erfahrungen mit sehr harten Strahlen in der Röntgendiagnostik der Silikose. Fortschr. Röntgenstr. **93**, 332 (1960a).

ZORN, O.: Étude sur les rayons très pénétrants dans le radio-diagnostic de la silicose. C.R. Journ. franc. pathologie minière. Okt. 1960, p. 309. Paris: Charbonnages de France 1961.

ZORN, O.: Therapeutische Untersuchungen mit Prednison bei Silikose. Beitr. Silikose-Forsch. Sbd. **5**, 533 (1964).

ZORN, O.: Verbesserung der Diagnostik bei der Röntgenfilm-Beurteilung. Arbeitsmedizin **3**, 43 (1965).

ZORN, O., ACKERMANN, L., BRUCKMANN, H., LEITERITZ, H.: Darstellbarkeit von Kohle und Mineralien im Röntgenbild — Ergebnisse von Phantomversuchen. In: Fortschritte der Staublungenforschung (H. REPLOH, H.J. EINBRODT, Hrsg.), Bd. 2, S. 461. Dinslaken: Niederrhein. Druckerei 1967.

ZORN, O., MÖLLENEY, W.: Klinische und statistische Ergebnisse der Silikosetuberkulose im Ruhrgebiet. Beitr. Silikose-Forsch. (Suppl.) (1954).

ZORN, O., WORTH, G.: Staublungen im Röntgenbild. Köln: Staufen 1952.

Silikose und Tuberkulose

G. WORTH und W. STAHLMANN

Mit 56 Abbildungen und 11 Tabellen

Die Silikose ist häufig mit einer aktiven Tuberkulose kombiniert, eine der folgenschwersten Komplikationen der Staublunge. Da die Tuberkuloserate bei der Silikose signifikant über der Tuberkulosehäufigkeit der übrigen Bevölkerung liegt, wird heute fast allgemein die Annahme vertreten, daß die Silikose die Entwicklung und Ausbreitung einer Tuberkulose begünstigt, obwohl der Pathologe für diese Annahme im Einzelfall nicht immer überzeugende Hinweise aufdecken kann.

Die allgemein-medizinische und versicherungsrechtliche Bedeutung des Zusammentreffens von Silikose und Tuberkulose — der Siliko-Tuberkulose — ergibt sich aus den weitgehend übereinstimmenden Beobachtungen im Ruhrgebiet und auch in anderen Industriebezirken, nach denen ein großer Teil der Patienten mit einer schweren Silikose gleichzeitig an einer Begleittuberkulose erkrankt. Dabei wird die Tuberkuloserate in den verschiedenen Industriezweigen, in denen infolge Staubexposition die Möglichkeit zur Entstehung einer Silikose gegeben ist, unterschiedlich angegeben. Diese Tatsache beruht auf den unterschiedlichen beruflichen, familiären und geographischen Verhältnissen. Die hohe Tuberkulosedurchseuchung in den oberfränkischen Grenzgebieten erklärt von vornherein nach KOELSCH (1919) und OTTO (1963) eine weitaus höhere Tuberkulosehäufigkeit unter den Porzellanarbeitern als etwa bei den Bergleuten im Ruhrgebiet (Tabelle 1).

A. Pathogenetische Beziehungen zwischen Silikose und Tuberkulose

Die scharfe Abtrennung von Silikose und Siliko-Tuberkulose wurde früher nicht von allen Autoren anerkannt. In Deutschland haben vor allem HUEBSCHMANN (1924) und HUSTEN (1931) die Silikose als eine besondere Form der Tuberkulose aufgefaßt; ähnliche Meinungen äußerten früher auch POLICARD und MARTIN (1930) sowie POLICARD (1932

Tabelle 1. Verhältnis der erstmalig entschädigten Siliko-Tuberkulose: Silikosen (1949–1960) (Siliko-Tuberkulosen = 1). (Aus OTTO, 1963)

	1949	1950	1951	1952	1953[a]	1954	1955	1956	1957	1958	1959	1960
Bergbau-BG	1:6,2	1:9,5	1:9,4	1:9,7	1:15,4	1:11,4	1:10,1	1:11,1	1:12,6	1:11,5	1:13,6	1:11,3
BG der keramischen und Glas-Industrie	1:1,8	1:2,0	1:2,4	1:3,3	1: 9,3	1: 9,4	1: 5,8	1: 4,6	1: 4,8	1: 2,2	1: 3,2	1: 3,2

[a] Inkrafttreten der 5. BKVO.

und 1935). Von anderen Autoren wie Ribbert (1906), Watkins-Pichford (1927), Fletcher et al. (1949), Gough (1949, 1952), Gough et al. (1949), Fletcher und Gough (1950), Fletcher (1951), Heppleston (1951), James (1954) sowie Bérard et al. (1956) wurde immer wieder die Anschauung vertreten, daß die massive Fibrose, d.h. die fortgeschrittenen Stadien der Pneumokoniose, sich nur bei gleichzeitig vorhandener Tuberkulose entwickeln könne. Eine Stütze für diese Auffassung sehen Gough und Heppleston (1960) sowie O'Neill und Robin (1964) in den tierexperimentellen Untersuchungsergebnissen von Gardner (1937, 1938), Vorwald et al. (1940), Zaidi et al. (1955), King (1959) sowie Byers und King (1961). Danach kann die tuberkulöse Lungeninfektion in Verbindung mit der Inhalation oder intratrachealen Verabreichung von verschiedenen, freie Kieselsäure enthaltenden Stäuben zu ausgedehnten Lungenfibrosen führen, während bei nichttuberkulösen Infektionen eine solche Reaktion ausbleibt. Nach Wagner (1972) ist die komplizierte Form der Kohlenbergarbeiterpneumokoniose multifaktoriell bedingt, in erster Linie abhängig von der Art des inhalierten Staubes und von individuellen Faktoren. Zur Zeit sei man nicht in der Lage zu klären, welches Gewicht dem Quarzstaub, der Tuberkulose, anderen Infekten, rheumatoiden Faktoren und dem Gesamtstaubgehalt in der Lunge zukomme.

Gegen die Ansicht, daß die Silikose eigentlich eine modifizierte Tuberkulose sei, führt di Biasi (1933, 1949) an, daß alle Entwicklungsstadien der reinen Silikose von ihren ersten Anfängen bis zu den schwersten Formen beobachtet werden können, ohne daß dabei eine Tuberkulose jemals nachweisbar ist. Auch die Inokulationsversuche pneumokoniotischen Leichenmaterials in die Bauchhöhle von Meerschweinchen (Eickenbusch, 1926; Böhme u. Lucanus, 1930; Strachan u. Simson, 1930, und Husten, 1931) hält di Biasi (1933) nicht für stichhaltig, da alle Untersucher auch negative Ergebnisse hatten. Selbst Husten (1951), der früher in dem häufigen Tuberkelbakteriennachweis eine Stütze für die tuberkulöse Ätiologie der großen Schwielen erblickte, war später der Meinung, daß es eine reine großknotige Silikose ohne einen begleitenden spezifischen Prozeß gibt. Bei seinen pathologisch-anatomischen Untersuchungen der verschiedenen Silikosestadien konnte er immer wieder feststellen, daß für die Entstehung großer Knoten die Konfluenz kleiner Knötchen verantwortlich zu machen ist. Berücksichtigt man weiterhin die Tatsache, daß typische silikotische Granulome und selbst echte Schwielenbildungen in der Lunge durch langdauernde Einatmung von Quarzstaub bei tuberkulosefreien Tieren erzeugt werden können (Ickert, 1931; Gardner, 1932; Jötten, 1936; Jötten und Poppinga, 1936; King et al., 1950), so läßt sich heute in Übereinstimmung mit den meisten Forschern nicht mehr daran zweifeln, daß sich eine reine Silikose ganz unabhängig von der Tuberkulose bis zu den schwersten großknotigen Formen entwickeln kann. Trotzdem bleibt die Erfahrungstatsache bestehen, daß die Silikose, besonders in den fortgeschrittenen Stadien, häufig mit einer Tuberkulose kombiniert ist und daß spezifische Infekte auf die Realisation und Manifestation einer Silikose einen bedeutenden Einfluß ausüben können.

Inwieweit entsprechend den Vorstellungen von Vigliani und Pernis (1958, 1963), Vigliani (1959) und Pernis (1970) *immunbiologische Vorgänge* bei der Siliko-Tuberkulose eine Rolle mitspielen, läßt sich zur Zeit noch nicht endgültig übersehen. Nach Vigliani und Pernis sollen bekanntlich körpereigene Bestandteile unter der Einwirkung des Quarzstaubes, wahrscheinlich durch Adsorption an der Quarzoberfläche, so verändert werden, daß sie als Antigen wirken und im Organismus zur Bildung von Autoantikörpern führen. Solche quarzbedingten Antikörper könnten nach Pernis (1970) durch andere immunbiologisch-aktive Substanzen, wie zum Beispiel durch Tuberkelbakterien, in ihrer Wirkung im Sinne eines Adjuvanseffektes eine so starke Potenzierung erfahren, daß es dadurch zu massiven Fibrosen kommt. In diesem Rahmen sind auch die tierexperimentellen Untersuchungen von Gross et al. (1960) interessant, die durch intratracheale Verabreichung von Quarzstaub mit Tuberkulin bei vorher mit abgeschwächten Tuberkelbakterien sensibilisierten Meerschweinchen wesentlich ausgedehntere Lungenveränderungen hervorrufen konnten als durch alleinige Injektion von Quarzstaub bzw. von Tuberkulin.

B. Pathologische Anatomie der Siliko-Tuberkulose

Eine Kombination von Silikose und Tuberkulose kann zu unterschiedlichen biologischen Reaktionen im Organismus führen, die auch morphologisch zum Teil abgrenzbar sind. Allerdings ist es nach OTTO (1963) oft recht schwierig, diese Wechselwirkungen zwischen Silikose und Tuberkulose exakt zu definieren, da zwischen beiden fließende Übergänge bestehen. Trotzdem hat es nicht an Versuchen gefehlt, derartige pathogenetische Zusammenhänge auch in der Nomenklatur zum Ausdruck zu bringen. So unterscheidet GÖRNHARDT (1933) bei dem Zusammentreffen von Silikose und Tuberkulose eine *Zusatz-* und eine *Manifestationstuberkulose*, Begriffe, die wir allerdings wie auch OTTO (1963) für wenig anschaulich halten. Bei einer Zusatztuberkulose gesellt sich zu einer selbständig entwickelten Silikose zu einem bestimmten Zeitpunkt ein tuberkulöser Prozeß hinzu, während bei der Manifestationstuberkulose schon vorher maskiert ein spezifischer Prozeß mit einer Silikose in Verbindung stand, der eines Tages exacerbiert und damit manifest wird. DI BIASI (1949) hält die frische Tuberkulose fast immer für eine Manifestationstuberkulose, während eine Zusatztuberkulose im strengen Sinne von ihm kaum jemals beobachtet wurde. Gegenteiliger Ansicht ist LEU (1953), der aufgrund pathologisch-anatomischer Untersuchungen praktisch stets eine Zusatztuberkulose annimmt. Auch nach UEHLINGER (1935) und STEIGER (1951) scheint im zeitlichen Zusammentreffen am ehesten die Primärsilikose mit Zusatztuberkulose zu sein, während seltener eine Silikose beobachtet wurde, die sich einem schon bestehenden tuberkulösen Prozeß anschließt.

Verständlicher als die Einteilung von GÖRNHARDT ist u.E. die von HUSTEN (1931), der zwischen einer *Komplikationsform* und *Kombinationsform* der Siliko-Tuberkulose unterscheidet. Als Komplikationsform würde man dabei ein mehr oder weniger beziehungsloses Nebeneinander von charakteristischen silikotischen und tuberkulösen Veränderungen ansehen müssen, während bei der Kombinationsform diese Herde in enger Verbindung stehen und auch patholo-

gisch-anatomisch durch besondere Merkmale gekennzeichnet sind.

Schon *makroskopisch* erscheinen bei diesen Kombinationsformen — wie DI BIASI (1949) beschreibt — auf der Schnittfläche der Lunge im Gegensatz zu den reinen Silikosen keine gleichmäßigen Veränderungen, sondern die einzelnen Abschnitte zeigen eine unterschiedliche Zeichnung, Farbe und Konsistenz. Einzelne Knötchen mit einem grauschwarzen oder schwarzen Rand und mehr oder weniger deutlichem gelblichem oder weißlich-gelblichem Zentrum erinnern an gewöhnliche bindegewebig abgekapselte, käsigtuberkulöse Herde. Andere Knötchen zeigen einen grau-weißlichen derben Rand und ein etwas weicheres, teils schwärzliches, teils grau-gelbliches Zentrum. Beim Zusammenwachsen derartiger Knötchen zu größeren Knoten entsteht durch das dichte Nebeneinander der verschiedenartigen Zeichnungen und Farben eine charakteristische Marmorierung. Solche Knoten haben eine derbe Beschaffenheit und können eine beträchtliche Größe erreichen, so daß ganze Lappen davon eingenommen werden.

Mikroskopisch zeigen diese Kombinationsformen so mannigfaltige Bilder und Übergänge zwischen chronisch-tuberkulösen und silikotischen Veränderungen bei verschieden starker Verschwielung, daß auf eine nähere Beschreibung verzichtet werden muß. Gewöhnlich sind die siliko-tuberkulösen und tuberko-silikotischen Veränderungen dadurch charakterisiert, daß käsig-tuberkulöse Herde von steinstaubhaltigem Schwielengewebe ausgedehnt durchwachsen sind oder in solches umgewandelt werden (DI BIASI, 1949). Als Zeichen einer ursprünglich bestehenden Tuberkulose sind aber vielfach noch die elastischen Fasern des Alveolargerüstes erhalten geblieben. In anderen Herden erkennt man kleine typische silikotische Schwielen oder kleine perivaskuläre silikotische Granulome und daneben bzw. an ihrem Rande schwielig abgekapselte und mehr oder weniger stark schwielig durchwachsene käsig-tuberkulöse Herde. Im allgemeinen sind nach DI BIASI (1949, 1953) für die silikotuberkulösen bzw. tuberkulo-silikotischen Herde die Neigung des Bindegewebes zu hyalin-schwieliger Umwandlung und der Gehalt an Steinstaub charakteristisch. Auch eine mehrfache konzentrische Anordnung schwarzer kohlenstaubreicher Ringe im Bindegewebe gelte allen Kennern als Kriterium einer in Schüben entstandenen Tuberkulo-Silikose.

Derartige siliko-tuberkulöse Kombinationsschwielen können als Zeichen einer Aktivität tuberkulöses Granulationsgewebe und Verkäsungen aufweisen, wobei dieses aktive spezifische Geschehen lokal begrenzt bleibt oder sich progredient auch auf andere Lungenabschnitte erstreckt (OTTO, 1963). Andere siliko-tuberkulöse Knoten verhalten sich jahrelang völlig latent, wie vor allem klinische Erfahrungen zeigen, die sich auch mit den pathologisch-anatomischen Beobachtungen decken. Trotzdem kann man auch in diesen klinisch und morphologisch als abgeheilt anzusehenden siliko-tuberkulösen Mischprozessen immer wieder einmal durch kulturelle und tierexperimentelle Untersuchungen Tuberkelbakterien nachweisen, eine Erfahrung, die, wie bereits erwähnt, früher zu der Annahme geführt hat, daß ausgedehnte Fibrosierungen immer eine spezifische Komponente erfordern („infective silicosis" im südafrikanischen Schrifttum).

WATKINS-PITCHFORD (1920, 1921) spricht von einer „Tuberkulo-Silikose" oder „Siliko-Tuberkulose", je nachdem welche Komponente der Erkrankung im Vordergrund steht. Dieser Bezeichnung hat sich auch DI BIASI (1949) weitgehend angeschlossen, während er den Ausdruck „mit Tuberkulose kombinierte Silikose" dann vorzieht, wenn die Kombination von Silikose und Tuberkulose ohne Rücksicht auf die Struktur der einzelnen Herde als zusammenfassende Kennzeichnung herausgestellt werden soll. Andererseits hat aber DI BIASI darauf hingewiesen, daß diese hier skizzierten verschiedenartigen Bezeichnungen für eine mit einer Silikose kombinierten Tuberkulose meist nur auf die jeweils betrachteten Einzelherde im histologischen Präparat anwendbar sind, während die Gesamtheit der Veränderungen in einer Lunge die verschiedensten Übergänge aufweisen kann. Aus diesem Grund werden auch die hier genannten Vorschläge einer differenzierten Klassifizierung in der Praxis kaum benutzt. In der Klinik ist durchweg nur von einer Siliko-Tuberkulose die Rede, eine Bezeichnung, die über die Art der Verbindung von Silikose und Tuberkulose im einzelnen nichts aussagt.

C. Klinik der Siliko-Tuberkulose

Der Kliniker faßt unter dem Sammelbegriff „Siliko-Tuberkulose" alle Verbindungen der Silikose und Tuberkulose zusammen, wobei die exakte Analyse der einzelnen Komponenten zu Lebzeiten des Erkrankten oft schwierig oder gar unmöglich ist. Da zur Entstehung einer Silikose im allgemeinen eine Staubexposition von 10—15 Jahren erforderlich ist, wird ein tuberkulöser Prozeß, der sich meist erst nach Jahren an die Silikose anschließt, oft eine Erkrankung des vorgerückten Alters sein, zumal ein aktives spezifisches Geschehen häufiger bei den schon fortgeschritteneren Silikosen beobachtet wird. Nach SEPKE (1966) liegt das durchschnittliche Lebensalter bei Feststellung einer aktiven Siliko-Tuberkulose in der Regel zwischen dem 50. und 60. Lebensjahr; es handelt sich somit um eine sogenannte Alterstuberkulose. Das Alter prägt aber, wie auch bei der reinen Tuberkulose, Form und Verlauf dieser Erkrankung (HAEFLIGER u. BISCHOFF, 1954), denn entzündliche Erscheinungen verlaufen in dieser Altersphase langsamer und erscheinungsärmer, andererseits haben sie durch die Abnahme der natürlichen und erworbenen Resistenz oft eine ungünstigere Prognose.

In den letzten Jahrzehnten hat sich die Epidemiologie der Tuberkulose wesentlich verändert. Während früher die Lungentuberkulose vornehmlich als Erkrankung des Kindes und vor allem des Früherwachsenenalters galt, hat sich jetzt die Morbidität und Mortalität in die höheren Altersgruppen verschoben. Für die auffällige Altershäufigkeit der Tuberkulose (WINKELMANN, 1958; LYDTIN, 1960; KENÉZ, 1960) kommen verschiedene pathogenetische Möglichkeiten in Betracht, einmal eine späte Primärinfektion, eine Reaktivierung alter tuberkulöser Herde oder ein Rezidiv einer nicht vollständig ausgeheilten Erkrankung. Die Mehrzahl der Autoren vertritt heute die Auffassung, daß als Ausgangspunkt einer aktiven Erwachsenen-Tuberkulose vor allem die Exacerbation alter Spitzenherde oder scheinbar inaktiver Lymphknotenveränderungen in Betracht kommt. Primärtuberkulosen sind jedenfalls nach TERPLAN (1942), WURM (1943), KENÉZ (1960) und OTTO (1963) bei älteren Menschen trotz des Rückganges der Durchseuchungsgeschwindigkeit in den letzten Jahrzehnten extrem selten. Auch eine echte Reinfektion, d.h. eine Neuansteckung nach biologischer Ausheilung der Primärherdtuberkulose — Tuberkulinreaktion negativ —, kommt für den Beginn der Tuberkulose beim älteren Menschen kaum in Frage, wie Tuberkulintestungen gezeigt haben. So fand sich nach SEPKE (1966) bei Reihenuntersuchungen silikosegefährdeter Arbeiter in mehr als 90% eine positive Tuberkulinreaktion; ähnliche Ergebnisse wurden auch von ANSPACH (1959), von HENDRIKS und BLEIKER (1964) sowie von MONACO (1962) beschrieben. Dabei stellte sich bei den Untersuchungen von HENDRIKS und BLEIKER heraus, daß die Tuberkulinempfindlichkeit bei holländischen Bergleuten zwar mit dem Alter, nicht aber mit dem Ausmaß der Pneumokoniose korrelierte und daß insbesondere Unterschiede der Tuberkulinsensitivität bei Kranken mit progressiven massiven Fibrosen und nichtstaubgefährdeten Männern des gleichen Alters nicht bestanden. Ähnliche Beobachtungen machte auch MONACO bei 2880 Silikosekranken, die vom Stadium I—III in etwa 90% auf Tuberkulin positiv reagierten.

Von Bedeutung sind in diesem Zusammenhang die Untersuchungen von FRITZE et al. (1969) an 1600 Bergleuten — fast der gesamten Untertage-Belegschaft einer Zeche. Sie fanden bei Bergleuten beträchtlich mehr Tuberkulinreagenten — Alttuberkulin Tine-Test — als bei nichtstaubgefährdeten Bevölkerungsgruppen. Die Häufigkeit positiver Tuberkulinsensitivität stieg von der Gruppe der 16—18jährigen mit 30% bis zu den 23—24jährigen, also innerhalb weniger Jahre der Staubexposition, auf 75% und bei den 30jährigen auf 85% an. Silikotische Lungenveränderungen fanden sich röntgenologisch erst bei den 30—40jährigen Männern nur in einer geringen Häufigkeit, jedoch niemals eine aktive Tuberkulose. Wegen der oft sehr unterschiedlichen Milieuverhältnisse ist ein Vergleich dieser Ergebnisse mit anderen Bevölkerungsgruppen nicht uneingeschränkt möglich. Bei den zur Verfügung stehenden Vergleichskollektiven von nicht-staubexponierten Bevölkerungsgruppen liegen aber nach der Zusammenstellung von FRITZE et al. die positiven Tuberkulintests deutlich niedriger. In einer weiteren Untersuchung aus dem gleichen Arbeitskreis berichten KOLLMEIER et al. (1969), daß beim Vergleich von 2296 Staubexponierten — alle Untersuchten stammten aus dem gleichen Lebensmilieu — mit 938 Nichtstaubexponierten die Staubgefährdeten in allen Altersklassen einen signifikant höheren Prozentsatz an Tuberkulinreagenten stellten. Dabei können nach KOLLMEIER et al. positive Reaktionen durch Infektionen mit den Mycobacterien kansasii, avium, balnei oder vom Batteytyp vernachlässigt werden. Diese Stämme kommen nämlich nur sehr selten vor, wie bakteriologische Typendifferenzierungen und Intrakutantests mit Tuberkulinen von atypischen Mycobacterien gezeigt haben.

Diese hohe Tuberkulosedurchseuchung der Bergleute schon nach einer relativ kurzen Staubexpositionszeit ist nicht mit einer überdurchschnittlich hohen milieubedingten Infektionsgefährdung mit Tuberkelbakterien zu erklären, sondern muß auf zusätzlichen anderen Faktoren beruhen. FRITZE et al. nehmen an, daß diese Tuberkulinkonversion, die als Ausdruck einer tuberkulösen Primärinfektion zu werten ist, durch Inhalation des Staubes in Steinkohlengruben begünstigt wird. Sie gehen dabei von der hypothetischen Vorstellung aus, daß die mononukleären Phagozyten, die bei der geweblichen Reaktion auf Tuberkelbakterien einerseits und silikogenen Staub andererseits eine ähnliche Rolle spielen, durch den gleichzeitigen Kontakt mit diesen beiden Noxen in besonderer Weise alteriert und geschädigt werden. Möglicherweise stellt dabei nach FRITZE (1972) der in vitro zu beobachtende Zerfall von Makrophagen nach Aufnahme silikogener Partikel durch Phagozytose den Schlüssel für die überdurchschnittlich häufige Tuberkulinsensitivität und damit auch für die überdurchschnittlich häufige Erkrankung an Tuberkulose dar. Damit könnte die Ursache der hohen Tuberkulinsensitivität und der großen Tuberkulosemorbidität bei Bergleuten eher auf einer besonderen Reaktionsweise des Organismus — als eine Folge der Staubaufnahme — als auf einer überdurchschnittlichen Infektionsgefährdung beruhen. Aufgrund dieser hier angeführten Tuberkulinuntersuchungen besteht offensichtlich bei Bergleuten eine hohe Tuberkulosedurchseu-

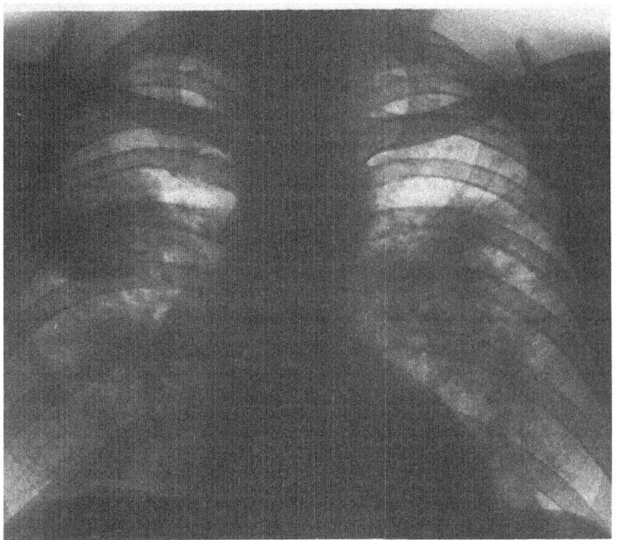

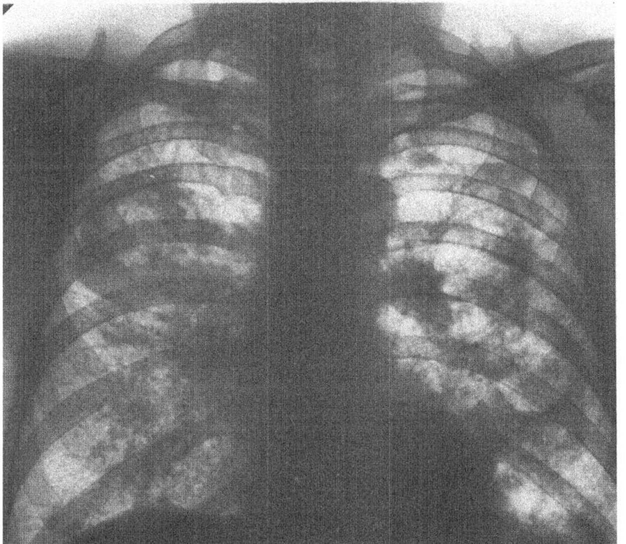

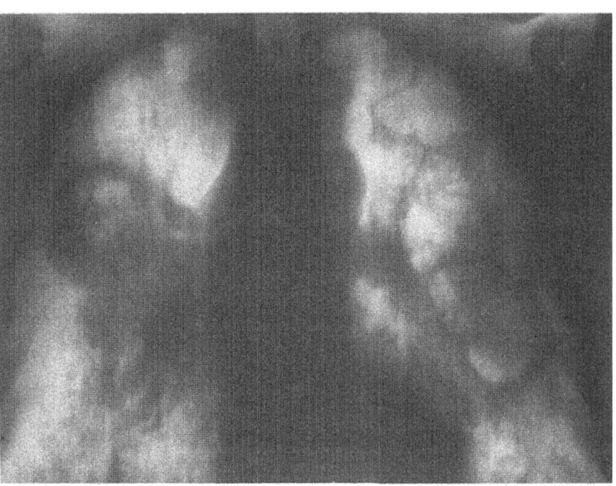

chung, so daß eine echte Reinfektion unter den Siliko-Tuberkulosen auch nach Auffassung von SEPKE (1966) sehr selten vorkommt. Da darüber hinaus auch mit fortschreitenden Primärtuberkulosen bei den schon älteren Bergleuten kaum gerechnet werden kann, wird man annehmen müssen, daß die Entwicklung der aktiven Siliko-Tuberkulose im allgemeinen auf einer Reaktivierung postprimärer Herde beruht, wie das u.a. auch DI BIASI (1949) und SEPKE (1966) annehmen. Umstritten ist noch die Bedeutung der echten Superinfektion, die aber wahrscheinlich nur dann eine Rolle spielen dürfte, wenn sich in der Umgebung eine fließende Infektionsquelle befindet. So weist OTTO (1963), der wie u.a. auch DI BIASI (1949) der endogenen Reaktivierung ebenfalls eine große Bedeutung bei der Entstehung der aktiven Siliko-Tuberkulose beimißt, darauf hin, daß bei Arbeitern in der oberfränkischen Porzellanindustrie auch eine echte Superinfektion ein nicht seltenes Ereignis darstellt.

Nach STEIGER (1951) beruht die akute Form der Zusatztuberkulose auf einer endogenen Reinfektion als Folge einer Bronchusperforation siliko-tuberkulöser Hiluslymphknoten. Damit erklärt sich nach STEIGER auch der auffallend häufige perihiläre Beginn der akuten Zusatztuberkulose in seinen Beobachtungsfällen. Eine solche Reaktivierung einer alten Lymphknotentuberkulose und damit die Bronchialperforation im höheren Alter wird nach UEHLINGER (1953) durch die lymphoglanduläre Staubspeicherung maßgebend gefördert. Diese

---

Abb. 1. Siliko-Tuberkulose bei einem 51jährigen Bergmann, der 29 Jahre im linksniederrheinischen Steinkohlenrevier gearbeitet hat. Seit Jahren konstanter Röntgenbefund, internationale Klassifikation B m 3. Innerhalb eines knappen Jahres (vgl. Abb. 2) kam es zu großcavernösen Einschmelzungen im Bereiche der ausgedehnten Verdichtungen

Abb. 2. Kontrollaufnahme zu Abb. 1, knapp 1 Jahr später. Das Allgemeinbefinden hatte sich in den letzten Monaten verschlechtert. Das Sputum enthielt jetzt massenhaft Tuberkelbakterien

Abb. 3. Schichtaufnahme in 10 cm Tiefe zu Abb. 2: Große Cavernen im Bereiche der siliko-tuberkulösen Verdichtungen

führt, wie auch von GIESE (1932/1933) beschrieben wurde, zu einer dauernden Staubumschichtung, so daß die Kapseln um tuberkulöse Altherde aufgebrochen werden. Dabei erweist sich Mischstaub nach Auffassung von UEHLINGER als besonders aktiv, und der lymphoglanduläre Staubumschlag sei um so lebhafter, je größer der quarzfreie Anteil im Staubgemisch ist. Einer der Staubtransportwege führe von den Hiluslymphknoten zur Bronchialschleimhaut, wobei sich die speichernde Bronchialschleimhaut schwarz anfärbe im Sinne der Bronchitis anthracotica nach SCHMORL. Auf dem Staubtransportwege von den Hiluslymphknoten zur Bronchialschleimhaut dringen ebenso Tuberkelbakterien vor und können in die Lichtung einbrechen. Auch WURM (1954) fand bei alten Menschen, besonders bei Frauen, als Folge einer langjährigen geringfügigen Staubaufnahme (Scheuer- und Straßenstaub) eine Silikose der bronchialen Lymphknoten ohne nennenswerte Lungensilikose, durch die die Reaktivierung alter tuberkulöser Herde in den Lymphknoten und das Einwachsen silikotischen Granulationsgewebes in die Bronchialwand begünstigt werden, so daß Einbrüche spezifisch veränderter Lymphknoten in die Bronchuslichtung resultieren.

I. Akuter Verlauf der Siliko-Tuberkulose

Bei den außerordentlich variablen Bedingungen, unter denen Silikose und Tuberkulose in Verbindung treten, ist es oft kaum möglich, die einzelnen Entwicklungsstadien von Silikose und Tuberkulose genauer von einander abzugrenzen, jedoch kann man zwischen einer akuten und chronischen Verlaufsform der Siliko-Tuberkulose unterscheiden.

Die akute Form, wie sie vor allem vor Einführung der Chemotherapie beobachtet wurde, führte früher oft innerhalb weniger Wochen und Monate unter allgemeinem körperlichen Verfall und unter schweren toxischen Erscheinungen zum Tode (Abb. 1—3, S. 326). Diese akut ablaufenden Siliko-Tuberkulosen beobachtete REICHMANN noch im Jahre 1949

bei 60% aller Silikosen im vorgerückten III. Stadium. Möglicherweise stellt auch dieser schnelle Verlauf eine wesentliche Ursache dafür dar, daß hier seltener Kehlkopf- und Darmtuberkulosen auftreten (DI BIASI, 1949). Wird dagegen das tuberkulöse Geschehen in frühen Silikosestadien akut, so bewirkt es häufig ein schnelles Fortschreiten der Silikose, wobei es innerhalb weniger Monate röntgenologisch zu ausgedehnten Verschattungen kommen kann, die auf eine enge Verflechtung von Tuberkulose und Silikose hinweisen. In solchen Fällen beobachtet man auch alle die bei einer reinen aktiven Tuberkulose typischen Kriterien, wie remittierendes Fieber, Schweiße, Appetitlosigkeit, Gewichtsabnahme sowie Husten und Auswurf. Wüßte man nicht um die Berufsanamnese, so könnte man in solchen Fällen aufgrund des vorherrschenden charakteristischen Bildes einer Tuberkulose die Silikose übersehen.

II. Chronischer Verlauf der Siliko-Tuberkulose

Die chronische Verlaufsart der Siliko-Tuberkulose unterscheidet sich klinisch kaum von dem eigentlichen Krankheitsbild der Silikose. Röntgenologisch — gelegentlich auch pathologisch-anatomisch — bereitet die Abgrenzung silikotischer und tuberkulöser Veränderungen oft erhebliche Schwierigkeiten. So wird der Kliniker immer wieder erfahren müssen, daß pathologisch-anatomisch eine Tuberkulose bei diesen chronisch verlaufenden Mischformen selbst bei Fehlen aller klinischen und röntgenologischen Merkmale dennoch vorliegt. Selbst große siliko-tuberkulöse Mischprozesse können oft jahrelang latent bleiben, um dann beim Nachlassen der natürlichen Abwehrkräfte des Organismus die Führung im Krankheitsgeschehen zu übernehmen (vgl. Abb. 4—6). Besonders verdächtig auf eine Kombination von Silikose und Tuberkulose sind nach unseren eigenen Erfahrungen, die sich mit denen von OTTO (1963) decken, große, isolierte, einseitige Schwielen bei nur geringer Silikose (Abb. 39). Nach DI BIASI (1949) ist das spezifische

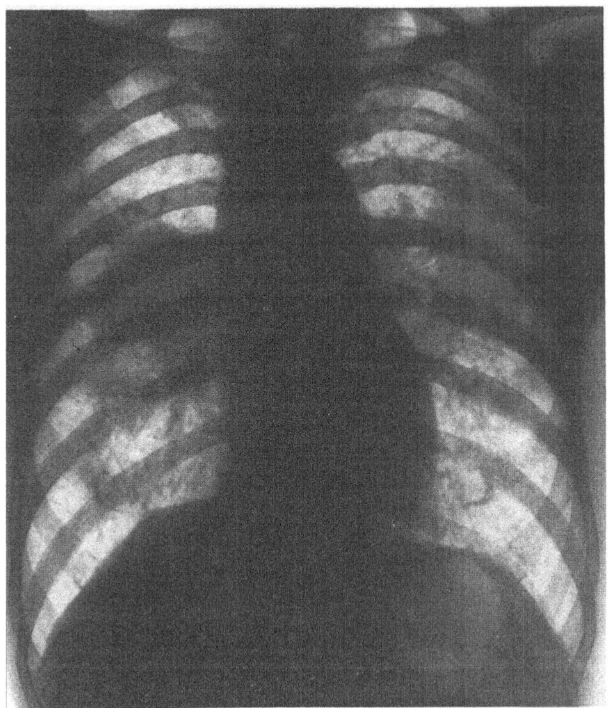

Abb. 4. 50jähriger Bergmann mit 23jähriger Staubexposition. Schwere Silikose (B m 3). BKS 12/33 mm n.W. Sputum: Tb. ∅

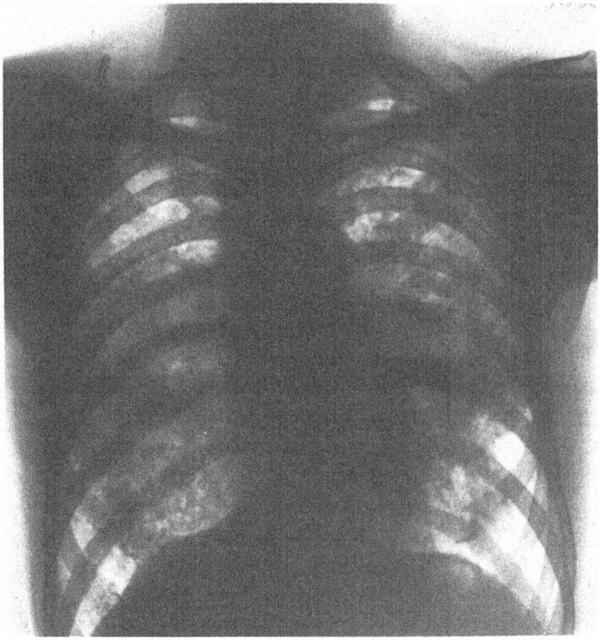

Abb. 5. Derselbe, 1 Jahr später. Großcavernöses System in den beiderseitigen Schwielengebieten. BKS 13/51 mm n.W. Im Sputum massenhaft Tuberkelbakterien

Geschehen in diesen Knoten zwar larviert, aber nicht zur Ruhe gekommen, sondern schreitet in enger Verbindung mit der Silikose fort.

Diese Tuberkulo-Silikose erzeugt wie die reine Silikose neue kleine oder größere schwielige Knoten. Aufgrund dieser klinischen und pathologisch-anatomischen Eigentümlichkeiten erscheint es DI BIASI (1949) berechtigt, die Tuberkulo-Silikose als ein selbständiges, zwischen der Silikose und Tuberkulose stehendes und durch das gleichwertige Zusammenwirken von Steinstaub und Tuberkulose verursachtes Krankheitsbild anzusehen. Tuberkulo-Silikosen können in ihrem Verlauf so vollständig einer Silikose gleichen, daß bis zum tödlichen Ende keine frischen fortschreitenden tuberkulösen Veränderungen hervortreten, sondern daß die großen tuberkulo-silikotischen Knoten schließlich wie die reine Silikose durch Überlastung des rechten Herzens zum Tode führen. Von OTTO (1963) wird darauf hingewiesen, daß derartige extrem chronisch verlaufende Siliko-Tuberkulosen vom histologischen Bild her nicht den Eindruck erwecken, daß der Einfluß von Seiten der Silikose ungünstig ist, sondern daß gelegentlich die Tuberkulose dadurch wenigstens teilweise zur Ausheilung gebracht wird. Die auf diese Weise entstandenen siliko-tuberkulösen Mischschwielen lassen unter Umständen bei der späteren pathologisch-anatomischen Untersuchung für die ursprüngliche Beteiligung einer Tuberkulose keine Hinweise mehr erkennen, wie das auch von OTTO festgestellt wurde. BÖHME (1951) hatte schon früher auf die Möglichkeit der vollständigen Überwucherung einer Tuberkulose durch eine Silikose hingewiesen: Ein Bergmann, bei dem in der Jugend eine offene, klinisch und röntgenologisch gesicherte Tuberkulose ausheilte, starb etwa 25 Jahre später an einer schweren Silikose. Der pathologische Anatom konnte eine Tuberkulose nicht mehr nachweisen.

Infraclaviculäre Rundherde (Frühinfiltrate) pflegen nach BÖHME (1935) bei Gesteinshauern mit feinfleckiger Silikose keine dem üblichen tuberkulösen Frühinfiltrat entsprechenden klinischen Symptome hervorzurufen. Die Herde heilen allerdings nicht aus, sondern schreiten, wenn auch nur langsam, fort. Es entwickeln sich ausgedehnte tuberkulo-silikotische Schwielen, die schließlich zerfallen können, so daß von diesem Augenblick an der tuberkulöse Prozeß das Krankheitsbild beherrscht (Abb. 7 und 8, S. 330). Wird eine Tuberkulose erst im Stadium III der Silikose manifest, so nimmt BöHME (1935) an, daß sie oft jahrelang völlig latent bleibt und auch röntgenologisch nicht sicher erkennbar ist. Tierexperimentell seien aber in solchen Fällen nicht selten schon jahrelang vor dem Auftreten tuberkulöser Krankheitserscheinungen Tuberkelbakterien im Auswurf feststellbar, wobei möglicherweise eine spezifische Begleitkomponente schon im Stadium I oder II vorgelegen habe. Andererseits könnten aber siliko-tuberkulöse Mischschwielen aufgrund klinisch-röntgenologischer und auch pathologisch-anatomischer Erfahrungen ein Leben lang keine tuberkulöse Aktivität aufweisen, so daß man auch morphologisch von einer abgeheilten Tuberkulose sprechen müsse, obwohl gelegentlich aus solchen Schwielen kulturell oder tierexperimentell Tuberkelbakterien gezüchtet würden.

Zwischen diesen beiden extremen Typen der akuten und chronischen Verlaufsart der Siliko-Tuberkulose stehen nun alle erdenklichen Kombinationen beim Zusammentreffen von Silikose und Tuberkulose, bei denen bisweilen latente Phasen mit aktiven konkurrieren.

LEU (1953) macht über die Häufigkeit der verschiedenen Tuberkuloseformen bei gleichzeitig bestehender Silikose auf Grund pathologisch-anatomischer Untersuchungen (100 Fälle) folgende Angaben: Die Tuberkulose war in 74% ausgesprochen exsudativ-kavernös und in 26% vorwiegend produktiv. Von diesen 26% waren 5% reine Silikosen mit verkalktem Primärherd, während 14% trotz relativ produktiver Veränderungen Kavernen aufwiesen. Rein produktive Prozesse bestanden demnach eigentlich nur in 7% der Fälle.

Da beim Zusammentreffen von Silikose und Tuberkulose selbst das ganze Rüstzeug einer modernen Klinik bisweilen nicht ausreicht, um die engen Verflechtungen beider Krankheiten bzw. die Kennzeichen der Kombinationsform als selbständige Erkrankung klar herauszustellen, hat bei jeder Silikose die stete Fahndung nach der Tuberkulose und ihrem Aktivitätsgrad als wichtigste Grundregel zu gelten; denn mit ihrem Nachweis ergeben sich sowohl prognostisch und allgemein hygienisch als auch versicherungsrechtlich völlig neue Gesichtspunkte.

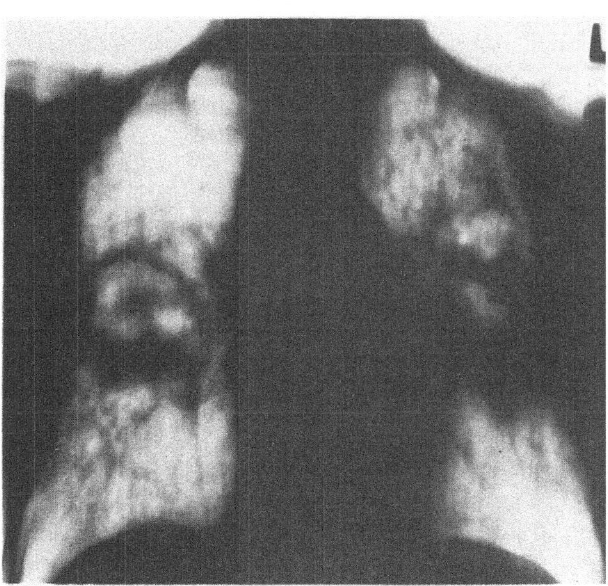

Abb. 6. Tomogramm zu Abb. 5 in 10 cm Tiefe

III. Klinische Symptomatologie der Siliko-Tuberkulose

1. Allgemeinbefinden und physikalischer Lungenbefund

Die *klinische Symptomatologie* der Siliko-Tuberkulose unterscheidet sich bei der ausgeprägten chronischen Verlaufsform kaum von der einer reinen Silikose. Kommt es aber zur Exacerbation eines spezifischen Begleitprozesses, so wirkt sich dies auf das Allgemeinbefinden in der Regel bald fühlbar aus, auch wenn infolge der biologischen Alterung des Organismus und der gleichzeitig bestehenden silikotischen Komponente die entzündlichen Erscheinungen bei der Siliko-Tuberkulose geringer sein können, als man es aufgrund der Ausdehnung der Erkrankung erwarten würde. Sicher wird aber die Ausdehnung der Silikose und ihrer tuberkulösen Begleitkomponente die klinische Symptomatik bestimmen: bei einer größeren Ausdehnung des spezifischen Geschehens treten toxische Erscheinungen mit Verminderung des Körpergewichtes und allgemeinem körperlichen Verfall auf. Während bei der reinen Silikose

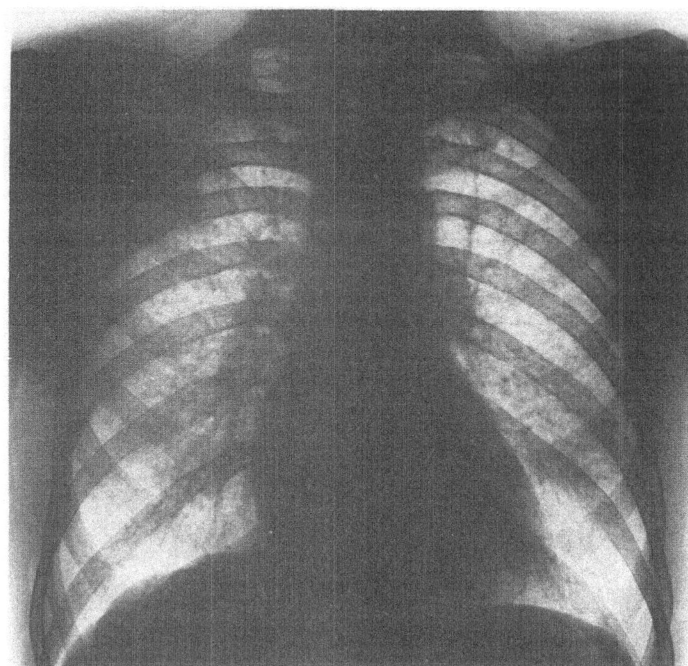

Abb. 7. 52jähriger Bergmann, der 36 Jahre in Steinkohlengruben gearbeitet hat. Disseminierte silikotische Fleckelung, im rechten Obergeschoß inhomogene Verschattung (m 3)

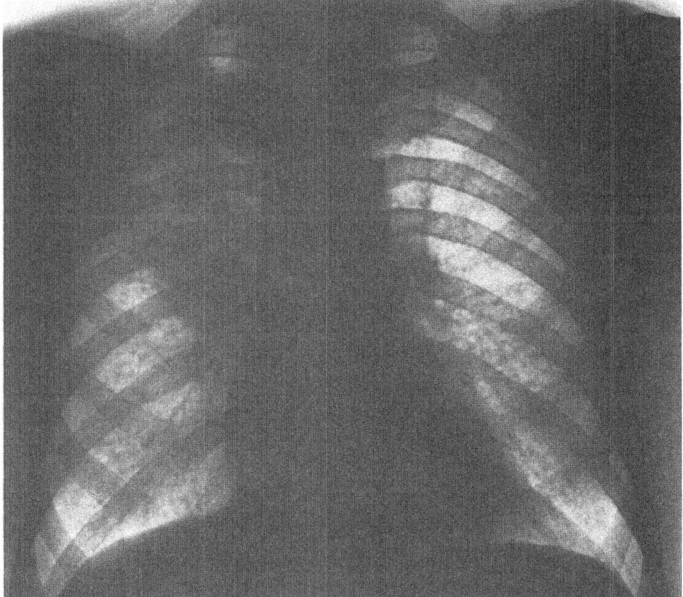

Abb. 8. Gleicher Fall, 2 Jahre später. Erhebliche Weiterentwicklung der Verschattung rechts oben mit großer Aufhellung. Tuberkelbakterien im Sputum

der physikalische Lungenbefund selbst in fortgeschrittenen Fällen oft lange Zeit völlig unauffällig bleibt, stellen sich beim Hinzutreten einer aktiven Tuberkulose häufig die üblichen perkussorischen und auskultatorischen Zeichen eines entzündlichen Lungenprozesses ein. Das Auftreten markanter Auskultationsbefunde, besonders wenn sie einseitig oder konstant in den Spitzen-Oberfeldern lokalisiert sind, ist bei Patienten mit einer Silikose immer auf einen aktiven spezifischen Prozeß verdächtig. Selbstverständlich wird man bei einer Haemoptoe an einen spezifischen Prozeß denken, wobei allerdings nicht außer acht gelassen werden darf, daß diese Haemoptysen auch auf unspezifischen Gewebseinschmelzungen, silikotischen Lymphknotenperforationen in das Gefäß- und Bronchialsystem oder aber auf Bronchiektasen beruhen können.

2. Tuberkulin-Reaktionen

Der Tuberkulintest besitzt für die Aktivitätsdiagnose keine große Bedeutung. Eine positive Reaktion deutet lediglich auf eine früher erfolgte Infektion mit Tuberkelbakterien hin. Zwar zeigen inaktive tuberkulöse Prozesse im Durchschnitt eine geringere Tuberkulinempfindlichkeit als aktive Tuberkulosen, ohne daß aber im Einzelfall bei der großen individuellen Schwankungsbreite eine sichere Aussage über die Aktivität der Tuberkulose möglich ist. Eine niedrige Tuberkulinreizschwelle schließt eine aktive Tuberkulose nicht aus. Besteht aber trotzdem in einem solchen Fall der begründete Verdacht auf eine Tuberkulose, so sollte man an atypische Mycobacterien denken, die erfahrungsgemäß meist schwächere positive Tuberkulinreaktionen verursachen. Von den atypischen Mycobacterienstämmen ist vor allem das Mycobacterium kansasii zu nennen, das allerdings bei uns nur relativ selten vorkommt. Dagegen spielen atypische Mycobacterien in tropischen und subtropischen Ländern eine größere Rolle, wie das auch aus den Beobachtungen von BAILEY et al. (1974) hervorgeht. Sie fanden bei 83 Sandstrahler-Silikosen aus der Umgebung von New Orleans bei 22 Patienten mycobacterielle Infektionen, wobei in 10 Fällen das Mycobacterium tuberculosis isoliert werden konnte. 12mal handelte es sich um atypische Mycobacterien, und zwar wurden 9mal das Mycobacterium kansasii und 3mal das Mycobacterium intracellulare festgestellt.

Während die Aussagekraft eines positiven Tuberkulintests nicht allzu groß ist, deutet eine positive Reaktion bei einem früher negativen Patienten darauf hin, daß in der Zwischenzeit eine Infektion mit Tuberkelbakterien stattgefunden hat. Ergeben sich in einem solchen Fall röntgenologisch Hinweise auf eine aktive Tuberkulose, so wird dieser Verdacht durch die eingetretene Konversion ge-

rade auch bei der Kombination von Silikose und Tuberkulose erhärtet.

3. Blutbefunde

a) Blutkörperchensenkung und Differentialblutbild

Auf den Wert eingehender Blutuntersuchungen bei der Siliko-Tuberkulose hat H. SCHMIDT (1949) hingewiesen. Nach seinen Untersuchungen an 1200 reinen Silikosen und 750 Siliko-Tuberkulosen ist anzunehmen, daß die Blutkörperchensenkung jenseits des Stadiums I der Silikose etwas beschleunigt ist und daß sie bei stärkerer Erhöhung mit einem Einstundenwert von über 30 mm bei Fehlen anderweitiger Ursachen eine Komplikation durch aktive Tuberkulose wahrscheinlich macht. Weniger deutlich vermag die Leukozytenzahl allein zur Unterscheidung der Silikose von der Siliko-Tuberkulose beizutragen, wohl aber in Verbindung mit der stark beschleunigten Blutsenkungsgeschwindigkeit und einer Linksverschiebung bei der Auswertung des Differentialblutbildes. Auch BECKMANN et al. (1953) fanden die BKS in der Mehrzahl der Fälle bei reinen Silikosen und fast stets noch stärker bei Siliko-Tuberkulosen, besonders bei den offenen, beschleunigt. Allerdings war sie in ihrem Beobachtungsgut bei 4 von insgesamt 26 offenen Siliko-Tuberkulosen normal.

Wenn auch die Siliko-Tuberkulose genauso wie das reine spezifische Geschehen häufiger zu einer BKS-Erhöhung, einer Leukozytose und einer Linksverschiebung des weißen Blutbildes führt, so handelt es sich doch bei diesen Befunden um völlig unspezifische Reaktionen, die durch viele im Organismus ablaufende Faktoren mehr oder weniger stark beeinflußt werden. Gerade auch bei schweren Silikosen mit Begleiterkrankungen, z.B. im Sinne einer chronischen Bronchitis mit und ohne Bronchiektasen, sind, wie auch aus den oben genannten Untersuchungen von SCHMIDT hervorgeht, derartige Symptome nicht selten; man sollte sie nur dann als Zeichen einer exacerbierten Begleittuberkulose werten, wenn auch röntgenologisch entsprechende Hinweise vorliegen. Eine Beschleunigung der Blutsenkung sowie Veränderungen des weißen Blutbildes können für sich allein niemals die Annahme einer zusätzlichen Tuberkulose stützen. Ebensowenig ist aufgrund einer normalen BKS eine tuberkulöse Komplikation auszuschließen, zumal schwere Silikosen mit einer sekundären Polyglobulie einhergehen können.

b) Serologische Untersuchungsergebnisse

Da die BKS und das weiße Blutbild im allgemeinen für die differentialdiagnostische Abgrenzung zwischen Silikose und einer aktiven Siliko-Tuberkulose nicht ausreichen, hat man früher auch serologische Untersuchungen zur Aktivitätsbeurteilung mit herangezogen (W. Heine, 1940, H. Bauer, 1950). So glaubte Bauer durch die gleichzeitige Auswertung der BKS, des Weltmannschen Koagulationsbandes, der Costa-, Cadmium-, Formolgel- und der Riebelingschen Salzsäure-Kollargol-Reaktion entzündliche Komplikationen, insbesondere eine Begleittuberkulose, leichter erkennen zu können. Tatsächlich ist aber der Aussagewert dieser Untersuchungen nur recht begrenzt, so daß sie heute kaum noch angewendet werden. Die gleichen Erwägungen treffen auch für die von Jacob und Büchner (1955) sowie von Jacob (1958) angegebenen polarographischen Serumreaktionen zu. Auch der Wert des Middlebrook-Dubos-Hämagglutinationstestes (Prignot, 1955, Janoviec *et al.*, 1955) ist für die Diagnose nicht groß.

Über weitere spezielle Blutuntersuchungen bei der Silikose und der Siliko-Tuberkulose berichten Prignot (1955) — Fibrinogen —, Gel'fon (1959) — Cholesterin und Harnsäure —, Sacchitelli und Odaglia (1958, 1960) — Serumlipase —, Radino (1956) — Anti-Hyaluronidase-Aktivität —, Reale (1957) — Protein-C —, Chiesura und Picotti (1958) — C-reaktives Protein —, Saita und Martelli (1956) — Kälte-Hämagglutinine und antikomplementäre Aktivität —, Sonnet und Prignot (1956) — Glykoproteine —, Finulli und Ghislandi (1959) — Neuraminsäure — sowie Umarova (1967) — Bestimmung der SH-Gruppen im Serum. Eine größere Aussagekraft hinsichtlich der Differentialdiagnose Silikose — Siliko-Tuberkulose kommt diesen Untersuchungen aber nicht zu.

c) Elektrophoretische Untersuchungsergebnisse

Über elektrophoretische Untersuchungsergebnisse bei der Siliko-Tuberkulose berichten Pagnamenta (1950), Vigliani *et al.*

(1950), Balgairies (1951), Boselli und della Porta (1951) sowie Balmes *et al.* (1954). Nach einer Mitteilung von Beckmann *et al.* (1953), die bei 537 Ruhrbergleuten (darunter 211 Fälle von reiner Silikose und 73 Fälle von Siliko-Tuberkulose) elektrophoretische Untersuchungen durchführten und gleichzeitig verschiedene Labilitätsreaktionen (Weltmannsche Koagulationsprobe, Mancke-Sommer-, Cadmiumsulfat-, Thymolprobe, Cephalin-Cholesterin-Flokkungstest) prüften sowie die BKS und den Gesamteiweißgehalt des Blutes bestimmten, zeigten sowohl die reinen Silikosen als auch die aktiven Siliko-Tuberkulosen meistens eine Vermehrung der γ-Globuline und Verminderung des Albumins bei unverändertem Gesamteiweißgehalt. Innerhalb der einzelnen Grade der Silikose fand sich bei der statistischen Auswertung eine stärkere Gamma-Globulinvermehrung bei einer raschen Entwicklung der Silikose. Dagegen ließen die Proteinwerte bei der reinen Silikose wesentliche Unterschiede gegenüber den Siliko-Tuberkulosen nicht erkennen, so daß Beckmann *et al.* der Überzeugung sind, daß weder die quantitative Bestimmung der Proteinfraktionen noch die Serumlabilitätsreaktionen für den Einzelfall die Beurteilung der Entwicklungsgeschwindigkeit einer Silikose oder die differentialdiagnostische Abgrenzung gegen eine Siliko-Tuberkulose gestatten würden.

Nach unseren eigenen Beobachtungen (Schwalen *et al.*, 1962) zeigen Bergleute mit entschädigungspflichtiger Silikose gegenüber Gesunden eine signifikante Verminderung der Albumine zugunsten einer signifikanten Vermehrung der Globuline mit Ausnahme der α_1-Fraktion. Bezogen auf den Schweregrad der Silikose waren nennenswerte Unterschiede in den Pherogrammen nicht nachweisbar, und auch für die unbehandelte Siliko-Tuberkulose ergaben sich elektrophoretisch im Vergleich zur reinen Silikose ganz ähnliche Abweichungen. Unter einer tuberkulostatischen Behandlung fanden wir eine Verminderung der α_1-Globuline sowie eine weitere Zunahme der γ-Globuline. Aus der Entwicklung des Elektrophoresediagramms unter einer spezifischen Chemotherapie sind nach unseren Erfahrungen prognostische Rückschlüsse bei der reinen Tuberkulose eher möglich als bei der Siliko-Tuberkulose.

Insgesamt sind wir, wie auch BECKMANN *et al.* (1953), der Meinung, daß die Elektrophorese hinsichtlich der Differentialdiagnose — Silikose und Siliko-Tuberkulose — im Einzelfall keine größere Bedeutung besitzt.

4. Sputumbefunde

Während den klinischen Untersuchungsergebnissen, wie Perkussion und Auskultation, BKS, Blutbild, serologische Befunde und Elektrophorese, für die Erkennung der Siliko-Tuberkulose nur eine sehr begrenzte Aussagekraft zukommt, wird durch den Nachweis von Tuberkelbakterien im Auswurf die Diagnose einer aktiven Begleittuberkulose eindeutig gesichert. Aus diesem Grund sind wiederholt durchgeführte Sputumuntersuchungen unter Heranziehung des Kultur- und Tierversuchs von großer Bedeutung. Selbstverständlich schließt ein negativer Bakterienbefund einen aktiven tuberkulösen Begleitprozeß nicht aus, da im allgemeinen die Ausscheidung von Tuberkelbakterien ein Spätsymptom ist, das erst nach der Manifestation der Tuberkulose im Röntgenbild einsetzt. Selbst bei Nachweis einer eindeutigen Caverne sind oft Tuberkelbakterien im Auswurf nicht ohne weiteres nachweisbar, weil im allgemeinen bei der Siliko-Tuberkulose die Auswurfmengen geringer und die ausgeschiedenen Tuberkelbakterien weniger zahlreich als bei der reinen Tuberkulose sind. Auch die pathologisch-anatomischen Besonderheiten bei der Siliko-Tuberkulose, wie die „Ummauerung" der tuberkulösen Einschmelzung von schwieligem Gewebe, die Unterbrechung der Luftwege durch schrumpfende silikotische Knoten sowie schwere chronisch-deformierende, stenosierende Bronchitiden und Bronchialverschlüsse durch silikotische Hiluslymphknoten, dürften häufig einen positiven Sputumbefund zunächst vereiteln. Diese Besonderheiten erklärt nach REICHMANN(1933) die Erfahrungstatsache, daß trotz schwerer Siliko-Tuberkulosen relativ selten eine Kehlkopf- und Darmtuberkulose beobachtet wird.

ZORN und MÖLLENEY (persönliche Mitteilung) fanden unter 3801 entschädigten Siliko-Tuberkulosen 1446=38,04% bakterienpositive und 1798=47,3% bakteriennegative Erkrankte, während 557 Patienten dabei nicht berücksichtigt wurden, da bei ihnen nur zeitweilig ein aktiver spezifischer Prozeß vorlag. Von den tb-negativen Siliko-Tuberkulosen hatten 382 eine Caverne, d.h. unter den 3801 entschädigten Siliko-Tuberkulosen wiesen 10,05% eine Caverne auf, ohne daß Tuberkelbakterien im Sputum festgestellt werden konnten. Auch unsere eigenen Beobachtungen an einer allerdings kleineren Zahl von Siliko-Tuberkulosen ließen immer wieder erkennen, daß selbst bei Nachweis einer eindeutigen tuberkulösen Gewebseinschmelzung nicht immer, trotz gehäufter Sputumuntersuchungen unter Heranziehung des Kulturverfahrens, Mykobakterien nachweisbar waren.

BERGERHOFF (1938) stellte bei Siliko-Tuberkulosen der Bergischen Metallschleifer in über 50% der Fälle Tuberkelbakterien im Sputum fest, und ähnliche Zahlen teilt auch KIRCH (1953) bei 90% autoptisch bestätigter Siliko-Tuberkulosen bei oberfränkischen Porzellanarbeitern mit. THEODOS und GORDON (1952) konnten bei 750 Anthrazitkohlenarbeitern aus Pennsylvanien mit verschiedenen Stadien von Anthrakosilikose 97 aktive Begleittuberkulosen mit gelegentlich positiven Sputumbefunden nachweisen. Dagegen ermittelten COCHRANE u.Mitarb. (1952) bei epidemiologischen Untersuchungen der Bevölkerung des Rhondda-Fach in Süd-Wales nur 1,1% positive Sputumbefunde bei Kohlenbergarbeitern mit massiver Fibrose, während der Anteil an aktiver Tuberkulose bei den Frauen im Alter von 20—24 Jahren 2,29% betrug. Nach FLETCHER (1951) war der Auswurf bei Bergleuten in Süd-Wales mit massiver Fibrose in 3% tuberkelbakterienhaltig; bei Nachweis von Zerfallsprozessen stieg die Häufigkeit des tuberkelbakterienpositiven Sputums auf 30%. Kulturen im Sektionsmaterial von massiven Fibrosen erbrachten einen positiven Befund in 40% der Fälle. Ähnliche Ergebnisse wurden auch von RIVERS et al. (1957) bei massiven Fibrosen beschrieben. COURTOIS (1935) konnte bei belgischen Bergleuten mit Anthrakosilikose und Tuberkulose in 43% positive Sputumbefunde erheben.

In schwierigen differentialdiagnostischen Fällen, in denen zwar eine aktive Lungentuberkulose, aber röntgenologisch keine eindeutige Silikose festgestellt werden kann, eröffnet sich mit dcr histologischen Sputumuntersuchung nach GRAVENKAMP (1958) gelegentlich eine Möglichkeit zur Klärung der Diagnose. Die in Paraffin eingebetteten Sputumproben werden geschnitten und nach VAN GIESON gefärbt. In den so gewonnenen Schnitten beobachtete GRAVENKAMP neben den von mikroskopischen Sputumuntersuchungen her gewohnten Befunden in einigen Fällen auch charakteristische Bestandteile hyaliner silikotischer Schwielen, so daß hierdurch das Vorliegen einer Siliko-Tuberkulose gesichert werden konnte. Bei 9 von 43 Patienten mit insgesamt 151 Sputumuntersuchungen war mit Sicherheit silikotisches Schwielengewebe nachweisbar.

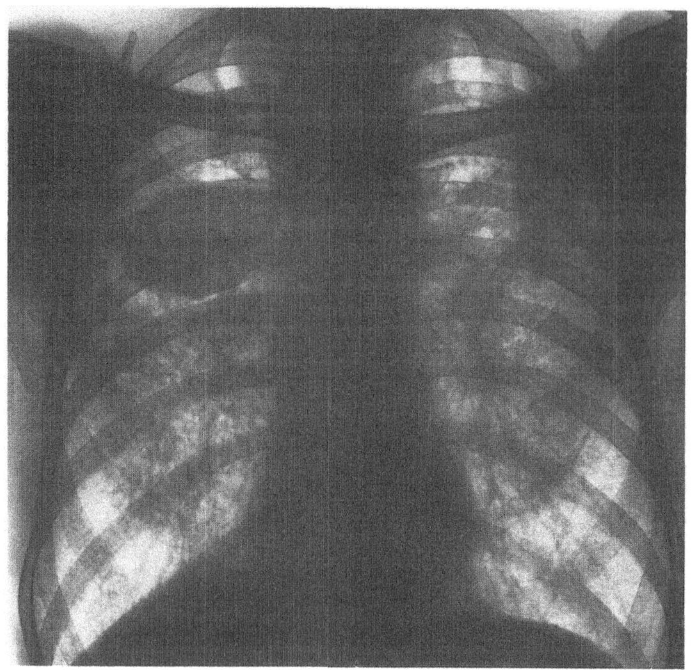

Abb. 9. 51jähriger Bergmann, der 33 Jahre im schlesischen Bergbau unter Tage gearbeitet hat. Schwere Silikose mit größeren Schwielen in beiden Oberfeldern (internationale Klassifikation: B m 3)

5. Bioptische Untersuchungsergebnisse

Für die Differentialdiagnose hat die zytologische Methode nach Gravenkamp (1958) keine größere Bedeutung erlangt, da die Voraussetzung für ihre Anwendung das Vorliegen einschmelzender Lungenprozesse ist. Die gleichen Erwägungen treffen auch für broncho-bioptische Untersuchungen zu, da Perforationen silikotisch veränderter Lymphknoten in das Bronchialsystem nicht häufig sind. Lungenpunktionen können zwar für die differentialdiagnostische Abklärung eines Lungenbefundes eine gewisse Bedeutung besitzen (Abb. 9 und 10). Im allgemeinen sind sie aber nur dann sinnvoll, wenn isolierte Schwielen vorliegen. Außerdem darf nicht außer acht gelassen werden, daß bei vielen Patienten ein mehr oder weniger ausgedehntes Emphysem besteht, so daß die Gefahr eines Spontanpneumothorax bei diesen, im allgemeinen schon älteren Patienten mit cardio-respiratorischen Insuffizienzerscheinungen relativ groß ist. Aus den gleichen Gründen wird man auch nur relativ selten zur Klärung des Befundes eine Probethorakotomie durchführen können.

Eine Bereicherung für die Differentialdiagnostik von Silikose und Tuberkulose stellt die Scalenus-Lymphknotenbiopsie nach Daniels dar, die von Norviit und di Biasi (1958) empfohlen wurde. Durch diese Lymphknotenuntersuchung konnten sie, wie auch Renard et al. (1962) in manchen unklaren Fällen das gleichzeitige Vorliegen einer Silikose sichern bzw. andere intrathorakale Erkrankungen abklären. Diese Lymphknotenbiopsie nach Daniels wird heute allerdings nur noch relativ selten durchgeführt, da ihr Ergebnis selbst bei ausgedehnten Lungenerkrankungen oft unbefriedigend bleibt.
Bessere Resultate erzielt man dagegen mit Hilfe der Mediastinoskopie, die deswegen auch zur Differentialdiagnose Silikose und Tuberkulose heute häufig herangezogen wird. Während die Lymphknotenbiopsie nach Daniels aufgrund einer Sammelstatistik aus der Literatur (zit. nach Maassen, 1967) bei Silikose, Tuberkulose und Sarkoidose ein positives Ergebnis in 59% der Fälle aufwies, konnten mediastinoskopisch in 80% positive Biopsiebefunde erhoben werden. Von Maassen (1967) wurden bei 31 Patienten mit einer Silikose kombiniert die media-

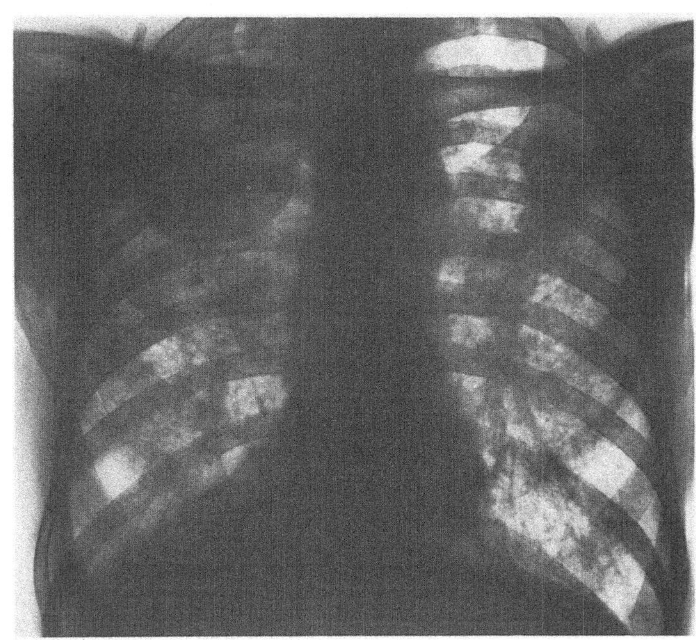

Abb. 10. Gleicher Fall, 1 Jahr
später. Die Verschattung im
rechten Oberfeld ist erheblich
größer geworden; das Punktat
ergab neben zahlreichen
Kohlepartikeln auch
Tuberkelbakterien

stinalen und supraclavikulären Lymphknoten untersucht. Dabei zeigte sich in beiden
Untersuchungsgruppen in 13 Fällen ein positiver Befund, während bei weiteren 13 Patienten lediglich durch die Mediastinoskopie
der Nachweis einer Silikose geführt werden
konnte. 5mal fanden sich keine entsprechenden morphologischen Veränderungen. Aufgrund unserer eigenen Erfahrungen ist die
Biopsie mediastinaler Lymphknoten vor allem bei der Differentialdiagnose von Silikose
und anderweitigen Lungenerkrankungen mit
generalisierter Fleckelung im Röntgenbild
angezeigt, desgleichen bei der oft röntgenologisch und klinisch nicht leichten Abgrenzung
von Silikose und Tuberkulose. Wir möchten
allerdings darauf hinweisen, daß der Nachweis eines silikotischen Lymphknotens im
Mediastinalraum nicht ohne weiteres dahingehend interpretiert werden sollte, daß damit
auch das Vorliegen einer eindeutigen Silikose
in den Lungen gesichert ist. Da der Staub
zunächst bei unbehinderter Lymphströmung
in größeren Mengen aus den Lungen herausbefördert und in den Lymphknoten abgelagert wird, eilen die silikotischen Lymphknotenveränderungen häufig, besonders bei
langsamer und relativ geringer Staubauf-

nahme, den Lungenveränderungen in ihrer
Intensität voraus. Der Abtransport auf dem
Lymphwege führt dabei den Staub in die
Lymphknoten am Hilus, an der Bifurkation,
sowie in die Lymphknoten im paratrachealen, mediastinalen und cervikalen Bereich.
Die mediastinoskopische Feststellung silikotischer Lymphknoten sollte deswegen u.E.
nur dann als Zeichen einer eindeutigen
Lungensilikose gewertet werden, wenn auch
pulmonale Lungenveränderungen bestehen,
die zumindest sehr verdächtig auf das Vorliegen einer Silikose sind. Diese Einschränkung
ist um so mehr berechtigt, als auch bei Patienten, die nie staubgefährdete Arbeiten verrichtet haben, gelegentlich silikotische Granulome histologisch in den Lymphknoten
nachweisbar sind. Der Nachweis von Quarzpartikeln innerhalb von Lymphknoten ohne
reaktive Staubveränderungen in diesem Bereich kann nicht als Ausdruck einer eindeutigen Silikose gewertet werden.

D. Röntgenologie der Siliko-Tuberkulose

Bei der Erkennung und Beurteilung der Silikose und Siliko-Tuberkulose kommt den röntgenologischen Untersuchungsmethoden eine ausschlaggebende Bedeutung zu. Trotz der großen Fortschritte, die die Röntgenologie in den letzten Jahren zu verzeichnen hat, ergeben sich beim Zusammentreffen von Silikose und Tuberkulose wegen der vielfältigen Möglichkeiten der Verknüpfung beider Erkrankungen diagnostisch bisweilen kaum überwindbare Schwierigkeiten. Beachten wir die oft nur geringfügige Dichtedifferenz der geweblichen Veränderungen bei verschiedenen Lungenerkrankungen und stellen wir die Schattensummation und -superposition genügend in Rechnung, so wird allein aus physikalischen bzw. röntgenoptischen Gegebenheiten verständlich, daß das Röntgenverfahren selbst bei optimaler Technik (Hartstrahltechnik mit Feinfokus und Vergrößerung, Tomographie usw.) ein absolut zutreffendes Urteil über das der Verschattung zugrundeliegende Substrat oder über die effektive Durchsetzungsdichte der Lungen mit silikotischen, tuberkulösen oder siliko-tuberkulösen Herden nicht erlaubt und daß mit einem gewissen „Leerlaufen" dieser Methoden gerechnet werden muß. Wenn schon bei der Silikose die knötchen- oder strangförmigen Granulome nicht einmal makroskopisch-anatomisch sicher als silikotische Veränderungen zu erkennen sind (DI BIASI, 1952), so ist es nicht verwunderlich, daß auch das Schattenbild der einzelstehenden Knötchen auf dem Röntgenfilm keinen sicheren Rückschluß auf seinen tuberkulösen oder silikotischen oder gar siliko-tuberkulösen Charakter zuläßt. Noch störender sind die diagnostischen Unsicherheitsfaktoren bei der Beurteilung und Trennung von silikotischen und tuberkulösen Veränderungen in vorgeschrittenen Krankheitsfällen, da sich beide in mannigfacher Weise überdecken können. Wir haben es uns daher zur Regel gemacht, jede großschwielige Silikose im Röntgenbild als tuberkuloseverdächtig anzusehen, solange nicht alle klinischen Befunde und die Entwicklung der röntgenologischen Veränderungen vom frühesten Beginn der Silikose

an eine Begleittuberkulose unwahrscheinlich machen. Interessant ist in diesem Zusammenhang die Auffassung britischer Autoren, wonach bei der Pneumokoniose der Kohlenbergarbeiter das Stadium der progressiven Fibrose oder auch „komplizierten" bzw. „infektiösen Pneumokoniose" immer dann erreicht ist, sobald einzelstehende Knötchen zu homogenen Verschattungen konfluieren (FLETCHER, 1951). Als Ursache für eine solche Entwicklung machen sie in erster Linie die tuberkulöse Infektion verantwortlich. Deutsche Autoren teilen diese Auffassung nicht.

Wenn auch die röntgenologische Analyse der Schattenstrukturen bei dem Zusammentreffen von Silikose und Tuberkulose außerordentlich schwierig ist und daher die Grenzen der röntgenologischen Untersuchungsmethoden bei der Beurteilung der Siliko-Tuberkulose immer berücksichtigt werden müssen, so haben sich bei der Auswertung des riesigen Filmmaterials, das sich in allen Silikose-Untersuchungszentren in den letzten 60 Jahren angesammelt hat, gewisse Regeln herausgebildet, die uns die Diagnostik der Siliko-Tuberkulose wesentlich erleichtern. REICHMANN hat im Jahre 1933 eine auch heute noch weitgehend gültige Übersicht ausgearbeitet (Tabelle 2), in der die einzelnen Punkte eine wertvolle Anleitung bieten und bei der Gesamtbeurteilung gewissermaßen in Addition anzuwenden sind.

Während die Silikose röntgenologisch durch die Symmetrie der Lungenveränderungen und ihre ziemlich gleichmäßige Verteilung in beiden Lungenfeldern, jedoch unter Bevorzugung der Mittelgeschosse und bei relativem Freibleiben der Lungenspitzen und der basalen Unterfelder, charakterisiert ist, zeichnet sich die Begleittuberkulose durch Asymmetrie der Verschattungen (Abb. 11), raschen Wechsel der Schattenherde und häufige kavernöse Zerfallserscheinungen aus. Die Gleichmäßigkeit des silikotischen Bildes im Röntgenfilm wird hier durch das Hinzutreten einer Tuberkulose geradezu gestört. Da — wie auch LEU (1953) bei pathologisch-anatomischen Untersuchungen feststellte — bei kombiniertem Auftreten von Silikose und Tuberkulose jede der beiden Erkrankungen an ihrer Lieblingslokalisation festhält, finden wir die Zusatztuberkulose vorzugsweise in den Spitzen- bzw. Oberfeldern.

Natürlich kann sich eine Tuberkulose, zum Beispiel die Miliartuberkulose — sie betrifft allerdings im Gegensatz zur Silikose vorwiegend die jüngeren Jahrgänge —, auch symmetrisch ausbreiten; andererseits kennen wir asymmetrisch angeordnete Silikosen, wenn alte vernarbte Herde im Lungenparenchym und in der Pleura (Schwartenbildungen) infolge der damit verbundenen Lymphgefäßblockade bevorzugte An- und Ablagerungsstellen für silikogenen Staub bilden oder wenn konstitutionelle Besonderheiten in der Lungenstruktur, die die Weite von Gefäßen und Bronchen sowie ihre Verzweigungswinkel betreffen, zu seitenunterschiedlicher Staubdeponierung führen. Ebenso wie alte Narben nach früher durchgemachten Infektionen der Lungen und der Pleura eine atypische und asymmetrische Lokalisation der Silikose bewirken können — sog. Staubfallen, weil durch die entzündlichen und narbigen Prozesse die Ansammlung von Staub und die Entstehung einer Silikose begünstigt wird (SEPKE, 1961) —, so können auch umgekehrt silikotische Herde Anlaß zu unge-

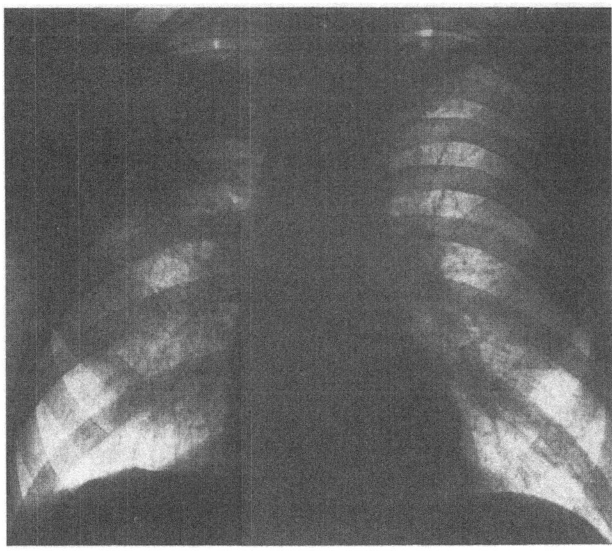

Abb. 11. 58jähriger Bergmann, der 28 Jahre im linksniederrheinischen Steinkohlenrevier beschäftigt war. Grobe dichte Hili. Disseminierte, mäßig dichtstehende mittelgrobe Fleckelung. Massive inhomogene Verdichtung im rechten Oberlappen. BKS 36/60 mm n.W. Sputum (Tierversuch): Tuberkelbakterien+

Tabelle 2. (Aus V. REICHMANN, 1933)

	Silikose	Tuberkulose
1. Anordnung der Röntgenveränderungen bei leichter und schwerer Silikose bzw. Tuberkulose	Symmetrisch zur Sagittalebene.	Asymmetrisch.
2. Veränderungen bei a) leichter Silikose bzw. beginnender Tuberkulose	In beiden Mittelfeldern Flecken regellos gelagert. Von ihnen zum Hilus ziehende Flecken oder Stränge fehlen.	In den Spitzen Flecken reihenförmig. Hiluswärts gerichtete Stränge sind regelmäßig vorhanden.
b) schwerer Silikose bzw. fortgeschrittener Tuberkulose	Die großen Knoten stehen isoliert vom Hilus.	Deutliche Verbindung der relativ weichen Schatten zum Hilus in Form eines Keils, dessen Spitze am Hilus liegt.
	Hilusdrüsen besonders in vorgerückteren Fällen klein, oft unsichtbar.	Hilusdrüsen meist vergrößert und deutlich erkennbar.
	Stränge von den Knoten zum Zwerchfell (Regenstraßen).	Stränge von den Schattenherden zum Zwerchfell fehlen.
	Zwerchfell zipflig hochgezogen.	Flächenartige Verwachsungen mit dem Zwerchfell häufig.
	Thorax- und Lungenschrumpfung, meist doppelseitig und geringgradig.	Wenn vorhanden, einseitige und oft hochgradige Schrumpfung.
	Höhlenbildung immer erst im schweren Stadium.	Häufig schon frühzeitiges Auftreten von Cavernen.

wöhnlicher Anordnung der Tuberkulose geben. In vielen Fällen, wo tuberkulöses Granulationsgewebe silikotische Knoten oder silikotisches Schwielengewebe tuberkulöse Herde umgibt und beide Prozesse ineinander übergehen, ist eine röntgenologische Trennung der beiden Krankheitsbilder nicht mehr möglich. Auch in jenen Fällen, wo die Siliko-Tuberkulose pathogenetisch nicht als eine Kombination oder als eine Aufpfropfung des einen Prozesses auf den anderen, sondern als eigenes selbständiges Krankheitsbild aufgefaßt werden kann, manifestiert sie sich röntgenologisch in Erscheinungsformen, die eine Zergliederung in Silikose und Tuberkulose nicht mehr zulassen. Hier können tuberkulosilikotische Veränderungen im Röntgenbild bisweilen ganz den Eindruck einer reinen Silikose erwecken, besonders dann, wenn auch der klinische Befund über lange Zeit nicht den geringsten Hinweis auf eine Tuberkulose bietet. Aber auch umgekehrt werden uns die Grenzen der röntgenologischen Untersuchungsmethoden aufgezeigt, wenn tuberkulo-silikotische Veränderungen röntgenologisch wie eine reine Tuberkulose erscheinen,

während es sich anatomisch um ein Mischprodukt aus Silikose und Tuberkulose handelt.

Ein völlig beziehungsloses Nebeneinander von Tuberkulose und Silikose ist in unserem Beobachtungsgut sehr selten. Es dürfte am ehesten dann gegeben sein, wenn die Tuberkulose hämatogen streut oder erst eine ganz geringfügige Silikose vorliegt.

In Übereinstimmung mit Kirch (1953) haben wir bei vergleichenden Betrachtungen von klinisch-röntgenologischem und pathologisch-anatomischem Befund feststellen können, daß bei den Silikoseerkrankten im allgemeinen viel zu häufig vom Kliniker eine Tuberkulose angenommen wird (Worth u. Nerreter, 1954). In einem Untersuchungsgut von 401 Obduzierten mit silikotischen Lungenveränderungen hatten 42,7% eine Siliko-Tuberkulose — in der überwiegenden Zahl der Fälle (80,1%) von aktiv-fortschreitender Verlaufsform —, während zur Zeit der letzten klinischen Begutachtung am gleichen Beobachtungsgut in 52,9% der Fälle, also häufiger als vom Pathologen bestätigt, eine Siliko-Tuberkulose angenommen worden war. Bei einer näheren Überprüfung in 207 Vergleichsfällen ergab sich eine pathologisch-anatomische Bestätigung der vom Kliniker diagnostizierten Siliko-Tuberkulose in 63,8% der Fälle, während in 31,9% die klinischerseits vermutete Siliko-Tuberkulose histologisch nicht bestätigt werden konnte. Am häufigsten wird fälschlicherweise eine gleichzeitige Tuberkulose im Stadium III der Silikose diagnostiziert. Andererseits fällt die Zahl der klinisch übersehenen Siliko-Tuberkulosen mit einem Fehler von 4,3% nur wenig ins Gewicht. Weitere vergleichende Untersuchungen über die klinisch-röntgenologische und die pathologisch-anatomische Beurteilung der Silikose und Siliko-Tuberkulose wurden von Gravenkamp (1956) sowie von Lent und Gravenkamp (1959) durchgeführt.

Zahlreiche andere Faktoren, wie kalkharte Fleckschatten, hilusgerichtete Lagerung der Knötchen, Beschaffenheit von Cavernen, Art der Schrumpfung von Knoten, Verhalten des Lymphapparates und der Pleura u.a.m., sind bei der differentialdiagnostischen Deutung von silikotischen und tuberkulösen Veränderungen genauestens zu beachten. Kalkharte Fleckschatten kennzeichnen, abgesehen von den rein silikotischen Herden der Steinhauerlunge, in der Regel verkalkte tuberkulöse Herde. Bei der Silikose sind Verkalkungen insgesamt selten. Sie sind dann Folge eines hohen Quarzgehaltes des inhalierten Staubes oder einer speziellen Kalkdiathese des Patienten. Sonst aber müssen vor allem unregelmäßige und asymmetrische Lokalisationen kalkharter Fleckschatten immer an eine Tuberkulose denken lassen.

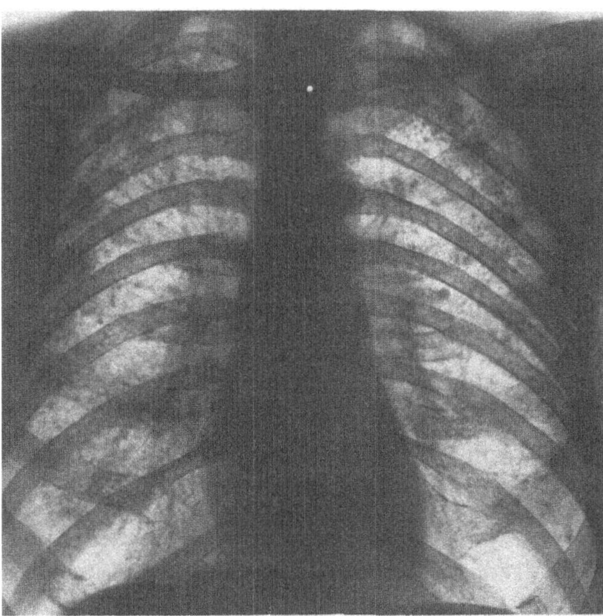

Abb. 12. 42jähriger Bergmann, 12 Jahre im Aachener Bergbau unter Tage. Beiderseits dichtstehende, kalkharte Fleckschatten, besonders in den Ober-Mittelgeschossen, ohne Kalkeinlagerungen oder schalenartige Verkalkungen in den Hili

Abb. 12 stammt von einem 42jährigen Bergmann, der insgesamt 12 Jahre im Steinkohlenbergbau gearbeitet hatte. Der Röntgenfilm aus dem Jahre 1939 zeigte infraclaviculär einzelne kleine unregelmäßige Verdichtungsherde. Auf dem Röntgenfilm aus dem Jahre 1952 kamen zahlreiche gröbere, relativ weiche und leicht konfluierende Verschattungen in den lateralen Ober- und Mittelfeldpartien zur Darstellung. Zum Zeitpunkt der Begutachtung in unserer Klinik im Jahre 1954 fanden sich symmetrisch angeordnete zahlreiche, zum Teil gruppenförmig angehäufte kalkharte Fleckschatten in den lateralen Ober- und Mittelfeldern. Wenn auch die Entwicklung der röntgenologischen Veränderungen hier mehr im Sinne einer grobkörnigen hämatogenen tuberkulösen Lungenstreuung spricht, so ergibt sich ein weiterer wichtiger Punkt für die Differentialdiagnose, der eine Silikose mit größter Wahrscheinlichkeit ausschließen läßt: es fehlen nämlich im Hilus entsprechende Verkalkungen. Der Lungensilikose geht gewöhnlich eine Hiluslymphknotensilikose voraus, weil sich in den Lymphknoten der Lungenwurzeln zuerst der Staub in größeren Mengen ansammelt. Wenn nun silikotische Herde verkalken, so finden wir so gut wie immer auch in den Hiluslymphknoten kalkharte Schatten. Da diese aber im vorliegenden Falle fehlten, waren wir uns sicher, daß es sich nicht um eine Silikose handeln konnte.

Im Jahre 1957 ist der Patient verstorben. Die pathologisch-anatomische Diagnose lautet: Schwere chronische Bronchitis und Bronchiolitis, ausgedehntes Lungenemphysem; zahlreiche verkalkte größere und kleinere tuberkulöse Narbenherde in beiden Lungen; Hypertrophie und Dilatation des rechten Herzens; Stauung im großen Kreislauf.

Weichere und größere Verschattungen lassen ebenfalls eine Tuberkulose vermuten. Desgleichen ist die hilusgerichtete Lagerung von Knötchen oder eine von Schattenkomplexen ausgehende hilusradiäre Streifenzeichnung mit Verbreiterung des Hilusschattens für Tuberkulose charakteristisch, während die Reichmannschen Regenstraßen, die ja von den großflächigen silikotischen Verschattungen senkrecht nach unten zum Zwerchfell verlaufen, ganz entschieden für eine Silikose sprechen, wenngleich sie auch bei anderen schrumpfenden Krankheitsprozessen der Lunge möglich sind. WINKLER (1949) hat darauf aufmerksam gemacht, daß das Phänomen der hilusradiären Ausrichtung von Herd- und Strangschatten auch bei der Silikose auftreten kann, und zwar einmal, wenn durch gleichzeitig mit der Kieselsäure zur Auswirkung gelangende Mischstäube eine starke Lymphstraßenzeichnung, verbunden mit weniger charakteristischen, unscharf begrenzten Fleckschatten, hervorgerufen wird, und zum anderen, wenn spezifisch vorveränderte Lymphstraßen den in ihren Bereichen sich beschleunigt fortentwikkelnden silikotischen Substraten als Leitschienen dienten. Die hilusradiäre Ausrichtung sei um so markanter ausgeprägt, je länger und inniger die Silikose mit Tuberkulose

verbunden sei, ohne daß sie allerdings über den Reaktionszustand der spezifischen Komponente bzw. über den Aktivitätsgrad der Tuberkulose eine Aussage erlaubten.

Die Lungenspitzen werden bei der reinen Silikose in der Regel relativ spät und kaum so intensiv befallen wie bei der tuberkulösen Infektion, da sie infolge ihrer verhältnismäßig geringen Beteiligung bei der Respiration wahrscheinlich weniger Staub aufnehmen.

Hat in siliko-tuberkulösen Mischherden die Tuberkulose im Krankheitsgeschehen die Führung übernommen, so deutet die rasche Änderung im Röntgenbefund mit schneller Zunahme der Verschattungen und Wechsel ihrer Strukturen auf einen überwiegend tuberkulösen Prozeß hin. Es erscheinen dann häufig tuberkulöse Kavernen (vgl. Abb. 13 und 14), die sich von rein silikotischen Zerfallshöhlen nicht immer leicht abgrenzen lassen. SCHULTE und SCHÜTZ (1937) sowie SILBERKUHL und MÜLLER (1939) weisen darauf hin, daß tuberkulöse Kavernen gewöhnlich rund bzw. kugelig erscheinen, während tuberkulo-silikotische Einschmelzungshöhlen häufig längliche, manchmal auch zylindrische oder kegelige Gestalt annehmen. Berücksichtigen wir die oft stärkere Neigung zur Fibrose bei Mischprozessen, so ist es nicht verwunderlich, daß tuberkulöse Kavernen durch mechanische Einwirkung schrumpfender silikotisch-fibrotischer Massen eine stärkere Entrundung erfahren (vgl. Abb. 15). Ein ebenso wichtiges Merkmal für die Spezifität des Prozesses scheint uns eine von der Kaverne zum Hilus gerichtete Strangzeichnung zu sein, während Entzündungswall und Drainagebronchus bei der rein silikotischen Höhle in der Regel fehlen. Im allgemeinen werden unspezifische Einschmelzungsräume nur bei fortgeschrittenen Silikosen beobachtet. Auch die Emphysemblasen, die Cavernen vortäuschen können, sind ohne Beziehung zum Hilus. Sie sind dünnwandig, nicht völlig rund, häufig arkadenförmig begrenzt und stellen sich im Gegensatz zur tuberkulösen Kaverne gewöhnlich nur in eindimensionaler Schicht dar (GEBAUER, 1947) oder kennzeichnen sich durch einen raschen Wechsel der Form in verschiedenen Schnittiefen. Nach ROCHE und MOREL (1952) liegen die emphysematösen Pseudokavernen im allgemeinen an der Peripherie eines silikotischen Komplexes, oft in den

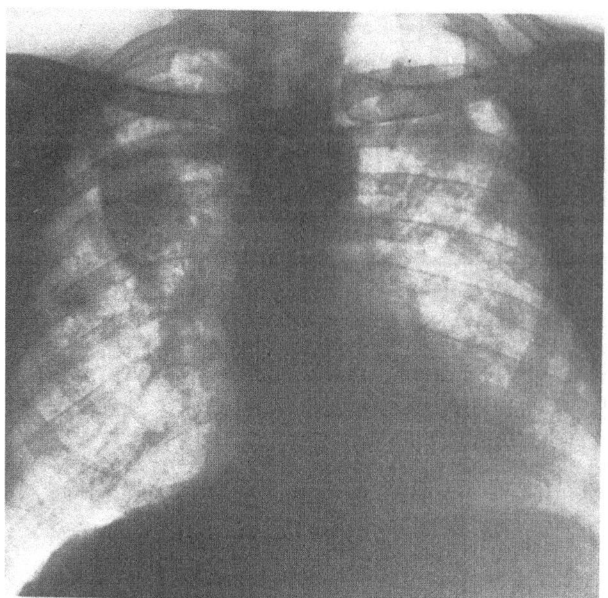

Abb. 13. 58jähriger Bergmann mit 38jähriger Berufsanamnese. Schwere Silikose (B m 3). BKS 2/7 mm n.W.
Sputum: Tuberkelbakterien ∅

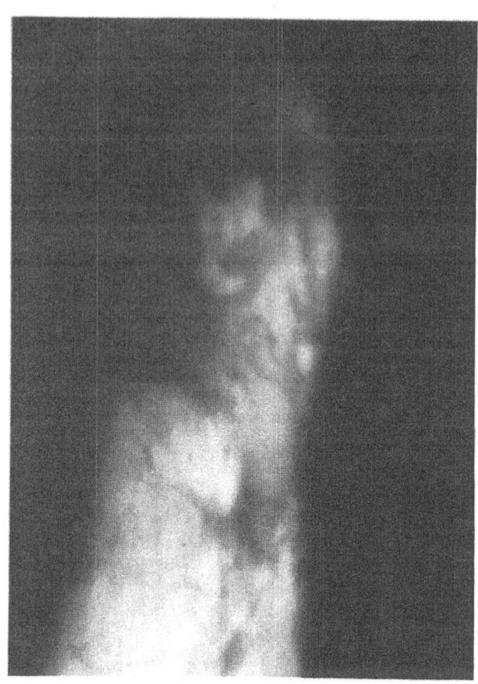

Abb. 15. 73jähriger Bergmann mit 34jähriger Berufsana-
mnese. Tomogramm in 10 cm Tiefe: Unregelmäßige
Höhlenbildung in einer größeren siliko-tuberkulösen
Mischschwiele im linken Oberfeld. BKS 64/99 mm n.W.
Im Sputum massenhaft Tuberkelbakterien

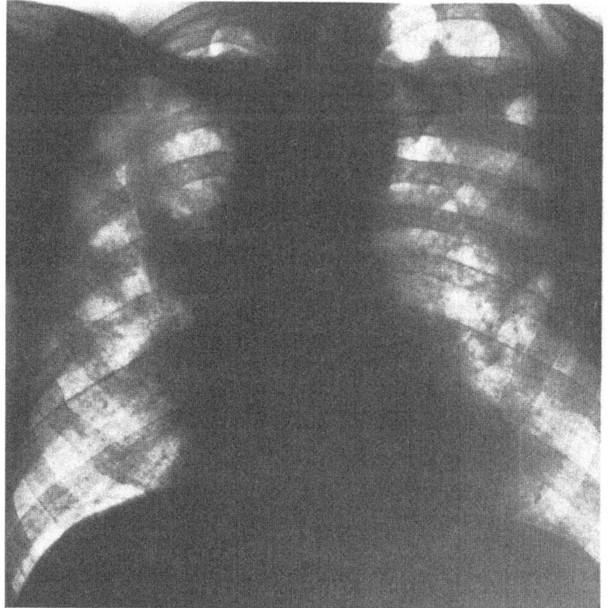

Abb. 14. Derselbe Patient, 1 Jahr später. Große Ein-
schmelzungshöhle im Bereich der rechtsseitigen Ober-
feldschwiele. Zunahme der Verschattung im linken
Oberfeld. BKS 55/72 mm n.W. Im Sputum reichlich
Tuberkelbakterien

unteren Schichten. Sie seien meist kleiner, abgerundeter und nur von einer feinen Linie umgeben.

Silberkuhl und Müller (1939) erbrachten den Nachweis von Kavernen in einem Viertel ihrer Fälle tomographisch auch dort, wo der Normalfilm meist keine Veränderungen gleicher Art erkennen ließ oder nur zu Verdacht auf Einschmelzungsvorgänge Anlaß gab. Hinsichtlich der Lokalisation der Kavernen haben die beiden Autoren an einem größeren Krankengut nachgewiesen, daß die zu 50% infraclaviculär meist in kombinierten Schwielen auftretenden Hohlräume mehr in den mittleren und hinteren Schichten liegen, während die zu etwa 30% hilusnahe gelegenen Kavernen die vorderen und mittleren Schichten bevorzugen. Die restlichen 20% fanden sie in den Spitzen und an anderen Stellen. Insgesamt zeigten die mittleren Aufnahmen in einer Schichttiefe von 11—13 cm am häufigsten (in 50% der Fälle) und am deutlichsten die Höhlen. Nach Haubrich (1951) erklärt sich die Lokalisation der Kavernen bei der Siliko-Tuberkulose zum Teil topographisch aus dem Verlauf des großen interlobären Pleuraspaltes, dessen Seiten zusätzliche Schwielenzentren werden. Zur Unterscheidung der Genese der Kavernen kann nach Sepke (1961) der Drainagebronchus dienen. Infolge der bronchogenen Aussaat werde bei der Tuberkulose der ableitende Bronchus in den Krankheitsprozeß vielfach deutlich einbezogen, und es komme zu einem röntgenologisch sichtbaren Drainagebronchus. Nach Klippel

(1967) ist eine „Tennisschlägerkaverne" (Kaverne mit einem bronche drainage) immer spezifischer Genese.

Es ist klar, daß wir nicht jede Höhlenbildung bei der Silikose ohne weiteres als Ausdruck einer tuberkulösen Kaverne auffassen dürfen und daß dem Tuberkelbakterien-Nachweis diagnostisch die allergrößte Bedeutung zukommt. Fehlen nämlich Tuberkelbakterien bei wiederholten Untersuchungen von Sputum, Kehlkopfabstrichen und Magensaft, so muß auch beim Vorliegen röntgenologisch gesicherter Kavernen immer die Frage nach anderweitigen einschmelzenden Lungenprozessen gestellt werden. Das gilt vor allem dann, wenn Kohlenbergarbeiter Angaben über plötzlich einsetzenden, stark vermehrten, schwarz verfärbten Auswurf (Melanoptyse) machen. In diesen Fällen kann man, wenn die klinische Beobachtung die subjektiven Angaben bestätigt, so gut wie immer mit einer Einschmelzung und Verflüssigung anthrako-silikotischer Massen rechnen (Abb. 16—18). Natürlich ist ein solches Ereignis nicht nur pathognomonisch für einen unspezifischen Zerfallsprozeß. Bis zum Zeitpunkt einer größeren Entleerung verbergen sich diese oft ausgeprägten Verflüssigungen hinter massiven Schattenbildungen, wie wir sie von der Silikose her kennen, so daß ein Teil dieser Fälle zumindest zeitweilig unerkannt bleibt. Erst mit der Expectoration läßt sich röntgenologisch die Kavernisierung nachweisen. Später tritt bei Wiederauffüllung röntgenologisch oft wieder ein massiver Schatten in Erscheinung.

GERNEZ-RIEUX *et al.* (1958) fanden unter 374 Kohlenbergarbeitern mit massiven, scharf begrenzten Schattenbildungen 64mal, d.h. in 17,1%, Melanoptysen und 16mal latente Höhlenbildungen, deren Exsudat durch transthorakale Punktion nachgewiesen wurde. Insgesamt lag die Häufigkeit der Einschmelzungen bei massiven pseudotumoralen Schattenbildungen bei 21%. In einigen Fällen füllte sich die Höhlenbildung nach spontaner Entleerung wieder voll auf, ohne daß sich die Konfiguration und Größe der Schattenbildungen änderte. Die Entleerungskrisen gingen mit Verschlechterung des Allgemeinbefindens, zunehmender Dyspnoe, Husten, Pleuraschmerzen und Fiebererscheinungen einher. Die Senkungsgeschwindigkeit der Erythrozyten war stark erhöht. Oft bestand eine beträchtliche Leukozytose. Nach einigen Tagen nahmen die Auswurfmengen, die maximal täglich bis 500 cm^3 betragen können, wieder ab und damit auch die übrigen klinischen Krisensymptome. In drei Fällen beobachteten GERNEZ-RIEUX u. Mitarb. während 7 bis 9 Jahren einige Male den Wechsel von Entleerung und Auffüllung, ohne daß sich das Volumen nennenswert änderte. Zwischen den Entleerungen können sich die Patienten durchaus wohlfühlen. Die Prognose ist auf lange Sicht insofern ungünstig, als sich tödliche Hämoptysen, weiterhin aber auch Spontanpneumothorax, Lungenödem und Herzinsuffizienz einstellen können.

Im Punktat aus den abgekapselten Höhlen fanden GERNEZ-RIEUX *et al.* mikroskopisch reichlich Makrophagen mit Cholesterinkristallen und Kohlepartikel. Die chemische und elektrophoretische Analyse der Flüssigkeit ergab eine weitgehend dem Blutplasma ähnliche Zusammensetzung. Der Kohlegehalt machte bis zu 58$^0/_{00}$ des Flüssigkeitsgewichtes aus, Kieselsäure wurde nur in Spuren nachgewiesen. Abgesehen von einem Fall, der durch Tuberkulose kompliziert war, handelte es sich bei der punktierten Flüssigkeit zu Lebzeiten oder auch bei der Obduktion um ein aseptisches Transsudat, möglicherweise auf allergischer Basis. Bei der histologischen Untersuchung der an Hämoptyse gestorbenen Patienten zeigte die Höhle eine relativ schmale fibrotische Grenzzone mit aseptischen Nekroseherden ohne erkennbare Alveolarstruktur, während die Arterien nur selten obliteriert waren. Reine silikotische Knötchen oder tuberkulosetypische Veränderungen lagen in keinem Falle vor. Gegen die von den meisten Autoren angenommene ischämische Nekrose spricht nach GERNEZ-RIEUX die Tatsache, daß die Gefäße bis in die unmittelbare Nähe der Verdichtungsherde durchgängig sind und auch die rasch auftretende Neubildung der Flüssigkeit nach Melanoptyse bzw. nach der Punktion.

THEODOS (1960) fand unter 1847 Kohlenbergarbeitern aus dem Anthrazitkohlengebiet in Pennsylvanien, bei denen eine Anthrako-Silikose vorlag und die über 12 Jahre beobachtet worden waren, in 191 Fällen, d.h. in 10,3%, Höhlenbildungen. Im einzelnen ergeben sich die Ursachen der Höhlenbildungen aus Tabelle 3:

Tabelle 3. Ursachen der Höhlenbildung bei Bergleuten mit einer Anthrako-Silikose. (Nach THEODOS, 1960)

	Anzahl der Fälle	%
Tuberkulose	139	72,8
Ischämische Nekrose	44	23,0
Bronchialcarcinom	2	1,0
Bronchiektatische Kavernen	2	1,0
Ungeklärte Ätiologie	4	2,2
Gesamt	191	100,0

Pleuraergüsse und Verwachsungserscheinungen machen ebenfalls einen spezifischen Begleitprozeß wahrscheinlich, während der Spontanpneumothorax sowohl bei der reinen Silikose als auch in Kombination mit der Tuberkulose oder bei der Tuberkulose allein vorkommt.

Das Auftreten hämatogener pulmonaler Streuformen der Tuberkulose, das häufig in symmetrischer Lokalisation erfolgt, bereitet

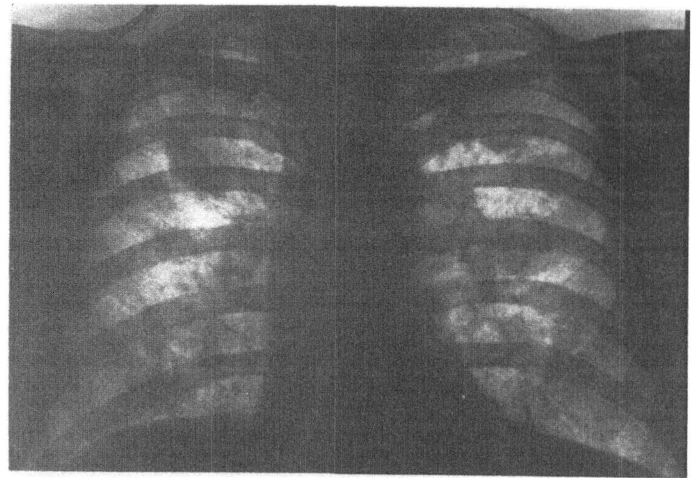

Abb. 16. 55jähriger Bergmann, der 33 Jahre in Steinkohlengruben unter Tage gearbeitet hat. Schwere Silikose mit größeren Schwielen in beiden Oberfeldern und weiteren Verdichtungen auch in den Mittel- und Untergeschossen (B m 3)

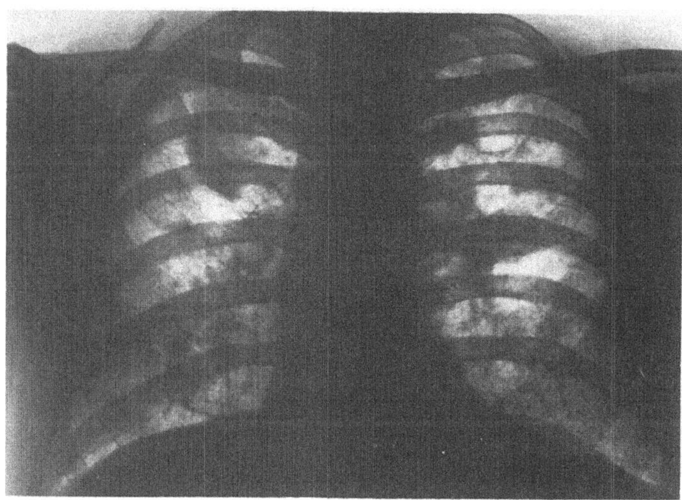

Abb. 17. Gleicher Fall, 1 Jahr später. Anstelle der größeren Schwiele links oben jetzt eine Aufhellungsfigur, nachdem der Patient große Mengen schwarz gefärbten Auswurfs ausgehustet hatte

bei gleichzeitig bestehender Silikose diagnostisch ganz besondere Schwierigkeiten. Hier muß das allgemeine klinische Bild, das bei der Beurteilung natürlich immer mit heranzuziehen ist, eine Klärung herbeiführen, da auch unspezifische Begleiterkrankungen die für Silikose typische Bildgestaltung erheblich modifizieren können. Als röntgenologisches Charakteristikum der tuberkulösen Herdchen hebt Winkler (1949) ihre runde oder ovale Gestalt hervor, im Gegensatz zu den stecknadelkopf- bis erbsengroßen silikotischen Knötchen, die umso dichter und schärfer begrenzt gegen eine oft vermehrt strahlendurchlässige (lufthaltige) Umgebung erscheinen, je reiner und pathogener der Quarzstaub ist. Die spezifischen Herdchen seien gelegentlich ähnlich wie die silikotischen isoliert im Lungengewebe gelegen, zumeist aber zu plumpen, kleeblattartig gruppierten, girlandenförmigen oder polymorph gestalteten und unterschiedlich dichten Verbänden aneinandergefügt. In manchen Fällen hat zweifellos die in letzter Zeit vielfach angewandte kombinierte Hartstrahl-Vergrößerungstechnik mit der Feinfokusröhre zu einer Verbesserung der röntgenologischen Analyse von tuberkulösen und silikotischen Fleckschatten beigetragen.

Wichtig ist noch die Tatsache, daß die im Ablauf einer tuberkulösen Streuung auftretenden Herdchen — namentlich unter einer tuberkulostatischen Behandlung — zum Teil oder ganz infolge resorptiver Vorgänge wieder verschwinden können, während silikotische Gebilde den erreichten Entwicklungszustand zumindest beibehalten. In einem Falle von hämatogener Lungentuberkulose bei einer vorher gut leichtgradigen Silikose beobachteten wir eindeutig eine vorübergehende Vergrößerung der ursprünglich silikotischen Fleckschatten, wahrscheinlich bedingt durch eine An- oder Überlagerung von tuberkulösen Streuherden. Nach Überwindung der akuten spezifischen Infektion nahm das Röntgenbild wieder das frühere Aussehen mit zahlreichen kleinen, typischen silikotischen Herdschatten an. Nach GARDNER (1934) werden silikotische Knötchen durch Hinzutreten einer Tuberkulose unschärfer, verschwommener; sie zeigen dann außerdem eine große Neigung zur Konfluenz. Alle asymmetrischen Herde sprechen mehr für einen tuberkulösen Prozeß, wenn sie sich in relativ kurzer Zeit in der Form ändern, sich rasch ausdehnen oder auch wenn sie eine Rückbildung zeigen, was wir bei silikotischen Ballungen nicht beobachten können. Je kleiner die Infiltrate in Gegenwart silikotischer Lungenveränderungen sind, um so schwieriger kann die Trennbarkeit der verschiedenen Formelemente im Röntgenbild sein. Die Erfahrung lehrt (KLIPPEL, 1967), daß in nicht wenigen Fällen die Tuberkulose in Verbindung mit einer Silikose gutartiger, vor allem langsamer in ihrem Krankheitsgeschehen verlaufen kann. Dabei können kleine spezifische Veränderungen von Kirschkern- bis Kirschgröße einige Jahre unverändert im Röntgenbild erkannt werden, bis die tuberkulöse Komponente mit ihrer eigenen Dynamik sich vom Silikosegeschehen sichtbar absetzt.

Was die zeitliche Reihenfolge im Auftreten von vermehrter Grundzeichnung und eigentlicher Fleckelung bei der Entwicklung der Silikose und Tuberkulose betrifft, so geht der reinen silikotischen Fleckelung oft das Sichtbarwerden einer vermehrten streifig-maschigen Grundstruktur voraus — bisweilen tritt bei der Silikose beides auch gleichzeitig auf —, während bei der Tuberkulose zuerst die Verdichtungsherde und dann die durch Lymphangitis bedingten hiluswärts gerichteten Streifenschatten zur Darstellung gelangen.

Das Verhalten und die Beschaffenheit des Lymphapparates der Lunge, besonders im

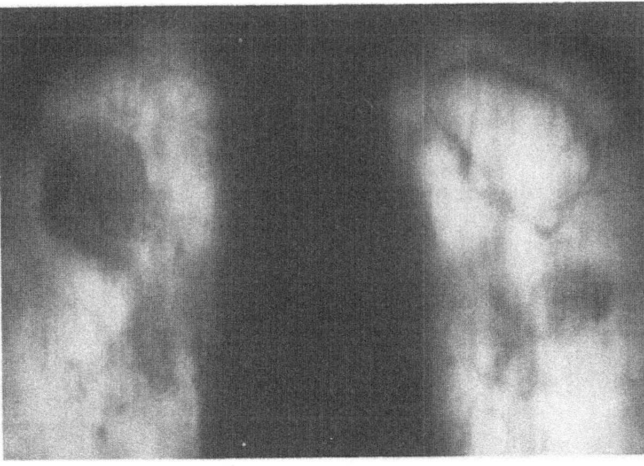

Abb. 18. Schichtaufnahme in 8 cm Tiefe (zu Abb. 17) mit großer Aufhellung. Bei sehr häufigen Auswurfuntersuchungen mit Kultur- und Tierversuchen konnten Tuberkelbakterien niemals nachgewiesen werden

Bereiche der Hiluslymphknoten, können ebenfalls wertvolle differentialdiagnostische Kennzeichen bieten. Tuberkulös verkalkte Lymphknoten weisen nämlich meist eine krümelige, maulbeerförmige Kalkablagerung auf, während silikotische Lymphknoten mehr nach Art der charakteristischen „Eierschalen" verkalken (Abb. 19). Im Gegensatz zur Tuberkulose erfolgt bei der Silikose die Kalkablagerung gewöhnlich in den Randsinus der Lymphknoten. Röntgenologisch ergibt sich daraus eine gewisse Ähnlichkeit mit Gallensteinen, indem sich der dichte Rand von einem weniger dichten Zentrum abhebt. LOMMEL (1939) schreibt dem „Eierschalensymptom" eine außerordentlich große differentialdiagnostische Bedeutung zu, da in solchen Silikosefällen eine Tuberkulose fast stets fehle. Hingegen berichtet EGGENSCHWYLER (1950) über eine Arbeiterin in einer Seidenfabrik mit einer ausgedehnten verkalkten Drüsentuberkulose, die das Phänomen der „Eierschalen"-Verkalkung auch ohne Steinstaublungenerkrankung aufwies. Ähnliche Beobachtungen machten BALESTRA (1952), HIRSCH und LIEBAU (1951), IRMSCHER (1954) sowie MÜLLER u. PFEIFFER (1975). Wir selbst sahen bei einer 17jährigen Patientin einseitig im rechten Hilus eierschalenartige Kalkbildungen als Folge einer Primärinfektion (Abb. 20 u. 21). Immerhin sind „Eierschalen" im Bereiche der Hiluslymphknoten in hohem Maße silikosetypisch, besonders

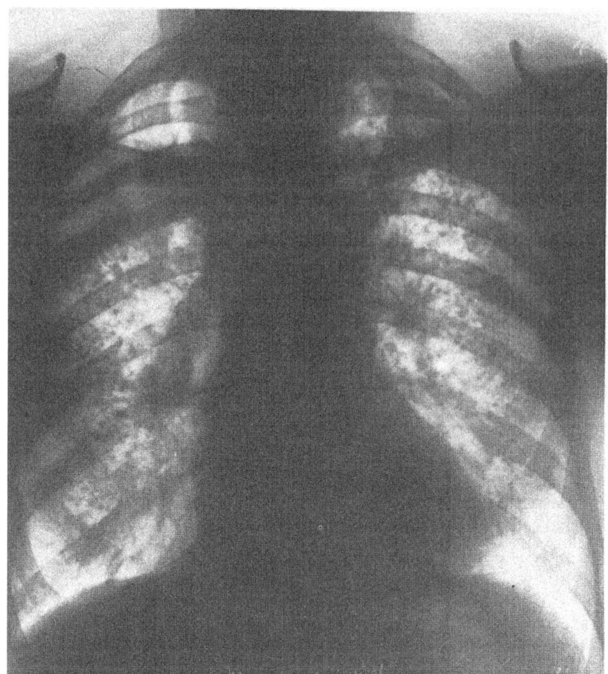

Abb. 19. 58jähriger Bergmann, Beschäftigungsdauer unter Tage: 24 Jahre. Schwere Silikose mit ausgeprägten eierschalenartigen Verkalkungen der Hiluslymphknoten

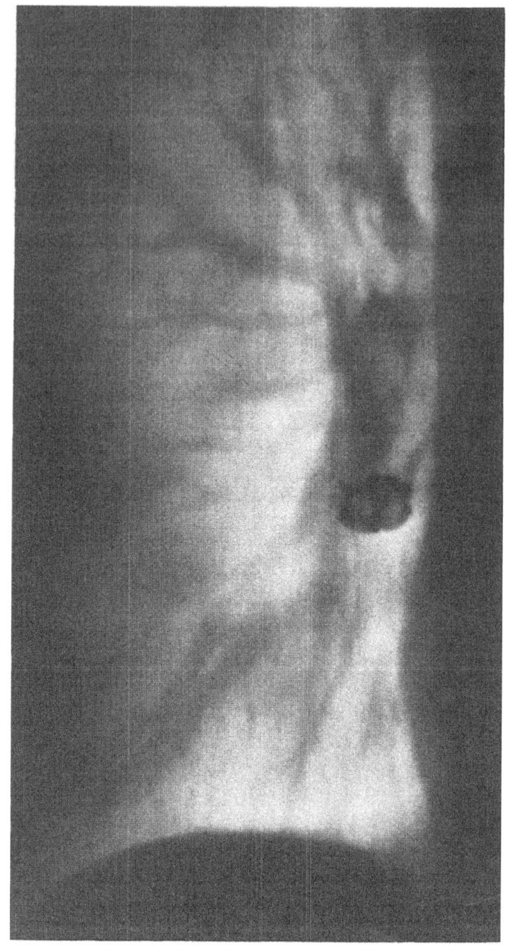

Abb. 21. Schichtaufnahme in 9 cm Tiefe zu Abb. 20

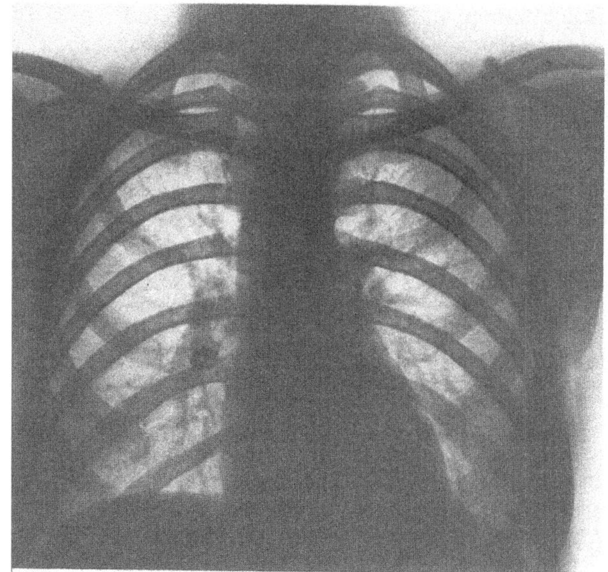

Abb. 20. Siehe Text

wenn sie doppelseitig und ausgedehnt auftreten. Bei Durchbruch siliko-tuberkulöser Hiluslymphknoten in den Bronchus wird das Sputum meist bakterienpositiv, und es erfolgt eine oft einseitige Streuung ins Mittel- und Untergeschoß. Auf diesem Wege der endogenen Reinfektion — man würde heute von einer Exacerbation sprechen — kommt nach Steiger (1951) oft die akute Form der Zusatztuberkulose zustande. Bei Arrosion der anliegenden Lungenteile ist die Entwicklung eines Abszesses oder einer Gangrän und bei Durchbruch in das Pericard die Entstehung einer Perikarditis mit den typischen Röntgenerscheinungen gegeben. Sowohl kleine als auch große silikotische Knoten gehen oftmals mit einem perinodulären bzw. perinodösen Emphysem einher (Abb. 39). In der Umgebung größerer silikotischer Knoten sind bullöse Emphyseme — besonders gut tomographisch darstellbar — recht charakteristisch. Dieses Merkmal finden wir jedenfalls bei der Silikose wesentlich ausgeprägter als bei der Tuberkulose. Selbst in der Umgebung silikotischer Kavernen vermißte SEPKE (1966) im allgemeinen nie ein deutliches Emphysem, das bei der tuberkulösen Kaverne zu fehlen pflegt.

Eine weitere charakteristische Dynamik der Entwicklung silikotischer Ballungen ist darin zu sehen, daß sie im Laufe der Jahre eine auffällige „Wanderung" vollziehen (Abb. 22—29); sie nähern sich, namentlich wenn sie in den mittleren und lateralen Partien der Oberfelder entstehen, mehr und mehr dem oberen Mediastinum oder dem Hilus, so daß die Lungenwurzeln bisweilen als selbständige Gebilde nicht mehr erkennbar sind. Umgekehrt können die Lungenwurzeln auch in die silikotischen Schwielenschatten hineingezogen werden. Begleitet sind diese Erscheinungen häufig von einem ausgeprägten, teils bullösen Lungenemphysem. In ihrer Umgebung tritt hin und wieder das Phänomen der „Reinigung" auf, d.h., daß ehemals hier nachweisbare fleckförmige Verdichtungen zunehmend verschwinden, sei es durch Hineinschrumpfen in die großen silikotischen Ballungen, sei es durch den Überstrahlungseffekt infolge sekundären Emphysems.

Die Schrumpfung bei der Tuberkulose zeigt demgegenüber meist ein anderes Verhalten. Nach SEPKE (1961) greifen die entzündlichen Vorgänge bei ihr von dem Ort ihrer Manifestation auf die Nachbarschaft und vielfach auf die Nachbarorgane, wie Pleura und Mediastinum, über. Die dabei entstehenden Verwachsungen verankern die Tuberkulose mehr oder minder an ihrem Platz, so daß Verlagerungen nicht so häufig und auch nicht in dem Umfange eintreten können wie bei der Silikose.

Die Auswertung vieler spezieller röntgenologischer Untersuchungsmethoden wie Tomographie, Bronchographie, Angiographie kann die differentialdiagnostische Abgrenzung der Silikose gegen Tuberkulose und auch der Siliko-Tuberkulose gegen andere Lungenerkrankungen in vielen Fällen er-

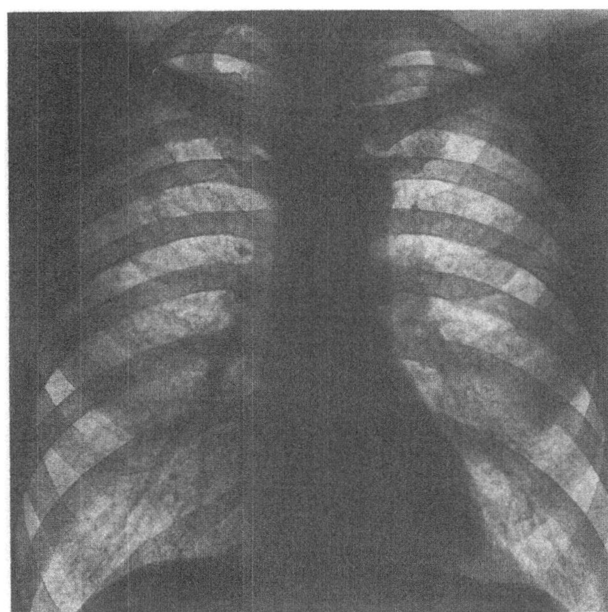

Abb. 22. 48jähriger Bergmann, 30 Jahre unter Tage beschäftigt. Pneumokoniose vom Typ p 2—3, dazu im rechten Oberfeld einzelne gröbere Fleckschatten mit Konfluenzneigung

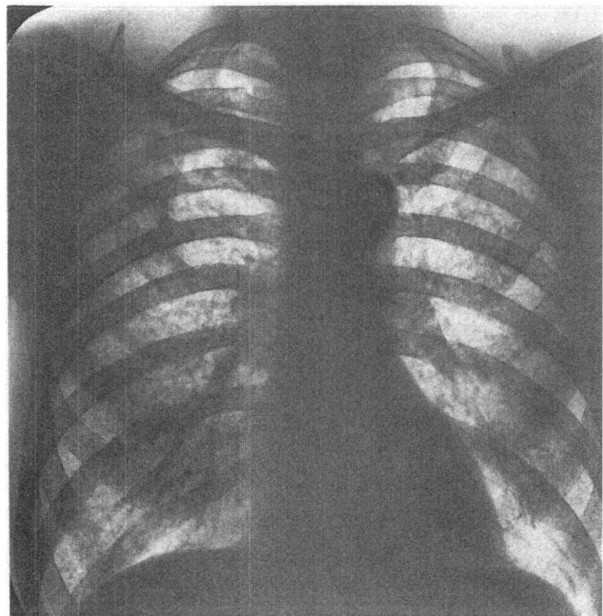

Abb. 23. Zwei Jahre später ist eine deutliche Zunahme der Verschattungen im rechten lateralen Oberfeld erkennbar; daneben auch mehrere gröbere und härtere Fleckschatten

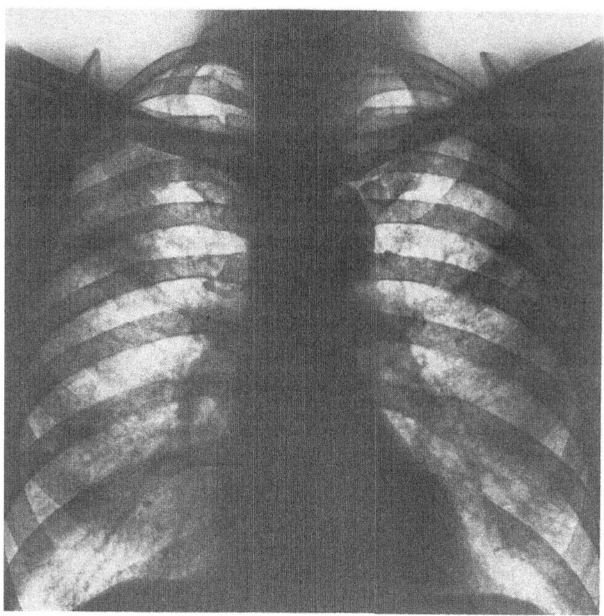

Abb. 24. Wiederum 4 Jahre später: Bildung einer massiven Verschattung im rechten Oberfeld

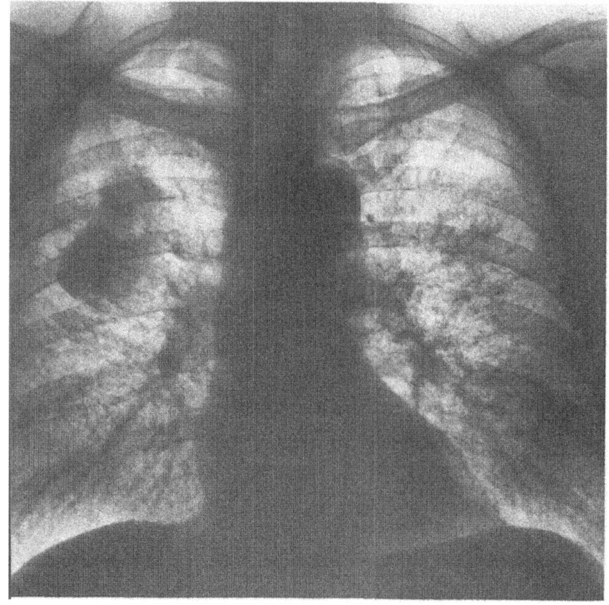

Abb. 25. 1 Jahr später: Weitere Zunahme der schwieligen Verdichtung im rechten Oberfeld mit fast kirschgroßer zentraler Aufhellung und Wanderung auf den Hilus zu. Zu diesem Zeitpunkt waren im Auswurf Tuberkelbakterien nachweisbar

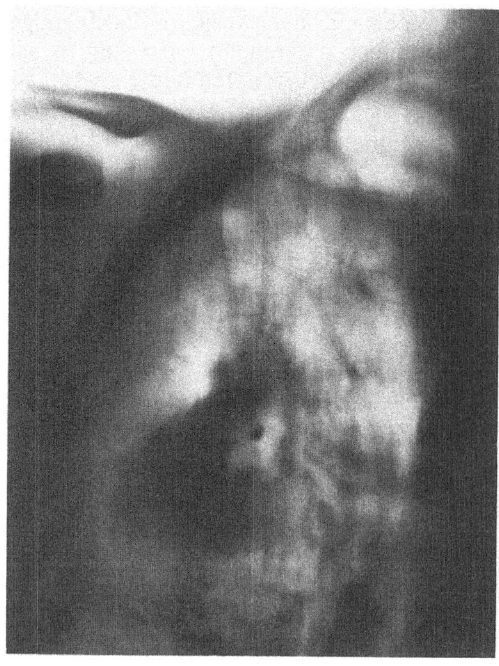

Abb. 26. Schichtaufnahme in 10 cm Tiefe zu Abb. 25

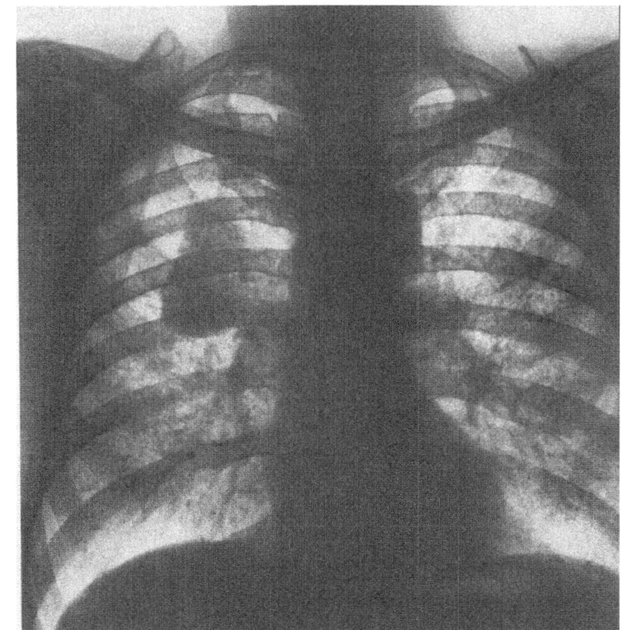

Abb. 27. 2 Jahre später ist eine Cavernisierung nicht mehr nachweisbar. Die Schwiele ist dem Hilus noch näher gerückt. Inzwischen wurde eine intensive tuberkulostatische Behandlung durchgeführt. Tuberkelbakterien waren im Sputum und Kehlkopfabstrich bei vielfachen Kontrollen nicht mehr nachweisbar

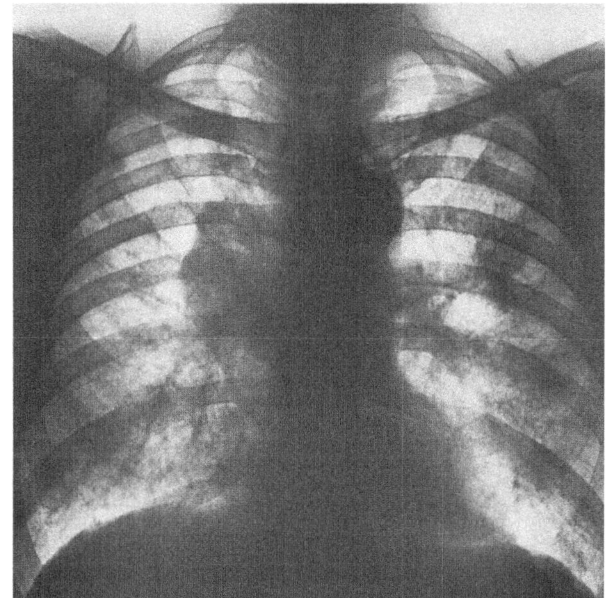

Abb. 28. 5 Jahre später: Die Schwiele ist jetzt vom rechten Hilus nicht mehr abgrenzbar. Es finden sich erneut Aufhellungen innerhalb des großen Schattens. Im Auswurf sind wieder Tuberkelbakterien nachweisbar. Emphysem im rechten Oberfeld

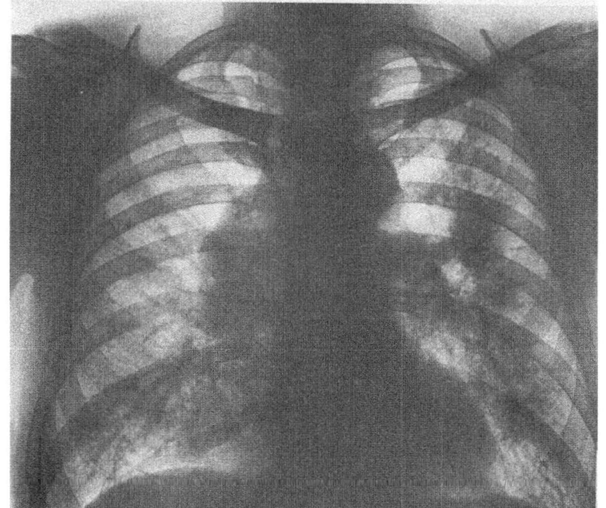

Abb. 29. Unter tuberkulostatischer Behandlung hat sich der spezifische Prozeß konsolidiert. Große siliko-tuberkulöse Mischschwiele vom rechten Hilus nicht abgrenzbar. Bei vielfachen Kontrollen sind Tuberkelbakterien nicht mehr nachweisbar. Emphysem im rechten Oberfeld

leichtern (vgl. Worth u. Schiller, 1954). Dennoch genügt zur Sicherstellung der verschiedenen Kombinationsformen von Silikose und Tuberkulose kaum ein einzelnes der aufgeführten Symptome. Vielmehr sind stets die Gesamtheit der röntgenologischen Phänomene und die Ergebnisse aller einschlägigen klinischen Untersuchungsmethoden zu erwägen. Auch sollte man bei dem Vorliegen einer reinen Silikose durch peri-

odische Kontrolluntersuchungen mit Anwendung des ganzen Rüstzeuges einer modernen Klinik den Befund im Hinblick auf eine eventuell hinzugetretene Tuberkulose laufend überprüfen.

Wie bei der Beurteilung der Silikose ist erst recht bei der Kombination mit Tuberkulose die Forderung zu erheben, daß die Beurteilung an Hand einer möglichst vollständigen und weit zurückreichenden Röntgenfilm-

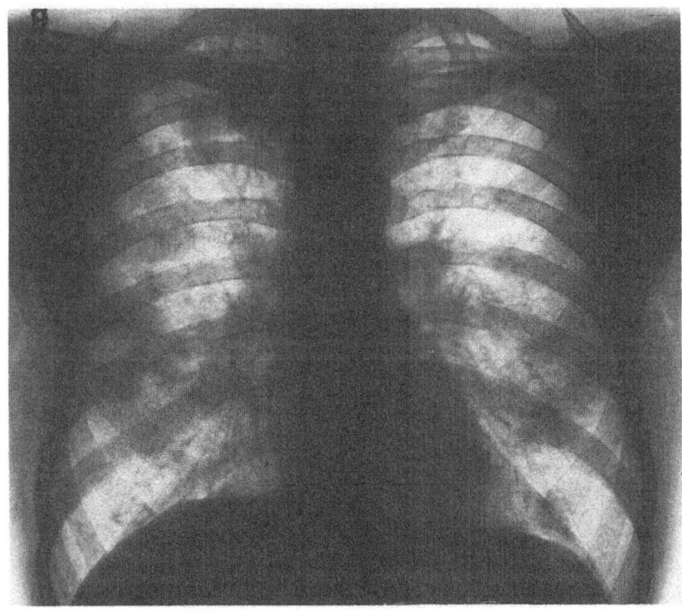

Abb. 30. Rundherd-Pneumokoniose (grobknotiger Typ) ohne primär-chronische Polyarthritis bei einem 52jährigen Bergmann aus dem Ruhrgebiet, der 30 Jahre unter Tage gearbeitet hat. Rheuma-Tests: RA + + +; Latex-Fixationstest: 1:5120; Hämagglutinations-Test: O-Ery 1:2500, Hammel-Ery 1:5120. (Überlassen von Herrn Dr. Dickmans, Berufsgenossenschaftliche Krankenanstalten Bergmannsheil, Bochum)

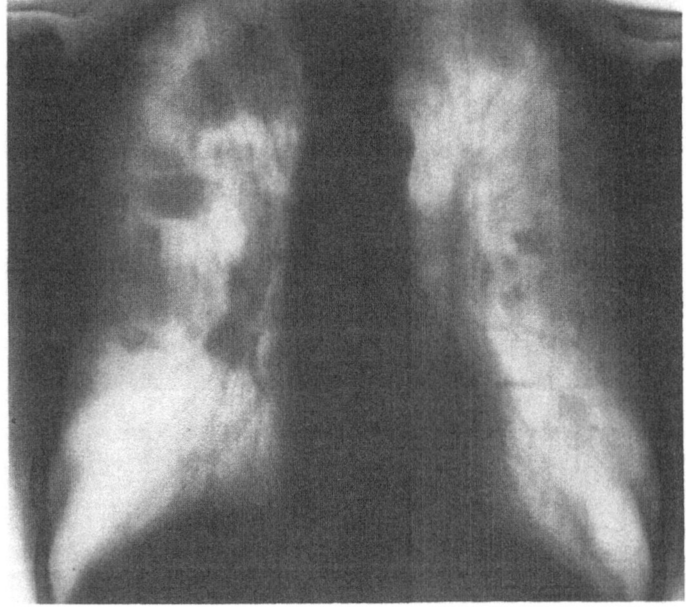

Abb. 31. Schichtaufnahme in 11 cm Tiefe zu Abb. 30, 4 Jahre später. Die Rundherde haben an Umfang deutlich zugenommen. (Überlassen von Herrn Dr. Dickmans, Berufsgenossenschaftliche Krankenanstalten Bergmannsheil, Bochum)

serie erfolgt. Tuberkulöse Veränderungen verlaufen in der Regel schneller als silikotische. Rückbildungen kommen bei der Silikose praktisch nicht vor. In Zweifelsfällen ist eine Behandlung mit Tuberkulostaticis abzuwarten, um eine tuberkulöse Komponente ausschließen zu können.

Differentialdiagnostisch kommen in erster Linie anderweitige große Schatten und Rundherdbildungen in Betracht. Hier ist zunächst als Sonderform der Pneumokoniose das Caplan-Syndrom zu nennen, bei dem man anfänglich kausalgenetisch eine Tuberkulose stark in Erwägung gezogen hat.

Es ist charakterisiert durch die Kombination von rheumatoider Arthritis und multiplen runden, relativ scharf begrenzten pneumokoniotischen Verdichtungen von 0,5 bis 5 cm Durchmesser (CAPLAN, 1953), die über beide Lungen verteilt und besonders in den

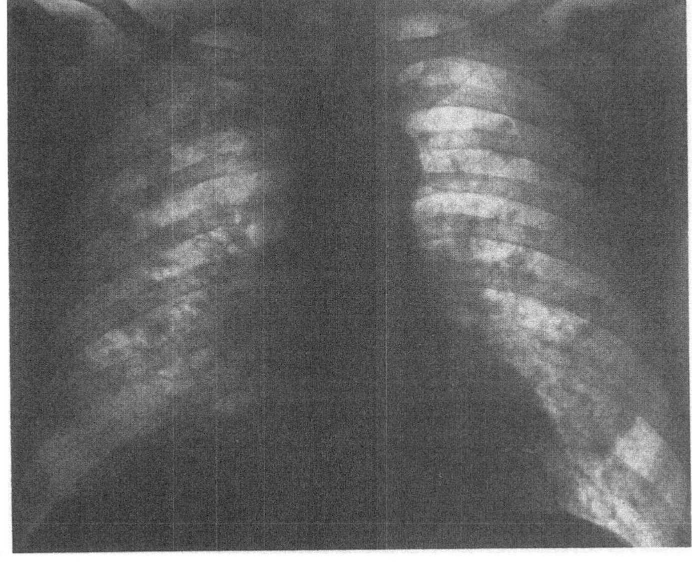

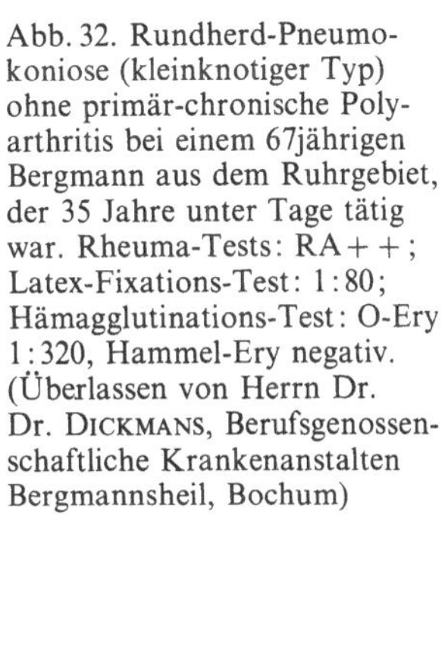

Abb. 32. Rundherd-Pneumokoniose (kleinknotiger Typ) ohne primär-chronische Polyarthritis bei einem 67jährigen Bergmann aus dem Ruhrgebiet, der 35 Jahre unter Tage tätig war. Rheuma-Tests: RA + + ; Latex-Fixations-Test: 1:80; Hämagglutinations-Test: O-Ery 1:320, Hammel-Ery negativ. (Überlassen von Herrn Dr. Dr. DICKMANS, Berufsgenossenschaftliche Krankenanstalten Bergmannsheil, Bochum)

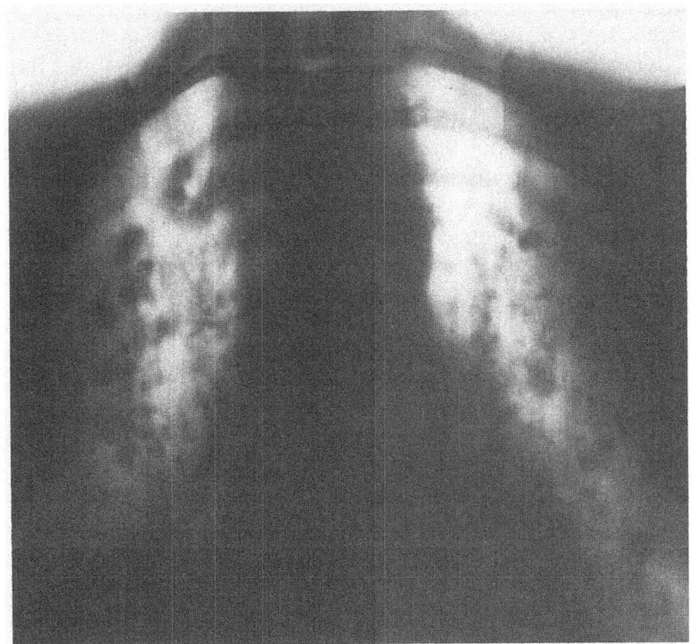

Abb. 33. Schichtaufnahme in 12 cm Tiefe zu Abb. 32. Kleinknotige Rundherdpneumokoniose. (Überlassen von Herrn Dr. DICKMANS, Berufsgenossenschaftliche Krankenanstalten Bergmannsheil, Bochum)

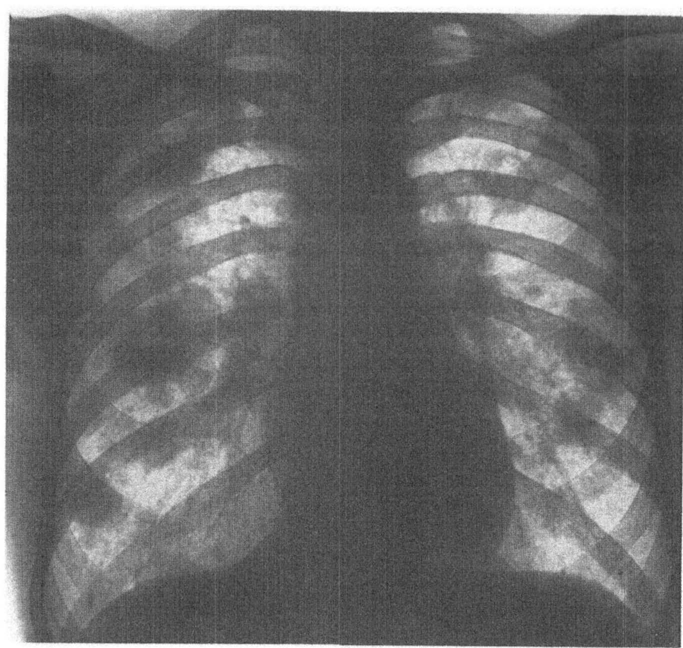

Abb. 34. Caplan-Syndrom. Rundherd-Pneumokoniose (grobknotiger Typ) und primär-chronische Polyarthritis bei einem 46jährigen Bergmann aus dem Ruhrgebiet, der 24 Jahre unter Tage gearbeitet hat. Die Rundherde im linken Oberlappen sind zentral eingeschmolzen. Tuberkelbakterien konnten niemals nachgewiesen werden. Rheuma-Tests: RA+++; Latex-Fixations-Test: 1:80; Hämagglutinationstest: O-Ery 1:5, Hammel-Ery 1:40. (Überlassen von Herrn Dr. DICKMANS, Berufsgenossenschaftliche Krankenanstalten Bergmanns-heil, Bochum)

seitlichen Ober- und Mittelfeldern lokalisiert sind. Dabei läßt sich zwischen grob- und feinknotigen Formen unterscheiden, die leicht mit Metastasen verwechselt werden können (Abb. 30—33). In den übrigen Lungenfeldern tritt die sonst für Pneumokoniose typische generalisierte Fleckelung bisweilen stark in den Hintergrund. Manchmal entwickeln sich die Rundherde in Schüben (DICKMANS, 1960). Das Intervall zwischen den einzelnen Schüben kann Monate bis Jahre betragen. Die Rundherde können im späteren Verlauf konfluieren. Sie zerfallen oft, ohne daß auch bei eingehenden Sputumuntersuchungen jemals Tuberkelbakterien nachweisbar sind (Abb. 34). Während der einzelnen Schübe und des Zerfalls der Rundherde bestehen subjektiv kaum Krankheitssymptome. Das Befinden der Kranken ist auffallend gut (Abb. 35 und 36). Hämoptysen werden praktisch nicht beobachtet. Fast immer bilden sich die Kavernen röntgenologisch wieder zurück, und die Rundherde zeigen dann wieder ihre frühere Form. Auf die Möglichkeit der Verkalkung solcher Rundherde haben GOUGH und HEPPLESTON (1960) hingewiesen.

Wir selbst fanden ebenso wie DICKMANS (1960) pulmonale Rundherde bei der Silikose auch ohne gleichzeitigen oder früher abgelaufenen Gelenkrheumatismus. Andererseits können die Rundherde bei chronischer Polyarthritis und gleichzeitiger Silikose auch fehlen. Nach GOUGH beruht das Caplan-Syndrom auf einer besonderen Empfindlichkeit pneumokoniotischer Lungen gegenüber rheumatisch-entzündlichen Prozessen. DICKMANS und FRITZE (1959) kamen bei der Auswertung serologischer Tests zu dem Schluß, daß die pulmonalen Rundherde bei der Silikose Ausdruck einer der chronischen Polyarthritis entsprechenden Reaktionslage sind, auch wenn Gelenkveränderungen niemals manifest werden. Das anatomische Substrat des Rheumatismus wie der Silikose resultiere aus reaktiven Vorgängen im Bereiche des Mesenchyms. Gegen einen direkten kausalen Zusammenhang spreche die fehlende zeitliche Koinzidenz. Rundherde und Arthritis entwickelten sich nämlich in dem Beobachtungsgut dieser Autoren zeitlich unabhängig voneinander. Es wird daher vermutet, daß die gleiche Reaktions- oder Immunitätslage, deren Ausdruck letztlich der positive Ausfall der unspezifischen sogenannten Rheumatests ist, pathogenetisch das übergeordnete Prinzip im Ablauf beider Krankheiten darstellt, das unter bestimmten Umständen an den

Gelenken zu einer chronischen Polyarthritis und in den Lungen bei Quarzstaubablagerung zu einer Rundherdpneumokoniose führt. Die Rundherdpneumokoniose ohne chronischen Gelenkrheumatismus könne man gewissermaßen als eine rheumatische Krankheit der Lunge auffassen, die erst durch die Quarzstaubinhalation manifest werde und ihr besonderes Gepräge erhalte. Uns sind allerdings immer wieder einmal Rundherdpneumokoniosen begegnet, bei denen die Tuberkulose einen entscheidenden Gestaltungsfaktor darstellte.

Bei einem 41jährigen Patienten aus dem Ruhrgebiet, der 16 Jahre unter Tage tätig war, zeigten sich im Röntgenbild (Abb. 37) eine generalisierte silikotische Fleckelung in beiden Lungenfeldern und mehrere große Rundherde in der rechten Lunge. In dem durch Lungenpunktion gewonnenen Gewebe konnte histologisch eine Siliko-Tuberkulose sichergestellt werden. Auch hier hatten sich die Rundherde wie sonst üblich beim Caplan-Syndrom innerhalb von 8 Monaten entwickelt. Das Allgemeinbefinden war dabei nicht besonders beeinträchtigt. Die BKS betrug 35/49 mm n.W. Das Blutbild zeigte keine entzündlichen Veränderungen. Der Latex-Fixations-Test und der Waaler-Rose-Test waren positiv. Klinisch fehlten alle Anhaltspunkte für eine rheumatoide Arthritis.

Auch die hin und wieder zu beobachtende spontane Einschmelzung von Rundherden ist ursächlich ungeklärt. Ohne besondere Hinweise aus der Anamnese und auch dem klinischen Befund treten in kurzer Zeit Einschmelzungen multipler kirschgroßer rundlicher Verdichtungen auf, wie die Röntgenaufnahme von einem 44jährigen Bergmann mit 23jähriger Berufsanamnese zeigt. Sputum konnte nicht gewonnen werden. Die BKS betrug 50/85 mm n.W. Das Blutbild war ohne Besonderheiten. Die Rheumatests waren positiv. Ganz nahe stehen differentialdiagnostisch *Tuberkulome*, die aber nur selten die Größe silikotischer Ballungen erreichen und auch bei weitem nicht so zahlreich wie die Rundherde beim Caplan-Syndrom auftreten. Sie sind tomographisch gelegentlich durch sichelförmige Aufhellungen, schalenförmige Verdichtungen oder Kalkherde charakterisiert. In der Einzahl sind Tuberkulome oft kaum von isolierten silikotischen bzw. silikotuberkulösen Schwielen abgrenzbar, besonders dann, wenn eine generalisierte silikotische Fleckelung fehlt (Abb. 39). Für die reife silikotische oder siliko-tuberkulöse Schwiele ist die meist recht scharfe Begrenzung gegen vermehrt lufthaltiges Gewebe in

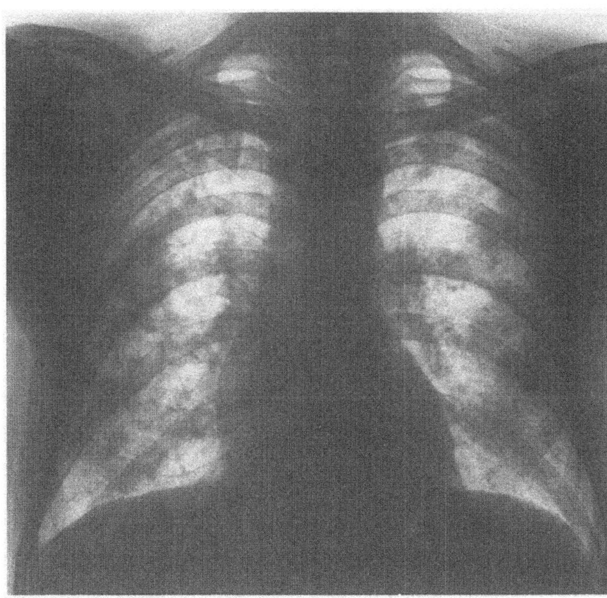

Abb. 35. Rundherd-Pneumokoniose bei einem 44jährigen Bergmann mit 23jähriger Staubexposition. Ohne irgendeinen Hinweis aus der Anamnese bzw. aus dem klinischen Befund ist eine Einschmelzung multipler kirschgroßer rundlicher Verdichtungen in beiden Lungenfeldern aufgetreten. Die Rheumatests waren positiv. BKS 50/85 mm n.W. Blutbild ohne Besonderheiten. Niemals Tuberkelbakterien nachweisbar

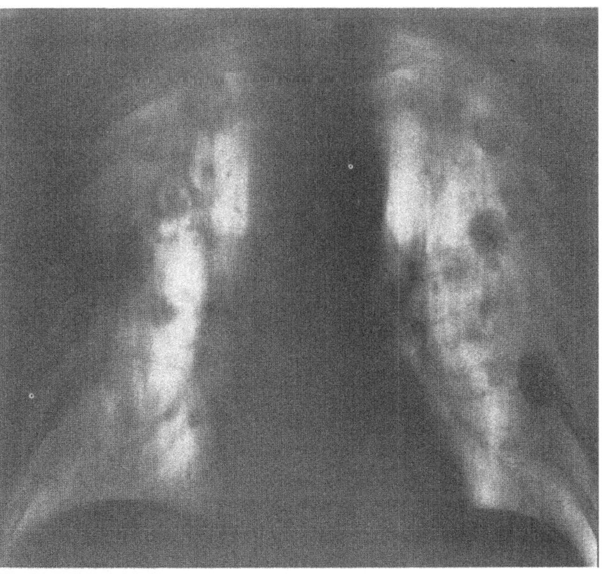

Abb. 36. Schichtaufnahme in 8 cm Tiefe zu Abb. 35

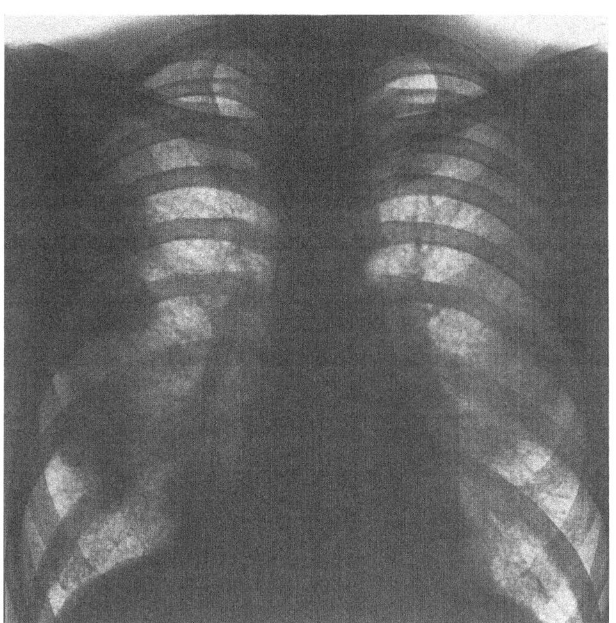

Abb. 37. Siehe Text

der Umgebung charakteristisch (Abb. 39). Bisweilen lassen sich dann auch anderweitige Schrumpfungssymptome erkennen.

Da es sich bei Tuberkulomen um raumfordernde Prozesse handelt, werden Randemphyseme in der unmittelbaren Umgebung vermißt, ähnlich, wie das im allgemeinen auch beim *Bronchialkarzinom* der Fall ist. Allerdings kann auch der Bronchialkrebs durch Einengung oder Verlegung von Bronchien zu Schrumpfungen führen, so daß Emphysembildungen in der Umgebung eines solchen Malignoms beobachtet werden. Auch die Feststellung einer Atelektase spricht nicht unbedingt für eine bösartige Geschwulst, da bei der schrumpfenden Siliko-Tuberkulose infolge dadurch bedingter Bronchus-Stenosen und -Verschlüsse ähnliche Befunde möglich sind. Dadurch kann eine gewisse Ähnlichkeit mit silikotischen und silikotuberkulösen Schwielen bedingt sein, wobei aber die Emphysembildung beim Karzinom weniger auffällig als bei silikotischen und siliko-tuberkulösen Ballungen ist (Abb. 38 und 39). Durch das infiltrierende Wachstum zeigt das Bronchialkarzinom nicht selten streifige Ausläufer und bandförmige Verschattungen in seiner Umgebung,

und gelegentlich finden sich auch Beziehungen zur Pleura als sogenannte „Pleurafinger". Höhlenbildungen kommen sowohl beim Bronchialkarzinom als auch in tuberkulösen Rundherden oder siliko-tuberkulösen Ballungen vor, jedoch kavernisiert ein tuberkulöser Rundherd häufiger als ein Karzinom, wobei maligne Zerfallsprozesse dickwandiger und unregelmäßiger gestaltet sind. Auch die Wachstumstendenz eines Lungenmalignoms ist prinzipiell größer als die von silikotischen und siliko-tuberkulösen Schwielen, obwohl es auch relativ langsam oder schubweise wachsende Karzinome gibt.

Trotz dieser hier skizzierten Unterschiede zwischen Silikose und insbesondere Siliko-Tuberkulose und Bronchialkarzinom kann röntgenologisch die diagnostische Abgrenzung nicht selten schwierig oder unmöglich sein. Der Nachweis von Tuberkelbakterien bei einer Verschattung unklarer Genese muß nicht unbedingt gegen das gleichzeitige Bestehen eines Karzinoms sprechen, da beide Erkrankungen nebeneinander vorkommen können, wobei gelegentlich durch die bösartige Geschwulst alte spezifische Herde aufgeschlossen oder eine ruhende Tuberkulose reaktiviert wird. Bei schnell auftretenden neuen Verschattungen, vor allem, wenn sie auch noch mit einer einseitigen Dichte- und Größenzunahme der Lungenwurzeln einhergehen, ist selbst dann an ein Bronchialkarzinom zu denken, wenn bereits früher eine Siliko-Tuberkulose diagnostiziert worden ist. In allen begründeten Verdachtsfällen ist deswegen neben einer tomographischen und zytologischen Untersuchung eine Bronchoskopie angezeigt. Daß auch chronisch-entzündliche Parenchymprozesse der Lunge, die den rechten Mittellappen bevorzugen (Mittellappensyndrom) und die auch zu Schrumpfungen und Verziehungen am Mediastinum oder Zwerchfell oder gar zu zentralen Zerfallserscheinungen neigen oder Pneumomykosen, Lymphogranulomatosen u.a.m. differentialdiagnostisch in Einzelfällen zu erwägen sind, sei nur am Rande erwähnt. Das gilt nicht nur für große, sondern auch für kleinfleckige Schattenbildungen.

Wie schwierig die Beurteilung einer Fleckelung bei der Abgrenzung von Silikose, Tuberkulose und Karzinommetastasen sein kann, geht aus dem Beispiel in Abb. 40 hervor. Es handelt sich um das Bild eines 65jäh-

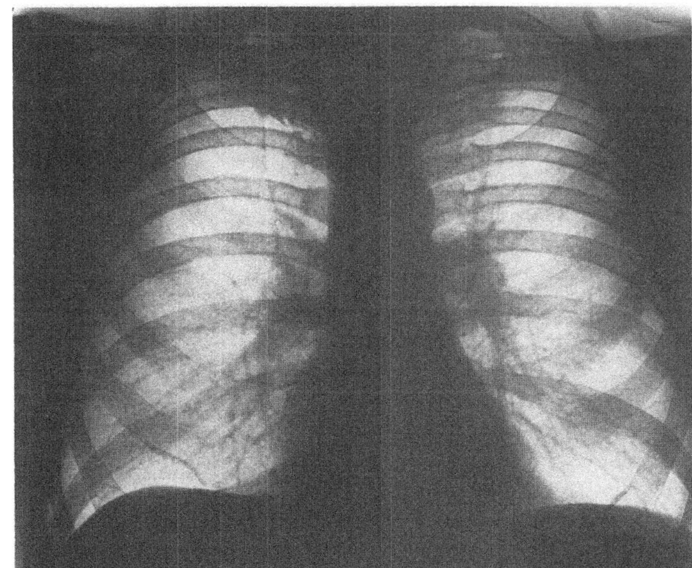

Abb. 38. 57jähriger Mann, insgesamt 24 Jahre in einer Gießerei beschäftigt und gegenüber Schamottestaub stärker exponiert. Keine generalisierte Fleckelung in den Lungen, rechts unterhalb des Schlüsselbeins etwa walnußgroßer, scharf begrenzter Herd (silikotische Schwiele)

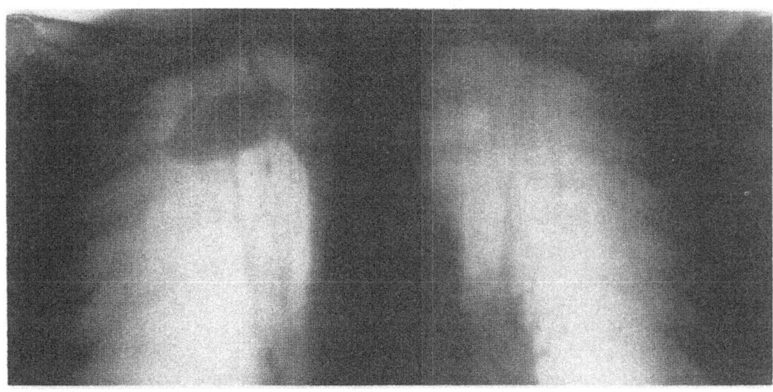

Abb. 39. Gleicher Fall, Schichtaufnahme in 7 cm Tiefe: Walnußgroßer, dichter und scharf begrenzter Schatten mit streifigen Ausläufern zum Hilus und zur Lungenspitze; sonst keine silikotischen Herdschatten

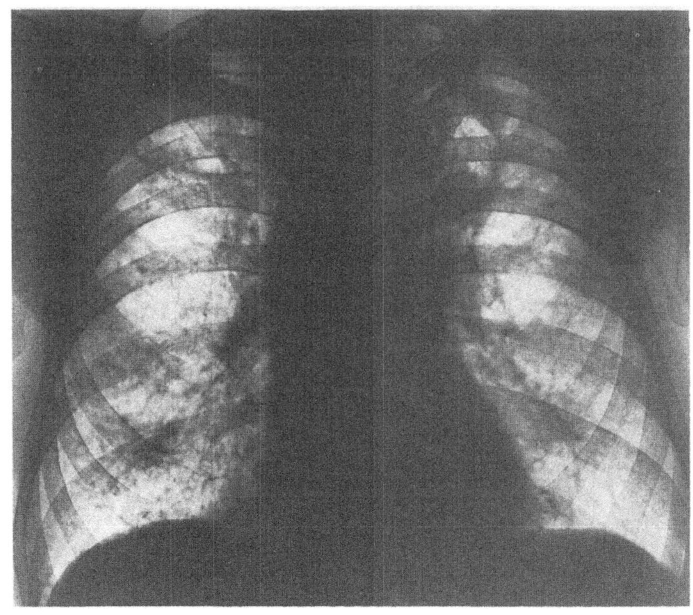

Abb. 40. Siehe Text.

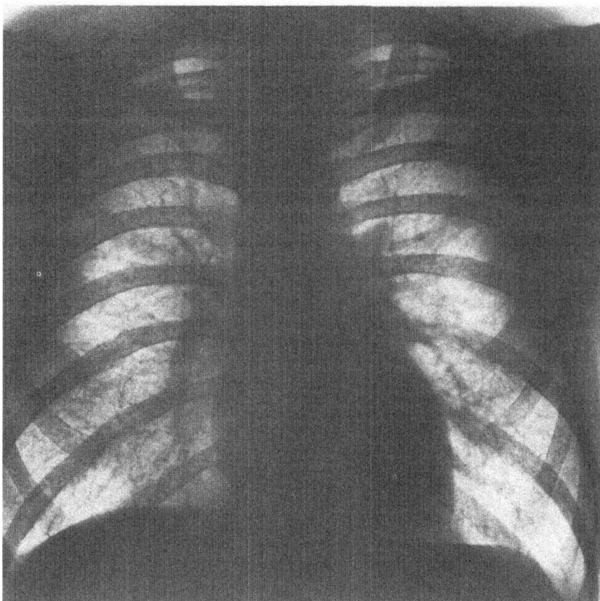

Abb. 41. Siehe Text

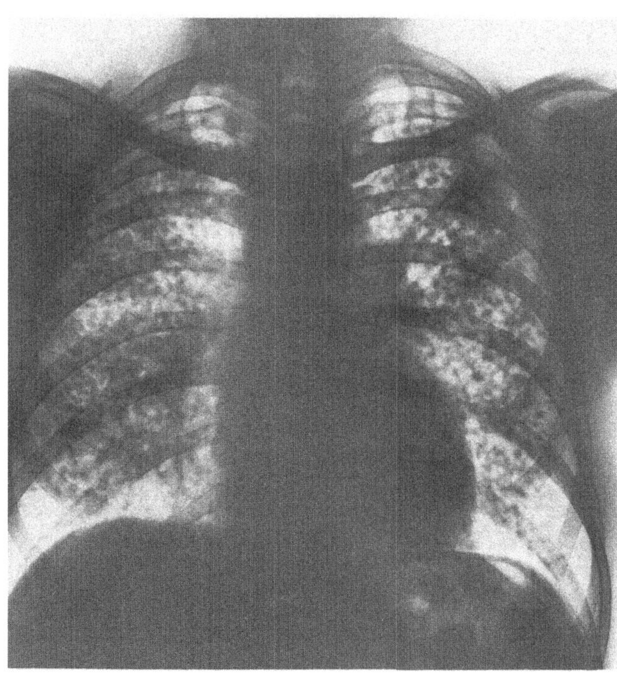

Abb. 42. Siehe Text

rigen Bergmannes, der 12 Jahre in einer Steinkohlengrube gearbeitet hat. Es bestand eine offene doppelseitige kavernöse Lungentuberkulose. Mit Rücksicht auf die vermehrte Lungenzeichnung und die generalisierten Fleckschatten in allen Lungenpartien hatte man gleichzeitig eine Silikose und damit eine entschädigungspflichtige Berufskrankheit angenommen. Bei der Obduktion stellte sich jedoch ein ausgedehntes linksseitiges Lungenkarzinom mit zahlreichen Lymphknotenmetastasen und Hirnmetastasen sowie Metastasen im Bereiche der linken Nebenniere heraus. Außerdem lag eine doppelseitige, teils zellig-käsige, teils käsig-konfluierende und ausgedehnte kavernöse Lungentuberkulose vor. Eine Silikose bzw. Siliko-Tuberkulose bestand nicht.

Auch die Differenzierung von Silikose, Morbus Boeck und hämatogener Tuberkulose kann sich außerordentlich schwierig gestalten:

Bei einem 40jährigen Bergmann mit 18jähriger Berufsanamnese beobachteten wir über Jahre einen konstanten Röntgenbefund im Sinne geringfügiger Staublungenveränderungen (Abb. 41). Einzelne gröbere Fleckschatten im linken lateralen Oberfeld sowie im rechten Spitzen-Infraclavicularraum legten den Verdacht auf ältere produktive spezifische Herde nahe.

Er erkrankte plötzlich unter einem fieberhaften Krankheitsbild, einhergehend mit stechenden Schmerzen in der Brust und starker Luftnot. Röntgenologisch fand sich eine generalisierte, dichtstehende, grobknotige Fleckelung in allen Lungenabschnitten, dazu eine kleinere Ballung im linken lateralen Oberfeld (Abb. 42). Tuberkelbakterien waren nicht nachweisbar. Augenärztlicherseits wurde eine Iridocyclitis festgestellt. Unter einer intensiven tuberkulostatischen Behandlung bildete sich das akute fieberhafte Krankheitsbild wieder zurück.

Ein Jahr später kam immer noch eine dichtstehende grobe Fleckelung in beiden Lungenfeldern und eine teils schärfer begrenzte Schwiele im linken Oberfeld zur Darstellung (Abb. 43). Im Laufe der folgenden Jahre macht sich auch im rechten Oberfeld eine zunehmende Ballungstendenz bemerkbar (Abb. 44). Und schließlich ergibt sich auf einem 5 Jahre später angefertigten Röntgenfilm eine auffallend starke Verkalkungstendenz der Fleckschatten. Die einzelnen Herde sind geschrumpft (Abb. 45). Mit großer Wahrscheinlichkeit hat sich im Jahre 1967 eine hämatogene Lungentuberkulose hinzugesellt, wobei die Herdbildungen in den folgenden Jahren zunehmend verkalkten und gleichzeitig silikotuberkulöse Mischschwielen in beiden Oberfeldern auftraten. Eine im Jahre 1965 durchgeführte Mediastinoskopie erbrachte keinerlei Hinweise auf einen Morbus Boeck. Die zur gleichen Zeit angestellte Tuberkulintestung nach Mendel-Mantoux war bei 1:10000 positiv.

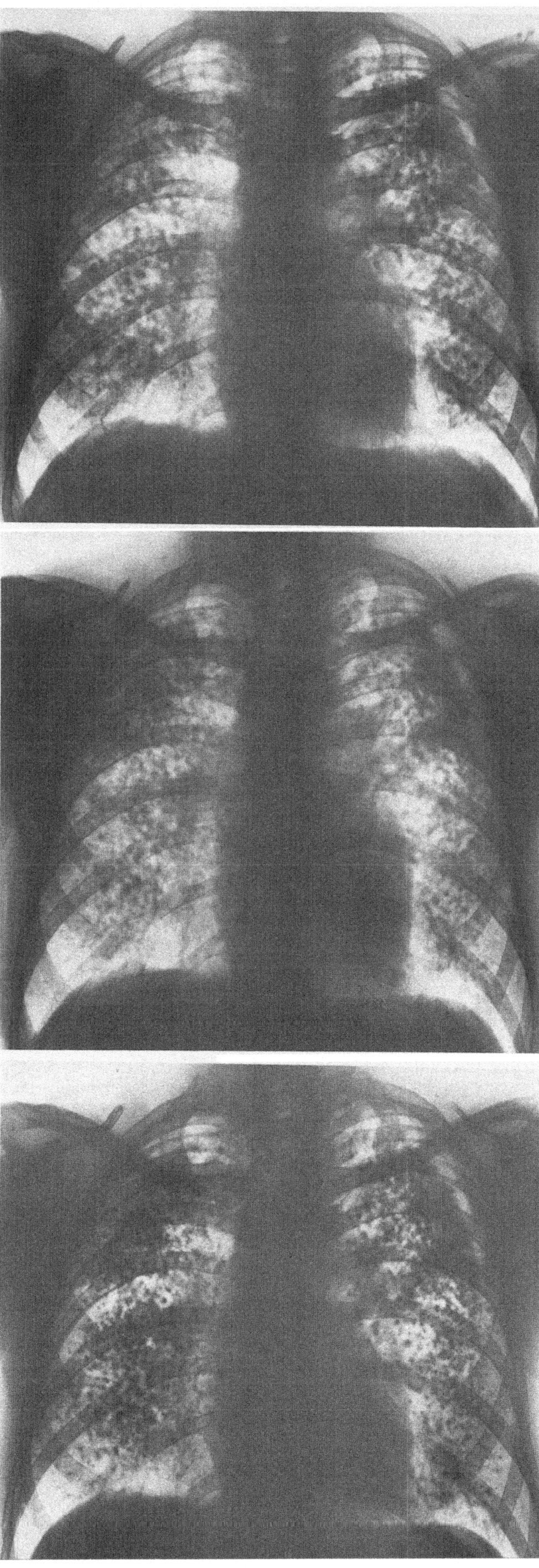

Abb. 43–45. Siehe Text

E. Häufigkeit, Entwicklung, Verlauf und Prognose der Siliko-Tuberkulose

Über die Häufigkeit des Zusammentreffens von Silikose und Tuberkulose gehen die Meinungen auseinander. Zum Teil rührt dies daher, daß pneumokoniotische mit tuberkulösen Veränderungen verwechselt worden sind. Diese Fehlermöglichkeit ist besonders in älteren statistischen Arbeiten zu berücksichtigen, die aus einer Zeit stammen, in der nur sehr begrenzte diagnostische Möglichkeiten gegeben waren. Ein weiterer Grund liegt darin, daß die Silikosen in den verschiedensten Industriezweigen unter völlig andersartigen Arbeitsbedingungen erworben werden, wobei auch nicht silikosebedingte Faktoren das Auftreten einer Lungentuberkulose begünstigen können. Schließlich werden konstitutionelle Beschaffenheit, allgemeiner Gesundheitszustand und der Durchseuchungsgrad der jeweiligen Arbeiterschaft und ihrer Familien sowie sozioökonomische Faktoren von großer Bedeutung sein.

Meist gelangt der Staub bei beruflicher Exposition erst zu einer Zeit in die Lunge, wenn die tuberkulöse Erstinfektion schon länger zurückliegt. Kardos (1967) hält daher die Siliko-Tuberkulose für eine Tuberkulose durch Exacerbation, deren Ursache im Staub zu suchen ist, auch dann, wenn im Röntgenbild eine Silikose noch nicht verifizierbar war.

Faßt man das umfangreiche Schrifttum der letzten Jahrzehnte zusammen, so läßt es erkennen, daß die Silikose die Entstehung einer Tuberkulose begünstigt. Zahlreiche Beobachtungen aus verschiedenen staubgefährdeten Berufszweigen berechtigen zu der Annahme, daß viele Arbeiter nicht an einer Tuberkulose erkrankt wären, hätten sie nicht einer Staubexposition unterlegen. Diese gegenseitige ungünstige Beeinflussung von Tuberkulose und Silikose ist auch tierexperimentell erhärtet.

Bekanntlich führt nicht jede tuberkulöse Infektion zu einer klinisch-manifesten Tuberkulose. Vielmehr kann man im Tierversuch und bei der menschlichen Tuberkulose zwischen progressiven und regressiven Erkrankungen unterscheiden, wobei Virulenz und Anzahl der Tuberkelbakterien und die natürliche Resistenz des Wirtes den Verlauf der spezifischen Infektion bestimmen. So verursachen virulente humane Stämme im Meerschweinchen eine fortschreitende Tuberkulose, die je nach Größe der Infektionsdosis nach kürzerer oder längerer Zeit tödlich endet. Dagegen rufen BCG-Stämme, ähnlich wie INH-resistente katalasenegative Tuberkelbakterien beim Meerschweinchen, selbst in großen Mengen, keinen fortschreitenden, sondern einen regressiven spezifischen Prozeß hervor.

Vorwald et al. (1950, 1954) stellten aber fest, daß auch der BCG-Stamm häufig zu tödlichen spezifischen Lungenerkrankungen, zum Teil mit Cavernenbildungen führte, wenn Meerschweinchen vor der Infektion mit Quarzstaub (durch Inhalation und Injektion) vorbehandelt wurden. Someya et al. (1956) impften Meerschweinchen subkutan mit einem BCG-Quarz-Gemisch, wobei sich an der Injektionsstelle Abszesse bildeten, die aber nicht entstanden, wenn die genannten Faktoren getrennt verabreicht wurden. Schon früher hatte Jötten (1941) die Meinung vertreten, daß BCG-infizierte Tiere weniger Quarzstaub tolerieren als ungeimpfte Tiere. Auch Zaidi et al. (1955) beobachteten beim Meerschweinchen intensivere und sogar tödlich verlaufende Lungenläsionen, gelegentlich mit Kavernen, wenn den Tieren intratracheal Kohlengrubenstaub und gering virulente Tuberkelbakterien (BCG-Stamm bzw. INH-resistente katalasenegative Tuberkelbakterien) verabfolgt wurden. Die INH-resistenten Tuberkelbakterien allein zeigten entsprechend ihrer abgeschwächten Virulenz allenfalls regressive käsig-fibröse Veränderungen, und auch Kohlengrubenstaub — ohne Tuberkelbakterien — blieb reaktionslos. Im Simultanversuch mit amorphem Kieselsäurestaub (Degussa) und abgeschwächten Tuberkelbakterien fanden Schepers et al. (1957) eine deutlichere Ausprägung der Tuberkulose mit einem verlängerten Verlauf. Auch die Pneumokoniose war bei der Kombination mit der Tuberkulose stärker entwickelt als mit Degussastaub allein. Ähnliche Erfahrungen machten Ebina et al. (1960) bei Mäusen und Steenken jr. et al. (1961) beim Meerschweinchen. King (1961) fand bei Ratten und Meerschweinchen ausgedehnte pneumokoniotische und tuberkulöse Veränderungen, wenn nach einer längeren Inhalation von Anthrazitstaub abgeschwächte Tuberkelbakterien verabfolgt worden waren.

Prinzipiell gleichartige Ergebnisse, wie sie oben beschrieben wurden, zeigte auch die experimentelle Infektion mit bovinen Mycobakterien unter Staubeinfluß. Akasaki und Matsuoka (1959) stellten nach einer langdauernden Inhalation von mineralischen Stäuben mit einem SiO_2-Gehalt von 38,6% bis 91,2% eine Verschlimmerung der durch abgeschwächte bovine Tuberkelbakterien beim Kaninchen verursachten Tuberkulose fest. Der Grad der ungünstigen Beeinflussung des tuberkulösen Geschehens war dabei abhängig von der Dauer der Verstaubung und dem SiO_2-Gehalt der verwendeten Mischung. Selbst eine längere Verstaubung mit reinem Kohlenstaub wirkte sich nach Akasaki und Inagaki (1959) auf die nachfolgende Infektion abgeschwächter boviner Mycobakterien beim Kaninchen nachteilig aus, allerdings nicht so deutlich wie die Inhalation von Kohlenstaub-Quarz-Gemischen.

Einige Autoren untersuchten im Tierexperiment den Einfluß von Stäuben auf die Infektion mit anderen Arten von Mycobakterien. Dabei konnten VORWALD et al. (1954) beim Meerschweinchen keinen Einfluß einer Staubbelastung auf die subkutane Infektion mit Mycobakterium marinum feststellen. Dagegen beobachteten KING et al. (1957), BYERS und KING (1959) sowie KING et al. (1963) häufig eine tödliche Verschlimmerung einer im allgemeinen nur regressiv ablaufenden Infektion mit dem Mykobakterium micorti (Vole-Bazillus) durch Staub. GERNEZ-RIEUX et al. (1958, 1972) sowie POLICARD et al. (1970) sahen unter Staubbelastung ungünstige Krankheitsabläufe bei Verwendung des Mycobakteriums kansasii, einem photochromogenen Mycobakterium. Allerdings weisen POLICARD et al. (1970) darauf hin, daß eine Verschlimmerung einer Infektion durch Stäube nicht für alle verwendeten Mycobakterienarten gesichert ist. Von 8 untersuchten Mycobakterienarten zeigten nämlich nur 2 Stämme des Mycobakteriums kansasii und ein Stamm des Mycobakteriums avium (Mali) eine Zunahme der follikulo-tuberkulösen Läsionen. Aus dieser Tatsache kann man nach POLICARD et al. schließen, daß die Exacerbation einer Infektion durch mineralische Stäube kein allgemein gültiges Phänomen darstellt, sondern zum Teil von der eigenen pathogenen Fähigkeit des jeweils verwendeten Stammes abhängt. So konnten die Autoren weder bei der Maus noch beim Meerschweinchen durch Stäube (Kohle mit 2% Quarz bzw. SiO$_2$, Typ Ni) eine Beeinflussung einer BCG-Infektion nachweisen, insbesondere fanden sich keine aktiven tuberkulösen Begleitprozesse. Auch SCHRÖDTER und STRIETZEL (1956) vermochten, allerdings unter anderen Versuchsbedingungen, die experimentellen Arbeiten von VORWALD et al. (1950, 1954) über die ungünstige Beeinflussung einer BCG-Infektion durch eine Silikose nicht zu bestätigen. Unterschiede hinsichtlich Lungenveränderungen zwischen den allein mit Quarz bzw. zusätzlich mit BCG infizierten Tieren ergaben sich nicht. Sie sind deswegen der Ansicht, daß die in den Lungen nachgewiesenen, zum Teil zentral verkästen Granulome, die einem tuberkulösen Granulomationsgewebe außerordentlich ähneln, ausschließlich durch Quarz hervorgerufen werden, während die zusätzliche BCG-Infektion an ihrer Entwicklung nicht beteiligt war.

ATTYGALLE et al. (1954) injizierten Ratten und Meerschweinchen intratracheal Anthrazit, „Grubenstaub", Kaolin sowie abgetötete Tuberkelbakterien vom Typ BCG und stellten fest, daß die kombinierte Einwirkung irgendeines dieser Stäube in Verbindung mit den abgetöteten Tuberkelbakterien in der gleichen Zeit stärkere Lungenveränderungen hervorruft als die einzelnen Komponenten für sich allein. Ganz ähnliche Ergebnisse erzielten GROSS et al. (1960) bei intratrachealer Verabreichung von Quarzstaub mit Tuberkulin bei vorher sensibilisierten Meerschweinchen.

Faßt man die hier skizzierten Untersuchungsbefunde der verschiedenen Autoren zusammen, so kann man, wie das auch POLICARD et al. (1970) betonen, nicht daran zweifeln, daß Wechselwirkungen zwischen Staub und Infektion bestehen, wobei eine Staubbelastung einen verschlimmernden oder sogar auslösenden Effekt bei einer Infektion ausübt. Diese Verschlimmerung ist nach POLICARD et al. einerseits abhängig von der Lebensfähigkeit und der Menge der injizierten Mycobakterien, ihrem Typ und auch der Inokulationsmethode, andererseits von dem Schweregrad der Pneumokoniose im Augenblick der Infektion. Diese Faktoren dürften wahrscheinlich auch für die unterschiedlichen Ergebnisse der tierexperimentellen Untersuchungen einzelner Autoren verantwortlich sein

Die Ursache einer Verschlimmerung der experimentellen Tuberkulose durch Stäube ist auch heute noch nicht geklärt. Abgesehen von einer Beeinträchtigung der Abwehrfunktion der Lunge durch massive Staubeinlagerungen dachte man zunächst an einen direkten Einfluß der mineralischen Stäube, insbesondere des Quarzes, auf das Wachstum der Tuberkelbakterien.

So berichteten KOVÁCS (1936) sowie POWELL et al. (1953) über eine Wachstumsförderung der Tuberkelbakterien durch Aktivkohle, und HIRSCH (1954, 1955) beobachtete eine Anregung des Wachstums von Mycobakterien durch Kohlezusatz zu den Nährböden, die der von Hühnereiweiß, Albumin und Rinderserum entsprach. BERENCSI und MALATINSKY (1953) fanden ein verstärktes Wachstum von Tuberkelbakterien bei Zusatz verschiedener Rußarten und von Talcum, und schließlich berichtete PRICE (1937), daß sich die Tuberkelbakterien auf einem Eiernährboden bei Zusatz von kolloidaler Kieselsäure schneller und reichlicher entwickelten. CUMMINS und WEATHERALL (1931), VORWALD und DELAHANT (1938), KLOSTERKÖTTER und RITZERFELD (1963) sowie BÜNEMANN et al. (1963) konnten diesen Effekt nicht bestätigen. KLOSTERKÖTTER und RITZERFELD stellten im Warburg-Versuch keine Wirkung von Quarz und Aktivkohle auf Tuberkelbakterien fest. Titandioxyd und Quarzgel ließen die Atmung schwächer werden, und lediglich unter Calciumphosphat zeigte sich eine Wachstumsförderung.

Aufgrund dieser hier skizzierten bakteriologischen Untersuchungen ist es zumindest recht unwahrscheinlich, daß quarzhaltige Stäube einen unmittelbaren Einfluß auf das Wachstum von Tuberkelbakterien ausüben. Auch sichere Hinweise auf eine Virulenzsteigerung der Tuberkelbakterien haben sich bisher nicht ergeben, wie vor allem auch die Untersuchungen von DOWD (1935) und CUMMINGS (1935) gezeigt haben. Vielmehr beruht wahrscheinlich die gegenseitige Beeinflussung von Tuberkulose und Pneumokoniose, wie auch KLOSTERKÖTTER und RITZERFELD (1963) meinen, auf komplexen reaktiven Vorgängen des Gewebes, wobei die proliferative und zellzerstörende Wirkung des Quarzes von Bedeutung ist.

So führen Giuliano und Bariffi (1958) — ähnlich wie auch Akazaki und Inagaki (1959) bei ihren tierexperimentellen Untersuchungen an Kaninchen — das rasche Angehen und die schnelle Entwicklung einer schweren Tuberkulose bei Meerschweinchen, denen gleichzeitig Siliciumpulver verabreicht wurde, auf eine Störung der zellulären Abwehr und besonders auf eine Beeinträchtigung der phagocytären Aktivität der Zellen zurück. In der Gewebekultur fand Hasuike (1960) schwere degenerative Veränderungen von mononucleären Zellen durch kieselsäurehaltige Stäube wie Quarz, Serizit und Kaolin, jedoch nicht durch kieselsäurefreie Stäube wie Kohle und Wismut. Hierin erblickt Hasuike einen wesentlichen ursächlichen Faktor für die Entwicklung einer progressiven Tuberkulose bei silikoseerkrankten Tieren, die mit avirulenten oder abgeschwächten Tuberkelbakterien infiziert worden waren. Dabei ist bezüglich des Ablaufes einer Siliko-Tuberkulose nach Akazaki und Matsuoka (1959) der gesamte Kieselsäuregehalt mit seiner Bedeutung für die Absättigung der phagocytären Elemente wichtiger als der Gehalt des Staubes an freier Kieselsäure. Auch Vorwald et al. (1954) sind der Überzeugung, daß durch die Einwirkung des Quarzes wahrscheinlich im Gewebe Bedingungen geschaffen

werden, die mehr den Wuchs von Tuberkelbakterien begünstigen, als daß sie ihre Virulenz steigern.

Durch die Staubbelastung kommt es auch noch zu einer Blockierung der Lymphreinigung und damit zu einer erschwerten Eliminierung der in die Lungen eingedrungenen Tuberkelbakterien, wie man das auch aufgrund der Beobachtungen von Policard et al. (1970) annehmen muß, die massivere Lungenläsionen feststellten, wenn die Verstaubung der spezifischen Infektion vorausging. Bei der anatomischen Untersuchung fand sich in diesen Fällen eine Verstopfung der perivasculären Lymphwege durch staubgefüllte Zellen, die ausblieb, wenn die spezifische Infektion vor der Verabreichung von quarzhaltigen Stäuben erfolgte. Schließlich muß man auch nach Policard et al. (1970) annehmen, daß mineralische Stäube als Ad-

Tabelle 4. Statistische Angaben zur Siliko-Tuberkulose (BK-Nr. 35) in den Jahren 1955 bis 1973. (Überlassen von der Bergbau-Berufsgenossenschaft, Hauptverwaltung Bochum)

Jahr	Gemeldete Fälle[a]		Erstmals entschädigte Fälle[b]		Tödliche[c] Siliko-Tuberkulose-Fälle der Bergbau-BG	Mit Rente entschädigte Siliko-Tuberkulose-Fälle bei der Bergbau-BG	Entschädigungsleistungen für Siliko-Tuberkulose-Fälle bei der Bergbau-BG in DM	Durchschnittlich erreichtes Lebensalter	
	Gewerbliche Berufsgenossenschaften	davon (Sp. 2) Bergbau BG	Gewerbliche Berufsgenossenschaften	davon (Sp. 4) Bergbau BG				bei erstmaliger Entschädigung	beim Tode
1	2	3	4	5	6	7	8	9	10
1955	1 147	681	762	473	575	3 100	21 350 437	57,93	62,05
1956	670	238	504	305	550	3 033	22 078 884	55,15	61,57
1957	608	303	464	281	518	2 964	31 017 582	56,08	62,12
1958	654	351	586	543	506	2 955	31 350 954	56,96	61,79
1959	672	352	437	241	473	2 888	30 808 566	56,35	62,92
1960	651	399	454	280	556	3 005	34 107 181	57,59	62,65
1961	524	314	427	256	509	2 959	39 343 102	57,91	63,45
1962	496	276	386	221	483	2 903	38 994 535	55,72	63,57
1963	460	241	385	210	531	2 803	38 608 967	58,01	64,20
1964	495	335	478	195	413	2 507	41 396 880	57,92	65,26
1965	454	184	393	199	470	2 371	43 450 658	56,88	65,52
1966	502	182	352	177	401	2 233	46 521 735	57,70	66,66
1967	540	210	343	168	392	2 222	49 744 383	56,88	67,24
1968	506	232	319	152	339	2 157	51 030 516	58,00	66,94
1969	415	179	292	179	391	2 087	52 101 016	58,92	67,51
1970	444	209	227	139	333	2 019	53 016 119	59,13	68,53
1971	356	137	281	171	284	1 977	58 004 388	59,82	68,51
1972	463	271	256	145	241	1 880	62 139 309	60,89	69,28
1973	424	234	214	113	203	1 805	66 444 950	59,78	69,68

[a] Anzeige- bzw. Meldepflicht besteht, wenn die Voraussetzungen nach § 1552 RVO oder § 5 der 7. BKVO erfüllt sind.

[b] Erstmals entschädigte Berufskrankheiten sind solche Fälle, für die im jeweiligen Jahr wegen einer Minderung der Erwerbsfähigkeit rentenpflichtigen Grades erstmals eine Rente gezahlt wurde (§ 580 RVO).

[c] Tod als Folge der Siliko-Tuberkulose liegt vor, wenn diese eine wesentliche Mitursache am Tode ist oder wenn die Erwerbsfähigkeit um 50 oder mehr v.H. gemindert war. Das gilt nicht, wenn offenkundig ist, daß der Tod nicht in ursächlichem Zusammenhang mit der Berufskrankheit steht (§ 589 Abs. 2 RVO).

juvans eine Steigerung der immunitären Reaktionen auslösen können, die ebenfalls neben den schon oben erwähnten Faktoren an dem anatomischen und biochemischen Komplex der siliko-tuberkulösen Veränderungen beteiligt sind. Für die Entwicklung der experimentellen Siliko-Tuberkulose dürften somit lokale Gewebsschädigungen in den Lungen durch Stäube und Mycobakterien, zusammen mit einer mechanischen Störung der Lymphreinigung, eine bedeutende Rolle spielen. Von klinischer Seite (FRITZE, 1970) wird die überdurchschnittliche tuberkulöse Infektionsgefährdung bei gleichzeitiger Staubbelastung auf die verstärkte Alteration der Makrophagen durch die kombinierte Einwirkung beider Noxen diskutiert.

Über die Häufigkeit der Siliko-Tuberkulose in der Bundesrepublik und speziell im deutschen Steinkohlenbergbau in der Zeit von 1955—1973 unterrichtet Tabelle 4. Es sind darin die gemeldeten und erstmalig entschädigten Fälle von Siliko-Tuberkulose bei den gewerblichen Berufsgenossenschaften und in Beziehung dazu die bei der Bergbau-Berufsgenossenschaft erfaßten, weiterhin bei der Bergbau-Berufsgenossenschaft die Zahl der tödlich verlaufenen Fälle an Siliko-Tuberkulose, die Gesamtzahl der entschädigten Siliko-Tuberkulosefälle, die Entschädigungsleistung für die Siliko-Tuberkulose und das durchschnittlich erreichte Lebensalter bei erstmaliger Entschädigung und beim Tode erfaßt worden. Unter den Gruppen der Berufsgenossenschaften ist der Bergbau am stärksten von der Siliko-Tuberkulose betroffen; es folgen der Häufigkeit nach „Steine und Erden", „Eisen und Metall", „Bau", „Chemie" und in weiterem Abstand andere Industrien.

Die Zahl der erstmalig entschädigten Fälle von Siliko-Tuberkulose sank nach den Mitteilungen von NEUBERT und PITTROFF (1972) von 924 im Jahre 1950 auf 454 im Jahre 1960. Der Rückgang betrug 470 oder 50,9%. Im Jahre 1965 wurden 393 Erstentschädigungen gezählt, in den Jahren bis 1970 ging diese Zahl bis auf 227 zurück. Die Tendenz ist rückläufig. Das hat sicherlich mehrere Gründe: einmal ist die technische Staubbekämpfung in allen Industriebereichen in den letzten 20 Jahren stark verbessert worden, so daß auch die Zahl der Silikoseerkrankten deutlich abgenommen hat, zum anderen ist die ärztliche Überwachung aller Staubexponierten in dieser Zeit wesentlich verbessert und intensiviert worden und schließlich stehen uns mit den modernen Tuberkulostatika hochwirksame Heilmittel zur Verfügung.

Auch OTTO und v. HINÜBER (1972) kommen aufgrund ihres Obduktionsmaterials zu dem Schluß, daß sich für den Durchschnitt der Silikoseerkrankten der Anteil der aktiven Begleittuberkulosen reduziert hat. Vor dem letzten Kriege hatten von drei Silikosekranken zwei eine Tuberkulose (KIRCH, 1953). 1958 fanden OTTO u. BREINING bei fünf Silikoseautopsien zweimal eine aktive Tuberkulose. Und 1972 hatte nach OTTO und v. HINÜBER knapp einer von drei Silikosekranken eine Tuberkulose.

Über das Auftreten einer Tuberkulose in den verschiedenen Silikosestadien geben die Angaben einiger Autoren Aufschluß (Tabelle 5).

Tabelle 5. Häufigkeit der Tuberkulose bei der Silikose der Ruhrbergleute. Gegenüberstellung der Befunde verschiedener Autoren. (Aus WORTH und SCHILLER, 1954)

Autor	Stadien der Silikose					Gesamtzahl der Fälle
	0	0—I	I	II	III	
LOHMEYER (zit. nach BÖHME, 1938)			9,7%	33,9%	65%	
DI BIASI (1933)			35%	52%	63,5%	1107 Autopsien
REICHMANN (1949)	4,66% (15193)	5,22% (6229)	8,91% (5248)	11,46% (1335)	15,27% (203)	28208 [a]
BÖHME (1935)			6% (120)	20% (115)	>50% (74)	309

[a] Die in dem Material von REICHMANN enthaltenen Tuberkulosefälle betreffen nicht nur aktive, sondern alle, auch abgeheilte, röntgenologisch sicher erkennbare tuberkulöse Veränderungen mit Ausnahme isolierter Kalkherde im Hilus und isolierter Spitzenbefunde.

Demgegenüber zeigt nach OTTO (1962) die Tuberkulose der Porzellanstaublunge keine Abhängigkeit vom Schweregrad einer Silikose (Tabelle 6).

Tabelle 6. Silikoseschwere bei Siliko-Tuberkulose. (Nach OTTO, 1962)

Unter 868 Silikoseobduktionen (1945—1960) insgesamt 382 = 44% mit Tuberkulose kombiniert.

Davon: 42% mit Silikose I
49% mit Silikose II
43% mit Silikose III

Leichte Silikosen sind hiernach genauso häufig mit einer Tuberkulose kombiniert wie schwere Silikosen. OTTO führt dies für den oberfränkischen Raum darauf zurück, daß die Tuberkulose hier in erster Linie Folge einer konstant hohen und hartnäckig sich haltenden Durchseuchungsquote ist.

BRUN et al. (1954) erwägen einen atypischen Verlauf von Lungentuberkulosen bei staubgefährdeten Arbeitern, auch in solchen Fällen, in denen pneumokoniotische Veränderungen selbst fehlen. Bei zwei Arbeitern, von denen einer nur $1\frac{1}{2}$ Jahre in einer Bimssteinfabrik und der andere 26 Jahre als Bergmann unter Tage staubgefährdet waren, beobachteten sie eine ungewöhnliche röntgenologische Entwicklung von spezifischen Prozessen, ohne daß eine Silikose sicher nachweisbar war.

WÄTJEN (1936) erhob an einem Sektionsgut von 119 Staublungen aus dem Mansfelder Revier (davon 84 schwere, 24 mittelgradige und 11 leichte Fälle) tuberkulöse Befunde bei den schweren Fällen in 52,4%, bei den mittelgradigen in 29,2%, insgesamt in 51 Fällen = 42%. — Die Häufigkeit tuberkulöser Veränderungen bei 153 obduzierten Silikosen von Schweizer Mineuren (aus den Walliser und Berner Alpen) gibt MOGINIER (1950) mit 65% an. Schwere Silikosen entwickelten sich in einem Drittel der Fälle auch ohne Vorhandensein von Spuren alter oder frischer Tuberkulose. — LANG (1952) hat bei den fortgeschrittenen Silikosestadien in der Schweiz eine Kombination mit Tuberkulose in 50—60% festgestellt. — LEU (1953) sah unter 78 autoptisch untersuchten Silikosefällen 40mal (= 51,2%) eine Tuberkulose. — Auffallend häufig fand KIRCH (1953) bei oberfränkischen Porzellanarbeitern mit einer Pneumokoniose gleichzeitig eine Tuberkulose, und zwar waren 91 seiner 136 Sektionsfälle mit Tuberkulose kombiniert. Sie tritt nach den Beobachtungen von KIRCH gewöhnlich erst in fortgeschrittenen Porzellanstaublungen auf und verläuft dann meist ungünstig in rasch fortschreitender käsiger Form. Wenn auch nicht ohne weiteres vergleichbar mit den Ergebnissen von KIRCH, kommt H. SCHMIDT (1960) bei späteren Untersuchungen an einem ganz ähnlichen Beobachtungsgut aus dem gleichen Raume zu wesentlich anderen Ergebnissen. In seinem Material traf nur noch in 28 % der Fälle die Tuberkulose auf eine schwere Silikose, in 34% auf eine mittelschwere Form und in 38% auf eine leichte Silikose. Der Wandel der Beziehungen von Silikose und Tuberkulose bei Arbeitern aus der keramischen Industrie in den letzten 10 Jahren äußert sich nach den Ermittlungen von SCHMIDT auch darin, daß nicht mehr wie früher in dem Material von KIRCH etwa $^2/_3$ aller Fälle von Silikose mit einer Tuberkulose vergesellschaftet waren, sondern nunmehr 63,8% reinen Silikosen 36,2% Siliko-Tuberkulosen gegenüberstanden. Nach BRUCE (1968), der in Schweden bis Ende 1966 3 216 Fälle von Pneumokoniose registrierte, begünstigen reine Silikosen mehr eine Tuberkulose als Mischstaubpneumokoniosen. Je schwerer die Silikose, desto häufiger war eine begleitende Tuberkulose. Jeder dritte Patient mit einer schweren Silikose hatte eine Tuberkulose. IRMSCHER und VORPAHL (1972) fanden eine deutliche Häufung von Silikotuberkulosen in der Gruppe der „Metallindustrie und Sandstrahlerei" und bei den Arbeitern in der Steingewinnung.

Während allgemein heute angenommen wird, daß Tuberkulose und Silikose sich gegenseitig ungünstig beeinflussen, weisen einige Autoren darauf hin, daß der Einfluß des inhalierten Staubes die Entstehung und den Ablauf einer Tuberkulose auch hemmen kann.

RÖSSLE (1921) zog für den Porzellanstaub schützende Momente im Kampf mit den Tuberkelbakterien in Betracht: Unter 45 sezierten Leichen von Porzellanarbeitern stellte sich nämlich nur bei 6, also in 13,3% der Fälle, eine Lungentuberkulose als Todesursache heraus. In 20 Fällen waren stärkere Koniosen, achtmal chronische, nichttuberkulöse Lungenerkrankungen vorhanden. Porzellanstaubkoniose und akute Lungenschwindsucht fanden sich nicht zusammen. — Wie CUMMINS (1931) mitteilt, sterben Kohlenhauer sogar seltener an Tuberkulose als die gleichaltrigen Männer der übrigen Bevölkerung. Nach seinen Darlegungen kommt die Schutzwirkung von Kohlenstaub gegen eine tuberkulöse Infektion dadurch zustande, daß die im blockierten Lymphgefäßsystem abgefangene Kohle toxische Produkte des Tuberkelbazillus adsorbiert und das Lungengewebe gegen dessen Ausbreitung schützt. — SCHNURER et al. (1935) kommen auf Grund einer Studie von 2 500 Sektionen in Pittsburger Krankenhäusern zu dem Schluß, daß die Pneumokoniose nicht zur Tuberkulose disponiert, sondern eher zur Einschließung und Heilung tuberkulöser Herde führt. Unter 113 Lungen von Weichkohlenhauern zeigten sich nur viermal eine aktive Tuberkulose, dagegen 39mal abgeheilte und abgekapselte tuberkulöse Herde. — Ebenso schreiben BELLANDER (1933) und MANN (1951) der leichtgradigen Silikose bzw. Pneumokoniose eine günstige Wirkung auf die Tuberkulose zu, die sich in einer rascheren Narbenbildung anzeige. Andererseits werde aber eine vorhandene Pneumokoniose in ihrer Entwicklung durch eine Tuberkulose unter Umständen verstärkt (MANN, 1951). BÖHME (1926) hebt zwar hervor, daß die sorgfältige Auslese der Kohlenhauer vor ihrer Einstellung die geringere Tuberkuloseverbreitung wohl genügend erklären könne, daß man aber auf der anderen Seite bei Kohlenhauern und Porzellanarbeitern röntgenologisch häufig ausgeheilte tuberkulöse Prozesse finde. Ein Vergleich der Erkrankungsziffern von Bergleuten und Nichtbergleuten mit der Gesamtzahl der im Bergbau und in den übrigen Berufszweigen Beschäftigten ergebe, daß im Ruhrrevier die Bergleute nicht stärker von der Tuberkulose befallen

Tabelle 7. Tuberkulosesterblichkeit im Durchschnitt auf 10000. Gegenüberstellung der Befunde verschiedener Autoren

Bei Arbeitern in staubgefährdeten Industriezweigen		Vergleichend übrige Bevölkerung		Autor
Porzellanarbeiter in Bayern	23,7—96,2	24—29		KOELSCH (1919, 1926)
Porzellanarbeiter in Rudolstadt	24	16⎫		VOLLRATH (1921)
Meiningen	57	20⎭		
Steingutarbeiter von Merzig	44	17,7	Durchschnitt der übrigen Bevölkerung (Arbeiter)	KREUSER (1926)
Mansfelder Bergarbeiter	36,5	15,4		ICKERT u. REDEKER (zit. nach BÖHME, 1935)
Solinger Schleifer	29,9	14,7⎫	der gesamten männlichen Bevölkerung	TELEKY (1928)
Remscheider Schleifer	97,6	17 ⎭		
Quarzitbrüche	223⎫			
Zinnbergwerke	176⎪			
Metallschleifer	152⎪	21	englische Arbeiter im Durchschnitt	BÖHME (1935)
Sandsteinmetze	137⎪			
Austral. Goldbergwerke	127⎪			
Granitindustrie	57⎭			
Bergleute	14,6	21,4	Durchschnitt der männlichen Bevölkerung Berlins	HOLTERMANN (1936)

sind als die übrige arbeitende Bevölkerung (BÖHME, 1952). — Bei Untersuchungen von Arbeitern aus niederländischen Steinkohlengruben kam APPELMAN (1953) zu dem gleichen Ergebnis.

Über die Sterblichkeit der Siliko-Tuberkulose orientiert Tabelle 4. Sie war aus den schon oben genannten Gründen vor 20 Jahren wesentlich ungünstiger. Mehr aus historischen Gründen soll Tabelle 7 Auskunft über die Tuberkulosesterblichkeit der Arbeiter geben, die in früherer Zeit der Inhalation kieselsäurehaltigen Staubes in verschiedenen Industriezweigen ausgesetzt waren.

Nach KOLLMEIER und FICHTEL (1967) lag das durchschnittliche Sterbealter bei den in der Bundesrepublik erfaßten Siliko-Tuberkulösen im Jahre 1964 13,6 Jahre höher als in der Zeit von 1937 bis 1940, 9,6 Jahre höher als 1948. Einschränkend muß allerdings hier betont werden, daß sich die unter sehr unterschiedlichen Bedingungen erworbenen Silikosen weder ohne weiteres untereinander noch in bezug auf eine Kombination mit einer Tuberkulose vergleichen lassen.

Wenn schon die angeführten Zahlen die hohe Tuberkulosesterblichkeit in vielen staubgefährdeten Berufen, besonders wenn Gesteinsstäube eine wesentliche Rolle spielen, sicherstellen, so wird diese Tatsache durch die Zunahme der Tuberkulosesterblichkeit in den höheren Altersklassen unterstrichen. Dafür spricht auch eine aufschlußreiche Zusammenstellung von ZORN und MÖLLENEY (persönliche Mitteilung) über das Sterbealter bei 3170 Siliko-Tuberkulösen aus dem Ruhrgebiet (Tabelle 8). — Auch nach den statistischen Angaben von KÜPPER (1947) betrifft die durch Staublungenkrankheit verursachte Mehrsterblichkeit der Ruhrbergleute an Lungentuberkulose entsprechend der Zunahme der Silikose mit der Dauer der Untertagebeschäftigung besonders das höhere Lebensalter. Bei den über 50 Jahre alten Bergleuten wird die Mehrsterblichkeit an offener Lungentuberkulose auf ungefähr das Fünffache der Tuberkulosesterblichkeit der nicht staubgefährdeten Männer gleichen Alters geschätzt.

Tabelle 8. Sterbealter bei Ruhrbergleuten mit Siliko-Tuberkulose. (Überlassen von Zorn u. Mölleney)

Gruppe	25 bis 29	30 bis 34	35 bis 39	40 bis 44	45 bis 49	50 bis 54	55 bis 59	60 bis 64	65 bis 69	70 bis 74	75 bis 79	80 bis 84	Gesamt-zahl
A	—	—	2	25	66	66	78	56	48	17	6	—	364
B	2	15	130	338	447	476	474	414	327	138	36	9	2 806
zusammen	2	15	132	363	513	542	552	470	375	155	42	9	3 170
% von 3 170	0,06	0,47	4,16	11,45	16,19	17,10	17,41	14,83	11,83	4,89	1,33	0,28	100

Gruppe A betrifft 364 Erkrankte, die noch 5 Jahre und mehr nach Erkennung der Siliko-Tuberkulose gelebt haben. (Befunde aus Sektionsprotokollen.)

Gruppe B betrifft 2 806 Erkrankte, die innerhalb von 5 Jahren nach Erkennung der Siliko-Tuberkulose verstarben. (Befunde aus Sektionsprotokollen.)

Wenn das Tempo des Krankheitsablaufes neben dispositionellen und konstitutionellen Momenten bei der Silikose von der Pathogenität des inhalierten Staubes und bei der Tuberkulose von der Virulenz der Erreger bestimmt wird, so ergibt sich beim Zusammentreffen beider eine Vielzahl von modifizierenden Faktoren, die den Verlauf der kombinierten Erkrankungen maßgeblich beeinflussen. Die Silikose ist im allgemeinen durch eine langsame, außerordentlich chronische Entwicklung gekennzeichnet und läßt — wenn man von Sonderformen absieht — einen perakuten oder schubartigen Verlauf, wie er bei der Tuberkulose häufig ist, meist vermissen. Kommt es aber bei der fortgeschrittenen Silikose zu einer offenen Tuberkulose, so war der Verlauf vor Einführung der Chemotherapie fast immer ungünstig. Die Tuberkulose pflegte dann um so rascher fortzuschreiten und um so bösartiger zu verlaufen, je schwerer die silikotischen Veränderungen waren. Der eigentliche klinische Verlauf der Siliko-Tuberkulose bei Ruhrbergleuten dokumentiert sich aus dieser Zeit am besten in den Befunden von Reichmann (1949) an 944 Siliko-Tuberkuloseerkrankten, die alle mehrmals, bis zu elfmal, untersucht worden waren (Tabelle 9).

Das Zahlenmaterial in dieser Tabelle läßt erkennen, daß ein Drittel aller inaktiven Siliko-Tuberkulosen im Stadium 0—I im Verlauf der Untersuchungen aktiv geworden war und daß eine erhebliche Steigerung der progressiven Tuberkulose vom Stadium 0—I bis I erfolgte, während eine solche Zunahme vom Stadium I bis II in weitaus geringerem Ausmaß in Erscheinung trat. Die Prozentsätze im III. Stadium können bei der geringeren Fallzahl kaum verwertet werden. Die Verschlimmerung der Tuberkulosen, die bis zum Stadium II bereits in ca. 50% und im beginnenden Stadium in fast 33% der Fälle nachgewiesen wurde, war um so bedeutungsvoller, als sie längstens nach 10 bis 11 Jahren, im Durchschnitt schon nach drei bis vier Jahren, aufgetreten war. Da unter den inaktiven Tuberkulosen ohne Silikose niemals ein so großer Prozentsatz in einer so kurzen Zeitspanne wieder aktiv werden, zog Reichmann den Schluß, „daß vom Augenblick der Einatmung einer größeren Menge Kieselsäure die Zahl der Tuberkuloseerkrankungen zu steigen beginnt".

Recht interessant sind auch die Mitteilungen von Böhme (1934), wonach die Silikose I in Verbindung mit aktiver Tuberkulose in sieben über längere Zeit verfolgten Fällen meist stationär blieb und die Tuberkulose

Tabelle 9. (Reichmann, 1949)

Im Stadium	verschlimmert	vorübergehend verschlimmert	fraglich	unverändert	gebessert
0—I	149 = 32,75%	48 = 10,55%	20 = 4,40%	220 = 48,35%	18 = 3,95%
I	199 = 49,88%	50 = 12,53%	20 = 5,01%	116 = 29,07%	14 = 3,51%
II	45 = 52,32%	9 = 10,47%	5 = 5,81%	20 = 23,26%	7 = 8,14%
III	4 = 100,00%	0 = 0%	0 = 0%	0 = 0%	0 = 0%

den gleichen wechselnden Verlauf wie bei Menschen ohne Silikose zeigte. In allen Fällen (23 Patienten) von aktiver Tuberkulose bei Silikose II. Grades verlief diese hingegen progredient, so daß eine Ausheilung der Tuberkulose nie beobachtet wurde. Ähnlich lagen die Verhältnisse bei aktiver Tuberkulose und Silikose III. Grades, wenn auch die Tuberkulose in einigen Fällen lange Zeit klinisch völlig latent verlaufen kann.

Andererseits beeinflußte bisweilen eine beginnende oder eben leichtgradige Silikose, zumindest vorübergehend, die Tuberkulose durch Bindegewebsproliferation im günstigen Sinne. REICHMANN (1949) weist darauf hin, daß die Tuberkulose in Gegenwart der Silikose sich auch bessern, ja gelegentlich einmal klinisch ausheilen kann. In einem Falle sah er eine Kaverne wiederholt auftreten und verschwinden; bei der Obduktion fand sich nur ein etwa ein Zentimeter langer, kaum erkennbarer Schlitz. In der überwiegenden Mehrzahl jedoch üben Silikose und Tuberkulose einen gegenseitig verschlimmernden Effekt aus. BÖHME (1933, 1935) hat frühzeitig darauf aufmerksam gemacht, daß dies nicht nur im III. Stadium, sondern auch schon im II. und vielleicht auch im I. Stadium der Silikose der Fall ist. In diesem Zusammenhang sind auch die Darlegungen von NORVIIT (1959) von Interesse, wonach die Tuberkulose silikogenetisch wirkt, „soweit sie die Entfernung des Staubes durch lymphogene Lungenreinigung verhindert. In dieser Hinsicht wirkt die neuerworbene Primärtuberkulose als ein unmittelbarer silikogenetischer Faktor". Die seit langem überstandene Primärtuberkulose sei mehr oder weniger silikogenetisch, je nachdem, in welchem Ausmaß der Lymphstrom durch die anatomischen Veränderungen seit der Heilung oder dem Inaktivwerden der Primärtuberkulose behindert ist. Die Bedeutung der

postprimären Tuberkulose sei in dieser Hinsicht gering.

Eng verknüpft mit der Entwicklung der Siliko-Tuberkulose ist ihre *Prognose.*

TURNER und MARTIN (1949) untersuchten die Frage der Lebensdauer und Sterblichkeit bei 348 Männern mit Silikose und 466 mit Siliko-Tuberkulose, die zumindest ein Lebensalter von 40 Jahren erreicht hatten, im Vergleich zur durchschnittlichen Lebenserwartung in England.. Das Mindestalter von 40 Jahren wurde deshalb als Ausgangspunkt gewählt, weil die Zahl der sicheren Silikosefälle unterhalb dieser Altersgrenze sehr gering war. Von den insgesamt 814 Patienten mit Silikose und Siliko-Tuberkulose wurden 610 (=75%) bis zu ihrem Tode beobachtet. Dabei zeigte sich, daß die Lebenserwartung bei der reinen Silikose bis zu 51 Jahren fast die gleiche wie bei den Kontrollziffern der englischen „life table" ist. Danach vermindert sie sich Jahr um Jahr und liegt im Alter von 65 Jahren um 27% unter der Vergleichszahl und nur um 20% höher als bei der Gruppe der Siliko-Tuberkulösen. Dagegen fällt die Lebenserwartung bei der Siliko-Tuberkulose im Vergleich zur Normalbevölkerung schon mit dem 41. Lebensjahr beträchtlich ab. Insgesamt besteht nach den Feststellungen von TURNER und MARTIN von einem Alter von 40 Jahren an bei der Siliko-Tuberkulose eine Minderung der Lebenserwartung um 13 Jahre und bei der reinen Silikose eine solche um 8 Jahre. Die große Häufigkeit der Tuberkulose und Sterblichkeit bei Silikoseerkrankten wird auch in einer Untersuchung von 6 981 Bergleuten der Blei-Zink-Gruben der Provinz Cagliari herausgestellt (MONACO, 1963). Danach ist die Zahl der jährlichen Neuerkrankungen an Tuberkulose bei den Bergleuten mit 0,6% etwa viermal größer als die der übrigen Bevölkerung (0,17%). Die jährliche Morbidität an frischen Fällen liegt bei den Silikoseerkrankten um 5%, und die Tuberkulose als Todesursache bei den Silikosekranken macht einen prozentualen Anteil von 58,5% gegen 0,018% bei der Gesamtbevölkerung aus.

Seit Einführung der Chemotherapie in die Behandlung der Tuberkulose und Siliko-Tuberkulose hat sich die Prognose der Siliko-Tuberkulose wesentlich gebessert. Dies geht eindeutig aus den statistischen Gegenüberstellungen von TRAUTMANN (1958) hervor (Tabelle 10 und 11). Bei den Behandlungsfäl-

Tabelle 10. Sterbeziffern von 400 aktiv-fortschreitenden Siliko-Tuberkulosen, die zwischen 1937 und 1947 als Berufskrankheit 17b anerkannt worden sind. Keine Behandlung mit Tuberkuloseheilmitteln. (Nach TRAUTMANN, 1958)

Jahre nach der Anerkennung	Anzahl der Verstorbenen	Prozentzahlen (abgerundet)	Vergleich mit anderen Autoren	
Nach 1 Jahr	151	38%	59%	ZORN und MÖLLENEY (1954)
Nach 2 Jahren	210	52%		
Nach 3 Jahren	244	61%	67%	BÖHME und LUCANUS (1930)
Nach 4 Jahren	260	65%		THEODOS und GORDON (1952)
Nach 5 Jahren	279	70%		ALPSTÄG (1956)
Nach 6 Jahren	296	74%	88%	WORTH u. DICKMANS (1950)
Nach 7 Jahren	311	78%	87%	COLLIS, südafrikanische Autoren
Nach 8 Jahren	320	80%		(zit. nach BÖHME)
Nach 10 Jahren	365	91%		

Tabelle 11. *Sterbeziffern von 150 aktiv-fortschreitenden Siliko-Tuberkulosen, die zwischen 1949 und 1950 als Berufskrankheit 17b anerkannt worden sind. Behandlung mit chemischen und antibiotischen Tbc-Heilmitteln.* (Nach Trautmann, 1958)

Jahre nach der Anerkennung	Anzahl der Verstorbenen	Prozentzahl der behandelten Fälle	Prozentzahl der unbehandelten Fälle
Nach 1 Jahr	6	4%	38%
Nach 2 Jahren	11	7%	52%
Nach 3 Jahren	15	10%	61%
Nach 4 Jahren	21	14%	65%
Nach 5 Jahren	22	15%	70%
Nach 6 Jahren	24	16%	74%
Nach 7 Jahren	30	20%	78%
Nach 8 Jahren, vorsichtig geschätzt.		25—30%	80%

len lebten nach 2 Jahren, also zu einem Zeitpunkt, zu dem früher schon über die Hälfte der Bergleute mit einer Siliko-Tuberkulose verstorben war, noch mehr als 90% der Kranken. In den nachfolgenden Jahren steigen die Zahlen langsam um einige Prozent an. Der hohe Prozentsatz von rund 80% der Bergleute mit einer Siliko-Tuberkulose, die früher bei den unbehandelten Fällen nach 7 Jahren verstorben waren, wird heute längst nicht mehr erreicht. Im Gegenteil — heute liegt die Todesrate im gleichen Zeitraum bei 20—30%. Diese Relationen finden wir in unserem eigenen Beobachtungsgut bestätigt. Demgegenüber berichtet Bruce (1968) aus Schweden, daß die Siliko-Tuberkulose auch nach Einführung der tuberkulostatischen Therapie eine hohe Mortalitätsrate behalten habe.

Der Tod an Siliko-Tuberkulose tritt entweder infolge einer Progredienz des spezifischen Prozesses oder, wie bei den reinen Silikosen, besonders bei Hinzutreten von Emphysem und Bronchitis, durch Überlastung des rechten Herzens ein. Die Ursachen für die Häufigkeit und den ungünstigen Verlauf der Lungentuberkulose bei der Silikose sind auch heute noch nicht geklärt. Die Bedeutung mechanischer Einflüsse — Störungen des Gasaustausches und Beeinträchtigung der Lymphströmung sollen in silikotischen Lungen die Ansiedlung von Tuberkelbakterien begünstigen — wird auch durch die pathologisch-anatomischen Erfahrungen unterstrichen, wonach sich frische tuberkulöse Veränderungen bevorzugt in der Umgebung silikotischer Knötchen entwickeln (di Biasi, 1949). Bisweilen sind silikotische Knötchen geradezu von einem Kranz tuberkulöser Herde umgeben.

F. Sonderformen und Komplikationen der Siliko-Tuberkulose

Von den Sonderformen der Siliko-Tuberkulose ist die *hämatogene Tuberkulose* besonders hervorzuheben. Ausgangspunkt einer solchen hämatogenen Streuung sind bei der reinen Tuberkulose der Primärkomplex, extrapulmonale spezifische Frühmetastasen und — recht selten — postprimäre tuberkulöse Lungenherde. Eine Aussaat von Tuberkelbakterien auf dem Blutweg kann im unmittelbaren Anschluß an die Primärinfektion als sogenannte Frühstreuung auftreten, während sich die Spätgeneralisation erst nach Abschluß der Primärkomplexperiode aus einem alten, anscheinend abgeheilten Primärinfekt oder aus isolierten subprimären Streuherden entwickelt. Bei der isolierten Organtuberkulose ist die Neigung zu einer hämatogenen Streuung potentiell erloschen, weil bereits eine relative Immunität besteht.

Im Gegensatz zu diesen allgemeingültigen Gesetzmäßigkeiten bei der Tuberkulose soll nach Zollinger (1946) die Siliko-Tuberkulose eine ausgesprochene Neigung zu hämatogener Metastasierung zeigen, obwohl es sich bei ihnen fast durchweg um tertiäre Phthisen (Ranke III) handelt.

In dem ausführlich beschriebenen Sektionsgut von Zollinger weisen 20 von 44 Siliko-Tuberkulosen hämatogene Metastasen auf. In zwei Fällen trat der Tod an tuberkulöser Meningitis, in zwei weiteren an tuberkulöser Perikarditis ein, und in weiteren vier Beobachtungen war eine Miliartuberkulose für den tödlichen Ausgang verantwortlich. Beachtenswert ist in den 20 Fällen das relativ hohe durchschnittliche Lebensalter von 49 Jahren im Gegensatz zu den niedriger liegenden lebenszeitlichen Gipfeln der hämatogenen Tuberkulose in der Allgemeinbevölkerung. Auch UEHLINGER (1934) hatte schon früher aufgrund einer einschlägigen Beobachtung auf die Häufigkeit hämatogener Spätstreuungen bei Silikosen hingewiesen.

Nach ZOLLINGER (1946) sowie UEHLINGER und ZOLLINGER (1946/1947) erleichtern die Auflockerung der Gefäßwand durch das silikotische Granulom und die ausgedehnte Vernichtung der elastischen Membran den staubunabhängigen, bakteriellen Lungenprozessen, insbesondere der Lungentuberkulose, an zahlreichen Stellen den Zugang zum Blutstrom. Die Silikose schaffe somit die anatomischen Voraussetzungen für eine nicht sehr massive, aber protrahierte Bakteriaemie. Daraus erkläre sich die überdurchschnittliche Häufung hämatogener Metastasen bei der Siliko-Tuberkulose. Den gegenteiligen Standpunkt vertritt NICOD (1949). Die silikotische Elastolyse öffne nicht, sondern verschließe den Tuberkelbakterien den Einbruch in die Gefäßbahn, weil die gleichzeitige Endangiitis zur Obliteration des Lumens führe. Eine Kombination von Lungensilikose mit extrapulmonaler Organtuberkulose und Miliartuberkulose beobachtete NICOD nur in etwa 6% der Fälle. Autoptisch wurden unter 142 Gesteinshauern 6 Urogenitaltuberkulosen, 2 Nebennierenrindentuberkulosen und ein Kleinhirntuberkulom gefunden. Auch nach LEU (1953) treten extrapulmonale hämatogene Streuformen bei der Siliko-Tuberkulose nicht häufiger als bei der einfachen Phthise auf, und eine Beteiligung von Kehlkopf, Trachea und Darmkanal war, wie auch in dem Untersuchungsgut von DI BIASI (1949) und REICHMANN (1933), seltener zu beobachten.

Über ähnliche Befunde wie NICOD (1949) und LEU (1953) berichtet auch OTTO (1963). Ebenso wie bei Ruhrbergleuten (DI BIASI, 1949) kommt auch bei Porzellinern eine hämatogene Aussaat unter dem Bild einer Miliartuberkulose nicht häufig vor. *Extrapulmonale Formen der Tuberkulose* bei 275 autoptisch untersuchten Siliko-Tuberkulosen stellte OTTO in 39 Fällen fest; es handelte sich vor allem um Nieren- und Darmschleimhauttuberkulosen und um tuberkulöse Perikarditiden sowie Meningitiden. ZORN und MÖLLENEY (persönliche Mitteilung) ermittelten bei der Gesamtzahl von 3801 Siliko-Tuberkulösen (Begutachtungsfälle) aus dem Ruhrbergbau in 365 Fällen = 9,5% eine Tuberkulose in anderen Organen.

Als Todesursache bei siliko-tuberkulösen Bergleuten im Ruhrgebiet stellten DI BIASI (1933) vereinzelt tuberkulöse Meningitiden und HUSTEN (1931) in 3% der Gesamtfälle von schweren Staublungen eine *extrapulmonale Tuberkulose,* meist in Form einer Perikarditis oder Meningitis mit Miliartuberkulose, fest. Weiterhin werden Fälle von Urogenitaltuberkulose und tuberkulöser Polyserositis, seltener andere Formen der hämatogenen Streuung erwähnt. Auch nach unseren Erfahrungen treten hämatogene Herdsetzungen bei der Siliko-Tuberkulose nur gelegentlich auf. Frische tuberkulöse Streuherde sind bei der Siliko-Tuberkulose ganz überwiegend bronchogen bedingt; diese spezifische Weiterentwicklung zeigt meist eine apiko-caudale intrakanalikuläre Ausbreitungstendenz. Tritt dennoch einmal bei einer Siliko-Tuberkulose ein hämatogener Schub auf, so kann dieser meist durch eine tuberkulostatische Behandlung günstig beeinflußt werden. Im übrigen dürfte die moderne Chemotherapie in den frühen Stadien einer Siliko-Tuberkulose zu einem Rückgang der Häufigkeit extrapulmonaler hämatogener Prozesse führen.

Die Mitteilung von OTTO (1963) über das bemerkenswert seltene Auftreten von *Amyloidosen* bei allen Formen der Siliko-Tuberkulosen können wir auf Grund unserer Beobachtungen nur bestätigen. Bei der oft jahrelangen Anamnese mit Nachweis von Cavernen ist nach OTTO das fast obligate Fehlen einer Amyloidose überraschend.

Ebenso wie bei der reinen Tuberkulose können sich auch bei der Siliko-Tuberkulose an Komplikationen *Begleitpleuritis, Pneumothorax, Pleuraempyem, Hämoptysen* und *Kavernenperforationen* ergeben.

TESSERAUX und PFEIFFER (1949) sowie HAYLER (1938) haben Fälle von Magenblutungen infolge einer Gefäßarrosion durch Tuberkulo-Silikose der perigastrischen Lymphknoten mitgeteilt. Über das Auftreten von Lungensteinen im Auswurf von Siliko-Tuberkulösen berichten STIVELMANN (1928), SAUPE (1930) und SALOTTO (1940).

G. Disposition zur Siliko-Tuberkulose

Pneumokoniotische Veränderungen können trotz gleichartiger Staubbelastung bei verschiedenen Individuen mit unterschiedlicher Schwere und Entwicklungstendenz auftreten. Dieses Verhalten deutet darauf hin, daß jeder Organismus eine ihm eigene Anfälligkeit für die Silikose besitzt, wie das früher auch schon von Koelsch und Kästle (1929), Ickert (1928 und 1931), Jötten (1933), Turner (1939) und Lochtkemper (1951) angenommen wurde. In diesem Rahmen sind auch die Ergebnisse der Zwillingsforschung von Parrisius (1951) sowie Parrisius und Im Brahm (1953) zu erwähnen, die unter eineiigen Paaren ein auffallend konkordantes Verhalten der silikotischen Lungenveränderungen feststellten.

Ähnliche Beobachtungen hat man auch bei der Tuberkulose gemacht. Lurie (1941) fand bei seinen tierexperimentellen Untersuchungen die Existenz einer erblich verankerten Widerstandsfähigkeit gegenüber der Tuberkulose, während Diehl (1941, 1958) bei rein gezüchteten Kaninchenstämmen einen maßgeblichen Einfluß des Erbes auf die Formbildung des tuberkulösen Geschehens nachweisen konnte. Stammbaumuntersuchungen beim Menschen (Berghaus, 1938) und Zwillingsforschung (Diehl u. Verschuer, 1936; Diehl, 1958) bestätigen diese tierexperimentellen Befunde. Für die Entstehung und den Ablauf der Tuberkulose und Silikose ist deswegen der individuellen Disposition eine große Bedeutung beizumessen, und diese erblichen Gestaltungsfaktoren prägen, auch das Bild der Siliko-Tuberkulose mit.

Neben diesen individuellen erblichen Gestaltungsfaktoren spielen bei der Silikose und Tuberkulose auch physiologische und pathologische Besonderheiten des Atemtraktes sowie konstitutionelle, psychische und rassische Momente eine Rolle.

Statistische Erhebungen und tierexperimentelle Untersuchungen haben gezeigt, daß eine Silikose — unabhängig von der ererbten Abwehrkraft — die Entwicklung eines tuberkulösen Prozesses fördert und seinen Ablauf oft ungünstig beeinflußt. So liegt nach Fritze (1972) die Häufigkeit der Tuberkulose bei Bergleuten etwa um den Faktor 100 höher als die allgemeine Tuberkulosemorbidität in der Bundesrepublik. Dabei steigt die Disposition zu einer spezifischen Erkrankung beim Silikosekranken oft mit dem Fortschreiten der Silikose an. Winkler (1949) führt dies darauf zurück, daß mit der „Blockierung des Krankheitsherdes" die für die Aufrechterhaltung des „Durchseuchungswiderstandes" unerläßlichen Wechselbeziehungen „schicksalsmäßig" absinken. Dadurch sollen Haften, Angehen und Fortentwicklung der spezifischen Infektion begünstigt und der bösartige Verlauf der Tuberkulose angebahnt werden. Allerdings weist Böhme (1935) darauf hin, daß bereits in silikotischen Frühstadien eine erhöhte Anfälligkeit zur Tuberkulose möglich ist, da selbst bei einer geringfügigen Silikose in den Lungen Gesteinsstaubmengen deponiert sind, die ausreichen, um im Laufe der Zeit eine Silikose schwersten Grades hervorzurufen. Brun et al. (1954) erwägen sogar, ob unter dem Einfluß einer, wenn auch nur vorübergehenden, Staubexposition, die zu röntgenologischen Lungenveränderungen nicht geführt hat, Gewebsreaktionen in den Lungen und damit auch tuberkulöse Prozesse andersartig verlaufen.

Küpper (1947) fand unter 114 Tuberkulose-Todesfällen von über 50 Jahre alten Ruhrbergleuten in 31 Fällen ausgesprochen leichte, zum Teil nur beginnende silikotische Lungenveränderungen. Der Autor möchte im Hinblick auf die Höhe des Anteils der leichtgradigen Silikose an den Tuberkulose-Todesfällen auch der leichten Silikose einen wesentlichen tuberkulose-disponierenden Einfluß zuerkennen. Zu der gleichen Annahme gelangt Schudel (1960) aufgrund seiner Studien über die Beziehung zwischen Gießerei-Silikose und Tuberkulose. Da nach seinen Beobachtungen ungefähr die Hälfte der Tuberkulosefälle bei Quarzstaubexponierten nach einer Expositionsdauer von weniger als 10 Jahren auftritt, steigern bereits geringfügige Quarzreaktionen der Lunge — ohne manifeste Silikoseentwicklung — die Disposition zu einer Tuberkulose. Auch Schmidt (1956, 1957) sowie Otto und Breining (1959) konnten eine Abhängigkeit der Tuberkulose von der Silikoseschwere bei Porzellinern nicht feststellen. Vielmehr wurde ein tuberkulöses Geschehen unter den leichteren Silikosegraden eher häufiger beobachtet als umgekehrt. Dagegen steigt bei den Bergleuten im Ruhrgebiet die Häufigkeit der Tuberkulose mit dem Schweregrad der Silikose an (di Biasi, 1953).

Interessant ist auch die Mitteilung von Stojadinović (1954), der bei Kindern von jugoslawischen Steinmetzen, die bei der Heimarbeit ihrer Väter einer hohen Staubgefährdung ausgesetzt sind, mikronoduläre und noduläre Lungenverschattungen nachweisen konnte.

Seiner Meinung nach handelt es sich um silikotische bzw. siliko-tuberkulöse Veränderungen. Die Silikose entwickelte sich vor allem bei den jungen Kindern oft schon nach wenigen Jahren, während die Expositionszeit bei den Erwachsenen durchweg viel länger war.

Daß auch das inhalierte Staubmaterial selbst hinsichtlich chemisch-mineralogischer und physikalischer Eigenschaften, Größenordnung und Beimischung von Begleitstäuben eine unterschiedliche Anfälligkeit der Lungen gegenüber der tuberkulösen Infektion bedingt, lassen zahlreiche Statistiken aus verschiedenen Industriezweigen und tierexperimentelle Befunde erkennen. So führt BÖHME (1935) den bei Sandstrahlbläsern und Scheuerpulverarbeitern häufig zu beobachtenden frühzeitigen Zerfall eines tuberkulösen Herdes, ohne daß sich vorher tuberkulo-silikotische Schwielen bilden, auf die besondere Steinstaubgefährdung mit relativ rascher Silikoseentwicklung zurück. In diesem Sinne ist auch BÖHMES Beobachtung (1925) bemerkenswert, nach der eine tuberkulöse Infektion bei den Gesteinshauern nicht viel häufiger zu finden sei als bei den Kohlenhauern; sie komme aber bei den letzteren häufiger zur klinischen Ausheilung, während sie bei den ersteren in der überwiegenden Mehrzahl der Fälle weiterschreite und schließlich zu einer schweren offenen Tuberkulose führe. Ähnliche Befunde im Sinne einer dreimal so hohen Tuberkulosesterblichkeit in der Granitindustrie gegenüber Gießereien in Massachusetts erhoben POPE und ZACKS (1935) bei insgesamt 2600 Arbeitern.

Aufgrund der Untersuchungen von BÖHME (1934) muß man annehmen, daß durch die Silikose besondere Bedingungen für die Entwicklung des Tuberkelbakteriums geschaffen werden, wie sie sonst im vorgerückten Alter nicht zu beobachten sind. Während die ersten Erscheinungen der aktiven Tuberkulose — oft infraclaviculäre Herde — bei Silikosekranken meist zwischen dem 40. und 50. Lebensjahre manifest werden, sieht man diese Tuberkuloseformen in nichtstaubexponierten Bevölkerungsgruppen häufig wesentlich früher.

Bei der Frage der Disposition zur Siliko-Tuberkulose sind auch die allgemein-hygienischen Bedingungen am Arbeitsplatz zu berücksichtigen. So ist nach TURNER (1939) die Verbreitung der Tuberkulose unter Arbeitern mit gleicher Staubgefährdung an örtlich begrenzten Arbeitsplätzen größer als unter jenen, die im Freien unter häufig wechselnden Bedingungen oder an Einzelplätzen tätig sind. Auch die familiäre tuberkulöse Belastung spielt für die Entwicklung eines spezifischen Begleitprozesses bei Silikose eine Rolle, wie man aufgrund der schon erwähnten Untersuchungen von OTTO (1963) annehmen muß.

Zusammenfassend sprechen die statistischen Erhebungen und tierexperimentellen Untersuchungen dafür, daß die Disposition zur Erkrankung an Tuberkulose beim Quarzstaubexponierten unabhängig von der ererbten Resistenz im allgemeinen mit dem Fortschreiten der Silikose ansteigt. Für diese erhöhte Anfälligkeit hat man u.a. eine mechanische Blockade des Lymphabflusses durch die silikotischen Veränderungen in Erwägung gezogen, durch die der Abtransport eingeatmeter Tuberkelbakterien erschwert und das Angehen der Infektion erleichtert werden sollen (FRENKEL, 1904; IRVINE, 1930; DI BIASI, 1949). Nach Meinung anderer Autoren stellt das silikotisch geschädigte Gewebe ein wachstumsförderndes Agens für die Tuberkelbakterien dar (RÖSSLE, 1921; CHRIST, 1923; WÄTJEN, 1933; HOLZAPFEL, 1947 u.a.). Schließlich erwägen CUMMINS (1922) und WINKLER (1944) eine Schädigung der Abwehr und Schwächung der Immunität durch silikotisch bedingte Parenchymschäden. Insgesamt ist die Ursache des gehäuften Zusammentreffens von Pneumokoniose und Tuberkulose noch nicht geklärt, genausowenig wie die Entstehung bakterieller Zusatzinfekte bei anderen Staubschäden der Lunge, wie zum Beispiel durch Thomasschlacke und Mangan.

H. Behandlung und Prophylaxe der Siliko-Tuberkulose

In der Bekämpfung der Lungentuberkulose sind in den letzten 2 Jahrzehnten, vor allem durch den Einsatz der Tuberkulostatika, entscheidende Fortschritte gemacht worden. Allein in dem relativ kurzen Zeitraum von 1956 bis 1962 sind nach LOWELL (1966) die

Morbidität dieser Erkrankung um 30% und die Mortalität um 40% zurückgegangen. Bei der frischen Tuberkulose werden heute durch kombinierte Chemotherapie 90—95% Dauerheilungen erreicht — bei einer Rezidivrate von weniger als 5% (Schütz, 1971; Radenbach, 1973; Jentgens, 1974). Therapieversager beruhen nach Auersbach et al. (1961) in erster Linie auf einer inadäquaten Konzentration der Medikamente im Herd; gelegentlich führen primär mehrfach resistente Mutanten zu einem Mißerfolg.

Eindrucksvolle Besserungen unter einer tuberkulostatischen Behandlung sind auch bei der Siliko-Tuberkulose zu beobachten, vor allem wenn die tuberkulöse Komplikation früh erfaßt und intensiv behandelt wird. Allerdings sind die Erfolge wegen der pathologisch-anatomischen und pathophysiologischen Besonderheiten nicht so gut wie bei der reinen Tuberkulose. Die Silikose und noch ausgeprägter die Siliko-Tuberkulose führen nämlich nach den pathologisch-anatomischen Beobachtungen von Gerstel (1933) neben einer Schädigung des Lungengewebes selbst auch zu Veränderungen an den Venen und Arterien. Rein mechanisch wirkende Umschnürungen, Intimaverdikkungen, hyaline und lipide Degenerationsprozesse sowie zerstörende und gefäßverengende Läsionen verursachen neben der Ausbildung intravasaler Staubschwielen eine beträchtliche Erschwerung des Blutumlaufs in der Lunge. Dadurch gelangen die Tuberkulostatika nicht in genügend hoher Konzentration an den tuberkulösen Herd. Außerdem finden sich spezifische Cavernen häufig innerhalb silikotischer Schwielen; ihre starren, mehr oder minder dicken Wandungen verhindern ebenfalls ein Eindringen der Medikamente in diesen Bereich wie auch einen Cavernenkollaps und eine Vernarbung. Bei der Wertung der ungünstigeren Therapieergebnisse der Siliko-Tuberkulose darf auch nicht außer acht gelassen werden, daß der aktive tuberkulöse Begleitprozeß im Durchschnitt jenseits des 50. Lebensjahres auftritt, also in einer Lebensphase, in der anderweitige Erkrankungen nicht selten den Ablauf des Krankheitsgeschehens komplizieren. Schließlich verlaufen die Abwehrreaktionen infolge der biologischen Alterung des Organismus oft langsamer und abgeschwächter, so daß aus diesen Gründen Therapieversager

möglich sind. Zudem verhindern vorgerücktes Lebensalter und Grad der Silikose oftmals operative Maßnahmen.

Schon in den 50er Jahren wurde von zahlreichen Autoren über Behandlungsergebnisse bei der Siliko-Tuberkulose berichtet. Diese Beobachtungen besitzen aber heute nur noch historischen Wert, da zu der damaligen Zeit lediglich eine begrenzte Anzahl von Tuberkulostatika zur Verfügung stand und die Chemotherapie nicht so konsequent und zum Teil nur in Form einer Monotherapie durchgeführt wurde. Dementsprechend sind die damaligen Behandlungserfolge mit den heutigen nur bedingt vergleichbar.

Boselli und Lusardi (1950) erzielten mit Streptomycin und PAS eine Besserung, die aber bei cavernösen Begleittuberkulosen nur vorübergehend war. Auch Cohen und Glinsky (1953) stellten eine Wirkung des Streptomycins nur bei Siliko-Tuberkulosen ohne größere Cavernen fest. Ähnliche Erfahrungen machten Neef (1954) und Steiner (1955), die bei Anwendung von Streptomycin und INH bei zerfallendem tuberkulösem Begleitprozeß nur Teilerfolge beobachteten. Immerhin konnte aber selbst bei den wenig beeinflußten Fällen eine Verzögerung des Verlaufs und eine gewisse Konsolidierung des Befundes erreicht werden, wie das auch Weber (1955) berichtete. Alle akuten, exsudativ verlaufenden Formen sprachen nach Weber auf Streptomycin als „Mittel der Krise" sowie auf INH gut an, und die toxischen Erscheinungen bildeten sich zurück.

Unter einer tuberkulostatischen Behandlung mit 5 verschiedenen Arzneimittelkombinationen besserten sich in dem Beobachtungsgut von Vigliani und Sassi (1959) 45 Kranke, während 35 unbeeinflußt blieben und 5 sich verschlechterten. Sadler (1958) erzielte mit der Kombinationstherapie von PAS, Streptomycin und INH lediglich in Fällen von einfacher Silikose (simple pneumoconiosis) und zusätzlicher Tuberkulose gute Behandlungsergebnisse, während die Siliko-Tuberkulose vom Typ der progressiven massiven Fibrose keinen nennenswerten Behandlungseffekt zeigte. Demgegenüber konnten Ramsay und Pineš (1959) auch bei Patienten mit offener Lungentuberkulose und massiver fortschreitender Fibrose durchweg eine Bakterienfreiheit erreichen, selbst wenn röntgenologisch wesentliche Besserungen ausblieben.

Sputumkonversionen beobachteten Balmes et al. (1960) unter einer kombinierten Chemotherapie bei 75% der Patienten, bei 50% sogar ein Verschwinden der Cavernen. Morrow und Kantor (1958) sowie Gernez-Rieux (1960) sahen unter einer alleinigen tuberkulostatischen Behandlung keine wesentlichen Therapieerfolge. In einer späteren Arbeit teilt Morrow (1960) ausgezeichnete Behandlungsergebnisse mit; diesmal wurde allerdings das Streptomycin täglich verabreicht, außerdem war das Durchschnittsalter der Patienten niedriger. In unserem eigenen Untersuchungsgut (Worth und Heinz) haben wir schon 1956 bei 45 Patienten mit überwiegend offenen Siliko-Tuberkulosen deutliche Besserungen des Allgemeinzustandes, zum Teil auch des röntgenologischen Befundes beobachtet. In 5 Fällen lagen bei Ende der Behandlung sichere Hinweise auf eine Aktivität des spezifischen Geschehens nicht mehr vor, während bei 13 Patienten eine Sputumkonversion eintrat. Selbst in fortgeschritteneren Fällen mit großen Einschmelzungen innerhalb siliko-tuberkulöser Mischschwielen wurde, trotz eines unverändert bleibenden Röntgenbefundes, eine Verminderung oder Beseitigung der entzündlich-toxischen Erscheinungen erzielt.

In den 50er Jahren konnten somit bei kritischer Betrachtung der Behandlungsergebnisse mit einer nach unseren heutigen Erfahrungen unzureichenden Chemotherapie die früher sehr schlechten Lebensaussichten der cavernösen Siliko-Tuberkulose durch eine antibakterielle Therapie wesentlich gebessert werden. Anschaulich kommt dies in den statistischen Ermittlungen von TRAUTMANN (1958, 1959) — vgl. Tabelle 10 und 11 — zum Ausdruck.

Die in den letzten 10 Jahren bei frischen Lungentuberkulosen gemachten Erfahrungen haben unzweifelhaft gezeigt, daß nur eine optimale Chemotherapie ein gutes Anfangs-, Spät- und Dauerergebnis garantiert. Beeinflußt wird der Behandlungserfolg von der Ausdehnung und dem Schweregrad des tuberkulösen Prozesses, der Zahl und Sensibilität der Tuberkelbakterien sowie von evtl. bestehenden Zweitkrankheiten (Leber, Nieren) und der Kooperation des Patienten. Als Prinzipien für eine erfolgreiche Chemotherapie der Lungentuberkulose gilt heute die Verwendung von Medikamenten, die — entsprechend dem Ergebnis der Resistenzbestimmung — der Bakteriensensibilität angepaßt sind. In der Anfangsphase sind grundsätzlich 3 verschiedene Tuberkulostatika zu kombinieren, wobei jedes einzelne Chemotherapeutikum in einer sicher antibakteriell wirksamen Dosis verabfolgt werden muß. Die tuberkulostatische Intensivbehandlung wird — möglichst unter stationären Bedingungen — je nach Ausdehnung des tuberkulösen Prozesses bis zur Stabilisierung der Tuberkulose für die Dauer von 6—12 Monaten durchgeführt und anschließend in Form einer Zweierkombination 6—9 Monate lang fortgesetzt. In der letzten Phase schließt sich noch für einige Monate zur Sicherung des Therapieergebnisses eine Monotherapie an, so daß sich die Chemotherapie über etwa 2 Jahre erstreckt.

Diese hier skizzierten Grundsätze für eine tuberkulostatische Behandlung der reinen Tuberkulose gelten in vollem Umfange auch für die Therapie der Siliko-Tuberkulose; allerdings sollte die antibakterielle Behandlung wesentlich länger ausgedehnt werden. Wir selbst führen ebenso wie TRENDELENBURG (1965) die initiale Dreifachbehandlung möglichst 9—12 Monate durch und verabfolgen eine Zweifachkombination zumindest für

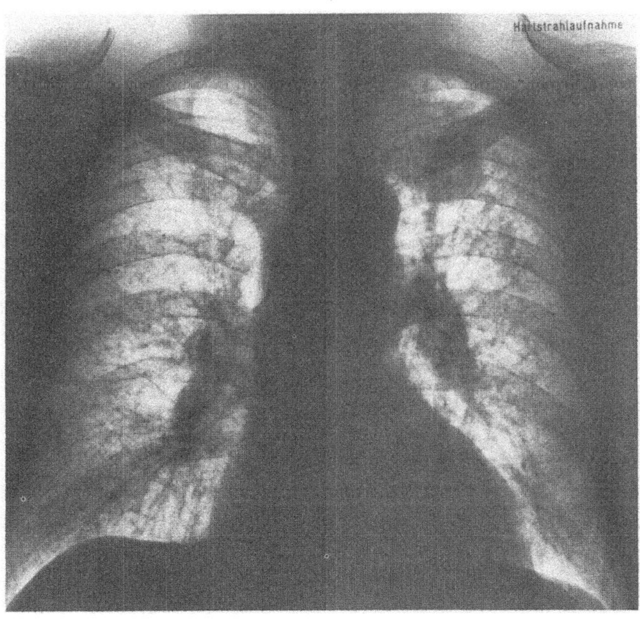

Abb. 46. 43jähriger Bergmann, der 8 Jahre im Uranerzbergbau und 7 Jahre im Steinkohlenbergbau gearbeitet hat. Disseminierte silikotische Fleckelung mit einer eingeschmolzenen siliko-tuberkulösen Mischschwiele im linken Oberfeld. Sputum: Tuberkelbakterien positiv

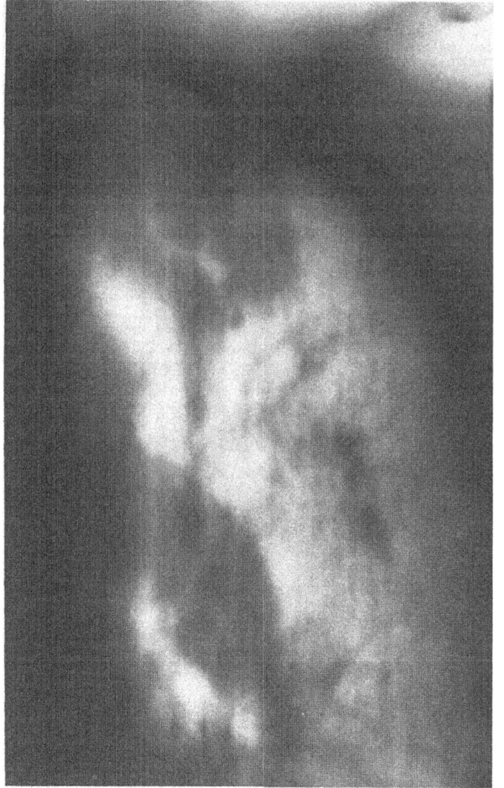

Abb 47

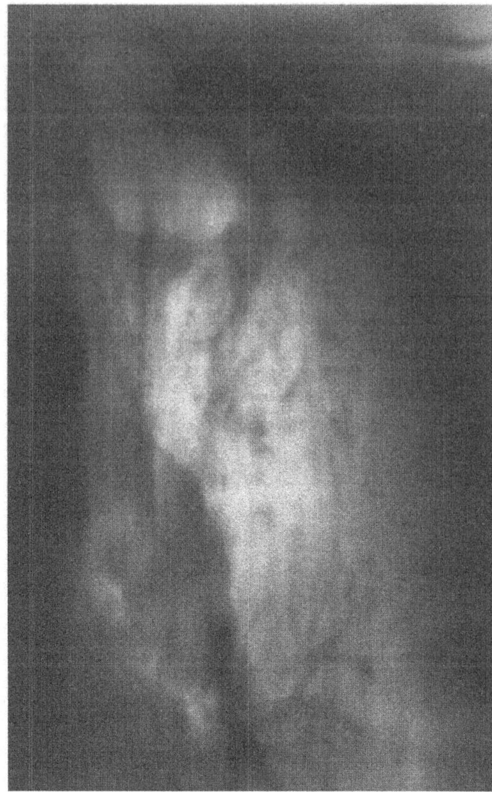

Abb. 48

Abb. 49

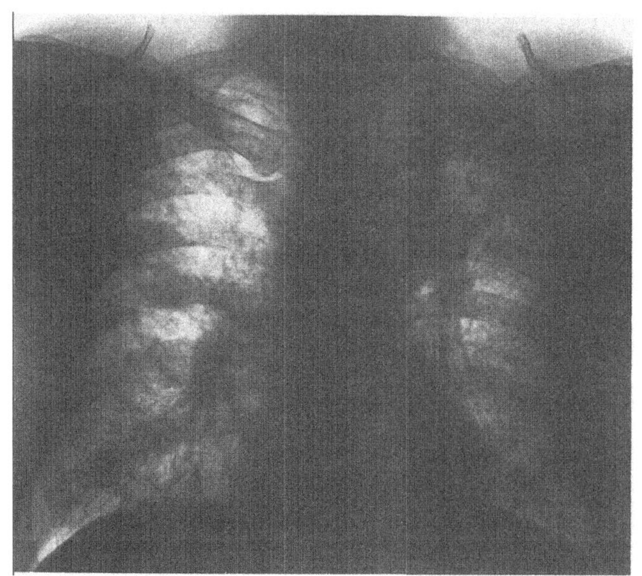

Abb. 47. Schichtaufnahme in 9 cm Tiefe zu Abb. 46.

Abb. 48. Der gleiche Patient, 3 Jahre später. Trotz laufender tuberkulostatischer Behandlung hat der Zerfall der siliko-tuberkulösen Mischschwiele zugenommen; es findet sich jetzt ein größeres Cavernensystem im linken Oberfeld

Abb. 49. Der gleiche Patient, 9 Jahre später. Die tuberkulostatische Behandlung wurde fortgesetzt. Bei gutem Allgemeinzustand trotzdem allmähliche Weiterentwicklung des Befundes im linken Oberfeld mit einer großen Caverne und Entwicklung siliko-tuberkulöser Mischschwielen im basalen rechten Oberfeld. Im Sputum waren in den letzten Jahren Tuberkelbakterien nachweisbar

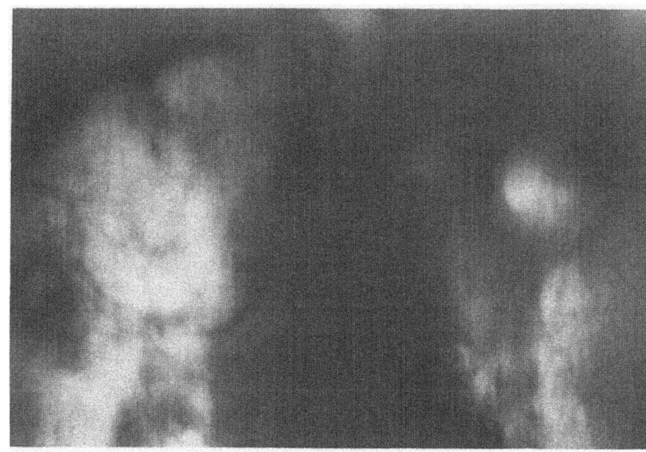

Abb. 50. Schichtaufnahme in 12 cm Tiefe zu Abb. 49: Große Caverne im linken Oberfeld; Verdacht auf Gewebszerfall innerhalb einer Schwiele rechts

weitere 2 Jahre. TRENDELENBURG (1965) erreichte dabei unter 25 erstmals behandelten cavernösen Siliko-Tuberkulosen in knapp $^1/_3$ der Fälle einen Cavernenschluß und bei 23 Kranken eine Sputumkonversion. Wesentlich ungünstiger waren die Ergebnisse bei den Wiederholungsbehandlungen (9 Fälle), bei denen sich zwar die Cavernen zum Teil deutlich verkleinerten, ohne daß aber eine Cavernenbeseitigung eintrat (Abb. 46—50).

Während TRENDELENBURG (1965) die frischen Siliko-Tuberkulosen zunächst mit INH, Streptomycin und PAS und anschließend mit INH und PAS (evtl. durch Iridocin, Cycloserin und Conteben ersetzt) behandelte, stehen heute mit dem Ethambutol und Rifampicin neue wirksame Tuberkulostatika zur Verfügung. Wir leiten heute bei frischen Siliko-Tuberkulosen die Behandlung im allgemeinen mit INH, Ethambutol und Streptomycin ein und verabfolgen nach Absetzen des Streptomycins (30—40 g) Rifampicin. Nach etwa 1 Jahr schließen wir für mindestens 2 Jahre eine Zweierkombination aus INH und Ethambutol bzw. Rifampicin, Cy-

closerin oder Prothionamid an. Bei Rezidivfällen richtet sich die Zusammenstellung der Medikamente nach der Sensibilität der Tuberkelbakterien. Durch eine solche, unter Umständen über Jahre konsequent durchgeführte tuberkulostatische Behandlung kann nach unseren Erfahrungen in Übereinstimmung mit TRENDELENBURG in vielen Fällen eine Cavernenbeseitigung oder zumindest eine Sputumkonversion erreicht werden (Abb. 51—56).

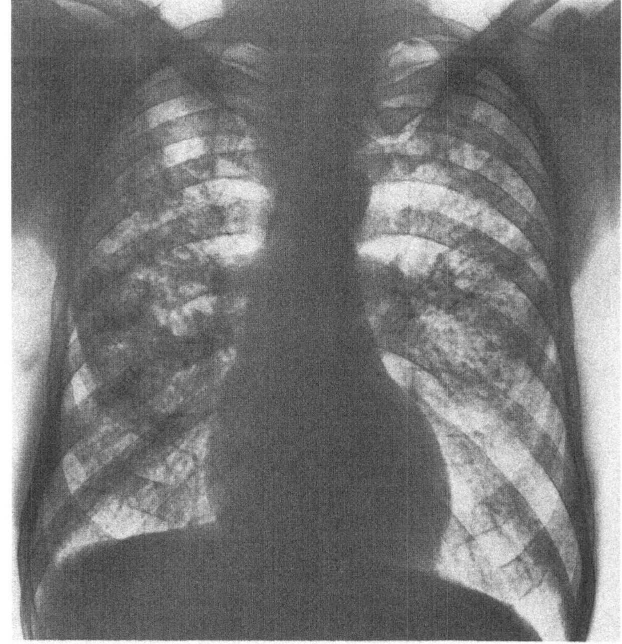

Abb. 51. 51jähriger Bergmann mit 31jähriger Berufsanamnese. Disseminierte silikotische Fleckelung mit gröberen, zur Konfluenz neigenden Herden im rechten Ober- und Mittelgeschoß, in deren Bereich ein kleinkirschgroßer Ringschatten nachweisbar ist. Einzelne tuberkulöse Herde auch im linken Ober- und Mittelfeld. Sputum: Tuberkelbakterien positiv

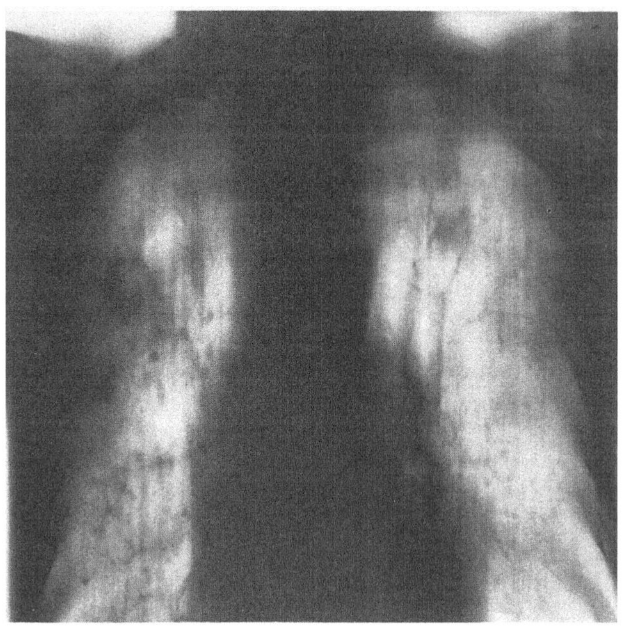

Abb. 52. Schichtaufnahme in 6 cm Tiefe zu Abb. 51. Neben den groben Herden auf der rechten Seite zeigt sich ein kleinkirschgroßer Ringschatten

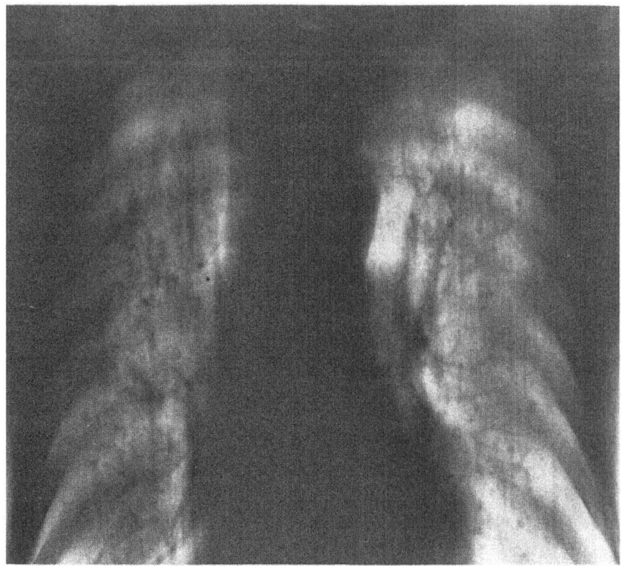

Abb. 53. Der gleiche Patient, 3 Jahre später, nach kombinierter tuberkulostatischer Behandlung: Kein Anhalt für einen Restzerfall mehr. Tuberkelbakterien bei häufigen Kontrollen seit 2 Jahren nicht nachweisbar

Kollmeier et al. (1968) sahen unter einer Dreifachkombination — ohne Rifampicin — bei 33 aktiven Siliko-Tuberkulosen in 12 Fällen eine beträchtliche Rückbildung der tuberkulösen Veränderungen, während 10mal nur eine geringe bis mäßige Regression und in 11 Fällen ein stationäres Verhalten festgestellt wurde. Über ähnliche Erfahrungen berichtete auch Prignot (1958), der sogar nach 49—72 Monaten eine 100%ige Sputumkonversion erreichen konnte. Olejnicek und Sklénár (1960) sowie Senkevich et al. (1963), Tacquet et al. (1964) und Gaubatz (1964) konnten zwar ebenfalls Besserungen der Siliko-Tuberkulose erzielen, eine Cavernenbeseitigung war aber nicht sehr häufig. Roth (1961) sah unter 270 Porzellinern mit Siliko-Tuberkulose einen Dauererfolg nach durchschnittlich 3 Jahren in 42,62% der Fälle, während bei 57,38% der Kranken keine oder nur eine vorübergehende Besserung eintrat. Fovino und Pontiggia (1963) sind aufgrund ihres autoptischen und operativen Materials der Meinung, daß eine Chemotherapie auf die tuberkulösen Veränderungen im silikotischen Terrain keinen Einfluß ausübt. Auch Kollmeier und Fichtel (1967) äußerten sich recht zurückhaltend über die Behandlungsergebnisse der Siliko-Tuberkulose. Bei einem von ihnen regelmäßig überwachten Krankengut von etwa 1000 Patienten der letzten 14 Jahre zeigte ein großer Teil trotz einer oft jahrelangen kombinierten tuberkulostatischen Behandlung nur geringe Heilungschancen und blieb nach klinischen Kriterien aktiv. Der festgestellte Anstieg des durchschnittlichen Sterbealters für die Siliko-Tuberkulose beruht nach ihrer Meinung auf einer Verschiebung des Siliko-Tuberkulose-Manifestationsalters und weniger auf der Chemotherapie.

Diese Widersprüche hinsichtlich der tuberkulostatischen Behandlungserfolge bei der Siliko-Tuberkulose liegen in den Schwierigkeiten der statistischen Auswertung. Die Kombinations- und Komplikationsformen von Silikose und Tuberkulose je nach Grad, Ausdehnung und Lokalisation der Silikose einerseits und der besonderen Ausprägung der Tuberkulose andererseits sind so außerordentlich vielfältig, daß eine vergleichende Betrachtung und Auswertung nur sehr begrenzt möglich ist. Außerdem ist zu berücksichtigen, daß sich die spezifische Chemotherapie in den letzten Jahren stetig fortentwikkelte und daß in verschiedenen Behandlungszentren mit unterschiedlichen Kombinationen und unterschiedlicher Therapiedauer gearbeitet wird. Zweifellos sind die Gesamterfolge bei der Behandlung der cavernösen Siliko-Tuberkulose trotz einer intensiven Chemotherapie nicht so günstig wie bei der reinen Tuberkulose. Frische exsudative Prozesse und infektiös-toxische Erscheinungen werden in der Regel beherrscht. Der Ablauf der Erkrankung wird wesentlich verzögert, die Konsolidierung des Befundes häufiger herbeigeführt, nicht selten sogar eine Beseiti-

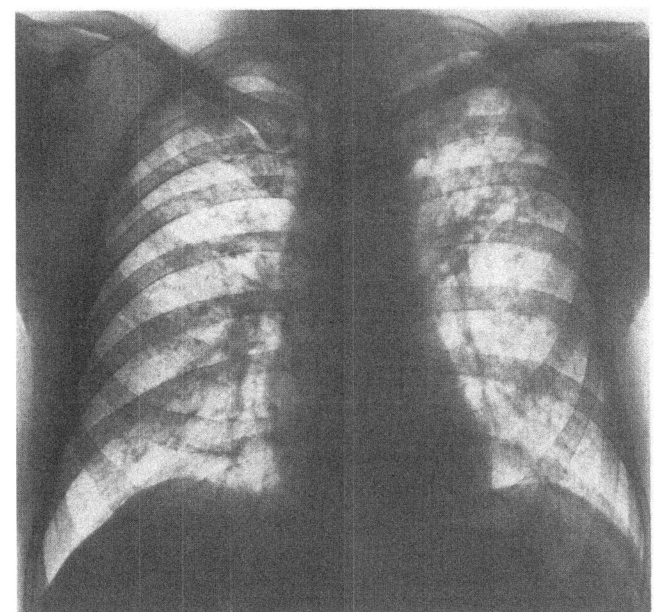

Abb. 54. 57jähriger Bergmann mit einer 27jährigen Untertagetätigkeit. Disseminierte silikotische Fleckelung mit kleinen Mischschwielen im rechten Oberfeld und gröberen tuberkulösen Herden im linken Ober- und Mittelgeschoß bei einer knapp walnußgroßen Caverne links infraclaviculär. Sputum: Tuberkelbakterien +

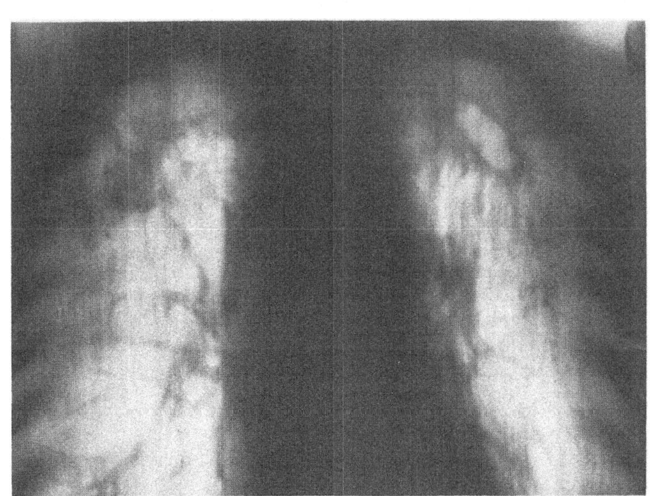

Abb. 55. Der gleiche Patient. Nach 2monatiger kombinierter tuberkulostatischer Behandlung deutliche Verkleinerung der Caverne im linken Oberfeld

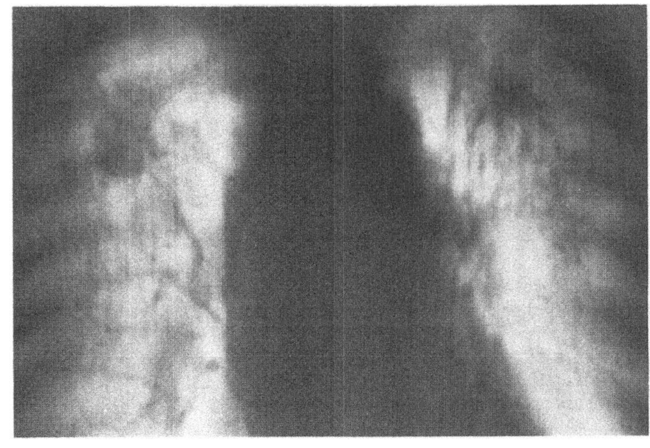

Abb. 56. Der gleiche Patient, $2^1/_2$ Jahre später: Kein Anhalt für Restzerfall. Im linken Oberfeld zeigen sich lediglich noch gröbere Herde und eine kleine siliko-tuberkulöse Mischschwiele. Seit $1^1/_2$ Jahren Tuberkelbakterien nicht mehr nachweisbar. Aus Sicherheitsgründen wird die Chemotherapie noch in Form einer Monotherapie fortgesetzt

gung der Cavernen erreicht. Selbst bei Weiterbestehen von tuberkulösen Zerfallsprozessen führt eine langzeitige konsequente Chemotherapie bei vielen Patienten zu einer Sputumkonversion, so daß eine Ansteckungsgefahr für die Umgebung nicht mehr gegeben ist.

Die verbesserte Prognose der Siliko-Tuberkulose ist nach unserer Auffassung zu einem wesentlichen Teil Folge der modernen Chemotherapie und drückt sich auch in der zunehmenden Lebenserwartung aus. Diese lag in dem Zeitraum von 1966 bis 1970 für die Siliko-Tuberkulose bei 67,4 Jahren und entsprach fast der Lebenserwartung der Silikosekranken mit 68,7 Jahren (FRITZE, 1972). Wir können heute nicht daran zweifeln, daß weitaus der größte Teil der Silikotuberkulösen nicht unmittelbar der Tuberkulose, sondern den funktionellen Rückwirkungen auf Atmung, Herz und Kreislauf erliegt.

ACTH und Cortison zeigen auf die tierexperimentell erzeugte Staublunge eine günstige Wirkung. Trotzdem war man mit der Anwendung dieser Hormone bei der Siliko-Tuberkulose zunächst sehr zurückhaltend, da es durch ihren Einsatz infolge der Veränderungen am Mesenchym oft zu einem ungünstigen Einfluß auf die Tuberkulose mit Neigung zu einer Generalisation kam. Zahlreiche Beobachtungen aus der Klinik der Tuberkulose und entsprechende Tierexperimente haben ergeben, daß diese unerwünschten Effekte ausbleiben, wenn gleichzeitig eine wirksame tuberkulostatische Therapie durchgeführt wird. Man hat deswegen früher auch bei der Behandlung der Siliko-Tuberkulose — nach einer vorausgegangenen Resistenzbestimmung — Corticosteroide in Kombination mit Tuberkulostatika eingesetzt.

Unter einer solchen kombinierten Therapie beobachtete STAINES (1957) bei 29 Siliko-Tuberkulösen, die vorher allein tuberkulostatisch behandelt wurden, subjektive Besserungen hinsichtlich des Hustens, Auswurfes und der Dyspnoe. In 1 Fall konnte eine deutliche und in 3 Fällen eine geringe Rückbildung verzeichnet werden. Prednisolon wurde dabei in einer allmählich absteigenden Dosierung, beginnend mit 30 mg täglich, für die Dauer von $5-5^1/_2$ Monaten verabfolgt. Ein ganz ähnliches Ergebnis teilte auch NIZINSKI (1958) mit. OCHS und ROSENKRANZ (1959) stellten durch eine kombinierte Chemotherapie in Verbindung mit Prednisolon keine Beeinflussung des Grundleidens bei 85 schwerkranken Siliko-Tuberkulösen fest. Die Komplikationen und Begleitsymptome dieser Erkrankung, wie spastische Bron-

chitiden und exsudative Prozesse, bildeten sich unter Entfieberung, Gewichtszunahme und einer Besserung des Allgemeinbefindens zurück. MALOV und KOVALCHUK (1963) fanden eine erhöhte Wirksamkeit der antibakteriellen Therapie bei Siliko-Tuberkulose-Patienten mit eingeschränkter Nierenfunktion durch Cortikosteroide.

Diese Zusatzbehandlung der Siliko-Tuberkulose mit Cortison wird heute nur noch bei entsprechenden Indikationen, wie Miliartuberkulose, Pleuritis tuberculosa sowie bei ausgedehnten exsudativen Prozessen, angewandt, nachdem sich in Langzeitstudien herausgestellt hat, daß eine Verbesserung der Behandlungsresultate durch Cortikosteroide nicht erreicht wird. Entscheidend für den Erfolg ist vielmehr eine intensive tuberkulostatische Behandlung, wobei wir Cortison vor allem zur Abkürzung toxischer Phasen bei Schwerkranken und bei komplizierenden obstruktiven Bronchitiden einsetzen.

Wenig Bedeutung besitzen andere zusätzliche Behandlungsmaßnahmen, wie die von RAULE und GRISLER (1952) vorgenommene *Testosteron*behandlung offener Siliko-Tuberkulosen. Sie beobachteten durch diese Medikation subjektive Besserungen, eine Gewichtszunahme und ein Ansteigen der Hämoglobinwerte und führten diese günstige Wirkung von Testosteron auf die proteinaufbauenden Eigenschaften dieses Hormons zurück, das die ACTH-Ausschüttung des Hypophysenvorderlappens hemmt. Vor der Behandlung von Pneumokoniosen mit *Frischzellpräparaten* warnen BÉRARD et al. (1954); sie befürchten aufgrund eigener Erfahrungen eine Stimulation tuberkulöser Prozesse.

Durch die Erfolge der modernen Chemotherapie sind *operative Maßnahmen* bei der Lungentuberkulose stark in den Hintergrund getreten. Eine chirurgische Intervention ist bei der Tuberkulose nur noch bei einer trotz Chemotherapie nicht genügend beeinflußten käsigen Pneumonie, bei Restcavernen, Tuberkulomen, Empyemhöhlen und cirrhotischen Prozessen mit sekundären Bronchiektasen mit und ohne Bronchostenose indiziert. Dabei kommt statt der früher üblichen Kollapstherapie heute fast ausschließlich das Resektionsverfahren in Betracht. Diese Indikationen gelten auch für die operative Behandlung der Siliko-Tuberkulose, bei der jedoch von vornherein die Voraussetzungen für operative Maßnahmen wesentlich ungünstiger sind als bei der reinen Tuberkulose.

STEINER (1955) sowie MONACO und TOCCO (1957), COGO *et al.* (1959) sowie PONTIGGIA *et al.* (1966) sahen unter einer *Kollapstherapie* bei der Siliko-Tuberkulose gelegentlich Erfolge, und OCCHIALINI (1963) berichtete über die günstige Wirkung der Cavernendrainage. Im allgemeinen ist jedoch die Kollapstherapie genauso wie die Cavernendrainage aus pathologisch-anatomischen Gründen wenig erfolgversprechend. So beobachtete SCHAMAUN (1960) bei 10 Siliko-Tuberkulösen nur einmal durch derartige Maßnahmen eine vorübergehende Besserung.

Bessere Erfolgsaussichten als die Kollapstherapie bietet die *Lungenresektion.* BONNIOT (1952, 1956) ist der Auffassung, daß das Risiko einer Resektion im Stadium I und II der Silikose nicht wesentlich erhöht ist. CHAPMAN und BUMGARNER (1955), STEINER (1955), MORROW und KANTOR (1958) sowie ANDREWS *et al.* (1958) sahen in einzelnen Fällen gute Ergebnisse durch eine Lobektomie. Relativ günstige Erfahrungen mit der Lungenresektion machten auch NOWAK (1956), SAUVAGE *et al.* (1960), LISKIN (1962), KIRBY *et al.* (1964), SCHAMAUN (1960) und PONTIGGIA *et al.* (1966).

Die besten Resektionsergebnisse erzielten RAZEMON *et al.* (1958), RAZEMON und RIBET (1960) sowie GAUTIER (1958) bei nicht über 40 Jahre alten Patienten, bei denen der tuberkulöse Prozeß auf einen Lappen begrenzt war. Sie sind der Auffassung, daß mikronoduläre und noduläre Pneumokoniosen die Indikation zur Operation kaum einschränken, während bei größeren Schwielen Zurückhaltung geboten sei. Auch GERNEZ-RIEUX *et al.* (1960) empfehlen bei lokalisierten tuberkulösen Veränderungen und ausreichendem Funktionszustand der Lungen — bei bis 40jährigen Patienten — eine Resektionsbehandlung, wenn nach 6monatiger tuberkulostatischer Therapie eine Beseitigung der Cavernen nicht erreicht worden ist. Von 118 Patienten, die zum Teil mehr als 5 Jahre nachbeobachtet werden konnten, wurden 81 geheilt; bei 6 Kranken fanden sie eine Verschlechterung und bei 14 einen Rückfall. 11 Patienten starben, davon 6 in den ersten 6 Monaten nach der Operation, und 6 Siliko-Tuberkulöse entzogen sich weiteren Kontrolluntersuchungen.

Trotz dieser von einzelnen Autoren beobachteten relativ günstigen Behandlungsergebnisse sind operative Maßnahmen bei der Siliko-Tuberkulose wegen der Ausdehnung der Silikose und des häufig vorgerückten Alters der Patienten nur ausnahmsweise erfolgversprechend (TRENDELENBURG, 1965). Ausgedehntere, vor allem doppelseitige tuberkulöse Läsionen stellen eine Kontraindikation zur Resektion dar. Pneumonektomien sollten aus funktionellen Gründen, Segmentresektionen wegen der vermehrten Gefahr postoperativer Komplikationen (SCHAMAUN, 1960) nach Möglichkeit vermieden werden. Ein operatives Vorgehen verbietet sich in vielen Fällen wegen des höheren Alters der Patienten und wegen der silikosebedingten Beeinträchtigung der cardio-pulmonalen Funktion. Außerdem sind nach SCHAMAUN (1960) die technischen Schwierigkeiten bei der Resektion oft sehr groß, da die derben silikotischen Lymphknoten meist intensiv mit den Hilusgebilden verbacken sind, so daß sich trotz aller Vorsicht bei der Präparation Verletzungen der pulmonalen Gefäße nicht immer vermeiden lassen.

Aufgrund unserer Erfahrungen ist die Indikation zur Resektion bei der Siliko-Tuberkulose sehr eng zu stellen: sie ist nur selten bei jüngeren Patienten mit einem lokalisierten tuberkulösen Prozeß und einer noch nicht fortgeschrittenen Silikose gegeben.

Auch bei der Siliko-Tuberkulose hat man in den letzten Jahren zunehmend Wert auf eine *Prophylaxe* gelegt. Dabei versteht man unter einer *Chemoprophylaxe nach* SPIESS (1961) eine Infektionsprophylaxe, d.h. daß durch eine vorsorgliche medikamentöse Behandlung die Entwicklung einer spezifischen Infektion bei Tuberkulin-Negativen verhindert werden soll. Dagegen stellt die *präventive Chemotherapie* eine antibakterielle Erkrankungsprophylaxe bei klinisch gesunden Tuberkulin-Reagenten dar. Da bereits junge Bergleute in einem hohen Umfang auf Tuberkulin positiv reagieren (FRITZE, 1972), handelt es sich bei der Prophylaxe der Siliko-Tuberkulose im allgemeinen um eine präventive Behandlung, wie sie heute zum Teil auch bei der reinen Tuberkulose propagiert wird (FEREBEE, 1970; ROSENBLATT, 1974; RADENBACH, 1974; SIMON, 1974). SEPKE (1965) geht dabei von der Vorstellung aus, daß bei tuberkulin-positiven Silikosekranken die immunbiologische Auseinandersetzung zwischen den Tuberkelbakterien und dem Organismus noch nicht abgeschlossen ist; die Mycobakterien vermehren sich zeitweilig noch in alten Tuberkuloseherden, so daß sie von einem Tuberkulostatikum erfaßt werden können.

Trendelenburg (1965), Sepke (1960, 1965), Fritze et al. (1965) und Burckardt (1967) sind der Meinung, daß eine solche Prophylaxe der Tuberkulose bei bestehender Silikose stärker gefördert werden sollte. Zweckmäßig wäre nach Trendelenburg (1965) die Aufstellung eines Tuberkulinkatasters von allen gesunden, staubgefährdeten Personen. Tuberkulin-Negative sollten nach Trendelenburg mit BCG geimpft und nach 4 Jahren mit Tuberkulin nachgetestet werden, um ggf. eine weitere BCG-Impfung anzuschließen. Bei allen primär tuberkulin-positiven Arbeitern mit nachweisbarer Silikose empfiehlt der Autor in regelmäßigen Abständen prophylaktisch eine tuberkulostatische Behandlung. Als Medikament der Wahl ist dabei das INH anzusehen, das auch bei allen bisher durchgeführten großen Prüfungen ausnahmslos eingesetzt wurde, da es oral verabfolgt werden kann, hochwirksam und gut verträglich ist. Trendelenburg (1965) hält ebenso wie Sepke (1965) eine Chemoprophylaxe mit täglich 10 mg INH/kg Körpergewicht für die Dauer von 4 Monaten während jeden Jahres für erforderlich.

Von der Vorstellung ausgehend, daß die massiven Schattenbildungen im Röntgenbild bei Kohlenbergarbeitern durch die kombinierte Einwirkung von Staub und tuberkulöser Infektion verursacht werden, unternahmen Miall et al. (1954) entsprechende Behandlungsversuche. Von 130 Bergleuten mit massiver Fibrose — alle unter 52 Jahre und mit negativem Sputum — erhielt die eine Hälfte 6 Monate lang INH in einer Dosis von tägl. 200 mg und die Kontrollgruppe Placebos. 5 Monate nach Beendigung der Medikation konnte röntgenologisch bei 21% der Behandelten und bei 30% der Kontrollen eine Progredienz der Krankheit festgestellt werden. Die Differenz war aber statistisch nicht zu sichern, und das Ergebnis dieser Versuchsreihe spricht nicht für eine pathogenetische Bedeutung der Tuberkulose bei der Entwicklung dieser Silikoseform. Auch Ball et al. (1967) konnten einen Effekt der Chemotherapie bei massiven Fibrosen nicht be-

obachten. Die Progression der großen Verschattungen wurde weder verlangsamt noch konnte die Entwicklung neuer Herde verhindert werden. Ball et al. schließen daraus, daß bei der Entwicklung einer massiven Fibrose eine tuberkulöse Infektion nicht beteiligt ist.

Ähnliche Erfahrungen machte auch Minette (1970), der ebenfalls die Rolle der Tuberkulose bei der Entstehung silikotischer Schwielen bei 203 Kohlenbergarbeitern untersuchte, die zum Teil einer langdauernden Chemotherapie unterzogen worden waren. Innerhalb von 3—6 Jahren zeigten sich bei den prophylaktisch behandelten Silikosekranken gegenüber den unbehandelten keine Unterschiede im Krankheitsablauf.

Sepke (1965) berichtete über eine INH-Prophylaxe bei etwa 3000 Patienten mit Silikose und Silikose mit inaktiver Tuberkulose. Die Kranken wurden zunächst 6 Wochen stationär aufgenommen und insgesamt 4 Monate mit INH behandelt. Nach 2 Jahren sollte die Kur wiederholt werden. Statistisch gesicherte Ergebnisse dieser präventiven Chemotherapie lagen aber nach 4 Jahren noch nicht vor. Zorini (1963) und Monaco (1963) machten mit einer vorbeugenden INH-Behandlung bei 811 Silikosekranken gute Erfahrungen. Nach 5 Jahren betrug die Tuberkulosemorbidität bei den behandelten Patienten 0,73%, bei den nichtbehandelten 10,21%.

Die bisher vorliegenden Erfahrungen scheinen darauf hinzudeuten, daß eine präventive Chemotherapie bei der Siliko-Tuberkulose zu ähnlichen günstigen Ergebnissen wie bei der reinen Tuberkulose führt. Da aber eine generelle Chemoprophylaxe aller manifesten Silikosen noch auf viele Schwierigkeiten stößt, empfiehlt Trendelenburg (1965) zumindest bei folgenden Befunden eine vorbeugende Behandlung:

1. Tuberkulöse Residuen im Röntgenbild (auch nach Primärinfekt oder Pleuritis),

2. auffällige Progredienz der „Silikose" im Röntgenbild,

3. atypische Röntgenmanifestation der „Silikose", insbesondere hinsichtlich der Lokalisation und Symmetrie,

4. fortgeschrittene Silikose der Klassifikationen A, B oder C,

5. Tuberkulinkonversion innerhalb des vergangenen Jahres,

6. Exposition durch infektionsverdächtige tuberkulöse Umgebung,

7. familiäre Belastung oder tuberkuloseverdächtige Symptome.

Diese Chemoprophylaxe sollte durch eine intensive Frühdiagnostik ergänzt werden, wobei TRENDELENBURG bei fortgeschritteneren Silikosen Röntgenkontrollen und kulturelle Sputumuntersuchungen in Abständen von 6 Monaten fordert.

FRITZE *et al.* (1965, 1967) schlagen regelmäßige Kontrollen der Tuberkulinsensibilität aller Bergleute und bei eingetretener Konversion eine prophylaktische tuberkulostatische Behandlung vor. Eine weitere Staubbelastung sollte in diesen Fällen für mindestens 1 Jahr vermieden werden. NORVIIT (1964) fordert sogar eine dreijährige Staubkarenzzeit und schlug schon 1959 vor, daß eine BCG-Impfung nicht während der Staubexposition, sondern längere Zeit vor Beginn der staubgefährdeten Arbeit vorgenommen werden sollte. Nach seiner Meinung behindert eine Primärtuberkulose genauso wie eine BCG-Impfung die lymphogene Lungenreinigung in einem hohen Maße, so daß der nicht abtransportierte Staub die Silikose entstehen läßt. Tierexperimentelle Untersuchungen von NORVIIT *et al.* (1967), GÖTHE (1968), GÖTHE *et al.* (1968) sowie GÖTHE und SWENSSON (1970) scheinen diese Auffassung zu stützen, denn i.v.-injizierte BCG-Keime und intratracheal verabfolgter Quarzstaub führten zu einem verstärkten staubspeichernden Effekt im Lungengewebe, während derartige Gewebsreaktionen in den hilären und paratrachealen Lymphknoten nicht so ausgeprägt in Erscheinung traten. Die Blockierung des lymphatischen Systems in den Lungen war noch ausgeprägter, wenn die BCG-Infektion 2 Monate vor der intratrachealen Quarzverabreichung erfolgte. Auch SCHEPERS (1964) warnt vor einer BCG-Impfung als prophylaktische Maßnahme gegen die Tuberkulose bei staubgefährdeten Arbeitern, da tierexperimentell durch diese Keime fortschreitende Tuberkulosen erzeugt würden. Diese Auffassung wird allerdings von GRZYBOWSKI (1964) nicht geteilt, der darauf hinweist, daß in vielen Ländern, wie z.B. in Frankreich, BCG-Impfungen in einem hohen Maße angewandt werden, ohne daß dadurch eine Silikose ungünstig beeinflußt würde. TRENDELENBURG (1965) hält die

hypothetischen Vorstellungen von NORVIIT über die Nachteile einer BCG-Impfung bei Staubexponierten nicht für berechtigt. Aus diesem Grunde würde von den meisten Autoren eine BCG-Vaccination auch bei Staubgefährdeten empfohlen, die er selbst allerdings vor Beginn der Staubexposition durchführt.

I. Begutachtung der Siliko-Tuberkulose

Die Begutachtung der Silikose in Verbindung mit einer aktiven Lungentuberkulose (Siliko-Tuberkulose) ist seit der V. Verordnung über Ausdehnung der Unfallversicherung auf Berufskrankheiten vom 26.7.1952 wesentlich erleichtert worden. Während früher für die Annahme des ursächlichen Zusammenhanges zwischen Silikose und Tuberkulose vorausgesetzt wurde, daß die Silikose röntgenologisch das Stadium I bereits überschritten hatte, genügt nach der Begründung zur V. Verordnung (Nr. 27b) der Nachweis jeder ursächlich verknüpften Verbindung objektiv festgestellter silikotischer Veränderungen des Lungengewebes mit aktiv-fortschreitender Tuberkulose. Nach der VI. und VII. Berufskrankheitenverordnung, erschienen am 28.4.1961 bzw. 20.6.1968, ist auch die Tuberkulose insofern klarer definiert, als nicht mehr von aktiv-fortschreitender, sondern lediglich von einer aktiven Tuberkulose die Rede ist.

Zur Frage des ursächlichen Zusammenhanges von Silikose und Tuberkulose wird die Auffassung vertreten, daß schon eine verhältnismäßig geringfügige Silikose auf die Entstehung und den Verlauf der Tuberkulose ungünstig einwirken kann. Was unter „verhältnismäßig geringfügiger Silikose" zu verstehen ist, geht aus den Begründungen zu den Berufskrankheitenverordnungen nicht hervor. Um aber eine Silikose objektiv festzustellen, sind wir in Übereinstimmung mit DI BIASI (1953) der Meinung, daß die silikotischen Veränderungen eine gewisse Reichlichkeit und gleichmäßige Verteilung in den Lungen aufweisen müssen. Auch die Silikose der Lymphknoten ist zu der Diagnose „eindeutige Silikose" zu rechnen, ebenso isolierte silikotische Schwielenbildungen.

Die dem früheren röntgenologischen Stadium 0—I (beginnende Silikose) entsprechenden Kriterien halten wir wegen ihrer differential-diagnostischen Vieldeutigkeit für die Bejahung der Zusammenhangsfrage nicht für ausreichend. Bekanntlich kommt den röntgenologischen Symptomen einer „beginnenden Silikose" nur der Wert einer unverbindlichen Wahrscheinlichkeitsdiagnose zu, die ihre nachträgliche Bestätigung bei späterer Fortentwicklung zu den charakteristischen Silikosestadien erfahren muß, wie sie in der neuen internationalen Klassifikation festgehalten sind.

Die zweite Voraussetzung für die Annahme einer entschädigungspflichtigen Siliko-Tuberkulose gemäß Nr. 35 der VII. Berufskrankheitenverordnung ist das Zusammentreffen der Silikose mit einer aktiven Lungentuberkulose. Die Kriterien einer aktiven Lungentuberkulose ergeben sich aus dem Röntgenbefund und aus dem Nachweis von Tuberkelbakterien. Daneben geben weitere klinische Befunde wie Gewichtsabnahme, Temperaturerhöhung, Husten, Auswurf, Senkungsbeschleunigung und Veränderungen im Blutbild wichtige, aber nicht diagnostisch entscheidende Hinweise. Sie dürfen, isoliert gesehen, in ihrer Bedeutung nicht überschätzt werden; sie sind vieldeutig und können im Falle einer röntgenologisch oder bakteriell nachgewiesenen Tuberkulose das Krankheitsbild nur abrunden. Demgegenüber ist der einwandfrei erbrachte Nachweis von Tuberkelbakterien im Sputum, Kehlkopfabstrich oder Magensaft immer als Zeichen eines aktiven spezifischen Prozesses anzusehen. Gelegentlich finden sich bei Patienten ohne einen entsprechenden Röntgenbefund mikroskopisch säurefeste Stäbchen im Sputum. Wie die eingehende bakterielle Untersuchung in solchen Fällen zeigt, handelt es sich dann meist nicht um echte virulente Tuberkelbakterien vom Typus humanus oder Typus bovinus, sondern um atypische Mycobakterien oder auch Saprophyten, die sich mikroskopisch nicht von echten Tuberkelbakterien differenzieren lassen. In derartigen strittigen Fällen ist der Tuberkelbakterien-Nachweis durch Kultur und Tierversuch zu erhärten.

Sind bei wiederholten Sputum- und Kehlkopfabstrich-Untersuchungen niemals Tuberkelbakterien nachweisbar, so muß die Frage nach einer aktiven Lungentuberkulose durch den Röntgenbefund entschieden werden. Hierzu reicht häufig eine einmalige Röntgenuntersuchung nicht aus. Nur durch eine Verlaufsbeobachtung an Hand einer Röntgenfilmserie läßt sich ein umfassendes Bild von der Entwicklung des Lungenprozesses ermitteln. Die Aktivität der Tuberkulose gilt als gesichert, wenn anerkannte typische Zeichen vorliegen wie Cavernen, frische Streuungen und in Bewegung befindliche Tuberkulome oder wenn ein Bildwandel der tuberkuloseverdächtigen Veränderungen in der Filmserie in verhältnismäßig kurzer Zeit nachweisbar ist. Gelegentlich kann erst durch eine längere Beobachtung der Lungenverschattungen während einer tuberkulostatischen Behandlung Klarheit über eine fragliche Aktivität gewonnen werden.

Gerade bei der Silikose darf nicht jeder einschmelzende Gewebsprozeß ohne weiteres als Ausdruck einer tuberkulösen Caverne aufgefaßt werden. Fehlen bei wiederholten Kontrollen Tuberkelbakterien im Sputum und Kehlkopfabstrich, so ist sehr an unspezifische Destruktionen zu denken, auf die weiter oben hingewiesen wurde.

Bei der Begutachtung der Siliko-Tuberkulose ist nicht nur die Feststellung der Aktivität eines tuberkulösen Prozesses von Bedeutung, sondern auch die Ermittlung des Zeitpunktes einer eventuellen Inaktivierung. Hier gelten ähnliche Kriterien wie bei der reinen Tuberkulose. Bei einer ehemals offenen Lungentuberkulose dürfen bei häufigen Sputumkontrollen zumindest in den folgenden zwei Jahren Tuberkelbakterien nicht mehr nachweisbar sein, ehe man einen tuberkulösen Prozeß als inaktiv ansehen kann. Daneben wird sich die endgültige Beurteilung der Aktivität einer Tuberkulose auf die röntgenologische Verlaufsbeobachtung stützen müssen, d.h., es treten über längere Zeit keine Änderungen der Schattenstrukturen — abgesehen von einer gewissen Schrumpfung — in Erscheinung.

Aber auch wenn die röntgenologische Verlaufsbeobachtung und das Ergebnis der Sputumuntersuchungen nach einem Zeitraum von etwa 2 Jahren auf einen inaktiven tuberkulösen Prozeß hinzudeuten scheinen, so sind wir in der gutachtlichen Praxis — im Gegensatz zur Beurteilung bei der reinen Tuberkulose — mit der Annahme einer schon völlig inaktiven Tuberkulose zurückhaltend. Die Erfahrung lehrt, daß eine gleichzeitig bestehende Silikose eine Begleittuberkulose im allgemeinen ungünstig beeinflußt und daß infolgedessen bis zur endgültigen Inaktivierung eine längere Zeit einzuräumen ist als bei der reinen Tuberkulose.

Im Verlaufe einer mehr und mehr zur Ruhe kommenden aktiven Tuberkulose bei Silikose muß naturgemäß der zunehmenden Konsolidierung auch in der Rentenhöhe Rechnung getragen werden. Wird der tuberkulöse Begleitprozeß schließlich inaktiv, so liegen die Voraussetzungen zur Anerkennung einer Berufskrankheit gemäß Nr. 35 der VII. Berufskrankheitenverordnung nicht mehr vor. Vielmehr handelt es sich dann um einen Zustand nach einer früher durchgemachten aktiven Siliko-Tuberkulose, die entsprechend dem Grad der hierdurch bedingten Funktionseinbuße nach Nr. 34 der VII. BKVO zu entschädigen ist. Mit einzubeziehen in derartige Folgen mit ihren Auswirkungen auf die Rentenhöhe sind Komplikationen wie Pneumothorax, Exsudat, Empyem und ihre Folgen bzw. auch Zustände nach Resektionen. Auch die tuberkulösen Veränderungen der Hiluslymphknoten als zugehöriger Bestandteil der Lunge sind hier mit zu berücksichtigen.

Eng verbunden hiermit ist die Frage der kausalen Verknüpfung von extrapulmonalen Tuberkulosen und Siliko-Tuberkulose. Im allgemeinen wird man diese Frage bejahen müssen, wenn nachweislich früher ein aktiver tuberkulöser Lungenprozeß in Verbindung mit Silikose vorgelegen hat, der als Ausgangspunkt einer hämatogenen Streuung in Betracht kommt. Natürlich ist darauf zu achten, daß das primäre tuberkulöse Geschehen nicht zu einem Zeitpunkt ablief, als eine Silikose noch nicht vorgelegen hat. Die bekannten zeitlichen Beziehungen, die für die Bejahung einer Zusammenhangsfrage von extrapulmonaler Tuberkulose und aktivem Lungenprozeß zu fordern sind, müssen auch hier im Einzelfall jeweils beachtet werden.

Literatur

AKAZAKI, K., INAGAKI, Y.: On the experimental anthracosis, anthraco-silicosis and the relationship of these to tuberculosis in complication. Tohoku J. exp. Med. **71**, 195—207 (1959).

AKAZAKI, K., MATSUOKA, M.: Studies on experimental silico-tuberculosis. Comparative study with dusts of varying contents of free silica. Tohoku J. exp. Med. **71**, 183—194 (1959).

ANDREWS, N.C., PRATT, P.C., WILT, K.E., KLASSEN, K.P.: Surgical therapy in tuberculosilicosis. Amer. Rev. Tuberc. **77**, 62—72 (1958).

ANSPACH, M.K.: Was kann von einer BCG-Schutzimpfung zur Verhütung einer Siliko-Tuberkulose erwartet werden? Mschr. Tuberk.-Bekämpf. **2**, 240—244 (1959).

APPELMAN, A.C.: Stoflongen met tuberculose bij arbeiters in nederlandse steenkolenmijnen. (Anthraco-silico-tuberculosis in Dutch coalminers. — With a summary.) In: Utrecht: Med. Diss. S. 96 v. 9.6.1953.

ATTYGALLE, D., HARRISON, C.V., KING, E.J., MOHANTY, G.P.: Infective pneumoconiosis. I. The influence of dead tubercle bacilli (B.C.G.) on the dust lesions produced by anthracite, coalmine dust, and kaolin in the lungs of rats and guinea-pigs. Brit. J. industr. Med. **11**, 245—259 (1954).

AUERSBACH, K., BARTMANN, K., KAUFFMANN, G.-W., KREBS, A., SCHÜTZ, I., STEINBRÜCK, P.: Die frühe Erkennung des ungenügenden Effekts der konservativ-chemischen Behandlung bei kavernöser Lungentuberkulose. In: Advances in Tuberculosis Research (H. BIRKHÄUSER, H. BLOCH, G. GANETTI, Hrsg.), Bd. 11, S. 122—192. Basel-New York: Karger 1961.

BAILY, W.C., BROWN, M., BUECHNER, H.A., WEILL, H., ICHINOSE, H., ZISKIND, M.: Silico-mycobacterial disease in sandblasters. Amer. Rev. resp. Dis. **110**, 115—125 (1974).

BALESTRA, G.: Le calcificazioni a guscio d'uovo sono patognomiche della silicosi? Radiol. med. (Torino) **38**, 829—836 (1952).

BALGAIRIES, E.: Recherches sérologiques sur la silicose. Beitr. Silikose-Forsch. Bochum. Bericht über die medizin.-wissenschaftliche Arbeitstagung über Silikose vom 18.—20. Okt. 1951.

BALL, J.D., GILSON, J.C., BERRY, G.: The results of a controlled trial of antituberculous chemotherapy in the early complicated pneumoconiosis of coalworkers. In: Fortschritte der Staublungenforschung (H. REPLOH, H.J. EINBRODT, Hrsg.), Bd. 2, S. 599—606. Dinslaken: Niederrheinische Druckerei GmbH 1967.

BALMES, A., CAZAMIAN, P., PTERNITIS, C., SOULIER, J., VINCENT, P.: Le traitment de la complication tuberculeuse de la silicose du houilleur par les associations d'antibiotiques. Poumon **16**, 431—437 (1960).

BALMES, A. CAZAMIAN, P., SOULIER, J., VINCENT, P.: Résultats de l'électrophorèse dans la silicose et la silicotuberculose. (A propos de 114 observations.) (Société de Médecine du Travail, Montpellier, 26 juin 1954.) Arch. mal. prof. **15**, 560 (1954).

BAUER, H.: Bluteiweißfraktionen bei Silikose und Siliko-Tuberkulose. Arch. Hyg. (Berl.) **133**, 265—270 (1950).

BECKMANN, H., ANTWEILER, H., HILGERS, A.: Elektrophoretische Untersuchungen der Serum-Proteinfraktionen bei Silikosen und Siliko-Tuberkulosen im

Vergleich mit verschiedenen Serumlabilitätsreaktionen. Beitr. Silikose-Forsch. **20**, 1—21 (1953).

Bellander, J.: Fall av stendammslungor vid gjutgodsrensning och nagot om silicos och tuberkulos. Hygiea (Stockh.) **95**, 655—683 (1933).

Bérard, J., Ode, Bogenmann: Formes atypiques de tuberculose et silicose: Les infiltrats localisées. Poumon **12**, 735—741 (1965).

Bérard, J., Porte, Ode, Moulin: Essais de thérapie tissulaire dans la silicose au début. Evolution tuberculeuse consécutive. J. franç. Méd. Chir. thor. **8**, 204—205 (1954).

Berghaus, W.: Beitrag zur Frage Tuberkulose und Vererbung. Arb. Staatsinst. exp. Ther. Frankfurt **36**, 1—67 (1938).

Bergerhoff, W.: Die Silikose der Bergischen Metallschleifer. Arch. Gewerbepath. Gewerbehyg. **8**, 339—411 (1938).

Biasi, W. di: Zur Begutachtung der Silikose. Arch. orthop. Unfall-Chir. **32**, 621—626 (1933).

Biasi, W. di: Schwere Silikose. A. Pathologisch-anatomischer Teil. In: Handbuch der gesamten Unfallheilkunde (F. König, G. Magnus, Hrsg.), Bd. 2, S. 123—164, Stuttgart: Enke 1933.

Biasi, W. di: Die pathologische Anatomie der Silikose. Beitr. Silikose-Forsch. **3**, 1—95 (1949).

Biasi, W. di: Zur pathologischen Anatomie der Silikose. Verh. dtsch. Ges. Path. **33**, 371—377, Aussprache S. 385—393 (1949).

Biasi, W. di: Die pathologische Anatomie der Silikose und Siliko-Tuberkulose. Herbsttagung der Rhein.-Westf. Tuberkulose-Vereinigung am 11.10.1952 in Düsseldorf. Tuberk.-Arzt **7**, 343—350 (1953).

Biasi, W. di: Die pathologisch-anatomische Begutachtung der Silikose und Siliko-Tuberkulose auf Grund der 5. Verordnung. Verh. dtsch. Ges. Arbeitsschutz **1**, 24—32 (1953).

Biasi, W. di: Die versicherungsrechtliche Beurteilung der Silikose und Siliko-Tuberkulose vom pathologisch-anatomischen Standpunkt. Hefte Unfallheilk. **56**, 54—61 (1958).

Böhme, A.: Staublunge und Tuberkulose bei den Bergarbeitern des Ruhrkohlenbezirks. Beitr. Klin. Tuberk. **61**, 364—371 (1925).

Böhme, A.: Die Staublunge der Bergarbeiter besonders in ihrer Beziehung zur Tuberkulose. Klin. Wschr. **5**, 1209—1213 (1926).

Böhme, A.: Die Prognose der Staublungenerkrankung (Silikose). Beitr. Klin. Tuberk. **84**, 119—139 (1934).

Böhme, A.: Tuberkulose und Silikose. Häufigkeit der Tuberkulose in steinstaubgefährdeten Berufen. Zbl. Gewerbehyg. (N.F.) **22**, 101—104 (1935).

Böhme, A.: Zur Frage der Bronchitis der Steinkohlenbergarbeiter. Beitr. Silikose-Forsch. Bochum, 183—186; Diskussionsbemerkungen 186—187 (1951).

Böhme, A.: Bericht. (Tagung der Rhein.-Westf. Tuberkulose-Vereinigung am 29.3.1952 in Düsseldorf). Tuberk.-Arzt **6**, 564 (1952).

Böhme, A., Lucanus, C.: Der Verlauf der Staublungenerkrankung bei den Gesteinshauern des Ruhrkohlengebietes. Schriften aus d. Gesamtgebiet d. Gewerbehygiene (N.F.), H. 33. Berlin: Springer 1930.

Bonniot, A.: Les aspects chirurgicaux de la silico-tuberculose. Lyon chir. **47**, 305—321 (1952).

Bonniot, A.: De l'exérèse pulmonaire pour silico-tuberculose. Lyon chir. **52**, 97—108 (1956).

Boselli, A., Lusardi, C.: La terapia con streptomicina e acido paraminosalicilico della tubercolosi attiva ed aperta associata alla silicosi polmonare. Med. d. Lavoro **41**, 268—277 (1950).

Boselli, A., Della Porta, G.: Rilievi sulla semeiologia disprotidemica e in particolare sui reperti elettroforetici nella silicosi polmonare. Med. d. Lavoro **42**, 326—336 (1951).

Bruce, T.: Silicotuberculosis with special reference to Swedish conditions. Scand. J. resp. Dis., Suppl., **65**, 139—146 (1968).

Brun, J., Viallier, J., Perrin, L.-F.: Tuberculoses pulmonaires atypiques révélatrices de pneumoconiose latente. Arch. Mal. prof. **15**, 393—398 (1954).

Bünemann, G., Klosterkötter, W., Ritzerfeld, W.: Über die Wirkung anorganischer Stäube auf das Wachstum von Mikroorganismen. Arch. Hyg. (Berl.) **147**, 58 (1963).

Burckhardt, P.: Die Silikotuberkulose und ihre Prophylaxe. Schweiz. med. Wschr. **97**, 980—982 (1967).

Byers, P.D., King, E.J.: Experimental infective pneumoconiosis with coal, kaolin and mycobacteria. Lab. Invest. **8**, 647 (1959).

Byers, P.D., King, E.J.: Experimental infective pneumoconiosis with mycobacterium tuberculosis (var. muris and haematite by inhalation and by injection). J. Path. Bact. **81**, 123—134 (1961).

Caplan, A.: Certain unusual radiological appearances in the chest of coal-miners suffering from rheumatoid arthritis. Thorax **8**, 29—37 (1953).

Chapman, J.P., jr., Bumgarner, J.R.: Pulmonary resection in silicotuberculosis. Amer. Rev. Tuberc. **71**, 137—139 (1955).

Chiesura, P., Picotti, G.: La proteina C-reattiva nella diagnostica sierologica della silicosi e delle silicotuberculosi. Folia med. (Napoli) **41**, 981—990 (1958).

Christ, A.: Staubmetastasen und Staubtransport bei Steinhauern. Frankfurt. Z. Path. **29**, 398—418 (1923).

Cochrane, A.L., Cox, J.G., Jarman, T.F.: Pulmonary tuberculosis in the Rhondda Fach. A survey of a mining community. Brit. med. J. **1952**, 843—853.

Cogo, L., Gemelli, D., Scialpi, L.G.: Collossoterapia es exeresi nella silico-tuberculosi. G. ital. Tuberc. **13**, 329—335 (1959).

Cohen, A.C., Glinsky, G.C.: Streptomycin in silicotuberculosis. Dis. Chest **24**, 62—65 (1953).

Courtois, R.: Sur le rôle du germe tuberculeux dans l'étiologie et le méchanisme pathogénique de la silicose pulmonaire. J. path. physiol. travail, No. 10 (1935).

Cummings, D.E.: A study of the types and virulence of tubercle bacilli isolated from tuberculous silicotics. Trans. 31st Ann. Meet. Natl. Tuberc. Assn., p. 148, 1935.

Cummins, S.L.: The anti-bactericidal properties of colloidal silica. Brit. J. exp. Path. **3**, 237—240 (1922).

Cummins, S.L.: Coal miners and tuberculosis. J. State Med. **39**, 526—536 (1931).

Cummins, S.L., Weatherall, C.: Effects of colloidal silica upon the growth of tubercle bacilli in blood. Brit. J. exp. Path. **12**, 245 (1931).

Dickmans, H.: Rundherdpneumokoniose bei Bergleuten. Med. Welt 1276—1279 (1960).

Dickmans, H., Fritze, E.: Das Caplansyndrom (Arthritis bei Silikose). Verh. dtsch. Ges. inn. Med. **65**, 411—414 (1959).

Diehl, K.: Das Erbe als Formgestalter der Tuberkulose. Experimente über die Tuberkulose bei Kaninchen. Biol. Zbl. **66**, 345—371 (1947).

DIEHL, K.: „Gestaltungsfaktoren bei der Tuberkulose" — in besonderer Berücksichtigung der Individualität des befallenen Organismus. In: Handbuch der Tuberkulose (J. HEIN, H. KLEINSCHMIDT, E. UEHLINGER, Hrsg.), Bd. 1, S. 519—636. Stuttgart: Thieme 1958.

DIEHL, K., VERSCHUER, O. VON: Zwillingstuberkulose. Bd. 1 (1933), Bd. 2 (1936). Jena: Fischer.

DOWD, G.R.: A bacteriological study of attenuated (R 1) tubercle bacilli recovered from silicotic and normal guinea pigs. Amer. Rev. Tuberc. 32, 62—72 (1935).

EBINA, T., TAKAHASHI, Y., HASUIKE, T.: Effect of quartz powder on tubercle bacilli and phagocytes. Amer. Rev. resp. Dis. 82, 516—527 (1960).

EGGENSCHWYLER, H.: Schalenförmige Hilusverkalkungen ohne Silikose. Radiol. clin. (Basel) 19, 77—81 (1950).

EICKENBUSCH, F.: Zur Kenntnis der Beziehungen zwischen Tuberkulose und Staublunge. Beitr. Klin. Tuberk. 64, 750—763 (1926).

FEREBEE, S.H.: Controlled chemoprophylaxis trials in tuberculosis. Advanc. Tuberc. Res. 17, 28—106 (1970).

FINULLI, M., GHISLANDI, E.: L'acido neuraminico serico nelle silicosi e nella silicotubercolosi. Med. d. Lavoro 50, 683—687 (1959).

FLETCHER, C.M.: Coalworkers' pneumoconiosis so-called "anthraco-silicosis". Beitr. Silikose-Forsch. Bochum, 119—138 (1951).

FLETCHER, C.M., GOUGH, J.: Coalminers' pneumoconiosis. Brit. med. Bull. 7, 42—46 (1950).

FLETCHER, C.M., MANN, K.J., DAVIES, I., COCHRANE, A.L., GILSON, J.C., HUGH-JONES, P.: The classification of radiographic appearances in coalminers' pneumoconiosis. J. Fac. Radiol. (Bristol) 1, 40—61 (1949).

FOVINO, G.N., PONTIGGIA, P.: L'associazione silico-tubercolare. Contributo allo studio isto-patologico della lesione tubercolare in terreno pneumoconiotico. Ann. med. Sondalo 11, 327—377 (1963).

FRENKEL, A.: Spezielle Pathologie und Therapie der Lungenkrankheiten. Berlin-Wien: Urban & Schwarzenberg 1904.

FRITZE, E.: Über die Bedeutung des Staubes in Steinkohlengruben für die Tuberkulin-Sensitivität. In: Verhandlungen der Deutschen Gesellschaft für Arbeitsmedizin e.V., 12. Jahrestagung in Dortmund vom 25.-28. Okt. 1972. S. 241—248. Stuttgart: Gentner 1973.

FRITZE, E., GUNDEL, E., KOLLMEIER, H., MÜLLER, H.O., PETERSEN, B.: Prophylaxe und Therapie der Siliko-Tuberkulose. In: Fortschritte der Staublungenforschung (REPLOH und EINBRODT, Hrsg.), Bd. 2, S. 339—344. Dinslaken: Niederrh. Druckerei GmbH 1967.

FRITZE, E., GUNDEL, E., LUDWIG, E., MÜLLER, G., MÜLLER, H.O., PETERSEN, B.: Die gesundheitliche Situation von Bergarbeitern einer Kohlenzeche. Dtsch. med. Wschr. 94, 362—367 (1969).

GARDNER, L.U.: Studies on experimental pneumokoniosis. VIII. Inhalation of quartz dust. J. industr. Hyg. 14, 18—38 (1932).

GARDNER, L.U.: Silicosis and its relationship to tuberculosis. Amer. Rev. Tuberc. 29, 1—7 (1934).

GARDNER, L.U.: Inhaled silica and its effect on normal and tuberculous lungs. J. Amer. med. Ass. 103, 743—748 (1934).

GARDNER, L.U.: Third Saranac Laboratory Symposium on Silicosis. S. 70 (1937).

GAUBATZ, E.: Diagnose, Behandlung und Prophylaxe der Tuberkulose bei Silikosekranken. Prax. Pneumol. 18, 711—712 (1964).

GAUTIER, C.: Traitment chirurgical de la tuberculose pulmonaire associée aux pneumoconioses du mineur de charbon. (A propos de 110 observations.) Lille: Taffin-Lefort 1958.

GEBAUER, A.: Erkennungs- und Trennungsmöglichkeiten der Silikose und Tuberkulose im Röntgenbild. Tuberk.-Arzt 1/2, 151—158 (1947/1948).

GEL'FON, I.A.: Der Gehalt an Cholesterin und Harnsäure im Blut bei Silikose und Silikotuberkulose. In: Die Bekämpfung der Silikose. Bd. 4, S. 122—124. Moskau: 1959.

GERNEZ-RIEUX, CH., BALGAIRIES, E., FOURNIER, P., VOISIN, C.: Une manifestation souvent méconnue de la pneumoconiose des mineurs: la liquéfaction aseptique des formations pseudo-tumorales. Sem. Hôp. Paris 34, 9 (1958).

GERNEZ-RIEUX, CH., BALGAIRIES, E., VOISIN, C., FOURNIER, P.: Pneumoconio-tuberculosis. Results of medical and combined medical-surgical therapy. Amer. Rev. resp. Dis. 82, 835—842 (1960).

GERNEZ-RIEUX, CH., TACQUET, A., DEVULDER, B., VOISIN, C., TOMMEL, A., AERTS, C., POLICARD, A., MARTIN, J.CH., LE BOUFFANT, L., DANIEL, H.: Experimental study of interactions between pneumoconiosis and mycobacterial infections. Ann. N.Y. Acad. Sci. 200, 106—126 (1972).

GERNEZ-RIEUX, CH., TAQUET, A., MACQUET, V.: Etude du pouvoir pathogène pour l'animal des mycobactéries atypiques — Influence du virus grippal et du quartz sur l'infection expérimentale. Ann. Inst. Pasteur (Lille) 10, 9 (1958/1959).

GERSTEL, G.: Über die Veränderungen der Lungenblutgefäße bei Staublungenkranken. Veröff. Gewerbe-Konstit.-path. (Jena) 35, 42 (1933).

GIESE, W.: Die schwielige Induration der Lungenlymphknoten. Beitr. path. Anat. 90, 555—622 (1932/33).

GIULIANO, V., BARIFFI, F.: Indagini in vitro e rilievi sperimentali sulla silico-tubercolosi. Arch. Tisiol. 13, 944—950 (1958).

GÖRNHARDT, H.: Über die Genese der pneumokoniotischen Lungenindurationen. Arch. Gewerbepath. Gewerbehyg. 4, 280—309 (1933).

GÖTHE, C.-J.: Effect of BCG on translocation of quartz dust from the lungs to their regional lymph nodes. An experimental study on rats. Scand. J. resp. Dis. 49, 227—235 (1968).

GÖTHE, C.-J., SWENSSON, A.: Effect of BCG on lymphatic lung clearance of dusts with different fibrogenicity. An experimental study on rats. Arch. environm. Hlth. 20, 579—585 (1970).

GÖTHE, C.-J., SWENSSON, A., NORVIIT, L.: Effect on the lungs and their regional lymph nodes of BCG and quartz dust. An experimental study on rats. Scand. J. resp. Dis. 49, 207—226 (1968).

GOUGH, J.: The pathology of pneumoconiosis. Postgrad. med. J. 25, 611—618 (1949).

GOUGH, J.: The pathological diagnosis of emphysema. Proc. roy. Soc. Med. 45, 576—577 (1952).

GOUGH, J., HEPPLESTON, A.G.: The pathology of the pneumoconioses. In: A symposium on industrial pulmonary diseases (E.J. KING, C.M. FLETCHER, Eds.), p. 23—36. London: J. & A. Churchill 1960.

GOUGH, J., JAMES, W.R.L., WENTWORTH, J.E.: A comparison of the radiological and pathological changes in coalworkers' pneumoconiosis. J. Fac. Radiol. (Bristol) **1**, 28—39 (1949).

GRAVENKAMP, H.: Vergleichende Untersuchungen über die klinisch-röntgenologische und die pathologisch-anatomische Beurteilung der Silikose. Beitr. Silikose-Forsch. **42**, 35—64 (1956).

GRAVENKAMP, H.: Ergebnisse histologischer Sputumuntersuchungen bei kavernösen Silikotuberkulosen. In: Naturwiss. Reihe (Darmstadt) **66**, 570—576 (1958).

GROSS, P., WESTRICK, M.L., MCNERNEY, J.M.: Tuberculo-silicosis: a study of its synergistic mechanism. J. occup. Med. **2**, 571—575 (1960).

GRZYBOWSKI, ST.: Tuberculosis: its prevention and management with special reference to silicosis. Toronto/Ont.: McIntyre Research Foundation, Industrial Medicine and Surgery 1964.

HAEFLIGER, E., BISCHOFF, K.: Probleme der Lungentuberkulose jenseits des 50. Altersjahres. In: Die Tuberkulose in der ärztlichen Praxis (A. WERNLI-HÄSSIG, Hrsg.), S. 74—86. Basel-New York: Karger 1954.

HASUIKE, T.: Influences of dusts particles on the intracellular multiplication of BCG in tissue culture. Sc. Rep. Res. Tohoku Univ. **9**, 255—264 (1960).

HAUBRICH, R.: Über die Röntgencharakteristik der Silicosen nach Staubberufen. Fortschr. Röntgenstr. **74**, 385—408 (1951).

HAYLER, K.: Schwere Silikose der Lungen mit Beteiligung benachbarter Organe, besonders Lymphdrüsen. Röntgenpraxis **10**, 844—846 (1938).

HEINE, W.: Die Serodiagnostik der Tuberkulose in ihrer Bedeutung für die Differentialdiagnose der Pneumokoniosen, insbesondere der Silikose und der Lungentuberkulose. Klin. Wschr. **19**, 1227—1231 (1940).

HENDRIKS, CH.A.M., BLEIKER, M.A.: Tuberculin sensitivity in coal miners with pneumoconiosis. Tubercle (Edinb.) **45**, 379—383 (1964).

HEPPLESTON, A.: Coal workers' pneumoconiosis. Pathological and etiological considerations. Arch. industr. Hyg. **4**, 270—288 (1951).

HIRSCH, J.G.: Charcoal media for the cultivation of tubercle bacilli. Amer. Rev. Tuberc. **70**, 955—976 (1954).

HIRSCH, J.G.: Studies on EGG-yolk growth factors for tubercle bacilli. Amer. Rev. Tuberc. **70**, 977—988 (1954).

HIRSCH, J.G.: The use of charcoal in diluents for tubercle bacilli. Amer. Rev. Tuberc. **70**, 989—994 (1954).

HIRSCH, J.G.: The use of triton WR 1339 and of malachite green in charcoal media for tubercle bacilli. Amer. Rev. Tuberc. **71**, 894—897 (1955).

HIRSCH, W., LIEBAU, H.: Die Lungentuberkulose im Röntgenbild. Leipzig: Thieme 1951.

HOLTERMANN, F.: Die Lungentuberkulose in den verschiedenen Landesteilen Deutschlands. Geringe Sterblichkeit im Kohlenbergbau. Beitr. Klin. Tuberk. **88**, 176—180 (1936).

HOLZAPFEL, L.: Beeinflussung des Tuberkulosewachstums durch Quarzstaub. Naturwissenschaften **34**, 218 (1947).

HOWLETT, K.S., JR., WARRING, F.C., JR.: Response to treatment in silicotuberculosis. Arch. environm. Hlth. **9**, 343—354 (1964).

HUEBSCHMANN: Siehe ICKERT (1924).

HUSTEN, K.: Die Staublungenerkrankung der Bergleute im Ruhrkohlenbezirk. (Ergebnisse pathologisch-anatomischer Untersuchungen.) Veröff. Gewerbe-Konstit. path. (Jena) **29**, 54 (1931).

HUSTEN, K.: Die Steinstauberkrankungen der Ruhrbergleute. Klin. Wschr. **10**, 506—508 (1931).

HUSTEN, K.: Diskussionsbemerkung in: Bericht über die medizinisch-wissenschaftliche Arbeitstagung über Silikose vom 18.—20.10.1951. Beitr. Silikose-Forsch. 157—158 (1951).

ICKERT, F.: Staublunge und Tuberkulose bei den Bergleuten des Mansfelder Kupferschieferbergbaues. Dtsch. med. Wschr. **50**, 832—834 (1924).

ICKERT, F.: Staublunge und Staublungentuberkulose. In: Die Tuberkulose und ihre Grenzgebiete in Einzeldarstellung (L. BRAUER, H. ULRICI, Hrsg.), Bd. 4. Berlin: Springer 1928.

ICKERT, F.: Über die Disposition zur Staublunge, zur Staublunge mit Tuberkulose und zur Staublungentuberkulose. Z. Tuberk. **60**, 134—143 (1931).

ICKERT, F.: Staublunge und Tuberkulose. Ergebn. Tuberk.-Forsch. **3**, 431—514 (1931).

IRMSCHER, G.: Eierschalenverkalkung am Hiluslymphknoten ohne Silikose. In: Die Staublungenerkrankungen (K.W. JOETTEN, W. KLOSTERKÖTTER, G. PFEFFERKORN, Hrsg.), Bd. 2. Darmstadt: Steinkopf 1954.

IRMSCHER, G., VORPAHL, K.: Silikosen und Silikotuberkulose nach kurzen Expositionszeiten. Mschr. Tuberk.-Bekämpf. **15**, 97—124 (1972).

IRVINE, L.G.: In: SIMSON, F.W., STRACHAN, A.S., IRVINE, I.G.: Silicosis in South Africa. A symposium on the histopathology, pathological anatomy and radiology of the disease. Proc. Transvaal Mine Med. Off Ass. Spec. Suppl. (1930).

JACOB, G.: Brauchbarkeit verschiedener Modifikationen der polarographischen Serumreaktion zur Abgrenzung der Frage aktive–inaktive Silikotuberkulose. Ärztl. Wschr. **13**, 1114—1116 (1958).

JACOB, G.: Neueste Ergebnisse der Polarographie bei der Silikose und Siliko-Tuberkulose für ihre Differentialdiagnostik. Naturwiss. Reihe (Darmstadt) **66**, 570—576 (1958).

JACOB, G., BÜCHNER, M.: Ergebnisse der polarographischen Serumreaktion bei Silikose und Silikotuberkulose. Beitr. Silikose-Forsch. **40**, 33—45 (1955).

JAMES, W.R.L.: The relationship of tuberculosis to the development of massive pneumokoniosis in coal workers. Brit. J. Tuberc. **48**, 89—96 (1954).

JANOVIEC, M., KAMIENSKA, I., SLOPEK, ST.: The value of Middlebrooks and Dubos hemaglutination reaction in the diagnosis of pulmonary silico-tuberculosis. Med. Pracy **6**, 309—312 (1955).

JENTGENS, H.: Medikamentöse Behandlung der Tuberkulose. Dtsch. med. Wschr. **99**, 1627—1630 (1974).

JÖTTEN, K.W.: Schwere Silikose. B. Hygienischer Teil. Zur Silikosisfrage. In: Handbuch der gesamten Unfallheilkunde (F. KÖNIG, G. MAGNUS, Hrsg.), Bd. 2, S. 164—185 (1933).

JÖTTEN, K.W.: Die Bedeutung der freien kristallinischen Kieselsäure (SiO_2) für das Zustandekommen der Silikosis und Siliko-Tuberkulosis. Nachtrag. Med. Welt **10**, 1685—1686 (1936).

JÖTTEN, K.W.: Ein experimenteller Beitrag zur Frage der Bedeutung der freien kristallinischen Kieselsäure für das Zustandekommen und die Verhütung von Silikose und Tuberkulose. Reichsarbeitsblatt **21**, (N.F.) T. III, Arbeitsschutz 194—202 (1941).

JÖTTEN, K.W., POPPINGA, H.: Die Bedeutung der freien kristallinischen Kieselsäure (SiO_2) für das Zustandekommen der Silikosis und Siliko-Tuberkulosis. Med. Welt **10**, 545−550 (1936).

KARDOS, K.: Silikotuberkulose-Fragen. Tuberkulózis **20**, 360 (1967).

KENÉZ, J.: „Alterstuberkulose" und praktischer Arzt. Med. Klin. **48**, 2149−2152 (1960).

KING, E.J.: Experimental infective pneumoconiosis. In: Proceedings of the pneumoconiosis conference, held at the University of Witwatersrand, Johannesburg, 9.−24.2.1959 (A.J. ORENSTEIN, Ed.), p. 301−321. London: J. & A. Churchill 1960.

KING, E.J.: Recent research in pneumoconiosis. Pneumoconiosis − modern trends. London: The Chest and the Heart Association 1961.

KING, E.J., SIVALINGAM, S., TREVELLA, A.: − Infective Pneumoconiosis: variable coal with constant tuberculosis. − Arch. environm. Hlth. **7**, 33 (1963).

KING, E.J., WRIGHT, B.M., RAY, S.C., HARRISON, C.V.: Effect of aluminium on the silicosis-producing action of inhaled quartz. Brit. J. industr. Med. **7**, 27−36 (1950).

KING, E.J., YOGANATHAN, M., HARRISON, C.V., MITCHISON, D.A.: Experimental infective pneumoconiosis. − V. Massive fibrosis of the lungs produced by coal-mine dust and Mycobacterium tuberculosis var. Muris (Vole bacillus). Arch. Ind. Health **16**, 380 (1957).

KIRCH, E.: Die oberfränkische Porzellanstaublunge in pathologisch-anatomischer Beleuchtung. Beitr. Silikose-Forsch. **25**, 1−29 (1953).

KLIPPEL, J.: Klinisches und röntgenologisches Erscheinungsbild der Porzellanstaublunge. Selb: Dietrich 1967.

KLOSTERKÖTTER, W., RITZERFELD, W.: Zur Wirkung von Stäuben auf das Wachstum von Bakterien. In: Untersuchungen auf dem Gebiet der Staub- und Silikosebekämpfung im Steinkohlenbergbau. Detmold: Bösmann 1963.

KOELSCH, F.: Porzellanindustrie und Tuberkulose. Gewerbehygienische Untersuchungen. Beitr. Klin. Tuberk. **42**, 184−282 (1919).

KOELSCH, F., KAESTLE, K.: Arbeitsmedizinische Untersuchungen über die Wirkungen verschiedener Mineralstaub-Arten. Beil. Reichsarbeitsblatt T. III, **26**, (1929).

KOLLMEIER, H., BAUMANN, H., MÜLLER, H.O., GUNDEL, E., PLECHL, S. CH.: Tuberkulinempfindlichkeit und Staubexposition. Prax. Pneumol. **23**, 766−772 (1969).

KOLLMEIER, H., FICHTEL, C.H.: Untersuchungen des Sterbealters Siliko-Tuberkulose-Kranker. Beitr. Klin. Tuberk. **134**, 228−238 (1967).

KOLLMEIER, H., ILGNER, M., VOSS, H., WINKLER, E.: Siliko-Tuberkulose und Ethambutol-Behandlung. Med. Klin. **63**, 964−967 (1968).

KOVÁCS, N.: Zur Frage des Tuberkelbacillen-Nachweises im Blut. Wien. klin. Wschr. **3**, 72−76 (1936).

KREUSER, F.: Über die Verlaufsart und Ausbreitung der Tuberkulose im Wohngebiet keramischer Arbeiter. Beitr. Klin. Tuberk. **63**, 530−538 (1926).

KÜPPER, A.: Die Tuberkulosesterblichkeit der Bergleute. Tuberk.-Arzt **1/2**, 44−46 (1947/1948).

LANG, F.: Die Staublungen in der Schweiz. Gesundh. u. Wohlf. **32**, 88−106 (1952).

LENT, H., GRAVENKAMP, H.: Klinisch-röntgenologische Beurteilung verschiedener Silikose-Formen mit autoptischer Kontrolle. Beitr. Silikose-Forsch. **62**, 1−76 (1959).

LEU, H.J.: Zur Morphologie der Silikose mit Tuberkulose. Schweiz. Z. Tuberk. **10**, 448−466 (1953).

LOCHTKEMPER, J.: Beitr. Silikose-Forsch. Bochum, 116−117 (1951).

LOMMEL, F.: Über Beurteilung und Verhütung der Silikose (Staublungenkrankheit). Dtsch. med. Wschr. **65**, 871−875 (1939).

LOWELL, A.M.: A view of tuberculosis morbidity and mortality fifteen years after the advent of the chemotherapeutic era. 1947−1962. In: Advances in tuberculosis research (H. BIRKHÄUSER, H. BLOCH, G. CANETTI, Eds.), vol. 15, p. 55−124. Basel-New York: Karger 1966.

LURIE, M.B.: Heredity, constitution and tuberculosis, and experimental study. Rev. Tuberc. **44**, Suppl., 1−124 (1941).

LYDTIN, K.: Über Tuberkulose und ihre Behandlung im vorgerückten Alter. Münch. med. Wschr. **102**, 353−358 (1960).

MAASSEN, W.: Ergebnisse und Bedeutung der Mediastinoskopie und anderer thoraxbioptischer Verfahren. Berlin-Heidelberg-New York: Springer 1967.

MALATINSKÝ, L., BERENCSI, G.: Flüssiger Nährboden mit aktiver Kohle zur Isolierung von Mycobacterium tuberculosis. Rozhl. Tuberk. **17**, 135−136 (1957).

MALOV, V.V., KOVALCHUK, A.A.: Versuch der Behandlung von Siderosilikotuberkulosen durch Verabreichen von Prednisolon in Verbindung mit anderen antibakteriellen Präparaten. Gig. Tr. prof. Zabol. **8**, 34−39 (1963).

MANN, K.J.: Radiological study of relationship between tuberculosis and pneumokoniosis in coal miners. Thorax **6**, 43−55 (1951).

MIALL, W.E., OLDHAM, P.D., COCHRANE, A.L.: The treatment of complicated pneumoconiosis with isoniazid. Brit. J. industr. Med. **11**, 186−191 (1954).

MINETTE, A.: Diskussionsbeitrag zur Rolle der zweitrangigen Phänomene bei der Entstehung der Pneumokoniosen. In: Grundlagenforschungen über die Pneumokoniosen. Schriftenreihe Arbeitshygiene und Arbeitsmedizin Nr. 10. Luxemburg: Kommission der Europäischen Gemeinschaften 1970.

MOGINIER, H.: Aspects de la complication tuberculeuse dans la silicose des mineurs valaisans. Z. Unfallmed. Berufskr. **43**, 51−66, 128−135 (1950).

MONACO, A.: La silico-tubercolosi. Rif. med. **26**, 701−714 (1963).

MONACO, A., TOCCO, C.: Risultati a distanza della collapsoterapia chirurgica in malati affetti da silicotubercolosi. Gazz. int. Med. Chir. **62**, 58−73 (1957).

MORROW, C.S.: The results of chemotherapy in silicotuberculosis. Amer. Rev. Tuberc. **82**, 831−834 (1960).

MORROW, C.S., KANTOR, M.: Silicotuberculosis. Results of medical and combined medical-surgical therapy. Amer. Rev. Tuberc. **78**, 524−535 (1958).

MÜLLER, K.H., PFEIFFER, K.: Synopsis röntgenologischer und pathologisch-anatomischer Befunde des Bronchial-Systems bei gutartigen Lungenerkrankungen. Wissenschaftliche Tagung der Rheinisch-Westfälischen Röntgengesellschaft in Dortmund-Hacheney, 27. 9. 1975.

NEEF, W.: Die Behandlung der zu entschädigenden Siliko-Tuberkulose mit Chemotherapeutika und Antibiotika. Beitr. Silikose-Forsch. **30**, 31−47 (1954).

O'Neill, R.P., Robin, E.D.: Relations of pneumoconiosis and pulmonary tuberculosis. Arch. environm. Hlth. **8**, 873—881 (1964).

Neubert, H., Pittroff, R.: Berufskrankheiten in der gewerblichen Wirtschaft. Schriftenreihe des Hauptverbandes der gewerblichen Berufsgenossenschaften e.V. Bonn: 1972.

Nicod, J.L.: Sans tuberculose n'y a-t-il vraiment pas de silicose évolutive? Presse méd. **57**, 51—52 (1949).

Nizinski, St.: The value of adrenocorticotropic hormone in the treatment of silicosis and silico-tuberculosis. Gruźlica **26**, 407—417 (1958).

Norviit, L.: Individuelle Disposition für Silikose. Lymphogene Lungenreinigung und Tuberkulose. Arch. Gewerbepath. Gewerbehyg. **17**, 463—484 (1959).

Norviit, L.: Die Bedeutung von Primärtuberkulose und anderen Lungeninfektionen für die Entstehung der Silikose. Arch. Gewerbepath. Gewerbehyg. **20**, 587—603 (1964).

Norviit, L., Biasi, W. di: Bioptische Lymphknotenuntersuchungen nach Daniels bei Silikose. Arch. Gewerbepath. Gewerbehyg. **16**, 503—510 (1958).

Norviit, L., Swensson, A., Göthe, C.-J.: The influence of BCG on experimental silicosis and on the clearance of quartz dust from the lungs. In: Fortschritte der Staublungenforschung (H. Reploh, H.J. Einbrodt, Hrsg.), Bd. 2, S. 569—573. Dinslaken: Niederrheinische Druckerei GmbH 1967.

Nowak, J.: Quelques indications d'exérèse pulmonaire et leurs résultats proches: deux cas de silico-tuberculose et deux cas de tuberculose grave. Rev. méd. Liège **11**, 22—32 (1956).

Occhialini, B.: L'aspirazione endocavitaria nella silicotubercolosi. Ann. med. Sondalo **11**, 273—291 (1963).

Ochs, D., Rosenkranz, K.A.: Zur Anwendung von Nebennierenrindenhormonen bei Siliko-Tuberkulose. Medizinische **49**, 2393—2396 (1959).

Olejniček, M., Sklénař, V.: Our experiences with the hospital treatment of coniotuberculosis. Rozhl. Tuberk. **20**, 352—360 (1960).

Otto, H.: Versicherungsumfang der Silikotuberkulose nach pathologisch-anatomischen Gesichtspunkten. In: Aktuelle Probleme der Staublungenforschung (H. Hofmann, Hrsg.), S. 31—35. Stuttgart: Thieme 1962.

Otto, H.: Morphologie und pathologisch-anatomische Begutachtung der Silikose. Würzburg: Graßer 1963.

Otto, H., Breining, H.: Die Silikose in der Porzellanindustrie. Schriftenreihe „Die Berufskrankheiten in der keramischen und Glas-Industrie", Heft 3. Hrsg.: Berufsgenossenschaft der keramischen und Glas-Industrie, Würzburg, 1959.

Otto, H., Hinüber, G. v.: Zur Häufigkeit des Emphysems, der Tuberkulose und des Bronchuskarzinoms bei Staublungenerkrankungen. Prax. Pneumol. **26**, 145—158 (1972).

Pagnamenta, C.: Über Bluteiweiß-Untersuchungen bei 88 Fällen von Silikose. Vjschr. Naturforsch. Ges. Zürich **95**, Beih. 2/3 46—51 (1950).

Parrisius, W.: Diskussionsbemerkungen. In: Bericht über die medizinisch-wissenschaftliche Arbeitstagung über Silikose vom 18.—20. Okt. 1951. Beitr. Silikose-Forsch. Bochum, 113—114 (1951).

Parrisius, W., Im Brahm, K.: Steinstaublunge bei Zwillingspaaren. Med. wiss. Beitr. Ruhr-Knappschaft Bochum **2**, 111—112 (1953).

Pernis, B.: Untersuchung über die Pathogenese der massiven progressiven Mischstaub-Fibrose. In:

Grundlagenforschungen über die Pneumokoniosen. Florenz, 16.—18. Okt. 1968. Schriftenreihe Arbeitshygiene und Arbeitsmedizin — Nr. 10. S. 417—439. Luxemburg: Kommission der Europäischen Gemeinschaften (EGKS) 1970.

Policard, A.: Le nodule silicotique pulmonaire. Presse méd. **40**, 1495—1499 (1932).

Policard, A.: Sur la nature tuberculeuse du nodule pneumoconiotique. Ann. Méd. lég. **15**, 126—133 (1935).

Policard, A., Martin, E.: Étude statistique sur les modifications pulmonaires observées chez les mineurs travaillant dans les poussières de rocher. Bull. Acad. Méd. (Paris) **104**, 333—343 (1930).

Policard, A., Martin, J.C., Daniel, H., Bouffant, L. le, Gernez-Rieux, Ch., Tacquet, A., Devulder, G., Gaudier, B.: Die Wechselwirkungen „Stäube/Infektion" auf dem Niveau der Lunge. In: Grundlagenforschungen über die Pneumokoniosen. Florenz, 16.—18. Oktober 1968. Schriftenreihe Arbeitshygiene und Arbeitsmedizin — Nr. 10. S. 373—415. Luxemburg: Kommission der Europäischen Gemeinschaften (EGKS) 1970.

Pontiggia, P., di Stefano, A., di Marinis, F.: Möglichkeit einer chirurgischen Behandlung der Silikotuberkulose. Ann. med. Sondalo **14**, 173—199 (1966).

Pope, A.S., Zacks, D.: Epidemiological aspects of silicosis and tuberculosis. Amer. Rev. Tuberc. **32**, 229—242 (1935).

Price, R.M.: The influence of silica upon the growth of the tubercle bacillus. Canad. J. Res. **7**, 617 (1932).

Prignot, J.: La réaction de Middlebrook-Dubos dans la silicose et la silicotuberculose des houilleurs. Arch. belges Méd. soc. **13**, 17—25 (1955).

Prignot, J.: Le fibrinogène sanguin dans la silicose et la silico-tuberculose des houilleurs. Arch. belges. Méd. soc. **13**, 423—428 (1955).

Prignot, J.: Le traitement de la tuberculose des houilleurs. Poumon **14**, 953—992 (1958).

Radenbach, K.L.: Zum gegenwärtigen Stand der antituberkulösen Chemotherapie. Internist **14**, 100—110 (1973).

Radenbach, K.L.: Chemoprophylaxe und präventive Chemotherapie gegen Tuberkulose im Erwachsenenalter (Übersicht). Prax. Pneumol. **28**, 954—963 (1974).

Radino, G.: Potere anti-jaluronidasico del siero di sangue nella silicosi e nella silico-tubercolosi. Arch. Sci. med. **101**, 508—514 (1956).

Ramsay, J.H.R., Pines, A.: Results of treatment of pneumoconiosis complicated by tuberculosis. Brit. med. J. **1959**, 345—348.

Raule, A., Grisler, R.: Primi risultati clinici ottenuti nella silicotubercolosi mediante trattamento con dosi massive di propionato die testosterone. Med. d. Lavoro **43**, 4—8 (1952).

Razemon, P., Balgairies, E., Nadiras, P.: La chirurgie d'exérèse dans la tuberculose du houilleur attent de pneumoconiose. Indications, résultats. Compt. rend. des Journées Françaises de Path. Min., Paris, 23.—24.10.1958.

Razemon, P., Ribet, M.: Traitement chirurgical de la tuberculose pulmonaire évoluant chez les mineurs pneumoconiotiques de silicotiques. Poumon **16**, 185 (1960).

Reale, L.: Il test della proteina-C nella silicosi e nella silicotubercolosi polmonare. Rass. Fisiopat. clin. ter. **29**, 1008—1018 (1957).

REICHMANN, V.: Zur Begutachtung der Silikose mit Demonstration von Röntgenbildern. Arch. orthop. Unfall-Chir. **32**, 616−621 (1933).

REICHMANN, V.: Schwere Silikose (Klinischer Teil). In: Handbuch der gesamten Unfallheilkunde (F. KÖNIG, G. MAGNUS, Hrsg.), Bd. 2, S. 185−216. Stuttgart: Enke 1933.

REICHMANN, V.: Kurzer Überblick über den Stand der Silikoseforschung nebst einem Beitrag über die röntgenologischen und klinischen Beziehungen der Silikose zur Tuberkulose. Beitr. Silikose-Forsch. **1**, 27 (1949).

RENARD, J., CHRÉTIEN, J., CHEMINAT, J.C., BERTRAND, Y.: La biopsie pré-scalénique dans la silicose. Poumon **1**, 73−87 (1962).

RIBBERT, H.: Über primäre Tuberkulose und über die Anthrakose der Lungen und der Bronchialdrüsen. Dtsch. med. Wschr. **32**, 1615−1617 (1906).

RIVERS, D., JAMES, W.R.L., DAVIES, D.G., THOMSON, S.: The prevalence of tuberculosis at necropsy in progressive massive fibrosis of coalworkers. Brit. J. industr. Med. **14**, 39−42 (1957).

ROCHE, L., MOREL, P.: Cavités intra-pulmonaires visibles sur les tomographies de silicotiques. J. franç. Méd. Chir. thor. **6**, 276−277 (1952).

RÖSSLE, R.: Über die Tuberkulose der Staubarbeiter, im besonderen im Porzellangewerbe. Beitr. Klin. Tuberk. **47**, 325−335 (1921).

ROSENBLATT, W.: Chemoprophylaxe und präventive Chemotherapie der Tuberkulose in den USA. Prax. Pneumol. **28**, 941−954 (1974).

ROTH, H.: Ergebnisse der Behandlung der Siliko-Tuberkulose. In: Aktuelle Probleme der Staublungenforschung (H. HOFMANN, Hrsg.), S. 111−119. Stuttgart: Thieme 1962.

SACCHITELLI, F.: Il comportamento della plasmalipasi tributirrinolitica nella silicosi e nella silicotubercolosi. Folia med. (Napoli) **41**, 1137−1144 (1958).

SACCHITELLI, F., ODAGLIA, G.: Das Verhalten der Plasmalipase bei silikotischen und silikotuberkulösen Personen. 13. Intern. Kongreß für Berufserkrankungen, 25.−29.7.1960. Abstracts. S. 416. New York 1960.

SADLER, R.L.: Sputum-positive coalworkers' pneumoconiosis and drug therapy. Brit. J. Tuberc. **52**, 163−166 (1958).

SAITA, G., MARTELLI, E.A.: Crioemoagglutinine e attività anticomplementare del siero nei silicotici e silicotubercolotici. Med. d. Lavoro **47**, 367−376 (1956).

SALOTTO, B.: Ripetuta emissione di calcoli polmonari attraverso le vie naturali in un caso di tubercolocalicosi evoluto benignamente. Acta med. patav. **1**, 386−414 (1940).

SAUPE, E.: Über einen Fall von „Erbsenkrankheit" mit Lungenfistel. Arch. Gewerbepath. Gewerbehyg. **1**, 735−739 (1930).

SAUVAGE, R., MERLIER, M., CABANNE, F.: Les exérèses pulmonaires en silicotuberculose. Poumon **16**, 263−276 (1960).

SCHAMAUN, M.: Möglichkeiten und Grenzen der operativen Behandlung der Siliko-Tuberkulose. Ther. Umsch. **17**, 272−281 (1960).

SCHEPERS, G.W.H.: Silicosis and Tuberculosis. Conference on silicosis and other industrial pulmonary diseases, Oct. 7, 8 and 9, 1963. Toronto, Ont.: McIntyre Research Foundation, Industrial Medicine and Surgery, 1964.

SCHEPERS, G.W.H., DELAHANT, A.B., FEAR, E.J.,

SCHMIDT, J.G.: The biological action of degussa submicron amorphous silica dust (dow corning silica). IV. Studies on guinea pigs infected with tuberculosis. Arch. industr. Health **16**, 363−379 (1957).

SCHMIDT: Gutachtliche Silikosefragen in pathologisch-anatomischer Sicht. In: Die Silikose in der keramischen und Glas-Industrie. Silikose-Tagung in Würzburg am 27.4.1957. Hrsg. von der BG der keramischen und Glas-Industrie, Würzburg. Heft 1, S. 53−62, 1957.

SCHMIDT, H.: Über das Verhalten der Blutsenkung und des Blutbildes bei Silikosen und Siliko-Tuberkulosen. Beitr. Silikose-Forsch. **2**, 35−47 (1949).

SCHMIDT, H.: Pathologisch-anatomische Betrachtungen über die Siliko-Tuberkulose im Hinblick auf die ärztliche Begutachtung. (Arbeitstagung in Heidelberg-Rohrbach am 17.9.1960.) Silikose und Tuberkulose in der keramischen Industrie. H. 8, S. 7−20. Würzburg 1960.

SCHNURER, L., ALLISON, W.C., BOUCEK, C.M., HAYTHORN, S.R.: Pneumoconiosis in the Pittsburgh district, based on a study of 2500 post mortem examinations made in Pittsburgh hospitals. J. industr. Hyg. **17**, 294−297 (1935).

SCHRÖDTER, S., STRIETZEL, G.: Tierexperimenteller Beitrag zur Frage einer gegenseitigen Beeinflussung von BCG-Immunisierung und Ablauf einer Silikose. Frankfurt. Z. Path. **67**, 538−549 (1956).

SCHUDEL, W.: Studien zur Beziehung zwischen Gießerei-Silikose und Tuberkulose. Arch. Gewerbepath. Gewerbehyg. **17**, 643−650 (1960).

SCHÜTZ, I.: Problematik der Ethambutol-Dosierung. Pneumonologie **145**, 389 (1971).

SCHULTE, G., SCHÜTZ, H.: Wert der Körperschichtaufnahme für die Staublungen-Diagnostik. Dtsch. Tuberk.-Blatt **11**, 285−292 (1937).

SCHWALEN, N., VOGT, K.H., STAHLMANN, W., WORTH, G.: Papierelektrophoretische Untersuchungen der Serumproteine bei der Silikose, Siliko-Tuberkulose und Tuberkulose. Arch. Gewerbepath. Gewerbehyg. **19**, 197−214 (1962).

SENKEVICH, N.A., KAMITEEVSKAYA, T.N., SOSMINA, J.K.: Sur le traitement de la silicotuberculose (en russe). Gig. Tr. prof. Zabol. **8**, 24−30 (1963).

SEPKE, G.: Heilung einer offenen Tuberkulose bei schwerer Silikose? Z. Tuberk. **114**, 387−390 (1960).

SEPKE, G.: Einführung in die Diagnostik und Begutachtung der Siliko-Tuberkulose. Jena: VEB Gustav Fischer 1961.

SEPKE, G.: Zur Siliko-Tuberkulose und ihrer Prophylaxe. Z. Tuberk. **123**, 129−132 (1965).

SEPKE, G.: Einführung in die Diagnostik und Begutachtung der Silikotuberkulose. 2. Aufl. Jena: VEB Gustav Fischer 1966.

SILBERKUHL, W., MÜLLER, W.: Was leistet das Röntgenschichtverfahren in der Begutachtung und Bekämpfung der Silikose und Siliko-Tuberkulose? Fortschr. Röntgenstr. **59**, 233−241 (1939).

SIMON, K.: Prophylaxe und präventive Chemotherapie gegen Tuberkulose im Kindesalter. Prax. Pneumol. **28**, 964−968 (1974).

SOMEYA, S., HAYASASHI, O., KUSAMA, H., SAKABE, H., OHI, T.: Influence of various dusts on reaction of guinea-pigs against BCG inoculation. 11. Influence of alumina, diatomaceous earth, acid clay, titanium dioxyde dusts. Ann. Rep. Japan. Ass. Tub. **1**, 63 (1956).

Sonnet, J., Prignot, J.: Les glycoprotéines sériques dans la silicose et la silico-tuberculose des houilleurs. Arch. Gewerbepath. Gewerbehyg. **14**, 447—460 (1956).

Spiess, H.: Chemoprophylaxe und präventive Chemotherapie gegen die Tuberkulose. Dtsch. Med. Wschr. **84**, 1410—1415 (1959).

Staines, E.: Prednisolone and antimicrobial agents in the treatment of silicotuberculosis. Rev. med. Tuberc. **18**, 478—486 (1957).

Steenken, W., jr., Raleigh, J.W., Smith, M.M.: The pathogenicity of isoniazidresistant, catalase-negative tubercle bacilli for the silicotic host (guinea pig). Amer. Rev. resp. Dis. **83**, 208—212 (1961).

Steiger, J.: Siliko-Tuberkulose. Schweiz. Z. Tuberk. **8**, 310—328 (1951).

Steiner, P.M.: Remarques sur la tuberculose des silicotiques de la Suisse romande. Arch. Gewerbepath. Gewerbehyg. **13**, 517—521 (1955).

Stivelmann, B.P.: Broncholithiasis. Amer. Rev. Tuberc. **18**, 430—434 (1928).

Stojadinović, M.: La silicose des enfants. Rec. travaux Ac. Serbe Sc. **2**, 131—134 (1954).

Strachan, A.S., Simson, F.W.: La pathologie de la silicose dans le Witwatersrand. (Étude préliminaire.) In: Compte rendu de la conférence internationale tenue à Johannesburg du 13 au 27 août 1930: La silicose, p. 243—270 (1930).

Taquet, A., Jarry, J.J., Balgeries, E.: Le traitement des pneumoconio-tuberculoses chez les mineurs de charbon. Bull. Un. int. Tuberc. **35**, 62—69 (1964).

Teleky, L.: Sterblichkeits- und Krankheitsstatistik der Schleifer Solingens, Cronenbergs und Remscheids. Arbeit und Gesundheit **9**, 31—43 (1928).

Terplan, K.: Anatomical studies on human tuberculosis. Amer. Rev. Tuberc. **42**, Suppl. 2, 1—176 (1940).

Tesseraux, H., Pfeiffer, M.: Intra- und extrathorakale Tuberkulosilikose mit Verblutung in den Magen. Ärztl. Wschr. **4**, 469—470 (1949).

Theodos, P.A.: The clinical significance of cavitation in anthracosilicosis. Industr. Med. Surg. **29**, 238—242 (1960).

Theodos, P.A., Gordon, B.: Tuberculosis in anthracosilicosis. Amer. Rev. Tuberc. **65**, 24—47 (1952).

Trautmann, H.: Die Prognose der Silikotuberkulose aus der Sicht einer mehr als 20jährigen Entschädigungspflicht. Naturwiss.-Reihe (Darmstadt) **66**, 523—527 (1958).

Trautmann, H.: Behandlung und Prognose der Siliko-Tuberkulose. Tuberk.-Arzt **13**, 290—291 (1959).

Trendelenburg, F.: Über die heutige Behandlung der Silikotuberkulose. Vortrag Wissenschaftl. Tagung der Arbeitsgemeinschaft des Saarlandes für Silikoseforschung und Silikoseverhütung e.V. am 8. Dezember 1965.

Turner, H.M.: Tuberculosis in relation to the pneumonokonioses. J. roy. Inst. publ. Hlth. **2**, 381—394 (1939).

Turner, H.M., Martin, W.J.: Mortality and survival rates in males with silicosis or silicotuberculosis. Brit. med. J. **1949**, 1148—1150.

Uehlinger, E.: Beitrag zur Differentialdiagnose der Silikotuberkulosen. Dtsch. med. Wschr. **60**, 1088—1091 (1934).

Uehlinger, E.: Über die Beziehungen zwischen Lungensilikose und Lungentuberkulose. Helv. med. Acta **1**, 693—701 (1934—1935).

Uehlinger, E.: Die Epidemiologie des Bronchialdurchbruches tuberkulöser Lymphknoten. Beitr. Klin. Tuberk. **110**, 128—141 (1953).

Uehlinger, E., Zollinger, R.: Die klinische Bedeutung der silikotischen Gefäßschädigung. Bull. schweiz. Akad. med. Wiss. **2**, 176—183 (1946/47).

Umarova, N.U.: Qualitative Veränderung der Eiweißkörper des Blutserums von Silikose- und Silikotuberkulosekranken. Gig. Tr. prof. Zabol. **11**, 44 (1967).

Vigliani, E.C., Boselli, A., Pecchiai, L.: Studi sulla componente emoplasmopatica della silicosi. Med. d. Lavoro **41**, 33—48 (1950).

Vigliani, E.C., Pernis, B.: Immunological factors in the pathogenesis of the hyaline tissue of silicosis. Brit. J. industr. Med. **15**, 8—14 (1958).

Vigliani, E.C., Pernis, B.: Immunological aspects of silicosis. Advanc. Tuberc. Res. **12**, 230 (1963).

Vigliani, E.C., Pernis, B.: Stand der biologischen und biochemischen Forschungen auf dem Gebiet der Silikoseentstehung. In: Fortschritte der Staublungenforschung (H. Reploh, W. Klosterkötter, Hrsg.), S. 45—57. Dinslaken: Niederrh. Druckerei 1963.

Vigliani, E.C., Sassi, C.: La cura della tubercolosi attiva nei silicotici. Med. d. Lavoro **50**, 593—597 (1959).

Vollrath, L.: Die Tuberkulosesterblichkeit der Porzellanarbeiter Thüringens. Beitr. Klin. Tuberk. **47**, 237—295 (1921).

Vorwald, A.J., Delahant, A.B.: The influence of silica on the natural and acquired resistance to the tubercle bacillus. Amer. Rev. Tuberc. **38**, 347—362 (1938).

Vorwald, A.J., Delahant, A.B., Dworski, M.: Silicosis and Type III pneumococcus pneumonia: An experimental study. J. industr. Hyg. **22**, 64—78 (1940).

Vorwald, A.J., Dworski, M., Pratt, P.C., Delahant, A.B.: BCG vaccination in silicosis. Amer. Rev. Tuberc. **62**, 455—474 (1950).

Vorwald, A.J., Dworski, M., Pratt, P.C.: Use of quartz dust for challenging the viability of tubercle bacilli in tuberculous lesions. Amer. Rev. Tuberc. **69**, 841—842 (1954).

Vorwald, A.J., Dworski, M., Pratt, P.C., Delahant, A.B.: BCG vaccination in silicosis: II. Experimental study of the influence of inhaled quartz dust upon infection by BCG (Aronson) H27Ra, and M. Marinum Strains of tubercle bacilli. Amer. Rev. Tuberc. **69**, 766—789 (1954).

Wätjen, J.: Zur Pathologie der Manfelder Staublunge. Aufgrund der Untersuchung von 54 Sektionsfällen. Arch. Gewerbepath. Gewerbehyg. **4**, 310—361 (1933).

Wätjen, J.: Die Mansfelder Staublunge aufgrund pathologisch-anatomischer Untersuchungen. Nova Acta Leopoldina (Halle) N.F. **3**, 475—594 (1936).

Wagner, J.C.: Etiological factors in complicated coal workers' pneumoconiosis. Ann. N.Y. Acad. Sci. **200**, 401—404 (1972).

Watkins-Pitchford, W.: Annual report of the miners phthisis medical bureau, Johannesburg, for the year 1920—21. Zit. nach: Mavrogordato, A.: Contributions to the study of miners' phthisis. Publ. S. Afr. Inst. Med. Res. **3**, 1—83 (1926).

Watkins-Pitchford, W.: The silicosis of the South African gold mines, and the changes produced in it by legislative and administrative efforts. J. industr. Hyg. **9**, 109—139 (1927).

Weber, A.: Unsere Ergebnisse bei der Behandlung der

Siliko-Tuberkulose. Bericht über das „Silikose-Symposion 1955" in der Medizinischen und Neurologischen Klinik und Poliklinik der Berufsgenossenschaftlichen Krankenanstalten „Bergmannsheil", Bochum, Zusammengestellt von O. ZORN, S. 153—167 (1955).

WINKELMANN, M.: Probleme der Tuberkulose im höheren Lebensalter. Tuberk.-Arzt **12**, 439—444 (1958).

WINKLER, A.: Zur Beurteilung der Silikose in Verbindung mit aktiv-fortschreitender Lungentuberkulose nach der Vierten Verordnung vom 29.1.1943. Dtsch. med. Wschr. **70**, 310—313 (1944).

WINKLER, A.: Zur Pathologie der mit aktiven Lungentuberkulosen verbundenen Silikosen. Eine diagnostisch-differentialdiagnostische Studie. Fortschr. Röntgenstr. **71**, 181—205 (1949).

WORTH, G., HEINZ, W.: Therapie der Siliko-Tuberkulose. Tuberk.-Arzt **10**, 351—359 (1956).

WORTH, G., NERRETER, W.: Kritische Betrachtungen bei der Beurteilung der Silikose und Siliko-Tuberkulose unter Vergleich von klinisch-röntgenologischem und pathologisch-anatomischem Befund. Beitr. Silikose-Forsch. **30**, 1—30 (1954).

WORTH, G., SCHILLER, E.: Die Pneumokoniosen. Kamp-Lintfort: Staufen-Verlag 1954.

WURM, H.: Allgemeine Pathologie und pathologische Anatomie der Tuberkulose des Menschen. In: Allgemeine Biologie und Pathologie der Tuberkulose (H. BRÄUNING, Hrsg.). Leipzig: 1943.

WURM, H.: Die Rolle der nichtindustriellen Silikose in der Tuberkulose der bronchialen Lymphknoten beim alten Menschen. Kongreß, Dritter internationaler, für Krankheiten des Thorax. Barcelona, 4.—8.10.1954.

ZAIDI, S.H., HARRISON, C.V., KING, E.J., MITCHISON, D.A.: Experimental infective pneumoconiosis. II: Coalmine dust with attenuated tubercle bacilli (BCG) in the lungs of immunised guinea-pigs. Brit. J. exp. Path. **36**, 539—544 (1955).

ZISLIN, B.D.: Über die chirurgische Behandlung des Silikotuberkuloms. Gig. Tr. prof. Zabol. **6**, 35—41 (1962).

ZOLLINGER, R.: Silikose und hämatogene Tuberkulose. Schweiz. Z. Tuberk. **3**, 205—278 (1946).

ZORINI, A.O.: Considerazioni cliniche sui rapporti fra tubercolosi e silicosi e possibilita di prevenzione. Rass. Med. industr. **33**, 425—431 (1963).

Pneumokoniosen nach Inhalation vorwiegend silikathaltiger Stäube

H. Bohlig

Mit 31 Abbildungen und 16 Tabellen

A. Vorbemerkungen

Silikate sind die verbreitetsten Materialien der Erdrinde, welche zu mehr als 90% aus silikatischen Gesteinen besteht; zumeist handelt es sich um Aluminium- und Magnesiumsilikate (Tonerdesilikate), die sowohl als Urgesteine oder metamorphe Mineralien als auch in Form ihrer Verwitterungsprodukte vorliegen.

Die Molekültetraeder der Kieselsäure ($SiO_2 = $ Quarz) bedingen u.a. die Vielgestalt der Gruppe dieser Mineralien, deren „Silikatstrukturen" in Form von Fasern, Bändern, Ketten, Leitern, Platten, Ringen und Zylindern vorliegen und dadurch eine reiche Palette von Mineralien mit z.T. sehr unterschiedlichen physikochemischen Eigenschaften bei ähnlicher chemischer Zusammensetzung bilden.

In der Vergangenheit sind diverse silikathaltige Werkstäube als Verursacher von Staublungenerkrankungen angeschuldigt worden, weshalb von manchen Autoren diese Pneumokoniosen unter dem Überbegriff der „Silikatose" (Badham, 1927; Hobbs, 1950; Kownazki, 1961; u.a.) geführt werden, obwohl nur ein verschwindend kleiner Teil der silikatischen Mineralien nach bisherigen Erfahrungen pathogen wirkt. Von einigen wenigen Silikaten wie Serpentin, Olivin und Nephelin, die lediglich einen minimalen Anteil an freier Kieselsäure von meist unter 1% aufweisen, mögen die verursachten Pneumokoniosen (Barrie u. Gosselin, 1960; Kownazki, 1961) in einem engeren Sinne vielleicht unter dem Begriff Silikatose unterzubringen sein, sofern hier einheitlich die Staubspeiche-

rung im Vordergrund steht, die kieselsäurebedingte Fibroseentwicklung dagegen mehr oder weniger lediglich eine Nebenwirkung darstellt. Zur Asbestose oder Talkose bestehen aber weder pathogenetisch noch feingeweblich irgendwelche Parallelen.

Mit wachsenden arbeitsmedizinischen Einsichten und Erfahrungen kristallisiert sich immer deutlicher heraus, daß solche „Silikatosen" mit Krankheitswert, d.h. mit nachweisbaren Ausfällen der Kreislauf- und/oder Lungenfunktion, mehr von den Verunreinigungen durch freie Kieselsäure in Form von Quarz herrühren dürften.

Dabei ist besonders bemerkenswert, daß die Steinstaublungen durch vorwiegend silikathaltige Urgesteine wie Syenit, Granit, Grauwacke, Quarzporphyr u.a. schon immer ohne weiteres als modifizierte Silikosen resp. Mischstaubsilikosen geführt worden sind, während die Staubschäden durch ihre Verwitterungsprodukte wie Lehm, Ton etc. noch vielfach als Silikatose bezeichnet werden.

Da die pathogenetische Wirkung der wenigen krankheitsverursachenden Silikate uneinheitlich ist, und die übrigen silikatischen Gesteine als vollständig inert = unschädlich angesehen werden müssen, erscheint die Krankheitsbezeichnung Silikatose irreführend und unangebracht (Rotter u. Gärtner, 1954; Otto, 1963). Schon mehrfach in der Geschichte der Staublungendiagnostik mußten solche zunächst einleuchtenden Begriffe wieder abgebaut werden.

Als Beispiel sei daran erinnert, daß zwischen den beiden Weltkriegen Nicol (1933) eine eigene „Flußspat-Lunge" (Flußspat $= $ Kalzium-fluorid $= CaF_2$) der Flußspatarbeiter postulierte. Jedoch hat sich seither herausgestellt, daß nicht das Kalziumfluorid sondern die freie Kieselsäure im Nebengestein die Staublungenerkrankungen verursachte (Koelsch, 1959).

Bei den silikatischen Gesteinen wie Glimmer, Feldspat (Rotter u. Gärtner, 1954) u.a. liegen die Verhältnisse entsprechend. Daß die Mischstaubsilikosen der Chamotte-, Emaille- und Steinzeugarbeiter sowie die Zementstaublunge (Doerr, 1952) verschiedentlich ebenfalls mit unter den „Silikatosen" erwähnt worden sind, sei nur am Rande erwähnt.

Ähnliche Erfahrungen wie mit dem Flußspat mußten auch mit den silikatischen Ablagerungen und Sedimentgesteinen in Form von Löß, Lehmen und Tonen gemacht werden (Gärtner u. Herzog, 1961; Bassermann, 1966; Phibbs et al., 1971). Diese Verwitterungsprodukte werden wie auch der Kaolin (s.u.) je nach Korngröße, Plastizität, Wassergehalt und Zusammenhalt in der Industrie vielfach benötigt, nicht nur wie Löß und Ton zur Herstellung von Ziegelwerk, Kacheln, Steinzeug, Steingut und grobkeramischen Produkten, sondern auch zu Filter-, Dichtungs- und Füllmaterialien, zu Reinigungs- und Entfärbungsmitteln von Getränken und Ölen (wie z.B. Bentonit, Fullererde, Bleicherde) sowie als Trägersubstanz in der Farbenindustrie.

Zu der Gruppe der verwitterten Silikate gehören z.T. auch Ablagerungen vulkanischer Flugaschen wie der Bentonit, welche wie diverse Lehmarten bei ihrer geologischen Entstehung ihre Lagerstätten wahrscheinlich auf dem Luftwege erreicht haben und deshalb keine oder weniger Reste resp. Spuren primitiver Lebewesen enthalten wie z.T. die Tone, Tonschiefer und Lößarten, die zusammengeschwemmt und unter Wasser gelagert worden sind und Versteinerungen oder Verkieselungen organischen Materials enthalten können.

Den genannten Mineralien kommt für die manufakturielle und industrielle Produktion der Menschheit in allen Kulturstufen eine große Bedeutung zu; Inhalationsmöglichkeiten dürften praktisch immer bestanden haben. Ihre pathogenetische Wirkung ist jedoch abhängig von der Menge der Quarzverunreinigungen einerseits und dem Gehalt an Silikatstäuben mit besonderen Kristallisationsformen in Gestalt von Fasern, Schüppchen, Blättchen o.ä. andererseits. Auch akute Wirkungen nach Unfallaspiration sind beschrieben (Timar et al., 1970).

Zur exakten Diagnose von Staublungenerkrankungen durch solche Staubarten gehört deshalb heute möglichst die Lungenstaubbestimmung dazu, sei es mit gewissen Unsicherheitsfaktoren im bioptischen Material (Gattner, 1958), sei es durch Bestimmung des Gesamtlungenstaubes post mortem (Otto, 1973; Otto u. Pesch, 1966). Längst nicht bei allen der angeschuldigten Staubarten bzw. festgestellten Pneumokoniosen oder Silikatosen konnten bisher solche Untersuchungsergebnisse vorgelegt werden, was die Unexaktheit des Begriffes „Silikatose" nur einmal mehr unterstreicht.

Bei den z.T. widersprüchlichen Berichten und Meinungen zu den Staublungen durch silikatische Ablagerungen ist außerdem zu berücksichtigen, daß die diversen Abbaustätten dieser Stoffe lokal sehr unterschiedliche Zusammensetzung vor allem hinsichtlich ihres Quarzgehaltes aufweisen können, so daß mit abweichenden pathogenetischen Fähigkeiten gerechnet werden muß.

Zum Abschluß dieses Kapitels sei die Rolle des Kaolin in seiner krankmachenden Wirkung stellvertretend für die übrigen Sedimentationen besprochen.

Unter den Silikaten gibt es jedoch zwei metamorphe Gesteine, deren Kristallisationsformen offensichtlich einen eigenen, von den übrigen deutlich zu unterscheidenden pathogenetischen Mechanismus auszulösen vermögen und nach Inhalation fibroplastische und neoplastische Wirkungen entfalten. Die Staubinhalationsfolgen der Minerale Asbest und Talkum sind deshalb hier vorrangig zu behandeln.

B. Asbestose

I. Das Mineral Asbest

1. Geschichtliches

Das älteste Zeugnis über die Anwendung des faserförmigen Silikates Asbest durch den Menschen ist die Kammkeramik im bottnischen Raum, wo ein nicht näher bekanntes Fischer- und Jägervolk vor etwa 4 500 Jahren von der mittleren Steinzeit bis in die Bronzezeit hinein Anthophyllitasbest dem Ton zugesetzt hat, um die keramischen Erzeugnisse bruchsicherer und feuerfester zu machen. (MEINANDER, 1954).

Später ist im klassischen Altertum der auf Euböa (STRABO, 63—20 v.Chr.) und Zypern gewonnene Asbest erstmals zu Asbesttextilien versponnen worden; vor allem wurden Dochte für die ewigen Lampen der Tempel (Pausanias) und Asbesttücher in erster Linie für die Feuerbestattung (DÖRPFELD, 1912) hergestellt. Der Name Asbest geht vermutlich auf die Tatsache zurück, daß die Asbestdochte in den Tempellampen nicht verkohlten und damit „wartungsfrei" waren ($\sigma\beta\acute{\epsilon}\nu\nu\nu\mu\grave{\imath}$ = auslöschen, mit alpha privativum $\ddot{\alpha}\sigma\beta\epsilon\sigma\tau o\varsigma$ bedeutet es „unauslöschlich").

Von dieser Namensgebung her hat sich die Legende des „Zauberminerals" Asbest bemächtigt; das kostbare Material war Luxus (VARRO) und stand als Totenhemd nur Reichen und Mächtigen zur Verfügung. Viele der Dichter und Schriftsteller aus Altertum und Mittelalter, die den Asbest oder „Amiant" (vom lateinischen amiantus = unbefleckt, rein) zitieren, dürften das Mineral selbst wohl niemals in Händen gehalten haben, was sie nicht abhielt, wort- und bilderreich die Mär vom „lebenden Feuer" oder vom „feuerfesten Salamander" zu kolportieren bzw. vom „Stein, der einmal in Brand gesteckt, niemals verlöscht" (ISIDOR VON SEVILLA; PLINIUS DER JÜNGERE; SOLINUS; AUGUSTIN). Teilweise wurde Asbest für eine besondere Flachsart, teilweise für ein Baumholz gehalten. Reste von Asbesttextilien, wahrscheinlich aus der Zeit der Völkerwanderung, wurden 1633, 1702 und 1958 in Italien ausgegraben und finden sich z.T. in den vatikanischen Sammlungen (Abb. 1).

Im Mittelalter berichtet MARCO POLO über sein Erlebnis am Hofe des Großchans, wonach ein Tischtuch aus „Salamander" im Feuer durch Ausbrennen gereinigt worden ist; MARCO POLO wußte aber bereits, daß es sich nicht um einen Zauber, sondern um einen aus dem Erdboden stammenden Stoff handelte.

Dennoch ist bis in die Neuzeit ein erstaunliches Nichtwissen über das Mineral unverkennbar: so argumentiert und spekuliert LANDI in seiner Dissertation über den „Amianto" und seine Eigenschaften an einer

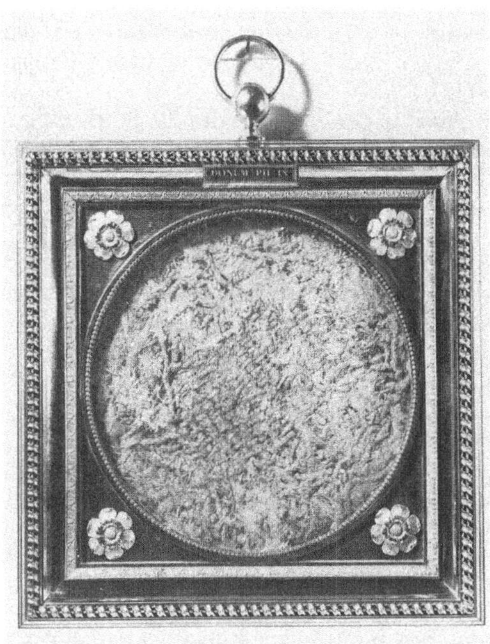

Abb. 1. Teil eines antiken Asbestgewebes, 1702 vor der Porta major Roms ausgegraben. Ausstellungsstück der Vatikanischen Bibliothek. Mit freundl. Genehmigung des Archivio Fotografico dei Musei e Gallerie Pontificie, Vatikan, Rom

medizinisch-naturwissenschaftlichen Akademie Italiens noch 1725 frisch darauf los, um nach Aufzählen aller Mirakel endlich abzuleiten, daß Asbest das Wurzelholz eines Busches sein müsse, der in Alaunbergwerken wachse — und dies, obwohl der von ihm zitierte AGRICOLA bereits 1546 eine sehr viel bessere Sachkenntnis besaß. So hat AGRICOLA als erster sachlich beschrieben: „Man umwinde Holz mit Amianth und setze es dem Feuer aus; und man wird bald gewahr werden daß letzterer das erste nicht vorm Verbrennen schützt." LANDI berichtet übrigens auch, daß im Mittelalter Asbest als Holzsplitter vom Kreuze Christi an Gläubige verkauft worden ist.

Auch die Medizin hat sich den „Zauber" des Minerals zunutze gemacht. Der römische Militärarzt DIOSKURIDES verschreibt etwa 77/78 n.Chr. den „Schlangenstein" Serpentin in seiner Faserform gegen Schlangenbisse und Kopfschmerz. Im Mittelalter und bis ins 18. Jahrhundert hinein ist Asbest in Puder- und Salbenform gegen schlecht heilende Wunden, „Krätze" und „bösen Grind" verabfolgt oder als Pulver in Wein gegen den „weißen Fluß" genommen worden (Zedler, 1732).

Auch in der 2. Hälfte des 20. Jahrhunderts ist Asbest noch in der Medizin gebraucht worden: obwohl die neoplastischen Wirkungen des Asbest schon seit Mitte der dreißiger Jahre (s.S. 431) bekannt waren, ist nach dem 2. Weltkrieg Asbest bei Spontanpneumothorax oder präoperativ zusammen mit oder anstelle von Talkum und Kaolin (Wolfart, 1961) in den Pleuraspalt appliziert worden, um ihn zum Verkleben zu bringen. Ein letzter solcher Hinweis findet sich bei Marx (1963).

Mit der industriellen Entwicklung begann im vorigen Jahrhundert eine weltweite Asbesthausse. In Deutschland wurden die ersten Asbestfabriken 1871 in Frankfurt, 1878 in Dresden und 1883 in München gegründet. Weitere Betriebe folgten bald in Hamburg und Berlin. Aus der Retrospektive müssen diese Arbeitsplätze als extrem gefährlich angesehen werden: die Luft war undurchsichtig vor Staub und die Arbeiter erlagen häufig schon nach wenigen Jahren einem Lungenleiden, das als „Schwindsucht" bezeichnet wurde (Auribault, 1906; Scarpa, 1908).

Erst 1924 wurden die Zusammenhänge zwischen Asbeststaubinhalation und der durch sie in Gang gebrachten Lungenfibrose durch Cooke aufgedeckt, ein Jahrzehnt später folgten die ersten Mitteilungen über Asbestlungenkrebse (Gloyne, 1936; Lynch u. Smith, 1935).

2. Asbestarten

Asbest ist ein Sammelname für faserförmige Silikate — metamorphe Gesteine, die in einer frühen Erdperiode in Gesteinspalten aus Silikatgelen auskristallisiert sind. Je nach Richtung der Fasern zur Wand der Verwerfungsspalten werden die Asbesterze entweder als Querfaser (engl. = „crossfibre"), Längsfaser (engl. = „slipfibre") oder vermischt als Massenfaser (engl. = „massfibre") bezeichnet. Besonders das letztere Auftreten dürfte Veranlassung zu dem deutschen Namen „Bergleder" gegeben haben; andere deutschsprachige Bezeichnungen sind Strahlstein, Steinchige Bezeichnungen sind Strahlstein, Stein-

oder Bergflachs, Bergholz, -fleisch oder -kork und Federalaun (Kenngott, 1888).

Nach Metallgehalt und Entstehungsmechanismus werden die Asbeste in zwei Gruppen eingeteilt: 1. Serpentin- und 2. Amphibol- oder Hornblendenasbeste. Einziger Vertreter der Serpentinasbeste und gleichzeitig der für die industrielle Verwendung wichtigste Asbest überhaupt ist der Chrysotil, er besteht aus hydroxydhaltigem Magnesiumsilikat, das plattenförmig auskristallisiert und zu Hohlfasern aufgerollt ist.

Die große Gruppe der Amphibolasbeste enthält zusätzlich Metallionen: Die Fasern sind solide, weniger biegsam und adsorptionsfähig, dafür aber widerstandsfähiger gegen Chemikalien als der Chrysotil.

Die Fasern der Hornblendenasbeste bestehen aus parallel gelagerten Doppelketten, die dicker, spröder und für die textile Verarbeitung weniger geeignet sind.

Lediglich die feineren Krokydolithfasern lassen sich wie der Chrysotil verspinnen, weshalb der Krokydolith = Blauasbest auch „Wollstein" genannt wird. Die Amphibole zeichnen sich durch Säurefestigkeit und größere Hitzebeständigkeit aus, während der Chrysotil zwar einen höheren Schmelzpunkt hat, aber schon bei einigen hundert Grad C. unter Beibehaltung der Faserstruktur zu Forsterit umgewandelt wird (Robock u. Klosterkötter, 1971).

Summenformeln und Hauptcharakteristiken der Asbestarten sind in Tabelle 1 zusammengestellt, welche von den industriell genutzten Amphibolen lediglich die bedeutungsvollsten aufzählt.

Weitere Angaben über technologisch wichtige Eigenschaften der Asbeste und ihrer Fasern wie Festigkeit, Dehnbarkeit, Härte, Dichte, Reibverhalten, spez. Oberfläche, thermisches und elektrisches Verhalten etc. finden sich bei Berger (1961) sowie Speil u. Leineweber (1968).

Die Chrysotilfasern stellen das feinste Fasermaterial dar, das in der Natur vorkommt. Über Preis und weitere technische Verwertung des Asbesterzes entscheidet in erster Linie die Faserlänge, da die textile Verarbeitung eine verspinnbare Mindestgröße voraussetzt, welche letztlich vom Verwendungszweck des Endproduktes abhängt, aber kaum unter 1 cm liegen dürfte. Spinnbare Asbesterze sind darum knapp und teuer. 1950 betrug der An-

Tabelle 1. Asbestarten, Zusammensetzung und Haupteigenschaften

Asbestart		Summenformel	Farbe	Faser-durch-messer in μ	Schmelz-punkt in °C	Eigenschaften
Serpetin-asbest	Chrysotil	$Mg_3(OH)_4/Si_2O_5)$	weiß	0,02—0,04	ca. 1 500	Spinnbar. Hitze-beständig, aber Umkristalli-sation bei 500 °C unter Erhaltung der Faserstruktur
Amphibol-asbeste	Krokydolith	$Na_2MgFe_5(OH/Si_4O_{11})_2$	blau	0,1—0,2	1 180	Hitzebeständig, säurefest, z.T. spinnbar
	Amosit	$MgFe_6(OH/Si_4O_{11})_2$	weißgelb		ca. 1 400	Hitzebeständig, säurefest, nicht spinnbar
	Anthophyllit-asbest	$(MgFe)_7(OH/Si_4O_{11})_2$	weißgelb		ca. 1 480	
	Tremolit-asbest	$Ca_2Mg_5(OH/Si_4O_{11})_2$	weißgrün		ca. 1 350	

teil der für die textile Verarbeitung geeigneten Asbeste an der Weltproduktion ca. 4% (US Dept. Int. Bureau of Mines, 1952), er dürfte seither weiter abgesunken sein.

Auch die Reinheit der Asbesterze ist von Bedeutung: so hat sich z.T. herausgestellt, daß Asbeste durch Talkum und andere Mineralien verunreinigt sein können, so wie schon seit langem bekannt ist, daß Talkum auch Asbestfasern, vor allem Tremolitasbest enthalten kann (GRILL, 1963; SCHMIDT, K.G., 1960; SPEIL u. LEINEWEBER, 1968) (s.S. 445 ff.).

Die Fasern der Asbeste lassen sich vom Gestein leicht lösen, was sich die Industrie durch Aufschließen in Kollergängen und Schlag- oder Prallmühlen für die Fertigung asbesthaltiger Produkte zunutze macht (Abb. 2). Bei dieser „Öffnung" des Minerals wie auch bei allen folgenden Vorgängen der Zurichtung der Fasern entsteht massenhaft lungengängiger Staub. Der Staubbekämpfung am Orte der Entstehung haben die arbeitsmedizinischen Bestrebungen zur Sanierung der Asbestindustrie seit etwa 1930 gegolten (ALWENS, 1935; MEREWETHER u. PRICE, 1930; SAUPE, 1931). Durch Kapseln und Absaugen der Maschinen sowie durch staubsicheren Transport ist es bis heute auch gelungen den Asbeststaub in den Betrieben an den verrufensten Arbeitsplätzen beim Abfüllen, Mischen, Krempeln, Spinnen etc. weitge-

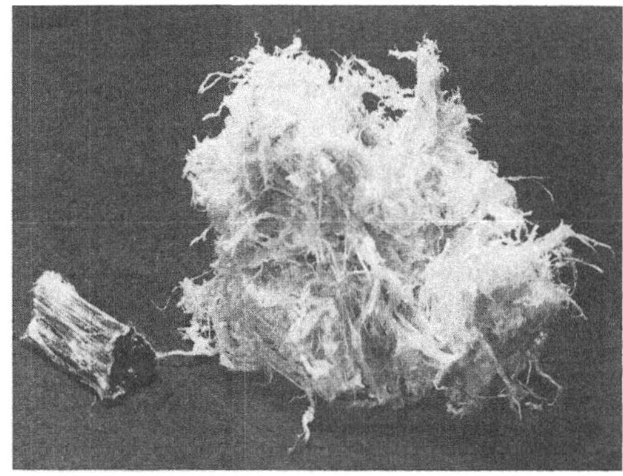

Abb. 2. Gleiche Gewichtsmengen Chrysotil in Form von Erz (Kanadacrude) und aufgeschlossenem Material. (Aus BOHLIG, JACOB, MÜLLER: Die Asbestose der Lungen. Thieme Stuttgart, 1960)

hend zu beherrschen (BOHLIG et al., 1960). Den Bearbeitungsstäuben, die sich beim Bohren, Schleifen und Sägen asbesthaltiger Produkte vielfach außerhalb der Betriebe bilden, wenden sich Arbeitsmedizin und technische Staubbekämpfung seit jüngster Zeit zu.

Die Namen der einzelnen Asbestarten garantieren keinesfalls gleiche oder grob standardisierte physikochemische Eigenschaften (SPEIL u. LEINEWEBER, 1968). Vielmehr muß sogar innerhalb ein und desselben Vorkommens mit wechselnden Charakteristika gerechnet werden (Lindell, 1967). Diese Besonderheit der Asbeste macht die experimentellen Ergebnisse teilweise schwer vergleichbar (s.S. 439f.), weshalb die *Union Internationale Contre le Cancer* (UICC) Standardproben der verschiedenen Arten bereitgestellt hat, welche von Interessenten beim Pneumoconiosis Unit des Med. Res. Council, Llandough Hospital in Penarth, Glam., Wales bezogen werden können (Timbrell, 1969; UICC Working group, 1965).

3. Vorkommen

α) Abbaugebiete

Wenn von der Antarktis abgesehen wird, über deren Bodenschätze noch verhältnismäßig wenig bekannt ist, sind Asbeste ubiquitär in allen Kontinenten gefunden worden. Kleinere und minderwertige Vorkommen sind häufig, u.a. auch in Deutschland (Bohlig et al., 1960). Das Mineral kommt verschiedentlich auch als Verwitterungsprodukt in landwirtschaftlich genutzten Böden vor (Burilkov u. Michailowa, 1970, 1972) und kann hier epidemiologisch bedeutungsvoll werden (Burilkov u. Babadjov, 1970). Desgleichen sind Luftverunreinigungen durch Verwitterungsprodukte asbesthaltiger freiliegender Felsformationen bekannt (Ginzburg et al., 1970, 1973).

Die bedeutendsten Abbaugebiete für Chrysotil sind Anfang des 18. Jahrhunderts im Ural im Raume Swerdlowsk und zwischen 1850 und 1877 in Kanada in der Provinz Quebec entdeckt worden; seither sind sowohl in der UdSSR als auch in Kanada viele andere Fundstellen erschlossen worden. In beiden Ländern ist je eine Stadt nach dem Mineral Asbestos benannt. Außerdem wird heute Chrysotil aber noch in vielen anderen Staaten gewonnen, u.a. in China, Italien, Jugoslawien, Rhodesien, Spanien, Südafrika, den USA und auch noch auf Zypern, wo der Asbestabbau seit dem Altertum ununterbrochen betrieben wird.

Amphibolasbeste kommen in Südafrika (Krokydolith, Amosit) und Oberitalien (Tremolitasbest) z.T. in der Nachbarschaft von Chrysotillagern vor. Der Krokydolith oder Blauasbest wird aber auch noch in Australien und Bolivien gefunden resp. abgebaut. Größere Anthophyllitasbestlager finden sich in Finnisch-Karelien und auf Madagaskar.

Über weitere Asbestvorkommen unterrichtet Berger (1961).

Die älteste historisch belegte Asbestmanufaktur für Asbesttextilien ist 1712 von der Familie Demidoff im Ural begründet worden (Dammer u. Tietze, 1928). In der ersten Hälfte des 19. Jahrhunderts haben kleinere Betriebe in Italien in bescheidenem Umfang die Asbeste der erzreichen Piemonteser Berge genutzt (Squarzina, 1960).

Asbest wird im Tagebau wie auch unter Tage gewonnen. Die erste Erzaufbereitung erfolgt durch Steinbrecher mit folgender Anreicherung, hochwertige Sorten werden teilweise auch heute noch von Hand ausgelesen. Die Asbesterze kommen nach Größen sortiert als sogenannte „Crude" auf den Markt; bis vor kurzem geschah dies in Jutesäcken, seit einigen Jahren wird der Rohasbest in staubdichten Kunststoffhüllen geliefert.

β) Weltproduktion

Vor der Erfindung der Dampfmaschine war der Asbestbedarf sehr begrenzt. Die Nachfrage z.B. nach feuerfesten Textilien für Kulissen etc. ist damals in Europa wahrscheinlich aus den Fundstellen in Rußland, Italien und auf Zypern leicht zu decken gewesen. Mit der Verbreitung der Dampfenergie wurde der Asbest zunehmend zum Hitzeschutz und für hitzebeständige Dichtungen und Packungen benötigt. Die Funde in Kanada kamen gerade zurecht, um den wachsenden Bedarf zu befriedigen. Der bereits zu Beginn des 19. Jahrhunderts in Südafrika entdeckte Blauasbest war zunächst kaum gefragt. Erst der Aufbau der Kriegsflotten Deutschlands und Englands ließ seit der Jahrhundertwende die Nachfrage ansteigen (Wagner, 1968) und förderte die Produktion.

Weiter verlangten die rasch wachsende chemische Industrie sowie das Verkehrswesen nach Asbestprodukten als Isoliermittel, Dichtungen und Reibbeläge für Bremsen und Kupplungen.

Den Hauptbedarf meldete aber nach der Erfindung des Asbestzements um 1900 durch den österreichischen Ingenieur Hatchek die sich rasch ausbreitende Asbestzementindustrie an, die z.Z. den weitaus größten Teil des Weltaufkommens an Asbest verbraucht.

Nach dem letzten Krieg stieg die Weltproduktion sehr rasch an:

1943:   633 800 t,
1950: 1 206 000 t,
1966: 4 297 000 t

(SPEIL u. LEINEWEBER, 1968; US Dept. Int. Bureau of Mines, 1952), sie nähert sich jetzt der Größenordnung von 5 Mill. Tonnen/Jahr. Etwa seit dem Beginn der sechziger Jahre hat die UdSSR den bis dahin größten Weltproduzenten Kanada überholt und dürfte heute an der Spitze aller asbestproduzierenden Länder stehen.

Die *Weltreserven* an Asbest wurden noch vor etwa 20 Jahren mit Sorge betrachtet. Durch systematische Suche werden jedoch laufend neue Vorkommen erschlossen, und aus Industriekreisen verlautet glaubhaft, daß z.Z. keine Verknappung zu befürchten sei. Der Abbau in weniger ergiebigen oder unwirtschaftlichen Fundstellen ist sogar verschiedentlich wieder eingestellt worden.

Die Herstellung *künstlicher* Asbeste ist mehrfach gelungen, liefert aber zumeist nur industriell kaum interessante Kurzfasern oder ist so aufwendig, daß ihre industrielle Verwendung derzeit unrentabel erscheint (US Dept. Int. Bureau of Mines, 1952).

γ) Einfuhr
in die Bundesrepublik Deutschland

Da die Bundesrepublik über keine eigenen wirtschaftlich zu nutzenden Vorkommen verfügt — minderwertige Asbeste sind lediglich in Kriegszeiten ersatzweise abgebaut worden (BOHLIG et al., 1960) —, ist die asbestverarbeitende Industrie auf Einfuhren angewiesen. Diese betrugen nach Angaben des Bundeswirtschaftsministeriums:

1952:   37 160 t,
1960: 132 626 t,
1970: 175 612 t.

Die Masse des eingeführten Asbest besteht aus Chrysotil (mehr als 90% der Weltproduktion). Lediglich für die letzten Jahre kann der Importanteil von dem als gefährlicher geltenden Krokydolith mit 8 000 t/Jahr angegeben werden, weil das Bundeswirtschaftsministerium aus früheren Jahren keine Unterlagen besitzt.

Tabelle 2. Durchschnittlicher Asbestverbrauch der asbestverarbeitenden Industrie 1973/1974 in der Bundesrepublik Deutschland nach Angaben der Wirtschaftverbände Asbest (WVA) und Asbestzement (WAZ). Weitere ca. 40 000 t werden in anderen, hier nicht erwähnten Industrien verwendet

Asbestzementindustrie	ca. 120 000—130 000 t
Reibbelagindustrie	ca. 15 000 t
It-Platten- und Pappenindustrie	ca. 15 000 t
Asbesttextilindustrie	ca. 6 000 t
Filterschichtenindustrie	ca. 3 500 t
Zusammen ca.	170 000 t

Seit vor einigen Jahren an der Nordseeküste nahe Nordenham eine große Asbestraffinerie gebaut und für eine Jahreskapazität von 300 000 t ausgelegt worden ist, steigen die Importmengen z.Z. rascher, zumal auch die Nachfrage wächst (Dr. M., 1974). Nach Industrieangaben wurden 1973 und 1974 zusammen mehr als 400 000 t Asbest importiert (Tabelle 2).

4. Verwendung

Im Laufe der letzten 100 Jahre ist die textile Verarbeitung des Asbest gegenüber anderen Produktionszweigen stark in den Hintergrund gerückt. Die in die Bundesrepublik importierten Asbestmengen verteilen sich auf die einzelnen Industriezweige z.Z. etwa gemäß Tabelle 2. Daraus ist ersichtlich, daß auch in der Bundesrepublik die Asbestzementindustrie als Hauptabnehmer der importierten Asbestmengen zu gelten hat.

Die Asbestzementprodukte sind bei uns vorwiegend unter ihrem Firmennamen bekannt (,,Eternit", ,,Fulgurit", ,,Wanit" u.a.). Neben den bekannteren Markenfirmen gibt es aber zahllose weitere Betriebe, die Asbestzementprodukte herstellen.

Im Weltdurchschnitt werden etwa 80% der Asbestproduktion für Asbestzementartikel benötigt, der Rest wird für Isoliermittel, Reibbeläge und als Zusatz für Filter, Dichtungen, Kunststoffe, Kautschuk, Farben, Fußbodenbeläge, Pappen, Papiere, Autoreifen und Straßenpflaster etc. verbraucht (vgl. Tabelle 3). Wegen der sehr breit gefächerten Spezialindustrien ist bei uns das Verhältnis etwas zu ungunsten der Asbestzementindustrie gegenüber dem Weltdurchschnitt verschoben. Die Tabelle 2 zählt allerdings nur den Verbrauch der Unternehmen auf, welche in den beiden Wirtschaftsverbänden Asbest (WVA, Frankfurt a.M.) und Asbestzement (WAZ, Berlin) zusammengefaßt sind. Die Produktionsstätten der in diesen beiden Verbänden organisierten Firmen beschäftigen z.Z. etwa 21 000 Personen, die einer zweifellos unterschiedlichen Gefährdung durch Asbeststaub oder asbesthaltige Mischstäube ausgesetzt sein dürften.

Der Überhang an Asbest zwischen der Summe der Tabelle 2 und den Importzahlen (s.S. 395) wird in der Bundesrepublik Deutschland durch Betriebe verarbeitet, die bis 1972 der staatlichen Gewerbeaufsicht nicht bekannt waren. Eine Aktion zur strafferen Erfassung und Überwachung auch dieser Betriebe ist vom Hauptverband der gewerblichen Berufsgenossenschaften in Bonn ausgelöst worden (Pittroff, 1972) und hat bisher in der Bundesrepublik ca. 5 750 Betriebe mit fast 48 000 Beschäftigten registriert, welche Asbest in irgend einer Form verarbeiten; vor Inkrafttreten der berufsgenossenschaftlichen Vereinbarungen über die Erfassung asbeststaubgefährdeter Arbeitnehmer waren nur ca. 660 Betriebe mit knapp 10 000 überwachungspflichtigen Personen registriert (Zen-

Tabelle 3. Endprodukte der asbestverarbeitenden Industrie und ihre Weiterverwendung in verschiedenen Industriezweigen

Asbesttextil-industrie	Fäden, Garne, Bänder, Schnüre, Seile, Schläuche, Geflechte, Isoliermatratzen, Feuerlöschtücher, Vorhänge, Feuer- und Hitzeschutzbekleidung. Feuerfeste Textilien für Bühneneinrichtungen, Kulissen etc., Packungen für Dichtungen und Lager. Treibriemen, Förderbänder.
Reibbelag-industrie	Brems- und Kupplungsbeläge.
Asbestzement-industrie	Witterungsbeständige Platten und Baumaterialien incl. vorgefertigter Formelemente wie Schindeln, Dachabdeckungen, Verblendungen, Trennwände, Schornsteinelemente, Fensterbänke, Pflanzenkübel, Gartenmöbel mit und ohne veredelter Oberfläche. Schiffbauplatten. Rohre für Gas- und Flüssigkeitsleitungen.
Asbestpapier- und -filztuch-industrie	Asbestpapiere und -pappen, It-Platten, Filterpapiere, Filtermatten. Form- und Gasmaskenfilter. Filtermaterialien für die Chemische und Getränkeindustrie (Wein, Bier, Erfrischungsgetränke). Filztücher.
Schiffbau-industrie	Isoliermaterial für Dampf- und Kraftleitungen. Hitzeschutz für tragende Metallkonstruktionen (Spritzverfahren). Feuerfeste Trennwände. Antidröhnmittel.
Fahrzeugbau	Isolierungen und Unterbodenschutz. Antidröhnbeläge für Schienenfahrzeuge und Kfz. Hitzeschilde für Raumfahrzeuge.
Chemische Industrie	Isolierungen. Asbest als Füll-, Haft- oder Bindesubstanz in Farben, Fußbodenbelägen, Straßendecken, plastischen Massen, Phenoplast-, Amino- und Phenolharz-Preßmassen.
Hochbau	Hitzeabweisende Isolierungen für tragende Metallkonstruktionen zum Schutz gegen Verformung bei Bränden (meist im Spritzverfahren). Rohrleitungsbau, Fußbodenbeläge, Verkleidungen. Verwendung von Asbestzementprodukten.
Tiefbau	Rohrleitungsbau. Wasserbautechnik. Verwendung von Asbestzementprodukten.
Maschinenbau-industrie	Isolierungen, Lagerstellen, Dichtungen.
Gas-, Wasser- und Kraftwerke. Elektro- und Keramische Industrie	Auskleidungen von Heiz-, Brenn- und Schmelzöfen sowie Bremsgehäusen und besonders deren Entfernung. Schutzbekleidung. Kittsubstanzen. Kunstharze für Schalter, Steckdosen, Gleit- und Schleifkontakte. Isolierungen, Kabelschutzrohre.
Kautschuk- und Gummiindustrie	It-Dichtungsmaterial für Ringe, Platten, Formstücke, Flanschdichtungen etc. Füllstoffe für Autoreifen, Autobatteriegehäuse und Gummibekleidung.
Tabakindustrie	Zigarettenfilter. Asbest als Zugabe zu billigen Zigarren, um die Asche formbeständig zu halten.

trale Erfassungstelle bei der Textil- u. Bekleidungs-BG Augsburg, mündl. Mitteilung, 1974).

Die Zahl der asbesthaltigen Teil- oder Fertigprodukte geht in die Tausende; sie können hier nicht im einzelnen aufgezählt werden. Tabelle 3 versucht aber einen Überblick über die wichtigsten Verarbeitungs- und Gefährdungsmöglichkeiten der Beschäftigten zu geben. Ausführlichere Angaben finden sich bei SARRAZIN (1975).

5. Staubarten

Grundsätzlich ist davon auszugehen, daß jede Behandlung oder Bearbeitung von Asbest oder asbesthaltigen Produkten Staub verursacht. Die Schwerpunkte der Staubentwicklung liegen bei der bergmännischen Gewinnung und beim Aufschließen der Asbesterze. Bei diesen Tätigkeiten ist mit Mischstäuben durch Staubanteile vom Grundgestein bzw. durch andere mineralische Verunreinigungen zu rechnen. Beim Aufschließen der Crude können praktisch reine Asbeststäube auftreten, während bei allen dem Mischvorgang folgenden Produktionsschritten u.U. auch mit Mischstaubexpositionen zu rechnen ist, deren Zusammensetzung jeweils vom Endprodukt abhängt: Organische wie anorganische evtl. sogar metallische Beimengungen kommen vor.

Nicht jede der von der Technologie her bestimmten, hier nicht im einzelnen aufzuzählenden Mischungen ist für Pathogenese oder klinisches Bild der noch zu besprechenden Asbeststaubinhalationsfolgen von Bedeutung, jedoch können u.U. die mineralischen Beimengungen z.B. im Asbestbergbau wie auch in der Asbestzementindustrie das röntgenologische Erscheinungsbild der Asbestose insofern mitbestimmen, als bei diesen Exponiertengruppen kleine rundliche Schatten, den Strukturen der Silikose vergleichbar, häufiger aufzutreten scheinen als nach anderen Gefährdungsmöglichkeiten. Dies trifft z.T. auch mit für die Asbestosen aus der Isoliermittelindustrie zu.

Neben der Beimengung anderer Stoffe ist ferner zu vermerken, daß die asbestverarbeitende Industrie nur sehr selten reine Asbestarten z.B. allein Krokydolith o.ä. verwendet; für die meisten Produkte werden verschiedene

Asbestarten in bestimmten Prozentsätzen gemischt, um auf diese Weise die eine oder andere Eigenschaft der Asbeste im Endprodukt zu erhalten. Zwar gibt es vereinzelt auch außerhalb des Asbestbergbaues Betriebe, welche über Jahrzehnte hinweg lediglich eine bestimmte Asbestart verarbeitet haben (SELIKOFF et al., 1971) und deshalb von besonderer epidemiologischer Bedeutung sind, weil nur an ihnen die unterschiedlichen Gesundheitsgefahren der diversen Asbestarten außerhalb des Bergbaues nachgewiesen werden können. In Deutschland aber sind solche über hinreichend lange Zeit lediglich mit einer bestimmten Asbestart kontaminierten Arbeitsplätze kaum aufzufinden, weil während der Kriegs- und Nachkriegsjahre die deutsche Industrie mehrfach gezwungen war, die Provenienzen zu wechseln, sich mit anderen, evtl. auch minderwertigen Asbestsorten zu behelfen oder andere Mineralien als Ersatz zu benutzen.

Als Austauschstoffe kamen in erster Linie Glas- oder Schlackenwolle, ferner minderwertige Talkumsorten, Schiefermehl, Kieselgur o.ä. in Frage. Auch heute ist man angesichts der pathogenen, krebserzeugenden Wirkungen der Asbeste wieder dabei, solche Austauschstoffe in die Produktion einzuführen, und zwar da, wo Asbest ohne technische Schwierigkeiten und Qualitätseinbußen durch andere Materialien ersetzt werden kann (s.S. 440).

Bei der Erhebung der Berufsanamnese wird auf solche Irrtumsmöglichkeiten besonders zu achten sein, zumal der Wechsel des Materials den Arbeitnehmern nicht immer bekannt gemacht worden ist, vielfach sogar nicht einmal dem Unternehmer selbst bewußt geworden zu sein braucht.

Abschließend sei noch ein Wort über asbesthaltigen Abrieb aus Fertigprodukten gesagt. Wo asbesthaltige Materialien einem Verbrauch oder einer natürlichen oder künstlichen Abnutzung unterliegen, kann Asbeststaub oder asbesthaltiger Mischstaub auftreten. Wenn dieser Abrieb gewissermaßen durch Handbetrieb verursacht wird, wie z.B. bei der Betätigung von Elektroschaltern, wird der dabei anfallende Staub nur minimal sein; Gefährdungsmöglichkeiten aus solchen Quellen sind bisher nicht bekannt geworden. Wo aber in größeren Mengen asbesthaltige Produkte maschinell abgenutzt und in Staubform transponiert werden (wie bei Schleifkontakten oder im Verkehrswesen, wo zahlreiche Kupplungen und Bremsbeläge Asbest enthalten), muß mit größeren Staubmengen gerechnet werden. Für die Bremsbeläge haben Untersuchungen von Lynch (1968) eindeutig ergeben, daß beim natürlichen Abrieb praktisch kaum noch Asbestfasern im Staub enthalten sind. Nach Boillat u. Lob (1973) kommt diesem Staub auch keine wesentliche pathogene Wirkung mehr zu, was im Zusammenhang mit den Ergebnissen von Robock u. Klosterkötter (1971) vermuten läßt, daß der Chrysotilanteil der Bremsbeläge infolge Erhitzung beim Abrieb durch Umkristallisation seine Pathogenität eingebüßt haben könnte. Klinische und experimentelle Untersuchungen zur Klärung dieser Frage sind in der Bundesrepublik auf Initiative des Hauptverbandes der gewerblichen Berufsgenossenschaften angelaufen; erste Ergebnisse hierzu präsentieren Heidermanns et al. (1975) sowie Woitowitz u. Valentin (1975).

Für ein anderes Mischprodukt, wie z.B. den Asbestzement, steht zwar fest, daß sein natürlicher Abrieb extrem niedrig ist — ein Vorteil, der nicht zuletzt zu seiner weltweiten Verbreitung beigetragen hat; aber seine Bearbeitungsstäube (Bohlig, 1970; Scansetti et al., 1975) enthalten neben ca. 80% Portlandzement und einigen anderen Bestandteilen wie z.B. Farben auch zahlreiche freie Fasern (Abb. 3), und dies könnte auch im natürlichen Abrieb der Fall sein, so daß mit Summationswirkungen gerechnet werden muß, falls Faseruntergang und Faserbefreiung aus asbesthaltigen Produkten durch Atmosphärilien nicht ins Gleichgewicht gebracht werden können (Bohlig u. Otto, 1975) (s.S. 443ff.).

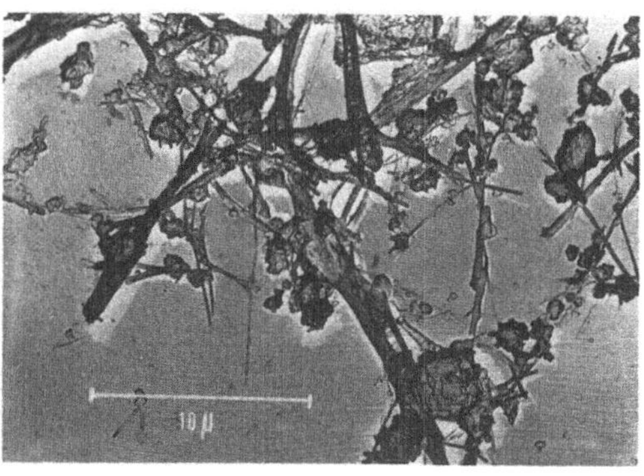

Abb. 3. Sägestaub von Asbestzementplatten. Zahlreiche freie Asbestfasern neben isometrischen Partikeln

Neben dem Staub vom Zuschneiden von Asbestzementwerkstücken auf Baustellen etc. ist auch das Asbestspritzen für Hitze- und Lärmisolierung vor allem im Schiffs- und Hochbau eine bedeutende Gefährdung für die unmittelbare Arbeitsumwelt (Laub, 1963; Nicholson et al., 1972), weshalb in mehreren Ländern entsprechende Verbote ausgesprochen worden sind.

6. Staubgrenzwerte

Asbeststaub besteht überwiegend aus Fasern, d.h. aus Teilchen, deren Länge wenigstens dreimal ihren Durchmesser übertrifft. Dies soll keine allgemeingültige Definition des Faserbegriffes sein, sondern stellt zunächst lediglich eine ad hoc-Festlegung für die gewerbehygienische Asbestkontrolle dar. Kürzere Partikel werden mehr zum isometrischen Feinstaub gerechnet und gelten derzeit als nicht pathogen. Von den Fasern können lediglich diejenigen eine krankmachende Wirkung entfalten, welche ins Interstitium vordringen. Von den übrigen Partikeln werden die meisten aus der menschlichen Lunge — intaktes Selbstreinigungsvermögen vorausgesetzt! — wieder eliminiert. Aber auch Asbest-Feinstaub läßt sich nach Makrophagentransport in den hilären und mediastinalen Gefäßscheiden und Lymphknoten ohne nennenswerte Kollagenbildung in der Umgebung nachweisen (Knox u. Beattie, 1954; Lynch u. Smith, 1930; Stroebe, 1933).

Das Sedimentationsverhalten des Asbeststaubes hängt vom Faserdurchmesser ab und unterliegt damit praktisch den gleichen Gesetzen wie das der übrigen Staubarten, jedoch zeigt das Schwebeverhalten der Fasern in Luftströmungen gewisse Besonderheiten. So ist z.B. die Annahme begründet, daß der biegsame Chrysotil (Abb. 4) gegenüber den Amphibolen (Abb. 5) bei der Inhalation insofern abweicht, als seine gekräuselten Fasern im Atemstrom der Luftwege von den Schleimhäuten häufiger eingefangen und zurückgehalten werden (Beeckmanns, 1970; Wagner, 1972). Außerdem neigen Asbestfasern auch zur Aggregatbildung (Stöber u. Hochrainer, 1972), welche zu abweichendem Schwebeverhalten führt.

Da sich Einzelfasern im Luftstrom im allgemeinen längsstellen, gelten für die Lungen-

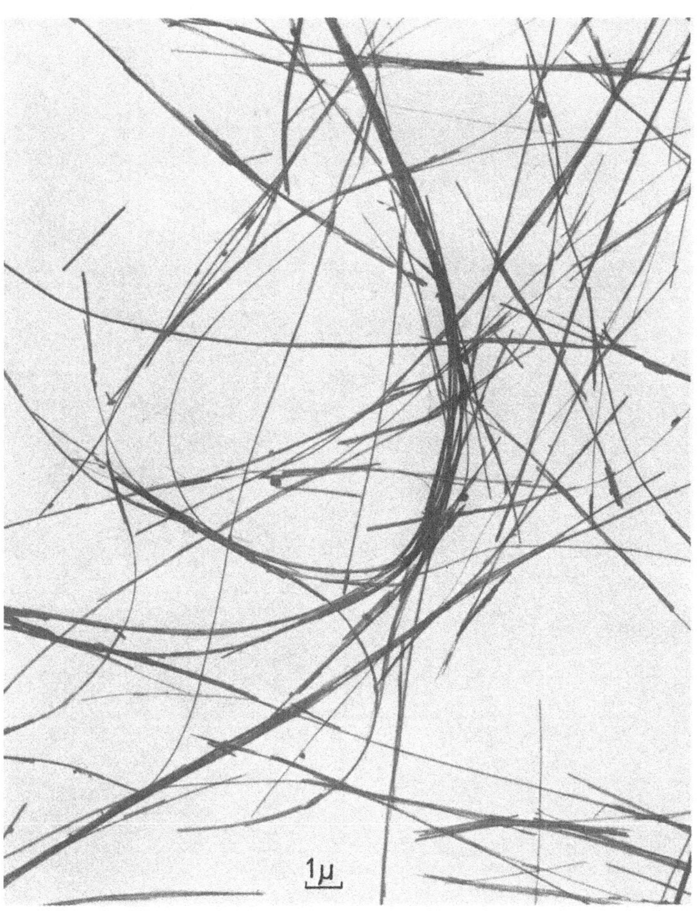

Abb. 4. Elektronenmikroskopische Aufnahme einzelner kanadischer Chrysotilfasern: 8000fache Vergrößerung. (Aus SPEIL u. LEINEWEBER, 1968)

gängigkeit des Asbeststaubes andere Grenzbereiche als für andere Stäube. Wenn als obere Grenze für lungengängige Partikel die Größe von 5—10 μ angesehen wird, so trifft dies bei Asbeststaub allenfalls für das Kaliber, nicht dagegen für die Länge der Fasern zu. Nicht selten werden Fasern von 200 μ in Alveolen oder im Parenchym nachgewiesen (BEINTKER, 1934; SUNDIUS u. BYGDÉN, 1938). Restlos aufgeklärt ist das Faserverhalten der Asbeste weder im Bronchialbaum noch in den Probenahmegeräten der Staubmeßtechnik.

Der dem menschlichen Auge sichtbare Staub ist nicht gleichzusetzen mit lungengängigem Staub; sauber wirkende Arbeitsplätze in der Asbestindustrie brauchen deshalb noch längst nicht risikolos zu sein.

Voraussetzung für eine sichere Beurteilung asbestgefährdeter Arbeitsplätze ist darum allein die Staubmessung. Hierfür genügt aber nicht ein einmaliger Meßwert, da die Streuung außerordentlich hoch ist (WOITOWITZ et al., 1970) und auch die Staubzusammensetzung in Abhängigkcit vom Tätigkcitswechsel sich rasch verändern kann (WALTER, 1960, 1966, 1967), so daß u.U. nicht einmal eine einzige Meßmethode ausreicht, wenn man die Expositionsmöglichkeiten in einem Betrieb überprüfen will. Auch werden für Messungen beruflicher Expositionen und umweltbelastender Immissionen sehr unterschiedliche Apparaturen benötigt (HOLMES, 1973).

Für verläßliche Abschätzungen beruflicher Expositionen sind darum für alle asbestverarbeitenden Betriebe künftig brauchbare Staubkonzentrationslängs- und -querschnitte durch die Arbeitsumwelt des ganzen Betriebes anzustreben.

Eine solche Überprüfung setzt eine regelrechte Meßstrategie voraus (SCHÜTZ, 1968, 1971) und erfordert nicht nur zuverlässig ar-

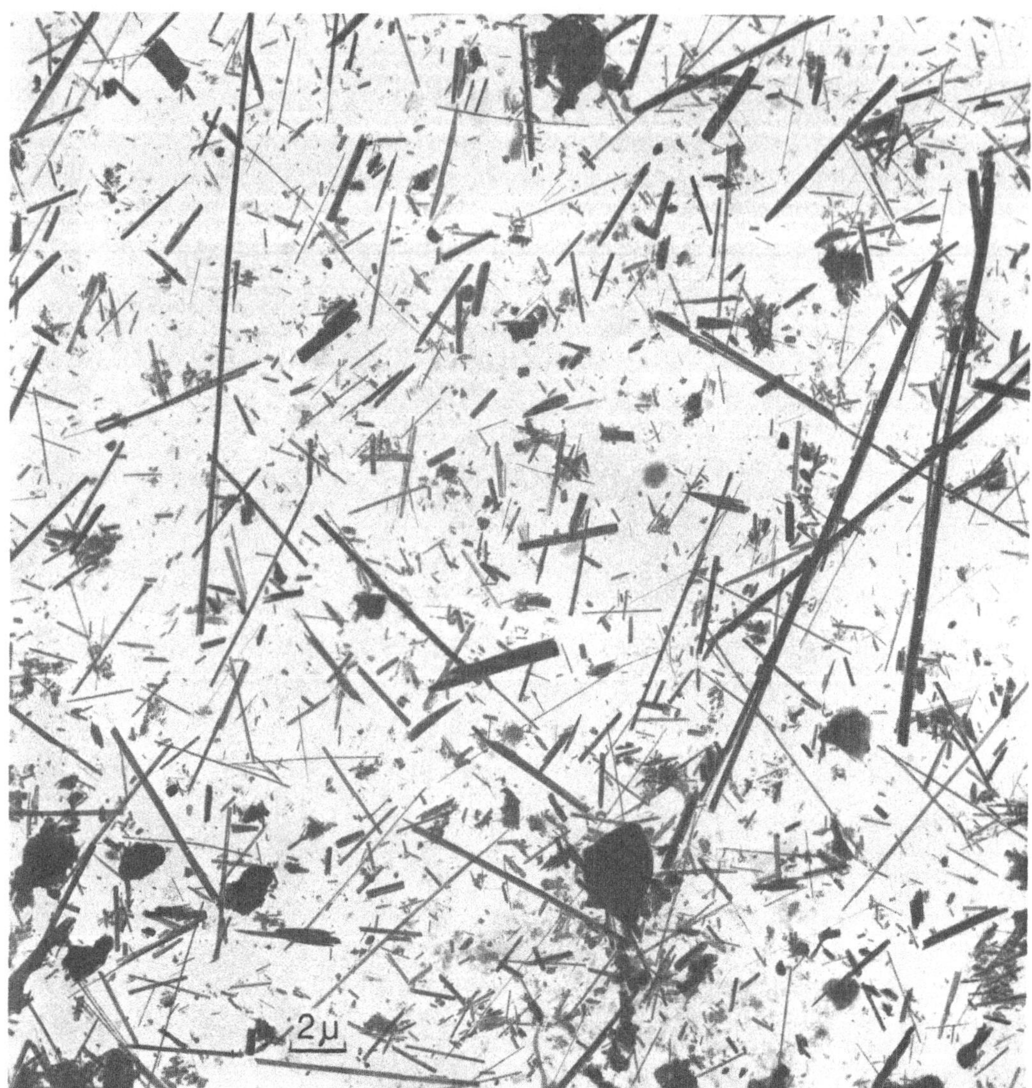

Abb. 5. Elektronenmikroskopische Aufnahme südafrikanischen Krokydoliths: 5000fache Vergrößerung. Johns Manville Research and Engineering Center, New Jersey, USA

beitende und einfach zu handhabende Meßinstrumente sondern auch das sie bedienende Personal. Bisher liegen nur von sehr wenigen Betrieben solche verläßlichen Daten vor, weil die meßtechnischen Schwierigkeiten z.T. noch immer erheblich sind.

Für einen Stoff wie den Asbeststaub, der nicht nur Fibrose sondern auch Krebs erzeugen kann, ist es praktisch nicht möglich einen MAK-Wert als sicher unschädliche untere Grenze anzugeben (SCHÜTZ u. WOITOWITZ,

1973). In der Vergangenheit haben deshalb lediglich Vergleichsmaßstäbe wie die Asbestbewertungszahl „f" (KESTING, 1961, 1968) bestanden, die jetzt sämtlich durch einen für die Bundesrepublik Deutschland einheitlichen Richtwert ersetzt worden sind (HENSCHLER, 1973), welcher aus praktischen Erwägungen zunächst nur für Chrysotil festgesetzt ist. Andere Asbeststäube werden analog bewertet, bis neue Erkenntnisse zu Änderungen Anlaß geben. Die Abb. 6 repräsentiert den

Tabelle 4. Zur Zeit gültige Asbeststaub-Grenzwerte für die Atemluft am Arbeitsplatz in einigen Industriestaaten. (Aus BOHLIG u. OTTO, 1975)

Land	Massenkonzentration	Teilchenkonzentration	Meßgerät	Gültig ab
BRD	Chrysotil-Feinstaub 0,1 mg/m^3 Luft Chrysotilhaltiger Feinstaub 4,0 mg/m^3		Grav., KM	1973
DDR	2,0 mg/m^3	250 T/cm^3 < 40 Gew.-% 100 T/cm^3 > 40 Gew.-%	KM	1968
GB	*Feinstaub*: Chrysotil, Amosit, Anthophyllit 0,1 mg/m^3 *Feinstaub*: Krokydolith 0,01 mg/m^3	2 F/cm^3 bei 50 J. Exp. 0,2 F/cm^3 bei 50 J. Exp.	MF	1970
Schweiz	*Gesamtstaub* 1 mg Reinasbest/m^3			1973
UdSSR	2 mg/m^3	100—150 T/cm^3		
USA		5 mppcf	Imp., MF	1938
		2 F/cm^3		1976

Zeichenerklärung: F = Faser; T = Teilchen; Grav. = Gravikon; Imp. = Impinger; KM = Konimeter; MF = Membranfilter; mppcf = million particles per cubicfoot = umgerechnet 177 T/cm^3.

neuen deutschen Richtwert und seine Abhängigkeit vom Chrysotilgehalt des untersuchten Staubes.

Daß in Deutschland die gravimetrische Staubmessung vorherrscht, ist weitgehend historisch bedingt. Im Ausland hat sich fast überall gerade im Hinblick auf die fakultative Gefährlichkeit der Asbeststäube mit ihrer zwiefachen pathogenen Wirkung die Teilchenzählung, im Falle des Asbest die Faserzählung durchgesetzt, die zweifellos auch bei uns nützliche Ergebnisse zeitigen könnte.

Eine neuere Mitteilung aus der Glasfaserindustrie (CORN u. SANSONE, 1974) scheint dafür zu sprechen, daß z.Z. beide Methoden nebeneinander angewendet werden sollten.

In Tabelle 4 sind die z.Z. in verschiedenen Industriestaaten gültigen zulässigen Asbeststaubkonzentrationen gegenübergestellt. Deutlich geht daraus hervor, daß man jetzt einen Mittelweg zwischen dem nicht erreichbaren Nullwert und einem vertretbaren unteren Richtwert zu gehen versucht, indem *zeitgewichtete* Grenzwerte geschaffen werden, die für ein Arbeitsleben bis zu 50 Jahren ausreichend sichere Arbeitsplatzverhältnisse gewährleisten sollen.

Bis die Verhältnisse in allen Betrieben diesen Richtwerten angepaßt sein werden, wird es noch vieler Arbeit und einer intensiven Kooperation zwischen Gewerbeaufsicht, technischem Aufsichtsdienst, Staubingenieuren und Ärzteschaft bedürfen (BOHLIG u. OTTO, 1975).

7. Nachweis inkorporierten Asbeststaubes

Bedeutung und Gewicht des Nachweises aufgenommener Asbeststaubmengen im menschlichen Körper und einigen seiner Ausscheidungen sind viel diskutiert worden. 1900 hat MURRAY in London erstmals Asbest in

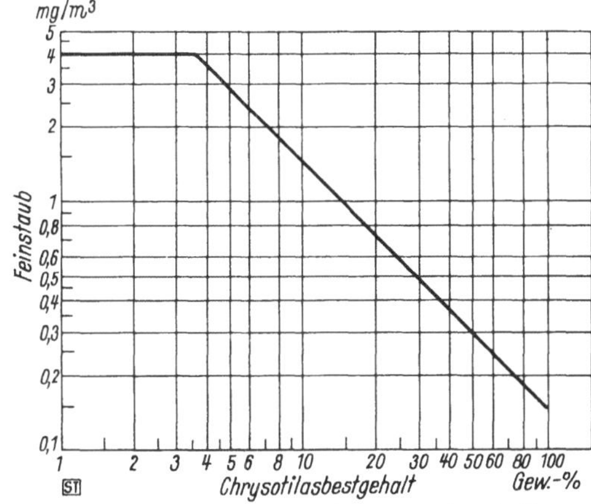

Abb. 6. Zulässige Asbeststaubkonzentration („Chrysotilrichtwert", vgl. Tabelle 4) für Arbeitsplätze in der Bundesrepublik Deutschland. (Aus HAIN *et al.*, 1968)

der Lunge eines Krempelarbeiters entdeckt, aber es sollte noch lange dauern bis Cooke 1924 die Zusammenhänge zwischen inkorporiertem Asbestmaterial und Asbestose erkannte. In Europa entbrannte vor dem 2. Weltkrieg um die „Asbestosis-Körperchen" eine heftige Diskussion (Schrifttum bei Bohlig et al., 1960), welche etwa ab 1964 in aller Welt wegen der karzinogenen Wirkung der Asbeste ihre Renaissance erlebte, die bis heute noch anhält (Botham u. Holt, 1971; Djerassi u. Schmuelovsky, 1975; Goldstein u. Rendall, 1969; Goni et al., 1972; Governa u. Rosanda, 1972; Gross et al., 1967; Gross et al., 1970; Gross et al., 1971; Gross et al., 1974).

Im Verlauf eines Arbeitslebens werden auch von einem Asbestarbeiter wahrscheinlich mehrere Kilogramm Staub inhaliert, von denen der größte Teil durch die Bronchialtoilette wieder eliminiert wird. Diese Staubmengen können in Abhängigkeit von Staubaufnahme und Fahndungsintensität in Auswurf und Stuhl (Gloyne, 1931) nachgewiesen werden, sie haben keinerlei diagnostische Signifikanz außer der ausdrücklichen Bestätigung einer Exposition, unabhängig davon ob nackte Fasern, Faserbüschel oder verkleidete Fasern in Form von Asbestkörperchen gefunden werden. Auch der Nachweis von Fasern oder Körperchen in Tränenflüssigkeit (Gloyne, 1931), Speichel oder Rachenabstrich hat für die Asbestosediagnostik an sich keine Bedeutung.

Das Phänomen der „Körperchen"-Bildung in Gestalt von Hantel-, Trommelschlegel- oder Schaschlikspießform wird vielfach überbewertet und der frühere Ausdruck „Asbestosiskörperchen" (Abb. 7) muß als inadaequat abgelehnt werden; denn bereits seit Jahrzehnten ist bekannt, daß solche Hüllenbildung auch bei anderem Fremdmaterial in der Lunge vorkommt (älteres Schrifttum s. Bohlig et al., 1960; Gross et al., 1971).

Bis heute sind keine Zusammenhänge erkennbar, welche das Faktum der Umhüllung inkorporierter Fremdmaterialien durch körpereigenes, eisenhaltiges Eiweiß mit der fibrogenen oder neoplastischen Wirkung der Asbeste zu korrelieren gestatten würde. Die Hüllenbildung wird heute als unspezifische Fremdkörperwirkung aufgefaßt — möglicherweise handelt es sich dabei um einen Ersatz für den unmöglichen Makrophagentrans-

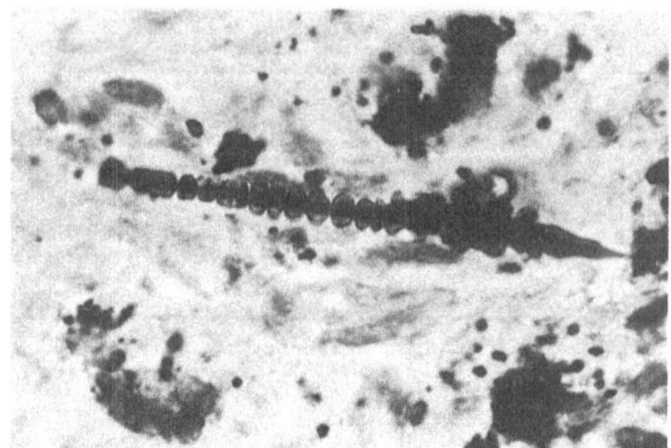

Abb. 7. Asbestkörperchen mit ausgeprägter Segmentierung. Ca. 1000fache Vergrößerung. Die Asbestfaser ist als Achse des Körperchens gut zu erkennen. (Prof. H. Otto, Dortmund)

port des sperrigen Fasermaterials. Asbestwie Pseudoasbestkörperchen werden deshalb im angloamerikanischen Schrifttum heute konsequent als „ferruginous bodies" bezeichnet (Abb. 7). Das die Braunfärbung der Hülle verursachende Eisen dürfte aus dem Blutfarbstoff stammen; bei Asbeststäuben sind hämolytische Wirkungen nachgewiesen worden (Botham u. Holt, 1968; Governa u. Valada, 1972; Harington et al., 1971; Secchi u. Rezzonico, 1968); bei anderen Fremdmaterialien sind allerdings solche Zusammenhänge noch nicht erwiesen resp. nicht untersucht, obwohl auch deren Hüllen die gleiche Farbe zeigen (Bohlig u. Otto, 1975).

Die Vermutung, daß das beim Zerfall der Körperchen (Holt, 1974) freiwerdende Eisen eine Rolle bei der onkogenen Asbestwirkung spielen könnte, hat deshalb wenig für sich; sie wird überdies durch fehlende Frequenzunterschiede bei der experimentellen Tumorproduktion durch Asbeststäube mit natürlichem Metallgehalt und solche, aus denen die Metalle entfernt wurden, sehr unwahrscheinlich (Gross u. Harley, 1973).

Ob die Alterung der Körperchen (Holt et al., 1963; Knox u. Beattie, 1954), die sich durch Segmentierung im Mikroskop zu erkennen gibt, für die fibrogene Wirkung der Asbeste Bedeutung haben kann, weil z.B. durch Zerbrechen der insektenleibähnlichen Gebilde neue freie Oberflächen entstehen können, ist ebenso umstritten wie die Relevanz kleinerer Asbestpartikel unterhalb der 5 µ-Grenze (Gross, 1974; Holt et al., 1963; Langer et al., 1973). In jedem Falle ist aber nur *den* Asbestfasern eine pathogene Wirkung zuzuschreiben, die die alveolare Grenzmembran durchdringen und damit „inkorporiert" sind. Die meisten Asbestfremdkörper bleiben danach im Gewebe fixiert und wirken hier zytotoxisch und fibrogen. Ob die Fasern, die weiteren Ortswechsel erfahren, bei ihrem Weitertransport in andere Körpergegenden durch Makrophagen, lymphogen, hämatogen oder rein mechanischen Impulsen folgend verlagert werden, ist bis heute nicht geklärt. Fest steht allein, daß Asbest bei Exponierten in Pleura, Brustwand, Zwerchfell, Bauchfell, Milz, Bauchraumlymphknoten, Darmwand etc. nachgewiesen werden kann, was im Zusammenhang mit der Mesotheliomgenese in Pleura und Peritoneum bedeutungsvoll ist (s.S. 434ff.) (CUNNINGHAM u. PONTEFRACT, 1973; GROSS et al., 1973; LEICHER, 1954; STEWART et al., 1931; TASKINEN et al., 1973), und im Experiment offenbar auch die Plazentarschranke überwindet (CUNNINGHAM u. PONTEFRACT, 1974).

Die Zuverlässigkeit des Nachweises ist abhängig von aufgenommener Staubmenge einerseits und Intensität der Suche bzw. der Methodik andererseits. Diese Korrelation macht die recht unterschiedlichen Frequenzangaben im Weltschrifttum verständlicher.

Da Asbeststaub nicht allein in der Arbeitsumwelt der Asbestarbeiter vorkommt, sondern in unterschiedlicher Verdünnung nahezu ubiquitär auch in der allgemeinen Atmosphäre zumindest der bedeutenderen Industriestaaten wie auch in Wasser und Getränken (s.S. 443ff.) nachgewiesen werden kann, ist nicht verwunderlich, daß sich Asbest auch in Leichenlungen auffinden läßt, deren Besitzer zu Lebzeiten niemals beruflich exponiert gewesen sind. Deshalb braucht Asbest auch im Körpergewebe weder das Vorliegen einer Asbestose noch die *berufliche* Exposition zu beweisen (ANJILVEL u. THURLBECK, 1966; ANSPACH, 1969; ASHCROFT, 1968; BADEN et al., 1970; CAUNA et al., 1965; ELMES et al., 1965; GERLACH, 1972; GHEZZI et al., 1967; HOURIHANE et al., 1966; MEURMAN, 1966; NIZZE, 1971; POLLIACK u. SACKS, 1968; RICHTER, 1971; ROBERTS, 1967; ROITZSCH, 1968; ROSEN et al., 1972, 1973; SELIKOFF u. HAMMOND, 1970; THOMSON et al., 1963; THOMSON u. GRAVES, 1966; UM, 1971; UTIDJIAN et al., 1969; XIPPEL u. BHATHAL, 1969) (s.S. 444).

Vielmehr handelt es sich bei der Bewertung des Asbestnachweises um ein quantitatives Problem, da die Lungenstaubmenge vom Staubangebot, das sind Staubdichte und Expositionsdauer, abhängt. Die Verdünnung des Fremdmaterials in der Außenluft z.B. für die Allgemeinbevölkerung ist so groß, daß hier der Asbestnachweis bioptisch nur durch Zufall gelingen kann, da nach nicht beruflicher Exposition selbst bei systematischer Suche durchaus nicht in jedem normalen Gewebeschnitt von 30 μ Stärke ein Asbestteilchen sichtbar zu werden braucht.

Mit Recht macht OTTO darauf aufmerksam, daß in einem Gewebewürfel von 5 cm Kantenlänge wenigstens 20000 bis 30000 Asbestteilchen verteilt sein müssen, wenn in einem beliebigen Schnittpräparat dieses Blokkes ihr Nachweis histologisch gelingen soll (BOHLIG u. OTTO, 1975) (s.S. 406).

Außerdem muß in diesem Zusammenhang erwähnt werden, daß manche Autoren auf die Löslichkeit der Asbestfasern, speziell des Chrysotils im Gewebe verweisen (CLARK u. HOLT, 1960; JOHAN et al., 1972).

Mit Anreicherungsmethoden wird dagegen die Ausbeute sofort sehr viel ergiebiger (OTTO u. v. FRAGSTEIN, 1969), und im Zusammenhang mit dem Berufskrankheitenrecht ist von diesen Methoden nach beruflicher Asbestexposition mehr Gebrauch zu machen als bisher, da dem quantitativen Nachweis der inkorporierten Asbestmengen besonders im Hinblick auf die Entschädigung einer Berufskrankheit nach Ziffer 31 der Liste der 7. BKVO für die Beurteilung der Asbestlungenkrebse und des berufsinduzierten Mesothelioms eine immer größere Bedeutung zukommen wird und die Kenntnisse des Gesamtlungenstaubes z.B. nach Veraschung allein auch eine Beurteilung der Teilchengrößenspektren gestatten würde (OTTO u. PESCH, 1966), über die wir bisher im Zusammenhang mit Asbestinhalation viel zu wenig wissen (Abb. 8).

Da von den körperchenbildenden Fremdstäuben Asbest und Talkum die einzigen krebserzeugenden Materialien sein dürften, ist ihre Identifizierung bedeutungsvoll; sie kann aufgrund der Faserform und der optischen Eigenschaften (Doppelbrechung, Hohlfaser des Chrysotils) im Einzelfall mitunter gelingen. Lediglich solche „ferruginous bodies" sollten als Asbestkörperchen bezeichnet werden, deren „Zentralfaden" als Asbest anzusprechen ist.

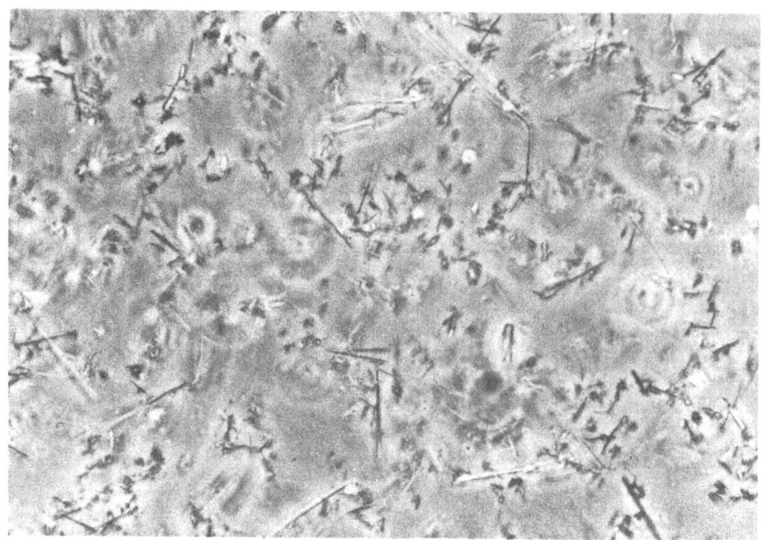

Abb. 8. Isolierter Lungenstaub einer fortgeschrittenen Asbestose mit zahl-
reichen nadelförmigen
Partikeln: 400fache Ver-
größerung, Phasen-
kontrast. (Prof. H. Otto,
Dortmund)

Im Gewebe kann dagegen die Unterscheidung der einzelnen Asbestarten nackt oder als „ferruginous body" außerordentlich schwierig sein (Hägerstrand *et al.*, 1968; Henderson *et al.*, 1969; Sébastien *et al.*, 1973) und verlangt aufwendige chemische Mikromethoden oder elektromagnetische (Cohen, 1973; Timbrell, 1972), elektronische resp. elektronenoptische (Ashcroft u. Heppleston, 1973; Bignon *et al.*, 1970; Goni *et al.*, 1972; Langer *et al.*, 1973), röntgenspektrographische (Le Bouffant *et al.*, 1972; Heidermanns, 1973) oder infrarotspektrographische Verfahren (Heidermanns, 1973).

II. Asbestinduzierte Staubinhalationsfolgen

1. Die Asbest-Lungenfibrose

a) Pathologie und Pathogenese

Inhalierter Asbeststaub führt zu einer Lungen- und Pleurafibrose. Im Parenchym manifestiert sich die Fibrose zuerst in Alveolarwandverdickungen; dieser Vorgang wird seit Scadding (1964, 1967) in der Pneumologie als Alveolitis aufgefaßt (v. Wichert u. Hain, 1974) und paßt vorzüglich in eine neuzeitliche klinische Krankheitssystematik, könnte aber gerade im Zusammenhang mit der Asbestose allzuleicht vergessen machen,

daß die den Krankheitsverlauf auslösenden Grundvorgänge bisher nicht aufgeklärt sind.

Die alveolarseptalen Fibrosen sind irreversibel und breiten sich allmählich längs der interlobulären Septen und der Gefäßscheiden über Unter- und Mittellappen aus (Di Biasi, 1938; Gough, 1965; Otto, 1961, 1966, 1968, 1971; Stewart, 1928, u.a.). Die Oberlappen bleiben zunächst frei; auch fehlt anfangs das destruierende Emphysem, jedoch kommt es besonders in den Randgebieten der Fibrose häufig zu einer emphysematösen Lungensklerose mit kleinwabigen Strukturen (Honeycomb lung, Abb. 9). Elastizitätsverlust, Lungenstarre und Pleuraverdickung sind die makroskopisch erkennbaren Folgen, welche in ausgeprägten Fällen bei der Thoraxeröffnung in tabula das Zurücksinken der Lungen in die dorsalen Brustkorbmulden verhindern.

Anders als bei Silikosen und Mischstaubsilikosen ist das fibrotische Material praktisch niemals zu konzentrisch geschichteten Knötchen geordnet. Die Fibrose ist vielmehr diffus, kann aber Staubgranulome enthalten. Makrophagen, die Asbestteilchen transportieren, gehen nicht wie bei der Beladung mit Quarzstaub zugrunde, und die Lymphwege veröden nicht. Auch die hilären und mediastinalen Lymphknoten können reichlich Staubgranulome mit Asbeststaub bzw. Faserbruchstücken aufweisen.

Da viele Teilchen auch in Richtung der subpleuralen Räume transportiert werden,

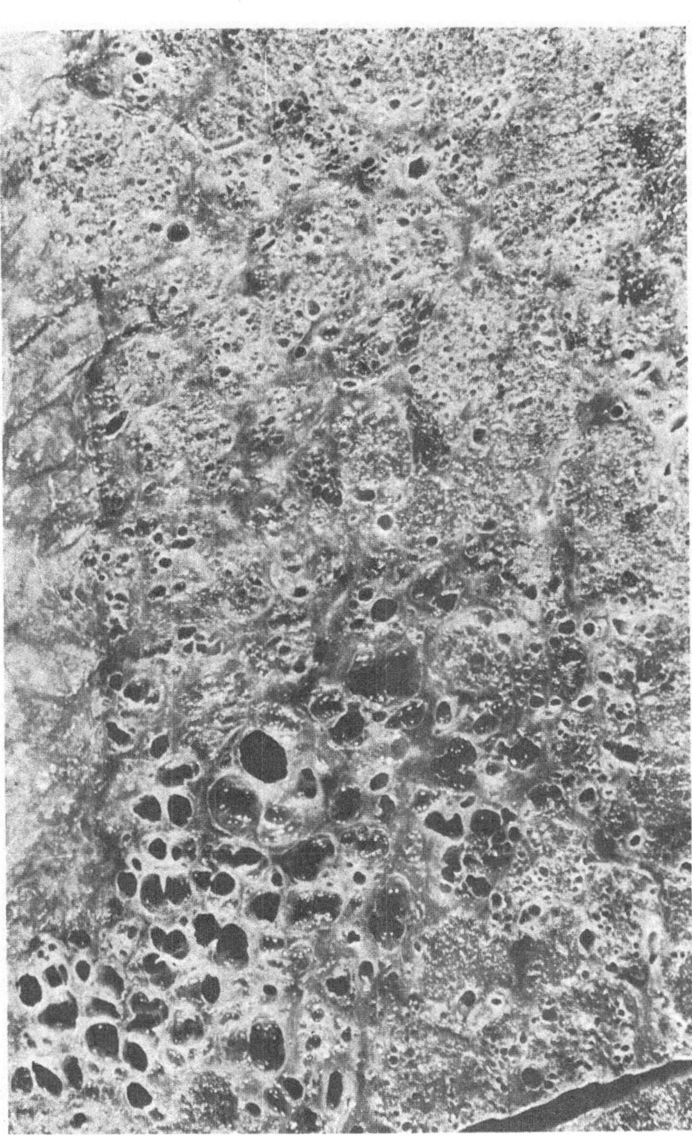

Abb. 9. Schnittfläche einer entfaltet fixierten Lunge mit verschwielender Asbestose, teils diffus narbig sklerosierend, teils unter dem Bild der emphysematösen Lungensklerose („honeycomb-lung"). (Prof. H. OTTO, Dortmund)

kommt es in der überwiegenden Mehrzahl der Fälle zu einer diffusen Pleuraverdickung, meist ohne Verwachsungen, die ebenfalls bei der Silikose in dieser Form kaum oder allenfalls bei Porzellinern (OTTO u. BREINING, 1961) beobachtet wird und den Pathologen (DI BIASI, 1938; COOKE, 1927, 1928; STEWART, 1928) bereits auffällig war, längst bevor eine moderne Röntgentechnik die routinemäßige Erfassung dieses „Pleurasaumes" gestattete. Asbeststaub ist sowohl in Form von Fasern als auch als Feinstaub massenhaft im fibrotisch veränderten Parenchym nach-

weisbar (MORGENROTH, 1973), wenngleich erst bei stärkeren Vergrößerungen (Abb. 10). Die Fasern mit Längen über 5—10 µ, die für die Makrophagen nicht transportfähig sind, werden ummantelt. Die eisenhaltige, braune Eiweißhülle der so entstandenen Asbestkörperchen gibt mit Eisenreagentien eine positive Reaktion (z.B. Berliner Blau-Reaktion; BOHLIG et al., 1960). Für ihre färberische Hervorhebung in Sputum oder Schnittpräparat sind zahlreiche Verfahren angegeben worden (GLOYNE, 1932; KOPPENHOEFER, 1935; STEWART, 1928, 1929, 1934; STEWART u. HAD-

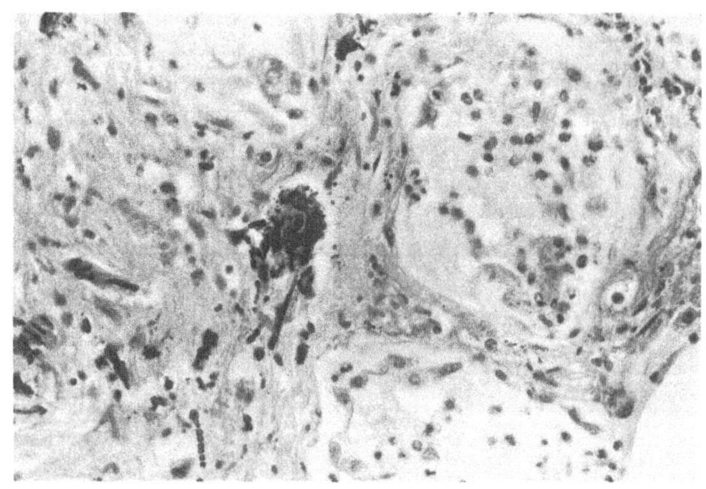

Abb. 10. Asbestose: Lungenfibrose mit mehreren Asbestkörperchen. Vergrößerung ca. 300fach. (Prof. H. Otto, Dortmund)

Dow, 1929). Die hantel- oder trommelstockähnlichen Körperchen zeigen mit der Alterung eine insektenleibähnliche Segmentierung (Abb. 7 und 10). Im internationalen Schrifttum herrscht praktisch Einigkeit darüber, daß die Körperchenbildung als solche nichts mit der Pathogenese der Asbestose zu tun haben dürfte.

Als Ausdruck ihrer Transportsperrigkeit bleiben nackte Fasern und Körperchen häufig zu Gruppen geballt im Parenchym liegen (Leicher, 1954; Stewart et al., 1932; Wedler, 1939).

Die Fibrosierung ist offensichtlich eine Funktion von inhalierter Staubmenge und verflossener Zeit seit Expositionsbeginn (Abb. 11). Unspezifisch entzündliche Komplikationen sind nach einer Feldstudie von Woitowitz (1972) bei Exponierten, die noch in Arbeit stehen, nicht gehäuft anzutreffen, wurden jedoch bei Begutachtungspatienten mit teilweise fortgeschritteneren Asbestosen häufiger beschrieben (Bohlig et al., 1960).

Das oben skizzierte Bild der Asbestose gehört indessen heute nach Sanierung der bedeutenderen Asbestbetriebe zu den Raritäten in tabula. Zur Zeit ist mehr mit unscheinbareren Fibrosen zu rechnen, die makroskopisch kaum erkennbar sind. Die geringgradig asbestkontaminierte Lunge (Abb. 12) kann zunächst völlig unauffällig sein, da sichtbare und tastbare knötchenförmige Gewebsverdichtungen fehlen und die alveolarseptalen Fibrosen erst im mikroskopischen Bild bei stärkeren Vergrößerungen erkennbar werden.

Der Pathologe benötigt deshalb vom Kliniker den Hinweis, daß eine Asbestexposition vorhanden war, weil in der Regel sein Auftrag mit der Abklärung der Todesursache erfüllt ist, so daß wenig ausgeprägte Asbestosen durchaus unentdeckt bleiben können, besonders wenn eine anderweitige Todesursache offenkundig ist (Bohlig u. Otto, 1975; Otto, 1973).

Das Vorliegen einer Asbestose kann deshalb heute nicht mehr allein aufgrund makroskopischer Inspektion verneint werden, da bei den diskreteren Expositionsbedingungen eine histologische Überprüfung des Parenchyms unerläßlich ist; bei vorgegebener Asbestexposition sollte auch vom Pathologen immer eine Analyse des Gesamtlungenstaubes gefordert werden, die zwischen beruflich Exponierten und Nichtexponierten charakteristische Unterschiede enthüllt (Bohlig u. Otto, 1975).

Bei Mischstaubexpositionen wie z.B. im Bergbau oder in der Asbestzementindustrie werden mitunter auch knötchenförmige Fibrosen und atypische Verschwielungen beobachtet, welche gelegentlich auch die Oberfelder bevorzugen (Anspach, 1963; Bohlig et al., 1960; Green u. Dimcheff, 1974; Puschke, 1960). Diese atypische Lokalisation wird als „Typus inversus" der Asbestose bezeichnet.

Die *Pathogenese* der Asbestose ist bis heute ungeklärt (Vigliani, 1968). Die Diskrepanz zwischen der nach basal zunehmenden Verteilung des Asbeststaubes in allen Lungenlappen und der häufig zuerst und gelegentlich aus-

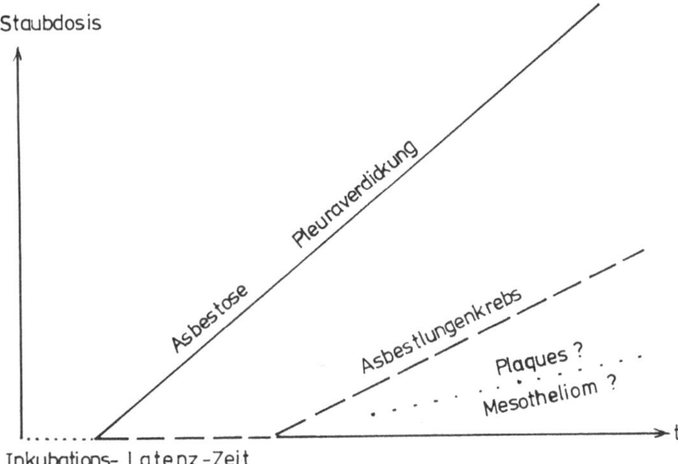

Die Gleichung

Schadstoffkonzentration   x   Zeit   = konstant
Aufgenommene Asbeststaubmenge   x Berufsjahre   = Asbestose
("Gefahrenjahre" nach Woitowitz, 1972)

gilt sicher für

    Asbestose und Pleuraverdickung ,

wahrscheinlich für

    Asbestlungenkrebs ,

ist anzunehmen für

    Plaques und Mesotheliom .

Abb. 11. Dosis-Zeit-Relation der diversen Asbeststaubinhalationsfolgen

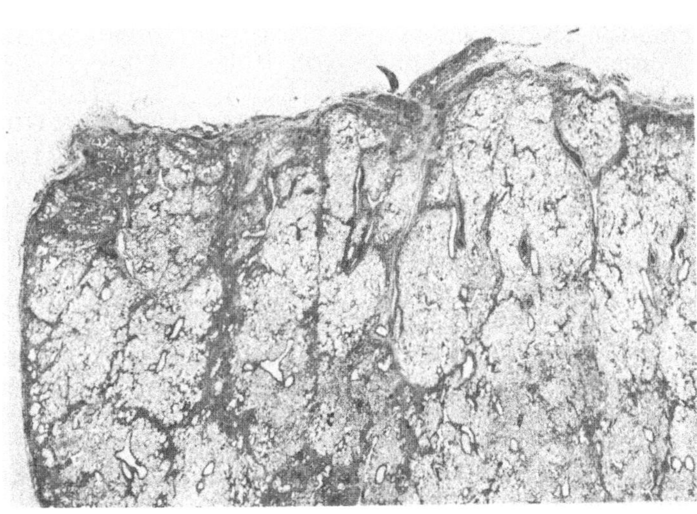

Abb. 12. Asbestose: diffus narbig sklerosierende Fibrose der alveolarseptalen Architektur und der Pleuraoberfläche. Bei dieser Lupenvergrößerung sind Asbestfasern und -körperchen noch nicht erkennbar. (Prof. H. OTTO, Dortmund)

schließlich sich in den herznahen Unterfeldern manifestierenden Asbestose hat zunächst eine mechanische Entstehungsweise nahegelegt. Mit dieser Theorie, die 1938 von den schwedischen Mineralogen Sundius u. Bygdén begründet worden ist, lassen sich aber bei weitem nicht alle Probleme und Widersprüche der Asbeststaubinhalationsfolgen lösen (Vigliani, 1968). Während Gorski u. Stettler (1974) Oberflächenwirkungen diskutieren und Morgan (1974) auf die erhöhte Serumalbuminadsorption feindisperser Chrysotilfraktionen verweist, sehen Gross u. Harley (1973) eher einen auslösenden Faktor in den inhomogenen Enden polyfilamentöser Aggregate. In Analogie zur Silikose steht auch eine Löslichkeitstheorie der Asbestose (Clark u. Holt, 1960; Johan *et al.*, 1972; Rahman *et al.*, 1973) zur Diskussion und neuerlich werden in zunehmendem Ausmaß immunbiologische Aspekte untersucht und erörtert (Kuhn u. Kuo, 1973; Lange *et al.*, 1974; Morgan, 1974; Pernis *et al.*, 1965; Pernis *et al.*, 1966; Pernis u. Castano, 1971; El Sewefy *et al.*, 1971; Turner-Warwick u. Parkes, 1970; Turner-Warwick, 1973).

Bisher gibt es jedoch keine Hypothese, die einleuchtend genug wäre, um hier als *die* Entstehungstheorie der Asbestose besprochen zu werden, zumal auch noch immer umstritten ist, ob alle Asbeststaubpartikel pathogen sein können oder ob es allein die Fasern sind, welche die Fibrose·verursachen (Robock u. Klosterkötter, 1971, 1973). Fest steht bis heute lediglich, daß Asbestfasern zytotoxische Eigenschaften besitzen, welche den Fibrosierungsprozeß auslösen.

Ebenso unklar ist bis heute auch die Pathogenese der pleuralen Asbeststaubinhalationsfolgen geblieben. Insbesondere wissen wir nicht, weshalb einerseits diffuse Pleuraverdickungen, andererseits beetartige Pleurahyalinosen, die sogenannten Pleuraplaques auf der Pleura parietalis bzw. diaphragmatica entstehen und warum die letzteren gegenüber anderen Pleuraschwarten einen abweichenden Verkalkungsmodus aufweisen (Müller, 1963) (s.S. 417). In Gebieten mit endemisch auftretenden Plaques (Kiviluoto, 1960; Meurman, 1966, 1968) sind deshalb Trinkwasserproben z.B. nach ihrem Gehalt an Kalzium, Magnesium etc. untersucht worden, wobei sich jedoch keinerlei pathogenetische

Anhaltspunkte gewinnen ließen (Laamanen, 1972).

b) Epidemiologie

Nach Mitteilung des Bundesarbeitsministeriums haben wir z.Z. in der Bundesrepublik Deutschland einen Bestand von über 80 000 entschädigten Silikosen gegenüber ca. 600 Asbestosen (Abb. 13). Diese Differenz macht alle Aussagen zur Epidemiologie der Asbestose gegenüber den epidemiologisch fundierteren Kenntnissen über die Silikose etwas unsicher, weil sie dem Fehler der kleinen Zahl unterliegen. Unter diesem Vorbehalt sind die folgenden Ausführungen zu verstehen.

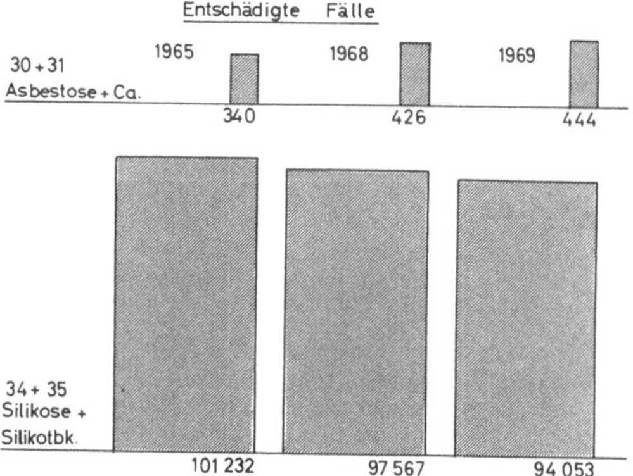

Abb. 13. Entwicklung des Bestandes entschädigter Fälle von Asbestose (Ziffern 30 und 31 der Liste 7. BKVO) und Silikose (Ziffern 34 und 35) in der Bundesrepublik Deutschland 1965—1969, vgl. auch Tabelle 5

Im Gegensatz zur Silikose scheint jeder Asbestexponierte an einer Asbestose zu erkranken, sofern er ausreichend exponiert gewesen ist. Der Faktor Disposition spielt offenbar eine geringere Rolle (Bohlig *et al.*, 1961). Im Gegensatz zur Silikose scheint auch bei frühzeitiger Herausnahme aus dem Staubmilieu die Asbestlungenfibrose in der überwiegenden Zahl der Fälle fortzuschreiten. Im Gegensatz zur Silikose sind ferner nachweisbare Beeinträchtigungen der Lungen- und Kreislauffunktion vergleichsweise früher mit den ersten radiologisch manifesten Krankheitszeichen korreliert (s.S. 411). Und endlich treten im Gegensatz zur Silikose Krebserkrankungen nach Asbestexposition häufiger auf.

Dagegen führt, ganz wie bei der Silikose auch, bei der Asbestose eine Minderung des Staubangebotes zu späterer Krankheitsmanifestation, blanderen Krankheitsverläufen, größerer Lebenserwartung (JACOB, 1961, 1963; MÜLLER, 1961) und einer erschwerten, stärker mit Fehldiagnosen belasteten Diagnostik.

Die Erfolge der Staubbekämpfung in den asbestverarbeitenden Betrieben haben dazu geführt, daß Asbestarbeiter heute im Gegensatz zu früher eine gegenüber der Gesamtbevölkerung kaum mehr geminderte Lebenserwartung haben. Noch vor dem 2. Weltkrieg konnten SAUPE *et al.* (1931) und SAUPE (1938) feststellen, daß nach ca. 10 Tätigkeitsjahren bei allen exponierten Arbeitern Asbestosezeichen anzutreffen waren. BÖHME fand noch 1942 unter 132 Untersuchten nach fünfjähriger Expositionszeit in 5% und nach zehn Jahren in 79% der Probanden eine Lungenasbestose. Todesfälle durch das häufige und gefürchtete Rechtsherzversagen im Alter von 45 Jahren und darunter waren keine Seltenheit (BOHLIG *et al.*, 1960).

Heute hat sich dieses Bild sehr in Richtung einer Normalisierung gewandelt: Während früher vor dem Einbau wirksamer Schutzmaßnahmen an den gefürchtetsten Arbeitsplätzen z.B. beim Aufschließen des Minerals an Öffnern, Kollergängen oder Krempelmaschinen u.U. sogar schon wenige Arbeitsmonate genügten, um eine fortschreitende, evtl. tödlich endende Lungenasbestose zu erwerben, sind heute auch jahrzehntelange Tätigkeiten an den entsprechenden Arbeitsplätzen bekannt, ohne daß bereits Krankheitszeichen erfaßbar wären. Diese Entwicklung beweist, daß die Lungenasbestose wie auch die Silikose an den meisten Arbeitsplätzen allein durch gewerbehygienische Maßnahmen beherrscht und wahrscheinlich auch ganz beseitigt werden kann.

Solche Ziele verlangen jedoch einen erheblichen finanziellen Aufwand und einen hohen Energieumsatz für die Staubbekämpfung (BUCKUP, 1960), weshalb bislang bei Großbetrieben Erfolge früher bemerkbar waren als bei kleineren, weniger finanzkräftigen Unternehmungen.

Im Zusammenhang mit der Häufigkeit erstmals entschädigter Asbestosen (Tabelle 5) in der Bundesrepublik Deutschland ist allerdings zu berücksichtigen, daß die niedrigen jährlichen Zugangszahlen sich im wesentlichen lediglich aus den ca. 10 000 überwachten Asbestarbeitern der bis 1972 erfaßten Betriebe rekrutierten (s.S. 396f.) und daß für die nächsten Jahre mit einem Abbau der viel diskutierten Dunkelziffer zu rechnen ist, weil nunmehr nach und nach weitere ca. 40 000 Asbestexponierte ärztlich überwacht werden. Die ersten Ergebnisse aus diesen erweiterten Vorsorgeuntersuchungen lassen bereits heute ablesen, daß auch dieser Personenkreis mit einer Asbestosemorbidität belastet ist (HAIN u. BOHLIG, in Vorbereitung), über deren Dignität z.Z. nur Vermutungen möglich sind, zumal der Begriff der „Gefährdung" nicht hinreichend definiert war (s.S. 431) und außerdem hinsichtlich der fibrogenen und neoplastischen Wirkung der Asbeste sehr unterschiedliche Grenzziehungen erfordert.

Tabelle 5. Jährliche Zugänge und Meldungen (in Klammern) von Berufskrankheiten nach den Ziffern 30, 31, 34 und 35 der Liste der 7. BKVO. Die Zahlen stammen aus den jährlichen Übersichten über die Geschäfts- und Rechnungsergebnisse der gewerblichen Berufsgenossenschaften, Bonn

	Ziffer 7. BKVO	1965	1968	1970	1973
Asbeststaublungenerkrankung (Asbestose)	30	47 (83)	49 (106)	63 (121)	70 (157)
Asbeststaublungenerkrankung (Asbestose in Verbindung mit Lungenkrebs)	31	3 (1)	8 (9)	2 (5)	5 (14)
Quarzstaublungenerkrankung (Silikose)	34	2416 (5272)	1508 (4972)	1259 (5236)	1335 (5234)
Quarzstaublungenerkrankung in Verbindung mit aktiver Lungentuberkulose (Silikotuberkulose)	35	393 (454)	319 (506)	227 (444)	214 (424)

Aus allem geht eindeutig hervor, daß für jedes exponierte Individuum die tatsächliche Chance an einer Asbestose zu erkranken von der aufgenommenen Asbeststaubmenge pro Zeiteinheit abhängig ist. Die bisher nur aus wenigen Betrieben vorliegenden Einzelmeßwerte der durchgeführten Staubkontrollen lassen nur näherungsweise eine Klassifizierung der asbestkontaminierten Arbeitsplätze innerhalb eines Betriebes zu.

Tabelle 6. Beispiel für die Einteilung der Arbeitsplätze eines Asbestbetriebes in Gefahrenklassen nach rangmäßiger Schätzung der Staubexposition für einzelne Betriebsteile bzw. Tätigkeiten. (Modifiziert nach Woitowitz, 1972)

Gefahrenklasse (G)	Betriebsteile bzw. Tätigkeiten
G_0	Kantine. Fassadenplattenabteilung. Glanzplattenabteilung. Lackstraße. Rohstoffplattenabteilung. It-Walzraum. Hauptgebäude mit kaufmännischer Abteilung und Verwaltung.
$G_{0-1\,(0,5)}$	Hauptbetriebslabor und Entwicklungsabteilung. Stanzerei. Dubliererei. Lagerhalle und Verpackerei. Neue It-kalander und Stempelwalze. Neue Pappenstraße. Querförderei und Beschneidemaschine. Schreinerei. Sattlerei. Isochemie. Asbestkautschuk- und Kompensatorenfertigung.
G_1	It-Platten- und Asbestpappenabteilung. Stanzerei und Ringpresserei. Gummischneiderei. Fertigmacherei für Asbestzementplatten. Trockenraum. Schleiferei. Kreuzspulerei. Hofkolonne.
$G_{1-2\,(1,5)}$	Betriebsschlosser. Pappenschneidetisch und -kalander. Spinnsäle. Röhrenfertigung.
G_2	Alte It-Kalander. Lager- und Pulperraum. Rohstoffmischerei. Ringspinnerei. Alte Asbestpappenabteilung. Flechterei.
$G_{2-3\,(2,5)}$	Alte Beschneidemaschine. Alte Schleifmaschine. Pulper. Trockenofen. Krempelei. Näherei. Weberei. Spinnereischlosser.
G_3	Schlagmühle. Kollerraum. Alte It-Mischerei. Asbeststaubkammern. Holländerbühne. Spinnereivorbereitungsanlage mit Kastenspeisern.

Woitowitz (1972) hat eine solche Einteilung für einen Einzelbetrieb beispielgebend vorgeführt (Tabelle 6); sie praktiziert die Funktion Asbestosemorbidität = Staubmenge × Zeit (Abb. 11), und ihre Unterscheidung der Arbeitsplätze in Gefahrenklassen und der Einzelexposition in Gefahrenjahre ist logisch und einsehbar, bedarf jedoch noch der statistisch-epidemiologischen Bestätigung. Eine solche Einteilung kann auch immer nur jeweils für einen bestimmten Betrieb bzw. Betriebsteil gelten, und zwar lediglich solange, bis Änderungen des Maschinenparks, der Produktionsbedingungen oder der Staubbekämpfungsmaßnahmen eine Neuorientierung erfordern.

c) Klinik

$\alpha)$ *Vorgeschichte.* Bei Asbestexponierten und Asbestosekranken ist die Erhebung der Berufsvorgeschichte einfach, solange den Probanden die eigene Asbestexposition als solche bewußt ist wie z.B. bei den meisten Patienten aus den Betrieben der klassischen Asbestindustrie (Asbesttextil-, Bremsbelag- und Asbestzementindustrie). Die Tabelle 3 zählt jedoch eine ganze Reihe von Gefährdungsmöglichkeiten auf, die es dem untersuchenden Arzt mitunter sehr erschweren, den Kausalzusammenhang einer diagnostizierten Lungen- oder Pleurafibrose mit einer Asbeststaubinhalation zu sichern. Ausgefallene Expositionsmöglichkeiten, deren Abklärung mitunter technologisches Wissen und kriminologisches Gespür erfordern, sind von Bohlig u. Otto (1975) sowie Goff u. Gaensler (1972) u.a. mitgeteilt worden.

Der wachsende Bedarf an Asbest bzw. asbesthaltigen Produkten in der modernen Industriegesellschaft hat dazu geführt, daß viele Gefährdungsmöglichkeiten dadurch entstehen, daß Arbeitgeber und/oder -nehmer oftmals nicht wissen, daß ein von ihnen verwendeter Stoff tatsächlich Asbest ist oder Asbest enthält, so daß manifeste Asbestosen auch außerhalb der eigentlichen Asbestindustrie aquiriert werden. Viele Fertigartikel oder Zwischenprodukte weisen einen mitunter erheblichen Asbestzuschlag auf, der Gefährdungen auch dann hervorrufen kann, wenn die Produkte auf Baustellen, Werk- oder Lagerplätzen meist ohne jede Kontrolle durch Gewerbeaufsicht etc. zubereitet, zugeschnitten oder anderweitig bearbeitet werden (Solte, 1970) (Abb. 3).

Der die Anamnese erhebende Arzt muß diese Möglichkeiten berücksichtigen und ggf. Rückfrage beim Unternehmer halten, den

Arbeitsplatz inspizieren oder Erkundigungen beim Gewerbearzt oder beim technischen Aufsichtsbeamten der zuständigen Berufsgenossenschaft einholen.

Mit Rücksicht auf die hier skizzierten Verhältnisse ist deshalb heute aus ärztlicher Sicht eine Kennzeichnungspflicht für asbesthaltige Materialien zu fordern.

Prädisponierende Krankheiten für eine Asbestose sind bis heute nicht bekannt. Allerdings darf der verhängnisvolle Einfluß des Zigarettenrauchens sowohl auf die Asbestose (WEISS, 1971) als auch auf den Asbestlungenkrebs (SELIKOFF *et al.*, 1968) nicht vernachlässigt werden. Für viele Lungenfunktionsparameter sind altersbedingte Veränderungen bei Rauchern größer als bei Nichtrauchern; dieser Umstand sollte bei Sollwertbezügen nicht außer acht gelassen werden (ROSSITER u. WEILL, 1974) (s.S. 423). Ein Katalog arbeitsmedizinischer Kriterien im Rahmen der berufsgenossenschaftlichen Grundsätze, der im Rahmen der Unfallverhütungsvorschriften Nichteignung für asbeststaubgefährdete Arbeitsplätze bedingt, wird auf S. 441 besprochen.

Die klassische Symptomentrias: Kurzatmigkeit, Husten und Auswurf ist auch bei der Asbestose Mittelpunkt des subjektiven Erlebens der Betroffenen, ohne daß eindeutige Präferenzen oder Häufigkeiten der einzelnen Symptome zuverlässig auf die Diagnose hinweisen würden (KEE *et al.*, 1973; MURPHY *et al.*, 1971; SMITHER, 1969). Der früher häufig zitierte „Initialkatarrh" bei Beginn der damals meist massiveren Exposition (BOHLIG *et al.*, 1960) wird heute kaum noch angegeben. Der Zeitpunkt des Auftretens erster Beschwerden ist vom Grad der Exposition abhängig und je mitigierter die Asbestose verläuft, desto größer kann die zeitliche Diskrepanz zwischen dem Auftreten von Beschwerden und ersten objektiv feststellbaren Krankheitszeichen werden; denn schon seit längerem ist bekannt, daß die subjektiven Sensationen den ersten klinischen Zeichen im Gegensatz zur Silikose z.T. erheblich voraneilen können (BOHLIG *et al.*, 1960).

Diese Feststellung trifft jedoch im wesentlichen allein für die asbestinduzierte Lungenfibrose zu, während vorwiegend pleurale Manifestationen (s.S. 413ff.), die im Falle isolierten Auftretens möglicherweise Folgen protrahierter Expositionen gegen geringe Staubmengen darstellen, meist weder Beschwerden noch meßbare Funktionsausfälle bewirken (WOITOWITZ *et al.*, 1971), so daß sie lediglich als Hinweis auf die stattgehabte Exposition und nicht als Krankheitsfaktor zu verstehen sind.

Eine recht charakteristische, anamnestische Angabe ist das Abhusten eines zähen Schleimes, der vielfach beim Zubettgehen quälenden Husten verursacht. Auf Überschneidung mit Raucherbeschwerden und dem *chronisch unspezifischen respiratorischen Syndrom* (CURS) ist dabei zu achten.

In der derzeitigen wirtschaftlichen Situation ist in der Bundesrepublik Deutschland z.B. nach der Schließung zahlreicher Kohlenzechen auch mit Doppelexposition gegen silikogene und Asbeststäube zu rechnen (MÜLLER, 1963). Obwohl die früher stattgehabte Quarzexposition nach dem o.a. Katalog ein Anlegehindernis für asbestexponierte Arbeitsplätze sein sollte, sind dennoch früher silikogen Exponierte gerade in den letzten Jahren vielfach aus sozialen Gründen und mangels anderer Erwerbsmöglichkeiten in asbestverarbeitende Betriebe eingestellt worden. Der Röntgenaufnahme zum Termin der Einstellung auf den asbestexponierten Arbeitsplatz kommt in diesen Fällen im Rahmen der Berufskrankheits-Entschädigung nach dem Recht der Bundesrepublik Deutschland eine große Bedeutung zu, da für Berufskrankheiten nach den Ziffern 30 und 31 bzw. 34 und 35 der Liste der 7. BKVO vielfach ein anderer Versicherungsträger zuständig ist. Von den Berufsgenossenschaften wird deshalb immer wieder verlangt, die asbest- und quarzbedingten Lungenveränderungen auch in ihren Rückwirkungen auf die Erwerbsfähigkeit zu trennen, um die Kostendeckung aufteilen zu können.

β) Symptomatologie. Die subjektiven *Beschwerden* der Asbestosekranken unterscheiden sich in nichts vom Beschwerdebild anderer Lungenfibrosen. Ein wesentlicher Hinweis zur Diagnostik ist allein im zeitlichen Zusammenhang des Auftretens der Atembeschwerden nach dem Einsetzen der Exposition zu sehen. Eine Zusammenstellung der Beschwerden Asbestosekranker aus dem bisher umfangreichsten, zusammenhängend untersuchten deutschen Krankengut stammt von BOHLIG *et al.* (1960); sie sei hier der

Übersicht halber als Synopsis in Tabellenform wiedergegeben (Tabelle 7).

Tabelle 7. Subjektive Beschwerden, nach Häufigkeiten geordnet, bei 606 Asbestosen (Begutachtungsfälle aller Streuungskategorien). (Aus Bohlig, Jacob, Müller, 1960)

Beschwerden	abs.	%
1. Atemnot	474	78,2
davon in Ruhe	72	11,2
2. Husten bzw. Hustenreiz	338	55,8
3. Auswurf	222	36,6
davon mit Blut	6	1,0
4. Leistungsschwäche, allgemeine Mattigkeit	204	33,4
5. Herzschmerzen, -klopfen, -stechen	142	23,4
6. Nachtschweiße	130	21,4
7. Brustkorbschmerzen, „Sternalschmerz", usw.	116	19,1
8. Kopfschmerzen	78	12,8
9. Schwindelanfälle	68	11,1
10. Appetitlosigkeit, Magen-Darm-Beschwerden	38	6,3
11. Neigung zu Bronchialkatarrhen	22	3,6
12. Schlafstörungen	18	2,9
13. Neigung zu Schweißausbrüchen	16	2,8
14. Allgemein nervöse Störungen	6	1,0
15. Gewichtsabnahme	6	1,0

Danach sind Atemnot und beschleunigte Ruheatmung als wichtigste Frühzeichen aufzufassen; daß sie mit zunehmender Streuungsdichte der fibrotischen Lungenstrukturen sich verschlimmern, konnte am gleichen Krankengut dokumentiert werden. Das Ergebnis der Tabelle 7 steht in einem gewissen Gegensatz zu der sehr sorgfältigen Feldstudie von Woitowitz, der 1972 die Resultate der Untersuchung praktisch einer geschlossenen Belegschaft mitteilte, die hinsichtlich der Funktionsausfälle und der Frequenz der Atembeschwerden etwas andere Verhältnisse bot. Die Ursache dieser Diskrepanz dürfte im Krankengut liegen, da die Zahlen von Bohlig et al. (1960) im wesentlichen aus Gutachten-Patienten und damit größtenteils aus nicht mehr im Arbeitsprozeß stehenden Probanden gewonnen worden sind.

Ein charakteristischer Hinweis für das Bestehen einer Asbestose wird immer wieder in dem zähen, weißlich-grauen Auswurf der Kranken gesehen (Saupe, 1938; Sparks, 1931, 1932; Wedler, 1939). Im Sputum können übrigens auch, genau wie z.B. im Rachenabstrich, Asbestteilchen nackt oder als Körperchen nachgewiesen werden; dieser Befund belegt jedoch nicht die asbestbedingte Lungenfibrose, sondern allein die Tatsache der Exposition resp. der Gewebsreaktion auf inhalierte Fasern (Djerassi u. Schmuelovsky, 1975).

Eine besondere Rolle hat zumindest in Deutschland die Diskussion um den Gewichtsverlauf bei Asbestosekranken gespielt (Bohlig et al., 1960). Die Angaben hierzu stammen aber vorwiegend aus der Zeit um den 2. Weltkrieg, in der die Ernährungsverhältnisse zumindest in Deutschland nicht als normal bezeichnet werden können: Daß bei Lungenfibrosen mit schweren Funktionsausfällen und entsprechendem Krankheitsgefühl das Körpergewicht z.T. erheblich abnehmen kann, ist eine landläufige ärztliche Feststellung und kann auch bei der Asbestose nicht als Besonderheit gelten. Andere Erfahrungen, die nach dem 2. Weltkrieg von einer besonderen Gewichtszunahme gerade der Asbestarbeiter berichteten, dürften wohl allzusehr von den geänderten Eßgewohnheiten der deutschen Allgemeinbevölkerung in diesen Jahren larviert sein; jedenfalls haben sich signifikante Unterschiede nicht auffinden lassen, die für einen asbestinduzierten Gewichtsanstieg nach Expositionsbeginn sprechen würden.

Wir erleben z.Z. gerade die gleiche Gewichtszunahme bei der Gastarbeiterpopulation, die in unserer Asbestindustrie während der letzten Jahre bis auf teilweise über 50% der Beschäftigten angestiegen ist und haben keinen verläßlichen Hinweis dafür, daß die Gewichtszunahme bei Asbestexposition signifikant höher wäre als auf anderen Arbeitsplätzen.

Auch die übrigen klinischen Befunde unterscheiden sich nicht von der Symptomatik, die allen übrigen Lungenfibrosen zukommt. Bei der körperlichen Untersuchung ist auf *Asbestwarzen* zu achten (Bohlig et al., 1960; Dewirtz, 1930), die bei massiver Exposition überall am Körper anzutreffen sind, jedoch eine Bevorzugung der Handinnenfläche bzw. der Beugeseite der Finger erkennen lassen. Mit Staubsanierung der Arbeitsplätze nimmt die Frequenz der Asbestwarzen ebenfalls deutlich ab; sie werden heute nur mehr selten beobachtet und haben keine unmittelbare Bedeutung für die Diagnostik der Asbestose.

Angaben über *Uhrglasnägel* und *Trommel-schlegelfinger* finden sich im Schrifttum mit unterschiedlicher Frequenz: Während z.B. unter den Asbestarbeitern im Ausland dieser Befund („finger clubbing") sehr häufig angegeben wird (EMARA *et al.*, 1970; MURPHY *et al.*, 1971; SMITHER, 1969; SOUTAR *et al.*, 1974), sind bei uns keine Angaben über eine auffällige Häufung bei den Asbestosekranken gegenüber Patienten mit anderen chronischen Lungenkrankheiten zu finden. Die Nichtbeachtung gradueller Abstufungen auf der einen, u.U. minuziöse Registrierung auf der anderen Seite mag eine solche Diskrepanz erklären, die anderweitig nur schwer zu verstehen wäre.

Zelluläres und humorales Blutbild bieten keine signifikanten Veränderungen; schwerwiegende Befunde müssen als Zeichen entzündlicher oder tumoröser Komplikationen aufgefaßt werden. Daß bei Asbestarbeitern bzw. Asbestosekranken mit rheumatischen Erscheinungen (LUTON u. CHAMPEIX, 1946) wie auch bei der Silikose rheumatoide Rundherde im Lungenröntgenbild, das sogenannte Caplan-Syndrom, auftreten können, ist schon seit einigen Jahren bekannt (MATTSON, 1971; MORGAN, 1964; RICKARDS u. BARETT, 1958; TELLESSON, 1961). Über auffällige Häufungen fehlen dagegen einschlägige Hinweise. Statistisch signifikante Zusammenhänge haben sich zumindest in Verbindung mit reiner Chrysotilexposition nicht sichern lassen (WHITE *et al.*, 1974).

Auch die immunbiologische Situation der Asbestose, für deren Besonderheit in erster Linie die Existenz pathologischer gamma-Globuline sowie die Prevalenz von Rheumatoid- und Antinuklear-Faktoren spricht (PERNIS *et al.*, 1965; TURNER-WARWICK u. PARKERS, 1970), läßt keine zuverlässigen oder eindeutigen Befunde erwarten (MASSEY *et al.*, 1971), so daß noch immer das Schwergewicht der klinischen Symptomatologie der Asbestose auf Thoraxröntgenbild und Überprüfung der Funktionsminderung liegt. Beide sollen im Rahmen der Diagnostik besprochen werden (s.S. 423).

Hier bleibt lediglich noch ein klinisches Zeichen zu erwähnen, das immer wieder als ein charakteristisches Asbestosezeichen angegeben wird, nämlich das sogenannte Knisterrasseln, das bei der Auskultation ähnlich dem Entfaltungsknistern als sehr ohrnaher „Randkatarrh" sich zuerst über den dorsolateralen, zwerchfellnahen Lungenpartien antreffen läßt. Die Angaben zur Dignität dieses Zeichens reichen von emphatischer Überbewertung mit Empfehlung eines Arbeitsplatzwechsels bereits beim ersten Nachweis bis zur völligen Negation seiner Bedeutung. BOHLIG *et al.* (1960) haben dieses Zeichen, dem auch in England für die Asbestosediagnostik eine relativ große Bedeutung zugemessen wird, an dem bereits erwähnten Krankengut in einer Frequenz von immerhin über 70% gefunden; auch nach neueren Erfahrungen darf dieser Befund getrost als Zeichen für das Bestehen einer Asbestose gewertet werden, wenn Berufsvorgeschichte und Röntgenbild dazu passen (EMARA *et al.*, 1970; MURPHY *et al.*, 1971; SMITHER, 1969; SOUTAR *et al.*, 1974). Jedoch sei betont, daß es der Natur der Sache nach ein unspezifischer Befund sein muß, der zudem subjektiv wahrgenommen wird. Wenn auch die Erfahrung lehrt, daß es bei Asbestosekranken u.U. häufiger als bei Nichtexponierten anzutreffen ist, so darf „Knisterrasseln" andererseits ohne Fibrosenachweis keinesfalls als Dokumentation etwa eines erforderlichen Arbeitsplatzwechsels angesehen werden (WOITOWITZ, 1972).

γ) Pleurale Manifestationen. Wenn von dem frühen Wissen der Pathologen über diffuse Pleuraverdickung bei Asbestosen (DI BIASI, 1938; COOKE, 1927; GLOYNE, 1933) einmal abgesehen wird, so ist für die Klinik die Kenntnis der pleuralen Asbeststaubinhalationsfolgen eine vergleichsweise junge Erfahrung, die noch nicht überall bewußt geworden ist, obwohl sich erste Hinweise in dem sehr verstreuten Asbestoseschrifttum bereits in den fünfziger Jahren einstellten (JACOB u. BOHLIG, 1955).

Die diffuse Pleuraverdickung (Abb. 14) ist für die klinische Asbestosediagnostik erst mit einer Verbesserung der Röntgentechnik für die Thoraxaufnahme wahrnehmbar geworden (Tabelle 8 und 9 und S. 415) (BOHLIG, 1969; JACOBSON *et al.*, 1970). Wenn auch die Darstellungsmöglichkeiten für den pathologischen Pleurasaum zur seitlichen Brustwand, der allein längs der 2. Rippe und in einer Breite von maximal 3 mm als normaler Befund gewertet werden darf, in Hartstrahlaufnahmen wesentlich besser sind, so kann dieser Saum auch in guten Weichstrahlauf-

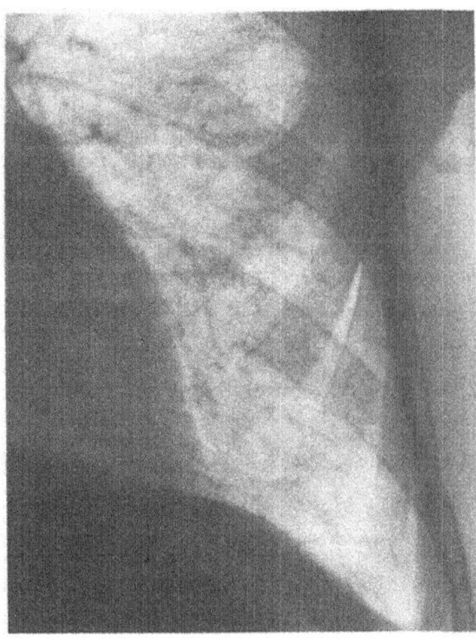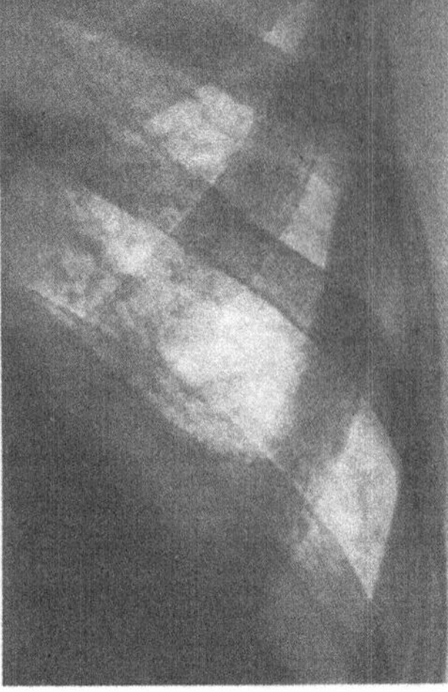

Abb. 14a u. b. Diffuser Pleurabegleitsaum: Ausschnitte eines pa-Standardübersichtsbildes (a) und einer gezielten, ausgeblendeten Schrägaufnahme des Unterfeldes (b) bei einem Pulverarbeiter in einer Asbestfabrik nach 7jähriger Exposition. Asbestose der Codeformel t1/1

Tabelle 8. Vor- und Nachteile verschiedener Aufnahmetechniken für die Erkennung der diversen Asbeststaubinhalationsfolgen. (Aus Bohlig u. Otto: Asbest und Mesotheliom. Thieme, Stuttgart 1975)

Anatomisches Substrat	Qualität der Darstellung bei	
	Hartstrahltechnik 110—140 kV	Weichstrahltechnik 45—80 kV
Fibrose, Lungen-asbestose	+ +	−
Pleuraverdickung:		
diffus	+ +	−
plaquesförmig	+ +	−
Kalkplaques	−	+ +
Lungenkrebs	+	+
Mesotheliom	+	+
Andere Komplikationen wie Pneumonie, Tbk. etc.	−	+ +

nahmen wahrgenommen werden, sofern die Grenzlinie zwischen Lungenfeld und Brustwand nicht allzusehr von Weichteilen überlagert ist.

Die beste Darstellungsmöglichkeit besteht zweifellos in der eng ausgeblendeten tangentialen Zielaufnahme (Bohlig, 1972; Kiviluoto u. Bohlig, 1964) (Abb. 14b), weil nur diese Aufnahmetechnik gegenüber den Übersichtsschrägaufnahmen den Objektdurchmesser nicht vergrößert, so daß die Detailerkennbarkeit nicht verschlechtert, sondern verbessert wird.

Indessen kann keine Rede davon sein, daß dieser Pleurasaum etwas für die Asbestose Spezifisches sei (Weill et al., 1973); sein Substrat kann sowohl Bindegewebe resp. Fibrose als auch Fettgewebe, Tumormassen, Ödem oder andere Körperflüssigkeiten sein (Bohlig u. Otto, 1975). Mit zunehmender Registrierung hat sich auch eine weite Verbreitung des Pleurasaumes bei der All-

Tabelle 9. Röntgenaufnahmetechnik und Filmqualität bei 3059 Vorsorgeuntersuchungen asbeststaubgefährdeter Arbeitnehmer 1970—1974. Qualitätssymbole s. ILO U/C 1971 Staublungenklassifikation (s. auch Abb. 24)

	n	A +	B ±	C ⩲	D u	B+C+D %
1970/1971	877	461	316	93	7	47,5
Weichstrahltechnik $n=1435$						47,5
1973/1974	558	292	195	66	3	47,5
1970/1971	554	406	128	20	0	26,7
Hartstrahltechnik $n=1660$						16,6
1973/1974	1106	984	115	6	1	11,0

gemeinbevölkerung bzw. bei Nicht-Asbestexponierten herausgestellt (Brit. Thor. Tubercul. Ass., 1972). Wenn trotzdem die ILO U/C 1971 Staublungenklassifikation ein eigenes semiquantitatives Codierungssystem für die pleuralen Röntgenbefunde geschaffen hat (s.S. 180 ff.), so bestätigt dies zwar, daß ein Kausalzusammenhang zwischen diffuser Pleuraverdickung und Asbestkontamination angenommen wird, erheischt aber gleichzeitig mehr und bessere epidemiologische Informationen über Entstehung und Entwicklungsgeschwindigkeit der pleuralen Veränderungen nach Dicke, Ausdehnung und Korrelation zu den Expositionsbedingungen.

Die normalerweise im Röntgenbild nicht sichtbare Pleura ist dennoch ein stark durchblutetes, reagibles Organ, das auf sehr verschiedene Noxen zeichnet (THORSRUD, 1965). Deshalb ist z.Z. lediglich die Feststellung erlaubt, daß bei Asbestexposition und bei Asbestosen pleurale Säume häufiger anzutreffen sind als bei Nichtexponierten. Wie diese Häufigkeit in Zahlen auszudrücken wäre, und was dieser Befund prognostisch für das Einzelindividuum bedeuten kann, ist noch nicht abzusehen. Hinreichendes und statistisch zuverlässiges Material hierüber wird erst dann zur Verfügung stehen, wenn dieser bisher von der Klinik recht stiefmütterlich behandelte, vielfach überhaupt nicht beachtete Befund überall und regelmäßig registriert werden wird.

Hierzu stellt die neue Staublungenklassifikation ein brauchbares Werkzeug zur Verfügung, und die von den Versicherungsträgern gestrafften Modalitäten für die Vorsorgeuntersuchungen (PITTROFF, 1972) werden uns voraussichtlich mit Hilfe der EDV-gerechten Untersuchungsbögen „mineralischer Staub" in einigen Jahren die erforderlichen Informationen liefern (s.S. 396 f.).

So verbreitet der pathologische Pleurasaum auch unter Nichtexponierten sein mag, so selten ist dagegen im allgemeinen der sehr viel später entdeckte Befund der plaquesförmigen Pleuraverdickung. Zwar kannten auch hier die alten Pathologen schon seit langem die sog. „Zuckergußpleura", welche die Klinik jedoch erst in Form der Kalkplaques zuerst nach Talkumexposition (KLEINFELD et al., 1973; SIEGAL et al., 1943; SMITH, 1952) (Abb. 29) und sehr bald auch nach Exposition gegen Asbest (HINZ, 1968; HOURIHANE

et al., 1966; JACOB u. BOHLIG, 1955; KIVILUOTO, 1960; KLEINFELD, 1973; OLLINO, 1955; OOSTHUIZEN et al., 1964) oder asbesthaltige Mischstäube (MARSOVÁ, 1964; STEPHANOPOULOS, 1962) vor allem bei Isolierern (FROST et al., 1956; HERTZ u. REINWEIN, 1959; OSE u. BITTERSOHL, 1972; SELIKOFF et al., 1965), Steinholz-Fußbodenlegern (FEHRE, 1956) und beim Schiffbau (DALQUEN et al., 1970; ELMES, 1966; HARRIES, 1971) zur Kenntnis genommen hat.

Die häufigere Vorstufe des nicht verkalkten hyalinen Plaques (HOURIHANE et al., 1966) macht der Routine-Röntgendiagnostik noch immer große Schwierigkeiten, weil der beetartige Charakter im Übersichtsbild nur dann feststellbar wird, wenn ein solcher Plaque parallel zu seiner größten Flächenausdehnung durchstrahlt, d.h. z.B. tangential an der Brustwand erfaßt wird (Abb. 15). Dies geschieht bei vereinzeltem Auftreten nur selten, da die Prädilektionsstellen gewöhnlich außerhalb der Axillarlinie liegen. Diese Plaqueslokalisationen verführen jedoch eher zur Annahme von Lungeninfiltrationen oder gar Rundherden. Ergänzende ausgeblendete Zielaufnahmen besonders der Unter- und Mittelfelder können hier wertvolle Zusatzinformationen liefern (BOHLIG u. GILSON, 1973). Die von DELMASTRO et al. (1964) angegebenen halbaxialen Aufnahmen halten wir für weniger empfehlenswert, da sie den Objektdurchmesser erheblich vergrößern und dadurch eine geminderte Bildqualität in Kauf nehmen müssen.

Wenn im Zusammenhang mit Plaques zu betonen ist, daß sie nicht pathognomonisch für Asbestexposition bzw. Kontamination mit ähnlichen faser- oder schuppenförmig kristallisierten Materialien wie Talkum oder Glimmer sein können und ihre Pathogenese unbekannt ist, so ist auf der anderen Seite kein Zweifel daran möglich, daß epidemiologisch der Kausalzusammenhang zwischen Asbestkontamination und Pleuraplaques weitgehend gesichert ist. Insbesondere kann nach Lage der arbeitsmedizinischen Erfahrungen der letzten Jahre nicht die Rede davon sein, daß es sich um eine Alterserscheinung handelt (NEEF, 1963), weil dann ganz andere Plaquesverteilungsmuster in der Gesamtbevölkerung zu erwarten wären, als Reihenuntersuchungen (HEINE u. KRICKAU, 1973) und epidemiologische Bemühungen

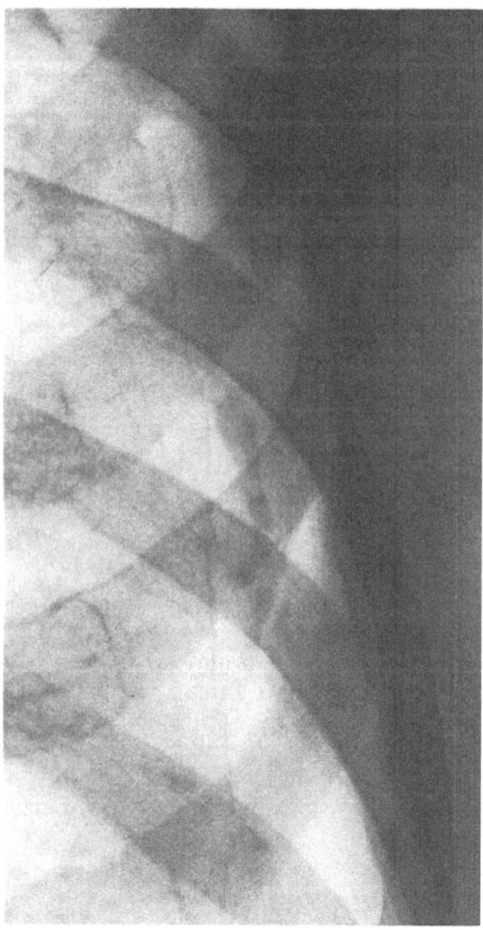

Abb. 15. Pleuraplaques bei Spontanpneumothorax. Neben dem links in den Pneuspalt projizierten Kalkplaque ist — tangential erfaßt — noch eine beetartige, umschriebene Pleuraverdickung ohne Kalk (sog. „hyaliner Plaque") sichtbar

bisher aufgedeckt haben (BITTERSOHL, 1971; BOHLIG *et al.*, 1970; BURILKOV u. BABADJOV, 1970; DALQUEN *et al.*, 1970; FLETCHER, 1972; GERLACH u. TIMMEL, 1972; GONTIER, 1972; HERTZOG *et al.*, 1972; LESOBRE *et al.*, 1967, 1973; MEURMAN, 1966; NAVRÁTIL, 1970; NEWHOUSE u. THOMPSON, 1965; RAUNIO, 1966; ROBINSON, 1972; RUBINO *et al.*, 1968; SHEERS u. TEMPLETON, 1968; STRUBEL, 1971; STUMPHIUS, 1969; STURM u. MATZEL, 1968). Eine umfangreiche Analyse der epidemiologischen Situation, die die Amphibolasbeste stärker als Ursache belastet als den Chrysotil, haben BOHLIG u. OTTO (1975)

gegeben; über die differentialdiagnostische Situation unterrichtet Abb. 16.

Daß lokale Häufungen von Plaquesträgern ein wichtiges Indiz für Umweltverschmutzung durch Asbest sein können, ist durch die Untersuchungen von KIVILUOTO (1960), ANSPACH (1962), DALQUEN *et al.* (1969) u.a. erwiesen. Sie sind darüber hinaus aber auch Warnzeichen dafür, daß diese Populationen u.U. einer erhöhten Krebsgefahr unterliegen (HAIN *et al.*, 1973). FLETCHER hat 1972 unter den Sterbefällen aus ca. 13000 asbestexponierten Werftarbeitern bei den Plaquesträgern um ein Mehrfaches höhere Zahlen an Lungenkrebs- und Mesotheliomtoten feststellen müssen, als der Erwartung entsprach.

Wenn die Plaques auch mitunter Dicken bis zu 1 cm aufweisen können, verursachen sie praktisch kaum Funktionsausfälle; nur bei sehr massiver Ausprägung und stärkerer Konfluenz können sie wohl wie diffuse Pleuraverdickungen oder -schwarten zum Syndrom der gefesselten Lunge führen. Nicht exzessive Ausprägung führt dagegen niemals zu meßbaren Ausfällen, zumindest solange daneben keine Lungenasbestose besteht, was durchaus nicht immer der Fall zu sein braucht. Die früher von BOHLIG *et al.* (1960) und MÜLLER (1963) angenommene Abhängigkeit der Plaquesfrequenz vom röntgenologischen Ausbildungsgrad der Lungenasbestose ist aufgrund der neueren epidemiologischen Befunde zu revidieren (DALQUEN *et al.*, 1970; KIVILUOTO, 1960; MARSOVÁ, 1964; NAVRÁTIL u. DOBIÁŠ, 1973; NAVRÁTIL u. TRIPPÉ, 1972; RAUNIO, 1966). Plaques kommen vielmehr nach Asbestexposition in großem Umfang ohne koexistente Asbestose vor. Über die näheren Umstände, warum in einem Falle Plaques, im anderen eine Lungenfibrose entsteht, bzw. unter welchen Bedingungen beide sich parallel oder nacheinander ausbilden, sind z.Z. allenfalls Spekulationen möglich (BOHLIG u. OTTO, 1975).

Genaue Expositions- und Latenzzeiten für die hyalinen Plaques können bisher nicht angegeben werden. Erste Kalkeinlagerungen, die bei initialer, punktförmiger Ausbildung der Plaques (Abb. 17) (LE BOUFFANT *et al.*, 1974; MEURMAN, 1966; SCIAMMAS *et al.*, 1971) besonders bei solitärem Auftreten noch vieldeutig sein können, werden heute

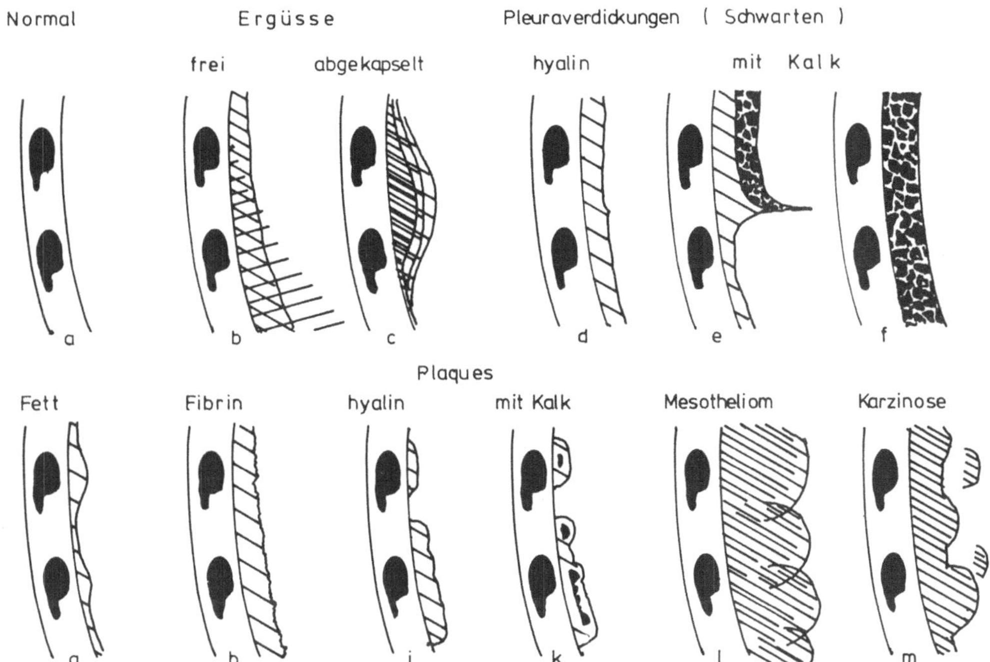

Abb. 16. Röntgenologische Differentialdiagnose der pleuralen Brustwandbegleitschatten. (Aus BOHLIG u. OTTO: Asbest und Mesotheliom. Thieme, Stuttgart 1975)

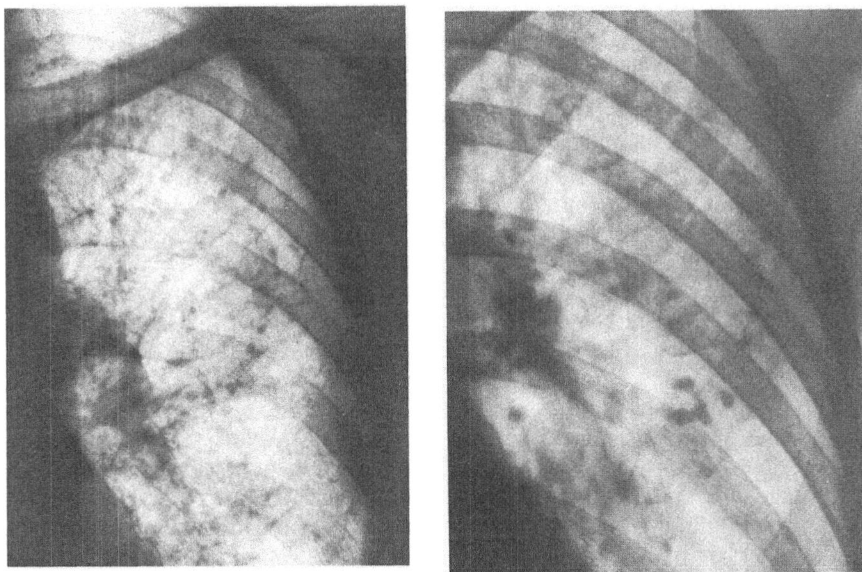

Abb. 17a u. b. Punktförmige Kalkplaques nach endemischer Exposition durch jahrzehntelangen Wohnsitz in unmittelbarer Nachbarschaft einer Asbestfabrik: (a) im Weich- und (b) im Hartstrahlbild. Ausschnitte aus zwei Filmen vom selben Untersuchungstag

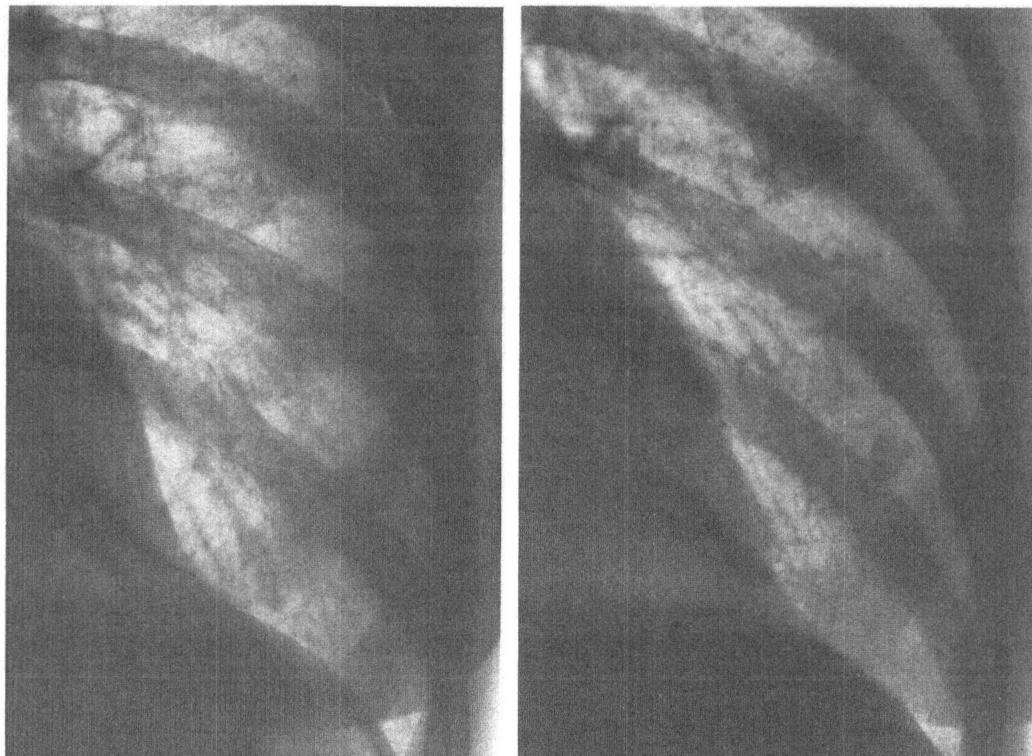

Abb. 18a u. b. Progredienz von Kalkplaques nach ca. 15jähriger Exposition in einer Asbesttextilfabrik. Ausschnitte aus einer Weichstrahlaufnahme (a) und einer Hartstrahlaufnahme (b) etwa 12 Jahre später.

kaum vor Ablauf von 10 Jahren nach Expositionsbeginn beobachtet. Im Gegensatz zu verkalkten Schwarten zeigen Kalkplaques nach dem Auftreten eine anhaltende Progredienz (Abb. 18).

Kalkplaques entstehen auch bevorzugt auf der Pleura diaphragmatica und sind dann besonders auf der Zwerchfellkuppel über dem Centrum tendineum radiologisch nachzuweisen (Abb. 19). Seltener kommen sie auch in Interlobien und auf der Pleura mediastinalis zur Entwicklung und sind hier vor allem von Perikardverkalkungen abzugrenzen.

Manches spricht dafür, daß für die Entstehung von Plaques auch ein anderer Staubschwellenwert als bei der Lungenasbestose existieren könnte, für dessen Abschätzung aber bisher jegliche Anhaltspunkte fehlen.

Eine weitere erst jüngst bekannt gewordene und diesmal zuerst von der Klinik registrierte pleurale Manifestation der biologischen Asbestinhalationsfolgen ist der Pleuraerguß (Eisenstadt, 1964, 1974). In den letzten Jahren haben die Mitteilungen hierüber erheblich zugenommen, und vorerst kann nur zur Kenntnis genommen werden, daß nach Asbestexposition häufig beidseitige rezidivierende Ergüsse auftreten (Chahinian et al., 1973; Gaensler u. Kaplan, 1971; Hain u. Engel, 1971; Mackenzie u. Harris, 1970; Nyiredy, 1975; Sluis-Cremer u. Webster, 1972), für die sich klinisch bisher keine Erklärung findet: Ursache und Entstehungsbedingungen sind unbekannt, so daß das Phänomen vorerst nur registriert werden kann. Laborchemische oder pleurabioptische Kriterien sind bisher nicht erfaßt, auch ein etwa erhöhter Hyaluronsäurespiegel in der Ergußflüssigkeit ist unspezifisch und läßt keine Schlüsse auf den Kausalzusammenhang mit Asbest zu. Außerdem existieren keinerlei Hinweise, daß z.B. eine tuberkulöse Komplikation hier involviert sein könnte; von den Ergüssen, die im Zusammenhang mit dem Pleuramesotheliom auftreten (s.S. 437f.), sei hier ausdrücklich abgesehen.

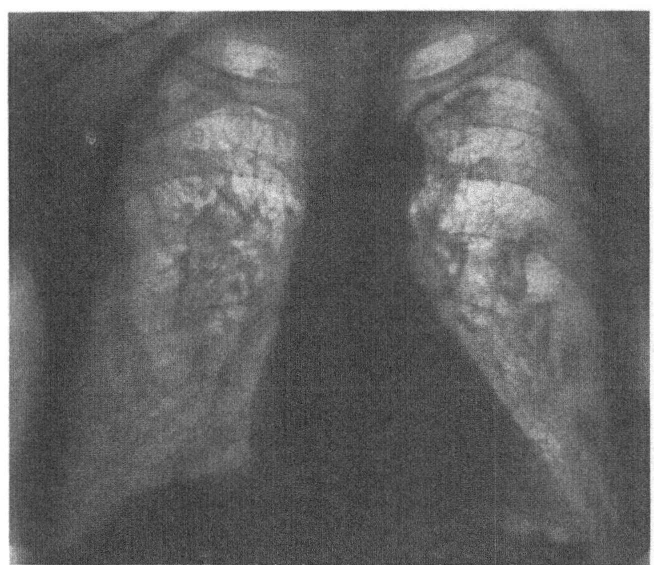

Abb. 19. Ausgedehnte Pleuraplaques an Brustwand, Zwerchfell
und Mediastinum nach rein häuslicher Exposition: 62jährige Frau,
die als Kind immer zugegen war,
wenn die Berufskleidung der älteren
Schwester (=Pat. der Abb. 18)
daheim gesäubert wurde

δ) Andere Komplikationen. Das Vorbeste-
hen einer Lungenasbestose schließt beim
Träger anderweitige Erkrankungen nicht
aus. Vielmehr sind alle Komplikationen
möglich; jedoch sollen hier lediglich einige
charakteristische Krankheitskombinationen
herausgegriffen werden.

Auf die möglichen Besonderheiten des Zusammentreffens von Asbestosen und *rheumatischen Beschwerden* bzw. Erkrankungen
wurde bereits auf S. 413 eingegangen.

Daß es bei Mischstaubexpositionen (z.B.
bei Isolierern) zur gleichzeitigen Exposition
gegen silikogene Stäube und Asbest und damit zu einer „Asbestosilikose" (MÜLLER,
1963) kommen kann, wurde ebenfalls bereits
erwähnt; Expositionen gegen diese Stäube
können aber z.B. nach Berufswechsel auch
nacheinander auftreten und stellen den Beurteiler vor manches diagnostische Problem
(s.S. 424), worauf im Rahmen der Differentialdiagnose noch einzugehen sein wird.

Das in den heute selteneren Fällen der
fortgeschrittenen, u.U. verschwielenden Asbestose häufige Emphysem tritt oftmals in
Form großer Bullae auf. Trotzdem spielt der
Spontanpneumothorax bei der Asbestose statistisch keine große Rolle, vermutlich weil
die pleuralen Begleiterscheinungen der Asbestose den Lungenriß verhindern. Andererseits kann ein solcher Spontanpneumothorax
die parietale Lage der Plaques sehr eindrucksvoll demonstrieren (Abb. 15).

Die Seltenheit des Spontanpneumothorax
(BOHLIG *et al.*, 1960) steht in deutlichem Gegensatz zur Häufigkeit bei den übrigen diffusen Lungenfibrosen. Die Prognose des Spontanpneumothorax ist bei Asbestose meist
nicht schlechter als sonst, solange die pulmonale Pleura noch ausdehnungsfähig ist.

Auch die Kombination von Lungenasbestose und *Lungentuberkulose* wird in Mittel-
europa vergleichsweise selten beobachtet. In
Deutschland hat die Berufskrankheitenge-
setzgebung dieser Tatsache schon sehr früh
Rechnung getragen, indem sie in den bisherigen BKVOen anders als bei der Silikotuberkulose für die Asbestose eine solche Entschä-
digungsmöglichkeit nicht eingeräumt hat.

Die Berechtigung zu einer solchen Differenzierung war insofern gegeben, als auch
bei Berücksichtigung der unterschiedlichen
Tuberkulosemorbidität in den bedeutenderen Industriestaaten (AURIBAULT, 1906;
CARTIER, 1950, 1955; CHAMPEIX u. LUTON,
1946, 1951; DONNELLY, 1933, 1936; ELLMAN,
1933; GRODSENTSCHIK, 1954; HURWITZ,
1961; KARNAUCHOW, 1936; KOGAN, 1950;
KOGAN *et al.*, 1972; KOWNAZKI, 1961; LANZA,
1936; LOVISETTO, 1930; LYNCH u. SMITH,
1931; MEREWETHER, 1930, 1933; MIDDLE-
TON, 1936; MUSSA, 1930; PALMIERI, 1930;
PANCOAST u. PENDERGRASS, 1931, 1933;
SAYERS u. DREESEN, 1939; SHULL, 1936;
SLEGGS, 1959; VIGLIANI, 1940; VILENSKIJ,
1934; WOOD u. GLOYNE, 1931, 1934) WEDLER

bis 1947 in Deutschland unter den Asbestosekranken bzw. Asbestarbeitern eine unverhältnismäßig niedrige Durchseuchung feststellte, und zwar nicht allein im Vergleich mit silikogen gefährdeten Populationen, was sich mit den Ergebnissen vieler anderer Autoren deckte (Baader, 1954, 1961; Behrens, 1952; Böhme, 1942, 1943; Holstein, 1958; Merewether, 1930, 1933; Sutherland, 1940; Taeger, 1941), sondern auch im Verhältnis zur Allgemeinbevölkerung. Aus dieser Erfahrung heraus wurde z.T. sogar eine mittelbare Schutzwirkung der Asbestkontamination gegen eine tuberkulöse Infektion abgeleitet. Da außerdem bekannt war, daß die bevorzugten Lokalisationen von Tuberkulose (Oberfelder) und Asbestose (Unterfelder) nicht deckungsgleich waren, bestand für den Gesetzgeber kein Sachzwang, hier expressis verbis Entschädigungsmöglichkeiten zu schaffen.

Dies hat jedoch in der Vergangenheit vielfach zu Unzuträglichkeiten geführt (von Arnim, 1965, 1967, 1973; Baader, 1954, 1961), weil teilweise in den Feststellungsverfahren die Begleittuberkulose aus den geschilderten formalen Gründen nicht als Berufskrankheit mit anerkannt worden ist, obwohl sie aus ärztlicher Sicht mitunter eine erhebliche Verschlimmerung der Asbestose darstellen mochte. Diese Verschlimmerung kann insofern gegeben sein, als früher die vorbestehende Asbestose Anlage oder Unterhaltung eines therapeutischen Pneumothorax verhindern oder erschweren konnte, während heute infolge der Kreislaufbehinderung durch die Lungenfibrose (s.S. 431) die chemotherapeutische Behandlung der Begleittuberkulose beeinträchtigt wird, wenn nämlich die Chemotherapeutika nicht in hinreichender Konzentration an den Herd herangebracht werden können.

Inzwischen haben die Ergebnisse neuerer Untersuchungen (Anspach, 1969; Bohlig et al., 1962, 1963; Wirth, 1960) auch die ursprünglichen Eindrücke von der verminderten Tuberkuloseanfälligkeit der Asbestexponierten in Deutschland insofern korrigiert, als gezeigt werden konnte, daß die Tuberkulosefrequenz bei Asbestarbeitern und Asbestosekranken sich praktisch nicht von der Tuberkulosemorbidität der Allgemeinbevölkerung unterscheidet, was lokale Abweichungen nach oben (Hess, 1969) oder unten freilich nicht auszuschließen braucht.

Nach diesen Erfahrungen sind im wesentlichen auch die Diskrepanzen zwischen ärztlichen Gutachtern und Versicherungsträgern bzw. Sozialgerichten weitgehend ausgeräumt, so daß die Anerkennung einer Begleittuberkulose zur Asbestose als Berufskrankheit heute kaum auf Schwierigkeiten stößt, sofern die o.a. Kriterien erfüllt sind. Schließlich muß nach Lage der Dinge der Zusammenhang zwischen Asbestose und schlecht heilender Tuberkulose erwiesen werden, denn normalerweise wird die Tuberkulose als akute oder subakute Erkrankung im Rahmen der Krankenversicherung behandelt und kann nicht wie bei der Silikose generell mit als Berufskrankheit gelten.

Daß mit Abschluß der Arbeitsunfähigkeit durch eine Lungentuberkulose für den Asbestosekranken eine Rückkehr an den asbestgefährdeten Arbeitsplatz nicht empfehlenswert ist, kann für ihn schlimme soziale Folgen haben, hat aber mit der Anerkennung als Berufskrankheit primär nichts zu tun. Die Konsequenzen sollten nach Möglichkeit durch Gewährung einer Übergangsrente erleichtert werden. Hier kann die Zusammenarbeit von Arzt bzw. Werksarzt, Tuberkuloseberatungsstelle und Versicherungsträger notwendig und fruchtbar werden.

Die bereits gestreifte Rückwirkung der Lungenasbestose auf den kleinen Kreislauf entspricht der allgemeinärztlichen Erfahrung, daß Lungenfibrosen und andere chronische Lungenkrankheiten durch zirkulatorische Obstruktion den Widerstand im kleinen Kreislauf erhöhen; sie führen zu elektrokardiographisch und röntgenologisch nachweisbaren Veränderungen als Ausdruck der pulmonalen Hypertension bzw. des Cor pulmonale (Otto et al., 1967; Valentin, 1966; Valentin u. Woitowitz, 1969; Zeilhofer, 1970) (s.S. 423).

Die Komplikation der Asbestose durch ein malignes Geschehen erfordert aus pathogenetischer und epidemiologischer Sicht eine gesonderte Besprechung (s.S. 431 ff.).

ε) *Verlauf.* Der Krankheitsverlauf einer unkomplizierten Asbestose stellt ein Kontinuum dar und entwickelt sich vom Ausgangspunkt der normalen oder nur gering vorgeschädigten Lunge bis zum Vollbild der ausgeprägten Lungensklerose mit Pleuraverdickung und/oder Plaques ohne erkennbare Zäsuren ebenso folgerichtig wie für den Betroffenen folgenschwer weiter (BOHLIG et al., 1960) (Abb. 11).

Die alte Dreistadieneinteilung der Asbestose (SAUPE, 1938) hat insofern einen falschen Eindruck vermittelt, als die Erkrankung gerade *nicht* in Stadien abläuft; sie läßt nicht einmal den bei der Silikose röntgenologisch so eindrucksvollen Vorgang der Schwielenbildung als Besonderheit abgrenzen, denn die großen Schatten entstehen — von massiven Verschwielungen bei Asbestosen aus dem Asbestbergbau abgesehen (SOLOMON et al., 1971) — unmerklich meist vom Rande der Lungenfelder, d.h. der Herzkontur, des Zwerchfelles oder der seitlichen Brustwand her, und zwar weniger durch ein Zusammenrücken der disseminierten Herde wie bei der Silikose als vielmehr durch zunehmende Strukturstreuung, zu der eine gewisse Schrumpfung hinzukommt (Abb. 20).

Aus der im Verlauf einer Asbestose immer enger werdenden Streuung der kleinen unregelmäßigen Schatten, die schließlich die normale Gefäßarchitektur vollständig überlagert, entsteht endlich über die Streuungskategorie $^3/_4$ der für die verschwielende Asbestose typische unscharfe Flächenschatten. Mit der Unterscheidungsmöglichkeit von scharf (wd = well defined) und unscharf (id = ill defined) begrenzten großen Schatten hat die ILO U/C 1971 Staublungenklassifikation darum eine weitere Adaption an die besonderen Verhältnisse der Asbestose vorgenommen; indessen sinkt mit Verbesserung von Prognose und Verlaufsgeschwindigkeit die Häufigkeit dieser Asbestoseform deutlich ab (SCHMIDT u. WOITOWITZ, 1973), die bisher als Asbestose III oder „schwere Asbestose" bezeichnet wurde.

Insofern ist der von den Versicherungsträgern veranlaßte, obligatorische Ersatz des alten Befundschemas durch die neue Klassifikation bei den Vorsorgeuntersuchungen ein großer Gewinn, denn ob eine Asbestose leicht oder schwer ist, wird nicht vom Röntgenbefund bestimmt, sondern von den meßbaren Funktionsausfällen und allenfalls vom Krankheitsgefühl. Wenn auch einzuräumen ist, daß bei der Asbestose Funktionsminderung von Atmung und/oder Kreislauf sogar vergleichsweise früher und in deutlicherer Abhängigkeit vom Röntgenbefund entsteht

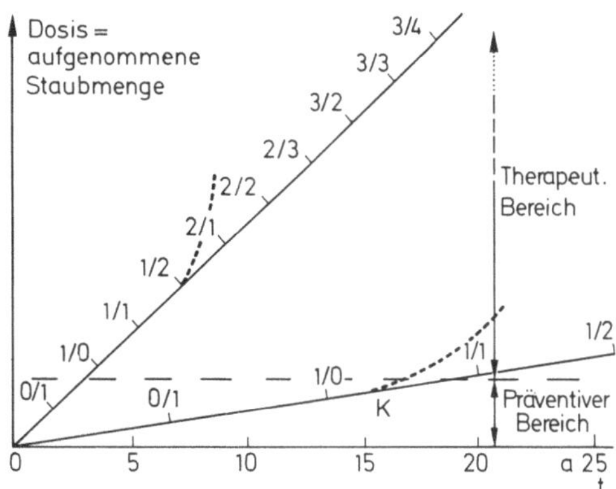

Abb. 20. Radiologische Entwicklung der asbestotischen Strukturstreuung nach den Kategorien der ILO U/C 1971 Klassifikation unter zwei verschiedenen Expositionsbedingungen. Das Auftreten von Komplikationen (K) kann die lineare Zunahme zu steileren Kurven (punktiert) ansteigen lassen. (Aus: BOHLIG u. OTTO: Asbest und Mesotheliom. Thieme, Stuttgart 1975)

(BECKLAKE et al., 1972; ROSSITER, 1972) resp. fortschreitet als bei der Silikose, so lassen sich dennoch immer wieder Asbestosen der niedrigeren Streuungskategorien ohne registrierbare Funktionsbeeinträchtigung finden.

Der Grund für die frühe Funktionsminderung bei der Asbestose (LAVENNE, 1971) ist nicht allein in der Alveolarwandverdickung (Abb. 9 und 12) mit ihren Folgen für den Gasaustausch, sondern auch im Auftreten ventilatorischer Verteilungsstörungen vom restriktiven Typ sowie in der Präferenz zirkulatorischer Verteilungsstörungen durch die Fibrosierung im Bereich der Gefäßscheiden zu sehen. Beides fehlt zunächst bei der Silikose, weshalb hier die Reserven des Herzlungenorganes länger verfügbar bleiben als bei der Asbestose (ROSSITER, 1972).

Daß dies so ist, läßt sich allein daraus ableiten, daß die Rechtsherzbelastung im EKG bei der Asbestose zu den häufig registrierbaren, wenn auch unspezifischen Befunden gehört (TOMASINI u. SARTORELLI, 1971) und daß darüber hinaus der Exitus am Cor pulmonale bzw. an pulmonaler Hypertension unter den Todesursachen der Asbestosekranken solange an erster Stelle gestanden hat, als das erhebliche Staubangebot in nicht oder ungenügend sanierten Betrieben die Lebenserwartung der Exponierten signifikant gegenüber nicht exponierten Bevölkerungsgruppen herabgesetzt hatte (Bohlig et al., 1960; Jacob, 1963). Erst nach Verbesserung der Arbeitsplatzverhältnisse beginnt mit dem Erreichen höherer Lebensalter sich der Krebstod allmählich in den Vordergrund zu schieben und das Rechtsherzversagen von der Spitze der Todesursachentabelle zu verdrängen.

Die Dosisabhängigkeit wird durch diese Zusammenhänge erneut dokumentiert. Die Disposition des Einzelindividuums (Bohlig et al., 1961) scheint offenbar an der Modifikation des Krankheitsverlaufes lediglich insofern teilzuhaben, als Komplikationen den Verlauf beschleunigen oder atypisch abzuwandeln vermögen, sofern keine Heilung erzielt oder wenigstens der Status quo ante nicht wieder erreicht werden kann. Die punktierten Linien der Abb. 20 sollen dies versinnbildlichen.

d) Diagnostik

Für die Diagnose einer Asbestose müssen mindestens zwei Voraussetzungen erfüllt sein: Neben dem Nachweis einer entsprechenden Exposition, der bereits im Rahmen der Berufsvorgeschichte besprochen wurde, ist der röntgenologische Nachweis der Lungenfibrose zu erbringen. Wenn aber die Diagnose Asbestose zur Anerkennung als entschädigungspflichtige Berufskrankheit nach der z.Z. gültigen 7. BKVO führen soll, ist außerdem noch die Sicherung der belastenden Rückwirkung auf die Lungen- und/oder Kreislauffunktion zu fordern.

Die Beurteilung dieser drei Fakten kann im Einzelfalle schwierig sein und setzt Sachkenntnis und Erfahrung voraus. Keinesfalls kann die Diagnose allein der Verdachtsäußerung eines Arztes überlassen bleiben, der gemeinhin nicht mit der hier ausgebreiteten Problematik vertraut ist.

Dieser Erfahrung folgend haben die Berufsgenossenschaften in das Verfahren der Vorsorgeuntersuchungen asbestgefährdeter Arbeitnehmer über die ärztliche Untersuchung hinaus vorübergehend Zweitbeurteilungszentren vorgesehen (Pitroff, 1972), welche vor allem auf die Codifizierung des Röntgenbefundes, die Berücksichtigung des Katalogs arbeitsmedizinischer Eignungskriterien und der geforderten funktionellen Kenngrößen zu achten haben. Dieser Modus soll in den nächsten Jahren einheitliche Eig-

nungskriterien und Beurteilungsrichtlinien unter den ermächtigten Ärzten erzielen, deren Urteil z.Z. aus den oben erwähnten Gründen z.T. noch erheblich divergiert.

Literaturmitteilungen über Untersuchungsergebnisse der funktionellen Rückwirkung der Lungenasbestose haben in den letzten Jahren erheblich zugenommen (Champeix et al., 1971; Desnos, 1970; Gracey et al., 1973; Kalačic, 1973; Muldoon u. Turner-Warwick, 1972; Peters et al., 1973; Porin et al., 1972; Vecchione et al., 1964; Williams u. Hugh-Jones, 1960). Das Spektrum der Untersuchungsmöglichkeiten verändert sich laufend und wird mehr und mehr eine Aufgabe für technisch gerüstete Speziallaboratorien (Bastenier et al., 1952, 1955; Heard u. Williams, 1961; Navrátil et al., 1956; Schaaning et al., 1965). Von der Kapazität dieser Zentren her sind wir noch weit davon entfernt, daß jeder Exponierte schon beim Antritt der gefährdeten Tätigkeit einen entsprechenden Funktionsstatus erhält, dessen Veränderungen im Laufe der Zeit beobachtet und verglichen werden und zu einem vertieften Wissen über die Korrelation von Expositionsdaten und biologischen Asbeststaubinhalationsfolgen führen könnte.

Vorerst sind wir darauf angewiesen, uns bei der Eignungs- sowie den folgenden Überwachungsuntersuchungen auf einige einfachere registrierende Verfahren zu beschränken, welche Vitalkapazität und Einsekundenwert ablesen lassen sollen. Als Mindest-Sollgrößen gelten die unteren Grenzen des Normalen. Sie sind aus dem um die zweifache Standardabweichung verringerten Mittelwert der Tabellen der Kommission der Europäischen Gemeinschaften (EKGS) zu entnehmen, vergleiche Grundsatz G 1 der berufsgenossenschaftlichen Grundsätze für arbeitsmedizinische Vorsorgeuntersuchungen (Hauptverband der gewerblichen Berufsgenossenschaften, 1974). Dagegen sollte im Falle der Begutachtung, d.h. wenn die Anerkennung einer Asbestose als entschädigungspflichtige Berufskrankheit oder die Beurteilung einer Verschlimmerung ansteht, immer eine umfassendere Funktionsanalyse angestrebt werden. Sie gibt allein einen zuverlässigen Überblick über alle relevanten Kenngrößen einer restriktiven und/oder obstruktiven Ventilationsstörung, einer Verteilungsstörung, einer Lungenüberblähung und einer Einschränkung der pulmokardialen Leistungsbreite im Arbeitsversuch.

Auch hier wird noch manches Hindernis zu überwinden sein, bis die verschiedenen Schulen sich auf ein Standardprogramm, eine einheitliche Nomenklatur und Beurteilung geeinigt haben werden. Das verständliche Bedürfnis der Versicherungsträger nach Vereinheitlichung der Beurteilungskriterien läßt hier aber zumindest in der Bundesrepublik Deutschland Fortschritte erwarten.

Da die Asbestose eine meldepflichtige Berufskrankheit im Sinne der gesetzlichen Unfallversicherung ist, wird immer neben der Diagnose auch sofort die Frage der durch sie verursachten Minderung der Erwerbsfähigkeit mit ventiliert werden müssen. Hierbei sind in erster Linie restriktive Ventilationsstörungen z.B. mit einer Minderung der Vitalkapazität zu erwarten. Erst infolge von Komplikationen durch (chronisch) entzündliche oder narbige Veränderungen treten z.B. Bronchialobstruktion und Erhöhung des Residualvolumens im Sinne der Lungenüberblähung hinzu. Wegen weiterer Details zur Lungenfunktionsanalyse und ihren Befunden bei Asbestose sei auf S. 441 f. verwiesen.

Bedeutende Feldstudien (BECKLAKE et al., 1972; WOITOWITZ, 1972) haben mit Hilfe umfassenderer Funktionsanalyse eine deutliche Korrelation der Funktionsausfälle mit dem Röntgenbefund Erkrankter erwiesen. Weniger überzeugt hat die Korrelation der Ausfälle mit dem subjektiven Beschwerdebild der Exponierten.

Die neue Staublungenklassifikation mit ihrem beachtlich erweiterten, semiquantitativen Kürzelrepertoir (s.S. 180 ff.) hat eine wichtige Voraussetzung für solche Koordinierungsversuche besonders durch die Registrierung auch der Lokalisation der Fibrose bereitgestellt, die allerdings in der für die deutschen Verhältnisse besonders wichtigen, 1969 begonnenen Untersuchung von WOITOWITZ (1972) leider noch keine Verwendung finden konnte. Immerhin läßt sich aussagen, daß anamnestische und physikalische Daten wie Auskultation und Perkussion keine verläßlichen Hinweise über die Gefährdung der Exponierten erlauben. Dagegen kann die Funktionsanalyse zum Nachweis einer restriktiven Ventilationsstörung anhand von Compliance, Vitalkapazität und Atemgrenz-

werten nach Standardisierung durch Alter, Größe und Gewicht asbestosetypische Befunde liefern. Sie ließen in den Untersuchungen von BECKLAKE et al. (1972) auch klarer als frühere Bemühungen (BADER et al., 1961, 1965, 1970; BASTENIER et al., 1952, 1955; BJURE et al., 1964; KLEINFELD et al., 1966; LEATHART, 1960; PORIN et al., 1964; ROEMHELD et al., 1940; RUBINO et al., 1961; SELIKOFF et al., 1965; VAERENBERG, 1964; WRIGHT, 1965) die Korrelation zur Streuungskategorie, d.h. zur Fibrose und nicht allein zur Exposition erkennen.

Andere Meßgrößen z.B. aus der Blutgasanalyse (PaO_2, $PaCO_2$), dem Atemstoßtest und der Ganzkörperplethysmographie lassen dagegen epidemiologisch heute kaum frühzeitige, asbestinduzierte Gasaustauschstörungen bzw. obstruktive Ventilations- und Verteilungsstörungen erwarten (WOITOWITZ, 1972).

Mit diesen im Schrifttum weltweit parallel ausgebreiteten Erfahrungen (BÜHLMANN u. ROSSIER, 1970; ULMER et al., 1966; WOITOWITZ u. VALENTIN, 1970; WOITOWITZ et al., 1971) lassen sich vereinzelte Stimmen, die der Funktionsanalyse eine überragende Bedeutung für die Frühdiagnose der Lungenasbestose zuschreiben zu müssen glauben (ELDER, 1967; HERTZ u. REINWEIN, 1959; HUNT, 1965, 1969), wieder auf den Boden der Tatsachen zurückholen: Letztlich sind die einzelnen Funktionsparameter sämtlich ebenso weitgehend unspezifisch für oder bei Asbestose wie die röntgenologischen Veränderungen auch. Als brauchbares diagnostisches Instrument bei gegebener Exposition darf somit allein die Synopsis aus Funktionsanalyse und Röntgenbefund gelten.

Für die *röntgenologische* Beurteilung der Asbestose ist in erster Linie die Analyse der Lungenzeichnung von Bedeutung (JACOB, 1967). Sie ist in Frühfällen schwierig und darum um so exakter vorzunehmen, weil bei Asbestose nicht wie z.B. bei der Silikose *prinzipiell* pathologische Strukturen, nämlich die kleinen rundlichen Schatten zu erwarten sind. Hier stehen die kleinen unregelmäßigen Schatten im Vordergrund, die mit ihrem initial linearen oder netzförmigen Strukturtyp quasi nur *graduell* von der normalen Gefäßarchitektur der Lungen abzugrenzen sind. Überspitzt gesagt bedeutet dies, daß alle radiologischen Lungenstrukturen, die nicht

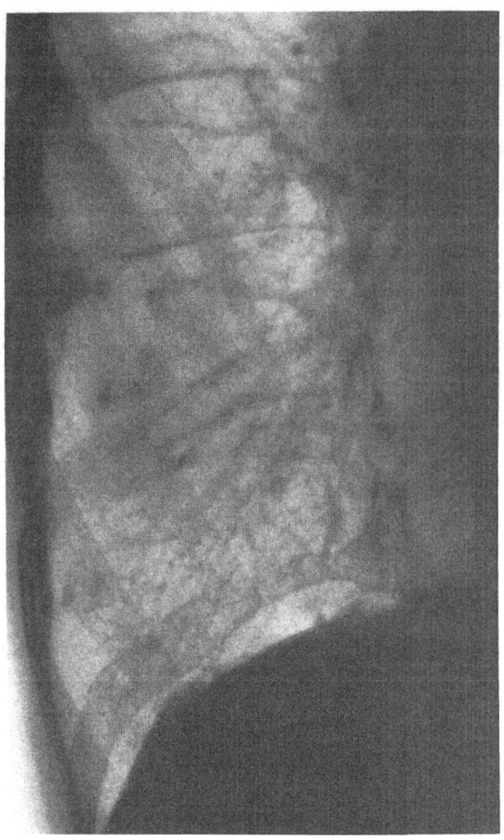

Abb. 21. Asbestose vom Typ s 1/0 mit Kalkplaques: 67jährige Frau, vor 50 Jahren 6 Jahre lang als Asbestwicklerin gearbeitet. Ausgeblendete Schrägaufnahme

den kleinen rundlichen Schatten zuzuordnen sind und sich nicht als Gefäße ansprechen lassen, fakultativ als fibroseverdächtig aufgefaßt werden müssen. Ihre Kaliber werden etwa in Korrelation zu den kleinen rundlichen Schattentypen p, q (früher m) und r (früher *n*) unter den neuen Kürzeln für die kleinen unregelmäßigen Schatten in drei Größen s, t und u eingeordnet (Abb. 14 und 21; s.S. 180 ff. und Tabelle 9).

In Fällen, in denen beide Typen der kleinen Schatten klar im selben Film erkennbar werden, ist nach den Anweisungen der ILO U/C 1971 Klassifikation auch die Gesamtstreuung anzugeben (Bohlig, 1971). Bei ihrer Festlegung ist nicht etwa ein mathematischer Durchschnitt der Streuungsdichten in den verschiedenen Lungenabschnitten zu ermitteln, sondern jeweils die höchste anzutref-

fende Streuungskategorie mitzuteilen. Dies ist leicht, wenn die beiden Typen getrennt voneinander in verschiedenen Lungenabschnitten vorherrschen. Dort wo beide Typen nebeneinander klar in denselben Lungenfeldern sichtbar werden, ist die Gesamtstreuung im Vergleich mit dem Standardfilmsatz so festzulegen, als ob die vorliegende Strukturstreuung lediglich durch *einen* Typ hervorgerufen wäre.

Da im Hinblick auf die karzinogenen Wirkungen der Asbeste die neue Klassifikation gerade auch für die Überwachung asbestexponierter Individuen adaptiert worden ist, waren weitere semiquantitative Befundungsmöglichkeiten für alle übrigen Eigentümlichkeiten der biologischen Asbeststaubinhalationsfolgen erforderlich.

So wurde für die diffuse Pleuraverdickung ein eigenes Maßsystem der pleuralen Säume geschaffen, wonach die Dicke in mm, die Länge aber im Verhältnis zur Länge einer seitlichen Brustwand desselben Filmes festzusetzen ist (Abb. 22). Für Kalkplaques ist neben der Lokalisation (Brustwand, Zwerchfell und andere = mediastinale und perikardiale Lokalisationen) die Summe der Längsdurchmesser aller sichtbaren Verkalkungen in cm für die Gradeinteilung maßgebend.

Für andere, für die verschwielende Asbestose typische, möglicherweise ebenfalls durch pleurale Veränderungen mit hervorgerufene Befunde wie z.B. die Konturunschärfen von Herz und Zwerchfell sind gleichfalls körperbezogene Längenmaße gewählt worden. Für diese ist jeweils die Projektionslänge einer Zwerchfellseite resp. die Länge des linken Herzrandes gedrittelt als Bezugsgröße für die Gradeinteilung maßgebend.

Jeder Standardfilm (Jacobson u. Lainhart, 1972) ist mit einem individuellen Etikett mit Befundcode versehen, dem die für die Klassifikation erforderlichen metrischen Werte zur Verfügung des Beurteilers beigegeben sind, während die körperbezogenen Maße jeweils im zu beurteilenden Film selbst abgegriffen werden müssen.

Auch das Repertoir der Zusatzsymbole ist im Hinblick auf die Asbestose und ihre Komplikationen erweitert worden, so daß mit der neuen Einteilung praktisch alle biologischen Asbeststaubinhalationsfolgen zu codifizieren sind. Verschiedene Kürzel wurden besser definiert und können nunmehr zielge-

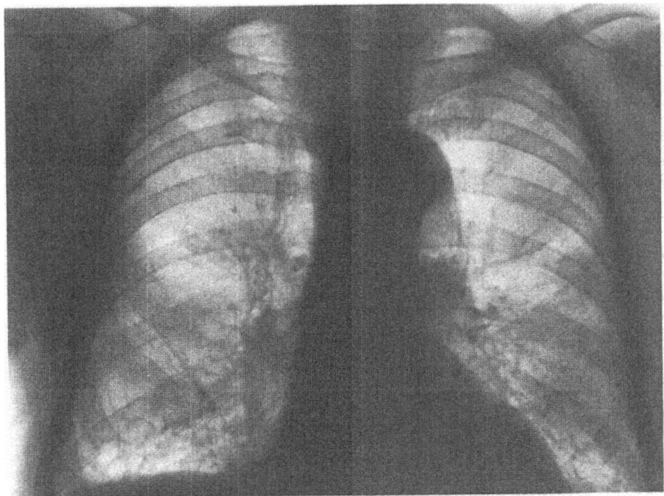

Abb. 22. Hartstrahlaufnahme eines 72jährigen Ingenieurs mit einer Asbestose t 2/2 und diffuser Pleuraverdickung (2b RL). Die Asbestose ist seit ca. 14 Jahren bekannt, progredient und stammt aus der Volontärzeit des Pat. in einer Koch- und Heizgerätefabrik, in welcher mit Asbest bzw. Asbestschnüren isoliert worden ist. Der Pat. hat in diesem Betrieb von seinem 25. Lebensjahr an insgesamt 17 Jahre gearbeitet

richteter gehandhabt werden. Alle Kürzel und Einzeldefinitionen der neuen Klassifikation sind der Tabelle 9 auf S. 182 f. zu entnehmen. Die ILO U/C 1971 Klassifikation ist ein Schema für die einheitliche Röntgenbefundung aller mineralischen Staublungen einschließlich aller Staubspeicherlungen sowie der Anthrakose resp. „Coal Workers Pneumoconiosis". Die kleinen rundlichen Schatten sind deshalb nicht etwa für die Silikose reserviert, genausowenig wie die kleinen unregelmäßigen Schatten allein der Befundung der Asbestose vorbehalten sind.

Wie folgerichtig die Entwicklung der Staublungenklassifikation seit den ersten Versuchen einer Gradeinteilung der Silikose abgelaufen ist, zeigt die Tabelle 10. Der Trend zur Erfassung aller pathologischen Zeichnungselemente ist unübersehbar. Bei der Stufe IV ist das UICC Committee (1970) den Vorschlägen zur Erfassung der pleuralen Strukturen und der kleinen unregelmäßigen Schatten südafrikanischer (SLUIS-CREMER u. THERON, 1965) und deutscher Autoren (BOHLIG et al., 1960; BOHLIG, 1965) gefolgt.

Bei der 1968 erfolgten Absprache mit dem Internationalen Arbeitsamt (ILO) in Genf wurden die Vorschläge der UICC mit dem alten ILO-Schema vereinigt und in Bukarest 1971 als neue Internationale Klassifikation der Fachwelt übergeben: Die „ILO U/C 1971 Staublungenklassifikation" ist ein Schema, welches erstmals bereits *vor* seiner Propagierung in größeren Versuchsreihen

mit Festlegung der Inter- und Intra-Beurteilerabweichung und in Feldstudien an Exponierten erprobt worden ist (ROSSITER, 1969, 1972).

Daß bei einem so umfassenden System, dem praktisch lediglich noch Symbole für normale und pathologische Gefäßstrukturen fehlen, um eines Tages sämtliche radiologisch erfaßbaren Lungenveränderungen EDV-gerecht befunden zu können, manche Wünsche offenbleiben und verschiedene Differenzierungen trotz vorliegender Standardfilme wegen subjektiver Unterschiede eine gewisse Varianz aufweisen (FELSON et al., 1973; MORGAN et al., 1973; REGER et al., 1973), ist verständlich, muß aber wie bei jedem Einteilungsversuch in der Medizin in Kauf genommen werden.

Allein der ständige Rückgriff auf den adäquaten Standardfilm schützt vor der eigenen Intra-Beurteilerabweichung und schafft im Laufe der Zeit eine Beurteilungskonstanz.

Der ärztliche Beurteiler, der seine Filmbeurteilung bisher ausschließlich verbal und nach ärztlichen Gesichtspunkten auf den ad hoc Fall konzipiert hat, wird dem neuen Handwerkszeug zunächst nur mit Zurückhaltung und Skepsis begegnen. Aber jeder Film beinhaltet über die patienteneigene Problematik hinaus eine Fülle von epidemiologisch wichtigen Informationen, die ausschließlich mit Hilfe eines solchen Schemas für die Allgemeinheit nutzbar gemacht werden können (BOHLIG u. GILSON, 1973).

Tabelle 10. Entwicklung der Internationalen Klassifikation für Pneumokoniosen durch mineralische Stäube und ihre Codifizierungsmöglichkeiten. VI entstand durch die endgültige Vereinigung von III und IV: „ILO U/C" steht für *I*nternational *L*abour *O*ffice und *U*ICC/*C*incinnati

	I	II	III	IV	V	VI
Name der Klassifikation	Johannesburg 1930	Sydney 1950	ILO Genf 1958	UICC Cincinnati 1968	ILO Genf (erw.) 1968	ILO U/C 1971
Beurteilerabweichung	nicht geprüft	getestet	vor Publikation getestet			
Art	diagnostisch-interpretativ	deskriptiv				
Abgrenzung der Stadien resp. Kategorien	subjektiv			weitgehend objektiv durch bessere Definitionen und Standardfilme		
Röntgenschatten:						
kleine rundliche	} 3 Stadien	+	+	+	+	+
kleine unregelmäßige		0	0 („L")	+	(+)	+
große		+	+	+	+	+
pleurale	0	0	0 „pl"	+	(+)	+
Stäube:						
Quarz	+	+	+	+	+	+
Kohle	+	+	+	+	+	+
Mischstäube	?	?	+	+	+	+
Asbest	?	?	?	+	+	+
andere	?	?	?	+	+	+
Standardfilme	0	0	14	17	14	21

Diese Auffassung setzt sich immer mehr durch, und so sind sowohl in England als auch auf dem nordamerikanischen Kontinent (Morgan *et al.*, 1973) bereits seit längerem die mit Vorsorgeuntersuchungen befaßten Ärzte mit dem Schema vertraut gemacht worden. In der Bundesrepublik Deutschland haben die Berufsgenossenschaften seit 1972 ebenfalls viele ermächtigte Ärzte auf Einführungs- und Fortbildungsseminaren in die ILO U/C 1971 Klassifikation und ihren Gebrauch eingeführt.

Eine besonders wichtige Neuerung der Klassifikation ist die Wertung der Bildqualität. Daß für die Bildqualitätssymbole +, ±, ± und u keine Definitionen gegeben wurden, hängt damit zusammen, daß die Klassifikation zur Befundung *aller* Pneumokoniosen konzipiert worden ist; können doch die Güteanforderungen der radiologischen Früherfassung silikotischer oder asbestotischer Strukturen sehr unterschiedlich sein, weil Prädilektionsort und Typ der kleinen Schatten nicht deckungsgleich sind.

So verlangt die Analyse der kleinen unregelmäßigen Schatten gerade im Bereich der Unterfelder eine extrem kurze Belichtungszeit, weshalb speziell für die Asbestoseerfassung die Hartstrahltechnik mit ihrer um den Faktor 10 kürzeren Strahlenexposition immer nachdrücklicher gefordert wird (Frik *et al.*, 1955, 1958; Jacobson *et al.*, 1970). Die unterschiedlichen Abbildungsmöglichkeiten der Hart- und Weichstrahltechnik für Lungenstruktur und pleurale Befunde bei Asbestexponierten gibt die Tabelle 8 wieder.

Unabhängig von Aufnahmetechnik und physikalischen Parametern der Bildqualität hat sich danach für die Beurteilung von Filmen im Rahmen der Asbestoseüberwachung folgende praktikable Definition der Qualitätssymbole ergeben:

+ = ein Film, der Lungenstrukturen und seitliche Brustwand überall klar beurteilen läßt,

± = ein Film, bei dem entweder die Lungenzeichnung oder aber die Pleura der Brustwand nicht überall klar beurteilt werden kann. Zur Kennzeichnung der unzureichenden Filmpartien wird im Befundungsschema entweder bei der Kategorie der kleinen Schatten oder unter Pleuraverdickung ein Fragezeichen angebracht.

$\pm$ = ein Film, der in wichtigen Teilen sowohl der Lungenfelder als auch der Brustwand keine exakte Strukturanalyse erlaubt.

u = ein Film, der technisch unbrauchbar ist; die Aufnahme sollte wiederholt werden (BOHLIG et al., 1972).

Diese Gradeinteilung für die Bildgüte wird im Rahmen des Klassifikationsgebrauches in der Bundesrepublik Deutschland seit etwa 1970 angewendet, 1970/71 zunächst versuchsweise allein bei den Versicherten der Berufsgenossenschaft Textil und Bekleidung, ab 1972 aber für die asbeststaubgefährdeten Arbeitnehmer aller Berufsgenossenschaften. Die Filme der beiden Kollektive wurden zwar nach den gleichen Gesichtspunkten ausgewertet, aber unterschiedlich dokumentiert. Die Befundung beim ersten Kollektiv wurde auf dem Originalbefundbogen der ILO U/C 1971 Klassifikation vorgenommen (Abb. 23a). Ab 1972 kam zunehmend der EDV-gerechte Untersuchungsbogen „mineralischer Staub" (Abb. 23b) zur Anwendung, der vom Hauptverband der gewerblichen Berufsgenossenschaften unter Mitwirkung namhafter Arbeitsmediziner konzipiert worden ist.

Wenn die Filme der Übergangszeit des Jahres 1972 wegen ihrer unterschiedlichen Dokumentation ausgelassen werden, so ergeben sich zwei Kollektive, deren Verteilung nach Aufnahmetechnik (Hart- resp. Weichstrahltechnik) und guter (+) oder geminderter Bildqualität ($\pm$, $\pm$, u) in Abb. 24 wiedergegeben wird. Die Einzelergebnisse für alle Qualitätssymbole präsentiert die Tabelle 9.

Deutlich ist zu erkennen, daß der Anteil der Hartstrahltechnik wächst und daß die o.e. Fortbildungsbemühungen bereits ihre Fortschritte in Richtung auf das vorgegebene Ziel einer zuverlässigeren Erfassung von Unterfeldstrukturen und pleuralen Veränderungen erkennen lassen.

Weitere Einzelheiten zur Röntgenologie der Asbestose besonders über frühere Klassifikationsmöglichkeiten, Aufnahme, Einstellungen und die zweckmäßige Hinzuziehung

radiologischer Spezialuntersuchungen können bei BOHLIG et al. (1960) sowie bei BOHLIG (1964) nachgelesen werden.

Szintigraphische Untersuchungen bei Asbestose sind von ABOU EL-HAGE et al. (1971) und von CHAMPEIX et al. (1969) bekannt geworden, sie zeigen im wesentlichen unspezifische Füllungsausfälle in der Peripherie der Lungenbasis.

Nicht zu vernachlässigen ist ferner die bioptische Diagnostik (MARTINY et al., 1973). So wird immer wieder darauf verwiesen, daß die Lungenpunktion bei unklaren Fibrosen die Diagnose einer Asbestose sichern hilft, nicht allein durch Sichtbarmachen der inkorporierten Stäube, sondern auch durch den histologischen Fibrosennachweis. Nicht selten wird die Vorgeschichte erst dann aufgeklärt, wenn das Lungenpunktat den Asbest im Parenchym ausweist (GOFF u. GAENSLER, 1972).

e) Differentialdiagnose

Da sowohl die funktionsanalytisch als auch die radiologisch erfaßbaren Zeichen der unmittelbaren Asbeststaubinhalationsfolgen zwar typisch, aber dennoch bei weitem nicht pathognomonisch für die Asbestose sind, wird die Diagnose in vivo in jedem Falle mit einem Unsicherheitsfaktor belastet bleiben. Diesen gilt es im Rahmen differentialdiagnostischer Erwägungen möglichst klein zu halten.

Von den radiologischen Zeichen sind zwar die Plaques der allerzuverlässigste Hinweis auf eine früher stattgehabte Asbestexposition, wenn vom Talkum abgesehen wird (s.S. 445ff.), und im Falle des Vorhandenseins fibrotischer Lungenstrukturen wird die Diagnose Asbestose wahrscheinlich. Dennoch muß in jedem Einzelfall die Differentialdiagnose zu allen anderen diffusen Fibrosen erwogen werden, wobei das Spektrum vom Narbenstadium der Sarkoidose über die diffuse interstitielle Lungenfibrose (Hamman-Rich-Syndrom) bis zum chronisch unspezifisch respiratorischen Syndrom (CURS) reicht, das u.U. am häufigsten anzutreffen sein wird und sich radiologisch allenfalls dadurch zu erkennen gibt, daß die linearen Strukturen hiluswärts ausgerichtet sind und von dort vorwiegend radial in die Peripherie ausstrahlen.

Bildgüte	Rundliche Typ	Rundliche Streuung	Rundliche Felder R	Rundliche Felder L	Unregelmässige Typ	Unregelmässige Streuung	Unregelmässige Felder R	Unregelmässige Felder L	Gesamt-Streuung	Grosse Schatten Typ	Grosse Schatten Größe	Kostophrenischer Winkel	Seite	Dicke	Verbreitung	Zwerchfell-Unschärfe	Herzkontur-Unschärfe	Verkalkung Zwerchfell	Verkalkung Brustwand	Verkalkung Sonstige	Verkalkung Grad	Symbole
+	p	1 1	× × ×	× × ×	S	1 0	×	×	1 1		O	O	R L	a	2	O	O				O	O
+ ± ± U	p q r	0/– 0/0 0/1 1/0 1/1 1/2 2/1 2/2 2/3 3/2 3/3 3/4			s t u	0/– 0/0 0/1 1/0 1/1 1/2 2/1 2/2 2/3 3/2 3/3 3/4			0/– 0/0 0/1 1/0 1/1 1/2 2/1 2/2 2/3 3/2 3/3 3/4	wd id	O A B C	O R L	R L	a b c	0 1 2	O R L	0 1 2 3		R L		0 1 2 3	O ax cp es pq bu cv hi px ca di ho rl cn ef k tba co em od tbu

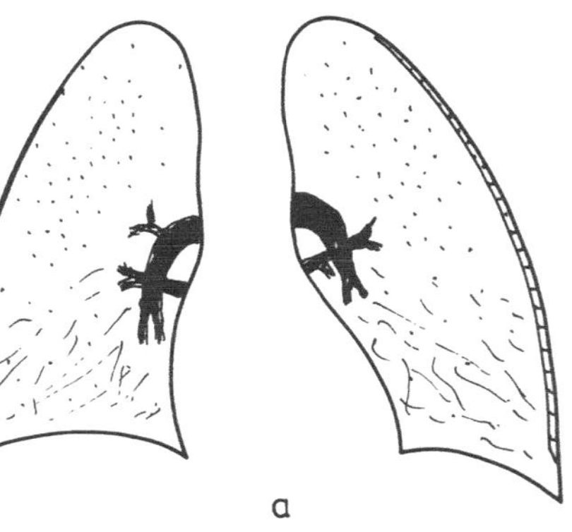

Abb. 23a u. b. Halbschematische Klassifikationsbeispiele nach der ILO U/C 1971 Klassifikation: (a) Asbestosilikose auf dem Originalbefundschema; (b) verschwielende Asbestose mit Kalkplaques, Mesotheliom, Erguß und pulmonaler Hypertension bei alter Spitzentuberkulose rechts auf dem EDV-gerechten Erfassungs- und Befundungsschema des Hauptverbandes der gewerblichen Berufsgenossenschaften. Zur Erklärung der Kürzel s.S. 182f.

RÖNTGENBEFUND (gem. Nr. 3. 1. 3 u. 4. 1. 2 bzw. 3. 2. 3 u. 4. 2. 3 der Grundsätze)   9304

Bildgüte   + [X] 101   ± 102   +/= 103   u 104

Kleine Schatten

Rundliche

Typ	p	q	r
	[X]		
	201	202	203

Streuung

								Felder				
0/-	211	1/0	214	2/1	217	3/2	220	RO [X]	231	LO	234
0/0	212	1/1	215	2/2	218	3/3	221	RM	232	LM	235
0/1 [X]	213	1/2	216	2/3	219	3/4	222	RU	233	LU	236

Unregelmäßige

Typ	s	t	u
		[X]	
	241	242	243

								Felder				
0/-	251	1/0	254	2/1	257	3/2	260	RO	271	LO	274
0/0	252	1/1 [X]	255	2/2	258	3/3	261	RM	272	LM	275
0/1	253	1/2	256	2/3	259	3/4	262	RU [X]	273	LU [X]	276

Gesamtstreuung

								Typ			
0/-	281	1/0	284	2/1	287	3/2	290	wd	311	id	312
0/0	282	1/1 [X]	285	2/2	288	3/3	291				
0/1	283	1/2	286	2/3	289	3/4	292				

Große Schatten

Größe

o [X]	301	A	302	B	303	C	304

Felder

RO	321	LO	324
RM	322	LM	325
RU	323	LU	326

Pleuraverdickung

		Verbreitung			Seite					Dicke	
o	401	1 [X]	402	2	403	R	411	L [X]	412	a	421
Kostophrenischer Winkel o	431					R	432	L [X]	433	b	422
										c [X]	423

Pleuraverkalkung

		Grad		Lokalisation					
o	501	1	541	Zwerchfell	R [X]	511	L [X]	512
		2	542	Brustwand	R [X]	521	L [X]	522
		3 [X]	543	Sonstige	R [X]	531	L [X]	532

Zwerchfellunschärfe

o	601	R	602	L [X]	603

Herzkonturunschärfe

o	701	1 [X]	702	2	703	3	704

Symbole

o	801		
ax	802		
bu	803		
ca	[X]	804	
cn	805		
co	806		
cp	[X]	807	
cv	808		
di	809		
ef	[X]	810	
em	811		
es	812		
hi	813		
ho	814		
k	815		
od	816		
pq	817		
px	818		
rl	819		
tba	820		
tbu	[X]	821	

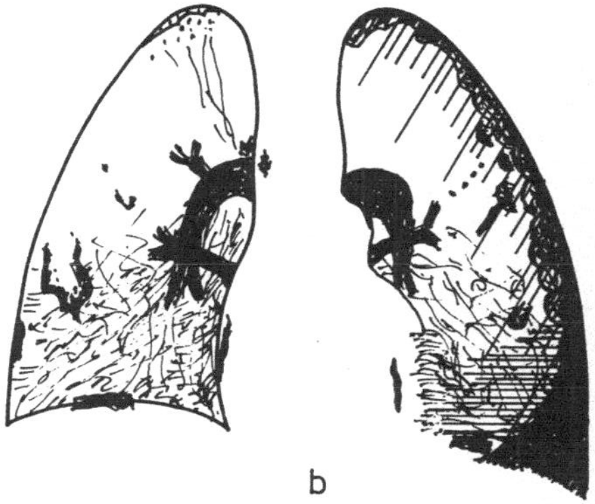

b

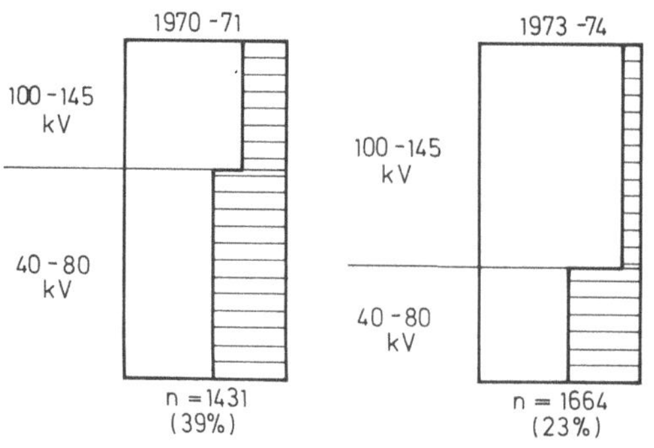

Abb. 24. Anteile der Weichstrahl- (40—80 kV) und Hartstrahltechnik (100—145 kV) bei Vorsorgeuntersuchungen von Asbestarbeitern der Bundesrepublik Deutschland und diagnostisch minderwertige Filme (vgl. Tabelle 9 und S. 426 f.)

Da gerade in Deutschland nach dem letzten Krieg eine starke Bevölkerungsfluktuation einsetzte, muß u.U. differentialdiagnostisch auch an andere berufsbedingte Fibrosen und Narbenstadien z.B. nach Mykosen gedacht werden, obwohl die damals betroffene, vorwiegend landwirtschaftliche Bevölkerung zu dieser Zeit die Silierung von Futtermitteln noch kaum angewendet hat; außerdem nimmt die Bevölkerungsgruppe, die der kriegs- und nachkriegsbedingten Fluktuation ausgesetzt war, bereits signifikant ab, so daß diese Irrtumsmöglichkeiten sich allmählich verringern dürften.

Wenn die typischen Zeichen der Asbestose: kleine unregelmäßige Schatten, zunächst symmetrisch angelegt mit deutlicher Bevorzugung der Unter- und Mittelfelder bei gleichzeitigem Vorliegen pleuraler Symptome vorhanden sind, wird die Annahme einer Asbestose dann leicht sein, wenn die berufliche Exposition nach Überprüfung der Arbeitsplatzsituation ausreichend ist, um diesen Befund zu erklären. Je atypischer der Lungen- und Pleurabefund ist, desto eindeutiger sollten wenigstens die Expositionsbedingungen sein; umgekehrt wäre zu fordern, daß bei geringer Exposition nach Dauer und/oder Intensität der Staubeinwirkung wenigstens das Röntgenbild ein typisches Auftreten der Lungenasbestose präsentiert.

Im Einzelfall wird die Diagnose kaum ohne bioptische und/oder endoskopische Untersuchungen auskommen können (s.S. 442); allerdings ist darauf hinzuweisen, daß solche Eingriffe in der Bundesrepublik Deutschland nicht zu den duldungspflichtigen Untersuchungsmethoden der Begutachtungspraxis gehören. Bei aktivem Vorgehen ist in Fällen mit ausgeprägtem Emphysem oder großbullösen Veränderungen besondere Vorsicht geboten. Blindpunktionen sollten besser durch kleinere thoraxchirurgische Eingriffe (Ferlinz, 1974), welche gezielte Gewebsentnahmen ermöglichen, ersetzt werden.

Schwierige differentialdiagnostische Probleme können im Falle von Mischexpositionen auftreten bzw. dann zur Debatte stehen, wenn neben den kleinen unregelmäßigen auch kleine rundliche Schatten nachweisbar sind.

Neben der Doppelexposition gegen silikogenen Staub und Asbest finden sich solche Fälle zwar bevorzugt im Bereich des Asbestbergbaues und zeigen auch vielfach einen Befall der Mittelfelder (Cartier, 1950, 1955; mündl. Mitteilung, 1960—1971; Solomon, 1969). Im Rahmen unserer asbestverarbeitenden Industrie treten solche gemischten Strukturen vergleichsweise häufig im Zusammenhang mit einer Exposition gegen Asbestzementstaub auf (Nordmann u. Sonnenberg, 1960; Scansetti et al., 1975).

Die Frage nach der Aufteilung der Kostendeckung für Entschädigungsansprüche im Begutachtungsfalle kann bei solchen Mischstrukturen keinesfalls allein von der durchschnittlichen Streuung der kleinen Schatten — unregelmäßig bzw. rundlich — in den verschiedenen Lungenfeldern abhängig gemacht werden. Hier sind die speziellen Expositionsverhältnisse mit ihrer zeitlichen Korrelation zum Auftreten der verschiedenen Schattentypen wie auch die funktionsanalytischen Befunde in jedem Einzelfall mit zu berücksichtigen.

f) Therapie

Der schon 1938 von Saupe für die Asbestose aufgestellte, recht pessimistische Leitsatz: „die Therapie ist nichts, die Prognose alles" hat auch heute seine Gültigkeit nicht verloren.

Eine ursächliche Therapie ist nicht bekannt. Auflösungsversuche des schädlichen Agens in den Lungen sind zwar diskutiert worden, wobei man sich auch der Chelatbildner zu bedienen versucht hat (Sutton et al., 1959), indessen sind sämtliche Versuche einer

Beeinflussung des Leidens aus dieser Richtung bisher erfolglos geblieben; dies gilt auch für die Behandlung mit dem zumindest im Experiment eindeutig wirksamen Silikose-Schutzstoff Polyvinyl-Pyrolidin-N-Oxid (DOLGNER, 1968; SCHLIPKÖTER, 1968). Auch der Inhalationszusatz von Aluminium, der für Silikoseverhütung und -therapie zur Diskussion steht, hat bei der Asbestose versagt, was erst neuerlich wieder im Tierexperiment bestätigt wurde (ENGELBRECHT u. THIART, 1972). Trotzdem sind alle Behandlungsmethoden wahrzunehmen, welche Beschwerden und Krankheitsgefühl der Erkrankten wirkungsvoll bekämpfen können; sie führen zu einer spürbaren physischen und psychischen Entlastung, garantieren eine längere Erhaltung der Arbeitsfähigkeit und können u.U. die Lebenserwartung verbessern (KANN u. MOHRMANN, 1973).

An wichtigster Stelle ist hier die Bekämpfung der komplizierenden Obstruktion und der entzündlichen Komplikationen mit ihren verhängnisvollen Rückwirkungen auf den kleinen Kreislauf zu nennen (WOITOWITZ u. VALENTIN, 1970). Glücklicherweise ist das Cor pulmonale bzw. die pulmonale Hypertension heute keine unbeeinflußbare Veränderung mehr, so daß sich hier der internistischen Therapie ein weites und fruchtbares Betätigungsfeld eröffnet hat, welches sich nicht mehr allein auf Aerosolbehandlung zu beschränken braucht.

In diesem Zusammenhang ist noch auf den Arbeitsplatzwechsel einzugehen, der für den Betroffenen die bereits erwähnten schwerwiegenden Folgen zeitigen kann, aber aus medizinischer Sicht immer wieder auch vergleichsweise frühzeitig erwogen wird. Da Asbest fibrogen *und* kanzerogen wirkt, wird man sich immer vor Augen zu halten haben, daß Fibroseprophylaxe durch Arbeitsplatzwechsel für *einen* Probanden u.U. mit erhöhtem Krebsrisiko für *mehrere* andere Beschäftigte erkauft werden muß. Deshalb wird grundsätzlich gelten müssen, daß der Katalog der Anlegehindernisse für asbestgefährdete Arbeitsplätze (Hauptverband der gewerbl. Berufsgenossenschaften, 1974) *vor* der Anlegung streng, *nach* einigem Fristablauf im Asbestmilieu im Einvernehmen mit dem Probanden aber großzügiger gehandhabt werden sollte (HAIN *et al.*, 1973). Darüber hinaus werden in den o.a. „Grundsätzen"

des Hauptverbandes Eignungseinschränkungen dann angegeben, wenn röntgenologische Veränderungen der Lunge oder „erhebliche Störungen" der Lungenfunktion und des Herzkreislaufsystems vorliegen (s.S. 441).

Allerdings ist hervorzuheben, daß es sich bei diesen Grenzziehungen um Analogieschlüsse aus der Silikosebekämpfung handelt, die akzeptiert wurden, weil ausreichendes Zahlenmaterial für die Asbestose bisher fehlt, und deren Befolgung keineswegs erwarten läßt, daß die Asbestose sich nach der Abkehrung nun nicht etwa weiter verschlimmern könnte. Erst die bereits mehrfach zitierten gestrafften Vorsorgeuntersuchungsmodalitäten werden in absehbarer Zeit wissenschaftlich besser fundierte Grundsätze ermöglichen.

2. Asbestinduzierte Neoplasien

a) Asbestlungenkrebs

LYNCH u. SMITH (1935, 1939) sowie GLOYNE (1935, 1936) haben als erste über autoptisch gesicherte Lungenkrebse bei Asbestose berichtet. In der Folgezeit ist zunächst lediglich aus England eine größere Zusammenstellung bekannt geworden (Annual Report of Factories, 1924—1946; DOLL, 1955), während aus anderen Industriestaaten im wesentlichen kasuistische Mitteilungen erfolgten (BOEMKE, 1943, 1953; BOHNE, 1936, 1940; DESMEULES *et al.*, 1947; HOLLEB u. ANGRIST, 1942; HOMBURGER, 1943; HORNIG, 1938; ISSELBACHER *et al.*, 1953; JACOB u. BOHLIG, 1955; LINZBACH u. WEDLER, 1941; NORDMANN, 1938; ROMBOLA, 1956; STOLL *et al.*, 1951; WEDLER, 1943; WELZ, 1942; WERBER, 1952).

Erst nachdem tierexperimentell Krebs durch Asbest erzeugt worden war (NORDMANN u. SORGE, 1941) wurde in Deutschland sehr rasch der Asbestlungenkrebs als Berufskrankheit anerkannt. Eine Fülle von Veröffentlichungen beschäftigte sich mit diesem neuen Berufskrebs (ANSPACH, 1969, 1974; BEHRENS, 1952; BÖHME, 1959; BOROW *et al.*, 1967, 1973; DEMY u. ADLER, 1967; FRANCIA u. MONARCA, 1956; KÖNIG, 1960; KOGAN *et al.*, 1972), obwohl zumindest in Deutschland wegen der hohen Asbestosemortalität zunächst nur überraschend wenig Fälle von Asbestlungenkrebs auftraten und überdies die Bezugsgrößen noch zweifelhaft waren, ob z.B. die Asbestlungenkrebse der Lungenasbestose oder der Tatsache der Asbestexposition zur Last zu legen waren (Bohlig et al., 1959; Jacob u. Bohlig, 1959).

Trotz recht unterschiedlicher Bronchialkarzinom-Morbidität in den verschiedenen Industriestaaten besteht aber heute unter den Experten in aller Welt kein Zweifel mehr, daß eine Asbestexposition das Lungenkrebsrisiko erhöht, was durch zahlreiche autoptische und epidemiologische Untersuchungen bestätigt wird (Wagner et al., 1971; Wagner, 1971).

Seit 1964 haben sich internationale Krebsbekämpfungsorganisationen wie die Union Internationale Contre le Cancer (UICC) und die International Agency for Research on Cancer (IARC) des Fragenkomplexes angenommen und durch Arbeitsgruppen und internationale Konferenzen Forschungsdaten und Fakten gesammelt (Whipple, 1965; Bogovski et al., 1973), welche heute den Kausalzusammenhang als gesichert darstellen, obwohl auch hier die Pathogenese unklar bleibt, was angesichts der ohnehin unbekannten Krebsursache nicht verwundern kann.

Inzwischen wird angenommen, daß alle Asbestarten Lungenkrebs hervorrufen können, wenn auch im Gegensatz zur fibrogenen Wirkung der Asbeste der Chrysotil offenbar die geringsten, die Amphibolasbeste dagegen die höchsten karzinogenen Eigenschaften erkennen lassen (Allison, 1970). Jedenfalls wird sowohl aus der Perspektive des Asbestbergbaues (Meurman et al., 1973; Webster, 1973) als auch der asbestverarbeitenden Industrie (Enterline u. Henderson, 1973; Enterline u. Weill, 1973) z.Z. der Krokydolith als das Mineral der Asbestgruppe mit der größten kanzerogenen Valenz angesehen; ihm folgen Amosit (Selikoff et al., 1965; Selikoff et al., 1973), Tremolit- und Anthophyllitasbest (Nurminen, 1972), welch letzterer allerdings deshalb besonders beachtenswert ist, weil er zwar offensichtlich Lungenkrebs erzeugen kann, aber bisher trotz hoher Plaqueszahlen noch keine Mesotheliome hervorgerufen zu haben scheint (s.S. 439).

Ob diese Rangfolge der Amphibole nach ihrer onkogenen Wirkung endgültig ist, muß freilich dahingestellt bleiben, weil die Tierversuche z.T. dagegensprechen und weil die epidemiologischen Daten besonders aus den verschiedenen Asbestbergbaugebieten hinsichtlich der Expositionsbedingungen nicht immer vergleichbar sein dürften.

Zur Unterstreichung der Komplexität des Krebsgeschehens (Wehner, 1974) wird darüber hinaus festgestellt, daß Zigarettenrauchen als additive Noxe die Asbestlungenkrebsmorbidität signifikant erhöht (Hammond u. Selikoff, 1973; Selikoff et al., 1968); außerdem ist nach epidemiologischen Untersuchungen in der asbestverarbeitenden Industrie die Lungenkrebsmortalität insofern vom Asbestgehalt der Produkte modifiziert, als sich die Frequenzen in der Asbest-Textil- und Bremsbelagindustrie gegenüber der Asbestzementindustrie offenbar in Abhängigkeit vom Asbestgehalt wie 10:1 verhalten (Enterline u. Kendrick, 1967). Diese Entsprechung wird aber dadurch wieder etwas in Frage gestellt, daß in der Isoliermittel-, Gummi- und Kabelindustrie sowie im Schiffsbau ebenso wie in der chemischen Industrie, wo Asbest ebenfalls viel für Isoliermittel gebraucht wird, die Frequenz des Asbestlungenkrebses vergleichsweise wieder höher ist (Bittersohl, 1971, 1972; Desbordes et al., 1968; Elmes u. Simpson, 1968, 1971; Fletcher, 1972; Fox et al., 1974; Harries, 1971; Oettel et al., 1968, 1970; Selikoff et al., 1973; Thiess et al., 1969), obwohl (oder vielleicht weil?) hier neben Asbest auch silikogene Mineralien, Kieselgur, Gips, Schlackenwolle und zahlreiche andere Materialien angewendet werden, welche teilweise weder als fibrogen noch als kanzerogen gelten können.

Zahlreiche tierexperimentelle Untersuchungen (Wagner u. Berry, 1973) zeigen immer klarer, daß offenbar der Fasercharakter des Asbeststaubes die eigentliche auslösende Ursache ist und neuerdings werden vor allem die unter 2,5 μ dicken Fasern zwischen 10 und 80 μ Länge als gefährlich bezeichnet (Stanton, 1973). Allerdings werden nach wie vor auch chemische Fasereigenschaften und Verunreinigungen wie 3-4-Benzpyren und Spurenmetalle angeschuldigt (Tabelle 11) (Cralley u. Lainhart, 1971; Harington, 1962, 1973; Holmes et al., 1971; Morgan et al., 1973; Pylev u. Shabad, 1973; Roy-Chowdhury et al., 1973).

Von vielen früher als Besonderheiten des Asbestlungenkrebses diskutierten Charakte-

Tabelle 11. Gehalt an Spurenmetallen in Asbestproben verschiedener Herkunft. (Auszugsweise nach MORGAN u. CRALLEY, 1972)

Quelle	Fe (%)	Cr (mg/kg)	Co (mg/kg)	Mn (mg/kg)	Ni (mg/kg)	Sc (mg/kg)
Chrysotil:						
Rhodesien	1,7	1 390	55	450	1 360	6
Kanada	2,6	490	50	480	820	5
Zypern	3,1	340	54	720	870	2
Amosit:						
Südafrika	Hoch	35	7	11 800	< 100	5
Krokydolith:						
NW Kap (Mine A)	Hoch	< 20	0,6	240	< 100	< 0,1
NW Kap (Mine B)	Hoch	< 20	0,4	170	< 100	0,3
Transvaal (Mine A)	Hoch	20	0,8	140	< 100	0,6
Transvaal (Mine B)	Hoch	< 20	0,6	220	< 100	0,3
Anthophyllitasbest:						
Finnland	4,4	870	50	1 060	1 360	5

ristika (BOHLIG *et al.*, 1959, 1960) ist im wesentlichen die auffällig erhöhte Frequenz des Lungenkrebses der exponierten Frauen, die häufige Unterlappenlokalisation und die Vorverlegung des Erkrankungsalters gegenüber dem nicht berufsbedingten Bronchialkarzinom übriggeblieben. Das klinische Verhalten des Asbestlungenkrebses einschließlich seines Metastasierungsmodus unterscheidet sich nicht vom „normalen" Bronchialkarzinom. Mit zunehmender Fallzahl scheint sich auch die erhöhte Frequenz ausgereifter Tumoren nach Asbestexposition nicht mehr zu bestätigen (BOHLIG *et al.*, 1960).

Für Diagnostik und Therapie des Asbestlungenkrebses ergeben sich keine von der Klinik des Bronchialkarzinoms abweichenden Gesichtspunkte; auf die Begutachtungskriterien im Rahmen der gesetzlichen Unfallversicherung wird auf S. 442 eingegangen.

b) Andere Krebsmanifestationen durch Asbest

α) *Organkrebse.* Seit der zweiten Hälfte der fünfziger Jahre sind außer dem Lungenkrebs eine ganze Reihe anderer Neoplasien dem Mineral Asbest angelastet worden. Diese Tatsache hat mehrfach Öffentlichkeit und Tagespresse in diversen Industriestaaten beunruhigt und Anlaß gegeben, die ärztliche Kontrolle über die relativ rasch anwachsenden asbestexponierten Populationen der Industriegesellschaft zu straffen (s.S. 396).

Abweichend von der historischen Entwicklung seien hier zuerst kurz weitere maligne Tumoren des inneren Keimblattes, vor allem die Karzinome der Bauchhöhle erwähnt.

An demselben Krankengut, an dem 1965 SELIKOFF *et al.* die erhöhte Lungenkrebsfrequenz der asbestexponierten Isolierer des Staates New York epidemiologisch einmal mehr bestätigten, mußten sie gleichfalls eine gegenüber der Allgemeinbevölkerung um mehr als das Dreifache erhöhte Morbidität resp. Mortalität an Karzinomen des Gastrointestinaltraktes konstatieren. Dieser Umstand löste Kontroversen über den Kausalzusammenhang aus und regte die Diskussion um den intrakorporalen Asbesttransport erneut an (s.S. 403).

In diesem Zusammenhang ist zwar einzuräumen, daß Makrophagentransport von im Speichel verschlucktem Asbeststaub durch die Wandung des Intestinaltraktes nachgewiesen ist (PONTEFRACT, 1974; WEBSTER, 1974); auch die mechanische Durchdringung der Darmwand durch steife, nadelförmige Partikel mag vorstellbar sein. Eine pathogene Rolle scheint aber solchen Ereignissen nicht zuzukommen. GROSS *et al.* (1974) machen darauf aufmerksam, daß auch bei anderen Gewerbestäuben, welche in vergleichsweise großen Mengen verschluckt werden, keine nennenswerten Staubdepots im Abdomen beobachtet werden.

Indessen haben mehrere epidemiologische Untersuchungen die erhöhte Krebsfrequenz des Gastrointestinaltraktes an verschiedenen Orten bestätigt. So fand NEWHOUSE (1969) in London unter Arbeitern einer Asbestfabrik bereits nach nur zweijähriger Exposition und sechzehnjähriger Latenzzeit eine Krebsfrequenz am Gastrointestinaltrakt, die gegenüber der Gesamtbevölkerung auf das 2,7fache erhöht war. ANSPACH teilte 1969 mit, daß im Dresdner Asbestosekrankengut eine Häufung maligner Tumoren des Magen-Darm-Traktes mit 11,5% vorlag und hat die Angabe 1974 auf 13% erhöht. Aus dem Swerdlowsker Raum berichteten KOGAN et al. (1972) Entsprechendes: Unter den verstorbenen Asbestarbeitern der Jahre 1948 bis 1967 traten Magen- und Darmkrebse mit 26% sogar besonders häufig auf (SELIKOFF et al., 1965: 24,3%!); außerdem aber stellten sie auch eine erhöhte Frequenz von primärem Leberkrebs (11%) sowie eine auffällige Uteruskrebshäufigkeit fest. Ähnliche Zahlenverhältnisse sind inzwischen mit etwas abgemilderten Frequenzen auch aus Chemiearbeiter- (BITTERSOHL u. OSE, 1971) und europäischen Isoliererkollektiven (ELMES u. SIMPSON, 1971) publiziert worden. 1971 berichtete ferner MERLISS über die hohe Magenkrebssterblichkeit der japanischen Bevölkerung und suchte deren Ursache in den Asbestverunreinigungen des Talkum, mit welchem der in Japan bevorzugte polierte Reis vorbehandelt wird.

Worauf die erhöhte Krebsfrequenz im Verdauungstrakt nach Asbestexposition zurückzuführen ist, muß einstweilen offen bleiben. Erste Fütterungsversuche mit Asbest haben bei Ratten vorerst keine Tumorausbeute gebracht (GROSS et al., 1974).

Schließlich sind innerhalb der erwähnten Studien über die Krebsfrequenz der beruflich Asbestexponierten auch Ovarialkarzinome (GRAHAM u. GRAHAM, 1967; SELIKOFF et al., 1965) und in letzter Zeit Kehlkopfkrebse auf Asbestexposition zurückgeführt worden (LIPSHITZ et al., 1974; NEWHOUSE u. BERRY, 1973; STELL u. McGILL, 1973).

Obwohl einschlägige Untersuchungen aus der Bundesrepublik Deutschland bisher fehlen, muß damit gerechnet werden, daß auch bei uns nach Asbestexposition die Krebsmorbidität nicht allein der thorakalen, sondern auch der abdominellen Organe ansteigen kann, wobei Größenordnung und pathogenetischer Mechanismus für die Diskussion zunächst offen bleiben.

β) Mesotheliome. Ebenfalls völlig ungeklärt sind die pathogenetischen Zusammenhänge zwischen Asbestexposition und den Tumoren des mittleren Keimblattes, von denen einzelne lediglich als Raritäten im Rahmen kasuistischer Mitteilungen Erwähnung fanden: So haben GERBER (1970) über Hämoblastosen, CAVES u. JAQUES (1971) über Neuro- und BOHLIG et al. (1959) über ein Lymphosarkom nach beruflicher Asbestexposition berichtet.

Weit über den Rahmen solcher Kasuistik hinaus ist aber epidemiologisch die Häufigkeit gesichert, mit der ein sonst außerordentlich seltener Tumor nach Asbestkontamination auftritt, nämlich das maligne diffuse Mesotheliom (Abb. 25).

Dieser Tumor, der eine Fülle synonymer Bezeichnungen kennt (BOHLIG u. OTTO, 1975), geht von den Deckzellen seröser Oberflächen der Körperhöhlen aus und entsteht nach Asbestexposition vorzugsweise in Pleura und Peritoneum, während Perikardmesotheliome bisher auffälligerweise nicht bekannt sind (BOHLIG u. OTTO, 1975).

Bisher gibt es keine Anzeichen dafür, daß etwa die Pleuraplaques als Präkanzerose zu gelten hätten, da die Entwicklung von Mesotheliomen aus Plaques bisher nicht beobachtet worden ist. Da Plaques aber von mesothelialen Deckzellen bedeckt sind, kann offenbar rein zufällig auch einmal das Mesotheliom von solchen Zellen ausgehen (LEWINSOHN, 1974).

Zur Historie ist nachzutragen, daß im 2. Weltkrieg GLATZEL u. WERNER (1943) auf eine Häufung primärer Pleurakrebse in Küsten- und Hafenstädten Deutschlands und Dänemarks verwiesen. Nach dem Krieg folgten zunächst Einzelmitteilungen über Meso- oder Endotheliome bei Exponierten vorwiegend aus Deutschland (LEICHER, 1954; WEDLER, 1943; WEISS, 1953), so daß JACOB u. BOHLIG bei Zusammenstellung der wenigen, bis 1955 publizierten asbestinduzierten Tumoren der Weltliteratur unter ihnen damals

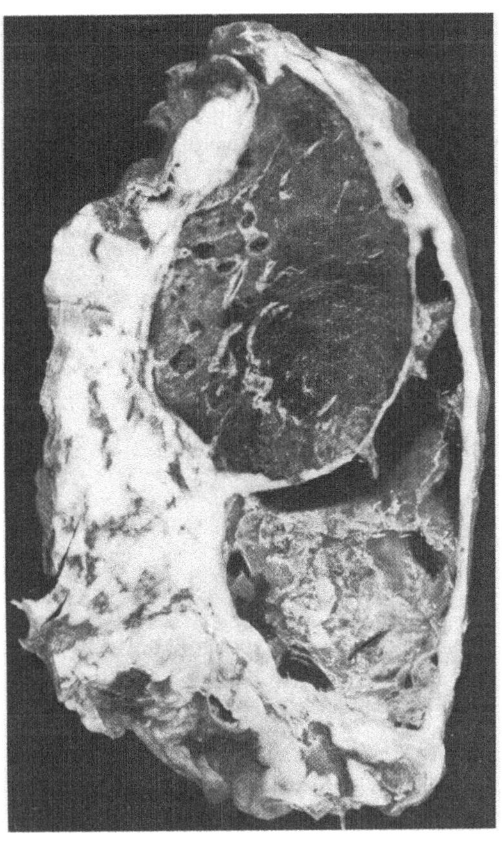

Abb. 25. Typisches Bild eines Pleuramesothelioms. Mobilisierte linke Lunge mit tumorös umgebauter Pleura costalis und pulmonalis; vor allem an der medialen (linken) Front. Gelierter fibrinreicher Erguß mit weitgehender Entfaltungsbehinderung der Lunge. (Aus BOHLIG u. OTTO: Asbest und Mesotheliom. Thieme, Stuttgart 1975)

bereits eine auffällige Häufung der Serosatumoren von über 13% registrieren mußten.

Die erste alarmierende Bestätigung einer Koinzidenz von Asbestexposition und malignem Mesotheliom kam aber aus Südafrika (WAGNER et al., 1960), wo bei zahlreichen, therapieresistenten Pleuraergüssen in der Gegend des Krokydolithbergbaues der Nord-West-Kapprovinz bioptisch und autoptisch das Mesotheliom in einer überraschend hohen Frequenz als Ursache aufgedeckt worden war, das sonst im Routine-Sektionsgut mit allenfalls 0,5 bis 1,0$^0/_{00}$ vertreten ist.

Diese Erfahrung gab den letzten Anstoß zum Überdenken der epidemiologischen Situation und auf ihr bauten die bereits mehrfach zitierten wissenschaftlichen und organisatorischen Maßnahmen in verschiedenen Industriestaaten sowie die Initiativen der Internationalen Krebsbekämpfungsorganisationen auf (s.S. 432).

Da Morphologie und Histologie des malignen Mesothelioms zahlreiche Modifikationen bieten und sogar epitheliale und adenoide Zellstrukturen aufweisen können (BOHLIG u. OTTO, 1975), andererseits aber auch manche Karzinome Pleura und Peritoneum als Sitz ihrer Metastasen bevorzugen, muß sogar die bioptische Diagnostik ungewiß bleiben, solange nicht der Ausschluß anderer Primärtumoren zuverlässig erfolgt ist (ELMES, 1973; BOHLIG u. OTTO, 1975). Dieser Umstand gab in verschiedenen Ländern Anlaß, nationale Mesotheliomregister resp. -kommissionen zu gründen (GREENBERG, 1973; MCDONALD et al., 1973; PLANTEYDT, 1972), in denen Gruppen von Pathologen die Mesotheliomdiagnose überprüfen, um zu einheitlichen morphologischen Kriterien und besser fundierten epidemiologischen Aussagen zu kommen (MCCAUGHEY u. OLDHAM, 1973). Auch in der Bundesrepublik Deutschland wird eine solche zentrale Diagnosensicherung durch die Versicherungsträger angestrebt.

Inzwischen sind die epidemiologischen Zusammenhänge nicht allein im Bereich mehrerer Asbestbergbaugebiete (KOGAN et al., 1972; MCNULTY, 1969; REID, 1971; RUBINO et al., 1972; WEBSTER, 1973), bei zahlreichen Asbestarbeiterpopulationen der klassischen Asbestindustrie (ANSPACH et al., 1965; BOHLIG et al., 1971; BOROW et al., 1967, 1973; DALQUEN et al., 1969; DEMY u. ADLER, 1967; ENTERLINE u. HENDERSON, 1973; ENTICKNAP u. SMITHER, 1964; FROMMHOLD et al., 1969; GILSON, 1966, 1969; MCDONALD et al., 1970; MILNE, 1969; NEWHOUSE, 1969; RUBINO et al., 1972; SELIKOFF et al., 1972; VIGLIANI et al., 1968) sowie bei Isolierern, Chemiearbeitern und in Schiffsbauzentren (ASHCROFT, 1973; ASHCROFT u. HEPPLESTON, 1970; BITTERSOHL u. OSE, 1971; COOPER u. BALZER, 1968, 1969; DALQUEN et al., 1969; DESBORDES et al., 1967; ELMES et al., 1965; ELMES u. SIMPSON, 1971; GERLACH u. TIMMEL, 1972; HAIN et al., 1974; HARRIES, 1971; OETTEL et al., 1968, 1970; OWEN, 1964; SHEERS u. TEMPLETON, 1968; STÖSSEL et al., 1972; STUMPHIUS, 1969, 1971; STURM u. MATZEL, 1968; STURM, 1974; THIESS et al., 1969) gesichert.

Darüber hinaus sind unter Industriepopulationen mit hohen Plaquesfrequenzen (s.S. 416) auch mehrfach erhöhte Mesotheliomraten konstatiert worden, die als Folgen einer Umgebungs- oder Umweltgefährdung durch einschlägige Betriebe aufgefaßt werden müssen (s.S. 443). Die Schäden aus solcher nicht beruflichen Asbestexposition werden künftig nach Sanierung der Betriebe und besserer Kontrolle ihrer Abluft hoffentlich ganz ausbleiben; dies trifft wohl auch auf die Fälle von häuslicher resp. familiärer Belastung zu (Glage, 1970; Lillington et al., 1974), wo Mesotheliome dadurch verursacht worden sind, daß früher die verschmutzte Arbeitskleidung mit nach Hause gebracht wurde und dort von Familienangehörigen bzw. Kindern gereinigt werden mußte (Abb. 18 und 19). Auch das Tragen von Asbestschutzbekleidung kann zu nachteiligen

Tabelle 12. Mesotheliom und Asbestexposition. Auszug aus dem Weltschrifttum 1964−1974

Jahr	Autor	Ort	n	Asbestexposition				b+c+d	%
				a verneint, unbekannt	b beruflich	c nachbarschaftlich	d domizilär		
1964	Hourihane	London	7	6	1	−[a]	−	1	14
1965	Elmes u. Wade	Belfast	42	10	32	−	−	32	76
1965	Newhouse u. Thompson	London	83	32	31	11	9	51	61
1965	Owen	Liverpool	17	5	12	−	−	12	71
1965	Webster	Johannesburg	41	9	32	−	−	32	78
1966	Mann et al.	Lancaster, USA	3	−	2	1 (?)	−	3	100
1967	Borow et al.	Somerville, N.J.	17	12	3	2	−	5	29
1967	Lieben u. Pistawka	Harrisburg, USA	42	21	10	8	3	21	50
1967	Ratzer et al.	New York	31	27	4	−	−	4	13
1968	Ashcroft u. Heppleston	Newcastle u.T.	22	2	13	6	1	20	91
1968	Chrétien et al.	Paris	15	13	2	−	−	2	13
1968	Delage et al.	Clermont-Ferr.	5	5	−	−	−	−	0
1968	Hägerstrand	Malmö	27	24	3	−	−	3	11
1968	Jones	Nottingham	6	−	6	−	−	6	100
1968	Porter u. Cheek	St. Louis, USA	12	11	1	−	−	1	8
A Zwischensumme 1964−1968			370	177	152	28	13	193	52
1969	Anspach	Dresden	62	19	29	14	−	43	69
1969	Dalquen et al.	Hamburg	119	21	55	43	−	98	82
1969	Milne	Melbourne	15	2	12	1	−	13	87
1970	Hitchcock	Galway, Irland	7	−	7	−	−	7	100
1970	McDonald et al.	Montreal	165	132	33	−	−	33	20
1970	Miech et al.	Straßburg	10	9	1	−	−	1	10
1970	Roberts	Glasgow	20	7	13	−	−	13	65
1970	Solomon	Johannesburg	23	5	11	7	−	18	78
1971	Bittersohl u. Ose	Merseburg	26	−	25	−	1	26	100
1971	Champion	Vancouver	2	−	1	−	1	2	100
1971	Oels et al.	Rochester	37	27	10	−	−	10	27
1971	Whitwell u. Rawcliffe	Liverpool	52	5	47	−	−	47	90
1971	Stumphius	Vlissingen	25	3	22	−	−	22	86
1972	Jacob[b]	Karl-Marx-Stadt	5	2	2	1	−	3	60
1972	Rubino et al.	Turin	18	14	2	1	1	4	22
1973	Gobbato u. Ferri	Triest	32	7	25	−	−	25	78
1974	Dobiáš u. Navrátil	ČSSR	1	−	1	−	−	1	100
1974	Hain et al.	Hamburg	150	44	85	20	1	106	70
1974	Rüttner et al.	Zürich	29	28	1	−	−	1	3
B Zwischensumme 1969−1974			798	325	382	87	4	473	59
A+B 1964−1974			1168	502	534	115	17	666	57

[a] keine verwertbaren Angaben.
[b] mündl. Mitteilung 1974.

gesundheitlichen Folgen führen (BAMBER u. BUTTERWORTH, 1970), die dann aber wieder berufsbedingt sind. Eine weitere Quelle für nicht beruflich aber dennoch asbestinduzierte Mesotheliome kann in Freizeitbeschäftigung, vor allem beim Umgang mit Asbestzement im Eigenbau gegeben sein (LIEBEN u. PISTAWKA, 1967). BOHLIG und HAIN haben die diversen Gelegenheiten für asbestinduzierte Mesotheliome durch Kontamination außerhalb beruflicher Möglichkeiten 1973 zusammengestellt. All diese Informationen müssen das Mesotheliom heute von allen im Zusammenhang mit Asbestexposition diskutierten Tumoren als den epidemiologisch am besten fundierten Asbestkrebs gelten lassen.

Die Zahl der im Zusammenhang mit Asbestkontamination im Schrifttum veröffentlichten Fälle dürfte inzwischen weit über 1 500 betragen, sind doch allein in Großbritannien bis 1969 über 600, in Südafrika bis 1969 über 200, in der DDR bis 1973 über 300 und allein im Hamburger Raum bislang mehr als 200 Fälle (BOHLIG *et al.*, 1970; HAIN *et al.*, 1974) registriert worden.

Der Tumor, der im pleuralen Raum bevorzugt in Tumorfronten, im peritonealen Bereich mehr knötchenförmig auftritt, verursacht klinisch eine recht uncharakteristische Symptomatik und wird ohne vorangegangene Asbestexposition sehr viel seltener beobachtet. Die Angaben zur Häufigkeit der pleuralen und peritonealen Manifestation in asbestexponierten Kollektiven schwanken vom Überwiegen der letzteren (SELIKOFF *et al.*, 1965) bis zu Relationen von 3 : 1 (ANS-

PACH, 1974) und darüber zugunsten der pleuralen Lokalisation.

Eine grobe Übersicht über Auftreten und Verteilung des malignen Mesothelioms gibt die Tabelle 12, während die klinische Leitsymptomatik aus den Tabellen 13 und 14 hervorgeht.

Die klinische Diagnostik des Mesothelioms ist vieldeutig. Leitsymptome sind thorakaler resp. abdomineller Schmerz und unklare pleurale oder peritoneale Ergüsse. Bei vorbestehender Exposition und nach entsprechender Latenzzeit von wenigstens 10 bis 20 Jahren ist diese Kombination ein hinreichender Grund, um die Tumordiagnose durch morphologische Sicherung anzustreben. Die röntgenologische Leitsymptomatik

1. umschriebene pleurale Schatten,
2. diffuse Pleuraverdickung von mehr als

Tabelle 13. Führende Symptome bei der Entdeckung von 150 Mesotheliomfällen in Hamburg. (Nach HAIN *et al.*, 1974)

Führendes Symptom	Männer		Frauen		Insgesamt	
	$n=106$	%	$n=44$	%	$n=150$	%
Luftnot	73	69	28	64	101	67
Thoraxschmerz	62	58	27	61	89	59
Husten und/oder Auswurf	39	37	22	50	61	41
Fieber	15	14	12	27	27	18
Hämoptyse	5		1		6	4
Sonstige	38	36	13	30	51	34
Keine Angaben					9	6

Tabelle 14. Zusammenstellung der Leitsymptome maligner diffuser Pleuramesotheliome mit und ohne Asbestanamnese aus verschiedenen Ländern der letzten 12 Jahre in % der publizierten Fälle. Die Prozentzahlen sind ohne Gewähr, sie wurden lediglich für diese Tabelle zu Vergleichszwecken errechnet und spiegeln deshalb keine Frequenzangaben der zitierten Autoren wieder

	n	Dyspnoe	Husten, Auswurf	Schmerz	Hämoptyse	Fieber	Erguß
MANGUIKIAN u. PRIOR	1963	5	40	10	100	–	20	–
OWEN	1964	16	100	44	94	–	–	69
RATZER *et al.*	1967	31	73	32	90	6	–	H
ROSOLLECK u. STRITZKY	1967	7	86	57	43	–	–	71
PORTER u. CHEEK	1968	12	25	–	83	–	–	–
HELLER *et al.*	1970	10	60	20	40	–	–	–
ROBERTS	1970	19	95	37	95	5	–	79
HERMANN u. HERRMANN	1972	22	H	H	50	–	–	91
HAIN *et al.*	1974	150	67	41	59	4	18	–
ELMES	1974	89	–	–	–	–	–	80

Zeichenerklärung: – = keine verwendbaren Zahlenangaben; H = „Hauptsymptom" ohne Zahlenangabe.

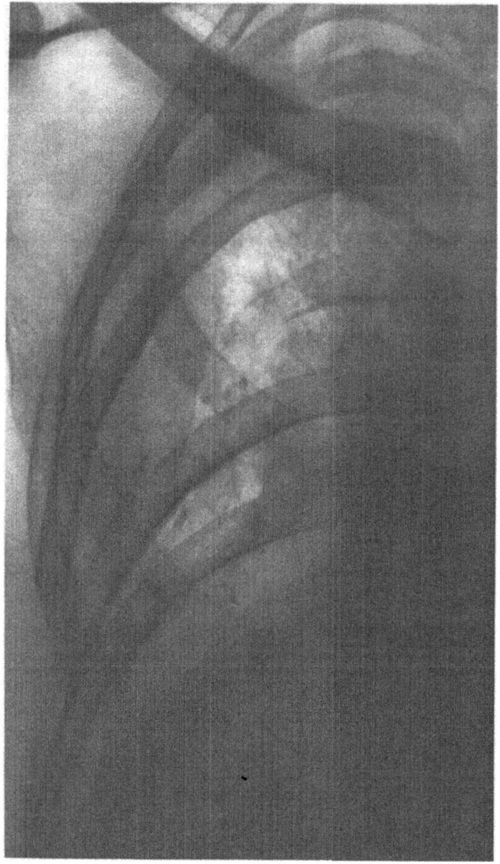

Abb. 26. Röntgenbild (Ausschnitt) eines diffusen Mesothelioms mit Rippendestruktion (Ausbrecherkrebs) und Kalkplaques rechts nach endemischer Asbestexposition in der ersten Lebenshälfte. 62jährige Frau

1 cm Dicke und mit polyzyklischem freien Rand (Abb. 23b und 26),

3. ungeklärte Pleuraergüsse (Rosen-Štrauch u. Gurevič, 1973)

ist irreführend. Vor allem ist der polyzyklische Pleurasaum (Abb. 26) ein Spätsymptom und nicht mesotheliomspezifisch, jede Pleurametastasierung kann sich ähnlich präsentieren; gelegentlich vermögen sogar benigne Tumoren entsprechend aufzutreten (Hering u. Nöcker, 1974). Schließlich können auch hämorrhagische Ergüsse und Faltungen der in die Sinus eintauchenden Lungenbasen adäquate pleurale Schatten erzeugen resp. vortäuschen (Blesovsky, 1966; Hartweg, 1951).

Blanchette et al. (1973) und Elmes (1974) machen auf die Gefahren der Tumorpropa-

gierung durch ärztliche Maßnahmen wie Punktion etc. aufmerksam, was allerdings die Indikationsstellung zum aktiven Vorgehen bei der Diagnostik nicht beeinträchtigen sollte, zumal die Zytologie bei einiger Übung beachtliche diagnostische Treffer erzielen kann (Morawetz, 1973). Die Ergüsse selbst sind häufig sanguinolent oder leicht rötlich gefärbt und fadenziehend wegen des hohen, aber unspezifischen Hyaluronsäuregehaltes (Hain et al., in Vorbereitung). Die Therapie darf wegen der diagnostischen Unsicherheiten nicht allzusehr zögern, solange noch Operabilitätskriterien zumindest im thorakalen Bereich vorliegen (Blümcke, 1973; Engelmann, 1974; Reisner u. Huzly, 1967; Scharkoff, 1965).

Wenn weder Tumorresektion noch Pleurektomie mehr in Frage kommen, sind andere therapeutische Maßnahmen einschließlich der Chemotherapie (Hermann u. Hermann, 1972) vergleichsweise aussichtslos; wichtigste Palliativmaßnahme bleibt die Bekämpfung des anginösen Zustandes durch Ergußbeseitigung. Auch soll der Versuch einer Schmerzlinderung durch Röntgentherapie lohnen (Voss et al., 1974).

Die Prognose des Mesothelioms reicht von wenigen Wochen (Dalquen et al., 1969; Enticknap u. Smither, 1964; Newhouse u. Thompson, 1965; Roberts u. Irvine, 1970) bis zu mehreren Jahren (Tabelle 15) (Porter u. Cheek, 1968), und zwar mit und ohne operative Behandlung, und ist im Durchschnitt schlechter bei peritonealer als bei pleuraler Lokalisation.

Tabelle 15. Mittlere Überlebenszeit von 324 Mesotheliomen nach Diagnosenstellung bzw. Behandlungsbeginn. (Nach Elmes, 1974)

Behandlungsmethode	n	Überlebenszeit (Monate ± Abweichung)
Keine	124	12,3 ± 16,0
Entlastungspunktionen	53	9,6 ± 8,0
Lokale Chemotherapie	47	11,5 ± 10,3
Allgemeine Chemotherapie	39	13,5 ± 9,2
Röntgentherapie	36	16,3 ± 16,9
Röntgen- + Chemotherapie	25	17,1 ± 9,5

Weitere aktuelle Informationen über das Mesotheliom, besonders über Histologie, Klinik und Epidemiologie finden sich bei Bohlig u. Otto (1975).

III. Gegenwärtiger Forschungsstand

Seitdem bewußt geworden ist, daß Asbeststaubinhalation nicht allein bei schweren Asbestosen Lungenkrebs erzeugt, sondern daß der Asbest generell als karzinogen betrachtet werden muß, hat die Grundlagenforschung die Untersuchungen zunächst da wieder aufgenommen, wo sie durch den 2. Weltkrieg abgebrochen waren, mit der Problematik der Körperchenbildung (s. S. 402 f.). Trotz Einsatz der Elektronenmikroskopie (DAVIES, 1963, 1970) sind in diesem Zusammenhang keine wesentlich neuen, für die Praxis wichtigen Erkenntnisse gewonnen worden.

Die experimentellen Untersuchungen stoßen immer wieder auf Schwierigkeiten, welche einmal mit der unterschiedlichen Zusammensetzung der Asbeste, zum anderen mit den Hindernissen zusammenhängen, die das Fasermaterial Asbest allen Bemühungen entgegenstellt, homogene Teilchen- bzw. Faserfraktionen herzustellen (BOHLIG et al., 1960). Der ersten Schwierigkeit ist durch die Schaffung von UICC-Standard-Asbest-Proben für die experimentelle Forschung zu begegnen versucht worden (s. S. 394). Dem anderen Hindernis wurde 1973 in Montreal ein besonderes Symposion gewidmet, dessen Transkript in die umfangreiche Problematik einführt (PELNAR, 1974).

Die tierexperimentelle Forschung befaßt sich sowohl mit der fibrogenen wie mit der kanzerogenen Asbestwirkung und hat wichtige Aufschlüsse und Bestätigungen gebracht. Das meistverwendete Versuchstier ist aber bis heute die Ratte geblieben, die ohnehin auf jeden Reiz mit Tumorbildung reagiert (BOHLIG u. OTTO, 1975). Nach anfänglich geringeren Tumorausbeuten (NORDMANN u. SORGE, 1941) und bei nicht immer vergleichbaren Tieren (Ratten, Mäuse, Hamster, Meerschweinchen, Kaninchen) und Versuchsbedingungen (wie z.B. Inokulation, intrapleurale und intraperitoneale Injektion, intratracheale Instillation; DAVIS, 1970; DONNA, 1970, 1973; GROSS u. DE TREVILLE, 1969; SCHMÄHL, 1958; SMITH et al., 1965, 1970; WAGNER u. BERRY, 1969) sind in einem neueren langanhaltenden Inhalationsversuch an Ratten mit mehreren Asbestarten (WAGNER et al., 1974) Tumoren einschließlich Mesotheliome mit den UICC-Standardproben erzeugt worden, u.a. auch mit Anthophyllitasbest, der bisher mit menschlichen Mesotheliomfällen epidemiologisch noch unbelastet ist.

Auch diese Versuche sind nicht frei von Diskrepanzen zu früheren Feststellungen: z.B. zeigt der Amosit diesmal die geringsten biologischen Wirkungen und entgegen anderen Inokulationsversuchen (VORWALD et al., 1951) ist die asbestbedingte Lungenfibrose nach Schluß der Exposition weiter fortgeschritten.

Darum schafft auch dieses hier ausführlicher zitierte Experiment keine Kongruenz mit den z.T. divergierenden Versuchen anderer Forschergruppen. Die Diskrepanzen bleiben unbefriedigend, insbesondere wenn berücksichtigt wird, daß zu den Versuchen fast ausschließlich Tiere aus der Nagergruppe verwendet worden sind und nur sehr vereinzelt mit anderen Versuchstieren wie Hühnern (PEACOCK u. PEACOCK, 1965), Katzen (GARDNER, 1941), Insektenlarven (DONNA, 1973) experimentiert worden ist. Die aus Südafrika stammende Anregung, für weitere Experimente Affen zu verwenden (GOLDSTEIN et al., 1974; HARINGTON, 1973), kann deshalb nur begrüßt werden; ihre Notwendigkeit wird noch dadurch unterstrichen, daß bei Goldhamsterpopulationen eine relativ hohe Mesotheliomfrequenz auftreten kann, welche nach dem elektronenoptischen Nachweis von C-Typ-Virus-Partikeln wahrscheinlich auf virale Wirkungen zurückgeführt werden muß (MEHNERT et al., 1974).

Die Untersuchungen zum Mineral Asbest selbst ergaben zunächst die überraschende Feststellung, daß der als am stärksten krebserzeugend angesehene Krokydolith aus der Nord-West-Kapprovinz bereits in seiner Lagerstätte mit verschiedenen Kohlenwasserstoffen, u.a. auch mit 3,4-Benzpyren, kontaminiert war (HARINGTON, 1962); bald aber fanden sich ähnliche Verunreinigungen durch Öle etc. auch an anderen Asbestarten, die technologischen Ursprungs sein konnten oder z.B. aus der Kunststoffverpackung stammen mochten (BOITEAU et al., 1972). Außerdem waren diese Verunreinigungen so minimal (HARINGTON u. SMITH, 1964), daß sie zu einer Krebserzeugung in praxi kaum ausreichen dürften, obwohl andererseits die gleichzeitige Gabe von Asbest und Benzpyren im Rattenversuch die Tumorausbeute erhöhen kann (Shabad *et al.*, 1974). Außerdem wurden auch die biologischen Wirkungen der Spurenmetalle wie Chrom, Kobalt, Nikkel, Magnesium, Mangan und Scandium (Harington, 1973; Morgan *et al.*, 1973; Roy-Chowdhury *et al.*, 1973) (Tabelle 11) untersucht, ohne daß sich bis heute eindeutige Hinweise auf onkogene Wirkungen ergeben hätten.

Die Untersuchungen zur zytotoxischen Wirkung, die besonders in Deutschland an Meerschweinchenmakrophagen angestellt worden sind (Robock u. Klosterkötter, 1971), zeigen das Absterben der faserbeladenen Zellen nur dann, wenn die Größenordnung der Fasern im Prinzip das Aufnahmevermögen der einzelnen Zelle übersteigt. Mit zunehmender Feinmahlung nimmt die Ausbeute zytotoxischer Effekte nach Anwendung der 2,3,5-Triphenyltetrazoliumchlorid- oder der Nigrosin-Methode ab. Neu und wichtig ist auch die Feststellung der genannten Autoren über den Umbau der Chrysotilfaser zu Forsterit bei Temperung über 500° C, weil hierdurch insbesondere die mehrfach erwogene biologische Wirkung des Abriebs aus Brems- und Reibbelägen (Bohlig, 1967; Hoschek, 1969) neuerdings harmloser erscheint (Boillat u. Lob, 1973), da dieser Abrieb kaum noch Fasern enthält (Lynch, 1968) und beim Bremsvorgang entsprechend erwärmt worden sein dürfte.

Neue Aspekte ergeben sich aus Vergleichsuntersuchungen mit Glasfaserstaub und anderem mineralischen Fasermaterial. Bis vor wenigen Jahren galt Glasfaserstaub als wenig pathogen, allerdings bestanden die Fasern der Glaswolle damals aus Kalibern, welche kaum lungengängig waren (Brehmer *et al.*, 1956). Inzwischen hat die Industrie Glaswolle herzustellen gelernt, deren Feinheit von etwa 2 μ an die Kaliber der Asbestfasern heranreicht (Stanton, 1973, 1974); mit diesen Fasern sind im Tierexperiment bereits Tumoren in ähnlicher Frequenz und Zusammensetzung wie mit Asbest erzeugt worden (Pott u. Friedrichs, 1972; Stanton, 1973). Da das technische Produkt aber erst wenige Jahre auf dem Markt ist, kann über die menschliche Gefährdung durch diese Glaswolle noch nichts ausgesagt werden, weil beim Mesotheliom mit Latenzzeiten von 20

bis 40 Jahren, in keinem Fall mit weniger als 10 Jahren gerechnet werden muß.

Diese Ergebnisse sind deshalb von praktischer Bedeutung, weil sie die Diskussion um geeignete Austauschstoffe für das vielseitig verwendbare Mineral Asbest beeinflussen: u.U. ist damit zu rechnen, daß neue Stoffe neue Risiken induzieren (Lindell, 1973), weshalb der Weiterverwendung von Asbest u.U. solange der Vorzug zu geben wäre, als die Ungefährlichkeit des Ersatzstoffes noch nicht erwiesen ist. Dem unbekannten Risiko gegenüber sind die Gefahren der Asbestanwendung zumindest teilweise durch gewerbehygienische Maßnahmen bereits beherrscht (s.S. 409).

Untersuchungen an Lungenstäuben, insbesondere in Mesotheliomfällen (Pooley, 1973) haben — mit allen Vorbehalten, die solche Vergleiche erfordern — nach reiner Chrysotilexposition vergleichsweise weniger Fasern enthüllt als nach etwa gleich intensiver, beruflicher Inhalation von Amphibolen (Ausnahme: Anthophyllitasbest); ob dies neuerlich als Stütze der Theorie von der Auflösung der Chrysotilfaser im Gewebe anzusehen ist, bleibt abzuwarten (s.S. 403).

Der Asbest ist in der Leichenlunge nicht gleichmäßig verteilt. Dies gilt sowohl für die mikroskopisch sichtbaren Teilchen als auch für die Nadeln und Fibrillen im ultravisiblen Bereich, deren biologische Wirkung für Fibro- und Onkogenese zwar umstritten ist, aber immer wieder diskutiert resp. behauptet wird (Bignon *et al.*, 1974; Fondimare u. Desbordes, 1974; Hardy, 1975; Langer *et al.*, 1974; McCrone, 1974; Miller etc., 1975). So hat le Bouffant (1974) auf die subpleurale und plaquesnahe sowie im Mesotheliomfalle basisnahe Häufung ultravisibler Fasern im Elektronenmikroskop aufmerksam gemacht, so daß weitere Untersuchungen nicht allein über das Größenspektrum der Teilchen, sondern auch über ihre topographische Verteilung notwendig erscheinen. Auch wären repräsentative Ergebnisse zur Korrelation sichtbarer und ultravisibler Staubanteile in der menschlichen Lunge nach differenter beruflicher wie auch nach außerberuflicher Exposition zur weiteren Klärung wünschenswert.

Auch aus klinischer Sicht sind solche Lungenstaubanalysen wichtig (Hain *et al.*, 1973), und zwar werden nicht nur Längs- und Querschnittsuntersuchungen an Gruppen Erkrankter, Exponierter und Nichtexponierter, sondern auch Informationen über die Korngrößenverteilung der Staubpartikel benötigt (BOHLIG u. OTTO, 1975).

IV. Arbeitsmedizinische Fragen

1. Vorsorgeuntersuchungen

Die neuen berufsgenossenschaftlichen Vorschriften über arbeitsmedizinische Vorsorgeuntersuchungen asbestgefährdeter Arbeitnehmer sehen drei Arten ärztlicher Untersuchungen vor (s. G 1 „Gefährdung durch gesundheitsgefährlichen mineralischen Staub", 1. Ausgabe, 2. Ergänzung vom Juni 1974; Hauptverband der gewerblichen Berufsgenossenschaften, 1974):

1. *Eignungsuntersuchungen,* die gewissermaßen als Anlegeuntersuchung die Basis für die Beurteilung später auftretender möglicher Schäden liefern und Probanden mit Kontraindikationen ausschließen sollen.

2. *Überwachungsuntersuchungen* für asbeststaubgefährdete Tätigkeiten in ein- bis dreijährigen Abständen.

3. *Nachgehende Untersuchungen* nach dem Ausscheiden aus einer mindestens dreijährigen beruflichen Asbestexposition.

Zu 1. Für die Eignungsuntersuchungen werden im Grundsatz G 1 unter Ziffer 3.3 eine Reihe „arbeitsmedizinischer Kriterien" zusammengestellt, welche die Eignung einschränken. Sie stammen im wesentlichen aus der Praxis der Silikosebekämpfung und ihre epidemiologische Bedeutung im Rahmen der Asbestosebekämpfung wird im einzelnen noch zu bestätigen sein. Als Eignungseinschränkungen gelten danach

3.3.1.1. reduzierter Ernährungs- und Kräftezustand, Übergewicht (d.h. etwa mehr als 30% über Broca-Index-Soll) sowie konstitutionelle Mängel und Schwächen,

3.3.1.2. Mißbildungen, Geschwülste, chronische Entzündungen, Pleuraschwarten oder andere Schäden, die die Funktion der Luftwege oder der Lunge wesentlich beeinträchtigen oder die Entstehung von Erkrankungen des bronchopulmonalen Systems begünstigen,

3.3.1.3. Deformierungen des Brustkorbes oder der Wirbelsäule, sofern hierdurch die Atmung beeinträchtigt ist,

3.3.1.4. Zustand nach Lungenresektion oder -verletzungen mit Funktionsbeeinträchtigung der Brustorgane,

3.3.1.5. chronische Bronchitis, Bronchialasthma, Lungenemphysem,

3.3.1.6. röntgenologisch faßbare Staublungen sowie andere fibrotische und granulomatöse Veränderungen der Lunge,

3.3.1.7. aktive, auch geschlossene Tuberkulose, ausgedehnte inaktive Tuberkulose sowie Zustand nach nicht sicher ausgeheilter Pleuritis,

3.3.1.8. manifeste oder vorzeitig zu erwartende Herzinsuffizienz, wie bei gesichertem Herzklappenfehler, anderen organischen Herzschäden oder nach erst kurze Zeit zurückliegenden Krankheiten, die erfahrungsgemäß häufig zur vorzeitigen Herzinsuffizienz führen können,

3.3.1.9. Bluthochdruck, insbesondere wenn dieser fixiert ist,

3.3.1.10. sonstige chronische Krankheiten, die die allgemeine Widerstandskraft herabsetzen.

Zu 2. Bei Überwachungsuntersuchungen kann die Eignung u.a. dann eingeschränkt oder nicht mehr gegeben sein, wenn röntgenologisch „eindeutige Veränderungen" der Lunge festgestellt werden

vor dem 30. Lebensjahr bei weniger als 10 Jahren Exposition,

vor dem 40. Lebensjahr bei weniger als 15 Jahren Exposition,

vor dem 50. Lebensjahr bei weniger als 20 Jahren Exposition.

Zu 3. Die nachgehenden Untersuchungen sind im Unfallversicherungsrecht ein Novum und wurden im Hinblick auf die onkogene Wirkung der Asbeste eingeführt. Die Untersuchungstermine sind in etwa 5jährigen Abständen vorgesehen.

Für die Beurteilung der pathophysiologischen Situation bzw. der Lungenfunktion fordert der Versicherungsträger Untersuchungsgeräte, die eine fortlaufende Registrierung des maximal und forciert ausgeatmeten Volumens in Litern ermöglichen. Bezugsgröße für die Vitalkapazität ist der Mindestsollwert aus den Normwerttabellen der Kommission der Europäischen Gemeinschaften (s.S. 422). Als wahrscheinlich krankhaft vermindert ist die Vitalkapazität erst dann anzusehen, wenn sie mindestens um 10% unter dem Mindestsollwert liegt. Eine Erniedrigung der Vitalkapazität infolge mangelnder Mitarbeit muß dabei ausgeschlossen sein.

Für die Röntgenuntersuchung der Thoraxorgane werden Großaufnahmen und Hartstrahltechnik verlangt. Die Aufnahme muß groß genug sein, um das gesamte Lungenfeld incl. Spitzen, Zwerchfellbrustwandsinus sowie seitlicher Brustwand zu erfassen und soll die Lungenzeichnung wie auch die Grenzlinie des Lungenfeldes zur seitlichen Brustwand überall klar und analysierbar abbilden. Wenn für große Patienten das Filmformat 40,5 × 40,5 cm nicht zur Verfügung steht, ist der fehlende Brustkorbteil gegebenenfalls auf zusätzlichen Zielaufnahmen darzustellen.

2. Versicherungsrechtliche Probleme

Nach dem geltenden Recht ist im Rahmen der gesetzlichen Unfallversicherung der Bundesrepublik Deutschland z.Z. die 7. BKVO für die ärztliche Meldepflicht wie auch für Beurteilung und Entschädigung beruflicher Asbeststaubinhalationsschäden maßgebend. Nach der der Verordnung anliegenden Liste der entschädigungspflichtigen Berufskrankheiten kann die „Asbeststaublungenerkrankung (Asbestose)" unter Ziffer 30, die „Asbeststaublungenerkrankung (Asbestose) in Verbindung mit Lungenkrebs" unter Ziffer 31 entschädigt werden.

Für die *Anerkennung nach Ziffer 30* ist nicht allein das Vorliegen einer radiologisch eindeutigen Lungenfibrose, sondern auch der Nachweis einer Beeinträchtigung der Atmungs- und/oder Kreislauffunktion gefordert, die sich auf folgende Befunde zu stützen hat: „restriktive und/oder obstruktive Ventilationsstörung, Störung des respiratorischen Gasaustausches, ventilatorische Verteilungsstörung, Lungenüberblähung und/oder Druckerhöhung im kleinen Kreislauf sowie Einschränkung der pulmokardialen Leistungsbreite unter Arbeitsbelastung". Nach der derzeitigen Begutachtungspraxis werden mit der Lungenasbestose auch alle benignen pleuralen Asbeststaubinhalationsfolgen unter der Ziffer 30 subsummiert.

Für die *Anerkennung nach Ziffer 31* wird der Nachweis einer Funktionsbeeinträchtigung dagegen *nicht* gefordert. In der Praxis kann am Lebenden die klinische Sicherung des Lungenkrebses im Zusammenhang mit radiologisch eindeutigen Asbestoseveränderungen für die Anerkennung u.U. ausreichen. Obwohl für diagnostische Eingriffe keine Duldungspflicht besteht, sollte die bioptische Sicherung angestrebt werden. Auch ein Mesotheliom wird unter diesen Kautelen mit anzuerkennen sein, weil im weiteren Sinne „Pleuramesotheliome wohl unter die Kategorie bösartiger Tumoren der Lunge fallen, ähnlich wie bisher auch die benignen pleuralen Asbeststaubinhalationsfolgen als Folgeerkrankungen unter Ziffer 30 mitentschädigt wurden" (BOHLIG u. OTTO, 1975) und ein Rundschreiben des Hauptverbandes der gewerblichen Berufsgenossenschaften 1971 ausdrücklich empfohlen hat, beim Mesotheliom mit Asbestose so zu verfahren.

Sofern die Anerkennung einer Berufskrankheit gem. Ziffer 31 nach dem Ableben des Erkrankten ansteht, genügt neben der histologischen Sicherung der Tumordiagnose bereits der Nachweis geringer fibrotischer Veränderungen im Zusammenhang mit dem Vorliegen von Asbeststaub im Gewebe.

Wenn jedoch der feingewebliche Fibrosenachweis in tabula nicht angetreten werden kann, so ist nach der aktuellen Rechtslage z.Z. die Anerkennung sowohl eines Lungenkrebses als auch eines Pleuramesothelioms nach Ziffer 31 selbst dann nicht möglich, wenn reichlich Asbeststaub in der Lunge nachgewiesen werden sollte (BOHLIG u. OTTO, 1975).

Solche Mesotheliomfälle können, wenn bei ihnen eine berufliche Asbestgefährdung bestand, z.Z. allein nach § 551, Abs. 2 des Unfallversicherungsneuregelungsgesetzes (UVNG) entschädigt werden. Auch hierzu liegen bereits Präzedenzfälle vor.

In der kommenden 8. BKVO, die noch nicht voll an die Berufskrankheitenliste der Europäischen Gemeinschaft adaptiert sein wird (VALENTIN u. SCHÄCKE, 1972), ist dagegen mit einer neuen Regelung zu rechnen, die das berufsbedingte maligne Mesotheliom auch dann als Berufskrankheit anzuerkennen gestatten wird, wenn keine Lungenfibrose vorliegt (BOHLIG u. OTTO, 1975; HAIN *et al.*, 1974).

V. Umweltprobleme

Daß Asbeststaub auch außerhalb beruflicher Gefährdungsmöglichkeiten Gesundheitsschäden verursachen kann, ist seit langem erwiesen (KIVILUOTO u. BOHLIG, 1964) (s.S. 415 ff.). Auch an Haus- und Wildtieren konnten einschlägige Schäden entdeckt werden (SCHUSTER, 1931; WEBSTER, 1963). Im Zusammenhang mit der Induktion von Pleuraplaques ist sogar der Begriff der „endemischen Asbestose" (KIVILUOTO, 1960) geprägt worden.

Die Hauptquellen für solche Schäden, die bisher lediglich in sehr begrenzten Populationen aufgetreten sind, müssen in der Luftverschmutzung durch Asbestgewinnung im Tagebau, durch freie Halden asbesthaltigen Abraums und vor allem durch die Abluft asbestverarbeitender Betriebe gesucht werden (BOHLIG u. HAIN, 1973; BOUCHE, 1974; NEWHOUSE, 1973). Auf den Asbestgehalt des Erdbodens wurde bereits auf S. 394 verwiesen. Auch die Oberflächen- und Trinkwasserverschmutzung durch asbesthaltige Industrieabfälle sind belegt (MASSON et al., 1974; NICHOLSON, 1974).

Die Mesotheliomerfahrungen haben im Verein mit den als Leitsymptom aufzufassenden Pleuraplaques (BOHLIG et al., 1972; JONES u. SHEERS, 1973) diese Quellen aufzudecken geholfen; an ihrer Beseitigung wird z.Z. allenthalben gearbeitet. Auch noch die für die nächsten Jahre zu erwartenden Gesundheitsschäden müssen als Folgen dieser „Sünden der Vergangenheit" aufgefaßt werden, für die bisher keine Schuldfrage gestellt werden kann, da früher gegen unbekannte Schädigungsmöglichkeiten kaum Vorsorge erwartet werden durfte. Die zukünftige Rechtsprechung stellt hier jedoch einen Wandel in Aussicht, der sich mit der Einführung des Verursacherprinzips in die Umweltgesetzgebung bereits abzeichnet.

Die Bemühungen, das Asbestumweltproblem in den Griff zu bekommen, sind inzwischen weltweit in Gang gesetzt (BECKETT, 1974; Canadian Air Pollution Control Directorate, 1973, 1974; ELLISON u. HOWARD, 1970; JACOB, 1975; LEWINSOHN, 1974; SCHÜTZ, 1971; SCHUTZ et al., 1973). Neuere Meßergebnisse sprechen für ein praktisch ubiquitäres Auftreten der Asbestfasern.

Daß danach Asbestfasern sogar in industriell hergestellten Getränken (CUNNINGHAM u. PONTEFRACT, 1971, 1973), Nahrungsmitteln (EISENBERG, 1974; WHO, 1974) und Medikamenten (NICHOLSON et al., 1972) angetroffen werden können, sind Tatsachen, welche die obige Feststellung nur einmal mehr unterstreichen und zudem deutlich machen, wie irreal die Forderung wäre, die Anwendung des Minerals Asbest zu „verbieten". Angesichts der geringen Zahl von Einzelfasern, welche die Darmwand durchdringen können (PONTEFRACT, 1974; WEBSTER, 1974), sind solche Fakten vorerst lediglich zu registrieren; wenn sie dazu beitragen, Produzenten, Arbeitnehmer und Wissenschaftler umweltbewußter zu machen, damit sie sich beizeiten Rechenschaft über Folgewirkungen von Neuentwicklungen, Produktionsänderungen etc. geben, dann wird es auch gelingen, den Schadstoff Asbest nicht allein in der Arbeitsumwelt, sondern auch für die Allgemeinbevölkerung in tolerablen Grenzen zu halten.

Faserzählungen in Luft und Wasser (CHATFIELD u. PULLAN, 1974; ELZENGA et al., 1974; DEWORM et al., 1974; HOLT u. YOUNG, 1973; KAY u. ENG, 1973; NICHOLSON u. PUNDSACK, 1973; THAER et al., 1973) sowie in Getränken und Medikamenten (CUNNINGHAM u. PONTEFRACT, 1971; SELIKOFF u. HAMMOND, 1969) haben Asbestfasern in z.T. sehr unterschiedlichen Konzentrationen nachgewiesen, so daß verschiedentlich die Öffentlichkeit beunruhigt worden ist. In jedem Falle ist aber bei solchen Erörterungen mit zu berücksichtigen, daß nicht jede Faser Asbest zu sein braucht. Die Methoden zur Identifizierung sind auf S. 404 aufgezählt worden. Für die Routine adaptierte Methoden werden von BARTOSIEWICZ (1973) und REIST (1975) angegeben. Auch die Asbestfasern resp. „ferruginous bodies" in Leichenlungen Nichtexponierter (Tabelle 16, s.S. 403) haben die Diskussion einer Umweltverschmutzung durch Asbest intensiviert: Daß die Industrialisierung als Quelle für den Umweltasbest eine nicht zu vernachlässigende Rolle spielt, ist daraus zu ersehen, daß die Asbestfunde in Leichenlungen bei Männern im Durchschnitt häufiger als bei Frauen sind (BADEN et al., 1970; HÜSSELMANN u. HOFFMANN, 1968; SELIKOFF u. HAMMOND, 1960) und daß ländliche Bezirke we-

Tabelle 16. Nachweis von nackten oder ummantelten Asbestpartikeln bzw. „ferruginous bodies" bei Routineautopsien in den Lungen beruflich nicht Exponierter. Auswahl aus 11 Industriestaaten 1963—1972

Autoren	Jahr	Ort	%	Methode
Thomson et al.	1963	Kapstadt	26,4	Lungenabstriche
Cauna et al.	1965	Pittsburgh	41,0	Lungenabstriche
Elmes et al.	1965	Belfast	20,5	Lungenabstriche
Anjilvel u. Thurlbeck	1966	Montreal	48,0	Lungenabstriche
Hourihane et al.	1966	London	24,3	Lungenabstriche
Meurman	1966	Finn. Karelien	57,6	Lungenschnitte
Thomson u. Graves	1966	Miami	27,2	Lungenabstriche
Ghezzi et al.	1967	Mailand	51,0	Lungenabstriche
Roberts	1967	Glasgow	23,0	Lungenabstriche
Ashcroft	1968	Newcastle u.T.	20,3	Lungenabstriche
Hüsselmann u. Hoffmann [a]	1968	Hamburg:		
		♂	23,0	Lungenabstriche
		♀	12,0	Lungenabstriche
Polliack u. Sacks	1968	Jerusalem	26,0	Lungenabstriche
Roitzsch	1968	Dresden	43,3	Lungenabstriche
Anspach	1969	Dresden	25,0	Lungenabstriche
Utidjian et al.	1969	Pittsburgh	97,0	Lungenschnitte
Xipell u. Bhathal	1969	Melbourne	43,0	KOH-Veraschung
Baden et al.	1970	New York City:		
		♂	46,0	KOH-Veraschung
		♀	33,0	KOH-Veraschung
Selikoff u. Hammond	1970	New York City:		
		♂	50,0	KOH-Veraschung
		♀	39,0	KOH-Veraschung
Nizze	1971	Schwerin	9,4	KOH-Veraschung
Richter	1971	Ruhrgebiet	75,7	Lungenschnitte
Gerlach	1972	Halle a.S.	22,3	Lungenabstriche

[a] Mündliche Mitteilung 1968.

sentlich niedrigere Frequenzen positiver Befunde aufzuweisen haben (Nizze, 1971).

Offenbar hat eine einzelne Asbestfaser in der Atmosphäre eine bestimmte Lebensdauer und wir dürfen nicht außer acht lassen, daß das Naturprodukt Asbest gerade wegen seiner Haltbarkeit bei der Industrie so beliebt ist. Einer einzelnen Faser ist weder Zeitpunkt noch Ort ihrer Freisetzung anzusehen. Wenn wir erfahren, daß sich z.Z. irgendwo im Wasser 100 Fasern/cm^3 mit einer Durchschnittsgröße von 0,2 µ Dicke und 10 µ Länge finden (Elzenga et al., 1974), so braucht das überhaupt nichts zu bedeuten, denn wir wissen nicht, wie hoch der Asbestgehalt z.B. vor 50 oder 100 Jahren war. Außerdem läßt sich Asbest aus dem Wasser relativ leicht wieder herausfiltern (Lawrence et al., 1974; Manalan, 1974).

Ob andererseits asbesthaltige Filter oder Wasserleitungen aus Asbestzementrohren in diesem Zusammenhang generell als Asbestquelle für das durchfließende Wasser angesehen werden können, ist mehr als fraglich (Kuschner et al., 1974), zumal in den letzteren Phosphat-Karbonat-Überzüge der Innenflächen vielfach einen Faserabrieb unterbinden. Nur kalkarme Wässer zeigen offenbar eine größere Korrosion durch Auflösung des Zementanteils, die durch Bitumen-Innenanstrich wirksam verhindert werden kann (Hünerberg, 1968). Der Transport gasförmiger Güter, insbesondere Luft durch Asbestzement-Rohrsysteme dürfte aus dieser Sicht mehr Aufmerksamkeit erfordern.

Wenn im Zusammenhang mit natürlichen Asbestquellen, die nicht unberücksichtigt bleiben dürfen, Speil u. Leineweber (1968) feststellen, daß einzelne Asbestfasern auch in nichtasbestiformen Serpentinen vorkommen, so darf auf ähnliche Verhältnisse auch im Hornblendengestein reflektiert werden. Logischerweise kann dann auch erwartet werden, daß solche Fasern nicht allein durch menschliche Manipulationen, sondern auch durch die Wirkung der Atmosphärilien freigesetzt werden können.

Hier eröffnet sich eine Perspektive mit Parallelen zur Strahlenhygiene: Vielleicht hat die Menschheit schon seit jeher mit einem minimalen Asbestfasergehalt in Luft und Wasser leben müssen, wie sie dies mit der natürlichen Radioaktivität und der Weltraumstrahlung getan hat. Wir kennen noch nicht die Frist, in der eine einzelne freie Asbestfaser in Luft und/oder Wasser entweder verwittert, aufgelöst oder wenigstens soweit verändert ist, daß sie ihre pathogenen Valenzen einbüßt (PONTEFRACT, 1974). Wir werden hierüber zu lernen haben. Aber schon jetzt ergibt sich die Verpflichtung für die moderne Industriegesellschaft, die Entwicklung des Asbeststaubpegels in unserer Umwelt sehr genau zu beobachten und sein Ansteigen zu verhindern oder zu verlangsamen.

Ein internationales Expertengremium hat im Anschluß an die Arbeitskonferenz „Biological Effects of Asbestos" der International Agency for Research on Cancer 1972 in Lyon alle bekannten Fakten und offenen Probleme gewürdigt und ausdrücklich festgestellt, daß eine Gefährdung für die Allgemeinbevölkerung durch Asbest z.Z. nicht besteht (BOGOVSKI et al., 1973). Die Problematik soll mit einer solchen Feststellung nicht zugedeckt werden, aber auf der anderen Seite muß klar sein, daß auch dieses Umweltproblem nicht durch Beunruhigung, sondern allein durch Aufklärung und nüchterne Arbeit gelöst werden kann.

C. Talkose

Die Talkose entsteht nach Inhalation von Talkumstaub. Talk ist ein sehr verbreiteter Name für Steatit, ein wasserhaltiges Magnesiumsilikat aus planparallelen Kieselsäuretetraeder-Lagen (OULTON, 1974). Die Kräfte, die die Schichten miteinander verbinden, sind außerordentlich gering, so daß eine besonders leichte Spaltbarkeit des Schichtengitters das Auftreten des Minerals in Plättchen- oder Schuppenform begünstigt. Trotzdem können auch nadel- und faserartige Teilchen enthalten sein.

Der deutsche Name für Talk in kompakter Form lautet Seifen- oder Speckstein, in pulverisierter Form wird das Material meist als Talkum bezeichnet. Das Wort Talk ist nach LÜSCHEN (1968) vermutlich persischen Ursprungs und gelangte als das arabische Wort „talaq" im 16. Jahrhundert über Spanien nach Europa, wo zunächst das Schlupfpulver zum Anziehen von Stiefeln und Handschuhen latinisiert als „Talkum" bezeichnet worden ist.

Ähnlich wie beim Asbest kommt Talk in mineralogisch sehr unterschiedlichen Lagerstätten vor (MULRYAN, 1974). Als Strukturformeln des Minerals werden $Mg_6Si_8O_{20}(OH)_4$ oder $Mg_3((OH)_2(Si_4O_{10}))$ nebeneinander verwendet (Staubforschungsinstitut, 1973; THOMPSON, 1974).

Die blättchenförmigen Kristalle sorgen für eine gute Gleitfähigkeit, weshalb Talkum schon seit altersher als Füllstoff und Pudermittel bekannt ist, und zwar nicht allein in Kosmetik und Medizin, wo Talk ebenfalls als Therapeutikum Anwendung gefunden hat (s.S. 302) (GRABOWSKI u. MALT, 1968), sondern in vielen anderen Industriezweigen wie z.B. der Farben-, der Gummi-, der Kunststoff-, der Elektro- sowie der keramischen Industrie.

Der Steatit selbst zeigt in den verschiedenen Lagerstätten reichlich Verunreinigungen sehr unterschiedlicher Zusammensetzung, welche auch innerhalb derselben Vorkommen starken Wandlungen unterliegen kann. Bereits eine kurze Liste der häufigeren Beimengungen zeigt ein buntes Bild: Quarz, Serpentin, Antigorit, Chrysotil, Karbonate, Chlorid, Anthophyllit und Tremolit; die beiden letztgenannten kommen sowohl als solides Material als auch in Faserform als Asbest (Abb. 27) vor (HEIDERMANNS, 1969; LAMAR, 1974; LANGER, 1974; MULRYAN, 1974; NICHOLSON, 1974; OULTON, 1974; ROHL u. LANGER, 1974; VAN ORDSTRAND, 1970).

Die bedeutendsten Talkvorkommen liegen in den USA; aber auf allen Erdteilen und auch in Europa, vor allem in Frankreich, Italien und Österreich, wird an vielen Stellen Talk gewonnen. Die Weltproduktion liegt z.Z. bei über 3 Millionen Tonnen, von denen mehr als ein Drittel aus den USA stammen dürfte.

Bei der bergmännischen Gewinnung des Talk sind relativ kleine Populationen gegen die jeweiligen Talkumsorten exponiert, jedoch liegen nur sehr wenig epidemiologisch zuverlässige Angaben (COSCIA et al., 1963; KLEINFELD et al., 1974; SCANSETTI et al., 1963) in Korrelation zu exakten Staubanaly-

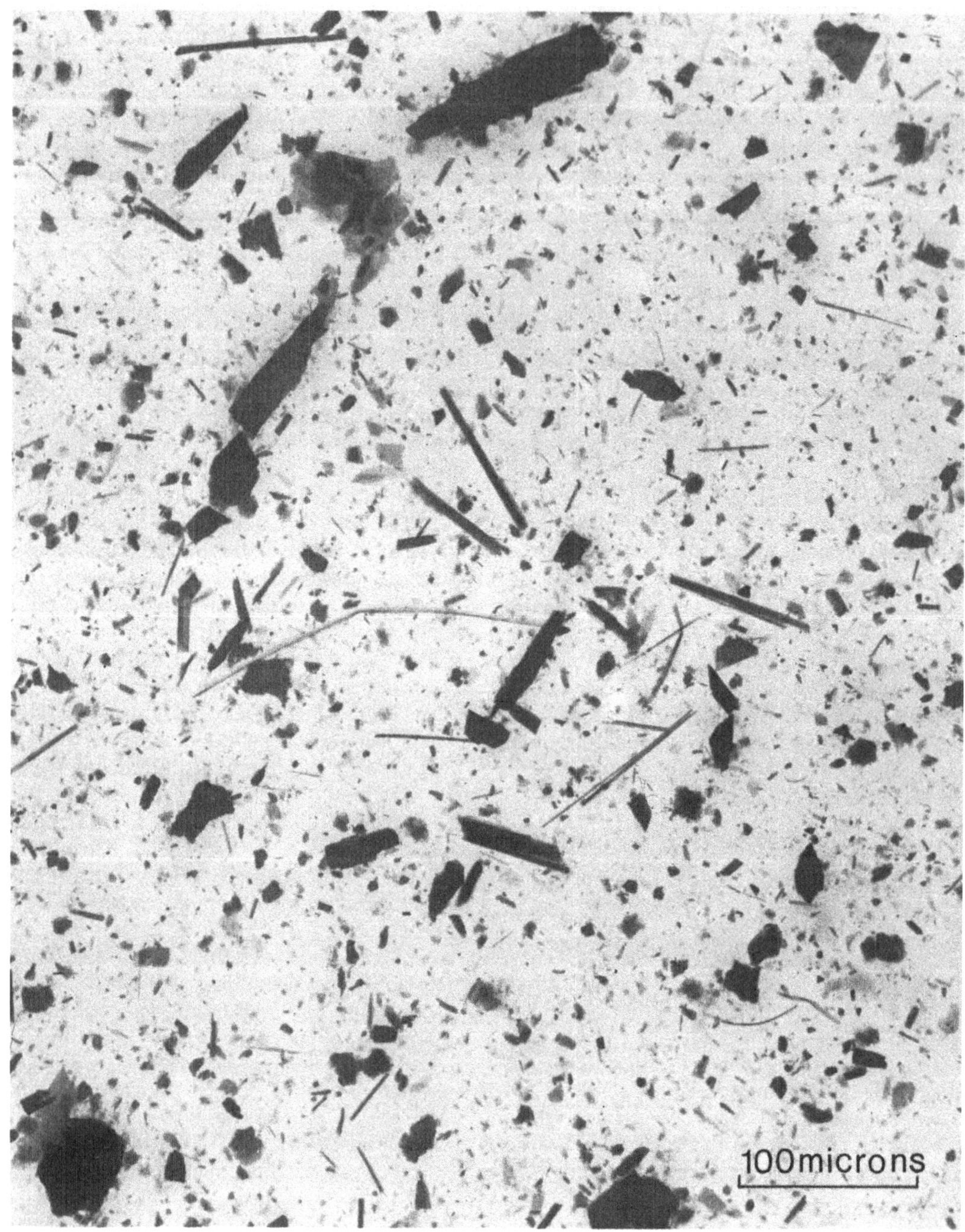

Abb. 27. Kommerzieller Talk mit Tremolitasbestfasern: ca. 3000fache elektronische Vergrößerung. (Aus Speil u. Leineweber, 1968)

sen vor (EHRHARDT u. GÜTHERT, 1962; EIN-
BRODT, 1963; EINBRODT et al., 1965).

Die darüber hinaus im medizinischen
Schrifttum mitgeteilten Fälle von „Talkose“,
einer Lungenfibrose durch inhalierten Talk-
staub (ALIVISATOS et al., 1955; GAIDO et al.,
1963; HUNT, 1956; KRÜCKEMEYER, 1973;
MOSKOWITZ, 1970; NAM u. GRACEY, 1972;
NUCK, 1950; SÄTTLER, 1953; SEPKE, 1960;
WINKLER, 1961), sind aber deshalb wissenschaftlich unbefriedigend, weil sie vielfach
aus der talkumverbrauchenden Industrie
stammen, und was kommerziell unter dem
Namen Talkum angeboten und angewendet
wird, braucht noch längst kein Steatit zu sein
(WEISS u. BOETTNER, 1967), da die Welt der
Gesteine zahlreiche andere Mineralien be-
reithält, die ähnlich blättchenförmig kristallisiert sind, in Pulverform gleiche Wirkungen
zeigen wie Talkum und deshalb mit gleichem
Effekt wie Steatit zum „Talkumieren“ angewendet werden können. In erster Linie kommen als solche Austauschstoffe pulverisierte
Glimmer-, Schiefer- und Serpentinarten in
Frage, deren Quarzgehalt auf der einen und
deren Faser- resp. Asbestgehalt auf der anderen Seite vielfach unbekannt und kaum jemals bestimmt worden ist.

Experimentelle Untersuchungen mit reinem faser- und quarzfreiem Talkum haben
bisher keine eindeutig pathologischen Ergebnisse erbracht (EGER u. DA CANALIS, 1964;
EHRHARDT u. GÜTHERT, 1962; LÜCHTRATH
u. SCHMIDT, 1959; SCHEPERS, 1974; SMITH,
1974). Talkumgranulome nach iatrogener in-
traabdomineller Applikation (z.B. von Ope-
rationshandschuhen) oder auch in der Leber
nach Rauschgiftinjektionen bei Süchtigen
(MIN et al., 1974) sind deshalb offenbar den
pulmonalen Veränderungen nach Talkumin-
halation nicht ohne weiteres vergleichbar,
obwohl wie bei allen anderen Staubarten
auch nach Talkumexposition pulmonale
Staubgranulome gefunden werden können.

Bei der beruflichen Exposition gegen Talk-
staub ist deshalb nicht von vornherein mit
einem einheitlichen Krankheitsbild zu rechnen, da offenbar weniger die Tatsache der
Talkumexposition bedeutungsvoll ist, sondern das fibrotische Geschehen vielmehr von
den Talkumbeimengungen bestimmt wird.
Neben den dosisabhängigen fibrogenen oder
zytotoxischen Wirkungen kommt möglicherweise bei massiven Expositionen noch ein

Staubspeichereffekt hinzu (DI BIASI, 1951),
der die bereits beim Asbest erwähnte Transportsperrigkeit der Talkumpartikel unterstreicht, die den Abtransport auf dem
Lymphweg erschwert (EINBRODT et al.,
1965). Daß neben dem reinen Speichereffekt
auch granulomatöse Veränderungen besonders bei den silikoseähnlichen Verschwielungen eine Rolle spielen, ist autoptisch
durch DI BIASI (1951) sowie durch JAQUES u.
BENIRSCHKE (1952) erwiesen (Abb. 28).

Speziell in Deutschland, wo die Rohstoff-
quellen in den Zeiten der Zwangswirtschaft
während und nach den letzten Kriegen be-
schnitten waren und häufigem Wechsel
unterlagen, ist kommerziell teilweise „Talkum“ angeboten worden, das alles andere
als pulverisierter Steatit war, und die Pneumokoniosen aus solchen Gefährdungen sind
wahrscheinlich eher Mischstaubsilikosen als
Talkosen (GAUBATZ u. GAUBATZ-TROTT,
1973; SCHNEIDER, 1962), wofür auch eigene
Erfahrungen sprechen.

Während bei der bergmännischen Gewinnung die Exposition relativ leicht qualitativ
überwacht werden kann, ist in der verarbeitenden Industrie die Kontrolle von „Talkum“-stäuben doch recht problematisch, da
normalerweise kommerzielle Produkte unter
dem Namen Talkum, ohne jeweils analysiert
zu werden, zur Anwendung kommen. So
sind im Feinstaub unter mehr als 100 vom
Staubforschungsinstitut in Bonn (1973)
untersuchten Proben in ca. 30% aller Fälle
Quarzgehalte von über 2 Gew.-% gefunden
worden, während in amerikanischen Materialien der Faser-(Asbest-)Anteil offenbar
eine sehr viel größere Rolle spielt (LANGER,
1974; MILLER et al., 1971) (Abb. 27).

Entsprechend der Herkunft und Zusammensetzung der Talkumstäube sind klinisch-
radiologisch auch zwei unterschiedliche Erscheinungsformen der Talkose zu verzeichnen. Die eine Art tritt röntgenologisch bevorzugt mit kleinen rundlichen Schatten auf
(Abb. 29) und neigt unter Progredienz mitunter zu exzessiven Ballungen in den Mittelfeldern, welche sich röntgenologisch von silikotischen Schwielen nicht unterscheiden
(EHRHARDT u. GÜTHERT, 1962).

Die zweite Erscheinungsart der Talkose
entspricht praktisch auch in Details dem
Vollbild der Asbestose (Abb. 30): Kleine unregelmäßige Schatten herrschen besonders in

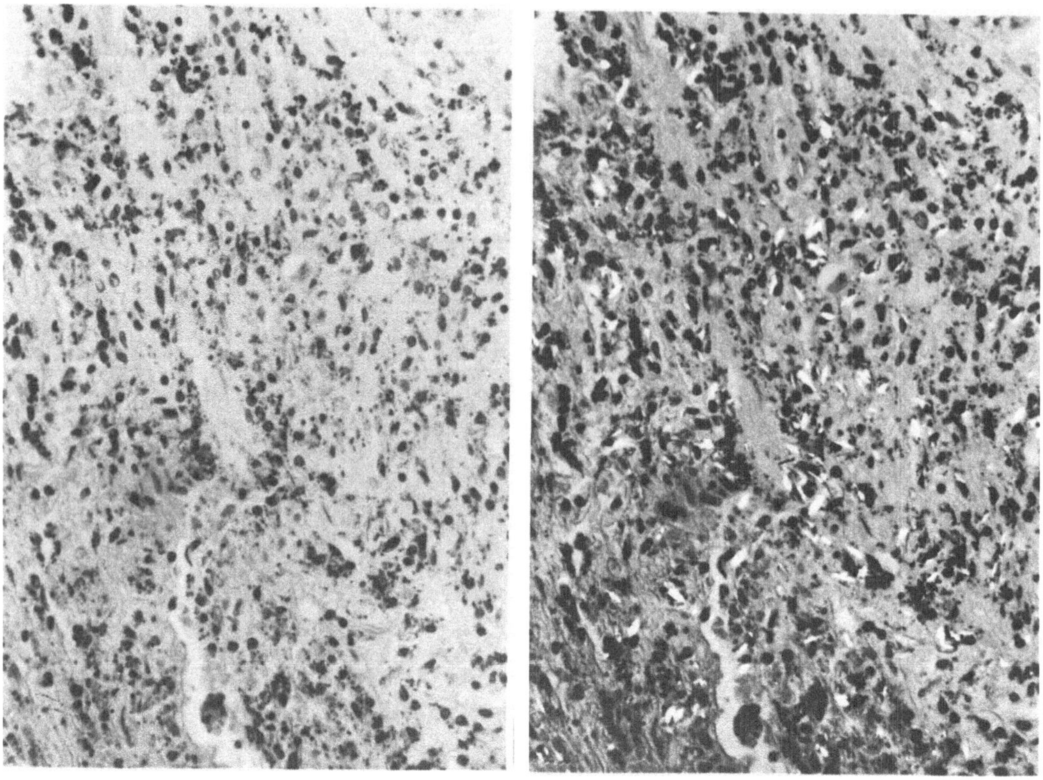

Abb. 28a u. b. Talkumablagerungen in hilären Lymphknoten (Makrophagengranulome) mit zahlreichen anisotropen Talkumpartikeln. Identische Ausschnitte: (a) im durchscheinenden, (b) in teilweise polarisiertem Licht. (Prof. H. Otto, Dortmund)

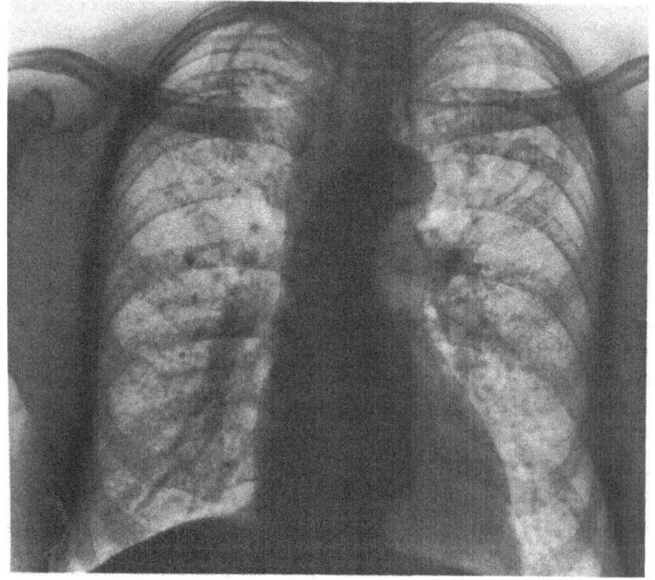

Abb. 29. Talkumlunge vom silikotischen Typ: q 2/2. Kaum Pleuraveränderungen. 67jähriger Mann, der vom 38.—65. Lebensjahr als Presser und Masseaufbereiter in einem Steatitwerk talkumexponiert beschäftigt war. (Prof. H.J. Woitowitz, Gießen)

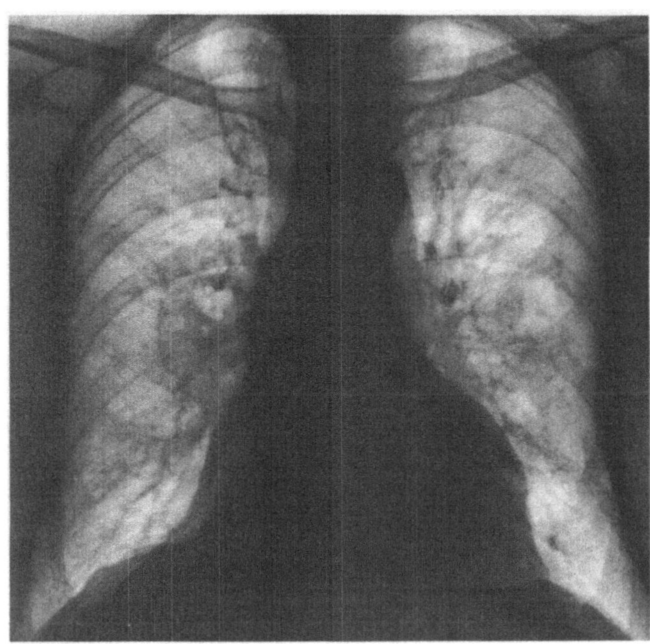

Abb. 30. Talkose (?) vom Asbestose-
typ t 1/0 mit ausgedehnten pleuralen
Veränderungen. 65jähriger Mann mit
Exposition vom 17.–39. Lebensjahr
als Schleifer von „talkumierten"
Hartgummiwaren. Lungenfibrose
seit 12 Jahren bekannt und leicht
progredient. Vergleichsweise raschere
Zunahme der diffusen und plaquesförmigen Pleuraveränderungen

den Mittel- und Unterfeldern vor, pleurale Befunde zeigen entweder diffuse Verdickung und/oder Pleuraplaques, die Vitalkapazität ist gemindert und die Diffusion gestört. Deshalb sei hier nochmals daran erinnert, daß nach Talkumexposition die Pleuraplaques erstmals beschrieben worden sind (SIEGAL *et al.*, 1943) (s.S. 415) und daß gerade im Zusammenhang mit dem Talkumvorkommen im Staate New York sehr häufig von „fibrous talk" mit großer Tremolitbeimengung und hohem Fasergehalt gesprochen worden ist (KLEINFELD, 1974; LANGER, 1974).

Wenn aus den widersprüchlichen Informationen eine Folgerung gezogen werden kann, dann ist es die, daß die silikoseähnliche Form der Talkose vorwiegend den Gewerbestäuben mit vergleichsweise hohen Quarzbeimengungen (> 2%) zuzuschreiben ist, während die asbestoseähnliche Talkose mehr von faserreichen Talkumstäuben herrühren dürfte.

Diese Differenzierung geht jedoch nicht soweit, daß sich z.B. die Körperchenbildung um Talkumpartikel lediglich bei der asbestoseähnlichen Talkoseform fände. Bereits im Zusammenhang mit der Asbestose wurde diskutiert, daß nicht allein Asbestfasern solche Hüllenbildungen erfahren (s.S. 402), und gerade auch die schüppchenförmigen Talkumpartikel neigen neben den Asbestfasern besonders zur Körperchenbildung, so daß mit ihr auch bei silikoseähnlichen Formen der Talkose zu rechnen ist.

Nach Lage der Dinge stellt sich damit für die Humanmedizin die Frage, ob die Bezeichnung Talkose in der bisherigen Form überhaupt pathogenetisch gerechtfertigt ist und ob nicht in Abhängigkeit von der Qualität des Gewerbe- resp. des Lungenstaubes besser von modifizierter Mischstaubsilikose oder Mischstaubasbestose zu sprechen wäre.

Versicherungsrechtlich sollte zumindest in der Bundesrepublik Deutschland eine solche Bezeichnungsweise näherliegen, weil Talkum in der Liste der entschädigungspflichtigen Berufskrankheiten der 7. BKVO nicht erwähnt ist und auf diese Weise den Geschädigten eine Möglichkeit zur Anerkennung ihrer Berufskrankheit geöffnet wird.

Von besonderer Bedeutung bei der Talkumexposition ist die Tatsache, daß auch in diesem Zusammenhang eine erhöhte Krebsgefährdung diskutiert wird. Erste Mitteilungen kamen 1963 von RATZENHOFER aus der Talkumindustrie der Steiermark.

Inzwischen liegen epidemiologisch fundiertere Ergebnisse aus der US-amerikanischen Talkumgewinnung vor, wonach unter über 100 Verstorbenen mit einer jeweils mehr als 15jährigen Exposition in mehreren Altersklassen die pulmonalen und pleuralen Krebsmanifestationen gegenüber der Erwartung für vergleichbare Kollektive signifikant häufiger aufgetreten waren, während sich bei den Karzinomen des Gastrointestinaltraktes zwar ebenfalls etwas höhere Frequenzen feststellen, statistisch aber nicht sichern ließen (Kleinfeld, 1974).

Damit ist zumindest für die stärker asbesthaltigen Talkumsorten die epidemiologische Situation praktisch ähnlich wie beim Asbest. Weitere Informationen zur Problematik der Talkose sind darum auch hier künftig allein von exakten epidemiologischen Untersuchungen und den häufiger als bisher anzuwendenden Staub- und Lungenstaubanalysen zu erwarten.

D. Kaolinlunge

Kaolin ist ein sehr feinkörniger weißer Ton, der als wichtigster Rohstoff für die Porzellanherstellung zu gelten hat. Der Name leitet sich von dem chinesischen Berg Kau-Ling ab. Hauptsächlicher Bestandteil des Kaolins ist der Kaolinit, ein in Sechseckform kristallisiertes Aluminiumsilikat, das als Verwitterungsprodukt durch Thermalwassereinfluß aus Gesteinen wie Syenit, Granit und Quarz-

porphyr entstanden ist. Auch hier gilt, daß unterschiedliche Lagerstätten jeweils andere Beimengungen von Tonmineralien und verschiedene Quarzgehalte aufweisen. Im Gegensatz zum Talkum sind im Kaolin Asbestfasern kein „normaler" Bestandteil.

Als Kaolinlunge sollte u.E. lediglich die Erkrankung nach Exposition gegen ungebrannten Kaolinstaub bezeichnet werden. Da z.B. in der Porzellanindustrie dem Kaolin u.a. regelmäßig Quarz zugemischt wird und beim Brennvorgang weitere Kieselsäuremodifikationen auftreten können, sind die so bedingten Pneumokoniosen als Mischstaubsilikosen einzuordnen; die Porzellinerlunge kann deshalb nicht als Kaolinlunge bezeichnet werden, selbst wenn im Lungenstaub bis zu 70% Kaolin nachgewiesen werden kann (Gudjonsson u. Jacobson, 1934).

Eine echte Kaolinlunge kann lediglich dort entstehen, wo unvermischter Kaolin in Staubform auftritt, das ist vor allem beim Abpacken und bei der Verwendung des Kaolins als Füllmasse der Fall (Abb. 31).

Obwohl Tierversuche mit Kaolin im allgemeinen negativ verlaufen sind und allenfalls bei massivem Staubangebot Staubspeicherung und leichte Granulomatosen erzielen konnten (Schrifttum bei Worth u. Schiller, 1954) sind mehrfach disseminiertherdige Lungenerkrankungen im Sinne einer groben, weichen Fleckelung wie bei der Schneegestöberlunge beschrieben worden

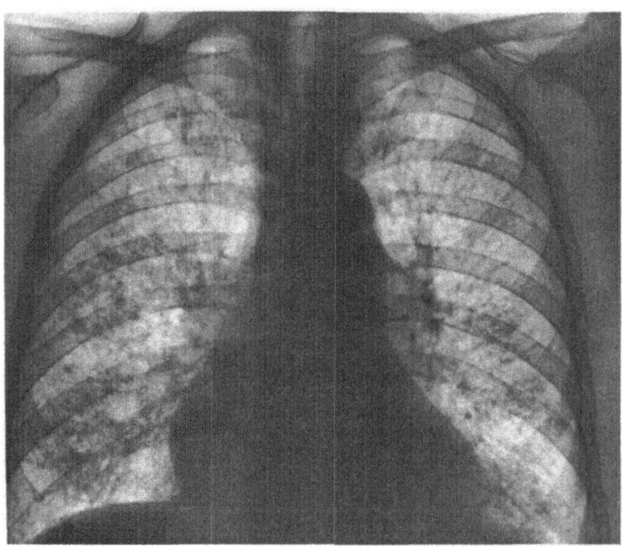

Abb. 31. Kaolinlunge mit vorwiegend kleinen rundlichen Schatten vom Typ q 2/3. 71jähriger Mann, vom 35. Lebensjahr an 9 Jahre lang beim Kaolinversand ohne Schutzmaßnahmen massiv gegen Kaolinstaub exponiert. Funktionsausfälle in Form einer mäßiggradigen restriktiven und obstruktiven Verteilungsstörung. (Prof. H.J. Woitowitz, Gießen)

(HALL *et al.*, 1956; PLAUCHU u. CHABANON, 1948; TARA u. TROUARD-RIOLLE, 1948), so daß die „Kaolinlunge" als solche ins medizinische Schrifttum eingegangen ist.

Unter Hinweis auf die Ausführungen im Abschnitt I dieses Beitrages sollte jedoch das Problem der Kaolinlunge erneut aufgegriffen werden, da es sehr naheliegt, die ausgeprägten röntgenologischen Veränderungen bei geringem Krankheitsgefühl vor allem als Staubspeicherung aufzufassen, während Erkrankungen mit funktionellen Einbußen in erster Linie auf den Quarzgehalt des angeschuldigten Minerals zurückgeführt werden sollten.

Wesentliche Mitteilungen über funktionelle Ausfälle bei der Kaolinlunge (Abb. 31) fehlen. Über karzinogene Wirkungen des Kaolins ist ebenfalls nichts bekannt.

Literatur

ABOU EL-HAGE, A.A., EL SEWEFY, A.Z., KHALID, K.H., DAHAB, O.E.: Pulmonary scanning in asbestosis. Egypt. J. Radiol. 2, 47 (1971).

AGRICOLA, G.: Zit. n. LEHMANN, E.: Georg Agricolas aus Glauchau Mineralogische Schriften, Freiberg 1806.

ALIVISATOS, G.P., PONTIKAKIS, A.E., TERZIS, B.: Talcosis of unusual rapid development. Brit. J. industr. Med. 12, 43 (1955).

ALLISON, A.C.: Effects of silica and asbestos on cells in culture. In: Inhaled particles III (W.H. WALTON, ed.), vol. 1, p. 437. Old Woking/Surrey: Gresham Press 1970.

ALWENS, W.: Über Asbestose der Lungen. Münch. med. Wschr. 82, 1797 (1935).

ANJILVEL, L., THURLBECK, W.M.: The incidence of asbestos bodies in the lungs at random necropsies in Montreal. Canad. Med. Ass. J. 95, 1179 (1966).

Annual Report of the chief inspector of factories. London: H.M.S.O. 1947.

ANSPACH, M.: Sind Pleuraverkalkungen pathognomonisch für eine Asbestose? Int. Arch. Gewerbepath. 19, 108 (1962).

ANSPACH, M.: Atypische Lokalisation von Asbestoseerkrankungen. Int. Arch. Gewerbepath. 20, 396 (1963).

ANSPACH, M.: Todesursachen bei Beschäftigten in asbestverarbeitenden Betrieben. In: Kongreßbericht Int. Konf. Biolog. Wirkungen des Asbestes, Dresden 1968, S. 124.

ANSPACH, M.: Über Asbestose. Mschr. Lungenkrankh. Tuberk.-Bekämpf. 12, 193 (1969).

ANSPACH, M.: Extrathorakale Asbestkrebse. Radiobiol. Radiother. 14, 253 (1974).

ANSPACH, M., ROITZSCH, E., CLAUSNITZER, W.: Ein Beitrag zur Ätiologie des diffusen malignen Pleura-Mesothelioms. Int. Arch. Gewerbepath. 21, 392 (1965).

ARNIM, H.H. VON: Asbestose, Bronchialcarcinom und Lungentuberkulose. Med. Sachverständige 61, 300 (1965).

ARNIM, H.H. VON: Über den verschlimmernden Einfluß der Asbestose auf die Lungentuberkulose — neue Gesichtspunkte zur Entschädigungspflicht (weitere Kombinationsfälle). Med. Sachverständige 63, 266 (1967).

ARNIM, H.H. VON: Asbestose, Bronchialkarzinom und Lungentuberkulose. Prax. Pneumol. 27, 353 (1973).

ASHCROFT, T.: Asbestos bodies in routine necropsies on Tyneside: a pathological and social study. Brit. med. J. 1968 I, 614.

ASHCROFT, T.: Epidemiological and quantitative relationships between mesothelioma and asbestos on Tyneside. J. clin. Path. 26, 832 (1973).

ASHCROFT, T., HEPPLESTON, A.G.: Mesothelioma and asbestos on Tyneside. In: SHAPIRO, H.A.: Pneumoconiosis, Proc. Internat. Conference Johannesburg 1969, Cape Town, p. 177 (1970).

ASHCROFT, T., HEPPLESTON, A.G.: The optical and electron microscopic determination of pulmonary asbestos fibre concentration and its relation to the human pathological reaction. J. clin. Path. 26, 224 (1973).

ASHCROFT, T., HEPPLESTON, A.G.: Quantitation of asbestos fibres lung tissue. In: IARC Meeting Biological Effects of Asbestos, p. 236. Lyon 1973.

AUGUSTINUS, A.: Zit. n. PERL, C.J.: AURELIUS AUGUSTINUS: Der Gottesstaat. Salzburg: O. Müller 1953.

AURIBAULT, M.: Notes sur l'hygiène et la sécurité des ouvriers dans les filatures et tissages d'amiante. Bull. de. l'Insp. du travail 120 (1906).

BAADER, E.W.: Die Staublungenerkrankung. Dtsch. med. J. 5, 428 (1954).

BAADER, E.W.: Handbuch der ges. Arbeitsmedizin, Bd. 2, Teilbd., S. 222. Berlin, München, Wien: Urban und Schwarzenberg 1961.

BADEN, V., SCHWARTZ, J., CHURG, J., SELIKOFF, I.J.: Demonstration of Asbestos Bodies in Tissue: Comparison of Available Techniques. In: Int. Konf. Biologischen Wirkungen des Asbestes, Dresden 1968, S. 22.

BADER, M.E., BADER, R.A., TEIRSTEIN, A.S., MILLER, A., SELIKOFF, I.J.: Pulmonary function and radiographic changes in 598 workers with varying duration of exposure to asbestos. Mount Sinai J. Med. 37, 492 (1970).

BADER, M.E., BADER, R.A., TEIRSTEIN, A.S., SELIKOFF, I.J.: Pulmonary function in asbestosis of the Lung. Amer. J. Med. 30, 235 (1961).

BADER, M.E., BADER, R.A., TEIRSTEIN, A.S., SELIKOFF, I.J.: Pulmonary function in asbestosis: Serial test in al long-term prospective Stud. Ann. N.Y. Acad. Sci. 132, 391 (1965).

BADHAM, C.: Notes on a fine type of fibrous pneumoconiosis produced by silicates and other minerals. Rep. Div. Publ. Hlth. N.W. Wales (1927).

BAMBER, H.A., BUTTERWORTH, R.: Asbestos hazard from protective clothing. Ann. occup. Hyg. 13, 77 (1970).

BARRIE, H.J., GOSSELIN, L.: Massive pneumoconiosis from a rock containing no free silica. Nepheline lung. Arch. environm. Hlth. 1, 109 (1960).

BARTOSIEWICZ, L.: Improved techniques of identification and determination of airborne asbestos. Amer. industr. Hyg. Ass. Quart. 34, 252 (1973).

BASSERMANN, F.J.: Die Bentonitstaublunge. Zbl. Arbeitsmed. 16, 327 (1966).

BASTENIER, H., DENOLIN, H., DECOSTER, A., CAMMAERTS, PH., DENOLIN-REUBENS, R.: Etude clinique et physiopathologique d'un cas d'asbestose pulmonaire. Arch. belges. Méd. soc. 10, 61 1952.

BASTENIER, H., DENOLIN, H., DECOSTER, A., ENGLERT, M.: Etude de la function respiratoire dans l'asbestose pulmonaire. Arch. Mal. prof. 16, 546 (1955).

BECKETT, S.T.: The evaluation of airborne asbestos fibres using a scanning electron microscope. Ann. occup. Hyg. 16, 405 (1973).

BECKLAKE, M.R., FOURNIER-MASSEY, G., ROSSITER, CH.E., MCDONALD, J.C.: Lung function in chrysotile asbestos mine and millworkers of Quebec. Arch. environm. Hlth 24, 401 (1972).

BEECKMANS, J.M.: The deposition of asbestos particles in the human respiratory tract. Int. J. environm. Hlth 1, 31 (1970).

BEHRENS, W., JR.: Über Klinik und Pathologie der Asbestosis. Z. Unfallmed. Berufskh. 45, 129 (1952).

BEINTKER, E.: Über die Asbestosiskörperchen. Virchows Arch. path. Anat. 293, 527 (1934).

BERGER, H.: Asbest-Fibel. Stuttgart: Gentner 1961.

BIASI, W., DI: Zur pathologischen Anatomie der Lungenasbestose. Arch. Gewerbepath. Gewerbehyg. 8, 139 (1938).

BIASI, W., DI: Zur pathologischen Anatomie der Talkstaublunge. Virch. Arch. path. Anat. 319, 505 (1951).

BIGNON, J., BONNAUD, G., JAURAND, M.C., GONI, J., DUFOUR, G.: Méthode d'isolement et de concentration des «Corps ferrugineux» du Poumon humain. Leur Fréquence et leur Signification. J. franç. Méd. Chir. thor. 24, 71 (1970).

BIGNON, J., SEBASTIAN, P., JAURAND, M.C., HEM, B.: Microfiltration method for quantitative study of fibrous particles in biological specimen. Environm. Hlth. Perspectives 9, 155 (1974).

BITTERSOHL, G.: Epidemiologische Untersuchungen über Krebserkrankungen in der chemischen Industrie. Arch. Geschwulstforsch. 38, 198 (1971).

BITTERSOHL, G.: Epidemiologische Untersuchungen über Spätkomplikationen nach Asbestexposition. In: Intern. Kongr. Arbeitsmedizin Buenos Aires 1972, Manuskript.

BITTERSOHL, G., OSE, H.: Zur Epidemiologie des Pleuramesothelioms. Z. ges. Hyg. 17, 861 (1971).

BJURE, J., SÖDERHOLM, B., WIDIMSKY, J.: Cardio pulmonary function studies in workers dealing with asbestos and glasswool. Thorax 19, 22 (1964).

BLANCHETTE, G., MEUNIER, N., PROVOST, G.: Ensemencement métastatique par biopsie pleurale. Un. méd. Can. 102, 330 (1973).

BLESOVSKY, A.: The folded lung. Chest 60, 19 (1966).

BLÜMCKE, W.: Pleuramesotheliom. Dissertation. Med. Fakultät der Universität Düsseldorf 1973.

BOEMKE, F.: Asbestosis und Lungencarcinom. Frankf. Z. Path. 57, 569 (1943).

BOEMKE, F.: Das Lungenkarzinom in der Asbeststaublunge. Med. Mschr. 2, 77 (1953).

BOGOVSKI, P., GILSON, J.C., TIMBRELL, V., WAGNER, J.C.: Biological effects of asbestos. IARC Scient. Publ. 8, Lyon 1973.

BOHLIG, H. (Hrsg.): Staublungenerkrankungen und ihre Differentialdiagnose. Stuttgart: Thieme 1964.

BOHLIG, H.: Radiological classification of pulmonary asbestosis. Ann. N.Y. Acad. Sci. 132, 338 (1965).

BOHLIG, H.: Neue epidemiologische Probleme zur Asbeststaubgefährdung. Arbeitsmed. Sozialmed. Arbeitshyg. 2, 149 (1967).

BOHLIG, H.: Die pleuralen Röntgenzeichen im Wandel von Therapie und Umwelt. Prax. Pneumol. 23, 531 (1969).

BOHLIG, H.: Gesundheitsgefährdung durch Asbestzement. Zbl. Arbeitsmed. 20, 201 (1970).

BOHLIG, H.: Röntgendiagnostische Probleme bei der Überwachung asbeststaubexponierter Personen. Bad Reichenhaller Kolloquium 1971. Berufskrankheiten in der keramischen und Glas-Industrie 24, 11 (1972).

BOHLIG, H.: Neue Klassifikationsmöglichkeiten für Staublungen. Fortschr. Röntgenstr. 115, 663 (1971).

BOHLIG, H.: Neue Gesichtspunkte zur Röntgendiagnostik der Staublungenerkrankungen. Fortschr. Röntgenstr., Beiheft „Deutscher Röntgenkongreß" 1972, S. 137 (1973).

BOHLIG, H., DABBERT, A.F., DALQUEN, P., HAIN, E., HINZ, I.: Epidemiology of malignant mesothelioma in Hamburg. A preliminary report. Environm. Res. 3, 365 (1970).

BOHLIG, H., GILSON, J.C.: Radiology. In: BOGOVSKI, P., GILSON, J.C., TIMBRELL, V., WAGNER, J.C. (Eds.): Biolog. effects of asbestos. IARC Scient. Publ. No. 8, p. 25. Lyon 1973.

BOHLIG, H., HAIN, E.: Cancer in relation to environmental exposure. BOGOVSKI, P., GILSON, J.C., TIMBRELL, V., WAGNER, J.C.: Biolog. effects of asbestos. IARC Scient. Publ. No. 8, p. 217. Lyon 1973.

BOHLIG, H., HAIN, E., WOITOWITZ, H.J.: Die ILO U/C 1971 Staublungenklassifikation und ihre Bedeutung für die Vorsorgeuntersuchung staubgefährdeter Arbeitnehmer. Prax. Pneumol. 26, 688 (1972).

BOHLIG, H., JACOB, G., KALLABIS, B.: Über Morbidität und Pathologie des Asbestlungenkrebses. Z. Unfallmed. Berufskrankh. 52, 64 (1959).

BOHLIG, H., JACOB, G., MÜLLER, H.: Die Asbestose der Lungen, Genese, Klinik, Röntgenologie. Stuttgart: Thieme 1960.

BOHLIG, H., JACOB, G., MÜLLER, H.: Vorschlag zu einer Erweiterung der Internationalen Silikoseklassifikation für alle Staublungenerkrankungen. Fortschr. Röntgenstr. 92, 562 (1960).

BOHLIG, H., JACOB, G., MÜLLER, H.: Praktische Erfahrungen mit der erweiterten Staublungenklassifikation bei diffusen gewerblichen Lungenfibrosen. Fortschr. Röntgenstr. 93, 322 (1960).

BOHLIG, H., JACOB, G., MÜLLER, H.: Zur Problematik des Dispositionsfaktors bei Asbestose. Arch. Gewerbepath. Gewerbehyg. 18, 596 (1961).

BOHLIG, H., JACOB, G., MÜLLER, H.: Asbeststaublunge und Tuberkulose, neue Gesichtspunkte zur Entschädigungspflicht. Int. Arch. Gewerbepath. Gewerbehyg. 19, 434 (1962).

BOHLIG, H., JACOB, G., MÜLLER, H.: Häufigkeit, Verlauf und Prognose der aktiven Lungentuberkulose bei Asbestose. Z. Tuberk. 120, 42 (1963).

BOHLIG, H., OTTO, H.: Asbest und Mesotheliom. Fakten, Fragen, Umweltprobleme. Stuttgart: Thieme 1975.

BÖHME, A.: Untersuchungen an den Arbeitern einer Asbestfabrik. Arch. Gewerbepath. Gewerbehyg. 11, 433 (1942).

BÖHME, H.: Die Asbestose. Hippokrates (Stuttg.) 14, 651 (1943).

BÖHME, A.: Asbestose und Lungencarcinom, I und II. Arch. Gewerbepath. Gewerbehyg. 17, 384 u. 457 (1959).

BOHNE, A.: Über Asbestose. Dtsch. med. Wschr. 62, 928 (1936).

Bohne, A.: Über Asbestose. Dtsch. med. Wschr. **66**, 1024 (1940).

Boillat, M.A., Lob, M.: Risque d'asbestose chez les travailleurs occupés à remplacer les garnitures des freins. Schweiz. med. Wschr. **103**, 1354 (1973).

Boiteau, H.J., Robin, M., Gelot, S.: Les hydrocarbure polycycliques dans divers materiaux à base d'amiante. Arch. Mal. prof. **33**, 261 (1972).

Borow, M., Conston, A., Livornese, L., Schalet, N.: Mesothelioma and its association with asbestosis. J. Amer. med. Ass. **201**, 587 (1967).

Borow, M., Conston, A., Livornese, L., Schalet, N.: Mesotheliom following exposure to asbestos: A review of 72 cases. Chest **64**, 641 (1973).

Botham, S.K., Holt, P.F.: The mechanism of formation of asbestos bodies. J. Path. Bact. **96**, 443–453 (1968).

Botham, S.K., Holt, P.F.: The development of glass-fibre bodies in the lungs of guinea-pigs. J. Path. Bact. **103**, 149 (1971).

Bouché, W.: Zur Wohntopographie der Mesotheliome in Hamburg (außerhalb beruflicher und intradomizilärer Asbestexposition). Dissertation, Hamburg 1974.

Bouffant, L., le: Investigation and analysis of asbestos fibers and accompanying minerals in biological materials. Environm. Hlth. Perspectives **9**, 149 (1974).

Bouffant, L., le, Bruyère, S., Martin, J.C., Normand, C., Tichoux, G.: Aspect, composition et croissance des calcifications pulmonaires pathologiques. In: Colloq. Internat. C.N.R.S. No 230. Physicochimie et cristallographie des apatites d'intérêt biologique, p. 323. Paris 1974.

Bouffant, L., le, Durif, S., Martin, J.C., Normand, C., Tichoux, G.: L'isolement des particules fibreuses d'origine pulmonaire et leur Identification par diffraction des rayons X et des électrons. Rev. Tuberc. (Paris) **36**, 1237 (1972).

British Thoracic and Tuberculosis Association (BITA) and the Medical Research Council Pneumoconiosis Unit (MRCPU): A survey of pleural thickening: Its relation to asbestos and previous pleural disease. Environm. Res. **5**, 142 (1972).

Brehmer, W., Irmscher, G., Hartung, S.: Staubbekämpfung in asbest- und glasfaserverarbeitenden Betrieben. Berlin: VEB Deutscher Zentralverlag 1956.

Buckup, H.: Die Asbestose. Berufsgenossenschaft, Heft 7 (1960).

Bühlmann, A.A., Rossier, P.H.: Klinische Pathophysiologie der Atmung. Berlin-Heidelberg-New York: Springer 1970.

Burilkov, T., Babadjov, L.: Ein Beitrag zum endemischen Auftreten doppelseitiger Pleuraverkalkungen. Prax. Pneumol. **24**, 433 (1970).

Burilkov, T., Michailova, L.: Asbestos content of the soil and endemic pleural asbestosis. Environm. Res. **3**, 443 (1970).

Burilkov, T., Michailova, L.: Über den Sepiolitgehalt des Bodens in Gebieten mit endemischen Pleuraverkalkungen. Int. Arch. Arbeitsmed. **29**, 95 (1972).

Canadian Air Pollution Control Directorate: National inventory of sources and emissions of asbestos (1970). Internal. Report APCD 73, Oct. 1973.

Canadian Air Pollution Control Directorate: National inventory of sources and emissions of asbestos, beryllium, lead, and mercury. Summary of emissions for 1970. Internal Report EPS 3-AB-74-1, Jan. 1974.

Cartier, P.: Contribution á l'étude de l'amiantose. Arch. Mal. prof. **11**, 589 (1950).

Cartier, P.: Some clinical observations on asbestosis in mine and mill workers. Arch. industr. Hlth. **11**, 204 (1955).

Cauna, D., Totten, R.S., Gross, P.: Asbestos bodies in human lungs at autopsy. J. Amer. med. Ass. **192**, 371 (1965).

Caves, P.K., Jacques, J.: Primary intrapulmonary neurogenic sarcoma with hypertrophic pulmonary osteoarthropathy and asbestosis. Thorax **26**, 212 (1971).

Chahinian, Ph., Hirsch, A., Bignon, J., Choffel, C., Pariente, R., Brouet, G., Chrétien, J.: Les pleurésies asbestosiques non tumorales. Revue franç. Mal. resp. **1**, 5 (1973).

Champeix, J., Luton, P.: Etude de l'asbestose. Arch. Mal. prof. **7**, 365 (1946).

Champeix, J., Luton, P.: Asbestose ou amiantose pulmonaire. Encyclopedie Médico chirurgical. Poumon **12**, 1 (1951).

Champeix, J., Meyniel, G., Thieblot, L., Plagne, R., Catilina, P., Avril, J.: Contribution of the pulmonary scintigraphy in the study of the respiratory function troubles in the asbestos products. In: XVI. Int. Cong. Occup. Health, Tokyo Sept. 1969, Proceedings, p. 202, 1971.

Champeix, J., Molina, Cl., Catilina, P., Cheminat, J.C.: Pneumoconioses: Asbestose. Encyclopedie Médico-Chirurgical (Paris) 6018 A (1971).

Champion, P.: Case eports. Two cases of malignant mesothelioma after exposure to asbestos. Amer. Rev. resp. Dis. **103**, 821 (1971).

Chatfield, E.J., Pullan, H.: Measuring asbestos in the environment. Canad. Res. Develop., Nov.-Dec. 1974, p. 23.

Chrétien, J., Delobel, J., Brouet, G.: Données étiologiques concernant 15 observations des mésothéliomes malins de la plèvre. Poumon **24**, 549 (1968).

Clark, S.G., Holt, P.F.: Dissolution of chrysotile asbestos in water, acid and alkali. Nature **185**, 237 (1960).

Cohen, D.: Ferromagnetic contamination in the lungs and other organs of the human body. Science **180**, 745 (1973).

Cooke, W.E.: Fibrosis of the lungs due to the inhalation of asbestos dust. Brit. med. J. **1924 II**, 147.

Cooke, W.E.: Pulmonary asbestosis. Brit. med. J. **1927 II**, 1024.

Cooke, W.E.: Pulmonary asbestosis. Brit. med. J. **1928 II**, 585.

Cooper, W.C., Balzer, J.L.: Evaluation and control of asbestos exposures in the insulation trade. Int. Konf. Biologischen Wirkungen des Asbestes, p. 151. Dresden 1968.

Corn, M., Sansone, E.B.: Determination of total suspended particulate matter and Airborne fiber concentrations at three fibrous glass manufacturing facilities. Environm. Res. **8**, 37 (1974).

Coscia, G.G., Perelli, G., Linari, F., Martino, P.: Aspetti clinici, radiologici, elettrocardiografici e spirografici in lavoratori dell industria estrattiva del talco. Arch. Sci. med. **116**, 329 (1963).

Cralley, L.J., Lainhart, W.S.: Are trace metals associated with asbestos fibers responsible for the biologic effects attributed to asbestos? J. occup. Med. **15**, 262 (1973).

CUNNINGHAM, H.M., PONTEFRACT, R.: Asbestos fibres in beverages and drinking water. Nature 232, 332 (1971).

CUNNINGHAM, H.M., PONTEFRACT, R.D.: Asbestos fibres in beverages drinking water, and tissues: Their passage through the intestinal wall and movement through the body. J. Ass. Official Analytical Chemists, p. 976, July 1973.

CUNNINGHAM, H.M., PONTEFRACT, R.D.: Placental transfer of asbest. Nature 249, 177 (1974).

DALQUEN, P., DABBERT, A.F., HINZ, I.: Zur Epidemiologie der Pleuramesotheliome. Prax. Pneumol. 23, 547 (1969).

DALQUEN, P., HINZ, I., DABBERT, A.F.: Pleuraplaques, Asbestose und Asbestexposition, eine epidemiologische Studie aus dem Hamburger Raum. Pneumonologie 143, 23 (1970).

DAMMER, B., TIETZE, O.: Die nutzbaren Mineralien, Bd. II. Stuttgart 1928.

DAVIS, J.M.G.: The ultrastructural changes that occur during the transformation of lung macrophages to giant cells and fibroblasts in experimental asbestosis. Brit. J. exp. Path. 44, 568 (1963).

DAVIS, J.M.G.: Further observations on the ultrastructure and chemistry of the formation of asbestos bodies. Environm. Molec. Path. 13, 346 (1970).

DAVIS, J.M.G.: The long term fibrogenic effects of chrysotile and crocidolite asbestos dust injected into the pleural cavity of experimental animals. Br. J. exp. Path. 51, 617 (1970).

DELAGE, J., MERCIER, R., MOLINA, C., CHEMINAT, J.G., FONCK-CUSSAG, Y., LEFEBRE, G.: Les tumeurs pleurales primitives. A propos de 5 observations. Poumon 24, 505 (1968).

DELMASTRO, P., GAIDO, P.C., CAPELLARO, F.: La proiezione semiassiale mell'indagine radiologica dell'asbestosi. Minerva radiol. 9, 57 (1964).

DEMY, N.G., ADLER, H.: Asbestosis and malignancy. Amer. J. Roentgenol. 100, 597 (1967).

DESBORDES, J., MANOUVRIER, F., TAYOT, J., et al.: Cancer bronchopulmonaire sur asbestose. J. franç. Méd. Chir. thor. 22, 809 (1968).

DESBORDES, M.M., TAYOT, J., VÉRET, ERNOULT, DUHAMEL, BARTOLETTI, DAUTY, DOUCET: Cancer primitif de la plevre chez les asbestosiques propos d'une nouvelle observation). J. franç. Med. Chir. thor. 21, 106 (1967).

DESMEULES, R., ROUSSEAU, L., GIROUX, M., SIROIS, A.: Amiantose et cancers pulmonaires. Sem. Hop. Paris 23, 1820 (1947).

DESNOS, J.M.: Modifications spirométriques et des échanges gazeux dans l'asbestos. Thèse pur le doctorat en médicine, Caen 1970.

DEWIRTZ, A.P.: Asbestwarzen. Arch. Derm. 161, (1930).

DEWORM, J.P., PAUWELS, J., FIEUW, G.: Measurement of asbestos in ambient air as preparation and support for an epidemiological study. In: Rep. Centre d'Etudes de l'Energie Nucléaire, Mol Belgien 1974, p. 1.

DIOSKURIDES, P.: Zit. n. BERENDES, J.: Des Pedanios Dioskurides aus Anazarbos Arzneimittellehre. Stuttgart: Enke 1902.

DJERASSI, L., SCHMUELOVSKY, I.: Asbestose-Körperchen. Zbl. Arbeitsmed. 25, 19 (1975).

DOBIÁŠ, J., NAVRÁTIL, M.: Maligni Mezoteliom Pleury u. Azbestózy. Pracov. Lék. 25, 434 (1973).

DOERR, W.: Pneumokoniose durch Zementstaub. Virch. Arch. path. Anat. 322, 397 (1952).

DOLGNER, R.: Die Hemmung der Asbestwirkung. Jahresbericht. Med. Inst. Lufthyg. u. Silikoseforsch. (1967/68).

DOLL, R.: Mortality from lung cancer in asbestos workers. Brit. J. industr. Med. 12, 81 (1955).

DONNA, A.: Tumori sperimentali da amianto di crisotilo crocidolite e amosite in ratto Sprague-Dawley. Med. d. Lavoro 61, 1 (1970).

DONNA, A.: Différence d'action des asbestes (chrysotile, crocidolite, anthophyllite, amosite) demontreé avex une nouvelle technique: L'étude en larve de Tenebrio Molitor. Med. d. Lavoro 64, 34 (1973).

DONNELLY, J.: Pulmonary asbestosis. Amer. J. publ. Hlth. 23, 1275 (1933).

DONELLY, J.: Pulmonary asbestosis: Incidence and prognosis. J. industr. Hyg. 18, 222 (1936).

DÖRPFELD, W.: Zu den altgriechischen Bestattungssitten. In: Neue Jahrbücher f. d. Klass. Altertum, Geschichte und dt. Literatur, Bd. 15, S. 1. Leipzig: Teubner 1912.

EGER, W., DA CANALIS, S.: Über Organ-, insbesondere Leberveränderungen nach einmaliger Quarz-, Asbest- oder Talkuminjektion in den portalen Kreislauf der Ratte. Beitr. Silikoseforsch. 81, 11 (1964).

EHRHARDT, W., GÜTHERT, H.: Zur Klinik und pathologischen Anatomie der tumorförmigen Talkum-Staublunge. Int. Arch. Gewerbepath. Gewerbehyg. 19, 465 (1962).

EINBRODT, H.J.: Untersuchungen an Lungenstäuben aus Talkumlungen. In: Fortschritte d. Staublungenforschung, S. 177. Dinslaken: Niederrheinische Druckerei GmbH 1963.

EINBRODT, H.J., METZE, H., KLOSTERKÖTTER, W.: Elektronen- und lichtmikroskopische Korngrößenbestimmungen an Lungen- und Lymphknotenstäubchen von Talkumarbeitern. Arch. Hyg. (Berl.) 149, 407 (1965).

EISENBERG, W.V.: Inorganic particle content of foods and drugs. Environm. Hlth. Perspectives 9, 183 (1974).

EISENSTADT, H.B.: Asbestos pleurisy. Dis. Chest. 46, 78 (1964).

EISENSTADT, H.B.: Pleural effusion in asbestosis. New Engl. J. Med. 290, 1020 (1974).

ELDER, J.L.: Asbestosis in Western Australia. Med. J. Aust. 2, 579 (1967).

ELISEO, V., GRIECO, B.: Compartamento della funzionalita cardiorespiratoria nell' asbestosi pulmonare durante sforza al cicloergometro. Folia med. (Napoli) 47, 1207 (1964).

ELLISON, J.M.K., HOWARD, W.P.: The control of asbestos in the working environment. Ann. occup. Hyg. 13, 153 (1970).

ELLMAN, PH.: Pulmonary asbestosis: its clinical, radiological and pathological features, and associated risk of tuberculous infection. J. industr. Hyg. 15, 165 (1933).

ELLMAN, P.: Pulmonary asbestosis. Brit. J. Radiol. 7, 281 (1934).

ELMES, P.C.: The epidemiology and clinical features of asbestosis as related diseases. Postgrad. med. J. 42, 623 (1966).

ELMES, P.C.: Therapeutic openings in the treatment of mesothelioma. In: BOGOVSKI, P., GILSON, J.C., TIMBRELL, V., WAGNER, J.C. (Eds.): Biolog. effects of asbestos. IARC Scient. Publ. Nr. 8, p. 277. Lyon 1973.

ELMES, P.C.: The mode of onset, diagnosis and management of mesothelioma. Mesotheliom-Konferenz, Wien, Manuskript, Mai 1974.

ELMES, P.C., CAUGHEY, W.T.E. MC., WADE, O.L.: Diffuse mesothelioma of the pleura and asbestos. Brit. med. J. 1965 I, 350.

ELMES, P.C., SIMPSON, M.J.C.: Retrospective mortality studies on pipe coverers. Internationale Konferenz über die biologischen Wirkungen des Asbestes, Dresden 1968.

ELMES, P.C., SIMPSON, M.J.C.: Insulation workers in Belfast. 3. Mortality (1940 – 66). Brit. J. industr. Med. 28, 226 (1971).

ELMES, P.C., WADE, O.L.: Relationship between exposure to asbestos and pleural malignancy in Belfast. Ann. N.Y. Acad. Sci. 132, 549 (1965).

ELZENGA, C.H.J., MEYER, P.B., STUMPHIUS, J.: Orientierendonderzoek naar het vóórkomen van asbest in het Nederlandse drinkwater. H_2O, 7, 406 (1974).

EMARA, A.M., EL-GHAWABI, S.H., SAMRA, G.H., ABOU-ALY, A.N.: Asbestosis. A clinical, radiological and spirographic study. Egypt. J. Chest Dis. Tuberk. 13, 97 (1970).

ENGELBRECHT, F.M., THIART, B.F.: The effect of small amounts of aluminium, carbon and carborundum in the development of silicosis and asbestosis. S.A. med. J. 46, 462 (1972).

ENGELMANN, C.: Die Klinik der primären Pleuratumoren. Dtsch. Gesundh.-Wes. 29, 1932 (1974).

ENTERLINE, P.E., HENDERSON, V.: Type of asbestos and respiratory cancer in the asbestos industry. Arch. Environm. Hlth. 27, 312 (1973).

ENTERLINE, P.E., KENDRICK, M.A.: Asbestos-dust exposures at various levels and mortality. Arch. Environm. Hlth. 15, 181 (1967).

ENTERLINE, P.E., WEILL, H.: Asbestosis in asbestos cement workers. In: BOGOVSKI, P., GILSON, J.C., TIMBRELL, V., WAGNER, J.C. (Eds.): Biolog. effects of asbestos. IARC Scient. Publ. Nr. 8, p. 179. Lyon 1973.

ENTICKNAP, I.B., SMITHER, W.I.: Peritoneal tumours in asbestosis. Brit. J. industr. Med. 21, 20 (1964).

EVERETT, G.: Analysis for asbestos in environmental samples. Environm. Hlth. Perspectives 9, 181 (1974).

FEHRE, W.: Über doppelseitige Pleuraverkalkungen infolge beruflicher Staubeinwirkungen. Fortschr. Röntgenstr. 85, 16 (1956).

FELSON, B., MORGAN, W.K.C., BRISTOL, L.J., PENDERGRASS, E.P., DESSEN, E.L., LINTON, O.W., REGER, R.B.: Observations on the result of multiple readings of chest films in coal miners pneumoconiosis. Radiology 109, 19 (1973).

FERLINZ, R.: Lungen- und Bronchialerkrankungen. Stuttgart: Thieme 1974.

FLETCHER, D.E.: A mortality study of shipyard workers with pleural plaques. Brit. J. industr. Med. 29, 142 – 145 (1972).

FONDIMARE, A., DESBORDES, J.: Asbestos bodies and fibers in lung tissues. Environm. Hlth. Perspectives 9, 147 – 148 (1974).

FOX, A.J., LINDARS, D.C., OWEN, R.: A survey of occupational cancer in the rubber and cablemaking industries: results of five-year analysis, 1967 – 71. Brit. J. industr. Med. 31, 140 (1974).

FRANCIA, H., MONARCA, G.: Asbestosi e carcinoma polmonare. Minerva med. 1956 II, 1950.

FRIK, W., GAJEWSKI, H., WACHSMANN, F., BUCHHEIM, C.E.: Vergl. Untersuchungen über die praktische Bedeutung der Hartstrahltechnik für Lungenaufnahmen. Fortschr. Röntgenstr. 83, 330 (1955).

FRIK, W., HESSE, R., ZEILHOFER, R.: Die Röntgendiagnostik des Lungenemphysems. Vergleiche mit spirometrischen und blutgasanalytischen Untersuchungen. Fortschr. Röntgenstr. 88, 125 (1958).

FROMMHOLD, W., LAGEMANN, K., LINDLAR, F.: Pleuraverkalkungen und Malignom als Spätfolgen der Asbestose. Fortschr. Röntgenstr. 111, 769 (1969).

FROST, J., GEORG, J., MØLLER, P.F.: Asbestosis with pleural calcification among insulation workers. Dan. med. Bull. 3, 202 (1956).

GAENSLER, E.A., KAPLAN, A.I.: Asbestos pleural effusion. Ann. intern. Med. 74, 178 (1971).

GAIDO, P.C., CAPELLARO, F., DELMASTRO, P.: Aspetti del danno pneumoconiotico in macinatori di talco. Minerva med. 54, 3605 (1963).

GARDNER, L.U.: Chrysotile asbestos as an indicator of subtile differences in animal tissues. Amer. Rev. Tuberc. 45, 762 (1941).

GÄRTNER, H., HERZOG, W.: Die arbeitsmedizinische Bedeutung von Bentonit und Kaolin. Arch. Gewerbepath. Gewerbehyg. 19, 524 (1961).

GATTNER, H.: Die Differenzierung des Lungenstaubes am Lebenden. Dtsch. Gesundh.-Wes. 13, 1106 (1958).

GAUBATZ, E., GAUBATZ-TROTT, H.: Staublungenerkrankungen bei Arbeitern in der Puderabteilung einer Kautschukwarenfabrik. Röntgenologische und histologische Untersuchungen. Prax. Pneumol. 27, 740 (1973).

GERBER, M.A.: Asbestosis and neoplastic disorders of the hematopoietic system. Amer. J. clin. Path., 53, 204 (1970).

GERBIS, H., UCKO: Über Asbestosis der Lungen Dtsch. med. Klin. 28, 170 (1932).

GERLACH, H.: Zum Problem der sog. Asbestkörper: Zbl. allg. Path. 115, 543 (1972).

GERLACH, H., TIMMEL, H.: Hyaline Pleuraplaques im Obduktionsgut. Zbl. allg. Path. 115, 517 (1972).

GHEZZI, I., MOLTENI, G., PUCETTI, U.: Asbestosis bodies in the lungs of inhabitants of Milan. Med. d. Lavoro 58, 223 (1967).

GILSON, J.C.: Health hazards of asbestos. Recent studies on its biological effects. Trans. Soc. occup. Med. 16, 62 (1966).

GILSON, J.C.: Asbestos health hazards. Recent observations in the United Kingdom; in Pneumoconiosis. Proceedings Int. Conf. Johannesburg 1969, p. 173.

GINZBURG, E.A., SHILOVA, M.V., KORNEEVA, M.UA., LEVTONOVA, E.V., SERGEEV, A.M., ROMANOV, B.I., FILOMENKO, M.S., IVANOVA, E.S., ALTYNOVA, M.P., ZUBRILINA, G.A., SERGEEVA, U.A.: Plevralnaya forma neprofessional'nog asbestos (Russ.). Klin. Med. (Mosk.) 12, 55 (1970).

GINZBURG, E.A., SILOVA, M.V., KORNEJEWA, M.I., LEVTONOVA, E.V., SERGEJEW, A.M., ROMANOV, V.M., FILONENKO, M.S., IVANOWA, E.S., ALTYNOWA, M.P., TOLGSKAJA, M.S.: Röntgenbild der nichtberufsbedingten Asbestose der Pleura. Radiol. diagn. (Berl.) 14, 307 (1973).

GLAGE, E.: Malignes Pleura-Mesotheliom eines Erwachsenen nach Asbest-Exposition im Kindesalter. Prax. Pneumol. 24 (1), 39 (1970).

Glatzel, H., Werner, P.J.: Zur Klinik des Pleuracarcinoms. (Pleuraendothelioms). Dtsch. Arch. klin. Med. 190, 272 (1943).

Gloyne, S.R.: The presence of asbestosis bodies in the faeces in a case of pulmonary asbestosis. Tubercle 12, 158 (1931).

Gloyne, S.R.: The asbestosis body. Lancet 222, 1351 (1932).

Gloyne, S.R.: The morbid anatomy and histology of asbestosis. Tubercle 14, 445 (1933).

Gloyne, S.R.: 2 cases of squamous carcinoma of the lung occuring in asbestosis. Tubercle 17, 5 (1936).

Gobbato, F., Ferri, R.: Ricerca epidemiologica sull'incidenza del mesothelioma della pleura nella provincia di Trieste. Lav. umano 25, 161 (1973).

Goff, M., Gaensler, E.A.: Asbestosis following brief exposure in cigarette filter manufacture. Respiration 29, 83 (1972).

Goldstein, B., Rendall, R.E.: Ferruginous bodies. Int. Conf. Pneumocon. Johannesburg, Preprint, p. 40 (1969).

Goldstein, B., Webster, I., As, A., van: The use of nonhuman primates in pneumonconiosis and other industrial research. Environm. Res. 7, 320 (1974).

Goni, J., Rémond, G., Jaurand, M.C., Bignon, J., Bonnaud, G., Brouet, G.: Possibilitiés actuelles d'identification des corps ferrigineux du poumon humain par la microsonde électronique et le microscope électronique a balayage. Rev. Tuberc. (Paris) 36, 1223 (1972).

Gontier, F.: Poussières d'aminante, calcifications pleurales et construction navale. Arch. Mal. prof. 33, 124 (1972).

Goodwin, A., comp.: Proceedings of the Symposium on Talc, Washington, D.C., May 8, 1973. US Bureau of Mines 1974.

Gorski, C.H., Stettler: The surface energetics of asbestos minerals. Amer. industr. Hyg. Ass. J. 35, 4345 (1974).

Gough, J.: Differential diagnosis in the pathology of asbestosis. Ann. N.Y. Acad. Sci. 132, 368 (1965).

Governa, M., Rosanda, C.: Meccanismo di formazione dei corpuscol dell'asbestos. Med. d. Lavoro 63, 179 (1972).

Governa, M., Valada, C.R.: Histochemical demonstration of hematoidin in the innermost layers of human asbestos body coating. Int. Arch. Arbeitsmed. 30, 273 (1972).

Grabowski, E.W., Malt, R.A.: Talcs for pleural poudrage. J. thorac. cardiovasc. Surg. 56, 760 (1968).

Gracey, D.R., Matthew, B.D., Arnold, L.B.: The blood-air barrier in pulmonary asbestosis. Study of a case by electron microscopy. Chest 63, 46 (1973).

Graham, J., Graham, R.: Ovarian cancer and asbestos. Environm. Res. 1, 115 (1967).

Green, R.A., Dimcheff, D.G.: Massive bilateral upper lobe fibrosis secondary to asbestos exposure. Chest 65, 52 (1974).

Greenberg, M.: The value of a cancer register in the study of asbestos tumors. In: Bogovski, P., Gilson, J.C., Timbrell, V., Wagner, J.G. (Eds.): Biolog. effects of asbestos. IARC Scient. Publ. 8, p. 273. Lyon 1973.

Grill, E.: Sui giacimento d'amianto delle Alpi Piemontesi. Atti soc. ital. Sci. nat. 60, 287 (1963).

Grodsentschik, N.A.: Die Klinik der Anfangsformen der Asbestose auf Grund dynamischer Beobachtung. Vortragsthesen der wiss. Sitzung anl. d. 30jähr. Bestehens des Leningrader Inst. f. Arbeitshyg. u. Berufskrankh., Leningrad 1954.

Gross, P.: Is Short-fibered asbestos dust a biological hazard? Arch. Environm. Hlth. 29, 115 (1974).

Gross, P., Cralley, L.J., De Treville, R.T.P.: "Asbestos" Bodies. Their non-specifity. Amer. industr. Hyg. Ass. J. 28, 541 (1967).

Gross, P., David, J.M.G., Harley, R.A., De Treville, R.T.P.: Lymphatic transport of fibrous dust from the lungs. J. occup. Med. 15, 186 (1973).

Gross, P., Harley, R.A.: Asbestos-induced intrathoracic tissue reactions. Arch. Path. 96, 245 (1973).

Gross, P., Harley, R.A.: The locus of pathogenity of asbestos dust. A theory. Arch. environm. Hlth. 27, 240 (1973).

Gross, P., Harley, R.A., Davis, J.M.G., Cralley, L.J.: Mineral fiber content of human lungs. Amer. industr. Hyg. Ass. J. 35, 148 (1974).

Gross, P., Harley, R.A., Swinburne, L.M., Davis, J.M.G., Greene, W.B.: Ingested mineral fibers. Do they penetrate tissue or cause cancer? Arch. environm. Hlth. 29, 341 (1974).

Gross, P., de Treville, R.T.P.: Studies of the carcinogenic effects of asbestos dust. In: Pneumoconiosis, p. 220. Internat. Conference Johannisburg 1969.

Gross, P., Tuma, J., de Treville, R.T.P.: Fibrous dust particles and ferruginous bodies. Methods for quantitating them and some results from the lungs of city dwellers. Arch. Environm. Hlth. 21, 38 (1970).

Gross, P., Tuma, J., de Treville, R.T.P.: Unusual ferruginous bodies. Their formation from nonfibrous particulates and from carbonnaceous fibrous particles. Arch. Environm. Hlth. 22, 534 (1971).

Gudjonsson, S.V., Jacobson, C.J.: A fatal case of silicosis. J. Hyg. (Lond.) 34, 166 (1934).

Hägerstrand, I., Meurman, L., Ödlung, B.: Asbestos bodies lungs and mesothelioma (A retrospective examination of a 10-years autopsy material). Acta path. microbiol. scand. 72, 177 (1968).

Hain, E., Bohlig, H., Klosterkötter, W., Schütz, A., Woitowitz, H.-J.: Asbest: Gesundheitsschäden, Grenzwerte, Prävention. Staub-Reinhalt. Luft 33, 51 (1973).

Hain, E., Dalquen, P., Bohlig, H., Dabbert, A., Hinz, I.: Katamnestische Untersuchungen zur Genese des Mesothelioms. Int. Arch. Arbeitsmed. 33, 15 (1974).

Hain, E., Engel, J.: Zur Diagnose, Differentialdiagnose und Epidemiologie der Pleuraergüsse. Pneumonologie 145, 175 (1971).

Hall, L.W., Gough, J., King, E.J., Nagelschmidt, G.: Pneumoconiosis of kaolin workers. Brit. J. industr. Med. 13, 251 (1956).

Hammond, E.C., Selikoff, I.J.: Relation of cigarette smoking to risk of death of asbestos-associated diseases among insulation workers in the United States. In: Bogovski, P., Gilson, J.C., Timbrell, V., Wagner, J.C.: (Eds.): Biolog. effects of asbestos. IARC Scient. Publ. 8, p. 312. Lyon 1973.

Hardy, H.I.: Submicroscopical asbestos fibers and disease. N. Engl. J. Med. 292, 91 (1975).

Harington, J.S.: Natural occurence of amino acids in virgin crocidolite asbestos and banded ironstone. Science 138, 521 (1962).

Harington, J.S.: Occurence of oils containing 3:4-benzpyrene and related substances in asbestos. Nature 193, 43 (1962).

Harington, J.S.: Discussion summary. In: Bogovski, P., Gilson, J.C., Timbrell, V., Wagner, J.C. (Eds.):

Biological effects of asbestos. IARC Scient. Publ. **8**, p. 106. Lyon 1973.

HARINGTON, J.S.: Chemical factors (including trace elements) as etiological mechanisms. In: BOGOVSKI, P., GILSON, J.C., TIMBRELL, V., WAGNER, J.C. (Eds.): Biolog. effects of asbestos. IARC Scient. Publ. **8**, p. 304. Lyon 1973.

HARINGTON, J.S., MILLER, K., MACNAB, G.: Hemolysis by asbestos. Environm. Res. **4**, 95 (1971).

HARINGTON, J.S., SMITH, M.: Studies of hydrocarbons on mineral dusts: The elution of 3:4-benzpyrene and oils from asbestos and coal dust by steam. Arch. environm. Hlth. **8**, 453 (1964).

HARRIES, P.G.: The effects and control of diseases associated with exposure to asbestos in Devenport dockyard. Alverstoke, Gosport England: Institute of Naval Medicine 1971.

HARTWEG, H.: Über einen unter dem Bild eines Pleuramesothelioms verlaufenden Fall von chronisch-hämorrhagischer Pleuritis. Fortschr. Röntgenstr. **74**, 204 (1951).

Hauptverband d. gewerblichen Berufsgenossenschaften, Bonn: Berufsgenossenschaftliche Grundsätze für arbeitsmedizinische Vorsorgeuntersuchungen, 1. Ausg., 2. Ergänzung. Stuttgart: Gentner 1974.

Hauptverband der gewerblichen Berufsgenossenschaften: Asbeststaub und wie man sich vor möglichen Gesundheitsgefahren schützen kann. Merkblatt 1974.

HEARD, B.E., WILLIAMS, R.: The pathology of asbestosis, with reference to lung function. Thorax **16**, 264 (1961).

HEIDERMANNS, G.: Silikosegefährdung bei der Verwendung einiger technisch genutzter feinteiliger Materialien. Staub-Reinh. Luft **29**, 45 (1969).

HEIDERMANNS, G.: Asbestgehaltbestimmung durch optische, chemische, röntgenographische und infrarotspektrographische Analysenverfahren. Staub-Reinhalt. Luft **33**, 66 (1973).

HEIDERMANNS, G., KÜHNEN, G.,, SCHÜTZ, A., PROCHAZKA, R.: Untersuchungen über die Gefährdung durch Stäube asbesthaltiger Reibbeläge. STF Report, Bonn, 1/1975, p. 1.

HEINE, F., KRICKAU, G.: Verkalkte Pleuraplaques. Prax. Pneumol. **27**, 11 (1973).

HELLER, R.M., IANOWER, M.L., WEBER, A.L.: The radiological manifestations of malignant pleural mesothelioma. Amer. J. Roentgenol. **108**, 53 (1970).

HENDERSON, W.J., HARSE, J., GRIFFITHS, K.: A replication technique for the identification of asbestos fibres in mesotheliomas. Europ. J. Cancer **5**, 621 (1969).

HENSCHLER, D., (Hrsg.): Asbest-Feinstaub und Asbesthaltiger Feinstaub. Gesundheitsschädliche Arbeitsstoffe, 2. Lieferung. Weinheim: Verlag Chemie 1973.

HERING, K., NÖCKER, D.: Multiple interkostale Neurofibrome bei einer zentralen Form der Neurofibromatose (v. Recklinghausensche Krankheit.) Fortschr. Röntgenstr. **121**, 120 (1974).

HERRMANN, K., HERRMANN, R.M.: Probleme der Diagnostik und Behandlung von Pleuramesotheliomen. Arch. Geschwulstforschg. **40**, 355 (1972).

HERTZ, C.W., REINWEIN, H.: Asbestose bei Isolierern. Ärztl. Wissensch. **14**, 361 (1959).

HERTZOG, P., TOTY, L., PERSONNE, C., ROUJEAU, J.: Plaques pleurales parietales, fibrohyalines. J. franç. Med. Chir. thor. **26**, 59−70 (1972).

HESS, W.: Leserzuschrift. Dtsch. med. Wschr. **94**, 1253 (1969).

HINZ, I.: Asbeststaub als Ursache für Pleuraverkalkungen und Pleurakarzinom. Kongreßbericht 10. Wiss. Tagung Norddt. Ges. Tuberk. u. Lungenkrankh., p. 61. Lübeck: Hessischer Verlags-Kontor 1968.

HITCHCOCK, H.T.: Mesothelioma of the Pleura. I.J. med. Sci., Eight Series. **3**, 453 (1970).

HOBBS, A.A.: Type of pneumoconiosis. Amer. J. Roentgenol. **63**, 488 (1950).

HOLLEB, H.B., ANGRIST, A.: Bronchogenic carcinoma in assocation with pulmonary asbestosis. Amer. J. Path. **18**, 123 (1942).

HOLMES, A., MORGAN, A., SANDALLS, F.J.: Determination of iron, chromium, cobalt, nickel and scandium in asbestos by neutron activation analysis. Amer. industr. Hyg. Ass. J. **32**, 281 (1971).

HOLMES, S.: The measurement of asbestos dust. Staub-Reinhalt. Luft **33**, 64 (1973).

HOLMES, S.: Sampling methods. In: BOGOVSKI, P., GILSON, J.C., TIMBREL, V., WAGNER, J.C. (eds.): Biolog. effects of asbestos. IARC Scient. Publ. **8**, p. 109. Lyon 1973.

HOLSTEIN, E.: Grundriß der Arbeitsmedizin, 3. Aufl. Leipzig: Joh. Ambr. Barth 1958.

HOLT, P.F.: Small animals in the study of pathological effects of asbestos. Environm. Hlth. Perspectives **9**, 205 (1974).

HOLT, P.F., MILLS, J., YOUNG, D.K.: Experimental Asbestosis in Rats. In: Fortschritte d. Staublungenforschung, S. 201. Dinslaken: Niederrhein Druckerei GmbH. 1963.

HOLT, P.F., YOUNG, D.K.: Asbestos fibres in the air of towns. In: Atmospheric environment, Vol. 7, p. 481. New York: Pergamon Press 1973.

HOMBURGER, F.: The coincidence of primary carcinoma of the lungs and pulmonary asbestosis. Analysis of literature and report of three cases. Amer. J. Path. **19**, 797 (1943).

HORNIG, F.: Klinische Betrachtungen zur Frage des Berufskrebses der Asbestarbeiter. Z. Krebsforsch. **47**, 281 (1938).

HOSCHEK, R.: Sputumuntersuchung bei Asbestoseverdacht. Arbeitsmed. Sozialmed. Arbeitshyg. **4**, 110 (1969).

HOURIHANE. D.O'B.: The pathology of mesotheliomata and an analysis of their association with asbestos exposure. Thorax **19**, 268 (1964).

HOURIHANE, D.O'B., LESSOF, L., RICHARDSON, P.C.: Hyaline and calcified pleural plaques as an index of exposure to asbestos. A study of radiological and pathological features of 100 cases with a consideration of epidemiology. Brit. Med. J. **1966 I**, 1069.

HÜNERBERG, K.: Handbuch für Asbestzementrohre. Berlin-Heidelberg-New York: Springer 1968.

HUNT, A.C.: Massive pulmonary fibrosis from the inhalation of talc. Thorax **11**, 287 (1956).

HUNT, R.: Routine lung function studies on 830 employees in an asbestos processing factory. Ann. N.Y. Acad. Sci. **132**, 406 (1965).

HUNT, R.: The BBA Group Industrial Health Unit 1959−1969. Lund Humphries GB. 1969.

HURWITZ, M.: Röntgenologic aspects of asbestosis. Amer. J. Röntgenol. **85**, 2 (1961).

HÜSSELMANN, HOFFMANN: Hamburg, Mündl. Mitteilung 1968.

Isidor v. Sevilla (560–636 n. Chr.): Zit. nach Lindsay, W.M.: Isidori hispanensis episcopi etymologiarum sive originum. Oxford 1911.

Isselbacher, K.J., Klau, H., Hardy, H.L.: Asbestosis and bronchogenic carcinoma. Report of one autopsy case and review of the available literature. Amer. J. Med. 15, 721 (1953).

Jacob, G.: Ergebnisse der Staubbekämpfungsmaßnahmen in asbestverarbeitenden Betrieben Deutschlands 1930–1960. Int. J. prophyl. Med. Sozialhyg. 5, 127 (1961).

Jacob, G.: Zur Todesursachenstatistik bei der Asbestlungenfibrose. Mschr. Tuberk.-Bekämpf. 6, 132 (1963).

Jacob, G.: Inhalt der „vermehrten Lungenzeichnung" im Röntgenübersichtsbild und im Bronchogramm. Habilitationsschrift, Dresden 1967.

Jacob, G.: Asbest als Umweltkanzerogen. Z. Erkrank. Atmungsorg. 142, 3 (1975).

Jacob, G., Bohlig, H.: Über Häufigkeit u. Besonderheiten des Lungenkrebses bei Asbestose. Arch. Gewerbepath. Gewerbehyg. 14, 10 (1955).

Jacob, G., Bohlig, H.: Die röntgenologischen Komplikationen der Lungenasbestose. Fortsch. Röntgenstr. 83, 516 (1955).

Jacob, G., Bohlig, H.: Die Lungenkrebserwartung der deutschen Asbestarbeiter. In: Martius, H. (Hrsg.): Krebsforsch. Krebsbekämpfung, Bd. III, S. 130. München: Urban u. Schwarzenberg 1959.

Jacobson, G., Bohlig, H., Kiviluoto, R.: Essentials of chest radiography. Radiology 95, 445 (1970).

Jacobson, G., Lainhart, W.S.: ILO U/C 1971 International classification of radiographs of the pneumoconioses. Med. Radiogr. Photogr. 48, H. 3 (1972).

Jaques, W.E., Benirschke, K.: Pulmonary talcosis with involvement of the stomach and the heart. Report of a case. Arch. industr. Hyg. 5, 451 (1952).

Johan, Z., Goni, J., Sarcia, C., Bonnaud, G., Bigon, J.: Etudes physico-chemiques de l'evolution du chrysotile en présence d'acides organiques. Rev. Tuberc. (Paris) 36 (8), 1249 (1972).

Jones, J.S.P. (Nottingham): Diskussionsbemerkung. II. Int. Konferenz üb. d. Biologischen Wirkungen des Asbestes, Dresden Kongreßbericht, S. 298 (1968).

Jones, J.S.P., Sheer, G.: Pleural plaques. In: Bogovski, P., Gilson, J.C., Timbrel, V., Wagner, J.C. (Eds.): Biolog. effects of asbestos. IARC Scient. Publ. No. 8, p. 243. Lyon 1973.

Kalačić, I.: Chronic obstructive pulmonary disease in female asbestos workers. Arch. hig. rada 74, 3 (1973).

Kann, J., Mohrmann, W.: Gesundheitsschädigungen durch Asbest. Z. Allgemeinmed. (Landarzt) 49, 907 (1973).

Karnauchow, M.: Die Tuberkulose als Ursache der Arbeitsunfähigkeit im Ural. Arbeiten der wissenschaftl. Forschungsinstitute, Sammelbd. 8, Swerdlowsk 1936.

Kay, G., Eng, P.: Ontario intensifies search for asbestos in drinking water. Water and Pollution Control, Sept. 33–35, 1973.

Kee, Ch.P., Chia, M., Fan, Ch.S., Supramaniam, J.M.J., Chan, W., Hin, Ch.Ch., Kim, N.Y., Gandevia, B.: Asbestos workers in Singapore. Arch. environm. Hlth. 26, 290 (1973).

Kenngott, A.: Naturgeschichte des Mineralreiches. Stuttgart 1888.

Kesting, A.M.: Berechnung einer Asbestbewertungszahl zur vergleichenden Beurteilung von Staubmeßergebnissen in der asbestverarbeitenden Industrie. Staub 21, 223 (1961).

Kesting, A.M.: Staubmessungen und Staubbekämpfung bei der textilen Verarbeitung von Asbest. In: Internationale Konferenz über die biologischen Wirkungen des Asbestes, Kongreßber. S. 166. Dresden 1968.

Kiviluoto, R.: Pleural Calcification as a Roentgenologic Sign of Nonoccupational Endemic Anthophyllite Asbestosis. Acta radiol. (Stockh.), Suppl. 194 (1960).

Kiviluoto, R., Bohlig, H.: Die Pleura. In: Bohlig, H. (Hrsg.). Die Staublungenerkrankungen und ihre Differentialdiagnose. Stuttgart, Thieme 1964.

Kleinfeld, M.: Biologic response to kind and amount of asbestos. J. occup. Med. 15, 296 (1973).

Kleinfeld, M.: Mortality experience of New York talc miners and millers. In: Goodwin, A.: Proceedings of the Symposion on Talc, Washington, D.C., May 8, 1973, p. 4. US Bureau of Mines 1974.

Kleinfeld, M., Messite, J., Langer, A.M.: A study of workers exposed to asbestiform minerals in commercial talc manufacture. Environm. Res. 6, 132 (1973).

Kleinfeld, M., Messite, J., Shapiro, I.: Clinical, radiological, and physiological findings in asbestosis. Arch. intern. Med. 117, 813 (1966).

Kleinfeld, M., Messite, J., Zaki, M.H.: Mortality experiences among talc workers. A follow-up study. J. occup. Med. 16, 345 (1974).

Knox, J.F., Beattie, J.: Mineral content of the lungs after exposure to asbestos dust. Arch. industr. Med. 10, 23 (1954).

Knox, J.F., Beattie, J.: Distribution of mineral particles and fibres in the lung after exposure to asbestos dust. Arch. industr. Med. 10, 30 (1954).

Koelsch, F.: Die Staubgefährdung durch Flußspat. Zbl. Arbeitsmed. 9, 153 (1959).

König, J.: Über die Asbestose. Arch. Gewerbepath. 18, 159 (1960).

Kogan, F.M.: Die sanitär-hygienischen Arbeitsbedingungen und die Morbidität der Arbeiter von Asbestbetrieben. Informator.-methodische Unterlagen der med. Institute der RFSFR, 4/5, Moskau 1950.

Kogan, F.M., Guselnikova, N.A., Gulevskaya, M.R.: Smertnost ot raka sredi rabochnikh asbestovoy promyshlennosti Ural. Gig. i Sanit. 36, 29 (1972).

Kogan, F.M., Mokronesova, K.A., Guselnikova, N.A., Gulevskaya, M.F., Bunimovich, G.I., Andreeva, T.D.: O dinamike asbestoza im asbotubwekuleza ionekotoryh faktorah, opredelayushchich ee. Gig. Tr. prof. Zabol. 10, 4 (1972).

Koppenhoefer, G.F.: Neue Untersuchungen über die Natur der Asbestosiskörperchen. Arch. Gewerbepath. 6, 38 (1935).

Kownazki, M.A.: Silikatosen. Berlin: Volk u. Gesundheit 1961.

Krückemeyer, K.: Das Krankheitsbild der Talkpneumokoniose. Ärztl. Prax. 25, 2420 (1973).

Kuhn, Ch., Kuo, T.T.: Cytoplasmic hyalin in asbestosis. A reaction of injured alveolar epithelium. Arch. Path. 95, 190–194 (1973).

Kuschner, M., Lee, R., Robeck, G.G., Rossum, J.R., Schneidermann, M.A., Taylor, E.W., Wright, G.W.: Does the use of asbestos-cement pipe for potable water systems constitute a health hazard? Amer. Water Works Ass. J., Sept. 1974.

LAAMANEN, A.: Calcium, magnesium, iodide, fluoride, chloride, sulphate, and nitrate concentrations in drinking water in the surrounding of an asbestos quarry. Reports from the Institute of Occupational Health (Helsinki) 72, 3650 (1972).

LAMAR, R.S.: The nature of commercial talcs. In: GOODWIN, A.: Proceedings of the Symposion on Talc, Washington, D.C., May 8, 1973, p. 12. US Bureau of Mines 1974.

LANDI, U.: Dissertazione intorno all'amianto. Italien 1725.

LANGE, A., SMOLIK, R., ZATOŃSKI, W., SZYMAŃSKA, J.: Autoantibodies and serum immunoglobulin levels in asbestos workers. Int. Arch. Arbeitsmed. 32, 313 (1974).

LANGER, A.M.: Aspects of mineralogy of talc. In: GOODWIN, A.: Proceedings of the Symposion on Talc, Washington, D.C., May 8, 1973, p. 82. US Bureau of Mines 1974.

LANGER, A.M., ASHLEY, R., BADEN, V., BERKLEY, C., HAMMOND, E.C., MACKLER, A.D., MAGGIORE, C.J., NICHOLSON, W.J., ROHL, A.N., RUBIN, I.B., SASTRE, A., SELIKOFF, I.J.: Identification of asbestos in human tissues. J. occup. Med. 15, 287 (1973).

LANGER, A.M., MACKLER, A.D., POOLEY, F.D.: Electron microscopical investigations of asbestos fibers. Environm. Hlth. Perspectives 9, 63 (1974).

LANZA, A.J.: Asbestosis. J. Amer. med. Ass. 106, 368 (1936).

LAUB, G.: Der Unfall- u. Gesundheitsschutz der Beschäftigten bei der Be- und Verarbeitung von Asbest. Zbl. Arbeitsmed. 13, 77 u. 181 (1963).

LAVENNE, F.: Pneumoconioses et capacité de travail. Revue Inst. Hyg. Mines 26, (3), 144 (1971).

LAWRENCE, J., TOSINE, H.M., ZIMMERMANN, H.W., PANG, T.W.S.: Asbestos its removal from potable water. Canad. Res. Development, Nov.–Dec. 1974, p. 28.

LEATHART, G.L.: Clinical, bronchographic, radiological and physiological observations in ten cases of asbestosis. Brit. J. industr. Med. 17, 212–227 (1960).

LEICHER, F.: Primärer Deckzellentumor des Bauchfells bei Asbestose. Arch. Gewerbepath. Gewerbehyg. 13, 382–392 (1954).

LESOBRE, R., HADENGUE, A., AVRIL, I., LEGRAND, M.: Les calcifications pleurales an cours de l'asbestose. Arch. Mal. Prof. 28, 7 (1967).

LESOBRE, R., HADENGUE, A., LEGRAND, M.: Les manifestationes pleurales de l'asbestose. Nouv. Presse méd. 1973, 1491.

LEWINSOHN, H.C.: Health hazards of asbestos: a review of recent trends. J. Soc. occup. Med., 24, 2 (1974).

LEWINSOHN, H.C.: Early malignant changes in pleural plaques due to asbestos exposure. A case report. Brit. J. Dis. Chest 68, 121 (1974).

LIEBEN, J., PISTAWKA, H.: Mesothelioma and asbestos exposure. Arch. environm. Hlth 14, 559 (1967).

LILLINGTON, G.A., JAMPLIS, R.W., DIFFERDING, J.R.: Conjugal malignant mesothelioma. New Engl. J. Med. 291, 583 (1974).

LINDELL, K.: What are the main uses of asbestos? Transcript of the II. Antiqua Conference on the Biological effects of asbestos, Bd. I, p. 5 u. 6. Quebec: QAMA 1967.

LINDELL, K.V.: Industrial uses of asbestos. In: BOGOVSKI, P., GILSON, J.C., TIMBRELL, V., WAGNER, J.C. (Eds.): Biolog. effects of asbest. IARC Scient. Publ. 8, p. 323. Lyon 1973.

LINZBACH, A.J., WEDLER, H.W.: Beitrag zum Berufskrebs der Asbestarbeiter. Virch. Arch. path. Anat. 307, 387 (1941).

LIPSHITZ, H.I., WERSHBA, M.S., ATKINSON, G.W., SOUTHARD, M.E.: Asbestosis and carcinoma of the larynx. A possible association. J. Amer. med. Ass. 228, 1571 (1974).

LOVISETTO, D.: Asbestosis. In: Studi sella Pneumocon, p. 115. Rom 1930.

LÜCHTRATH, H., SCHMIDT, K.G.: Über Talkum und Steatit, ihre Beziehungen zum Asbest sowie ihre Wirkung beim intratrachealen Tierversuch an Ratten. Beitr. Silikose-Forsch. (Bochum) 61, 1 (1959).

LÜSCHEN, H.: Die Namen der Steine. Das Mineralreich im Spiegel der Sprache. München, Ott 1968.

LUTON, P., CHAMPEIX, J.: Etude de l'asbestose. Arch. mal. prof. 7, 365 (1946).

LYNCH, J.R.: Brake linings decomposition products. J. Air. Pollut. Control. Ass. 18, 824 (1968).

LYNCH, K.M., SMITH, W.A.: Asbestos bodies in sputum and lung. J. Amer. med. Ass. 95, 659 (1930).

LYNCH, K.M., SMITH, W.A.: Pulmonary asbestosis II, including the report of a pure case. Amer. Rev. Tuberc. 23, 121 (1931).

LYNCH, K.M., SMITH, W.A.: Carcinoma of the lung in asbestosilicosis. Amer. J. Cancer 24, 56 (1935).

LYNCH, K.M., SMITH, W.A.: Pulmonary asbestosis. V.A report of bronchial carcinoma and epithelial metaplasia. Amer. J. Cancer 36, 567 (1939).

M., DR.: Steigende Nachfrage auch auf dem Asbestmarkt. Gummi, Asbest, Kunststoffe 27, 913 (1974).

MACKENZIE, F.A., HARRIES, P.G.: Changing attitudes to the diagnosis of asbestos disease. J. roy. Naval Med. Service 56, 1 (1970).

MANALAN, D.A.: Asbestos removal by membrane filters. Bull. Parenteral Drug Ass. 28, 247 (1974).

MANGUIKIAN, B., PRIOR, I.T.: Mesotheliomas of the pleura. Arch. Path. 75, 236 (1963).

MANN, R.H., GROSH, J.L., O'DONNELL, W.M.: Mesothelioma associated with asbestosis. Cancer (Philad.) 19, 521 (1966).

MARCO POLO: Zit. n. LEMKE, H.: Die Reisen des Venezianers Marco Polo im 13. Jahrhundert. Hamburg: Gutenberg-Verlag 1908.

MARSOVÁ, D.: Beitrag zur Ätiologie der Pleuraverkalkungen. Z. Tuberk. 121, 329 (1964).

MARTINY, O., BERSON, S.D., SOLOMON, A., COLLINS, T.F.B., WEBSTER, I.: An evalution of needle punch biopsy specimens in the diagnosis of diffuse lung disease. Amer. Rev. resp. Dis. 107, 209 (1973).

MARX, H.H.: Lungenemphysem und Bronchitis. Pathophysiologie, Klinik, Therapie. Stuttgart: Thieme 1963.

MASSEY, D., LEMONDE, I., FOURNIER-MASSEY, G.: Les facteurs immunologique dans l'amiantose. Un. méd. Can. 100, 1588 (1971).

MASSON, J., McKAY, F.W., MILLER, R.W.: Asbestoslike fibers in duluth water supply. Relation to cancer mortality. J. Amer. med. Ass. 228, 1019 (1974).

MATTSON, S.B.: Caplan's syndrome in association with asbestosis. Scand. J. resp. Dis. 52, 153 (1971).

McCAUGHEY, W.T.E., OLDHAM, P.D.: Diffuse mesotheliomas: Observer in histological diagnosis. In: BOGOVSKI, P., GILSON, J.C., TIMBRELL, V., WAGNER, J.C. (Eds.): Biolog. effects of asbestos. IARC Scient. Publ. 8, p. 58. Lyon 1973.

McCrone, W.C.: Detection and identification of asbestos by microscopical dispersion staining. Environm. Hlth Perspectives 9, 57 (1974).

McDonald, A.D., Happer, A., El Attar, O.A., McDonald, J.C.: Epidemiology of primary malignant mesothelial tumors in Canada. Cancer (Philad.) 26, 914 (1970).

McDonald, A.D., Magner, D., Eyssen, G.: Primary malignant mesothelioma tumors in Canada, 1960—1968. Cancer (Philad.) 31, 869 (1973).

McNulty, J.C.: Asbestos exposure in Australia. In: Pneumoconiosis, p. 201, Internat. Conference Johannesburg 1969.

Mehnert, W.H., Bender, E., Graffi, A., Schramm, T., Wildner, G.P.: Mesotheliome beim Goldhamster. VI. Weitere Untersuchungen zur Makroskopie und Histologie mit Literaturübersicht. Arch. Geschwulstforsch. 43, 22 (1974).

Meinander, C.F.: Die Bronzezeit in Finnland. Helsinki: K.F. Puromichen Kirjapaino 1954.

Merewether, E.R.A.: The occurrence of pulmonary fibrosis and other pulmonary affections in asbestos workers. J. industr. Hyg. 12, 198, 239 (1930).

Merewether, E.R.A.: A memorandum on asbestosis. Tubercle 15, 69 (1933).

Merewether, E.R.A., Price, C.W.: Report on the effects of asbestos dust on the lungs and dust suppression in the asbestos industry. London: His Majesty's Stationary Office 1930.

Merliss, R.R.: Talc and asbestos contaminant of rice. J. Amer. med. Ass. 216, 2144 (1971).

Meurman, L.: Asbestos bodies and pleural plaques in a finnish series of autopsy cases. Acta path. micribiol. scand. Suppl. 181 (1966).

Meurman, L.O.: Pleural fibrocalcific plaques and asbestos exposure. Environm. Res. 2, 30 (1968).

Meurman, L.O., Kiviluoto, R., Hakama, M.: Mortality and morbidity of employees of antophyllite asbestos miners in Finland. In: Bogovski, P., Gilson, J.C., Timbrell, V., Wagner, J.C. (Eds.): Biolog. effects of asbestos. IARC Scient. Publ. 8, p. 199. Lyon 1973.

Middleton, E.L.: Asbestosis (industrial pulmonary disease due to inhalation of dust). Lancet 1936 II, 59.

Miech, G., Stobner, P., Witz, J.P., Morand, G., Roegel, E., Oudet, P.: Etude anatomo-clinique des 10 mésothéliomes pleuraux diffus. J. franç. Méd. Chir. thor. 24, 105 (1970).

Miller, A., Langer, A.M., Teirstein, A.S., Selikoff, I.J.: "Nonspecific" interstitial pulmonary fibrosis. Association with asbestos fibers detected by electron microscopy. N. Engl. J. Med. 292, 91 (1975).

Miller, A., Teirstein, A.L., Bader, M.E., Bader, R.A., Selikoff, I.J.: Talc Pneumoconiosis. Significance of sublight microscopic. mineral particles. Am. J. Med. 50, 395 (1971).

Milne, J.E.H.: Fifteen cases of pleural mesothelioma associated with occupational exposure to asbestos in Victoria. Med. J. Aust. 2, 669 (1969).

Min, K.-W., Gyorkey, F., Cain, G.D.: Talc granulomata in liver disease in narcotic addicts. Arch. Path. 98, 331 (1974).

Morawetz, F.: Zytologie pleuraler Ergüsse, Teil 2. Intern. Prax. 13, 59 (1973).

Morgan, A.: Adsorption of human serum albumin by asbestiform minerals and its application of the measurement of surface areas of dispersed sample of chrysotile. Environm. Res. 7, 330 (1974).

Morgan, A., Cralley, L.J.: Chemical characteristics of asbestos and associated trace elements. In: Bogovski, P., Gilson, J.C., Timbrell, V., Wagner, J.C. (Eds.): Biological effects of asbestos. IARC Scient. Publ. 8, p. 113. Lyon 1973.

Morgan, A., Lally, A.E., Holmes, A.: Some observations on the distribution of trace metals in chrysotile asbestos. Ann. occup. Hyg. 16, 231 (1973).

Morgan, R.H., Donner, M.D., Gayler, B.W., Margulies, S.I., Rao, P.S., Wheeler, P.S.: Decision processes and observer error in the diagnosis of pneumoconiosis by chest radiography. Amer. J. Roentgenol. 117, 757 (1973).

Morgan, W.K.C.: Rheumatoid pneumoconiosis in association with asbestosis. Thorax 19, 433 (1964).

Morgenroth, K.: Cellular reaction in the human lung. Caused by inhalation of asbestos dust long periods. Beitr. Path. 148, 199 (1973).

Moskowitz, R.L.: Talc pneumoconiosis: A treated case. Chest 58, 37 (1970).

Müller, H.: Zu Fragen der Lebenserwartung bei der Asbeststaublunge. Int. J. prophyl. Med. Sozialhyg. 5, 55 (1961).

Müller, H.: Pleuraverkalkungen bei der Asbeststaublunge. Radiol. diagn. (Berl.) 3, 33 (1963).

Müller, H.: Über die Asbestosilikose. Mschr. Tuberk.-Bekämpf. 6, 126 (1963).

Muldoon, B.C., Turner-Warwick, M.: Lung function studies in asbestos workers. Brit. J. Dis. Chest. 66, 121 (1972).

Mulryan, H.T.: Characterization and occurence of talc. In: Goodwin, A.: Proceedings of the Symposion on Talc, Washington, D.C., May 8, 1973, p. 16. US Bureau of Mines 1974.

Murphy, R.L.H., Ferris, B.G., Burgess, W.A., Worcester, J., Gaensler, E.A.: Effects of low concentrations of asbestos. Clinical, environmental, radiologic and epidemiologic observations in shipyard pipcoveres and controls. New Engl. J. Med. 285, 1271 u. 1317 (1971).

Murphy, R.L.H., Sorensen, K.: Chest auscultation in the diagnosis of pulmonary asbestosis. J. occup. Med. 15, 272 (1973).

Murray, M.: Charing Cross Hospital Gazette 1900.

Murray, H.M.: Statement before the committee in the minutes of evidence. London: Rep. Dept. Committee, Comp. Ind. Disease. H.M. Stationary Office, p. 127 (1907).

Mussa, G.: Note cliniche e radiologiche pneumoconiosi da amianto. Studi sulla pneumocon, p. 135. Rom 1930.

Nam, K., Gracey, D.R.: Pulmonary talcosis. From cosmetic talcum powder. J. Amer. med. Ass. 221, 492 (1972).

Navrátil, M.: Pleural calcifications due to asbestos exposure compared with relevant findings in the non-exposed population. In: Inhaled particles III (W.H. Walton, Ed.), vol. 2, p. 695. Old Woking/Surrey: Gresham Press 1970.

Navrátil, M., Dobiás, J.: Development of pleural hyalinosis in long term studies of persons exposed to asbestos dust. Environm. Res. 6, 455 (1973).

Navrátil, M., Krecek, V., Cvachova, L.: Results of functional respiration and circulatory tests of workers exposed to asbestos dust over a number of years. Pracov. Lék. 8, 329 (1956).

Navrátil, M., Trippé, F.: Prevalence of pleural calcification in persons exposed to asbestos dust, and in the general population in the same district. Environm. Res. **5**, 210 (1972).

NEEF, W.: Beidseitige Pleuraverkalkungen im Alter. Fortschr. Röntgenstr. **99**, 632 (1963).

NEWHOUSE, M.L.: A study of the mortality of workers in an asbestos factory. Brit. J. industr. Med. **26**, 294 (1969).

NEWHOUSE, M.L.: Cancer among workers in the asbestos textile industry. In: BOGOVSKI, P., GILSON, J.C., TIMBRELL, V., WAGNER, J.C. (Hsg.): Biolog. effects of asbestos. IARC Scient. Publ. **8**, p. 203. Lyon 1973.

NEWHOUSE, M.L.: Asbestos in the work place and the community. Ann. occup. Hyg. **16**, 97 (1973).

NEWHOUSE, M.L., BERRY, G.: Asbestos and laryngeal carcinoma. Lancet, Sept. 15, 615 (1973).

NEWHOUSE, M., THOMPSON, H.: Epidemiology of mesothelial tumors in the London area. Ann. N.Y. Acad. Sci. **132**, 579 (1965).

NEWHOUSE, M.L., THOMPSON, H.: Mesothelioma of pleura and peritoneum following exposure to asbestos in the London area. Brit. J. industr. Med. **22**, 261 (1965).

NICHOLSON, J.W.: Analysis of amphibole asbestiform fibers in municipal water supplies. Environm. Hlth Perspectives **9**, 165–172 (1974).

NICHOLSON, W.J.: Applicability of asbestos standard to fibrous talc. In: GOODWIN, A: Proceedings of the Symposion on Talc, Washington, D.C., May 8, 1973, p. 77. US Bureau of Mines 1974.

NICHOLSON, W.J., MAGGIORE, C.J., SELIKOFF, I.J.: Asbestos contamination of parenteral drugs. Science **177**, 171 (1972).

NICHOLSON, W.J., PUNDSACK, F.L.: Asbestos in the environment. In: BOGOVSKI, P., GILSON, J.C., TIMBRELL, V., WAGNER, J.C. (Eds.): Biolog. effects of asbestos. IARC Scient. Publ. **8**, p. 126. Lyon 1973.

NICHOLSON, W.J., REITZE, W.B., HOLADAY, D.A., SELIKOFF, I.J.: Application of sprayed inorganic fiber containing asbestos: occupational health hazards. Amer. industr. Hyg. Ass. J. **33**, 178 (1972).

NICOL, K.: Die Staublunge der Flußspat-Arbeiter. Veröff. Gewerb. Konst. Path. (Jena) H. 34 (1933).

NIZZE, H.: Zur Häufigkeit sogenannter Asbestkörper in menschlichen Lungen. Int. Arch. Arbeitsmed. **28**, 71 (1971).

NORDMANN, M.: Der Berufskrebs der Asbestarbeiter. Z. Krebsforsch. **47**, 288–302 (1938).

NORDMANN, M., SONNENBERG, H.: Asbest-Zementstaub-Lunge. Arch. Gewerbepath. Gewerbehyg. **18**, 205 (1960).

NORDMANN, M., SORGE, A.: Lungenkrebs durch Asbeststaub im Tierversuch. Z. Krebsforsch. **51**, 168 (1941).

NUCK, K.: Die Talkumstaublunge. In: Staublungen, S. 165. Darmstadt: Steinkopff 1950.

NURMINEN, M.: A study of the mortality of workers in an anthophyllite asbestos factory in Finland. Wk-Environm.-Hlth **9**, 112 (1972).

NYIREDY, G.: benigne Asbestpleuritis. Prax. Pneumol. **29**, 166 (1975).

OELS, H.C., HARRISON, E.G., CARR, D.T., BERNATZ, P.E.: Diffuse malignant mesothelioma of the pleura: A review of 37 cases. Chest **60**, 564 (1971).

OETTEL, H., THIESS, A.M., UHL, C.: Beitrag zur Problematik berufsbedingter Lungenkrebse. Langzeit-Beobachtungen aus der BASF. Zbl. Arbeitsmed. **18**, 291 (1968).

OETTEL, H., THIESS, A.M., UHL, C.: Beitrag zur Problematik berufsbedingter Lungenkrebse. Langzeit-Beobachtungen aus der Badischen Anilin-Soda Fabrik AG in Ludwigshafen am Rhein. Zbl. Arbeitsmed. **6**, 170 (1970).

OLLINO, P.: Le reazioni pleuriche nel quadro radiologico dell'asbestosi polmonare. Arch. Sci. med. **100**, 403 (1955).

OOSTHUIZEN, S.F., THERON, C.P., SLUIS-CREMER, G.K.: Calcified pleural plaques in asbestosis. Med. Proc. **10**, 496 (1964).

VAN ORDSTRAND, H.S.: Talc pneumoconiosis. Chest **58**, 2 (1970).

OSE, H., BITTERSOHL, G.: Zur Epidemiologie der Pleura-Asbestose. Z. Erkrankungen Atmungsorgane **136**, 165 (1972).

OTTO, H.: Zur pathologisch-anatomischen Begutachtungspraxis von Asbeststaublungenerkrankungen in Verbindung mit Lungenkrebs. Med. Sachverständige **57**, 131 (1961).

OTTO, H.: Morphologie und pathologisch-anatomische Begutachtung der Silikose. Würzburg: Grasser 1963.

OTTO, H.: Zur pathologischen Anatomie der Asbestose und ihrer versicherungsrechtlichen Beurteilung. In: GAUBATZ, E. (Hrsg.): Lungenzysten und posttuberkulöse Resthöhlen. Tuberkulose der Gastarbeiter. Barytose, Asbestose-Berylliose, S. 88. Stuttgart: Thieme 1966.

OTTO, H.: Allgemeine Morphologie der Asbestose. Beziehungen der morphologischen Erkrankung zum Staubgehalt der Lunge. In: Biologische Wirkungen des Asbestes. Int. Konferenz Dresden, Kongreßbericht 91 (1968).

OTTO, H.: Zur pathologischen Anatomie der Asbestose und der asbestbedingten Folgezustände. Fortschr. Med. **89**, 506 (1971).

OTTO, H.: Die Risiken der Asbestose aus pathologisch-anatomischer Sicht. Staub-Reinhalt. Luft **33**, 57 (1973).

OTTO, H., BREINING, H.: Die Veränderungen der Pleura bei Porzellanstaublungen. Beitr. path. Anat. **124**, 361 (1961).

OTTO, H., FRAGSTEIN, J.G.: Zur Häufigkeit von Asbestnadeln in menschlichen Lungen. Int. Arch. Gewerbepath. **25**, H. 3, 193 (1969).

OTTO, H., PESCH, H.J.: Bestimmung der Korngrößenverteilung von Lungenstauben mit elektronischem Verfahren. Frankf. Z. Path. **76**, 1 (1966).

OTTO, H., ZEILHOFER, R., LEUTSCHAFT, R., KULKE, H.: Vergleichende klinisch-morphologische Untersuchungen zur Symptomatik, Diagnostik und Dignität des chronischen Lungenemphysems. Klin. Wschr. **45**, 68 (1967).

OULTON, T.D.: Mineralogy, identification and quantitation of airborne talc dust. In: GOODWIN, A.: Proceedings of the Symposion on Talc, Washington, D.C., May 8, 1973, p. 89. US Bureau of Mines 1974.

OWEN, W.G.: Diffuse mesothelioma and exposure to asbestos dust in the Merseyside area. Brit. med. J. **1964 II**, 214.

PALMIERI, V.M.: L'asbestosi polmonare. Rif. med. **46**, 1207 (1930).

PANCOAST, H.K., PENDERGRASS, E.R.: A review of pneumoconiosis. Amer. J. Roentgenol. **26**, 556 (1931).

PANCOAST, H.K., PENDERGRASS, E.R.: The roentgenologic aspects of pneumoconiosis and its medicolegal importance. J. industr. Hyg. **15**, 117 (1933).

PAUSANIAS (ca. 160–180 n.Chr.): Zit. nach HITZIG, H.: Des Pausanias Beschreibung von Griechenland. Berlin 1896.

Peacock, P.R., Peacock, A.: Asbestos-induced tumors in white leghorn fowls. Ann. N.Y. Acad. Sci. **132**, 501 (1965).

Pelnar, P.V.: Fibres for biological experiments. IOEH Conference Montreal 1973. Montreal/Canada 1974.

Pernis, B., Castano, P.: Effetto dell'asbesto sulle cellule in vitro. Med. d. Lavoro **62**, 20 (1971).

Pernis, B., Vigliani, E.C., Marchisio, M.A., Zanardi, S.: Observation on the effect of asbestos on cells "in vitro". Med. d. Lavoro **57**, 721 (1966).

Pernis, B., Vigliani, E.C., Selikoff, I.J.: Rheumatoid factor in serum of individuals exposed to asbestos. Ann. N.Y. Acad. Sci. **132**, 112 (1965).

Peters, J.M., Murphy, R.L.H., Ferris, B.G., Burgess, W.A., Ranadive, M.V., Pendergrass, H.P.: Pulmonary function in shipyard welders. Arch. Environm. Health **26**, 28 (1973).

Phibbs, B.P., Sundin, R.E., Mitchell, R.S.: Silicosis in Wyoming Bentonite workers. Amer. Rev. resp. Dis. **103**, 1 (1971).

Pittroff, R.: Arbeitsmedizinische Vorsorgeuntersuchungen asbestgefährdeter Arbeitnehmer. Berufsgenossenschaftl. Praxis **5**, 183 (1972).

Planteydt, H.T.: Asbestos and mesothelioma in the Netherlands. TNO nieuws **27**, 667 (1972).

Plauchu, M., Chabanon, R.: Réflexions à propos d'un cas de pneumoconiose pseudo-tumorale due au kaolin et au feldspath. Lyon med. **179**, 169 (1948).

Plinius, G. Secundus (23–79 n.Chr.): Naturalis historia, Ausgabe K. Mayhoff, Leipzig 1892.

Polliack, A., Sacks, M.I.: Prevalence of asbestos bodies in basal lung smears. Israel J. med. Sci. **4**, 223 (1968).

Pontefract, R.D.: Ingestion of asbestos. Canad. Res. and Development, Nov.-Dec. 1974, p. 22.

Pooley, F.D.: Methods assessing asbestos fibres and asbestos bodies in tissue by electron microscopy. In: Bogovski, P., Gilson, J.C., Timbrell, V., Wagner, J.C. (Eds.): Biological effects of asbestos. IARC Scientif. Publ. **8**, p. 50. Lyon 1973.

Porin, J., Fabre, J., Hauttement, J.-H., Pon, P., Borel, J.: Étude de la diffusion alvéolocapillaire dans l'asbestose. J. franç. Med. Chir. thor. **26**, 271 (1972).

Porin, J., Rousselot, J., Lemenager, J., Pellet, M., Arondel, E.: Contribution a l'etude de l'asbestose pulmonaire. J. franç. Med. Chir. thor. **18**, 633 (1964).

Porter, J.M., Cheek, J.M.: Pleural mesothelioma. J. thorac. cardiovasc. Surg. **55**, 882 (1968).

Pott, F., Friedrichs, K.H.: Tumoren der Ratte nach i.p.-Injektion faserförmiger Stäube. Naturwissenschaften **59**, 318 (1972).

Puschke, F.: Beitrag zur Diagnose „Lungenasbestose". Fortschr. Röntgenstr. **93**, 799 (1960).

Pylev, L.N., Shabad, L.M.: Some results of experimental studies in asbestos carcinogenesis. In: Bogovski, P., Gilson, J.C., Timbrell, V., Wagner, J.C. (Eds.): Biological effects of asbestos. IARC Scientif. Publ. No. 8, p. 99. Lyon 1973.

Rahman, Q., Viswanathan, P.N., Tandon, S.K.: Influence of citrate ions on the dissolution of silica from asbestos. Med. d. Lavoro **64**, 7 (1973).

Ratzenhofer, M.: Morphologie der Talkose. In: Fortschr. d. Staublungenforschung, S. 163. Dinslaken: Niederrh. Druckerei 1963.

Ratzer, E.R., Pool, J.L., Melamed, M.R.: Pleural mesotheliomas. Amer. J. Roentgenol. **99**, 863 (1967).

Raunio, V.: Occurrence of unusual pleural calcification in Finland: studies on atmospheric pollution caused by asbestos. Ann. Med. intern. Fenn. **55** (suppl. 49), 1 (1966).

Reger, B.B., Amandus, H.E., Morgan, W.K.C.: On the diagnosis of coalworker's pneumoconiosis. Anglo-American disharmony. Amer. Rev. resp. Dis. **108**, 1186 (1973).

Reid, R.D.W.: Mesothelioma. Mine Med. Officer's Ass. S.A. **50**, 82 (1971).

Reisner, K., Huzly, A.: Pleurogene Tumoren und Pseudotumoren der Pleura, I u. II. Fortschr. Röntgenstr. **106**, 775 (1967); **107**, 68 (1967).

Reist, P.C.: Counting asbestos fibers by the most probable number method. Amer. industr. Hyg. Ass. J. **36**, 379 (1975).

Richter, H.J.: Untersuchungen zum Gehalt von Asbestkörperchen in Leichenlungen. Zbl. allg. Path. path. Anat. **114**, 607 (1971).

Rickards, A.G., Barett, G.M.: Rheumatoid lung changes associated with asbestosis. Thorax **13**, 185 (1958).

Roberts, G.H.: Asbestos bodies in lungs at necropsy. J. clin. Path. **20**, 570 (1967).

Roberts, G.H.: Diffuse pleural mesothelioma. Brit. J. Dis. Chest **64**, 201 (1970).

Roberts, G.H., Irvine, R.W.: Peritoneal mesothelioma. A report of 4 cases. Brit. J. Surg. **57**, 645 (1970).

Robinson, J.J.: Pleural plaques and splenic capsular sclerosis in adult male autopsies. Arch. Path. **93**, 118 (1972).

Robock, K., Klosterkötter, W.: Biological action of different asbestos dusts with special respect to fibre length and semiconductor properties. In: Inhaled particles III (W.H. Walton, Ed.), vol. 2, p. 465. Old Woking/Surrey: Unwin Brothers Lt. 1971.

Robock, K., Klosterkötter, W.: Biophysikalische Untersuchungen zur Wirkung von Asbesten. IV Intern. Pneumokoniosekonferenz, Bukarest 1971, Kongreßbericht, Apimondia, Bukarest 1973, S. 241.

Robock, K., Klosterkötter, W.: Untersuchungen über die Zytotoxizität von Asbest-Stäuben. Staub-Reinhalt. Luft **33**, 279 (1973).

Roemheld, L., Kempf, H., Wedler, H.W.: Untersuchungen über die Lungenfunktion bei Asbestose. Dtsch. Arch. klin. Med. **186**, 53 (1940).

Rohl, A.N., Langer, A.M.: Identification and quantitation of asbestos in talc. Environm. Hlth Perspectives **9**, 95 (1974).

Roitzsch, E.: Pathologisch-anatomischer Beitrag zur Frage der Luftverunreinigung mit Asbest und des Vorkommens von Mesotheliomen im Raum Dresden. Intern. Konferenz üb. d. Biolog. Wirkungen des Asbestes, Dresden 1968, Kongreßbericht, S. 93.

Rombola, G.: Asbestosi e carcinoma in una filatrice di amianto. Med. d. Lavoro **46**, 242 (1956).

Rosen, P., Gordon, P., Savino, A., Melamed, M.: Furruginous bodies in benign fibrous pleural plaques. Amer. J. clin. Path. **60**, 608 (1973).

Rosen, P., Melamed, M., Savino, A.: The "ferruginous body" content of lung tissue: a quantitative study of 86 patients. Acta cytol. (Philad.) **16**, 207 (1972).

Rosenštrauch, S.L., Gurevič, L.: Röntgendiagnostik der Pleurageschwülste. Radiol. Diagn. **14**, 3 (1973).

Rosolleck, H., Stritzky, A., v.: Endotheliome der serösen Häute. Med. Welt (Stuttg.) **18**, 2368 (1967).

Rossiter, C.E.: UICC/Cincinnati classification of radiographic appearances of pneumoconioses. Proceed. XVI. Intern. Congr. Occup. Hlth. Tokio 1969.

ROSSITER, C.E.: Evidence of dose-response relation in pneumoconiosis. Trans. Soc. occup. Med. 22, 83 (1972).

ROSSITER, C.E.: Initial repeatability trials of the UICC/ Cincinnati classification of the radiographic appearances of pneumoconioses. Brit. J. industr. Med. 29, 407 (1972).

ROSSITER, C.E., WEILL, H.: Synergism between dust exposure and smoking: an artefact in the statistical analysis of lung function? Bull. Physio-path. resp. 10, 717 (1974).

ROTTER, W., GÄRTNER, H.: Über eine Pneumokoniose bei einem Feldspatarbeiter. Zbl. Arbeitsmed. 4, 35 (1954).

ROY-CHOWDHURY, A.K., MOONEY, T.F., REEVES, A.L.: Trace metals in asbestos carcinogenesis. Arch. Environm. Hlth 26, 253 (1973).

RUBIN, I.B., MAGGIORE, C.J.: Elemental analysis of asbestos fibers by means of electron probe techniques. Environm. Hlth Perspectives 9, 81 (1974).

RUBINO, G.F., CONCINA, E., SCANSETTI, G.: Ricerca nelle popolazione della placche pleuriche calcifiche come segno radiologica di exposizione all' asbesto (crisotilo). Atti Convegno Studi sulla Patologia da Asbesto, Turin 1968, p. 63.

RUBINO, G.F., GARBAGNI, R., SCANSETTI, G., CARELLI, E.: Aspettis di fisiopatologia respiratoria e circolatoria nell' asbestosi polmonare. Med. d. Lavoro 52, 515 (1961).

RUBINO, G.F., SCANSETTI, G., DONNA, A.: Epidemiologia de mesotelioma in area industriali urbane. Med. d. Lavoro 63, 299 (1972).

RUBINO, G.F., SCANSETTI, G., DONNA, A., PALESTRO, G.: Epidemiology of pleural mesothelioma in northwestern Italy (Piedmont). Brit. J. industr. Med. 29, 436 (1972).

RÜTTNER, J.R., EIDENBENZ, H., WÜST, W.: Pleuramesotheliome in Zürich. Schweiz. med. Wschr. 104, 340 (1974).

SÄTTLER, A.: Ein Beitrag zum Thema der „Silikatosen" in Form einer Talkumstaublungenerkrankung. Fortschr. Röntgenstr. 78, 612 (1953).

SARRAZIN, W.: Gesundheitliche Risiken durch Asbest. Industrielle und allgemeine Expositionsmöglichkeiten. Prax. Pneumol. 28, 370 (1974).

SAUPE, E.: Über Lungenasbestose. Fortschr. Röntgenstr. 44, Kongreßheft 67 (1931).

SAUPE, E.: Röntgenatlas der Asbestose. Leipzig: Thieme 1938.

SAUPE, E., ROSTOSKI, O., KRÜGER, E.: Über Lungenasbestose. Arch. Gewerbepath. 2, 558 (1931).

SAYERS, E.R., DREESSEN, W.D.: Asbestosis. Amer. J. publ. Hlth 29, 205 (1939).

SCADDING, J.G.: Fibrosing alveolitis. Brit. med. J. 1964 II, 686.

SCADDING, J.G.: Diffuse fibrosing alveolitis. Thorax 22, 291 (1967).

SCANSETTI, G., COSCIA, G.C., PISANI, W., RUBINO, G.F.: Cement, asbestos, and cement-asbestos pneumoconioses. Arch. Environm. Hlth 30, 272 (1975).

SCANSETTI, G., RASETTI, L., GHEMI, F.: Evoluzione clinica e radiologica delle pneumoconiosi dell'industria estrattiva del talco. Med. d. Lavoro 54, 746 (1963).

SCARPA: Industria dell'amianto e tuberculosi. 17. Kongr. Soc. Ital. Medicina Interna, Rom 1908.

SCHAANING, J., VALE, J.R., AAS, T.W.: Lungenfunksjonsundersøkelser ved asbestose. Nord. Med. 73, 453−457 (1965).

SCHARKOFF, T.: Das solitäre Pleuramesotheliom. Zbl. Chir. 90, 2289 (1965).

SCHEPERS, G.H.W.: The biological action of talc and other silicate minerals. In: GOODWIN, A.: Proceedings of the symposion on Talc, Washington, D.C., May 8, 1973, p. 49. US Bureau of Mines 1974.

SCHLIPKÖTER, H.-W.: Tierexperimente und in vitro-Untersuchungen mit Asbeststaub. Intern. Konferenz üb. d. biologischen Wirkungen des Asbestes, Dresden 1968, S. 67.

SCHMÄHL, D.: Cancerogene Wirkung von Asbest bei Implantation an Ratten. Z. Krebsforsch. 62, 561 (1958).

SCHMIDT, K.G.: Asbestsorten, ihre Untersuchung mit optischen Mitteln und ihre krankmachende Wirkung. Staub 20, 173 (196).

SCHMIDT, K., WOITOWITZ, H.-J.: Berufsgenossenschaftliche Aspekte der Asbestose. Jahresber. 1972 Dtsch. Ges. f. Arbeitsmedizin, S. 305. Stuttgart: Gentner 1973.

SCHNEIDER, H.: Seltene Staublungenerkrankungen. In: HOFFMANN, H.: Aktuelle Probleme der Staublungenforschung, S. 68. Stuttgart: Thieme 1962.

SCHUSTER, H.H.: Pulmonary asbestosis in a dog. J. Path. Bact. 34, 751 (1931).

SCHÜTZ, A.: Mineralogie und Verwendung des Asbestes, Staubkontrolle und Staubgrenzwerte. Staub 28, 331 (1968).

SCHÜTZ, A.: Zur Problematik der Festlegung zulässiger Höchstkonzentrationen für Asbest und der Asbeststaubmessung am Arbeitsplatz. Arbeitsmed. Sozialmed. Arbeitshyg. 6, 289 (1971).

SCHÜTZ, A., WOITOWITZ, H.-H.: Technische Richtwerte für die zulässige Arbeitsplatzkonzentration von Chrysotil-Asbest. Staub-Reinhalt. Luft 33, 469 (1973).

SCHUTZ, L.A., BANK, W., WEEMS, G.: Airborne asbestos fiber concentrations in asbestos mines and mills in the United States. Bureau of Mines, Health and Safety Program, Techn. Progress Report 72, June 1973.

SCIAMMAS, D., SHETTY, S., NAVANI, S.: Multiple pleural nodules. Chest 59, 673 (1971).

SÉBASTIEN, P., JAURAND, M.C., BONNAUD, G., GONI, J., BIGNON, J.: Possibilités actuelles du diagnostic de l'asbestose pulmonaire en utilisant diverses microméthodes physico-chimiques pour l'identification des particules fibreuses. Arch. Mal. prof. 34, 335 (1973).

SECCHI, G.C., REZZONICO, A.: Hemolytic activity of asbestos dust. Med. d. Lavoro 59, 1 (1968).

SELIKOFF, I.J., CHURG, J., HAMMOND, E.C.: The occurrence of asbestosis among insulation workers in the United States. Ann. N.Y. Acad. Sci. 132, 139 (1965).

SELIKOFF, I.J., HAMMOND, E.C.: Asbestos bodies in the New York City population in two periods of time. In: Pneumoconiosis, Proceed. Intern. Conf. Johannesburg, p. 99 (1969).

SELIKOFF, I.J., HAMMOND, E.C., CHURG, J.: Asbestos exposure, smoking, and neoplasia. J. Amer. med. Ass. 204, 106 (1968).

SELIKOFF, I.J., HAMMOND, E.C., CHURG, J.: Mortality experience of amosite asbestos factory workers. In: Kongreßber. IV Intern. Pneumokoniose Konf. Bukarest, 1971, S. 219. Bukarest: Apimondia 1973.

SELIKOFF, I.J., HAMMOND, E.C., CHURG, J.: Mortality experience of asbestos insulation workers. In: Kongreßber. IV Intern. Pneumokoniose Konf. Bukarest 1971, S. 224. Bukarest: Apimondia 1973.

Selikoff, I.J., Hammond, E.C., Seidman, H.: Cancer risk of insulation in the United States. In: Bogovski, P., Gilson, J.C., Timbrell, V., Wagner, J.C. (Eds.): Biological effects of asbestos. IARC Scientif. Publ. 8, p. 209. Lyon 1973.

Sepke, G.: Zur Talkumstaublunge. Tuberk.-Arzt 14, 247 (1960).

El Sewefy, A.Z., Hassan, F., Badr, F.M., Awad, S.: Serum protein electrophoresis among workers in an Egyptian Cement-asbestos pipe factory. J. Egypt. Med. Ass. 54, 243 (1971).

Shabad, L.M., Pylev, L.N., Krivosheeva, L.V., Kulagina, T.F., Nemenko, B.A.: Experimental studies on asbestos carcinogenesis. J. nat. Cancer Inst. 52, 1175 (1974).

Sheers, G., Templeton, A.R.: Effects of asbestos in dockyard workers. Brit. med. J. 1968 II, 574.

Shull, J.R.: Asbestosis: a roentgenologic review of 71 cases. Radiology 27, 279 (1936).

Siegal, W., Smith, A.R., Greenburg, L.: Dust hazards in tremolite talc mining, including roentgenological findings in talc workers. Amer. J. Roentgenol. 49, 11 (1943).

Sleggs, C.A.: Clinical aspects of asbestosis in the Northern Cape. In: Proceed. Intern. Pneumoconiosis Conf., Johannesburg 1959, p. 383.

Sleggs, C.A.: Mesothelioma, including peripheral lung malignancy and tuberculosis in the North West Cape. In: Pneumoconiosis. Proceed. Intern. Conf. Johannesburg 1969, p. 225.

Sluis-Cremer, G.K., Theron, C.P.: A proposed radiological classification of asbestosis. Ann. N.Y. Acad. Sci. 132, 373 (1965).

Sluis-Cremer, G.K., Webster, I.: Acute pleurisy in asbestos exposed persons. Environm. Res. 5, 380 (1972).

Smith, A.R.: Pleural calcification resulting from exposure to certain dusts. Amer. J. Roentgenol. 67, 375 (1952).

Smith, W.E.: Experimental studies on biological effects of tremolite talc in hamsters. In: Goodwin, A.: Proceedings of the Symposion of Talc, Washington, D.C., May 8, 1973, p. 43. US Bureau of Mines 1974.

Smith, W.E., Miller, L., Churg, J.: An experimental model for study of cocarcinogenesis in the respiratory tract. In: US Atomic Comm. Symposium Series, Paperback 483, p. 299 (1970).

Smith, W.E., Miller, L., Elsasser, R.E., Hubert, D.D.: Tests for carcinogenity of asbestos. Ann. N.Y. Acad. Sci. 132, 456 (1965).

Smither, W.J.: Some observations on asbestosis in a factory population. In: Pneumoconiosis. Proceed. Intern. Conf. Johannesburg 1969, p. 155.

Solinus, C.J. (ca. 3. Jhdt. n. Chr.): Zit. n. Mommsen, C.M.T.: C. Iulii Solini collectanea rerum memorabilium. Berlin 1864.

Solomon, A.: Radiological features of diffuse mesothelioma. In: Pneumoconiosis. Proceed. Intern. Conf. Johannesburg 1969, p. 261.

Solomon, A., Goldstein, B., Webster, I., Sluis-Cremer, G.K.: Massive fibrosis in asbestosis. Environm. Res. 4, 430 (1971).

Solte, E.: Beobachtungen zur Asbestose in der Asbestzementindustrie. Zbl. Arbeitsmed. 20, 211 (1970).

Soutar, C.A., Simon, G., Turner-Warwick, M.: The radiology of asbestos induced disease of the lungs. Brit. J. Dis. Chest 68, 235 (1974).

Sparks, J.V.: Pulmonary asbestosis. Radiology 17, 1249 (1931).

Sparks, J.V.: Some further observations on pulmonary asbestosis. Brit. J. Radiol. 5, 75 (1932).

Speil, S.: Chrysotile in water. Environm. Hlth. Perspectives 9, 161 (1974).

Speil, S., Leineweber, J.P.: Asbestos minerals in modern technology. Manuskript. Manville (N.J.): Johns-Manville Res. & Engineering Center 1968.

Squarzina, F.: Notizie sull'Industria Mineraria del Piedmonte. Faenza: Editione della Rassegna 1960.

Stanton, M.F.: Some etiological considerations of fibre carcinogenesis. In: Bogovski, P., Gilson, J.C., Timbrell, V., Wagner, J.C.: Biological effects of asbestos. IARC Scientif. Publ. 8, p. 289. Lyon 1973.

Stanton, M.F.: Fibre carcinogenesis: is asbestos the only hazard? J. nat. Cancer Inst. March 1974, 633.

Staubforschungsinstitut des Hauptverbandes d. gewerbl. Berufsgenossenschaften, Bonn: Quarz- und Asbestgehalte im Feinanteil von Talkum. STF Information Nr. 4, 1973.

Stell, P.M., McGill, T.: Asbestos and cancer of head and neck. Lancet 23. März 1973, 678.

Stephanopoulos, C.: Pleural calcification following dust exposure. Acta tuberc. scand. 42, 228 (1962).

Stewart, M.J.: Pulmonary asbestosis. Brit. med. J. 3536, 675 (1928).

Stewart, M.J.: The immediate diagnosis of pulmonary asbestosis. Brit. med. J. 3553, 509 (1928).

Stewart, M.J.: A method of examining the sputum for asbestos bodies. Brit. med. J. 3586, 581 (1929).

Stewart, M.J.: Concentration method for the demonstration of asbestos bodies in the sputum. J. techn. Meth. (Toronto) 13, 70 (1934).

Stewart, M.J., Bucher, C.J., Coleman, E.H.: Asbestosis — report of two cases. Arch. Path. 12, 909 (1931).

Stewart, M.J., Haddow, A.C.: Demonstration of the peculiar bodies of pulmonary asbestosis (asbestos bodies) in the material obtained by lung puncture and in the sputum. J. Path. Bact. 32, 172 (1929).

Stewart, M.J., Tattersall, N., Haddow, A.C.: On the occurrence of clumbs of asbestos bodies in the sputum of asbestos workers. J. Path. Bact. 35, 737 (1932).

Stöber, W., Hochrainer, D.: Der aerodynamische Durchmesser von Latexaggregaten und Asbestfasern. Wehrtechnik 1972, Heft 10.

Stössel, H.G., Dalquen, P., Carstens, U.: Zur Frage des Pleuramesothelioms bei Werftarbeitern. Fortschr. Röntgenstr. 116, 41 (1972).

Stoll, R., Bass, R., Angrist, A.A.: Asbestosis associated with bronchogenic carcinoma. Arch. intern. Med. 88, 831—834 (1951).

Strabo (63 v. — 20 n. Chr.): Zit. n. Meinecke, A.: Strabonis Geographica. Leipzig 1853.

Stroebe, H.: Bericht über einen Fall von Lungenasbestose, welcher der Arbeit des Herrn Prof. Beger zugrunde liegt. Virch. Arch. path. Anat. 290, 354 (1933).

Strubel, K.: Über das Vorkommen von Pleurahyalinosen und Asbestosen in Halle (S.). Mschr. Lungenkrankh. Tuberk.-Bekämpf. 14, 264 (1971).

Stumphius, J.: Asbest in een bedrijfsbevolking. Amsterdam: Van Gorcum 1969.

Stumphius, J.: Epidemiology of mesothelioma on Walcheren Island. Brit. J. industr. Med. 28, 59 (1971).

STURM, W.: Katamnestische Ermittlungen zur Bedeutung früherer Asbeststaubexposition für die Genese von Mesotheliomen. 2. Mesotheliomkonferenz, Wien Mai 1974, Manuskript.

STURM, W., MATZEL, W.: Pleurahyalinosen bei Isolierern. Intern. Konf. über die biologischen Wirkungen des Asbestes, Dresden 1968, S. 126.

SUNDIUS, N., BYGDÉN, A.: Der Staubinhalt einer Asbestosislunge und die Beschaffenheit der sogenannten Asbestosiskörperchen. Arch. Gewerbepath. **8**, 26 (1938).

SUTTON, D.A., MIDDLETON, M.D., BODY, R.A.F.: Reaction of some silicates with chelating agents. Nature **183**, 99 (1959).

SUTHERAND, C.L.: Tuberculosis in the silica-risk industries. Lancet **1940 II**, 893.

TAEGER, H.: Die Klinik der entschädigungspflichtigen Berufskrankheiten. Berlin 1941.

TARA, S., TROUARD-RIOLLE: Pneumokoniose au kaolin. Arch. Mal. prof. **9**, 292 (1948).

TASKINEN, E., AHLMAN, K., WIIKERI, M.: A current hypothesis of the lymphatic transport of inspired dust to the parietal pleura. Chest **64**, 193–196 (1973).

TELLESSON, W.G.: Rheumatoid pneumoconiosis (Caplans' Syndrome) in asbestos workers. Thorax **16**, 372 (1961).

THAER, A., SEGER, G., FRITSCHE, H., LENHARD, W.: Untersuchungen über den Asbestanteil im Staub der Außenluft. Bericht für das Bundesministerium des Innern, Bonn. Frankfurt: Battelle-Inst. 1973.

THIESS, A.M., OETTEL, H., UHL, C.: Beitrag zur Problematik berufsbedingter Lungenkrebse. Langzeit-Beobachtung aus der Badischen Anilin- u. Soda-Fabrik AG in Ludwigshafen am Rhein. Zbl. Arbeitsmed. **19**, 97 (1969).

THOMPSON, C.S.: Discussion of the mineralogy of industrial talcs. In: GOODWIN, A.: Proceedings of the Symposion on Talc, Washington, D.C., May 8, 1973, p. 22. US Bureau of Mines 1974.

THOMSON, J.-G., GRAVES, W.M.: Asbestos as an urban air contaminant. Arch. Path. **81**, 458 (1966).

THOMSON, J.-G., KASCHULA, R.O.C., MacDONALD, R.R.: Asbestos as a modern urban hazard. S. Afr. med. J. **37**, 77–81 (1963).

THORSRUD, G.K.: Pleural reaction to irritants. An experimental study with special reference to pleural adhesions and concrescence in relation to pleural turnover of fluid. Acta chir. scand. Suppl. 355 (1965).

TIMÁR, T., PUMP, K., PETÖ, P.: Kisgyermek pneumoconiosisa. Orv. Hetil. **111**, 2607 (1970).

TIMBRELL, V.: Characteristics of the UICC Standard Reference Samples of asbestos. In: Pneumoconiosis. Proceed. Intern. Conf. Johannesburg 1969, p. 28.

TIMBRELL, V.: Alignment of amphibole asbestos fibres by magnetic fields. Microscope **20**, 365 (1972).

TOMASINI, M., SARTORELLI, E.: Frequenza dei segni elettrocardiografici di cuore polmonare cronico nell'asbestosi. Med. d. Lavoro **62**, 549 (1971).

TURNER-WARWICK, M.: Immunology and asbestosis. Proc. roy. Soc. Med. **66**, 927 (1973).

TURNER-WARWICK, M., PARKES, W.R.: Circulating rheumatoid and antinuclear factors in asbestos workers. Brit. med. J. **1970**, 3, 492.

UICC Committee: UICC/Cincinnati classification of the radiographic appearances of pneumoconioses. A cooperativ study by the UICC Committee. Chest **58**, 57 (1970).

UICC Working Group: Report and recommandations of the Working Group on Asbestos and Cancer. Brit. J. industr. Med. **22**, 165 (1965).

ULMER, W., REIF, E., WELLER, W.: Die obstruktiven Atemwegserkrankungen. Stuttgart: Thieme 1966.

UM, C.H.: Study of the secular trend in asbestos bodies in lungs in London 1936–1966. Brit. med. J. **1971 II**, 248.

US Department of the Interior Bureau of Mines: 1950 Materials Survey Asbestos, Febr. 1952.

UTIDJIAN, M.D., GROSS, P., TREVILLE, R.T.P. DE: Ferruginous bodies in human lungs: prevalence at random autopsies. Arch. environ. Hlth **17**, 327 (1968).

VAERENBERG, C.: Longfunktie bij longasbestose. Acta tuberc. belg. **55**, 92 (1964).

VALENTIN, H.: Die Bedeutung des Cor pulmonale für die Arbeits- und Sozialmedizin. Verh. dtsch. Ges. inn. Med., 72. Kongr., 573 (1966).

VALENTIN, H., SCHÄCKE, G.: Neue arbeitsmedizinische Perspektiven durch die Merkblätter der Berufskrankheitenliste der Europäischen Gemeinschaft. Die Berufsgenossenschaft, H. 10 (1972).

VALENTIN, H., WOITOWITZ, H.-J.: Zur Funktion und Dynamik von Herz und Kreislauf und ihre Erfassung durch Funktionsanalysen. Verh. dtsch. Ges. Arbeitsschutz **10**, 255 (1969).

VARRO, M.T. (116–27 v. Chr.): Zit. n. GOETZ, G., SCHOLL, F.: De Lingua Latina. Leipzig 1910.

VECCHIONE, C., MOLÉ, R., ELISEO, V., ROSA, R., DE: La diffusione alveolo-capillare nell'asbestosi. Folia med. (Napoli) **47**, 1090 (1964).

VIGLIANI, E.C.: Studio sull'asbestosi nelle manifatture di amianto. Turin, Editione dell'Ente Nazionale di Propaganda per la Prevenzione infortuni 1940, XVIII.

VIGLIANI, E.C.: The fibrogenic response to asbestos. Med. d. Lavoro **59**, 401–410 (1968).

VIGLIANI, E.C., GHEZZI, I., MARANZANA, P., PERNIS, B.: Epidemiological study of asbestos workers in Northern Italy. Med. d. Lavoro **59**, 481–485 (1968).

VILENSKIJ, M.M.: Asbestose und Tuberkulose. Borba Tuberk. (Moskva) **4**, 83 (1934).

VORWALD, A.J., DURKAN, T.M., PRATT, P.C.: Experimental studies of asbestosis. Arch. industr. Hyg. **3**, 1 (1951).

VOSS, A.-C., WÖLLGENS, P., UNTUCHT, H.J.: Das Pleuramesotheliom aus strahlentherapeutischer Sicht. Strahlentherapie **148**, 329–332 (1974).

WAGNER, J.C.: Asbestos and cancer. Abbottempo **3**, 26 (1968).

WAGNER, J.C.: Asbestos cancers. J. nat. Cancer Inst. 1971, Guest-Editorial V–IX.

WAGNER, J.C.: Current opinions on the asbestos cancer problem. Ann. occup. Hyg. **15**, 61 (1972).

WAGNER, J.C., BERRY, G.: Mesotheliomas in rats following inoculation with asbestos. Brit. J. Cancer **23**, 567 (1969).

WAGNER, J.C., BERRY, G.: Investigations using animals. In: BOGOVSKI, P., GILSON, J.C., TIMBRELL, V., WAGNER, J.C.: Biological effects of asbestos. IARC Scient. Publ. **8**, p. 85. Lyon 1973.

WAGNER, J.C., BERRY, G.: Information obtained from animal experiments. In: BOGOVSKI, P., GILSON, J.C., TIMBRELL, V., WAGNER, J.C.: Biological effects of asbestos. IARC Scient. Publ. No. 8, p. 285. Lyon 1973.

WAGNER, J.C., BERRY, G., SKIDMORE, J.W., TIMBRELL, V.: The effects of the inhalation of asbestos in rats. Brit. J. Cancer **29**, 252 (1974).

Wagner, J.C., Gilson, J.C., Berry, G., Timbrell, V.: Epidemiology of asbestos cancers. Brit. med. Bull. **27**, 71 (1971).

Wagner, J.C., Sleggs, C.A., Marchand, P.: Diffuse pleural mesothelioma and asbestos exposure in the north western Cape Province. Brit. J. industr. Med. **17**, 260 (1960).

Walter, E.: Staubbekämpfung in der Asbestindustrie. Melliand Textilberichte **41**, 263 (1960).

Walter, E.: Zur Frage der Auswertung und Beurteilung von Staubmessungen in Asbestfabriken mit textiler Fertigung. Staub **26**, 422 (1966).

Walter, E.: Untersuchungsergebnisse an Staubproben aus Asbestbetrieben. Staub **27**, 481 (1967).

Webster, I.: Asbestosis in non-experimental animals in South Africa. Nature **197**, 506 (1963).

Webster, I.: Mesotheliomatous tumors in South Africa: pathology and experimental pathology. Ann. N.Y. Acad. Sci. **132**, 623 (1965).

Webster, I.: Asbestos and malignancy. S. Afr. med. J. **47**, 165 (1973).

Webster, I.: Malignancy in relation to crocidolite and amosite. In: Bogovski, P., Gilson, J.C., Timbrell, V., Wagner, J.C.: Biological effects of asbestos. IARC Scient. Publ. **8**, p. 195. Lyon 1973.

Webster, I.: The ingestion of asbestos fibers. Environm. Hlth Perspectives **9**, 199 (1974).

Wedler, H.W.: Klinik der Lungenasbestose. Leipzig, Thieme 1939.

Wedler, H.W.: Über den Lungenkrebs bei Asbestose. Dtsch. Arch. klin. Med. **191**, 189 (1943).

Wedler, H.W.: Lungentuberkulose bei Asbestose. Leipzig: Thieme 1947.

Wehner, A.P.: Investigation of cocarcinogenity of asbestos, cobalt oxide, nickel oxide, diethylnitrosamine and cigarette smoke. Manuskript. Batelle Lab., Richmond/Wash. 99352, 1974.

Weill, H., Waggenspack, C., Bailey, W., Ziskind, M., Rossiter, C.: Radiographic and physiologic patterns among asbestos workers engaged in manufacture of asbestos cement products. J. occup. Med. **15**, 248 (1973).

Weiss, A.: Pleurakrebs bei Lungenasbestose, in vivo morphologisch gesichert. Medizinische **3**, 43 (1953).

Weiss, B., Boettner, E.A.: Commercial talc and talcosis. Arch. environm. Hlth **14**, 304 (1967).

Weiss, W.: Cigarette smoking, asbestos, and pulmonary fibrosis. Amer. Rev. resp. Dis. **104**, 223 (1971).

Welz, A.: Weitere Beobachtungen über den Berufskrebs der Asbestarbeiter. Arch. Gewerbepath. Gewerbehyg. **11**, 536 (1942).

Werber, M.: Lungenasbestose und Karzinom. Zbl. Arbeitsmed. **2**, 179 (1952).

Whipple, H.E. (Hrsg.): Biological effects of asbestos. Ann. N.Y. Acad. Sci. **132** (1965).

White, F.M.M., Swift, J., Becklake, M.R.: Rheumatic complaints and pulmonary response to chrysotile dust inhalation in the mines and mills of Quebec. Canad. med. Ass. J. **111**, 533 (1974).

Whitwell, F., Rawcliffe, R.M.: Diffuse malignant pleural mesothelioma and asbestos exposure. Thorax **26**, 6 (1971).

WHO (World Health Organization): Evaluation of certain food additives. WHO Tech. Rep. Series **557**, 21 (1974).

v. Wichert, P., Hain, E.: Alveolitiden und Lungenfibrosen. Versuch einer Synopsis. Internist (Berl.) **15**, 370 (1974).

Williams, R., Hugh-Jones, P.: The significance of lung function changes in asbestosis. Thorax **15**, 109 (1960).

Winkler, A.: Talkumstaublunge (Talkose). In: Handbuch der ges. Arbeitsmedizin, Bd. II, Teil 2. Berlin-München-Wien: Urban & Schwarzenberg 1961.

Wirth, J.: Der Verlauf und die Häufigkeit der Lungentuberkulose bei Silikosegefährdeten und Silikosekranken sowie bei Asbestosegefährdeten und Asbestosekranken der Kreise Meißen und Pirna. Inauguraldissertation, Berlin 1960.

Woitowitz, H.-J.: Arbeitsmedizinisch-epidemiologische Untersuchungen zu den unmittelbaren Gesundheitsgefahren durch Asbest. Arbeit und Gesundheit, H. 86. Stuttgart: Thieme 1972.

Woitowitz, H.-J., Schäcke, G., Woitowitz, R.: Rangmäßige Schätzung der Staubexposition und arbeitsmedizinische Epidemiologie. Staub-Reinhalt. Luft. **30**, 419 (1970).

Woitowitz, H.-J., Schäcke, G., Woitowitz, R.: Zu den Auswirkungen von Pleuraverkalkungen bei Chrysotil-Asbestarbeitern auf die Lungenfunktion. Med. Welt (N.F.) **22**, 931 (1971).

Woitowitz, H.-J., Valentin, H.: Gesundheitliche Risiken durch Asbest: Pathogenese und alveolo-kapilläres Blocksyndrom. Fortschr. Med. **88**, 1333 (1970).

Woitowitz, H.-J., Valentin, H.: Arbeitsmedizinische Untersuchungen zur Gesundheitsgefährdung durch asbesthaltige Stäube. Staubtagung Bonn, Juni 1975, Manuskript.

Woitowitz, H.J., Woitowitz, R., Schäcke, G.: Zur Häufigkeit obstruktiver Ventilationsstörungen bei Asbestose. In: Rutenfranz, J., Singer, R.: Aktuelle Probleme der Arbeitsumwelt, Bd. 38, S. 209. Stuttgart: Gentner 1971.

Wolfart, W.: Behandlung eines Spontanpneumothorax. Dtsch. med. Wschr. **86**, 362 (1961).

Wood, W.B., Gloyne, S.R.: Pulmonary asbestosis complicated by pulmonary tuberculosis. Lancet **1931 II**, 954.

Wood, W.B., Gloyne, S.R.: Pulmonary asbestosis. A review of one hundred cases. Lancet **227**, 1383 (1934).

Worth, G., Schiller, E.: Die Pneumokoniosen. Kamp-Lintfort: Staufen Verlag 1954.

Wright, G.W.: Functional abnormalities of industrial pulmonary fibrosis. Arch. industr. Hlth **11**, 196 (1965).

Xippel, J.M., Bhathal, P.S.: Asbestos bodies in lungs: an Australian report. Pathology **1**, 327 (1969).

Zedler, J.H.: Großes Universal-Lexikon, Bd. I, II. Halle, Leipzig 1732.

Zeilhofer, R.: Pathophysiologische Aspekte des chronischen Cor pulmonale. Med. Klin. **65**, 386 (1970).

Auf anorganische Stäube mit geringen oder fehlendem Quarzgehalt zurückgehende Lungenveränderungen

G. Reichel

Mit 3 Abbildungen und 8 Tabellen

Sowohl die praktische Erfahrung als auch tierexperimentellen Untersuchungsergebnisse haben gezeigt, daß es eine Reihe kieselfreier anorganischer Stoffe gibt, die fibrogene Reaktionen im Bindegewebe hervorrufen. Die klinische Symptomatik der Pneumokoniosen, die auf kieselsäurefreie resp. kieselsäurearme Stäube zurückgehen, ist naturgemäß sehr unterschiedlich. Zum Teil handelt es sich um sog. Staubspeicherkrankheiten, bei denen der Staub lokal im Lungeninterstitium abgelagert wird und keine wesentlichen Reaktionen entfaltet (inerter Staub). Andere Stäube induzieren herdförmige oder generalisierte fibrotische Reaktionen.

Die medizinische Nomenklatur der Lungenveränderungen erfolgt häufig in Anlehnung an die Namensgebung bei Silikose und Asbestose durch Erscheinen des schädigenden Agens im Krankheitsnamen Kohlenstaub = Anthrakose, Kalkstaub = Chalikosis, Schwerspat = Barytosis, Aluminiumstaub = Aluminose, Beryllium = Berylliose etc. Die Namensfindung wird aber keineswegs generell oder einheitlich gehandhabt. Zum Teil wird auch nur das angeschuldigte Material mit dem Wort „Staublunge" oder „Lunge" zusammengestellt, wie z.B. bei der Kaolin- oder Hartmetallunge.

Einen Überblick über die verschiedenen Stäube, die zu Lungenveränderungen führen können, ohne Berücksichtigung der Silikose und Asbestose, gibt die Tabelle 1. Zum Teil sind in ihr wiederum Mineralien aufgeführt, welche als Begleitstäube bei den kieselsäure- und silikathaltigen Stoffen erwähnt worden sind (s.S. 468). Neben dem Kalkstein (Marmor), dem Alabaster, diversen Kunststeinen, dem Kaolin, verschiedenen Tonen und Leh-

men wie Fullererde oder Bleicherde spielen hier die neuzeitlichen Schleifmittel, welche den silikogenen Sandstein verdrängt haben, als Staubquelle in der Industrie eine gewisse Rolle. Letztere führen vor allem zu röntgenologisch sichtbarer Ablagerung der Stäube, wobei in solchen Lungen nach langer Exposition auch gelegentlich silikotische Knötchen oder Staubgranulome zu finden sind (Meister, 1956; Schmitt, 1954).

Neben diesen Stäuben steht eine Gruppe von Metallen und deren Verbindungen wie Barium, Aluminium, Eisen, Sinterkarbide, Kadmium, Mangan, Beryllium, Vanadium-Pentoxyd etc. Diese werden wie im Fall des Eisens, des Zinns, des Schwerspates und des Antimons lediglich röntgenologisch sichtbar im Lungeninterstitium gespeichert. Beryllium, Sinterkarbide oder radioaktive Stäube induzieren fibrotische Reaktionen.

Nach Inhalation von chrom-, arsen-, nickel- und berylliumhaltigen Stäuben ist die Lungencarcinomhäufigkeit ebenso wie beim Kontakt mit radioaktiven Stäuben und aromatischen Aminen erhöht. Abschließend ist noch auf mangan- und vanadiumenthaltende Stäube hinzuweisen, die in der Stahlindustrie im Thomasverfahren auftreten und die Entwicklung bakterieller Entzündungen im Bronchialsystem und Lungeninterstitium begünstigen.

Es handelt sich bei den meisten Erkrankungen um Mischstaubpneumokoniosen, bei dem dieser oder jener Stoffbestandteil im Mischstaub überwiegt und dem Krankheitsbild sein Gepräge gibt. Eine scharfe Abgrenzung gegen die Silikosen, Asbestosen oder Silikatosen ist in vielen Fällen nicht möglich, da die Verunreinigung der Minerale durch Kieselsäure, Silikate oder Asbest zu modifi-

Tabelle 1. Lungenveränderungen und Erkrankungen durch kieselsäurefreie bzw. -arme Mischstäube ohne Berücksichtigung der Asbestose und des Lungencarcinoms; Verunreinigungen mit Quarz führen zu silikotischen Gewebsreaktionen

Staubart	Krankheitsbezeichnung	Schädigender Staubbestandteil	Röntgenveränderungen	Pathologischer und klinischer Befund	Literatur
a) Metalle und metallische Verbindungen					
Eisen	Siderose Sidero-Silikose	SiO_2-Verunreinigung	Fleckelung	Bei SiO_2-Freiheit nur Speicherung, keine Fibrose	s. Siderose S. 469 ff.
Schwerspat	Barytose Baryto-Silikose	SiO_2	Fleckelung	Bei SiO_2-Freiheit nur Speicherung, keine Fibrose	s. Barytose, S. 480f.
Zinnoxyd	Stanose	—	Zeichnungsvermehrung, ·Fleckelung, Lymphknotenablagerungen	Speicherung, keine Fibrose	s. Stanosis, S. 481
Hartmetall (Wolframkarbid, Titankarbid, Kobalt)	Lungenfibrose	Kobalt, Titan, Allergie	Zeichenvermehrung	Fibrose Bronchitis	s. Hartmetalllunge, S. 481 ff.
Aluminium	Aluminose	Pyroschliff, Alu-Pulver	Streifige Zeichnung	Fibrose	s. Aluminose S. 484 ff.
Beryllium	Berylliose	Beryllium und seine Verbindungen Allergie	Fleckelung, streifige Zeichnung	Granulomatose, Bronchitis, Dermatitis, Carcinom	S. 487 ff.
Thomasschlacke Mangan-Braunstein, Vanadium	Bronchitis, Pneumonie	Vanadium, Mangan	Zeichenvermehrung	Bronchitis, atypische Pneumonie	S. 493 f.
Kadmium	Bronchitis, Pneumonie, allgemeine Vergiftungserscheinungen	Kadmium	Zeichenvermehrung	Bronchitis, Pneumonie, Allgemeinerkrankung	Bonnell, Kazantzis *et al.* (1959), Bonnell (1965), Holden (1965), Townshend (1968), Humperdinck (1968)
Antimon Antimonoxyd	Antimonstaubpneumokoniose	Antimon	Zeichenvermehrung, Fleckelung	Speicherung. Bei SiO_2-Freiheit keine Fibrose	Cooper, Pendergrass *et al.* (1968) Klucik, Juk *et al.* (1962)
Zink (Messing)	Gießfieber, Zinkfieber	Schweißdämpfe von Zinkschweißern		Atypische Pneumonie, Bronchitis	Schettler (1948), Symanski (1952), Koelsch (1953)
Chrom Arsen Nickel	Carcinom	Chromate Arsen, Arsenbestandteil der Stäube	Zeichenvermehrung	Chromatkrebs, Bronchitis, Carcinom. (Bronchien, Nase)	S. 496 f.

Tabelle 1 (Fortsetzung)

Staubart	Krankheits-bezeichnung	Schädigender Staubbestand-teil	Röntgen-veränderungen	Pathologischer und klinischer Befund	Literatur
b) *Schleifmittel* Schmirgel Korund Karbokorund Schleifpasten		Keramisches Bindemittel, Quarzbeimen-gungen	Vermehrte Zeichnung, angedeutete Fleckelung	Bei SiO_2-Frei-heit Speiche-rung, keine Fibrose	MEISTER (1956), SCHMITT (1954)
c) *Silikate* Ton Lehm Fullererde Betonit Feldspat Kaolin Glimmer	Silikatose	Quarzverun-reinigungen meist geringer als 1% Silikate	Zeichen-vermehrung mit Fleckschatten und seltenen Schwielen	Staubspeiche-rung, Staubgranulome, Fibrose	SCHILLER (1961), GATTNER (1955), KARDOS (1962), SCHNEIDER (1962), ROTTER, GÄRTNER (1954), KRASNOPEEVA (1964), TRIPSA, ROTARU (1965, 1966), PODNEBESNAVA (1965), S. 389 ff.
d) *Kalkstein* Marmor Apatit Gips	Chalkosis	SiO_2-Ver-unreinigungen	Zeichen-vermehrung, Fleckelung	Bei SiO_2-Frei-heit Speiche-rung, keine Fibrose	DAVIS, NAGELSCHMIDT (1956), RAYMOND, SIVADON et al. (1952)
e) *Seltene Erden*	Cer-Pneumo-koniose	Cer	Zeichen-vermehrung, Fleckelung	Staubdepots, keine Fibrose	S. 494
f) *Radioaktive Stäube*	Strahlen-fibrose, Strahlen-carcinom	Radioaktive Strahlung	Vermehrte Zeichnung	Carcinom, Lungenfibrose	S. 495

zierten fibrotischen Gewebsreaktionen füh-ren können. In diesem Zusammenhang sei an das Schwerspat und Eisen erinnert, das in seinen natürlichen Vorkommen meist mit quarzhaltigem Nebengestein verunreinigt ist und daher zu Sidero- oder Barytosilikosen führt. Auf der anderen Seite weisen andere Stoffe, so z.B. Talkum neben Quarz, auch Asbestverunreinigungen auf, die dem Krank-heitsbild ihr Gepräge geben. Im folgenden soll auf die wichtigsten Pneumokoniosen ein-gegangen werden, die auf anorganische Stäube mit geringem oder fehlenden Quarz-gehalt zurückgehen, soweit diese nicht schon bei Besprechung der Silikatosen, Asbestosen oder Silikosen dargestellt wurden.

A. Die Eisenstaublunge (Siderose) und die auf vorwiegend eisenhaltige Stäube zurückgehenden Mischstaubpneumokoniosen

Der Begriff „siderosis pulmonum" wurde von ZENKER (1867) für das Krankheitsbild geprägt, das durch Einatmung von Eisen- oder Eisenoxydstaub entsteht (MERKEL, 1869; SCHEID, 1931). Die Siderose zählt zu den klassischen, sog. benignen oder nicht fi-brosierenden Pneumokoniosen, da Eisen- oder Eisenoxydstaub inert im Lungengewebe ohne Induzierung einer Fibrose abgelagert wird. In diesem Zusammenhang sei auf die Arbeiten von Gross, Westrick et al. (1960), Harding (1945), Harding et al. (1947), Humperdinck (1942), Symanski (1954, 1955), Tillmann (1944), Naeslund (1940) hingewiesen. Schaaf, Klippel et al. (1971) haben diese Befunde bestätigen können und im Intraperitonialtest auch bei den selteneren Eisenphosphatverbindungen keine fibrotischen Reaktionen beobachtet. Dem entspricht die Erfahrung von Holmquist und Swensson, die 1963 zeigten, daß die gelegentlich als Ersatz für den Quarzsand beim Sandstrahlen benutzten Eisensilikatkörnchen zwar in dichten Depots in der Lunge abgelagert werden können, jedoch keine Fibrose hervorrufen. Im Gegenteil, schon 1932 konnte Kettle zeigen, daß Quarzteilchen, die mit Eisenoxyd belegt waren, subkutan der Maus injiziert, eine ebenso inerte Gewebsreaktion ergaben wie das Eisenoxyd allein. Über ähnliche Erfahrungen berichten Reif, Landwehr et al. (1963), Landwehr, Bruckmann et al. (1962), Borisenkova, Kochetkova (1971). Landwehr, Bruckmann et al. (1962) zeigten, daß Roteisen aus dem Dillkreis trotz hohen Quarzgehaltes sich fast wie inertes Material verhält. Auch das in den Erzen des Salzgittergebietes vorkommende Brauneisen wird trotz einer Quarzverunreinigung von 8—10% im Tierversuch praktisch inert abgelagert (Reif, Landwehr et al., 1963).

Die hemmende fibrogene Wirkung des Eisens wird auch noch in einem anderen Zusammenhang diskutiert. Während der Inselsand der ostfriesischen Nordseeinseln mit einem Quarzanteil von 63% eine praktisch nicht lungengängige Korngrößenverteilung zeigt und damit ungefährlich ist, muß bei den Sandstürmen in der Sahara mit lungengängigen Feinstäuben gerechnet werden, die 8—12% Quarz enthalten (Landwehr, 1955). Wie aus Untersuchungen an marokkanischen Tieren hervorgeht, hat jedoch der Wüstensand keine silikogene Wirkung (Policard, 1938). Zu den gleichen Ergebnissen kamen Policard und Marion (1938) sowie Policard und Collet (1952) bei Untersuchungen an menschlichen Lungen aus nordafrikanischen Wüstengebieten. Lediglich Farina (1968) berichtet über eine Silikose, hervorgerufen durch Einatmung von Wüstenstaub. Der Fall erscheint allerdings nicht zweifelsfrei, da eine Silikose, verursacht durch die Verwendung von quarzhaltigen Schleifscheiben mit keramischer Bindung, nicht auszuschließen war. Da sich bei den mineralogischen Untersuchungen von Landwehr (1955) in den Saharafeinstäuben neben Kieselsäure, Quarz und Opal auch Eisenoxyd fand, liegt es nahe, an eine Schutzwirkung des Eisenoxyds zu denken.

Lungensiderosen werden in erster Linie bei Arbeitsgängen beobachtet, die mit einer Metallerhitzung durch eine Stichflamme verbunden sind, so z.B. bei Schweißern. In der Stichflamme entsteht Eisenoxydstaub, und zwar schwarzes Ferrooxyd (FeO) und rotes Ferrioxyd (Fe_2O_3). Dieses liegt, in der Luft aufgewirbelt, in sehr kleiner Korngröße (unter 0,5 µm) vor und kann so inhaliert werden. In einer von Kleinfeld, Messite et al. (1969) durchgeführten Arbeitsplatzstudie bei Schweißern ergaben sich außerhalb der Schutzmaske 1,6—12 mg/m^3 lungengängiger Eisenoxydstaub. Innerhalb des Schutzschildes fanden sich nur 0,65—1,7 mg/m^3. Dem standen Messungen aus dem Jahre 1960 und 1961 gegenüber, die an hygienisch ungünstigen Arbeitsplätzen durchgeführt wurden und die eine Eisenoxydkonzentration von 30—47 mg/m^3 ergeben hatten. Diese Meßergebnisse werden im großen und ganzen von Lamanna, Cascini et al. (1968) bestätigt, die unter der Schutzmaske im Schweißrauch einen Eisenoxydgehalt fanden, der geringfügig über 15 mg/m^3 lag. Die lungengängigen eisenoxydhaltigen Stäube gelangen wie andere Gewerbestäube bis an die Alveolen. Sie werden peribronchial, perivasculär und in den Scheidewänden des Lungengewebes intrazellulär gespeichert, ohne selbst bei langjähriger Einlagerung eine Fibrose zu entwickeln (Giese, 1960). Klinische Ausfälle oder Beeinträchtigungen der Lungenfunktion werden nicht beobachtet (Albu, 1970; Albu et al., 1971/72; Albu, Schuleri, 1972; Albu, Popescu, 1973).

Je nach Staubart und damit Farbe der Lunge kann man pathologisch-anatomisch eine rote Eisenlunge (Ferrioxyd Fe_2O_3) und eine schwarze Eisenlunge (Ferrooxyd FeO) unterscheiden. Die rote Eisenlunge in der klassischen Form wurde von Zenker bei einer 31jährigen Frau beschrieben, die in einem heute nicht mehr üblichen Arbeitsgang in einer Fließpapierfabrik fein-pulverisiertes, trockenes Eisenoxyd (Fe_2O_3, englisch-rot) in Papier einreiben mußte. Die Lunge dieser Frau war gleichmäßig ziegelrot. Andere Mitteilungen betreffen Arbeiter, die Spiegel mit englischrot schliffen, ein Arbeitsvorgang, der heute ebenfalls nicht mehr üblich ist. Nach McLaughlin, Grout et al. (1945) sowie Barrie und Harding (1947) ruft die Einatmung von Eisenoxydstaub

Tabelle 2. Durch eisenhaltige Mischstäube gefährdete Berufsgruppen

Berufsgruppe	Krankheit	Literatur
Schweißer	Siderose und Mischstaub-pneumokoniose	s. „Die Schweißerlunge"
Walzwerker	Siderose	VIGLIANI (1944), VOIGTMANN (1956), HOLSTEIN (1949)
Ofenarbeiter in der Ferrosiliciumproduktion	Sidero-Silikosen	SWENSSON et al. (1971), CORSI et al. (1970)
Dreher, Metallschleifer, Putzer und Flämmer	Siderose	BUCKEL et al. (1946), TOLOT (1950), PENDERGRASS et al. (1945), THIELEN et al. (1970), SANDER (1967), JONES et al. (1972)
Schiffsbau: Entroster, Kesselreiniger etc.	Siderose, Mischstaub-pneumokoniosen, Sidero-Silikosen	DUNNER et al. (1943, 1944, 1953), HARDING et al. (1944) (1947), WENDEL (1972), MÜLLER (1958)
Eisenerzbergbau: Brauneisen (Salzgitter) Roteisen (Dill) Hämatit (Cumberland)	Sidero-Silikosen (Lungen-Ca.) Siderosilikosen	s. „Mischstaubpneumokoniosen des Eisenerz-bergbaues"
Röster in Eisenerzhütten Sinteranlagen in Eisenhütten Spateisenstein (Siegerland)	Sidero-Silikose	LANDWEHR et al. (1958), GOMBOS et al. (1964) DRASCHE (1959) s. Mischstaubpneumokoniosen des Eisenerz-bergbaues
Ockerstaublunge	Sidero-Silikosen	OTTO (1939, 1961), HAGEN (1939), ERHARDT et al. (1947, 1959), ROCHE et al. (1958)

beim Polieren von Silber ähnliche Veränderungen hervor.

Obduktionsbefunde von schwarzen Eisenlungen (schwarzes Ferrooxyd FeO) liegen dagegen nur vereinzelt vor. Das anatomische Bild einer schwarzen Eisenlunge entspricht dem der Anthrakose. Ein Unterschied besteht darin, daß der im Lungengerüst gelegene Staub eine positive Eisenreaktion gibt (GIESE, 1960).

Strenggenommen ist auch die Ockerlunge eine Form der Eisenlunge. Die Ockererde ist ein Gemisch von Eisenoxyd, Eisenhydroxyd und Ton. Die Ockerlunge zeigt eine intensive gelbbraune Farbe (Ockerfarbe) durch Einlagerungen von Eisenhydroxyd. Die Beimischungen von Quarz zum Ockerstaub können jedoch zu typischen Silikosen führen.

Es ist überhaupt bei den in der gewerblichen Wirtschaft zu beobachtenden Siderosen zu berücksichtigen, daß die am Arbeitsplatz entstehenden Stäube meist nicht Eisen in reiner Form enthalten, sondern zu gleicher Zeit Mineralien und Gase aufweisen, die für die Gefährlichkeit des Gewerbestaubes von entscheidender Bedeutung sein können. Nur selten handelt es sich, wie z.B. in den von ALBU (1970), ALBU et al. (1971) in einer chemischen Fabrik mitgeteilten Erkrankungsfällen, um reine Eisen- oder Eisenoxydstäube.

In der Tabelle 2 sind die wichtigsten, durch eisenhaltige Mischstäube gefährdeten Berufsgruppen aufgeführt. Aus der Zusammenstellung ergibt sich, daß die Siderose meistens in Form einer Mischstaubpneumokoniose vorliegt und daß wegen der Zusammensetzung der Stäube besonders enge Beziehungen zur Silikose bestehen. Dies gilt in besonderem Maße für die Mischstaubpneumokoniose des Eisenerzbergbaues.

Für die Differentialdiagnose zwischen Silikose und Siderose sind die von HAMLIN und WEBER (1950) sowie HAMLIN (1952) aufgestellten Punkte hilfreich. Danach unterscheidet sich die Siderose von der Silikose in 4 wesentlichen Punkten.

1. Durch ein frühes Auftreten von Fleckschatten im Röntgenbild, die sich nach Aufhören der Exposition wieder zurückbilden können.

2. Durch die fehlende Progredienz der Röntgenveränderungen.

3. Durch die fehlende klinische Symptomatik.

4. Durch die fehlende Disposition zur Tuberkulose.

Im folgenden sollen einige typische, auf vorwiegend eisenhaltige Stäube zurückgehende Pneumokoniosen beschrieben und auf die differentialdiagnostischen Schwierigkeiten der Abgrenzung gegen andere Mischstaubpneumokoniosen eingegangen werden.

I. Schweißerlunge

Doig und McLaughlin haben im Jahre 1936 als erste Lungenveränderungen bei Schweißern beschrieben und ihre Ursachen diskutiert. Zunächst dachten beide Verfasser, daß es sich bei den Röntgenveränderungen um einen fibrotischen Lungenprozeß handelt, der auf die Asbestumhüllungen der Elektroden zurückzuführen ist. Nachdem sie aber 9 Jahre später bei zwei dieser Personen, die die Exposition unterbrochen hatten, einen röntgenologischen Rückgang der Veränderungen wahrgenommen hatten, kamen sie zu der Ansicht, daß es sich um eine reine Siderose handelt und daß das Eisenoxyd auch nach Jahren aus der Lunge eliminiert werden kann. Unterdessen beschrieben Enzer und Sander (1938) die ersten Sektionsbefunde der Schweißerlunge als reine Siderosen ohne fibrotische Reaktion, was später auch von anderen Verfassern bestätigt wurde (Koelsch, 1962; Poinso, Charpin et al., 1952; Angervall, Hansson et al., 1960). Haglind berichtete 1967 über das Sektionsergebnis bei einem Elektroschweißer, der an einer Pneumonie verstorben war und bei dem sich trotz einer fortgeschrittenen Siderose keine Fibrose fand.

Caccuri, Fournier, Brockhaus, Symanski und van Zuilen, die 1969 für die Kommission der Europäischen Gemeinschaft die Weltliteratur bis 1965 sichteten, kamen zu der Schlußfolgerung, daß die pulmonale Siderose, obwohl sie bei Schweißern gelegentlich beobachtet werden kann, im großen und ganzen selten ist. Sie vertraten die Ansicht, daß in den Schweißrauchen das Eisenoxyd vorherrscht und daß dieses zu im Röntgenbild nachweisbaren, gutartigen Lungenveränderungen führt, die mit den normalen Lebenschancen durchaus vereinbar sind. Zu einer ähnlichen Beurteilung war vor ihnen Doig und Duguid (1951) gekommen, die im Auftrage des englischen Arbeitsministeriums 259 männliche Elektro-, Autogen- und Gemischtschweißer hinsichtlich ihres Gesundheitszustandes überprüften. Sie sind der Ansicht, daß es eine spezifische Schweißerkrankheit nicht gibt.

Die Diagnose der Schweißerlunge gründet sich auf den Röntgenbefund und den Nachweis einer entsprechenden Berufsarbeit. Das Röntgenbild ist, wie in Abb. 1 ersichtlich, durch eine netzförmige Verstärkung der Lungengrundzeichnung mit einer generalisierten nodulären oder miliaren Tüpfelung gekennzeichnet. In leichten Fällen findet sich lediglich eine differentialdiagnostisch vieldeutige Vermehrung der Lungenstruktur. Die weitere Zunahme der siderogenen Speicherung wird durch feine bis linsengroße Fleckschatten lockerer Verteilung bevorzugt im Bereich der basalen Obergeschosse und Unterfelder gekennzeichnet (Bassermann, 1964; Pendergrass, Lainhart et al., 1972). Zweifellos kann die Abgrenzung solcher Bilder, besonders gegenüber leichtgradigen Mischstaubsilikosen, Schwierigkeiten bereiten. Saupe (1941) weist auf Anklingen an die Asbestose hin, wegen Bevorzugung der tiefen Lungenabschnitte sowie des Auftretens feiner Schatten und Verschleierungen in der Nachbarschaft der Herzränder. Die Röntgenveränderungen sind, soweit sie sich auf das abgelagerte Eisen zurückführen lassen, regredient (Doig et al., 1936, 1951, 1964; Bentzen, 1933; Sander, 1967; Koelsch, 1962; Menz, 1971; Schiller, 1961; Schüller, Maturana et al., 1963; Choffel, 1966; Bassermann, 1964; Vigiliani, 1944).

Abb. 1 enthält das Röntgenbild eines 41jährigen Mannes, der 10 Jahre lang in einer Behälterfabrik Schweißarbeiten verrichtet hat. Bei einer Röntgen-Reihenuntersuchung zeigte sich eine für die Schweißerlunge charakteristische Vermehrung der Lungenstruktur mit einer feinen bis linsengroßen Tüpfelung. Der klinische Befund war unauffällig. Auch die eingehende Funktionsprüfung ergab keine Ausfallserscheinungen. Die

Blutgase, die spirographischen Meßergebnisse (Vitalkapazität, 1-sec-Kapazität), die statische Compliance und die Atemwegswiderstände lagen im Normbereich (Tabelle 3).

Die durchschnittliche Entwicklungszeit der röntgenologisch nachweisbaren Veränderungen wird zwischen 3 und 32 Jahren angegeben. Sie beträgt nach DOIG und DUGUID (1951) 20 Jahre, nach CHOFFEL (1966) 15 Jahre und nach SCHÜLLER, MATURANA *et al.* (1963) 20 Jahre. HAGLIND (1967) beobachtete röntgenologische Veränderungen bei Elektroschweißern $5^1/_2 - 32$ Jahre nach Aufnahme der Tätigkeit. Zu ähnlichen Ergebnissen kamen KLEINFELD, MESSITE *et al.* (1969), die über Expositionszeiten von 3—32 Jahren berichteten mit einem durchschnittlichen Expositionswert von 18,7 Jahre. Aber auch akut auftretende Röntgenveränderungen sind bekannt. BENTZEN (1933) beobachtete bei einem 33jährigen Mann, der zwei Monate z.T. ohne Schutzmaske an einer Stoßmaschine zur Herstellung von Stahlstaub mit 90% reinem Eisen gearbeitet hat, eine akute Siderose. Für die Schnelligkeit der Entwicklung dürften die am Arbeitsplatz herrschenden hygienischen Bedingungen von entscheidender Bedeutung sein. In geschlossenen, schlecht belüfteten Räumen und Behältern ist mit großen Schweißdampfkonzentrationen und kurzen Expositionszeiten zu rechnen (CIMPOIESU, 1968).

Die Schweißerlunge zeigt im klassischen Fall keine klinische Symptomatik. Die häufig zu beobachtende Serumeisenerhöhung mit Polyglobulie ist diagnostisch nur bedingt verwertbar (BASSERMANN, 1964). HOSCHEK (1955) zeigte, daß in dem Auswurf von Elektroschweißern vorwiegend Eisen (700

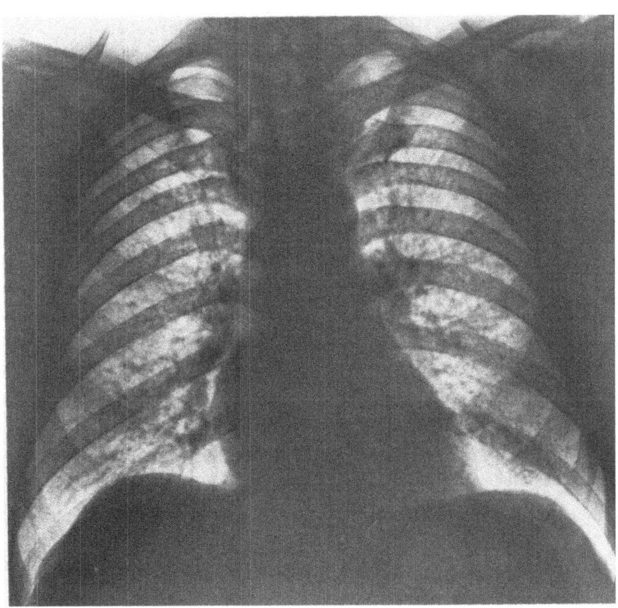

Abb. 1. Röntgenbild einer gutartigen Schweißerlunge eines 41jährigen Mannes nach einer 10jährigen Schweißdampfexposition in schlecht belüfteten Behältern. Funktionswerte s. Tabelle 3

Gamma-%) nachzuweisen ist. Daneben findet sich Zink (22 Gamma-%), Titan (36 Gamma-%) und Mangan (1,9 Gamma-%).

Die spirographischen Untersuchungen (KLEINFELD, MESSITE *et al.*, 1969; ALBU u. SCHULERI, 1972; HAGLIND, 1967), die Bestimmung des Atemwegswiderstandes (HAGLIND, 1967), der Compliance (ALBU u. SCHULERI, 1972; HAGLIND, 1967) und der CO-Diffusionskapazität (KLEINFELD, MESSITE *et al.*, 1969; HAGLIND, 1967; ALBU,

Tabelle 3. Lungenfunktion eines Mannes mit röntgenologischen Veränderungen im Sinne einer Schweißerlunge (Abb. 1) Name: J.P., geb. 7.9.32

Blutgase		Atemwegs-widerstand R_t	Vital-kapazität VC	1-sec-Kapazität	Statische Compliance C	Intra-thorakales Gas-volumen
Meßwert	Sollwert	cm H_2O 1^{-1} sec	ml	in % VC	ml cm H_2O 1^{-1}	IGV ml
Ruhe:						
P_aO_2 84	>75	2,8	4110	68	0,21	3860
P_aCO_2 36	<44					
Belastung 120 Watt:		Sollwert	Sollwert	Sollwert	Sollwert	Sollwert
P_aO_2 90	>76	<3,5	>4220	>66	0,16—0,21	<4015
P_aCO_2 39	<44					

Schuleri, 1972) ergaben keine Einschränkungen. Nach Haglind (1967) sind auch die Blutgase unverändert. Die überwiegende Mehrzahl der Schweißerlungen verläuft offensichtlich entsprechend dem in Abb. 1 und Tabelle 3 gezeigten Beispiel gutartig.

Nach den Erfahrungen von Doig und Duguid (1951) sowie Hamlin und Weber (1950), Hamlin (1952), Schüler, Maturana et al. (1963) gibt es keinen Anhalt dafür, daß die eisenhaltigen Schweißdämpfe zur Lungentuberkulose oder zum Lungencarcinom prädisponieren. Eine einmal erworbene Tuberkulose verläuft (Doig u. Duguid, 1951) bei Schweißern nicht anders als bei anderen Arbeitern. Es ergab sich auch kein Hinweis für ein gehäuftes Wiederaufflackern alter tuberkulöser Herde. Bezüglich gastrointestinaler Beschwerden fanden sich zwar derartige Symptome beim Einatmen hoher Schweißdampfkonzentrationen (Doig u. Duguid, 1951). Der Befall an Magenulcera und chronischen Verdauungsstörungen ist jedoch nicht höher als bei der Allgemeinbevölkerung. Gelegentlich vermutete Leberstörungen blieben unbestätigt (Doig u. Duguid, 1951). Auch Schädigungen der Schilddrüse sowie Impotenz und Verlust der Libido, die mitunter auf Schweißarbeiten zurückgeführt werden, wurden auf Grund eingehender Untersuchungen verneint (Doig u. Duguid, 1951). Lediglich die Blutuntersuchungen zeigen, worauf oben schon bereits eingegangen wurde, geringe Veränderungen im Sinne einer Polyglobulie, jedoch ohne Anhalt für organische Veränderungen oder in Erscheinungtreten von abnormen Blutzellen (Doig u. Duguid, 1951).

In den letzten Jahren erschienen eine Reihe histologischer Befunde von Schweißerlungen, die außer den harmlosen Eisenoxydeinlagerungen fibrotische Veränderungen zeigten (Meyer, Kratzinger et al., 1967; Charr, 1953, 1955, 1956; Harding, McLaughlin et al., 1958; Mann u. Lecutier, 1957; Friede u. Rachow, 1961; Luccioni, Charpin et al., 1966; Cassan, Kofman et al., 1972; Brun, Cassan et al., 1972; Slepicka, Kadlec et al., 1970). Andere Autoren, wie z.B. Wendel (1972), Slinchenko und Filipchenko (1971) stellen entzündliche Veränderungen der Bronchialwand und Peribronchitiden mit obstruktiven Belüftungsstörungen (Meo, Sulotto et al., 1966) bei

Schweißern in den Vordergrund ihrer Betrachtungen.

Auch Einbrodt et al. (1967, 1971) sowie Maass (1970), die die chemische Natur der Staubablagerungen an Sektions- und Biopsiematerial untersuchten, kamen zu dem Schluß, daß bei Schweißern mit fibröser Umwandlung des Gewebes nach Inhalation des Schweißrauches gerechnet werden muß. Die Lungenstaubproben der untersuchten Schweißerlungen zeigten in den meisten Fällen einen erhöhten Fe_2O_3-Gehalt exogenen Ursprungs. Darüber hinaus fanden sich Eisenverbindungen, die in der vorliegenden Form endogen in der Lunge entstanden sein müssen, vergleichbar mit den Kalziumphosphatablagerungen in den Verkalkungen. Ähnlich strukturierte, endogene Eisenablagerungen beschrieben Otto und Maron (1959) bei Porzelliner-Silikosen. Die Ursache dieser Eisenablagerungen in unmittelbarer Nachbarschaft des Staubes ist wahrscheinlich eine durch den Staub selbst oder seine Fremdkörpereigenschaften bedingte Eisenabsorption. Es handelt sich nicht um exogen zugeführtes Eisen. Für die Bewertung des Befundes ist jedoch der von Otto und Maron (1959) mitgeteilte Befund bedeutsam, daß diese Siderophilie erst nachweisbar ist, wenn tatsächlich eine Staubgefährdung vorliegt, also eine gewisse Staubmenge abgelagert wird. Die physiologische Anthrakose der normalen Erwachsenenlunge z.B. zeigt diese Siderophilie nicht. Im Zusammenhang mit der gleichzeitigen fibrotischen Umwandlung des Lungeninterstitium deutet daher dieser Befund von Einbrodt et al. (1967, 1971) auf eine lungenschädigende Wirkung der Schweißdämpfe hin, die ihre Ursache allerdings nicht in dem Eisengehalt dieser Dämpfe hat.

Der Wandel von der harmlosen Lungensiderose zu fibrotischen Lungenveränderungen bei Elektroschweißern ist sicher in der veränderten Technologie des Elektroschweißens zu suchen (Doig u. Duguid, 1951). Es werden immer mehr Elektrodenummantelungen benutzt, die fibrogen wirkenden Asbest und Quarz enthalten (Trautmann, 1962). Meyer, Kratzinger et al. (1967) fanden bei der spektrographischen Analyse der Lungenstäube eines verstorbenen Elektroschweißers annähernd die gleichen Bestandteile wieder, aus denen sich die Elektrodenummantelung zusammensetzte. SLEPICKA, KADLEC *et al.* (1970), die in den Jahren 1951—1968 40 Elektroschweißer mit pneumokoniotischen Lungenveränderungen untersuchten und eingehende chemische Analysen des Flugstaubes durchführten, vermuteten daher, daß die fibrogene Eigenschaft des beim Schweißen auftretenden Flugstaubes in dem Anteil der Silikate und des amorphen SiO_2 zu suchen ist. Bei der Verbrennung der Elektrode kommt es nach diesen Befunden zu einem Anstieg des Siliciumoxydgehaltes und einem weitgehenden Verschwinden des kristallinen Quarzes. Bei den hohen Temperaturen können ein Teil der Quarzteilchen mit basischen Substanzen an der Elektrode reagieren, so daß Silikate entstehen. Die Argumentation ist jedoch nicht ganz befriedigend, da Silikat im allgemeinen keine und amorphes Siliziumoxyd nur eine sehr geringe fibrogene Wirkung entfalten. Auch EINBRODT *et al.* (1967, 1971) glauben nachgewiesen zu haben, daß in vielen Fällen an der fibrogenen Wirkung des inhalierten Schweißdampfes silikogen wirkende Stäube nicht beteiligt sind.

JONES und WARNER (1972) betonen daher die Gefährlichkeit des Flugstaubgehaltes an Metalloxyden wie z.B. Chrom, Nickel, Molybden und Zinnoxyd. BARHAD, PETRESCU *et al.* (1965) weisen auf die große Schädlichkeit des Manganoxydgehaltes hin.

Schließlich ist daran zu denken, daß bei dem heutzutage üblichen Gebrauch basischer Elektroden hohe Fluoridkonzentrationen besonders an schlecht belüfteten Arbeitsplätzen auftreten können. SMITH hat in geschlossenen und halbgeschlossenen Arbeitsräumen Fluoridkonzentrationen beim Schweißen nachgewiesen, die über 2,5 mg/m^3 lagen. Bei einer ausreichenden Belüftung der Arbeitsplätze dürften jedoch auch die Fluoridkonzentrationen in unbedenklichem Bereich liegen. Sie betragen nach SMITH unter hygienisch einwandfreien Arbeitsbedingungen nur $^1/_3$ des Fluoridschwellengrenzwertes.

Nach dem Gesagten muß daher damit gerechnet werden, daß bei Schweißarbeiten an schlecht belüfteten Arbeitsplätzen im Schweißdampf verschiedene Schadstoffe auftreten können, die eine Gewebsreaktion hervorrufen. SLEPICKA, KADLEC *et al.* (1970), EINBRODT *et al.* (1967, 1971), JONES und WARNER (1972), STANESCU, PILAT *et al.* (1967), BRUN, CASSAN *et al.* (1972), CASSAN, KOFMAN *et al.* (1972), CHARPIN *et al.* (1965), LUCCIONI (1966), MAASS (1970), ALBU und SCHULERI (1972) sehen deshalb in manchen Formen der Schweißerlunge eine eigenständige Mischstaubpneumokoniose, die von der Siderose in ihrer ursprünglichen Form zu unterscheiden ist.

Das klinische Bild dieser vor allem bei Elektroschweißern auftretenden Mischstaubpneumokoniosen unterscheidet sich allerdings nur sehr wenig in ihrem Verlauf und in ihrer Entwicklung von der klassischen benignen Siderose. Der klinisch entscheidendste Unterschied dürfte in der Tatsache zu suchen sein, daß die röntgenologischen Veränderungen im Gegensatz zur Siderose nicht rückbildungsfähig sind (SLEPICKA, KADLEC *et al.*, 1970). Röntgenologisch werden ebenso wie bei der Siderose nur Strukturveränderungen beobachtet, die die Kategorien 2 und 3 der ILO-Klassifikation kaum überschreiten (JONES u. WARNER, 1972; SLEPICKA, KADLEC *et al.*, 1970; CHARPIN *et al.*, 1965). Nur CASSAN, KOFMAN *et al.* (1972) beschreiben einen Fall von schwielenbildender Pneumokoniose und BRUN, CASSAN *et al.* (1972) einen weiteren mit progressiv fortschreitender, massiver Fibrose. Es spricht jedoch in diesen Fällen vieles dafür, daß es sich um Siderosilikosen gehandelt hat.

Aus der Erhebung von SLEPICKA, KADLEC *et al.* (1970) ist zu entnehmen, daß die initialen Formen der zur Fibrose führenden Elektroschweißerpneumokoniose zu einer leichten, unbedeutenden Senkung der statischen und dynamischen Lungencompliance führen, ein Befund, der bereits von STANESCU, PILAT *et al.* im Jahre 1967 erhoben wurde. In späteren Stadien scheinen restriktiv-obstruktive Störungen der Atmung hinzuzutreten. Die Entwicklung der Lungenfunktionsveränderungen hat nach Ansicht dieser Autoren große Ähnlichkeit mit der beginnenden Kohlenbergarbeiterpneumokoniose. Im ganzen handelt es sich aber auch bei dieser Form der Schweißerlunge ebenso wie bei der reinen Siderose um eine benigne Form der Pneumokoniose, die nur in den allerseltensten Fällen einen Krankheitswert erreicht. Besonderes Augenmerk muß bei der arbeits- und versicherungsmedizinischen Beurteilung dieses Krankheitsbildes auf die schädigenden, das Eisen begleitenden Stäube gerichtet werden.

II. Die Mischstaub-pneumokoniosen des Eisenerzbergbaues

Bei den Pneumokoniosen des Eisenerzbergbaues handelt es sich nicht um reine Siderosen, sondern um Siderosilikosen, deren Entstehung, Ausprägung und klinischer Verlauf entscheidend von den begleitenden Eisenmineralien geprägt wird (Di Biasi, 1952; Ceelen, 1954; Klosterkötter, Pfefferkorn, 1952; Symanski, 1955; Dressen, Britton et al., 1942; Koelsch, 1935; Naeslund, 1938; Heim de Balsac u. Feil, 1934). Eisenerzstäube können wegen ihres Eisengehaltes, wie oben schon im einzelnen ausgeführt wurde, die silikogene Wirkung von quarzhaltigen Begleitmineralien hemmen, wenn nicht sogar aufheben. Es ist daher verständlich, daß Eisenerzstäube unterschiedlicher Herkunft eine sehr unterschiedliche Wirkung auf die Ausbildung fibrogener Läsionen haben.

Während die karbonatischen Eisenerze aus dem Siegerland (Spateisenstein) zusammen mit ihren relativ stark quarzhaltigen Begleitmineralien eine starke silikogene Wirkung entfalten, zeigen das Roteisen, auch kieseliges Erz genannt, das im Dillkreis gewonnen wird, eine nur geringe und das Brauneisen des Salzgittergebietes der Oberpfalz eine fast zu vernachlässigende silikogene Wirkung (Reif, Landwehr et al., 1963; Landwehr u. Bruckmann, 1955; Landwehr, Bruckmann et al., 1962; Landwehr, Wiegand, 1958). Dieses wird auch deutlich bei der unterschiedlichen Häufigkeit der Mischstaubpneumokoniosen unter den Belegschaften einzelner Eisenlagerstätten in Deutschland. Landwehr hat diese für die Jahre 1937—1947 zusammengefaßt. Die Zahl der an Silikose zur Entschädigung gelangten Bergleute lag im Siegerland und Westerwald bei $21^0/_{00}$, im Sauerland bei $8^0/_{00}$, im Bereich des rheinischen Schiefergebirges, der Eifel, des unteren Lahntales bei $7,8^0/_{00}$, im Dillkreis und oberen Lahntal bei $3^0/_{00}$, während im Salzgitter- und Peinergebiet bisher keine Siderosilikosen aufgetreten sind.

Diese Erfahrungen stehen auch in Übereinstimmung mit den Beobachtungen im Ausland (Bruce, 1942; Dressen, Britton et al., 1942; Naeslund, 1938; Ahlmark, Bruce et al., 1960; Craw, 1947; Martin, 1969; Mosinger, Charpin et al., 1968). So sahen Simonin, Girard et al. (1953) bei 400 Mineuren aus dem lothringischen Erzbergbau, die größtenteils mehr als 10 Jahre und in einigen Fällen mehr als 30 Jahre tätig waren, überwiegend leichte Pneumokonioseformen. Ähnliche Veränderungen sind aus dem englischen Hämatitbergbau in Cumberland bekannt. Hämatit enthält neben Eisenoxyd $9,4—13,6\%$ Kieselsäure (Stewart u. Faulds, 1934). Auch hier deuten alle Befunde darauf hin, daß der hohe Eisenoxydgehalt der Grubenstäube die

Tabelle 4. Entwicklungszeiten bis zum Auftreten erster röntgenologischer Veränderungen bzw. Krankheitssymptome

	Durchschnittliche Expositionszeit (Jahre)		Literatur	Entwicklung von Röntgen-veränderungen nach kurzen Expositionszeiten	Literatur
	Röntgen-veränderungen	Entschäd. oder klin. Sympt.			
Eisenerzbergbau					
Siegerland	11—17		Wigand (1938)	2 Jahre	Wigand (1938)
Gesamter Erzbergbau BRD 1966—1970		20,7	Wohlberedt (1972)		
Bleibergwerke	Kriegs-gefangene 3—5		Knagge, Ruhe et al. (1971)		
Wolframitgrube Pechtelsgrün (Zwickau)	4		Sepke und Kahle (1958)	5 Monate	Sepke u. Kahle (1958)

Quarzwirkung hemmt und daher trotz langer Expositionszeiten nur sehr milde fibrotische Reaktionen beobachtet werden (FAULDS, 1957; FAULDS u. NAGELSCHMIDT, 1962).

Röntgenologisch handelt es sich meist um Bilder mit vermehrter Lungenzeichnung und Veränderungen von pinhead (p) oder mikronodulären Typ (q) (HAUBRICH, 1951). Großflächige Verschattungen (pseudotumorale Formen) kommen, wenn man vom Spateisenbergbau im Siegerland absieht, wo die Pneumokoniosen mehr einer Silikose als einer Siderose ähneln (CEELEN, 1954; WIGAND, 1938; HAUBRICH, 1951), nur selten vor. Sie sind vor allem aus dem lothringischen Eisenerzbergbau bekannt geworden. Der histologische Aufbau dieser pseudotumoralen Massen unterscheidet sich nach LAMY, SENAULT et al. (1959) sowie DECHOUX (1954) von denen einer echten silikotischen Schwiele. In den siderotischen Massen, bestehend aus Eisenoxyd, findet sich jedoch ein zellarmes, fibrohyalines Gewebe, das auf eine Quarzwirkung hindeutet. Der röntgenologische Aspekt der massiven Verschattungen ist durch regelmäßige Umrisse abgerundet oder eierförmig gekennzeichnet, ohne daß Verkalkungen auftreten. Die Ausdehnungen bleiben beschränkt, die Progression und Schrumpfungstendenz der Verschattungen ist gering. Hierin ist ebenfalls ein Unterschied zu den echten silikotischen Schwielen zu sehen (Tabelle 4).

Besonders interessant ist in diesem Zusammenhang die Pneumokoniose der Salzgitterbergleute, die mehr einer benigne verlaufenden Siderose als einer Silikose entsprechen (SYMANSKI, 1955). Die Eisenerzvorkommen im Salzgittergebiet sind sedimentärer Genese. Sie gehören geologisch der unteren Kreideformation an. Es handelt sich um saure Erze mit einem mittleren Eisenerzgehalt von 29%, einem Kieselsäuregehalt von 26% und einem Gehalt von Kalk, der etwa 5% ausmacht (RÖHRL, 1967; LANDWEHR u. BRUCKMANN, 1955). Der lungengängige Schwebestaub hat einen Quarzgehalt von 8—10%, während Erz und Karbonate 65—75% ausmachen. Der Staubanfall war in den Gruben des Salzgittererzbergbaues nach 1945 auf den Höhepunkten der Förderung sehr hoch. Die Staubkonzentration des Feinstaubes erreichte an den exponierten Stellen Werte bis über 300 mg/m³, also ein vielfaches der

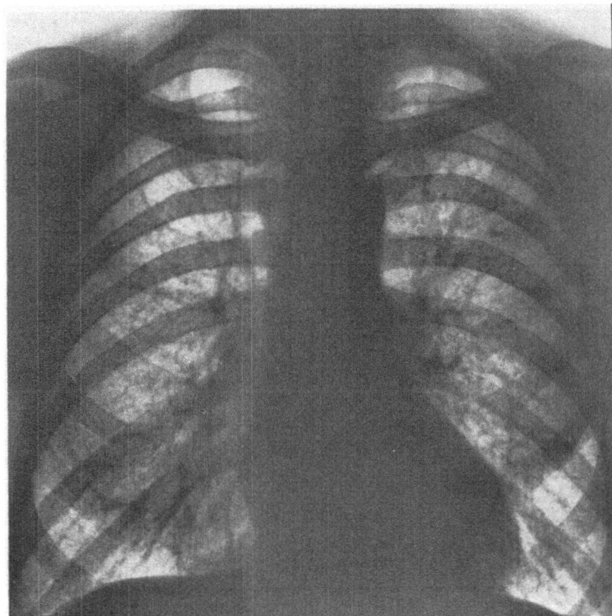

Abb. 2. Röntgenbild eines 46jährigen Bergmannes, der 20 Jahre im Salzgitterbergbau Untertage tätig war. Es finden sich die für die Salzgitterpneumokoniose typischen Strukturveränderungen

Menge, die gemeinhin als unbedenklich angesprochen werden kann. Bei der Massivität dieser Staubexposition war mit dem Auftreten von schweren Mischstaubsilikosen zu rechnen. Trotzdem wurden lediglich röntgenologische Strukturveränderungen beobachtet, die kaum das Stadium 2—3 der ILO-Klassifikation erreichten. Die Obduktionsbefunde zeigten, daß der Staub, obwohl der Quarzgehalt des Lungenstaubes nahezu dem Quarzgehalt des Schwebestaubes in der Grube entspricht, wegen der hemmenden Eisenwirkung der Begleitstäube fast reaktionslos im Gewebe eingelagert wird (RÖHRL, 1967). Nach DI BIASI und KÖNN handelt es sich um eine gutartige, nur zu geringer fibrogener Wirkung neigenden Siderose.

Ein typisches Röntgenbild der Salzgitterpneumokoniose zeigt die Abb. 2. Es handelt sich um einen 46 Jahre alten Mann, der 20 Jahre im Salzgittergebiet Untertage beschäftigt war. Die röntgenologischen Veränderungen sind gekennzeichnet durch eine streifig-fleckig vermehrte Lungengrundzeichnung mit einer feinen (p) bis mikronodulären (q) Tüpfelung. Eine Hilusreaktion besteht bei den Salzgitterstaublungen zumeist nicht, jedenfalls nicht in der sonst bei Mischstaubsilikosen erkennbaren Form. Typische Hilusverkalkungen, wie man sie auf Quarzeinwirkungen zurückführt, kommen nicht zur

Beobachtung. Die einzelnen Staubdepots sind von mäßiger Dichte, trotz aller guten Detailerkennbarkeit verwaschen und in den Konturen eingebettet, in einer im ganzen vermehrten und meist uncharakteristisch verwaschenen Lungenzeichnung (Röhrl, 1967). Eine gewisse Rückbildung der Lungenprozesse wird ähnlich wie bei den Siderosen nach Aufhören der Exposition beschrieben (Röhrl, 1967).

Der klinische Befund ist bei diesen Formen der Pneumokoniose wie bei allen benignen Pneumokoniosen leer. Die Tabelle 5 gibt die Funktionswerte des Patienten wieder, dessen Röntgenbild in Abb. 2 gezeigt wurde. Die Einzelwerte zeigen, daß keine kardiorespiratorischen Ausfallserscheinungen nachweisbar waren, die den röntgenologischen Veränderungen ursächlich zur Last zu legen sind.

In neuerer Zeit durchgeführte Vergleichsuntersuchungen (Reichel u. Temme, 1974) haben den schon früher klinisch erhobenen Befund bestätigt, daß die röntgenologisch nachweisbaren Veränderungen gutartig verlaufen und zu keinen wesentlichen kardiorespiratorischen Ausfallserscheinungen führen. Die Tabelle 6 zeigt die Blutgase, die spirographischen und atemmechanischen Meßwerte von Salzgitterbergleuten mit entsprechenden röntgenologischen Veränderungen und von einem nach dem Alter und den Rauchergewohnheiten zu vergleichenden, nichtstaubexponierten Kollektiv. Auch aus diesen Werten geht hervor, daß es sich um eine gutartige Form der Pneumokoniose handelt, die zu keiner wesentlichen Einschränkung der Lungenfunktion führt.

Ähnliche Pneumokonioseformen werden auch bei Arbeitern in den Sinteranlagen der Eisen- und Hüttenwerke (Drasche, 1959) und in Rösthütten beobachtet (Landwehr u. Wigand, 1958; Gombos u. Kaldrovits, 1964). Obwohl an den Röstöfen und in Sinteranlagen eine nicht unerhebliche Staubentwicklung mit lungengängigen Feinstäuben besteht, deren Quarzgehalt bis 15% ansteigen kann, kommt es lediglich zu geringen, mit den Salzgitter-Pneumokoniosen zu vergleichenden Strukturveränderungen im Röntgenbild. Für die fehlende oder stark unterdrückte silikogene Wirkung dürfte der Eisengehalt verantwortlich sein (Landwehr u. Wigand, 1958; Drasche, 1959).

Eine besondere Form der Siderosilikose findet man auch im Lahn-Dill-Gebiet im Bereich des Roteisenvorkommens. Es handelt sich ebenfalls um eine relativ gutartig ver-

Tabelle 5. Funktionswerte eines 47jährigen Bergmannes mit einer 20jährigen Untertagetätigkeit im Salzgitter-Erzbergbau und den röntgenologischen Zeichen einer Pneumokoniose (q 2/1)

Blutgase		Atemwiderstand R_t	Intra-thorakales Gasvolumen IGV	Compliance CL	Vital-kapazität VC	1-sek-Kapazität
Meßwerte	Sollwerte	$cm\ H_2O\ 1^{-1}\ sec$	$ml \cdot$	$1\ cm\ H_2O^{-1}$	ml	%
Ruhe:						
P_aO_2 77	73					
P_aCO_2 38	37—44	2,3	3920	0,18	4575	72
Belastung 120 Watt:		Sollwert	Sollwert	Sollwert	Sollwert	Sollwert
P_aO_2 77	75	2—3,5	<3820	0,2—0,16	>4550	>70
P_aCO_2 37	37—44					

Tabelle 6. Mittelwerte für den arteriellen Sauerstoffdruck (P_aO_2), den Atemwegswiderstand (R_t), das intrathorakale Gasvolumen (IGV), die Vitalkapazität (VC) und die statische Compliance (C) bei Salzgitter-Bergleuten mit Pneumokoniosen und einem altersgleichen Kollektiv

		P_aO_2 (mm Hg)	R_t ($cm\ H_2O\ 1^{-1}\ sec$)	IGV (ml)	VC (ml)	C (1/cm H_2O)
Salzgitter, Pneumokoniosen	$\bar{x}$	79	3,0	3670	4157	0,224
	n	59	59	59	59	59
	s	8,9	1,1	76	829	0,08
Kontrollkollektiv	$\bar{x}$	80	2,7	4028	4235	
	n	59	59	59	59	
	s	7,1	1,5	70	740	
Statistisch signifikanter Unterschied		Ø	Ø	+	Ø	

laufende Siderosilikose. Sie ist nach LAND-WEHR und WIGAND (1958) gekennzeichnet durch eine starke silikotische Veränderung im Hilusgebiet, während das übrige Lungengewebe nur geringe Reaktionen aufweist. Es liegt daher die Vermutung nahe, daß Roteisen eine Schutzwirkung auf den Staub entfaltet, der somit zunächst nicht silikogen wirkt. Der ins Gewebe aufgenommene Staub gelangt jedoch mit dem Lymphstrom in den Hilus und führt dort dann nach 2—3 Jahren zu schwieliger Umwandlung des Gewebes.

Das Eisenerzvorkommen des Siegerlandes (Spateisen), bei dem es sich um karbonatische Eisenvorkommen handelt, die zudem mit stark quarzhaltigen Begleitmineralien verunreinigt sind, führt dagegen zu typischen Mischstaubsilikosen mit entsprechendem klinischen Verlauf. Ähnliche Beobachtungen liegen auch aus tschechischen Erzgruben vor. Die Silikose des Siegerländer Erzbergbaues zeigt nach HAUBRICH (1951) zunächst eine feinfleckige Granulierung ähnlich der Ockerstaublunge. Nur selten kommen Ballungen in den seitlichen Ober- und Mittellappen vor. Die großflächigen Verschwielungen weisen im Gegensatz zur Gesteinshauersilikose des Ruhrgebietes nur eine geringe Schrumpfungstendenz auf. Merkbare Zwerchfellausziehungen oder Schrumpfungszüge durch die Unterfelder nach Art der Reichmannschen Regenstraßen werden im allgemeinen vermißt.

Ebenso wie alle anderen auf eisenhaltige Mischstäube zurückgehenden Pneumokoniosen zeigen die Bergleute des Erzbergbaues nach den Erfahrungen von DIESFELD (1957) erhöhte Serumeisenspiegel. Der Eisengehalt des Serums nimmt im statistischen Durchschnitt mit zunehmendem Pneumokoniosebefund zu. Mit Zunahme des Serumeisenspiegels steigen die Hb-Werte und Erythrozytenzahlen an. Das vermehrte inhalativ zugeführte Eisenangebot aktiviert das erythropoetische System. Der Hämoglobinwert der Bergleute, die von DIESFELD untersucht wurden, betrug 95,2 HE, die Erythrozytenwerte lagen durchschnittlich bei 4,5 Mill. bei einem Färbeindex von 1.

Die Eisenerzstäube sind noch in einem anderen Zusammenhang von Interesse. 1956 berichteten FAULDS und STEWART erstmals über das gehäufte Auftreten von Lungencarcinomen in den englischen Hämatitgruben.

BOYD, DOLL et al. (1970) haben insgesamt 5811 zwischen 1958 und 1967 verstorbener Männer aus dem Einzugsgebiet der Erzgruben in Cumberland untersucht. Der Vergleich der Lungenkrebserkrankungen zeigte, daß Lungencarcinome bei Bergleuten aus den Hämatitgruben Untertage um 70% häufiger auftraten als man erwartet hätte. Die Lungenkrebshäufigkeit bei Erzbergleuten Übertage, Kohlenbergleuten Untertage, Kohlenbergleuten Übertage und allen übrigen Berufsgruppen entsprachen den Erwartungszahlen der Gesamtbevölkerung. Eine Analyse der Rauchergewohnheiten der verschiedenen Gruppen gibt keinerlei Hinweise, die die erhöhte Zahl der Erkrankungen an Lungenkrebs bei Untertagebeschäftigten erklären würden. Ähnliche Beobachtungen liegen auch aus dem lothringischen Eisenbergbau vor (MACINOT u. GUILLERM, 1961; SA-DOUL, FARSANEH et al., 1971; MONLIBERT u. ROUBILLE, 1960; ROUSSEL, PERNOT et al., 1964; BRAUN, GUILLERM et al., 1960; DE-CHOUX, 1970). Aus dem deutschen Erzbergbau ist dagegen eine erhöhte Lungencarcinomhäufigkeit bisher nicht bekannt geworden.

Der Grund für die erhöhte Frequenz von Bronchialcarcinom ist unklar. Von ROUSSEL, PERNOT et al. (1964) und BOYD, DOLL et al. (1970) wird die Frage des Eisens als ursächlicher Faktor aufgeworfen. Die erhöhte Lungencarcinommortalität bei Metallschleifern und Schmieden läßt Vermutungen in dieser Richtung aufkommen. So fanden KENNAWAY und KENNAWAY (1947) in England und Wales in den Jahren 1921—1938 ein auf 1,76 erhöhtes Risiko (1 = normale Erwartung) bei Metallschleifern. Auch die für Schottland und das übrige England aufgestellte allgemeine Mortalitätsstatistik läßt bei Stahl- und Eisenarbeitern eine leicht erhöhte Lungencarcinomhäufigkeit erkennen (REGI-STRAR-GENERAL, 1938, 1956, 1958; MORRI-SON, 1957). Da jedoch noch andere Faktoren, wie Rauchen und anderweitige am Arbeitsplatz auftretende carcinogene Substanzen in diesen Statistiken nicht ausreichend berücksichtigt werden konnten, bleibt die Rolle des Eisens unklar. Im englischen Hämatitbergbau mag eine Ursache der erhöhten Carcinomhäufigkeit daran liegen, daß die Radonkonzentration in den Gruben mit 30—300 pCi/l im oberen Bereich des empfohlenen Richtwertes liegt, der in der Strahlenschutzverordnung mit 100 pCi/l angegeben wird.

III. Die Mischstaubsilikosen in der Erd- und Ockerfarbenindustrie

Schon Hagen (1939) wies auf den Quarzgehalt verschiedener in der Industrie verwendeter Erdfarben und der damit verbundenen Pneumokoniosegefahr hin. Besonders die Ockererde fand wegen ihrer, je nach mineralogischer Zusammensetzung verschiedenen Färbung als Industriefarbe Verwendung. Sie wird in einigen Gegenden Deutschlands, Frankreichs und Englands bergmännisch gewonnen. Es handelt sich im wesentlichen um Verwitterungsprodukte eisenoxydhaltiger Feldspatarten und ähnlicher Gesteine, wobei der Quarzanteil der Lagerstätten großen Schwankungen unterliegen kann. Er liegt nach Hagen (1939) bei 8%, nach Otto (1961) bei 1—15% und nach Erhardt und Heidemann (1959) bei 38%. Je nach Gehalt an Eisenoxyd oder kristalliner Kieselsäure imponiert klinisch die Ockerstaublunge als Siderose oder Silikosiderose. Typisch für die Ockerlunge ist die jahrelange Einwirkung der Schädigung bis zum Auftreten von Beschwerden. Die relativ lange Expositionszeit, die von den Ockerarbeitern toleriert wird, dürfte entscheidend von dem jeweiligen Gehalt der Ockererde an Eisenoxyden und an Kieselsäure abhängen (Otto, 1961). Die langsame Entwicklung der Ockerstaublunge ist darauf zurückzuführen, daß dem Eisenanteil im Ocker eine silikosehemmende Eigenschaft zukommt.

Nachdem Otto (1939) den Begriff Ockerstaublunge prägte, sind in den darauffolgenden Jahren eine Reihe von Veröffentlichungen im In- und Ausland über diese Lungenschädigung erschienen (Otto, 1939, 1961; Haubrich, 1950; Hagen, 1939; Erhardt u. Heidemann, 1959; Erhardt u. Güthert, 1947; Roche, Picard et al., 1958). Als röntgenologische Besonderheit wird von Erhardt und Güthert (1947), Erhardt und Heidemann (1959) und Haubrich (1950) eine sehr zarte und außerordentlich feinflekkige bzw. tüpfelig-netzartige Granulierung,

die der Lunge ein marmoriertes Aussehen verleiht, hervorgehoben. Die Ockerstaublunge erreicht nur in wenigen Fällen das II. Stadium der Johannesburger Klassifikation. Die gelegentlich im III. Stadium der Erkrankung symmetrisch auftretenden, scharf begrenzten Oberfeldverschwielungen sprechen im Sinne eines silikospezifischen Röntgenbildes. Von allen anderen Silikosearten ähnelt nach Haubrich (1950) die Ockerstaublunge dem Bild der Eisenstaublunge röntgenologisch am meisten. Der Silikosecharakter der Ockerstaublunge ist jedoch durch pathologisch-anatomische Befunde einwandfrei erwiesen (Ehrhardt u. Heidemann, 1959). Eine Neigung der Ockerstaublunge zur Tuberkulose konnten Ehrhardt und Güthert (1947) nicht beobachten.

B. Barytose

Die Barytose ist eine Pneumokoniose infolge Einatmung von Schwerspat ($BaSO_4$). Beim Umgang mit reinem Baryt kommt es zu Staubablagerungen im Lungengewebe, die sich nach Entfernung aus dem Staubmilieu, wie die röntgenologischen Verlaufsserien zeigen, wieder zurückbilden (Goralewski, 1959; Hupperts, 1958; Zorn, 1966). Entsprechend der relativ hohen Dichte des Baryums erscheinen im Röntgenbild die Bariumdepots als feine, rundliche, teilweise auch eckige, intensive, schattendichte miliare und gut abgesetzte Herdschatten (Mastrosimone, 1961). Das frühzeitige Auftreten der Veränderungen und ihre Rückbildungsfähigkeit deuten darauf hin, daß es sich dabei um ein knötchenförmiges Depot von Bariumsulfat ohne fibroplastische Reaktion im Mesenchym handelt. Auch im Tierversuch konnte keine fibroplastische Reaktion mit Baryum ausgelöst werden (Pendergrass u. Leopold, 1945). Funktionelle Rückwirkungen scheinen in der Mehrzahl der Fälle bei der reinen Barytose ebenso wie bei anderen Speicherpneumokoniosen zu fehlen (Zorn, 1967; Huppertz, 1958; Zorn, 1966; Zorn u. Weber, 1958; Zorn u. Worth, 1952). Die reinen Barytosen sind vor allem bei den Kugelmüllern in Schwerspatmühlen beschrieben worden (Huppertz, 1958; Zorn, 1966;

ZORN u. WEBER, 1958; WORTH, 1952; ZORN, 1966; GORALEWSKI, 1959).

Bei der prognostischen Beurteilung des Krankheitsbildes ist jedoch zu berücksichtigen, daß Baryumsulfat als Schwerspat meistens in Form von Mischstäuben vorliegt. So berichtete WENDE (1967) über einen Farbmüller, der ein Gemisch von 70% Baryumsulfat und 30% Zinksulfid (Lithopone = baryumsulfathaltige Weißfarbe) $6^1/_2$ Jahre lang einatmete. Er fand bei ihm röntgenologisch der Barytose entsprechende Veränderungen, die mit kardiorespiratorischen Ausfallserscheinungen kombiniert waren. Da die natürlichen Vorkommen von Schwerspat in den meisten Fällen Quarz- und Silikatbeimischungen enthalten, entwickeln sich in vielen Fällen bei den Schwerspatarbeitern Staubpneumokoniosen im Sinne einer Barytosilikose (ZORN, WEBER, 1958). Auch aus dem Ausland liegen entsprechende Beobachtungen vor (PANCHERI, 1950; LEVI-VALENSI, DRIF et al., 1966; MICHAUX, FOURRIER et al., 1962; DELWAULLE, 1962). Das Krankheitsbild der Schwerspatlunge entspricht daher in vielen Fällen mehr einer Mischstaubsilikose als einer benigne verlaufenden Barytose. Das klinisch wichtigste Unterscheidungsmerkmal ist bei einer silikotischen Mitbeteiligung die fehlende Rückbildungstendenz der Röntgenveränderungen nach Aufgabe der Staubarbeit. Im Fall der silikotischen Mitbeteiligung muß sogar mit einer weiteren Progredienz der Röntgenveränderungen gerechnet werden, obwohl die Staubarbeit aufgegeben wurde.

C. Zinnoxydlunge (Stanose)

Die erste auf Zinnoxyd zurückgehende Pneumokoniose wurde von BEINTKER (1944) in Deutschland beschrieben. Es folgten amerikanische Darstellungen des Krankheitsbildes von PENDERGRASS und PRYDE (1948), CUTTER, FALLER et al. (1949), DUNDON und HUGHES (1950). Ausführliche Beschreibungen des klinischen und röntgenologischen Befundes an Hand von Röntgenreihenuntersuchungen in Zinnschmelzereien und in der zinnverarbeitenden Industrie gehen auf ROBERTSON (1960), ROBERTSON, RIVERS et al. (1961), ZORN (1966, 1967), TOLK (1965) COLE, DA-

VIES et al. (1964), BARTACK, TONECKA et al. (1948), DÉROBERT, HADENGUE et al. (1960) zurück. Die Hauptgefahrenquellen sind das Umfüllen in die Schmelztröge und der Schmelzvorgang selbst. Eine Gefährdung besteht aber auch bei der Gewinnung zinnhaltiger Erze (TEJERINA, 1970).

Es handelt sich um eine typische, benigne verlaufende Depot-Staubpneumokoniose, die röntgenologisch zu einem feinkörnigen, mit der Silikose oder anderen Pneumokoniosen zu verwechselnden Röntgenbild führen. Da der Zinnoxydstaub über die subpleuralen mediastinalen und hilären Lymphknoten abtransportiert wird, sind mitunter Staubdepots in diesen Regionen röntgenologisch erkennbar. Nach den tierexperimentellen Erfahrungen von ROBERTSON (1960) wird das Zinnoxyd reaktionslos im Lungengewebe abgelagert. Auch pathologisch-anatomisch fanden ROBERTSON, RIVERS et al. (1961) in den Lungen von Zinnschmelzern lediglich 3—5 mm große Staubdepots, ohne charakteristische Zeichen einer Fibrose. Mikroskopisch wurden von diesen Autoren lediglich staubbeladene Makrophagen und ein mäßiges fokales Emphysem mit geringfügiger Kollagenvermehrung festgestellt. Nach den bisherigen Erfahrungen führt die reaktionslose Ablagerung von Zinnoxyd in der Lunge zu keinen kardiorespiratorischen Rückwirkungen.

Gelegentlich wird, wie der von BEINTKER (1944) veröffentlichte Fall zeigt, die Zinnoxydlunge in Kombination mit einer Silikose beobachtet. Letztere ist dann durch eine typische silikotische Schwielenbildung gekennzeichnet.

D. Hartmetallfibrose

Hartmetalle sind aus bestimmten Stoffen zusammengesetzt und zeichnen sich durch außerordentliche Härte und Verschleißfestigkeit aus. Sie finden für Schneidewerkzeuge und Verschleißteile Verwendung. Der pulvermetallurgische Herstellungsprozeß des Hartmetalls beginnt mit der Bereitung von metallischem Wolfram-Titancarbid und Kobaltpulver, das in bestimmten Mengenverhältnissen in Kugelmühlen auf feinste Korngröße gebracht wird. Durch Pressen und

Vorsintern bei Temperaturen von 1 000° C erhält das Metall eine bearbeitungsfähige erste Form, die durch Schleifen, Drehen usw. die gewünschte Gestalt und Abmessung des Werkstückes erhält. Der Formung folgt die Fertigsinterung bei Temperaturen von über 1 500° C. Das Sintermetall als Produkt erhält hierbei eine ungewöhnliche Härte und Festigkeit.

Im Verlauf der Zeit sind bei Arbeitern, die mit dem Mischen des Ausgangsmaterials oder der Verarbeitung des vorgesinterten Materials beschäftigt waren (Mischer, Formengeber und Ofenarbeiter) eine Häufung von Lungenfibrosen beschrieben worden (Koelsch, 1959; Miller, Davis et al., 1933; Dorsit, Girard et al., 1970; Scherrer et al., 1970; Trautmann, 1953; Barborik, 1966; Heuer, 1962; Tolot, Girard et al., 1970; Fairhall, Keenan et al., 1949; Husten, 1959; Lundgren, Öhmann, 1954; Reber, Burckhardt, 1970; Moschinski, Jurisch et al., 1959). McDermott (1971) sieht sogar das relativ häufige Schleifen der Hartmetallwerkzeuge mit Diamantschleifscheiben als gefährdende Tätigkeit an, eine Erfahrung, die durch einen früheren Bericht von Tolot (1966) und eigenen Beobachtungen bestätigt wird (Abb. 38, Tabelle 7).

Pathologisch-anatomisch herrscht in den Fällen mit letalem Ausgang eine ausgesprochene Fibrose der Lunge vor, wie sie bei chronisch interstitiellen Lungenfibrosen verschiedener Genese gefunden wird (Lundgren, Öhmann, 1954; Husten, 1959; Kühne, 1962). Der Nachweis eines spezifischen Charakters der Veränderung konnte nicht erbracht werden. Es gibt aber offensichtlich auch röntgenologisch objektivier-

bare entzündliche Vorstadien im Lungeninterstitium (Alveolitis), die der nicht rückbildungsfähigen Fibrose vorausgehen und die nach Beendigung der Hartmetallexposition sich wieder zurückbilden. Über solche seltenen Beobachtungen berichteten Joseph (1968), Scherrer (1970) und Coates und Watson (1973). Letztere betonen die Ähnlichkeit der klinischen und morphologischen Veränderungen mit der Beryllose. Bezogen auf die Zahl der exponierten Personen dürfte nach den bisherigen Veröffentlichungen die Erkrankung keine allzu große Häufigkeit besitzen (Bech, Kipling et al., 1962). In den Fällen, wo sich eine Fibrose entwickelt, waren die vorausgegangenen Expositionszeiten verhältnismäßig kurz. Eine Gesetzmäßigkeit zwischen dem Grad der festgestellten Lungenveränderungen und der Dauer der Exposition besteht nicht (Moschinski, Jurisch et al., 1959; Kühne, 1962; Sluka, 1963).

Die Funktionsausfälle entsprechen denen einer generalisierten Lungenfibrose. Im Vordergrund steht zunächst eine schwere restriktive Belüftungsstörung mit erniedrigter Compliance und belastungsabhängiger Erniedrigung des arteriellen Sauerstoffdruckes im Sinne einer Diffusionsstörung (Tabelle 7). Mit weiter fortschreitender Erkrankung treten obstruktive Belüftungsstörungen hinzu. Das Bronchialsystem ist häufig mitbeteiligt. Andererseits werden aber auch Fälle isolierter Bronchitiden teils spastischen Charakters mit nachfolgender Emphysembildung ohne Parenchymveränderungen beschrieben (Sluka, 1963; Kühne, 1962; Coates u. Watson, 1971; Scherrer, 1970; Heuer, 1962; Güthert, Einbrodt et al., 1965; Ta-

Tabelle 7. Lungenfunktion eines Mannes mit einer Hartmetallfibrose (Name: K.K., geb. 27.3.1945; s. Abb. 3)

Blutgase		Atemwegswiderstand R_t cm H_2O l^{-1} sec	Vitalkapazität VC ml	Statische Compliance l cm H_2O^{-1}
Meßwert	Sollwert			
Ruhe:				
P_aO_2 104	>79	0,76	2612	0,09
P_aCO_2 37	<44		(−54%)	
Belastung: 40 Watt	Sollwert		Sollwert	Sollwert
P_aO_2 63	>78	<3,5	5728	>0,200
P_aCO_2 36	<44			

LOB u. GIRARD, 1970; TOLOT, 1965, 1966; EINBRODT u. KÜHNE, 1963; ZANARDI u. NAVA, 1966).

Die Bedeutung der Staubzusammensetzung und die Frage, ob der Hartmetallstaub in seiner Gesamtheit oder nur in einzelnen Fraktionen für die Entwicklung der Fibrose verantwortlich zu machen ist, ist auch heute noch unklar. Bei den hauptsächlichen Ausgangsprodukten der Hartmetallherstellung, Wolfram, Titan und Kobalt sind bisher fibrogene Eigenschaften nicht bekannt. MOSCHINSKI u.Mitarb. (1959) berichteten von Untersuchungen an Arbeitern, die Stäuben von Kobaltoxyd (Kontaktmasse in Magnetfabriken), Wolfram, Wolframoxyd und Molybden (Glühfadenherstellung) ausgesetzt waren, ohne daß sie klinisch oder röntgenologisch krankhafte Lungenveränderungen aufwiesen. LUNDGREN und SWENSSON (1953) haben Kobaltmetall, Wolframkarbid, Titankarbid, Titandioxyd und die Mischung verschiedener Metalle im Tierversuch geprüft. Ähnliche Versuche gehen auf SCHEPERS (1955), SCHILLER (1958), GÜTHERT, EINBRODT et al. (1965) und DELAHANT (1955) zurück. SCHMITZ-MOORMANN, HÖRLEIN et al. (1964) berichteten über den Obduktionsbefund bei einem 49jährigen Arbeiter, der 15 Jahre abnorm hohe Titandioxydstaubmengen eingeatmet hatte. Eine entzündliche oder fibrotische Gewebsreaktion wurde von ihnen nicht beobachtet. Auch MOHR (1956) fand nur inerte Titandioxydablagerungen. Lediglich Kobalt führt im Tierexperiment zu akuten Kapillarschäden, zu ödematösen Veränderungen an der Lunge und zur Bronchiolitis (HARDING, 1950; SCHILLER, 1958). Dem Kobalt kommt daher nach Meinung von COATES und WATSON (1971), TALOB und GIRARD (1970), BARBORIK, DESOILLE et al. (1962), BARBORIK (1966), MOSCHINSKI, JURISCH et al. (1959) und BECH, KIPLING et al. (1962) aetiologisch eine besondere Bedeutung zu.

Die recht differierenden Expositionszeiten und die relativ geringe Morbidität legt aber den Gedanken nahe, daß disponierende Individualfaktoren und immunologische Vorgänge für das Auftreten und den Verlauf dieser Fibrose grundlegende Bedeutung haben (TOLOT, 1966; MOSCHINSKI, JURISCH et al., 1959). In diesem Zusammenhang ist zu berücksichtigen, daß Kobalt ebenso wie das ihm chemisch nahestehende Nickel als Antigen beim Disponierten zu allergischen Gewebsreaktionen führen kann. In der Dermatologie ist Kobalt seit langem als Auslöser von berufsbedingten Kontaktekzemen bekannt. GRONEMEYER und FUSCH (1967) rechnen Kobalt zu den inhalativen Antigenen, die asthmatische Anfälle auslösen können. Auch von anderen Bestandteilen der Sinterkarbide wurden derartige Zusammenhänge vermutet. CAPELLINI, CAVAGNA et al. (1970) berichteten von einem Arbeiter mit einer Hartmetallfibrose, der eine kutane Überempfindlichkeit vom Spättyp gegenüber Titan aufwies. Viele der oben im einzelnen aufgeführten Eigenheiten der Fibroseentwicklung nach Hartmetallkontakt und das der Fibrose offenbar vorangehende Stadium der Alveolitis deuten auf eine allergische Gewebsreaktion hin.

Röntgenologisch ist die Hartmetallfibrose wie alle Lungenfibrosen gekennzeichnet durch eine netzförmige, streifig vermehrte Lungenrundzeichnung. Hinzutreten im Laufe der weiteren Entwicklung mehr oder weniger ausgesprochene Körnelungen, die Neigung zur Verschmelzung haben können. Die Granulierung ist im allgemeinen fein und weich und tritt nicht selten in den Obergeschossen besonders deutlich hervor (MOSCHINSKI, JURISCH et al., 1959; HEUER, 1962; SCHERRER et al., 1970). Schließlich folgen fast symmetrische Hilusverdichtungen mit unscharfen Abgrenzungen gegen die Umgebung und weiche, wechselnd große Trübungsbezirke der Lungenfelder, die manchmal eine Schmetterlingsform haben. Ein typisches Bild einer Hartmetallfibrose, wie sie von uns beobachtet wurde, zeigt Abb. 3. Das Röntgenbild ist im übrigen ebenso wie das histologische und klinische Bild denen der übrigen generalisierten Lungenfibrosen zum Verwechseln ähnlich. Die Erkrankung ist in ihren ausgeprägten Formen einer kausalen Therapie nicht zugänglich. Nur die relativ selten entdeckten entzündlichen Vorstadien der Erkrankung (Alveolitis) haben bei entsprechender Therapie (Kortikosteroide) eine relativ gute Prognose.

Als Nebenbefund wurde von BARBORIK (1967 und 1972) bei den Hartmetallfibrosen durch Kobalt induzierte Polyglobulien und eine erhöhte Kobaltausscheidung im Urin beobachtet.

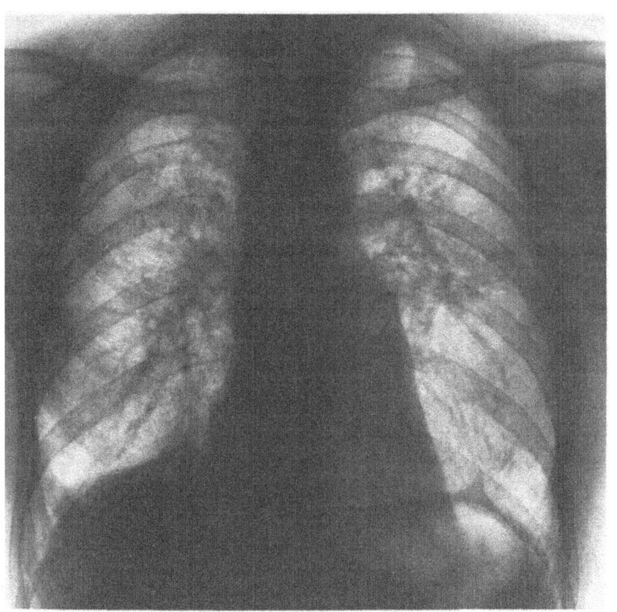

Abb. 3. Hartmetallfibrose bei einem 31jährigen Arbeiter aus einem Wida-Betrieb nach Schleifarbeiten an Wida-Stählen

E. Aluminiumstaub-pneumokoniose

I. Pneumokoniose nach Einatmung von metallischem Aluminium

Die Entstehung einer Staublungenerkrankung durch Einatmung von reinem Aluminium wurde auf Grund klinischer Untersuchungen lange Zeit für nicht möglich gehalten. Noch 1934 berichteten Koelsch und Lederer, die von 1927—1932 100 Arbeiter in einer Aluminium-Metallfabrik untersuchten, daß keine Befunde bei Aluminiumarbeitern erhoben werden können, die man berechtigt ist, als Pneumokoniose anzusprechen. Ähnliche Erfahrungen machten auch Doese (1938) sowie Posner und Kennedy (1967) bei Reihenuntersuchungen. Die Ansicht, daß es sich bei dem Aluminiumstaub um eine weitgehend inerte Substanz handelt, wurde auch durch die Tierversuche von Denny, Robson et al. (1937, 1939) bestätigt. Letztere

verwendeten Aluminium zur Silikoseprophylaxe. Spätere Bestaubungsversuche durch Ehrismann (1940), Jötten und Eickhoff (1942) und Eickhoff (1949) haben die Ansicht bekräftigt, daß Aluminium zu keinen proliferativ bindegewebigen Prozessen führt.

Schon Jötten und Eickhoff (1942) beschrieben aber bei längerer Inhalationsdauer herdförmige Desquamativ-Pneumonien. Erst in der Folgezeit wurde man unter dem Eindruck schwerer Lungenerkrankungen in den Aluminium-Pulverfabriken des Rhein-Main-Industriegebietes und des fränkischen Juras auf zellreiche Staubgranulome mit fibrotischer Faserbildung bei mit Aluminium bestaubten Tieren aufmerksam (Marwyck u. Eickhoff, 1950; Kahlau, 1941; Goralewski u. Jaeger, 1942; King, 1950; Goralewski, 1939; Weller, Reif et al., 1966; Horai, 1962).

Als Kliniker beobachteten Baader 1934 in Berlin (Baader, 1949) und später Doese (1938) zwei Fälle von Aluminium-Bronzespritzern, die röntgenologisch Zeichen einer Pneumokoniose aufwiesen. Goralewski hat dann 1939 über die klinischen Beobachtungen zweier Patienten und 1 Jahr später über ausgedehnte Reihenuntersuchungen der Belegschaft eines Aluminiumwerkes berichtet. Er fand unter insgesamt 125 untersuchten Arbeitern bei 24=19,2% sichere, bei 39=31,2% ausgedehnte Lungenveränderungen, die nur durch die Einwirkung von Aluminiumstaub zu erklären waren. Damit war von klinischer Seite erstmals nachgewiesen worden, daß der Aluminiumstaub zu wesentlichen Lungenveränderungen führen kann (Goralewski, 1939, 1942, 1947, 1950; Baader, 1949; Koelsch, 1964; Reusch, 1961; Edling, 1961).

An Hand mehrerer von Goralewski klinisch untersuchter Fälle hat dann Kahlau 1941/1942 den morphologischen Befund der Aluminiumpneumokoniose ausführlich beschrieben. Sie zeigt eine Fibrose der Alveolarsepten und im fortgeschrittenen Stadium Verdichtungen und größere Bindegewebsherde teils mit, teils ohne topographische Beziehungen zum perivaskulären Gewebe. Baader (1949) betont die ausgedehnte hyaline Umwandlung des Lungengerüstes und den Untergang der elastischen Fasern.

Die Tatsache, daß bis 1939 Aluminiumpneumokoniosen in der Lunge kaum festgestellt wurden und auch nach Beendigung des letzten Weltkrieges praktisch nicht mehr auftraten, beruht offensichtlich auf einer technischen Besonderheit bei der Herstellung eines für Kriegszwecke notwendigen Aluminiumpulvers von hohem Feinheitsgrad ohne Fettung, dem sog. Pyroschliff (KOELSCH, 1964; BAADER, 1949; GORALEWSKI u. JAEGER, 1942). Nach oft nur $^1/_2 - 1$jähriger Arbeitszeit erkrankten damals in Aluminiumpulverfabriken des Rhein-Main-Industriegebietes und des fränkischen Juras Arbeiter, die unter besonders schlechten hygienischen Bedingungen hohen Aluminiumstaubkonzentrationen ausgesetzt waren. Sie klagten über trockenen Husten, hochgradige Kurzatmigkeit und Gewichtsverlust, häufig verbunden mit Leibschmerzen (BAADER, 1949). MCLAUGHLIN, KAZANTZIS *et al.* (1962) beobachteten in einem Einzelfall neben den Lungenveränderungen neurologische Komplikationen in Form epileptiformer Krampfanfälle. Sie vermuteten ursächliche Zusammenhänge des Anfallsleidens mit der beruflichen Aluminiumexposition und weisen darauf hin, daß bei Säugetieren mit Aluminiumverbindungen epileptiforme Krampfanfälle ausgelöst werden können.

Das Röntgenbild zeigt zunächst eine feine, netzartige oder wabige Vermehrung der Lungenzeichnung mit feinen, weichen, unscharf begrenzten Fleckschatten besonders in den Mittel- bzw. Oberfeldern bei freibleibenden Spitzen. Allmählich fließen die Herde zu Schattenkomplexen zusammen und bilden dann wolkig-streifige oder auch homogene Verschattungen (GORALEWSKI, 1939, 1942, 1943, 1947; KOELSCH, 1964; BAADER, 1949; SCHEIDEMANDEL, 1948). Als ein besonders auffälliger Befund wird von den Klinikern das gehäufte Auftreten eines Spontanpneumothorax bei den Aluminiumstaublungen der Pyroschliffarbeiter beschrieben (KOELSCH, 1964; BAADER, 1949; GORALEWSKI, 1942). Die Erkrankungen zeigten mitunter einen sehr bösartigen Verlauf, der mit frühzeitigem Tod endete. Bezüglich der Aluminiumschädigung ist es wichtig, daß der Lungenprozeß z.T. auch nach Aufgabe der Staubarbeit weitere Progression aufwies.

Für eine kausale Beziehung der Aluminiumstaublunge zur Tuberkulose, die ja ganz allgemein für jede Form von Staublungen von Interesse und praktischer Bedeutung ist, besteht nach den damaligen Beobachtungen keine hinreichenden Anhaltspunkte. Eine Kombination mit Tuberkulose wurde beobachtet. Sie wird jedoch von den Autoren nicht als spezifisch angesehen (KOELSCH, 1964; BAADER, 1949; LEDERER, 1953).

JÖTTEN und EICKHOFF (1942) sowie MARWYCK und EICKHOFF (1950) vermuteten auf Grund ihrer tierexperimentellen Erfahrungen, die hinsichtlich einer pathologischen Gewebswirkung des Aluminiums keine überzeugenden Befunde ergeben hatten, eine zusätzliche Komplexwirkung von Erkältungskrankheiten und Pneumokokken-Infektionen. Eine entscheidende Voraussetzung für das damalige gehäufte Auftreten der Aluminium-Pneumokoniosen dürfte in den abnorm hohen Aluminiumstaubkonzentrationen zu suchen sein, wobei der Staub wegen seines hohen Feinheitsgrades weitgehend lungengängig war.

Auch im Ausland sind Aluminiumstaublungen vereinzelt beobachtet worden, so von MITCHELL, MANNING *et al.* (1961), SWENSSON, NORDENFELT *et al.* (1962), JORDAN (1961), MCLAUGHLIN, KAZANTZIS *et al.* (1962). Die Aluminiumstaublungen so wie sie von GORALEWSKI, BAADER und KOELSCH als Kliniker und von dem Pathologen KAHLAU (1941, 1942) eingehend beschrieben wurden, gehören dank der veränderten Technologie und den besseren hygienischen Bedingungen am Arbeitsplatz der Vergangenheit an.

In diesem Zusammenhang wäre darauf hinzuweisen, daß Aluminiumstaub seit den grundlegenden Arbeiten von DENNY, ROBSON *et al.* (1937, 1939) zur Verhütung der Silikose angewandt wird (s. Abschnitt Silikose S. 244ff.). Dies mag auf den ersten Blick hin gefährlich erscheinen. Die bei der Aluminiumprophylaxe der Silikose verwendeten Aluminiumkonzentrationen sind jedoch weit niedriger und nach den tierexperimentellen Erfahrungen von WELLER, REIF *et al.* (1966), ULMER, WELLER *et al.* (1964), REIF, WELLER *et al.* (1965), JÖTTEN, EICKHOFF (1942), MARWYCK und EICKHOFF (1950) nicht geeignet, eine Aluminiumstaublunge hervorzurufen. Immerhin ist das zur Aluminiumprophylaxe bisher verwendete McIntyre-Aluminiumpulver nicht als völlig inert anzusehen. Nach den Befunden von MARWYCK und EICKHOFF (1950) sowie WELLER, REIF *et al.* (1966) und

King (1950) kommt es bei Anwendung des Aluminiums in dieser Form zu zellreichen Staubgranulomen mit fibrotischer Faserbildung. In vereinzelten Alveolarbezirken wird auch eine hyaline Umwandlung der Alveolarsepten in eng begrenzten Gebieten beobachtet. Praktisch inert wurde Aluminium bisher nur auf Grund von Bestaubungsversuchen von Denny, Robson et al. (1937, 1939) bezeichnet.

II. Die Pneumokoniosen der Korundschmelzer

Korund besteht zu über 95% aus Aluminiumoxyd (Al_2O_3). Da es sich um eine inerte Substanz handelt, wird er bei der Herstellung der heute üblichen künstlichen Schleifsteine in größerem Umfange verwendet. Die Herstellung erfolgt aus Bauxit oder reiner Tonerde im Lichtbogenofen. Auch das Ausgangsprodukt Bauxit besteht vorwiegend aus Aluminiumoxyd (40—60%). Daneben finden sich Verunreinigungen von 3—11% Quarz, 10—30% Eisenoxyd, 2,3—3,5% Titanoxyd und 0,1—0,5% Kalziumoxyd. Bei dem für die Korundherstellung notwendigen Schmelzprozeß entstehen Nebel, denen die an den Öfen Arbeitenden, besonders unter schlechten hygienischen Bedingungen, in erheblichem Ausmaß ausgesetzt sein können. Beruflich bedingte Erkrankungen bei der Herstellung von Korund waren vor dem 2. Weltkrieg nicht bekannt. Während des 2. Weltkrieges und im unmittelbaren Anschluß an denselben sind jedoch sowohl im Ausland als auch in Deutschland z.T. schwere, tödlich verlaufende Lungenerkrankungen bei den Bauxit bzw. Korundschmelzern mitgeteilt worden. Nach Einleitung entsprechender technischer Verhütungsmaßnahmen sind Neuerkrankungen in den letzten 20 Jahren praktisch nicht mehr zu verzeichnen gewesen.

Die ersten Mitteilungen über eine Korundschmelzerlunge stammen aus Kanada, wo Shaver und Ridell (1947) entsprechende Untersuchungen vorgenommen hatten. Die Erkrankung ist als Shaver-Krankheit in die Literatur eingegangen (Ridell, 1950). Etwa um die gleiche Zeit beschrieben auch Gärtner und Marwyck (1947) und Wätjen (1947) zwei ähnliche Fälle. Auf das Jahr 1942 gehen auch eine Reihe schwerer Korundschmelzer-Pneumokoniosen zurück, die in einer rheinischen Korundschmelze beobachtet wurden und die von Baader (1949), Schwellnus und Kleinsorg (1949) sowie Hagen (1948, 1950) eingehend beschrieben wurden.

Die Arbeitsanamnese, das Krankheitsbild und die pathologische Anatomie dieser Korundschmelzerlungen werden von den verschiedenen Autoren ziemlich gleichartig angegeben. Es handelt sich in allen Fällen um Arbeiter aus Fabriken, in denen Korund hergestellt wurde. Bedroht waren offenbar nur die Schmelzer an den Elektroöfen und andere Personen, die dem Rauch der Schmelzöfen ausgesetzt waren. Die Erkrankung wurde bei Arbeitern, die mit der Zerkleinerung und sonstigen Fertigung des Korund beschäftigt waren, dagegen nicht gefunden.

Die Erkrankung begann mit Kurzatmigkeit oder mit dem Auftreten eines Pneumothorax. Die Kurzatmigkeit verstärkte sich, ging in eine schwere respiratorische Insuffizienz über und führte schon nach 1—2 Jahren bei einem großen Teil der Erkrankten zum Tode.

Die Obduktion ergab Lungenveränderungen im Sinne einer interstitiellen, diffusen Lungenfibrose, begleitet von einem erheblichen Emphysem, ohne daß sich Hinweise für eine spezifische silikotische Herdbesetzung ergaben. Von Baader (1949) wird auf Grund eines Obduktionsbefundes von Kahlau die Ähnlichkeit mit der Aluminiumstaublunge in den rheinischen Aluminiumpulverfabriken betont, eine Auffassung, die auch von Wätjen (1947) und Hagen (1950) geteilt wird.

Das Röntgenbild der Korundschmelzerlunge, das u.a. von Bohlig (1955) eingehend beschrieben wurde, ist ebenfalls der Aluminiumstaublunge sehr ähnlich. Es fanden sich doppelseitige, uncharakteristische Verschattungen, besonders in den oberen Lungenpartien, abnehmend gegen die Peripherie sowie netz- und strangförmige Streifen mit flächenhaft granulierten Trübungsbezirken. Eine typische silikotische Fleckelung war röntgenologisch nicht zu erkennen.

Die eigentliche Ursache der Erkrankung ist umstritten und hat in den 50er Jahren zu einem intensiven wissenschaftlichen

Meinungsaustausch geführt. Die Autoren sind sich einig, daß Korund selbst inert ist und für die vorliegenden Lungenveränderungen als Ursache ausscheidet. WÄTJEN (1947) und HAGEN (1950) vertraten auf Grund einer von JÄGER (1950) präzisierten Theorie die Auffassung, daß das in den Schmelzrauchen vorkommende Aluminium in Form der Gamma-Tonerde in Kombination mit der gleichzeitig vorhandenen Kieselsäure die wesentliche pathogenetische Wirkung darstellt. Die Korundschmelzerlunge ist nach Ansicht dieser Autoren eine typische Aluminiumstaublunge. GÄRTNER (1947), GÄRTNER und MARWYCK (1947), JÖTTEN und GÄRTNER (1947, 1948, 1950) sowie GÄRTNER (1952) machten jedoch auf Grund von Lungenstaubanalysen darauf aufmerksam, daß bei der Korundschmelzerlunge nur geringe Mengen von Gamma-Tonerde und Aluminium zu finden seien, die für die schweren fibrotischen Veränderungen kaum als Ursache in Frage kommen. Sie entwickelten die Vorstellung, daß die Korundschmelzerlunge auf amorphe Kieselsäure und auf das Aluminiumsilikat „Mullit" zurückzuführen ist, das sich beim Brennprozeß aus Aluminiumoxyd und Kieselsäure bildet. Das Mullit steht dem Sillimanit Al(AlSiO$_5$) nahe. Letzteres wurde von GÄRTNER und MARWYCK (1947) in den Lungen von Porzellanarbeitern nachgewiesen. Beide Substanzen, Mullit und Sillimanit, vermögen im Tierversuch eine Lungenfibrose auszulösen.

F. Berylliose

Beryllium (Be) hat durch seine industrielle Verwendung bei der Herstellung von Fluoreszenzlampen, Röntgen- und Leuchtstoffröhren, aber auch in der Textil-, Radium- und Atomindustrie seit Mitte der 30er Jahre gewerbehygienisch Bedeutung erlangt. Es handelt sich an sich nicht um eine typische Pneumokoniose mit einer vorwiegend auf die Lunge beschränkte Manifestation. Die Leber, die Milz, die Knochen, die Haut und Schleimhäute können ebenso wie die extrapulmonalen Lymphknoten befallen sein (VORWALD, 1950; TEPPER, HARDY et al., 1961; POTAPOVA, 1967). Die ersten patholo-

gisch-anatomisch untersuchten Todesfälle nach Beryllium-Intoxikation wurden 1942 in Deutschland von WURM und RÜGER publiziert in Form einer akuten toxischen Beryllium-Pneumonie mit fibrinfreier, intraalveolärer Carnifikation. Schon vor ihnen hatten WEBER und ENGLEHARDT (1933) und ZAMAKHOVSKAJA, MARTSINKOVSKII et al. (1934) die durch Beryllium hervorgerufenen Schädigungen und klinischen Symptome beschrieben. Der Name Berylliose geht auf FABRONI zurück. Dieser hat 1935 im Tierexperiment die toxische Wirkung der Beryllium-Verbindungen erkannt. Umfangreiche Darstellungen des Krankheitsbildes beruhen auf den zahlreichen Beobachtungen in den Vereinigten Staaten und der UdSSR (VORWALD, 1950; TEPPER, HARDY et al., 1961; VERMEL, 1961; HARDY, 1956; KRAPUKHINA, KOCHETKOVA et al., 1963; SCHEPERS, 1962; VAN ORDSTRAND, HUGHES et al., 1943). Über weitere Erkrankungsfälle wurde in Frankreich von CARRIÈRE, FRAISSE et al. (1948), MACQUET, GUERRIN et al. (1967), EVEN (1954), in Deutschland von MEYER (1942), in Italien von VIGLIANI (1948), AMBROSI, SARTORELLI et al. (1968), in Österreich von PRETL (1965), in England von AGATE (1948), JORDAN et al. (1958), McCALLUM, RANNIE et al. (1961), in den Niederlanden von VAN BEEK und HAEX (1954) und in Japan von MOMOSE, KOIKE et al. (1960) berichtet.

Es herrscht Übereinstimmung darüber, daß Beryllium selbst und seine Salze als schädigendes Agens anzusehen sind. Die Toxizität des Berylliums und seiner Verbindungen hängt aber offensichtlich mit der Löslichkeit der jeweiligen Verbindung zusammen. Das relativ unlösliche metallische Beryllium, das Beryllium-Oxyd und Karbonat haben eine geringere akute Toxizität. Die Beryllium-Floride und Sulfate, als gut lösliche Salze, erweisen sich im Tierexperiment als weit toxischer (LLOYD DAVIES, 1950; LABELLE u. CUCCI, 1950; SPRAGUE, LABELLE et al., 1950; HODGE, DOWNS et al., 1950). Die gut löslichen Berylliumverbindungen mit ihrer hohen akuten Toxizität scheinen besonders für die akuten Krankheitsverläufe verantwortlich zu sein (TEPPER, HARDY et al., 1961; DE NARDI, 1950). Die chronischen Berylliumerkrankungen sind vor allen Dingen beim Einatmen von Beryllium-Phosphatverbindungen, Beryllium-Oxyd und metallischem

Beryllium beobachtet worden (Hardy, 1955; Tepper, Hardy et al., 1961). Erze, die Beryllium in Form von Beryllium-Aluminium-Silikaten enthalten, scheinen dagegen nach den klinischen und experimentellen Erfahrungen weitgehend ungefährlich zu sein (Tepper, Hardy et al., 1961). Eine inhalative Belastung mit Beryllium-Aerosolen am Arbeitsplatz in einer Konzentration über 0,002 mg/m³ länger als 8 Std wird in Amerika bereits als gefährdend angesehen (Schepers, 1962).

Nach den Erfahrungen von Tepper, Hardy et al. (1961) und Shaw (1965) sollen Frauen an den chronischen Formen der Beryllium-Schädigung häufiger erkranken als Männer, ohne daß allerdings aus den mitgeteilten Daten hervorgeht, ob dies durch eine ungünstigere berufliche Exposition bedingt ist. Eine bestimmte Altersbevorzugung fehlt (Swan, 1965; Tepper, Hardy et al., 1961). Wichtig ist die epidemiologische Erfahrung, daß Beryllium-Erkrankungen nicht nur ausschließlich auf die Arbeiter in den berylliumverarbeitenden Betrieben beschränkt ist. Auch in der unmittelbaren Nachbarschaft der Fabriken wurden nach indirekter Exposition mit den toxischen Substanzen sowohl akute als auch chronisch verlaufende Beryllium-Erkrankungen beobachtet (neighborhood beryllium diseases). Zahlreiche Autoren haben auf diesen Umstand hingewiesen (Gelman, 1938; Eisenbud, Wanta et al., 1949; Chesner, 1950; Chamberlin, Jennings et al., 1957; Tepper, Hardy et al., 1961; Hardy, 1948).

Die eigentliche Ursache der Erkrankung ist auch heute noch nicht voll zu übersehen. Die Toxizität von Beryllium und die durch sie hervorgerufenen Gewebsreaktionen und funktionellen Anomalien sind eingehend untersucht worden (Comar, 1935; Policard, 1950; Vorwald u. Reeves, 1959; Gusek u. Mestwerdt, 1963; Labelle u. Cucci, 1950; Sprague, Labelle et al., 1950; Hodge, Downs et al., 1950). Die Schwierigkeit in der Beurteilung liegt vor allem daran, daß die Organ- oder Gewebsantwort von Individuum zu Individuum sehr unterschiedlich ausfallen kann. Versuche, die Toxizität von Beryllium durch die Bindung des Metalls an Zellbestandteile oder Organellen zu erklären (Stokinger, 1966; Witschi, Aldridge, 1968; Conradi, 1971; Robinson, Schaffner et al., 1968), haben zu widersprechenden Er-

gebnissen geführt. Andere Untersucher haben die eigentliche Ursache der Toxizität in der inhibitorischen Wirkung des Berylliums auf verschiedene Enzymsysteme gesehen (Thomas, Aldridge, 1966; Aldridge u. Thomas, 1966; Klemperer, Miller et al., 1949; Grier, Hood et al., 1949; Du Bois, Cochran et al., 1949; Klemperer, 1950; Bamberger, Botbol et al., 1968).

Die von Individuum zu Individuum schwankende Erkrankungsbereitschaft, die auch mit der Schwere der Berylliumexposition nicht korreliert und die unterschiedlichen Verlaufsformen der Erkrankung haben an eine individuelle hypererge Gewebsreaktion denken lassen (De Nardi, van Ordstrand et al., 1949, 1953; Sterner u. Eisenbud, 1951). In der Tat konnte schon Curtis (1951) nachweisen, daß die nach Kontakt mit Berylliumsalzen auftretende Dermatitis allergischer Natur ist. Sowohl Curtis (1951) als Niemöller (1962) haben bei systematischen Hauttestungen mit Beryllium-Salzen in Beryllium-Betrieben in einem hohen Prozentsatz nach 48 Std typische kutane Spätreaktionen (delayed reaction) festgestellt. Curtis (1959) nahm ebenso wie nach ihm Niemöller (1962) diese Beobachtung zum Anlaß, um einen diagnostischen Hauttest für die chronische Berylliose auszuarbeiten (patch test). Der diagnostische Wert dieser Hautteste bei der Diagnose der chronischen Berylliose ist umstritten. Eine positive Hautreaktion beweist lediglich bei exponierten Arbeitern eine kutane Sensibilisierung, jedoch nicht das Vorliegen einer Berylliose. Auch ein negativ ausfallender Hauttest schließt die Diagnose einer Berylliose nicht aus (Tepper, Hardy et al., 1961).

Eine weitere immunologische Besonderheit der Erkrankung ist in der Tatsache zu suchen, daß die chronischen Formen der Berylliose meistens mit einer Hypergammaglobulinämie verbunden sind (Resnick, Morgan, 1971; Resnick, Roche et al., 1970; Reeves, Swanborg et al., 1971). Die Autoren, die zusätzlich die Immunglobulie quantitativ ermittelten, fanden bei Arbeitern, die längere Zeit Beryllium exponiert waren, einen eindeutigen Anstieg des IGG Gehaltes im Blutserum. Interessant in diesem Zusammenhang sind auch die Befunde von Reeves, Krivanek et al. (1972), die zeigten, daß durch eine fortlaufende intradermale Beryllium-Behandlung bei Tieren unter Umständen ein protektiver Effekt gegen die Entwicklung einer pulmonalbedingten Berylliose hervorgerufen werden kann, ein Umstand, der für die Beteiligung allergischer Mechanismen bei Entstehung der Erkrankung spricht. Diese Beobachtungen scheinen mit den epidemiologischen Erfahrungen in Übereinklang zu stehen, nach denen unter Umständen die Personen, die in der Nachbarschaft von Beryllium-Betrieben plötzlich mit berylliumhaltigen Substanzen in Berührung kommen, besonders schwer erkranken, während die eigentlichen Industriearbeiter, die lange Zeit hohen Konzentrationen ausgesetzt waren, eine relative Immunität gegen Beryllium entwickelten (STERNER u. EISENBUD, 1951).

I. Akute Berylliose

Als akute Berylliose werden nach TEPPER, HARDY et al. (1961) gewöhnlich jene durch Beryllium hervorgerufenen krankhaften Störungen bezeichnet, die nicht länger als 1 Jahr anhalten. Zweifellos wäre es besser, die akute Berylliose von der chronischen nach klinischen und pathologisch-anatomischen Gesichtspunkten zu trennen. Da jedoch die klinische Symptomatik der akut verlaufenden Beryllioseerkrankung die der chronischen Verlaufsform häufig überlappt, hat diese etwas willkürlich wirkende Definition ihre Berechtigung. Die charakteristischen klinischen Manifestationsarten der akuten Berylliose sind die Beryllium-Dermatitis mit dem Beryllium-Geschwür und der Beryllium-Konjunktivitis auf der einen und die akute Erkrankung des Bronchopulmonalsystems im Sinne der Nasopharyngitis, Tracheobronchitis und Pneumonie auf der anderen Seite. Die akuten dermatologischen Manifestationsarten der Erkrankung werden vor allem nach Kontakt mit löslichen sauren Salzen des Berylliums beobachtet, so z.B. nach Beryllium-Sulfaten, Tetrahydraten und Fluoriden (DE NARDI, 1950). Dort, wo lediglich ein Kontakt mit metallischem Beryllium oder mit Beryllium-Oxyden, Silikaten oder Hydroxyden bestand, finden sich praktisch keine Hauterscheinungen. Die Beryllium-Dermatitis, die sich als typische allergische Kontakt-Dermatitis an den exponierten Körperpartien wie Hände,

Arme, Gesicht und Nacken entwickelt, wurde von VAN ORDSTRAND (1950), VAN ORDSTRAND, HUGHES et al. (1945), McCORD (1951), CURTIS (1959) sowie DUTRA (1952) ausführlich beschrieben. Es handelt sich um erythematöse papullär bis papullär vesikuläre Hautveränderungen. Gelegentlich werden auch typische Granulome beobachtet, die sich um die in die Haut eingedrungenen Berylliumkristalle entwickeln (DUTRA, 1952). Gewöhnlich besteht gleichzeitig eine berylliuminduzierte Conjunktivitis und eine Nasopharyngitis sowie eine Tracheobronchitis (TEPPER, HARDY et al., 1961; VAN ORDSTRAND, 1950; DENARDY, 1950). Im allgemeinen entwickeln sich die Hautsymptome zwei Wochen nach der ersten Exposition mit löslichen Berylliumsalzen. Die Berylliumgeschwüre bilden sich um die in die Haut eingedrungenen Beryllium-Kristalle und heilen erst nach Entfernung letzterer aus (VAN ORDSTRAND, HUGHES et al., 1945). Von GELMAN (1938) wird die Ähnlichkeit mit dem Chromgeschwür herausgestellt. Die Ulcerationen können auch isoliert ohne Kontakt-Dermatitis auftreten.

Die Inhalation der toxischen Beryllium-Verbindungen kann eine entzündliche Reaktion im gesamten respiratorischen Trakt zwischen Nase und Alveolen hervorrufen. Die Größe der Beryllium enthaltenden Partikel spielt natürlich für die Lokalisation der Entzündung im Tracheobronchialsystem eine große Rolle. Im Gegensatz zur dermatologischen Manifestation der Erkrankung werden akute respiratorische Symptome nicht nur bei den sauren Salzen des Berylliums beobachtet. Sowohl metallisches Beryllium als Beryllium-Oxyd und Beryllium-Phosphorverbindungen sind durchaus in der Lage, derartige Erscheinungen hervorzurufen (TEPPER, HARDY et al., 1961; HARDY, 1961).

In den Fällen, wo nur der Nasopharynx und der obere Tracheobronchialbaum betroffen sind, zeigt die Erkrankungssymptomatik eine große Ähnlichkeit mit akuten grippalen Infekten und können solchen häufig zum Verwechseln ähnlich sehen. Dies gilt besonders für jene leichteren Formen der Beryllium-Intoxikation, die nur auf den Nasopharynx beschränkt sind. Ansonsten ist die Erkrankung durch einen Husten mit geringem Auswurf, eine mäßige Dyspnoe und einen Retrosternalschmerz gekennzeichnet.

Die Körpertemperaturen sind ebenso wie die Laborbefunde normal, sofern sekundäre bakterielle Infekte fehlen. Als ein offensichtlich sehr seltenes Ereignis beschrieb Gelman (1938) ein perforierendes Beryllium-Ulcus am Nasenseptum.

Die akute Beryllium-Pneumonie ist zweifellos die gefährlichste Form der akuten Beryllium-Erkrankung. Sie tritt nach den Erfahrungen von Denardy, van Ordstrand et al. (1949) in zwei Verlaufsformen auf:

1. Als schwere akute Lungenerkrankung, etwa 72 Std nach einer massiven Exposition mit Beryllium-Salzen und

2. als sich langsam entwickelndes Lungenleiden nach einer unter Umständen über Jahre anhaltenden niedriger dosierten berufsbedingten Inhalation von Beryllium-Verbindungen.

In letztem Fall entwickelte sich die Erkrankung meist aus einer Beryllium-induzierten Tracheobronchitis mit Husten und gelegentlich blutigem Sputum. Eine Woche nach Beginn der Nasopharingitis und Tracheobronchitis tritt dann eine schwere Dyspnoe mit Cyanose, Tachykardie und auskultatorischen Befunden auf, die an ein beginnendes Lungenoedem erinnern. Verbunden ist die Erkrankung weiter mit Allgemeinsymptomen wie einer Anorexie und einem starken Gewichtsverlust. Die Körpertemperaturen sind im allgemeinen nur gering erhöht. Die ersten röntgenologischen Veränderungen treten 3 Wochen nach Einsetzen der ersten Symptome auf. Sie werden von van Ordstrand, Hughes et al. (1945) in ihrer Reihenfolge wie folgt beschrieben:

Zunächst erscheinen symmetrisch lokalisierte, diffuse, wolkige Trübungen mit einer verstärkten Lungenzeichnung, die schließlich in diffuse, weiche Infiltrationen, besonders in den Mittelfeldern, übergehen. Schließlich entwickeln sich neben einer feinen Fleckelung auch Knötchen, die teilweise zusammenfließen und in ihrer Erscheinungsform sowohl an die Sarkoidose als an die chronische Berylliumlunge erinnern (Aub u. Grier, 1949; Wilson, 1948). In der Regel bilden sich die röntgenologischen Veränderungen innerhalb von 3—6 Monaten zurück. Nur gelegentlich werden persistierende Veränderungen bis zu einem Jahr beobachtet (Tepper, Hardy et al., 1961). Die röntgenologischen Veränderungen können noch nach

Aufhören der klinischen Symptomatik weiter fortbestehen. Das Ergebnis der Laboratoriumsuntersuchungen ist uncharakteristisch. Das Blutbild, die Serumproteine, die Senkung und die Bluteiweiße weichen ebenso wie die Körpertemperaturen meist nicht wesentlich vom Normalwert ab.

Das pathologisch-anatomische Bild der akuten Beryllium-Pneumonie ist charakterisiert durch die Anschoppung der Kapillaren bei fokalen Haemorrhagien, verbunden mit ausgesprochenen Oedemen und dem Auftreten eines zellulären Exsudates, das wenig Fibrin enthält (Dutra, 1948). Das allgemeine Fehlen polymorphkerniger Leukozyten und das Vorherrschen von Lymphozyten, Plasmazellen und großen Monozyten gilt im allgemeinen als Unterscheidungsmerkmal zu anderen bakteriellen Lungenerkrankungen (Dutra, 1948; van Ordstrand, 1950).

Die Prognose der Erkrankungen ist in den meisten Fällen zwar günstig. Immerhin beobachteten aber Tepper, Hardy et al. (1961) in 7,2% der akuten Beryllium-Pneumokoniosen Todesfälle im Lungenoedem. Außerdem rechnen diese Autoren, daß bei 11% der Patienten mit akuter Beryllium-Pneumonie sich später eine chronische Berylliose anschließt. Die Prognose der Erkrankung hat sich nach Einführung der Steroide in die Therapie wesentlich gebessert (Tepper, Hardy et al., 1961).

Als eine besondere, offenbar jedoch sehr seltene Verlaufsform der akuten Berylliose wurde von Gelman (1936, 1938) und Zamakhovskaja, Martsinkorskii et al. (1934) in Analogie zum Gießfieber eine Überempfindlichkeitsreaktion in berylliumverarbeitenden Fabriken beobachtet mit rasch vorübergehenden Entzündungserscheinungen an Haut und Schleimhäuten. Solche Symptome stellen sich nach Abschluß der täglichen Arbeit für mehrere Stunden ein und können nach 2 oder 3 Wochen in eine ernst zu nehmende, subakut bis chronisch verlaufende berylliuminduzierte Bronchial- und Lungenerkrankung übergehen.

II. Chronische Berylliose

Der klinische Charakter der chronischen Form der Berylliose kommt darin zum Ausdruck, daß die Erkrankung häufig mehrere Jahre nach Abschluß der Beryllium-Exposition auftritt, sich über Jahre hin erstreckt und keine Tendenz zur Ausheilung aufweist. Im Gegenteil, sie weist in manchen Fällen einen progressiven Verlauf auf. Außerdem handelt es sich bei den chronischen Formen der Beryllium-Erkrankung um eine systemische Erkrankung, die nicht nur die Lunge, sondern Leber, Milz, Niere, Skelett, Muskeln, Myokard, Pleura, Lymphknoten und Knochenmark befallen kann. Für das histologische Bild der chronischen Berylliose ist u.a. die Entwicklung von Granulomen charakteristisch, deren Abgrenzung, besonders gegen die Sarkoidose, trotz aller Eigenheiten Schwierigkeiten bereitet (GARDNER, 1946; VORWALD, 1948; CHESNER, 1950; SCHEPERS, 1962; TEPPER, HARDY et al., 1961; VORWALD, 1950; WILLIAMS, 1958).

Die Latenzperioden sind häufig nur schwer objektiv zu erfassen, da in vielen Fällen noch berufstätige Arbeiter nach mehrjähriger Berylliumexposition erkranken. Interessant ist jedoch, daß bei einer nicht unbeträchtlichen Zahl der Fälle eine expositionsfreie Zeit von 1—10 Jahren besteht bis klinische Erscheinungen auftreten. Latenzzeiten, die länger als 10 Jahre andauern, gehören nach den Erfahrungen von TEPPER, HARDY et al. (1961) zur Seltenheit.

Über die Ursachen und Faktoren, die die Latenzperiode bedingen, ist nichts näheres bekannt. Klinisch auffällig ist, daß interkurrente Erkrankungen, so z.B. virale Infekte, Operationen, akute Vergiftungen, Schwangerschaften etc. dem Manifestwerden der Erkrankung häufig unmittelbar vorausgehen. Im Vordergrund der klinischen Symptomatik steht eine langsam einsetzende Dyspnoe. Sie geht in Husten, der sich zu Hustenparoxysmien steigern kann, über. Wesentlicher Auswurf besteht im allgemeinen nicht. Schon bei den röntgenologisch noch nicht sehr ausgedehnten Formen der Erkrankungen kann es zu einem Spontanpneumothorax kommen (TEPPER, HARDY et al., 1961). Gelegentlich wird Fieber beobachtet.

In den Fällen mit rasch fortschreitender pulmonaler Granulomatose kommt es meist zu einer Anorexie, einer allgemeinen Schwäche, verbunden mit einem hochgradigen Gewichtsverlust (AMBROSI, SARTORELLI et al., 1968; TEPPER, HARDY et al., 1961). Die gleichen Autoren beobachteten in ihrem Krankengut in etwa 5% der Fälle eine schmerzlose Hepato- oder Splenomegalie, die durch einen direkten Übergriff des Krankheitsprozesses auf diese Organe erklärt wird. Nicht zu verwechseln mit der sich im Verlaufe des dekompensierenden Cor pulmonale einstellenden stauungsbedingten Lebervergrößerung. Im Verlauf der Erkrankung entwickelt sich nach den Erfahrungen von TEPPER, HARDY et al. (1961) mitunter eine Hyperkalkurie, die mit Nierensteinen einhergeht. Diese Autoren berichteten ebenfalls über eine berylliuminduzierte Myocardgranulomatose, die zu einem Adams-Stokesschen Anfall führte.

Röntgenologisch wird die chronische Berylliose nach WILSON (1948,, 1950) im ersten Stadium gekennzeichnet durch eine ganz feine, an Sandpapier erinnernde Fleckelung oder Grieselung. Sie geht im zweiten Stadium dann in eine stärker hervortretende Knötchenbildung auf dem Hintergrund einer vermehrten Netzzeichnung mit der typischen Grieselung, besonders in den Mittel- und Unterfeldern und den beginnenden Erscheinungen eines Cor pulmonale über. Das dritte und letzte Stadium wird charakterisiert durch eine Vergrößerung der einzelnen Knötchen von einem auf 55 mm Durchmesser, durch eine streifenförmige Fibrose und emphysematöse Veränderungen, die zusätzlich durch ein ausgeprägtes Cor pulmonale gekennzeichnet sind. Die Berylliumgranulome können in seltenen Fällen verkalken, so daß das Bild einer Mitrolithiasis entsteht (SHERWIN, SMART et al., 1966).

Die klinischen Laboratoriumsbefunde sind uncharakteristisch. Blutveränderungen in Form der Polyzythaemie, des vermehrten Hämoglobins und des ansteigenden Hämatokrits deuten eher auf die im Verlauf der bronchopulmonalen Erkrankung auftretende respiratorische Insuffizienz hin. Die Senkung ist häufig beschleunigt, während das weiße Blutbild unauffällige Werte aufweist. Auf die Gammaglobulinämie und die Veränderungen der Immunglobuline wurde bereits oben hingewiesen.

Die entscheidende Komplikation der Erkrankung ist, wie bei vielen bronchopulmonalen Leiden, die chronisch obstruktive Bronchitis mit entsprechenden respiratorischen Ausfallserscheinungen, die zusammen mit den morphologischen Veränderungen im Lungenparenchym zur Entwicklung einer pulmonalen Hypertonie und damit zum Cor pulmonale führen. Die Kombination chronischer Berylliose mit Tuberkulose wird beobachtet. Sie gilt jedoch nach den Erfahrungen von TEPPER, HARDY *et al.* (1961) für nicht berylliumspezifisch. Bei der heute meist durchgeführten Behandlung mit Kortikosteroiden ist bei einer gleichzeitig bestehenden Tuberkulose auch an eine therapeutische Reaktivierung der Tuberkulose zu denken.

Die Prognose der Erkrankung ist nach den Erfahrungen von TEPPER, HARDY *et al.* (1961),, MANCUSO, EL-ATTAR (1969) nicht günstig. Eine Ausheilung kommt praktisch nicht vor.

In der Differentialdiagnose spielt die Abgrenzung dieses Krankheitsbildes gegen die Sarkoidose eine große Rolle. Schon die früheren im anglo-amerikanischen Schrifttum gebräuchlichen Bezeichnungen für die chronische Berylliose wie „Salem sarcoid" und „miliary sarcoid" deuten auf die Ähnlichkeit beider Krankheitsbilder hin. Selbst so erfahrene Sachkenner wie TEPPER, HARDY *et al.* (1961), SCHÜRMANN (1960), DATTOLI, LIEBEN *et al.* (1964), VERGNANO, MEO *et al.* (1967), VORWALD (1950), WILSON (1950), AUB (1950), LIEBEN, WILLIAMS (1969) weisen auf die großen differentialdiagnostischen Schwierigkeiten hin. Die Voraussetzung für die Diagnose ist eine entsprechende Beryllium-Exposition. Kutanteste wie sie von CURTIS (1959) und NIEMÖLLER (1962) angegeben wurden, können hilfreich sein. Eine positive Hautreaktion auf Berylliumsalze beweist aber lediglich bei exponierten Arbeitern eine kutane Sensibilisierung, nicht aber das Vorliegen einer Berylliose. Ein negativ ausfallender Hauttest macht das Vorliegen einer Berylliose unwahrscheinlich. Sie rechtfertigt jedoch nicht die Diagnose einer chronischen Berylliose zu verwerfen, da immer wieder vereinzelte Fälle von schwerer chronischer Berylliose beobachtet werden, die negative Hautreaktionen aufweisen (TEPPER, HARDY *et al.*, 1961). Auch die Deutung der histologischen Befunde macht selbst erfahrenen Untersuchern Schwierigkeiten (WILLIAMS, 1958; SCHEPERS, 1962). Der analytische Nachweis von Beryllium im Lungengewebe, der häufig als Beweis für die Richtigkeit der Diagnose herangezogen wird, beweist nur die stattgefundene Beryllium-Exposition, nicht aber das Vorliegen einer akuten oder chronischen Berylliumerkrankung (LIEBEN, DATTOLI *et al.*, 1963; SCHEPERS, 1962). Die Berylliumstaubmenge im Lungengewebe läßt keine Rückschlüsse auf die Art und Schwere der Lungenerkrankung zu (TEPPER, HARDY *et al.*, 1961; SCHEPERS, 1962; LIEBEN, DATTOLI *et al.*, 1963).

III. Carcinom und berufliche Berylliumexposition

Nicht allzulange nachdem die Giftwirkung des Berylliums und seiner Salze oder der Berylliumaerosole auf den Menschen bekannt wurden, fanden sich in der Weltliteratur der berylliumverarbeitenden Länder Arbeiten, die über Sarkome, Carcinome und andere Tumoren berichteten. So hatten GARDNER (1946) und GARDNER und HESLINGTON (1946) nach der intravenösen Zufuhr und DUTRA, LARGENT *et al.* (1951) nach Einatmung von Berylliumstaub bei Kaninchen osteogene Sarkome beobachtet. BARNES schrieb 1950 über die experimentelle Erzeugung maligner Tumoren durch Beryllium. 1957 berichteten SCHEPERS, DURKAN *et al.* über Plattenepithel-, Adeno- und undifferenzierte Carcinome bei weißen Ratten nach Inhalation von Beryllium-Sulfat. 1961 schließlich erschien wiederum von SCHEPERS ein ausführlicher Bericht über Tierexperimente, bei denen er nach relativ kurzer Versuchsdauer mit 5 Berylliumverbindungen verschiedene Carcinome multifokalen Ursprungs erzeugen konnte.

Während beim Menschen bisher osteogene Sarkome nach Berylliumexposition nicht beobachtet wurden, berichtete NIEMÖLLER (1963) über ein in das Gehirn metastasierendes Bronchialcarcinom im Bereich eines Beryllium-induzierten subpleuralen Narbenherdes. Das Karzinom entwickelte sich etwa 16 Jahre nach der letzten beruflichen Berylliumexposition. Über eine ähnliche Beobachtung verfügen auch RIEMANN und JUNGBLUT (1962). NIEMÖLLER (1953) beschrieb außerdem bei einem an einer Berylliose Erkrankten die Entwicklung eines Mediastinalkrebses. MANCUSO (1970) fand bei einer epidemiologischen Studie unter Arbeitern, die an den Symptomen einer akuten Berylliose erkrankt waren, eine erhöhte Lungencarcinomanfälligkeit. Diese Erfahrung wurde von TEPPER, HARDY et al. (1961) bestätigt.

IV. Therapie der Berylliose

Die Behandlung der Berylliose hat sich zunächst auf die sekundären Komplikationen der Berylliose zu erstrecken, z.B. die chronische Bronchitis, das Cor pulmonale und den Spontanpneumothorax. Der granulomatöse Prozeß spricht im übrigen nach den Erfahrungen von TEPPER, HARDY et al. (1961), AMBROSI, SARTORELLI et al. (1968), VAN ORDSTRAND (1950), KAZEMI, ANDREWS et al. (1969), WOOD, BALL et al. (1958), KENNEDY, PARE et al. (1950) auf eine ACTH- oder Steroidbehandlung an. Besonders im frühen Stadium der Erkrankung ist mit einer Prednisolon-Behandlung ein guter Erfolg zu erzielen. Die notwendigen Dosen für die Initialbehandlung werden von diesen Autoren mit 40—60 mg Prednisolon pro Tag angegeben. Diese hohe Dosierung sollte bis zu 3 Wochen fortgesetzt werden und dann auf 10—20 mg pro Tag reduziert werden. Die erhöhten Serum-Gamma-Globulinspiegel können sich ebenfalls wie die im Röntgenbild erkennbaren granulomatösen Veränderungen in manchen Fällen nach jahrelanger Behandlung zurückbilden. Das Risiko einer hochdosierten, langanhaltenden Steroidtherapie ist bei der Berylliose geringer anzusetzen als die Folgen einer unbehandelten Berylliumerkrankung. Durch die intensive Anwendung der Steroidtherapie hat sich nach den Erfahrungen von SEELER (1959) und TEPPER, HARDY et al. (1961) die Mortalitätsrate der chronischen Berylliose erheblich verbessert. Wie Einzelfälle zeigen, vermag aber eine ACTH- oder Steroidbehandlung nicht in allen Fällen den tödlichen Verlauf der Erkrankung aufzuhalten (WOOD, BALL et al., 1958; AMBROSI, SARTORELLI et al., 1968).

G. Erkrankungen der Atemwege und der Lunge durch Thomasschlacken-, Mangan- und Vanadiumstaub

Thomasschlackenstaub fällt bei der Roheisengewinnung in dem sog. Thomasverfahren an. Es ist ein Gemisch aus Phosphaten, Silikaten sowie Oxyden von Kalzium, Eisen, Mangan, Vanadium, Titan und Chrom. Die Mischstäube führen, wenn sie in hoher Konzentration in die Atemwege gelangen, zu einer Schädigung der tieferen Luftwege und der Lunge. Es kommt zum Krankheitsbild von akuten und chronischen Bronchitiden mit uncharakteristischem Verlauf, die nach Wegfall der Exposition komplikationslos abheilen können. In früheren Jahrzehnten wurden akute atypische Pneumonien und Bronchopneumonien beobachtet, die in kürzester Zeit mitunter einen tödlichen Verlauf aufwiesen.

Auf das gehäufte Vorkommen der ungünstig verlaufenden Lungenentzündungen bei Thomasschlackenarbeitern hatte 1886 LENZ als erster aufmerksam gemacht (LENZ, 1936). Über tödliche Pneumonien beim Verladen und Verpacken von Thomasmehl wurde dann später von HOLSTEIN und MAU (1937) sowie KAHLSTORF (1939) berichtet. Weitere Beschreibungen des Krankheitsbildes gehen auf REINL (1961), KANDUS und ROSMANITH (1968), SILBERKUHL (1933), WORTH und SCHILLER (1954) zurück. Unter den heute herrschenden Betriebsbedingungen werden Thomasschlacken-Pneumonien nicht mehr beobachtet.

Die Pathogenese der durch Thomasschlackenstaub hervorgerufenen Bronchial- und Lungenschädigung ist nicht voll geklärt. GREIFENHAGEN (1890) vermutete zunächst eine direkte mechanische Staubwirkung. JÖTTEN und POPPINGA (1936) kamen dann auf Grund tierexperimenteller Ergebnisse zu der Ansicht, daß neben der Staubwirkung auch andere epidemiologische Faktoren bei der Entwicklung der Erkrankung eine Rolle spielen müssen. In diesem Sinne wiesen auch GUNDEL (1935) sowie GUNDEL und HEINE (1938) auf den Befall der durch Thomasschlackenstaub geschädigten Lungen mit Pneumokokken vom Typ I und II hin. Diese

Autoren erwähnten den Mangananteil des Staubes als möglichen Schädigungsfaktor. Jötten und Reploh (1939), Jötten, Reploh et al. (1939), Lloyd Davies (1946), Lloyd Davies und Harding (1949) konnten dann tierexperimentell sowohl die von Baader (1937, 1939) angenommene Ähnlichkeit der Mangan- und Thomasschlacken-Pneumonie als auch die von Büttner und Lenz (1937) und besonders von Gundel und Fischer (1938) sowie Gundel und Heine (1938) geäußerte Auffassung von der besonderen Wirkung des Mangananteils unterbauen. Reinl (1961) hält die Annahme, daß der Mangananteil des Mineralstaubes der Thomasschlacke für die Erkrankung verantwortlich ist, für nicht befriedigend, da nach den gewerbeärztlichen Erfahrungen in Nordrhein-Westfalen Mangan-Pneumonien in Ferro-Mangan-Mühlen, Ferro-Mangan-Hochöfen und Mangan-Sinteranlagen trotz hoher Staubexposition nicht beobachtet werden. Diese Erfahrung findet jedoch in den Berichten von Wenig (1938), Wassermann und Mihail (1961), Baader (1937, 1939), Büttner und Lenz (1937), Hunter (1955), Elstad (1939), Muller und Tissié (1949), Rodier und Rodier (1949), Heine (1944), Tanaka und Lieben (1969) keine Bestätigung. Diese Autoren haben nach Mangan-Inhalation oder nach Exposition mit Braunstein (Manganerz) eine erhöhte Gefährdung gegenüber Pneumonien beobachtet.

Reinl (1958, 1961) sieht vor allem in dem Vanadium-Oxydgehalt der Thomasschlacke eine mögliche Schädigungsursache. In diesem Zusammenhang ist auf die Arbeiten von Minden (1936), Sjöberg (1950), Schümann-Vogt (1969) und Eisler, Simecek et al. (1968) hinzuweisen, die bei Arbeitern in Vanadium erzeugenden Betrieben bronchitische und bronchopneumotische Komplikationen beobachteten. Klavis, Köhler et al. (1956, 1957) haben zu dieser Frage Stellung genommen und Inhalationsversuche an Kaninchen mit Thomasschlacke-, Vanadiumschlacke- und Vanadium-Pentoxyd durchgeführt. Sie konnten aber nur durch reines Vanadium-Pentoxyd Reizwirkungen auf die Atmungsorgane erzeugen. Die klinischen und tierexperimentellen Studien lassen bisher noch keine genügend begründete Vermutung zu, welcher Mineralanteil der Thomasschlacke als entscheidende Noxe der Schädigung an-

zusehen ist. Wahrscheinlich handelt es sich bei der Thomasschlacken- und Mangan-Pneumonie um eine Kombinationswirkung der verschiedenen Staubbestandteile, die das Angehen bakterieller Infekte im bronchopulmonalen System entscheidend begünstigen.

H. Die „Cer-Pneumokoniose"

Bei Kohlenbogenlampen, deren Stifte zur Erhöhung der Leuchtkraft einen Docht aus Fluoriden Seltener Erden besitzen, werden letztere, darunter auch Reste von radioaktiven Substanzen der Thoriumzerfallsreihe, als feiner Rauch freigesetzt. Bei der jahrzehntelangen Einatmung kann es zu charakteristischen Veränderungen im Röntgenbild kommen. Gefährdet sind vor allem Facharbeiter aus graphischen Betrieben, die in Photoreproduktionsabteilungen beschäftigt sind (Heuck, Hoschek, 1967, 1968; Hoschek, 1966, 1968). Auch bei der industriellen Extraktion von Seltenen Erden (Nappée, Bobrie et al., 1972; Berrod, Bobrie et al., 1971; Sykora, Hüzl et al., 1962) sind ähnliche Veränderungen beschrieben worden.

Röntgenologisch ist diese Pneumokoniose durch kleinfleckige, schattenintensive Herde gekennzeichnet. Die feinfleckigen Verschattungen beruhen auf der Einlagerung von Seltenen Erden, vor allem von „Cer" in das Lungengewebe. Differentialdiagnostisch läßt das Lungenbild an eine Silikose, an eine Miliartuberkulose oder eine Sarkoidose denken.

Die Erkrankung hat im allgemeinen einen benignen Verlauf. Funktionelle Rückwirkungen fehlen. Lediglich im Spätstadium wurde von Heuck und Hoschek (1967, 1968) ein Übergang in eine Lungenfibrose beobachtet, die nach dem röntgenologischen Aspekt Ähnlichkeiten mit der Hartmetallstaublunge aufweist (Heuck u. Hoschek, 1967, 1968).

Im Tierversuch hat Hoschek (1964) keine fibrotischen Gewebsreaktionen beobachten können. Nach Inhalation mit Seltenen Erden bildeten sich in den Meerschweinchenlungen lediglich reaktionslose Staubdepots. Diese Beobachtung wird von Schepers (1958) im wesentlichen bestätigt, sofern die Seltenen

Erden nicht in Form von Fluoriden vorliegen. Das Ergebnis der Tierversuche bestätigt die klinische Erfahrung, daß die Seltenen Erden mehr oder weniger reaktionslos im Lungengewebe eingelagert werden und ähnlich, wie es von der Siderose oder Barytose bekannt ist, auf Grund ihrer hohen Strahlenabsorption zu entsprechenden Röntgenveränderungen führen. Im Hinblick auf den Thoriumgehalt der Seltenen Erden und der damit verbundenen Radioaktivität sollten jedoch diese Substanzen nicht als ganz ungefährlich angesehen werden.

I. Strahlenfibrose und Carcinome nach Inhalation radioaktiver Stäube

Lungenfibrosen als Folge einer Röntgenbestrahlung sind seit langem bekannt. Experimentell lassen sich Lungenfibrosen durch Röntgenstrahlen im Tierversuch erzeugen (EGER u. GREGL, 1965; ZOLLINGER, 1960). Auch die Strahlenbelastung der Lunge nach Thorotrastinjektion kann zu fibrotischen Reaktionen führen (BACKMANN, GRÜTER, 1967). Nach gewerblichen Radiumvergiftungen sind zahlreiche Lungenfibrosen beschrieben worden (BELT, 1931; DOENECKE, 1931; GEBAUER u. HEINECKER, 1953; IRMSCHER, 1958; MUTH u. ROTH, 1949; MUTH u. SCHRAUB, 1957; ROTH, 1951; TÖNGES u. KALBFLEISCH, 1936). IRMSCHER (1958) und BIESE, IRMSCHER *et al.* (1959) beobachteten Fibrosen in einem chemischen Werk, das nach dem Fischer-Tropsch-Verfahren arbeitete und bei dem die Patienten im Synthesewerk mit radioaktiven Kobaltkatalysatoren Kontakt hatten. In diesen Fällen ist an eine zusätzliche Wirkung des Kobalts zu denken (s. Hartmetallfibrose S. 481 ff.).

Das erhöhte Carcinomrisiko nach Strahlenbelastung wurde gewerbemedizinisch zuerst bei den Schneeberger und Joachimsthaler Bergleuten beobachtet (s. S. 277). Im Tierexperiment konnten pulmonale Tumoren durch Radoninhalation erzeugt werden. An der Ratte wurden Bronchialtumoren nach inhalativer Belastung mit radioaktivem

Cerium und Plutonium beobachtet (DOLL, 1960). WENZ (1964) und ZOLLINGER (1960) berichteten über Carcinome und Sarkome sowie Knochenmarkschädigungen nach Thorotrastgabe als Folge ionisierender Strahlung.

J. Berufsbedingte Lungencarcinome

Für den Menschen erwiesene, krebserzeugende Stäube sind, abgesehen von den radioaktivhaltigen, alle Inhalate, die Teer, aromatische Amine, Chromate, Nickel, Arsen und Asbest enthalten. Die erwiesenen oder potentiellen krebserzeugenden Arbeitsstoffe ergeben sich im einzelnen aus einer Zusammenstellung der Kommission zur Prüfung gesundheitsschädlicher Arbeitsstoffe der Deutschen Forschungsgemeinschaft (Tabelle 8). Die Tabelle enthält auch eine Reihe schädigender Gase. Im Handbuch für Pneumokoniosen können jedoch nur die Stäube mit cancerogener Wirkung eine Darstellung finden. Auf die möglichen Zusammenhänge zwischen einer Pneumokoniose auf der einen Seite und einem Lungencarcinom auf der anderen Seite, wurde bei Besprechung der Silikose, Siderose, Asbestose, Berylliose und der radioaktiven Stäube ausführlich eingegangen, so daß hinsichtlich dieser Problematik auf die entsprechenden Abschnitte verwiesen werden kann.

Nahezu alle Betrachtungen über den Berufskrebs beginnen mit POTT, der 1775 zum ersten Mal Scrotalkrebs bei englischen Kaminfegern als Berufskrankheit beschrieb. Die cancerogene Wirkung des Teers steht außer Frage (KENNAWAY, HIEGER *et al.*, 1958; TYE, 1967). Bei den beruflich auftretenden Teer- und Paraffinkrebsen handelt es sich jedoch im allgemeinen um Hautkrebse, die in diesem Zusammenhang nicht erörtert werden sollen. Welche Bedeutung Teer- und rußhaltige Kohlenstäube bei der Entwicklung des Bronchial- und Lungencarcinoms haben, ist nicht voll zu übersehen. Zweifellos ist nach den Erfahrungen von DOLL (1952), DOLL und HILL (1952, 1956), DOLL, FISHER *et al.*

Tabelle 8. (Zusammenstellung der Kommission zur Prüfung gesundheitsschädlicher Arbeitsstoffe der DFG)

---

a) Beim Menschen erfahrungsgemäß bösartige Geschwülste zu verursachen vermögen:

4-Aminodiphenyl
Arsentrioxid und Arsenpentoxid, arsenige Säure
Arsensäure und ihre Salze
Asbest
Benzidin und seine Salze
Benzol
Chromate (Calcium-, Kalium-, Natrium-)
Dichlordimethyläther
Monochlordimethyläther [a]
2-Naphthylamin
Nickel (in Form atembarer Stäube von Nickelmetall, Nickelsulfid und sulfidischen Erzen, Nickeloxid und Nickelcarbonat, wie sie bei der Herstellung und Weiterverarbeitung auftreten können)

---

b) Nur bislang im Tierversuch unter Bedingungen, die der möglichen Exponierung des Menschen im Arbeitsprozeß vergleichbar sind und nach Meinung der Kommission sich eindeutig als cancerogen erwiesen haben:

Äthylenimin
Diazomethan
3,3'-Dichlorbenzidin
2,2'-Dichlordiäthyläther
1,1-Dimethylhydrazin
N-Dimethylnitrosamin
Dimethylsulfat
Beryllium
Hydrazin
Kobalt (in Form atembarer Stäube von Kobaltmetall und schwerlöslichen Kobaltsalzen)
Nickelcarbonyl
4,4'-Methylen-bis(2-chloranilin)
1,3-Propansulton
β-Propiolacton
Propylenimin
Vinylchlorid

---

[a] Die Einstufung bezieht sich auf technischen Monochlordimethyläther, der nach vorliegenden Erfahrungen bis zu 7% Dichlordimethyläther als Verunreinigung enthalten kann.

(1965), Doll, Vessey et al. (1972), Lloyd (1971), Kuroda und Kawahata (1936), Kawai, Amamoto et al. (1967) bei den Generatorgasarbeitern, die mit Verkokungsprodukten in hoher Konzentration inhalativ belastet werden, mit einem erhöhten Lungen- und Bronchialcarcinomrisiko zu rechnen. Die Lungencarcinommortalität liegt nach den Erfahrungen von Doll, Vessey et al. (1972) in dieser Berufskategorie um 34—72% höher als in der übrigen Bevölkerung. Sie liegt aber noch unter dem Risiko des Zigarettenrauchers.

Auch die kanzerogene Wirkung von Arsen wurde ähnlich wie beim Teer an der Haut entdeckt. Roth (1957), Pein (1941), Pein und Baurhemm (1943), Hanser und Simon (1941) berichteten über Hautkrebse bei Winzern als Arsenfolge. Nachdem in den Jahren 1925—1952 im Weinbau arsenhaltige Spritzmittel zunehmend Verwendung fanden, wurde man auf die hohe Frequenz von Carcinomen u.a. des Bronchialsystems bei Winzern aufmerksam (Gross, 1967; Koelsch, 1958; Roth, 1958). In der deutschen Industrie wurden Arsenkrebse nur sehr selten oder überhaupt nicht beobachtet (Koelsch, 1934, 1958). Oettel, Thiess et al. (1968) führen dies darauf zurück, daß Arsen auf Grund seiner bekannten Toxizität entsprechend vorsichtig gehandhabt wird, so daß es im allgemeinen weder zur chronischen Arsenvergiftung noch zu Arsenkrebsen kommt. Dagegen haben Hill und Faring (1948) Bronchialcarcinome und Hautcarcinome in englischen Fabriken beobachtet, in denen Arsenpuder hergestellt wurde. Ähnliche Berichte werden auch von Buchanan (1962) und Lee, Fraumeni (1969) mitgeteilt. Reinl (1970) beschreibt schließlich den Fall eines 53jährigen Mannes, der 10 Jahre in einer chemischen Fabrik in starkem Umfang arsenhaltigen Stäuben ausgesetzt war und an den Folgen eines Bronchialcarcinoms und einer post nekrotischen Lebercirrhose verstarb. Im allgemeinen dürfte jedoch die Meinung von Doll (1960) sowie Oettel, Thiess et al. (1968) zutreffen, nach der mit der Entwicklung von Arsenkrebsen nur dann gerechnet werden kann, wenn gleichzeitig andere Symptome einer chronischen Arseneinwirkung nachzuweisen sind.

Die Vermutung, daß Chrom oder Chromsalze zu Bronchialcarcinomen führen, geht auf Pfeil (1935) zurück, der zwei Lungenkrebse unter der relativ kleinen Belegschaft eines Chromatbetriebes beobachtete. Diese Ansicht fand dann später durch Gross (1967), Gross und Koelsch (1943), Bidstrup und Case (1956), Spannagel (1953) und Baetjer (1950) eine Bestätigung. Die Chromatlungenkrebse sind vor allem bei Rauchern beobachtet worden, so daß ursprünglich Lehmann (1933) die Ansicht vertrat, daß die Zunahme des Lungenkrebses bei Chromarbeitern vor allem in deren Tabakkonsum zu suchen sei. Schinz und Uehlinger (1941) konnten ein Carcinom bei Tieren durch Injektion des metallischen Chroms hervorrufen. Im Tierversuch erwies sich vor allem das Kalziumchromat als karzinogen (HUEPER u. PAYNE, 1959; ROE u. CARTER, 1969). In seinen technisch wichtigen Verbindungen kommt Chrom dreiwertig oder sechswertig als Chromsäure und deren Salze (Chromate) vor. Örtliche Schäden der Haut oder Schleimhäute werden vor allem durch sechswertige Chromsäure oder deren Salze verursacht.

SPANNAGEL (1953) fand bei Chromarbeitern gelegentlich eine vermehrte Bronchialzeichnung im Sinne einer peribronchialen und perivasalen Bindegewebsvermehrung und deutete diese Veränderungen als Chromatpneumokoniose, wobei es dahingestellt bleibt, ob es sich bei diesem Befund lediglich um eine uncharakteristische Zeichenvermehrung infolge chronisch rezidivierender Bronchialinfekte handelte.

Über das erhöhte Karzinomrisiko in Nikkelcarbonylbetrieben wurde von zahlreichen englischen und russischen Autoren berichtet (DOLL, 1958, 1960; MORGAN, 1958; WILLIAMS, 1958; TATARSKAYA, 1965). MORGAN (1958) und AMOR (1938) vermuteten zunächst, das Arsen, THIESS, OETTEL et al. (1969), daß radioaktives Material für die Entwicklung dieses Krebses mitverantwortlich zu machen sei. KAZANTZIS (1972) wies tierexperimentell die potentielle Wirkung des Nickels nach.

Umstritten war lange Zeit das kanzerogene Vermögen von Kadmium (MALCOLM, 1972). KIPLING, WATERHOUSE (1967), POTTS (1965) fanden zwar bei Kadmiumarbeitern eine gewisse Häufung von Karzinomen, vor allem der Prostata. HUMPERDINCK (1968), der 6200 Arbeiter in einer Stahlakkumulatorenfabrik untersuchte, in der eine Kadmiumhydroxydstaubbelastung vorhanden war, hat jedoch epidemiologisch keinerlei Hinweise für eine solche Wirkung des Kadmiums erbringen können.

Literatur

AGATE, J.N.: Delayed pneumonitis in a beryllium worker. Lancet **255**, 530 (1948).

AHLMARK, A., BRUCE, T., NYSTROM, A.: Silicosis and other pneumoconiosis in Sweden. Stockholm: Kungl. Boktryckeriet P.A. Norstedt & Söner 1960.

ALBU, A.: Confruntari scintigrafice, radiografice si functionale in sideroza pulmonara profesionala. Fiziologia **19**, 391 (1970).

ALBU, A. et al.: Diagnosticul diferential al siderozei pulmonare si al silico-siderozei profesionale cu alte pneumopatii generatoare de opacitati micronodulare pulmonare generalizate. Viata med. **18**, 211 (1971).

ALBU, A., SCHULERI, E.: Contribution à l'étude de la ventilation externe et de la mécanique pulmonaire dans la sidérose professionnelle. Arch. mal. prof. **33**, 51 (1972).

ALBU, A., SCHULERI, E.: Contributii la studiul difuziunii co prin membrana alveolocapilar a la bolnavii cu sideroza pulmonara profesionala. Fiziologia **21**, 291 (1972).

ALBU, A., POPESCU, H.I.: Lung scanning in occupational siderosis. Amer. Rev. resp. Dis. **107**, 291 (1973).

ALDRIDGE, W.N., THOMAS, M.: The inhibition of phosphoglucomutase by beryllium. Biochem. J. **98**, 100 (1966).

AMBROSI, L., SARTORELLI, E., SBERTOLI, C., SECCHI, G.C.: Su due casi di granulomatosi pulmonare cronica da berillio. Med. d. Lavoro **59**, 321 (1968).

AMOR, A.J.: Growth of the respiratory tract (preliminary notice). Bericht über den 8. Internat. Kongreß f. Unfallmedizin, Frankfurt/M. 26.–30.9.1938, S. 941.

ANGERVALL, L., HANSSON, G., RÖCKERT, H.: Pulmonary siderosis in electrical welder. Acta path. microbiol. scand. **49**, 373 (1960).

AUB, J.C.: The beryllium problem: the chronic or delayed disease. Differential diagnosis. In: Pneumoconiosis (A.J. VORWALD, ed.), p. 208. New York: P.B. Hoeber 1950.

AUB, J.C., GRIER, R.S.: Acute pneumonitis in workers exposed to beryllium oxide and beryllium metal. J. industr. Hyg. **3**, 123 (1949).

BAADER, E.W.: Manganpneumonie. Aerztl. Sachverst. Berlin **43**, 75 (1937).

BAADER, E.W.: Weiteres zur Manganpneumonie. Aerztl. Sachverst. Berlin **45**, 263 (1939).

BAADER, E.W.: Die Aluminiumlunge. Z. Unfallmed. Berufskr. **42**, 79 (1949).

BACKMANN, R., GRÜTER, H.: Strahlenfibrose der Lungen bei extrapulmonaler Thorotrastinkorporation. In: Fortschritte der Staublungenforschung (H. REPLOH, H.J. EINBRODT, Hrsg.), Bd. 2, S. 511. Dinslaken: Niederrhein. Druckerei 1967.

BAETJER, A.M.: Pulmonary carcinoma in chromate workers. I. A review of the literature and report of cases. Arch. industr. Hyg. **2**, 487 (1950).

BAMBERGER, C.E., BOTBOL, J., CARBINI, R.L.: Inhibition of alkaline phosphatase by beryllium and aluminium. Arch. Biochem. **123**, 195 (1968).

BARBORIK, M.: Maladie des métaux durs chez les ouvriers employés à la production du carburo de tungstène (métaux durs). Prac. Lék. **16**, 241 (1966).

BARBORIK, M.: Hämatologische Veränderungen bei Arbeitern der Hartmetallerzeugung. Prac. Lék. **19**, 11 (1967).

Barborik, M.: Kobalt- und Wolframausscheidung bei in der Pulvermetallurgie beschäftigten Arbeitern. — I. Der Kobaltspiegel im 24-h-Urin. Der Einfluß von CaNa₂EDTA und Penicillamin auf den Kobaltspiegel. Prac. Lék. **24**, 249 (1972).

Barhad, B., Petrescu, L., Tripsa, R., Blanaru, E., Melicsohn, J.: Etude sur l'action des poussières submicroniques sur l'organisme des soudeurs. Ministerul sanatatii si prevederilor sociale, vol. 1, p. 58. Bukarest: Institutul de Idiena, Editura Medicala 1965.

Barnes, I.M.: Experimental production of malignant tumors by beryllium. Lancet **1950**, 463.

Barrie, H.J., Harding, H.E.: Argyro-siderosis of the lungs in silver finishers. Brit. J. industr. Med. **4**, 225 (1947).

Barták, F., Tomečka, M., Tomišek, O.: Stannosis pneumoconiosis due to tin. Čas. lék. česk. **87**, 915 (1948).

Bassermann, F.J.: Die Eisenstaublunge der Elektro- und Autogenschweißer. Prax. Pneumol. **18**, 638 (1964).

Bech, A.O., Kipling, M.D., Heather, J.C.: Hard metal diesease. Brit. J. industr. Med. **19**, 239 (1962).

Beek, van M.C., Haex, A.J.C.: A case of chronic berylliosis. Ned. T. Geneesk. **98**, 565 (1954).

Beintker, E.: Die Zinnoxydlunge. Reichsarbeitsblatt **3**, 37 (1944).

Belt, T.H.: Über tödliche Lungenfibrose bei gewerblicher Radiumschädigung (Pathologisch-anatomischer Teil). Frankfurt Z. Path. **42**, 170 (1931).

Bentzen, T.E.: A case of "acute" siderosis. Acta radiol. (Stockh.) **14**, 344 (1933).

Berrod, J., Bobrie, J., Thoyer, G.: A propos de lesions a type de pneumoconiose chez deux ouvriers travaillant au contact de poudre d'oxyde de cerium. IV. Internat. Pneumoconiosis Conference. Bukarest, p. 147. Bukarest: Apimondia 1971.

Biasi, W. di.: Die Sidero-Silikose im Erzbergbau. Beitr. Silikose-Forsch. Sbd. 2, 35 (1954).

Bidstrup, P.L., Case, R.A.M.: Carcinoma of the lung in workmen in the bichromates-producing industry in Great Britain. Brit. J. industr. Med. **13**, 260 (1956).

Biese, A., Irmscher, G., Simon, H.: Lungenbefunde nach Inhalation thorium- und kobalthaltigen Staubes bei der industriellen Kohlenwasserstoffsynthese. Verh. dtsch. Path. Ges. **43**, 285 (1959).

Bohlig, H.: Röntgenologische Lungenbefunde bei Korundschmelzern. Fortschr. Röntgenstr. **83**, 678 (1955).

Bonnell, J.A.: Cadmium Poisoning. Ann. occup. Hyg. **8**, 45 (1965).

Bonnell, J.A., Kazantzis, G., King, E.: A follow-up study of men exposed to cadmium oxide fume. Brit. J. industr. Med. **16**, 135 (1959).

Borisenkova, R.V., Kochetkova, T.A.: Fibrogenicity of dust in different regimes of introduction into the organism. In: Inhaled particles III (W.H. Walton, Ed.), p. 329. Old Woking/Surrey: Gresham Press 1971.

Boyd, J.T., Doll, R., Faulds, J.S., Leiper, J.: Cancer of the lung in iron ore (haematite) miners. Brit. J. industr. Med. **27**, 97 (1970).

Braun, P., Guillerm, J., Pierson, B., Lacoste, J., Sadoul, P.: A propos du cancer bronchique chez les mineurs de fer. Ref. méd. franc. **85**, 702 (1960).

Bruce, C.: Silikose als Berufskrankheit in Schweden, eine klinische und gewerbemedizinische Studie. Acta med. Scand. 110, Suppl. **129**, 383 (1942).

Brun, J., Cassan, G., Kofman, J., Gilly, J.: La sidérosclérose des soudeurs à l'arc à forme de fibrose interstitielle diffuse et à form conglomérative pseudotumorale. Poumon **28**, 3 (1972).

Buchanan, W.D.: Toxicity of arsenic compounds. Amsterdam-London-New York: Elsevier 1962.

Buckel, M., Garrad, J., Jupe, M.H., McLaughlin, A.I.G., Perry, K.M.A.: The incidence of siderosis in iron turners and grinders. Brit. J. industr. Med. **3**, 78 (1946).

Büttner, H.E., Lenz, E.: Über die Möglichkeit von Manganschäden im Braunsteinbergwerk. Arch. Gewerbepath. Gewerbehyg. **7**, 672 (1937).

Caccuri, S., Fournier, E., Brockhaus, A., Symanski, H., Zuilen van, D.: Über das Schweißen. Kommission d. Europ. Gem. Schriftenreihe Arbeitshyg. und Arbeitsmed. Nr. 9, Luxemburg 1969.

Capellini, A., Cavagna, G., Nava, C.: Contributo allo studio della pneumoconiosi da metalli duri. Med. d. Lavoro **61**, 5, 290 (1970).

Carrière, G., Fraisse, P., Richard, L., Roche, L.: Pneumopathies professionelles dues à l'inhalation de béryllium. Arch. Mal. prof. **9**, 304 (1948).

Cassan, G., Kofman, J., Gilly, J., Brun, J.: La sidérose pulmonaire des soudeurs à l'arc: fibrose interstitielle diffuse et forme conglomérative. Arch. Mal. prof. **33**, 193 (1972).

Ceelen, W.: Über die Siegerländer Eisenstein-Staublunge. Beitr. Silikose-Forsch. Sbd. 2, 29 (1954).

Chamberlin, G.W., Jennings, W.P., Lieben, J.: Chronic pulmonary disease associated with beryllium dust. Penn. med. J. **60**, 497 (1957).

Charr, R.: Respiratory disorders among welders. J. Amer. med. Ass. **152**, 1520 (1953).

Charr, R.: Respiratory disorders among welders. Amer. Rev. Tuberc. **71**, 877 (1955).

Charr, R.: Pulmonary changes in welders. A report of three cases. Ann. intern. Med. **44**, 806 (1956).

Charpin, J., Chemin-Roche, T., Bonneau, H., Gaste, P.: Lungensiderose bei Lichtbogenschweißern. J. franc. Med. Chir. thor. **19**, 197 (1965).

Chesner, C.: Chronic pulmonary granulomatosis in residents of a community near a beryllium plant: three autopsied cases. Ann. intern. Med. **32**, 1028 (1950).

Choffel, C.: La pneumoconiose des soudeurs à l'arc. Gaz. méd. France **73**, 4171 (1966).

Cimpoiesu, I.: Riscul imbolnaviri de sideroza. Protectia nuncii **3**, 38 (1968).

Coates, E.O., Watson, J.H.L.: Diffuse interstitial lung disease in tungsten carbide workers. Ann. intern. Med. **75**, 709 (1971).

Coates jr, E.O., Watson, J.H.L.: Pathology of the lung in tungsten carbide workers using light and electron microscopy. J. occup. Med. **15**, 280 (1973).

Cole, C.W.D., Davies, J.V.S.A., Kipling, M.D., Ritchie, G.L.: Stannosis in hearth tinners. Brit. J. industr. Med. **21**, 235 (1964).

Cooper, D.A., Pendergrass, E.P., Vorwald, A.J., Mayock, R.L., Brieger, H.: Pneumoconiosis among workers in an antimony industry. Amer. J. Roentgenol. **103**, 495 (1968).

Comar, M.: De la toxicité du beryllium-glucinium. Paris: Thesis 1935.

Conradi, C.: Lung changes after beryllium inhalation-ultrastructural and morphometric study. Arch. environm. Hlth. **23**, 348 (1971).

CORSI, G., PIAZZA, G.: Sulla possibilatà di insorgenza di una silicosi negli addetti alla fabbricazione del ferrosilicio. Med. d. Lavoro 61, 109 (1970).

CRAW, J.: The control and elimination of silicosis in the west coast haematite iron ore industry. Brit. J. industr. Med. 4, 30 (1947).

CURTIS, G.H.: Cutaneous Hypersensitivity due to beryllium: A study of 13 cases. Arch. Derm. Syph. (Berl.) 64, 470 (1951).

CURTIS, G.H.: The diagnosis of beryllium disease, with special reference to the patch test. Arch. industr. Hlth. 19, 150 (1959).

CUTTER, H.C., FALLER, W.W., STOCKLEN, J.B., WILSON, W.L.: Benign pneumoconiosis in a tin oxide recovery plant. J. industr. Hyg. 31, 139 (1949).

DATTOLI, J.A., LIEBEN, J., BISBING, J.: Chronic beryllium disease—a follow-up study J. occup. Med. 6, 189 (1964).

DAVIS, S.B., NAGELSCHMIDT, G.: A report on the absence of pneumoconiosis among workers in pure limestone. Brit. J. industr. Med. 13, 6 (1956).

DECHOUX, J.: La pneumoconiose des mineurs de fer du bassin de Lorraine. Nancy: Thomas 1954.

DECHOUX, J.: La mort des pneumoconiotiques des Houillèes du Bassin de Lorraine. Arch. Mal. prof. 31, 564 (1970).

DELAHANT, A.B.: An experimental study of the effects of rare metals on animal lungs. Arch. industr. Hlth. 12, 116 (1955).

DELWAULLE, P.: Sur un cas de barytose. Arch. Mal. prof. 23, 687 (1962).

DENARDI, J.: Acute pneumonitis in beryllium workers with case histories. In: Pneumoconiosis (A.J. VORWALD, Ed.), p. 82. New York: Hoeber 1950.

DENARDI, J., ORDSTRAND, H.S. VAN, CARMODY, M.G.: Acute dermatitis and pneumonitis in beryllium workers: review of 406 cases in an eight-year period with follow-up on recoveries. Ohio Med. J. 45, 567 (1949).

DENARDI, J., ORDSTRAND, H.S. VAN, CURTIS, G.H., ZIELINSKI, J.: Berylliosis. Summary and survey of all clinical types observed in a twelve-year period. Arch. industr. Hyg. 8, 1 (1953).

DENNY, J.J., ROBSON, W.D., IRWIN, D.A.: The prevention of silicosis by metallic aluminium. I. A preliminary report. Canad. med. Ass. J. 37, 1 (1937).

DENNY, J.J., ROBSON, W.D., IRWIN, D.A.: The prevention of silicosis by metallic Aluminium. II. Canad. med. Ass. J. 40, 1 (1939).

DÉROBERT, L., HADENGUE, A., LE BRETON, R., ABRIC, J., GIROULLE, H., FÈVRE, J.C.: Pneumoconioses à l'étain. Arch. Mal. prof. 21, 713 (1960).

DESOILLE, H., BROUET, G., ASSONLY, M., CIOT, F., BECHTEL, P.: Fibrose pulmonaire diffuse chez un sujet exposé aux poussières de cobalt et de carbure de tungstène. Arch. Mal. prof. 23, 570 (1962).

DIESFELD, H.J.: Das Verhalten des Serumeisen-Spiegels bei den Staublungenträgern im Oberpfälzer Erzbergbau. Arch. Gewerbepath. Gewerbehyg. 15, 611 (1957).

DOENECKE, F.: Über tödliche Lungenfibrose bei gewerblicher Radiumschädigung (Klinischer Teil). Frankfurt Z. Path. 42, 161 (1931).

DOESE, M.: Gewerbemedizinische Studien zur Frage der Gesundheitsschädigungen durch Aluminium, insbesondere der Aluminiumstaublunge. Arch. Gewerbepath. Gewerbehyg. 8, 501 (1938).

DOIG, A.T., MCLAUGHLIN, A.I.G.: X-ray appearances of the lungs of elektric are welders. Lancet 1936 I, 771.

DOIG, A.T., DUGUID, L.N.: The health of welders. Factory Department Ministery of Labour and National Servise (Ed.). London: His Majesty's Stationery Office 1951.

DOIG, A.T., CHALLEN, P.J.R.: Respiratory hazards in welding. Ann. occup. Hyg. 7, 223 (1964).

DOLL, R.: The cause of death among gas-workers with special reference to cancer of the lung. Brit. J. industr. Med. 9, 180 (1952).

DOLL, R.: Cancer of the lung and nose in nickel workers. Brit. J. industr. Med. 15, 217 (1958).

DOLL, R.: Occupational lung cancer. In: Industrial pulmonary diseases (E.J. KING, C.M. FLETCHER, Eds.), p. 208. London: J. & A. Churchill 1960.

DOLL, R., HILL, A.B.: A study of the aetiology of carcinoma of the lung. Brit. med. J. 1952 IV, 1271.

DOLL, R., HILL, A.B.: Lung cancer and other causes of death in relation to smoking. A second report on the mortality of British doctors. Brit. med. J. 1956, 5001.

DOLL, R., FISHER, R.E.W., GAMMON, E.J., GUNN, W., HUGHES, G.O., TYRER, F.H., WILSON, W.: Mortality of gasworkers with special reference to cancers of the lung and bladder, chronic bronchitis, and pneumoconiosis. Brit. J. industr. Med. 22, 1 (1965).

DOLL, R., VESSEY, M.P., BEASLEY, R.W.R., BUCKLEY, A.R., FEAR, E.C., FISHER, R.E.W., GAMMON, E.J., GUNN, W., HUGHES, G.O., LEE, K., NORMAN-SMITH, B.: Mortality of gasworkers—final report of a prospektive study. Brit. J. industr. Med. 29, 394 (1972).

DORSIT, G., GIRARD, R., ROUSSET, H.: Fibrose pulmonaire chez 3 sujets d'une même usine exposés aux poussières de cobalt et de carbure de tungstène. Les troubles pulmonaires de l'industrie des métaux durs. Sem. Hôp. (Paris) 46, 3363 (1970).

DRASCHE, H.: Zur Frage der Staubgefährdung in den Sinteranlagen saarländischer Eisenhüttenwerke. Arch. Gewerbepath. Gewerbehyg. 16, 666 (1939).

DRESSEN, BRITTON and PAGE: Silicosis and other health problems of metal miners. Amer. J. Publ. Hlth 32, 142 (1942).

DUBOIS, K.P., COCHRAN, K.W., MAZUR, M.: Inhibition of phosphatases by beryllium and antagonism of inhibition by manganese. Science 110, 420 (1949).

DUNDON, C.C., HUGHES, J.P.: Stannic oxide pneumoconiosis. Amer. J. Roentgenol. 63, 797 (1950).

DUNNER, L.: Occupational disease of the lungs in a boiler scaler. Brit. J. Radiol. 16, 287 (1943).

DUNNER, L., HERMON, R.: Further observations on lung disease in boiler-scalers. Brit. J. Radiol. 17, 355 (1944).

DUNNER, L., HICKS, S.: Occupational lung damage in ships' repairers. Brit. J. Radiol. 26, 590 (1953).

DUTRA, F.R.: The pneumonitis and granulomatosis peculiar to beryllium workers. Amer. J. Path. 24, 1137 (1948).

DUTRA, F.R.: Pulmonary and cutaneous diseases caused by beryllium compounds. Postgrad. med. J. 11, 383 (1952).

DUTRA, F.R., LARGENT, E.J., ROTH, J.L.: Osteogenic sarcoma after inhalation of beryllium oxide. Arch. Path. 51, 473 (1951).

EDLING, N.P.G.: Aluminium pneumoconiosis—a roentgendiagnostic study of five cases. Acta radiol. (Stockh.) 56, 170 (1961).

Eger, W., Gregl, A.: Die Strahlenpneumonitis. Stuttgart: Hippokrates 1965.

Ehrhardt, W., Güthert, H.: Die Ockerstaublunge. Leipzig: Barth 1947.

Ehrhardt, W., Heidemann, W.: Zur Klinik und Pathologie der Ockerstaublunge. Arch. Gewerbepath. Gewerbehyg. 17, 504 (1959).

Ehrismann, O.: Über die Schädlichkeit von Aluminiumstaub bei der Aufnahme durch die Atemwege. Z. Hyg. Infekt.-Kr. 122, 166 (1940).

Eickhoff, W.: Experimentelle Lungenbefunde nach Aluminiumbestaubung. Verh. dtsch. Ges. Path. 33, 383 (1949).

Einbrodt, H.J., Kühne, W.: Lungenstaub und morphologisches Bild einer Hartmetall-Lunge. In: Fortschritte der Staublungenforschung (H. Reploh, W. Klosterkötter, Ed.), p. 217. Dinslaken: Niederrhein. Druckerei 1963.

Einbrodt, H.J., Fitzek, J.: Pathologisch-chemische Untersuchungen an Lungen von Elektroschweißern. Sd. Kongreßbericht d. 10. wiss. Tagung der Norddeutschen Gesellschaft für Tuberkulose- und Lungenkrankheiten e.V. 1967.

Einbrodt, H.J., Maass, W., Josten, H.G., Stecher, W.: Untersuchungen über die Lungenveränderungen bei Elektroschweißern. Öff. Gesundh.-Wesen 33, 286 (1971).

Eisenbud, M., Wanta, R.C., Dustan, C., Steadman, L.T., Harris, W.B., Wolf, B.S.: Non-occupational berylliosis. J. industr. Hyg. 31, 282 (1949).

Eisler, L., Simeček, R., Ustupský, J.: Vliv práce ve vanadovně na dýchaci cesty. Prac. Lék. 20, 52 (1968).

Elstad, D.: Beobachtungen über Manganpneumonien. In: Bericht über den VIII. internat. Kongress für Unfallmedizin und Berufskrankheiten, Frankfurt a.M. 26.–30. 9. 1938, 2, 1014 (1939).

Enzer, N., Sander, O.A.: Chronic lung changes in electric arc welders. J. industr. Hyg. 20, 333 (1938).

Even, R.: Les pneumopathies chroniques du béryllium. Sem. méd. (Paris) 30, 1065 (1954).

Fabroni, S.M.: Pulmonary disease due to beryllium. Med. d. Lavoro 26, 297 (1935).

Fairhall, L.T., Keenan, R., Brinton, G., Hugh, P.: Industrial hygiene aspects of the cemented tungsten carbide industrie. Publ. Hlth. Rep. (Wash.) 64, 485 (1949).

Farina, G.: Un raro casodi silicosi da inalazione di sabbia desertica. Med. d. Lavoro 59, 281 (1968).

Faulds, J.S.: Haematite pneumoconiosis in Cumberland miners. J. clin. Path. 10, 187 (1957).

Faulds, J.S., Stewart, M.J.: Carcinoma of the lung in haematite miners. J. Path. Bact. 72, 353 (1956).

Faulds, J.S., Nagelschmidt, G.S.: The dust in the lungs of haematite miners from Cumberland. Ann. occup. Hyg. 4, 255 (1962).

Friede, E., Rachow, D.O.: Symptomatic pulmonary disease in arc welders. Ann. intern. Med. 54, 121 (1961).

Gärtner, H.: Über Lungenbefunde bei einem Korundschmelzer. Z. inn. Med. 2, 761 (1947).

Gärtner, H.: Etiology of corundum smelter's lung. (Beauxite worker's lung, Shaver's disease.) Arch. industr. Hyg. 6, 339 (1952).

Gärtner, H., Marwyck van, C.: Lungenfibrose durch Sillimanit. Dtsch. med. Wschr. 72, 708 (1947).

Gardner, L.U.: Generalized pulmonary granulomatosis occuring among workers believed to be exposed to beryllium or its compounds. Industr. Hyg. Bull. 8, 89 (1946).

Gardner, L.U., Heslington, H.F.: Osteo-sarcoma from intravenous beryllium compounds in rabbits. Proc. Amer. Soc. Exp. 5, 221 (1946).

Gattner, H.: Die Bleicherde-Lunge. Arch. Gewerbepath. Gewerbehyg. 13, 508 (1955).

Gebauer, A., Heinecker, R.: Jatrogene und gewerbliche Radium- und Thoriumschäden. Strahlentherapie 98, 558 (1953).

Gelman, I.: Poisoning by vapors of beryllium oxyfluoride. J. industr. Hyg. 18, 371 (1936).

Gelman, J.G.: Beryllium (glucinium) in occupation and health supplement, encyclopedia of hygiene, pathology and social welfare. Geneva: Internat. Labor Office 1938.

Giese, W.: Die Atemorgane. In: Lehrbuch der speziellen pathologischen Anatomie (M. Staemmler, Hrsg.), Bd. II, 3. Teil. Berlin: de Gruyter 1960.

Gombos, B., Kaldrovits, J.: Pneumokoniosen in den Rösthütten. Arch. Gewerbepath. Gewerbehyg. 20, 419 (1964).

Goralewski, G.: Klinische und tierexperimentelle Studien zur Frage der Aluminium Staublunge. Arch. Gewerbepath. Gewerbehyg. 9, 676 (1939).

Goralewski, G.: Zur Klinik der Aluminiumlunge. Arch. Gewerbepath. Gewerbehyg. 11, 106 (1942).

Goralewski, G.: Weitere Erfahrungen zum Krankheitsbild der Aluminiumlunge. Dtsch. Tuberkuloseblatt 13, 3 (1943).

Goralewski, G.: Die Aluminiumlunge — eine neue Gewerbeerkrankung. Z. inn. Med., Leipzig 2, 665 (1947).

Goralewski, G.: Die Aluminiumlunge. Eine klinische Studie. Arbeitsmedizin, H. 26. Leipzig: Barth 1950.

Goralewski, G.: Barytlunge oder Silikose? Knappschaftsarzt 21, 193 (1959).

Goralewski, G., Jaeger, R.: Zur Klinik, Pathologie und Pathogenese der Aluminiumlunge. Arch. Gewerbepath. Gewerbehyg. 11, 102 (1942).

Greifenhagen, M.: Über Inhalationspneumonien auf Thomasphosphatmühlen. Würzburg Med. Diss. 1890.

Grier, R.S., Hood, M.B., Hoagland, M.B.: Observations on the effects of beryllium on alkaline phosphatase. J. biol. Chem. 180, 289 (1949).

Gronemeyer, W., Fuchs, E.: Krankheiten durch inhalative Allergeninvasion. In: Lehrbuch der klinischen Allergie (K. Hansen, M. Werner, Hrsg.), S. 122. Thieme: Stuttgart 1967.

Gross, E.: Berufskrebs. Boppard: Boldt 1967.

Gross, E., Kölsch, F.: Über den Lungenkrebs in der Chromfarbenindustrie. Arch. Gewerbepath. Gewerbehyg. 12, 164 (1943).

Gross, P., Westrick, M.L., McNerney, J.M.: Experimental silicosis: The inhibitory effect of iron Dis. Chest 37, 35 (1960).

Güthert, H., Einbrodt, H.J., Heuer, W.: Weitere Untersuchungen zur Hartmetallexposition beim Menschen. Arch. Gewerbepath. Gewerbehyg. 21, 379 (1965).

Gundel, M.: Bakteriologie und Epidemiologie der Thomasschlackenpneumonien. Hütten- und Walzwerks-BG, Essen 1935.

Gundel, M., Fischer, H.: Untersuchungen über die Ätiologie und Epidemiologie sowie zur Bekämpfung der Lungenentzündungen bei Arbeitern in Thomasschlackenmühlen. Z. Hyg. Infekt.-Kr. 120, 66 (1938).

GUNDEL, M., HEINE, W.: Untersuchungen über die Ursachen und zur Bekämpfung gehäufter Pneumonieerkrankungen in einem Industriewerk. Arch. Gewerbepath. Gewerbehyg. **9**, 248 (1938).

GUSEK, W., MESTWERDT, W.: Zur Histologie und Cytomorphologie des experimentellen Berylliumgranuloms. Verh. dtsch. Ges. Path. **47**, 221 (1963).

HAGEN, J.: Staublungenerkrankungen durch Erdfarben. Arch. Gewerbepath. Gewerbehyg. **9**, 621 (1939).

HAGEN, J.: Staublungenveränderungen bei Korundschmelzern (Aluminiumlunge). Arbeitsministerium Nordrhein-Westfalen 1948.

HAGEN, J.: Über Lungenveränderungen bei Korundschmelzern. Dtsch. med. Wschr. **75**, 399 (1950).

HAGLIND, O.: Lung changes in electric welders. Internat. Kongr. f. Arbeitsmed., Helsinki **3**, 3 (1957). Helsinki: Valia nevoston kivjapaino.

HAMLIN, L.E.: Differential diagnosis of siderosis and silicosis. Industr. Med. Surg. **21**, 1 (1952).

HAMLIN, L.E., WEBER, H.J.: Siderosis. A benign pneumoconiosis due to the inhalation of iron dust. Part. I: A clinical, roentgenological and industrial hygiene study of foundry cleaning room employees. Industr. Med. Surg. **19**, 151 (1950).

HANSER u. SIMON: Carcinom auf der Basis chronischer Arsenvergiftung. Z. Krebsforsch. **51**, 300 (1941).

HARDING, H.E.: Radiographic and histological appearances of the rat lung after intratracheal injection of rouge (Fe_2O_3). Brit. J. industr. Med. **2**, 32 (1945).

HARDING, H.E.: Notes on the toxicology of cobalt metal. Brit. J. industr. Med. **7**, 76 (1950).

HARDING, H.E., MCRAE TOD, D.L., MCLAUGHLIN, A.J.G.: Disease of lungs in boiler scalers. With a case report and review of literature. Brit. J. industr. Med. **1**, 247 (1944).

HARDING, H.E., MCRAE TOD, D.L., MCLAUGHLIN, A.I.G.: Pneumoconiosis in a boiler scaler. Brit. J. industr. Med. **4**, 100 (1947).

HARDING, H.E., GROUT, K.L.A., DAVIES, T.A.L.: The experimental production of X-ray shadows in the lungs by inhalation of industrial dusts. I. Iron oxide. Brit. J. industr. Med. **4**, 223 (1947).

HARDING, H.E., MCLAUGHLIN, A.I.G., DOIG, A.T.: Clinical radiographic and pathological studies of the lungs of electric arc and oxyacetylene welders. Lancet **1958 II**, 394.

HARDY, H.L.: Delayed chemical pneumonitis in workers exposed to beryllium compounds. Amer. Rev. Tuberc. **57**, 547 (1948).

HARDY, H.L.: Epidemiology clinical character, and treatment of beryllium poisoning. Arch. industr. Hlth. **11**, 273 (1955).

HARDY, H.L.: The disability found in persons exposed to certain beryllium compounds. Arch. industr. Hlth. **12**, 174 (1955).

HARDY, H.L.: Differential diagnosis between beryllium poisoning and sarcoidosis. Amer. Rev. Tuberc. **74**, 885 (1956).

HARDY, H.L.: Beryllium disease: A continuing diagnostic problem. Amer. J. med. Sci. **242**, 150 (1961).

HAUBRICH, R.: Über das Röntgenbild der Ockerstaublunge. Fortschr. Röntgenstr. **73**, 682 (1950).

HAUBRICH, R.: Über die Röntgencharakteristik der Silicosen nach Staubberufen. Fortschr. Röntgenstr. **74**, 385 (1951).

HEIM DE BALSAC, F., FEIL, A.: Poussières et hygiène dans les mines de fer; la sidérose des mineurs et ses caractères. Presse méd. (Paris) **42**, 1159 (1934).

HEINE, W.: Beobachtungen und experimentelle Untersuchungen über Manganvergiftungen und „Manganpneumonien". Z. Hyg. Infekt.-Kr. **125**, 3 (1944).

HEUCK, F., HOSCHEK, R.: Die morphologischen Lungenveränderungen der „Cer-Pneumokoniose" im Röntgenbild. Fortschr. Röntgenstr. **106**, 489 (1967).

HEUCK, F., HOSCHEK, R.: Cerstaublungenerkrankung. Amer. J. Roentgenol. **104**, 777 (1968).

HEUER, W.: Lungenfibrosen unter Hartmetallproduktionsarbeitern. Arch. Gewerbepath. Gewerbehyg. **19**, 613 (1962).

HILL, A.B., FARING, E.L.: Handling in organic compounds or arsenic. I. Brit. J. industr. Med. **5**, 1 (1948).

HODGE, H.C., DOWNS, W.L., MAYNARD, E.A.: Certain aspects of the acute toxicity of beryllium injected intraperitoneally. In: Pneumoconiosis (A.J. VORWALD, Ed.), p. 298. New York: Hoeber 1950.

HOLDEN, H.: Cadmium fume. Ann. occup. Hyg. **8**, 51 (1965).

HOLMQVIST, I., SWENSSON, A.: Die fibrogenetische Wirkung von Eisensilikatkörnchen, wie sie bei Sandstrahlern benutzt werden. Arch. Gewerbepath. Gewerbehyg. **20**, 253 (1963).

HORAI, Z.: Fibrosis resulting from dust inhalation. Jap. J. Med. **1**, 35 (1962).

HOSCHEK, R.: Über die Ursachen der Beschwerden der Elektroschweißer. Arch. Gewerbepath. Gewerbehyg. **14**, 58 (1955).

HOSCHEK, R.: Röntgenologische Lungenveränderungen durch Seltene Erden (vorläufige Mitteilung). Zbl. Arbeitsmed. **14**, 281 (1964).

HOSCHEK, R.: Die biologische Wirkung von Seltenen Erden. Zbl. Arbeitsmed. **16**, 168 (1966).

HOSCHEK, R.: Die „Cer-Pneumokoniose" nach Einatmung von natürlichen Seltenen Erden, eine bisher unbekannte Berufskrankheit. Arbeitsmed. Sozialmed. Arbeitshyg. **18**, 3 (1968).

HOLSTEIN, E.: Arbeitsschäden durch Schweißen. Arbeit u. Sozialfürs. **4**, 281 (1949).

HOLSTEIN, E., MAU, O.: Erkrankungen durch Thomasschlackenmehl in Hafenbetrieben und Maßnahmen zu ihrer Verhütung. Reichsarbeitsblatt **17** (N.F.) T. III: Arbeitsschutz 99 (1937).

HUEPER, W.C., PAYNE, W.W.: Experimental cancers in rats produced by chromium compounds and their significance to industry and public health. Amer. industr. Hyg. Ass. J. **20**, 274 (1959).

HUMPERDINCK, K.: Eisenstaublungen. Dtsch. med. Wschr. **68**, 16 (1942).

HUMPERDINCK, K.: Kadmium und Lungenkrebs. Med. Klin. **63**, 948 (1968).

HUNTER, D.: The diseases of occupations, p. 1046. London: Engl. Univ. Press 1955.

HUPPERTZ, A.: Barytlunge. Fortschr. Röntgenstr. **89**, 146 (1958).

HUSTEN, K.: Hartmetall-Fibrose der Lunge. Arch. Gewerbepath. Gewerbehyg. **16**, 721 (1959).

IRMSCHER, G.: Über einen Todesfall an chronischer Pneumonie nach Inhalation von alpha- und betastrahlenaktivem „Industriestaub" vor rund 20 Jahren. Dtsch. Gesundh.-Wes. **13**, 1732 (1958).

JÄGER, R.: Kann Kieselsäure die Lungenschädigungen als Korundschmelzer verursacht haben? Kolloid-Z. **117**, 10 (1950).

JÖTTEN, K.W., POPPINGA, H.: Hygienische und experimentelle Studien über den Einfluß der Thomasschlackenstaubinhalation auf das Zustandekommen der Lungenentzündung. Arch. Hyg. (Berl.) 115, 63 (1936).

Jötten, K.W., Reploh, H.: Experimentelles zur Thomasschlackenstaub- und Manganpneumonie. In: Bericht über den VIII. internationalen Kongreß für Unfallmedizin und Berufskrankheiten, Frankfurt a.M. 26.−30. 9. 1938, Bd. 2, 1028 (1939).

Jötten, K.W., Reploh, H., Hegemann, G.: Experimentelle Untersuchungen über die Manganpneumonie und ihre Beziehungen zur Thomasschlackenpneumonie. Arch. Gewerbepath. Gewerbehyg. 9, 314 (1939).

Jötten, K.W., Eickhoff, W.: Die Lungengefährlichkeit des Aluminiumstaubes. Arch. Hyg. (Berl.) 127, 344 (1942).

Jötten, K.W., Gärtner, H.: Staublungenveränderungen bei Korundschmelzern. Dtsch. med. Wschr. 72, 708 (1947).

Jötten, K.W., Gärtner, H.: Lungenfibrosen als Berufskrankheiten. Arbeitsschutz (Berlin) 1, 11 (1948).

Jötten, K.W., Gärtner, H.: Die Staublungenerkrankungen. Bericht über die Staublungen-Tagung des Staatsinstitutes für Staublungenforschung beim Hygienischen Institut der Universität Münster/W. vom 19.−21. November 1949. Wissenschaftl. Forschungsberichte. Naturwissenschaftl. Reihe, Bd. 60. Darmstadt: Steinkopff 1950.

Jones, J.G., Warner, C.G.: Chronic exposure to iron oxide, chromium oxide, and nickel oxide fumes of metal dressers in a stellworks. Brit. J. industr. Med. 29, 169 (1972).

Jordan, J.W.: Pulmonary fibrosis in a worker using an aluminium powder. Brit. J. industr. Med. 18, 21 (1961).

Jordan, J.W., Darke, Ch.S.: Chronic beryllium poisoning. Thorax 13, 69 (1958).

Joseph, M.: Hard metal pneumoconiosis. Aust. Radiol. 12, 92 (1968).

Kahlau, G.: Die pathologisch-anatomischen Lungenveränderungen nach gewerblicher Einatmung reinen Aluminiumstaubes. Frankfurt Z. Path. 75, 364 (1941).

Kahlau, G.: Weitere Beiträge zur pathologischen Anatomie der Aluminiumlunge (Aluminiose). Frankfurt Z. Path. 56, 546 (1942).

Kahlstorf, A.: Die Thomasschlackenpneumonie. Dtsch. Arch. klin. Med. 184, 466 (1939).

Kandus, J., Rosmanith, J.: Schädigung der Atemwege durch Thomasschlackenmehl. Arch. Gewerbepath. Gewerbehyg. 25, 51 (1968).

Kardos, K.: Bentonitose (en magyar; résumé anglais). Konferenz über Silikose, Pneumokoniosen und Staubbekämpfung in Gruben, Pecs, 24.−25. Oktober 1962. − (Pecs) 1963, S. 125.

Kawai, M., Amamoto, H., Harada, K.: Epidemiologic study of occupational lung cancer. Arch. environm. Hlth. 14, 859 (1967).

Kazantzis, G.: Chromium and Nickel. Ann. occup. Hyg. 15, 25 (1972).

Kazemi, H., Andrews, J.L., Hardy, H.L.: Patterns of lung dysfunction in chronic beryllium disease. Amer. Rev. resp. Dis. 100, 791 (1969).

Kennaway, E.L., Kennaway, N.M.: A further study of the incidence of cancer of the lung and larynx. Brit. J. Cancer 1, 260 (1947).

Kennaway, E.L., Hieger, I., Cook, J.W., Mayneord, W.V.: The production of cancer by pure hydrocarbons. Proc. roy. Soc. B 111, 455 (1958).

Kennedy, B.J., Pare, J.A.P., Pump, K.K., Stanford, R.L.: Effect of adrenocorticotropic hormone (ACTH) on beryllium granulomatosis: preliminary report. Canad. med. Ass. J. 62, 426 (1950).

Kettle, E.H.: The interstitial reactions causes by various dusts and their influence on tuberculous infections. J. Path. Bact. 35, 395 (1932).

King, E.J.: The inhibition of silicosis with aluminium. In: Die Staublungenerkrankungen (K.W. Jötten, H. Gärtner, Hrsg.). Wissenschaftl. Forschungsberichte. Naturwissenschaftl. Reihe, Bd. 60, S. 278. Darmstadt: Steinkopff 1950.

Kipling, M.D., Waterhouse, J.A.H.: Cadmium and prostatic carcinoma. Lancet 1967 I, 730.

Klavis, G., Köhler, H., Bister, F.: Die Ursachen der Thomasschlackenpneumonie unter besonderer Berücksichtigung der vanadin- und manganhaltigen Schlackenbestandteile. Arch. Gewerbepath. Gewerbehyg. 14, 607 (1956).

Klavis, G., Köhler, H., Bister, F.: Die Ursachen der Thomasschlackenpneumonie unter besonderer Berücksichtigung der Vanadin- und manganhaltigen Schlackenbestandteile. II. Mitteilung: Tierexperimentelle Untersuchungen über die Bedeutung von Mangan und anderen Komponenten der Thomasschlacke. Arch. Gewerbepath. Gewerbehyg. 15, 355 (1957).

Kleinfeld, M., Messite, J., Kooyman, O., Shapiro, J.: Welder's siderosis. A clinical, roentgenographic and physiological study. Arch. environm. Hlth. 19, 70 (1969).

Klemperer, F.W.: The effect of beryllium on certain enzymes. J. biol. Chem. 187, 189 (1950).

Klemperer, F.W., Miller, J.M., Hill, C.J.: The inhibition of alkaline phosphatase by beryllium. J. biol. Chem. 180, 281 (1949).

Klosterkötter, W., Pfefferkorn, G.: Unterscheidungsmöglichkeiten von Frühstadien der Pneumokoniosen. Medizinische 21, 1203 (1952).

Klucik, I., Juck, A., Gruberova, J.: Lésions des voies respiratoires et des poumons causées par des poussières de trioxyde d'antimoine. Prac. Lék. 14, 363 (1962).

Knagge-Ruhe, G., Stecher, W., Einbrodt, H.J.: Lungenveränderungen bei Arbeiten nach Bleierz- und Bleiexposition. Beitr. Silikose-Forsch. 23, 155 (1971).

Koelsch, F.: Krebs der Luftwege und seine berufliche Verursachung. Arch. Gewerbepath. Gewerbehyg. 5, 463 (1934).

Koelsch, F.: Handbuch der Berufskrankheiten. Bd. I, IV.: Jena: Fischer 1935.

Koelsch, F.: Gesundheitsschäden durch Schweißen von Zinkrohren? (Fragen und Zuschriften aus dem Leserkreis). Med. Klin. 48, 1461 (1953).

Koelsch, F.: Der Arsenkrebs. Zbl. Arbeitsmed. 8, 129 (1958).

Koelsch, F.: Die beruflichen Arsenschäden im Weinbau und in den gewerblichen Betrieben. Arch. Gewerbepath. Gewerbehyg. 16, 405 (1958).

Koelsch, F.: Gesundheitsschäden durch Metallkarbide und Hartmetalle. Zbl. Arbeitsmed. 9, 33 (1959).

Koelsch, F.: Handbuch der Berufskrankheiten. Stuttgart: Fischer 1962.

Koelsch, F.: Das Aluminium in der Arbeits- und Versicherungs-Medizin. Zbl. Arbeitsmed. 7, Beih. 3 (1964).

Koelsch, F., Lederer, E.: Die Metallfarbenherstellung und ihre gesundheitliche Beurteilung mit besonderer

Berücksichtigung der Staubgefährdung. Arch. Gewerbepath. Gewerbehyg. 5, 108 (1934).

KRAPUKHINA, E.P., KOCHETKOVA, T.W., ORLOVA, A.A.: Tableau au clinique caractéristique des pneumoconioses à étiologie mixte (bérylliose et silicose). Gig. Tr. prof. Zabol. 1, 41 (1963).

KRASNOPEEVA, L.F.: Pneumoconiose expérimentale par la poussière de mica. Gig. Tr. prof. Zabol. 11, 3 (1964).

KÜHNE, W.: Die pathologische Anatomie der Lungenfibrose durch Hartmetall. Arch. Gewerbepath. Gewerbehyg. 19, 633 (1962).

KURODA, S., KAWAHATA, K.: Über die gewerbliche Entstehung des Lungenkrebses bei Generatorgasarbeitern. Z. Krebsforsch. 45, 36 (1936).

LABELLE, CH.W., CUCCI, M.R.: Preliminary studies in the toxicology of beryllium: The effect of intratracheal injection of beryllium in experimental animals. In: Pneumoconiosis (A.J. VORWALD, Ed.), p. 309. New York: Hoeber 1950.

LAMANNA, P., CASCINI, F., PESARESI, C., BRANCACCIO, A.: Il rischio siderotico nella saldatura elettrica ad arco. Folia med. (Napoli) 51, 681 (1968).

LAMY, P., SENAULT, R., SADOUL, P., HUTTIN, R., GUILLERM, J.: Le opacités massives chez les mineurs de fer. J. franç. Méd. Chir. Thor. 13, 283 (1959).

LANDWEHR, M.: Betrachtungen über die Silikosegefährlichkeit von Saharasand auf Grund mineralogischer Untersuchungen. Beitr. Silikose-Forsch. 40, 49 (1955).

LANDWEHR, M.: Die unterschiedliche Silikosehäufigkeit im deutschen Bergbau. In: Fortschritte der Staublungenforschung (H. REPLOH, W. KLOSTERKÖTTER, Hrsg.), S. 555. Dinslaken: Niederrhein. Druckerei 1963.

LANDWEHR, M., BRUCKMANN, E.: Untersuchungen über das Verhalten der wichtigsten Mineralstäube in menschlichen Lungen unter Berücksichtigung ihrer chemisch-kristallographischen Eigenschaften und ihres Auftretens bei der bergmännischen Bearbeitung. Beitr. Silikose-Forsch. 32, 1 (1955).

LANDWEHR, M., BRUCKMANN, E., ULMER, W.T., REIF, E.: Die Gewebswirkung von Quarz in Gegenwart von Eisenerzstäuben. Arch. Gewerbepath. Gewerbehyg. 19, 353 (1962).

LANDWEHR, M., WIEGAND, H.: Die Silikosegefährdung von Röstern im Siegerländer Eisenerzbergbau. Beitr. Silikose-Forsch. 55, 1 (1958).

LEDERER, E.: Erkrankungen der tieferen Luftwege und der Lungen durch Aluminium oder seine Verbindungen (Ziff. 30,5 VO). Verh. dtsch. Ges. Arbeitsschutz 1, 118 (1953).

LEE, A., FRAUMENI, J.F.: Arsenic and carcinoma in men. J. Nat. Cancer Inst. 42, 1045 (1969).

LEHMANN, K.P.: Ist Grund zu einer besonderen Beunruhigung wegen des Auftretens von Lungenkrebs bei Chromatarbeitern vorhanden? (Mit Bemerkung über die Häufigkeit des Lungenkrebses überhaupt). Zbl. Gewerbehyg. 19, 169 (1933).

LENZ, A.: Erkrankungen der tieferen Luftwege und der Lunge durch Thomasschlacke. Arbeitsmedizin H. 2. Leipzig: Barth 1936.

LEVI-VALENSI, P., DRIF, M., DAT, A., HADJADI, G.: Beobachtungen bei 57 Fällen mit Lungen-Barytose. J. franç. Méd. Chir. Thor. 20, 443 (1966).

LIEBEN, J., DATTOLI, J.A., VOUGHT, V.M.: Quantitative beryllium studies in postmortem lungs. Arch. environm. Hlth. 7, 183 (1963).

LIEBEN, J., WILLIAMS, R.R.: Respiratory disease associated with beryllium refining and alloy fabrication — 1968 follow up. J. occup. Med. 11, 480 (1969).

LLOYD, J.W.: Long-term mortality study of steelworkers. V. Respiratory cancer in coke plant workers. J. occup. Med. 13, 53 (1971).

LLOYD DAVIES, T.A.: Manganes pneumonitis. Brit. J. industr. Med. 3, 111 (1946).

LLOYD DAVIES, T.A., HARDING, H.E.: Further clinical and experimental observations. Brit. J. industr. Med. 6, 82 (1949).

LLOYD DAVIES, T.A., HARDING, H.E.: Beryllium granulomata in the lungs of rats. Brit. J. industr. Med. 7, 70 (1950).

LOULERGUE, J.: Un cas de pneumopathie aigue au beryllium. Gúerison sans séquelles. Arch. Mal. prof. 237 (1966).

LUCCIONI, R., CHARPIN, J., MOSINGER, M.: A propos des sidéroses pulmonaires du soudeur à l'arc. Arch. Mal. prof. 27, 803 (1966).

LUNDGREN, K.D., SWENSSON, A.: Experimental investigations using the method of Miller and Sayers on the effect upon animals of cemented tungsten carbides and the powders used as raw material. Acta med. scand. 145, 20 (1953).

LUNDGREN, K.D., ÖHMANN, H.: Pneumokoniose in der Hartmetallindustrie. Virchows Arch. path. Anat. 325, 259 (1954).

MAASS, W.: Untersuchungen über die Elektroschweißerlunge. Med. Diss., TH Aachen 1970.

McCALLUM, R.I., RANNIE, I., VERITY, C.: Chronic pulmonary berylliosis in a female chemist. Brit. J. industr. Med. 18, 133 (1961).

McCORD, C.P.: Beryllium as a sensitizing agent. Industr. Med. Surg. 20, 336 (1951).

McDERMOTT, F.T.: Dust in the cemented carbide industry. Amer. industr. Hyg. Ass. J. 32, 188 (1971).

MACINOT, C., GUILLERM, J., SADOUL, P.: Aspects anatomopathologiques de la sidérose des mineurs de fer du bassin de Lorraine. Arch. Mal. prof. 22, 704 (1961).

McLAUGHLIN, A.I.G., GROUT, J.L.A., BARRIE, H.J., HARDING, H.E.: Iron oxide dust and the lungs of silver finishers. Lancet 248, 337 (1945).

McLAUGHLIN, A.I.G., KAZANTZIS, G., KING, E., TEARE, D., PORTER, R.J., OWEN, R.: Pulmonary fibrosis and encephalopathy associated with the inhalation of aluminium dust. Brit. J. industr. Med. 19, 253 (1962).

MACQUET, V., GUERRIN, F., LEDUC, M., FURON, D.: A propos d'un cas de bérylliose chronique. Lille med. 12, 246 (1967).

MALCOLM, D.: Potential carcinogenic effect of cadmium in animals and man. Ann. occup. Hyg. 15, 33 (1972).

MANCUSO, T.F.: Relation of duration of employment and prior respiratory illness to respiratory cancer among beryllium workers. Environ. Res. 3, 251 (1970).

MANCUSO, T.F., HUEPER, W.C.: Occupational cancer and other health hazards in a chromate plant: A medical appraisal. I. Lung cancers in chromate workers. Industr. Med. Surg. 20, 358 (1951).

MANCUSO, T.F., EL-ATTAR, A.A.: Epidemiological study of the beryllium industry — cohort methodology and mortality studies. J. occup. Med. 2, 422 (1969).

MANN, B.T., LECUTIER, E.R.: Arc-welders lung. Brit. med. J. 1957 I, 921.

Martin, R.: Aspects radiologiques des pneumoconioses des mineurs de fer de l'ouest. Arch. Mal. prof. **29**, 160 (1969).

Marwyck van, Ch., Eickhoff, W.: Weitere experimentelle Feststellungen zur Frage der Lungengefährlichkeit des Aluminiumstaubes. Arch. Hyg. (Berl.) **133**, 139 (1950).

Mastrosimone, G.: Quadriradiologici delle pneumoconiosi non silicotiche. Rass. Med. industr. **30**, 438 (1961).

Meister, P.: Beitrag zur Kenntnis der Schmirglerpneumokoniosen. Arch. Gewerbepath. Gewerbehyg. **14**, 214 (1956).

Meo, G., Sulotto, F., Lacquaniti, A.: Il danno funzionale respiratorio nella siderosi polmonare del saldatore. Folia med. (Napoli) **49**, 506 (1966).

Merkel, G.: Zwei Fälle von Siderosis pulmonum. Dtsch. Arch. klin. Med. **6**, 613 (1869).

Meyer, E.C., Kratzinger, St.F., Miller, W.H.: Pulmonary fibrosis in arc welder. Arch. environm. Hlth. **15**, 462 (1967).

Meyer, H.E.: Über Berylliumerkrankungen der Lunge. Beitr. Klin. Tuberk. **98**, 388 (1942).

Michaux, P., Fourrier, A., Thiodet, J., Viala, A., Laffont, H.: Un cas de barytose professionnelle traité sans success par le calcitétracémate disodique (E.D.T.A. Ca) Arch. Mal. prof. **23**, 291 (1962).

Miller, C.W., Davis, M.W., Goldmann, A., Wyatt, I.P.: Pneumoconiosis in the tungsten-carbide tool industry. Arch. industr. Hyg. **8**, 453 (1933).

Minden, H.: Die Vanadiumvergiftung — klinisches Bild — arbeitshygienische Problematik. Gesd.-Hyg. **14**, 344 (1968).

Mitchell, J., Manning, G.B., Molyneux, M., Lane, R.E.: Pulmonary fibrosis in workers exposed to finely powdered aluminium. Brit. J. industr. Med. **18**, 10 (1961).

Mohr, H.J.: Titandioxyd (TiO₂) im Gewebe. Beitr. Silikose-Forsch., Sbd. **2**, 581 (1956).

Momose, T., Koike, S., Sakamoto, A., Shiraishi, T., Yokoyama, E., Murao, M., Negishi, T.: Impaired pulmonary function in acute beryllium poisoning. Amer. Rev. resp. Dis. **81**, 285 (1960).

Monlibert, K., Roubille, R.: A propos du cancer bronchique chez le mineur de fer. J. franç. Méd. Chir. thor. **14**, 435 (1960).

Morgan, J.G.: Some observations on the incidence of respiratory cancer in nickel workers. Brit. J. industr. Med. **15**, 224 (1958).

Morrison, S.L.: Occupational mortality in Scotland. Ibid **14**, 130 (1957).

Moschinski, G., Jurisch, A., Reinl, W.: Die Lungenveränderungen bei Sinterhartmetall-Arbeitern. Arch. Gewerbepath. Gewerbehyg. **16**, 697 (1959).

Mosinger, M., Charpin, J., Rouyer, P.: Sur les sidéroses, sidéro-scléroses et sidérosilicoses propos du tableau no. 44. Arch. Mal. prof. **28**, 59 (1968).

Müller, H.: Staublungenveränderungen bei Kesselreinigern. In: Staublungenerkrankungen (E. Holstein, Hrsg.). Leipzig: Barth 1958.

Muller, M., Tissié, M.: Accidents professionnels dus au manganisme. Arch. Mal. prof. **10**, 33 (1949).

Muth, H., Roth, H.: Untersuchungen zum Problem der Radiumvergiftung. V. Ergebnisse physikalischer Messungen an einem Fall von gewerblicher Radiumvergiftung mit tödlichem Ausgang. Strahlentherapie **80**, 272 (1949).

Muth, H., Schraub, A.: Über einen neuen Fall von gewerblicher Radiumvergiftung mit tödlichem Ausgang. Strahlentherapie **102**, 575 (1957).

Naeslund, C.: Experimental investigations concerning the liability to silicosis amongst workmen in iron mines. J. industr. Hyg. **20**, 435 (1938).

Naeslund, C.: The prevention of silicosis: Experimental investigations on the action of certain nonsiliceous dusts and silica in the origin and development of silicosis. J. industr. Hyg. **22**, 1 (1940).

Nappée, J., Bobrie, J., Lambard, D.: Pneumoconiose au cérium. Arch. Mal. prof. **33**, 13 (1972).

Niemöller, H.K.: Erkrankungen durch Beryllium und seine Verbindungen. Verh. dtsch. Ges. Arbeitsschutz **1**, 84 (1953).

Niemöller, H.K.: Über den Beryllium-Hauttest nach Curtis und seine Modifikationen. Arch. Gewerbepath. Gewerbehyg. **19**, 27 (1962).

Niemöller, H.K.: Spätcarcinome durch Berylliumaerosole beim Menschen. Arch. Gewerbepath. Gewerbehyg. **20**, 180 (1963).

Oettel, H., Thiess, A.M., Uhl, C.: Beitrag zur Problematik berufsbedingter Lungenkrebse. I. Mitteilung. Zbl. Arbeitsmed. **18**, 291 (1968).

Ordstrand van, H.S.: Acute Beryllium poisoning. In: Pneumoconiosis (A.J. Vorwald, ed.), p. 65. New York: Hoeber 1950.

Ordstrand van, H.S., Hughes, R., Carmody, M.G.: Chemical pneumonitis in workers extracting beryllium oxide. Report of three cases. Clev. clin. Quart. **10**, 10 (1943).

Ordstrand van, H.S., Hughes, R., Denardi, J.M., Carmody, M.G.: Beryllium poisoning. J. Amer. med. Ass. **129**, 1048 (1945).

Otto, H.: Ockerstaublunge. Arch. Gewerbepath. Gewerbehyg. **9**, 487 (1939).

Otto, H.: Ockerstaublunge. Z. ges. inn. Med. **15**, 1079 (1960).

Otto, H.: Über Pneumokoniosen durch Erdfarben, insbesondere über Ockerlungen. Arch. Gewerbepath. Gewerbehyg. **18**, 349 (1961).

Otto, H., Maron, R.: Zur Histologie der Eisenablagerungen bei Porzellinsilikosen. Arch. Gewerbepath. Gewerbehyg. **17**, 117 (1959).

Pancheri, G.: Étude de deux pneumoconioses non silicotiques observées en Italie: La théa-pneumoconiose et la barytose. Arch. méd. soc. (Brux.) **8**, 485 (1950).

Pein, H. von: Zur Frage der Arsenvergiftung in Weinbaugebieten. Gesundheitsführung **3**, 113 (1941).

Pein, H. von, Baurhemm, W.: Untersuchungen zur Frage der Entstehung der chronischen Arsenvergiftung der Weinbauern. Klin. Wschr. **22**, 388 (1943).

Pendergrass, E.P., Leopold, S.S.: Benign pneumoconiosis. J. Amer. med. Ass. **127**, 701 (1945).

Pendergrass, E.P., Pryde, A.W.: Benign pneumoconiosis due to tin oxide. A case report with experimental investigation of the radiographic density of the tin oxide dust. J. industr. Hyg. **30**, 119 (1948).

Pendergrass, E.P., Lainhart, W.S., Bristol, L.J., Felson, B., Jacobsen, G.: Roentgenological patterns in lung changes that simulate those found in coal workers' pneumoconiosis. Ann. N.Y. Acad. Sci. **200**, 494 (1972).

Pfeil, E.: Lungentumoren als Berufserkrankung in Chromatbetrieben. Dtsch. med. Wschr. **61**, 1197 (1935).

Podnebesnaya, N.I.: Le cours des pneumoconioses chez les travailleurs de fond des mines de mica de Mamsk. Gig. Tr. prof. Zabol. **12**, 30 (1965).

Poinso, R., Charpin, J., Payan, H., Redon, M.: Miliaire pulmonaire bronzée ou miliaire des soudres à larc? Presse méd. **60**, 1576 (1952).

Policard, A.: Sur les pneumoconioses spontanes chez les animaux domestiques. Bull. Histol. appl. Physiol. **15**, 50 (1938).

Policard, A.: Histological studies of the effects of beryllium oxide (glucine) on animal tissues. Brit. J. industr. Med. **7**, 117 (1950).

Policard, A., Marion, G.: Infiltrations silicieuse du poumon chez les syjèts dans les régious sahariennes. Bull. Acad. R. med. Belg. **6**, 34 (1938).

Policard, A., Collet, A.: Deposition of silicieus dust in the lungs of inhibitants of the Sahara regions. Arch. industr. Hyg. **5**, 527 (1952).

Posner, E., Kennedy, M.C.S.: A further study of china biscuit placers in stoke-on-trent. Brit. J. industr. Med. **24**, 133 (1967).

Potapova, I.N.: Changements dans les poumons et les ganglions lymphatiques des bifurcations bronchiques, dans la berylliose expérimentale. Arkh. Pat. **8**, 61 (1967).

Pott, P.: Chirurgical observations relative to the cancer of the scrotum. Hawes and others (London, 1775).

Potts, C.: Cadmium proteinuzia — The health of battery workers exposed to cadmium oxide dust. Ann. occup. Hyg. **8**, 55 (1965).

Pretl, K.: Über einen ungewöhnlichen Todesfall einer chronischen Lungenberylliose. Wien. klin. Wschr. **77**, 771 (1965).

Raymond, V., Sivadon, A., Conil, Ph.: Le poumons des carriers et tailleurs de pierre calcaire. Arch. Mal. prof. **13**, 169 (1952).

Reber, E., Burckhardt, P.: Über Hartmetallstaublungen in der Schweiz. Respiration **27**, 120 (1970).

Reeves, A.L., Swanborg, R.H., Busby, E.K., Krivanek, N.D.: The role of immunologic reactions in pulmonary berylliosis. In: Inhaled particles III (W.H. Walton, Ed.), vol. 2, p. 599. Old Woking/Surrey: Gresham Press 1971.

Reeves, A.L., Krivanek, N.D., Busby, E.K., Swanborg, R.H.: Immunity to pulmonary berylliosis in guinea pigs. Int. Arch. Arbeitsmed. **29**, 209 (1972).

Registrar-General: Decennial Supplement, England and Walcs 1931, Part. IIA. Occupational Mortality. London: H.M.S.O. 1938.

Registrar-General for Scotland (1956): Annual report. 1955, no. 101, Appendix IX, 75. Edinburgh 1956.

Registrar-General (1958): Decennial Supplement, England and Wales, 1951. Occupational Mortality, Part. II, London: H.M.S.O. 1958.

Reichel, G., Temme, V.: Die Mischstaubpneumokoniose der Salzgitter-Bergleute. In: Bericht der SFI der Bergbau-Berufsgenossenschaft, S. 53. Bochum: 1974.

Reif, E., Landwehr, M., Bruckmann, E.: Die Beeinflussung des Quarzstaubgranuloms durch Eisenerzstäube. In: Fortschritte der Staublungenforschung (H. Reploh, W. Klosterkötter, Hrsg.), S. 427. Dinslaken: Niederrhein. Druckerei 1963.

Reif, E., Weller, W., Ulmer, W.T.: Der Einfluß des Aluminiumpulvers der McIntyre-Gesellschaft auf die Entwicklung des Quarzknötchens der Ratte. Arch. Gewerbepath. Gewerbehyg. **21**, 211 (1965).

Reinl, W.: Über die Erkrankungen durch Thomasschlacke, Vanadinschlacke und Vanadinverbindungen. Staub-Reinhalt. Luft **18**, 143, 177 (1958).

Reinl, W.: Erkrankungen durch Thomasschlacke. In: Handbuch der gesamten Arbeitsmedizin, Bd. II, S. 280. Berlin-München-Wien: Urban & Schwarzenberg 1961.

Reinl, W.: Lungenkrebs durch Arsen-Einwirkung bei einem Industriearbeiter. Zbl. Arbeitsmed. **20**, 75 (1970).

Resnick, H., Roche, M., Morgan, W.K.: Immunglobulin concentrations in berylliosis. Amer. Rev. resp. Dis. **101**, 504 (1970).

Resnick, H., Morgan, W.K.C.: Immunglobin levels in berylliosis. In: Inhaled particles III (W.H. Walton, Ed.), vol. 2, p. 589. Old Woking/Surrey: Gresham Press 1971.

Reusch, G.: Kasuistischer Beitrag zum Problem der Aluminiumlunge. Dtsch. med. Wschr. **86**, 525 (1961).

Riddell, A.R.: Clinical aspects of Shaver's disease. In: Pneumoconiosis (A.J. Vorwald, Ed.), p. 459. New York: Hoeber 1950.

Riemann, H., Jungblut, H.: Carcinomatöser Rundherd (Narbencarcinom) bei Lungen-Berylliose. Radiologe **2**, 261 (1962).

Robertson, A.J.: Pneumoconiosis due to tin oxide. In: Industrial pulmonary diseases (E.J. King, C.M. Fletcher, Eds.), p. 168. London: J. & A. Churchill 1960.

Robertson, A.J., Rivers, D., Nagelschmidt, G., Duncumb, P.: Stannosis. Benign pneumoconiosis due to tin oxyde. Lancet **1961 I**, 1089.

Robinson, M.F.R., Schaffner, F., Trachtenberg, E.: Ultrastructure of the lungs of dogs exposed to berylliumcontaining dusts. Arch. environm. Hlth. **17**, 193 (1968).

Roche, A.D., Picard, D., Vernhes, A.: Silicosis of ocher workers. Amer. Rev. Tuberc. **77**, 839 (1958).

Rodier, J., Rodier, M.: Le manganisme dans les mines marocaines. Bull. Inst. hyg. Maroc **6**, 3 (1949).

Roe, F.J.C., Carter, R.L.: Chromium carcinogenesis: calcium chromate as a potent carcinogen for the subcutaneous tissues of the rat. Brit. J. Cancer **23**, 172 (1969).

Röhrl, Ch.: Die Eisenstaublungen im Salzgittergebiet Diss., Münster 1967.

Röhrl, W.: Zur Frage der „Silikose" im Salzgitter Erzbergbau. In: Fortschritte der Staublungenforschung (H.J. Einbrodt, Hrsg.), Bd. 2, S. 519. Dinslaken: Niederrhein. Druckerei 1967.

Roth, H.: Über gewerbliche Radiumvergiftungen. Dtsch med. Wschr. **76**, 776 (1951).

Roth, F.: Über die Spätfolgen des chronischen Arsenismus der Moselwinzer. Dtsch. med. Wschr. **82**, 211 (1957).

Roth, F.: Über den Bronchialkrebs arsengeschädigter Winzer. Virchows Arch. path. Anat. **331**, 119 (1958).

Rotter, W., Gärtner, H.: Über eine Pneumokoniose bei einem Feldspatarbeiter. Zbl. Arbeitsmed. **4**, 35 (1954).

Roussel, J., Pernot, C., Schoumacher, P., Pernot, M., Kessler, Y.: Considerations statistiques sur le cancer bronchique du mineur de feu du bassin de Lorraine. J. Radiol. Electrol. **45**, 541 (1964).

Sadoul, P., Farsaneh, N., Robin, H.: Le cancer bronchique chez les mineurs de fer. In: IVth International Pneumoconiosis Conference, p. 174. Bukarest. Bukarest: Apimondia 1971.

Sander, O.A.: Le pneumoconiosi non fibrogeniche (Benigne). Progr. Radiol. (Roma) **2**, 392 (1967).

Saupe, E.: Über das Lungenröntgenbild der Elektroschweißer. Fortschr. Röntgenstr. 64, 214 (1941).

Schaaf, N., Klippel, H.G., Schulte, H., Einbrodt, H.J.: Experimentelle Untersuchungen zur Rolle des Eisens und des Eisenphosphatosilikats bei der Silikose. In: Ergebnisse von Untersuchungen auf dem Gebiet der Staub- und Silikosebekämpfung im Steinkohlenbergbau, Bd. 8, S. 157. Essen: Verl. Glückauf 1971.

Scheid, K.F.: Über exogene und endogene Eisenablagerungen in der Lunge. Beitr. Path. Anat. 88, 224 (1931).

Scheidemandel, F.: Aluminiumstauberkrankungen der Lunge. Tuberk.-Arzt 2, 298 (1948).

Schepers, G.W.H.: The biological action of Tantalum oxyde, cobaltic oxyde, particulated, cobalt metal, particulated tungsten metal, tungsten carbide and carbon, tungsten carbide and cobalt. Arch. industr. Hlth. 12, 121 (1955).

Schepers, G.W.H.: The biological action of rare earths. J. Amer. med. Ass. 8, 301 (1958).

Schepers, G.W.H.: Neoplasia experimentally induced by beryllium compounds. Progr. exp. Tumor Res. 2, 203 (1961).

Schepers, G.W.H.: Experimentelle Neubildungen durch Berylliumverbindungen. Zbl. Arbeitsmed. 12, 126 (1962).

Schepers, G.W.H.: Chronic berylliosis. Arch. Gewerbepath. Gewerbehyg. 19, 1 (1962).

Schepers, G.W.H., Durkan, Th.M., Delahant, A.B., Creedon, F.T.: Biological effect of inhaled beryllium sulfate. Arch. industr. Hlth. 15, 32 (1957).

Scherrer, M.: Drei Fälle von Hartmetallstaublunge. Schweiz. med. Wschr. 100, 2251 (1970).

Schettler, G.: Hämorrhagisch-eitrige Bronchitis, Peribronchitis und Pleuritis nach Zinkschweißung. Ärztl. Wschr. 3, 598 (1948).

Schiller, E.: Tierversuche zum Problem der Hartmetall-Lunge. Beitr. Silikose-Forsch. 3, 77 (1958).

Schiller, E.: Eisenlunge. In: Handbuch der gesamten Arbeitsmedizin (E.W. Baader, Hrsg.), Bd. II, S. 2, Arbeitspathologie: Berufskrankheiten. Berlin-München-Wien: Urban & Schwarzenberg 1961.

Schiller, E.: Bleicherde-Lunge. In: Handbuch der gesamten Arbeitsmedizin (E.W. Baader, Hrsg.), Bd. II, S. 271, Arbeitspathologie: Berufskrankheiten. Berlin-München-Wien: Urban & Schwarzenberg 1961.

Schinz, H.R., Uehlinger, E.: Der Metallkrebs. Ein neues Prinzip der Krebserzeugung. Z. Krebsforsch. 52, 425 (1941).

Schmitt, W.: Lungenschädigungen bei Kunstschleifern. Verh. dtsch. Ges. Arbeitsschutz 2, 192 (1954).

Schmitz-Moormann, P., Hörlein, H., Hanefeld, F.: Lungenveränderungen bei Titandioxydstaubexposition. Beitr. Silikose-Forsch. 80, 1 (1964).

Schneider, H.: Seltene Staublungenerkrankungen. In: Aktuelle Probleme der Staublungenforschung, S. 68. Stuttgart: Thieme 1962.

Schüller, P., Maturana, V., Cruz, E., Guijon, C., Vazquez, A., Valenzuela, A., Silva, R.: Siderosis pulmonar. Med. Trab. 29, 18 (1963).

Schümann-Vogt, B.: Vanadinbedingte Gesundheitsschäden in der Industrie. Zbl. Arbeitsmed. 19, 33 (1969).

Schürmann, D.: Zwei Beryllium-Todesfälle und ihre Lehren. Zbl. Arbeitsmed. 6, 139 (1960).

Schuler, P., Maturana, V., Cruz, E., Guijon, C.,

Vasquez, A., Valenzuela, A., Silva, R.: Arc welder's pulmonary siderosis. J. occup. Med. 4, 353 (1962).

Schwellnus, M., Kleinsorg, H.: Lungenerkrankungen bei Arbeitern in Korundbetrieben. Dtsch. Z. ges. gerichtl. Med. 39, 557 (1949).

Seeler, A.O.: Treatment of chronic beryllium disease. Arch. industr. Hlth. 19, 164 (1959).

Sepke, G., Kahle, S.: Akute Silikosen im Erzbergbau. In: Staublungenerkrankungen (E. Holstein, Hrsg.). Leipzig: Barth 1958.

Shaver, C.G., Riddell, A.R.: Lung changes associated with the manufacture of alumina abrasives. J. industr. Hyg. 29, 145 (1947).

Sherwin, R.P., Smart, R., Scarborough, G.C.: Chronic berylliosis and calsopherite deposition. Arch. environm. Hlth. 12, 237 (1966).

Silberkuhl, W.: Erkrankungen der tieferen Luftwege und der Lunge durch Thomasschlackenmehl. In: Handbuch der gesamten Unfallheilkunde (F. König, G. Magnus, Hrsg.), Bd. 2, S. 112 (1933). Stuttgart: Enke.

Simonin, P., Girard, J., Sadoul, P., Dechoux, J., Mertz, C.: Images pulmonaires anormales chez les mineurs de fer du Bassin de Lorraine. Presse méd. (Paris) 61, 1227 (1953).

Sjöberg, S.G.: Vanadium pentoxide dust. A clinical and experimental investigation in its effects after inhalation. Acta med. scand. 138, 238 (1950).

Slepicka, J., Kadlec, K., Tesar, Z., Skoda, V., Mirejovsky, P.: Beitrag zur Problematik der Elektroschweißerpneumokoniose. Int. Arch. Arbeitsmed. 27, 257 (1970).

Slinchenko, N.Z., Filipchenko, L.L.: Über die Morphologie der Siderosilikose verbunden mit unspezifischen Lungenerkrankungen. Gig. Tr. prof. Zabol. 12, 32 (1971).

Sluka, F.: Über Hartmetall — Lungen in Wi-Dia-Betrieben. In: Fortschritte der Staublungenforschung (H. Reploh, W. Klosterkötter, Hrsg.), S. 213. Dinslaken: Niederrhein. Druckerei 1963.

Smith, L.K.: Fume exposures from welding with low hydrogen electrodes. Ann. occup. Hyg. 10, 113 (1967).

Spannagel, H.: Lungenkrebs und andere Organschäden durch Chromverbindungen. Arbeitsmedizin, H. 28. Leipzig: Barth 1953.

Sprague, G.F., Labelle, Ch.W., Pettengill, A.G., Stokinger, H.E.: Initial studies of the toxicity of inhaled beryllium sulfate dust and beryllium metal fume. In: Pneumoconiosis (A.J. Vorwald, Ed.), p. 326. New York: Hoeber 1950.

Stanescu, D.C., Pilat, L., Gavrilescu, N., Teculescu, D.B., Cristescu, I.: Aspects of pulmonary mechanics in arc welder's siderosis. Brit. J. industr. Med. 24, 143 (1967).

Sterner, J.H., Eisenbud, M.: Epidemiology of beryllium intoxication. Arch. industr. Hyg. 4, 123 (1951).

Stewart, M.J., Faulds, J.S.: The pulmonary fibrosis of haematite miners. J. Path. Bact. 39, 233 (1934).

Stokinger, H.E.: Beryllium. Its industrial hygiene aspects. New York-London: Academic Press 1966.

Swann, P.G.: Unusual clinical problems. Berylliosis—case presentation and differential diagnosis. Med. Bull. Stand. Oil Co. 25, 153 (1965).

Swensson, A., Nordenfelt, O., Forssman, S., Lundgren, K.D., Öhmann, H.: Aluminiumstaublunge. Arch. Gewerbepath. Gewerbehyg. 19, 131 (1962).

SWENSSON, A., KVARNSTRÖM, K., BRUCE, T., EDLING, N.P.G., GLÖMME, J.: Pneumoconiosis in ferrosilicon workers. A follow-up study. J. occup. Med. 13, 427 (1971).

SYKORA, J., HÜZL, F., KUBAT, A.: Risques dans le travail des terres rares. Prac. Lék. 16, 271 (1962).

SYMANSKI, H.: Zinkdampf-Vergiftungen beim Löten. Dtsch. med. Wschr. 77, 1454 (1952).

SYMANSKI, H.: Beitrag zur gewerblichen Lungensiderose. Münch. med. Wschr. 96, 243 (1954).

SYMANSKI, H.: Die Pneumokoniose im Erzbergbau, Siderose oder Silikose? Arch. Gewerbepath. Gewerbehyg. 13, 702 (1955).

TALOB, F., GIRARD, K.: Manifestations pulmonaires des métaux durs. Troubles irritatifes et fibrose. Enquête et observations cliniques. Arch. Mal. prof. 31, 453 (1970).

TANAKA, SH., LIEBEN, J.: Manganese poisoning and exposure in Pennsylvania. Arch. environm. Hlth. 19, 674 (1969).

TATARSKAVA, A.A.: Sur le problème du cancer professionel des voies respiratoires supérieures dans l'industrie du raffinage du nickel. Gig. Tr. prof. Zabol. 2, 22 (1965).

TEPPER, L.-B., HARDY, H.I., CHAMBERLIN, R.I.: Toxicity of beryllium compounds. In: Elsevier monographs (E. BROWNING, Ed.). Amsterdam-London-New York: Elsevier 1961.

TEJERINA, R.M.: Estudio de la estannossis en Bolivia. Rev. clin. esp. 116, 343 (1970).

THIELEN, R.G., ISRAELI, R., REITER, R., SYMANSKI, H.J.: Gesundheitliche Gefährdung bei Flämmern, Putzern und Schleifern in der eisenschaffenden Industrie. Arbeitsmed. Sozialmed. Arbeitshyg. 5, 218 (1970).

THIESS, A.M., OETTEL, H., UHL, C.: Beitrag zur Problematik berufsbedingter Lungenkrebse. Zbl. Arbeitsmed. 19, 97 (1969).

THOMAS, M., ALDRIDGE, W.N.: The inhibition of enzymes by beryllium. Biochem. J. 98, 94 (1966).

TILLMANN, A.: Zur Kenntnis der Siderosis pulmonum. Z. Unfallmed. Berufskr. 37, 183 (1944).

TOLOT, M.F.: Sidérose pulmonaire. Arch. Mal. prof. 11, 291 (1950).

TÖNGES, E., KALBFLEISCH, II.II.: Ein zweiter Fall von tödlicher Lungenfibrose infolge gewerblicher Radiumeinwirkung. Frankfurt Z. Path. 50, 100 (1936).

TOLK, J.J.C.: Stannosis: stoflongen door tinoxyde. T. soc. Geneesk. 43, 34 (1965).

TOLOT, F.: Fibrose pulmonaire due aux métaux durs. Une observation avec évolution 3 ans après rétrait du risque. Arch. Mal. prof. 24, 585 (1965).

TOLOT, F.: Fibrose pulmonaire diffuse par métaux durs. Rev. Lyon Méd. 15, 791 (1966).

TOLOT, F., GIRARD, R., DORSIT, G.: Lungenveränderungen durch Hartmetalle — Fibrose und Reizerscheinungen. Arch. Mal. prof. 31, 453 (1970).

TOWNSHEND, R.H.: A case of acute cadmium pneumonitis: Lung function tests during a four-year follow-up. Brit. J. industr. Med. 25, 68 (1968).

TRAUTMANN, H.: Lunge und Berufskrankheiten. Klinische und pathologisch-anatomische Gutachten. Stuttgart: Thieme 1962.

TRAUTMANN, H.: Eine Staublungenerkrankung durch Einatmen von Hartmetallstäuben. H. Unfallheilk. 56, 99 (1953).

TRIPSA, R., ROTARU, G.: Recherches expérimentales sur la pneumoconiose par la poussière de mica. Ministerul sanatatii si prevederilor sociale. Institutul de Igiena, Editura Medicala (Bukarest) 1, 59 (1965).

TRIPSA, R., ROTARU, G.: Recherches expérimentales sur la pneumoconiose provoquée par la poussière de mica. Med. d. Lavoro 57, 492 (1966).

TYE, R.: Experimentelle Krebserzeugung in der Lunge. II. Einfluß des Phenols bei Krebsentstehung. J. Nat. Cancer Inst. 39, 175 (1967).

ULMER, W.T., WELLER, W., REIF, E.: Tierversuche zur Frage der Silikoseprophylaxe mit Aluminiumchlorid. Arch. Gewerbepath. Gewerbehyg. 20, 482 (1964).

VERGNANO, F., MEO, G., LACQUANITI, A., CAVALLERO, P.: Su due casi di berilliosi polmonare cronica — Problemi di diagnosi differenziale. Folia med. (Napoli) 50, 616 (1967).

VERMEL, A.E.: Berylliose. Sovetsk. Med. 6, 41 (1961).

VIGLIANI, E.C.: La siderosi nei laminatoi di ferro e di acciaio. Med. d. Lavoro 35, 81 (1944).

VIGLIANI, E.C.: Health hazards in a beryllium fabricating plant. Proc. Ninth Intern. Congr. Ind. Med., London 1948.

VOIGTMANN, S.: Über das Vorkommen von Siderosen bei Walzern. Arch. Gewerbepath. Gewerbehyg. 14, 260 (1956).

VORWALD, A.J.: Pathologic aspects of acute pneumonitis and pulmonary granulomatosis in beryllium workers. Occup. Med. 5, 684 (1948).

VORWALD, A.J.: Pneumoconiosis. New York: Hoeber 1950.

VORWALD, A.J.: Pathologic aspects. In: Pneumoconiosis (A.J. VORWALD, Ed.), p. 190. New York: Hoeber 1950.

VORWALD, A.J., REEVES, A.L.: Pathologie changes induced by beryllium compound. Arch. industr. Hlth. 19, 190 (1959).

WÄTJEN, J.: Über Lungenbefunde bei einem Korundschmelzer. Z. ges. inn. Med. 2, 179 (1947).

WASSERMANN, M., MIHAIL, G.: Récherches concernant la pathologie professionelle des mineurs des mines de manganèse. Arch. Gewerbepath. Gewerbehyg. 18, 658 (1961).

WEBER, H.H., ENGLEHARDT, W.E.: Investigation of dusts arising out of beryllium extraction. Zbl. Gewerbhyg. 10, 41 (1933).

WELLER, W., REIF, E., ULMER, W.T.: Langzeitinhalationsversuche an Ratten zur Frage der Silikoseprophylaxe mit McIntyre-Aluminiumpulver (Histologie, Bestimmung des Oxyprolin- und Staubgehaltes, Untersuchung von Atmung und Kreislauf). Arch. Gewerbepath. Gewerbehyg. 22, 77 (1966).

WENDE, E.: Zur Lungenverstaubung durch SiO_2-freie bariumsulfathaltige Weißfarben. In: Fortschritte der Staublungenforschung (H. REPLOH, H.J. EINBRODT, Hrsg.), Bd. 2, S. 527. Dinslaken: Niederrhein. Drukkerei 1967.

WENDEL, H.: Pulmonale Siderose und irritativ-entzündliche Bronchial-Wanderkrankung bei Elektroschweißern. Mschr. Lungenkrankh. u. Tuberk.-Bekämpf. 15, 315 (1972).

WENIG, K.: Über tödliche Lungenentzündungen bei Erzarbeitern unter Berücksichtigung der sogenannten Manganpneumonien. Würzburg: Triltsch 1938.

WENZ, W.: Thorotrasttumoren. Quantitative Untersuchungen über das Dosis-Wirkungs-Problem bei der Thorotrastose. In: Ergebnisse der Chirurgie und Orthopädie. Berlin-Göttingen-Heidelberg: Springer Bd. 46, 81 (1964).

Wigand, R.: Über Silicose im Siegerland. Z. klin. Med. **133**, 446 (1938).

Williams, W.J.: A histological study of the lungs in 52 cases of chronic beryllium disease. Brit. J. industr. Med. **15**, 84 (1958).

Williams, W.J.: The pathology of the lungs in five nickel workers. Brit. J. industr. Med. **15**, 235 (1958).

Wilson, S.A.: Delayed chemical pneumonitis or diffuse granulomatosis of the lungs due to beryllium. Radiology **50**, 770 (1948).

Wilson, S.A.: The Beryllium problem: The chronic or delayed disease. Roentgenologic aspects. In: Pneumoconiosis (A.J. Vorwald, Ed.), p. 152. New York: Hoeber 1950.

Witschi, H.P., Aldridge, W.N.: Uptake, distribution and binding of beryllium to organelles of the rat liver cell. Biochem. J. **106**, 811 (1968).

Wohlberedt, F.: Stand und Entwicklung der Silikose im Bergbau der Bundesrepublik Deutschland. Glückauf **108**, 381 (1972).

Wood, C.H., Ball, K.P., Teare, N.D.: A case of beryllium disease. Brit. J. industr. Med. **15**, 209 (1958).

Worth, E., Schiller, E.: Die Pneumokoniosen. Köln: Staufen 1954.

Wurm, H., Rüger, H.: Untersuchungen zur Frage der Berylliumstaubpneumonie. Beitr. Klin. Tuberk. **98**, 396 (1942).

Zamakhovskaja, E.M., Martsinkovskii, B.I., Syroechkovskii, E.E.: On the question of the effect of beryllium fluoride on organism. Gig. Tr. i Tekh. Bezopasnosti **2**, 23 (1934).

Zanardi, S., Nava, C.: Patologia polmonare da cobalto (Indagine clina e sperimentale). Lav. e Med. **20**, 333 (1966).

Zenker, F.A.: Staubinhalationskrankheiten der Lunge. Amtl. Bericht über d. 40. Versammlung dtsch. Naturforscher u. Ärzte zu Hannover im September 1865, S. 271 (1866).

Zenker, F.A.: Über Staubinhalationskrankheiten der Lungen. Dtsch. Arch. klin. Med. **2**, 116 (1867).

Zollinger, H.U.: Radio-Histologie und Radio-Histopathologie In: Handbuch der allgemeinen Pathologie, Bd. X, 1. Teil. Berlin-Göttingen-Heidelberg: Springer 1960.

Zorn, O.: Barytose und Zinnoxydlunge. Zbl. Arbeitsmed. **16**, 133 (1966).

Zorn, O.: Gutartige Pneumokoniosen (Barytlungen und Zinnoxidlungen). In: Fortschritte der Staublungenforschung (H. Reploh, H.J. Einbrodt, Hrsg.), Bd. 2, S. 531. Dinslaken: Niederrhein. Drukkerei 1967.

Zorn, O., Worth, G.: Staublungen im Röntgenbild. Köln: Staufen 1952.

Zorn, O., Weber, A.: Bemerkungen zur Schwerspatlunge und Schwerspatsilikose. In: Staublungenerkrankungen (E. Holstein, Hrsg.), S. 202. Leipzig: Barth 1958.

Grundlagen der Pneumokonioseentstehung durch organische Stäube

H. Antweiler

Mit 3 Tabellen

A. Allgemeine Gesichtspunkte

Als *organische Stäube* werden im Zusammenhang mit der Pneumokonioseentstehung atembare Schwebstoffe pflanzlicher und tierischer Herkunft verstanden, nicht aber Stäube synthetischer organisch-chemischer Verbindungen. Im Gegensatz zu den anorganischen Pneumokoniosen haben bei der Entstehung der sog. organischen Staublungen nicht nur, oder wenigstens nicht vorwiegend, die Staubteilchen pathogenetische Bedeutung, die bis in die Terminalregion des Atmungssystems, also in die Alveolen und die respiratorischen Bronchien gelangen (maximaler aerodynamischer Durchmesser etwa 5 μm). Sofern es sich um relativ leicht lösliche, infektiöse oder allergene Agentien handelt, können für den Eintritt einer Schädigung entscheidende Vorgänge bereits in den höher gelegenen Abschnitten der Atemwege ablaufen. Es sind also dann nicht nur die alveolengängigen, sondern alle atembaren, d.h. in den gesamten Atemtrakt aufgenommenen Staubteilchen in eine Beurteilung pathogenetischer Prozesse mit einzubeziehen. Auch staubtechnische Maßnahmen zur Verringerung des Expositionsrisikos durch organische Stäube müssen deshalb anderer Art sein als z.B. solche bei der Silikoseverhütung, bei der es vor allem auf die Bekämpfung der Fein- und Feinststäube ankommt (Antweiler, 1966).

I. Wirkungsmechanismen

Eine *pathophysiologische Wirkung* organischer Stäube kann grundsätzlich durch folgende Faktoren verursacht sein: 1. mechanische Wirkung als Reiz- oder Belastungseffekt, 2. primär toxische Wirkung durch chemische Inhaltsstoffe, 3. allergische Wirkung durch im Staub genuin enthaltene Antigene (Vollantigene oder Haptene), 4. infektiöse und/oder allergische Wirkung durch den Staub kontaminierende Bakterien oder Pilze.

Eine *mechanisch* hervorgerufene Reizung oder eine Belastung des mukoziliären Reinigungsmechanismus durch sehr große Staubmengen kann heute nicht mehr als wesentliche Ursache der durch organische Stäube bewirkten Störungen angesehen werden, da andere Stäube in vergleichbarer Konzentration und Teilchengröße nicht zu gleichartigen Veränderungen führen. In seltenen Fällen kurzzeitig vorkommende extrem hohe Konzentrationen organischer Stäube können wohl vorübergehend unspezifische Reaktionen wie Husten, Schleimbildung und Atemnot auslösen, aber nicht die teilweise staubspezifischen typischen Symptome organischer Staublungen.

Eine *primär toxische Wirkung* chemischer Inhaltsstoffe inhalierter organischer Stäube ist erstaunlicherweise erst relativ spät vermutet und bewiesen worden, obwohl die vorliegenden Kenntnisse aus pharmakologisch-toxikologischen Untersuchungen frühzeitig in dieser Richtung hätten denken lassen müssen. Inzwischen ist bekannt, daß viele organische Stäube lösliche Substanzen mit bekannter biologischer Wirksamkeit enthalten; hier sind vor allem biogene Amine wie Azetylcholin, Histamin und Serotonin sowie Peptide und Polypeptide, aber auch zahlreiche andere organische Verbindungen zu nennen. Die Wirkung wird in einigen Fällen nicht durch die aus den Stäuben resorbierten

Stoffe selbst, sondern durch von diesen sekundär im Organismus freigesetzte Substanzen hervorgerufen.

Die Feststellung des Vorkommens aktiver chemischer Inhaltsstoffe in organischen Stäuben erlaubt aber noch nicht, ohne weiteres auf eine pathogenetische Bedeutung dieser Stoffe zu schließen. Erst die Analyse der quantitativen Verhältnisse von Exposition und Resorption schafft Unterlagen für eine realistische Einschätzung der biologischen Wirkungsmöglichkeiten, die im Tierversuch und beim Menschen dann experimentell geprüft werden müssen.

Eine *allergische Wirkung* nach Inhalation organischer Stäube ist schon sehr früh vermutet worden, da ein solcher Zusammenhang durch zahlreiche Beobachtungen erwiesen schien. Für eine Reihe von pflanzlichen und tierischen Substanzen konnte dann die antigene Potenz auch experimentell nachgewiesen werden (Pepys, 1969). Das hatte zur Folge, daß späterhin sehr oft bei Erkrankungen nach Inhalation organischer Stäube das Vorliegen einer allergischen Reaktion angenommen wurde, weil diese Erklärung mangels genauerer Kenntnisse nahezuliegen schien. In vielen Fällen ist es jedoch bis heute nicht gelungen, das betreffende Antigen durch eine Antigen-Antikörper-Reaktion nachzuweisen. Solange aber dieser Nachweis nicht gelingt, bleibt die Annahme einer allergischen Reaktion eine Verlegenheitshypothese.

Da bestimmte organische Stäube häufig mit *Bakterien und Pilzen* kontaminiert sind, wurden einige organische Staublungen als Ergebnis infektiöser und/oder allergischer Reaktion auf diese potentiellen Erreger angesehen und in einigen Fällen auch als solche bestätigt. Diese naheliegende Annahme hat jedoch oft dazu verführt, aus dem Auffinden von Mikroorganismen im Sputum ohne weiteres auf deren kausale Bedeutung für das Krankheitsgeschehen zu schließen. Viele der angeschuldigten Organismen sind aber ubiquitär oder sie kommen in einem bestimmten Lebensmilieu gehäuft vor. Sie werden bei genauerer Kontrolle häufig auch im Sputum klinisch gesunder Menschen allgemein oder eben in dem betreffenden Milieu gefunden. Es bedarf also zumindest des Nachweises der Pathogenität der potentiellen Erreger, und dieser Nachweis konnte oft nicht geliefert

werden. Wenn aber ein allergischer Prozeß die Ursache einer Erkrankung ist, muß bei dem Kranken eine spezifische Sensibilisierung nachzuweisen sein. Aber selbst die Feststellung positiver immunologischer Reaktionen erlaubt noch nicht per se, daraus auf eine pathogenetische Bedeutung dieser Reaktion zu schließen. Es müssen pathologische Symptome bestehen, die einen Zusammenhang mit der positiven Immunreaktion wahrscheinlich machen. Andernfalls sind die experimentellen immunologischen Reaktionen, oder genauer gesagt, ist die Existenz von Antikörpern gegen den Staub oder bestimmte Bestandteile des Staubes wohl eine Folge der Staubinhalation, aber nicht die Ursache klinischer Symptome. Die Antikörper sind in diesem Fall dann symptomlose Begleiter des pathogenetischen Prozesses, aber nicht ursächlich beteiligte Faktoren. Pathologische Reaktionen, deren Genese nicht klar ist, können, müssen aber nicht allergischen Ursprungs sein.

II. Ätiopathogenese

Bei der *Aufklärung der Ätiopathogenese* organischer Staublungen ist man bisher häufig zu lange bei Vermutungen aufgrund klinischer Beobachtungen steckengeblieben. Besonders die experimentelle Erforschung der Byssinose und der Farmerlunge im letzten Dezennium hat gezeigt, welche Fortschritte durch planmäßig gezielte Untersuchungen bei Mensch und Versuchstier erreicht werden können. Bei diesen Arbeiten haben sich folgende, eigentlich selbstverständliche Leitsätze ergeben: Zunächst muß der inhalierte Staub physikalisch und chemisch möglichst genau analysiert werden, um Größe und Form sowie chemische Bestandteile des schädlichen Agens kennenzulernen. Als nächster Schritt hat eine Prüfung der physiologisch-pharmakologischen Wirkungen des Gesamtstaubes und seiner verschiedenen Inhaltsstoffe zu erfolgen. Verbunden damit müssen Veränderungen relevanter biochemischer Parameter überprüft werden. Nach Feststellung staub- bzw. substanzspezifischer pathophysiologischer Effekte, ist in realistischer, d.h. auf die wirklich vorkommenden

Konzentrationen der entsprechenden organischen Stäube bezogen, toxikologischen Versuchen zu klären, welcher Inhaltsstoff des Staubes pathogenetische Bedeutung hat. Wenn diese Untersuchungen keine zweifelsfreien Ergebnisse bringen, oder wenn die Symptomatik der Erkrankungen bereits in diese Richtung weist, ist durch immunologische Analysen das Vorliegen einer Antigen-Antikörper-Reaktion zu testen. Daß im speziellen Einzelfall die hier beschriebenen Leitsätze nicht unbedingt regelmäßig eingehalten werden müssen, versteht sich von selbst.

Ein Forschungsprogramm für die Klärung der Ätiopathogenese organischer Staublungen hat also im einzelnen folgende Punkte zu berücksichtigen:

1. Die *epidemiologische Untersuchung* des Zusammenhangs zwischen einer Exposition mit organischen Stäuben und dem Auftreten von Erkrankungen oder Todesfällen. Wesentliche Punkte hierbei sind die Wahl der Expositions- und der Kontrollpopulation sowie der Untersuchungsparameter. Betreffs der zu wählenden Populationen gelten die epidemiologisch allgemein gültigen Voraussetzungen für das Erzielen aussagerelevanter Ergebnisse. Hinsichtlich der Untersuchungsparameter ist die Bedeutung der *Berufs- und Krankheitsanamnese* bei dieser Art von Erkrankungen besonders zu unterstreichen, weil bei einigen Krankheitsbildern bzw. Syndromen die Diagnose hauptsächlich — vor allem zu Beginn — aus den anamnestischen Daten gestellt werden muß. Da es sich häufig um berufsbedingte Erkrankungen handelt, ist aus naheliegenden Gründen eine durch die Art der Fragestellung mögliche zweckgerichtete Antwort auszuschließen, da diese den Untersucher auf eine falsche Fährte bringen kann. Neben den auch sonst üblichen anamnestischen Fragen muß besonderes Gewicht auf eine exakte Berufsanamnese, auf die Feststellung der Rauchgewohnheiten und der Beschwerden von seiten der Atmungsorgane wie Husten, Sputum, Brustengegefühl und Atemnot gelegt werden.

Die *Prüfung der Atemfunktion* ist oft ein weiterer wichtiger Punkt bei diesen epidemiologischen Untersuchungen. Hierbei haben sich vor allem die Bestimmung der forcierten Vitalkapazität (FVC) und des forcierten Exspirationsvolumens in einer Sekunde (FEV$_{1,0}$) bewährt. Aus dem Verhältnis dieser beiden Meßwerte

$$\frac{\text{FEV}_{1.0}}{\text{FVC}} \times 100 \ (=\text{FEV}\%)$$

kann auf das Vorliegen entweder eines obstruktiven Syndroms mit Verringerung der Atemkapazität durch Verengung der Luftwege oder eines restriktiven Syndroms mit Verminderung der Atemkapazität durch Einschränkung der Vitalkapazität geschlossen werden (s. Kapitel Pneumokoniose und Lungenfunktion) (SCHILLING, 1971).

Derartige Atemfunktionsprüfungen werden 1. zur Testung einer akuten Staubwirkung (z.B. 6 h nach Expositionsbeginn bei vorausgehender expositionsfreier Zeit) oder 2. zur Feststellung der chronischen Wirkung angewendet (z.B. am ersten Tag bei Wiederaufnahme der exponierenden Tätigkeit nach einem expositionsfreien Intervall von 2 oder mehr Tagen: Vergleich der Meßwerte mit den Sollwerten unter Berücksichtigung von Alter, Geschlecht und Größe) (SCHILLING, 1971).

Eine *Röntgenaufnahme* der Brustorgane muß bei diesen epidemiologischen Untersuchungen nicht auf jeden Fall durchgeführt werden. Oft aber ist sie zur positiven Diagnosestellung oder auch zum Ausschluß einer andersartigen Lungenerkrankung notwendig.

Eine *klinische Untersuchung* sollte für die Personen vorbehalten sein, bei denen offensichtlich eine Dyspnoe vorliegt oder bei denen die Atemfunktionsprüfung eine eindeutige Funktionseinschränkung ergeben hat.

2. Die *Umweltbedingungen*, die sowohl die Staubatmosphäre als auch die biologischen Reaktionen beeinflussen können: Temperatur, Feuchtigkeit, Luftwechsel und Luftströmung, Luftfiltration;

3. die *physikalische Staubanalyse* mit Feststellung der atmosphärischen Konzentration an atembarem Staub, der Form und des aerodynamischen Durchmessers der Teilchen (minimaler und maximaler Durchmesser und statistische Verteilung), der Agglutinationsverhältnisse, der Dichte, der Zusammensetzung aus pflanzlichen, tierischen oder mikroorganismischen Teilchen;

4. die *chemische Staubanalyse*, die die Löslichkeit in wäßrigen und anderen Medien und den Wassergehalt im Frisch- und Trockenzustand betrifft, weiter die Identifizierung biologisch interessanter Substanzen wie Proteine, Polypeptide und Peptide sowie Aminosäuren, von Na-K-Ca-Mg, von biogenen Aminen, Alkaloiden und Glykosiden;

5. die *physiologisch-pharmakologische Untersuchung* der

lokalen Effekte auf die mukoziliäre Funktion des Flimmer-Epithels der Luftwege (Schleimbildung und Zilienaktivität als Faktoren des Transportvorgangs), die Makrophagenfunktion und die Atmungsfunktionen (Atemwegswiderstand, Gasaustausch);

systemischen Effekte nach Resorption aktiver Substanzen auf Herz, Kreislauf und Atmung sowie nerval-autonom und humoral gesteuerter Funktionen (adrenal-medulläre und -kortikoide) und

speziellen Effekte außerhalb des Atmungssystems, insbesondere pharmakokinetischer Eigenschaften wie der Bindung an und des Transportes mit Blutzellen oder Plasmaproteinen, der Induktion bzw. Inhibition von arzneistoffabbauenden und anderen Enzymsystemen vor allem in der Leber, aber auch in anderen Geweben sowie der Eliminationsverhältnisse in den Nieren.

Bei der Untersuchung physiologisch-pharmakologischer Effekte ist nicht nur an eine direkte Wirkung von im Staub enthaltenen aktiven Substanzen zu denken, sondern auch an eine sekundär erfolgende Freisetzung biologisch wirksamer Stoffe aus präformierten Gewebedepots.

6. Die *toxikologische Untersuchung* hinsichtlich akuter Sterblichkeit (LD$_{50}$ bzw. LC$_{50}$ innerhalb 24 h), subakuter (6 Wochen) und chronischer (6 Monate bis zu 2 Jahren) Mortalität bzw. Morbidität;

7. die *allergologische Analyse* mit Prüfung auf Antigen-Antikörperreaktionen in vitro (Agglutination, Präzipitation etc.) und in vivo (Anaphylaxie, Arthus-Phänomene etc.) oder auf allergietypische Reaktionen durch spezifische Exposition (Hauttest, Inhalationstest). Bei Vorliegen allergischer Reaktionen ist die Isolierung und Identifizierung des spezifischen Antigens anzustreben.

Von der klinischen und röntgenologischen Symptomatik her sind die organischen Staublungen bei erstem Hinsehen kaum pathognomonisch charakterisiert. Die Symptome bzw. Syndrome, die nach Inhalation verschiedener organischer Stäube beschrieben werden, sind oft sehr ähnlich. Fast immer werden plötzlich oder allmählich einsetzende Atemnot, Druckgefühl in der Brust, Husten, zähschleimiger Auswurf, manchmal Fieber, fast immer eine ausgesprochene Mattigkeit und bei längerem Bestehen der Beschwerden auch Gewichtsverlust angegeben. Röntgenologisch sind während der akuten Erkrankungen meist keine spezifischen Veränderungen zu erkennen, im chronischen Stadium entwickeln sich bei einigen Krankheiten Anzeichen fibrotischen Umbaus in der Lunge. Über das den Krankheitsbildern zugrunde liegende morphologische Substrat ist bei den meisten organischen Staublungen noch wenig bekannt, da Erkrankungen nach Inhalation organischer Stäube selten selbst zum Tode führen. Auch bioptische Untersuchungen liegen bisher nur wenige vor. Nur durch eine sorgfältige Anamnese werden im allgemeinen die ursächlichen Zusammenhänge geklärt.

Wenn auch die klinische Symptomatik organischer Staublungen relativ einförmig ist, so gilt das nicht für ihre Ätiopathogenese, wie bereits ausgeführt wurde. In den Tabellen 1 und 2 wird eine Übersicht organischer Staublungen und ihrer Ätiologie und Pathogenese gegeben. Es muß aber betont werden, daß die bei manchen Krankheitsbildern als ätiologische Faktoren genannten Mikroorganismen nicht immer als Erkrankungsursache abgesichert sind, teilweise ist nur aus der Präsenz dieser Organismen und aus in vitro nachgewiesenen Antigen-Antikörper-Reaktionen auf deren pathogenetische Rolle geschlossen worden.

Im folgenden soll deshalb nur auf die Erkrankungsbilder genauer eingegangen werden, über deren Pathogenese mehr als unbestimmte Vermutungen existieren.

Es wurden nur die Arbeiten seit etwa 1960 zitiert. Die ältere Literatur findet sich bei Dearden (1927), Bolen (1943), Baader (1951), Vigliani (1953), Worth und Schiller (1954), Werner (1955), Schilling (1956), Frank (1958), Wegmann (1958), Antweiler (1961), Stofer (1961), Meiklejohn (1963), Schadewaldt (1967) sowie Sühler und Seeliger (1973).

Eine Gliederung der organischen Pneumokoniosen kann nach der pflanzlichen oder tierischen Herkunft der inhalierten Materialien vorgenommen werden. Sinnvoller erscheint heute eine Einteilung nach den pathogenetisch wirksamen Prinzipien. In der vorliegenden Darstellung wird deshalb zwischen den organischen Stäuben unterschieden, die alleine oder vorwiegend durch pharmakologisch aktive Inhaltsstoffe zu einer Erkrankung führen und denjenigen, die wahrscheinlich als Allergene zu Krankheitserscheinungen führen, denen eine Antigen-Antikörper-Reaktion zugrunde liegt.

Es werden hier nur Kenntnisse und Vorstellungen über die Ätiologie und die Pathogenese dargestellt und die jeweiligen Krankheitsbilder mit ihren wesentlichen Merkmalen skizziert. Epidemiologie, Klinik und Therapie sind in diesem Bande von Fruhmann behandelt worden.

B. Organische Staublungen toxischer Genese

Obwohl pflanzliche und tierische Stäube oft chemische Substanzen enthalten, die grundsätzlich physiologische oder pathophysiologische Reaktionen auslösen können, so werden doch offensichtlich durch Inhalation relativ selten so große Mengen bioaktiver Substanzen aufgenommen, daß es zur Entwicklung einer organischen Staublunge toxischer Ursache kommt.

Da die individuelle Empfindlichkeit gegenüber diesen aktiven Substanzen sehr unterschiedlich sein kann, wird verständlich, daß jeweils nur ein Teil der exponierten Personen mit einem pathologischen Syndrom oder einer Erkrankung reagiert. Insofern besteht hinsichtlich einer primär toxischen Staubeinwirkung ein ähnlicher Unterschied im Erkrankungsrisiko wie zwischen Atopikern und Nicht-Atopikern bei allergisch wirksamen organischen Stäuben.

Ein großer Teil der toxisch wirksamen organischen Stäube wird wegen seiner Partikelgröße bereits im Bereich von Trachea und Bronchien auf der Schleimhaut deponiert. Dort können leicht lösliche Substanzen aus den Staubteilchen extrahiert werden und lo-

Tabelle 1. Vorwiegend toxisch verursachte organische Staublungen

Erkrankung	Staubexposition	Pharmakologisch aktive Inhaltsstoffe	Wirkung (experimentell bei Tier und/oder Mensch)	Literatur
Byssinose	Baumwolle (mehrere Arten von Gossypium aus der Familie der Malvaceae); Wirkstoffe in Samenkapsel, Deckblättern, Blättern und Stengeln	Histamin Serotonin	Bronchialkonstriktion Permeabilitätssteigerung peripherer Gefäße; Histaminfreisetzung aus Mastzellen in vivo und in vitro (Lunge; Peritoneum); Anaphylatoxinentstehung (sekundäre Histaminfreisetzung)	McDonald u. Maitland (1934), Haworth u. McDonald (1937), Antweiler (1960b, c, d), Nicholls (1962)
		Kontraktionsfaktor (chemisch noch nicht definiert) Histaminliberator (je nach Species auch Freisetzung von Serotonin, von Kininbildung induzierenden Enzymen u.a.)		Antweiler (1959, 1960e), Davenport u. Paton (1962), Nicholls (1962)
		Anaphylatoxinaktivierender Faktor		Pernis et al. (1961), Antweiler (1961b)
		Phenolische Flavone	Postive Chemotaxis für polymorphkernige Leukozyten	Kilburn et al. (1973), Kilburn (1974), Lynn et al. (1974), Rylander und Nordstrand (1974)
	Flachs (Linus usitatissinum)	Histamin Histaminliberator	Bronchialkonstriktion	Antweiler (1961a), Antweiler u. Batawi (1963)
(Cannabiose)	Hanf (Cannabis sativa)	Histaminliberator		Nicholls et al. (1966)
	Sisal (Agave sisalana); Jute (Corchorus capsularis)	Histaminliberator		Nicholls et al. (1966)
Espartose	Espartogras (Stipa tenacissima L.)	Azetylcholin	Bronchialkonstriktion	Antweiler u. Pallade (1972a)
Holzarbeiterlunge	Thuja plicata, Mansonia altissima, Triplochiton scleroxylon (Abachi), Pterocarpus angolensis (Kejaatholz), Gonioma Kamassi Mey (Südafrikanischer Buchsbaum), Sequoia Sempervirens (Rotholz), Gluta renghas u.a. exotische Hölzer	Alkaloide, Glykoside, Harze, Wachse, ätherische Öle, Gerbstoffe u.a. Histaminliberatoren Serotoninähnliche Wirkung	Bronchialasthma	Gade (1921), Vallander (1950), Oehling (1959), Reinl (1965), Gandevia (1970), Chan-Yeung et al. (1971), Hausen (1973), Evans und Nicholls (1974), Lin und Whittow (1960)

kal zur Wirkung kommen (Bronchialeinengung durch glattmuskuläre Kontraktion und Schleimbildung). Das dürfte der Grund dafür sein, daß die primär toxisch wirkenden organischen Stäube akut vor allem zu obstruktiven Atemfunktionseinschränkungen führen. Wenn sich bei langjähriger Exposition auch restriktive Veränderungen einstellen, so sind diese als Folgezustände der wiederholten akut toxischen Phänomene zu werten.

Die heute bekannten organischen Staublungen toxischer Genese sind in Tabelle 1 zusammengefaßt.

Sowohl hinsichtlich der Art der bioaktiven Stoffe als auch ihres jeweiligen Gehaltes liegen häufig sehr unterschiedliche Angaben für scheinbar gleichartige Pflanzenstäube vor. Dies ist oft dadurch zu erklären, daß es sich wohl um Pflanzen der gleichen botanischen Familie, aber innerhalb dieser um verschiedene Unterfamilien oder Arten handelt (z.B. Baumwolle mit 3 verschiedenen Arten); in einigen Fällen werden sogar Pflanzen ganz verschiedener Familien mit demselben oder einem irreführend ähnlichen Namen bezeichnet (z.B. wird Jute, die zu den Tiliaceae gehört, auch indischer Flachs genannt, obwohl Flachs selbst eine Linacea ist, und man liest von Sisal-Hanf, einem Amaryllisgewächs, und denkt an die üblicherweise als Hanf bezeichnete Cannabis sativa, ein Maulbeergewächs). Nicht alle Arbeiten bringen exakte Angaben dazu, manchmal sind solche auch nicht zu gewinnen, weil gemischte Materialien vorliegen, und deshalb auch gemischte Stäube inhaliert werden (Textilindustrie).

Unterschiede der biologischen Wirkung können aber auch durch chemische Substanzen verursacht sein, die in Landwirtschaft oder Industrie als Pflanzenschutzmittel oder Konservierungs- bzw. Veredelungsmittel kontaminiert wurden. Unter Umständen sind diese Mittel sogar alleine für die toxische Wirkung verantwortlich.

I. Byssinose

Als Byssinose, nach dem griechischen βύσσος für Leinen und Baumwolle, bezeichnet man seit Proust (1877) eine Erkrankung von Arbeitern in Baumwoll- und Flachs-Spinne-

reien sowie in Hanfbetrieben, die nach Inhalation von Stäuben ungereinigter Rohbaumwolle bzw. rohen Flachses oder von Hanfstaub auftritt. Das klinische Bild ist bereits über 150 Jahre bekannt (Jackson, 1818; Kay, 1831; Leach, 1863), die Ursachen dieser Erkrankung sind erst in den letzten 30 Jahren genauer erforscht worden (Antweiler, 1961a; Schadewaldt, 1967).

1. Baumwollstaub

Die Byssinose, früher auch Spinnereifieber, Staubfieber, factory-fever, cotton-mill fever, grinder's oder stripper' asthma genannt, wird im allgemeinen erst nach 5—10jähriger Tätigkeit in der Baumwollindustrie diagnostiziert. Beschwerden treten aber oft schon bald nach Beginn der exponierenden Tätigkeit auf.

Die Byssinose tritt nur bei den Arbeitern auf, die in den Vorwerken von Baumwollspinnereien (Ballenöffner, Mischanlagen, Putzerei und Krempelei = Karderie) Stäube ungereinigter Baumwolle einatmen. Diese Rohbaumwolle enthält außer den industriell verwertbaren Baumwollfasern noch 5—20 Gew.-% Verunreinigungen, vor allem Reste von Blättern, Stengeln, Samenhüll- und Samendeckblättern und Samen der Baumwollpflanzen (Gossypium-Arten: meist G. hirsutum, seltener G. herbaceum oder G. barbadense, sie gehören zur Familie der Malvengewächse). Diese Reste gelangen bei der Ernte, besonders bei der maschinellen Ernte mit in die Baumwolle hinein. Außerdem enthält die Rohbaumwolle mineralische Bestandteile, die bei der Ernte und während des Transportes beigemengt werden. Die Staubkonzentration an den Arbeitsplätzen steigt oft bis zu über 20 mg/m³ Luft an, in Extremfällen bis zu mehreren Hundert mg/m³; im allgemeinen schwankt sie zwischen 3 und 5 mg/m³ (Antweiler et al., 1967a, b). Die inhalierte Staubmenge pro Arbeitsschicht dürfte dann 0,6 bis 1,0 g ausmachen. Die Teilchengröße des Staubes umfaßt sowohl submikronische als auch Millimetermaße. Es erkranken durchschnittlich 10—15% der exponierten Arbeiter, bei extrem hohen Staubkonzentrationen jedoch bis zu 60% (Schilling et al., 1955; Muller, 1960; Roach u. Schilling, 1960; Schilling, 1960; Quaas u. Kö-

CHER, 1971). Hiervon fallen wieder jeweils etwa 60% auf das Anfangsstadium der Erkrankung, bei dem sich nur montags, oder auch sonst nach einer längeren Arbeitspause, nach mehrstündiger Staubinhalation ein Engegefühl in der Brust, Kurzatmigkeit und allgemeine Mattigkeit entwickeln.

a) Krankheitsbild

Die Byssinose ist charakterisiert durch eine asthmaähnliche Dyspnoe, also eine Kurzatmigkeit, die sich bei Spinnereiarbeitern im Verlaufe ihrer Arbeitsschicht entwickelt und im allgemeinen 1 – 2 Std nach Aufhören der Staubexposition endet. Die Betroffenen klagen über quälendes Engegefühl in der Brust, Husten und allgemeine Abgeschlagenheit. Die Kurzatmigkeit ist teilweise so stark, daß die Arbeit vorzeitig abgebrochen werden muß. Interessanterweise treten die Beschwerden zu Beginn der Erkrankung vor allem dann und oft nur dann auf, wenn vorher eine längere, mindestens eintägige Arbeitspause bestand. Normalerweise ist das montags der Fall, weshalb die Erkrankung in angelsächsischen Ländern auch als Monday-Dyspnoea oder Monday-Feeling bezeichnet wird. An den folgenden Arbeitstagen bestehen keine oder nur geringe Beschwerden (KAY, 1831; SCHILLING, 1956).

Durch Atemfunktionsprüfung sind obstruktive Ventilationsstörungen nachzuweisen, wie sie bei Engerstellung der Atemwege entweder durch Bronchospasmus wie beim Asthma oder aber auch durch vermehrte Schleimsekretion wie bei der chronischen Bronchitis zustande kommen. Die Atemfunktion ist objektiv nur am Montag nach Arbeitsbeginn, nicht aber an den übrigen Arbeitstagen, beeinträchtigt (Atemgrenzwertminderung von 1,1 bis 1,6 l/min/h, Atemwiderstandserhöhung von 1,7 bis 7,6%/h: McKERROW u. Mitarb., 1958). Klinisch können in diesem Stadium keine auffallenden Symptome festgestellt werden. Auch röntgenologisch bestehen keine typischen Lungenveränderungen. Im zweiten Stadium der Byssinose dauern die genannten asthmaähnlichen Beschwerden auch während der übrigen Arbeitstage an und werden nur allmählich gegen Ende der Arbeitswoche geringer. Auch dann werden klinisch und röntgenologisch keine wesentlichen Krankheitserscheinungen beobachtet. Im dritten Stadium bestehen die Atembeschwerden, nun mit stärkerem Husten und Auswurf, auch während der arbeitsfreien Zeit fort. Klinisch werden dann oft entzündliche Veränderungen an den Nasenschleimhäuten, Bronchitis und Emphysem diagnostiziert; röntgenologisch sieht man eine uncharakteristisch verstärkte Bronchialzeichnung, aber keine byssinosetypischen Veränderungen. Nur in seltenen Fäl-

len kommt es zur Bildung andauernder, diffus verteilter Fleckschatten. Als Spätschaden entwickelt sich mit Bronchitis und Emphysem eine Rechtshypertrophie des Herzens, deren Dekompensation dann zum Tode führt.

Pathologisch-anatomisch stellte man lediglich eine chronische Bronchitis mit Emphysem fest, nur GOUGH (s. SCHILLING, 1956) beschreibt außerdem runde oder ovale Körperchen („bodies") bis zu 10 μ Durchmesser, die wahrscheinlich, ähnlich wie die Asbestkörperchen, durch Anlagerung präzipitierten körpereigenen Materials an ein Staubteilchen entstanden sind.

Auf die Klinik der Byssinose und ihre fortgeschrittenen Stadien sowie ihre Folgezustände wird hier nicht weiter eingegangen, sie werden im Rahmen von Diagnose, Klinik und Therapie in dem Beitrag dieses Bandes von FRUHMANN behandelt. Dort finden sich auch nähere Angaben zur Epidemiologie der Byssinose.

b) Pathogenese

Bei der Erforschung der Pathogenese der Byssinose werden seit etwa 30 Jahren fast ausschließlich zwei Richtungen verfolgt, einmal die Suche nach einem Antigen als Urheber einer allergischen Krankheitsentwicklung und zum anderen die Feststellung pharmakologisch wirksamer Stoffe im Baumwollstaub als Ursache einer primär toxischen Reaktion des Organismus.

α) Allergietheorie

Als Ursache der Byssinose war anfänglich eine mechanische Reizwirkung der Baumwollteilchen angenommen worden. PRAUSNITZ (1936) versuchte dann, die Symptome als Zeichen einer Allergie gegen das im Staub enthaltene lösliche Eiweiß der Blatt- und Samenhülsenreste zu erklären. Die Dyspnoe der Arbeiter sollte nach seinen Tierversuchen die Auswirkung einer O_2-Diffusionserschwerung infolge ödematöser Alveolarwandverdickung durch örtlich-allergische Vorgänge sein.

THIRY (1941) prüfte den Keimgehalt der Luft in Kardenräumen und stellte dabei fest, daß dieser den Gehalt einer staubreichen Straße um das 14fache übertraf. Eine Analyse der kulturell gezüchteten Keime ergab grampositive Bazillen, Schimmelpilze (Penizillien und Aspergillen) und Hefen. THIRY glaubte, daß diese Keime bei der Entstehung der Beschwerden der Baumwollarbeiter mitwirkten.

DRUMMOND und HAMLIN (1952) verglichen den Keimgehalt verschiedener Arbeitsräume in Baumwollspinnereien und fanden in den Misch- und Kardenräumen eindeutig mehr Bazillen als an den übrigen Arbeitsplätzen. Vor allem wurden Flavobakterien, Achromobacter, Aerobacter, Korynebakterien, Aktinomyzeten und Mikrokokken beobachtet. Echte Aerobier fand man nicht. Furness und Maitland (1952) sahen mikroskopisch in allen untersuchten Baumwollstaubproben ziemlich gleichmäßig grampositive Kokken und Bazillen, außerdem Schimmelsporen und Fragmente von Pilzfäden. Kulturell wurden auch gramnegative Keime nachgewiesen. Die Zählung der lebensfähigen Aerobier ergab bei 37° C zwischen 108 und 4000 Millionen je Gramm Staub. Bei den aeroben Keimen handelte es sich hauptsächlich um Bazillen, bei 70% der gramnegativen Erreger um Bakterien; der Rest bestand aus Achromobacter und Alkaligenes. Auch Aktinomyzeten, Mikrokokken, Cl. welchii und Cl. histolyticum wurden beobachtet. Der Pilzgehalt lag zwischen 85 und 400 Millionen je Gramm Staub. Meist sah man Aspergillus niger und Penizillien. Eine Aussage über das Verhältnis von toten und lebensfähigen Keimen war nicht möglich.

Allergieprüfungen von Cayton et al. (1952a, 1952b) mit Hilfe von Baumwollextrakten ergaben, ebenso wie ältere Untersuchungen, im Hauttest keine für die Aufhellung der Byssinosepathogenese verwertbaren Ergebnisse.

Gernez-Rieux et al. (1962) kamen nach allergologischen Untersuchungen mit Haut- und Inhalationstests bei baumwollstaubexponierten Personen mit bzw. ohne Byssinosesymptomen sowie bei nicht exponierten Kontrollen allerdings zu dem Schluß, daß neben einer pharmakodynamischen Wirkung von Baumwollstaub auch eine allergene Wirksamkeit Bedeutung habe.

Auch in einer Untersuchung von Popa et al. (1969) wird auf die Frage der allergischen Genese der Byssinose eingegangen. Bei staubexponierten und nicht staubexponierten Arbeitern einer Baumwollspinnerei sowie bei Personen der Allgemeinbevölkerung führte man Sensibilisierungsprüfungen gegen Extrakte von Baumwolle, Hanf, Flachs und Jute durch. Nach zahlreichen Testungen der Hautreaktionen und Inhalationswirkungen von Textilallergenen, Textilmazeraten und Acetylcholin sowie nach Untersuchung auf

zirkulierende Antikörper kommen die Verfasser zu dem Schluß, daß bei der Byssinose wohl viele Antikörper gegen Textilstaubantigene existieren, daß aber die meisten, wenn nicht alle, ohne pathogenetische Bedeutung sind.

Im Gegensatz zu diesen Ergebnissen kommt Wuethrich (1969) nach Untersuchungen an vier Byssinose-Patienten (Inhalationstests mit Baumwollstaub, Feststellung präzipitierender Antikörper gegen Baumwollstaubextrakt) zu der Hypothese, daß die Byssinose eine *allergische Arthus-Reaktion Typ III* mit Ablauf in den Bronchiolen darstellt. Da Kontrolluntersuchungen auf präzipitierende Antikörper bei byssinosefreien Personen fehlen, bleibt die Bedeutung dieser Antikörper zweifelhaft. Auch die Reaktion auf inhalative Provokationsteste mit Baumwollstaubextrakten bleibt in ihrer Aussagekraft mehrdeutig, da andere Untersucher gleichartige Reaktionen auch bei nicht baumwollstaubexponierten gesunden Personen feststellten. Eine Ablehnung der kausalen Mitwirkung von Histaminliberatoren bei der Byssinosepathogenese aufgrund einer vom Verfasser beobachteten normalen Lungenreaktionsschwelle gegenüber Histamin ist unverständlich, da beide Punkte einander nicht widersprechen.

Taylor et al. (1971) hatten in früheren Arbeiten (Massoud und Taylor, 1964; Massoud et al., 1967) Antikörperreaktionen gegen ein in der Baumwollpflanze enthaltenes *Antigen* beschrieben und bei Arbeitern mit Byssinose höhere Titer als bei solchen ohne Byssinose oder bei der Allgemeinbevölkerung festgestellt. In der neueren Arbeit wurde ein kondensiertes Phenol auf der Basis von Leukozyanidin (5,7,3′,4′-Tetrahydroxyflavon-3,4-diol) dargestellt, das aus den Samendeckblättern der Baumwollpflanze extrahiert wurde und sowohl mit dem Serum von Baumwollarbeitern mit bzw. ohne Byssinose als auch mit dem von nicht baumwollexponierten Personen Präzipitinreaktionen und Agglutinationen ergab. Die Titer der Exponierten waren höher als die der Nichtexponierten und die Titer der Exponierten mit Byssinose höher als die derjenigen ohne Byssinose. Nur bei den Arbeitern mit Byssinose war ein Anstieg der Titer mit zunehmender Expositionsdauer festzustellen. Bei Inhalation eines Aerosols dieses Polyphenols reagierten nur die byssinotischen Personen mit einer signifikanten Verringerung von Atemfunktionswerten (FVC und FEV 1,0). Die extrahierten Polyphenole hatten keine spasmogene Aktivität und wirkten an Gewebsproben menschlicher Lungen nicht histaminfreisetzend. Die Autoren lassen offen, ob das beschriebene Antigen (Polyphenol) eher Ursache oder eher Folge der Byssinosepathogenese ist.

EDWARDS und JONES (1972, 1974) konnten aber nachweisen, daß diese „Antigene" durch ihre Polyphenoleigenschaft zu einer direkten unspezifischen Ausfällung verschiedenster Immunglobuline führen. Sie bezeichneten deshalb diese Reaktion als „Pseudoimmunpräzipitation".

Um zu untersuchen, ob das von TAYLOR et al. dargestellte „Antigen" möglicherweise doch toxische Direktwirkungen hat, die für die Genese der Byssinosedyspnoe in Frage kommen, haben ANTWEILER und PALLADE (1974) Kardenraumabfallstaub nach dem Vorgehen von TAYLOR et al. extrahiert und das erhaltene Produkt auf seine Wirkung an der glatten Muskulatur des isolierten Meerschweinchendarms und auf seine Fähigkeit zur in vivo-Histaminfreisetzung aus Mastzellen des Rattenperitoneums getestet. Die Wirkung der Extrakte war nicht einheitlich; meist kam es zu einer schnellen Tonussenkung der glatten Muskulatur. Dieser Effekt war nicht durch den niedrigen pH-Wert (2,5) der Extrakte verursacht. Eine Histaminfreisetzung durch die Extrakte konnte nicht festgestellt werden. Nach diesen Ergebnissen scheint das oben beschriebene „Antigen" keine ursächliche Bedeutung für die Genese der Byssinosedyspnoe zu haben.

Mit der Frage einer allergischen Genese der Byssinose befaßten sich auch OEHLING et al. (1972). Sie untersuchten 7 Byssinosefälle und Kontrollpersonen durch Kutantest, Inhalationstest und passiven Prausnitz-Küstner-Test mit unterschiedlich verdünnten Baumwollstaubextrakten. Sie kommen aufgrund ihrer Untersuchungen zu dem Schluß, daß bei der Ätiopathogenese der Byssinose eine spezifische Antigen-Antikörper-Reaktion als immunologische Basis einer Entwicklung mitspielt, bei der andere physikalische und chemische Faktoren beteiligt sein könnten. Aerogene Pilze hätten ebenfalls in besonderen Fällen eine sekundäre, im allgemeinen aber gar keine Bedeutung. Bei der Diskussion ihrer Untersuchungsergebnisse lassen die Autoren allerdings völlig außer acht, daß es auch ohne allergische Sensibilisierung eine um Größenordnungen unterschiedliche Empfindlichkeit verschiedener Personen, z.B. gegenüber bronchokonstriktorischen und gefäßaktiven Substanzen gibt. Weitere allergologische Untersuchungsergebnisse finden sich auch in Arbeiten von GUPTA (1969), FRUHMANN et al. (1971) und FETISOVA et al. (1970).

Auch BOMSKY et al. (1971) haben ihre hämatologischen und serologischen Untersuchungen bei Byssinose-gefährdeten Arbeitern durchgeführt, um zur Klärung der Ätiopathogenese beizutragen. Sie fanden die Zahl der Leukozyten normal. Die Zahl der eosinophilen Granulozyten war bei Arbeitern mit mehr als 10jähriger Exposition besonders montags gering erhöht, die Zahl der Thrombozyten dagegen unabhängig von der Expositionszeit montags verringert. Das Phänomen der Leukergie war bei rund $^1/_4$ der Untersuchten verstärkt vorhanden. Bei etwa $^1/_3$ der Exponierten wurde eine Uropräzipitation mit hohem Titer (Harnausfällung mit dem eigenen Blutserum) festgestellt. Eine Heparinpräzipitationsreaktion (Plasmaproteinfällung mittels Heparin bei niedriger Temperatur) wurde normal gefunden. Postvakzinale Widal-Titer waren im Vergleich zu Kontrollpersonen erhöht, ebenso die Antistreptolysin-0-Titer.

Die Autoren nehmen hiernach im Verlaufe einer Baumwollstaubexposition eine erste Periode mit Vorherrschen immunologischer Reaktionen an und eine zweite Periode mit unabwendbaren respiratorischen Veränderungen, die zu einem chronischen Cor pulmonale führen. Sie sagen aber auch: „Keine unserer Ergebnisse sprechen eindeutig für eine frühe Allergie oder für Endotoxin-Einwirkung."

Trotz mancher Versuche, experimentelle Beweise für eine immunologische Ursache der Byssinosedyspnoe zu finden, ist dies bisher nicht gelungen. Sie scheint vielmehr durch akut wirksame toxische Substanzen in der Baumwollpflanze bedingt, die bereits mehrfach nachgewiesen wurden. Die von verschiedenen Autoren beschriebenen immunologischen Phänomene dürften keine pathogenetische Bedeutung haben; es handelt sich dabei offenbar um symptomlos verlaufende Sensibilisierungsvorgänge bei Exposition gegenüber Baumwollstaub.

β) Pharmakologisch wirksame Stoffe

MAITLAND et al. (1932) beobachteten tierexperimentell histaminähnliche Wirkungen von Baumwollstaubextrakten. Der Histamincharakter der wirksamen Extraktstoffe wurde von MCDONALD und MAITLAND (1934) bestätigt, und HARWOTH und McDONALD (1937) diskutierten nach ihrer Reindarstellung von Histaminsalzen aus Baumwollstaubproben die Bedeutung von Histamin als Krankheitsfaktor, kommen aber im Hinblick auf die quantitativen Verhältnisse zu dem Schluß, daß die im Staub gefundenen Histaminmengen nicht genügen, um nach Inhalation nachweisbare Wirkungen auszulösen. Sie halten aber für möglich, daß eine noch undefinierte Staubkomponente im Körper sekundär Histamineffekte bewirken könne. SCHILLING (1956, 1959) nimmt nach kritischer Sichtung der vorliegenden Beobachtungen auch an, daß die Montags-Dyspnoe wahrscheinlich durch ein Ödem oder/und einen Bronchospasmus verursacht wird, die durch eine Freisetzung histaminähnlicher Substanzen im Atemtrakt zustande kommen.

ROACH und SCHILLING (1960) teilten mit, daß eine auffallende Korrelation zwischen der Erkrankungshäufigkeit und den proteinreichen Staubteilchen von etwa 7 μ bis zu 2 mm Teilchengröße bestehe.

Nach Inhalation von wäßrigen Extrakten aus Kardenraumstaub erlebten BOUHUYS (1959, 1960) und BOUHUYS et al. (1960) im Selbstversuch eine Dyspnoe und stellten eine verminderte Stickstoffclearance bei Sauerstoffatmung fest. Dieselben Extrakte riefen bei Katzen nach i.v. Injektion einen verzögert einsetzenden Blutdruckabfall hervor, dessen Verlauf einer Wirkung des klassischen Histaminliberators 48/80 (Kondensationsprodukt von polymeren Aminen mit Formaldehyd: PATON, 1951) ähnelte. Danach hielt auch BOUHUYS eine Freisetzung von Histamin durch inhalierten Baumwollstaub für möglich. BOUHUYS und LINDELL (1961) stellten dann später noch fest, daß Baumwollstaub bei Inkubation mit menschlichem Lungengewebe in vitro Histamin freisetzt.

ANTWEILER (1959, 1960 b—e) gelang erstmals der Nachweis, daß Extrakte von Kardenraumstaub im Tierexperiment wirklich Histamin freisetzen. Dieser Nachweis wurde an mehreren Tierarten in vivo und mit verschiedenen Methoden in vitro sichergestellt. Nur Extrakte aus ungereinigter Baumwolle und aus Kardenraumstaub haben neben einem gewissen Histamingehalt (1—2 μ Base/g Staub) auch noch die Eigenschaft eines Histaminliberators, der im Rattenversuch intraperitoneal etwa die zehnfache Menge des ursprünglich vorhandenen Histamins freizusetzen vermag.

Extrakte aus Stäuben anderer Betriebspunkte der Spinnereien hatten nicht diese Wirkung. Weiter stellte er fest, daß gereinigte Baumwollfasern keine Liberatorwirkung haben und daß von den übrigen Pflanzenteilen Blätter und Samenhüllen am meisten von dem histaminfreisetzenden Prinzip enthalten.

Eine pharmakologische Analyse der Kontraktionseffekte an verschiedenen isolierten Organpräparaten ergab bei Anwendung entsprechender Antagonisten folgendes:

Die Extrakte enthalten neben Histamin zum Teil auch eine geringe Menge von Serotonin. Azetylcholin konnte nicht nachgewiesen werden. Diese Substanzen machen aber nur einen geringen Teil der Kontraktionswirkung aus. Denn selbst dann, wenn spezifische Antagonisten dieser Substanzen vor Anwendung der Extrakte gemeinsam auf die Organe einwirkten, kam es doch noch zu einer ausgeprägten Kontraktion der glatten Muskulatur. Diese Kontraktionswirkung war schlecht auswaschbar, so daß also entweder eine starke Substanzbindung an die Muskelzellen oder eine langanhaltende Funktionsänderung der Muskulatur angenommen werden mußte. Wiederholte Einwirkung der Extrakte führte wieder zu gleichartigen Kontraktionseffekten. Fast immer wirkte eine vorausgehende Extrakteinwirkung, auch nach wiederholter Spülung, deutlich verstärkend auf eine nachfolgende Histamin-Kontraktion. Der Kontraktionsfaktor ist im Neutralbereich kochstabil und dialysabel. Proteine scheiden also als Wirkstoffe aus. Chromatographische Analysen ergaben, daß es sich bei diesem Faktor wahrscheinlich um ein Peptid oder Polypeptid handelt (ANTWEILER, 1963 a, b).

Neben der glattmuskulär kontrahierenden Wirkung der Extrakte konnte an der Rattenpfote und an der Meerschweinchen-Haut auch eine Steigerung der Gefäßpermeabilität festgestellt werden. Eine solche Permeabilitätssteigerung kann durch vermehrte Schleimbildung oder Ödem bei der Entstehung der Byssinose — wie bereits eingangs erwähnt — auch mitspielen.

PERNIS (1961) fand, daß wäßrige Baumwollstaubextrakte außer der bereits genannten Eigenschaften auch noch eine anaphylatoxinaktivierende Wirkung im Rattenserum haben, und ANTWEILER (1961a) wies diese Wirkung auch für trockenen Baumwollstaub aus Kardenräumen nach, während Fasern gereinigter Baumwolle keine Anaphylatoxinaktivierung verursachten.

Homogenate von Bakterien- (B. subtilis, B. megaterium, B. cereum) und Pilzkulturen (Asperg. niger, Asperg. flavus), die aus industriellen Baumwollproben gezüchtet waren, verursachten im Tierversuch keine Histaminfreisetzung (ANTWEILER, 1960a, 1961b). Gegen eine bakterielle bzw. endotoxinbedingte Ursache der Histaminfreisetzung spricht auch die Feststellung, daß Extrakte frischer Blätter und Stengel der Baumwollpflanze ebenfalls histaminfreisetzend wirken. Nach diesen Versuchsergebnissen wird vermutet, daß Histamin- plus Histaminliberator-Wirkung sowie die Wirkung eines chemisch noch nicht identifizierten Kontraktionsfaktors von Pflanzenbestandteilen der Stäube am Zustandekommen der Montagsdyspnoe wesentlich beteiligt sind.

Die folgende Tabelle 2 faßt die Ergebnisse dieser Untersuchungen zusammen:

DAVENPORT und PATON (1962) führten ebenfalls eine ausführliche pharmakologische Analyse von verschiedenen Baumwollstaubextrakten durch. Sie fanden in den Extrakten eine chemisch nicht definierte kontraktionsaktive Substanz, die dialysabel war, Kochtemperatur während 1 h widerstand und nicht durch proteolytische Enzyme zerstört wurde. Außerdem stellten sie in den Extrakten geringe Mengen von Serotonin und Histamin fest. Nur bei Ratten wurde eine schwache Histaminfreisetzungsaktivität nachgewiesen, jedoch wird vermutet, daß die Symptome der Byssinose durch eine Freisetzung anderer bronchokonstriktonischer Substanzen hervorgerufen werden. Unklar bleibt, ob diese Freisetzung durch lösliche Extraktstoffe oder durch partikuläre Substanzen zustande kommt.

Auch NICHOLLS (1962) berichtet über eine Kontraktionswirkung an glatter Muskulatur durch wäßrige Baumwollstaubextrakte. Außerdem konnte er eine Histaminfreisetzungsaktivität und eine Permeabilitätssteigerung durch die Extrakte feststellen, vor allem aus Deckblättern und Fruchtkapseln der Baumwollpflanze. In einigen Staubproben wurden Histamin und Serotonin nachgewiesen. Die glattmuskuläre aktive Substanz ist organischer Natur, relativ hitzestabil und dialysabel. Sie wird als wichtiger Faktor für die Byssinoseentstehung beurteilt. Eine pathogenetische Bedeutung der in Baumwollstäuben enthaltenen Endotoxine wird, ebenso wie von DAVENPORT und PATON, nicht für wahrscheinlich gehalten.

PERNIS *et al.* (1960, 1961) nahmen im Gegensatz dazu an, daß die Histaminfreisetzung

Tabelle 2

Position	Substanzen	Pharmakologische Wirkung	Wirkung bei Byssinose
1	Histamin	Bronchialkonstriktion	nur als Vermehrung von Position 3
2	Serotonin	Bronchialkonstriktion	nur als Vermehrung von Position 3
3	Liberator	Freisetzung von Histamin, Serotonin Induktion von Kininogenen	Bronchialkonstriktion
4	Kontraktionsfaktor	Bronchialkonstriktion	Bronchialkonstriktion
5	Permeabilitätsfaktor	Bronchialeinengung: Schleim, Ödem	fraglich
6	Anaphylatoxinaktiver Faktor	Aktivierung bronchialkonstriktorischer Substanz	fraglich

durch Baumwollextrakte von *Endotoxinen* der im Staub enthaltenen gram-negativen Bakterien hervorgerufen wird. Dagegen zeigte ANTWEILER (1961 b), daß die Menge der höchstenfalls in Baumwollstaub vorhandenen Endotoxine nicht ausreicht, um im Tierexperiment eine nachweisbare Histaminfreisetzung zu bewirken. Wären die Byssinosesymptome durch Inhalation endotoxinhaltigen Staubes hervorgerufen, so müßte bei den Kardenraumarbeitern nach Kenntnis der üblichen Endotoxinwirkungen regelmäßig auch Fieber auftreten. Das ist aber nie oder nur sehr selten der Fall (MULLER, pers. Mitteilung). (Die älteren Krankheitsnamen mit dem Wortbestandteil „-Fieber" sind irreführend und so zu erklären, daß früher auch andersbedingte Krankheitszeichen mit unter den Begriff der Byssinose gerechnet wurden.) Die von NEAL, SCHNEITER und CAMINITA (1942) und sonst vereinzelt beschriebenen fieberhaften Erkrankungsfälle waren vielleicht durch Endotoxine aus ungewöhnlichen Bakterien- (Aerobacter cloacae) oder Pilzanreicherungen verrotteter Baumwollposten verursacht.

Wenn einzelne Autoren bei der Untersuchung organischer Staublungen vom Keimgehalt des Sputums ohne weiteres auf pathogenetische Zusammenhänge schließen, ist das nicht richtig. Denn der Sputumbefund alleine erlaubt ohne den Nachweis der Pathogenität der gefundenen Erreger und ohne entsprechende klinische Erscheinungen einer Infektionskrankheit noch nicht solche Rückschlüsse. Auch die experimentellen Untersuchungen von TUFFNELL (1960 a, 1960 b) lieferten keinen Beweis für eine ätiologische Bedeutung von Bakterien (B. subtilis, B. pumilis, B. megaterium) oder Pilzen (Asperg. niger), während sie dafür sprechen, daß die Montagsbeschwerden der Baumwollarbeiter durch pflanzlichen Staub ausgelöst werden.

CAVAGNA und FINULLI (1961) räumen dann nach vergleichenden Versuchen an Rattenpfoten mit wäßrigen Baumwollextrakten sowie mit Endotoxinen ein, daß außer Endotoxinwirkungen vermutlich auch andere histaminaktivierende Substanzen für die Wirkung von Baumwollextrakten verantwortlich sind.

In weiteren Publikationen berichteten diese Autoren (1962, 1966) über die Darstellung von gereinigten Endotoxinen aus Baumwollstaub, wobei sie nach Prüfung des Shwartzman-Phaenomens annehmen, daß die gefundene Menge unter Berücksichtigung der wahrscheinlich von Baumwollarbeitern inhalierten Staubmenge doch unter ungünstigen Arbeitsbedingungen genügt, um byssinosetypische Symptome hervorzurufen.

Noch 1969 vertraten CAVAGNA und CAVAGNA *et al.* die Hypothese, daß im Baumwollstaub enthaltene bakterielle Endotoxine eine wesentliche Rolle bei der Byssinosegenese spielen. Die von diesen Autoren beschriebenen Experimente bringen interessante Befunde zur Wirkung inhalierter Endotoxinaerosole beim Menschen, die gewisse Ähnlichkeiten zur Baumwollstaubextrakteinwirkung haben, liefern aber keine Beweise für eine Endotoxinbeteiligung bei der Byssinoseentstehung. Am Ende der Arbeiten wird gesagt, daß die Endotoxine nicht als alleinige Ursache, sondern als eine Mitursache der Byssinose angesehen werden.

Die Anwesenheit von Histamin in der Baumwollpflanze wurde erneut von LLOYD und NICHOLLS (1964) untersucht. Dabei fanden sie, daß alle Teile der Baumwollpflanze mit Ausnahme der Fasern und des Samens kontrahierend auf glatte Muskulatur wirkten. Die Wirkung von Extrakten aus Stamm oder Blättern wurde völlig durch ein Antihistaminicum gehemmt, die von Fruchtkapsel und Deckblättern dagegen nur gering. Die glattmuskuläre Aktivität dieser Pflanzenteile wird also wesentlich durch eine noch nicht chemisch definierte Substanz verursacht.

Extrakte von Baumwollstaub und von Deckblättern setzen nach NICHOLLS *et al.* (1966) aus Lungen von Meerschweinchen, Ratten, Katzen, Schafen und Schweinchen in vitro kein Histamin frei, wohl aber aus menschlichem Lungengewebe in vitro. Extrakte von Fruchtkapseln waren in allen Lungen ohne Wirkung. Die Histaminfreisetzung von Baumwollstaub scheint an die Gegenwart von Deckblattfragmenten gebunden zu sein.

In neuesten Untersuchungen von EVANS und NICHOLLS (1973, 1974 b—d) an den verschiedenen Teilen frisch geernteter Baumwollpflanzen (G. hirsutum) fand sich die größte Histaminfreisetzungsaktivität in den Deckblättern der Fruchtkapsel und in Samen und Wurzeln, eine geringere noch in den

Blättern, kaum jedoch in der Fruchtkapsel selbst.

Eine Prüfung der Freisetzungsaktivität am Lungengewebe verschiedener Tierarten und des Menschen in vitro ergab, daß größere Histaminmengen (8,1—16,1%) nur aus dem Lungengewebe von Schwein und Mensch freigesetzt wurden. Danach wird die Schweinelunge als bestgeeignet für byssinosebezogene Versuche empfohlen.

BOUHUYS und NICHOLLS (1966) konnten nach Inhalation von Extraktaerosolen von Baumwollstaub, Deckblättern und Fruchtkapseln keine Atemfunktionsstörungen bei spontan atmenden, nicht narkotisierten Meerschweinchen feststellen. Die Inhalation von Deckblattextrakt, nicht aber von Fruchtkapselextrakt, führte beim Menschen dagegen zu verschiedenen Veränderungen der Atemfunktion, die bei einer zweiten Exposition nach 24 h nicht, wohl aber nach 6 bis 8 Tagen reproduzierbar waren. Wegen des langsamen Einsetzens der Atemeffekte und wegen der Tachyphylaxie wird vermutet, daß die atmungsaktive Komponente identisch ist mit der Histaminfreisetzungsaktivität des Extraktes und verantwortlich für wesentliche Byssinosesymptome.

Einen wichtigen Beitrag lieferten McDERMOTT et al. (1969) mit ihren Untersuchungen von Atemwiderstandsveränderungen beim Menschen durch Inhalation verschiedener Stäube und Gase, darunter auch Baumwollstäuben. Mit Hilfe der Ganzkörperplethysmographie stellten sie fest, daß bei gesunden Versuchspersonen die Inhalation von Baumwollstaub (Teilchengröße kleiner als 7 μm) in Konzentrationen über 1 mg/m³ Luft während 3 bis 4 Std zu einer starken Zunahme des Atemwiderstandes führte, die 6 bis 24 Std die Inhalation überdauerte. Höhere Staubkonzentrationen (5 mg/m³) verstärkten den Widerstand nicht mehr weiter. Gewaschener Baumwollstaub war unter gleichen Versuchsbedingungen ohne Wirkung.

Inerter Kohlenstaub vermehrte den Atemwiderstand erst von einer Konzentration von 20 mg/m³ ab; dieser nahm mit steigender Konzentration (bis rund 40 mg/m³) weiter zu. Die Rückbildung der Widerstandserhöhung erfolgte schneller als nach Baumwollstaub. Zigarettenrauch, SO₂ und Histaminaerosol glichen mit der Rückbildungszeit dem Kohlenstaub. Diese Versuchsergebnisse

sprechen für die Existenz baumwollspezifischer Substanzen, die die Atemfunktion in charakteristischer Weise beeinflussen. Sie stimmen überein mit den Ergebnissen von Inhalationsversuchen, die BOUHUYS mit Baumwollextraktaerosolen am Menschen und ANTWEILER mit gleichartigen Aerosolen bei Meerschweinchen und Katzen durchführten.

Über Untersuchungen akuter, atemphysiologischer, pharmakologischer und immunologischer Effekte nach Inhalation von Baumwollstaub bei gesunden Versuchspersonen haben auch EDWARDS et al. (1970b) berichtet. Ihre Freiwilligen inhalierten bis zu 10mal jeweils während 4 h resuspendierten Staub der Kardereibetriebe in Konzentrationen zwischen 1,7 und 6,4 mg/m³.

Das maximale exspiratorische Sekundenvolumen und die Vitalkapazität wurden durch die Staubinhalation erheblich verringert (150—600 ml) bei gleichzeitiger Zunahme des Residualvolumens (bis zu 800 ml) und der funktionellen Residualkapazität. Teilweise kam es zu einer geringeren Zunahme der Gesamtkapazität. Der Atemwiderstand war bis zum Dreifachen verstärkt; die dynamische Compliance wurde frequenzabhängiger, was auf eine Engerstellung der Atemwege schließen läßt. Störungen des Gasaustausches traten nicht auf. Die beschriebenen Veränderungen überdauerten das Inhalationsende teilweise mehrere Tage.

Mit Hilfe der Bestimmung von Histaminmetaboliten im Harn konnte nach der beschriebenen Inhalation von Baumwollstaub eine signifikant vermehrte Metabolitenausscheidung (7,99 mg gegenüber 4,25 mg der Norm) nachgewiesen werden; danach darf eine baumwollstaubbedingte Histaminfreisetzung in der Lunge angenommen werden. Immunologische Parameter (Antikörperspiegel bzw. Gammaglobuline) waren auch nach 10maliger Staubinhalation nicht verändert.

Die Verfasser schließen aus den Ergebnissen ihrer Versuche, daß die Inhalation von Rohbaumwollstaub zu einer Verengung der Atemwege im gesamten Bronchialbereich führt, wobei keine Störungen der statischen elastischen Eigenschaften oder des Gasaustausches der Lunge auftreten.

ANTWEILER und SETHI (1971) konnten zeigen, daß bei Inhalation oder Insufflation von Extraktaerosolen der Stäube, die auch von

Baumwollarbeitern eingeatmet werden, in der Meerschweinchenlunge Histamin freigesetzt wird. Nach 6stündiger Inhalation der Extrakte war der Histamingehalt der Lunge im Vergleich zu Kontrolltieren, die statt Extrakt nur das Extraktionsmittel inhaliert hatten, durchschnittlich um 78% verringert (Kontrolltiere: 27 µg Histamin/g Lunge; Versuchstiere: 6 µg Histamin/g Lunge).

Intravitalmikroskopische Untersuchungen am Rattenmesenterium über die Gefäßwirkung von Baumwollextrakten durch Posse (1965) ergaben, daß selbst bei gleichartigem Histamingehalt der Extrakte die Gefäßwirkung sehr unterschiedlich war. Da die Gefäßwirksamkeit (Arteriolenspasmus) offensichtlich über einen Histaminmechanismus abläuft, schließt der Verfasser auf eine Histaminfreisetzungsaktivität der Staubextrakte.

Aus diesen Ergebnissen darf geschlossen werden, daß Histamin für das Zustandekommen der bronchienverengenden Wirkung, die bei den Meerschweinchen als Dyspnoe beobachtet wurde, eine entscheidende Bedeutung hat. Da die prophylaktische Gabe eines Antihistaminicums die während dieser Versuche beobachtete Dyspnoe nicht vollständig verhinderte, wird angenommen, daß außer Histamin noch andere glattmuskulär aktive Substanzen an der Wirksamkeit der Baumwollstaubextrakte beteiligt sind. Wenn auch die quantitativen Verhältnisse in diesen Experimenten nicht mit der Exposition in Baumwollspinnereien identisch sind, so lassen doch auch diese Ergebnisse annehmen, daß bei der Byssinose des Menschen ebenfalls die Freisetzung von Histamin in der Lunge eine wesentliche Rolle spielt.

In einem Selbstversuch haben Hamilton et al. (1973) gezeigt, daß ein Proband mit Asthmaanamnese auch dann, wenn er vorher nie baumwollstaubexponiert war, bereits 15 min nach Betreten eines Baumwollbetriebes starke Dyspnoesymptome bekam, und dabei eine erhebliche Abnahme des forcierten exspiratorischen Sekundenvolumens und der arteriellen O_2-Spannung nachzuweisen war. Eine wiederholte Exposition in den anschließenden Tagen hatte gleiche objektive Veränderungen zur Folge, jedoch weniger stark ausgeprägte subjektive Beschwerden. Nach diesen Befunden wird angenommen, daß eine Asthmaanamnese zum Auftreten einer Byssinose prädisponiert. Eine vorausgehende Sensibilisierung scheint dabei ohne Bedeutung zu sein.

Auf der Suche nach chemischen Substanzen in wasserlöslichen Extrakten aus Baumwollstaub, die eine ursächliche Bedeutung für die Entstehung des Byssinosesyndroms haben könnten, isolierten Mohammed et al. (1971) freie Zucker und ein Aminopolysaccharid, dem sie den Namen *Byssinosan* gaben. Byssinosan enthält 2-Amino-2-Deoxyglukose, 2-Acetamido-2-Deoxyglukose, Glukose, Galaktose und Mannose. Als freie Zucker wurden Glukose, Mannose und Fruktose festgestellt. Die Autoren kommen nach ihren Untersuchungen zu dem Schluß, daß es fast sicher ist, daß diese Zucker keine Rolle für die Ätiologie der Byssinose spielen, jedoch würden D-Mannose und D-Fruktose immerhin, im gleichen Mengenverhältnis wie im Extrakt, eine Kontraktionswirkung am Meerschweinchenileum haben. Antweiler und Pallade (1972) haben aber bei dem Versuch, mit diesen Zuckern unter den angegebenen Bedingungen Kontraktionen am isolierten Meerschweinchenileum auszulösen, allenfalls minimale Effekte gesehen, die nicht mit den eindrucksvollen glattmuskulären Effekten nach Einwirkung von Baumwollstaub-Gesamtextrakten zu vergleichen waren.

Daß eine Histaminfreisetzung bei der Entstehung der Byssinosedyspnoe eine wesentliche Rolle spielt, ist kaum umstritten. Unklar ist aber noch, welche Substanzen diese Histaminfreisetzung verursachen. Während Antweiler nach Ergebnissen chromatographischer Analysen und tierexperimenteller Testungen annahm, daß es sich bei den histaminliberierenden Substanzen um Peptide oder Polypeptide handeln müsse, vermuten Bouhuys et al. (1971), Hitchcock et al. (1973) sowie Hitchcock (1974) neuerdings, daß es sich um *Methylpiperonylat* handeln könne, da eine flüchtige Komponente von Extrakten aus Baumwolldeckblättern, die eine starke Histaminfreisetzungsaktivität besitzt, in ihren physiko-chemischen Eigenschaften diesem Ester gleiche. In vitro wurde an autoptisch gewonnenem Lungengewebe von Menschen bei Inkubation mit synthetisch hergestelltem Methylpiperonylat ($5 \cdot 10^{-8}$ M) eine Histaminfreisetzung festgestellt, die im Mittel um 78% höher lag als die spontan erfolgende. Aus der fördernden bzw. hemmenden Einwirkung einzelner Mediatoren des autonomen Systems auf die Histaminfreisetzung durch synthetisches Methylpiperonylat schließen die Autoren im Hinblick auf andere Berichte in der Literatur (PERPER et al., 1972) auf die Möglichkeit, daß ein Zusammenbruch des zyklischen AMP in der Zelle hierbei eine Rolle spielt.

ANTWEILER und FELBERG (1975) haben aber weder nach intraperitonealer Injektion bei der Ratte, noch nach intravenöser Injektion bei Ratte, Katze oder Kaninchen eine Histaminfreisetzung durch synthetisches Methylpiperonylat feststellen können, während Kardenraumstaubextrakte bei gleichartiger Versuchsdurchführung eine sichere Freisetzung von Histamin bewirkten.

In den Medical Series der Industrial Health Foundation in Pittsburgh erschien eine anonyme Arbeit mit einem Vorwort von DE TREVILLE über *proteolytische Enzyme im Baumwollstaub* als mögliche Ursache der Byssinose. Darin wird eine Korrelation einerseits zwischen dem Gehalt der Stäube an Säuren, neutralen und esterolytischen Proteasen und andererseits dem Auftreten von byssinotischen Symptomen und Atemfunktionsparametern bei Baumwollarbeitern beschrieben und daraus auf die Möglichkeit einer Mitwirkung der genannten Enzyme bei der Byssinosepathogenese geschlossen.

Bei kritischer Bewertung dieser Befunde und ihrer Deutung ist anzumerken, daß in dieser Arbeit keine direkten experimentellen Beweise für eine Enzymwirkung auf die Atemwege oder die Lunge geliefert werden. Darüber hinaus ist daran zu denken, daß sowohl im Tierexperiment als auch beim Menschen Baumwollstaubextrakte, die durch Aufkochen oder im Soxleth-Verfahren gewonnen wurden, eine ebenso starke bronchokonstriktorische Wirkung haben wie auf kaltem Wege hergestellte Extrakte. Eine Enzymwirkung kann demnach bei diesen Effekten jedenfalls keine Rolle spielen. Weiter wird von einem Sensibilisierungseffekt unter Enzymwirkung gesprochen, jedoch sind Direktwirkungen von Baumwollstaubextrakten bei nicht exponierten Personen seit langem bekannt, so daß eine Sensibilisierung keine Voraussetzung für die Wirksamkeit darstellen kann. Es bleibt also zu beweisen, daß aus der hier festgestellten Korrelation wirklich eine kausale Bedeutung der Enzyme

für die Byssinoseentstehung abgeleitet werden kann. Möglicherweise handelt es sich nur um eine Parallelkorrelation, die mit dem kausalen Agens gleichläuft.

Die Vermutung, daß proteolytische Enzyme der in der Baumwolle enthaltenen Bazillen und Pilze ursächlich an der Pathogenese der Byssinose beteiligt seien, wurde von BRAUN et al. (1973) aus demselben Arbeitskreis erneut zur Diskussion gestellt. Die Autoren fanden bei Untersuchungen von fast 1 000 Arbeitern in 18 Baumwollspinnereien, daß die statistische Korrelation zwischen byssinotischen Symptomen (Dyspnoeanzeichen und verringertem forciertem exspiratorischem Sekundenvolumen $FEV_{1,0}$) und dem Gehalt der Baumwollstäube an proteolytischen Enzymen größer war als die Korrelation zwischen den Symptomen und der Staubkonzentration. Sie stellten weiter fest, daß bei Meerschweinchen eine s.c. Injektion von Aspergillus-Enzym zu einer Histaminzunahme in Lunge, Leber und Ohren führte und daß eine erneute, diesmal intratracheale Zufuhr von Enzymen (Subtilisin-Lösung) eine Histaminverringerung in den genannten Organen verursachte. Aus diesen Untersuchungsergebnissen schließen sie auf eine mögliche Bedeutung der Enzyme als Histaminfreisetzer für die Byssinosepathogenese. Weil die Histaminfreisetzung auch mit anderen als den primär zugeführten Enzymen ausgelöst werden kann, sei ein immunologischer Prozeß auszuschließen.

Daß eine Histaminfreisetzung bei der Byssinoseentstehung wahrscheinlich eine wesentliche, vielleicht sogar entscheidende Rolle spielt, ist bereits lange durch experimentell gewonnene Befunde bei Versuchstieren und beim Menschen belegt. Da aber der histaminliberierende Faktor in Baumwollstaubextrakten weitgehend hitzestabil ist, kann die Bedeutung von Enzymen als Histaminfreisetzer schwer abgeschätzt werden, zumal sich in dieser Publikation weder quantitative Angaben über das Dosis-Wirkungsverhältnis von Enzymen und Histaminfreisetzung noch über den Enzymgehalt der Baumwollstäube finden.

Nachdem die meisten experimentellen Arbeiten der vergangenen Jahre die Identifizierung der in Baumwollstäuben enthaltenen biologisch direkt oder mittelbar bronchokonstriktorisch aktiven Substanzen betrafen, haben sich jüngst auch einige Autoren mit anderen Wirkungen befaßt.

Kilburn et al. (1973) sowie Kilburn (1974) stellten durch Lungenspülung und auch histologisch fest, daß es nach Inhalation eines wäßrigen Extraktaerosols von Baumwollstaub bei Meerschweinchen und Hamstern in wenigen Stunden zu einer starken Vermehrung polymorphkerniger Leukozyten in den Atemwegen kommt. Gleichartige Effekte wurden mit Aerosolen von Quercetin oder Oxydationsprodukten des Quercetins (in Baumwollstaub enthaltene phenolische Flavone) gesehen. Von diesen Ergebnissen angeregt, untersuchten Lynn et al. (1974) in vitro an isolierten peritonealen polymorphkernigen Leukozyten von Meerschweinchen die chemotaktische Wirkung einer fluoreszierenden, in organischen Lösemitteln löslichen und gaschromatographisch gereinigten Substanz, die aus Baumwollstaub extrahiert war. Diese Substanz — als Baumwollchemotaxin bezeichnet — zeigte eine positive Chemotaxis und ist nach Vermutung der Autoren das chemotaktische Hauptagens in Baumwolldeckblättern. Rylander und Nordstrand (1974) bestätigten die Befunde von Kilburn et al. insofern sie nach Inhalation eines Extraktaerosols von Kardenraumstaub bei Meerschweinchen ebenfalls nach Lungenspülung eine Zunahme der Leukozytenzahl (8fach) beobachteten. Makrophagen waren wesentlich weniger vermehrt (2fach). Diese Extraktwirkung war in ihrer Stärke konzentrationsabhängig. Es wird diskutiert, ob die Leukozytenvermehrung eine Bedeutung für die immunologische Situation haben kann.

Die meisten Ergebnisse der neueren Untersuchungen zur Pathogenese der Baumwollstaublunge stimmen darin überein, daß es sich bei den schädlichen Agentien im wesentlichen um wasserlösliche Stoffe handelt. Deshalb hatte Antweiler (1963) vorgeschlagen, vor die Verarbeitung der Rohbaumwolle einen Waschprozeß einzuschalten, um diese Stoffe zu entfernen. Anderen Autoren (Merchant et al., 1973; Imbus u. Suh, 1974) gelang es, durch eine Dampfbehandlung der Baumwolle deren biologische Aktivität, beurteilt nach der Beeinflussung des Atemvolumens der Exponierten, um 30—50% zu verringern. Eine gaschromatographisch-massenspektrometrische Analyse der entfernten Stoffe ergab 67 Komponenten, zumeist aromatische Verbindungen oder Terpenoide (Hedin et al., 1974).

Aus den zahlreichen bisher vorliegenden epidemiologischen Berichten (besonders Roach u. Schilling, 1960; McKerrow et al., 1962; Antweiler et al., 1967; Khogali, 1969; Molyneux u. Tombleson, 1970; Schrag u. Gulett, 1970; Hammad u. Corn, 1971; Fruhmann et al., 1971; Fox et al., 1973) geht hervor, daß bei Gesamtstaubkonzentrationen über etwa 1 mg/m^3 für einen Teil der Arbeiten ein Byssinoserisiko besteht. Anderson et al. (1973), Merchant et al. (1973) und Berry et al. (1974) haben Dosis-Wirkungskurven für die Byssinosehäufigkeit aufgestellt.

Experimentelle Untersuchungen an gesunden Personen ergaben, daß Inhalationen von Baumwollstaubkonzentrationen über 1 mg/m^3 bei einer Teilchengröße von maximal 7 μm und einer Expositionszeit von 3—4 h eine 6—24 h dauernde erhebliche Zunahme des Atemwiderstandes hervorriefen (McDermott, 1969). Diese Befunde stimmen gut mit den epidemiologischen Feststellungen überein, wenn man bedenkt, daß die Expositionszeit im Experiment nur etwa halb so lang war wie die Dauer einer üblichen Arbeitsschicht.

Unter Berücksichtigung meßtechnischer Gesichtspunkte wurde in der Bundesrepublik Deutschland eine Maximale Arbeitsplatzkonzentration (MAK) von 1,5 mg/m^3 empfohlen. Dabei werden atembare Staubteilchen bis zu maximal etwa 30 μm erfaßt (Gesundheitsschädliche Arbeitsstoffe, 1973: dort auch MAK anderer Staaten).

2. Flachsstaub

Schon aus älteren Veröffentlichungen (s. Bargeron, 1933 und Schilling, 1956) geht hervor, daß die nach Inhalation von Staub der Flachspflanze (Linus usitatissimum) auftretenden Beschwerden und Krankheitserscheinungen weitgehend den Symptomen der Byssinose nach Inhalation von Baumwollstaub gleichen (Konzentration in den Arbeitsräumen zwischen 3 und 208 mg/m^3, im Mittel 31 mg/m^3 bei einer Teilchenzahl von 42—283/cm^3 und einem mittleren Teilchendurchmesser von 1,5—2,6 μ: Goodall u.

HARDWICK, 1951). Dieselben Feststellungen machten neuerdings MAIR *et al.* (1960). GAULTIER *et al.* (1960) beobachteten einen Erkrankungsfall nach Inhalation von Leinenstrohstaub, der vor allem durch eine anhaltende Dyspnoe charakterisiert war. Weitere Berichte über das Auftreten von dyspnoeischen Symptomen nach Flachsstaubinhalation stammen von BOUHUYS *et al.* (1961), EL BATAWI und HUSSEIN (1964), CAREY und MERRET (1965), CAREY *et al.* (1965), ELWOOD (1965), ELWOOD *et al.* (1965, 1966), FERRIS *et al.* (1962) sowie ZUSKIN und VALIC (1973).

ANTWEILER (1960) fand tierexperimentell, daß Extrakte aus den Samenschalen des Flachses und aus dem Luftstaub der Arbeitsräume ähnliche Wirkungen auf die glatte Muskulatur hervorrufen, wie Extrakte aus Baumwollstaub. Es ist zu vermuten, daß der Entstehungsmechanismus der Dyspnoe nach Inhalation von Flachsstaub dem der Byssinose-Dyspnoe ähnelt.

ANTWEILER und EL BATAWI (1963) führten erneut Tierversuche mit wäßrigen Flachsextrakten durch. Sie wiesen nach, daß Extrakte von nicht verrottetem Flachs allgemein stärker glattmuskulär wirksam waren als solche von verrottetem Flachs. Der Verrottungsprozeß besteht in einem längerdauernden Eintauchen des Flachses in Wasserbecken, um die nichtfaserigen Anteile durch Mazeration brüchig zu machen. Im Unterschied zur Wirkung von Baumwollstaubextrakten wurde an der isolierten glatten Muskulatur zunächst ein geringer Tonusverlust beobachtet, ehe es zur Kontraktion der Präparate kam. Am Katzenblutdruck zeigte sich nach i.v. Extraktinjektion zuerst eine Histamindirektwirkung, die dann von einem freisetzungstypischen Zweitabfall des Blutdrucks gefolgt wurde.

NICHOLLS *et al.* (1966) fanden im Flachsstaub nur einen geringen Gehalt an Histamin. Die Histaminfreisetzungsaktivität in vitro gegenüber Lungengewebe von Meerschweinchen übertraf nicht die physiologischen Salzlösungen. Aus menschlichem Lungengewebe dagegen wurden unter gleichen Bedingungen größere Histaminmengen freigesetzt.

Diese Ergebnisse stimmen gut mit den Befunden von ANTWEILER und EL BATAWI (1963) überein, die in 1 g nicht verrottetem Flachs 2—3 µg Histaminäquivalent fanden, während die Histaminfreisetzungsaktivität eines Extraktes aus 1 g Flachsstaub aus Rattenperitoneum 6 µg Histamin betrug. In verrottetem Flachs wurden ebenfalls sowohl Histamin als auch Histaminfreisetzungsaktivität festgestellt, jedoch in geringerem Ausmaß als in nicht verrottetem Flachs. Entsprechend wurden im Verrottungswasser auch beide Faktoren gefunden. Diese Befunde stehen im Widerspruch zu den Ergebnissen von BOUHUYS *et al.* (1961), die annehmen ließen, daß die von diesen Autoren beschriebenen Wirkungen durch metabolische Produkte von Bakterien oder Pilzen aus dem Verrottungsprozeß stammten. Es scheint vielmehr so, daß Flachs ebenso wie Baumwolle selbst originär die wirksamen chemischen Substanzen enthält.

3. Hanfstaub

Die Inhalation des Staubes von Hanf (Cannabis sativa) führt zu Atembeschwerden, die auch als Cannabiose bezeichnet werden. Die Wirksamkeit von Hanfstaub bzw. Hanfstaubextrakten ist bisher kaum experimentell untersucht worden. NICHOLLS *et al.* (1966) fanden bei in vitro-Versuchen keine nennenswerte Histaminfreisetzung durch Hanfextrakte aus Lungengewebe von Meerschweinchen, wohl aber aus menschlichem Lungengewebe. BOUHUYS *et al.* (1967) stellten nach Inhalation von Hanfstaub bei den Arbeitern, die montags eine wesentlich verringerte FEV_1 gegenüber mittwochs zeigten, auch montags eine beträchtlich höhere Ausscheidung des Histaminmetaboliten 1,4-Methylimidazolessigsäure gegenüber mittwochs fest. Sie schließen aus dieser Feststellung auf eine Histaminfreisetzungsaktivität des Hanfstaubes, die die bronchokonstriktorischen Effekte nach Hanfstaubinhalation verursacht. Bei dieser Gelegenheit wird diskutiert, daß möglicherweise die Menge des freigesetzten Histamins individuell variiert.

II. Sisal- und Jutestaub

Nachdem NICHOLLS (1962) schon früher festgestellt hatte, daß auch wäßrige Extrakte von Sisal (Agave sisalana) eine glattmuskulär kontrahierende Substanz enthalten, wird von NICHOLLS et al. (1973) jüngst mitgeteilt, daß die Inkubation von Lungengewebe von Mensch oder Schwein mit solchen Extrakten zu einer Freisetzung von Histamin führt: Aus menschlicher Lunge wurden bis zu 9,1% des enthaltenen Histamins freigesetzt, bei Schweinelunge bis zu 12,7%. Der Sisalstaub aus dem Kämmereibetriebsanteil enthielt die stärkste Freisetzungsaktivität, der Staub der Spinnräume dagegen die geringste. Die Histaminfreisetzung durch Sisalstaub war durchschnittlich etwa halb so groß wie durch entsprechend konzentrierte Baumwollstaubextrakte. Aus Rattenlungengewebe wurden jedoch weder durch Sisalstaubextrakte noch durch Baumwollstaubextrakte nachweisbare Histaminmengen freigesetzt. Histamin selbst wurde in Sisalstaub nicht gefunden.

Andere Autoren (HUNT et al., 1965) stellten bei experimenteller Inhalation von Sisalstaub beim Menschen eine geringe Verminderung des exspiratorischen Sekundenvolumens ($FEV_{1,0}$) und eine kleine Zunahme des Atemwiderstandes fest. Am isolierten Meerschweinchenileum entsprach die Kontraktionsaktivität 0,05 mg Histamin/g Staub. Dieser Wert ist rund 50mal kleiner als bei Baumwoll- oder Flachsstäuben.

III. Espartosis

Als Espartosis bezeichnete ADRADOS (1961) den Zustand von Atemnot, der nach Inhalation hoher Konzentrationen von Espartograsstaub auftritt. Espartogras, auch Halfagras genannt, gehört zur Familie der Gramineae. Es wächst in Südspanien und in Nordafrika zwischen 32° und 41° nördlicher Breite in zwei verschiedenen Arten, der Stipa tenacissima (Linné), die 60 bis 100 cm hoch wird, und dem Lygeum spartum (Loeft), das nur 20 bis 30 cm Höhe erreicht. Die Stengel enthalten 1,5 × 0,12 bis 0,13 mm lange Fasern, die die Festigkeit des Materials bedingen, das zur Herstellung von Seilen und Matten benutzt wird.

Bei der Entfernung der holzigen Bestandteile der trockenen Espartograsstengel entwickeln sich beträchtliche Staubmengen: Die Gesamtstaubdeposition wurde in 70 cm Entfernung vom Entstehungsort durchschnittlich mit etwa 0,5 g/m²/h bestimmt, in extremen Fällen wurden sogar 2,4 g/m²/h gemessen. 47% der Staubteilchen hatten bei einer Korngrößenbestimmung einen Durchmesser von 1 bis 2 µm, 52% einen solchen über 20 µm. Über die chemische Zusammensetzung von Espartogras ist bisher nur bekannt, daß es etwa 48% Zellulose, 2% Fette und Wachse, 10% wasserlösliche Substanzen, 26% pektinartige Stoffe, 10% Wasser und 4,0% Asche enthält (DANTIN GALLEGO, 1962; 1969; DANTIN GALLEGO et al., 1968).

Die Inhalation von Stäuben dieses pflanzlichen Materials führt bei einer Reihe von exponierten Arbeitern zur Kurzatmigkeit und einem Druckgefühl über der Brust (DANTIN GALLEGO, 1962). Es lag nahe, anzunehmen, daß Espartogras möglicherweise — wie auch andere Pflanzen — chemische Substanzen enthält, die einen Einfluß auf die glatte Muskulatur der Atemwege haben können. Dieser Einfluß könnte direkt z.B. durch Histamin oder Acetylcholin verursacht sein, oder aber auch indirekt über eine Freisetzung glattmuskulär aktiver Substanzen im Organismus.

Die Ergebnisse pharmakologischer Analysen der Extrakte am isolierten Meerschweinchenileum und chromatographischer Untersuchungen von ANTWEILER und PALLADE (1972) zeigten, daß Espartogras Acetylcholin enthält, da die Extraktwirkung durch Atropin gehemmt, durch Inkubation mit Cholinesterase verringert und durch Physostigmin verstärkt und verlängert wird. Im Vergleich zu definierten Acetylcholinlösungen entspricht der Äquivalenzwert wäßriger Extrakte etwa 5 µg Acetylcholin pro Gramm Staub.

Eine histaminfreisetzende Wirkung der Extrakte von Espartogras konnte bei Testung im Rattenabdomen nicht festgestellt werden.

Histamin kommt als Ursache der glattmuskulären Kontraktionsaktivität in vitro nicht in Frage, da Mepyramin keinen Einfluß auf die Wirksamkeit der Extrakte hat.

Bei der oft extrem starken Verstaubung einiger Arbeitsplätze in der Esparto-Industrie können die im inhalierten Staub enthaltenen Mengen von Acetylcholin vermutlich bei Personen mit hoher Empfindlichkeit gegenüber Acetylcholin bronchospastische Reaktionen auslösen.

Aus Untersuchungen von GERNEZ-RIEUX et al. (1961) ist bekannt, daß die Empfindlichkeit des Menschen bei Inhalation eines Acetylcholinaerosols sehr unterschiedlich ist. So reagieren einige Bronchitiker und Asthmatiker im Atemstoßtest nach Tiffeneau bereits nach Einatmung von etwa 5 bis 10 µg Acetylcholin mit einer über 20%igen Reduktion des Sollmeßwertes, während die Mehrzahl gesunder Personen erst bei Inhalation der hundertfachen Acetylcholinmengen eine eindeutige Wirkung nachweisen ließ.

Da der Gehalt von Pflanzen an biologisch wirksamen Substanzen mit dem Standort und von Ernte zu Ernte stark schwanken kann und außerdem durch Trocknung und Lagerung manchmal ein Wirkungsverlust eintritt, ist mit der Möglichkeit zu rechnen, daß der Acetylcholingehalt von Espartogras je nach der verarbeiteten Charge auch größer sein kann.

Meßdaten über die Konzentrationen von inhalierbarem Espartostaub am Arbeitsplatz liegen nicht vor. Die Menge des niedergeschlagenen Staubes von 0,5 bis 2,4 $g/m^2/h$ läßt jedoch annehmen, daß die Schwebestaubkonzentrationen wahrscheinlich auch beträchtlich sind. Wenn man hierfür einen Approximativwert von 50 mg/m^3 postuliert, würden bei Voraussetzung eines Atemminutenvolumens von 40 l/min bei schwerer Arbeit und einer Expositionszeit von 6 h etwa 720 mg Staub und damit 3,6 µg Acetylcholin inhaliert. Dieser Wert erreicht die Größenordnung der experimentell bei Inhalation bronchospastisch wirksamen Acetylcholindosis. Allerdings findet die Aufnahme hierbei nicht kurzfristig, sondern während einiger Stunden statt. Außerdem haben möglicherweise unspezifische Staubreizwirkungen mit bronchospastischem oder/und sekretionsförderndem Effekt auch eine Bedeutung für das Zustandekommen der Dyspnoesymptome nach Inhalation von Espartograsstaub.

C. Organische Staublungen allergischer Genese

Eine Reihe von Stäuben pflanzlichen und tierischen Ursprungs kann zu allergischen Krankheitserscheinungen führen. Als Allergen sind in den meisten Fällen Schimmelpilze nachgewiesen, die sich unter bestimmten Bedingungen (Wärme, Feuchtigkeit) auf dem betreffenden Material angesiedelt und vermehrt haben. In wenigen anderen Fällen handelt es sich um materialeigene Allergene.

Wie der Organismus auf diese Allergene reagiert, hängt einerseits vom Angriffsort der Allergene (Bronchialsystem oder Alveolarbereich) und andererseits von der allergologischen Reaktivität der Exponierten ab (atopische oder nicht atopische Personen).

Während es bei einem Angriff im Bereich der bronchialen und bronchiolären Atemwege (Stäube größer als 5 µm) wesentlich zu obstruktiven Reaktionen kommt, führt die Wirkung im alveolären Bereich (Stäube kleiner als 5 µm) meist zu restriktiven Veränderungen. Atopiker reagieren überwiegend mit Sofortreaktionen vom Typ-I-Allergie (IgE-Antikörper), wohingegen Nicht-Atopiker vor allem im Sinne einer Typ-III-Allergie (Arthus, IgG-Antikörper) antworten. Jedoch sind Krankheitsverläufe bekannt, die erkennen lassen, daß auch Atopiker Präzipitine entwickeln können, die dann eine Typ-III-Reaktion verursachen. Im Falle einer Bildung granulomatöser Gewebsveränderungen ist außerdem mit der Beteiligung verzögerter Reaktionen vom Typ IV (Tuberkulin-Typ) zu rechnen (GELL u. COOMBS, 1968; PEPYS, 1969).

Bei akuten, fieberhaften Syndromen nach Inhalation organischer Stäube muß auch an die Möglichkeit gedacht werden, daß nicht eine Allergie, sondern eine Infektion vorliegt. Im allgemeinen wird der Krankheitsverlauf dann über das Vorliegen der einen oder anderen Situation entscheiden.

Als morphologisches Korrelat der allergischen Reaktion vom Typ III in der Lunge sind die Veränderungen der Alveolarwände und der respiratorischen Bronchioli anzusehen, die PEPYS (1969) als extrinsic allergic alveolitis bezeichnet hat und die auch Hypersensitivitäts-Pneumonitis genannt werden,

Tabelle 3. Vorwiegend allergisch verursachte organische Staublungen

Erkrankung	Staubexposition	Antigen	Reaktionstyp	Literatur
Farmerlungen (Drescherlunge)	Heu, Stroh, Getreide, Gemüse (verschimmelt)	Micropolyspora faeni, Thermoactinomyces vulgaris (7 andere Mikroorganismen)	Exogene allergische Alveolitis: Typ-I- bzw. Typ-III-Allergie, seltener Typ IV	Campbell (1932), Pepys (1963)
Pilzleserlunge	Pilzkompost (verschimmelt)	Micropolyspora faeni, Thermoactinomyces vulgaris u.a. thermophile Aktinomyceten	ähnlich Farmerlunge	Bringhurst et al. (1959), Fergus (1964), Sakula (1967), Jackson u. Welch (1970), Craig u. Donevan (1970), Chan-Yeung et al. (1972), Lockey (1974)
Befeuchterfieber	Klimaanlagen (Luftbefeuchtung)	Micropolyspora faeni	ähnlich Farmerlunge	Pestalozzi (1959), Keller et al. (1972), Hoschek (1972)
Bagassose	Bagasse (verschimmelter Zuckerrohrrückstand)	Thermoactinomyces vulgaris	ähnlich Farmerlunge	Jamison u. Hopkins (1941), Hargreave et al. (1968), Pepys (1969)
Suberose	Kork (verschimmelte Eichenrinde)	Penicillum frequentans	Typ-I-, Typ-III-, Typ-IV-Reaktionen	de Carvalho (1955), da Silva-Horta u. de Carvalho (1961, 1963), Remmele u. Einbrodt (1962), Martini et al. (1965), Avilavillar (1968), Pimentel u. Avila (1973)
Käsewascherlunge	Käse (verschimmelt)	Penicillium casei	Atopiker: Typ-I-, sonst Typ-III-Reaktion	de Weck et al. (1969), Wüthrich u. Keiser (1970)
Malzarbeiterlunge	Gerste, Malz (verschimmelt)	Aspergillus clavatus, Aspergillus fumigatus	.	Riddle et al. (1967, 1968)
Ahornrindenschälerkrankheit	Ahornrinde (verschimmelt)	Cryptostroma (Coniosporium) corticale	Interstitielle Pneumonitis mit Granulombildung	Towey et al. (1932), Emanuel et al. (1962)
Paprikaspalterlunge	Paprikaschoten (schimmelig)	Penicillium glaucum, Mucor stolonifer, Rhizopus nigrans (Capsaicin)	Atopiker: Typ-I-Reaktion, sonst Typ III	Kovats (1932, 1965)
Sequoiosis	Rotholz (Sequoia sempervirens)	Graphium aureobasidium pullulans	Typ-III-Reaktion	Cohen et al. (1967)
Kornkäferlunge	Mehl (verunreinigt)	Sitophilus granarius	Typ-I- und Typ-III-Reaktion	Jiminiz-Dial (1947), Lunn (1966), Fruhmann u. Specht (1974)
Kaffeearbeiterlunge	Kaffeebohnen	Kaffeestaub	ähnlich Farmerlunge	van Toorn (1970)
Teearbeiterasthma	Tee	unbekannt	Bronchialasthma	Uragoda (1970)

Tabelle 3 (Fortsetzung)

Erkrankung	Staubexposition	Antigen	Reaktionstyp	Literatur
Vogelhalter-lunge	Vogelmist und Federn	Exkremente, Federn, Eiweiß, Dotter, Serum	Atopiker: Typ-I-, Nicht-Atopiker: Typ-III-Reaktion	PLESSNER (1960), PEARSALL *et al.* (1960), BERRENS *et al.* (1972a, 1972b, 1972c, 1972d)
Waschmittel-lunge	Waschmittel mit Bac. subtilis	Bac. subtilis	Typ-I- und Typ-III-Reaktionen	FLINDT (1969), PEPYS *et al.* (1969)
Hormon-schnupferlunge	Hypophysen-hinterlappen-extrakt	Tierische Proteine	Bronchitische Reaktion und interstitielle Pneumonitis, Typ-I- und Typ-III-Reaktion	BÜTIKOFER *et al.* (1970) PEPYS (1969)

am zweckmäßigsten aber einfach als exogene allergische Alveolitis gekennzeichnet werden sollten.

Die als exogene allergische Alveolitis bekannten oder vermuteten Erkrankungen sind in Tabelle 3 zusammengestellt.

I. Farmerlunge

Die Farmerlunge (früher auch als Drescherlunge, harvesters lung oder Bronchomycosis feniseciorum bezeichnet) ist das typische Beispiel einer exogenen allergischen Alveolitis. Sie tritt auf nach Staubinhalation bei Arbeiten mit feuchtem, schimmeligem Heu, Getreide, Gemüse, Holz oder schimmeliger Komposterde. Die Erkrankung wurde erstmals 1932 von CAMPBELL beschrieben und ist seitdem oft besonders in Großbritannien, Skandinavien, der Schweiz und den Vereinigten Staaten beobachtet worden (Lit. bis 1957 vor allem bei FRANK, 1958; weiterhin s. FAWCITT, 1938a, 1938b; STUDDERT, 1953; SOUCHERAY, 1954; PESTALOZZI, 1957, 1959; BUGYI, 1958; DICKIE u. RANKIN, 1958; TOTTEN *et al.*, 1958a, 1958b; BRINGHURST *et al.*, 1959; QUINLAN u. HILTZ, 1959; BALDUS u. PETER, 1960; FULLER, 1962; EMANUEL *et al.*, 1964, 1966; WATKINS-PITCHFORD, 1966; HAPKE *et al.*, 1968; BÜTIKOFER, 1969; GILSON, 1969; WARREN *et al.*, 1969; GRANT *et al.*, 1972; CHMELIK *et al.*, 1974), aber auch in Deutschland, Österreich, den Niederlanden, Frankreich und Finnland (BOHNEKAMP, 1953; HAMER u. PETERSEN, 1965; HILVERING *et al.*, 1966; MOLINA *et al.*, 1966; LACHNIT, 1967; MAIER *et al.*, 1967; MORAWETZ u. MLCZOCH, 1968; ALANKO, 1970; VOLLHABER, 1970; MEYER u. MEINDL, 1972; DE HALLER u. SUTER, 1974).

Ätiologie und Pathogenese waren auch bei dieser Erkrankung lange unklar (SCHADEWALDT, 1967). FAWCITT (1936a, 1936b) isolierte Pilze (Aspergillen, Penizillien und Mucor) aus verschimmeltem Heu und auch aus dem Sputum von Patienten. Er vermutete vor allem eine kausale Bedeutung der Aspergillen und schlug deshalb die Krankheitsbezeichnung Bronchomycosis feniseciorum vor. TÖRNELL (1946) hielt die Drescherkrankheit für eine Moniliosis, da er in acht Fällen Monilia (C. albicans) aus dem Sputum züchten konnte. Den gleichen Standpunkt vertrat WUHRMANN (1948). DUNCAN (1945) bezweifelte jedoch die Pilzgenese der Erkrankungen und hielt auch eine allergische Verursachung für unwahrscheinlich. Er sah die Bedeutung der Schimmelpilze vielmehr darin, daß diese durch Zersetzung der Pflanzenteile die Entstehung feinster Staubteilchen fördern. Auch FULLER (1953) glaubte trotz ZETTERGRENS Tierversuchen (1950), daß die alleinige ätiologische Bedeutung von Pilzsporen und insbesondere C. albicans nicht bewiesen ist. Ebenso meinte STUDDERT (1953), daß die Begründung der Pilzgenese in vielen Punkten keine Beweiskraft hat. Gleichsinnig äußerten sich auch FRANK (1958), TOTTEN *et al.* (1958) sowie BALDUS und Peter (1960). Nur Quinlan und Hiltz (1959) hielten noch an der Pilzgenese der Erkrankung fest. Pestalozzi (1957, 1959) erörterte bei seiner Darstellung einer Drescherkrankheit und des sog. Befeuchterfiebers auch den Allergencharakter von Schimmelpilzen, kam aber im Hinblick auf die eindrucksvolle Symptomen- und Verlaufsähnlichkeit der durch organische Stäube verursachten Lungenveränderungen wie Frank (1958) zu der Vermutung, daß vielen dieser Erkrankungen ein gleicher pathogenetischer Mechanismus zugrunde liegt.

Erst Pepys et al. (1962) gelang der Nachweis präzipitierender Antikörper im Serum von Erkrankten gegen im inhalierten Staub enthaltenen Antigene und damit die Aufklärung der allergischen Pathogenese der Farmerlunge. Die mit Immundiffusion und Immunelektrophorese gefundenen Präzipitate wurden als Reaktion auf farmer's lung hay antigens (F.L.H. Antigene) bezeichnet. Später ergab sich (Pepys et al., 1963; Pepys u. Jenkins, 1965), daß hauptsächlich thermophile Aktinomyzeten, vor allem Micromonospora faeni (= Thermopolyspora polyspora) und außerdem Thermoactinomyces vulgaris die wesentlichen Allergene waren. Diese Feststellungen sind inzwischen von verschiedenen anderen Untersuchern bestätigt worden (Barbee et al., 1965; la Berge u. Stahmann, 1966; Molina et al., 1966; Barrowcliff et al., 1968; Hapke et al., 1968; Jameson, 1968, 1969a, 1969b; Fletcher et al., 1970; Edwards, 1971). Wenzel et al. (1964) konnten zuerst M. faeni und später (1967) auch T. vulgaris aus bioptisch gewonnenem Lungengewebe isolieren.

Zaidi et al. (1971) versuchten, beim Meerschweinchen experimentell eine Farmerlunge zu erzeugen. Um die Bedeutung von Heustaub einerseits und des Aktinomyzeten M. faeni andererseits zu ermitteln, injizierte man den Tieren intratracheal entweder Suspensionen von Heustaub oder Aktinomyzetenstaub alleine oder aber eine Mischung von beiden. Nach Einwirkung von Aktinomyces alleine wurden nur beginnende Zeichen einer akuten Entzündungsreaktion in der Lunge festgestellt. Nach Heustaub alleine sah man Veränderungen, die denen bei menschlicher Farmerlunge ähnelten: Granulombildung mit Beteiligung von Riesenzellen, Epitheloidzellen und Zysten. Die

Mischung führte in den frühen Stadien zu stärkeren Reaktionen als mit Heustaub alleine. Später bestand kein sicherer Unterschied mehr zu der entsprechenden Reaktion durch Heustaub. Bei diesen Ergebnissen wird angenommen, daß die thermophilen Aktinomyzeten beim Menschen nur eine Rolle in den Frühstadien der Farmerlunge spielen, während Heustaub den wichtigeren pathogenetischen Faktor darstellt. Die hier beschriebenen Befunde und ihre Deutung werden allerdings dadurch in Frage gestellt, daß der benutzte Heustaub nach dem hier geübten Vorgehen mit Alkohol behandelt und autoklaviert war, so daß nicht mehr mit originärem Heustaub gearbeitet wurde, sondern mit Partikeln, die durch die Vorbehandlung bestimmte Inhaltsstoffe verloren haben und außerdem sterilisiert wurden.

Auch Wilkie et al. (1973) gelang es, durch Inhalation eines Aerosols von M. faeni bei vorher gegen lösliche Antigene dieses Pilzes sensibilisierten Meerschweinchen pathogenetische Reaktionen auszulösen, die den geweblichen Veränderungen bei der Farmerlunge glichen. Sie werden als das Ergebnis allergischer Reaktionen hauptsächlich vom Typ III (Arthus) und vom Typ VI (verzögerte R.) angesehen.

Eine vergleichende Untersuchung der Lungenreinigungsfähigkeit des Meerschweinchens gegenüber Aspergillus fumigatus (A.f.), Candida albicans (C.a.) und Micropolyspora faeni (M.F.) durch Voisin et al. (1971) zeigte, daß nach Inhalation von Sporen (A.f. bzw. M.f.) oder nach intratrachealer Injektion von Hefesuspensionen (C.a.) sowohl A.f., als auch C.a. schnell durch die Alveolarmakrophagen zerstört werden, während M.f. im Lungengewebe und in Makrophagen bis zum 59. Tag nach der Inhalation lebend wiedergefunden wurde. Ursache der Resistenz von Micropolyspora faeni könnte nach elektronenmikroskopischen Befunden (Aiache et al., 1969) die Existenz einer Membran sein, die die Sporen von Aktinomyzeten gegenüber den Enzymen lokaler phagozytierender Zellen schützt. Die hier festgestellte Persistenz lebender Keime ist insofern interessant, als damit auch zu klären wäre, warum bei der Farmerlunge gerade gegen M.f. seropositive Reaktionen gefunden werden.

Zur weiteren Klärung der immunologischen Prozesse bei der Farmerlunge führten

Wenzel *et al.* (1971) Immunofluoreszenz-untersuchungen am Lungengewebe von Farmerlungenpatienten aus, das durch Biopsie gewonnen war. Sie benutzten dabei fluoreszinmarkierte Globuline von solchen Patienten und ebenso markierte spezifische Antiseren für IgG, IgA, IgM und C3-Komplement. In Plasmazellen und Lymphozyten wurden Ig aller drei Klassen gefunden. Die Bronchiolenwände waren reich an Antigen, das gut mit den markierten Patientenglobulinen reagierte. Fixiertes C3-Komplement war vor allem in Histiozyten vorhanden, was für die vorherige Anwesenheit von Antigen-Antikörper-Komplexen spricht. Diese Befunde lassen die Autoren darauf schließen, daß zumindest bei einem Teil der Pathogenese der Farmerlunge eine zytotoxische Reaktion vom Typ II mitspielt: an die Zellen adsorbiertes Antigen reagiert in Komplementgegenwart mit den Antikörpern und verursacht dadurch eine Zellzerstörung. Es erscheint noch fraglich, ob auch eine verspätete Reaktion beteiligt ist.

Eine Bestimmung der verschiedenen Serumimmunglobuline bei Farmerlunge-Patienten, gesunden Personen und Patienten mit diffusen Lungenerkrankungen, aber ohne farmerlungenspezifische Präzipitine ergab folgendes: IgG und IgA waren bei Farmerlunge signifikant vermehrt gegenüber Gesunden; der IgG-Spiegel war auch signifikant höher als derjenige der präzipitinnegativen Patienten. Die übrigen Immunglobuline (IgM, IgD und IgE) unterschieden sich bei den 3 Gruppen nicht eindeutig (Roberts *et al.*, 1973).

Auch Edwards (1971, 1972a, 1972b) hat sich weiter mit der allergischen Genese der Farmerlunge befaßt. Er entwickelte ein Doppel-Dialyseverfahren zur Herstellung von Farmerlungenantigen aus Micropolyspora faeni (M.f für serologische Testungen. Die Prüfung von 7 M.f.-Stämmen aus vier verschiedenen Ländern ergab keine wesentlichen Unterschiede hinsichtlich der Antigenität, so daß kein spezieller Stamm zur Antigenherstellung verwendet werden muß. Drei Farmerlungen-Hauptantigene wurden aus M.f. isoliert und physikochemisch charakterisiert. Antigen 1 ist ein Glykopeptid mit einem mittleren Mol.-Gew. von 85000 und hat eine extreme Hitzestabilität. Die Antigene 2 und 3 sind Proteine mit mittlerem Mol.-Gew. von 44000 bzw. 77000, sie sind thermolabil. Weitere sehr hitzelabile Antigene wurden isoliert, die aber im schimmeligen Heu nicht festzustellen waren. Es wird für möglich gehalten, daß es in der menschlichen Lunge zu einer begrenzten Sporenbildung mit M.f. kommen kann und damit durch Antigenfreisetzung zu einer Sensibilisierung.

Andere Untersucher konnten 29 individuelle Antigene von M. faeni (Fletcher *et al.*, 1970) und 5 Antigene von T. vulgaris (Hollingdale, 1975) serologisch nachweisen.

Außer den bereits genannten Präzipitinen sind inzwischen im Serum an Farmerlunge erkrankter Personen aber noch andere präzipitierende Antikörper gefunden worden. So wiesen Molina *et al.* (1966) solche gegen Micromonospora chalcea, M. melanospora, Streptomyces violaceus und Th. glaucus nach, Barrowcliff *et al.* (1968) gegen Thermopolyspora glauca und de Haller *et al.* (1969) sowie Wenzel *et al.* (1974) gegen Thermomonospora viridis und letztere auch gegen Thermoactinomyces sacchari. Walbaum *et al.* (1969) diskutierten aufgrund eigener Versuche die unterschiedliche Bedeutung somatischer und metabolischer Antigene von M. faeni und Thermoactinomyces vulgaris für die Diagnostik der Farmerlunge. Boyd und Parrat (1974) fanden bei ihren Präzipitintestungen auf M. faeni, daß die Fluoreszenz-Antikörpertechnik den konventionellen Nachweisverfahren wegen höherer Empfindlichkeit überlegen ist.

Entsprechende präzipitierende Antikörper wurden auch bei nicht an Farmerlunge erkrankten Exponierten nachgewiesen, jedoch war der Präzipitintiter dann wesentlich niedriger (Pepys, 1969; Fletcher *et al.*, 1970). Es sind aber auch Erkrankungen an Farmerlunge bekannt, bei denen keine Präzipitine festgestellt werden konnten. Die unterschiedliche Art der von den verschiedenen Untersuchern nachgewiesenen Präzipitine hängt vielleicht mit den örtlich verschieden vorkommenden Arten von Schimmelpilzen zusammen, die das pflanzliche Material kontaminierten (Bonard u. de Haller, 1971).

Ursache der Erkrankung scheint also die Einatmung etwa 1–2 µm großer Sporen von verschiedenen Schimmelpilzen, insbesondere von M. faeni und Thermopolyspora vulgaris zu sein, die sich bei Temperaturen von 40—60° C auf feuchtem pflanzlichen Material entwickeln, wobei sich der pH-Wert des Materials vom sauren zum neutralen Bereich verändert. Der Ablauf der Erkrankung bei Nicht-Atopikern läßt vor allem auf eine Antigen-Antikörperreaktion vom Typ III (Arthus) schließen, inwieweit zytotoxische Reaktionen vom Typ II auch mitspielen, ist zweifelhaft; bei wiederholter Exposition können durch eine verzögerte allergische Reaktion von Typ IV (Tuberkulintyp) fibrotische Lungenveränderungen entstehen. Atopiker reagieren oft mit einer Sofortreaktion vom Typ I.

Nach Ergebnissen jüngster Untersuchungen an größeren Populationen (KAWAI et al., 1973; MORR et al., 1974) und in Ausführungen von FINK (1973) wird erneut betont, daß auch bei klinisch gesunden Personen präzipitierende Antikörper gegen verschiedene exogene Allergene existieren. Diese Präzipitine sollten zunächst nur als Resultat einer Exposition gewertet werden, nicht aber ohne weiteres als Ursache einer Erkrankung. Außerdem wird die Frage gestellt, ob nicht manche der heute als antikörperbedingt angesehenen Reaktionen vielmehr durch zelltoxische Wirkungen zustande kommen.

Auf andere, wahrscheinlich ebenfalls durch thermophile Aktinomyzeten hervorgerufene Erkrankungen wird — mit Ausnahme der Bagassose — nicht ausführlicher eingegangen, sie sind in der Tabelle 2 erfaßt.

II. Bagassose

Bagassose (früher Bagasscose) oder Zuckerrohrlunge nennt man eine Erkrankung, die durch Inhalation von Staub aus Extraktionsrückständen des Zuckerrohrs (Bagasse) entsteht. Der Staub entwickelt sich beim Öffnen der trockenen Preßballen und beim Zerkleinern der Bagasse, die als Isoliermaterial gegen Temperaturschwankungen und gegen Schall verwendet wird.

Die Erkrankung wurde 1941 erstmals von JAMISON und HOPKINS beschrieben. Weitere klinische Beobachtungen stammen von CASTLEDEN und HAMILTON-PATERSON (1942), SODEMAN und PULLEN (1943, 1944), JAMISON,

BRYAN und DAY (1944), MANAS (1945), HUNTER und PERRY (1946), LEMONE et al. (1947), BOCCIA (1951), McDANIEL und HULL (1952), BAYONET und LAVERGNE (1960), GONZALES DE VEGA (1964) HEARN und HOLFORD-STREVENS (1968) und WERNER (1970).

Die Krankheit beginnt of schon nach einer Exposition von wenigen Tagen, sonst von einigen Wochen, mit Husten, Atemnot und spärlichem, zähem Sputum, das in einigen Fällen Blut enthält. Die Körpertemperatur ist subfebril oder auch intermittierend hochfieberhaft. Die Erythrozytensenkungsgeschwindigkeit ist beschleunigt. Im Blute bestehen Leukozytose und Linksverschiebung. Röntgenologisch finden sich in fast allen Fällen eine miliare Tüpfelung über beiden Lungen und eine auffallende Verdichtung der Hilusgebiete. Diese Krankheitserscheinungen können differential-diagnostisch zur Annahme einer Tuberkulose führen. Meist bilden sich die Symptome und Röntgenveränderungen in einigen Wochen völlig zurück. Selten wird eine fortdauernde Fibrose der Lunge gesehen.

Bioptisch und autoptisch stellten SODEMAN und PULLEN (1943) fibroblastische Reaktionen des Lungeninterstitiums, nadelförmige, optisch aktive Fremdkörper (Bagasse) und kleinere Fremdteilchen von 2 bis 8 μ Durchmesser fest. HUNTER und PERRY (1946) bezeichnen autoptisch beobachtete Lungenveränderungen als chronische Bronchiolitis mit Bronchiektasenbildung und Pneumonie (s. auch SALFELDER, 1960).

Ätiologie und Pathogenese der Bagassose waren lange umstritten (KOVEN, 1948; BAADER, 1951; BAYONET u. LAVERGNE, 1960; BUECHNER, 1960). Zunächst wurde eine Allergie gegen das zu etwa 1% im Staub enthaltene Eiweiß angenommen. Hauttests mit Bagasseextrakten ergaben aber keinen Beweis für die Richtigkeit dieser Annahme. Nachdem NAGELSCHMIDT (s. HUNTER u. PERRY, 1946) mikroskopisch und röntgenspektrographisch nur 0,1—0,2% Quarz, und zwar meist als 20—30 μ große Teilchen, in Bagasse nachweisen konnte, schien auch die Kieselsäure keine Rolle bei der Entstehung der Bagassose zu spielen. SCHNEITER et al. (1948) diskutierten die mögliche Bedeutung von Endotoxin aus Aerobacter cloacae als Krankheitsfaktor, während GERSTL et al. (1947, 1949) sowie SMETANA et al. (1962) nach zahlreichen Tierversuchen mit verschiedenen Bagassestaubfraktionen und unterschiedlicher Applikationsweise zum Schluß kommen, daß die akut-entzündlichen Krankheitserscheinungen wahrscheinlich durch im Bagassestaub enthaltene Mikroorganismen, vor allem durch Pilze (Asperg. fumigatus) verursacht werden. An der Entwicklung länger bestehender, röntgenologisch erkennbarer Gewebsveränderungen (Fremdkörpergranulationen) seien vielleicht auch Bagasse-Faserteilchen und anorganische Partikeln beteiligt. EHRHARDT und GÜTHERT (1958) hielten die Bagassose nach dem histologischen Bild von Rattenlungen für eine Mischstaublunge, die hauptsächlich durch pflanzlichen Staub verursacht wird. Die Bedeutung von Schimmelpilzen erscheint ihnen zweifelhaft.

DUNCAN (s. HUNTER u. PERRY, 1946) fand durchschnittlich 240 Millionen Pilzsporen in 1 g Luftstaub der Bagasseindustrie. Die Sporen bestanden aus unkultivierbaren Teliosporen der Ordnung Pucciniales und Konidien vieler saprophytischer Pilze. Unter den 20 verschiedenen Arten konnten kulturell vor allem folgende nachgewiesen werden: Paecilomyces varioti, Asperg. fumigatus, Asperg. niger, Asperg. terrens, Asperg. candid., Trichoderma lignorum, Monilia sitophilia, Aleurisma sp., Penizillium-, Mukor- und Rhizopusarten. Es war hiernach verständlicherweise schwierig, auf die pathogenetische Bedeutung eines bestimmten Mikroorganismus zu schließen.

Erst SALVAGGIO et al. (1966, 1967) sowie SEABURY et al. (1968) gelang es nachzuweisen, daß vor allem im Serum von Bagassosepatienten, aber auch von nicht erkrankten Exponierten Präzipitine gegen Extrakte roher Bagasse vorhanden sind. Die Präzipitinreaktion war am stärksten mit Extrakten von verschimmelter Bagasse. Die gleichen Verhältnisse wurden für eine Hauterythemreaktion bei intradermaler Extraktinjektion festgestellt.

Schließlich isolierte diese Arbeitsgruppe folgende thermophile Aktinomyzeten und Pilze aus Bagasseextrakten: vor allem M. vulgaris, weiter S. thermoviolaceus, S. griseoflavus, S. fradiae, S. thermovulgaris, S. olivaceus und H. lanuginosa. In den Seren vieler Bagassosepatienten wurden Präzipitine gegen Zellextrakte von M.vulgaris festgestellt. Deshalb nehmen die Autoren an, daß M.vulgaris die Hauptquelle der Antigene in schimmeliger Bagasse ist, die zur Entwicklung einer granulomatösen Pneumonie und interstitieller Fibrose führen.

HEARN und HOLFORD-STREVENS (1968) fanden sowohl bei Bagassosepatienten als auch bei nicht erkrankten Bagasseexponierten und nicht exponierten Arbeitern Präzipitine gegen Bagasseextrakt. Bei Bagassosepatienten sanken die Präzipitintiter nach der Erkrankung allmählich ab.

Im Inhalationstest mit Bagasseextrakt entwickelten die meisten Bagassosepatienten späte Systemreaktionen, wie sie auch bei der Farmerlunge und der Vogelzüchterlunge beschrieben wurden. Gleichartig verlaufende Reaktionen wurden nach Inhalationstest mit Extrakten von Thermoactinomyces vulgaris erzielt, nicht dagegen mit Micropolyspora faeni. Die Verfasser schließen aus ihren Versuchsergebnissen auf eine pathogenetische Bedeutung des Thermoactinomyces vulgaris für die Bagassose.

Auch HARGREAVE et al. (1968) nehmen nach der Krankheitsentwicklung bei einem Bagassosepatienten und dem Ergebnis eines Inhalationstests mit Extrakten von Thermoactinomyces vulgaris bzw. von schimmeliger Bagasse an, daß dieser Mikroorganismus die Bagassose verursacht.

MILLER et al. (1971) sahen, daß im Inhalationstest mit einem Extrakt von Thermoactinomyces vulgaris die Reaktion nach Aufhören der Bagasseexposition im allgemeinen allmählich abnimmt. Im Einzelfall wurde aber noch 6 Jahre später eine Reaktion beobachtet.

Auch die Ergebnisse der Tierversuche von KAWAI et al. (1972) zeigten, daß die Inhalation von aktinomyzesdurchsetztem Bagassestaub zu morphologischen und serologischen Veränderungen führten, die für eine Hypersensitivitätspneumonitis typisch sind.

Aus den vorliegenden Arbeiten kann vermutet werden, daß es sich bei der Bagassose wie bei der Farmerlunge um eine extrinsic allergic alveolitis handelt, verursacht durch das Allergen des Thermoactinomyces vulgaris.

III. Vogelzüchterlunge

Seit 1960 Plessner sowie Pearsall *et al.* über Erkrankungen bei Arbeiten mit Vogel- und Entenfedern bzw. bei einem Züchter von Wellensittichen berichteten, ist eine große Zahl von Veröffentlichungen erschienen, die über Lungenerkrankungen nach Inhalation von Staub aus Federteilchen, Exkrementen und Bodenstreu bei Beschäftigung mit verschiedenen Vögeln berichten (Tauben: Reed *et al.*, 1965; Barboriak *et al.*, 1965; Fink *et al.*, 1967; Boyd *et al.*, 1967; Stiehm *et al.*, 1967; Eyckmans *et al.*, 1968; Fink *et al.*, 1968; Hany *et al.*, 1968, 1969; Wildiers *et al.*, 1968; Pepys *et al.*, 1969; Dinda *et al.*, 1969; Molina *et al.*, 1969; Wettengel *et al.*, 1969; de Haller *et al.*, 1970; Meijer *et al.*, 1971; Beauvais *et al.*, 1974; Bach *et al.*, 1971; Verbeke *et al.*, 1971; Hühner und Enten: Bütikofer u. de Weck, 1969; Wellensittiche und andere Papageien: Gartmann *et al.*, 1970; Fruit *et al.*, 1971; Walbaum u. Biguet, 1971; Zaman, 1971).

Die Erkrankung hat die typische Symptomatik einer exogenen allergischen Hypersensitivitätserkrankung mit sofort einsetzenden Reaktionen vom Typ I (vorwiegend bei Atopikern) und mit verzögert beginnenden Reaktionen vom Typ III (hauptsächlich bei nicht-atopischen Personen). Das klinische Bild mußte also bald an einen allergischen Prozeß denken lassen.

Zuerst jedoch wurde eine Infektion durch Cryptococcus neoformans angenommen, da sich im Serum von kranken Vogelhaltern mehr Antikörper gegen diesen Erreger nachweisen ließen als bei gesunden Vogelhaltern (Fink *et al.*, 1968). Eine kausale Bedeutung von C. neoformans konnte jedoch in der Folge nicht sichergestellt werden.

Serologische Untersuchungen haben dann präzipitierende Antikörper gegen eine Vielzahl von Antigenen in Serum, Federn, Exkrementen, Eierdotter und -eiweiß sowie Bodenstreu nachweisen lassen (Barboriak *et al.*, 1965; Hargreave *et al.*, 1966; Reed *et al.*, 1965; Boyd *et al.*, 1967; Fink *et al.*, 1968; Pepys, 1969; Edwards *et al.*, 1969, 1970; Fruit *et al.*, 1971; Peeters *et al.*, 1971; Walbaum u. Biguet, 1971; Zaman, 1971; Berrens u. Maesen, 1972a, 1972b; Berrens u. Guikers, 1972a, 1972b; u. Geisler *et al.*, 1974).

Im Serum von Patienten mit Vogelhalter-Lunge finden sich vor allem Präzipitine gegen Vogelserumproteine (Albumin, α-, β- und γ-Globuline). Diese Präzipitine lassen bei Taube, Huhn, Wellensittich und anderen Papageien eine antigene Verwandtschaft der Serumproteine untereinander feststellen (Hargreave *et al.*, 1968; de Haller *et al.*, 1970). Für die Erkrankung ursächlich wichtiger scheinen spezifische Antigene, die in Vogelexkrementen (Taubenkot) nachgewiesen wurden. Dafür sprechen Untersuchungen von Edwards *et al.* (1970a) sowie von Peeters *et al.* (1971) und von Berrens *et al.* (1972a, 1972b, 1972c, 1972d), die neben anderen löslichen Proteinen und Polysacchariden besonders ein B-Glykoprotein und ein thermostabiles A-Polysaccharid als Antigene identifizierten und außerdem eine enzymatisch wirksame Komponente, denen sie pathogenetisch eine große Bedeutung zumessen.

Neuerdings vermuten auch Geisler *et al.* (1974), daß ein in Taubenkot enthaltenes Enzym, möglicherweise Subtilisin, auch als auslösendes Agens bei der Taubenhalterlunge mitspielt.

Elektronenmikroskopische Befunde an bioptisch gewonnenem Lungengewebe eines Taubenzüchters bringen Fasske *et al.* (1974); sie lassen auch auf das Vorliegen von Antigen-Antikörper-Reaktionen schließen.

Obwohl Präzipitine gegen Vogelserumproteine und Vogelkotextrakte häufig am stärksten ausgebildet sind und daraus auf eine hervorragende Bedeutung von vogelspezifischen Antigenen geschlossen werden darf, muß nach Befunden von Fruhmann und Specht (1974) auch bei der Vogelzüchterlunge mit einer ursächlichen Beteiligung von Schimmelpilzen gerechnet werden.

IV. Sonstige exogene allergische Alveolitiden

Weitere Erkrankungen, die vermutlich durch inhalierte antigene Substanzen verursacht werden, sind in der Tabelle 2 zusammengefaßt. Die dort angegebenen Zusammenhänge sind nicht immer genügend gesichert. In manchen Fällen ist noch zweifelhaft, ob nicht außer allergischen Prozessen auch primär toxische Wirkungen der inhalierten Stäube an der Pathogenese der betreffenden Erkrankungen beteiligt sind. Die Aufklärung der wirklich vorliegenden ätiopathogenetischen Situation scheint leider manchmal durch die Arbeitsrichtung der Untersucher beeinflußt zu werden.

Literatur

ADRADOS, J.R.: "Espartosis", o enfermedas profesional por inhalacion de polvo de esparto. Rev. clin. espan. **82**, 184 (1961).

AIACHE, J.M., FONCK, Y., MOLINA, C., DELAGE, J.: Essai d'identification ultrastructurale des actinomycetes thermophiles et son application au diagnostic de la maladie du poumon de fermier. Poumon **25**, 273 (1969).

ALANKO, K.: Farmer's lung, an acute or chronic disease? Scand. J. resp. Dis. Suppl. **72**, 120 (1970).

ANDERSON, D.P., ANGLIN, M.C., AYER, H.E., CARSON, G.A.: Identification of the quality and quantity of biologically significant cotton mill dust. J. occup. Med. **15**, 302 (1973).

ANTWEILER, H.: Über einen Histaminliberator im Baumwollstaub. Naturwissenschaften **46**, 493 (1959).

ANTWEILER, H.: Ist die Histaminfreisetzung durch Baumwollstaubextrakte von Bakterien-Endotoxinen verursacht? Naturwissenschaften **47**, 451 (1960a).

ANTWEILER, H.: Observations about a histamine liberating substances in cotton dust. Ann. occup. Hyg. **2**, 152 (1960b).

ANTWEILER, H.: Über die Histaminfreisetzung durch Baumwollstaubextrakte und die Pathogenese der Byssinosis. Med. d. Lavoro **51**, 768 – 779 (1960c).

ANTWEILER, H.: Über eine Histamin freisetzende Substanz in Baumwollstaub. Arch. exp. Path. Pharm. **238**, 89 (1960d).

ANTWEILER, H.: Tierexperimentelle Untersuchungen zur Pathogenese der Byssinosis. Arch. Gewerbepath. Gewerbehyg. **17**, 574 (1960e).

ANTWEILER, H.: Byssinose, Bagassose und Farmerlunge. In: Handbuch der gesamten Arbeitsmedizin (E.W. BAADER, Hrsg.). Bd. II/2, Berlin-München-Wien: Urban u. Schwarzenberg 1961a.

ANTWEILER, H.: Histamine liberation by cotton dust extracts: Evidence against its causation by bacterial endotoxins. Brit. J. industr. Med. **18**, 130 (1961b).

ANTWEILER, H.: Über die Wirkung von Baumwollstäuben und Baumwollstaubextrakten im Tierexperiment. Ärztl. Forsch. **17**, 3 (1963a).

ANTWEILER, H.: Neue tierexperimentelle Untersuchungen zur Pathogenese der Byssinose und anderer organischer Staublungen. In: XIVth International Congress of Occupational Health. Madrid, Spain, September 16 – 21, 1963. Vol. 2, p. 567. Amsterdam-New York-London: Excerpta Medica 1964.

ANTWEILER, H.: Erkrankungen nach Inhalation organischer Stäube. Zbl. Arbeitsmed. **16**, 321 (1966).

ANTWEILER, H.: Nicht veröffentlichte Versuche (1974).

ANTWEILER, H., EL BATAWI, M.A.: Nicht veröffentlichte Versuche (1963).

ANTWEILER, H., FELBERG, R.: New findings about biologically active substances in cotton dust. XVIII. Internat. Congr. Occupat. Health, Brighton 14. – 19.9.75.

ANTWEILER, H., KLOSTERKÖTTER, W., SIEHOFF, F.: Untersuchungen zur Staubdichte und zum Vorkommen der Byssinose in deutschen Baumwollspinnereien. Arbeitsmed. Sozialmed. Arbeitshyg. **2**, 154 (1967a).

ANTWEILER, H., KLOSTERKÖTTER, W., WORTH, G.: Untersuchungen der Staubquantität und -qualität sowie Atemfunktionsprüfungen zur Frage der Byssinose in nordwestdeutschen Baumwollspinnereien. In: Fortschritte der Staublungenforschung (H. REPLOH, H.J. EINBRODT, Hrsg.), Bd. 2, S. 499. Dinslaken: Niederrhein. Druckerei 1967b.

ANTWEILER, H., PALLADE, S., HAUKE, H.: Über den Azetylcholingehalt von Espartogras (Stipa tenacissima LINNE). Arch. Toxikol. **29**, 117 (1972a).

ANTWEILER, H., PALLADE, S.: Unveröffentlichte Versuche (1972b).

ANTWEILER, H., PALLADE, S.: Polyphenolic actions on guinea pig smooth muscle and mast cells in the rat. Ann. N.Y. Acad. Sci. **221**, 132 (1974).

ANTWEILER, H., SETHI, S.: Inhalationsversuche mit Baumwollstaubextrakten bei Meerschweinchen und Katzen. In: Aktuelle Probleme der Arbeitsumwelt, S. 183. Stuttgart: Gentner 1971.

AVILA, R., VILLAR, T.G.: Suberosis — respiratory disease in cork workers. Lancet **1968**, 620.

BAADER, W.: Baumwollunge-Zuckerrohrlunge-Farmerlunge. Dtsch. med. Wschr. **74**, 1211 (1949).

BAADER, E.W.: Organische Stäube. Vortragsreihe über die Verhütung und Bekämpfung der Staublungenerkrankung. Leoben 21. – 22.VI.1951.

BACH, CH., FOURNIER, G., DROUHET, F., TEXIER, J.L., DARDENNE, M., LABORDE, M.A., BACH, J.F.: Die Vogelhalterkrankheit beim Kind. Presse méd. **79**, 383 (1971).

BALDUS, W.P., PETER, J.B.: Farmer's lung. Report of two cases. New Engl. J. Med. **262**, 700 (1960).

BARBEE, R.A., DICKIE, H.A., RANKIN, J.: Pathogenicity of specific glycopeptide antigen in Farmer's lung. Proc. Soc. exp. Biol. (N.Y.) **118**, 546 (1965).

BARBORIAK, J.J., SOSMAN, A.J., REED, CH.E.: Serological studies in pigeon breeder's disease. J. Lab. clin. Med. **65**, 600 (1965).

BARGERON, M.L.: Lin (Industrie du). Hygiène du travail **2**, 1 (1933).

BARROWCLIFF, D.F., ARBLASTER, P.G.: Farmer's lung: a study of an early acute fatal case. Thorax **23**, 490 (1968).

BAYONET, N., LAVERGNE, R.: Respiratory disease of bagasse workers. A clinical analysis of 69 cases. Industr. Med. (Chic.) **29**, 519 (1960).

BEAUVAIS, P., BIGOT, J.-J., VAUDOUR, G., BRISSAUD, H.-E.: Pneumopathies par hypersensibilité (poumon de fermier et d'éleveur d'oiseaux). A propos de 2 chez l'enfant. Sem. Hôp. (Paris) **50**, 1695 (1974).

BERRENS, L., MAESEN, F.P.V.: An immunochemical study of pigeon-breeder's disease. I. The aselective antigens. Int. Arch. Allergy **43**, 289 (1972).

BERRY, G., MOLYNEUX, M.K.B., TOMBLESON, J.B.L.: Relationship between dust level and byssinosis and bronchitis in Lancashire cotton mills. Brit. J. industr. Med. **31**, 18 (1974).

BOCCIA, D.: Dos nuevas neumopatias profesionales: la aluminosis y la bagazosis. Pren. méd. argent. **38**, 1587 (1951).

Bohnekamp, H.: Krankheiten der Atmungsorgane. Münch. med. Wschr. 19, 564 (1953).

Bolen, H.L.: Byssinosis — Report of two cases and review of literature. J. industr. Hyg. 25, 215 (1943).

Bomsky, H., Otawski, J., Bomska, H.: Hämatologische und serologische Untersuchungen bei Byssinosegefährdeten Arbeitern. Int. Arch. Arbeitsmed. 27, 309 (1971).

Bonard, E.C., De Haller, R.: Le poumon du fermier. Schweiz. med. Wschr. 101, 210 (1971).

Bouhuys, A.: Byssinosis. Ned. Tijdschr. Geneesk. 103, 2356 (1959).

Bouhuys, A.: Experimental studies on byssinosis in man. Med. d. Lavoro 51, 760 (1960).

Bouhuys, A.: Privileged communication 1971.

Bouhuys, A., Barbero, A., Lindell, S.E., Roach, S.A., Schilling, R.S.F.: Byssinosis in hemp workers. Arch. environm. Hlth 14, 533 (1967).

Bouhuys, A., Duyn, J. van, Lennep, H.J. van: Byssinosis in flax workers. Arch. environme. Hlth 3, 499 (1961).

Bouhuys, A., Lindell, S.E., Lundin, G.: Experimental studies on byssinosis. Brit. med. J. 1960bII, 324.

Bouhuys, A., Lindell, S.E.: Release of histamine by cotton dust extracts from human lung tissue in vitro. Experientia (Basel) 17, 211 (1961).

Bouhuys, A., Nicholls, P.J.: The effect of cotton dust on respiratory mechanics in man and in guinea pigs. In: Inhaled particles and vapours II, p. 75. Oxford-New York: Pergamon Press 1966.

Boyd, G., Dick, H.W., Lorimer, A.R., Moran, F.: Bird breeder's lung. Scot. med. J. 12, 69 (1967).

Boyd, G., Parratt, D.: Improved diagnosis of farmer's lung using the fluorescent antibody technique. Thorax 29, 417 (1974).

Braun, D.C., Scheel, L.D., Tuma, J., Parker, L.: Physiological response to enzymes in cotton dust. J. occup. Med. 15, 241 (1973).

Bringhurst, L.S., Byrne, R.N., Gershon-Cohen, J.: Respiratory disease of mushroom workers. J. Amer. med. Ass. 171, 15 (1959).

Buechner, H.A.: Bagassosis — A medical enigma. J. Louisiana State Med. Soc. 112, 58 (1960).

Bütikofer, E., Rohner, R., Scherrer, M.: Farmerlunge in der Schweiz. Schweiz. med. Wschr. 99, 793 (1969).

Bütikofer, E., Weck, A.L.: Hühnerzüchterlunge. Dtsch. med. Wschr. 94, 2627 (1969).

Bütikofer, E., Weck, A.L., Scherrer, M.: Pituitary snuff taker's lung. Schweiz. med. Wschr. 100, 97 (1970).

Bugyi, B.: Coniomicosi dei lavoratori del riso. Med. d. Lavoro 49, 368 (1958).

Bugyi, B., Molnár, L.: Über Lungenveränderungen bei der Verarbeitung von Reisstroh. Beitr. Silikose-Forsch. 51, 37 (1958).

Campbell, J.M.: Acute symptoms following work with hay. Brit. med. J. 1932 II, 1143.

Carey, G.C.R., Merrett, J.D.: Changes in ventilatory capacity in a group of flax workers in Northern Ireland. Brit. J. industr. Med. 22, 121 (1965).

Carey, G.C.R., Merrett, J.D., Elwood, P.C., Pemberton, J., McAulay, I.R.: Ventilatory capacity in flax workers in Northern Ireland. Brit. J. industr. Med. 22, 109 (1965).

Carvalho Cancella, L. de: On a special kind of pneumoconiosis: the suberosis (preliminary report). Med. contemp. 73, 235 (1955).

Carvalho Cancella, L. de: Suberosis: a pneumoconiosis due to cork dust. The present stage of the problem. Industr. Med. Surg. 32, 435 (1963).

Castleden, L.I.M., Hamilton-Paterson, J.L.: Bagassosis: an industrial lung disease. Brit. med. J. 1942 II, 478.

Cavagna, G.: Progressi negli studi sulla patogenesi della bissinosi. Med. d. Lavoro 60, 401 (1969).

Cavagna, G., Finulli, M.: Attivita istaminoliberatrice nel sattocutaneo di ratto di endotossine contenute nel cotone. Med. d. Lavoro 52, 43 (1961).

Cavagna, G., Finulli, M.: Il contenuto di endotossine batteride nella polvere di cotone, lin e canapa. Med. d. Lavoro 53, 696 (1962).

Cavagna, G., Foa, V., Nichelatti, T., Calgaro, M., Locati, G.: Hypersensitivity reaction to the endotoxins contained in vegetable dusts. XV. Congr. Int. Med. Travail, Wien 1966, S. 299.

Cavagna, G., Foä, U., Vigliani, E.C.: Effects in man and rabbits of inhalation of cotton dust or extracts and purified endotoxins. Brit. J. industr. Med. 26, 314 (1969).

Cayton, H.R., Furness, G., Maitland, H.B.: Studies on cotton dust in relation to byssinosis. Part II: Skin tests for allergy with extracts of cotton dust. Brit. J. industr. Med. 9, 186 (1952a).

Cayton, H.R., Furness, G., Jackson, D.S., Maitland, H.B.: Studies on cotton dust in relation to byssinosis. Part III: Comparison of cotton dust and house dust by chemical and skins test. Brit. J. industr. Med. 9, 303 (1952b).

Chan-Yeung, M.: Maximal expiratory flow and airway resistance during induced bronchoconstriction in patients with asthma due to western red cedar (thuja plicata). Amer. Rev. resp. Dis. 108, 1103 (1973).

Chan-Yeung, M., Barton, G.M., McLean, L., Grzybowski, S.: Bronchial reactions to western red cedar (thuja plicata). C.M.A. Journal 105, 56−59 (1971).

Chan-Yeung, M., Barton, G.M., McLean, L., Grzybowski, S.: Occupational asthma and rhinitis due to western red cedar (thuja plicata). Amer. Rev. resp. Dis. 108, 1094 (1973).

Chan-Yeung, M., Grzybowski, S., Schonell, M.E.: Mushroom worker's lung. Amer. Rev. resp. Dis. 105, 819 (1972).

Chmelik, F., Dopico, G., Reed, C.E., Dickie, H.: Farmer's lung. J. Allergy clin. Immunol. 54, 180 (1974).

Cohen, H.J., Mergan, T.C., Kosek, J.C., Eldridge, F.: Sequoiosis: a granulomatous pneumonitis associated with redwood sawdust inhalation. Amer. J. Med. 43, 785 (1967).

Craig, D.B., Donevan, R.E.: Mushroom-worker's lung. Canad. med. Ass. J. 102, 1289 (1970).

Dantin-Gallego, J.: Patologia e higenie de la elaboracion del esparto. Int. Arch. Gewerbepath. Gewerbehyg. 19, 377 (1962).

Dantin-Gallego, J.: La bisinosis en España y la elaboración de las fibras vegetales. Med. de Empress 5, 87 (1969).

Davenport, A., Paton, W.D.M.: The pharmacological activity of extracts of cotton dust. Brit. J. industr. Med. 19, 19 (1962).

Dearden, W.F.: Health hazards in the cotton industry. J. industr. Hyg. 9, 371, 453, 489 (1927).

Dickie, H.A., Rankin, J.: Farmer's lung—a acute granulomatous interstitial pneumonitis occuring in agricultural workers. J. Amer. med. Ass. 167, 1069 (1958).

DINDA, P., CHATTERJEE, S.S., RIDING, W.D.: Pulmonary function studies in bird breeder's lung. Thorax **24**, 374 (1969).

DRUMMOND, D.G., HAMLIN, M.: Airborne bacteria in cotton mills. Brit. J. industr. Med. **9**, 309 (1952).

DUNCAN, J.T.: Survey of fungous diseases in Great Britain: results from first eighteen months. Brit. med. J. **2**, 715 **1945 II**.

EDWARDS, J.H.: The production of farmer's lung antigens. Med. Lab. Technol. **28**, 172 (1971).

EDWARDS, J.: Pseudoimmune precipitation by the isolated byssinosis "antigen". Internat. Conf. Perman. Commiss. and Internat. Ass. of Occuop. Health vom 20.—24.9.1971 in Slanchev-Bryag (Bulgarien).

EDWARDS, J.H.: The isolation of antigens associated with farmer's lung. Clin. exp. Immunol. **11**, 341—355 (1972a).

EDWARDS, J.H.: The double dialysis method of producing farmer's lung antigens. J. Lab. clin. Med. **79**, 683 (1972b).

EDWARDS, J.H., BARBORIAK, J.J., FINK, J.N.: Antigens in pigeon breeders' disease. Immunology **19**, 729 (1970).

EDWARDS, J.H., JONES, B.M.: Pseudoimmune precipitation by the isolated byssinosis "antigen". J. Immunol. **110**, 498 (1973).

EDWARDS, J.H., JONES, B.M.: Immunology of byssinosis: A study of the reactions between the isolated byssinosis "antigen" and human immunoglobulins. Ann. N.Y. Acad. Sci. **221**, 59 (1974).

EDWARDS, J., MCCARTHY, P., MCDERMOTT, M., NICHOLLS, P.J., SKIMORE, J.W.: The acute physiological, pharmacological and immunological effects of inhaled cotton dust in normal subject. J. Physiol. **208**, 63 (1970).

EHRHARDT, W., GÜTHERT, H.: Tierexperimentelle Untersuchungen zur Bagassosis. In: Staublungenerkrankungen (E. HOLSTEIN, Hrsg.), S. 60. Bericht über die Arbeitsmedizinische Tagung in Erfurt vom 11. bis 13. September 1956, Barth, Leipzig 1958.

EL BATAWI, M.A., EFFAT, H., HUSSEIN, M., EL SEGUINI, M.: Baumwollstaubinhalation und Erkrankungen der oberen Luftwege. Int. Arch. Gewerbepath. Gewerbehyg. **20**, 443 (1964).

EL BATAWI, M.A., EL DIN SHASH, S.: An epidemiological study on aetiological factors in byssinosis. Int. Arch. Gewerbepath. Gewerbehyg. **19**, 393 (1962).

EL BATAWI, M.A., HUSSEIN, M.: Endemic byssinosis in an Egyptian village. Brit. J. industr. Med. **21**, 231 (1964).

ELWOOD, P.C.: Respiratory symptoms in men who had previously worked in a flax mill in Nothern Ireland. Brit. J. industr. Med. **22**, 38 (1965).

ELWOOD, P.C., MCAULAY, I.R., MCLARIN, R.H., PEMBERTON, J., CAREY, G.C.R., MERRETT, J.D.: Prevalence of byssinosis and dust levels in flax preparers in Northern Ireland. Brit. J. industr. Med. **23**, 188 (1966).

ELWOOD, P.C., PEMBERTON, J., MERRETT, J.D., CAREY, G.C.R., MCAULAY, I.R.: Byssinosis and other respiratory symptoms in flax workers in Northern Ireland. Brit. J. industr. Med. **22**, 27 (1965).

EMANUEL, D.A., LAWTON, B.R., WENZEL, F.J.: Maple bark disease. New Engl. J. Med. **266**, 33 (1962a).

EMANUEL, D.A., LAWTON, B.R., WENZEL, F.J.: Maple-bark disease. Pneumonitis due to coniosporium corticale. New Engl. J. Med. **266**, 333 (1962b).

EMANUEL, D.A., WENZEL, F.J., BOWERMAN, C.I., LAWTON, B.R.: Farmer's lung—clinical, pathologic and immunologic study of twenty-four patients. Amer. J. Med. **37**, 392 (1964).

EMANUEL, D.A., WENZEL, F.J., LAWTON, B.R.: Pneumonitis due to cryptostroma corticale (maple-bark disease). New Engl. J. Med. **274**, 1413 (1966).

EVANS, E., NICHOLLS, P.J.: Distribution of histaminereleasing activity in Gossypium hirsutum. J. Pharm. Pharmacol. **25** (Suppl.), 141 (1973).

EVANS, E., NICHOLLS, P.J.: Comparative study of histamine release by cotton dust from the lung of several species. Comp. Gen. Pharm. **5**, 87 (1974a).

EVANS, E., NICHOLLS, P.J.: On the mechanism of histamine release from pig lung in vitro induced by extracts of cotton dust. Agents and Actions **4**, 200 (1974b).

EVANS, E., NICHOLLS, P.J.: Studies of the mechanism of histamine release from lung tissue in vitro by cotton dust extracts. Agents and Actions **5**, 304 (1974c).

EVANS, E., NICHOLLS, P.J.: Preliminary characterization of the histamine releasing activity of cotton dust. J. Pharm. Pharmacol. **26** (Suppl.), 115 (1974d).

EVANS, E., NICHOLLS, P.J.: Histamine release by Western red cedar (thuja plicata) from lung tissue in vitro. Brit. J. industr. Med. **31**, 28 (1974e).

FASSKE, E., BASSEWITZ, D.B. VON: Pigeon breeder's disease—a case report with electron microscope findings. Pneumologie **150**, 49 (1974).

FAWCITT, R.: Fungoid conditions of the lung. Brit. J. Radiol. **9**, 172 (1936a).

FAWCITT, R.: Fungoid conditions of the lungs. Part II. Brit. J. Radiol. (N.S.) **9**, 354 (1936b).

FAWCITT, R.: Occupational diseases of the lungs in agricultural workers. Brit. J. Radiol. (N.S.) **11**, 378 (1938a).

FAWCITT, R.: The roentgenological recognition of certain bronchomycoses involving occupational risks. Amer. J. Roentgenol. **39**, 19 (1938b).

FERGUS, C.L.: Thermophilic and thermotolerant moulds and actinomycetes of mushroom compost during peak heating. Mycologia **61**, 267 (1964).

FERRIS, JR., B.G., ANDERSON, D.O., BURGESS, W.A.: Prevalence of respiratory disease in a flax mill in the united states. Brit. J. industr. Med. **19**, 180 (1962).

FETISOVA, A.A., IVANOVO, W.: Wirkungen des Baumwollstaubes auf die Gesundheit der Arbeiter, die in Spinnereien beschäftigt sind. Gig. Tr. Prof. Zabol. **3**, 18 (1963).

FETISOVA, A.A., TUTOVA, C.M., ALEXANDROVA, O.G.: Allergische Eigenschaften von Stäuben aus Baumwoll- und Flachsspinnereien. Gig. Tr. Prof. Zabol. **5**, 19 (1970).

FINK, J.N.: Organic dust-induced hypersensitivity pneumonitis. J. occup. Med. **15**, 245 (1973).

FINK, J.N., BARBORIAK, J.J., KAUFMAN, L.: Cryptococcal antibodies in pigeon breeder's disease. J. Allergy **41**, 297 (1968).

FINK, J.N., BARBORIAK, J.J., SOSMAN, A.J.: Immunologic studies of pigeon breeder's disease. J. Allergy **39**, 214 (1967).

FLETCHER, S.M., RONDLE, C.J.M., MURRAY, I.G.: The extracellular antigen of micropolyspora faeni: their significance in farmer's lung disease. J. Hyg. (Cambridge) **68**, 401 (1970).

FLINDT, M.L.H.: Pulmonary disease due to inhalation

of derivatives of bacillus subtilis containing proteolytic enzyme. Lancet **293**, 1177 (1969).

Fox, A.J., Tombleson, J.B.L., Wilkie, A.G.: A survey of respiratory disease in cotton operatives. Part II. Symptoms, dust estimations, and the effect of smoking habit. Brit. J. industr. Med. **30**, 48 (1973).

Frank, R.C.: Harvester's lung. Brit. med. J. **18**, 1184 (1950).

Frank, R.C.: Farmer's lung. A form of pneumoconiosis due to organic dusts. Amer. J. Roentgenol. **79**, 189 (1958).

Fruhmann, G., Barth, M., Schmid, J., Antweiler, H.: Byssinose in Süddeutschland. Münch. med. Wschr. **113**, 209 (1971).

Fruhmann, G., Specht, H.: Byssinose und seltenere Hypersensitivitäts-Pneumonitiden. Internist **15**, 412 (1974).

Fruit, J., Walbaum, S., Vernes, A., Biguet, J.: Le poumon de l'éleveur d'oiseaux. Commentaires d'ordre épidémiologique et immunologique à propos de 25 observations. Lille méd. **16**, 663 (1971).

Fuller, C.J.: Farmer's lung: A review of present knowledge. Thorax **8**, 59 (1953).

Fuller, C.J.: Farmer's lung. Dis. Chest **42**, 176 (1962).

Furness, G., Maitland, H.B.: Studies on cotton dust in relation to byssinosis. Part I: Bacteria and fungi in cotton dust. Brit. J. industr. Med. **9**, 138 (1952).

Gade, K.: Über Pneumonokoniosen mit Asthma bei Holzsägereiarbeitern. Münch. med. Wschr. **68**, 1144 (1921).

Gandevia, B.: Ventilatory capacity during exposure to Western red cedar. Arch. environm. Hlth **20**, 59 (1970).

Gandevia, B., Milne, J.: Occupational asthma and rhinitis due to Western red cedar (Thuja plicata), with special reference to bronchial reactivity. Brit. J. industr. Med. **27**, 235 (1970).

Gartmann, J., Brunner, A., Ochs, D.: Diffuse interstitielle Lungenerkrankungen, verursacht durch Vogelproteine. Schweiz. med. Wschr. **100**, 1823 (1970).

Gaultier, M., Fournier, E., Gervais, P.: Les affections respiratoires dues à la paille de lin. Arch. Mal. prof. **21**, 52 (1960).

Geisler, L.S., Bachmann, G.W., Stroehmann, I., Vogel, F.: Beitrag zur Pathogenese der allergischen Alveolitis (Vogelhalterlunge). Pneumologie **150**, 237 (1974).

Gell, P.G.H., Coombs, R.R.A.: Clinical aspects of immunology. Oxford-Edinburgh: Blackwell 1968.

Gernez-Rieux, C., Marchand, M., Mounier-Kuhn, P., Policard, A., Roche, L.: Broncho-pneumopathies professionnelles. Paris: Masson 1961.

Gernez-Rieux, Ch., Voisin, C., Jacob, M., Corsin, L., Lefebvre, J.: Enquête allergologique chez 40 ouvriers de filature de coton souffrant de troubles dyspnéiques au travail. Poumon **18**, 651 (1962).

Gerstl, B., Tager, M., Marinaro, N.A.: Pathogenicity of bagasse. Arch. Path. **44**, 343 (1947).

Gerstl, B., Tager, M., Szezepaniak, L.W.: The pathogenicity of bagasse. II. Effect on rabbits of prolonged exposure to bagasse. Proc. Soc. exp. Biol. (N.Y.) **70**, 697 (1949).

Gilson, J.C.: Respiratory disease in farming. Ann. occup. Hyg. **12**, 121 (1969).

González de Vega, N.: Bagazosis. (Comunicacion del primer caso registrado en España.) Rev. clin. esp. **25**, 299 (1964).

Goodall, L.K., Hardwick, P.J.: Air-borne dust conditions in British wartime flax scutching factories. Brit. J. industr. Med. **8**, 161 (1951).

Grant, W.B., Blyth, W., Wardop, V.E., Gordon, R.M., Pearson, J.C.G., Mair, A.: Prevalence of farmer's lung in Scotland: a pilot survey. Brit. med. J. **1972**, 530.

Gupta, M.N.: Review of byssinosis in India. Ind. J. Med. Res. **57**, 1776 (1969).

Haller, R. de: Farmerlunge als Berufskrankheit. Internist **15**, 422 (1974).

Haller, R. de, Reutter, F.W., Wegmann, T.: Taubenzüchterkrankheit und Aspergillose — Immunologische Aspekte an Hand eines Falles. Schweiz. med. Wschr. **100**, 1825 (1970).

Haller, R. de, Stump, V., Scholer, H.J., Nicolet, J.: "Farmer's Lung" — Diskussion diagnostischer Kriterien an Hand einer Familienuntersuchung. Schweiz. med. Wschr. **99**, 1754 (1969).

Hamer, P., Petersen, A.: Farmerlunge. Dtsch. med. Wschr. **90**, 427 (1965).

Hamilton, J.D., Germino, V.H., Merchant, J.A., Lumsden, J.C., Kilburn, K.H.: Byssinosis in a nontextile worker. Amer. Rev. resp. Dis. **107**, 464 (1973b).

Hamilton, J.D., Halprin, G.M., Kilburn, K.H., Merchant, J.A., Ujda, J.R.: Differential aerosol challenge studies in byssinosis. Arch. environm. Hlth **26**, 120 (1973a).

Hammad, Y.Y., Corn, M.: Hygienic assessment of airborne cotton dust in a textile manufacturing facility. Amer. industr. Hyg. Ass. J. **32**, 662 (1971).

Hany, A., Girard, J.P.: Clinical and immunologic study of pigeon breeder's disease. Praxis **58**, 1206 (1969).

Hany, A., Perret, L., Girard, J.P.: Etude clinique et immunologique d'un cas de maladie des éleveurs de pigeons. Prax. Pneumol. **22**, 805 (1968).

Hapke, E.J., Seal, R.M.E., Thomas, G.O., Hayes, M., Meek, J.C.: Farmer's lung—a clinical, radiographic, functional and serological correlation of acute and chronic stages. Thorax **23**, 469 (1968).

Hargreave, F.E., Pepys, J., Holford-Strevens, J.: Bagassosis. Lancet **291**, 619 (1968).

Hargreave, F.E., Pepys, J., Longbottom, J.L., Wraith, D.G.: Bird breeder's lung. Lancet **291**, 445 (1968).

Hausen, B.M.: Holzarten mit gesundheitsschädigenden Inhaltsstoffen. Stuttgart: DRW-Verlags-GmbH 1973.

Haworth, E., MacDonald, A.D.: On histamine in cotton dust, and in the blood of cotton workers. J. Hyg. (Lond.) **37**, 234 (1937).

Hearn, C.E.D.: Bagassosis: A epidemiological, environmental, and clinical survey. Brit. J. industr. Med. **25**, 267 (1968).

Hearn, C.E.D., Holford-Strevens, V.: Immunological aspects of bagassosis. Brit. J. industr. Med. **25**, 283 (1968).

Hedin, P.A., Thompson, A.C., Gueldner, R.C.: An investigation of essential oils of cotton-mill dust. Ann. N.Y. Acad. Sci. **221**, 174 (1974).

Henschler, D.: Toxikologisch-arbeitsmedizinische Begründung von MAK-Werten. Bearbeitet von den Arbeitsgruppen „Aufstellung von MAK-Werten und „Festlegung von Grenzwerten für Stäube" der Kommission zur Prüfung gesundheitsschädlicher Arbeitsstoffe der Deutschen Forschungsgemeinschaft. Weinheim/Bergst.: Verl. Chemie 1973.

HILVERING, C., VRIES, K. DE, ORIE, N.G.M.: Boerenlong ("farmer's lung"). Longfunctioneel, allergologisch en serologisch onderzoek alsmede inhalatieproeven. Ned. Tijdschr. Geneesk. 110, 1297 (1966).

HITCHCOCK, M.: In vitro histamine release from human lung as a model for the acute response to cotton dust. Ann. N.Y. Acad. Sci. 221, 124 (1974).

HITCHCOCK, M., PISCITELLI, D.M., BOHUYS, A.: Histamine release from human lung by a component of cotton bracts. Arch. environm. Hlth 26, 177 (1973).

HOLLINGDALE, M.R.: Antibody responses in patients with farmer's lung disease to antigens from Thermoactinomyces vulgaris. J. Hyg. (Cambridge) 74, 35 (1975).

HOSCHEK, R.: Kurzdauernde Gesundheitsstörungen durch Luftbefeuchter in graphischen Betrieben. Zbl. Arbeitsmed. 22, 35 (1972).

HUNTER, D., PERRY, K.M.A.: Bronchiolitis resulting from the handling of bagasse. Brit. J. industr. Med. 3, 64 (1946).

IMBUS, H.R., SUH, M.W.: Steaming of cotton to prevent byssinosis—a plant study. Brit. J. industr. Med. 31, 209 (1974).

JACKSON, J.: On the influence of the cotton manufactories on the health. Lond. med. Phys. J. 39, 464 (1818).

JAMESON, J.E.: Rapid and sensitive precipitin test for the diagnosis of farmer's lung using immunoosmophoresis. J. clin. Path. 21, 376 (1968).

JAMESON, J.E.: Influence of various parameters on the sensitivity of precipitin tests in farmer's lung by immunodiffusion and immunoosmophoresis. J. clin. Path. 22, 515 (1969a).

JAMESON, J.E.: Precipitins with relevance to farmer's lung and aspergillosis in normal and in other sera. J. clin. Path. 22, 519 (1969b).

JAMISON, C., HOPKINS, J.: Bagasscosis: a fungus disease of the lung. New Orleans med. surg. J. 93, 580 (1941).

JENKINS, D.E., MALIK, S.K., FIGUEROA-CASAS, J.C., EICHHORN, R.D.: Sequential observations on pulmonary functional derangements in bagassosis. Arch. intern. Med. 128, 535 (1971).

JIMINEZ-DIAZ, C., LAHOZ, C., CENTO, G.: The allergens of mill dust. Asthma in millers, farmer's and others. Ann. Allergy 5, 519 (1947).

KAWAI, T., SALVAGGIO, J., ARQUEMBOURG, P., MARSH, D.: Precipitating antibodies against organic dust antigens in human sera by counterimmunoelectrophoresis. Chest 64, 420 (1973).

KAWAI, T., SALVAGGIO, J., LAKE, W., HARRIS, J.O.: Experimental production of hypersensitivity pneumonitis with bagasse and thermophilic actinomycete antigen. J. Allergy clin. Immunol. 50, 276 (1972).

KAY, J.P.: New Engl. Med. Surg. J. 1, 357 (1831).

KELLER, H., SPENGLER, H., LATSCHA, U.: Befeuchterfieber. Schweiz. med. Wschr. 25, 865 (1972).

KHOGALI, M.: A population study in cotton ginnery workers in the Sudan. Brit. J. industr. Med. 26, 308 (1969).

KILBURN, K.H.: Acute bronchitis due to cotton plant polyphenols. Ann. N.Y. Acad. Sci. 221, 335 (1974).

KOVATS, F.: A paprikahasítók idült tüdöhurutja (Chronic bronchitis in paprika-slicers). Orv. Hetil. 24 (1932).

KOVATS: Die Toximykose der Lunge. Budapest: Akadémiai Kiado 1965.

KOVATS: Occupational mycotic disease of the lung. Budapest: Akadémiai Kiado 1968.

KOVEN, A.L.: Bagassosis. A review. Amer. Rev. Tuberc. 58, 55 (1948).

LA BERGE, D.E., STAHMANN, M.A.: Antigens from mouldy hay involved in farmer's lung. Proc. Soc. exp. Biol. (N.Y.) 121, 458 (1966).

LACHNIT, V.: Die Farmerlunge. Wien. Z. inn. Med. 48, 117 (1967).

LEMONE, D.V., SCOTT, W.G., MOONE, S., KOVEN, A.L.: Bagasse disease of the lungs. Radiology 49, 556 (1947).

LIN, R.C.Y., WHITTOW, G.C.: Pharmacological activity of an aqueous extract of the leaves of the Malayan Rengas tree Gluta Renghas. Brit. J. Pharmacol. 15, 440 (1960).

LLOYD, G.R., NICHOLIS, P.J.: The presence of histamine in the cotton plant. J. Physiol. (Lond.) 172, 56 (1964).

LOCKEY, S.D.: Mushroom workers' pneumonitis. Ann. Allergy 33, 282 (1974).

LUNN, J.A.: Millworker's asthma: Allergic responses to the grain weevil (sitophilus granarius). Brit. J. industr. Med. 23, 149 (1966).

LYNN, W.S., MUNOZ, S., CAMPBELL, J.A., JEFFS, P.W.: Chemotaxis and cotton extracts. Ann. N.Y. Acad. Sci. 221, 163 (1974).

MCDANIEL, S., HULL, J.G.: Bagasse disease of lungs; brief review of literature and report of 2 cases. Texas J. Med. 48, 421 (1952).

MCDERMOTT, M.: Lung airways resistance change due to the inhalation of dusts and gases. Respiration 26, 242 (1969).

MCDONALD, A.D., MATTLAND, H.B.: The examination of cotton, coir and esparto-grass dust for histamine. J. Hyg. (Lond.) 34, 317 (1934).

MCKERROW, C.B., MCDERMOTT, M., GILSON, J.C., SCHILLING, R.S.F.: Respiratory function during the day in cotton workers: A study in byssinosis. Brit. J. industr. Med. 15, 75 (1958).

MCKERROW, C.B., ROACH, S.A., GILSON, J.C., SCHILLING, R.S.F.: The size of cotton dust particles causing byssinosis: An environmental and physiological study. Brit. J. industr. Med. 19, 1 (1962).

MAIER, A., BATZENSCHLAGER, A., ROOS, C., ORION, B.: Die Farmerlunge. Arch. Mal. prof. 28, 833 (1967).

MAIR, A., SMITH, D.H., WILSON, W.A., LOCKHART, W.: Dust diseases in Dundee textile workers. Brit. J. industr. Med. 17, 272 (1960).

MAITLAND, H.B., HEAP, H., MCDONALD, A.D.: Report of the Departmental Committee on dust in cardrooms in the cotton industry. H.M. Stationary Office. Append. VI. London 1932.

MANAS, A.: Caso interesante de silicosis aguda; bagazosis. Rev. med. Tuberc. 7, 391 (1945).

MARTINI, P., STUART, G., MASSARI, L.: La pneumoconiosi dei lavoratori del sughero (suberosi). Malattie des Torace (Pisa) 4, 53 (1965).

MASSOUD, A.A.E., ALTOUNYAN, R.E.C., HOWELL, J.B.L., LANE, R.E.: Effects of histamine aerosol in byssinotic subjects. Brit. J. industr. Med. 24, 38 (1967).

MASSOUD, A., TAYLOR, G.: Byssinosis: antibody to cotton antigens in normal subjects and in cotton cardroom workers. Lancet 284, 607 (1964).

MEYER, W.C., MEINDL, K.: Farmerfieber in Südbayern. Münch. med. Wschr. 114, 1009 (1972).

Meiklejohn, A.: Byssinose in Großbritannien. Ärztl. Praxis **40**, 2187 (1963).

Meijer, H.D., Serlie, J., Hoek, A., Harst, P.V.D., Roosenburg, J.G.: Maladie des éleveurs de pigeons. Lille méd. **16**, 668 (1971).

Merchant, J.A., Lumsden, J.C., Kilburn, K.H., O'Fallon, W.M., Ujda, J.R., Germino jr., V.H., Hamilton, J.D.: An industrial study of the biological effects of cotton dust and cigarette smoke exposure. J. occup. Med. **15**, 212 (1973a).

Merchant, J.A., Lumsden, J.C., Kilburn, K.H., O'Fallon, W.M., Ujda, J.R., Germino jr., V.H., Hamilton, J.D.: Dose response studies in cotton textile workers. J. occup. Med. **15**, 222 (1973b).

Merchant, J.A., Lumsden, J.C., Kilburn, K.H., Germino, V.H., Hamilton, J.D., Lynn, W.S., Byrd, H., Bancon, D.: Preprocessing cotton to prevent byssinosis. Brit. J. industr. Med. **30**, 237 (1973c).

Merino, V.L., Lombart, R.L., Marco, R.F., Carnicero, A.B., Guillen, F.G., Bouhuys, A.: Arterial blood gas tensions and lung function during acute responses to hemp dust. Amer. Rev. resp. Dis. **107**, 809 (1973).

Michaels, L., Path, M.C.: Lung changes in woodworkers. Canad. med. Ass. J. **96**, 1150 (1967).

Miller, G.J., Hearn, C.E.D., Edwards, R.H.T.: Pulmonary function at rest and during exercise following bagassosis. Brit. J. industr. Med. **28**, 152 (1971).

Mohamed, Y.S., El-Gazzar, R.M., Adamyova, K.: Byssinosan, an aminopolysaccharide isolated from cotton dust. Carbohydr. Res. **20**, 431 (1971).

Molina, C., Delage, J., Cheminat, J.C., Passemard, N.: Die Farmerlunge. Münch. med. Wschr. **108**, 1872 (1966).

Molyneux, M.K.B., Tombleson, J.B.L.: An epidemiological study of respiratory symptoms in Lancashire mills, 1963–1966. Brit. J. industr. Med. **27**, 225 (1970).

Morawetz, F., Milczoch, F.: Die Farmerlunge. Wien. klin. Wschr. **80**, 313 (1966).

Morgan, D.C., Smyth, J.T., Lister, R.W., Pethybridge, R.J.: Chest symptoms and farmer's lung: a community survey. Brit. J. industr. Med. **30**, 259 (1973).

Morr, H., Hain, E., Wichert, P.: Praecipitierende spezifische Antikörper in der Diagnostik allergischer Lungenerkrankungen. Pneumologie **150**, 245 (1974).

Munt, D.F., Gauvain, S., Walford, J., Schilling, R.S.F.: Study of respiratory symptoms and ventilatory capacities among rope workers. Brit. J. industr. Med. **22**, 196 (1965).

Neal, P.A., Schneiter, R., Caminita, B.H.: Report on acute illness among rural mattress makers using low grade, stained cotton. J. Amer. med. Ass. **119**, 1074 (1942).

Nicholls, P.J.: Some pharmacological actions of cotton dust and other vegetable dusts. Brit. J. industr. Med. **19**, 33 (1962).

Nicholls, P.J., Evans, E., Valic, F., Zuskin, E.: Histaminereleasing activity and bronchoconstricting effects of sisal. Brit. J. industr. Med. **30**, 142 (1973).

Nicholls, P.J., Nicholls, G.R., Bouhuys, A.: Histamins release by compound 48/80 and textile dust from lung tissue in vitro. In: Inhaled particles and vapours II, p. 69. Oxford-New York: Pergamon Press 1966.

Oehling A.: Über das sogenannte Holzsäge-Asthma. Allergie- u. Asthmaforsch. **4**, 417–422 (1959).

Oehling, A., Gonzalez de la Reguera, I., Vines Rueda, J.J.: An contribution to the allergic ethiopathogenity of byssinosis. Respiration **29**, 155 (1972).

Paton, W.D.M.: Compound 48/30: A potent histamine liberator. Brit. J. Pharmacol. **6**, 499 (1951).

Pearsall, H.R., Morgan, E.H., Tesluk, H., Bergs, D.: Parakeet dander pneumonitis. Acute psittaco–kerato–pneumoconiosis. Report of a case. Bull. Mason Clinic **14**, 127 (1960).

Peeters, J.A.B., Brombacher, P.J., Maesen, F.P.V.: Specific and non-specific precipitins in the serum of patients suffering from "pigeon breeders' disease". Clin. chim. Acta **34**, 467 (1971).

Pepys, J.: Hypersensitivity diseases of the lungs due to fungi and organic dusts. Basel-New York: Karger 1969.

Pepys, J., Hargreave, F.E., Longbottom, J.L., Faux, J.: Allergic reactions of the lungs to enzymes of bacillus subtilis. Lancet **293**, 1181 (1969).

Pepys, J., Jenkins, P.A.: Precipitin (F.L.H.) test in farmer's lung. Thorax **20**, 21 (1965).

Pepys, J., Jenkins, P.A., Festenstein, G.N., Gregory, P.H., Lacey, M.E., Skinner, F.A.: Farmer's lung–thermophilic actinomycetes as a source of farmer's lung hay antigen. Lancet **283**, 607 (1963).

Pepys, J., Longbottom, J.L., Jenkins, P.A.: Les pneumoconioses par poussières végétales. Etudes des antigènes extraits des poussières végétales. Etude comparative du poumon du fermier et de l'aspergillose pulmonaire. Lille méd. **9**, 93 (1964).

Pepys, J., Riddell, R.W., Citron, K.M., Clayton, Y.M.: Precipitins against extracts of hay and moulds in the serum of patients with farmer's lung, aspergillosis, asthma, and sarcoidosis. Thorax **17**, 366 (1962).

Pernis, B., Vigliani, E.C., Cavagna, G.: Il ruolo delle endotossine nella patogenesi delle malattie da inalazione di polveri vegetali. (Simposio internat. sulle malattie polmonari da polveri vegetali. Milano 12 giugno 1960.) Med. d. Lavoro **51**, 780 (1960).

Pernis, B., Vigliani, E.C., Cavagna, C., Finulli, M.: The role of bacterial endotoxins in occupational diseases caused by inhaling vegetable dusts. Brit. J. industr. Med. **18**, 120 (1961).

Perper, G.J., Sanda, M., Lichtenstein, L.M.: The relationship of in vitro and in vivo allergic histamine release: inhibition in primates by cAMP active agents. Int. Arch. Allergy **43**, 837 (1972).

Pimentel, J.C., Avila, R.: Respiratory diseases in cork workers ("Suberosis"). Thorax **28**, 409 (1973).

Plessner, M.M.: Une maladie des trieurs de plumes: la fièvre de canard. Arch. Mal. prof. **21**, 67 (1960).

Pestalozzi, C.: Zu einem Fall von Drescherkrankheit. Praxis **46**, 1047 (1957).

Pestalozzi, C.: Febrile Gruppenerkrankungen in einer Modellschreinerei durch Inhalation von mit Schimmelpilzen kontaminiertem Befeuchterwasser (Befeuchterfieber). Schweiz. med. Wschr. **89**, 710 (1959).

Popa, V., Gavrilescu, N., Preda, N., Teculescu, D., Plectas, M., Cirstea, M.: An investigation of allergy in byssinosis sensitization to cotton, hemp, flax and jute antigens. Brit. J. industr. Med. **26**, 101 (1969).

Posse, P.: Intravitalmikroskopische Untersuchungen über die Gefäßwirkung von Baumwollextrakten. Inaug.-Dissertation, München 1965.

Prausnitz, C.: Investigations on respiratory dust diseases in operatives in the cotton industry. Med. Res.

C unc. Spec. Rep. Ser., London, No. 212. 73 p. (1936).

PROUST (1877): Zit. n. BAADER (1951).

QUAAS, M., KÖCHER, K.: Zur Epidemiologie der Byssinose. Dtsch. Gesundh.-Wes. **26**, 809 (1971).

QUINLAN, J.J., HILTZ, J.E.: Farmer's lung or bronchomycosis feniseciorum. Canad. med. Ass. J. **80**, 261 (1959).

RADERMECKER, M., SALMON, J., REGINSTER, A.: La maladie des éleveurs de pigeons: alvéolite allergique extrinsèque du colombophile. Acta clin. belg. **26**, 207 (1971).

RANKIN, J., JAESCHKE, W.H., QUINTON, C., CALLIES, B.S., DICKIE, H.A.: Farmer's lung. Physiopathologic features of the acute interstitial granulomatous pneumonitis of agricultural workers. Intern. Med. **57**, 606 (1962).

REED, CH.E., SOSMANN, A., BARBEE, R.A.: Pigeon breeder's lung—a newly observed interstitial pulmonary disease. J. Amer. med. Ass. **193**, 261 (1965).

REINL, W.: Erkrankungen durch tropische Hölzer und kasuistischer Beitrag zur Erkrankung durch Mansonia altissima. Zbl. Arbeitsmed. **15**, 101 (1965).

REMMELE, W., EINBRODT, H.J.: Beitrag zur Kenntnis der Korkstaub-Pneumokoniose (Suberose) des Menschen. Frankfurt. Z. Path. **72**, 50 (1962).

RIDDLE, H.V.V., CHANNELL, S., BLYTH, W., WEIR, D.M., LLOYD, M., AMOS, W.M.G., GRANT, I.W.B.: Allergic alveolitis in a malt worker. Thorax **23**, 271 (1968).

RIDDLE, H.F.V., GRANT, I.W.B.: Allergic alveolitis in a malt worker. Thorax **22**, 478 (1967).

ROACH, S.A., SCHILLING, R.S.F.: A clinical and environmental study of byssinosis in the Lancashire cotton industry. Brit. J. industr. Med. **17**, 1 (1960).

ROBERTS, R.C., WENZEL, F.J., EMANUEL, D.A.: Serum immunoglobulin levels in farmer's lung disease. J. Allergy Clin. Immunol. **52**, 297 (1973).

ROSMANITH, J., REPLOH, H.: Über Bagassose und andere Pflanzenstaublungen. Dtsch. med. Wschr. **96**, 1955 (1971).

RYLANDER, R., NORDSTRAND, A.: Pulmonary cell reactions after exposure to cotton dust extract. Brit. J. industr. Med. **31**, 220 (1974).

SAKULA, A.: Mushroom-workers lung. Brit. med. J. **1967 III**, 708.

SALFELDER: Über die Bagassosestaublunge mit Bericht über einen Sektionsfall. Arch. Gewerbepath. Gewerbehyg. **18**, 233 (1960).

SALVAGGIO, J.E., BUECHNER, H.A., SEABURY, J.H., ARQUEMBOURG, P.: Bagassosis: I. Precipitins against extracts of crude bagasse in the serum of patients. Ann. intern. Med. **64**, 748 (1966).

SALVAGGIO, J.E., BUECHNER, H.A., SEABURY, J., WAGUESPACK, H.: Bagassosis II. Int. Arch. Allergy **31**, 1 (1967).

SEABURY, J., SALVAGGIO, J., BUECHNER, H., KUNDUR, V.G.: Bagassosis III. Isolation of thermophilic and mesophilic actinomycets and fungi moldy Bagasse. Proc. Soc. exp. Biol. (N.Y.) **129**, 315 (1968).

DA SILVA HORTA, J., DA CARVALHO CANCELLA, L.: Experimentelle Korkstaubkoniose. Experimentelle Suberose. Arch. Gewerbepath. Gewerbehyg. **15**, 319 (1957).

DA SILVA HORTA, J., DA CARVALHO CANCELLA, L.: Experimentelle Korkstaublungenerkrankung (Suberose) des Menschen. Verh. dtsch. Ges. Path. **45**, 253 (1961).

SODEMAN, W.A.: Bagasse disease of the lungs. Arch. intern. Med. **73**, 365 (1944).

SODEMANN, W.A., PULLEN, R.L.: Bagasse disease of the lungs. New Orleans med. surg. J. **95**, 558 (1943).

SOSMAN, ABE J., SCHLÜTER, D.P., JORDAN, N., BARBORIAK, J.J.: Hypersensitivity to wood dust. New Engl. J. Med. **281**, 977 (1969).

SOUCHERAY, P.H.: Farmer's lung: a form of bronchopulmonary moniliasis. Minn. Med. **37**, 251 (1954).

SÜHLER, H., SEELIGER, H.P.R.: Die organischen Koniosen unter besonderer Berücksichtigung von Farmer- und Taubenzüchter-Lunge. Aus dem Institut f. Hygiene u. Mikrobiologie der Bayerischen Julius-Maximilians-Universität Würzburg. In: Schriftenreihe der Allergopharma, Bd. 4. Würzburg: Ganzer 1973.

SCHADEWALDT, H.: Zur Geschichte der Drescherkrankheit und anderer Pneumokoniosen. Dtsch. med. Wschr. **92**, 1581 (1967).

SCHILLING, R.S.F.: Byssinosis in cotton and other textile workers. Lancet **271**, 261, 319 (1956).

SCHILLING, R.S.F.: Recent studies of byssinosis in the Lancashire cotton industry. Med. d. Lavoro **51**, 754 (1960).

SCHILLING, R.S.F.: Byssinosis: recent progress. IV. Internat. Pneumokoniose-Konferenz vom 27.9.– 2.10.1971 in Bukarest, S. 433.

SCHILLING, R.S.F., HUGHES, J.P.W., DINGWALL-FORDYCE, I., GILSON, J.C.: An epidemiological study of byssinosis among Lancashire cotton workers. Brit. J. industr. Med. **12**, 217 (1955).

SCHNEITER, R., REINHART, W.H., CAMINITA, B.H.: Aerobacter cloacae endotoxin as a possible factor in the etiology of bagassosis. J. industr. Hyg. **30**, 238 (1948).

SCHRAG, P.E., GULLETT, A.D.: Byssinosis in cotton textile mills. Amer. Rev. resp. Dis. **101**, 497 (1970).

STEWART, C.J.: Mushroom worker's lung—two outbreaks. Thorax **29**, 252 (1974).

STIEHM, E.R., REED, CH.E., TOOLEY, W.H.: Pigeon breeder's lung in children. Pediatrics **39**, 904 (1967).

STOFER, A.R.: Lungenschädigungen durch feste und flüssige organische Substanzen. Path. et Microbiol. **24**, 107–139 (1961).

STUDDERT, T.C.: Farmer's lung. Brit. med. J. **13**, 1305 (1953).

TAYLOR, G., MASSOUD, A.A.E., LUCAS, F.: Studies on the aetiology of byssinosis. Brit. J. industr. Med. **28**, 143 (1971).

THIRY, U.: Le role de l'infection dans la genêse des maladies professionnelles chez les ouvriers du lin et du coton. Arch. Mal. prof. **3**, 129 (1941).

TÖRNELL, E.: Thresher's lung: Fungoid disease resembling tuberculosis or morbus Schaumann. Acta med. scand. **125**, 191 (1946).

VAN TOORN, D.W.: Coffee worker's lung. Thorax **25**, 399 (1970).

TOTTEN, R.S., REID, D.H.S., DAVIS, H.D., MORAN, T.J.: Farmer's lung. Report of two cases in which lung biopsies were performed. Amer. J. Med. **25**, 803 (1958).

TOWEY, J.W., SWEANEY, H.C., HURON, W.H.: Severe bronchial asthma apparently due to fungus spores found in maple bark. J. Amer. med. Ass. **99**, 453 (1932).

TUFFNELL, P.: The relationship of byssinosis to the bacteria and fungi in the air of textile mills. Brit. J. industr. Med. **17**, 304 (1960a).

Tuffnell, P.: Experimental byssinosis. Brit. J. industr. Med. **17**, 307 (1960 b).

Uragoda, C.G.: Tea maker's asthma. Brit. J. industr. Med. **27**, 181 (1970).

Vallander, Ä.: Inverkan av trädamm pä lungorna. Nord. Med. **44**, 1315 (1950).

Verbeke, R., Tasson, J., Lamont, H., Lameire, N., Brys, R.: Le poumon des éleveurs de pigeons. Acta Tuberc. Pneumol. Belg. **62**, 489 (1971).

Vigliani, E.C.: Patologia e igiene del lavoro industrie tessili. Med. d. Lavoro **44**, 1 (1953).

Voisin, C., Biguet, J., Aerts, C., Waldbaum, S., Tonnel, A.B., Wattel, F.: Recherches expérimentales sur le poumon du fermier. Étude comparative du pouvoir d'épuration pulmonaire du cobaye vis-à-vis d'aspergillus fumigatus, de candida albicans et de micropolyspora faeni. Rev. franc. Allergol. **11**, 129 (1971).

Vollhaber, H.H.: Farmerlunge. Pneumol. **142**, 20 (1970).

Walbaum, S., Biguet, J.: La maladie de poumon d'éleveur d'oiseaux. Contribution à la connaissance des antigènes sériques. Lille méd. **16**, 657 (1971).

Walbaum, S., Biguet, J., van Ky, P.T.: Structure antigénique de thermopolyspora polyspora répercussions pratiques sur le diagnostic du «poumon du fermier». Ann. Inst. Pasteur **117**, 673 (1969).

Watkins-Pitchford, J.: Farmer's lung: a review. Brit. J. industr. Med. **23**, 16 (1966).

Warren, W.P., Mandl, M.A.J., Rose, B.: Farmer's lung. Canad. med. Ass. J. **100**, 699 (1969).

de Weck, A.L.: Les pneumopathies interstitielles aux antigènes d'inhalation (du type «poumon du fermier»): une nouvelle forme d'affection pulmonaire allergique? Praxis **59**, 647 (1970).

de Weck, A.L., Guterson, J., Bütikofer, E.: La maladie des laveurs de fromage («Käsewäscherkrankheit») une forme particulière du syndrome du poumon du fermier. Schweiz. med. Wschr. **99**, 872 (1969).

Wegmann, T.: Organische Staublungen. In: Handbuch der inneren Medizin (G. Bergmann v., W. Frey, H. Schwiegk, Hrsg.). 4. Aufl. Bd. IV/III, S. 696. Berlin-Göttingen-Heidelberg: Springer 1957.

Wenzel, F.J., Emanuel, D.A., Gray, R.L.: Immunofluorescent studies in patients with farmer's lung. J. Allergy Clin. Immunol. **48**, 224 (1971).

Wenzel, F.J., Emanuel, D.A., Lawton, B.R.: Pneumonitis due to micromonospora vulgaris (farmer's lung). Amer. Rev. res. Dis. **95**, 652 (1964).

Wenzel, F.J., Gray, R.L., Roberts, R.C., Emanuel, D.A.: Serologic studies in farmer's lung. Precipitins to the thermophilic actinomycetes. Amer. Rev. resp. Dis. **109**, 464 (1974).

Werner, E.: Bagassose. Prax. Pneumol. **24**, 240 (1970).

Werner, G.C.H.: De la bronchiolite oedémateuse allergique. Essai statistique sur l'asthme des poussières textiles végétales. Arch. Mal. prof. **16**, 27 (1955).

Wettengel, R., Fabel, H., Deicher, H.: Taubenzüchterkrankheit. Bericht über zwei Fälle einer seltenen interstitiellen Lungenerkrankung. Med. Klin. **64**, 1969 (1969).

Wieldiers, J., Eyckmann, L., Gselen, A., Lauweryns, J., Cosemanns, J.: Pigeon breeder's lung. T. soc. Geneesk **24**, 409 (1968).

Wilkie, B., Pauli, B., Gygax, M.: Hypersensitivity Pneumonitis: Experimental production in guinea pigs with antigens of micropolyspora faeni. Path. Microbiol. **39**, 393 (1973).

Worth, G., Schiller, E.: Die Pneumokoniosen. Geschichte, Pathogenese, Morphologie, Klinik und Röntgenologie. Köln: Staufen 1954.

Wüthrich, B.: Zur Byssinose (Baumwollstaublunge) — Handelt es sich um eine Arthus Reaktion? Nachweis präzipitierender Antikörper gegen Baumwollstaubextrakte. Schweiz. med. Wschr. **99**, 1041 (1969).

Wüthrich, B., Keiser, G.: Das „Käsewäscherasthma", Abgrenzung gegenüber der „Käsewäscherkrankheit". Schweiz. med. Wschr. **110**, 1108 (1970).

Wuhrmann, F.: Zur Frage der Drescherkrankheit. Helv. med. Acta **15**, 524 (1948).

Zaidi, S.H., Dogra, R.K.S., Shanker, R., Chandra, S.V.: Experimental farmer's lung in guinea-pigs. J. Path. **105**, 41 (1971).

Zaman, C.L.: Immunologisch onderzoek bij "pigeon breeder's disease", Ned. Tijdschr. Geneesk. **110**, 1297 (1971).

Zettergreen, L.: Thresher's lung—an experimental investigation. Acta Soc. Med. upsalien **55**, 257 (1950).

Žuškin, E., Valić, F.: Respiratory symptoms and ventilatory function in sisal dust exposure. Int. Arch. Arbeitsmed. **30**, 105 (1972).

Žuškin, E., Valić, F.: Respiratory changes in two groups of flax workers with different exposure pattern. Thorax **28**, 579 (1973 a).

Žuškin, E., Valić, F.: Respiratory response in simultaneous exposure to flax and hemp dust. Brit. J. industr. Med. **30**, 375 (1973 b).

Pneumokoniosen durch Inhalation organischer Stäube

GÜNTER FRUHMANN

Mit 17 Abbildungen und 4 Tabellen

A. Einleitung

Die Inhalation von einigen Staubarten organischer Herkunft führt zu einer Pneumokoniose, wenn die Partikel in *hohen Konzentrationen* und in *lungengängiger Größe* von 1 bis 7 µ eingeatmet werden. Die Grundlagen der Pneumokoniose-Entstehung durch organische Stäube handelt ANTWEILER an anderer Stelle dieses Handbuches ab (S. 509).

Der Modus der vorwiegend am Lungenparenchym angreifenden *Staubwirkung* kann im wesentlichen als *toxisch (Byssinose)*, *allergisch (Farmerlunge)* oder als reaktionslose *Speicherung* (sog. „Haarspray-Lunge") umschrieben werden. Die nosologische Abgrenzung zur toxischen Lungenschädigung durch Inhalation von Gasen und Dämpfen, so z.B. zwischen der Farmerlunge und der Silofüller-Erkrankung, geschieht definitionsgemäß. Die Staublungen durch allergische Reaktion auf Invasion von Pilzsporen unterscheiden sich von den Mykosen dadurch, daß sich der Erreger in den Atmungsorganen des Erkrankten nicht vermehrt. Die Grenzziehung erscheint nicht immer exakt durchführbar, so z.B. bei allergischen Reaktionen im Atmungsorgan durch die Aspergillose (DE HALLER u. SUTER, 1974; KATZ u. KNIKER, 1973) oder bei der neuerdings von EMANUEL *et al.* (1975) beschriebenen „Mycotoxicosis". Ebenso fallen das allergische Asthma bronchiale und die unkomplizierte chronische Bronchitis der konventionellen Taxonomie entsprechend nicht mehr unter den Begriff der Staublunge, selbst wenn die Inhalation von korpuskulären Schadstoffen eine wesentliche ätiologische Rolle spielt und der Krankheitsprozeß auch das Lungenparenchym erfaßt.

Die *Einteilung* der Pneumokoniosen durch organische Stäube erfolgt in organische Koniosen durch Materialien *pflanzlichen* Ursprungs und solche *tierischen* Ursprungs. Zur zweiten Gruppe zählen abgesehen von der inzwischen ausgestorbenen Hormonschnupfer-(Pituitary snuff taker-)Lunge nur die Vogelhalter- und die Kornkäfer-Koniose. Die Entwicklung der letzteren ist eine Rarität, ganz besonders ohne gleichzeitige Inhalation von Pflanzenresten aus Getreidestaub, was wiederum die Klassifizierung erschwert. Den Unzulänglichkeiten begrifflicher Einteilungskriterien wird aus dem Wege gegangen, wenn man für *operationale* Belange die *Reihenfolge* nach der *Häufigkeit* der einzelnen Koniosen wählt, welche der Abstufung ihrer *klinischen Bedeutung* nahekommt und zugleich der *historischen* Entwicklung unserer Kenntnisse folgt. ANTWEILER hat in seinem Beitrag (S. 509) tabellarische Übersichten über die Ätiologie heute bekannter organischer Staublungen und nosologisch benachbarter Erkrankungen aufgestellt.

Hinsichtlich der *Pathogenese* entfallen die meisten Krankheitsformen von organischen Koniosen auf die sog. „*exogene allergische Alveolitis*" (PEPYS, 1969), treffender bezeichnet als „Bronchiolo-Alveolitis" (SCHERRER, 1974), wobei auch die erweiterte Namensgebung die stark entzündliche Beteiligung des Lungeninterstitiums, die schließlich in die deletäre Lungenfibrose münden kann, nicht berücksichtigt. Dieser Gesichtspunkt wird in dem früher verwendeten Ausdruck „interstitielle Pneumonie" zu ausschließlich angesprochen. Im nordamerikanischen Schrifttum findet sich als Synonym zu „exogene allergische Alveolitis" die Bezeichnung „*hypersensitive Pneumonitis*".

Den Erkrankungen sind wesentliche pathogenetische und klinische Merkmale *gemeinsam. Es handelt sich um eine toxische Pneumonie durch Immunkomplexe, die bei Kontakt mit inhalierten Antigenen entstehen.*

Mit dem Staub eingeatmete Antigene bilden im Alveolarraum, im interstitiellen Lungengewebe und in den Wänden der Bronchioli respiratorii mit den im Serum sensibilisierter Personen zirkulierenden IgG-Antikörpern Immunreaktionen unter Komplementverbrauch nach Art des *Arthus*-Phänomens (Allergie-Typ III nach Coombs und Gell). Die Reaktion bewirkt eine Freisetzung vasoaktiver Amine. Die von den Immunkomplexen chemotaktisch angelockten polymorphkernigen Zellen phagozytieren diese und platzen. Lysosomale Enzyme treten aus und schädigen das umgebende Gewebe.

Es folgt eine Einwanderung mononuklearer Zellformen. Granulomatöse Formationen erscheinen, die den Verdacht auf das Mitwirken zellulär gebundener Reaktionen vom Allergie-Typ IV (Tuberkulin-Typ) lenken. Im Alveolarraum stechen bei der feingeweblichen Untersuchung Histiozyten mit schaumigem Zytoplasma und Plasmazellen sowie Makrophagen, die möglicherweise als Folge eines Desquamativ-Prozesses von den Alveolarmakrophagen stammen, ins Auge. Die Infiltration greift auf das Interstitium und die Bronchiolenwand über. Im weiteren Verlauf können sich eine Fibrose mit Schrumpfungsneigung und eine obliterierende Bronchiolitis entwickeln.

Betroffen von diesen Erkrankungen sind vorwiegend nichtatopische Personen, während bei Atopikern die gleichen Antigene eine durch Reagine übermittelte Typ-I-Allergie mit der klinischen Symptomatik eines Asthma bronchiale auslösen können (Caldwell *et al.,* 1972).

Der Nachweis der *präzipitierenden Antikörper* im Patientenserum erfolgt am einfachsten mit der Immundiffusion nach Ouchterlony. Unsicherheiten im Verständnis der Pathogenese entstehen durch die nicht selten beobachtete Diskrepanz zwischen nachweisbaren zirkulierenden Antikörpern und klinischer Erkrankung. So wurden bei 80 von 200 zufällig ausgewählten Taubenzüchtern zwar Präzipitine, jedoch keine Vogelhalterlunge gefunden (Fink *et al.,* 1972). Mit verfeinerten Methoden stellten Kawai *et al.* (1973) eine weite Verbreitung von präzipitierenden Antikörpern gegen ubiquitär im Staub enthaltene organische Antigene fest. Andererseits mißlingt gelegentlich der serologische Antikörpernachweis bei eindeutigen klinischen und feingeweblichen Befunden einer allergischen Alveolitis.

Klinisch unterscheidet man bei der exogenen *allergischen Alveolitis* zwei *Verlaufsformen:* Die *akute* Form beginnt entsprechend der Charakteristik des Allergie-Typs III mit einer *verzögerten* Reaktion, etwa 4 bis 6 Std nach Exposition. Es entwickeln sich systemische Krankheitserscheinungen ähnlich der Serumkrankheit, nämlich allgemeines Krankheitsgefühl, Fieber bis 41 Grad und Schüttelfrost. Die pulmonale Symptomatik besteht in zunehmender Dyspnoe, präcordialem Engegefühl und quälendem, zunächst unproduktivem Husten, der später zur reichlichen Entleerung eines teilweise auch haemorrhagischen Schleimes führt. Über den Lungen bestehen feinblasige Rasselgeräusche in den Mittel- und Unterfeldern. In typischen Fällen zeigt die Thoraxröntgenaufnahme vorwiegend basal verstreut weich begrenzte Herdschatten von 0,5 bis 5 mm Durchmesser. Mit der Lungenfunktionsanalyse läßt sich eine Diffusionsstörung nachweisen, die bei schweren Erkrankungen mit einer ausgeprägten Hypoxaemie einhergeht. Vitalkapazität und Lungendehnbarkeit (Compliance) sind als Ausdruck einer restriktiven Ventilationsstörung vermindert. Eine Bronchialobstruktion gehört nicht zum akuten Krankheitsbild, kommt aber ausnahmsweise und bei der chronischen Verlaufsform vor. Die laborchemischen Befunde sind uncharakteristisch. Es bestehen allgemeine Entzündungszeichen wie Leukozytose, Senkungsbeschleunigung, Vermehrung der Alpha$_2$- und Gamma-Globuline sowie des Immunglobulin G. Im Gegensatz zur Typ-I-Allergie fehlen meist eine Eosinophilie und die Erhöhung des Immunglobulins E. Nach Beendigung der Exposition ist der Verlauf der akuten Erkrankung benigne. Die Krankheitserscheinungen bilden sich häufig vollständig zurück. Kortikoide können den Heilungsverlauf beschleunigen.

Sofern die *chronische* Verlaufsform nicht durch rezidivierende akute Episoden eingeleitet wird, bemerkt sie der Patient erst im fortgeschrittenen Stadium an Dyspnoe, Gewichtsverlust und körperlicher Schwäche. Bis dahin besteht die Gefahr einer Fehldeutung als unspezifisches bronchitisches Syndrom. Auf dem Röntgenbild treten noduläre Einlagerungen immer mehr zurück und es überwiegen Verdichtungsstrukturen mit zystischen Aufhellungen. Die fibrotischen Lungenveränderungen und ihre Rückwirkung auf den Gasaustausch neigen zum

Fortschreiten. Die chirurgische Behandlung einer ausgeprägten Lungenfibrose als Folge einer schrumpfenden Alveolitis durch eine erfolgreiche Lungentransplantation (HUGH-JONES et al., 1971) sei als Ausblick auf Behandlungsverfahren der Zukunft für die anderweitig unheilbaren Endstadien der Erkrankung erwähnt.

B. Koniosen vorwiegend durch *toxische* Staubwirkung

Byssinose

Die *Byssinose* (von ἡ βύσσος: Flachsart, Baumwolle) oder die *Baumwollstaublunge* ist eine chronische Erkrankung mit bronchialen Reaktionen und Allgemeinsymptomen, vor allem Engegefühl über der Brust, die sich nach meist mehrjährigem beruflichen Kontakt mit dem Staub entwickelt, der bei der Reinigung und Verarbeitung von Rohfasern der *Baumwolle* (Gattung Gossypium), des *Flachses* (Linum usitatissimum) und des echten *Hanfs* (Cannabis sativa) entsteht. In ihren überwiegend beobachteten frühen Stadien weist sie die charakteristische ,,*Montags-Symptomatik*" auf.

1. Vorkommen

Gefährdende Exposition: Die Erkrankung tritt bei Beschäftigten in den *Aufbereitungs-anlagen* und in den *Vorwerken* der Baumwoll-, Flachs- und Hanfindustrie auf, wo die Rohfasern entkörnt, gemischt und von Pflanzenresten oder anderen Verunreinigungen befreit werden. Hierzu dienen in den Baumwollbetrieben Blas- und Schüttel-(Batteur-)Vorrichtungen sowie die Kardenmaschinen für die Krempelei. In der *Karderie* (Abb. 1) findet sich in der Regel die höchste Erkrankungsziffer. Sie sinkt bei den Arbeitern im weiteren Herstellungsprozeß (Spinnerei, Weberei) stark ab und hängt dort von den im Staub noch vorhandenen Pflanzenresten bei mangelhafter Vorreinigung ab.

Auch bei der Aufbereitung von *Rohflachs* nach seiner Verrottung in Wasser, wodurch die Mazeration minderwertiger Fasern erzielt wird, und bei der Verarbeitung von Stengeln des echten (weichen) *Hanfs* kommt die Byssinose vor. Häufigkeit und Ausmaß der Symptome finden sich hier im Vergleich zur Baumwollindustrie sogar verstärkt ausgeprägt.

Außerhalb dieser Industriebereiche ist die Byssinose bisher nicht bekannt geworden.

Eine gegenteilige Mitteilung bei einem ,,Nicht-Textil-Arbeiter" (HAMILTON, GERMINO et al., 1973) könnte irreführen, hält aber kritischer Beurteilung nicht stand: Es handelt sich um einen Atopiker mit Asthma bronchiale seit Kindheit, welcher zu Forschungszwecken mit Baumwollstaub in Kontakt kam. Hierbei entwickelten sich Beschwerden von seiten eines hyperreagiblen Bronchialbaums ohne charakteristische Montags-Symptomatik.

Als gefährdet wurden 1961 in England 20 000 Textilarbeiter (MEIKLEJOHN, 1963) und später in USA 200 000 Baumwollarbeiter (BOUHUYS, HEAPHY et al., 1967) angesehen.

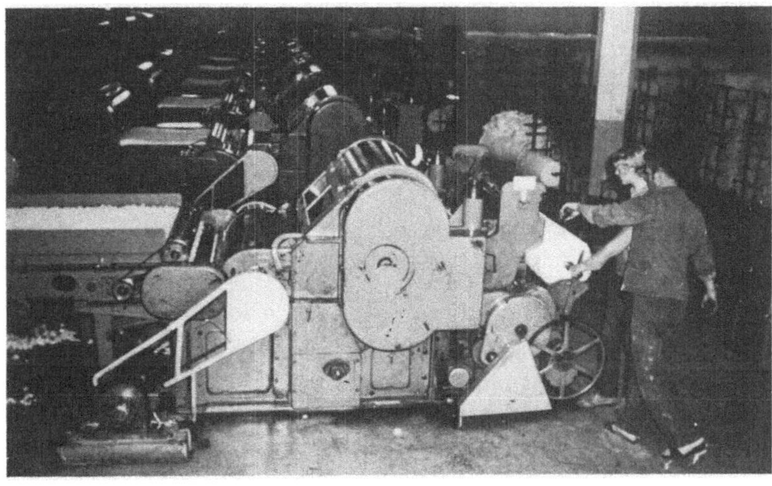

Abb. 1. Karderie einer Baumwollspinnerei

Epidemiologie: Unsere Kenntnisse von dem Auftreten der Byssinose bis in die Mitte dieses Jahrhunderts fassen Schilling (1956, 1964), Reploh und Klosterkötter (1964) und Harris *et al.* (1972) zusammen. Sie weisen auf die Erstbeschreibung durch Ramazzini (1705 und 1713), auf die ursprüngliche Erwähnung der *Montags-Symptomatik* bei Flachsarbeitern von Greenhow (1860) und auf die Namensgebung durch Proust (1877) hin.

Schilling fand in Kardenräumen, in welchen minderwertige Baumwollqualitäten verarbeitet werden, Erkrankungen an Byssinose bei 63% der Männer und bei 48% der Frauen von 257 untersuchten Personen (Schilling, 1956; Schillung u. Roach, 1960).

In den Spinnereiräumen betrug die Prävalenz unter 405 Arbeitern nur 2%. Lammers *et al.* (1964) stellten unter 414 gefährdeten englischen Baumwollarbeitern in 13,5% und bei 980 holländischen in 17% Byssinose fest; sie trafen in der Spinnereiabteilung eine Häufigkeit von 1,5 bzw. 1,6% an.

Elwood *et al.* (1965) haben das Vorkommen der Byssinose bei 2500 *Flachs*arbeitern in Nordirland geprüft. Es betrug unter der Belegschaft der Aufbereitungsräume 54%, der Vorwerke 22% und der Fertigung 2%.

Molyneux und Tombleson (1970) stuften rund 27% von 1359 Baumwollarbeitern in Lancashire als an Byssinose erkrankt ein und Fox *et al.* (1973a, b) ermittelten im gleichen Land unter 2316 Baumwollarbeitern in 24% der in Blas- und Kardenräumen Tätigen Byssinose-Symptome. Davon hatten 13% die Beschwerden von Atemnot und Brustenge regelmäßig nur montags und 5% auch an anderen Wochentagen. Eine Differenz in der Verteilung auf die beiden Geschlechter war nicht nachweisbar. In der Spinnerei ergab sich eine Prävalenz von 4%. Die von den beiden Autorengruppen gewählten Werke verarbeiteten vorwiegend grobe Faserqualität.

Bouhuys *et al.* begegneten dieser organischen Koniose in den USA bei 29% von 214 Arbeitern in Karderie und Spinnerei von Baumwollbetrieben (Bouhuys, Heaphy *et al.*, 1967; Bouhuys, Wolfson *et al.*, 1969).

Weitere Zahlen wurden aus den Südstaaten der USA bekannt: 12,6% in den Vorwerken, 10% in Spinnerei und Weberei unter 500 Arbeitern (Schrag u. Gullett, 1970); 20% in den Präparier-, 2% in den Garnverarbeitungs-Abteilungen unter 2300 Probanden (Merchant *et al.*, 1972).

In *Westdeutschland* hat Baader 1963 77 Erkrankungsfälle an Byssinose mitgeteilt, leider wurde die Größe des Bezugskollektivs nicht mehr bekannt. Antweiler *et al.* (1967) fanden bei 4 von 35 Beschäftigten in 6 nordwestdeutschen Baumwollwerken Byssinose-Symptome.

Fruhmann *et al.* beobachteten sie bei 33% von 125 Gefährdeten in Süddeutschland. Die Erkrankungshäufigkeit in den 7 herangezogenen Baumwoll-Vorreinigungswerken betrug 0 bis 58%.

Aus der Deutschen Demokratischen Republik teilt Ehrhardt (1964) ebenfalls Erscheinungen der Baumwollkoniose an 35% von 400 Exponierten mit und Quaas und Köcher (1971) diagnostizierten bei knapp der Hälfte von 115 Werktätigen in Baumwollreinigungsbetrieben sowie in 23% der Werksgenossen in Kardieranlagen die Symptome einer Byssinose; diese kam auch in etwa 10 bzw. 9% der Belegschaft der Grobgarnspinnerei und Grobgarnweberei vor.

Unter 117 schwedischen Kardenarbeitern klassifizierte Arnoldsson *et al.* (1963) 75 als Byssinotiker. In Holland fand Muller (1963) 88 Erkrankte unter 770 Beschäftigten in Vorspinnwerken von Baumwollmühlen. Von Marchand *et al.* (1963) wurden bei $^1/_3$ der Belegschaft in Kämm- und Hechelräumen von französischen *Flachs*spinnereien Byssinose-Erkrankungen gemeldet, von Lemercier (1971) nur bei 17%. In Italien belief sich die Häufigkeit anläßlich von Nachuntersuchungen auf 40 bis 64% der in den Misch-, Blas- und Kardenräumen von Baumwollbetrieben Beschäftigten (Cavagna, 1963).

Die Inhalation von Staub, der beim Ausklopfen und Hecheln von Rohfasern des echten *Hanfs* entsteht, führt zu einer hohen Inzidenz an Byssinose (früher, 1944, in der spanischen Literatur als *Cannabiose* beschrieben) mit zum Teil schweren objektiven Krankheitsfolgen. Beispielsweise waren 91% der älteren Arbeitnehmer in dem von Bouhuys, Barbero *et al.* (1967, 1969) eingehend untersuchten spanischen Verarbeitungszentrum Callosa de Segura betroffen. Aus der jugoslawischen Hanfindustrie liegen Mitteilungen über eine Erkrankungsdichte von 40% in der Verarbeitungsabteilung und bis 62% in den Aufbereitungsanlagen vor (Valic *et al.*, 1968).

Valic und Zuskin (1973) beurteilten 48 von 60 Arbeitern (= 80%), welche einem Gemisch von Hanf- und Flachsstaub ausgesetzt waren, als Byssinotiker. Davon waren knapp die Hälfte gesundheitlich schwer beeinträchtigt. 70% von 55 Frauen, die an ihrer Arbeitsstätte im Mittel 11 Jahre 17 mg/m^3 Staub von verrottetem Flachs eingeatmet hatten, rechneten sie ebenfalls zu den Erkrankten. Griechische Baumwollentkörnungsbetriebe waren frei von Byssinose (Kondakis *et al.*, 1965); aber unter 54 gegenüber einem Gemisch von *Hanf* und *Sisal* exponierten Arbeitern hatten 7, davon 4 regelmäßig montags Beschwerden (Kondakis *et al.*, 1967).

Aus Ägypten erschienen Publikationen über eine Byssinose-Prävalenz von 10 bis 90% (EL BATAWI u. SHASH, 1962; EL BATAWI *et al.*, 1964). Die höchste Quote von 90% fand sich in einem ägyptischen Dorf (EL BATAWI u. HUSSEIN, 1964). Im Sudan wurden bei 20% der Baumwollentkerner und bei 49% der Hanföffner diese Gewerbekrankheit festgestellt (KHOGALI, 1969).

Mitteilungen über eine niedere Byssinose-Häufigkeit liegen aus Indien vor (GUPTA, 1969; THIRUVENGADAM 1970). In Australien wurden nur wenig ausgeprägte Erkrankungsformen und diese bei 14% der Exponierten diagnostiziert (GANDEVIA u. MILNE, 1965), ebenso kommen aus Japan (SHIMA, 1970) und von den Philippinen (EL-SAMRA, 1972) Meldungen von einer geringen Byssinose-Prävalenz um 2%. Eine nicht unerhebliche Dunkelziffer in den Entwicklungsländern ist mangels bekannter Untersuchungsdaten zu vermuten.

Faßt man die Berichte über das *Vorkommen der Byssinose* zusammen, so ergibt sich, daß sie weltweit angetroffen wird, und daß die Erkrankungshäufigkeit der Beschäftigten in den Vorwerken von Baumwoll- und Flachsspinnereien sowie in den Hanf-Aufbereitungsanlagen 0 bis etwa 90% beträgt. Es ist gesichert: in den Betrieben mit der Verarbeitung von groben Baumwollqualitäten besteht ein bis zu 9fach höheres Erkrankungsrisiko als in den Produktionsstätten feiner Fasersorten. Die Arbeiter in der Nähe der Kardenmaschinen (Strippers, Grinders) sind am stärksten gefährdet (SCHILLING, 1954; ROACH u. SCHILLING, 1960; EL BATAWI *et al.*, 1964; SHIMA, 1970; BERRY *et al.*, 1973, 1974; FOX *et al.*, 1973a).

Raucher erkrankten im Vergleich zu Nichtrauchern bis zum 1,4fachen vermehrt an Byssinose (BERRY *et al.*, 1974), insbesondere an den fortgeschrittenen Stadien (MERCHANT *et al.*, 1972). Nach Fox *et al.* (1973b) kommt bei Rauchern nicht nur die Byssinose häufiger vor, sondern es sind auch die Einbußen der ventilatorischen Sekundenkapazität verstärkt.

Mit Zunahme der *Expositionszeit* werden die Symptome der Byssinose in der Regel zahlreicher (MOLYNEUX *et al.*, 1972; FOX *et al.*, 1973a, b; BERRY *et al.*, 1974; SPEIZER, 1974) (Abb. 2). VALIC *et al.* (1968) leiteten von ihren Studien in einem hanfverarbeitenden Betrieb mit 111 Beschäftigten folgende Regressionsgleichung ab:

Byssinose-Prävalenz als Verhältniszahl $= 0{,}163 + 0{,}058\,x - 0{,}0018\,x^2$ (x: Beschäftigungsdauer in Jahren); schon nach einem Jahr Einwirkungszeit haben sie Byssinose Grad II festgestellt. Ein eigengesetzlicher Altersgang wohnt der Erkrankung wahrscheinlich nicht inne (ELWOOD *et al.*, 1965; VALIC *et al.*, 1968; FOX *et al.*, 1973), ist aber nicht

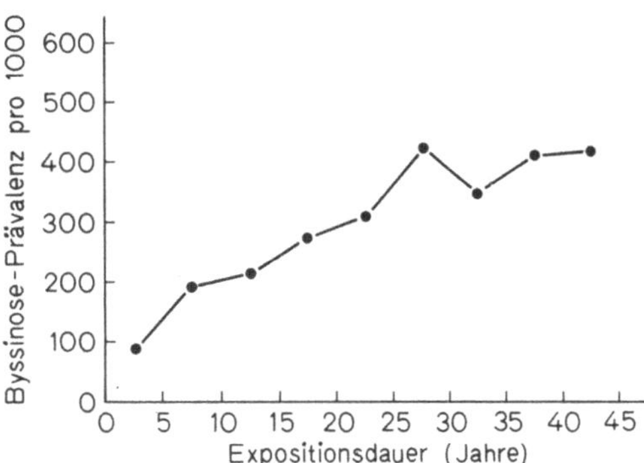

Abb. 2. Prävalenz der *Byssinose* in Abhängigkeit von der *Expositionsdauer*. Standardisierung von Alter und Geschlecht. [SPEIZER, Ann. NY. Acad. Sci. **221**, 50—54 (1974), nach den Daten von MOLYNEUX u. TOMBLESON, Brit. J. indust. Med. **27**, 225—234 (1970)]

auszuschließen (SPEIZER, 1974). Bemerkenswerterweise wurde eine Byssinose schon nach 1- bis 4jähriger Exposition (VALIC *et al.*, 1968) und schon in den Altersgruppen von 15 bis 19 Jahren in 1 bis 2% der Beschäftigten beobachtet (FOX *et al.*, 1973a).

Das Auftreten von Byssinose durch den Staub von *Sisal*fasern konnte nicht bestätigt werden (SCHILLING, 1956; GILSON *et al.*, 1962; BAADER, 1963; MCKERROW *et al.*, 1965). Lediglich bronchitische Symptome mit einer Minderung der Ventilationsfähigkeit kommen ver-

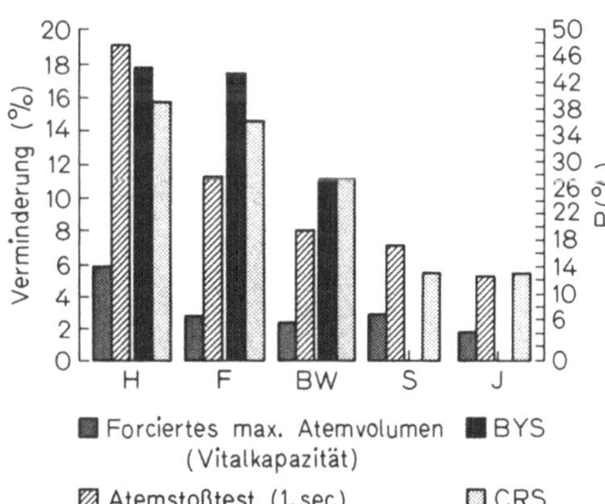

Abb. 3. Prävalenz von Byssinose (BYS) und unspezifischen chronischen respiratorischen Syndromen (CRS) sowie akute Einschränkung des Atemstoßtestes (1. sec) und der forcierten Vitalkapazität während der Arbeitsschicht in ausgewählten Gruppen von *Hanf*- (H; n = 102), *Flachs*- (F; n = 30), *Baumwoll*- (BW; n = 139), *Sisal*- (S; n = 51) und *Jute*- (J; n = 91) Arbeitern, jeweils in Prozent. Alter: 22—29 Jahre; Dauer der Exposition: 2—7 Jahre; Staubkonzentration: 1,92—4,24 mg/m³. [Aus VALIC u. ZUSKIN: Brit. J. industr. Med. **29**, 293—297 (1972), S. 296]

mehrt vor (Zuskin *et al.*, 1972; Velvart, 1972). Die 1958 von Stott an einzelnen Sisalarbeitern röntgenologisch wahrgenommenen apikalen Fibrosen wurden von anderen Autoren nicht als charakteristisch für die Einwirkung von Sisalstaub beschrieben.

Auch bei der Verarbeitung von *Jute* konnten Schilling (1956), Gilson *et al.* (1962) und Valic und Zuskin (1972b) Byssinose *nicht* feststellen. Einen Überblick über das Vorkommen eines respiratorischen Syndroms, spirographisch meßbarer Einschränkungen der Ventilationsfähigkeit und der Byssinose-Symptome nach der Einwirkung unterschiedlicher organischer Stäube zeigt die Abb. 3 von Valic und Zuskin (1972b). Innerhalb der Belegschaft von *Kunstfaser*betrieben wurden bis zu 4,4% Byssinosen beobachtet, aber nur bei Personen, die früher Luftverunreinigungen durch Rohbaumwolle ausgesetzt waren (Molyneux u. Tombleson, 1970; Merchant *et al.*, 1973).

2. Klinik

Leitsymptome, Montags-Symptomatik: Als Leitsymptome gelten das *Engegefühl* über der Brust und *Atembeschwerden*, welche einige Stunden nach Wiederaufnahme der Berufstätigkeit im Anschluß an eine mindestens 1tägige Arbeitspause auftreten *(Montags-Symptomatik)* (Schilling, 1956; Molyneux u. Tombleson, 1970; Fruhmann *et al.*, 1971). Im Laufe der Arbeitswoche nehmen die Beschwerden ab (Abb. 4). Die Atemnot besitzt nicht Anfalls-Charakter. Sie war ursprünglich ein Kriterium für die Stadieneinteilung von Schilling (1956), findet sich

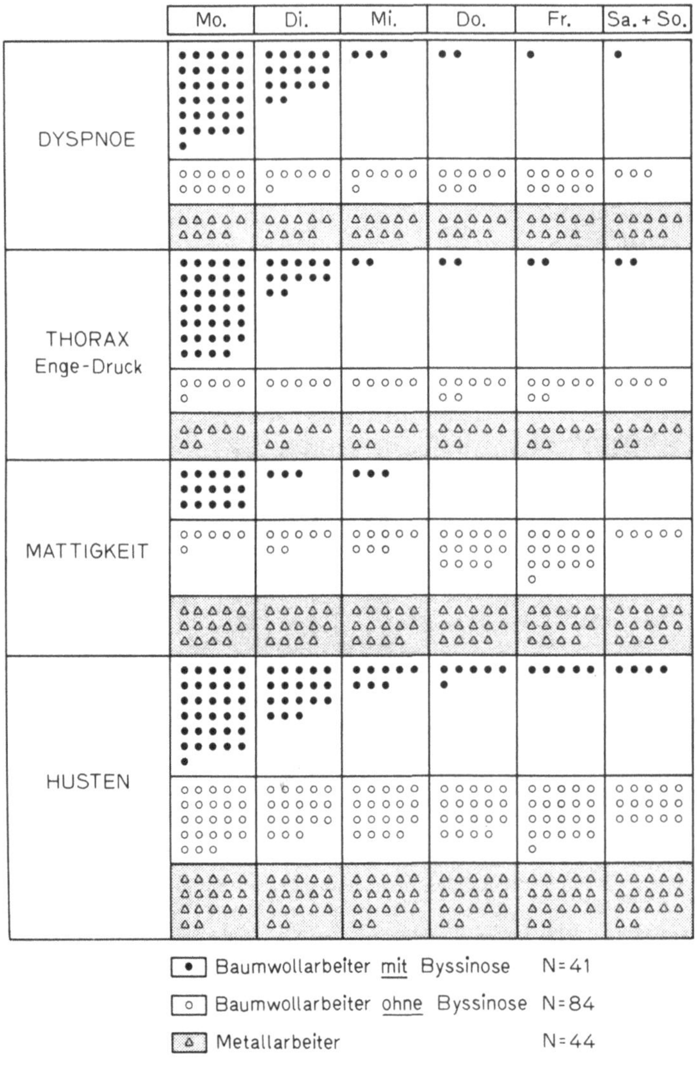

Abb. 4. *„Montags-Symptomatik"* der Arbeiter *mit* Byssinose. Unter 128 Vergleichspersonen, die an ähnlich staubbelasteten Werkplätzen tätig und mit derselben Technik überprüft worden sind, treten bronchitische Symptome gleichmäßig während der Arbeitswoche auf. [Fruhmann u. Specht, Internist, **15**, 412—421 (1974), S. 413]

aber in dem neueren Klassifikationsschema (Nat. Konf. Charlotte, 1970) nicht mehr. *Husten* während der Berufsarbeit wird von einigen Autoren für die Diagnose verwertet (BOUHUYS *et al.*, 1967; MEKKY *et al.*, 1967; FRUHMANN *et al.*, 1969, 1971; MERCHANT *et al.*, 1972; HARRIS *et al.*, 1972). Die Betroffenen klagen auch über eine allgemeine Erschöpfung und gelegentlich über ein Hitzegefühl.

Die Symptome beginnen charakteristischerweise am Montag mittag, halten einige Zeit über das Schichtende hinaus an und belästigen nicht selten besonders nach Feierabend während des Heimwegs. In den Anfangsstadien sind die Mißempfindungen zu Beginn der Arbeitswoche bezeichnender als objektiv meßbare Einschränkungen der Ventilationsfähigkeit, welche lediglich auf eine vermehrte Reagibilität des Bronchialbaums hindeuten (ROACH u. SCHILLING, 1960; CAREY u. MERRETT, 1965; BOUHUYS *et al.*, 1969; SCHRAG u. GULLETT, 1970; FRUHMANN *et al.*, 1971; FOX *et al.*, 1973).

Krankheitsstadien: Man unterscheidet bis zu 4 klinische Krankheitsstadien. Die Einteilung wird uneinheitlich gehandhabt.

Die ursprüngliche Klassifikation von SCHILLING (1956) lautet:

Grad I: Brustenge und/oder Atemnot nur an Montagen.

Grad II: Dasselbe an Montagen und anderen Tagen.

Sie wurde ergänzt durch Grad $^1/_2$:

Gelegentliche Brustenge oder leichte bronchiale Reizerscheinungen an Montagen (ROACH u. SCHILLING, 1960; LAMMERS *et al.*, 1964; ELWOOD, 1965).

Der Begriff „Montag" wird in erweitertem Sinne für den ersten Arbeitstag nach einem mindestens eintägigen Ruheintervall gebraucht und fällt beispielsweise in den arabischen Ländern auf den Samstag.

1970 benützten SCHRAG und GULLETT dieselbe Einteilung, aber mit den Bezeichnungen I, II und III.

In dem Bestreben, die Angaben der Probanden stärker validieren zu können, haben FRUHMANN *et al.* (1971) verschärfte Bedingungen für die Diagnose der Graduierung angewandt:

Grad I: Mindestens 2 der Symptome: Dyspnoe, Engegefühl über der Brust oder allgemeine Erschöpfung bestehen regelmäßig nur montags.

Grad II: Diese Beschwerden dauern bis Mitte der Arbeitswoche.

Grad III: Entspricht einer chronisch obstruktiven Bronchpneumopathie, welcher eindeutig die charakteristische Montagssymptomatik der Byssinose vorausgegangen ist.

Derzeit wird als Standardschema empfohlen (Nat. Konf. Charlotte, USA 1970):

Grad 0: Kein Auftreten von Brustenge oder Atemschwierigkeiten an Montagen.

Grad $^1/_2$: Gelegentliche Brustenge am ersten Tag der Arbeitswoche.

Grad I: Brustenge an jedem ersten Tag der Arbeitswoche.

Grad II: Brustenge an jedem ersten und an anderen Tagen der Arbeitswoche.

Grad III: Symptome Grad II begleitet von den Befunden einer dauernden Behinderung durch eine verminderte Belastungsfähigkeit und/oder Ventilationseinschränkung.

Zusätzlich kommt die Abstufung nach *funktionellen Gesichtspunkten* hinzu (BOUHUYS *et al.*, 1970; Nat. Konf. Charlotte, 1970) (Tabelle 1):

F 0: Kein nachweisbarer akuter Effekt des Staubes auf die Ventilationsfähigkeit, kein Hinweis auf eine chronische Ventilationsstörung.

F $^1/_2$: Geringe akute Wirkungen des Staubes auf die ventilatorische Leistungsfähigkeit, kein Hinweis auf eine chronische Ventilationsstörung.

F 1: Deutliche akute Wirkung des Staubes auf die Ventilationsfähigkeit; kein Hinweis auf eine chronische Ventilationsstörung.

F 2: Nachweis einer geringen bis mäßigen irreversiblen Ventilationsstörung.

F 3: Nachweis einer mäßigen bis schweren irreversiblen Ventilationsstörung.

4% der untersuchten (SCHRAG u. GULLETT, 1970) und 10% der erkrankten (MULLER, 1963) Baumwollarbeiter weisen nicht nur montags Beschwerden auf. Die Prävalenz des Grades II schwankt zwischen 1 und 3% (LAMMERS *et al.*, 1964), 4 bis 17% (MOLYNEUX u. TOMBLESON, 1970), 11% (FRUHMANN *et al.*, 1971) und 1 bis 14% (MERCHANT *et al.*, 1973).

Verlauf: Die schweren Krankheitserscheinungen werden im allgemeinen vermehrt mit zunehmender Expositionsdauer gefunden.

Tabelle 1. Empfehlungen für die Klassifikation nach Funktionseinschränkung und für arbeitsmedizinische Maßnahmen bei *Byssinose*. (Nat. Konferenz, Charlotte NC, USA: Arch. Environ. Health **23**, 230, 1971)

Funktioneller Grad	Sekundenkapazität % des Solls	Δ Sekundenkapazität vor/ ≥ 6 Std nach Expos. am „Montag" Abnahme in %	Maßnahmen
F_0	≥ 80	≤ 4	jährliche Kontrolle der Sekundenkapazität
		5—9	$^1/_2$jährliche Kontrolle der Sekundenkapazität
		≥ 10	$^1/_2$jährliche Kontrolle der Sekundenkapazität und Arbeitsplatzwechsel
F_1	60—79	< 4	$^1/_2$jährliche Kontrolle der Sekundenkapazität
		≥ 5	$^1/_2$jährliche Kontrolle der Sekundenkapazität und Arbeitsplatzwechsel
F_2	< 60		Ausschlußkriterium für byssinosegefährdeten Arbeitsplatz

Allerdings konnte in einer Studie an über 2000 Flachsarbeitern eine progressive Verschlechterung mit der Einwirkungszeit nicht gesichert werden (Elwood et al., 1965). Mit Ausnahme des letzten Krankheitsstadiums bilden sich die Gesundheitsstörungen meistens nach endgültiger Beendigung der Exposition wieder zurück; sie können aber auch unabhängig von der Einwirkung der Pflanzenstäube fortschreiten (Elwood, 1965; Bouhuys, Heaphy et al., 1967; Guyatt et al., 1973) oder nach erneutem Kontakt mit denselben wieder in Erscheinung treten (Bouhuys, Heaphy et al., 1967; Fruhmann et al., 1970).

Chronische Lungenschäden sind in der Regel erst nach 8- bis 10jähriger Exposition zu erwarten (Bouhuys, Gilson et al., 1970). Das Vollbild einer respiratorischen Insuffizienz, die sich mit genügender Wahrscheinlichkeit allein oder überwiegend aus einer Byssinose-Erkrankung entwickelt hat (Stadium III), wurde von Bouhuys, Heaphy et al. (1967) bei 7 Baumwollarbeitern, welche erwerbsunfähig wurden und sodann noch eine Verschlechterung ihrer Beschwerden angaben, beobachtet. Schwere Krankheitsverläufe der Byssinose beschrieben auch Elwood (1965) in der Flachsindustrie, Bouhuys, Barbero et al. (1969) bei ehemaligen Hanfarbeitern und Fruhmann et al. (1969, 1971) in der süddeutschen Baumwollindustrie.

In England registrierte man von 1957 bis 1961 30 bis 34 Todesfälle pro Jahr an Byssinose (Meiklejohn, 1963). Dort wurde zwischen 1956 und 1962 bei 185 Gestorbenen, bei welchen Versorgungsansprüche wegen Byssinose anstanden, die Diagnose einer Pflanzenstaublunge in 95% durch Autopsie erhärtet (Tombleson, 1971). Die häufigsten Sterbefälle traten bei Männern auf, welche mit dem Abziehen und Schleifen der Fasern beschäftigt waren. $^2/_3$ waren als chronische Bronchitis mit Emphysem und Cor pulmonale gemeldet. Der Krankheitsverlauf begann etwa im Alter von 50 Jahren. Versicherungsleistungen wurden 7 bis 8 Jahre nach Auftreten der Krankheitserscheinungen bezahlt, und der Tod trat sodann wenige Jahre später ein (Tombleson, 1971).

Allgemeinbefund: Bisher wurde nicht bekannt, daß eine Byssinose objektive Symptome außerhalb des Respirationstraktes hervorruft (Bouhuys et al., 1968). Pfeifende Atemgeräusche und auskultierbare Rasselgeräusche (Fruhmann et al., 1971; Lemercier, 1971) sind Zeichen eines begleitenden bronchitischen Syndroms. Eine Erhöhung der Körpertemperatur gehört nicht zu der Erkrankung. Die klinische Bedeutung einer vorübergehenden Leukozytose nach experimenteller Inhalation von Baumwoll- oder Flachsstaub sowie von Verschiebungen im Verhältnis segmentkerniger Leukozyten zu Epithelzellen im Nasensekret (Merchant et *al.*, 1974) erscheint gering. Spezifische Veränderungen in Blut und Harn konnten bisher nicht erkannt werden (LEMERCIER, 1971; BOMSKI *et al.*, 1971).

Bei der Frage nach klinischen Allgemeinsymptomen der Byssinose muß berücksichtigt werden, daß unsere derzeitigen Kenntnisse überwiegend auf den Ergebnissen epidemiologischer Studien beruhen, die an mehr als 10 000 Personen mittels Exploration der Anamnese und einfacher Lungenfunktions-Diagnostik durchgeführt wurden. Sie stützen sich aber nur auf eine vergleichsweise geringe Zahl von klinisch untersuchten Patienten.

3. Röntgendiagnostik

Die Byssinose führt nicht zu charakteristischen Veränderungen des *Thorax-Röntgenbildes,* wie schon KOELSCH (1933) erwähnt hat. Lediglich sahen FRUHMANN *et al.* (1971) bei Baumwollarbeitern eine Vermehrung der bronchialen Zeichnung in den Unterfeldern und bei Vorliegen der Montags-Symptomatik verdichtete Hili häufiger als in einem Vergleichskollektiv von Metallarbeitern. Ähnliche Beobachtungen wurden auch andernorts erwähnt (ANTWEILER, KLOSTERKÖTTER u. WORTH, 1967; Nat. Konf. Charlotte, 1970; LEMERCIER, 1971). Bei 445 von 2292 Baumwollarbeitern fand SHIMA (1970) feinnoduläre Strukturen auf der Übersichtsaufnahme, aber nur in 2% Byssinose. Die Bronchographie zeigte keine Erweiterung des Bronchialbaumes (LEMERCIER, 1971). Eine Verwendung von Radioisotopen (VASKOV, 1973) hat bisher die diagnostischen Möglichkeiten für die organischen Pneumokoniosen nicht bereichert.

4. Respiratorische Funktionsdiagnostik

Bei Patienten mit Byssinose wies man häufig während der Arbeitsschicht Bronchialobstruktionen unterschiedlichen Ausmaßes nach (SCHILLING, 1956; MCKERROW *et al.*, 1958; CAREY u. MERRETT, 1965; BOUHUYS, BARBERO *et al.*, 1969; BOUHUYS, WOLFSON *et al.*, 1969; GILSON *et al.*, 1969; KHOGALI, 1969).

MEKKY *et al.* (1967) fanden bei 14 gesunden Textilarbeitern eine Verminderung des *Atemstoßes* während der Tätigkeit am Montag um 20 bis 310 ml, bei der gleichen Anzahl Arbeiter mit Byssinose eine solche von 130 bis 260 ml. Die Nachmittagsschicht führte durchschnittlich zu einer stärkeren Reduktion der Atemfunktion (WALFORD *et al.*, 1966). Nach den Untersuchungen von EL-SADI *et al.* (1972) in Ägypten betrug der mittlere Abfall der Sekundenkapazität während der Berufstätigkeit am ersten Wochentag bei 12 Patienten mit Byssinose I 22%, bei 16 Patienten mit Byssinose II 24% und bei 22 mit Byssinose III 31%, während je 15 Personen mit einer chronisch asthmoiden Bronchitis und ohne Krankheitserscheinungen Differenzen von weniger als 5% aufzeigten. VALIC und ZUSKIN (1972b) beobachteten bei *Hanf*arbeitern mit Byssinose eine Abnahme des Atemstoßes während der Montagsschicht um 576 ml, bei ihren Arbeitskollegen ohne Byssinose um 304 ml, bei erkrankten Baumwollarbeitern um 243 ml und bei Vergleichspersonen in der Baumwollindustrie um 158 ml. Ähnliche Ergebnisse legten sie nach Studien von Mischstaub-Exponierten in der Flachs- und Hanfindustrie vor (ZUSKIN u. VALIC, 1973b).

Es gelingt aber nicht, mittels spirographischer oder atemmechanischer Verfahren die Erkrankung von unspezifischen oder allergischen Atemwegssyndromen abzugrenzen. Das Fehlen pathologischer Veränderungen bei der Lungenfunktionsanalyse schließt die Diagnose einer Byssinose nicht aus (Nat. Konf. Charlotte, 1970).

Nicht stets findet sich bei Patienten mit Byssinose eine gesicherte Verminderung der spirometrischen Meßgrößen, weder in bezug auf die ebenfalls reduzierten Ergebnisse bei ihren Arbeitskollegen ohne Montagssymptomatik (SMITH *et al.*, 1969; VALVART, 1970; ZUSKIN *et al.*, 1969; ZUSKIN u. VALIC, 1972, 1973a), noch während der Montagsschicht im Vergleich zur Wochenmitte (ANTWEILER, KLOSTERKÖTTER u. WORTH, 1967; ANTWEILER, KLOSTERKÖTTER u. SIEHOFF, 1967; ZUSKIN *et al.*, 1969).

BRAUN *et al.* (1973) trafen eine Verminderung des Atemstoßes und das Symptom der Brustenge gemeinsam nur in $^1/_5$ von 273 beobachteten Patienten an. Ähnliches wurde von IMBUS und SUH (1973) mitgeteilt, die auch bei 7,4% der Arbeiter, welche ausschließlich mit synthetischen Fasern beschäftigt waren, eine 10% überschreitende Verkleinerung der Sekundenkapazität während der Arbeitszeit nachgewiesen haben, so, wie man es gelegentlich auch bei Bergarbeitern feststellen kann (BRAUN *et al.*, 1973).

In Längsschnittuntersuchungen beobachteten BERRY *et al.* (1973) nach einem zweijährigen Intervall einen mittleren Rückgang der Sekundenkapazität um 54 ml/Jahr bei Baumwollarbeitern und um 32 ml/Jahr bei

Berufstätigen in der Kunstfaserindustrie. Raucher hatten eine um 19 ml/Jahr stärkere Abnahme als Nichtraucher und frühere Raucher.

Im Vergleich zu anderen zeigten Personen mit Byssinose im Laufe der Jahre eine zunehmende Verminderung der Atemfunktion (Zuskin u. Valic, 1972).

Es gelang nur unbefriedigend mit Hilfe der Ganzkörperplethysmographie eine Erhöhung der *Atemwegswiderstände* bei Byssinose aufzuzeigen. Man fand zwar bei 40- bis 49jährigen baumwollstaubexponierten Arbeitern in Vorspinnereibetrieben im Mittel eine geringe, statistisch signifikante Erhöhung des bronchialen Strömungswiderstandes, aber eine *Ab*nahme desselben nach der Montagsschicht (Antweiler, Klosterkötter u. Worth, 1967; Antweiler, Klosterkötter u. Siehoff, 1967). Die anderen Altersgruppen hatten weder erhöhte Grundwerte noch signifikante Anstiege während der Staubbelastung. Fruhmann *et al.* (1971) beobachteten zwar einen steigenden Trend der bronchialen Resistance mit Verschlechterung der Byssinose, aber keine statistisch sicherbare Erhöhung bei Grad 0,5 bis II im Vergleich mit staubbelasteten Arbeitern in einem Metallwerk. Bouhuys und v. d. Woestijne (1970) erklären das Fehlen nachweisbarer Bronchialobstruktionen mit einer Verminderung der Konduktance als Folge einer kompensatorischen Anspannung der Bronchialmuskulatur mit Wandversteifung in den größeren Luftwegen. Sie unterteilen in „reactors" mit Montags-Symptomatik und Bronchialobstruktion und klinischen „non-reactors".

In Einzelfällen sind pathologische Änderungen des *Sauerstoff- und Kohlensäurepartialdrucks* im arteriellen Blut während Ruhe und Belastung sowie eine Einschränkung der *Diffusionskapazität* bei Byssinose mitgeteilt worden (Bouhuys, Heaphy *et al.*, 1967), bei der Betrachtung von Mittelwerten läßt sich jedoch eine wertbare Abnahme des Sauerstoff-Partialdrucks nicht erkennen (Antweiler, Klosterkötter u. Worth, 1967; Antweiler, Klosterkötter u. Siehoff, 1967; Fruhmann *et al.*, 1971).

Die Ergebnisse der provokativen *Inhalationstests*, welche zur Diagnostik oder zur Erhellung der Pathophysiologie der Byssinose angestellt wurden, fielen uneinheitlich aus. Nach Inhalation von wäßrigem Extrakt aus Rohbaumwolle war der Abfall der Sekundenkapazität bei Byssinose-Patienten stärker als bei Gesunden, aber noch innerhalb der 95%-Vertrauensgrenze. Eine verzögerte Reaktion nach 4 bis 8 Std blieb aus. Das Residualvolumen wuchs an (Hamilton *et al.*, 1973). Beschrieben ist eine Beeinträchtigung der Stickstoff-Clearance (Bouhuys *et al.*, 1960), welche ausgeprägter war, als aufgrund der im Extrakt enthaltenen nativen Histaminmenge erwartet werden konnte. Da von Bouhuys eine Überempfindlichkeit dieser Byssinosekranken auf Histamin ausgeschlossen wurde, spricht die Beobachtung für die Liberatortheorie zur Pathogenese der Erkrankung (s.S. 554 und Beitrag Antweiler in diesem Handbuch).

3 bis 4 Std anhaltende Einatmung von Baumwollstaub in Konzentrationen von mehr als 1 mg/m^3 (Partikeldurchmesser um 7 μ) löste eine starke Erhöhung des Atemwegwiderstandes für 6 bis 24 Std aus. Vergleichbare bronchiale Reaktionen, die sich auch rascher zurückgebildet haben, waren erst nach Inhalation von über 20 mg/m^3 Kohlenstaub zu beobachten. Das Wirkmuster nach Aufnahme der Pflanzenteilchen unterschied sich von der Wirkung des Tabakrauchs, Schwefeldioxyd und Histamin-Aerosols (McDermott, 1969).

Fruhmann *et al.* (1971) fanden bei Byssinose-Patienten Grad II nach Vernebelung von wäßrigem Kardenstaubextrakt einen geringeren Anstieg des Atemwegswiderstandes als bei Metallarbeitern mit chronischer Bronchitis. Selbst gesunde Personen wiesen im akuten Inhalationsversuch eine statistisch sicherbare pathologische Erhöhung der bronchialen Strömungswiderstände auf.

In einem Modellexperiment, das die Arbeitsverhältnisse in der *Flachs*industrie während der nordamerikanischen Kolonialzeit imitiert, traten bei 6 exponierten Personen nach 5 Std eine geringe Brustenge und eine Einschränkung des Atemstoßes auf, die sich durch Isoproterenol zurückgebildet hat (Bouhuys *et al.*, 1973). Die mehrstündige Inhalation von *Hanf*staub bewirkte bei früher Exponierten nicht nur einen Abfall der Sekundenkapazität bis zu 1 000 ml, sondern auch eine signifikante Reduktion des arteriellen Sauerstoff-Partialdrucks (Lopez-Merino *et al.*, 1973). Die hemmende Wirkung von Hanfstaub auf den Atemstrom und das subjektive Beengungsgefühl wird aufgrund der Beobachtung von Bouhuys (1971) durch die Verabreichung von 40 mg Propanolol verstärkt und durch Atropin vermindert.

5. Immunologische Diagnostik

Immunologische Verfahren besitzen für die Diagnose der Byssinose einen untergeordneten Stellenwert.

Es ergibt sich kein Anhalt, daß die Erkrankung bevorzugt Personen mit atopischer Diathese betrifft (Bouhuys et al., 1967b; Harris et al., 1972). Die früher von Prausnitz angenommene Beziehung zwischen einer positiven Reizantwort auf Baumwollstaub im *Hauttest* und den Symptomen der Byssinose konnte nicht bestätigt werden (Harris et al., 1972). Verzögerte Hautreaktionen sahen Popa et al. (1969) bei Arbeitern in der Baumwoll-, Hanf-, Flachs- und Jute-Industrie häufig, unabhängig davon, ob eine Byssinose bestand. Daraus und auch aus den von diesen Autoren zitierten früheren Arbeiten, insbesondere von Cayton et al., geht hervor, daß sich allergologische Hauttests für die Diagnose dieser Staublunge nicht eignen.

Im *Serum* von Byssinose-Kranken findet man zahlreiche *Antikörper* gegen Textilstäube und sowohl spezifische als auch gekreuzte Reaktionen mit anderen Antigenen. Der Nachweis von Reaginen, hautsensibilisierenden Antikörpern, zirkulierenden Haemagglutininen (Popa et al., 1969; Wüthrich, 1969) und präzipitierenden Antikörpern gegen bestimmte Pflanzenteile, beispielsweise gegen die Fruchtbehälter (Massoud u. Taylor, 1964), ist beschrieben. Als gereinigtes Antigen, das von den Deckblättern der Baumwollpflanze gewonnen wurde, benutzten Taylor et al. (1971) einen Polyphenol-Komplex (Tetra- bzw. Pentahydroxyflavan-3,4-diol). Es konnte aber damit im Provokationstest keine Veränderung der Ventilationsgrößen erzielt werden. Wahrscheinlich handelt es sich um eine von diesem Polymer ausgelöste, unspezifische Präzipitation von Gammaglobulinen (Edwards u. Jones, 1973, 1974). Das Vorkommen von humoralen Antikörpern gegen pflanzliche Antigene geht bei Byssinose mit der klinischen Merkmalsausprägung nicht parallel (Popa et al., 1969; Fruhmann et al., 1971).

6. Diagnose

Die Klagen von Beschäftigten in Vorreinigungswerken der Baumwoll-, Flachs- und Hanfindustrie über das Gefühl der Brustenge am ersten Arbeitstag nach einem arbeitsfreien Intervall eignen sich für die Diagnose und die Graduierung einer Byssinose (Schilling, 1956, 1964; Meiklejohn, 1963; Harris et al., 1972; Muir, 1974). Weiterhin gehören vor allem Atemnot, auch Husten und gelegentlich Pfeifgeräusche bei der Atmung an dem auf ein freies Wochenende folgenden Montag zu den typischen Symptomen. Schon Prausnitz (1936) hat auf die überraschende Einheitlichkeit der Klagen aufmerksam gemacht: Nach einigen Jahren bemerken die Betroffenen zunehmenden Hustenreiz und beengende Atemnot am Montag, während sie sich im Laufe der Woche wiederum beschwerdefrei fühlen. Später erstrecken sich die Symptome auch auf den zweiten Arbeitstag und schließlich auf die gesamte Arbeitswoche. Nach der Entfernung aus dem Staubmilieu klingen die Beschwerden zunächst ab.

Die Anwendung spezieller Fragebögen (Fruhmann et al., 1969; Merchant et al., 1972; Glover et al., 1972) erleichtert die Diagnostik.

7. Pathologie

Bronchoskopische Untersuchungen (Schilling, 1956; Lemercier, 1971; Fruhmann et al., 1971) ließen makroskopisch und mikroskopisch nur geringe unspezifische Reizerscheinungen der Bronchialschleimhaut erkennen.

Im Stadium III führt die Byssinose zu den pathologischen Veränderungen einer unspezifischen chronischen Bronchopneumopathie (chronisch unspezifisches respiratorisches Syndrom), ohne charakteristische Kennzeichen oder ausgeprägte Fibrose (Schilling, 1956; Harris et al., 1972). Die von Schilling (1956) beschriebenen Einschlußkörperchen in der Lunge von etwa 10 µ Durchmesser mit einer gelblichen homogenen Randzone und einer zentralen Einlagerung von schwarzem Staub, deren Aufbau den Reaktionen um Asbest-Fasern ähneln soll, fanden von anderer Seite bisher keine dokumentierte Bestätigung.

8. Pathogenese

Grundlagen für die Pathogenese der Byssinose werden an anderer Stelle dieses Bandes von Antweiler erörtert.

Hier seien nur drei Hypothesen für die akuten Krankheitserscheinungen zusammengefaßt (Harris et al., 1972):

Die Wirkung von *Endotoxinen*, von *immunologischen* Reaktionen und eines *Histaminliberators* ohne Antigencharakter.

Obwohl der Baumwollstaub Bakterien und Pilze in großer Anzahl enthält, gelang es bislang nicht, deren ursächliche Bedeutung überzeugend nachzuweisen (Cavagna et al., 1969).

Die vorwiegend von Taylor et al. (1971) und von Pepys (1969) für wahrscheinlich gehaltene Allergiereaktion vom Typ III in den Lungen nach Inhalation eines Antigens aus Baumwollstaub vermag die Symptome der Byssinose nicht befriedigend zu erklären. Denn es finden sich nicht die für diesen Allergietyp am Atmungsorgan charakteristischen röntgenologischen, histologischen oder funktionellen Veränderungen. Oehling et al. (1972) vertreten die Allergietheorie, weil sie bei drei untersuchten Byssinotikern einen mittelstark positiven Ausfall des Prausnitz-Küstner-Tests gesehen haben. Aber schon Prausnitz (1936) zweifelte aufgrund der von ihm durchgeführten Hauttests an der allergischen Pathogenese der Byssinose.

Nach dem heutigen Stande unserer Erkenntnis (Antweiler, 1963; Posse, 1965) spricht die Hypothese am meisten an, welche die Entstehung der Byssinose mit dem *Wirksamwerden eines Liberators* erklärt, der inhalativ aus Baumwollstengeln, Samenkapseln und anderen Verunreinigungen der Rohbaumwolle sowie aus Pflanzenfasern von unverarbeitetem Flachs und Hanf aufgenommen wird (s. Beitrag Antweiler; Bouhuys, 1967, 1971; Bouhuys et al., 1972). Dieser setzt wahrscheinlich aus Mastzellen das Vielfache des genuin enthaltenen oder durch Inhalation des Baumwollstaubs incorporierten Histamins und/oder andere kreislaufaktive Substanzen frei, *sofern die Speicherzellen nach Arbeitspausen wieder aufgefüllt* worden sind. Zu diesen Vorstellungen von der Pathogenese paßt, daß in Werkhallen, in welchen das Auftreten der Montagssymptomatik beobachtet wurde, am Montag geringere Staubkonzentrationen als an den nachfolgenden Wochentagen gemessen worden sind (Roach u. Schilling, 1960).

Es bleiben aber Fragen offen, vor allem zur Pathogenese des sich aus den Anfangsstadien entwickelnden chronischen bronchialobstruktiven Syndroms und zu den unterschiedlichen Ergebnissen bei dem Versuch, in vitro durch Baumwollstaub eine Freisetzung von Histamin aus der Lunge zu erzielen (Harris et al., 1972). Da nach Inhalation von Kardenstaubextrakt bei Patienten mit Byssinose zwar schwere Bronchialobstruktionen, nicht aber ein Anstieg der Sekretion von Magensäure festgestellt werden konnten, dürfte es sich nicht um eine generalisierte Erhöhung des Histaminspiegels im Serum, sondern um das lokale Wirksamwerden von Histamin oder histaminähnlichen Substanzen, z.B. im Bronchialsystem, handeln (Fruhmann et al., 1971; Schmid, 1971). Als weiteres Reaktionsorgan kommt die Haut in Frage, da bei 3 von 4 untersuchten Byssinosepatienten Grad II und III im Intracutantest Zeichen einer Histaminfreisetzung, nicht aber eine Allergiereaktion beobachtet worden sind (Fruhmann et al., 1971). Bouhuys, Barbero et al. (1967) fanden eine vermehrte Ausscheidung des Histamin-Metaboliten 1,4-Methylimidazolacetyl-Säure bei Personen, deren Sekundenkapazität nach Inhalation von Hanfstaub überdurchschnittlich stark abgenommen hat.

9. Ätiologie

Als Ursache der Byssinose müssen unidentifizierte pharmakologische Wirkstoffe in den Pflanzenresten angenommen werden, welche die rohen Textilfasern von Baumwolle, Flachs und Hanf verunreinigen. Hinzu kommt eine nicht näher bekannte, persönliche Krankheitsbereitschaft, welche bei Rauchern erhöht zu sein scheint. Entscheidend ist die Aufnahme von Feinstaub mit

einem Partikeldurchmesser bis zu 7 μ (Merchant *et al.*, 1973).

Die Untersuchungen von Hamilton, Halprin *et al.* (1973) lassen als ursächliches
Agens eine wasserlösliche Substanz vermuten, die in dem ungekochten Extrakt aus
Staub von Rohbaumwolle enthalten ist. Die
Partikelgröße beträgt weniger als 0,22 μ und
das Molekulargewicht mehr als 15 000. Aufgrund der festgestellten chemischen Eigenschaften könne es sich nicht um Proteine
handeln.

10. Differentialdiagnose und Begleiterkrankungen

Bronchiale Reizerscheinungen und das Gefühl der Brustenge können bei Personen mit
hyperreagiblem Bronchialbaum vorübergehend schon nach wenigen Stunden Exposition in Erscheinung treten, auch wenn sie
früher nie mit dem in den Vorreinigungsbe-
trieben von Baumwolle, Flachs und Hanf anfallenden Staub in Berührung gekommen
sind. Die Bezeichnung Byssinose bleibt aber
jenen Krankheitsverläufen vorbehalten, welche sich langsam und ohne Fieber nach etwa
1 Jahr Kontakt mit den genannten Staubarten unter Ausbildung der Montags-Symptomatik entwickeln und zu chronischen pulmonalen Schäden führen können (Bouhuys,
Gilson *et al.*, 1970).

Von der Byssinose müssen drei weitere Erkrankungen durch Pflanzenstäube abgegrenzt werden (Baader, 1963; Harris *et al.*,
1972):

1. Das *Baumwoll-, Hanf- oder Flachsfieber*,
von Verbeke *et al.* (1963) als Frühsyndrom
bezeichnet, setzt etwa nach 6stündigem Aufenthalt in der verunreinigten Atmosphäre ein
und klingt rasch nach Entfernung vom Arbeitsplatz ab. Gelegentlich ist es verbunden
mit Übelkeit und Erbrechen. Es befällt meist
nur Betriebsneulinge, da ein Gewöhnungsef-
fekt eintritt. Nach einigen Tagen oder Wochen endet es spontan. Baumwollfieber und
Byssinose kommen gemeinsam vor (Schilling, 1956).

2. Der *Weberhusten* entsteht akut, wenn
mit verschimmeltem Garn gearbeitet wird.
Bei Berufsanfängern und Altarbeitern
kommt er in gleicher Weise zur Beobachtung. Fieberschübe zwischen 38 und 39 Grad

sind mit Kratzen im Hals, Hustenparoxys-
men und spärlichem, zähem Auswurf, auch
mit Gesichtsherpes und Reizerscheinungen
von seiten der Konjunktiven verbunden. Epi-
demieartige Ausbrüche wurden bekannt. Als
Ursache werden Pilze der Gattung Penicillium und Aspergillus in Betracht gezogen
(Baader, 1963).

3. Die *Nealsche Erkrankung* (Neal *et al.*,
1942) weist ebenfalls einen akuten Beginn
und einen mehrtägigen Verlauf mit Fieber
und asthmatischer Bronchitis auf. Sie entsteht epidemieartig in Betrieben, welche minderwertige Baumwollsorten verarbeiten, z.B.
für die Matratzenherstellung. Als Krankheitserreger wurden Aerobacter cloacae und
Schimmelpilze angesehen.

Eine chronische *Bronchitis* kommt bei
Baumwollarbeitern mit und ohne Byssinose
gehäuft vor (Abb. 5) (Elwood *et al.*, 1965,
1966; Molyneux u. Tombleson, 1970;
Fruhmann *et al.*, 1971; Quaas u. Köcher,
1971; Zuskin u. Valic, 1972; Fox *et al.*,
1973a; Berry *et al.*, 1974). Dasselbe gilt für

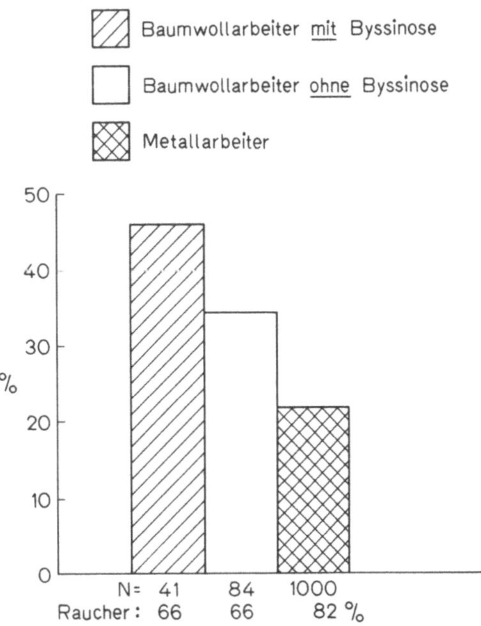

Abb. 5. Prävalenz der durch objektive Untersuchungsbefunde diagnostizierten *chronischen Bronchitis* bei *Byssinose*. Statistisch gesichert ist die Differenz ihres Vorkommens bei Baumwollarbeitern mit Byssinose und
Metallarbeitern: p < 0,05. [Fruhmann *et al.*: Byssinose
in Süddeutschland. Klinische und experimentelle Untersuchungen. Münch. Med. Wschr. **113**, 209–217 (1971)]

akute Bronchialinfekte (Merchant *et al.*, 1972). Auch bei der Flachs- (Elwood *et al.*, 1965; Zuskin u. Valic, 1973a) und bei der Hanf-Byssinose (Valic *et al.*, 1968; Bouhuys, Barbero *et al.*, 1969; Valic u. Zuskin, 1972b) wurde eine hohe Prävalenz der chronischen Bronchitis festgestellt. Die Differenzierung der Byssinose von dem unspezifisch respiratorischen Syndrom erfolgt in den Anfangsstadien durch die im Vordergrund stehenden Symptome Brustenge und Atemnot in strenger Abhängigkeit vom wöchentlichen Arbeitsrhythmus.

Ein *Asthma bronchiale* unterscheidet sich durch die anfallartige, meist unmittelbar nach Kontakt mit dem auslösenden Agens auftretende Atemnot. Die Symptome der Byssinose bilden sich dagegen erst nach mehrstündiger Exposition langsam aus, sind stärker von einem präcordialen Engegefühl gekennzeichnet und halten über das Schichtende hinaus an. Nächtliche Anfälle von Atemnot gehören nicht zur unkomplizierten Byssinose. Die Abgrenzung des 3. Stadiums der Baumwollstaublunge von einem chronisch unspezifisch respiratorischen Syndrom mit Bronchialobstruktion ist nur durch die Kenntnis der persönlichen Anamnese, d.h. des früheren Vorhandenseins einer typischen Montagssymptomatik, möglich. Schilling (1956) wies darauf hin, daß sich Personen mit fortgeschrittener Byssinose gelegentlich nicht mehr an die Montagssymptomatik zu Beginn ihrer Erkrankung erinnern, die sie drei Jahre zuvor dem Arzt zu Protokoll gegeben haben.

Konjunktivitis, Rhinitis und Pharyngitis wurden zwar bei Baumwollarbeitern vermehrt registriert, eine Assoziierung mit der Byssinose aber nicht mitgeteilt (El Batawi u. El-Din Shash, 1962; Valic u. Zuskin, 1971).

11. Therapie

Die Therapie von Patienten mit Byssinose besteht in einer Expositionskarenz, d.h. in der Entfernung der Betroffenen aus dem Vorreinigungsprozeß von Rohfasern der baumwoll-, flachs- und hanfverarbeitenden Industrie. Eine medikamentöse Behandlung ist nicht von praktischem Interesse. Erhöhungen der Sekundenkapazität durch Inhalation von Isoprenalin oder Orciprenalin vor und nach Schichtende sind bei einem Teil der Exponierten und Erkrankten beobachtet worden (Bouhuys, Barbero *et al.*, 1967, 1969; Bouhuys u. v.d. Woestijne *et al.*, 1970; Valic u. Zuskin, 1971, 1972b; Zuskin u. Valic, 1973b). Einen ähnlichen Effekt schildern Valic und Zuskin (1973) bei Personen mit einer Flachsbyssinose durch die perorale Verabreichung eines Antihistaminikums und von Ascorbinsäure im Gegensatz zu den Wirkungen eines Placebos, während früher Verbeke (1963), Verbeke *et al.* (1963) einen Nutzen des von ihnen verabreichten Antihistaminicums vermißt haben.

12. Prognose

Personen mit einer höheren Verminderung der Sekundenkapazität während der Montagsschicht neigen später vermehrt zu einer klinisch manifesten Erkrankung (Berry *et al.*, 1973). Von 8 Arbeitern mit einer Reduktion des Atemstoßes von mehr als 100 ml/sec entwickelten 5 die Symptome einer Byssinose binnen 9 Jahre (Valic u. Zuskin, 1972a). Fox *et al.* (1973a) fanden dagegen anläßlich einer Kontrolluntersuchung nach 2 Jahren keinen Hinweis dafür, daß der Ausfall der Ventilationstests oder die Art der Symptome eine Vorhersage für den Fortschritt der Pneumokoniose erlaubt.

13. Arbeitsmedizinische Gesichtspunkte

Staubmessungen: Dosen-Wirkungskurven für die Beziehung Staubkonzentration und Byssinose-Prävalenz oder Veränderung der Sekundenkapazität sind meist linear (Roach u. Schilling, 1960; El Batawi *et al.*, 1964; Schilling, 1964; Molyneux u. Tombleson, 1970; Merchant *et al.*, 1973). Für das Auftreten der Byssinose ist fast ausschließlich die Feinstaubfraktion verantwortlich (Meiklejohn, 1963; Merchant *et al.*, 1973).

Fox *et al.* (1973b) führten gravimetrische Bestimmungen von Mittel- und Feinstaub durch. Sie fanden die in Abb. 6 dargestellte Relation zwischen Staubkonzentration und Auftreten von Byssinose-Symptomen. Die Prävalenz von Byssinose wuchs progressiv

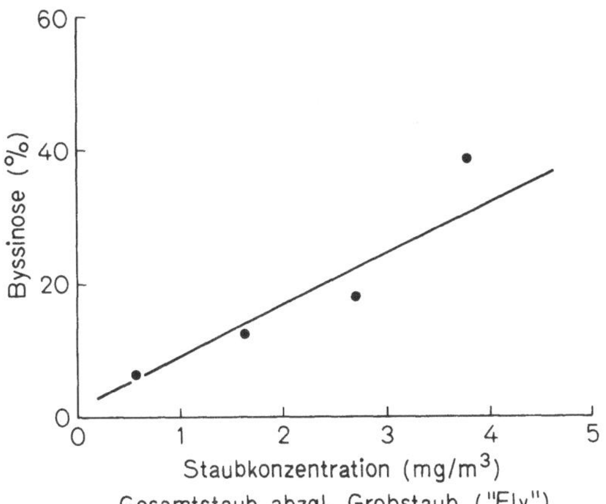

Abb. 6. Erkrankungen an *Byssinose* (in%) in Abhängigkeit von der *Staubkonzentration* am *Arbeitsplatz* (1140 Männer und Frauen). % = 1,66 + 7,63 × Staubkonzentration. Korrelations-Koeffizient: 0,25. [Fox *et al.*: Brit. J. industr. Med. **30**, 48−53, (1973), S. 50]

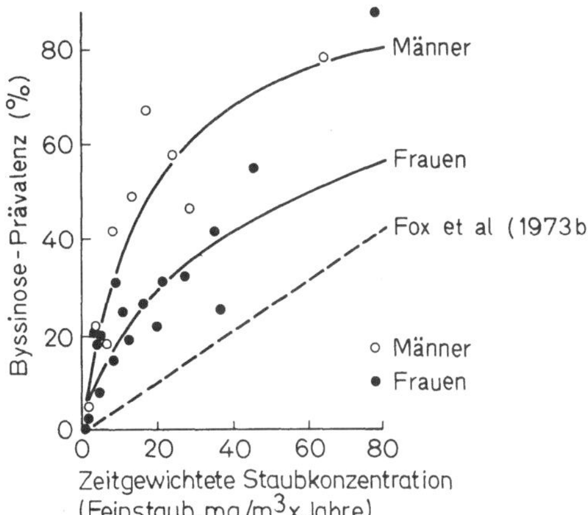

Abb. 7. Prävalenz der *Byssinose* in Abhängigkeit von den *zeitgewichteten Staubkonzentrationen*. [BERRY *et al.*: Brit. J. industr. Med. **31**, 18−27 (1974)]

von 6,75% bei einem Staubgehalt bis 1 mg/m³ auf 39,24% bei Konzentrationen über 3,0 mg/m³. Geht die Expositionsdauer mit in die Berechnung ein, so ergibt sich eine stärkere Korrelation (Koeffizient 0,64). Diese Autoren zeigten ebenso wie MERCHANT *et al.* (1973a) und BERRY *et al.* (1974), daß Raucher eine höhere Byssinose-Frequenz aufweisen und diese mit der Zunahme der zeitgewichteten Staubexposition stärker ansteigt als bei Nichtrauchern. BERRY *et al.* (1974) fanden unter Bezug auf zeitgewichtete Staubkonzentrationen höhere Prävalenzen als Fox *et al.* (1973b) (Abb. 7).

Von ROACH und SCHILLING (1960) wurden Staubdichten in den Spinnereiräumen zwischen 30 und 350, nahe der Kardenmaschinen bis 1370 mg/m³ gemessen. Der Feinstaubanteil mit Partikelgrößen unter 7 μ betrug 5−7 Gewichtsprozente.

ANTWEILER, KLOSTERKÖTTER und WORTH (1967) führten Staubmessungen in norddeutschen Baumwollspinnereien durch. Sie bestimmten mit dem elektrostatischen Staubabscheider nach GAST-SARTORIUS in den einzelnen Betrieben die Maximalkonzentrationen zwischen 5 und 11 mg/m³ Gesamtstaub und 1,5 bis 4 mg/m³ Feinstaub. Die Werte in den Karderien lagen am höchsten. MEKKY *et al.* (1967) fanden dagegen in den USA die größte Dichte von Gesamtstaub in der Wickelei (bis zu 6 mg/m³), wahrscheinlich,

weil durch einen beschleunigten Verarbeitungsprozeß in der Karderie die restliche Entstaubung des Rohmaterials in nachfolgende Betriebsteile verlagert worden ist. Spitzenwerte in ähnlichen Größenordnungen teilen MOLYNEUX und TOMBLESON (1970) sowie SCHRAG und GULLETT (1970) mit. Die Einführung der maschinellen Baumwollernte hat wahrscheinlich in der Rohbaumwolle den Gehalt an pharmakologisch aktiven Staubteilchen erhöht.

Staubkonzentration und Gefährdung: Erstmals hatten ROACH und SCHILLING (1960) aufgrund ihrer Untersuchungen an knapp 1000 Baumwollarbeitern, unter denen die mit weniger als 1 mg/m³ Staubbelasteten keine Byssinose Grad I und II aufgewiesen hatten, als Sicherheitsschwelle eine Staubkonzentration von 1 mg/m³ angegeben und als vorläufig technisch erreichbaren Richtwert 2,5 mg/m³ vorgeschlagen. Das British Occupational Hygiene Society Committee hält Verstaubungen noch für tragbar, unter welchen an den Arbeitsplätzen mit der höchsten Luftverunreinigung weniger als 4% Byssinose des Stadiums II beobachtet worden sind. Dies wird unter Bezug auf 8 Studien (Tabelle 2) bei einer Gesamtstaubkonzentration zwischen 0,5 und 1,5 mg/m³ erreicht. Deshalb empfiehlt es als hygienisch zulässigen Standard 0,5 mg/m³, ohne Grobfaseranteil von mehr als 2 mm Länge (= „fly")

Tabelle 2. Prävalenz der *Byssinose* und *Gesamtstaub-konzentration* aufgrund der Untersuchungsdaten von 8 Studien. [Glover *et al.*: Hygiene standards for cotton dust. Ann. occup. Hyg. **15**, 165—192 (1972). (Pergamon Press) S. 171]

Total dust (mg/m^3)	Prevalence of byssinosis (all grades) (%)	No. of people examined (Anzahl der untersuchten Personen)
0	1,5	212
0,5 – <1,0	2,8	108
1,0 –	9,9	1259
2,0 –	8,5	1226
3,0 –	34,0	465
4,0 –	55,0	245
$\geqq$5,0	27,5	92
Total		3607

(Glover *et al.*, 1972). Allerdings beträgt nach den Analysen von Merchant *et al.* (1973a) der Erwartungswert für Byssinosen aller Grade bei einer Luftverunreinigung von 0,2 mg/m^3 noch 12,7% und für Byssinosen Grad III noch 3%. Erst bei 0,1 mg Staubgehalt pro m^3 waren 94% der Arbeiter beschwerdefrei. Keiner der von diesen Autoren in den USA untersuchten Industriebereiche, in welchen Baumwolle verarbeitet wurde, wies entsprechend sichere Staubkonzentrationen auf.

In Deutschland ist derzeit die *maximale Arbeitsplatzkonzentration* (MAK-Wert) auf 1,5 mg/m^3 festgesetzt. Die hier von Antweiler, Klosterkötter und Worth (1967) sowie von Antweiler, Klosterkötter und Siehoff (1967) gemessenen Gesamtstaubkonzentrationen lagen in allen geprüften Betrieben höher als 1,5 mg/m^3. Die Autoren weisen darauf hin, daß ihre Methode der Staubmessung bei gleichen Staubkonzentrationen des Meßplatzes höhere Staubmengen erfaßt, als die in England verwendeten Hexleth-Geräte mit und ohne Elutriator. Die gefährlichsten Arbeitsplätze für die Entwicklung einer Byssinose befinden sich in der Nähe der Karden. In den USA sind vorwiegend die „Strippers" und „Grinders" betroffen (Berry *et al.*, 1974).

Vorsorge und Entschädigung: In den Aufbereitungsanlagen (Stripping und Grinding) wird das Tragen von Atemschutzmasken empfohlen. Damit die gefährdeten Arbeitnehmer mit fortschreitender Symptomatik rechtzeitig an andere Arbeitsplätze verwiesen werden können, sind ärztliche Untersuchungen in Abständen von etwa 2 Jahren für notwendig erachtet und von einem britischen Kommitee Wiederholungsuntersuchungen nach mindestens 5 Jahren empfohlen worden (Glover *et al.*, 1972; Fox *et al.*, 1973a). Aus einer Studie von Valic und Zuskin (1972a) läßt sich die Forderung ableiten, Arbeiter, deren exspiratorischer 1-sec-Wert während der ersten Wochen-Arbeitsschicht um mehr als 150 ml absinkt, als prädisponiert für die Entstehung einer Byssinose zu halten und von den stark gefährdeten Arbeitsplätzen zu entfernen.

Personen mit Bronchialerkrankungen sollten in den Vorwerken von Baumwoll-, Flachs- und Hanfspinnereien nicht tätig sein (Bouhuys *et al.*, 1970; Glover *et al.*, 1972).

Im einzelnen werden als *Ausschlußkriterien* für die Weiterbeschäftigung an stark gefährdeten Arbeitsplätzen genannt (Nat. Konf. Charlotte, 1970): *chronische Bronchitis; mäßiger bis starker Zigarettenkonsum; Sekundenkapazität unter 80% des Sollwerts.*

Eine arbeitshygienische Zielvorstellung ist die Behandlung von Rohbaumwolle mit Wasserdampf zur Entfernung der biologisch aktiven Substanzen. Nach anfänglich ermutigenden Ergebnissen in einem Gruppenversuch mit Byssinose-Kranken (Merchant *et al.*, 1973b) konnten Imbus und Suh (1974) nach industrieller Anwendung dieses Verfahrens zwar eine Verminderung der Staubkonzentration um 30% und bei den Beschäftigten eine Erhöhung der Sekundenkapazität, nicht aber eine Abnahme der subjektiven Byssinose-Symptome feststellen.

In der Bundesrepublik soll die Byssinose in die Liste der 8. Berufskrankheitenverordnung als Berufskrankheit aufgenommen werden. Bis dahin kann sie über die sog. Generalklausel § 551, Absatz 2, der Reichsversicherungsordnung wie eine Berufskrankheit entschädigt werden. In den vergangenen 12 Jahren wurden nach Unterlagen der Textil- und Bekleidungsberufsgenossenschaft in der Bundesrepublik 19 Fälle mit Byssinose zur Anerkennung als Berufskrankheit gemeldet, davon 13 entschädigt. Eine Berentung ist in der Regel nur im Stadium III der Byssinose möglich, die Höhe der Minderung der Erwerbsfähigkeit richtet sich nach dem Ausmaß der ständigen Beeinträchtigung. In England wurden in den Jahren 1955 bis 1961 368 Byssinosen Grad III mit 50% Erwerbsminderung und mehr eingeschätzt (Meiklejohn, 1963).

C. Koniosen vorwiegend durch sensibilisierende Staubwirkung

I. Farmerlunge

Bei der Farmerlunge handelt es sich um eine durch Staub von verschimmeltem Heu oder Stroh verursachte Erkrankung. Die Krankheitserscheinungen sind vorwiegend auf eine *Immunreaktion* im peripheren Teil des bronchopulmonalen Systems zurückzuführen und können eine Störung des Gasaustausches auslösen. Die akute Form besitzt die Merkmale einer allergischen Alveolitis *(Extrinsic allergic alveolitis;* Synonym: *Hypersensitivitäts-Pneumonitis).* Der chronische Verlauf gleicht einer anhaltenden Bronchitis, meist auf dem Boden einer fibrosierenden Alveolitis.

1. Vorkommen

Die ersten Patienten mit Farmerlunge wurden von CAMPBELL (1932) beschrieben. Er berichtete über 5 englische Bauern und erkannte einen Zusammenhang zwischen den Belägen von weißem Schimmel auf Heu und Korn und der Schwere ihrer Erkrankung. Weitere Berichte folgten aus Großbritannien (STUDERT, 1953). Nach den Untersuchungen von GRANT et al. (1972) kommen 86 Erkrankte auf 1 000 untersuchte Landwirte, welche sich im regenreichen Westen Schottlands vorwiegend mit der Milchwirtschaft beschäftigt haben. Die Vergleichszahl in regenärmeren Gegenden beträgt 23. Auf 100 000 Farmer treffen in Ostengland 11,5, in Wales 193 Personen mit Farmerlunge. Jährlich erkrankten nach SEALS (1974) Schätzungen daran über 1 000 Beschäftigte in der englischen Landwirtschaft.

In Deutschland befaßten sich HAMER und PETERSEN (1965) sowie VOLLHABER (1970) mit dem Vorkommen dieser Koniose. Erstere beobachteten 6 typische klinische Erkrankungen an der Nordseeküste. VOLLHABER (1970) führte Nadelbiopsien durch. MEYER und MEINDEL (1972) erwähnen das „Farmerfieber" in Süddeutschland. Ob es sich dabei um eine für die Farmerlunge charakteristisch allergische Organreaktion gehandelt oder ob eine pulmonale Pilzinfektion ähnlich wie in dem von HOER et al. (1964) als Farmerlunge bezeichne-

ten Fall von Aspergillose vorgelegen hat, ist ungewiß. DE WECK und BÜTIKOFER (1971) sahen in der Zentralschweiz innerhalb von 2 Jahren 38 Fälle von Farmerlunge, hinzu kommen Beobachtungen von DE HALLER et al. (1969), MARTIN (1969) und WUETHRICH (1970). In Frankreich diagnostizierten MOLINA et al. (1971) 62 Patienten, in den Niederlanden VAN ASSEN (1974) 29 Fälle innerhalb von 6 Jahren. Aus folgenden Ländern Europas wurden weiterhin Erkrankungen an Farmerlunge mitgeteilt: Schweden (TORNELL, 1946); Finnland (ALANKO, 1970); Ungarn (HUTAS et al., 1972); Spanien (MARTINEZ et al., 1971).

Aus den USA stammt wahrscheinlich von SOUCHE-RAY (1954) die erste einschlägige Veröffentlichung: 3 Patienten mit „idiopathischer" Pneumonie erfüllten, wie später gezeigt wurde, die diagnostischen Kriterien der Farmerlunge. Die klimatischen Bedingungen im feuchten und kühlen Mittelwesten begünstigen ihre Entwicklung (RANKIN et al., 1962; JOHNSON, 1966; WENZEL et al., 1970). Aufgrund immunologischer Untersuchungen ergab sich dort in 13% von 1 130 Farmern, die an ungeklärter bronchopulmonaler Symptomatik litten, der Verdacht auf das Vorliegen von Farmerlunge (WENZEL et al., 1974). CHARBONNEAU et al. (1970) publizierten Studien an 3 Erkrankten in Kanada. Weitere Fallbeschreibungen liegen aus Australien (COOPER u. GREENWAY, 1961; BRYANT et al., 1973) und Ceylon (URAGODA, 1967) vor.

Zusammenfassend läßt sich feststellen, daß die Farmerlunge bevorzugt in *regenreichen Gebieten* (Küstenbereich der Nordsee,

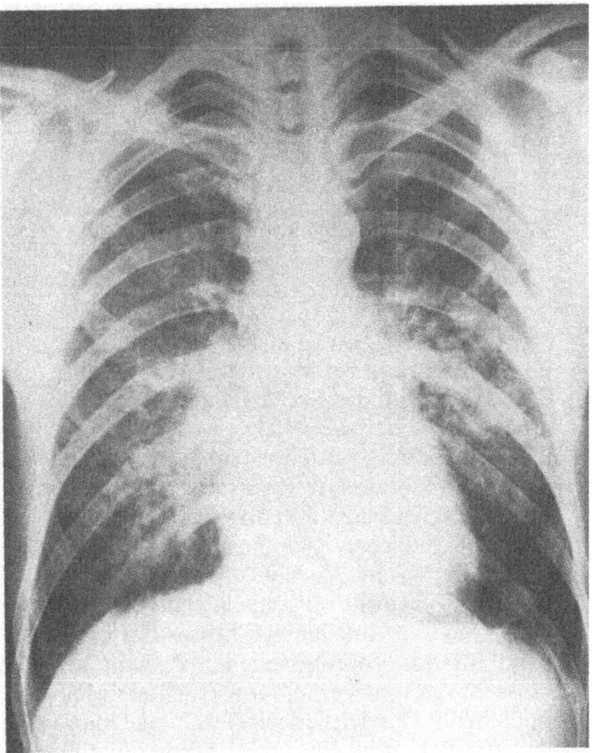

Abb. 8, 9 u. 10. Akutes Stadium einer *Farmerlunge* mit histologischem Befund: Bronchiolitis, Vasculitis und Granulome. (J. MEEK, R. SEAL: Farmer's lung. Radiology in relation to anatomical lesions in man. R. DE HALLER, F. SUTER, Editors: Aspergillosis and farmer's lung in man and animal. Bern-Stuttgart-Wien: H. Huber 1974, S. 216–240; S. 231, 232, 233)   Abb. 8

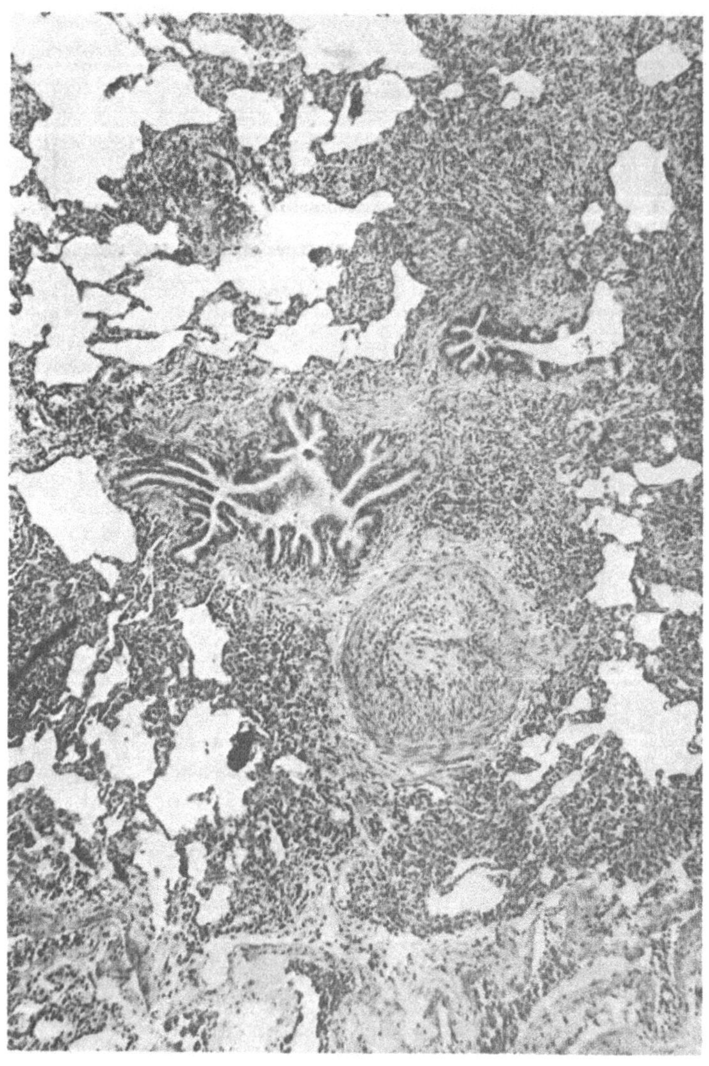

Abb. 9

Voralpenland, Zentralfrankreich, im Westen Großbritanniens mit besonderer Häufung in Wales, ferner in den Seengebieten von Skandinavien, USA und Kanada, sowie im nordamerikanischen Mittelwesten) angetroffen wird. Die bisher im Schrifttum erörterten Fälle belaufen sich auf knapp 1000. Arbeitskräfte in ländlichen Kleinbetrieben mit überwiegender Milchwirtschaft, die an dem technischen Fortschritt nur ungenügend teilnehmen, sind am stärksten gefährdet. Entscheidend für das Vorkommen der Pneumokoniose ist die Einlagerung von feuchtem Heu oder Stroh. Desgleichen wirkt sich eine mangelhafte Belüftung der Arbeitsräume ungünstig aus (MOLINA et al., 1972; MOLINA, 1974). Die jahreszeitliche Häufung in den Spätherbst-, Winter- und Frühjahrsmonaten (EMANUEL u. WENZEL, 1969; VAN ASSEN, 1974; SEAL, 1974) dürfte mit der Verfütterung von ungetrocknet eingefahrenem Heu zusammenhängen, das durch seine biologische Erhitzung einen günstigen Nährboden für die Entwicklung thermophiler Mikroben abgegeben hat.

Die Altersverteilung zeigt ein Maximum zwischen dem 30. und 50. Lebensjahr (BÜTIKOFER et al., 1969; EMANUEL u. WENZEL, 1969). Auch Kinder können von der Erkrankung befallen werden (BARROWCLIFF u. AR-

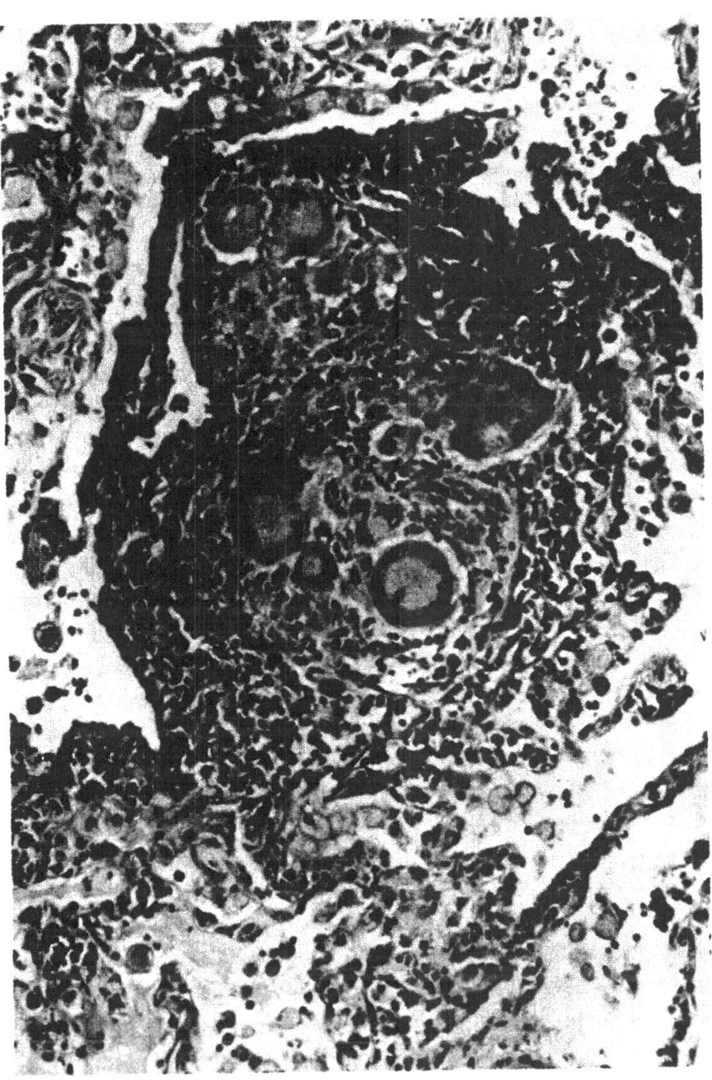

Abb. 10

BLASTER, 1968; HEERSMA *et al.*, 1969; HUG-
HES *et al.*, 1969). In der Regel dominiert das
männliche Geschlecht im Verhältnis von
etwa 5:1 (BÜTIKOFER *et al.*, 1969; MOLINA
et al., 1971; EMANUEL, 1974). Auch bei Rindern und Pferden kommen Erkrankungen an
Farmerlunge vor (PEPYS *et al.*, 1963; PAULI
et al., 1972).

2. Klinischer Befund und Verlauf

Die klinischen Symptome werden von den
meisten Autoren einheitlich beschrieben
(HAMER u. PETERSEN, 1965; MOLINA *et al.*,
1966; LACHNIT, 1967; BÜTIKOFER *et al.*,
1969; EMANUEL u. WENZEL, 1969; MARTIN,
1969; CHARBONNEAU *et al.*, 1970; DORSIT *et
al.*, 1970; DE HALLER, 1974b). Die Erkrankung begegnet uns in einer *akuten* Form mit
klinischen Zeichen einer Bronchopneumonie, ferner im *chronischen* Verlauf, bei welchem bronchitische Symptome dominieren,
und schließlich im Endstadium der *irreversiblen Lungenfibrose*. Dementsprechend schlug
FULLER (1953) die Einteilung in drei Stadien
vor.

Die *akuten* Krankheitserscheinungen setzen in der Regel 4 bis 10 Std (MOLINA *et
al.*, 1966; BÜTIKOFER *et al.*, 1969; EMANUEL

u. Wenzel, 1969; de Haller, 1974b) nach Hamer und Petersen (1965) auch erst 1 Tag nach der Inhalation des Staubes ein, der sich beim Füttern von Stroh, getrocknetem Gras oder beim Dreschen des Getreides entwickelt hat. Im Vordergrund stehen Atemnot, Brust- und Gliederschmerzen, mehr oder weniger hohes Fieber, Schüttelfröste und Schweiß-ausbrüche; ferner Husten, der mit zunächst geringem, später auch mit reichlich schlei-mig-eitrigem und gelegentlich blutigem Aus-wurf einhergeht. Die ersten Symptome wer-den häufig als unspezifischer Bronchialinfekt mißachtet. Ihr Ausmaß steht in Beziehung zur Häufigkeit und Intensität der Exposition (Pepys, 1969), nach deren endgültigen Been-digung der frische Prozeß meist spontan aus-heilt.

Das akute Krankheitsbild ist nach de Haller (1974b) nicht die Regel. Der ein-drucksvolle initiale Schub kann fehlen. Den Beobachtungen von Hamer und Petersen (1965) zu Folge akzeleriert die Symptomatik im Laufe von 12 bis 24 Std nach der Anti-geneinwirkung, schwächt sich nach wenigen Tagen wieder ab und dauert in verminderter Stärke Wochen fort. Der Horchbefund ist im akuten Stadium durch ohrnahe Rasselge-räusche gekennzeichnet. Er kann dem eines Lungenoedems ähneln (Hamer u. Petersen,

1965; Emanuel u. Wenzel, 1969; Petersen, 1970). Bisweilen setzen Bronchialobstruktio-nen mit asthmatischer Symptomatik ein, ohne daß die Betroffenen Merkmale einer Atopie besitzen.

Unter den Allgemeinveränderungen sind eine geringgradige Leukozytose mit Eosino-philie und die Vermehrung der Gamma-Globulin-Fraktion in der Serumelektropho-rese bemerkenswert.

Der anfänglich schubweise Verlauf geht in das *chronische* Stadium über, indem sich die einzelnen Krankheitsphasen protrahieren. Es äußert sich durch anhaltenden Husten und Auswurf sowie durch ein beengendes Druck-gefühl im Brustkorb. Kurzdauernde Exacer-bationen nach verstärkter Exposition kön-nen das Fortschreiten überlagern. Die Pa-tienten klagen auch über einen allgemeinen Leistungsschwund und über Appetitlosigkeit mit einer Abnahme des Körpergewichtes, die sich schon in der akuten Phase einstellen und ein beträchtliches Ausmaß erreichen kann. Im weiteren Verlauf tritt eine Anstrengungs- oder sogar Ruhe-Dyspnoe hervor, später kann die sich entwickelnde Lungenfibrose zu einer Rechtsherzinsuffizienz Anlaß geben. Trommelschlegelfinger sind gelegentlich vor-handen. Als Folge eines begleitenden Em-physems wurde das Auftreten eines Spontan-pneumothorax beobachtet (Renard *et al.,* 1966; Molina *et al.,* 1971).

3. Röntgendiagnostik

Meek und Seal (1974) haben 3000 Filme von 369 Patienten mit Farmerlunge revidiert. Im *akuten* Stadium treten reversible Fleck-schatten auf, die sie wie folgt klassifizieren:

1. Nicht sicher pathologisch wertbare Fleckschatten, die nur bei spezieller Kennt-nis der Berufsanamnese und klinischen Sym-ptomatik als Ausdruck einer Farmerlunge gedeutet werden.

2. Eindeutig punktförmige Fleckschatten. Sie besitzen einen Durchmesser von weniger als 1 mm und sind besonders in den unteren

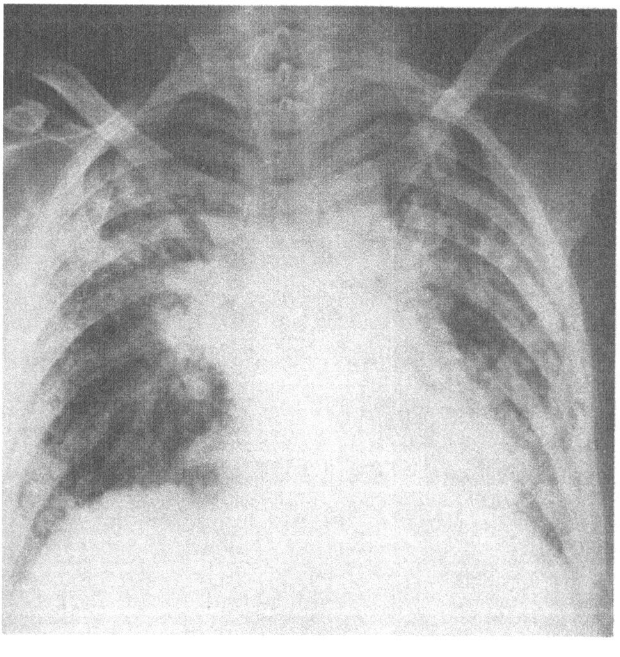

Abb. 11. Akutes Stadium einer *Farmerlunge* mit alveola-rem Exsudat. (Meek u. Seal, wie Abb. 8, S. 226)

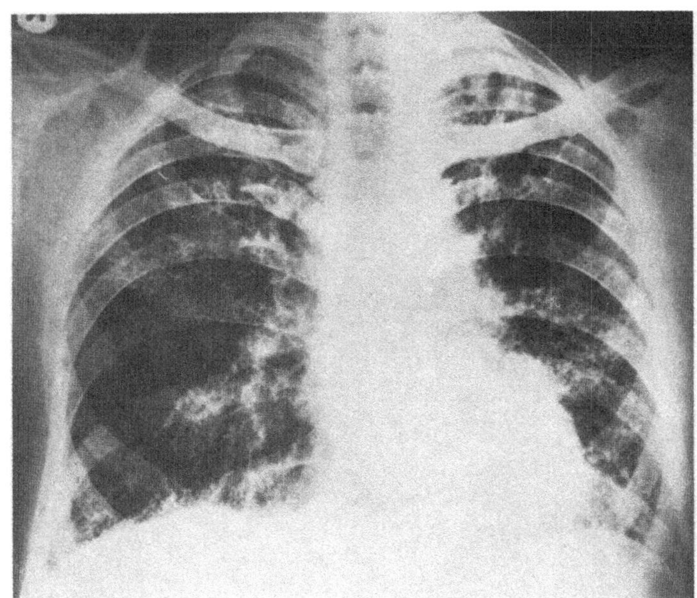

Abb. 12. *Farmerlunge*, chronische Form: Diffuse Fibrose. (MEEK u. SEAL, wie Abb. 8, S. 227)

Abb. 13

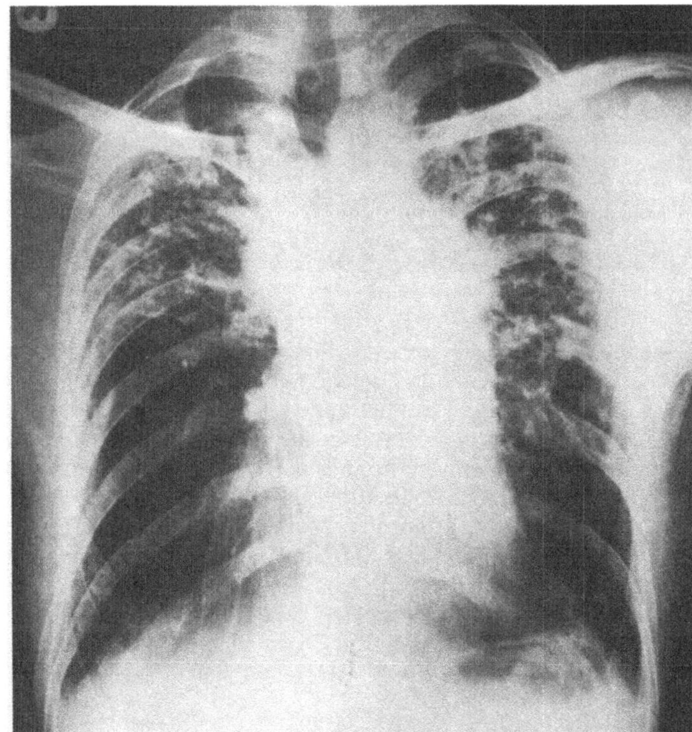

Abb. 13 u. 14. *Farmerlunge*, chronisches Stadium: Schwere Fibrose mit Schrumpfung der Lungenlappen. (MEEK u. SEAL, wie Abb. 8, S. 228, 229)

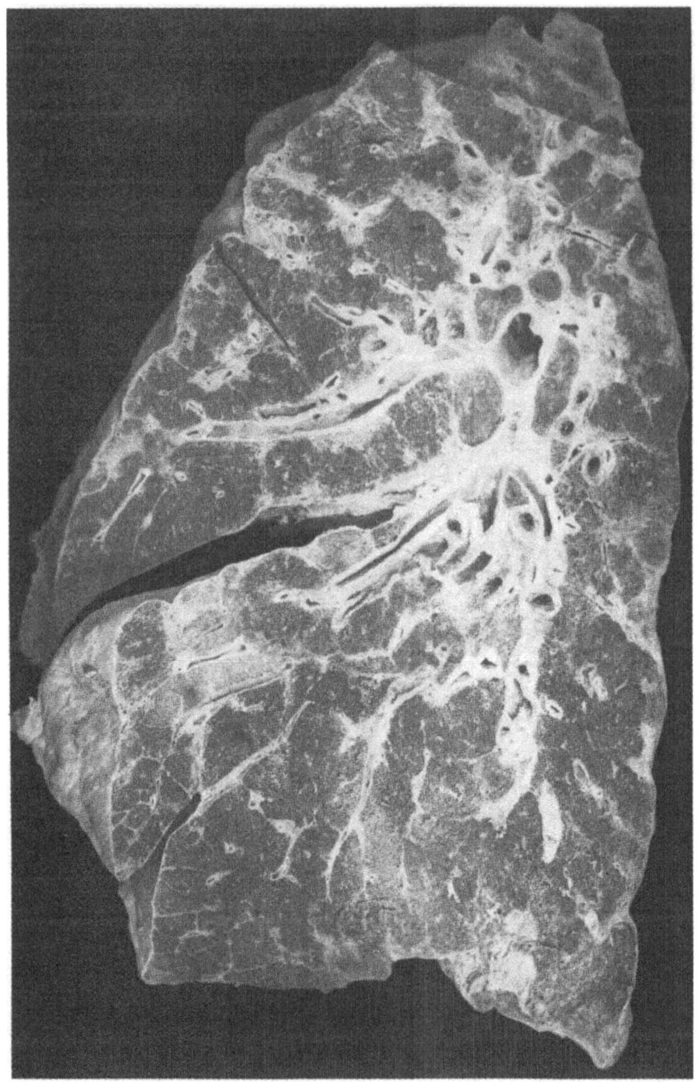

Abb. 14

Zonen beider Lungen verteilt. Ihre Dichte kann so intensiv sein, daß sie dem bloßen Auge als milchglasige Trübungszone (Hamer u. Petersen, 1965; de Haller et al., 1969) oder als Sandsturm-Phänomen (Franc, 1958) erscheinen (Abb. 8, 9, 10).

3. Zu den unter 2. genannten Merkmalen treten ausgeprägte Hinweise auf ein interstitielles und alveolares Oedem (Abb. 11).

Die Fibrose des *chronischen* Stadiums stellt sich dar als:

1. Diffuse, fein reticuläre oder cystische Strukturen (Abb. 12)

2. Geringgradig deformierende Fibrose

3. Fibrose mit Lappenkontraktionen, gelegentlich auch mit Emphysem (Abb. 13, 14).

66% der Patienten entfielen aufgrund der erstangefertigten Thoraxaufnahmen auf die erste Gruppe und 14% hatten schon einen fibrotischen Umbau. In 20% waren röntgenologische Veränderungen durch die Farmerlunge nicht nachweisbar. Bei $^2/_3$ von 144 Patienten, deren Röntgenbefund für das akute Stadium sprach, bildeten sich die röntgenologischen Erscheinungen innerhalb von 12 Monaten endgültig zurück; in 18% kam es in den folgenden Jahren zu einem radiologisch manifesten Rezidiv. Der Übergang in eine Lungenfibrose wurde in 17% der Fälle beobachtet.

Reaktionen der Pleura, eine Schwellung der mediastinalen Lymphknoten und Einschmelzungsprozesse gehören nicht zum Bild der Farmerlunge (HAMER u. PETERSEN, 1965; MOLINA et al., 1966; MINDELL, 1970). Der Röntgenbefund kann im Vergleich zu einer gelegentlich heftigen klinischen Symptomatik wenig eindrucksvoll sein. Auch histologisch bestätigte Erkrankungen gehen ohne radiologisch sichtbare Veränderungen einher (EMANUEL et al., 1964; MOLINA, 1974). VAN ASSEN (1974) wies nur in 12 von 27 Patienten Abweichungen des Röntgenbildes nach. Eine weiche Aufnahmetechnik ist Voraussetzung für die Röntgendiagnostik der Farmerlunge.

4. Respiratorische Funktionsdiagnostik

Im allgemeinen steht wegen des intrapulmonalen Volumen- und Dehnbarkeitverlustes eine *restriktive* Ventilationsstörung im Vordergrund (RANKLIN et al., 1962). Das maximale Atemvolumen ist mäßig, vorwiegend auf Kosten des inspiratorischen Reservevolumens eingeschränkt (MOLINA et al., 1966; BÜTIKOFER et al., 1969; SCHERRER, 1970; HUTAS et al., 1972). Die Verminderung der pulmonalen *Diffusionskapazität* auf 20 bis 30% der Norm stellt das funktionsanalytische Leitsymptom dar. Nicht allzu häufig ist eine arterielle Hypoxaemie (MOLINA et al., 1966; BÜTIKOFER et al., 1969; SCHERRER, 1970; DORSIT et al., 1970) die Folge. Die Normalisierung des alveolo-arteriellen Transfer-Faktors hinkt oftmals der Rückbildung anderer Krankheitserscheinungen nach und kann mehrere Jahre auf sich warten lassen (BÜTIKOFER et al., 1969; BÜTIKOFER, 1972). Die Abnahme der Lungendehnbarkeit führt zu einer Reduktion der *Compliance*. Dynamische Ventilationstests und Ganzkörperplethysmographie weisen seltener zu Beginn, häufiger während des chronischen Stadiums, insgesamt in 20 bis 42% der Fälle eine Bronchialobstruktion nach (MOLINA et al., 1966; HAPKE et al., 1968; DE HALLER, 1974a).

Inhalative Provokationstests mit wäßrigen Extrakten von schimmeligem Heu führte erstmals WILLIAMS (1963) gezielt durch:

12 von 15 Patienten mit einer Farmerlunge zeigten einige Stunden nach der Exposition eine zunehmende Bronchialobstruktion, die auf Isoprenalin nicht reversibel war, ferner einen Temperaturanstieg sowie einen Abfall der Diffusionskapazität und der statischen Compliance. 20 Kontrollpersonen blieben unbeeinflußt. PEPYS und JENKINS (1965) sowie BARBEE et al. (1965) verwenden Extrakte von Mikropolyspora faeni für die inhalative Provokation. Grundsätzlich können bei Sensibilisierten durch dieses diagnostische Verfahren systemische Reaktionen ausgelöst werden, die von Krankheitsrezidiven nicht zu unterscheiden sind. Deshalb ist eine entsprechende Vorsicht geboten. Die provokative Inhalation im Laboratorium hat sich für die Diagnostik der Farmerlunge nicht allgemein durchgesetzt. In Zweifelsfällen helfen die arbeitsplatzbezogene Exposition und die sorgfältige Exploration weiter.

5. Immunologische Diagnostik

Der Nachweis zirkulierender Antikörper gegen schimmeliges Heu oder mit differenzierten Verfahren gegen 3 thermophile Gruppen der Gattung *Actinomyces,* nämlich *Micropolyspora faeni, Thermoactinomyces vulgaris* und *Thermomonospora viridis,* spielt für die Erkrankung der Farmerlunge eine wichtige, aber weder beweisende noch ausschließende Rolle.

Im akuten Stadium der Erkrankung fällt der serologische Test bei den meisten Patienten positiv aus (KOBAYASHI et al., 1963; EMANUEL et al., 1964; RANKIN et al., 1967; HAPKE et al., 1968). Die humoralen Antikörper können nur kurze Zeit auftreten oder mehrere Jahre fortbestehen (PEPYS, 1974). Seit ihrer erstmaligen Demonstration im Serum von Kranken mit Heustaubkoniose durch PEPYS et al. (1961) werden folgende Verfahren angewendet:

Man bevorzugt für praktische Bedürfnisse die *Doppel-Diffusionsmethode* (PEPYS et al., 1961, 1962). PEPYS und JENKINS (1965) gelang damit in 92% der Erkrankten ein Nachweis spezifischer Präzipitine. Die Schwierigkeiten dieser Methode liegen nicht in ihrer Durchführung, sondern in der Auswahl und Zubereitung der Antigene (DICK et al., 1973).

Weitere Aufschlüsse vermittelt die *Immunelektrophorese* nach SCHNEIDEGGER (1955) in der Variante von PEPYS und JENKINS (1965).

Man erhält charakteristische Präzipitationslinien gegen 3 Antigene von M. faeni, dem wahrscheinlich ätiologisch wichtigsten Aktinomyceten. Gelegentlich tritt auch ein weiteres Antigen nahe der Anode auf. Das Verfahren wird als „Farmer's lung hay"-, abgekürzt „*FLH-Reaktion*" bezeichnet. Die Ergebnisse teilt man in 4 Stärkegrade (0 bis 3) ein. Je höher der FLH-Grad, desto häufiger werden akute Symptome der Farmerlunge beobachtet und desto kürzer ist die Zeitspanne seit der ersten Exposition. Er bietet somit ein Maß für die individuelle Sensibilität. Kreuzreaktionen gegenüber Antigenen anderer Mikroben, insbesondere Aktinomyzeten, kommen vor.

PEPYS (1969) erbrachte mit der Immunelektrophorese bei 205 Patienten in 87% den Nachweis von Präzipitaten gegen FLH-Antigen. Bei zusätzlicher Anwendung des *Latex-Agglutinations-Tests* (MURRAY *et al.*, 1967) konnte der Prozentsatz auf 95% gesteigert werden.

Der *fluoreszierende Antikörpertest* stellt ein verfeinertes Nachweisverfahren von Antikörpern mit der indirekten Fluoreszenzmethode dar (GRAY *et al.*, 1969; PARRAT u. PEEL, 1972).

M. faeni strahlt eine mattgelbe Eigenfluoreszenz aus, die bei Prüfung mit Blaulicht von der hellapfelgrünen Farbe des Antigen-Antikörper-Komplexes zu unterscheiden ist. Aussagewert besitzt erst ein Fluoreszenz-Antikörper-Titer über 1:20. Die Ergebnisse waren bei einer Gruppe von 18 Erkrankten in 88% positiv, während der Präzipitin-Test in 62% versagt hat. Ein weiterer Vorteil der Methode liegt in der leichten quantitativen Erfaßbarkeit des Resultats.

Der *Haemagglutinationstest*, bei welchem die Antigene über Chromchlorid an Schaf-Erythrozyten gebunden werden, erlaubt eine semiquantitative Aussage (WENZEL *et al.*, 1972). Er ist innerhalb einer Stunde durchführbar. Als weitere immunologische Verfahren seien noch der *Komplement-Fixationstest* (MURRAY, 1967), die *Immun-Osmophorese* (JAMESON, 1968) und der *Radioimmuno-Assay* (NIELSEN *et al.*, 1973) erwähnt.

Angaben über die Häufigkeit eines Präzipitin-Nachweises bei *Exponierten ohne klinische Zeichen* einer interstitiellen Pneumonie schwanken erheblich. BOYD (1971) vermochte im Doppel-Diffusionstest bei keinem der 50 in einer Zufallsstichprobe untersuchten Farmer spezifische Niederschlagslinien nachzuweisen. PEPYS und JENKINS (1965) stellten dagegen in 18% von 28 gesunden Landwirten präzipitierende Antikörper fest. In einer Studie von MORGAN *et al.* (1973) betrug die Prävalenz von Präzipitinen gegen M. faeni unter 91 Farmern 23%. JAMESON (1969) fand

eine solche von 56% bei 147 Personen. Die unterschiedlichen Ergebnisse sind z.T. mit dem Fehlen standardisierter Extrakte zu erklären. 63 von 113 präzipitinhaltigen Seren reagierten mit dem Antigen M. faeni (WENZEL *et al.*, 1974), die restlichen mit mehreren Antigenen, wobei als häufigste Kombination M. faeni und Thermomonospora viridis angetroffen wurde.

Der Einsatz allergologischer *Hauttests* ist für die Diagnose der Farmerlunge unergiebig (MOLINA *et al.*, 1966; PETERSEN, 1970). Häufig erhält man unspezifische Reaktionen nach intracutaner Injektion der Extrakte von Heu, M. faeni und anderen Aktinomyzeten (EMANUEL u. WENZEL, 1969; PEPYS, 1969). WARREN *et al.* (1969) konnten histologisch bei 2 Patienten die Symptome eines Arthus-Phänomens nachweisen. VAN ASSEN (1974) beobachtete unter 27 Patienten mit Farmerlunge 15 positive Hautreaktionen gegen Schimmel- und 8 gegen Heuantigene.

6. Diagnose

Zusammenfassend stützt sich die Diagnose einer Farmerlunge auf die 4 bis 10 Std nach spezifischer Exposition einsetzende Symptomatik einer akuten interstitiellen Pneumonie mit schwerer Allgemeinreaktion, auf das schleichende Auftreten oder die Verstärkung eines bronchitischen Syndroms mit Lungenfibrose bei Exponierten und auf den Nachweis von präzipitierenden Antikörpern im Serum (BONHARD u. DE HALLER, 1971; BÜTIKOFER, 1972; DICK *et al.*, 1973). Das Vorhandensein nachweisbarer Immunkomplexe ist nicht obligat (DE WECK, 1976). In Zweifelsfällen kann ein arbeitsplatzbezogener Provokationstest der Krankheitserkennung förderlich sein. Das Röntgenbild liefert zweckdienliche Informationen, ist aber für sich allein betrachtet nicht sehr charakteristisch. Eine Lungenbiopsie kann im akuten Stadium die Diagnose klären (FINK, 1972).

7. Pathologie

DICKIE und RANKIN (1958) berichten über die ersten Lungenbiopsien bei Farmerlunge. Sie stellten eine granulomatöse interstitielle Pneumonie mit Epitheloid- und Riesenzellen fest. Die Isolierung von *Micropolyspora faeni* und *Micromonospora vulgaris* aus bioptisch entnommenem Gewebe gelang erst WENZEL *et al.* (1964, 1967). Grundlegende Erkenntnisse über die morphologischen Gewebsveränderungen verdanken wir sodann EMANUEL *et al.* (1964), HAPKE *et al.* (1968) und SEAL *et al.* (1968).

Im *akuten Stadium* liegt ein diffuser, interstitieller, bronchiolär betonter Entzündungsprozeß mit Rundzellinfiltration vor (Abb. 9). Es werden Lymphozyten, Plasmazellen und mononucleare sowie histiozytäre Zellelemente, die sich durch schaumiges und vakuolenreiches, lipoidhaltiges Zytoplasma auszeichnen, beschrieben (EMANUEL *et al.*, 1964; MOLINA *et al.*, 1966; SEAL *et al.*, 1968). Letztere finden sich auch in den Alveolarräumen, die eine Epithelhyperplasie aufweisen (EMANUEL *et al.*, 1964).

Einen besonderen Erkennungswert für das akute Stadium besitzt das Auftreten von *Granulomen* (Abb. 10) (SEAL *et al.*, 1968). Sie erscheinen 3 Wochen nach Krankheitsbeginn und bilden sich bei günstigem Verlauf innerhalb von 12 Monaten wieder zurück. EMANUEL *et al.* (1964) stellten in 7 der von 24 Patienten bioptisch gewonnenen Gewebeproben Granulome fest, die aus Langhansschen Riesenzellen und Epitheloidzellen zusammengesetzt und von einem Lymphozytenwall umgeben sind. In $^3/_4$ der Biopsieproben wurden mehrkernige Fremdkörperriesenzellen beobachtet, die vorwiegend in den Alveolen, aber auch in den Alveolarwänden lokalisiert sind. In der Hälfte der Fälle enthalten sie z.T. doppelbrechendes Fremdkörpermaterial, wahrscheinlich organischen Ursprungs, im übrigen aber unbekannter Zusammensetzung (MOLINA *et al.*, 1966). Die in den Granulomen beobachteten nekroseähnlichen Läsionen werden im Gegensatz zu dem Befund bei der Tuberkulose einer isolierten zellulären Degeneration zugeschrieben (SEAL *et al.*, 1968; MOLINA *et al.*, 1971). SEAL *et al.* (1968) entdeckten kleine braune Partikel und Schiff-positiv gefärbte Granula innerhalb und außerhalb der Granulome. Wahrscheinlich handelt es sich um Reste inkompletter lysosomaler Verdauung in den Phagozyten (WILLIAMS u. WILLIAMS, 1967). Die Granulombildung kann auch in der Bronchialschleimhaut erfolgen (VOLLHABER, 1970). Sie ist aber nicht obligat. In 29%

der untersuchten Kranken konnte EMANUEL (1974) nur eine interstitielle Pneumonie nachweisen.

Die Häufigkeit histologischer Merkmale einer *obstruierenden Bronchitis* wird mit 25 bis 100% angegeben (EMANUEL *et al.*, 1964; SEAL *et al.*, 1968). Das organisierte peri- und endobronchiale Exsudat, das aus knötchenförmigen, fibroplastischen Ansammlungen mit Beimischung von histiozytären Zellen besteht, dringt in das Lumen der Bronchiolen ein. Dadurch wird dieses verengt und es resultiert eine Bronchiolitis obliterans (EMANUEL *et al.*, 1964; MOLINA *et al.*, 1966; BARROWCLIFF u. ARBLASTER, 1968; HUTAS *et al.*, 1972).

Die Affektion der *Gefäße* ist unterschiedlich. Eine Proliferation der Intima und eine Anschwellung der Muskelfasern sind meist in den erkrankten Bezirken nachweisbar (Abb. 9). Die Ablagerung von Kollagen in den Alveolarsepten führt zur Obliteration der Kapillaren. Auch eine akute Vasculitis der Aveolarkapillaren und einiger Arteriolen wurde bei einem 17 Jahre alten Patienten, der plötzlich verstarb, vorgefunden (BARROWCLIFF u. ARBLASTER, 1968).

Die *chronische Form* der Farmerlunge besitzt eine recht uncharakteristische Morphologie. Es kommen im Interstitium feine diffuse und lokale, peribronchial konfluierende Fibrosen aber auch schwere Schrumpfungsvorgänge mit zystischer Degeneration vor (Abb. 14). Ein begleitendes Emphysem wird vorwiegend in den Oberlappen angetroffen (MOLINA *et al.*, 1966; SEAL *et al.*, 1968). Verstreut finden sich Riesenzellen vom Fremdkörpertyp; sie enthalten häufig doppelbrechendes Material (EMANUEL *et al.*, 1964). Granulome sind im chronischen Stadium selten (SEAL *et al.*, 1968; MOLINA, 1974). An den Kreislauforganen treten die Merkmale einer pulmonalen Hypertension und eines Cor pulmonale auf (BÜTIKOFER, 1972).

8. Pathogenese

Es bestehen kaum Zweifel, daß Immunreaktionen den Weg für die Entwicklung der klassischen Farmerlunge bahnen. Im Serum des Patienten zirkulierende Antikörper reagieren in der Lunge mit inhalativ aufgenommenen Antigenen. Die dadurch unter Komplementverbrauch im Lungengewebe entstehenden Immunkomplexe bewirken die Krankheitserscheinungen. Dieser nach COOMBS und GELL (1968) bezeichnete Allergie-Typ III tritt vorwiegend bei Nichtatopikern auf. Aber auch das Wirksamwerden der mit Typ I, II und IV bezeichneten Immunreaktionen diskutiert man für die Entstehung der Farmerlunge.

Die Antigene werden mit kontaminierten Staubpartikeln in den Bronchioli terminales und Alveolarwänden aufgenommen. Die Reaktion mit den Antikörpern spielt sich am Ort ihres Eintritts in das interstitielle und peribronchiale Gewebe ab. Neben der Art der Antigene besitzen ihre Konzentration in der Atemluft und die Häufigkeit der Exposition eine Bedeutung. Für die Ausbildung klinischer Symptome kommt es auf das Verhältnis von Antikörper und Antigen an. Patienten mit Antikörperüberschuß weisen mildere Symptome auf, da die Immunkomplexe in dieser Form unlöslich sind und im reticuloendothelialen System phagozytiert werden (BLYTH, 1973). Die bei mäßigem Antigenüberschuß gebildeten löslichen Immunverbindungen rufen dagegen stärkere entzündliche Veränderungen hervor. Die Antigen-Antikörper-Komplexe führen unter Fixation und Aktivierung der C-3-Komponente des Komplementsystems zu einer teils intrakapillär, teils perikapillär gelegenen Entzündung (DE WECK, 1970; PEPYS, 1973). Sie locken neutrophile und polymorphkernige Zellen an, welche zerstört werden. Hierdurch treten Lysosomen in das Extrazellulärgewebe aus (PEPYS, 1973). In der Haut ist diese Art der Reizbeantwortung unter dem Begriff des Arthus-Phänomens bekannt.

Der zeitlich verzögerte Verlauf in Beziehung zur Antigenexposition, der Nachweis von Präzipitinen und die immunfluoreszierende Aufdeckung von Gamma-Globulin-Komplement-Komplexen in der Bronchiolenwand und um die intrapulmonalen Blutgefäße werden neben den histologischen Befunden als Beweise dafür angesehen, daß es sich bei der Farmerlunge um eine nosologisch umschriebene Erkrankung, nämlich um eine *exogene, allergische Alveolitis* (PEPYS, 1969; SEAL *et al.*, 1968; DE WECK, 1970; BLYTH, 1973; PEPYS, 1973) handelt.

Damit bleibt freilich das Auftreten von Granulomen in der Lunge, die nicht zum Bild der üblichen Arthus-Reaktion gehören, ungeklärt. Man hält es aus diesem Grunde für wahrscheinlich, daß sich auch Überempfindlichkeitsreaktionen, die an Lymphozyten gebunden sind, abspielen. Deshalb wird in der Pathogenese der Farmerlunge auch eine Reizantwort vom Allergie-Typ IV für möglich gehalten (PEPYS, 1969; SEAL *et al.*, 1968). Die Anwesenheit von Fremdkörper-Riesenzellen läßt zudem an die Mitwirkung nicht allergischer Komponenten denken.

WENZEL *et al.* (1971) stellen das Arthus-Phänomen als wesentliche Grundlage für die Entstehung der Farmerlunge überhaupt in Frage. Anläßlich der von ihnen durchgeführten Lungenbiopsien konnten sie in keinem Fall hinreichend entzündliche nekrotische Läsionen an den Blutgefäßen oder eine für den Typ-III-Ablauf charakteristische Anzahl von polymorphkernigen Zellen finden. Nach Meinung dieser Autoren ist eine Reaktion vom Allergie-Typ II wahrscheinlicher, bei der Gewebszellen durch Absorption von Antigen oder Hapten vulnerabel für zytotoxische Antikörper und Komplement werden.

Tierversuche sprechen für das Wirksamwerden einer Typ-III- und einer Typ-IV-Allergie in der Pathogenese der Farmerlunge (WILKIE *et al.*, 1973; EDWARDS, 1974). Die am Meerschweinchen durch Antigenzufuhr erzeugten Reaktionen konnten passiv sowohl durch Plasma, welches präzipitierende Antikörper enthielt, als auch durch zirkulierende Blutlymphozyten übertragen werden.

9. Ätiologie

Die verantwortlichen Allergene für die Farmerlunge sind hauptsächlich in thermophilen Aktinomyzeten und zwar in den Bakterienarten *Micropolyspora faeni, Thermoactinomyces vulgaris* (DE HALLER *et al.*, 1969; LACEY, 1974) und *Thermomonospora viridis* (PEPYS u. JENKINS, 1965; MOLINA *et al.*, 1966; BARROWCLIFF u. ARBLASTER, 1968; JAMESON, 1969; BONHARD u. DE HALLER, 1971; LACEY, 1974) enthalten, die durch die Gärung von feucht eingebrachtem Heu oder Stroh günstige thermische Entwicklungsbedingungen vorgefunden haben. Als wichtigster Vertreter für die Verursachung der Farmerlunge gilt Micropolyspora faeni (früher auch als Thermopolyspora polyspora bezeichnet) (CROSS *et al.*, 1968; AIACHE *et al.*, 1969), in dessen Kulturen die ätiologisch bedeutsamsten Antigene enthalten sind (BARBEE *et al.*, 1965; PEPYS u. JENKINS, 1965; MOLINA *et al.*, 1966; HAPKE *et al.*, 1968; DORSIT *et al.*, 1970; DE WECK u. BÜTIKOFER, 1971; BLYTH, 1973; LACEY, 1974 u.a.). Die Sporen solcher Aktinomyzeten vom Typ des M. faeni besitzen einen Durchmesser von 0,5 bis 1,3 μ. Sie sind deshalb lungengängig.

Experimentelle Untersuchungen ergaben, daß der Staub von geschütteltem Heu bis zu 1,6 Milliarden Pilzsporen pro m³ enthält. 98% davon stammen von Aktinomyzeten (LACEY u. LACEY, 1964). Unter diesen Bedingungen retiniert der Mensch etwa 750 000 Sporen/min in der Lunge. Die Partikel werden mit Surfactant umhüllt und dadurch hydrophob. Auf diese Weise können sie nicht aggregieren und sind der Phagozytose zugänglich (BLYTH, 1973).

M. faeni besitzt mindestens zwei bedeutsame Antigene. Es handelt sich um von der Zellwand stammende Glycoproteine. Die einen sind empfindlich auf Natriumperjodat und resistent gegen die Einwirkung von Pronase, die anderen Pronase empfindlich, aber resistent gegen Natriumperjodat (HOLLINGDALE, 1974). Von EDWARDS (1972) wurden drei Major-Antigene von M. faeni isoliert.

Das Antigen I, welches sich in der C-Region der Immunelektrophorese ablagert, ist ein Glycopeptid mit einem mittleren Molekulargewicht von 85 000. Antigen II und III sind in der A- und B-Region der Immunelektrophorese nachweisbar und stellen Proteine mit einem Molekulargewicht von 44 000 bzw. 77 000 dar.

Die korrespondierenden Antikörper gehören der IgG-Fraktion an. Präzipitine gegen das Glycopeptid fand HOLLINGDALE (1974) nur bei klinisch schwer erkrankten Patienten, die Antikörper gegen Protein-Antigene traten auch bei gesunden Exponierten auf.

Das Vorhandensein weiterer Kausalfaktoren im inhalierten Pflanzenstaub machen tierexperimentelle Arbeiten von ZAIDI et al. (1971) wahrscheinlich. Im Inhalationstest am sensibilisierten Kaninchen bewirkte M. faeni lediglich eine akute, reversible Entzündung. Inhalationen von Heustaub ohne M. faeni verursachten dagegen Gewebeveränderungen, die denen der menschlichen Farmerlunge näherstanden. Nach 7 Tagen entwikkelten sich diskrete Knötchen, begleitet von einer Anzahl Fremdkörper-Riesenzellen, nekrotischem Material und einigen Lymphozyten. Die Granulome bestanden aus Epitheloidzellen und Riesenzellen. Sie persistierten rund einen Monat. Nach 180 Tagen hatte sich eine intra- und interalveolare Fibrose eingestellt.

Als Träger weiterer für die Farmerlunge ätiologisch in Frage kommender Antigene werden diskutiert: Micromonospora melanospora (VOISIN et al., 1966; BIGUET et al., 1968), Micromonospora chalcea (VOISIN et al., 1966; BIGUET et al., 1968), Thermopolyspora glauca (BARROWCLIFF u. ARBLASTER, 1968; DE WECK u. BÜTIKOFER, 1971), Actinobifida dichotomica (LACEY, 1974; MOLINA, 1974). Thermoactinomyces acchari, das ätiologische Agens der Bagassose, präzipitiert in derselben Region des Immunogramms wie T. vulgaris.

DE WECK und BÜTIKOFER (1971) nennen außerdem als mögliche Antigenquelle Penicillium casei, das auch die Käsewascherkrankheit verursacht. Penicillium casei gibt mit Antigenen aus Heuextrakten Kreuzreaktionen. Auch Thermopolyspora glauca zeigt Kreuzreaktionen mit M. faeni (DE WECK u. BÜTIKOFER, 1971).

Vielleicht ist Aspergillus fumigatus in einigen Fällen bei der Auslösung einer Farmerlunge beteiligt (DE HALLER, 1974b; BARROWCLIFF u. ARBLASTER, 1968). JAMESON (1969) stellt fest, daß Sera von Patienten, die Präzipitine gegen M. faeni gebildet hatten, häufig auch mit A. fumigatus reagieren. Vermutlich besitzen beide Mikroorganismen einen gemeinsamen Antigenkern.

PEPYS et al. (1962) deckten bei 60 Farmerlungen-Patienten in 52% Präzipitine gegen Mucor, in 50% gegen Extrakte aus normalem Heu, in 25% gegen A. fumigatus, in 16% gegen Cladosporium herbarum, in 11% gegen Humicola lanuginosa, in 6% gegen Penicillium notatum und in 18% gegen andere Bakterienarten auf. Die Bedeutung dieser Befunde für die Ätiologie der Farmerlunge ist ungewiß. Ein Teil der aufgespürten Antigenbildner enthält ein dem C-Antigen von M. faeni entsprechendes Substrat und kommt deshalb auch für die Verursachung einer Farmerlunge in Betracht.

10. Differentialdiagnose

Erkrankungen an Farmerlunge werden nicht selten als *Pneumonie anderer Genese, chronische Bronchitis* oder *Asthma bronchiale* verkannt. Für die Differenzierung helfen die sorgfältige Erhebung der Anamnese, der Nachweis von Präzipitinen im Serum und der Provokationstest durch arbeitsplatzbezogene Reexposition. Man beachte das im Gegensatz zur atopischen Frühreaktion bei Asthma bronchiale um 6−10 Std verzögerte Eintreten einer allgemeinen systemischen Reizantwort, die durch Prämedikation von Corticoiden und gelegentlich Natrium cromoglycicum, nicht aber durch Isoproterenol abgeschwächt werden kann! Allerdings kommt auch eine asthmatische Sofortreaktion vor, so daß sich eine Doppelreaktion ausbildet. Akute Bronchialobstruktionen mit einer Asthma-Symptomatik entwickeln sich bei Farmerlunge nach Staubexposition in mindestens 10% der Fälle (Pepys u. Jenkins, 1965). Molina *et al.* (1971) erwähnten bei 8 von 20 Patienten mit Farmerlunge ein begleitendes Asthma bronchiale.

Wegen ihres grundsätzlich gleichen klinischen Verlaufes sind allergische *Alveolitiden anderer Genese*, z.B. die Vogelhalterlunge differentialdiagnostisch in Erwägung zu ziehen. Die Pneumonien durch *Pilzinfektion,* so die akute Aspergillose, lassen sich manchmal nur mit Schwierigkeiten durch die Begleitumstände und den nachweisbaren Pilzbefall der Schleimhaut im Respirationstrakt, ferner durch die mykologischen Untersuchungen des selektiv gewonnenen Bronchialsekrets abgrenzen. Nitrosegas-Vergiftungen, wie sie der sog. Silofüller-Krankheit zugrunde liegen, dürfen mit einer Farmerlunge nicht verwechselt werden. Die hierbei auftretende akute toxische Pneumonie und das toxische Lungenoedem, die sich nach einer Latenz von mehreren Stunden einstellen, rufen ähnliche Symptome wie eine akute allergische Alveolitis hervor (Molina *et al.*, 1966; Bütikofer *et al.*, 1969; Emanuel u. Wenzel, 1969). Generell hat man sich vor den Fehlinterpretationen *Lungenoedem* oder auch *septische* und *embolische* Lungenprozesse, zu hüten. Die röntgenologisch sichtbaren Veränderungen können schließlich Anlaß zu der Fehldeutung „*Miliartuberkulose*" geben (Hamer u. Petersen, 1965; Emanuel u. Wenzel, 1969).

Im Stadium der *Fibrose* ist anhand klinischer und röntgenologischer Merkmale ohne Kenntnis der Anamnese ein Rückschluß auf die pathogenetische Entwicklung und somit eine differentialdiagnostische Klärung nicht mehr möglich. In der Endphase der Erkrankung erlaubt auch die feingewebliche Beurteilung von Biopsiematerial, die im akuten Krankheitsstadium von Nutzen ist, keine hinreichend sichere Aussage.

Im älteren Schrifttum wurde als Synonym für die akute Form der Farmerlunge die Bezeichnung „*Drescherlunge*" o.ä. verwandt. Schadewaldt (1967) erörtert den historischen Hintergrund. Mit Recht zweifeln Bütikofer *et al.* (1969) an der Identität von Farmerlunge und Drescherlunge. Zum Beispiel hat es sich bei der in der Schweiz beschriebenen Drescherkrankheit (Hoffmann, 1946; Wuhrmann, 1948; Pasquier, 1956) um Gruppenerkrankungen sämtlicher Exponierter gehandelt. Das paßt eher zu einer akuten Pilzinfektion als zu den immunologischen Mechanismen der Farmerlunge. Bei dieser handelt es sich immer um eine Einzelerkrankung nach langjähriger Exposition. Auch wurde bei letzterer das Fehlen von auskultatorisch wahrnehmbaren Rasselgeräuschen vermerkt, was wiederum bei den Patienten mit Farmerlunge selten vermißt wird. Eine Mischstaubsilikose als Ursache der Getreidestaublunge wurde früher von Doerr (1953) diskutiert.

11. Therapie und Prophylaxe

Die einzig kausale Therapie, die zugleich der Prophylaxe dient, ist die Beendigung der Exposition gegenüber antigenhaltigen Stäuben. Das Tragen von Atemschutzmasken hat sich als Vorbeugungsmaßnahme nicht bewährt.

Für die Behandlung des akuten Stadiums der Farmerlunge eignen sich Glucocorticoide (Dorsit *et al.*, 1970; Bonhard u. de Haller, 1971; Bütikofer, 1972; Hutas *et al.*, 1972; Blyth, 1973; de Haller, 1974a). Es fehlen aber kontrollierte Vergleichsstudien. Der therapeutische Nutzen der Glucocorticoide wird u.a. ihrer Schutzwirkung auf die Lysosomen in den Leukozyten zugeschrieben, die eine Freisetzung der darin enthaltenen proteolytischen Enzyme verhindert. Die Therapie der chronischen Farmerlunge entspricht je nach der Verlaufsvariante den Maßnahmen, die bei Lungenfibrosen oder obstruktiven Bronchopneumopathien und einer respiratorischen Insuffizienz anderer Genese angezeigt sind. Bei der Hälfte seiner Patienten beobachtete de Haller (1974a) eine protektive Wirkung von Dinatrium cromoglycicum, wenn die Betroffenen eine Kapsel

10 min vor Betreten des Stalles inhaliert haben. Aus psychologischen Gründen habe aber eine Blindstudie mit Placebo nicht unternommen werden können.

12. Prognose

Die Prognose hängt von der frühzeitigen Beendigung der Exposition und von der Dauer der Erkrankung ab, insbesondere von der Zahl der Rezidive. BARBEE et al. (1968) behandelten von 1955 bis 1961 50 Patienten mit Farmerlunge. Davon verstarben 5 an den Folgen ihrer Krankheit. 31 Patienten wurden beschwerdefrei, die restlichen 14 litten anhaltend an einer Dyspnoe, wobei in einem Viertel anderweitige Schädigungen des Respirationsorgans bekannt waren.

13. Arbeitsmedizinische Gesichtspunkte

Verdorbenes, biologisch abgebautes Gras neigt gegenüber dem normalen Heu zu einer alkalischen Reaktion und enthält gewöhnlich einige 100 Millionen Aktinomyceten-Sporen pro Gramm. Die für die Entwicklung einer Farmerlunge verantwortlichen Aktinomyzeten-Kulturen wachsen optimal bei Temperaturen zwischen 40 und 60° C und einem Feuchtigkeitsgehalt von mehr als 30% (LACEY, 1974). Heu mit 25% Feuchtigkeit erwärmt sich auf 45° C, Heu mit 40% Feuchtigkcit auf 60—65° C. Wird Hcu mit einer Feuchtigkeit von mehr als 30% aufbewahrt, so sind FLH-Antigene in 4 bis 6 Tagen nach Einlagerung in die Scheune nachweisbar (GREGORY u. LACEY, 1963a, b; GREGORY et al., 1963, 1964).

Als Vorsorgemaßnahmen werden empfohlen (GRANT et al., 1972):

1. Aufklärung von Landwirten über die Krankheitssymptome.

2. Vorrichtungen zur Trocknung von Heu und Stroh.

3. Ausreichende Belüftung der Lagergebäude zur Verhütung der Gärung.

4. Mechanisierung des Futtervorgangs zur Verringerung der Staubexposition.

5. Persönliche Schutzmaßnahmen durch das Anlegen von Staubschutzmasken (GOURLEY u. BRAIDWOOD, 1971).

In England gilt die Farmerlunge seit 1965 als Berufserkrankung. In Deutschland ist ihre Aufnahme in die Liste der 8. Berufskrankheitenverordnung vorgesehen. Bis dahin besteht die gesetzliche Möglichkeit, sie nach § 551, Abs. 2 der Reichsversicherungsordnung als Berufskrankheit zu behandeln. Nach diesem Modus sind mit steigender Tendenz Erkrankungsfälle (nämlich jährlich von 1967 bis 1971: 6, 1972 und 1973: 17 und 1974: 10, 1975: 11) gemeldet und entschädigt worden (WAGNER, 1974; Bundesverband Landwirtschaftlicher Berufsgenossenschaften). Für die Anerkennung sind der Nachweis der beruflichen Exposition gegenüber antigenhaltigen Stäuben, der typische Krankheitsverlauf mit der Rezidivneigung nach erneuter Exposition sowie das charakteristische klinische Krankheitsbild zu fordern.

II. Vogelhalterlunge

Die Vogelhalterlunge stellt eine Erkrankung des Respirationstraktes als Folge des bei der Vogelhaltung entstehenden Staubes dar. Wie die Farmerlunge zeichnet sie sich durch Symptome aus, die durch eine Reaktion in den peripheren Bronchialaufzweigungen, im Alveolarraum und im Interstitium hervorgerufen werden, wahrscheinlich auf dem Boden einer komplexen Immunreaktion von inhalierten Antigenen und humoralen Antikörpern. Als Antigene wirken tierische Proteine, die mit dem Vogelkot ausgeschieden oder von der Haut und ihren Anhangsgebilden in die umgebende Luft abgegeben werden. Grundsätzliche Unterschiede zu den anderen *allergischen Alveolitiden* bestehen hinsichtlich der klinischen und pathologisch anatomischen Befunde nicht. Je nach Herkunft der Proteine mit Antigencharakter spricht man von *Taubenzüchterlunge* (BARBORIAK et al., 1965; REED et al., 1965; FINK, SOSMAN et al., 1968), *Wellensittichzüchterlunge* (PEARSALL et al., 1960; HARGREAVE et al., 1966; WEISS et al., 1972) und *Hühnerzüchterlunge* (KORN et al., 1968; BÜTIKOFER u. DE WECK, 1969; WARREN u. TSE, 1974). Auch nach dem Umgang mit anderen Vögeln (z.B. Gänsen, Enten, Papageien, Finken) wurde die Erkrankung bekannt (PLESSNER, 1960; HARGREAVE et al., 1972).

Hypersensitive Lungenerkrankungen durch die Inhalation von Taubenproteinen sind in etwas mehr als 100 Fällen, solche durch Antigene von Wellensittichen durch weniger als 100 Einzelbeobachtungen bekannt geworden. Stäube, die von anderen Vogelarten stammen, führen nach unserem heutigen Wissen wesentlich seltener zu einer hypersensitiven Lungenerkrankung.

1. Klinischer Befund und Verlauf

Die Erkrankung begegnet uns in einer *akuten, subakuten* und *chronischen* Verlaufsform. Sie kommt auch bei Kindern vor (Perelman *et al.*, 1970; Bach *et al.*, 1971; Chandra u. Jones, 1972; Halweg *et al.*, 1972; Reiss *et al.*, 1974).

Die *akute* Gesundheitsstörung beginnt 4 bis 6 Std nach der inhalativen Aufnahme von Vogelantigenen mit Frösteln, Husten, Atemnot und Auswurf. Später treten Fieber und sonstige Allgemeinsymptome hinzu. Die Beschwerden halten 12 bis 24 Std an. Die akute Form der Vogelhalterlunge heilt in wenigen Tagen ab ohne bleibende Veränderungen des Röntgenbilds oder der respiratorischen Funktionsparameter. Bei den Taubenzüchtern macht sich die Erkrankung am ausgeprägtesten nach der wöchentlichen gründlichen Reinigung des Taubenschlages bemerkbar (Fink, Sosman *et al.*, 1968; Molina *et al.*, 1971; Hargreave u. Pepys, 1972; Hargreave *et al.*, 1972; Wettengel, Fabel u. Deicher, 1972; Sennekamp *et al.*, 1974).

Das *subakute* Stadium entwickelt sich nach Expositionszeiten von 6 Monaten bis zu 20 Jahren (Warren, 1972) im Laufe mehrerer Wochen mit zunehmender Dyspnoe und Husten, Appetitlosigkeit und Gewichtsverlust bis über 10 kg. Diese Verlaufsform ist unter den Besitzern von Wellensittichen weiter verbreitet als unter den Taubenzüchtern, wahrscheinlich, weil die Halter von Ziervögeln im Gegensatz zu jenen von Tauben kontinuierlicher der Einwirkung geringer Antigenmengen ausgesetzt sind (Fink, Sosman *et al.*, 1968; Molina *et al.*, 1971; Hargreave u. Pepys, 1972; Hargreave *et al.*, 1972; Wettengel, Fabel u. Deicher, 1972).

Sowohl akute Phasen als auch der subakute Verlauf können in das *chronische* Stadium mit Lungenfibrose übergehen, wobei nach erneuter Exposition rezidivierende Exacerbationen auftreten (Fink, Sosman *et al.*, 1968;

Molina *et al.*, 1971; Nicholls *et al.*, 1973). In schweren Fällen resultiert aus der Zerstörung des Lungenparenchyms eine sekundäre Wabenlunge (Wettengel, Fabel u. Deicher, 1972).

Neben den erwähnten Symptomen finden sich je nach dem Vorherrschen alveolarer oder bronchialer Reaktionen feinblasige, teils klingende Rasselgeräusche und, weniger häufig, exspiratorisches Giemen und Pfeifen (Hargreave *et al.*, 1966; Decroix *et al.*, 1969; Hany u. Girard, 1969; Vidal *et al.*, 1970; Riley u. Saldana, 1973).

Im fortgeschrittenen Stadium treten die Kennzeichen einer chronisch respiratorischen Insuffizienz mit einem Cor pulmonale auf dem Boden der generalisierten Lungenfibrose in den Vordergrund (Brunner *et al.*, 1970; Chandra u. Jones, 1972; Wettengel, Fabel u. Deicher, 1972; Edwards u. Luntz, 1974). An Laborbefunden sind eine Leukozytose im peripheren Blut, eine Erhöhung der Blutkörperchensenkungsgeschwindigkeit und bei Atopikern eine Eosinophilie (Fink, Sosman *et al.*, 1968) bemerkenswert. In der Regel ist das Immunglobulin G stärker vermehrt als die A- und M-Fraktion. Begleitende Rhinitiden und Konjunktivitiden wurden beobachtet (Fink, Sosman *et al.*, 1968; Siegal u. Oullette, 1969).

2. Röntgendiagnostik

Der Röntgenbefund bei der Vogelhalterlunge weist weitgehende Ähnlichkeiten mit den radiologischen Merkmalen der Farmerlunge auf (Unger *et al.*, 1968; Felix *et al.*, 1973). In 20 bis 50% der Erkrankungen fehlt ein röntgenologisch sichtbarer Krankheitsprozeß (Fink, Sosman *et al.*, 1968; Unger *et al.*, 1968; Hargreave *et al.*, 1972). Hervorzuheben sind diffus verteilte feine Knötchen, bronchovasculäre, retikuläre Zeichnungselemente und vorwiegend in den Unterfeldern lokalisierte Honigwabenstrukturen. Auch unscharf begrenzte, fleckige Verdichtungen mit Neigung zur Konfluenz kommen vor und werden als Ausdruck einer überwiegenden alveolaren Beteiligung gewertet (Fink, Sosman *et al.*, 1968; Unger *et al.*, 1968). Gelegentlich entwickelt sich eine ausgeprägte Lungenschrumpfung, vorwiegend in den Oberlappen, sowie damit zusam-

Tabelle 3. Pathologische Röntgenbefunde bei 41 Patienten mit *Vogelhalterlunge*. [HARGREAVE *et al.*: Clin. Radiol. **23**, 1—10 (1972)]

	Anzahl der Patienten	Verteilung in %		
		Oberfeld	Mittelfeld	Unterfeld
Noduläre Schatten	33	80	82	71
Honigwaben	19	90	53	21
Lobäre Schrumpfung	20	85	10	45
Fleckschatten (8 bis 16 mm)	11	55	45	27
Große Ringschatten (1 bis 4 cm)	10	80	30	20
Pleuraverdichtungen	10	50	80	30
Doppelstraßenbildungen	8	63	0	38
Septal lines	9	0	0	100

menhängend ein Zwerchfellhochstand (STENDER *et al.*, 1971). Auch begleitende Plattenatelektasen treten auf (EYCKMANS *et al.*, 1968). HARGREAVE *et al.* (1966) sahen das Anwachsen eines unscharf begrenzten Hilusschattens. Von einer ähnlichen Beobachtung berichtet VILLAR *et al.* (1966). Über die Häufigkeit und Verteilung der röntgenologisch sichtbaren Veränderungen bei der Vogelhalterlunge gibt die Tabelle 3 Aufschluß.

3. Respiratorische Funktionsdiagnostik

Untersuchungsergebnisse stammen von HARGREAVE *et al.* (1966); VILLAR *et al.* (1966); FINK, SOSMAN *et al.* (1968); BÜTIKOFER u. DE WECK (1969); DINDA *et al.* (1969); HANY u. GIRARD (1969); MOLINA *et al.* (1969a, b); SCHLUETER *et al.* (1969); WETTENGEL *et al.* (1969); MEIJER *et al.* (1971); VILLAR u. MENDES (1971); WARREN (1972); WARREN u. WOLF (1972); WEISS *et al.* (1972); WETTENGEL, FABEL u. KRETH (1972); NICHOLLS *et al.* (1973); RILEY u. SALDANA (1973); EDWARDS u. LUNTZ (1974); REISS *et al.* (1974); WARREN u. TSE (1974).

Im Vordergrund stehen die charakteristischen Befunde einer *restriktiven* Ventilationsstörung: Einschränkung der Vitalkapazität, Minderung der Lungencompliance bis zu 50% des Normwertes und als Folge des alveolo-kapillären Blocksyndroms eine Herabsetzung der Diffusionskapazität. Die arterielle Hypoxie kann Werte bis zu 44 mmHG Sauerstoffspannung im arteriellen Blut annehmen (STENDER *et al.*, 1971). Sekundär kommt es zu einer geringen Bronchialobstruktion. Mittels der Lungenszintigraphie wurden bei 3 von 10 Patienten intrapulmonale Durchblutungsstörungen wahrscheinlich gemacht (FINK, SOSMAN *et al.*, 1968). Bei einem Kranken wiesen WETTENGEL, FABEL und KRETH (1972) eine Erhöhung des systolischen Druckes in der Arteria pulmonalis auf 82 mmHg nach.

Provokative Inhalation: Zur Anwendung gelangen antigenhaltige Aerosole mit Serumverdünnungen und wäßrigen Federn- oder Kotextrakten von Tauben, Wellensittichen und anderen in Frage kommenden Vogelarten (HARGREAVE u. PEPYS, 1972), nachdem die Lösungen zur Prophylaxe einer Ornithose-Übertragung 30 min auf 56° C erhitzt worden sind. Das Verfahren trägt erheblich zur Sicherung der Diagnose bei. Nach MOLINA *et al.* (1969a) fällt der Test im Krankheitsfalle immer positiv aus. HARGREAVE *et al.* (1966) erwähnen jedoch einen negativen Ausgang bei 2 ihrer 12 Patienten. HARGREAVE und PEPYS (1972) teilen die Ergebnisse der Inhalationstests von 39 Patienten mit Vogelhalterlunge in 3 Gruppen ein:

1. Reaktion vom Soforttyp   5 Fälle
2. Reaktion vom Spättyp   27 Fälle
3. Reaktion vom Sofort- und Spättyp   4 Fälle

Die Sofortreaktion entwickelt sich etwa 8 min nach der Einatmung des Antigens und führt zum Abfall der Sekundenkapazität um 14 bis 68% ihres Ausgangswertes (HARGREAVE u. PEPYS, 1972). Bei 5 von 8 getesteten Patienten stiegen die eosinophilen Zellen im peripheren Blut an.

Die Reaktion vom Spättyp tritt durchschnittlich 6 Std nach der Applikation des antigenhaltigen Aerosols auf (Abb. 15). Sie führt unter subjektiven Erscheinungen von Husten und Dyspnoe zu einer Verminderung von maximalem Atemvolumen und Sekundenkapazität um 10 bis 38% und schließlich zu Allgemeinerscheinungen, wie Erhöhung der Körpertemperatur auf 40°, Schweißausbrüche, Übelkeit und Erbrechen. Über den

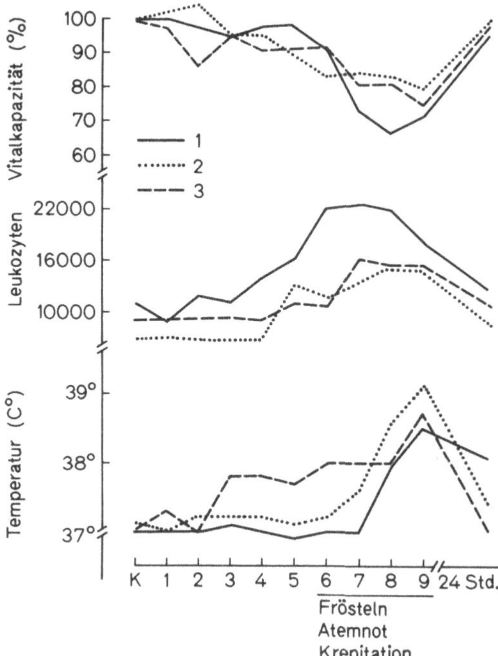

Abb. 15. Systemische Spätreaktion bei *Vogelhalterlunge* nach Inhalation von 0,1 ml Wellensittich-Serum. [Wettengel, Fabel, Kreth: Med. Klinik **67**, 161 (1972)]

Lungen wird eine feine Crepitation auskultiert. In etwa 70% folgt eine Leukozytose im peripheren Blut. Das Ausmaß der Reizantwort ist abhängig von der Antigendosis. Die Mehrzahl der Erkrankten wies das Verhalten vom Spättyp auf (Hargreave *et al.*, 1966; Hany. u. Girard, 1969; Pepys, 1969; Brunner *et al.*, 1970; Meijer *et al.*, 1971; Palma-Carlos *et al.*, 1971; Stender *et al.*, 1971; Wettengel, Fabel u. Deicher, 1972; Wettengel, Fabel u. Kreth, 1972; Warren u. Tse, 1974).

Nach einer Inhalation hoher Antigendosen, z.B. bei Verwendung unverdünnten Taubenserums, hielten die Reaktionen mehrere Wochen an und zwangen schließlich zum Einsatz von Kortikoiden (Reed *et al.*, 1965).

Hargreave *et al.* (1966) sowie Wettengel, Fabel und Deicher (1972) empfehlen aus diesem Grunde mit stark verdünnten Konzentrationen (1:100) zu beginnen; dies kompliziert das Verfahren und beeinträchtigt die Sicherheit der Aussage durch unterschwellige Sensibilisierung. Nach Pepys (1969) sollen die provokativen Inhalations-

tests bei Vogelhalterlunge nur durchgeführt werden, wenn die Diagnose durch Anamnese, klinischen Befund und Ergebnisse immunologischer Untersuchungen nicht genügend gesichert werden kann. Sie sind kontraindiziert bei Patienten mit stärkeren respiratorischen Ausfallserscheinungen.

4. Immunologische Diagnostik

Der Nachweis von Antikörpern gegen Antigene im Vogelserum und im Vogelkot geschieht meist im *Agargel-Doppeldiffusionstest* (Ouchterlony) oder mit Hilfe eines Hauttests. Da die bisher verwendeten Antigenlösungen nicht hinreichend gereinigt und standardisiert sind, wird die serologische Beurteilung durch mögliche Kreuzreaktionen gegen Eiweißkörper anderer Vogelarten oder durch das Überwuchern von Schimmelpilzen erschwert. Auf die in Frage kommenden Antigene wird im Abschnitt „Pathogenese" näher eingegangen. Wettengel, Fabel und Kreth (1972) machen darauf aufmerksam, daß die mittels der Agargel-Doppeldiffusionsmethode erzielten Präzipitate vom Äquivalenzpunkt abhängig sind. Die zarten Linien lösen sich im Antigenüberschuß rasch wieder auf. Die Autoren empfehlen deshalb zur Vermeidung falsch negativer Ergebnisse eine progressive Verdünnungsreihe des Antigens anzuwenden.

Nach Beendigung der Exposition bilden sich die nachweisbaren *humoralen Antikörper* zurück (Barboriak *et al.*, 1965; Reed *et al.*, 1965; Fink *et al.*, 1967; Warren, 1972). Das Ausbleiben der Präzipitation muß nicht mit einer Besserung der klinischen Symptome einhergehen (Fruit *et al.*, 1971). Durch die diagnostischen Haut- und Inhalationstests kommt es zu einem nachweisbaren Anwachsen der humoralen Antikörper (Booster-Effekt; Wettengel, Fabel u. Kreth, 1972).

Aus alledem geht hervor, wie kritisch immunologische Untersuchungen für die Diagnose der Vogelhalterlunge bewertet werden müssen. Die Korrelation zwischen dem Ergebnis derartiger Verfahren und den klinischen Befunden ist nur locker, sie wird sogar von einigen Autoren (Fink *et al.*, 1972) vermißt. Im allgemeinen ist die Aussagekraft immunologischer Methoden für die Erkrankung durch Proteine von Wellensittichen höher als für die Taubenzüchterlunge (Faux, Wide *et al.*, 1971; Pepys *et al.*, 1971). Präzipitate wurden bei 16 von 19 Wellensittichhaltern mit Vogelhalterlunge und bei 4 von 14 entsprechend Exponierten mit Asthma bronchiale gefunden. Über das Zusammentreffen von klinischen Befunden und im Präzipitattest nachweisbaren humoralen Antikörpern geben die Tabellen 4a und b von Pepys *et al.* (1971) Aufschluß.

Die Ergebnisse der *Haemagglutinationsmethode* stimmen mit jenen des Präzipitationstestes überein, wenn man Titer mit 1:80 als wahrscheinlich und ab 1:160 als sicher pathologisch ansieht (Pepys *et al.*, 1971; Faux, Wide *et al.*, 1971).

Bei mehreren 100 beschwerdefreien Taubenzüchtern wurden bis zu 40% Präzipitate auf Taubenkotextrakte und bis 20% auf Taubenserum nachgewiesen (Reed *et al.*, 1965; Avila *et al.*, 1968; Villar u. Mendes, 1971; Fink *et al.*, 1972; Barboriak *et al.*, 1973).

Die allergologischen *Intracutantests* verlaufen bei etwa zwei Drittel der an Vogelhalterlunge Erkrankten als verzögerte Reaktionen vom Typ III und prägen sich am stärksten 5 bis 7 Std nach der intracutanen Injektion aus. Sie sind blaß, ausgedehnt oedematös und können zu einer Papel anschwellen. Auch Sofort- und Spätreaktionen vom Tuberkulin-Typ mit perivasculärer mononuclearer Zellinfiltration kommen zur Beobachtung (Wettengel *et al.*, 1969). Pepys (1969) wies mit immunofluoreszierenden Methoden die Beteiligung der C_3-Komponente des Komplementsystems und Immunglobuline nach.

Von 21 gesunden Vogelzüchtern zeigten 6 eine schwache Sofortantwort im dermatologischen Testverfahren, während eine Effloreszenz vom Allergie-Typ III nicht vorkam (Elgerfors *et al.*, 1971; Moore *et al.*, 1974).

Tabelle 4a u. b. Klinische Befunde und im Präzipitations-Test nachweisbare humorale Antikörper bei *Vogelhalterlunge*. [Pepys *et al.*: Lille Med. **16**, 649—653 (1971)]

Tabelle 4a

	Proteine von Vogelserum		Ausschließlich Vogelkot
	positiv	negativ	positiv
Zahl der Kranken	25	25	47
Dyspnoe ohne Giemen und Pfeifen	45%	15%	28%
Gewichtsverlust	45%	15%	28%
Gliederschmerzen	41%	20%	21%
Rasselgeräusche	73%	40%	47%
Zeichen einer allergischen Alveolitis	91%	10%	30%

Tabelle 4b

	Anzahl	Positiver Präzipitationstest
I. Nicht-Exponierte	42	0
II. Exponierte		
a) Lungengesunde	43	0
b) Patienten mit Vogelhalterlunge	19	16 (85%)
c) Vogelhalter mit Asthma bronchiale	14	4 (29%)
d) Patienten mit anderen Lungenaffektionen	42	2 (5%)

5. Pathologie

Die pathologisch-anatomischen Befunde erklärt man ebenso wie die der Farmerlunge durch die Reaktionen, die der Eintritt des Antigens in die Wand der Alveolen und der Bronchiolen auslöst. Zunächst kommt es zu reversiblen entzündlichen Veränderungen (Fink, Sosman *et al.*, 1968; Bütikofer u. de Weck, 1969; Hensley *et al.*, 1969). In der *akuten* Phase enthalten die Alveolen massenhaft, wahrscheinlich aus den Alveolarsepten abgeschilferte, fettig degenerierte, teils nekrotische Zellen. Auch Makrophagen mit schaumigem Zytoplasma (Nicholls *et al.*, 1973) werden beschrieben, von anderer Seite (Meijer *et al.*, 1971; Riley u. Saldana, 1973) schaumige, lipoidbeladene Histiozyten erwähnt, die zu vielkernigen Riesenzellen fusionieren (Fink, Sosman *et al.*, 1968; Hensley *et al.*, 1969; Hargreave *et al.*, 1972). Der Lipoidgehalt dieser Zellen sticht so sehr ins Auge, daß man nach Meinung von Riley und Saldana (1973) sogar von einer „Cholesterol-Pneumonie" sprechen könnte.

Der Entzündungsprozeß führt in den terminalen Bronchiolen zu einer Bronchiolitis obliterans (Riley u. Saldana, 1973). Diese Entwicklung prägt zusammen mit einer interstitiellen Fibrose den *chronischen* Verlauf. Schaumzellaggregate werden sodann meist vermißt. Eine zystische Degeneration mit Hohlraumbildungen bis zu 2 cm, die vorwiegend subpleural liegen, kommt im narbig umgewandelten Lungengewebe des Endstadiums vor (Hargreave et al., 1972; Edwards u. Luntz, 1974).

6. Pathogenese und Ätiologie

Die der Pathogenese von Farmerlunge und Vogelhalterlunge innewohnenden Gemeinsamkeiten beleuchten Bütikofer und de Weck (1969). Sie berichten von einem Landwirt, der früher an einer Farmerlunge erkrankt war und sich nach Ausheilung der Symptome eine Vogelhalterlunge zuzog, nachdem er zwar die Exposition von schimmeligem Heu gemieden, daraufhin aber bei der Arbeit in der Hühnerfarm geholfen hatte. Gleichzeitig weist diese Beobachtung auf das unbestrittene Vorhandensein einer individuellen Disposition hin für die Bildung von humoralen Antikörpern und für die Reizantwort am respiratorischen Schockorgan.

Die Präzipitine gehören zur IgG-, seltener zur IgM-Fraktion (Fink, Sosman et al., 1968). Bei den Taubenzüchtern, deren Serum zwar Antikörper enthält, die aber keine klinische Symptomatik aufweisen, könnte das Fehlen *komplement*bindender Immunkomplexe die Ursache für das Ausbleiben der klinischen Erkrankung sein (Faux, Wide et al., 1971). Das Komplementsystem spielt in der Pathogenese der Vogelhalterlunge wahrscheinlich eine nicht unwesentliche Rolle (Berrens et al., 1974; Caldwell et al., 1973). In den A-Antigenen (Berrens et al., 1974) werden thermostabile Enzyme festgestellt, gegen welche das menschliche Serum keine Inhibitoren zur Verfügung hat. Diese Enzyme erschöpfen die C_3-Komponente des Komplementsystems am stärksten.

Wenn auch für die Pathogenese der Vogelhalterlunge die Allergie-Reaktion vom Typ III eine überwiegende Bedeutung besitzen dürfte, so sind doch Sofortreaktionen vom Typ I nicht selten nach intracutanen und inhalativen Provokationstests anzutreffen. Auch das Verhalten vom Tuberkulin-Typ (Molina et al., 1969a, b; Pepys et al., 1971) und zellulär übertragene Antikörper (Caldwell et al., 1973) werden diskutiert. Diese Autoren und Moore et al. (1973) ha-

ben gezeigt, daß periphere Blutlymphozyten bei erkrankten Vogelhaltern den Makrophagen-Migration-Inhibitor-Faktor produzieren. Diese Befunde lassen manchen vom Regelfall abweichenden klinischen Verlauf besser erklären.

Während die immunologische Pathogenese der Vogelhalterlunge generell nicht bezweifelt wird, weiß man doch im einzelnen wenig über die Anzahl und die Art der verantwortlichen Antigene. Sie sind in Extrakten aus Kot, Federn, Eigelb und Eiweiß sowie im Serum der verschiedenen Vogelarten und auch im Einstreumaterial für Hühner (Korn et al., 1968) vorhanden (Bütikofer u. de Weck, 1969; Molina et al., 1969a; Pepys, 1969; de Haller et al., 1970; Wettengel, Fabel u. Deicher, 1972). Als ihr Ursprung werden Sekretionsprodukte aus dem Vogelmagen mit Enzymcharakter diskutiert. Kreuzreaktionen zwischen den einzelnen für die Vogelhalterlunge bedeutsamen immunologischen Wirksubstanzen kommen vor (Reed et al., 1965; Boyd et al., 1967; Fink et al., 1967; Pepys, 1969; de Haller et al., 1970; Faux, Wells et al., 1971; Fruit et al., 1971) und nicht alle im Vogelkot nachweisbaren Antigene sind spezifisch für die Vogelhalterlunge. Berrens und Maessen (1972a, b) stellten in den Exkrementen von Tauben sogenannte B-Antigene fest, die aus Glycoproteinen, Polysacchariden, Enzymen und möglicherweise auch Endotoxinen bestehen. Eine der erhaltenen Präzipitatlinien verschmilzt mit der Bande des Hauptantigens im Kulturfiltrat von Aspergillus fumigatus. Bütikofer und de Weck (1969) sowie Reed et al. (1965) fanden Aspergillose und Vogelhalterlunge vergesellschaftet. Ferner bestehen nach Molina et al. (1969b) gemeinsame Antigendeterminanten mit den für Farmerlunge verantwortlichen Reizstoffen. Unter 36 Patienten mit Farmerlunge wiesen 20 Präzipitate gegen Vogelkot oder Vogelserum auf.

Das vermehrte Auftreten von Antikörpern gegen Cryptococcus neoformans bei Patienten mit Vogelhalterlunge steht nach Fink, Barboriak et al. (1968) nicht in ursächlichem Zusammenhang mit der allergischen Alveolitis.

7. Therapie

Die wichtigste kurative Maßnahme ist die Beendigung der Exposition. Bei anhaltendem Antigenkontakt muß mit der Entwicklung einer irreversiblen Fibrose gerechnet werden (MOLINA *et al.*, 1971; WETTENGEL, FABEL u. DEICHER, 1972; HALWEG *et al.*, 1972). Im akuten Stadium nützt gewöhnlich der Einsatz von Glucocorticoiden (HANY u. GIRARD, 1969; BRUNNER *et al.*, 1970; PEPYS *et al.*, 1971; NICHOLLS *et al.*, 1973). Die Anwendung von Gesichtsmasken besitzt nur geringen Wert, da schon kleine Antigenmengen, wie sie beispielsweise durch die Reinigung von Kleidern abgegeben werden, Krankheitssymptome auslösen können.

III. Bagassose

1. Vorkommen

Als *Bagasse* bezeichnet man den getrockneten, meist zu Ballen oder Platten gepreßten Rückstand von Zuckerrohrfasern, aus welchen der Zuckersaft mit Wasser ausgespült worden ist. Dieser pflanzliche Rohstoff besteht aus Zellulose und anderen komplexen Kohlenwasserstoffen mit einem Gehalt von etwa $0,6-7\%$ Silizium-Dioxid (HUNTER u. PERRY, 1946). Verwendung findet er als Heizmaterial, in der Papier- und Holzindustrie, ferner für die Herstellung von Dünger und Futtermitteln.

Arbeiter, die beispielsweise beim Transport und Aufbrechen der Ballen dem Staub von Zuckerrohrstroh ausgesetzt sind, erkranken an *Bagassose* vor allem dann, wenn dieses mehrere Monate im Freien gelagert war. Die Krankheit wurde 1937 entdeckt und 1941 beschrieben (BUECHNER, 1960). Über ihre Zuordnung zum Formenkreis der allergischen Alveolitiden bestehen heute kaum mehr Zweifel. Sie kommt in der Regel nur in den Tropengebieten Amerikas, Indiens und Ostasiens vor, wurde aber auch in Europa nach Importen, z.B. in England (HUNTER u. PERRY, 1946; HARGREAVE *et al.*, 1968), Italien (CANGINI, 1951) und Spanien (GONZALEZ DE VEGA u. ZAMORA CASAS, 1971) beobachtet.

Bisher finden sich im Schrifttum mehrere hundert Krankheitsfälle erwähnt, die teils vereinzelt, teils mit einer Häufung bis zu 50% der Exponierten (BAYONET u. LAVERGNE, 1960) aufgetreten sind. Nach Beginn der Staubeinwirkung vergehen bis zur Entwicklung klinischer Erscheinungen in der Regel 3 Wochen bis 4 Monate, selten nur wenige Tage.

2. Klinischer Befund und Verlauf

BAYONET und LAVERGNE (1960) haben einen wertvollen Beitrag zur *klinischen Symptomatik* anhand ihrer Beobachtungen von 69 Erkrankten geliefert. Nach diesen und anderen Autoren klagen die Patienten über starken, retrosternalen Druckschmerz, inspiratorische Atemnot, Husten mit zähem, weißlich bis grauem Auswurf und schmerzhafte Rachenschleimhaut. Das Einsetzen der Symptome erstreckt sich meist über mehrere Tage, in etwa 15% der Fälle ist es akut. Eine ausgeprägte Abgeschlagenheit gehört zum Krankheitsbild. Die Appetitlosigkeit führt zu einer beträchtlichen Abnahme des Körpergewichts. Fieber, gelegentlich begleitet von Schüttelfrösten und Nachtschweißen, fehlt selten. Haemoptysen werden berichtet (HUNTER u. PERRY, 1946; GONZALEZ DE VEGA u. ZAMORA CASAS, 1971).

Über den Lungen auskultiert man ein verschärftes Atemgeräusch und grob- bis feinblasige Rasselgeräusche. Die Leukozyten im peripheren Blut steigen bis $30\,000/mm^3$ an (GONZALEZ DE VEGA u. ZAMORA CASAS, 1971). Der *Röntgenbefund* ist typisch, aber weder obligat noch pathognomonisch (HUNTER u. PERRY, 1946; BAYONET u. LAVERGNE, 1960; BUECHNER, 1960; HEARN, 1968; WERNER, 1970; GONZALEZ DE VEGA u. ZAMORA CASAS, 1971): In etwa 90% der klinisch Betroffenen wird er charakterisiert durch diffuse noduläre, teils netzige Verschattungen, die später zu größeren Flächen konfluieren.

Die Krankheit bewirkt eine geringe bis mäßige Verminderung der Ventilationsfähigkeit, ferner eine mittelgradige Reduktion der Diffusionskapazität und eine Abnahme der Sauerstoffsättigung im arteriellen Blut (BUECHNER, 1960; WEILL *et al.*, 1966; HARGREAVE *et al.*, 1968; JENKINS *et al.*, 1971; MILLER *et al.*, 1971).

Die klinischen und funktionellen Krankheitserscheinungen bilden sich meist nach

Beendigung der Exposition im Laufe von 4 bis 10 Wochen spontan und vollständig zurück; feinblasige Rasselgeräusche über den Lungen und der Röntgenbefund können noch bis zu 6 Monate persistieren, eine Einschränkung der Lungenvolumina, der Diffusionskapazität und eine Belastungshyperventilation 7 bis 10 Jahre anhalten (MILLER *et al.*, 1971). Bleibende Residuen wurden bei 2 Patienten in Form einer fortbestehenden obstruktiven Bronchialerkrankung beschrieben (WEILL *et al.*, 1966). Rezidive nach mehrmaliger Exposition treten fakultativ auf (BUECHNER, 1960). In früheren Jahren wurde eine Mortalität von 4,3% genannt (HUNTER u. PERRY, 1946).

Inhalationstests mit Extrakten von Bagasse und Kulturen von Thermoactinomyces (Micromonospora) vulgaris führen bei Erkrankten nach 4—12 Std zu Allgemeinreaktionen mit Fieber, Abfall der Ventilationsgrößen, Husten und Dyspnoe (HARGREAVE *et al.*, 1968; HEARN u. HOLFORD-STREVENS, 1968). Die allergologische Hauttestung spielt für die Diagnose der Bagassose keine Rolle (SALVAGGIO *et al.*, 1967).

Differentialdiagnostisch gaben die initialen klinischen Erscheinungen und die feinfleckigen Veränderungen auf dem Röntgenbild Anlaß zu Verwechslungen mit einer akuten Miliartuberkulose (BAYONET u. LAVERGNE, 1960; BUECHNER, 1960), zumal auch im Sputum den Tuberkelbazillen ähnliche säurefeste Stäbchen aufgefallen sind (BUECHNER, 1960) Pneumonien durch Pilz-*Infektion* (SALFELDER, 1960) gehören nach heutiger Auffassung nicht zu dem nosologischen Begriff „Bagassose".

3. Pathologie

Als BOONPUCKNAVIG *et al.* (1973) das von 6 Patienten mit Bagassose durch eine Lungenbiopsie gewonnene Material auswerteten, fanden sie die Lungen durchsetzt von weißen 1—2 mm großen Knötchen, die von einem blaßgelben Saum umgeben waren. Das feingewebliche Bild der Lungenveränderungen bei Bagassose gleicht einer granulomatösen interstitiellen Entzündung mit unterschiedlich starker Fibrosierung. Epitheloidzellige Fremdkörpergranulome, Plasma-

und Schaumzellen, sowie große, mononucleare Zellen, die histochemisch den Pneumozyten ähneln, erscheinen mit beachtenswerter Regelmäßigkeit in den Alveolarräumen (SODEMAN, 1967; BOONPUCKNAVIG *et al.*, 1973).

4. Pathogenese und Ätiologie

Die pathologisch-anatomischen Befunde, der klinische Verlauf mit dem Nachweis präzipitierender Antikörper im Serum und die verzögerte Allgemeinreaktion nach provokativen Inhalationstests mit Extrakten von Zuckerrohrabfall und Kulturen von Thermoactinomyces (Micromonospora) vulgaris (HARGRAEVE *et al.*, 1968; HEARN, 1968) stützen die derzeitige Auffassung, daß es sich bei der Bagassose um eine *Hypersensitivitäts-Pneumonie vom Allergie-Typ III* handelt.

SALVAGGIO *et al.* (1961, 1967, 1969) hellten die Pathogenese der Bagassose im einzelnen auf. Atopiker und Raucher sind nicht bevorzugt befallen (SALVAGGIO *et al.*, 1967). Die Seren von 50 bis 64% der Erkrankten entwickeln Präzipitatlinien gegen Zellextrakte von *Thermoactinomyces (Micromonospora) vulgaris*, dem am häufigsten von SEABORE *et al.* (1968) in verschiedenen Zuckerrohrabfällen isolierten thermophilen Actinomyceten. Es ist zu vermuten, daß dieser auch für die Pathogenese der Farmer- und Vogelzüchterlunge diskutierte Pilz eine wichtige, aber nicht die ausschließliche Antigenquelle darstellt. Eine Korrelation zu den klinischen Befunden besteht insofern, als sich häufig spezifische Niederschlagslinien in den immunologischen Verfahren mit der Besserung der Krankheitserscheinungen abschwächen.

LACEY (1971) isolierte in schimmeligem Zuckerrohrabfall große Mengen einer neuen Spezies von thermophilen Aktinomyzeten, die er „*Thermoactinomyces sacchari*" benannte. Kulturfiltrate riefen im Inhalationstest bei einem Patienten nach 11—18 Std die für eine allergische Alveolitis typische fieberhafte Systemreaktion hervor.

Die Bedeutung des Quarzgehaltes im Zuckerrohrstroh als Wegbereiter für die Pathogenese wird erneut diskutiert (BOONPUCKNAVIG *et al.*, 1973), sie ist aber offensichtlich gering. Weitere Fragen, z.B. zur Immunologie dieser Erkrankung, stehen ebenfalls noch offen (SPEIZER, 1974).

5. Therapie

Neben der allgemeinen symptomatischen Behandlung erfordert eine zuverlässige Kausaltherapie die Antigenkarenz. Ob der von WERNER (1970) empfohlene Einsatz von Corticoiden eine Beschleunigung der spontanen Heilungstendenz veranlaßt, erscheint aufgrund anderer Berichte fraglich (BUECHNER, 1960; HEARN, 1968; JENKINS *et al.*, 1971).

6. Arbeitsmedizinische Gesichtspunkte

Der Staub von altem Zuckerrohrstroh, das im Freien nach wiederholter Durchnässung getrocknet ist, wirkt am meisten pathogen. Wenn der Pflanzenrückstand frisch verarbeitet wird, kommt die Bagassose kaum zur Beobachtung. Die Anfeuchtung des Materials beim Aufbrechen der Ballen und Absaugevorrichtungen haben die Erkrankungshäufigkeit erheblich gesenkt (BUECHNER, 1960). Für die Prävention wird außerdem empfohlen, den Feuchtigkeitsgehalt der gelagerten Bagasse unter 20% zu halten und sie mit einem wirtschaftlichen Fungizid zu behandeln (Leading article: ROBINSON).

Nach Ansicht von HEARN (1968) erfordert eine einmalige Erkrankung in sozialen Härtefällen nicht unbedingt den Wechsel des Arbeitsplatzes, da während einer fünfjährigen Beobachtungszeit Rezidive nach erneuter Exposition nicht obligat aufgetreten sind. Bei einer Vorsorgeuntersuchung von 170 exponierten Arbeitern begegnete HEARN (1968) bronchitischen Symptomen nicht vermehrt, wohl aber zeigte sich in einer Gruppe von indischen Arbeitskräften eine signifikante Reduktion der Vitalkapazität; bei 6 nachuntersuchten Personen, welche früher nie an Bagassose erkrankt waren, stellten sich 2 Jahre nach Beendigung der Exposition wieder normale Ventilationsgrößen heraus.

Bis zu 98% aller Bagasse-Arbeiter besitzen, unabhängig von einer Erkrankung, im Serum nachweisbare Antikörper gegen Extrakte verschiedener Bagasse-Arten (SALVAGGIO, 1966; HEARN u. HOLFORD-STREVENS, 1968). Die immunologischen Reaktionen bilden sich in der Regel nach Entfernung aus dem Staubmilieu zurück, sie können aber bis zu 6 Jahre fortbestehen (MILLER *et al.*, 1971).

IV. Pilzarbeiterlunge

Etwa 30 Fälle von Pilzarbeiterlunge sind seit der Erstbeschreibung von BRINGHURST *et al.* (1959) dokumentiert. Die Erkrankung befällt Personen, welche sich der *Kultivation von Speisepilzen* widmen und die Pilzkeimlinge unter Staubentwicklung in den pasteurisierten Kompost einmischen. Dieser hat während der mehrtägigen Erhitzung einen selektiv günstigen Nährboden für thermotolerante und thermophile Mikroorganismen, vor allem Aktinomyzeten, abgegeben (SAKULA, 1967; LACEY, 1974).

Der klinische Verlauf ähnelt jenem anderer *allergischer Alveolitiden*. Er neigt in den ersten 4 Wochen zu einer teils schubweisen Verschlechterung und nach Beseitigung der Antigeneinwirkung zu einer spontanen Rückbildung der Krankheitserscheinungen innerhalb von 2 bis 3 Monaten. Atemnot, präcordiales Druckgefühl (SAKULA, 1967) sowie fibrotische intrapulmonale Veränderungen (JACKSON u. WELCH, 1970) können persistieren.

Disponierte Personen weisen nach einer Exposition von Stunden bis zu mehreren Monaten meist akut Husten, Fieber, Engegefühl über der Brust, Atemnot, Übelkeit und auskultatorisch feinblasige Rasselgeräusche auf. Ein rapider Gewichtsverlust folgt. Röntgenologisch zeigen sich vorwiegend in den Mittel- und Unterfeldern miliare und körnige Fleckschatten, welche sich vereinzelt zu flächigen Infiltrationen ausweiten (STEWART, 1974) und in eine chronische Fibrose übergehen können (BRINGHURST *et al.*, 1959). Eine Beteiligung der Lungenwurzel und zystische Aufhellungen sind beschrieben (JACKSON u. WELCH, 1970). Neben einer geringen, überwiegend restriktiven Ventilationsstörung und Verminderung der Compliance kommt es gelegentlich zu einer mehr oder weniger schweren Beeinträchtigung des Gasaustausches, kenntlich an der zentralen Cyanose mit niedrigem arteriellen Sauerstoff-Partialdruck und an der Verminderung der Diffusionskapazität (CRAIG u. DONEVAN, 1970; AKOUN *et al.*, 1973). Derartige Veränderungen haben sich auch nach Monaten nicht voll zurückgebildet (CHAN-YEUNG *et al.*, 1972).

Inhalationsproben mit mutmaßlichen *Antigenen* verliefen bei 6 Erkrankten negativ (Stewart u. Pickering, 1974), in einem Fall von Jackson u. Welch (1970) mit verdünntem Extrakt von Kompost, der nach der Keimungsphase verwendet wurde, positiv. Die Suche nach präzipitierenden Antikörpern im Serum von Personen mit Pilzarbeiterlunge brachte keine einheitlichen Ergebnisse (Jackson u. Welch, 1970; Chan-Yeung *et al.*, 1972; Stewart, 1974). Tests gegen Micromonospora vulgaris und Micropolyspora faeni waren in je einem Fall von Sakula (1967) positiv, in den beiden anderen negativ. Craig und Donevan (1970) vermißten Antikörper gegen Extrakte von M. faeni und Aspergillus fumigatus. Ein für die Pathogenese der Pilzzüchterlunge spezifisches Allergen ist bislang also nicht entdeckt. Anläßlich einer Felduntersuchung konnten in den Seren von 38 Champignon-Züchtern Präzipitine nicht nachgewiesen werden (Renoux u. Chahinian, 1973). Die Beobachtung (Jackson u. Welch, 1970) von akutem Schleimhautoedem läßt pathogenetisch auch das Wirksamwerden einer Typ-I-Allergie vermuten.

Die *Lungenbiopsie* bei einem Kranken, der an einer schweren Verlaufsform der Pilzarbeiterlunge litt, erlaubte den histologischen Nachweis einer ausgeprägten entzündlichen Reaktion sowohl der Alveoli als auch des Interstitiums (Jackson u. Welch, 1970). Die Lungenbläschen waren ausgefüllt von granuliertem, Schiff-positiv gefärbtem Zytoplasma, granulierten Pneumozyten und gelegentlich von Alveolarmacrophagen, umgeben von hyperplastischen, desquamierten Epithelzellen. Hinweise auf eine Vasculitis fehlten.

Für die *Therapie* gilt das früher bei den anderen Alveolitiden Gesagte. Der Nutzen von Corticoiden ist bei der Pilzarbeiterlunge nicht erwiesen; wegen der beobachteten Rezidive nach erneuter Exposition und des gelegentlich schweren Krankheitsverlaufes wird für die Betroffenen ein Wechsel des Arbeitsplatzes notwendig.

V. Suberose (Korkstaublunge)

Die Belegschaft der Herstellungs- und Bearbeitungsbetriebe von *Kork* ist der Gefahr folgenschwerer Erkrankungen des Respirationstraktes ausgesetzt. Cancella (1955) führte den Namen *Suberose* ein und wies gemeinsam mit Horta (1957) im Tierversuch Pneumokoniose-Knötchen, eine Proliferation großer Alveolarzellen und die Einlagerung von Fibroblasten in die Alveolarsepten nach, was offensichtlich Folge einer mehrmonatigen Staubexposition war. Anläßlich einer Reihenuntersuchung fand Villar (1973) in 38% von 697 Korkarbeitern zirkulierende Präzipitine gegen *Penicillium frequentans*. Die Ergebnisse standen aber nicht in sicherer Beziehung zu den klinischen und röntgenologischen Befunden. Das Auftreten humoraler Antikörper betraf Personen, in deren Arbeitsumwelt eine überdurchschnittliche Konzentration von Korkteilchen, nicht aber von Pilzsporen angetroffen wurde.

Eine ausführliche Schilderung und zusammenfassende Diskussion stammen von Pimentel und Avila (1973) sowie von Avila und Villar (1968) aus Portugal, wo bislang die Korkstaublunge ausschließlich beobachtet worden ist. Die Erkrankung kommt nach diesen Autoren in drei Spielarten vor: *asthmaähnliches Syndrom; allergische Alveolitis* und *chronische Bronchitis* mit Neigung zu *Bronchiektasenbildung*.

Unter 63 Korkarbeitern wiesen 13 die Symptome eines allergischen Asthma bronchiale auf mit einer Sofortreaktion nach cutaner und inhalativer Applikation eines aus schimmeligem Kork gewonnenen Antigens. Röntgenologisch fanden sich nur bei zwei dieser Patienten flüchtige pulmonale Infiltrate. Histologisch wurde eine exsudative Entzündung der Bronchialschleimhaut mit granulomatöser Reaktion und lymphozytären und histiozytären Einlagerungen festgestellt. Fremdkörpergranulome mit epitheloiden und sarkoidoseähnlichen Zellelementen schlossen Korkstaub ein.

Neben dieser dem Allergie-Typ I zugerechneten Erkrankungsform werden Symptome einer *akuten allergischen Alveolitis,* welche im Anschluß an die Exposition auftreten, und schleichend beginnende Krankheitserscheinungen einer *chronischen* Variante beschrieben, die Dauerbeschwerden mit akuten Exacerbationen verursacht. Klinisch stehen eine vorwiegend bei Belastung anhaltende Atemnot und Husten im Vordergrund. Röntgenologisch zeichnen sich fibrotische, teils reticuläre Streifenzüge und gelegentlich kleine Fleckschatten ab. Funktionell überwiegt eine restriktive Ventilationsstörung, z.T. begleitet von obstruktiven Behinderungen der Atemwege. Im Elektrokardiogramm fanden sich Zeichen einer Rechtsherzbelastung. Von einem tödlichen Verlauf der akuten Krankheitsphase wurde berichtet.

Die *bioptischen, feingeweblichen Befunde* entsprechen denen einer allergischen Alveolitis: Verdickung der Alveolarsepten infolge einer histiozytären und lymphozytären Infiltration mit Oedem, und intraalveolar gelegene granulierte Pneumozyten, welche Korkstaubteilchen enthalten. Bei den chronischen Verlaufsformen überwiegen eine netzige Verfilzung der Fibrinfasern. *Autoptisch* beobachtete man neben den bekannten interstitiellen Läsionen wabenartige Zystenbildungen, im chronischen Stadium auch eine diffuse Lungenfibrose und ein Emphysem. Die Zeit zwischen Beginn der Symptome und dem tödlichen Ende betrug zwischen 5 Monate und 7 Jahre.

16 Patienten wiesen eine *chronische Bronchitis* mit Bronchiektasen auf. Die zunächst reversiblen Beschwerden persistierten bei Fortbestehen der Exposition im Laufe von 6 bis 20 Jahren. Bronchographisch stellten sich in den unteren Lungenlappen zylindrische oder sackförmige Erweiterungen der Luftröhrenäste dar. Eine operative Entfernung war nur von vorübergehendem Nutzen.

Auch die Lungen asymptomatischer Korkarbeiter zeigten nach mehr als 6jähriger Einwirkung von Korkstaub beträchtliche Einlagerungen. In geringerer Ausprägung waren dieselben histologischen Veränderungen vorhanden wie bei den Erkrankten mit desquamativer Alveolitis und Fibrose.

Die Suberose neigt vergleichsweise häufig zu einem Übergang in die chronisch respiratorische Insuffizienz. Dieser kann durch die Entfernung des Betroffenen aus dem Staubmilieu aufgehalten werden.

VI. Staublungen durch die Holzverarbeitung (Holzstaublungen)

Holzstaub ohne Verunreinigung ist nach den bisherigen Erfahrungen für die Lunge nicht pathogen. Bekannt wurden aber Erkrankungen, die wahrscheinlich durch Antigene von Mikroorganismen hervorgerufen werden, welche in den bei der Holzverarbeitung entstehenden Stäuben enthalten sind.

1. Ahornrindenschäler-Krankheit

1932 beobachteten Towey *et al.* Bronchialasthma mit Fieber und Brustenge bei 35 Personen, die mit dem Abschälen von Ahornstämmen beschäftigt waren und dabei Wolken von schwarzen Sporen des Pilzes *Coniosporium* (jetzige Bezeichnung: *Cryptostroma*) *corticale*, welcher sich unterhalb der Rinde angesammelt hatte, eingeatmet haben. Emanuel *et al.* (1962) erkannten anhand eines eigenen Falles, daß es sich um eine der Farmerlunge ähnliche *allergische Alveolitis* und interstitielle Entzündung handelt. Das auslösende Antigen stammt von dem Pilz Cryptostroma corticale, der nicht bei Körpertemperatur wächst.

Die zunächst heftige klinische Symptomatik mit Atemnot, Husten, Nachtschweiß und Gewichtsverlust bildet sich nach Beendigung der Exposition spontan zurück (Emanuel *et al.*, 1966). Röntgenologisch treten netzige Infiltrate vorwiegend in den Unterfeldern der Lunge auf. Histologisch werden eine zelluläre Infiltration der verbreiterten Alveolarwände und häufig subpleural lokalisierte Granulome mit einem Durchmesser von 1 bis 2,5 mm beschrieben. Im Serum finden sich hohe Konzentrationen zirkulierender Antikörper gegen Cryptostroma corticale. Der Intracutantest mit einem Extrakt der Pilzsporen zeigt eine ausgeprägte Sofortreaktion.

Von 37 Arbeitern in einer Papierfabrik erkrankten innerhalb von 20 Monaten 5 an einer manifesten und 9 an einer subklinischen Form der Ahornrindenschäler-Krankheit (Wenzel u. Emanuel, 1967).

2. Sequoiose

Unter die Holzstaublungen ist ferner die *Sequoiose* einzureihen. Cohen *et al.* (1967) beschrieben die granulomatöse Pneumonitis eines Arbeiters, der beim Sägen des Holzes von Mammutbäumen („red-wood") einer langdauernden und starken Exposition von Staub mit Sequoia-Sägemehl ausgesetzt war. Er wies Dyspnoe, Husten, radiologisch eine beidseitige diffuse Schleierung der Lungenfelder, eine Verminderung der Lungenvolumina und der Compliance sowie ein alveolokapillares Blocksyndrom auf. Bioptisch sahen die Autoren eine Hypertrophie der Alveolarzellen mit einer diffusen Verdickung der Septen und Fremdkörpergranulome, die Eisen und Kalziumsalze einschlossen.

Bei der immunologischen Untersuchung zeigte sich eine für diese Erkrankung möglicherweise spezifische Präzipitationslinie, welche bei 51 in gleicher Weise exponierten, aber klinisch gesunden Personen nicht vorkam. Das verantwortliche Antigen ist in Pilzkulturen von *Graphium und Pullularia* enthalten.

3. Sonstige Holzstaublungen

Schlueter *et al.* (1972) referierten 2 Arbeiter, welche mit dem Sortieren und Herrichten der *Kiefern- und Fichtenstämme* in einer *Papierfabrik* beschäftigt waren. Beide litten bis zur Diagnose 7 Jahre an vorwiegend abendlicher Atemnot, Brustenge und Schüttelfrösten sowie Gewichtsverlust. Histologisch fanden sich die Merkmale einer chronisch interstitiellen Hypersensitivitäts-Pneumonie und Bronchiolitis obliterans mit nicht verkäsenden Granulomen, Plasmazellen und Eosinophilen. Ursächlich wird die langdauernde Einatmung des Schimmelpilzes *Alternaria* in hohen Konzentrationen verantwortlich gemacht. Nach intracutaner Injektion von Alternaria-Extrakt bildete sich eine unmittelbare Reizantwort aus, im provokativen Inhalationstest entwickelten sich sowohl eine geringgradige Sofortreaktion als auch nach 4 bis 8 Std schwere Allgemeinerscheinungen wie Fieber, Leukozytose und Einschränkung der spirometrischen Meßwerte (Schlueter *et al.,* 1972). Im Immundiffusionstest wies man Antikörper gegen mehrere Schimmelpilze einschließlich Alternaria nach (Fink *et al.,* 1973).

Anläßlich einer Reihenuntersuchung von 45 *Pappelschälern* entdeckten Thiede *et al.* (1975) röntgenologisch bei 4 Personen streifige bis knötchenförmige Lungenherde. Ein Antikörpernachweis gelang gegen verschiedene Pilzarten, beispielsweise Micropolyspora faeni und Thermoactinomyces vulgaris. Obwohl dieser Berufszweig gegenüber Inhalations-Antigenen exponiert ist, welche eine hypersensitive Lungenentzündung hervorrufen können, suchte man vergeblich nach typischen klinischen und korrelierenden immunologischen Symptomen.

VII. Käsewascherkrankheit

Personen, die in einem feuchten und kühlen Lagerkeller Käselaibe von Schimmelbefall mit Salzwasser reinigen, erkranken an der „Käsewascherkrankheit" (de Weck *et al.,* 1969; Minnig u. de Weck, 1972). Es handelt sich in den meisten Fällen um eine milde und reversible Form der allergischen Alveolitis. Das auslösende, inhalativ aufgenommene Antigen stammt wahrscheinlich von *Penicillium casei.* Die klinischen Erscheinungen gleichen jenen der Farmerlunge.

Bei einer arbeitsmedizinischen Reihenuntersuchung (Minnig u. de Weck, 1972) von 125 Käsewaschern, die wöchentlich ein- bis zweimal dem Staub von Penicillium casei ausgesetzt waren, wurden im Serum von 26 Personen präzipitierende Antikörper gegen diesen Pilz aufgedeckt. 11 serologisch positive Käsesalzer hatten wiederholt nach ihrer Arbeit mit den schimmeligen Emmentaler-Laiben an den für eine Hypersensitivitäts-Pneumonie eigentümlichen Symptomen gelitten. 9 Salzer wiesen zwar anamnestisch die typischen Beschwerden, aber keine nachweisbaren Serumpräzipitine auf. Dagegen zeigten 6 symptomlose Personen eine positive Immundiffusionsreaktion. Die Hauttests mit Allergenen von Penicillium casei neigen bei klinisch ausgeprägten Fällen von Käsewascherkrankheit zu einer stärkeren Sofortreaktion (Typ I) als bei den übrigen Gruppen vergleichbarer Arbeiter. Eindeutig teilverzögerte Hautreaktionen (Typ III) kamen nicht vor.

Die Tätigkeit der Käsewascher ist anstrengend, so daß stärker erkrankte Personen frühzeitig abgekehrt und bei der Reihenuntersuchung nicht mehr erfaßt sein könnten. Eine regelmäßige Reinigung und Entlüftung der Kellerräume senkt die Prävalenz der Koniose. Die Abgrenzung zur chronischen Bronchitis und zum Käsewascherasthma (WÜTHRICH u. KEISER, 1970; MINNIG u. DE WECK, 1972; MOLINA et al., 1974) bereitet gelegentlich Schwierigkeiten. MOLINA et al. (1974) entdeckten bei französischen Käsereiarbeitern positive Hauttests und im Serum präzipitierende Antikörper gegen Extrakte von Milben (Acarus siro), welche die Rinde der bearbeiteten Käsesorten in großer Zahl bevölkern. Die Bedeutung dieser Mitteilung für die Pathogenese der Erkrankung ist noch unbekannt.

VIII. Malzarbeiterlunge

Französische Malzarbeiter, welche beim Umschaufeln schimmeliger Gerste in schlecht belüfteten Räumen Sporen von Aspergillus fumigatus und Mucor mucedo eingeatmet hatten, boten bei der Untersuchung schwere pulmonale Symptome mit Fieber, Atemnot, trockenem Husten und Gewichtsverlust (VALLERY-RADOT u. GIROUD, 1928). Auf bronchopulmonale Aspergillosen von Beschäftigten in tschechoslowakischen Mälzereien machten FILIP und BARBORIAK (1966) aufmerksam.

Erstmals beschrieben RIDDLE et al. (1968) bei einem Malzarbeiter eine rezidivierende *allergische Alveolitis,* die sich in ihrem klinischen Verlauf von einer Farmerlunge nicht unterschied. Der Erkrankte entwickelte rezidivierend, abhängig von seiner jeweiligen Rückkehr zur Arbeitsstätte, eine zunehmende Anstrengungsdyspnoe, Husten und Fiebergefühl. Das Röntgenbild zeigte über beiden Lungen diffuse, micronoduläre Verschattungen. Auffällig waren eine mäßige Bronchialobstruktion und eine Leukozytose. Das Sputum enthielt *Aspergillus clavatus,* ein für Rinder pathogener Pilz, der in der Humanmedizin als Ursache einer Onychogryposis bekannt ist.

Pathogenetisch werden gegen Sporen von Aspergillus clavatus Antikörper angeschuldigt, welche man im Serum durch Präzipitation und Komplementfixation nachwies. Im Intradermal-Test bewirkten sie die verzögerte Reaktion vom Arthus-Typ und 6 Std nach inhalativer Provokation eine fieberhafte Allgemeinreaktion mit Verminderung der Vital- und Diffusionskapazität. Der Pilz bevölkert stark stickstoffhaltigen Erdboden und führt nur bei Inhalation in sehr hohen Konzentrationen zu den Krankheitserscheinungen. Sein Wachstum wird durch die Verarbeitung der unter Temperaturerhöhung keimenden und mit alkalischen Fungiziden behandelten Gerste begünstigt (RIDDLE et al., 1968).

In einer späteren umfangreichen Studie teilten CHANNEL et al. (1969) drei weitere Fälle einer manifesten Malzarbeiterlunge mit und unterstrichen die ätiologische Bedeutung von Aspergillus clavatus durch Inhalationstests. Etwa 30% der Sensibilisierten gaben auf Befragen latente klinische Symptome an. Anläßlich einer Reihenuntersuchung von 114 Malzarbeitern in 5 Mälzereien konnte RIDDLE (1974) allerdings nur *einen* wahrscheinlichen Fall von allergischer Alveolitis entdecken. Eine gesicherte Beziehung zwischen dem Auftreten von unspezifischen respiratorischen Symptomen und dem Nachweis von Antikörpern gegen Pilzsporen bestand nicht, obwohl Präzipitationslinien im Serum von Mälzern gehäuft, nämlich in einem Fünftel der Untersuchten gefunden wurden. Unter 11 Malzarbeitern mit humoralen Antikörpern gegen Sporen von A. clavatus hatten 7 Symptome einer chronisch respiratorischen Erkrankung, davon 5 bevorzugt die Beschwerden am Abend eines Arbeitstages.

IX. Staublunge durch Luftbefeuchter („Befeuchterfieber")

Der Ausdruck *„Befeuchterfieber"* wurde von PESTALOZZI (1959) geprägt. Bei 12 Arbeitern einer Modellschreinerei, in deren Werkstatt ein Luftbefeuchter in Betrieb war, beschreibt er Symptome wie extreme Müdigkeit, bleischwere Glieder, Fieber, Reizhusten, haemorrhagischen Auswurf, Dyspnoe und Engegefühl im Thorax. Durch Expositionsversuche konnten die in dem Befeuchterwasser wachsenden Schimmelpilze, welche die Atemluft kontaminiert hatten, als Ursache einer verzögerten Allergiereaktion wahrscheinlich gemacht werden. Banaszak et al. (1970) berichten über 4 von 27 Büroangestellten mit teils akuter, teils chronischer Form einer Hypersensitivitätspneumonie. Die Symptome begannen einige Stunden nach Verlassen der Büroräume und hielten

etwa 12 Std an. Nach mehreren Monaten erkannten die Autoren *thermophile Aktinomyzeten* in der Klimaanlage als ätiologisches Agens der röntgenologisch und histologisch gesicherten granulomatösen Lungenentzündung mit multinuklearen Riesenzellen und Schaumzellen. Der Latex-Test im Serum war positiv. Die beiden schleichend verlaufenden Fälle wiesen über 5 Monate Hustenreiz und Belastungsdyspnoe, jedoch keine Fieberschübe auf. Die Exposition der akut und chronisch Erkrankten war einheitlich. Dies spricht für das Mitwirken unbekannter individueller Faktoren bei der Entwicklung des Krankheitsverlaufes.

Weitere Beobachtungen einer hypersensitiven Pneumonie mit Präzipitinnachweis im Serum auf Extrakte von thermophilen Aktinomyzeten, die aus dem Wasser von Luftbefeuchtern und von Klimaanlagen gezüchtet werden, stammen von Fink et al. (1971), Sweet et al. (1971) und Tourville et al. (1972). Die allergische Alveolitis kann auch durch schwerste Symptome charakterisiert sein, wie hohes Fieber, Dyspnoe, Cyanose und reichlich Rasselgeräusche (Keller et al., 1972). Röntgenologisch kommen flüchtige, diffuse, teils noduläre Infiltrate, vorwiegend perihilär angeordnet, zur Darstellung. Nach Beendigung des Kontakts bilden sich die Krankheitserscheinungen innerhalb von Tagen bis wenigen Wochen zurück.

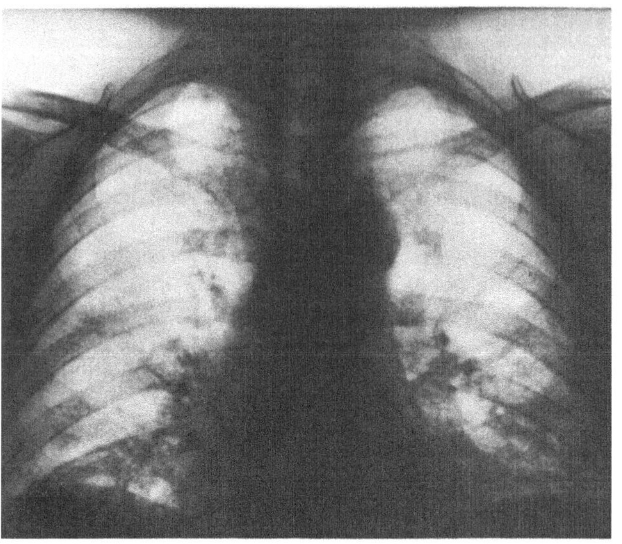

Abb. 16

Abb. 17

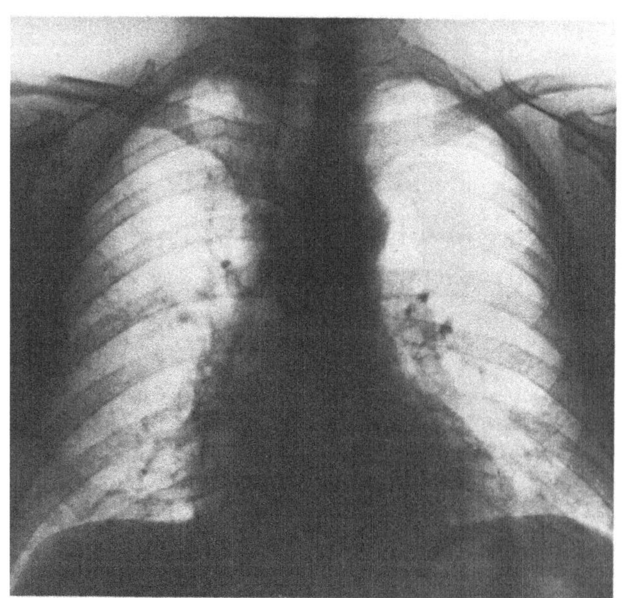

X. Getreidestaublunge „Kornkäferlunge"

Neben einem unspezifischen, teils allergisch bedingten (Warren et al., 1974) respiratorischen Syndrom (Tse et al., 1973) sowie vereinzelt beschriebenen granulierenden und fibrosierenden intrapulmonalen Veränderungen nach Inhalation von Getreidestaub (Rüttner u. Stofer, 1954) kommen Pneumokoniosen vor, welche durch die vom

Abb. 16 u. 17. „Kornkäferlunge": Abb. 16 vor Therapie; Abb. 17: nach 6monatiger Antigenkarenz und Corticoid-Therapie. [Fruhmann u. Specht: Internist, **15**, 418 (1974)]

Kornkäfer (Sitophilus granarius, „grain weevil")[1] produzierten Antigene hervorgerufen werden. Obgleich es sich hierbei in der Regel um eine durch Reagine übertragene Typ-I-Reaktion mit asthmatischen Erscheinungen (FRANKLAND u. LUNN, 1965; LUNN, 1966) handelt, sind auch sichere Fälle einer exogenen allergischen Alveolitis aufgetreten (LUNN u. HUGHES, 1967; FRUHMANN u. SPECHT, 1974). Die Erkrankung geht mit den entsprechenden klinischen, röntgenologischen (Abb. 16, 17) und immunologischen Symptomen einher. Der Verlauf bei den wenigen bisher bekannten Fällen war günstig.

XI. Staublungen durch Schnupfen organischer Partikel

1. Hormonschnupferlunge (Snuff-Taker-Lung)

Drei Kranke, die zur Behandlung ihres Diabetes insipidus *Schnupfpulver mit Extrakten aus Hypophysenhinterlappen* angewendet hatten, litten unter Anfällen von Atemnot mit Giemen, feuchten Rasselgeräuschen und feinfleckigen Röntgenverschattungen in den Lungen.

Serologisch fanden sich die schon früher von PEPYS nachgewiesenen Antikörper gegen Serumproteine von Schwein und Rind sowie gegen Hypophysenhinterlappen-Gewebe (MAHON et al., 1967). Bei der histologischen Untersuchung einer Lungenbiopsie stellte sich eine diffus verteilte, fleckförmige interstitielle Fibrose mit intraalveolarem Exsudat und Desquamation heraus. Im Interstitium fiel eine Anreicherung von Lymphozyten und Plasmazellen auf. Auch die Bronchioli respiratorii zeigten fibrotische Veränderungen mit einer Hypertrophie ihres Muskelbesatzes. Die Einschränkungen von Vitalkapazität, Lungencompliance und Diffusionskapazität korrelierten mit den histologischen Befunden. Zwei weitere Fälle einer allergischen interstitiellen Pneumopathie nach per-

nasaler Anwendung von Hypophysenhinterlappen-Extrakten bei Diabetes insipidus beschrieben BÜTIKOFER et al. (1970). Nach der Verwendung vollsynthetisierter Präparate ist die Erkrankung nicht mehr beobachtet worden.

2. „Lycoperdonose"

STRAND et al. (1967) vertreten die Ansicht, daß Trübungszonen auf dem Lungenröntgenbild von 2 Kindern mit dem Schnupfen der *Sporen* des Bovist-Pilzes, der in der Volksmedizin eine Rolle spielt, in ursächlichem Zusammenhang gestanden haben. In dem einen Fall gingen streifige Züge von den Hili aus, bei der anderen Patientin traten feine, disseminierte Knötchen über beiden Lungen auf. Die klinische Symptomatik ließ eine Hypersensitivitäts-Pneumonie auf Bovist-Sporen *(„Lycoperdonose")* vermuten. Immunologische Untersuchungen erfolgten nicht.

XII. Einzelbeobachtungen von organischen Pneumokoniosen

1. Kaffeearbeiterlunge

VAN TOORN berichtet 1970 von einem Arbeiter in einer niederländischen Kaffeerösterei, der an einer Belastungsdyspnoe und Abgeschlagenheit erkrankt war. Es bestanden feinblasige Rasselgeräusche und röntgenologisch großfleckige Verschattungen über den unteren Lungenpartien, sowie eine Einschränkung des Diffusionsfaktors. Mikroskopisch lagen das Bild der *allergischen Alveolitis* mit interstitieller Entzündung der Alveolarwände, Riesenzellen und eine Vasculitis vor. Im Serum konnten präzipitierende Antikörper gegen einen Extrakt des Kaffeebohnenstaubes nachgewiesen werden.

2. Fischmehllunge

Alle wesentlichen klinischen, immunologischen und histologischen Merkmale einer *allergischen Alveolitis*, welche sich auch mit

---

[1] Nach einer Pressemeldung vom Januar 1976 sollen in der Bundesrepublik Deutschland jährlich 350 000 Tonnen Getreide durch den Kornkäfer vernichtet werden.

dem Inhalationstest provozieren ließ, wies ein 32jähriger Angestellter in einer Tierfutterfabrik auf, der auf die Einatmung von *Fischmehlstaub* hin Krankheitserscheinungen entwickelt hatte. Die feingewebliche Struktur dieses Staubes ähnelte jener der intrapulmonal eingelagerten Fremdkörperteilchen (Freitas e Costa u. Avila, 1970).

D. Koniosen, vorwiegend durch *reaktionslose* Staubeinlagerung (Thesaurosen)

I. „Haarspray-Lunge"

Bisher gelang es nicht, die Existenz einer „Haarspray-Lunge" als eigene Erkrankung überzeugend darzulegen. Sie wird den Thesaurosen zugeordnet (Bergmann *et al.*, 1962). Die in den Haarsprays enthaltenen Polymere, vorwiegend Polyvinylpyrrolidin und Schellack, wurden von Bergmann *et al.* (1962) bei 14 Kranken für die Entwicklung beidseitiger Lungeninfiltrate mit interstitieller Fibrose und Hilusvergrößerung verantwortlich gemacht. Auch entdeckten die Autoren im Alveolarbereich dieser Patienten eine große Anzahl von Makrophagen mit Schiff-positiven Granula und intrapulmonale Granulome. Darin glaubten sie Substratreste des Haarsprays nachgewiesen zu haben.

Differentialdiagnostische Schwierigkeiten ergaben sich nach den Beschreibungen zu dem Vorliegen einer Sarkoidose und Histoplasmose. Eine Bestätigung des Vorkommens einer Haarspray-Lunge in dieser Form ist bisher von anderer Seite nicht bekannt geworden. Reihenuntersuchungen von mehreren hundert Friseuren vermochten das klinisch relevante Auftreten einer Staublunge durch den Gebrauch von Haarsprays nicht zu bestätigen (Annotations, 1964). Nach unserer heutigen Kenntnis handelt es sich wahrscheinlich um eine reaktionslose Ablagerung organischer Staubpartikel (Thesaurose). Tierversuche verliefen negativ (Brunner *et al.*, 1963; Giovacchini *et al.*, 1965).

II. Anthrakose

Als Ursache von Lungenfibrosen wird auch *Kohlenstaub* angeschuldigt (von Wichert u. Hain, 1974). Für die Einwirkung reinen Rußes ist dies zumindest fraglich, wie eine Querschnittuntersuchung von 52 Personen, die jahrzehntelang an ihren Arbeitsplätzen einer intensiven *Luftverschmutzung durch Ruß* ausgesetzt waren, ergeben hat. Slepicka *et al.* (1970) fanden hierbei bioptisch nur eine starke Rußablagerung ohne Gewebsfibrose. Da die Anthrakose als Staublungen*erkrankung* nur vergesellschaftet mit Pneumokoniosen durch anorganische Stäube auftritt, sei sie an dieser Stelle nicht näher erörtert.

E. Den organischen Pneumokoniosen nahestehende, nicht sicher einzuordnende Gesundheitsstörungen

I. Pockenpflegerlunge

Unter 32 geimpften *Pflegekräften von Pockenkranken* entwickelten 12 uncharakteristische, grippeartige Symptome von seiten des Atemtraktes und röntgenologisch in allen Lungenfeldern runde, unterschiedlich dichte Trübungsbezirke mit einem Durchmesser von 5 bis 15 mm, die vorwiegend in den oberen und mittleren Zonen lokalisiert waren. Diese Veränderungen hielten 6 bis 8 Wochen an und klangen sodann langsam ab (Evans u. Foreman, 1963). Erscheinungsbild und Verlauf deuten auf eine allergische Wechselwirkung dieser immunisierten Personen mit eingeatmeten Bestandteilen des Pockenvirus oder der Hautabschilferungen von Kranken hin. Ein Antikörpernachweis gelang aber nicht.

II. „Strohdach-Lunge"

1966 trafen BLACKBURN und GREEN bei Eingeborenen in Neu-Guinea auf chronische Lungenerkrankungen, welche sie als interstitielle Hypersensitivitätspneumonien gedeutet haben. Als Antigen wurde im Ouchterlony-Test Staub ausfindig gemacht, der von den Dächern der Eingeborenen-Hütten herrührt, die mit getrocknetem Gras und Laub bedeckt sind. Außer einer durch präzipitierende Antikörper übertragenen Typ-III-Allergie kommen noch andere Ursachen für die bei diesen Eingeborenen beobachtete Häufung einer unspezifischen bronchopulmonalen Symptomatik in Betracht.

GREEN (1972) isolierte mit Hilfe des Radio-Immundiffusionstests Präzipitate gegen den Pilz *Phoma violacea* im Serum von Personen mit der Verdachtsdiagnose einer allergischen interstitiellen Pneumonie, deren Symptomatik nicht näher beschrieben ist. Dieses Mycel wurde aus dem Belag eines *Duschvorhangs* gezüchtet. Das in ihm enthaltene Antigen besitzt nach GREEN (1972) Gemeinsamkeiten mit dem Kausal-Faktor der „Strohdach-Lunge".

III. Paprikaspalter-Lunge („Toxomykose")

Das Auftreten der in den 30er Jahren von KOVATS (1937) beschriebenen *Paprikaspalter-Lunge (Toxomykose)*, welche sich bei Heimarbeiterinnen eingestellt hat, die mit der Spaltung von Paprikafrüchten beschäftigt waren, ist in den vergangenen Jahrzehnten von anderer Seite nicht allgemein erörtert worden. Diese Pneumokoniose wurde durch das Zusammenwirken des in der Paprikafrucht enthaltenen Reizstoffes *Capsicin* und der bei der Spaltung in großen Mengen freiwerdenden *Schimmelpilzsporen* erklärt, wenn beide Agentien mit dem Staub in die tieferen Luftwege eingedrungen sind. Es kam zu einer Reduktion des Allgemeinzustandes mit Abmagerung. Bei akut verlaufenden Fällen bestand ein deutlicher Auskultationsbefund mit mittel- bis grobblasigen Rasselgeräuschen. Haemoptoe und pulmonale Gefäß-

thrombosen wurden beobachtet. Röntgenologisch sah man teils klein konfluierende, teils größere Infiltrate, die symmetrisch und meistens in den Oberlappen angeordnet waren, ferner Pleuraschwielen, Bronchiektasen und Emphysemblasen. Nach der Beschreibung könnte es sich bei der „Toxomycose" um eine allergische Alveolitis gehandelt haben.

IV. Staublunge durch Bazillus subtilis bei der Waschmittelherstellung

Bronchopulmonale und allergische Reaktionen nach Inhalation von Stäuben mit hochkonzentriertem Gehalt an *Enzymen*, welche von *Bazillus subtilis* stammen und zur Herstellung von „biologisch aktiven" Waschmitteln Verwendung finden, sind durch die Mitteilungen von FLINDT (1969), PEPYS et al. (1969) und PEPYS (1973) bekannt geworden. Auch eine Hypersensitivitäts-Pneumonie vom Allergie-Typ III ist beschrieben (WEBSTER et al., 1972). Allerdings deckten Reihenuntersuchungen (MITCHELL u. GANDEVIA, 1971; WATT et al., 1973; WEILL et al., 1974) von entsprechend exponierten Arbeitern keine weitere Staublungenerkrankung auf.

V. Sonstige Erkrankungen

Bei einem 31jährigen Mann, der ein Jahr lang staubförmiges *Polyvinylchlorid* (PVC) eingeatmet hatte, traten Atemnot, kleinflekkige Verschattungen auf dem Thoraxröntgenbild und in der Lunge histologisch nachgewiesene Fremdkörpergranulome auf (SZENDE et al., 1970). Weitere diesbezügliche Mitteilungen fehlen bis jetzt.

Eine hilusnahe, umschriebene granulomatöse Pneumonie mit Fremdkörpereinschlüssen wurde bei einem langjährig berufstätigen *Kürschner* beobachtet. Die klinischen Erscheinungen verliefen uncharakteristisch, und histologisch war eine sichere Abgrenzung zu dem umgebenden tuberkulösen Gewebe nicht möglich (PIMENTEL, 1970).

Symptome, die auf eine Staublungenerkrankung verdächtig waren, wurden im älteren Schrifttum bei weiteren Berufsgruppen, z.B. *Tabak*arbeitern, *Hafen*arbeitern u.a. mitgeteilt, in den letzten Jahrzehnten aber nicht mehr publik. Aus heutiger Sicht dürfte es sich hierbei aufgrund der bisher vorliegenden Erkenntnisse um unspezifische, bronchitische, zum Teil auch röntgenmanifeste intrapulmonale Reaktionen auf organische Stäube ohne eigene nosologische Bedeutung gehandelt haben.

Literatur

A. Übersichten, Einleitung

Banaszak, E., Thiede, W.: Hypersensitivity pneumonitis. Geriatrics, 65−71 (1974).

Coombs, R., Gell, P.: Classification of allergic reaction responsible for clinical hypersensitivity and disease. In: Clin. Aspects of Immunology (eds. P.G.H. Gell, R.R.A. Coombs) second edition, S. 575−596. Oxford u. Edinburgh: Blackwell Publ. 1968.

Emanuel, D., Wenzel, F., Lawton, B.: Pulmonary mycotoxicosis. Chest, **67**, 293−297 (1975).

Fink, J.: Organic dust-induced hypersensitivity pneumonitis. J. Occup. Med. **15**, 245−247 (1973).

Forschbach, G.: Organische Staublungen. Internist, **15**, 379−385 (1974).

Fruhmann, G., Specht, H.: Byssinose und seltenere Hypersensitivitäts-Pneumonitiden. Internist, **15**, 412−421 (1974).

Haller, R. de, Suter, F. (Eds.): Aspergillosis and farmer's lung in man and animal. Bern-Stuttgart-Wien: Huber 1974.

Hargreave, F.: Extrinsic allergic alveolitis. C.M.A. Journal, **108**, 1150−1154 (1973).

Hugh-Jones, P., Macarthur, A., Cullum, P., Mason, S., Crosbie, W., Hutchison, D., Winterton, M., Smith, A., Mason, B., Smith, L.: Lung transplantation in a patient with fibrosing alveolitis. Brit. Med. J., **3**, 391−398 (1971).

Jäger, L.: Allergische Alveolitis. Zeitschr. Erkrank. Atmungsorg. **135**, 251−269 (1971).

Katz, R.M., Kniker, W.T.: Infantile hypersensitivity pneumonitis as a reaction to organic antigens. New Engl. J. Med. **288**, 233−237 (1973).

Kawai, T., Salvaggio, J., Arquembourg, P., Marsh, D.: Precipitating antibodies against organic dust antigens in human sera by counterimmunoelectrophoresis. Chest, **64**, 420−426 (1973).

Molina, C.: Immunopathologie broncho-pulmonaire. Masson & C, Editeurs 120, Boulevard Saint-Germain, Paris-VIᵉ, 1973.

Nicholson, D.: Extrinsic allergic pneumonias. Am. J. Med., **53**, 131−136 (1972).

Pepys, J.: Hypersensitivity diseases of the lungs due to fungi and organic dusts. Basel-New York: S. Karger 1969.

Pepys, J.: Immunopathology of allergic lung disease. Clin. Allergy **3**, 1−22 (1973).

Rosmanith, J., Reploh, H.: Über Bagassose und andere Pflanzenstaublungen. Dtsch. Med. Wschr. **96**, 1955−1957 (1971).

Salvaggio, J.E.: Hypersensitivity pneumonitis: „Pandora's box". New Engl. J. Med. **283**, 314−315 (1970).

Scherrer, M.: Zur Klinik der exogen allergischen Alveolitis (Übersichtsarbeit). Pneumolog. **151**, 95−103 (1974).

Sühler, H., Seeliger, H.: Die organischen Koniosen unter besonderer Berücksichtigung von Farmer- und Taubenzüchterlunge. Schriftenreihe der Allergopharma J. Ganzer KG, **4**, 1973.

Wichert von, P., Hain, E.: Alveolitiden und Lungenfibrosen − Versuch einer Synopsis. Internist, **15**, 370−378 (1974).

B. Byssinose

American Conference of Governmental Industrial Hygienists. Threshold limit values of airborne contaminants. Cincinnati, Ohio 1970.

Antweiler, H.: Über die Wirkung von Baumwollstäuben und Baumwollstaubextrakten im Tierexperiment. Ärztl. Forsch. **17**, 595−604 (1963).

Antweiler, H.: The histamine releasing capacity of cotton dust extracts inhaled by giunea pigs. Ann. NY. Acad. Sci. **221**, 136−140 (1974).

Antweiler, H., Klosterkötter, W., Siehoff, F.: Untersuchungen zur Staubdichte und zum Vorkommen der Byssinose in deutschen Baumwollspinnereien. Arbeitsmed., Sozialmed., Arbeitshyg. **2**, 154−158 (1967).

Antweiler, H., Klosterkötter, W., Worth, G.: Untersuchungen der Staubquantität und -qualität sowie Atemfunktionsprüfungen zur Frage der Byssinose in nordwestdeutschen Baumwollspinnereien. Fortschr. Staublungenforsch., **2**, 499−506 (1967).

Arnoldsson, H., Bouhuys, A., Lindell, S.E.: Byssinosis. Differential diagnosis from bronchial asthma and chronic bronchitis. Acta Med. Scand. **173**, 761−768 (1963).

Baader, E.W.: Erkrankungen durch Baumwollstaub. Ärztl. Praxis **15**, 2169−2185 (1963).

Barnes, R., Simpson, G.: A byssinosis survey. Med. J. Aust. **59**, 238−242 (1972).

Berry, G., McKerrow, C., Molyneux, M., Rossiter, C., Tombleson, J.: A study of the acute and chronic changes in ventilatory capacity of workers in Lancashire cotton mills. Brit. J. industr. Med. **30**, 25−36 (1973).

Berry, G., Molyneux, M., Tombleson, J.: Relationships between dust level and byssinosis and bronchitis in Lancashire cotton mills. Brit. J. industr. Med. **31**, 18−27 (1974).

Bomski, H., Otawski, J., Bomska, H.: Haematologische und serologische Untersuchungen bei Byssinose-gefährdeten Arbeitern. Int. Arch. Arbeitsmed. **27**, 309−323 (1971).

Bouhuys, A.: Response to inhaled histamine in bronchial asthma and in byssinosis. Am. Rev. Resp. Dis. **95**, 89−93 (1967).

Bouhuys, A.: Asthma and byssinosis. Rev. Allergy **22**, 473−476 (1968).

Bouhuys, A.: Byssinosis. Airway responses caused by inhalation of textile dusts. Arch. Environ. Health **23**, 405−407 (1971).

Bouhuys, A., Barbero, A., Lindell, S.-E., Roach, S., Schilling, R.S.F.: Byssinosis in hemp workers. Arch. Environ. Health 14, 533−544 (1967).

Bouhuys, A., Barbero, A., Schilling, R.S.F., van de Woestijne, K., Kalavsky, S., Kane, G., Toren, M., van Wayenburg, J.: Chronic respiratory disease in hemp workers. Am. J. Med., 46, 526−537 (1969).

Bouhuys, A., Douglas, J., Hitchcock, M.: Constriction des voies respiratoires et libération de l'histamine dans la byssinose. J. Physiol. 65, Suppl. 203 A−204 A (1972).

Bouhuys, A., Gilson, J., Schilling, R.: Byssinosis in the textile industry. Arch. Environ. Health 21, 475−478 (1970).

Bouhuys, A., Heaphy, L., Schilling, R., Welborn, J.: Byssinosis in the United States. New Engl. J. Med. 277, 170−175 (1967).

Bouhuys, A., Heaphy, L., Schilling, R., Welborn, J.: Byssinosis in the United States. New Engl. J. Med. 278, 509−510 (1968).

Bouhuys, A., Lindell, S.-E., Lundin, G.: Experimental studies on byssinosis. Brit. Med. J. 1, 324−326 (1960).

Bouhuys, A., Mitchell, C., Schilling, R., Zuskin, E.: A physiological study of byssinosis in colonial America. Trans. NY. Acad. Sci. 35, 537−546 (1973).

Bouhuys, A., Woestijne, K. van de, Kane, G., van Wayenburg, J.: Respiratory mechanics and dust exposure in byssinosis. J. Clin. Invest., 49, 106−118 (1970).

Bouhuys, A., Wolfson, R., Horner, D., Brain, J., Zuskin, E.: Byssinosis in cotton textile workers. Respiratory survey of a mill with rapid labor turnover. Ann. Intern. Med. 71, 257−269 (1969).

Braun, D., Jurgiel, J., Kaschak, M., Babyak, M.: Prevalence of respiratory signs and symptoms among U.S. cotton textile workers. J. occup. Med. 15, 414−419 (1973).

Carey, G., Merrett, J.: Changes in ventilatory capacity in a group of flax workers in Northern Ireland. Brit. J. industr. Med. 22, 121−127 (1965).

Cavagna, G.: Die Byssinose in Italien. Ärztl. Praxis 15, 2240 (1963).

Cavagna, G., Foa, V., Vigliani, E.: Effects in man and rabbits of inhalation of cotton dust or extracts and purified endotoxins. Brit. J. industr. Med. 26, 314−321 (1969).

Edwards, J., Jones, B.: Pseudoimmune precipitation by the isolated byssinosis "antigen". J. Immunol. 110, 498−501 (1973).

Edwards, J., Jones, B.: Immunology of byssinosis: a study of the reactions between the isolated byssinosis "antigen" and human immunoglobulins. Ann. NY. Acad. Sci. 221, 59−63 (1974).

Ehrhardt, W.: Zur Bronchitisfrage im Lichte der Byssinose. Dtsch. Ges. Wesen, 19, 2390−2391 (1964).

El-Batawi, M., El-Din Shash, S.: An epidemiological study on aetiological factors in byssinosis. Arch. Gewerbepath. Gewerbehyg. 19, 393−402 (1962).

El-Batawi, M., Hussein, M.: Endemic byssinosis in an Egyptian village. Brit. J. industr. Med. 21, 231−234 (1964).

El-Batawi, M., Schilling, R., Valić, F., Walford, J.: Byssinosis in the Egyptian cotton industry: changes in ventilatory capacity during the day. Brit. J. industr. Med. 21, 13−19 (1964).

El-Sadik, Y., Moselhi, M., El-Hinady, A., Mostafa, M.: Study of lung function changes among different grades of byssinosis. Brit. J. industr. Med., 29, 184−187 (1972).

El-Samara, G., Solmera Chipongian, N., Montemayor, E., Jose, F.: Respiratory diseases in cotton textile workers. Acta Med. Philipp. 8, 55−60 (1972).

Elwood, P.: Respiratory symptoms in men who had previously worked in a flax mill in Northern Ireland. Brit. J. industr. Med. 22, 38−42 (1965).

Elwood, P., Pemberton, J., Merrett, J., Carey, G., McAulay, I.: Byssinosis and other respiratory symptoms in flax workers in Northern Ireland. Brit. J. industr. Med. 22, 27−37 (1965).

Elwood, P., McAulay, I., McLarin, R., Pemberton, J., Carey, G., Merrett, J.: Prevalence of byssinosis and dust levels in flax preparers in Northern Ireland. Brit. J. industr. Med. 23, 188−193 (1966).

Foa, V., Zedda, S., Cavagna, G.: Significato e limite delle prove di funzionalita' respiratoria nello studio della bissinosi. Indagine condotta in un cotonificio della Lombardia. Med. d. Lavoro 58, 321−332 (1967).

Fox, A., Tombleson, J., Watt, A., Wilkie, A.: A survey of respiratory disease in cotton operatives Part I. Symptoms and ventilation test results. Brit. J. industr. Med. 30, 42−47 (1973a).

Fox, A.J., Tombleson, J., Watt, A., Wilkie, A.: A survey of respiratory disease in cotton operatives Part II. Symptoms, dust estimations, and the effect of smoking habit. Brit. J. industr. Med. 30, 48−53 (1973b).

Fruhmann, G., Barth, M., Bergstermann, H., Kouba, U.: Arbeitsmedizinische Untersuchungen über chronische Bronchitis, über Byssinose und für eine allgemeine Gesundheitsvorsorge. Münch. Med. Wschr. 111, 552−564 (1969).

Fruhmann, G., Barth, M., Schmid, I., Antweiler, H.: Byssinose in Süddeutschland. Klinische und experimentelle Untersuchungen. Münch. Med. Wschr. 113, 209−217 (1971).

Fruhmann, G., Specht, H.: Byssinose und seltenere Hypersensitivitäts-Pneumonitiden. Internist, 15, 412−421 (1974).

Gandevia, B., Milne, J.: Ventilatory capacity changes on exposure to cotton dust and their relevance to byssinosis in Australia. Brit. J. industr. Med. 22, 295−303 (1965).

Gilson, J., Stott, H., Hopwood, B., Roach, S., McKerrow, C., Schilling, R.S.F.: Byssinosis: The acute effect on ventilatory capacity of dusts in cotton ginneries, cotton, sisal, and jute mills. Brit. J. industr. Med., 18, 9−18 (1962).

Glover, J., Barnes, J., Roach, S., Turner, D., Hickish, D.: Hygiene standards for cotton dust. British occupational hygiene society committee on hygiene standards. Sub-committee on vegetable textile dusts. Ann. Occup. Hyg. 15, 165−192 (1972).

Gupta, M.: Review of byssinosis in India. Indian. J. med. Res. 57, 1776−1789 (1969).

Guyatt, R., Douglas, J., Zuskin, E., Bouhuys, A.: Lung static recoil and airway obstruction in hemp workers with byssinosis. Am. Rev. Dis. 108, 1111−1115 (1973).

Hamilton, J., Germino, V., Merchant, J., Lumsden, J., Kilburn, K.: Byssinosis in a nontextile worker. Am. Rev. Resp. Dis., 107, 464−466 (1973).

Hamilton, J., Halprin, G., Kilburn, K., Merchant, J., Ujda, J.: Differential aerosol challenge studies in byssinosis. Arch. Environ. Health, 26, 120–124 (1973).

Harris, T., Merchant, J., Kilburn, K., Hamilton, J.: Byssinosis and respiratory diseases of cotton mill workers. J. occup. Med. 14, 199–206 (1972).

Imbus, H.: The development of a cotton dust standard. J. occup. Med. 16, 547–551 (1974).

Imbus, H., Suh, M.: Byssinosis–a study of 10133 textile workers. Arch. Environ. Health 26, 183–191 (1973).

Imbus, H., Suh, M.: Steaming of cotton to prevent byssinosis–a plant study. Brit. J. industr. Med. 31, 209–219 (1974).

Khogali, M.: A population study in cotton ginnery workers in the Sudan. Brit. J. industr. Med. 26, 308–313 (1969).

Koelsch, F.: Arbeitsmedizinische Untersuchungen in der Baumwoll-Industrie. Zbl. Gewerbehyg. 146–148 (1933).

Kondakis, X., Pournaras, N.: Byssinosis in cotton ginneries in Greece. Brit. J. industr. Med. 22, 291–294 (1965).

Kondakis, X., Pournaras, N., Moraitis, J.: Byssinose chez les ouvriers du chanvre et du sisal en Grèce. Arch. Mal. Prof. 28, 357–361 (1967).

Kovats, F., Buguy, B.: Occupational mycotic disease of the lung. Budapest: Akadémiai Kiado 1968.

Lammers, B., Schilling, R., Walford, J., Meadows, S., Roach, S., van den Hoven van den Genderen, D., van der Veen, Y., Wood, C.: A study of byssinosis, chronic respiratory symptoms, and ventilatory capacity in English and Dutch cotton workers, with special reference to atmospheric pollution. Brit. J. industr. Med. 21, 124–134 (1964).

Lemercier, J.: Troubles bronchiques dus aux poussières de coton (byssinose). Bronches, 21, 499–503 (1971).

Lopez Merino, V., Llopis Lombart, R., Flores Marco, R., Barbero Carnicero, A., Gomez Guillen, F., Bouhuys, A.: Arterial blood gas tensions and lung function during acute responses to hemp dust. Am. Rev. Resp. Dis. 107, 809–815 (1973).

Marchand, M., Voisin, C., Werner, G.: Die heutige Lage der Byssinose in Frankreich. Ärztl. Praxis, 15, 2244 (1963).

Massoud, A., Taylor, G.: Byssinosis: Antibody to cotton antigens in normal subjects and in cotton cardroom workers. Lancet, 2, 607–610 (1964).

McDermott, M.: Lung airways resistance changes due to the inhalation of dust and gases. Respiration, 26, 242–243 (1969).

McKerrow, C., McDermott, M., Gilson, J., Schilling, R.: Respiratory function during the day in cotton workers a study in byssinosis. Brit. J. industr. Med. 15, 75–83 (1958).

McKerrow, C., Gilson, J., Schilling, R., Skidmore, J.: Respiratory function and symptoms in rope makers. Brit. J. industr. Med. 22, 204–209 (1965).

Meiklejohn, A.: Byssinosis in Great Britain. Arch. Gewerbepath., Gewerbehyg. 20, 49–71 (1963).

Mekky, S., Roach, S., Schilling, R.: Byssinosis among winders in the cotton industry. Brit. J. industr. Med. 24, 123–132 (1967).

Merchant, J., Halprin, G., Hudson, A., Kilburn, K., McKenzie, W., Bermanzohn, P., Hurst, D., Hamilton, J., Germino, V.: Evaluation before and after exposure–the pattern of physiological response to cotton dust. Ann. NY. Acad. Sci. 221, 38–43 (1974).

Merchant, J., Kilburn, K., O'Fallon, W., Hamilton, J., Lumsden, J.: Byssinosis and chronic bronchitis among cotton textile workers. Ann. Int. Med. 76, 423–433 (1972).

Merchant, J., Lumsden, J., Kilburn, K., O'Fallon, W., Ujda, J., Germino, V., Hamilton, J.: Dose response studies in cotton textile workers. J. Occup. Med. 15, 222–230 (1973a).

Merchant, J., Lumsden, J., Kilburn, K., Germino, V., Hamilton, J., Lynn, W., Byrd, H., Baucom, D.: Preprocessing cotton to prevent byssinosis. Brit. J. industr. Med. 30, 237–247 (1973b).

Molyneux, M., Tombleson, J.: An epidemiological study of respiratory symptoms in Lancashire mills, 1963–1966. Brit. J. industr. Med. 27, 225–234 (1970).

Muir, D.: Pneumoconiosis and byssinosis. Brit. J. industr. Med. 31, 322–328 (1974).

Muller, L.: Byssinose in den Niederlanden. Int. Arch. Gewerbepath., Gewerbehyg. 19, 175–183 (1962).

Muller, L.: Die Byssinose in Holland. Ärztl. Praxis, 15, 2242–2243 (1963).

National Conference on cotton dust and health, Charlotte: The status of byssinosis in the United States. Arch. Environ. Health, 23, 230–234 (1971).

National Insurance (Industrial Injuries), Act. London, H.M.S.O., 1965: Pneumoconiosis and byssinosis. Brit. med. J. 1, 404 (1974).

Navratil, M., Bruckner, J., Hajickova, V., Sedivec, J.: Lungenfunktion und allergische Hautreaktionen bei Werktätigen in Baumwollspinnereien. Z. ges. Hyg. 19, 881–886 (1973).

Neal, P., Schneiter, R., Cominita, B.: Report on acute illness among rural mattress-makers using low-grade, stainded cotton. J. Am. Med. Ass. 119, 1074–1082 (1942).

Oehling, A., Gonzalez de la Reguera, I., Viñes Rueda, J.: A contribution to the allergic ethiopathogenity of byssinosis. Respiration 29, 155–160 (1972).

Popa, V., Gavrilescu, N., Preda, N., Teculescu, D., Plecias, M., Cirstea, M.: An investigation of allergy in byssinosis: sensitization to cotton, hemp. flax and jute antigens. Brit. J. industr. Med. 26, 101–108 (1969).

Posse, P.: Intravitalmikroskopische Untersuchungen über die Gefäßwirkung von Baumwollextrakten. Ein Beitrag zur Pathogenese der Byssinose. Inaugural-Diss., München 1965.

Prausnitz, C.: Investigations on respiratory dust disease in operatives in the cotton industry. Privy Council, Med. Res. Council, p. 212 (HMSO, London 1936).

Quaas, M., Köcher, K.: Zur Epidemiologie der Byssinose. Dtsch. Ges.-Wesen 26, 843–847 (1971).

Reploh, H., Klosterkötter, W.: Byssinose (Übersicht). Dtsch. med. Wschr. 89, 2198–2203 (1964).

Roach, S., Schilling, R.: A clinical and environmental study of byssinosis in the Lancashire cotton industry. Brit. J. industr. Med. 17, 1–9 (1960).

Schilling, R.: Byssinosis in cotton and other textile workers Lancet 1956 II, 261–265; 319–325.

Schilling, R.: Epidemiological studies of chronic respiratory disease among cotton operatives. Yale J. Biol. Med. 37, 55–74 (1964).

Schmid, I.: Klinische und experimentelle Untersuchungen zum Vorkommen von Byssinose in Süddeutschland. Inaugural-Dissertation München 1972.

Schrag, P., Gullett, A.D.: Byssinosis in cotton textile mills. Am. Rev. Resp. Dis. **101**, 497–503 (1970).

Shima, S.: Byssinosis and its allied diseases. Jap. J. Chest Dis. **29**, 602–615 (1970). Ref. aus: Am. Rev. Resp. Dis. **103**, 150 (1971).

Smith, G., Coles, G., Schilling, R., Walford, J.: A study of rope workers exposed to hemp and flax. Brit. J. industr. Med. **26**, 109–114 (1969).

Speizer, F.: Questionaire approaches and analysis of epidemiological data in organic dust lung diseases. Ann. NY. Acad. Sci. **221**, 50–54 (1974).

Stott, H.: Pulmonary disease amongst sisal workers. Brit. J. industr. Med. **15**, 23–37 (1958).

Taylor, G., Massoud, A., Lucas, F.: Studies on the aetiology of byssinosis. Brit. J. industr. Med. **28**, 143–151 (1971).

Thiruvengadam, K.: Studies on byssinosis. Indian J. industr. Med. **16**, 149–164 (1970).

Tombleson, J.: Course and mortality in byssinosis. Int. Conf. of the Permanent Comm. and Int. Ass. Occup. Health, Slanchev-Bryag, 1971.

Valic, F., Zuskin, E., Walford, J., Kersic, W., Paukovic, R.: Byssinosis, chronic bronchitis, and ventilatory capacities in workers exposed to soft hemp dust. Brit. J. industr. Med. **25**, 176–186 (1968).

Valic, F., Zuskin, E.: A comparative study of respiratory function in female non-smoking cotton and jute workers. Brit. J. industr. Med. **28**, 364–368 (1971).

Valic, F., Zuskin, E.: Byssinosis: a follow-up study of workers exposed to fine grade cotton dust. Thorax, **27**, 459–462 (1972a).

Valic, F., Zuskin, E.: Effects of different vegetable dust exposures. Brit. J. industr. Med. **29**, 293–297 (1972b).

Valic, F., Zuskin, E.: Pharmacological prevention of acute ventilatory capacity reduction in flax dust exposure. Brit. J. industr. Med. **30**, 381–384 (1973).

Vaskov, L.S.: Use of radioisotopes in the study of textile workers with byssinosis and chronic lung damage. Brit. J. industr. Med. **30**, 37–41 (1973).

Velvart, J.: Lungenfunktionsveränderungen bei der Flachsbyssinose. Int. Arch. Arbeitsmed. **26**, 167–178 (1970).

Velvart, J.: Schädigung der Atemwege durch Staubeinwirkung von Sisal. Int. Arch. Arbeitsmed. **30**, 213–222 (1972).

Verbeke, R.: Zur Pathogenese der Byssinose. Ärztl. Praxis **15**, 2244 (1963).

Verbeke, R., Callens, L., Vermeire, P.: La fièvre de filature et la byssinose. Facteurs étiologiques et pathogénie. Bronches, **13**, 246–253 (1963).

Walford, J., Lammers, B., Schilling, R., van den Hoven van den Genderen, D., van der Veen, Y.: Diurnal variation in ventilatory capacity: An epidemiological study of cotton and other factory workers employed on shift work. Brit. J. industr. Med. **23**, 142–148 (1966).

Werner, G.: Essai d'un nouvel antihistaminique dans la byssinose, la N-benzhydryl-N′cinnamyl-pipérazine ou 516 MD. Arch. Mal. Prof. **25**, 123–126 (1964).

Werner, G.: La byssinose. Arch. Mal. Prof. **30**, 450–452 (1969).

Wüthrich, B.: Zur Byssinose (Baumwollstaublunge) – Handelt es sich um eine Arthus-Reaktion? Nachweis präzipitierender Antikörper gegen Baumwollstaubextrakte. Schweiz. med. Wschr. **99**, 1041–1051 (1969).

Zuskin, E., Wolfson, R., Harpel, G., Welborn, J., Bouhuys, A.: Byssinosis in carding and spinning workers. Arch. Environ. Health **19**, 666–673 (1969).

Zuskin, E., Valic, F., Nicholls, P., Evans, E.: Respiratory symptoms and ventilatory function in sisal dust exposure. Int. Arch. Arbeitsmed. **30**, 105–111 (1972a).

Zuskin, E., Valic, F.: Respiratory symptoms and ventilatory function changes in relation to length of exposure to cotton dust. Thorax **27**, 454–458 (1972).

Zuskin, E., Valic, F.: Respiratory changes in two groups of flax workers with different exposure pattern. Thorax, **28**, 579–583 (1973a).

Zuskin, E., Valic, F.: Respiratory response in simultaneous exposure to flax and hemp dust. Brit. J. industr. Med. **30**, 375–380 (1973b).

C. I. Farmerlunge

Aiache, J., Fonck, Y., Molina, C., Delage, J.: Essai d'identification ultrastructurale des actinomycetes thermophiles et son application au diagnostic de la maladie du poumon de fermier. Poumon Coeur **25**, 273–279 (1969).

Alanko, K.: Farmer's lung—an acute or chronic disease? Scand. J. resp. Dis. (Suppl.) **72**, 120–126 (1970).

Assen, G. van: Farmer's lung in Friesland (Holland). In: Aspergillosis and farmer's lung in man and animal (Eds. Haller, R. de, Suter, F.). Bern-Stuttgart-Wien: H. Huber 1974.

Barbee, R.A., Callies, A., Dickie, H., Rankin, J.: The long-term prognosis in farmer's lung. Am. Rev. Resp. Dis. **97**, 223–231 (1968).

Barbee, R.A., Dickie, H.A., Rankin, J.: Pathogenecity of spezific glycopeptide antigen in farmer's lung. Proc. Soc. Exper. Biol. Med. **118**, 546–550 (1965).

Barboriak, J., Fink, J., Scribner, G.: Immunologic cross-reactions of thermophilic actinomycetes isolated from home environments. J. Allergy Clin. Immunol. **49**, 81–85 (1972).

Barrowcliff, D.F., Arblaster, P.: Farmer's lung: a study of an early acute fatal case. Thorax **23**, 490–500 (1968).

Biguet, J., Walbaum, S., Tran van Ky, Ph.: Le poumon du fermier. Etude préliminaire sur la structure antigénique des actinomycètes responsables. Considérations sur le diagnostic de l'affection par immunodiffusion. Rev. Path. Comparée **3**, 179–182 (1968).

Blyth, W.: Farmer's lung disease. Soc. Appl. Bacteriol. Symp. Ser. No. 2, 261–276 (1973).

Boyd, D.: The incidence of farmer's lung in caithness. Scott. Med. J. **16**, 261–262 (1971).

Bonard, E., Haller, R. de: Le poumon du fermier. Schweiz. Med. Wschr. **101**, 210–212 (1971).

Bryant, D., Weston, M., Burns, M.: The diagnosis of farmer's lung. Med. J. Aust. **2**, 642–645 (1973).

Bütikofer, E.: Farmerlunge. Med. Klin. **67**, 965–970 (1972).

Bütikofer, E., Frossard-Bing, E.: Farmer's lung. Beobachtung zweier Fälle in der Schweiz. Helv. Med. Acta (Suppl.) **47**, 103–104 (1967).

Bütikofer, E., Rohner, R., Scherrer, M.: Farmerlunge in der Schweiz. Schweiz. Med. Wschr. **99**, 793–800, 840–845 (1969).

Campbell, J.: Acute symptoms following work with hay. Brit. Med. J. **3755**, 1143–1144 (1932).

Charbonneau, R., Siegfried, C., Bernier, J.: Trois observations cliniques récentes de la maladie du pumon du fermier. Union med. Can. **99**, 1828–1836 (1970).

Cooper, I., Greenway, T.: Farmer's lung: A case report. Med. J. Aust. **2**, 980–981 (1961).

Cross, R., Maciver, A., Lacey, J.: The thermophilic actinomycetes in mouldy hay: Micropolyspora faeni. J. Gen. Microbiol. **50**, 351–359 (1968).

Dick, H., Dawson, C., Campbell, J.: Farmer's lung: A comparison of simple diagnostic techniques and antigen preparation in human and bovine disease. Clin. Allergy **3**, 209–216 (1973).

Dickie, H., Rankin, J.: Farmer's lung: An acute granulomatous interstitial pneumonitis occuring in agricultural workers. J. Am. Med. Ass. **167**, 1069–1076 (1958).

Doerr, W.: Pneumokoniose durch Getreidestaub. Virchows Arch. **324**, 263–284 (1953).

Dorsit, G., Rousset, H., Ezra, P., Wiesendanger, T., Abid, A., Brune, J., Galy, P.: A propos de sept observations de granulomatoses exogènes pulmonaires allergiques (Poumon de fermier et poumon d'eleveur d'oiseaux). Lyon Med. **224**, 467–493 (1970)

Edwards, J.: The isolation of antigens associated with farmer's lung. Clin. Exp. Immunol. **11**, 341–355 (1972).

Edwards, J.: Experimental immunopathology with specific antigen fraction. In: Aspergillosis and farmer's lung in man and animal (eds. Haller, R. de, Suter, F.). Bern-Stuttgart-Wien: H. Huber, 1974.

Emanuel, D.: Farmer's lung in USA. In: Aspergillosis and farmer's lung in man and animal (eds. Haller, R. de, Suter, F.). Bern-Stuttgart-Wien: H. Huber, 1974.

Emanuel, D., Wenzel, F.: Farmerlunge. Historischer Überblick und allgemeine Übersicht. Klin. Wschr. **47**, 343–354 (1969).

Emanuel, D., Wenzel, F., Bowerman, C., Lawton, B.: Farmer's lung: Clinical, pathologic and immunologic study of twenty-four patients. Am. J. Med. **37**, 392–401 (1964).

Fink, J.: Hypersensitivity pneumonitis due to organic dust inhalation. N.Y. State J. Med. **72**, 1834–1837 (1972).

Franc, R.: Farmer's lung; a form of pneumoconiosis due to organic dusts. Am. J. Röntgenol. **79**, 189–215 (1958).

Fuller, C.: Farmer's lung: A review of present knowledge. Thorax **8**, 59–64 (1953).

Gourley, C., Braidwood, G.: The use of dust respirators in the prevention of recurrence of farmer's lung. Trans. Soc. Occup. Med. **21**, 93–95 (1971).

Grant, I., Blyth, W., Wardrop, V., Gordon, R., Pearson, J., Mair, A.: Prevalence of farmer's lung in Scotland: A pilot survey. Brit. Med. J. **1**, 530–534, 1972.

Gray, R.L., Wenzel, F.J., Emanuel, D.A.: Immunofluorescence identification of Thermopolyspora polyspora, the causative agent of farmer's lung. Appl. Microbiol. **17**, 454–456 (1969).

Gregory, P., Festenstein, G., Lacey, M., Skinner, F., Pepys, J., Jenkins, P.A.: Farmers lung disease: the development of antigens in moulding hay. J. Gen. Microbiol. **36**, 429–439 (1964).

Gregory, P., Lacey, M.: Liberation of spores from mouldy hay. Trans. Brit. Mycol. Soc. **46**, 73 (1963a).

Gregory, P., Lacey, M.: Mycological examination of the dust from mouldy hay assoziated with farmer's lung disease. J. Gen. Microbiol. **30**, 75–88 (1963b).

Gregory, P., Lacey, M., Festenstein, G., Skinner, F.: Microbial and biochemical changes during the moulding of hay. J. Gen. Microbiol. **33**, 147–174 (1963).

Haller, R. de: Farmer's lung in Switzerland. In: Aspergillosis and farmer's lung in man and animal (eds. Haller, R. de, Suter, F.). Bern-Stuttgart-Wien: H. Huber, 1974a.

Haller, R. de.: Farmerlunge als Berufskrankheit. Internist **15**, 422–423 (1974b).

Haller, R. de, Stump, V., Scholer, H., Nicolet, J.: Farmer's lung. Diskussion diagnostischer Kriterien an Hand einer Familienuntersuchung. Schweiz. Med. Wschr. **99**, 1754–1759 (1969).

Hamer, P., Petersen, A.: Farmerlunge. Dtsch. Med. Wschr. **90**, 427–435 (1965).

Hapke, E., Seal, R., Thomas, G., Hayes, M., Meeck, J.: Farmer's lung: A clinical, radiographic, functional and serological correlation of acute and chronic stages. Thorax **23**, 451–468 (1968).

Heersma, J., Emanuel, D., Wenzel, F.: Farmer's lung in a ten year old girl. J. Pediat. **75**, 704–706 (1969).

Hoer, P., Horbach, L., Schweisfurth, R.: Das Krankheitsbild der Farmerlunge und seine Beziehung zu den Pilzinfektionen. Z. Klin. Med. **158**, 1–21 (1964).

Hoffmann, W.: Die Drescherkrankheit. Schweiz. Med. Wschr. **76**, 988–990 (1946).

Hollingdale, M.: Antibody responses in patients with farmer's lung disease to antigens from micropolyspora faeni. J. Hyg. (Camb) **72**, 79–89 (1974).

Hughes, W., Mattimore, J., Arbesman, C.: Farmer's lung in an adolescent boy. Am. J. Dis. Child. **118**, 777–780 (1969).

Hutás, I., Böszörményi-Nagy, G., Miklós, G.: Über die Farmerlunge (Farmer's lung). Prax. Pneumol. **26**, 331–337 (1972).

Jameson, J.: Rapid and sensitive precipitin test for the diagnosis of farmer's lung using immunoosmophoresis. J. Clin. Path. **21**, 376–382 (1968).

Jameson, J.: Präzipitins with relevance to farmer's lung and aspergillosis in normal and other sera. J. clin. Path. **22**, 519–526 (1969).

Johnson, S.E.: Farmer's lung in Maryland. Ann. intern. Med. **64**, 860–872 (1966).

Kobayashi, M., Stahman, M., Rankin, J., Dickie, H.: Antigens in mouldy hay as the cause of farmer's lung. Proc. Soc. Exper. Biol. Med. **113**, 472–476 (1963).

Lacey, J.: Thermophilic actinomycetes assoziated with farmer's lung. In: Aspergillosis and farmer's lung (eds. Haller, R. de, Suter, F.). Bern-Stuttgart-Wien: H. Huber 1974.

Lacey, J., Lacey, M.: Spore concentrations in the air of farm buildings. Trans. Brit. mycol. Soc. **47**, 547 (1964).

Lachnit, V.: Die Farmerlunge. Wien. Zschr. Inn. Med. **48**, 117–125 (1967).

Martin, J.: Le poumon du fermier. Etude dans la campagne vaudoise. Rev. Med. **89**, 1161–1187 (1969).

Martinez de Salinas, J.L., Suquia, A., Etura, J., Espinar, M., Fernandez Ferreiros, F.: Poumon du fermier (farmer lung) dans la province de Guipuzcoa (Espagne). Bronches **21**, 504–509 (1971).

MEEK, I., SEAL, R.: Radiology in relation to anatomical lesions in man. In: Aspergillosis and farmer's lung in man and animal (eds. HALLER, R. DE, SUTER, F.). Bern-Stuttgart-Wien: H. Huber, 1974.

MEYER, W., MEINDL, K.: Farmerfieber in Südbayern. Münch. Med. Wschr. 114, 1009—1014 (1972).

MINDELL, H.: Roentgen findings in farmer's lung. Radiology 97, 341—346 (1970).

MOLINA, C.: Farmer's lung in France. In: Aspergillosis and farmer's lung in man and animal (eds. HALLER, R. DE, SUTER, F.). Bern-Stuttgart-Wien: H. Huber 1974.

MOLINA, C., DELAGE, J., CHEMINAT, J., PASSEMARD, N.: Die Farmerlunge. Münch. Med. Wschr. 108, 1872—1879 (1966).

MOLINA, C., AIACHE, J., BRUN, J., CHEMINAT, J.: Pneumopathies a precipitines. Rev. Fr. Allergol. 11, 141—164 (1971).

MORGAN, D., SMYTH, J., LISTER, R., PETHYBRIDGE, R.: Chest symptoms and farmer's lung: A community survey. Brit. J. industr. Med. 30, 259—265 (1973).

MURREY, J.: The complement fixation-test in farmer's lung, a preliminary study. Monthly Bull. Minist. Health Lab. Serv. 26, 167—171 (1967).

MURRAY, J., PEPYS, J., BRIGHTON, W.: The latex agglutination test in farmer's lung. Monthly Bull. Minist. Health Lab. Serv. 26, 96—99 (1967).

NIELSEN, K., PARRATT, D., WHITE, R.: Quantitation of antibody to particulate antigens using a radiolabeled anti immunoglobulin reagent: Application to estimation of antibody in farmer's lung syndrome. J. Immunol. Methods 3, 301—313 (1973).

PARRATT, D., PEEL, J.: A fluorescent antibody test in the diagnosis of farmer's lung. J. Clin. Pathol. 25, 846—849 (1972).

PASQUIER, R.: La maladie du battage. Praxis 45, 526—530 (1956).

PAULI, B., GERBER, H., SCHATZMANN, U.: „Farmer's lung" beim Pferd. Pathol. Microbiol. Basel, 38, 200—214 (1972).

PEPYS, J.: Hypersensitivity disease of the lungs due to fungi and organic dusts. Basel, New York: S. Karger 1969.

PEPYS, J.: Types of allergic reaction. In: Clinical immunology—Allergy in paediatric medicine (ed. BROSTOFF, J.). Oxford, London, Edinburgh, Melbourne: Blackwell Scientific Publications 1973.

PEPYS, J.: Clinical immunology of farmer's lung and related disease. In: Aspergillosis and farmer's lung in man and animal (eds. HALLER, R. DE, SUTER, F.). Bern-Stuttgart-Wien: H. Huber 1974.

PEPYS, J., RIDDELL, R., CITRON, K., CLAYTON, Y.: Precipitins against extracts of hay and fungi serum of patients with farmer's lung. Acta Allerg. (Kbh) 16, 76 (1961).

PEPYS, J., RIDDELL, R., CITRON, K., CLAYTON, Y.: Precipitins against extracts of hay and moulds in the serum of patients with farmer's lung, aspergillosis, asthma and sarcoidosis. Thorax, 17, 366—374 (1962).

PEPYS, J., JENKINS, P., FESTENSTEIN, G., GREGORY, P., LACEY, M., SKINNER, F.: Farmer's lung. Thermophilic actinomycetes as a source of „farmer's lung hay" antigen. Lancet 1963 II, 607—611.

PEPYS, J., JENKINS, P.: Precipitin (FLH) test in farmer's lung. Thorax 20, 21—35 (1965).

PETERSEN, A.: Klinik und Diagnostik der Farmerlunge. Bad Reichenhaller Kolloquium 1969. Aus: Berufs-

krankheiten in der keramischen und Glasindustrie Heft 23, 24—40 (1970).

RANKIN, J., JAESCHKE, W., CALLIES, G., DICKIE, H.: Farmer's lung: physiological features of the acute interstitial granulomatous pneumonitis of agricultural workers. Ann. Intern. Med. 57, 606—626 (1962).

RANKIN, J., KOBAYASHI, M., BARBEE, R., DICKIE, H.: Pulmonary granulomatoses due to inhaled organic antigens. Med. Clin. N. Am. 51, 459—482 (1967).

RENARD, J., BERTRAND, Y., GARY, A., PUVINEL, B., MEZARD, F.: Pneumothorax spontane revelateur d' un poumon de fermier. Lille med. 11, 842—844 (1966).

SCHADEWALDT, H.: Zur Geschichte der Drescherkrankheit und anderer Pneumokoniosen. Dtsch. med. Wschr. 92, 1581—1586 (1967).

SCHERRER, M.: Lungenfunktionsprüfungen bei diffusen interstitiellen Lungenerkrankungen. Schweiz. Med. Wschr. 100, 1829—1835 (1970).

SCHNEIDEGGER, J.: Une microméthode de l'immunoelectrophorese. Int. Arch. Allergy 7, 103—110 (1955).

SEAL, R., HAPKE, E., THOMAS, G., MEEK, J., HAYES, M.: The pathology of the acute and chronic stages of farmer's lung. Thorax, 23, 469—489 (1968).

SEAL, R.: Farmer's lung in Britain. In: Aspergillosis and farmer's lung in man and animal (eds. HALLER, R. DE, SUTER, F.). Bern-Stuttgart-Wien: H. Huber 1974.

SOUCHERAY, P.: Farmer's lung: A form of bronchopulmonary moniliasis. Minn. Med. 37, 251—253 (1954).

STUDERT, T.: Farmer's lung. Brit. Med. J. 1, 1305—1309 (1953).

TORNELL, E.: Thresher's lung. Fungoid disease resembling tuberculosis or Morbus Schaumann. Acta Med. Scand. 125, 191—219 (1946).

URAGODA, C.: Farmer's lung. A case report from Ceylon. Brit. J. Dis. Chest 61, 151—153 (1967).

VOISIN, C., BIGUET, J., TRAN VAN KY, P., JACOB, M.: Aspects allergologiques et immunologiques d'actualité au cours des mycoses broncho-pulmonaires. Lille Med. 11, 822—831 (1966).

VOLLHABER, H.: Farmerlunge. Bemerkungen zur klinischen, radiologischen und histologischen Diagnostik und zur Begutachtung. Pneumologie 142, 20—41 (1970).

WAGNER, R.: Das Deutsche Berufskrankheiten-Recht aus medizinischer Sicht. Internist 15, 393—396 (1974).

WARREN, N., MANDL, M., ROSE, B.: Farmer's lung. Canad. med. Ass. J. 100, 699—704 (1969).

WECK, A. DE: Les Pneumopathies interstitielles aux antigens d'inhalation (du typ poumon du fermier): une nouvelle forme d'affection pulmonaire allergique? Praxis 59, 647—649 (1970).

WECK, A. DE: Diagnostik bei Farmerlunge. Dtsch. med. Wschr. 101, 217—218 (1976).

WECK, A. DE, BÜTIKOFER, E.: Pneumopathies interstitielles par immunoglobulines de type IgG: quelques aspects immunologiques et epidemiologiques en Suisse. Rev. Fr. Allergol. 11, 165—172 (1971).

WENZEL, F.J., GRAY, R.L., EMANUEL, D.A.: Farmer's lung. Its geographic distribution. J. Occup. Med. 12, 493—496 (1970)

WENZEL, F., GRAY, R., ROBERT, R., EMANUEL, D.: Serologic studies in farmer's lung. Precipitins to the Thermophilic Actinomycetes. Am. Rev. Resp. Dis. 109, 464—468 (1974).

WENZEL, F.J., EMANUEL, D.A., GRAY, R.L.: Immuno-

fluorescent studies in patients with farmer's lung.
J. Allergy. Clin. Immunol. **48**, 224—229 (1971).

WENZEL, F., EMANUEL, D., GRAY, R.: A simplified hemagglutination test for farmer's lung. Am. J. Clin. Pathol. **57**, 206—208 (1972).

WENZEL, F., EMANUEL, D., LAWTON, B.: Isolation of the causitive agent of "farmer's lung". Ann. Allergy **22**, 533—540 (1964).

WENZEL, F., EMANUEL, D., LAWTON, B.: Pneumonitis due to micromonospora vulgaris (farmer's lung). Am. Rev. Resp. Dis. **95**, 652—655 (1967).

WILKIE, B., PAULI, B., GYGAX, M.: Hypersensitivity pneumonitis; experimental production in guinea pigs with antigens of Micropolyspora faeni. Path. Microbiol. (Basel) **39**, 393—411 (1973).

WILLIAMS, J.: Inhalation and skin tests with extracts of hay and fungi in patients with farmer's lung. Thorax **18**, 182—196 (1963).

WILLIAMS, W., WILLIAMS, D.: Residual bodies in sarcoid and sarcoid-like granulomes. J. clin. Path. **20**, 574—577 (1967).

WÜTHRICH, B.: Zur Diagnose und Therapie der Farmerlunge und des Asthma bronchiale in der Landwirtschaft. Praxis, **59**, 369—376 (1970).

WUHRMANN, F.: Zur Frage der sogenannten Drescherkrankheit. Helv. med. Acta **15**, 524—527 (1948).

ZAIDI, S., DOGRA, R., SHANKER, R., CHANDRA, S.: Experimental farmer's lung in guinea pigs. J. Pathol. **105**, 41—48 (1971).

C. II. Vogelhalterlunge

AVILA, R., ARAUJO, A., VILLAR, T.: Estudo clinico e imunológico de 20 amadores de pombos. J. Soc. Ciênc. Méd. **132**, 111—124 (1968).

BACH, CH., FOURNIER, C., DROUHET, E., TEXIER, J.-L., DARDENNE, M., LABORDE, M., BACH, J.: La maladie des éleveurs d'oiseaux chez l'enfant mise en évidence d'une sensibilisation des lymphocytes sans hypersensibilité retardée. Presse med. **79**, 383—386 (1971).

BARBORIAK, J., FINK, J., SOSMAN, A., DHALIWAL, K.: Precipitating antibody against pigeon antigens in sera of asymptomatic pigeon breeders. J. Lab. Clin. Med. **82**, 372—376 (1973).

BARBORIAK, J., SOSMAN, A., REED, CH.: Serological studies in pigeon breeder's disease. J. Lab. Clin. Med. **65**, 600—604 (1965).

BERRENS, L., GUIKERS, D., DIJK, A. VAN: The antigens in pigeon-breeder's disease and their interaction with human complement. Ann. NY. Acad. Sci **221**, 153—162 (1974).

BERRENS, L., MAESEN, F.: An immunochemical study of pigeon-breeder's disease. Int. Arch. Allergy **43**, 289—304; 327—336 (1972a).

BERRENS, L., MAESEN, F.: An enzyme in pigeon droppings, of possible relevance to pigeon-breeder's disease. Clin. exper. Immunol. **10**, 383—389 (1972b).

BOYD, G., DICK, H.W., LORIMER, A.R., MOLAN, F.: Bird breeder's lung. Scot. med. J. **12**, 69—71 (1967).

BRUNNER, A., GARTMANN, J., OCHS, D.: Diffuse interstitielle Lungenerkrankungen, verursacht durch Vogelproteine. Schweiz. med. Wschr. **100**, 1823—1825 (1970).

BÜTIKOFER, E., WECK DE, A.L.: Hühnerzüchterlunge. Dtsch. med. Wschr., **94**, 2627—2631 (1969).

CALDWELL, J., PEARCE, D., SPENCER, C., LEDER, R., WALDMAN, R.: Immunologic mechanisms in hypersensitivity pneumonitis. J. Allergy. Clin. Immunol. **52**, 225—230 (1973).

CHANDRA, S., JONES, H.E.: Pigeon fancier's lung in children. Arch. Dis. Childhood **47**, 716—718 (1972).

DECROIX, G., BENOIT, P., FELDMAN, A.: La maladie des eleveurs d'oiseaux. Ann. med. Intern. (Paris) **120**, 363—372 (1969).

DINDA, P., CHATTERJEE, S., RIDING, W.: Pulmonary function studies in bird breeder's lung. Thorax, **24**, 374—378 (1969).

EDWARDS, C., LUNTZ, G.: Budgerigar-fancier's lung: A report of a fatal case. Brit. J. Dis. Chest. **68**, 57—64 (1974).

ELGEFORS, B., BELIN, L., HANSON, L.: Pigeon breeder's lung. Clinical and immunological observations. Scand. J. resp. Dis. **52**, 167—176 (1971).

EYCKMANS, L., GYSELEN, A., LAUWERIJNS, J., COSEMANS, J., WILDIERS, J., WILLEMS, J.: Pigeon breeder's lung. Report of three cases. Dis. Chest. **53**, 358—364 (1968).

FAUX, J., WELLS, I., PEPYS, J.: Specificity of avian serum proteins in tests against the sera of bird fanciers. Clin. Allergy **1**, 159—170 (1971).

FAUX, J., WIDE, L., HARGREAVE, F., LONGBOTTOM, J., PEPYS, J.: Immunological aspects of respiratory allergy in budgerigar (Melopsittacus undulatus) fanciers. Clin. Allergy **1**, 149—158 (1971).

FELIX, R., SENNEKAMP, J., SCHWABE, H.: Ein Beitrag zur „exogenen allergischen Alveolitis". Fortschr. Röntgenstr. **119**, 711—716 (1973).

FINK, J., BARBORIAK, J., KAUFMAN, L.: Cryptococcal antibodies in pigeon breeder's disease. J. Allergy **41**, 297—301 (1968).

FINK, J., BARBORIAK, J., SOSMAN, A.: Immunologic studies of pigeon breeder's disease. J. Allergy **39**, 214—221 (1967).

FINK, J., SCHLUETER, D., SOSMAN, A., UNGER, G., BARBORIAK, J., RIMM, A., ARKINS, J., DHALIWAL, K.: Clinical survey of pigeon breeder's. Chest, **62**, 277—281 (1972).

FINK, J., SOSMAN, A., BARBORIAK, J., SCHLUETER, D., HOLMES, R.: Pigeon breeder's disease. A clinical study of a hypersensitivity pneumonitis. Ann. Intern. Med. **68**, 1205—1219 (1968).

FRUIT, J., WALBAUM, S., VERNES, A., BIGUET, J.: Le poumon de l'éleveur d'oiseaux. Commentaires d'ordre épidémiologique et immunologique à propos de 25 observations. Lille Méd. **16**, 663—667 (1971).

HALLER, R. DE, REUTTER, F., WEGMANN, TH.: Taubenzüchterkrankheit und Aspergillose. Immunologische Aspekte anhand eines Falles. Schweiz. Med. Wschr. **100**, 1825—1829 (1970).

HALWEG, H., CISZEK, J., ROBAKIEWICZ, M., REGULSKA, U., CZARNOWSKA, B., RUCINSKA, E., KRAKOWKA, P., ZAJACZKOWSKA, J.: Pigeon breeder's lung. (Report of nine cases). Bronches, **21**, 482—490 (1972).

HANY, A., GIRARD, J.-P.: Etude clinique et immunologique d'un cas de maladie des éleveurs de pigeons. Praxis, **38**, 1206—1210 (1969).

HARGREAVE, F., HINSON, K., REID, L., SIMON, G., MCCARTHY, D.: The radiological appearances of allergic alveolitis due to bird sensitivity (bird fancier's lung). Clin. Radiol. **23**, 1—10 (1972).

HARGREAVE, F., PEPYS, J.: Allergic respiratory reactions in bird fanciers provoked by allergen inhalation provocation tests. Relation to clinical features and allergic mechanisms. J. Allergy Clin. Immunol. **50**, 157—173 (1972).

HARGREAVE, F., PEPYS, J., LONGBOTTOM, J., WRAITH, D.: Bird breeder's (fancier's) lung. Lancet 1966 I, 445−449.

HENSLEY, G., GARANCIS, J., CHERAYIL, G., FINK, J.: Lung biopsies of pigeon breeder's disease. Arch. Path. 87, 572−579 (1969).

KORN, D., FLORMAN, A., GRIBETZ, I.: Recurrent pneumonitis with hypersensitivity to hen litter. J. Amer. Med. Ass. 205, 114−115 (1968).

MEIJER, H., SERLIE, J., HOEK, A., HARST, P., ROOSENBURG, J.: Maladie des éleveurs de pigeons. Lille Méd. 16, 668−670 (1971).

MOLINA, CL., AIACHE, J., BRUN, J., CHEMINAT, J.-C.: Pneumopathies a précipitines. Rev. Franc d'Allerg. 11, 141−164 (1971).

MOLINA, CL., BRUN, J., AIACHE, J.: La maladie des éleveurs de pigeons. J. Frc. med. Chir. Thorac 23, 639−648 (1969a).

MOLINA, CL., BRUN, J., AIACHE, J.-M., LE BRIS, A.: La maladie des éleveurs d'oiseaux. Rev. Franc. d'Allerg. 9, 131−141 (1969b).

MOORE, V., FINK, J., BARBORIAK, J., RUFF, L., SCHLUETER, D.: Immunologic events in pigeon breeder's disease. J. Allergy Clin. Immunol. 53, 319−328 (1974).

NICHOLLS, M., GRATTEN, M., TAYLOR, B., WRIGHT, J.: Pigeon breeder's disease: two case reports. N.Z. med. J. 77, 160−162 (1973).

PALMA-CARLOS, A., DUCLA SOARES, A., PALMA-CARLOS, M.: Maladie des éleveurs de pigeons à expression hématologique: dosage série des immunoglobulines IgA et IgG. Presse Méd. 79, 870 (1971).

PEARSALL, H., MORGAN, F., TELSUK, H., BEGGS, D.: Parakeet. Bull Mason. Clinic 14, 127 (1960).

PEPYS, J.: Hypersensitivity diseases of the lungs due to fungi and organic dusts. Basel-New York: S. Karger 1969.

PEPYS, J., FAUX, J., MILNE, J.: Le poumon d'éleveurs d'oiseaux immunopathologie. Lille Méd. 16, 649−653 (1971).

PERELMAN, R., JEAN, R., HAMBOURG, M., DESBOIS, J., RUDLER, J., MARIE, J.: Le poumon des éleveurs d'oiseaux, étude d'un cas chez l'enfant. Ann. Pediatr. (Paris) 17, 802−808 (1970).

PLESSNER, M.: Une maladie des trieurs de plumes, la fièrvre de canard. Arch. mal. Profess. 21, 67−69 (1960).

REED, C., SOSMAN, A., BARBEE, R.: Pigeon breeder's lung. J. Am. med. Ass. 193, 261−265 (1965).

REISS, J., WEISS, N., PAYETTE, K., STRIMAS, J.: Childhood pigeon breeder's disease. Ann. Allergy 32, 208−212 (1974).

RILEY, D., SALDANA, M.: Pigeon breeder's lung. Subacute course and the importance of indirect exposure. Am. Rev. Resp. Dis. 107, 456−460 (1973).

SCHLUETER, D., FINK, J., SOSMAN, A.: Pulmonary function in pigeon breeder's disease. A hypersensitivity pneumonitis. Ann. Intern. Med. 70, 457−470 (1969).

SENNEKAMP, J., GRIPS, K., FELIX, R., SCHOROTH, P.: Exogene allergische Alveolitis auf Huhn- und Taubenantigene − Vogelhalterlunge. Dtsch. med. Wschr. 99, 2570−2576 (1974).

SIEGAL, F., OULLETTE, J.: Protection pigeon-handlers. Lancet 1969 I, 733−744.

STENDER, H., WETTENGEL, R., FABEL, H.: Röntgenbefunde allergischer pulmonaler Reaktionen bei Vogelhaltern. Fortschr. Röntgenstr. 114, 589−596 (1971).

UNGER, J., FINK, J., UNGER, G.: Pigeon breeder's disease. A review of the roentgenographic pulmonary findings. Radiology 90, 683−687 (1968).

VIDAL, J., PONCET, G., MICHEL, F., ROBINET-LEVY, M.: Pneumopathie dueaux pigeons. Mars. med. 107, 802−806 (1970).

VILLAR, T., PADUA, F., AVILA, R., ARAUJO, J.: O "pulmao dos criadores de pombos". A propósito de um caso e de um plano. J. Soc. Ciênc. Med. 100, 181−195 (1966).

VILLAR, T.G., MENDES, M.: The bronchi in bird fancier's disease. Pneumologia, II, 81−88 (1971).

WARREN, C., TSE, K.: Extrinsic allergic alveolitis owing to hypersensitivity to chickens-significance of sputum precipitins. Am. Rev. Resp. Dis. 109, 672−677 (1974).

WARREN, W.: Hypersensitivity pneumonitis due to exposure to budgerigars. Chest, 62, 170−174 (1972).

WARREN, W., WOOLF, C.: Avian-induced hypersensitivity pneumonitis. Canad. Med. Ass. J. 107, 1196−1199 (1972).

WEISS, S., SCHÜRCH, P., SCHERRER, M., BACHOFEN, H., WECK DE, A.: Eindrücklicher Verlauf einer subakuten Wellensittichzüchterkrankheit. Schweiz. Med. Wschr. 102, 235−239 (1972).

WETTENGEL, R., FABEL, H., DEICHER, H.: Taubenzüchterkrankheit. Bericht über zwei Fälle einer seltenen interstitiellen Lungenerkrankung. Med. Klin. 64, 1969−1974 (1969).

WETTENGEL, R., FABEL, H., DEICHER, H.: Vogelhalterlunge. Allergische Alveolitis durch Antigeninhalation. Med. Klin. 67, 812−814 (1972).

WETTENGEL, R., FABEL, H., KRETH, W.: Allergische Alveolitis durch inhalierte Wellensittichproteine (Vogelhalterlunge). Med. Klin. 67, 160−167 (1972).

C. III. *Bagassose*

BAYONET, N., LAVERGNE, R.: Respiratory disease of bagasse workers. A clinical analysis of 69 cases. Industr. Med. Surg. 29, 519−522 (1960).

BOONPUCKNAVIG, V., BHAMARAPRAVATI, N., KAMTORN, P., SUKUMALCHANDRA, Y.: Bagassosis: a histopathologic study of pulmonary biopsies from six cases. Am. J. clin. Path. 59, 461−472 (1973).

BUECHNER, H.: Bagassosis. Peculiarities of its geographical pattern and report of the first case from Peru and Puerto Rico. J. Am. Med. Ass. 174, 1237−1241 (1960).

CANGINI, G.: Casi di bagassosi in Italia. Lotta c. tuberc. 21, 300 (1951).

GONZALEZ DE VEGA, N., ZAMORA CASAS, A.: La bagassose en Espagne. Bronches, 21, 471−481 (1971).

HARGREAVE, F., PEPYS, J., HOLFORD-STREVENS, V.: Bagassosis. Lancet 1968 I, 619−620.

HEARN, C.: Bagassosis: An epidemiological, environmental, and clinical survey. Brit. J. industr. Med. 25, 267−282 (1968).

HEARN, C., HOLFORD-STREVENS, V.: Immunological aspects of bagassosis. Brit. J. industr. Med. 25, 283−292 (1968).

HUNTER, D., PERRY, K.: Bronchiolitis resulting from the handling of bagasse. Brit. J. industr. Med. 3, 64−74 (1946).

JENKINS, D.E., MALIK, S.K., FIGUEROA-CASAS, J.C., EICHHORN, R.D.: Sequential observations on pulmonary functional derangements in bagassosis. Arch. Intern. Med. 128, 535−540 (1971).

Lacey, J.: Thermoactinomyces sacchari sp. nov., a thermophilic actinomycete causing bagassosis. J. Gen. Microbiol. **66**, 327–338 (1971).

Leading Article: Bagasse Made Safe. Brit. med. J. II, 496 (1970).

Miller, G., Hearn, C., Edwards, R.: Pulmonary function at rest and during exercise following bagassosis. Brit. J. industr. Med. **28**, 152–158 (1971).

Salfelder, K.: Über die Bagassestaublunge mit Bericht über einen Sektionsfall. Arch. Gewerbepath. Gewerbehyg. **18**, 233–246 (1960).

Salvaggio, J.E., Arquembourg, P., Seabury, J., Buechner, H.: Bagassosis. IV. Precipitins against extracts of thermophilic actinomycetes in patients with bagassosis. Am. J. Med. **46**, 538–544 (1969).

Salvaggio, J., Buechner, H., Seabury, J., Arquembourg, P.: Bagassosis: I. Precipitins against extracts of crude bagasse in the serum of patients. Ann. Int. Med. **64**, 748–758 (1966).

Salvaggio, J., Buechner, H., Seabury, J., Waguespack, H.: Bagassosis II. Skin reactivity to crude bagasse extracts and atopic status of patients. Int. Arch. Allergy, **31**, 1–13 (1967).

Seabury, J., Salvaggio, J., Buechner, H., Kundur, V.: Bagassosis III. Isolation of thermophilic and mesophilic actinomycetes and fungi from moldy bagasse. Proc. Soc. exp. Biol. (N.Y.) **129**, 351–360 (1968).

Sodeman, W.: Bagasse disease of the lungs – after 25 years. Dis. Chest **52**, 505–507 (1967).

Speizer, F.: Questionnaire approaches and analysis of epidemiological data in organic dust lung diseases. Ann. N.Y. Acad. Sci. **221**, 50–58 (1974).

Weill, H., Buechner, H., Gonzalez, E., Herbert, S., Aucoin, E., Ziskind, M.: Bagassosis: a study of pulmonary function in 20 cases. Ann. intern. Med. **64**, 737–747 (1966).

Werner, E.: Bagassose. Prax. Pneumol. **24**, 240–246 (1970).

C. IV. Pilzarbeiter-Lunge

Akoun, G., Beucler, A., Gayet, N., Gall, G., Brocard, H.: Un poumon de champignonniste. Nouv. Presse med. **2**, 1862 (1973).

Bringhurst, L., Byrne, R., Gershon-Cohen, J.: Respiratory disease of mushroom workers. Farmer's lung. J. Am. med. Ass. **171**, 15–18 (1959).

Chang-Yeung, M., Grzybowski, S., Schonell, M.E.: Mushroom worker's lung. Am. Rev. Resp. Dis. **105**, 819–822 (1972).

Craig, D.B., Donevan, R.E.: Mushroom worker's lung. Canad. med. Ass. J. **102**, 1289–1293 (1970).

Jackson, E., Welch, K.M.A.: Mushroom worker's lung. Thorax **25**, 25–30 (1970).

Lacey, J.: Allergy in mushroom workers. Lancet, **2**, 366 (1974).

Renoux, M., Chahinian, P.: Recherche systématique de précipitines chez les champignonnistes. Nouv. Presse med, **2**, 2274 (1973).

Sakula, A.: Mushroom-worker's lung. Brit. med. J. **3**, 708–710 (1967).

Stewart, C.J.: Mushroom worker's lung–two outbreaks. Thorax, **29**, 252–257 (1974).

Stewart, C.J., Pickering, C.A.C.: Mushroom worker's lung. Lancet **1974 I**, 317.

C. V. Suberose

Avila, R., Villar, T.: Suberosis. Respiratory disease in cork workers. Lancet **1968 I**, 620–621.

Cancella, L.: On a special kind of pneumoconiosis: the suberosis. Med. Contemp. **73**, 325 (1955).

Horta, J., Cancella, L.: Experimentelle Korkstaubkoniose. Arch. Gewerbepath. Gewerbehyg. **15**, 319–354 (1957).

Pimentel, J., Avila, R.: Respiratory disease in cork workers ("suberosis"). Thorax, **28**, 409–423 (1973).

Villar, T.: Suberose. Inquérito epidemiológico numa fábrica de produtos de cortica. J. do Medico, **83** (**1584**), 305–310 (1973).

C. VI. Holzstaublungen

Cohen, H., Merigan, T., Kosek, J., Eldridge, F.: Sequoiosis. A granulomatous pneumonitis associated with redwood sawdust inhalation. Am. J. Med. **43**, 785–794 (1967).

Emanuel, D., Lawton, B., Wenzel, F.: Maple-bark disease. Pneumonitis due to coniosporium corticale. New. Engl. J. Med., **266**, 333–337 (1962).

Emanuel, D., Wenzel, F., Lawton, B.: Pneumonitis due to cryptostroma corticale (maple-bark disease). New Engl. J. Med., **274**, 1413–1418 (1966).

Fink, J., Schlueter, D., Barboriak, J.: Hypersensitivity pneumonitis due to exposure to alternaria. Chest, **63**, 49S (1973).

Schlueter, D., Fink, J., Hensley, G.: Wood-pulp workers' disease: a hypersensitivity pneumonitis caused by alternaria. Ann. Int. Med. **77**, 907–914 (1972).

Thiede, W., Banaszak, E., Fink, J., Unger, G., Scanlon, G.: Hypersensitivity studies in popple (aspen tree) peelers. Chest, **67**, 405–407 (1975).

Towey, J., Sweany, H., Huron, W.: Severe bronchial asthma apparently due to fungus spores found in maple bark. J. am. med. A. **99**, 453–459 (1932).

Wenzel, F., Emanuel, D.: The epidemiology of maple bark disease. Arch. environm. Health **14**, 385–389 (1967).

C. VII. Käsewascherkrankheit

Minnig, H., de Weck, A.: Die „Käsewascherkrankheit". Immunologische und epidemiologische Studien. Schweiz. med. Wschr. **102**, 1205–1212, 1251–1257 (1972).

Molina, Cl., Aiache, J., Tourreau, A., Jeanneret, A.: Les troubles respiratoires des fromagers. Rôle pathologique des Acariens. Nouv. Presse med., **3**, 1603–1605 (1974).

Weck, A. de, Gutersohn, J., Bütikofer, E.: La maladie des laveurs de fromage („Käsewascherkrankheit"): une forme particulière du syndrome du poumon de fermier. Schweiz. med. Wschr. **99**, 872–876 (1969).

Wüthrich, B., Keiser, G.: Das Käsewascherasthma, Abgrenzung gegenüber der „Käsewascherkrankheit". Schweiz. med. Wschr. **100**, 1108–1111 (1970).

C. VIII. Malzarbeiterlunge

Channell, S., Blyth, W., Lloyd Melody, Weir, D., Amos, W., Littlewood, A., Riddle, H., Grant, I.: Allergic alveolitis in malt-workers: a clinical, mycological, and immunological study. Quarterly J. Med. N.S. **38**, 351–376 (1969).

FILIP, B., BARBORIK, M.: Bronchopulmonálni aspergilóza. Pracovni Lékarstvi, **18**, 308–310 (1966).

RIDDLE, H.: Prevalence of respiratory symptoms and sensitization by mould antigens among a group of maltworkers. Brit. J. industr. Med. **31**, 31–35 (1974).

RIDDLE, H., CHANNELL, S., BLYTH, W., WEIR, D., MELODY LLOYD, AMOS, W., GRANT, I.: Allergic alveolitis in a maltworker. Thorax, **23**, 271–280 (1968).

VALLERY-RADOT, P., GIROUD, P.: Sporomycose des pelleteurs des grains. Bull. et Memoires de la Societé Médicale des Hôspitaux de Paris, 3ᵉ serie **52**, 1632–1645 (1928).

C. IX. Befeuchterlunge

BANASZAK, E., THIEDE, W., FINK, J.: Hypersensitivity pneumonitis due to contamination of an air conditioner. New Engl. J. Med. **283**, 271–276 (1970).

FINK, J., BANASZAK, E., THIEDE, W., BARBORIAK, J.: Interstitial pneumonitis due to hypersensitivity to an organism contaminating a heating system. Ann. Int. Med. **74**, 80–83 (1971).

KELLER, H., SPENGLER, H., LATSCHA, U.: Befeuchterfieber. Schweiz. Med. Wschr. **102**, 865–872 (1972).

PESTALOZZI, C.: Febrile Gruppenerkrankungen in einer Modellschreinerei durch Inhalation von mit Schimmelpilzen kontaminiertem Befeuchterwasser („Befeuchterfieber"). Schweiz. Med. Wschr. **89**, 710–713 (1959).

SWEET, L., ANDERSON, J., CALLIES, Q., COATES, E.: Hypersensitivity pneumonitis related to a home furnace humidifier. J. Allergy Clin. Immunol. **48**, 171–178 (1971).

TOURVILLE, D., WEISS, W., WERTLAKE, P., LEUDEMANN, G.: Hypersensitivity pneumonitis due to contamination of home humidifier. J. Allergy Clin. Immunol. **49**, 245–251 (1972).

C. X. Getreidestaublunge

FRANKLAND, A., LUNN, J.: Asthma caused by the grain weevil. Brit. J. industr. Med. **22**, 157–159 (1965).

FRUHMANN, G., SPECHT, H.: Byssinose und seltenere Hypersensitivitäts-Pneumonitiden. Internist, **15**, 412–421 (1974).

LUNN, J.: Millworker's asthma: allergic responses to the grain weevil (Sitophilus granarius). Brit. J. industr. Med. **23**, 149–152 (1966).

LUNN, J., HUGHES, D.: Pulmonary hypersensitivity to the grain weevil. Brit. J. industr. Med. **24**, 158–161 (1967).

RÜTTNER, J., STOFER, A.: Getreidestaub-Pneumokoniose. Schweiz. med. Wschr. **84**, 1433–1436 (1954).

TSE, K., WARREN, P., JANUSZ, M., MCCARTHY, D., CHERNIACK, R.: Respiratory abnormalities in workers exposed to grain dust. Arch. environm. Health **27**, 74–77 (1973).

WARREN, P., CHERNIACK, R., TSE, K.: Hypersensitivity reactions to grain dust. J. Allergy Clin. Immunol. **53**, 139–149 (1974).

C. XI. Staublungen durch Schnupfen organischer Partikel

BÜTIKOFER, E., DE WECK, A., SCHERRER, M.: "Pituitary snuff taker's lung". Schweiz. Med. Wschr. **100**, 97–101 (1970).

MAHON, W., SCOTT, D., ANSELL, G., MANSON, G., FRASER, R.: Hypersensitivity to pituitary snuff with miliary shadowing in the lungs. Thorax **22**, 13–20 (1967).

STRAND, R., NEUHAUSER, E., SORNBERGER, C.: Lycoperdonosis. New. Engl. J. Med. **277**, 89–91 (1967).

C. XII. Einzelbeobachtungen von organischen Pneumokoniosen

FREITAS E COSTA, M., AVILA, R.: Um caso de "pulmao imunológico" provocado por farinha de peixe A case of "allergic alveolitis" in an office worker exposed to fish meal. Pneumologia, Lissabon, **1**, 183–192 (1970).

VAN TOORN, D.: Coffee worker's lung. A new example of extrinsic allergic alveolitis. Thorax, **25**, 399–405 (1970).

D. Koniosen vorwiegend durch reaktionslose Staubeinlagerung (Thesaurosen)

Annotations: Hair-sprays. Lancet **1964 I**, 709–710.

BERGMANN, M., FLANCE, I., CRUZ, P., KLAM, N., ARONSON, P., JOSHI, R., BLUMENTHAL, H.: Thesaurosis due to inhalation of hair spray. Report of twelve new cases, including three autopsies. New. Engl. J. Med. **266**, 750–755 (1962).

BRUNNER, M., GIOVACCHINI, R., WYATT, J., DUNLAP, F., CALANDRA, J.: Pulmonary disease and hair-spray polymers: a disputed relationship. J. am. med. A. **184**, 851–857 (1963).

GIOVACCHINI, R., BECKER, G., BRUNNER, M., DUNLAP, F.: Pulmonary disease and hair-spray polymers. Effects of long-term exposure of dogs. J. am. Med. A. **193**, 298–299 (1965).

PEPYS, J.: Immunopathology of allergic lung disease. Clin. Allergy 3, 1–22 (1973).

SLEPICKA, J., EISLER, L., MIREJOVSKY, P., SIMECEK, R.: Pulmonary changes in workers exposed to soot over a long period of time. Pracov. Lek. **22**, 276–280 (1970).

WICHERT VON, P., HAIN, E.: Alveolitiden und Lungenfibrosen – Versuch einer Synopsis. Internist, **15**, 370–378 (1974).

E. Den organischen Pneumokoniosen nahestehende, nicht sicher einzuordnende Gesundheitsstörungen

BLACKBURN, C., GREEN, W.: Precipitins against extracts of thatched roofs in the sera of New Guinea natives with chronic lung disease. Lancet **1966 II**, 1396–1397.

EVANS, W., FOREMAN, H.: Smallpox handler's lung. Proc. Roy. Soc. Med. **56**, 274–275 (1963).

FLINDT, M.: Pulmonary disease due to inhalation of derivatives of bacillus subtilis containing proteolytic enzyme. Lancet **1969 I**, 1177–1181.

Green, W.: Precipitins against a fungus, Phoma violacea, isolated from a mouldy shower curtain in sera from patients with suspected allergic interstitial pneumonitis. Med. J. Aust. 1, 696–698 (1972).

Kovats, F.: Die Lungenerkrankung der Paprikaspalter. Joh. Ambr. Barth (1937) Leipzig.

Mitchell, C., Gandevia, B.: Respiratory symptoms and skin reactivity in workers exposed to proteolytic enzymes in the detergent industry. Am. Rev. Resp. Dis. 104, 1–12 (1971).

Pepys, J., Hargreave, F., Longbottom, J., Faux, J.: Allergic reactions of the lungs to enzymes of bacillus subtilis. Lancet 1969 I, 1181–1184.

Pimentel, J.: Furrier's lung. Thorax, 25, 387–398 (1970).

Szende, B., Lapis, K., Nemes, A., Pinter, A.: Pneumoconiosis caused by the inhalation of polyvinylchloride dust. Med. Lavoro, 61, 433–436 (1970).

Watt, A., Morley, R., Greenberg, M., Fox, A.: Follow-up of a group of workers exposed to dusts containing derivatives of bacillus subtilis. Clin. Allergy 3, 133–141 (1973).

Webster, J., Cugell, D., Bazley, E., Cunningham, L., Booth, B.: Detergent worker lung – a hypersensitive pulmonary disease? Chest, 61, 174–177 (1972).

Weill, H., Waggenpack, C., de Rouen, T., Ziskind, M.: Follow-up observations of workers exposed to enzyme detergents. Ann. NY. Acad. Sci 221, 76–85 (1974).

Pneumokoniosen und Lungenfunktion

W.T. Ulmer

Mit 22 Abbildungen und 2 Tabellen

A. Einleitung

Mit der Vertiefung und Ausweitung unseres Wissens über die Lungenfunktion haben auch bei den verschiedenen Pneumokoniosen tiefgreifende Wandlungen unserer Vorstellungen stattgefunden.

In den uns *überkommenen Beschreibungen* von Pneumokoniosen wurden nach epidemiologischen Gesichtspunkten Krankheitsbezeichnungen gewählt, wie z.B. die „Bergsucht" (s.S. 1) (Worth u. Schiller, 1954; Paracelsus, 1925; Agricola, 1556). *Pathologisch-anatomische Untersuchungen,* welche immer weiter verbessert wurden (s. S. 101), fanden dann auch bei den verschiedenen Pneumokoniosen verschiedene, jeweils typische Substrate.

Die *Röntgenuntersuchung* ermöglichte schließlich, schon zu Lebzeiten viele der pathologisch-anatomisch beschriebenen Substrate zu vermuten. So wurde es möglich, die Pneumokoniosen von anderen Lungenerkrankungen schon zu Lebzeiten abzugrenzen. Weitgehend wurde der naheliegenden Vorstellung gefolgt, daß das Ausmaß der röntgenologischen und morphologischen Veränderungen dem klinischen Bild entsprechen müsse.

Die *Funktionsuntersuchungen* des bronchopulmonalen Systems, welche von der Entwicklung der Technik profitierten und rasch einen offensichtlich noch nicht beendeten hohen Stand erreichten, führten zu Erkenntnissen, welche die alleinige oder vorwiegend morphologische Betrachtung der Pneumokoniosen als unzureichend bezeichnen müssen (Ulmer, 1963; Ulmer, 1965b; Ulmer, 1967; Reichel *et al.,* 1969). Das bronchopulmonale System wird bei verschiedenen Erkrankungen in typischer Art funktionell beeinträchtigt. Je besser die Erfassung der Funktion gelang, um so besser stimmte das klinische Bild mit diesen Meßgrößen überein. Bald war auch für Bronchien und Lunge zu erkennen, daß verschiedene morphologische Substrate zu gleichartigen funktionellen Ergebnissen führen. Andererseits sind auch schwere Funktionseinbußen ohne entsprechend „schwere" morphologische Substrate im bronchopulmonalen System möglich (Otto, 1971; Giese, 1961; Hartung, 1964). Aus der häufig zu beobachtenden Diskrepanz zwischen morphologischem wie röntgenologischem Substrat und dem klinischen wie funktionellen Befund ergab sich, daß funktionelle Schäden nicht unbedingt auf das beobachtete morphologische Substrat zurückgeführt werden können. Manche funktionellen Abläufe entziehen sich noch der makroskopischen wie mikroskopischen Beobachtungsmöglichkeit.

Das bronchopulmonale System kann nur in *bestimmten Reaktionsmustern* — in gemeinsamen funktionellen Endstrecken — auf verschiedene Schädigungen reagieren. Zum Verständnis dieser Reaktionsmuster gehören die Kenntnis der entsprechenden *termini technici* wie die Kenntnis der Methoden, mit denen diese Meßgrößen erhalten werden.

Es soll hier aber nur eine Beschreibung dieser Einteilungsprinzipien und Meßverfahren der Lungenfunktion insoweit erfolgen, als sie zum Verständnis der funktionellen Betrachtung der Pneumokoniosen unerläßlich ist. Ausführliche Beschreibungen der Lungenfunktion liegen in verschiedenen Monographien vor (Comroe *et al.,* 1964; Ulmer *et al.,* 1970; Cotes, 1966), auf welche für ein tieferes Eindringen in die Materie verwiesen sei.

Die für Routineuntersuchungen brauchbare Funktionsanalyse ist in der Pulmologie relativ neu. Sie hing weitgehend von der Entwicklung geeigneter Methoden ab. Die Forderung des Gesetzgebers in der 5. Verordnung über Ausdehnung der Unfallversicherung auf Berufskrankheiten von 1953, wonach der Versicherungsfall durch das Merkmal einer respiratorischen oder cardialen Insuffizienz in Zusammenhang mit der Silikose gegeben ist, hat zur Objektivierung dieser Insuffizienzen aufgefordert. Ohne Zweifel steht die funktionsanalytische Untersuchung des Pneumokoniotikers heute im Mittelpunkt der klinisch zu treffenden Entscheidungen wie im Mittelpunkt der Begutachtungsverfahren (s. S. 639). Sie ist durch die verbesserten Methoden, welche sehr gut reproduzierbare Ergebnisse liefern und mit dem klinischen Geschehen sehr gut übereinstimmen, für beide Belange von unschätzbarem Wert.

B. Einteilung der Lungenfunktionsstörungen

Alle Einteilungsprinzipien der Medizin beinhalten den Nachteil, daß im klinischen Gebrauch meist *Überschneidungen* beobachtet werden. Welches Prinzip auch als Einteilungsgrundlage verwendet wird, das *Endbild* der cardio-respiratorischen Insuffizienz läßt meist *alle Teilfunktionen* gestört erscheinen. Dennoch gibt es bei den verschiedenen Pneumokoniosen unterschiedlich gestörte *Funktions-Konstellationen,* welche schon nach dem Funktionsbild die Wahrscheinlichkeit einer bestimmten Pneumokoniose annehmen lassen. Auch im klinischen Bereich können einzelne Funktionsbereiche so dominieren, daß die Einteilung nach diesen Dominanten nicht nur theoretische, sondern auch praktische Bedeutung besitzt. Einmal lassen sich aus solchen dominierenden Störungen weitgehend alle Folgestörungen ableiten, zum anderen — was auch zu fordern ist — sind nach Beseitigung dieser dominierenden Störungen alle anderen Funktionseinbußen (weitgehend) reversibel.

Störungen der Atemmechanik gehören neben den viel selteneren primären Störungen der Lungenzirkulation zu den dominierenden Funktionsgrößen.

Die Gasaustauschstörungen und Störungen des Lungenkreislaufes treten meist im Gefolge von atemmechanischen Störungen auf, wenn auch die Gasaustauschstörungen dann letztlich die Prognose der bronchopulmonalen Erkrankungen und hiermit auch der Pneumokoniosen weitgehend beherrschen.

C. Störungen der Atemmechanik

Störungen der Atemmechanik beherrschen in den meisten Fällen das klinische Bild. *Die Atemnot der Patienten hängt vorwiegend vom Ausmaß der zu leistenden Atemarbeit ab* (ULMER u. REICHEL, 1967a; REICHEL u. ULMER, 1967; REICHEL *et al.,* 1968b; KAMMLER u. ULMER, 1968). Beeinträchtigung der arteriellen Blutgase und Beeinflussung des Lungenkreislaufes sind in der überwiegenden Mehrzahl der Fälle und in der Bedeutung der verschiedenen Faktoren vorwiegend von den entsprechenden atemmechanischen Störungen abhängig. Blutgasveränderungen und Lungenkreislaufstörungen kommen in den allerwenigsten Fällen isoliert vor.

Die Erfassung der entsprechenden atemmechanischen Störungen läßt deshalb meist die anderen gestörten Teilfunktionen, wie die des Gasaustausches oder der Zirkulation, ableiten.

I. Restriktive Funktionsstörungen

Durch verminderte Dehnbarkeit der Lunge oder der Thoraxwand werden restriktive (atemmechanische) Funktionsstörungen hervorgerufen.

1. Verminderte *Dehnbarkeit der Thoraxwand* kann durch Schwartenbildung der parietalen Pleura, durch knöcherne Verwachsungen, zum Beispiel nach Rippenserienfrak-

turen oder nach Gelenkversteifungen in den Rippenwirbelgelenken, auch in den Rippensternalgelenken, zustande kommen. Diese Einschränkungen der Thoraxdehnbarkeit sind schwer direkt zu messen (CHERNIACK u. BROWN, 1965; HEAF u. PRIME, 1956; NAIMARK u. CHERNIACK, 1960; SHARP et al., 1964).

3 Methoden wurden bisher beschrieben, welche aber für Routineuntersuchungen kaum brauchbar sind:
1. Bei Beatmung über einen Trachealtubus oder Tankrespirator werden der transthorakale Druck und das Atemvolumen gegeneinander registriert. Bei gleichzeitiger Messung des Intrapleuraldruckes (über eine Oesophagussonde) (s. WELLER u. REIF, 1965) läßt sich dann aus der Gesamtdehnbarkeit von Lunge und Thoraxwand durch Abzug der Lungendehnbarkeit die Thoraxwanddehnbarkeit errechnen.
2. Bei Bestimmung der Dehnbarkeit der Lunge in der unten beschriebenen typischen Art mittels Spirometrie und Oesophagusdruckmessung wird die Spirometerglocke durch Gewichte belastet. Hierbei wird die Atemmittellage zur Inspiration entsprechend der Dehnbarkeit von Lunge und Thoraxwand verschoben. Die Berechnung der Thoraxwanddehnbarkeit erfolgt dann, wie unter 1. beschrieben. Dieses Verfahren (CHERNIACK u. BROWN, 1965; HEAF u. PRIME, 1956) ist vor allem, weil die Dehnbarkeitskurve der Lunge auch bei Gesunden nicht ganz einer Geraden entspricht und da die Dehnbarkeit inspiratorisch und exspiratorisch wegen der Oberflächenkräfte der Lunge nicht gleich ist, nicht sehr zuverlässig. Diese Methodik fordert auch Konstanz des Muskeltonus.
3. Die Bestimmung der sogenannten Relaxationskurve (AGOSTONI u. MEAD, 1964; RAHN et al., 1946) erfordert auch optimale Mitarbeit und gelingt häufig nicht, da es sogenannte „good and bad relaxer" gibt. Hierbei atmet der Proband eine bestimmte Luftmenge ein. Dann muß die Atemmuskulatur vollständig entspannt werden. Man erhält dann aus der gleichzeitigen statischen Messung von Munddruck und Volumen einen Punkt der Dehnbarkeitskurve des gesamten ventilatorischen Systems. Durch Wiederholung dieser Prozedur bei verschiedenen Volumina läßt sich dann die Dehnungskurve des Gesamtsystems bestimmen. Abzug der Dehnbarkeit der Lunge ergibt dann, wie auch bei den anderen Verfahren, die Thoraxwanddehnbarkeit.

Bei Pneumokoniosen ist die Thoraxwand sehr selten funktionell entscheidend beeinträchtigt. Eine Messung könnte nur aus differentialdiagnostischen Erwägungen wünschenswert erscheinen. Da die Vitalkapazität bei relativ gutem 1-sec-Wert in Prozent der Vitalkapazität sowohl bei verminderter Dehnbarkeit der Thoraxwand wie bei verminderter Dehnbarkeit der Lunge (s. Abb. 2) eingeschränkt ist, genügt dieser Befund oft. Er läßt sich in den meisten Fällen auf die Thoraxwand beziehen, wenn die Lungendehnbarkeit normal ist und röntgenologische Veränderungen auf die Beeinträchtigung der Thoraxwand verweisen. Oft sind, wie bei allen Einschränkungen der Dehnbarkeit, das intrathorakale Gasvolumen (IGV) bzw. die funktionelle Residualkapazität (FRC) bei solchen restriktiven Thoraxwanderkrankungen relativ klein.

2. Die *Dehnbarkeit der Lunge* kann bei verschiedenen Pneumokoniosen eingeschränkt sein. Überall dort, wo der fibrosierende Prozeß überwiegt und entsprechende Emphysembildungen die Gebiete mit verminderter Dehnbarkeit nicht kompensieren, wird die Gesamtdehnbarkeit der Lunge vermindert. Relativ typisch ist der Befund einer verminderten Dehnbarkeit der Lunge für die Asbestosen. Differentialdiagnostisch können hier kryptogenetische Lungenfibrosen erhebliche Schwierigkeiten bereiten, bei denen das Vollbild der restriktiven Funktionsstörungen mit entsprechenden Blutgasveränderungen (s. S. 623) und Durchblutungsstörungen im Lungenkreislauf nachweisbar sind. Bei den Pneumokoniosen der Kohlenbergarbeiter, den sogenannten Anthrakosilikosen, ist die Dehnbarkeit der Lunge im allgemeinen nicht in typischer Art verändert (ULMER u. REICHEL, 1964) (s.S. 233, Abb. 30).

Abb. 30, S. 233, zeigt, daß es einen kleinen Prozentsatz von Probanden mit Anthrakosilikosen gibt, bei welchen eine verminderte wie eine erhöhte Dehnbarkeit vorliegt. Der röntgenologische Schweregrad der Anthrakosilikose hat auf die Verteilungskurve der Lungendehnbarkeit offensichtlich keinen Einfluß, d.h., daß bei entsprechenden Beschwerden über Atemnot bei fehlenden Zeichen einer Atemwegsobstruktion (s. S. 604) eine Restriktion vorhanden sein kann, welche dann ausgeschlossen werden muß. Messungen der arteriellen Blutgase und des Druckes in der A. pulmonalis gehören dann zur Vervollständigung der Lungenfunktionsanalyse, da die Korrelation zwischen diesen Meßgrößen nicht so zuverlässig ist, daß mit genügender Sicherheit von der einen auf entsprechende Veränderungen der anderen geschlossen werden kann.

3. Die *Messung der Dehnbarkeit der Lunge* (Compliance = CL) geschieht im klinischen Routinelabor mit Hilfe der Oesophagusdruckmethode, wobei auf einem Zweikoordinatenschreiber die Volumenänderungen gegen die Oesophagusdruckänderungen regi-

striert werden. Der Oesophagusdruck entspricht unter entsprechenden Kautelen genau dem Intrapleuraldruck, der eigentlich gemessen werden sollte (Reichel u. Islam, 1972; Weller u. Reif, 1965; Frank *et al.*, 1956, 1957; Mead *et al.*, 1955; Dornhorst u. Leathart, 1952; Fry *et al.*, 1952).

Die Compliance der Lunge hat die Größenordnung Volumen/Druck und wird meist in 1/cm H_2O oder in ml/cm H_2O angegeben.

Oft findet sich in der Literatur auch die Angabe der Lungenelastance, welche den reziproken Wert der Compliance darstellt:

$$ElL = \frac{cm\ H_2O}{1}.$$

Die Compliance ist nicht allein von den Eigenschaften des Lungengewebes, sondern auch vom Lungenvolumen abhängig. So findet sich in der Literatur auch der Ausdruck spezifische Compliance mit der Größenordnung

$$C\ spez. = \frac{Volumen}{Druck} \Big/ \frac{funktionelle}{Residualkapazität}$$

Es ist besser, die Größen Compliance und funktionelle Residualkapazität getrennt anzugeben, da bei Angaben von Quotienten nicht entschieden werden kann, welche der beiden Meßgrößen in welchem Umfang verändert ist.

Da die Compliance der Lunge nur einigermaßen zuverlässig gemessen werden kann, wenn die Untersuchung unter quasi statischen Bedingungen erfolgt, wird diese Größe oft auch als „statische Compliance" = C stat. bezeichnet. Bei dynamischer Erfassung des Druckvolumendiagrammes, also z.B. bei Spontanatmung, wird von dynamischer Compliance = C dyn. gesprochen, obwohl dieser Meßwert nur noch wenig mit der Dehnbarkeit der Lunge zu tun hat.

C dyn. hängt dann sehr von den Strömungswiderständen in den Atemwegen ab. Für die dynamische Compliance ist deshalb ihre Abhängigkeit von der Atemfrequenz charakteristisch.

Da die statische Bestimmung der Compliance für manche Probanden, insbesondere für manche Patienten, erhebliche Schwierigkeiten bedeuten kann, wurde von Reichel und Islam (1972) eine Unterbrechermethode mit konstanter Verschlußzeit (0,36 sec) angegeben, welche für die Praxis gut reproduzierbare Werte liefert, ohne die Patienten wesentlich zu belasten. Als Mittelwert von 53 Bestimmungen fanden wir CL stat. = 0,232 ± SE = 0,024. Bei schweren Fibrosen liegen die Werte unter 0,1, wobei wir Werte bis 0,03 gemessen haben. Aber auch Werte unter 0,13 l/cm H_2O sind für CL stat. schon verdächtig auf klinisch bedeutsame restriktive Funktionsstörungen (Abb. 1).

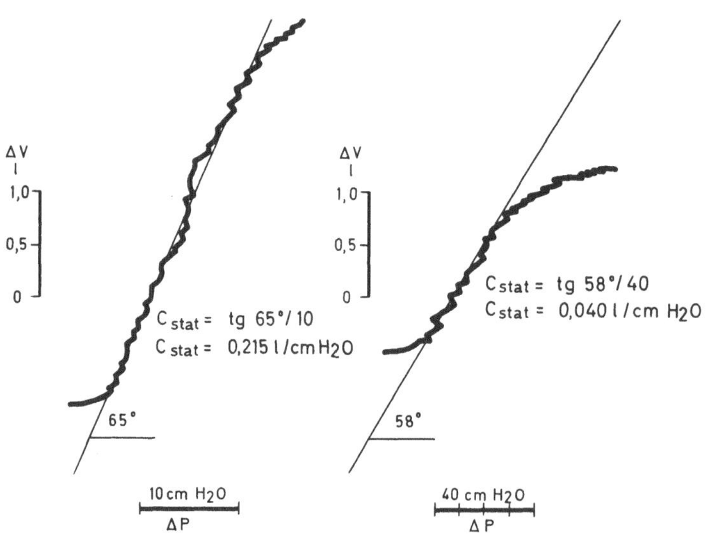

Abb. 1. Statisches Druckvolumendiagramm. Links statische Compliance von normaler Versuchsperson, rechts von Patient mit Lungenfibrose = restriktive Funktionsstörung. (Nach Ulmer *et al.*, 1970)

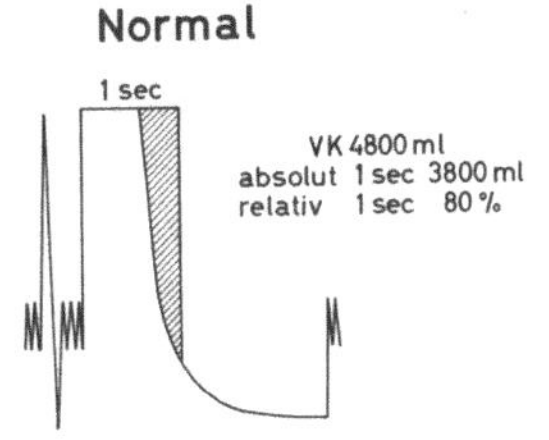

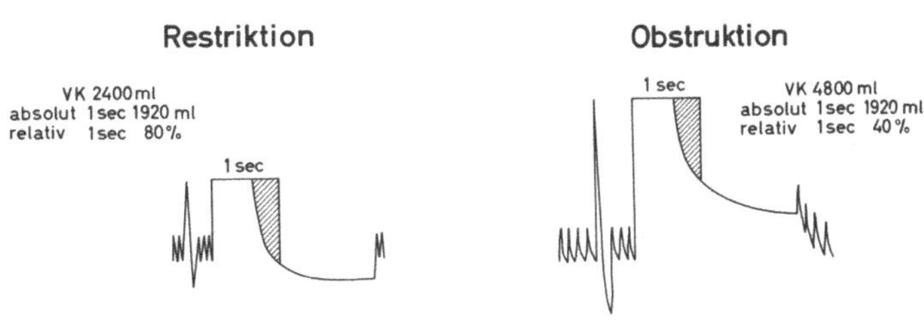

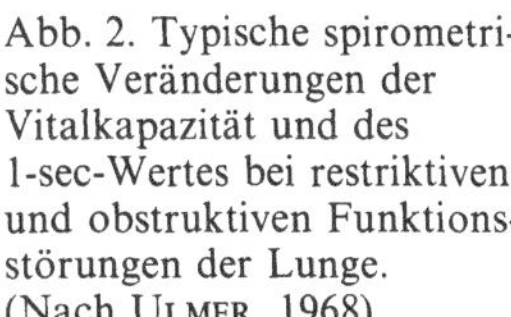

Abb. 2. Typische spirometrische Veränderungen der Vitalkapazität und des 1-sec-Wertes bei restriktiven und obstruktiven Funktionsstörungen der Lunge. (Nach ULMER, 1968)

Die Compliancemessung gibt nur ein Maß für die Dehnbarkeit der Gesamtlunge. Immer dann, wenn neben Narbengebieten mit verminderter Dehnbarkeit Gebiete mit erhöhter Dehnbarkeit vorliegen, wie z.B. bei „emphysematöser Lungensklerose" oder wie bei vielen Endzuständen von „Lungenfibrosen" und so auch bei manchen Kohlenbergarbeiterpneumokoniosen, kann der Meßwert Compliance normal ausfallen.

Bei gleichzeitiger obstruktiver Funktionsstörung werden die Messungen der Compliance ebenfalls unzuverlässig. Die gefesselte Luft (ISLAM u. ULMER, 1971b) sowie das während der Ausatmung bei diesen Patienten ständig größer werdende „Closing Volume" (ISLAM u. ULMER, 1974) lassen leicht die Compliance dann relativ zu klein erscheinen.

4. *Indirekte Meßgrößen*, welche auf das Vorliegen einer restriktiven Funktionsstörung hinweisen, sind eine verminderte Vitalkapazität und hierbei ein guter oder sogar hoch normaler prozentualer 1-sec-Wert (Abb. 2).

Wie bei allen spirometrischen Meßgrößen muß auch hier auf die Abhängigkeit des Meßergebnisses von der Mitarbeit des Probanden hingewiesen werden. Dennoch wird die Einschränkung der Vitalkapazität als ein frühes diagnostisches Zeichen für restriktive Funktionsstörungen, wie sie z.B. bei Asbestose vorkommen, angesehen. WOITOWITZ (1972) sieht „die diagnostische Trennschärfe dieses Parameters" als die andere Meßgrößen übertreffend an. BECKLAKE *et al.* (1970) fanden bei einer Untersuchung bei 1069 asbestexponierten Arbeitern in Quebec ebenfalls, daß die Vitalkapazität als erster Funktionsparameter beeinflußt wurde, und zwar im Sinne der restriktiven Funktionsstörung.

Diese Einschränkung der Vitalkapazität wird schon bei den röntgenologischen Kategorien 0/I gefunden, also in Stadien, bei denen das Röntgenbild noch unsichere Ergebnisse bringt. Im Mittel zeigt dann bei den Asbestosen das Ausmaß der Vitalkapazitätsverkleinerung eine gute Korrelation zum Ausmaß der röntgenologischen Veränderungen.

5. *Mit der Restriktion*, d.h. verminderten Dehnbarkeit der Lunge, ist häufig eine Reihe *anderer Funktionsstörungen verbunden*, welche das Schicksal der Patienten entscheidend mitbeeinflussen. Die gleichen pathologisch-anatomischen Prozesse, welche die Restriktion verursachen, sind auch für die weiteren Funktionsstörungen verantwortlich zu machen.

Relativ bald kommt es bei restriktiven Atemwegserkrankungen zur arteriellen Hypoxie, die z.T. auf die „restriktive Verteilungsstörung" zurückzuführen ist, hier aber häufig auch als Folge von Diffusionsstörungen bewertet werden muß, wie dies auch bei fortgeschrittenen Asbestosen beobachtet wird (BECKLAKE *et al.*, 1970). Typisch für die diffusionsbedingte arterielle Hypoxie ist das weitere (nicht nur vorübergehende) Absinken des arteriellen Sauerstoffdruckes unter körperlicher Belastung.

Auch die Drucke im Lungenkreislauf liegen häufig schon in Ruhe oberhalb des Normbereiches und steigen unter körperlicher Belastung weiter in den pathologischen Druckbereich an. Bei den typischen Lungenfibrosen sind sehr häufig Trommelschlägelfinger mit Uhrglasnagelbildung zu sehen, was bei Anthrakosilikosen auch in weit fortgeschrittenen Fällen sehr selten ist.

Tabelle 1 zeigt die Funktionsbefunde einer röntgenologisch fortgeschrittenen diffusen Lungenasbestose, welche oft geradezu das Musterbeispiel einer restriktiven Funktionsstörung zeigt. Auch bei diesen Patienten waren die oft mit der Restriktion verbundenen weiteren Funktionsstörungen des Gasaustausches im Sinne der Diffusionsstörung und des pulmonalen Hochdruckes pathologisch.

Tabelle 1. Lungenfunktionsbefund von röntgenologisch schwerer Asbestose: typische restriktive Funktionsstörung

Gi., Fr., geb. am 6.8.1920;
Untersuchung am 14.3.1973

Vitalkapazität	2075 ml = -65% des Sollwertes	
1-sec-Wert	1 553 ml = 75% der Vitalkapazität	
CL stat.	$=0,055 \dfrac{1}{\text{cm H}_2\text{O}} = -75\%$ des Sollwertes	
PO_2a	Ruhe	53 mm Hg
	60 Watt	47 mm Hg
PCO_2a	Ruhe	36 mm Hg
	60 Watt	39 mm Hg
p art. pulmon. Ruhe	37 mm Hg	
$R_t = 3,72 \dfrac{\text{cm H}_2\text{O}}{1 \cdot \text{sec}^{-1}}$		

Intrathorakales Gasvolumen = 3 230 ml = 100% des Sollwertes

Bei fortgeschrittenen restriktiven Funktionsstörungen kommt es nicht selten noch zur Obstruktion. In diesen terminalen Fällen ist es dann oft schwierig, die Restriktion zuverlässig zu erfassen, wenn auch gewisse Hinweise, wie relativ niedriges intrathorakales Gasvolumen, ungewöhnlich starke Hypoxie, Trommelschlägelfinger, relativ geringgradig erhöhte Strömungswiderstände in den Atemwegen, den Verdacht auf ein kombiniertes Krankheitsbild nahelegen.

II. Die obstruktiven Funktionsstörungen

Da die Ursache der obstruktiven Funktionsstörungen in zu engen Atemwegen liegt, wird dieses Krankheitsbild auch als obstruktive Atemwegserkrankung bezeichnet. Da dieses Krankheitsbild häufig mit Bronchitis einhergeht, wird auch der Terminus „obstruktive Bronchitis" verwendet. Im anglo-amerikanischen Schrifttum wird vorwiegend der Terminus „chronic obstructive lung disease (COLD)" gebraucht. Die Atemwegsobstruktionen stellen von den klinisch bedeutsameren Lungen- und Atemwegserkrankungen die zahlenmäßig und sozialmedizinisch weitaus bedeutsamste Gruppe dar. Sowohl nach pathophysiologischen wie nach praktisch klinischen Gesichtspunkten ist es zweckmäßig, die Atemwegsobstruktion in 2 größere Untergruppen zu teilen:

1. *Exobronchiale Atemwegsobstruktionen,* was besagen will, daß die Einengung der Atemwege nicht primär ihre Ursache in der Bronchialwand hat, sind wesentlich seltener als die endobronchialen. Nicht selten wird sich aus einer relativ harmlosen exobronchialen Atemwegsobstruktion eine endobronchiale entwickeln, die dann das Krankheitsbild beherrscht. Voraussetzung hierfür ist, daß der exobronchiale Prozeß die Atemwege einengt und den Reinigungsmechanismus der Bronchien so behindert, daß eine Bronchialinfektion angeht. Diese unterhält dann eine infektiös endobronchiale Atemwegsobstruktion (s. S. 605).

Durch *lokale Verziehungen* der Trachea oder von größeren Bronchien, z.B. bei starker Schwielenbildung in der Lunge bei Anthrakosilikose, kann es ebenso zu exobronchialen Atemwegsobstruktionen kommen wie durch von außen gegen die Trachea oder Hauptbronchien drückende Tumoren.

Eine zweite Ursache der exobronchialen Atemwegsobstruktion ist der *Elastizitätsverlust der Lunge,* wie er bei schweren Emphysembildungen diffus, aber auch lokal, vorkommt.

Normalerweise dehnt die Thoraxwand die Lunge, wobei am Ende der Exspiration das Druckgleichgewicht zwischen inspiratorischem elastischem Zug der Thoraxwand und exspiratorischem elastischem Zug der Lunge erreicht wird. Der exspiratorische Zug der Lunge hängt ab von den elastischen Eigenschaften des Lungengewebes wie vom Muskeltonus der Bronchialmuskulatur (GUDE *et al.*, 1971). Wird das Lungengewebe überdehnt, sei es aus Elastizitätsverlust oder wegen Untergang von Gewebe, so geht die Thoraxwand weiter in Inspirationsstellung. Hierbei nimmt entsprechend der Dehnungskurve der Thoraxwand (RAHN *et al.*, 1946) der inspiratorische Zug ab. Der Bronchialmuskeltonus kann im Druckgleichgewicht überwiegen, was zur Einengung der Bronchien führt. Durch den gestörten Reinigungsmechanismus kann sich dann leicht eine chronische Infektion entwickeln, welche zusätzlich eine endobronchiale Atemwegsobstruktion bedingt.

Es ist klinisch bedeutsam, daß solche entspannten Bronchien auch bei noch normalen Strömungswiderständen unter Ruhebedingungen gegenüber inhalativen Noxen überempfindlich werden (ISLAM *et al.*, 1974). Auf das überempfindliche Bronchialsystem wird weiter unten eingegangen (s. S. 606).

Hochstehende Zwerchfelle bei Ascites oder Fettsucht können auch durch die hierdurch bedingte Entspannung des Lungengewebes Ursache exobronchialer Atemwegsobstruktion sein.

2. *Die endobronchiale Atemwegsobstruktion* entsteht durch endobronchiale Reaktionen, welche den Bronchialmuskeltonus steigern. Die Steigerung des Bronchialmuskeltonus bewirkt Einengung der Bronchiallichtung und entsprechenden Anstieg des Strömungswiderstandes. Häufig kommt es auch zu überschießender Schleimbildung, wobei der Bronchialschleim sehr zäh sein kann und kleinere wie größere Bronchien ganz verschließt. Erhöhter Bronchialmuskeltonus ohne Schleimbildung kommt als trockene Atemwegsobstruktion vor. Auch werden erhebliche bronchiale Hypersekretionen ohne Atemwegsobstruktion beobachtet. Offensichtlich spielen Lokalisation der Schleimbildung, Fließeigenschaften des Schleimes und die Intaktheit des Reinigungsmechanismus der Lunge (IRAVANI, 1971; IRAVANI, 1973) für das Zustandekommen der schleimbedingten Atemwegsobstruktion eine entscheidende Rolle. Soweit heute zu beurteilen, geht mit der schleimbedingten Atemwegsobstruktion immer ein erhöhter Bronchialmuskeltonus

einher. Welche Rolle ein Schleimhautoedem beim Zustandekommen der Atemwegsobstruktion spielt, kann noch nicht beurteilt werden.

Der Bronchialmuskeltonus kann in einem mehr die großen Bronchien betreffenden Bereich und in einem mehr die Bronchioli bis Bronchioli alveolaris betreffenden Bereich in unterschiedlicher Verteilung verändert sein (NADEL *et al.*, 1965; LANSER *et al.*, 1974; ULMER u. ISLAM, 1974). Die größeren Bronchien, welche vor allem den Strömungswiderstand in den Atemwegen beeinflussen, werden in starkem Ausmaß über den N. vagus kontrolliert. Entsprechende Transmitter werden an sensorischen Rezeptoren im Bronchialbaum wirksam (ISLAM u. ULMER, 1973; ISLAM, 1973a; ISLAM *et al.*, 1972b; ULMER u. ISLAM, 1974a; ISLAM *et al.*, 1973). Ein über den N. vagus ablaufender Reflex beeinflußt dann den Tonus der Bronchialmuskulatur in den großen Bronchien. Tonuserhöhung bedeutet Erhöhung des Strömungswiderstandes mit der klinischen Symptomatik Atemnot.

Die sensorischen Rezeptoren können in ihrer Empfindlichkeit durch eben diese Transmitter (ISLAM u. ULMER, 1973), aber ebenso durch proteolytische Enzyme (ULMER *et al.*, 1971b) verändert werden. Die Empfindlichkeitssteigerung der sensorischen Rezeptoren des Bronchialsystems ist ein typischer Frühbefund, ebenso aber eine Begleiterscheinung bei obstruktiver Atemwegserkrankung. Abb. 3 zeigt schematisch die verschiedenen, an den sensorischen Rezeptoren wirksam werdenden Substanzen und den dann über den N. vagus ablaufenden Reflexbogen.

Relativ unabhängig hiervon können die peripheren Bronchialmuskel betroffen werden, welche nicht mehr über den N. vagus beeinflußt sind. Die gleichen Transmitter verursachen hier auch eine direkte Erhöhung des Muskeltonus; die global meßbaren Strömungswiderstände in den Atemwegen werden kaum beeinflußt. Es kommt aber zu erheblichen Blutgasveränderungen mit vorwiegend arterieller Hypoxaemie als Folge der hierbei verursachten Verteilungsstörung des Ventilations-/Perfusionsverhältnisses (LANSER *et al.*, 1974).

3. Das so entstandene *„überempfindliche Bronchialsystem"* ist deshalb von größerer klinischer Bedeutung, da solche Patienten

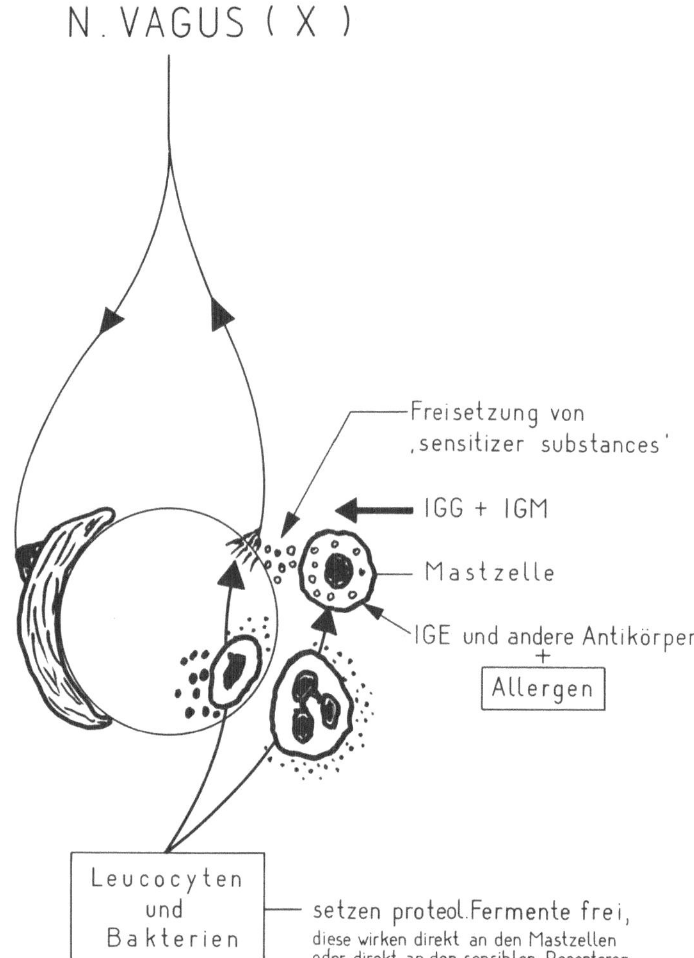

Abb. 3. Beeinflußbarkeit der sensorischen Rezeptoren im Bronchialsystem durch proteolytische Enzyme wie durch Transmitter, wie sie bei Antigen-Antikörper-Reaktion freigesetzt werden und der über den N. vagus ablaufende Reflexbogen bis zur Bronchialmuskulatur

ohne entsprechende Reizung dieser Rezeptoren normale klinische und funktionsanalytische Befunde bieten können. Auf einen entsprechenden Reiz, welcher polyvalent z.B. Kaltluft, SO_2 oder sonstige Reizgase, Autoabgase oder ein Antigen sein kann (DE VRIES *et al.*, 1964), kommt es dann zur u.U. schweren Atemwegsobstruktion. Auch eine Erhöhung des Vagustonus, wie dies während der Nachtruhe statthat, kann dann die Atemwegsobstruktion auslösen oder verstärken (DE MILLAS u. ULMER, 1971; ULMER, 1968).

Die Prüfung des überempfindlichen Bronchialsystems kann deshalb von großer praktischer Bedeutung sein bei Patienten, welche entsprechende Klagen ohne entsprechenden Befund vorbringen. Da es hierfür noch kein genormtes Verfahren gibt, muß entsprechend dem Versuchsaufbau eine Testkonzentration ermittelt werden, bei welcher gesunde Versuchspersonen gerade nachweisbar reagieren. Bei uns hat sich im Routinebetrieb die Verwendung von Acetylcholin im sogenannten Acetylcholin-Test (Abb. 4) gut bewährt.

In speziellen Untersuchungsreihen bei staubexponierten Kohlenbergarbeitern konnte keine durch die Staubbelastung, auch nicht bei leichtgradigen röntgenologischen Veränderungen, hervorgerufene Empfindlichkeitssteigerung des Bronchialsystems nachgewiesen werden (BIEBRICHER u. ULMER, 1963; REICHEL *et al.*, 1962; REICHEL *et al.*, 1969; WORTH *et al.*, 1955; WORTH, 1956; ULMER *et al.*, 1961; ULMER, 1974).

4. Die *Messung der Atemwegsobstruktion* kann prinzipiell mit 3 verschiedenen Metho-

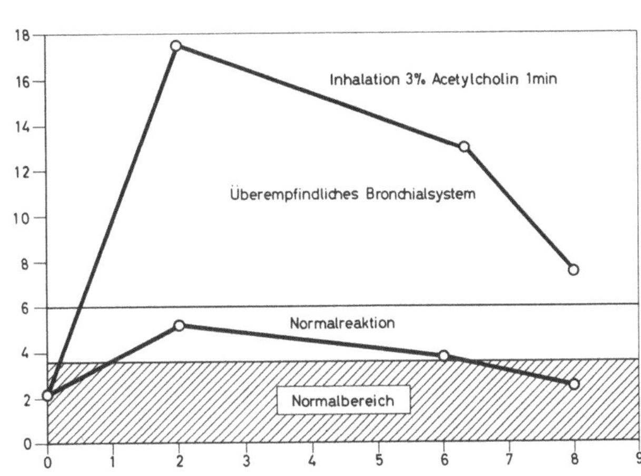

Abb. 4. Messung des Strömungswiderstandes in den Atemwegen vor und nach Acetylcholininhalation. Überstarke Reaktion zeigt ein „überempfindliches Bronchialsystem" an

den erfolgen, wobei die ersten beiden genannten größere praktische Bedeutung haben:

1. Spirometrie, 2. Ganzkörperplethysmographie, 3. visköse Atemarbeit.

a) *Die Spirometrie* hat den Vorzug, daß sie mit relativ einfach zu handhabender und auch im Prinzip leicht zu verstehender wie auch finanziell relativ wenig aufwendiger Apparatur auskommt. Sie hat aber den nicht unwesentlichen Nachteil, daß die Meßergebnisse in hohem Maße von der Qualität des Untersuchenden wie von der Mitarbeit des Untersuchten abhängig sind. Schließlich sind die Meßergebnisse nicht ganz spezifisch. Vitalkapazitätseinschränkungen finden sich bei restriktiven Funktionsstörungen wie bei obstruktiven. Lediglich der prozentuale 1-sec-Wert gibt dann ein Unterscheidungskriterium (s. Abb. 2, S. 603). Bei der Obstruktion ist der 1-sec-Wert auch in Prozent der Vitalkapazität meist deutlich eingeschränkt. Die Compliance der Lunge wird bei typisch obstruktiven Atemwegserkrankungen normal gefunden.

b) *Die Ganzkörperplethysmographie* (DU-BOIS *et al.*, 1956a und 1956b; ULMER u. REIF, 1956; ULMER *et al.*, 1970) ist die Methode der Wahl zur Bestimmung der Strömungswiderstände in den Atemwegen. Mit dem gleichen Gerät erhält man im gleichen Arbeitsgang auch das intrathorakale Gasvolumen (IGV) (s. S. 612), welches ebenfalls für die

Beurteilung der Lungenfunktion eine wichtige Meßgröße darstellt.

Bei der ganzkörperplethysmographischen Messung wird ein Druckströmungsdiagramm registriert, wobei der gemessene Kammerdruck dem Intraalveolardruck entspricht. Der Kurvenverlauf zeigt an, welcher Alveolardruck während der Ein- und Ausatmung aufgebracht werden muß, um eine entsprechende Strömung der Atemluft zu bewirken. Sind die Strömungswiderstände hoch, so muß ein größerer Druck für eine gleich große Strömung entwickelt werden. Im internationalen Schrifttum werden die Strömungswiderstände in den Atemwegen in Resistance-Einheiten — R$_{aw}$ mit der Größenordnung

$$\frac{cm\ H_2O}{1 \cdot sec^{-1}}$$

angegeben. Wie zu erwarten, werden bei gesunden Personen annähernd geradlinige Kurvenverläufe registriert (Abb. 5).

Bei Patienten mit erhöhten Strömungswiderständen in den Atemwegen neigt sich die Kurve aber nur selten in geradlinigem Verlauf zur X-Achse. Bei Patienten mit obstruktiver Atemwegserkrankung entstehen verschiedenartige Schleifenbildungen, deren Verlaufsbeurteilung vielfältige Informationen über die Dynamik der Strömungswiderstände sowie über die Ventilierbarkeit der

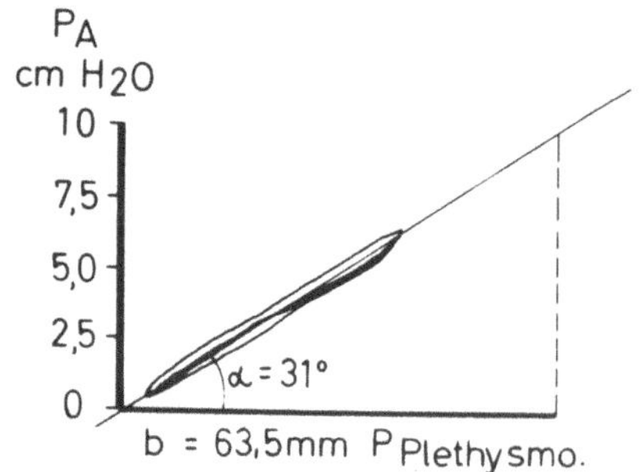

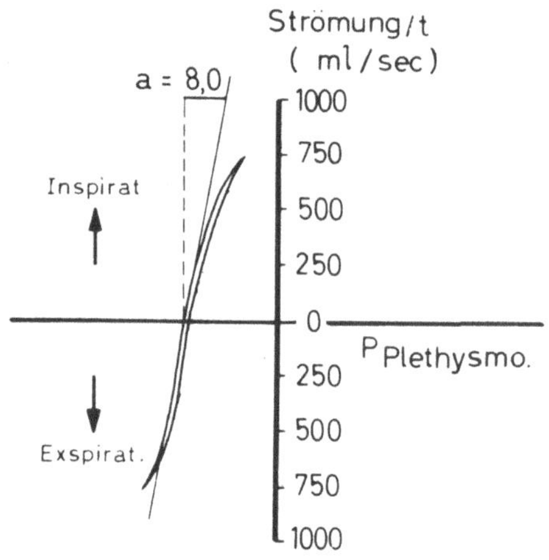

Abb. 5. Ganzkörperplethysmographisches Druckströmungsdiagramm von gesunder Versuchsperson (rechts). Der Meßwert $P_{plethysmo}$ wird auf Alveolardruck umgerechnet. Links: Winkel α ist ein Maß für das intrathorakale Gasvolumen (IGV)

Lunge liefert. Soll versucht werden, aus derartigen Kurven (Abb. 6) eine Zahl als Kriterium des Kurvenverlaufes zu gewinnen, so hat es sich bewährt, eine geradlinige Verbindungslinie zwischen den Punkten der größten, im Verlauf des Atemzuges registrierbaren Druckdifferenz zu ziehen. Diese Linie entspricht dann einer theoretischen Resistance-Kurve; sie wird als totale Resistance = R_t bezeichnet (Ulmer u. Reif, 1965).

Aus solchen Kurven können dann neben der R_t noch die totale inspiratorische wie totale exspiratorische Resistance = R_{tI} bzw. R_{tE}, die Resistance zu Beginn der Inspiration wie zu Beginn der Exspiration = R_{0I} bzw. R_{0E} bestimmt werden. Auch die maximalen in- wie exspiratorischen Strömungen können direkt abgelesen werden.

Die atemsynchrone totale alveoläre Druckdifferenz (ΔP_{At}) hat für die Beurteilung

der Rückwirkungen der Atemwegsobstruktion auf den Kreislauf erhebliche Bedeutung (Ulmer et al., 1966; Zeilhofer, 1962; Zeilhofer, 1967). Die alveoläre Druckdifferenz zwischen den Null-Durchgängen der Strömung (ΔP_{A0}) gibt ein sehr gutes Maß für die Größe der in der Lunge gefesselten Luft = trapped air (Islam u. Ulmer, 1971 b). Schließlich zeigt der Kurvenpunkt während der Ausatmung, bei welchem trotz weiterer alveolärer Druckzunahme die Strömung abnimmt, den Bereich an, bei welchem zunehmend während der Exspiration mehr und mehr Atemwege verschlossen werden = Closing volume der Anglo-Amerikaner (Islam u. Ulmer, 1974). Abb. 7 zeigt, wie der Punkt des mit der Helium-Methode gemessene Closing volume (CV) im Resistance-Volumendiagramm sehr gut mit dem Bereich übereinstimmt, in welchem die Strömungswiderstände während der Exspiration anfangen, stark anzusteigen.

Die Normalwerte des Strömungswiderstandes in den Atemwegen, als R_t gemessen, liegen bei 2,2 mit einem nur ganz geringgradigen Altersgang im Sinne des Anstieges. Die obere Grenze des Normbereiches liegt in allen Altersstufen bei

$$R_t = 3,5 \ \frac{cm \, H_2O}{1 \cdot sec^{-1}}$$

(Nolte, 1969). Bei Kindern liegen die Strömungswiderstände in den Atemwegen wesentlich höher. Sie nehmen mit zunehmendem Lebensalter ab, bis sie mit dem 14. Lebensjahr in etwa den Normbereich der Erwachsenen erreicht haben (Ulmer, 1973; Nolte, 1968). So beträgt die Resistance für das Neugeborene

$$20-30 \ \frac{cm \, H_2O}{1 \cdot sec^{-1}},$$

für das 6jährige Kind 5−6 und für das 10jährige Kind immer noch

$$3-5 \ \frac{cm \, H_2O}{1 \cdot sec^{-1}}.$$

Bei Erwachsenen mit Atemwegsobstruktion können die R_t-Werte bis auf über 30 ansteigen.

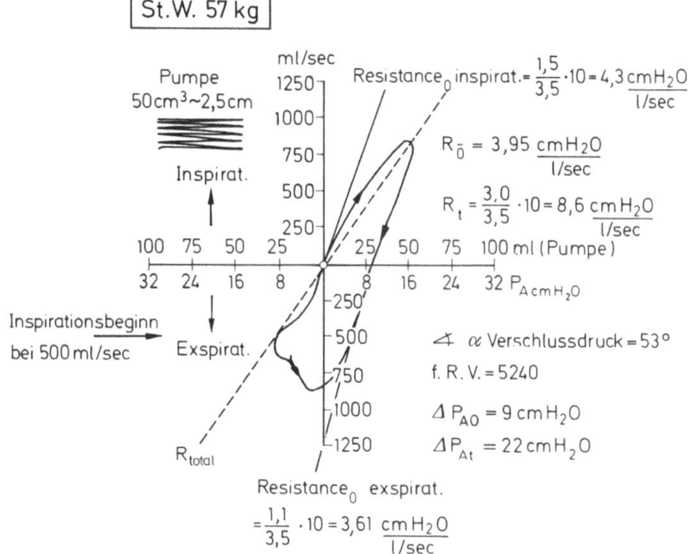

Abb. 6. Ganzkörperplethysmographisches Druckströmungsdiagramm von Patienten mit chronisch obstruktiver Atemwegserkrankung. Links oben: Registrierung der Kammereichung

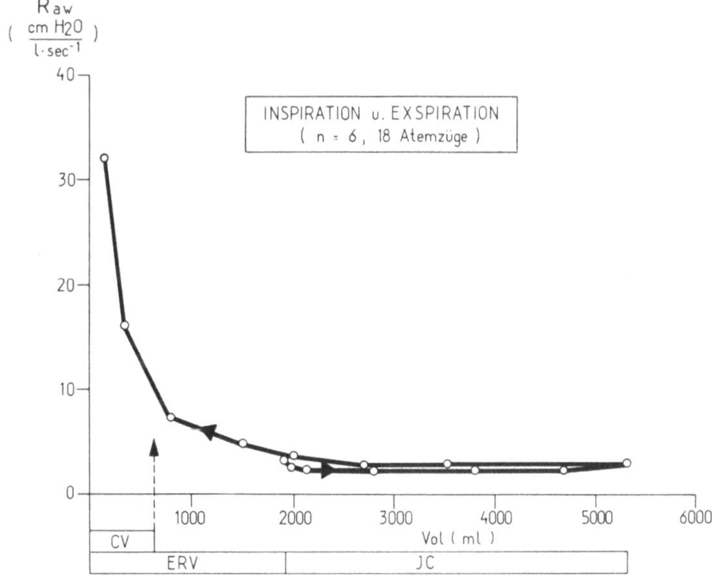

Abb. 7. Strömungswiderstands-, Lungenvolumendiagramm als Mittelwertskurve von 18 Atemzügen bei 6 gesunden Versuchspersonen. CV = Closing volume mit der Helium-Methode bestimmt; ERL = Exspiratorisches Reservevolumen; IC = Inspiratorische Kapazität; R_{aw} = Strömungswiderstand in den Atemwegen. (Nach ISLAM u. ULMER, 1974)

c) Die Bestimmung der *viskösen Atemarbeit* macht das Legen eines Oesophaguskatheters erforderlich. Registriert wird ein Volumendruckdiagramm. Der im Oesophagus unter bestimmten Kautelen meßbare Druck entspricht dem über der Lunge herrschenden = Intrapleuraldruck (BANCHERO et al., 1967a; BANCHERO et al., 1967b; DALY u. BONDURANT, 1963; FERRIS et al., 1959; MEAD et al., 1955; MILIC-EMILI et al., 1964; WELLER u. REIF, 1965). Die unter Spontanatmung umschriebene Fläche des Druckvolumendiagramms entspricht mit der Größenordnung Druck × Volumen der Atemarbeit. Sie wird als visköse Atemarbeit bezeichnet, welche ein relativ zuverlässiger, objektiver Gradmesser einer bestehenden Atemwegsobstruktion ist (ZEILHOFER u.

RUPRECHT, 1961). Leider stößt die wiederholte Messung — und wiederholte Messungen sind zur klinischen Beurteilung einer Atemwegsobstruktion oft wünschenswert — wegen der Notwendigkeit des Oesophagusballonkatheters auf oft unüberwindbare Schwierigkeiten. Auch gibt die „visköse Atemarbeit" nur ein indirektes Maß für die Strömungswiderstände, sie ist in hohem Maße von der Atemfrequenz abhängig. Auch erlaubt sie nicht die vielfältigen, oben bei der Ganzkörperplethysmographie (s. b) beschriebenen weiteren Einblicke, welche ein wesentlich dynamischeres Bild der Atemmechanik und ihrer verschiedenen Störfaktoren ermöglichten.

5. *Die Atemwegsobstruktion hat* eine Reihe von *Störungen im Gefolge,* die das klinische Vollbild der obstruktiven Atemwegserkrankung ausmachen. Diese Folgen beherrschen oft das klinische Bild, wenn auch die Schwere der Atemnot weitgehend direkt vom Ausmaß der Resistance geprägt wird.

a) Handelt es sich um eine „homogene" Atemwegsobstruktion, so können die Strömungswiderstände bis zu sehr hohen Werten ansteigen. Dennoch bleiben die *arteriellen Blutgase* weitgehend unbeeinflußt, da die Atemarbeit entsprechend gesteigert wird und die alveoläre Ventilation aufrechterhalten bleibt (ULMER et al., 1966; ULMER u. REICHEL, 1967a; REICHEL et al., 1968). Die vom N. vagus kontrollierten größeren Atemwege, welche vorwiegend für die Resistance-Erhöhungen verantwortlich sind, zeigen ebenfalls bei entsprechenden Strömungswiderstandserhöhungen relativ wenig Rückwirkungen auf die arteriellen Blutgase. Vorwiegend von den nicht vom N. vagus kontrollierten peripheren Bronchioli werden die Blutgase beeinflußt (LANSER et al., 1974; ULMER et al., 1974). Dieser Bronchienbereich hat aber relativ wenig Rückwirkungen auf die Strömungswiderstände in den Atemwegen.

So können isolierte Krankheitsbilder vorkommen mit nur mäßig erhöhten Resistance-Werten, aber sehr schlechten Blutgaswerten

und umgekehrt. Daneben gibt es alle möglichen Mischbilder, für welche typisch ist, daß sich Blutgase und Strömungswiderstände therapeutisch nicht gleichzeitig beeinflussen lassen. Einmal sinken die Strömungswiderstände unter der Therapie erheblich ab, und die Blutgase lassen sich nur zögernd normalisieren, zum anderen werden Verläufe beobachtet, wobei die Blutgase rasch verbessert werden, die Strömungswiderstände in den Atemwegen zunächst aber noch hoch bleiben (Abb. 8).

Die Ursache der arteriellen Blutgasveränderungen sind fast ausschließlich Verteilungsstörungen, wobei vor allem der Ungleichmäßigkeit des Ventilations-/Perfusionsquotienten ($\dot{V}/\dot{Q}$) die wesentliche Ursache an den pathologisch arteriellen Blutgasen zukommt. Dem Extremwert des gestörten Ventilations-/Perfusionsquotienten entspricht bei aufgehobener Ventilation, aber noch bestehender Perfusion, der arterio-venöse Kurzschluß in diesen Lungen, wie er sich bei schweren obstruktiven Atemwegserkrankungen, bis zu beträchtlichen Graden des Herzzeitvolumens, bestimmen läßt. Größere Volumina von gefesselter Luft (ISLAM u. ULMER, 1971; REICHEL, 1969), wie sie sich bei schweren Atemwegsobstruktionen immer wieder nachweisen lassen, entsprechen von der ventilatorischen Seite zum Teil solchen Kurzschlußdurchblutungen.

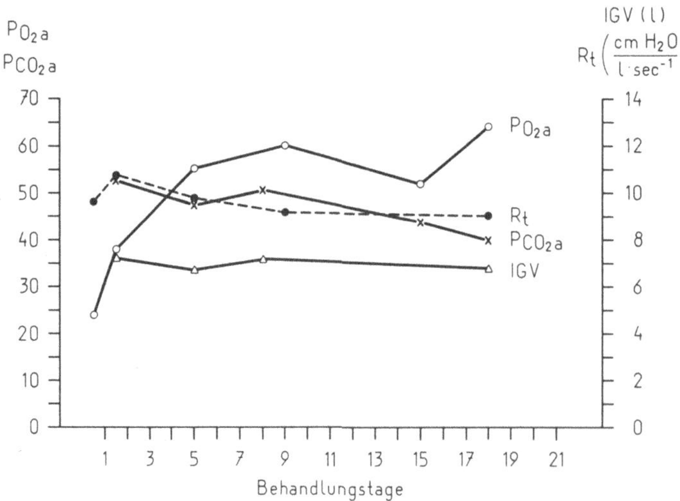

Abb. 8. Strömungswiderstände in den Atemwegen (R_t), intrathorakales Gasvolumen (*IGV*), arterielle Sauerstoff- und Kohlensäuredrucke während der Behandlung von Patienten mit gut beeinflußbaren Blutgasen, aber weitgehend unbeeinflußbaren Strömungswiderständen in den Atemwegen

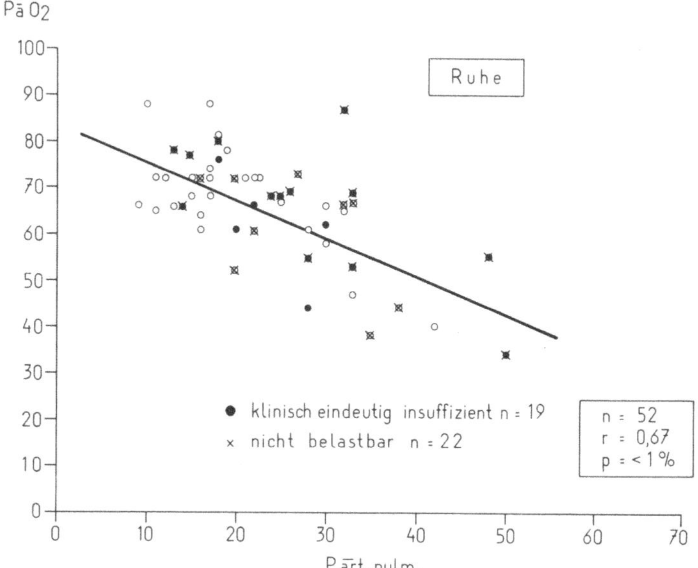

Abb. 9. Beziehung zwischen mittlerem Pulmonalisdruck und arteriellem Sauerstoffdruck bei 52 Patienten mit chronisch obstruktiver Atemwegserkrankung. (Nach ULMER, 1972)

Durch den von EULER und LILJESTRAND beschriebenen Reflex (EULER u. LILJESTRAND, 1946) kommt es im Gefäßbereich unterbelüfteter Alveolarbezirke zu einer Widerstandserhöhung für die Blutzirkulation. Diese Widerstandserhöhung reicht aber im allgemeinen nicht aus, um die Zirkulation durch unterbelüftete Gebiete ganz zu stoppen. Es ist mit einer Restzirkulation in der Größenordnung von 30% der Normaldurchblutung bei maximaler hypoxiebedingter Widerstanderhöhung zu rechnen (HERTZ, 1955; FISHMAN et al., 1955; ULMER, 1959).

Typisch für die Blutgasveränderungen bei Verteilungsstörungen ist, daß zunächst nur der Sauerstoff betroffen wird. Mit schwerer werdender Verteilungsstörung nimmt schließlich die alveoläre Ventilation zugunsten der Totraumventilation immer mehr ab. Dann steigt auch der arterielle Kohlensäuredruck an: Erniedrigter arterieller Sauerstoffdruck und erhöhter arterieller Kohlensäuredruck = alveoläre Hypoventilation bei „obstruktiver" Verteilungsstörung.

Die Blutgasveränderungen können so schwer werden, daß sie das Leben bedrohen. Die arterielle Hypoxie bedroht die lebenswichtigen Zentren im Zentralnervensystem; sie bedingt zusammen mit der Hyperkapnie eine lebensbedrohliche Belastung des rechten Herzens, auch wird unter diesen Bedingungen eine Insuffizienz des linken Herzens begünstigt.

b) *Rückwirkungen auf den Kreislauf* entstehen bei obstruktiven Atemwegserkrankungen über verschiedene Mechanismen. Der meist zitierte Euler-Liljestrand-Reflex (1946) spielt sicher eine wesentliche Rolle für die vermehrte Rechtsherzbelastung bei Hypoxaemien (REICHEL, 1969a; REICHEL et al., 1966; REICHEL et al., 1965; HARVEY et al., 1951; BÜHLMANN et al., 1953; ROSSIER, 1951). So wird immer wieder eine gute Korrelation zwischen der Sauerstoffsättigung des arteriellen Blutes und dem Pulmonalisdruck beschrieben (Abb. 9).

Mit zunehmender arterieller Hypoxaemie und mit gleichzeitigem Anstieg des arteriellen Kohlensäuredruckes wird auch das linke Herz, insbesondere bei den meist ja schon älteren Patienten, gefährdet (ULMER, 1972). So kann es bei sehr starken Gasaustauschstörungen auch zur Linksherzinsuffizienz kommen, wie sie von DAUM et al. (1969a u. b) auch experimentell gezeigt werden konnte. Klinisch werden Symptome eines Lungenödems neben den Zeichen der chronischen Bronchitis gefunden.

Durch die starken atemsynchronen Druckschwankungen im Thorax, welche der Stärke des Strömungswiderstandes in den Atemwegen entsprechen (ULMER et al., 1966; ZEIL-

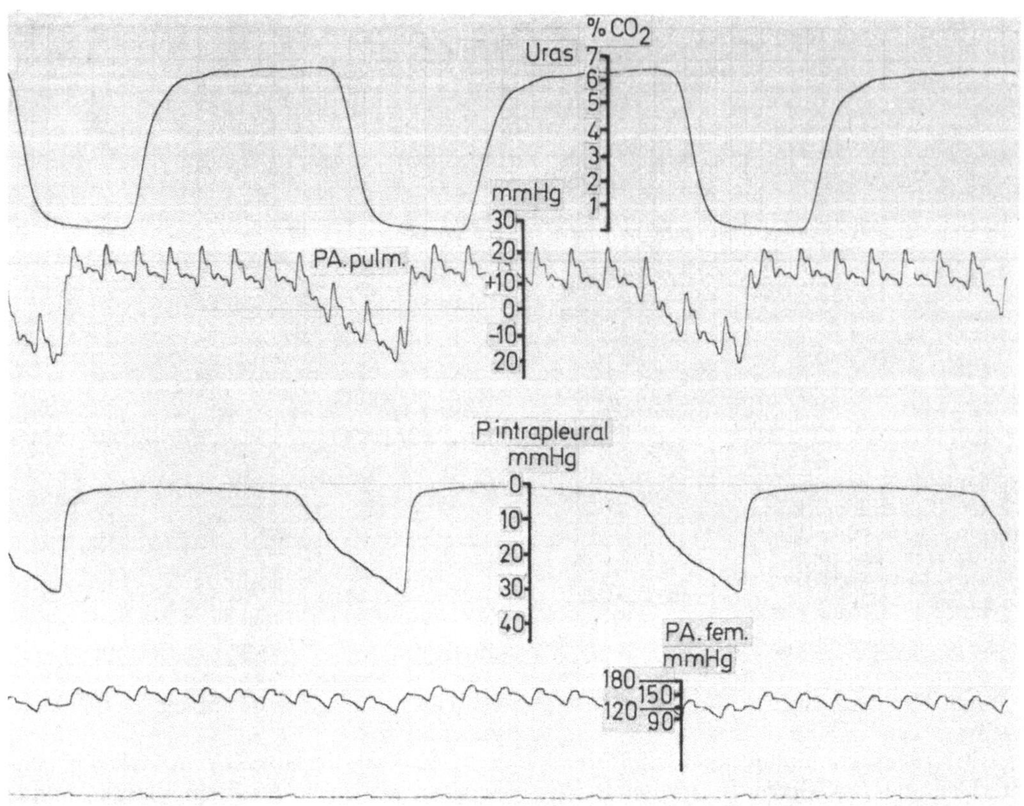

Abb. 10. Blutdruck in der A. femoralis, Intrapleuraldruck, Blutdruck in der A. pulmonalis und Kohlensäurepartial-druck in der Atemluft (von unten nach oben) bei schwerer experimenteller Atemwegsobstruktion. (Nach ULMER et al., 1966)

HOFER, 1962 und 1967) (Abb. 10), kommt es zu starken atemsynchronen Füllungs- und Auswurfschwankungen des Herzens (ULMER et al., 1966; ULMER, 1972).

Abb. 10 und 11 zeigen die entsprechend starken Druckschwankungen, wie sie sich klinisch meist schon beim Pulsfühlen nachweisen lassen. Die von der Atemmechanik bestimmten Strömungsschwankungen in den Gefäßgebieten des großen Kreislaufes zeigt ebenfalls Abb. 11 mit den elektromagnetischen Messungen der Strömung in der A. carotis.

Die starken Füllungs- und Auswurfschwankungen des Herzens bedeuten eine zusätzliche, unabhängig vom absoluten Strömungswiderstand im kleinen Kreislauf bestehende Belastung und Gefährdung des Herzens.

Ausmaß der Rechtsherzhypertrophie, Ausmaß der arteriellen Hypoxaemie wie Ausmaß der Strömungswiderstände in den Atemwegen gehen deshalb als Einzelparameter nur sehr locker mit den Zeichen der Rechtsherzinsuffizienz einher (ULMER, 1972). Hinzu kommt, daß die obstruktiven Atemwegserkrankungen im Verlaufe der Zeit sehr unterschiedliche Stadien durchlaufen können. Da die Atemwegsobstruktion heute meist gut therapiert werden kann, wird die Rechtsherzinsuffizienz häufig noch nachgewiesen, obwohl die verursachende Atemwegsobstruktion mit entsprechenden Blutgasstörungen schon weitgehend gebessert wurde.

c) Das *intrathorakale Gasvolumen* (IGV) am Ende der normalen Exspiration, mit dem Ganzkörperplethysmographen gemessen, stimmt bei schweren Atemwegsobstruktionen mit der mit einer Fremdgasmethode bestimmten funktionellen Residualkapazität (FRC) wegen der zum Teil erheblichen

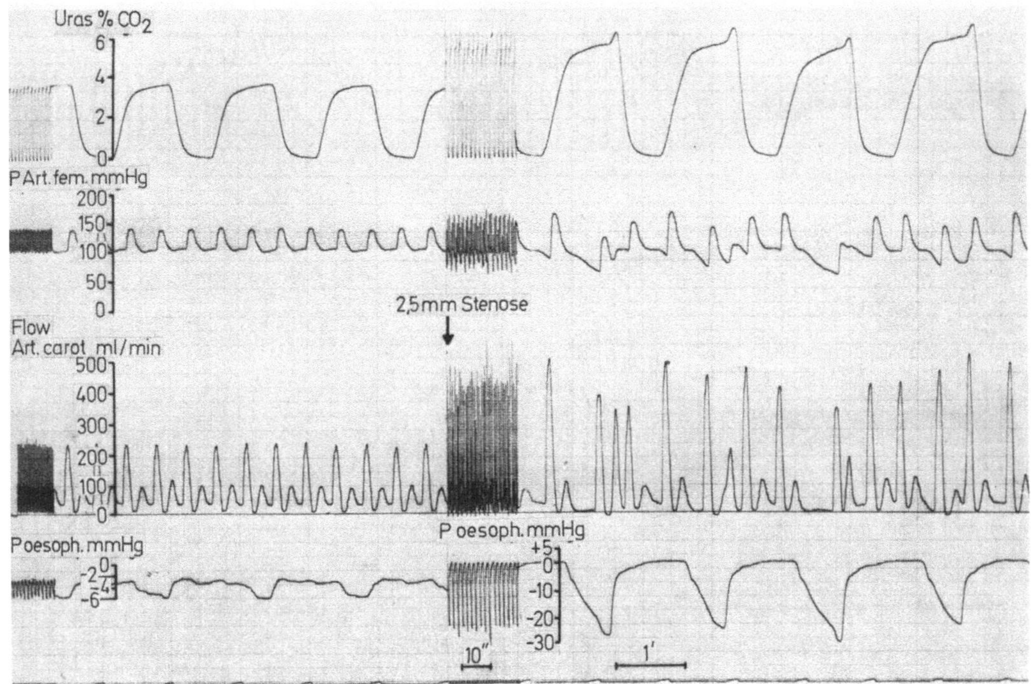

Abb. 11. Oesophagusdruck, elektromagnetisch gemessene Strömung in der A. carotis, Blutdruck in der A. femoralis und Kohlensäurepartialdruck in der Atemluft (von unten nach oben) links vor und rechts bei schwerer experimenteller Atemwegsobstruktion. (Nach ULMER et al., 1966)

Menge an gefesselter Luft nicht überein (Islam u. ULMER, 1971 b) (s.S. 617).

Da bei den obstruktiven Atemwegserkrankungen zur Bewegung der Luft mehr Atemarbeit geleistet werden muß, stellt sich die Frage, wie diese Atemarbeit aufgebracht wird. Mit zunehmender Atemwegsobstruktion wird die inspiratorische Atemarbeit immer mehr verstärkt. Die Exspiration bleibt lange Zeit passiv, d.h. ohne zusätzlichen Einsatz von Muskelaktivität (ULMER et al., 1966). Erst wenn diese inspiratorisch maximal möglichen Drucke erreicht sind, beginnt die Exspiration zusätzlich muskulär unterstützt zu werden. Abb. 12 zeigt das klar an den Pleura- und Oesophagusdrucken während einer zunehmenden, durch Acetylcholininhalation ausgelösten Atemwegsobstruktion.

Der Punkt, von welchem an die Exspiration aktiv wird, ist meist nicht mehr lange mit dem Leben vereinbar. Die meisten chronischen Atemwegsobstruktionen spielen sich im Bereich der inspiratorischen Druckerniedrigung ab mit nur ganz geringgradiger endexspiratorischer Druckerhöhung. Hieraus folgt, daß die gegen erhöhte Strömungswiderstände erforderliche Ausatmung nur durch gesteigerte elastische Vordehnung der Lunge möglich ist. So läßt sich auch eine strenge Korrelation zwischen der Größe des IGV und dem Strömungswiderstand in den Atemwegen nachweisen (ULMER et al., 1968 a; ULMER u. ISLAM, 1971 a; ULMER et al., 1970) (Abb. 13).

Bei der therapeutischen Erniedrigung des Strömungswiderstandes in den Atemwegen (R_t) nimmt auch das intrathorakale Gasvolumen wieder ab (Abb. 13). Abb. 13 zeigt auch, daß mit einem sehr strengen Korrelationskoeffizienten von r = 0,972 eine Abnahme von R_t um eine Einheit einer Abnahme des IGV um ca. 100 ml entspricht.

Neben der über große Bereiche der Atemwegsobstruktion passiven Ausatmung beginnt das „Closing volume" auch bei immer

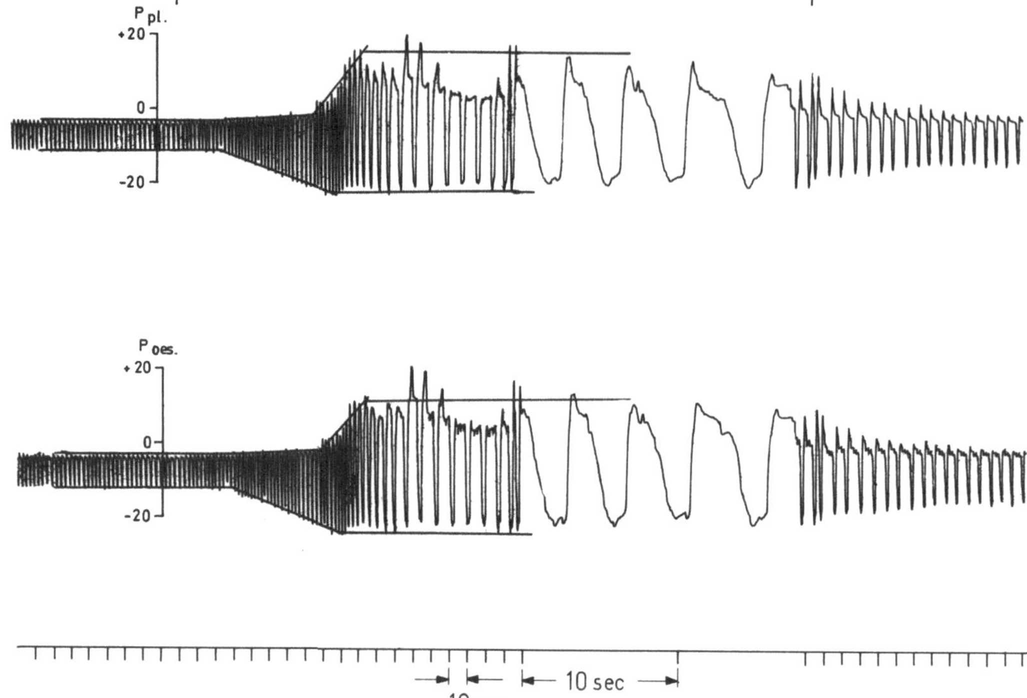

Abb. 12. Oesophagus- und Intrapleuraldrucke während einer sich unter Acetylcholininhalation steigernden Atemwegsobstruktion (Hundeversuch). Beachte: Zunächst wird die Inspiration bis zu ihrem Maximum verstärkt, erst dann wird die Exspiration aktiv

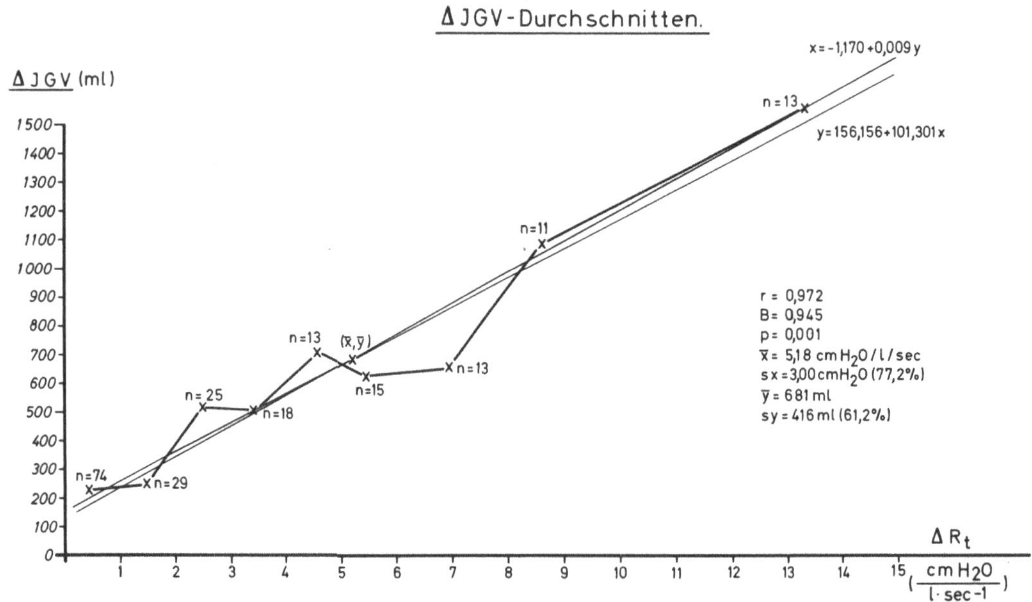

Abb. 13. Beziehung zwischen den Änderungen des intrathorakalen Gasvolumens bei Änderung des Strömungswiderstandes in den Atemwegen (Rₜ) im Behandlungsverlauf von 211 Patienten mit chronisch obstruktiver Atemwegserkrankung

größeren Volumina (ISLAM u. ULMER, 1974). Dieser, bei großen Gasvolumina im Thorax schon einsetzende vollständige Verschluß von Bronchien erschwert die Ausatmung zusätzlich. Im Closing volume wird hiermit ein zweiter Faktor wirksam, welcher das IGV mit zunehmender Atemwegsobstruktion in die Höhe treibt. Auch diese Vergrößerung des IGV ist meist reversibel. Klinisch entsprechen diese reversiblen Vergrößerungen des IGV weitgehend dem Begriff des „Volumen pulmonum auctum", wie er früher z.B. für das Asthma bronchiale (ULMER, 1974) beschrieben wurde.

6. Klinisch lassen sich in den Extrembereichen *verschiedene Typen von Atemwegsobstruktion* aufzeigen. In den meisten Fällen liegen aber Mischbilder vor, bei welchen die Einflüsse der verschiedenen pathophysiologischen Mechanismen in unterschiedlicher Stärke deutlich gemacht, aber nicht scharf voneinander getrennt werden können. In der Literatur wurde so in pink puffers oder blue bloaters, oder in fighters und non fighters, oder in emphysematösen Typ und bronchitischen Typ, versucht zu unterteilen (MITCHELL *et al.*, 1969; SCHÜREN u. HÜTTEMANN, 1972). Eine Unterteilung in Allergiker und Nichtallergiker hat wegen ihrer möglichen therapeutischen Konsequenzen noch eine besondere Bedeutung. Im allgemeinen kann aber zu diesen Einteilungsversuchen heute gesagt werden, daß sie nicht völlig verschiedenen Krankheiten entsprechen, sondern daß im pathophysiologischen Ablauf unterschiedliche Mechanismen mit unterschiedlicher Gewichtung wirksam werden, welche zu einem variablen klinischen Bild führen. Die verschiedenen pathophysiologischen Mechanismen konnten in den vergangenen Jahren immer besser erkannt werden.

7. Die *obstruktiven Atemwegserkrankungen* sind *bei* den *Pneumokoniosen* in zweierlei Hinsicht bedeutsam. Bei den in der Bundesrepublik Deutschland weitaus am häufigsten vorkommenden Pneumokoniosen der Kohlenbergarbeiter kommen obstruktive Atemwegserkrankungen bei den schweren Silikosen vom röntgenologischen Grad B und C etwa doppelt so häufig vor wie bei der vergleichbaren nichtstaubexponierten Bevölkerung (s.S. 235 u. 644). Hier wird die Atemwegsobstruktion, wissenschaftlich begründet, als Folge der Berufskrankheit als entschädi-

gungspflichtiges Leiden anerkannt (REICHEL et al., 1969; ULMER et al., 1968d; ULMER et al., 1967b; REICHEL u. ULMER, 1960a).

Bei den röntgenologisch leichteren Anthrakosilikosen liegt die Häufigkeit obstruktiver Atemwegserkrankungen genau bei derjenigen der entsprechenden nichtstaubexponierten Bevölkerung.

Zum anderen gibt es Pneumokoniosen, bei welchen im Staub Allergene enthalten sind. Durch die Staubexposition kommt es zum „Asthmaanfall" oder zur Verschlimmerung der bestehenden Atemnot. Diese obstruktiven Atemwegserkrankungen werden bei der Drescherkrankheit (HOFFMANN, 1946; BOHNENKAMP, 1953), welche synonym mit der angloamerikanischen Bezeichnung „farmers lung" (CAMPBELL, 1932; CADHAM, 1924) ist, beobachtet. Pathologisch-histologisch wurden nach der Staubexposition, vor allem mit feuchtem Heu, granulomatöse interstitielle Herde mit Epithelioid und Riesenzellen gefunden (DICKIE u. RANKIN, 1958). Auch bei Baumwoll- wie Vogelnester- und Zuckerrohrarbeitern wie bei Paprikaspaltern, Schwammreinigern, Rindenschälern, Teeprüfern, Holzsägern wie bei Bäckern und Taubenzüchtern, aber auch nach vielen anderen organischen Stauben (SCHADEWALDT, 1967), wurden ähnliche Zustände beobachtet (BAADER, 1949; BUGY u. MOLNÁR, 1958; CASTELLANI, 1923; LEDERER, 1955; MEIKLEJOHN, 1963; TÖRNELL, 1946; TOWEY *et al.*, 1932; PRAUSNITZ, 1936).

Schon ARLIDGE beschrieb 1892, daß manche dieser Erkrankungen terminal in eine Lungenfibrose übergehen. Eine entsprechende Phaseneinteilung in drei Phasen versuchte FULLER (1953).

Bei der Byssinose, der Baumwollstaubpneumokoniose (COETSEM, 1836; PROUST, 1873), wurden aus dem Staub Substanzen gewonnen, welche im Tierversuch direkt als Histaminliberatoren und möglicherweise auch als Liberatoren anderer biogener Amine wirksam werden können (ANTWEILER, 1960a, 1960b).

D. Die Lungenvolumina

I. Meßprinzipien

Meist wird für die Messung der Lungenvolumina das Spirometer verwendet, das in verschiedenen Variationen angeboten wird. Soll mit dem Spirometer auch die Residualkapazität bestimmt werden, so sind Zusatzeinrichtungen erforderlich. Normalerweise werden hierbei ein Fremdgas — meist wird Helium verwendet — und ein entsprechender Fremdgasanalysator benutzt. Neben dem Spirometer, welches immer einen bestimmten Strömungswiderstand verursacht, werden auch für die Bestimmung aller Volumina, mit Ausnahme des Residualvolumens, elektronisch integrierende Strömungsmesser, welche dann natürlich auch die Strömung direkt angeben können, verwendet. Diese Untersuchungsverfahren werden auch als Messung im „offenen System" bezeichnet, da das Ausatemvolumen nicht in einem geschlossenen System gesammelt wird und die Einatmung nicht aus einem derartigen System erfolgt. Die Strömungsmesser, welche das Kernstück dieser Verfahren darstellen, bedürfen aber der gelegentlichen Nacheichung. Auch stellt die elektronische Integration der Strömung zum Volumen Probleme, wenn sie nicht über alle Frequenzbereiche linear arbeitet.

Mit dem Ganzkörperplethysmographen läßt sich nicht nur der Strömungswiderstand in den Atemwegen (s. S. 607) messen. Im gleichen Arbeitsgang erfolgt die Bestimmung des intrathorakalen Gasvolumens (IGV), welches wegen der oben schon beschriebenen Diskrepanz zwischen den verschiedenen Verfahren beim Vorliegen von gefesselter Luft (Islam u. Ulmer, 1971b; Reichel, 1969; Matthys et al., 1970) im Vergleich zur Bestimmung mit Fremdgasmethoden unterschiedlich groß ausfallen und deshalb auch unterschiedlich benannt werden sollte (Ulmer et al., 1970). Zur Messung des IGV ist bei Verwendung der Ganzkörperplethysmographie kein Fremdgas erforderlich. Da im Ganzkörperplethysmographen zur Bestimmung des Strömungswiderstandes auch ein Strömungsmesser eingebaut ist, bedarf es bei diesem Gerät nur des zusätzlichen Integra-

tors, um auch die weiteren Lungenvolumina, deren Kenntnis für die Diagnostik des funktionellen Geschehens entscheidend sind, zu bestimmen. Bei Ganzkörperplethysmographen mit Volumenintegratoren läßt sich deshalb neben der Messung des Strömungswiderstandes in den Atemwegen und neben der Messung des IGV auch die „Spirometrie im offenen System" durchführen.

Wegen der genauen Methodik dieser verschiedenen Meßverfahren muß auf die entsprechende Spezialliteratur verwiesen werden (Ulmer et al., 1970; Comroe et al., 1964; Cotes, 1966).

II. Die Meßgrößen
und ihre Bedeutung
bei der Funktionsanalyse

1. Bei den *statischen Meßgrößen* werden die in der Totalkapazität subsummierten Teilvolumina bestimmt (Abb. 14).

Die Totalkapazität, welche bei schwerem Emphysem vergrößert sein kann, bei restriktiven Funktionsstörungen verkleinert gefunden wird, hat als Meßgröße mit Recht wenig Eingang in die Routinebeurteilung der Lungenfunktion gefunden. Die gut definierten Unterteilungen geben wesentlich bessere Einblicke in das Ausmaß vorliegender Störungen. Teils werden diese Teilvolumina auf die Totalkapazität (TC), oft in Prozent der TC, teils werden sie auf die Vitalkapazität (VC), oft in Prozent der VC, bezogen. Es wird dann von relativen oder prozentualen Volumina gesprochen. Sowohl für die absoluten wie für die relativen Volumina müssen Sollwerte herangezogen werden. Nur ein sicheres Abweichen von diesen Sollwerten kann als pathologisch bezeichnet werden.

Die Vitalkapazität (VC), welche sich aus dem inspiratorischen Reservevolumen, dem Atemvolumen und dem exspiratorischen Reservevolumen zusammensetzt, ist die — weil relativ einfach zu bestimmende — am häufigsten gebrauchte Meßgröße. Sie kann in- wie exspiratorisch gemessen werden. Bei Spirometern mit CO_2-Absorption fällt die Messung der exspiratorisch gemessenen VC um $2-3\%$ kleiner als die inspiratorisch gemes-

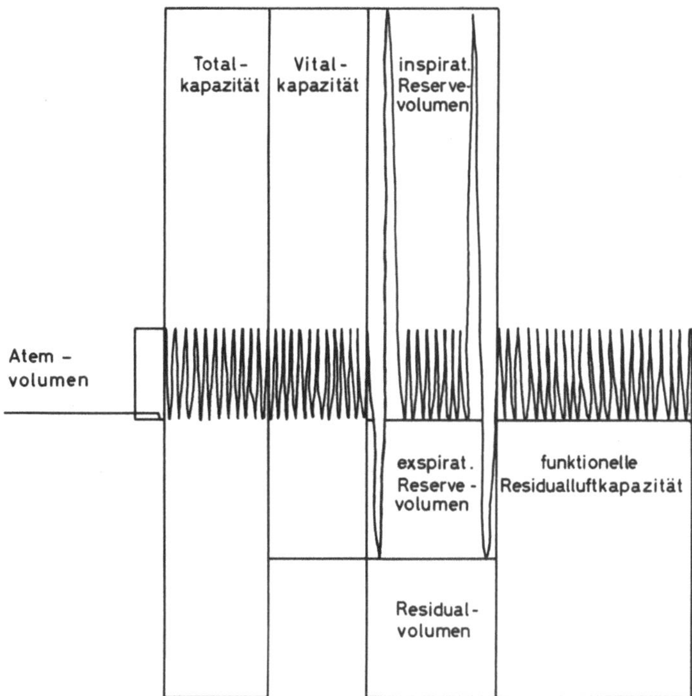

Abb. 14. Die Lungenvolumina.
(Nach ULMER et al., 1970)

sene aus (RAHN, 1958). Um sich der Zuverlässigkeit der Mitarbeit des Probanden zu vergewissern, sollten aber immer Mehrfachbestimmungen durchgeführt werden. Bei Patienten mit schweren Atemwegsobstruktionen kann aber kaum Übereinstimmung, insbesondere nicht für die in- und exspiratorisch gemessene VC, erreicht werden, da die atemmechanischen Bedingungen für beide Meßvorgänge zu unterschiedlich sind. Bei rasch aufeinanderfolgenden Messungen kann die VC immer kleiner werden, wobei die exspiratorisch gemessene immer kleiner als die inspiratorisch gemessene ist.

Die Bezeichnung des Begriffes VC geht auf HUTCHINSON (1844a, b, 1846a, b) zurück, der auch das Grundprinzip der Spirometrie beschrieb. Diese Methodik ist somit wohl die erste der heute so zahlreichen und gut ausgebauten Lungenfunktionsmethoden gewesen.

Die VC ist bei allen bronchopulmonalen Erkrankungen eingeschränkt. Die VC-Messung allein erlaubt also keine Differenzierung in obstruktive oder restriktive Funktionserkrankungen; sie erlaubt auch keine sichere Aussage bei leichteren Funktionsstörungen, da die Streubreite, bezogen auf die

Sollwerte, relativ groß ist ($\pm20\%$), optimale Mitarbeit vorausgesetzt. Schließlich sind die Meßwerte auch von der Körperhaltung, vom Füllungszustand des Magens und von der Tageszeit, zu der gemessen wird, abhängig (ANTHONY, 1930). Tageszeitliche Schwankungen liegen in der Größenordnung von $3-5\%$.

Die Messung des Residualvolumens ist für die Beurteilung der Lungenüberblähung von großer klinischer Bedeutung. Es sollte immer versucht werden zu entscheiden, ob die Überblähung der Lunge irreversibel im Sinne einer Emphysementwicklung oder reversibel bei Atemwegsobstruktion im Sinne des Volumen pulmonum auctum ist. Meist wird die funktionelle Residualkapazität gemessen, von welcher dann das exspiratorische Reservevolumen abgezogen wird. Bei der Messung der funktionellen Residualkapazität mit Hilfe von Fremdgasen — meist wird Helium verwendet — werden nur diejenigen Bezirke der Lunge erreicht, welche bei Normalatmung der Ventilation zugänglich sind. Da Gebiete mit gefesselter Luft (trapped air) sich manchmal durch eine tiefe Inspiration öffnen lassen, ist es oft schwierig, bei Patienten mit gefesselter Luft durch unruhige Atmung ein steady state der Fremdgaskonzentration zu erreichen. Häufig wird bei Patienten mit gefesselter Luft deshalb die funktionelle Residualkapazität kleiner gemessen als bei der Bestimmung mit Hilfe der Ganzkörperplethysmographie (Reichel, 1969; Matthys et al., 1970; Islam u. Ulmer, 1971 b). Da die Fremdgasmethode die funktionell am Gasaustausch beteiligten Räume erfaßt, sollte der Ausdruck „funktionelle Residualkapazität" für die mit dieser Methode gemessenen Volumina Verwendung finden. Da die Ganzkörperplethysmographie alle im Thoraxraum befindlichen Gasvolumina mißt, unabhängig, ob sie einem funktionellen Austausch zugänglich sind oder nicht, sollte der Ausdruck „IGV" = intrathorakales Gasvolumen dem Gasvolumen vorbehalten sein, welches mit dieser Methode gemessen wurde (Ulmer et al., 1970; Nolte et al., 1968). Bei schweren Atemwegsobstruktionen können bis über 30% des IGV gefesselte Luft sein (Islam u. Ulmer, 1971 b).

Meist wird das Residualvolumen, einem Vorschlag von Anthony (1930), Baldwin et al. (1948), Hurtado und Fray (1933) entsprechend, in Prozent der Ist-Totalkapazität angegeben. Mit dem Lebensalter nimmt der prozentuale Anteil des Residualvolumens an der Totalkapazität mit einem Anstieg von ca. 23 auf 35% stärker zu, als dem Anstieg

der funktionellen Residualkapazität entspricht (Bartels et al., 1959; Hurtado u. Fray, 1933).

Bei Patienten mit schwerem emphysematösem Umbau der Lunge befindet sich die Thoraxwand bei entsprechend großem IGV an der absoluten Grenze ihrer Dehnbarkeit. Jeder Versuch, die Ventilation zu steigern, führt zu einem Anstieg der Atemarbeit, ohne entsprechende Steigerung der alveolären Ventilation. Meist ist bei diesen Patienten dann ein „Zwerchfellthoraxwandantagonismus" (Abb. 15) schon klinisch am Krankenbett nachweisbar.

Somit können sehr starke Vermehrungen des IGV funktionell recht bedeutsam sein, selbst wenn die Strömungswiderstände in den Atemwegen nur unwesentlich vermehrt sind oder selbst, wenn die Blutgaswerte noch im Normbereich liegen.

Jedartige Staubbelastung des bronchopulmonalen Systems führt zu einer Vermehrung des IGV, wie die Untersuchungen der Arbeitsgruppe um Worth (Worth, 1960, 1963; Worth et al., 1959) und unsere eigenen Untersuchungen (Ulmer et al., 1968d; Reichel et al., 1969; Leuschner u. Ulmer, 1967; Reichel et al., 1970) gezeigt haben. Auch die Studie der Arbeitsgruppe „Bronchitis und Emphysem" der Deutschen Forschungsgemeinschaft (1971), welche ver-

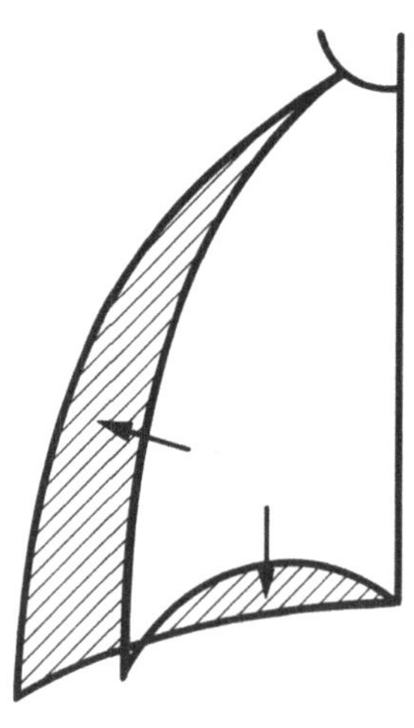

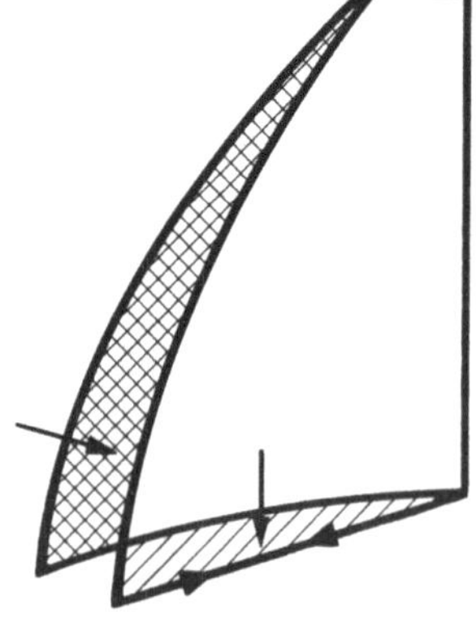

Abb. 15. Zwerchfell-Thoraxwand-Antagonismus bei stark überdehnten Lungen. (Nach Ulmer et al., 1970)

schiedene staubbelastete Berufsgruppen untersuchte, kam zum gleichen Ergebnis.

Nach all diesen Untersuchungen gibt es bislang für verschiedenartige Staubbelastungen keine unterschiedlichen Ergebnisse. Auch Zigarettenrauch, als die wahrscheinlich der Konzentration nach stärkste Staubbelastung, zeigt gleichartige Erhöhungen des IGV bei chronischen Rauchern in der Größenordnung von 10—20%. Das Ausmaß und das Einsetzen dieser Veränderungen sind offensichtlich ganz unabhängig von den röntgenologischen Zeichen einer Pneumokoniose.

Diese statischen Lungenvolumina zeigen nach einigem Training der Versuchsperson bei Gesunden eine nur relativ geringe Standardabweichung von 2—3% bei Messungen über mehrere Monate (NEEDHAM et al., 1954; RAHN et al., 1949; WHITFIELD et al., 1950; GILSON u. HUGH-JONES, 1949). Neben der Vitalkapazität, der funktionellen Residualkapazität bzw. dem IGV haben die anderen statischen Lungenvolumina, wie sie in Abb. 14 wiedergegeben sind, für Lungenfunktionsuntersuchungen keine praktische Bedeutung erlangt.

2. Von den *dynamischen Meßgrößen* hat der 1-sec-Wert, auch Tiffeneau-Test genannt, erhebliche praktische Bedeutung. In der heute gebräuchlichen Form als „1-sec-Kapazität" geht die Messung auf TIFFENEAU und PINELLI (1941 und 1948) zurück. Entscheidend ist hierbei, daß nach einer tiefen Inspiration und kurzzeitigem, aber deutlichem Atemanhalten, welches der Vorbereitung der Exspiration dient, möglichst stark ausgeatmet wird (s. Abb. 2, S. 603). Das in der ersten Sekunde ausgeatmete Volumen wird gemessen. Notwendig ist auch die Angabe in Prozent der VC. Eine Verkleinerung des 1-sec-Wertes in absoluten Werten besagt nur, daß eine ventilatorische Störung vorliegt. Die Betrachtung in Prozent der VC erlaubt die Vermutungsdiagnose „restriktive bzw. obstruktive Funktionsstörung", je nachdem, ob dieser Wert normal ist oder vermindert. Das Meßergebnis hängt in besonderem Maße von der Mitarbeit des Probanden wie von der Aktivität des Untersuchungsleiters ab.

Während der unter maximalem Exspirationsdruck stattfindenden Ausatmung steigen die Intrathorakaldrucke bis auf Werte von über 60 cm H_2O an (GARY et al., 1967).

Solche Intrathorakaldrucke werden selbst bei schwerster körperlicher Arbeit während der Exspiration nicht erreicht.

Bei jugendlichen Personen ist die elastische Vorspannung des Luftröhrensystems so gut, daß durch diese extrem hohen Drucke eine wesentliche Einengung des Bronchialkalibers nicht resultiert. Bei alternden Menschen nimmt aber diese Vorspannung ab. So kommt es in vielen Fällen unter den unphysiologischen Bedingungen des Tiffeneau-Testes zu einem mehr oder minder ausgeprägten Bronchialkollaps mit entsprechender Einschränkung des 1-sec-Wertes, obwohl unter normalen Ventilationsbedingungen in Ruhe und bei körperlicher Arbeit keine Ventilationsstörung vorliegt.

So erklären sich in Einzelfällen die erheblichen Diskrepanzen zwischen dem 1-sec-Wert und dem direkt mit dem Ganzkörperplethysmographen gemessenen Strömungswiderstand. Hieraus leitet sich auch die altersbedingte Abnahme des 1-sec-Wertes, auch in Prozent der VC, die ja selbst altersabhängig entsprechend der Zunahme der funktionellen Residualkapazität abnimmt, ab.

Der Strömungwiderstand in den Atemwegen (R_l) zeigt, wie schon oben ausgeführt wurde, keine deutliche Altersabhängigkeit. Auf weitere, sehr interessante dynamische Meßgrößen, wie Strömungsvolumenbeziehungen (HYATT et al., 1958; PIERCE, 1959; DAYMAN, 1961; ULMER u. ISLAM, 1971a) oder auf Strömungswiderstandsvolumenbeziehungen (VASTAG et al., 1972; ISLAM u. ULMER, 1974a) kann hier nicht eingegangen werden, obwohl deren wissenschaftliche Durcharbeitung erheblich zum Verständnis der Lungenfunktion beiträgt.

III. Normwerte der Lungenvolumina

1. Schon HUTCHINSON (1844 und 1846) hat bei etwa 2000 Personen die *Vitalkapazität* bestimmt und hiernach auf die Abhängigkeit dieses Meßwertes von Körpergröße und Alter hingewiesen. Später wurden von einer Reihe von Autoren Beziehungen zu anderen Körpermerkmalen festgestellt (BALDWIN et al., 1948, 1949; GROOS, 1940; HEWLETT u.

Jackson, 1922; Christie u. Beams, 1923; Arnold, 1933; Dreyer, 1919; Hurtado u. Fray, 1933; Lavenne et al., 1954; Lundsgaard u. van Slyke, 1918; Piolti, 1930; Anthony u. Venrath, 1962; Jouesset, 1960). Auf Alter, Größe und Geschlecht beziehen sich die von Baldwin et al. (1948) und von Needham et al. (1954) angegebenen Sollwerte:

$$(27{,}63 - 0{,}112 \times \text{Alter (Jahre)})$$
$$\times \text{Größe (cm)} = \text{VC (Männer)};$$

$$(21{,}78 - 0{,}101 \times \text{Alter (Jahre)})$$
$$\times \text{Größe (cm)} = \text{VC (Frauen)}$$
$$\text{(nach Baldwin et al., 1948).}$$

$$47{,}64 \times \text{Größe (cm)}$$
$$- 38 \times \text{Alter (Jahre)} - 2100$$
$$= \text{VC (Männer)};$$

$$43{,}31 \times \text{Größe (cm)}$$
$$- 22 \times \text{Alter (Jahre)} - 2980$$
$$= \text{VC (Frauen)}$$
$$\text{(nach Needham et al., 1954).}$$

Beide, vielfach in der Literatur verwendeten Formeln lassen die Zunahme der VC mit der Körpergröße und die Abnahme mit dem Lebensalter erkennen.

Die von der Kommission der Europäischen Gemeinschaft für Kohle und Stahl für körperlich schwer arbeitende Männer 1966 erarbeiteten Sollwerte werden gerade wegen der guten Vergleichbarkeit mit Patienten, welche eine Pneumokoniose erworben haben, und auch wegen der internationalen Vergleichbarkeit weitgehend zu Sollwertberechnungen bei Pneumokoniosen herangezogen (Abb. 16). In den Originaldokumenten (1966) sowie bei Ulmer et al. (1970) finden sich die entsprechenden Tabellen, welche auch die 2-δ-Streugrenze als untere Begrenzung des „Normalbereiches" angeben.

Sollwerte der Vitalkapazität für Kinder finden sich bei Ulmer et al. (1970), Stewart (1922), Helliesen et al. (1958), Ferris et al. (1952), Needham et al. (1954) und bei Püschel (1933) und Ulmer (1973).

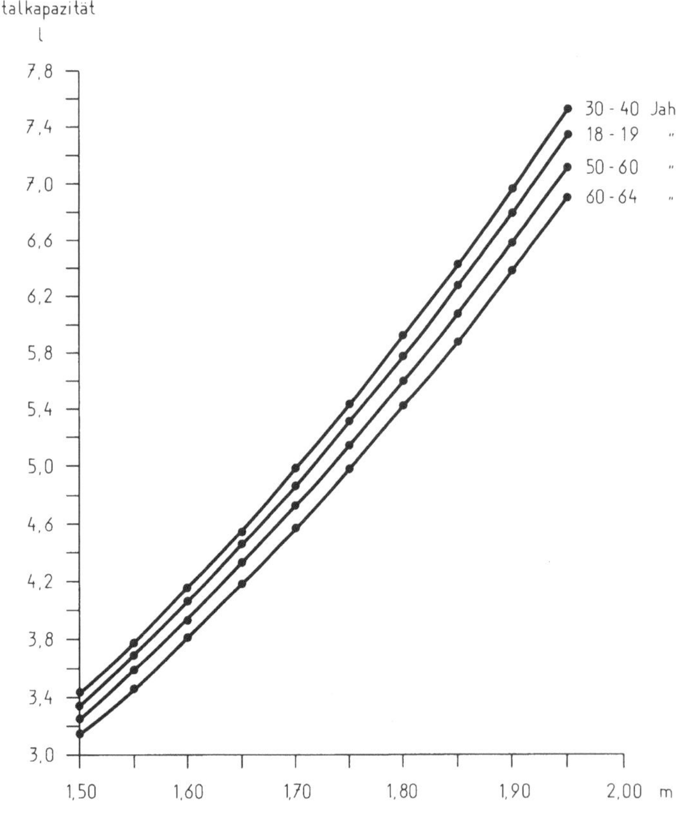

Abb. 16. Sollwerte der Vitalkapazität in Abhängigkeit von Körpergröße und Lebensalter bei körperlich schwer arbeitenden Männern. (Werte der Kommission der Europäischen Gemeinschaft für Kohle und Stahl, 1966)

2. Die *Sollwerte für die funktionelle Residualkapazität* (FRC) bzw. für das intrathorakale Gasvolumen (IGV) wurden auch von verschiedenen Autoren bearbeitet.

Die Größe des Residualvolumens wird im allgemeinen einem Vorschlag von ANTHONY (1930), BALDWIN *et al.* (1948), HURTADO und FRAY (1933) entsprechend in Prozent der Ist-Totalkapazität angegeben. Im Alter nimmt der prozentuale Anteil des Residualvolumens an der Totalkapazität zu; er beträgt zwischen 23 und 35% (HURTADO u. FRAY, 1933; BARTELS *et al.*, 1959). Die funktionelle Residualluftkapazität zeigt die Altersabhängigkeit in diesem Ausmaß nicht. Im Einzelfall werden erhebliche Abweichungen von diesen Normwerten beobachtet, ohne daß wesentliche Störungen der Lungenfunktion hiermit verbunden sind (COMROE *et al.*, 1964).

Der diagnostische Wert der Messung des Residualvolumens oder der funktionellen Residualluftkapazität allein ist deshalb beschränkt. Erst in Zusammenhang mit anderen Ventilations- und Blutgasuntersuchungen ist ein entsprechender Befund zuverlässig verwertbar (REICHEL, 1966; REICHEL *et al.*, 1968). Formeln für die Sollwertberechnung, für das Residualvolumen wie für die funktionelle Residualluftkapazität wurden von NEEDHAM *et al.* (1954) angegeben:

$$26 \times \text{Alter (Jahre)} + 43{,}31 \times \text{Größe (cm)}$$
$$- 25{,}25 \times \text{Gewicht (kg)} - 4570$$
$$= \text{RV (Männer).}$$

$$11 \times \text{Alter (Jahre)} + 77{,}95 \times \text{Größe (cm)}$$
$$- 44{,}1 \times \text{Gewicht (kg)} - 7220$$
$$= \text{FRC (Männer).}$$

Wir verwendeten die in Abb. 17 wiedergegebenen Werte der Kommission der Europäischen Gemeinschaft für Kohle und Stahl (1966), (ULMER *et al.*, 1970) (Abb. 17).

Das *ganzkörperplethysmographisch bestimmte IGV* (ULMER u. REIF, 1965; ULMER *et al.*, 1970) ist derjenige Luftraum der

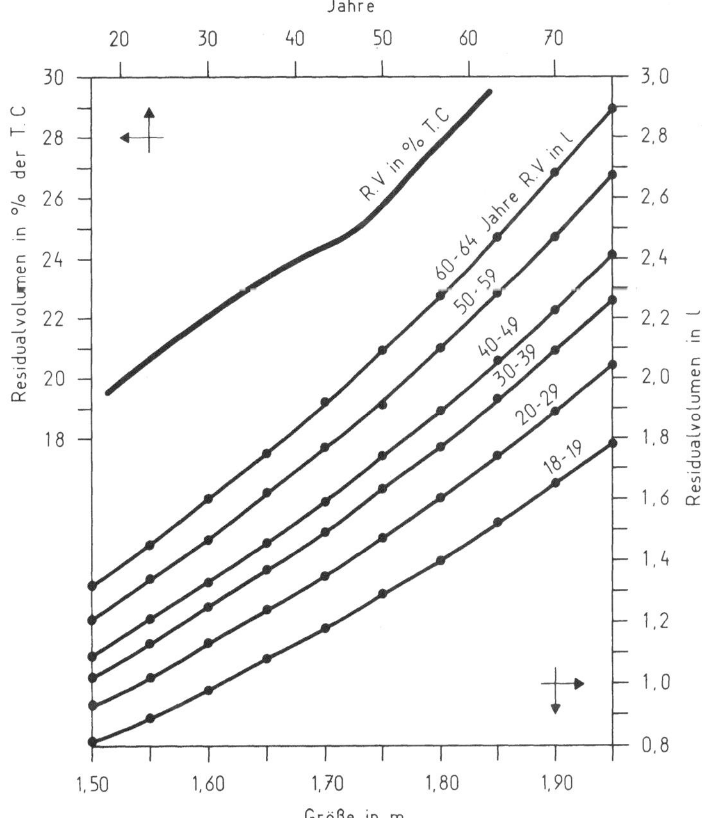

Abb. 17. Residualvolumen in Liter in Abhängigkeit vom Lebensalter und Körpergröße und Residualvolumen in Prozent der TC in Abhängigkeit vom Lebensalter bei schwer arbeitenden Männern. (Sollwerte der Kommission der Europäischen Gemeinschaft für Kohle und Stahl, 1966)

Lunge, der nach normaler Exspiration in ihr verbleibt; er entspricht der funktionellen Residualluftkapazität, wenn alle lufthaltigen intrathorakalen Gebiete mit der Außenluft in Verbindung stehen.

Zwischen dem 15. und 75. Lebensjahr steigt das IGV im Durchschnitt um 450 ml an. Nicht nur Körpergröße und Lebensalter sind für das IGV entscheidend, auch das Körpergewicht beeinflußt das IGV. Bei gleichem Lebensalter besteht zwischen unter- und stark übergewichtigen Personen (Broca-Index = 75—145) ein Unterschied im IGV von 830 ml. Die von uns erarbeiteten Sollwertformeln für Männer und Frauen (ULMER et al., 1970) lauten:

$$\male = (29{,}9 \times \text{Größe (cm)} - 1358)$$
$$- (15{,}93 \times \text{Gewicht (kg)})$$
$$+ (9{,}4 \times \text{Alter (Jahre)});$$

IGV (ml)

$$\female = (23{,}5 \times \text{Größe (cm)} - 576)$$
$$- (14{,}80 \times \text{Gewicht (kg)})$$
$$+ (6{,}6 \times \text{Alter (Jahre)}).$$

Die Standardabweichung beträgt ± 411 ml.

AMREIN et al. (1969) haben auch für VC Residualvolumen, Totalkapazität, IGV und 1-sec-Wert entsprechende Nomogramme angegeben. Für das IGV fanden auch diese Autoren einen im Mittel um 460 ml kleineren Wert bei Frauen. Unsere Ergebnisse zeigten für diese Unterschiede der Geschlechter noch einen unterschiedlichen Einfluß des relativen Körpergewichtes. Untergewichtige Frauen hatten im Mittel ein um 200—300 ml kleineres IGV als gleichaltrige und gleich große Männer. Bei den übergewichtigen Frauen lagen die Sollwerte praktisch bei denen entsprechend übergewichtiger Männer (Abb. 18).

3. Der Sollwert des *1-sec-Wertes* liegt bei jugendlichen Männern zwischen 77 und 85% der VC. Er zeigt mit zunehmendem Alter auch in diesen relativen Werten eine Verminderung (TIFFENEAU u. DRUTEL, 1952). Die nach BOLT et al. (1961) berechneten Sollwerte gibt sowohl für den Prozentwert wie in absoluten Werten Abb. 19 wieder.

Für die relativen Sekundenwerte ist auch der 2-δ-Streubereich in Abb. 19 angegeben.

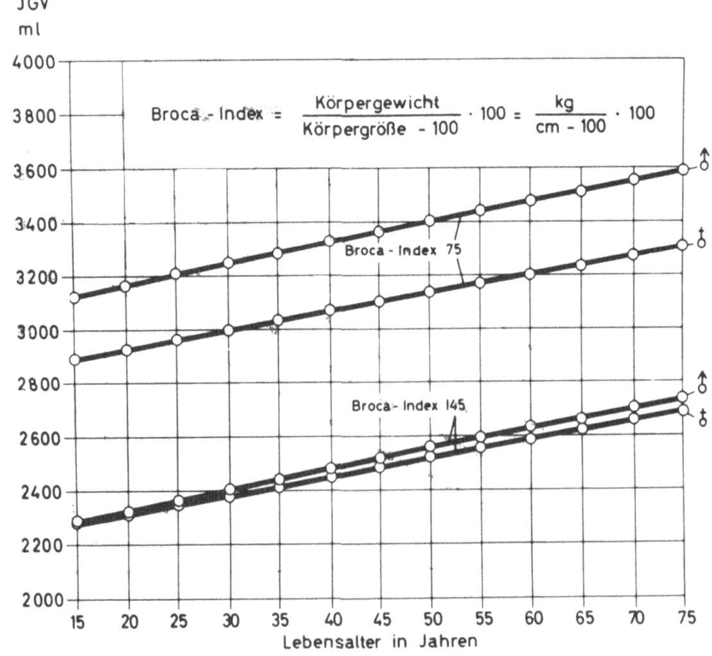

Abb. 18. Intrathorakales Gasvolumen (IGV) in Abhängigkeit vom Lebensalter und Broca-Index bei gesunden Männern und Frauen für Indices von 75—145 (Mittelwerte von 1100 Männern und 745 Frauen im Sitzen). (Nach ULMER et al., 1970)

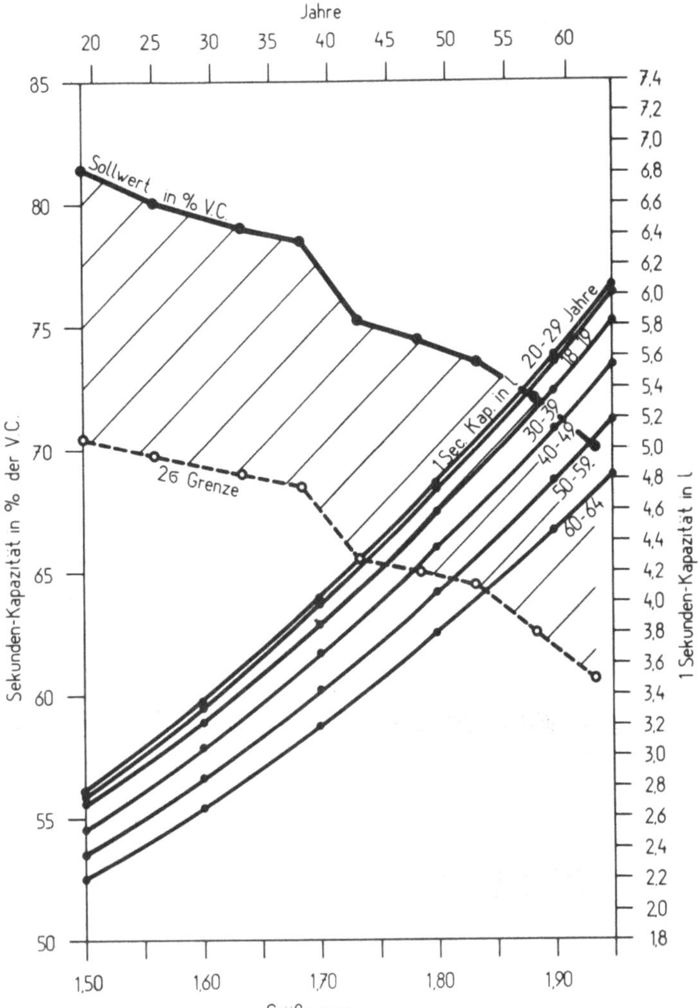

Abb. 19. Sollwerte der 1-sec-Kapazität (1-sec-Wert) in Abhängigkeit von Größe und Alter in Prozent der VC mit dem 2-δ-Bereich wie in absoluten Werten in Liter

E. Arterielle Blutgase

Der Gasaustausch ist die fundamentale Aufgabe der Lunge. Während der Passage des Blutes durch die Alveolar-Kapillaren muß das Blut von seiner venösen Beschaffenheit auf den arteriellen Zustand gebracht werden. Der Gasaustausch — Abgabe von Kohlensäure und Aufnahme von Sauerstoff — ist der adaequate Vorgang, dessen Effizienz aus den Blutgaswerten des arteriellen Blutes zuverlässig gemessen werden kann.

Entsprechend dem Stand der Technik werden heute am zweckmäßigsten Sauerstoffdruck, Kohlensäuredruck und die Wasserstoffionenkonzentration gemessen. Bei Kenntnis dieser direkt zu messenden Werte lassen sich aus „Standarddissoziationskurven" die Sauerstoffsättigung des Blutes, bei Kenntnis des Haemoglobingehaltes (1 g Hb bindet 1,34 ml O_2) der Sauerstoffgehalt, über die Hasselbalch-Hendersonsche Gleichung (HASSELBALCH, 1916) der Kohlensäuregehalt und über entsprechende Nomogramme der Standardbicarbonatgehalt des Blutes leicht bestimmen.

I. Meßprinzipien

Seit einigen Jahren stehen auch für Routine-Laboratorien zuverlässig arbeitende O_2- und CO_2-Elektroden zur Verfügung, welche mit sehr kleinen Blutmengen (0,3 ml) in der sogenannten Kapillarmethode sowohl Sauerstoff- wie Kohlensäuredruck und pH-Wert bestimmen lassen. Für die Routinebestimmung genügt Blut aus gut hyperaemisierten Kapillaren, z.B. des Ohrläppchens, welches dann in einer Blutgaszusammensetzung vollständig der des arteriellen Blutes entspricht (THEWS, 1962; ULMER et al., 1963a; ULMER u. REICHEL, 1963). Die Hyperaemisierung kann leicht durch Einmassieren histaminhaltiger Salben, z.B. von Finalgon-Salbe, erzielt werden.

1. Die *Sauerstoffdruckmessung* erfolgt heute allgemein mit teflonüberzogenen Platin-Elektroden. Die Meßgenauigkeit beträgt im Bereich bis 200 mm Hg ± 2 mm Hg. Die Meßdauer beträgt ca. 1 min. Hierdurch ist dieses Verfahren allen früheren Verfahren gegenüber eindeutig überlegen (GLEICHMANN u. LÜBBERS, 1960; ULMER u. REICHEL, 1963; ULMER et al., 1963a). Geeignete Elektroden sind von verschiedenen Herstellern im Handel.

Durch die Teflonmembran der Elektrode diffundiert der Sauerstoff. Entsprechend dem Sauerstoffdruck des Blutes entsteht ein Partialdruckgefälle zur Platinelektrode, an welcher der Sauerstoff reduziert wird. Der Reduktionsstrom hängt ab von dem pro Zeiteinheit diffundierenden Sauerstoffvolumen und hiermit vom Sauerstoffdruck an der Platinelektrode. Die Elektroden lassen sich auch allein mit entsprechenden Eichgasen eichen. Gaseichkurven und Bluteichkurven verlaufen mit einer Parallelverschiebung gleich. Die Differenz zwischen beiden Eichkurven ist nicht konstant, sie bleibt über mehrere Stunden aber gleich groß (s. ULMER et al., 1970).

2. *Kohlensäuredruck und Wasserstoffionenkonzentration* werden mit Glaselektroden gemessen, wobei für die Kohlensäuredruckbestimmung die Glaselektrode mit einer Teflonmembran, durch welche CO_2 leicht diffundiert, überzogen ist (GERTZ u. LOESCHCKE, 1958; GLEICHMANN u. LÜBBERS, 1960). Die Eichkurve kann mit Gasgemischen aufgestellt werden, wobei moderne Analysegeräte aus einem Eichgas selbst die notwendigen Gasgemische zuverlässig herstellen. Aufgrund der Verletzlichkeit der sehr dünnen Teflonmembran wird heute meistens

die Kohlensäuredruckmessung über die pH-Bestimmung, so wie dies von ASTRUP vorgeschlagen und durchgearbeitet wurde (ASTRUP, 1956; ASTRUP et al., 1960; ANDERSON u. ENGEL, 1960; ANDERSON, 1962), ausgeführt. Die Messungen gehen sehr schnell.

In einem eingebauten Tonometer werden die Mikroblutproben mit Gasgemischen bekannten Kohlensäuredruckes tonometriert. Von diesen beiden Blutproben wird dann der pH-Wert gemessen. Da dann zwei Kohlensäuredruckwerte und die dazugehörigen pH-Werte bekannt sind, läßt sich aus dem der arteriellen Blutprobe entsprechenden pH-Wert unter Verwendung entsprechender Nomogramme der CO_2-Druck der arteriellen Blutprobe ablesen. Hiermit ist auch die Lage der Kohlensäuredissoziationskurve der aktuellen Blutprobe festgelegt, woraus sich dann alle für die Beurteilung des Säurebasengleichgewichtes erforderlichen Größen (Standardbicarbonat, negative wie positive Basenexzeßwerte sowie Puffer-Basen-Gehalt) direkt ablesen lassen.

Unter optimalen Meßbedingungen wird eine Meßgenauigkeit von ± 0,01 pH-Einheit erreicht. Die Bestimmung der Wasserstoffionenkonzentration im Vollblut erfordert, einschließlich der Eichung der Geräte mit entsprechenden Pufferlösungen, etwa 3 min. Eingehende Darstellungen der methodischen Grundlagen sind bei KRAZ (1950), BARTELS et al. (1959) und ULMER et al. (1970) gegeben.

II. Blutgasmeßgrößen

Die *Blutgasmeßgrößen* sind *für die Beurteilung der Lungenfunktion* von grundlegender Bedeutung. Wir unterscheiden:

1. Veränderungen, die nur den Sauerstoff betreffen = arterielle Hypoxaemie,

2. Veränderungen, die Sauerstoff, Kohlensäure und Wasserstoffionenkonzentration betreffen = alveoläre Hypoventilation,

3. Veränderungen, die von klinischer Bedeutung nur die Kohlensäure und die Wasserstoffionenkonzentration betreffen:

a) Hyperventilation, wobei der arterielle Sauerstoffdruck dann hoch normal sein kann,

b) metabolische Acidosen, die bei diabetischem Koma oder bei Zuständen, welche zu vermehrter Milchsäurebildung führen, auftreten (ULMER et al., 1968c; ULMER u. RASCHE, 1968).

Diese, hier unter 3 aufgeführten Störungen spielen bei den Pneumokoniosen keine Rolle.

Isolierte arterielle Hypoxaemien sind in

den allermeisten Fällen auf Verteilungsstörungen (d.h. vorwiegend auf unterschiedliche Ventilations-/Perfusionsquotienten in verschiedenen Lungenbezirken) zurückzuführen (DONALD et al., 1952). In seltenen Fällen, vor allem bei Lungenfibrosen und so auch bei schwerer Asbestose, ist auch die Diffusion erschwert. Auch Diffusionsstörungen treffen wegen der wesentlich besseren Diffusionseigenschaft der Kohlensäure durch die zu durchdringenden Medien in klinisch bedeutsamem Ausmaß nur den Sauerstoff. Isolierte arterielle Hypoxaemie (d.h. bei normalem Kohlensäuredruck und normalem pH-Wert) wurden von ROSSIER et al. (1958) auch als „Partialinsuffizienz" bezeichnet, gleich, ob dieser eine Verteilungsstörung oder Diffusionsstörung zugrunde liegt.

Bei schweren Partialinsuffizienzen, welche auf Diffusionsstörungen zurückzuführen sind, kommt es gelegentlich zu einer kompensatorischen alveolären Hyperventilation. Trotz des erniedrigten arteriellen Sauerstoffpartialdrucks ist dann der arterielle Kohlensäuredruck erniedrigt, und, je nach Kompensationsgrad, der pH-Wert erhöht oder normal = Partialinsuffizienz mit dekompensierter oder kompensierter respiratorischer Alkalose.

Jede Verteilungsstörung geht mit einer Vergrößerung des funktionellen Totraumes einher (REICHEL et al., 1960). Wird die Verteilungsstörung stärker, so nimmt mit weiterer Vergrößerung des funktionellen Totraumes (ROSSIER u. BÜHLMANN, 1955) schließlich auch die alveoläre Ventilation ab und es kommt zur alveolären Hypoventilation. Neben der arteriellen Hypoxaemie wird auch eine Hyperkapnie gemessen. Je nach pH-Wert wird diese respiratorische Hyperkapnie in kompensierte oder nichtkompensierte respiratorische Acidose eingeteilt. Bei Abnahme der alveolären Ventilation steigt der Kohlensäuredruck im arteriellen Blut entsprechend der Abnahme des Sauerstoffdruckes. Die Verteilungsstörung bzw. zusätzliche Diffusionsstörung bewirken das darüber hinausreichende Absinken des Sauerstoffpartialdruckes. ROSSIER et al. (1956) haben die Kombination von Anstieg des Kohlensäuredruckes mit Abfall des Sauerstoffdruckes, welche als alveoläre Hypoventilation bezeichnet wird, auch „Globalinsuffizienz" genannt.

Staubbelastung der Lunge führt immer zu einer mäßigen Vergrößerung des IGV wie zu einer Abnahme der VC (WORTH et al., 1959a, 1959b). Die gleichen staubbedingten Veränderungen führen zu Verteilungsstörungen, welche bei staubbelasteten Berufen zu einer Erniedrigung des arteriellen Sauerstoffpartialdruckes in der Größenordnung von 2−4 mm Hg führen (REICHEL, 1965; ULMER et al., 1965; LEUSCHNER u. ULMER, 1967; ULMER, 1970; ULMER, 1967; REICHEL et al., 1970).

Blutgasveränderungen in dieser Größenordnung haben keine Rückwirkungen auf die Atemarbeit, Atemnot oder Sauerstoffversorgung des Organismus. Hierzu müssen die arteriellen Blutgasveränderungen wesentlich stärkere Ausmaße annehmen. Ursache dieser arteriellen Hypoxie sind dann meist schwerere, auf Atemwegsobstruktion zurückzuführende Verteilungsstörungen. Auch bei mit stärkerer Fibrosierung einhergehenden Prozessen (wie z.B. bei Asbestosen) kann es zu arteriellen Hypoxien durch stärkere restriktive Verteilungsstörungen mit hier dann meist gleichzeitig vorliegenden Diffusionsstörungen kommen. Die obstruktiven Atemwegserkrankungen mit diesen schweren Blutgasveränderungen sind aber nur bei den schweren Formen von Pneumokoniosen, den sogenannten verschwielenden Formen, der röntgenologischen Kategorien B und C bei Bergarbeiter-Anthrakosilikose, ursächlich mit der Pneumokoniose in Zusammenhang zu bringen. Atemwegsobstruktionen werden bei den Anthrakosilikosen der Kategorien B und C mehr als doppelt so häufig gefunden als bei vergleichbaren nichtstaubexponierten Männern (ULMER et al., 1967; REICHEL et al., 1969). Die Atemwegsobstruktion beherrscht dann bei diesen Anthrakosilikosen weitgehend das klinische Bild. Der Verlauf, die Behandlungsfähigkeit und die Meßwerte in ihren Kombinationen entsprechen dann bis in weite Einzelheiten denen von Patienten mit chronisch obstruktiver Bronchitis ohne Pneumokoniose.

Die Beurteilung des Schweregrades der Blutgasveränderungen kann anhand der Abb. 20 erfolgen.

Von besonderer klinischer Bedeutung sind die Sauerstoffdruckwerte. Der Sauerstoffdruckbereich mit PO_2-Werten < 55 mm Hg geht gewöhnlich schon mit schweren zusätzlichen cardialen Belastungen einher, wobei

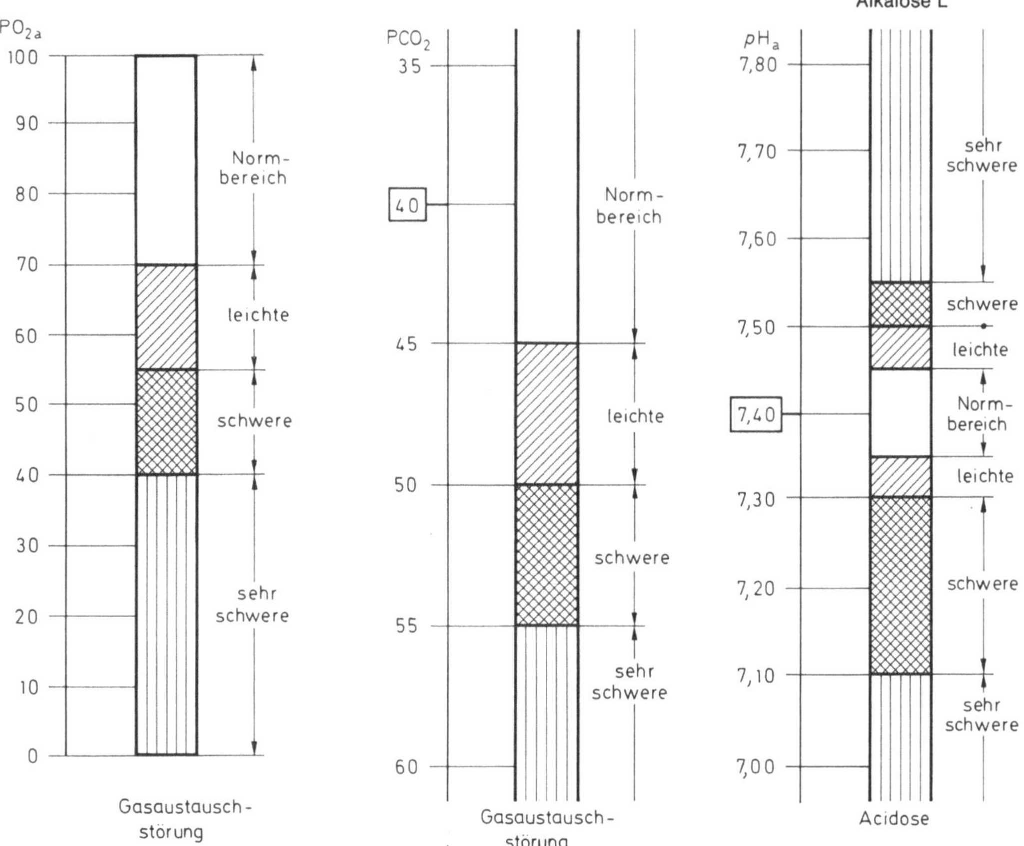

Abb. 20. Orientierender Maßstab zur klinischen Beurteilung von pathologischen arteriellen Sauerstoff- und Kohlensäuredruck- sowie pH-Werten. (Nach ULMER *et al.*, 1970)

die Insuffizienz des chronischen Cor pulmonale droht. Sauerstoffpartialdrucke kleiner als 40 mm Hg sind kritisch. In diesem Bereich zählt jeder Millimeter Sauerstoffpartialdruck.

Seitdem bessere Behandlungsmöglichkeiten gegeben sind und seitdem die Zusammenhänge besser verstanden werden und entsprechende Frühbehandlungen eingeleitet werden können, kommen schwere Hyperkapnien nur noch selten zur Beobachtung. Arterielle Kohlensäuredruckwerte über 55 mm Hg werden bei Pneumokoniosen sehr selten beobachtet; entsprechend selten sind respiratorisch dekompensierte Acidosen mit pH-Werten < 7,25.

III. Normwerte

Bei gesunden Personen sinkt der arterielle Sauerstoffdruck mit zunehmendem Lebensalter ab (THEWS u. SCHMIDT, 1965; ULMER u. REICHEL, 1963). Die gleichzeitig nachzuweisende Vergrößerung der exspiratorisch alveolär arteriellen Kohlensäuredruckdifferenz läßt als Ursache der altersabhängigen Abnahme des arteriellen Sauerstoffdruckes Verteilungsanomalien erkennen (PODLESCH u. STEVANOVIC, 1966; ULMER u. REICHEL, 1963; ULMER *et al.*, 1962; ULMER u. REICHEL, 1961).

Abb. 21 zeigt die Beziehung zwischen arteriellem Sauerstoffdruck und Lebensalter. Die an 1100 gesunden Männern gefundenen Werte machen deutlich, daß nicht nur das Lebensalter Einfluß auf den Sauerstoffsollwert hat; auch das relative Körpergewicht, wie es im Broca-Index zum Ausdruck kommt, wirkt entscheidend auf den zu erwartenden Sauerstoffdruck ein.

Die gleiche Altersabhängigkeit und Körpergewichtsabhängigkeit ist auch bei Frauen nachweisbar. Bei gleichem Alter und gleichem Broca-Index liegt statistisch gesichert der arterielle Sauerstoffdruck bei Frauen um 2 mm Hg höher. Wir erhielten für die Sollwertberechnung des arteriellen Sauerstoffdruckes folgende Formeln:

$$PO_2a \quad \male = 109,4 - 0,26 \times \text{Alter (Jahre)}$$
$$- 0,098 \times \text{Broca-Index}$$
$$(\pm 14,14; \; p < 0,05);$$

$$PO_2a \quad \female = 108,86 - 0,6 \times \text{Alter (Jahre)}$$
$$- 0,073 \times \text{Broca-Index}$$
$$(\pm 15,11; \; p < 0,05).$$

Unter körperlicher Belastung geht der Einfluß des Broca-Index verloren, was eindeutig den Einfluß des Körpergewichtes auf die Verteilungsstörungen unterstreicht.

Die Formel für den Sollwert des Sauerstoffdruckes im gemischten arteriellen Blut bei Männern unter einer Belastung von 80 Watt (Fahrradergometer liegend) lautet:

$$PO_2a \quad \male = 98,2 - 0,23 \times \text{Alter (Jahre)}$$
$$(\pm 12,02; \; p < 0,05).$$

Auch besteht eine Lageabhängigkeit des arteriellen Sauerstoffdruckes. Als Ursache dieser von der Körperlage abhängigen Blutgasveränderung müssen wieder entsprechende Verteilungsanomalien angesprochen werden, da sich die exspiratorisch alveolär arteriellen Kohlensäuredruckdifferenzen gleichartig verhalten und so z.B. meist im Stehen größer werden (ULMER u. REICHEL, 1961; ULMER et al., 1962).

Für den arteriellen Kohlensäuredruck wie den arteriellen pH-Wert konnten keine Al-

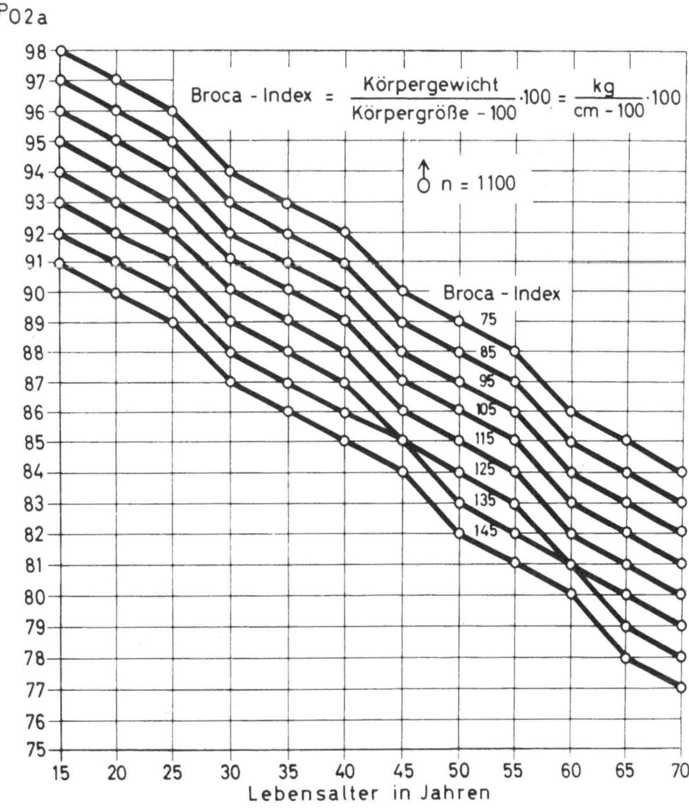

Abb. 21. Altersabhängigkeit des arteriellen Sauerstoffdruckes für verschiedene Broca-Indices. Angaben über die 5% Vertrauensgrenze. (Nach ULMER et al., 1970)

tersabhängigkeiten nachgewiesen werden. Auch der Broca-Index bleibt, solange durch das Übergewicht nicht massivere obstruktive Atemwegserkrankungen ausgelöst werden, ohne erkennbaren Einfluß auf diese Meßgrößen.

F. Diffusion

I. Meßprinzipien

Es genügt, wenn hier nur die Sauerstoffdiffusion beschrieben wird, da die Kohlensäure wegen ihrer besseren Diffusionseigenschaften keine klinischen Probleme darstellt.

Folgende Abschnitte des Diffusionsweges können unterschieden werden: (BARTELS *et al.*, 1963; MOLL, 1962a und b; THEWS, 1961):

   a) Diffusion innerhalb der Alveole,
   b) Diffusion durch die alveolarkapillare Membran,
   c) Diffusion durch das Blutplasma,
   d) Diffusion durch Erythrozyten bis zum Hämoglobinmolekül.

Die Gasdiffusion innerhalb der normalen Alveole ist ein sehr rascher Vorgang. Der Diffusionsvorgang wird hierdurch höchstens bei sehr großen Emphysemblasen in klinisch bedeutsamer Art beeinträchtigt. Alveolarkapilläre Membran, Blutplasma und Erythrozyt sind die drei wesentlichen Faktoren, welche die Diffusionskapazität DL bestimmen. DL ist die Gasdiffusion in ml (STPD) pro Zeiteinheit pro mm Hg Partialdruckdifferenz zwischen Alveolarluft und Erythrozyteninhalt:

$$DL = \frac{ml}{min \cdot mm \, Hg^{-1}} \cdot$$

DL setzt sich aber aus den Teilkomponenten Membran (DM), Blutvolumen und Erythrozyten-Diffusionskapazität ($\theta \cdot Vc$) zusammen (ROUGHTEN u. FORSTER, 1957):

$$\frac{1}{DL} = \frac{1}{DM} + \frac{1}{\theta \cdot Vc} \cdot$$

θ erfaßt den Diffusionsweg in den Erythrozyten, Vc das mittlere Blutvolumen im Kapillarbett.

DM und Vc können bei Messungen von DL mit der Kohlenmonoxyd-Methode bei verschiedenen alveolären Sauerstoffdrucken errechnet werden (ADHIKARI *et al.*, 1962).

DL CO setzt sich bei Zimmerluftatmung zu etwa gleichen Teilen aus DM und θ Vc zusammen. In der Klinik wird, soweit Diffusionskapazitäten gemessen werden, meist DL CO gemessen.

Unter körperlicher Belastung nimmt DL zu, weil mit Anstieg des Herzzeitvolumens Gefäßgebiete eröffnet werden, die in Ruhe wenig durchblutet sind. Hierdurch wird die Kapillaroberfläche vergrößert (BEDELL u. ADAMS, 1962; PODLESCH u. ULMER, 1966; PODLESCH u. STEVANOVIC, 1966).

Neben CO kann zur Messung der Diffusionskapazität auch O_2 verwendet werden. Die Messung der CO-Diffusionskapazität (DL CO) bietet den Vorteil der wesentlich einfacheren Methodik. Wegen der Messung von DL O_2 wird auf entsprechende Lehrbücher verwiesen (z.B. ULMER *et al.*, 1970).

Die Messung von DL CO hat sich als Routinemethode durchgesetzt (COTES, 1963; OGILVIE *et al.*, 1957; ROUGHTON, 1945 und 1963).

Zur Vollsättigung des Hämoglobins mit CO reicht schon ein CO-Druck von knapp 0,5 mm Hg aus.

Da CO fast vollständig an Hb gebunden wird, ist der Kohlenmonoxyddruck in der Lungenkapillare so gering, daß er vernachlässigt werden kann. Damit fällt die schwierigste Meßgröße der DL O_2-Bestimmung, die mittlere kapilläre Gasspannung, für die Berechnung weg.

Die CO-Diffusionskapazität ergibt sich somit aus der pro Zeiteinheit aufgenommenen CO-Menge ($\dot{V}$ CO) bei einem bestimmten alveolären CO-Partialdruck:

$$DL \, CO = \frac{V \, CO}{p \, CO_A} \frac{ml/min}{mm \, Hg} \cdot$$

p CO_A = alveolärer Kohlenmonoxyddruck, welcher direkt aus der Alveolarluft bestimmt werden muß.

Zu unterscheiden sind die steady-state-Methode und die single-breath-Methode.

Bei der steady-state-Methode atmet der Proband 6—7 min ein Gasgemisch mit 0,1—0,2% CO. Die pro Minute aufgenommene

CO-Menge kann bestimmt werden, indem in den letzten 3 min die Exspirationsluft gesammelt wird. Aus der inspiratorisch-exspiratorischen CO-Differenz, welche z.B. mit einem CO-Infrarotabsorptionsschreiber (CO-Uras) gemessen werden kann, läßt sich $\dot{V}$ CO bestimmen. Der mittlere alveoläre CO-Druck läßt sich aus dem Kohlenmonoxyddruck der Exspirationsluft und dem Volumen des physiologischen Totraumes berechnen. Der physiologische Totraum wird zweckmäßigerweise nach der Methode von FILLEY *et al.* (1954) über den arteriellen p CO_2 ermittelt.

Analysenfehler bewirken erhebliche Abweichungen des errechneten DL CO. Wird der alveoläre p CO direkt aus der exspiratorischen Alveolarluft gemessen, beeinflussen Verteilungsstörungen in besonderem Ausmaß das Ergebnis.

Die steady-state-Methode ist vor allem für die klinisch oft interessierende DL CO unter Arbeitsbelastung geeignet (HAAB *et al.*, 1970; HOLMGREN, 1970).

Die single-breath-Methode ist rasch durchführbar (COTES, 1963; FORSTER *et al.*, 1955; FORSTER, 1957). Der Patient muß für 10 sec den Atem anhalten können.

Um die Beeinflussung des Ergebnisses durch Verteilungsstörungen möglichst klein zu halten, wird ein Luftgemisch, das außer 21% O_2 und ca. 3% CO auch 2—12% Helium enthält, angeboten. Da Helium kaum diffundiert, wird mit Hilfe der Differenz zwischen exspiratorischer und inspiratorischer Helium-Konzentration die initiale CO-Konzentration in der Alveole errechnet:

$$C\ CO_A = \frac{C\ He_{\bar{A}}}{C\ He_I} \cdot C\ CO_I.$$

Die alveoläre CO-Konzentration fällt nicht linear, sondern in Form einer e-Funktion ab. Die Berechnung ist daher nicht ganz einfach. Folgende Größen müssen für die Messung von DL CO bekannt sein:

Intrapulmonales Gasvolumen
   (=funktionelles Residualvolumen
   +Inspirationsvolumen)

und CO und Helium-Konzentration der Inspirationsluft und der exspirierten Alveolarluft.

$$DL\ CO = \frac{\text{intrapulm. Gasvolumen} \cdot 60}{\text{Versuchsdauer (sec)} \cdot P_{atm}}$$

$$= l_n \frac{C\ CO_{\bar{A}}\ \text{Beginn}}{C\ CO_{\bar{A}}\ \text{Ende}};$$

$$DL\ CO = 0{,}0084 \cdot V \cdot l_n \frac{C\ He_{\bar{A}} \cdot C\ CO_I}{C\ CO_{\bar{A}} \cdot C\ He_I}.$$

II. Meßgrößen und ihre Bedeutung bei der Funktionsanalyse

Im allgemeinen wird DL CO, wie oben angegeben, gemessen. Da meistens bei den Patienten Verteilungsanomalien und Verteilungsstörungen neben eventuellen Diffusionsstörungen vorhanden sind, gehen diese Verteilungsstörungen, welche eine exakte Bestimmung des alveolären CO-Druckes weitgehend unmöglich machen, als erhebliche und in Ruhe und während Belastung nicht konstante Faktoren ein. Diese Störungen lassen den gemessenen DL CO-Wert im allgemeinen zu klein erscheinen (ULMER *et al.*, 1971; HAAB *et al.*, 1970; PIIPER, 1970).

Eine pathologische Veränderung des Meßwertes „Diffusionskapazität" ist also nicht gleichbedeutend mit einer pathologisch veränderten Diffusion.

Bei einer Reihe von relativ seltenen Erkrankungen kommen „echte" Diffusionsstörungen vor. Folgende pathophysiologische Möglichkeiten können zu einer Verminderung der Diffusionskapazität führen:

1. Verdickung der alveolarkapillären Membran,
2. Verkleinerung der Diffusionsfläche,
3. Verkleinerung der Diffusionskonstanten des Alveolarkapillarblutes.

Schließlich spielt auch die Kontaktzeit des Blutes in der Alveolarkapillare eine entscheidende Rolle. Strömt das Blut zu rasch durch die Kapillaren, dann reicht die Zeit für die Aufsättigung nicht mehr aus. Geringe Veränderungen der Diffusion lassen sich daher in ihrer klinischen Bedeutung am ehesten unter körperlicher Belastung objektivieren (BATES *et al.*, 1960; DOLL u. REINDELL, 1962; LINDERHOLM, 1959; MATTHES u. HERBERG,

1962). Wegen der Vieldeutigkeit des klinischen Meßwertes „Diffusionskapazität" wurde hierfür auch der Begriff „Transfer-Faktor" vorgeschlagen, womit aber die Vieldeutigkeit des Meßergebnisses nicht beseitigt ist.

Diffusionsstörungen kommen von den Pneumokoniosen bei Asbestosen, Berrylliosen und Aluminosen, auch bei fibrosierender Silikose (Gittertüllunge) vor. Im Endstadium dieser Erkrankungen liegen andere Gasaustauschstörungen meist gleichzeitig vor: Arteriovenöse Kurzschlüsse, ventilatorische und zirkulatorische Verteilungsstörungen. Die Abgrenzung dieser verschiedenen Gasaustauschstörungen ist wichtig, da deren therapeutische Beeinflußbarkeit sehr unterschiedlich und zum Teil sehr gut ist.

Anthrakosilikosen, wie sie im Ruhrgebiet und anderen gleichartigen Kohlerevieren vorkommen, führen nur in den seltensten Fällen zu Diffusionsstörungen (PODLESCH *et al.*, 1966). Diese Ergebnisse wurden auch von LEPINE *et al.* (1970) für die Schweiz bestätigt. Auch liegen entsprechende Ergebnisse aus Belgien und Frankreich vor (BILLIET, 1966; DECHOUX u. PIVOTEAUM, 1964; ENGLERT u. DECOSTER, 1965).

III. Normwerte

Eine signifikante altersabhängige Abnahme der DL CO fanden McGRATH und THOMSON (1959), DONEVAN *et al.* (1959), HANSON und TABAKIN (1960), PODLESCH und STEVANOVIC (1966), DECHOUX und PIVOTEAUM (1971).

Eine Zusammenstellung von Normalwerten findet sich bei PODLESCH und STEVANOVIC (1966) für das steady-state-Verfahren (Tabelle 2).

Unter Arbeitsbelastung, d.h. mit ansteigendem Sauerstoffverbrauch, steigt die Diffusionskapazität an. Wir fanden einen Anstieg von DL CO von 1,5 ml/min/mm Hg pro Sauerstoffverbrauchanstieg um 100 ml (PODLESCH u. STEVANOVIC, 1966). Diese Werte stimmen gut mit den Ergebnissen von MOSTYN *et al.* (1963) überein.

Die als Normwerte angegebenen Zahlen weichen je nach Untersucher und je nach angewandter Methode und Untersuchungskollektiv erheblich voneinander ab. Hierauf sind die großen Streuungen der Literaturangaben zurückzuführen, welche für gesunde Versuchspersonen folgenden Bereich als normal anzugeben zwingen:

$$DL\,O_2 = 20 - 50 \left(\frac{ml}{min \cdot mm\,Hg} \right).$$

Zwischen der single-breath- und der steady-state-Methode gibt es zum Teil erhebliche Differenzen, auf welche auch CARDIGAN *et al.* (1961) schon hingewiesen haben. Der mittlere Umrechnungsfaktor von CL CO auf die letztlich interessierende DL O_2 beträgt:

$$DL\,O_2 = 1{,}23 \cdot DL\,CO.$$

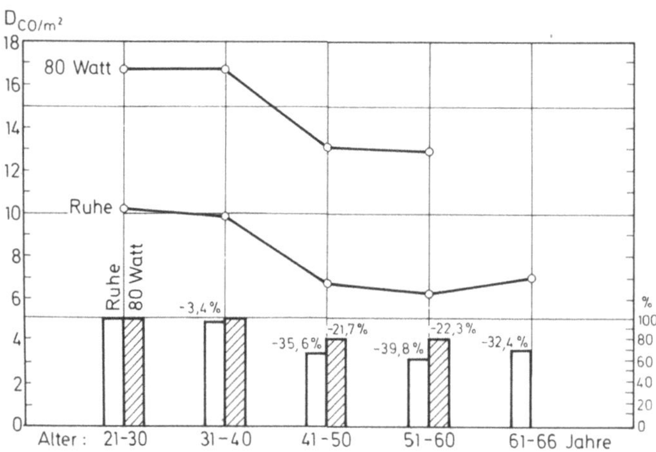

Abb. 22. Mittelwertkurven der DL CO/m² in Ruhe und während Belastung bei verschiedenen Altersgruppen. (Nach PODLESCH u. STEVANOVIC, 1966)

Tabelle 2. Normalwerte der DL CO (gewonnen mit steady-state-Methode). (Nach Podlesch u. Stevanovic, 1966)

Autor	Alter	$\bar{x}$	n	m^2	Ruhe				Belastung			
					V CO	D_{CO}	$\bar{x}$	D_{CO}/m^2	V CO	D_{CO}	$\bar{x}$	D_{CO}/m^2
Apthorp u. Marshal [2]	20—34	27	9	1,85			22,6	12,6				
Bates u. Pearce [5]	23—41	30	6	1,85		10,8—23,2	18,05	9,8				
Bates et al. [4]	18—41	26,5	18	1,87		10,5—29,7	17,6 SD ± 5,0	9,4		20,7—43,4	30,8 SD ± 6,3	16,5
Cugell et al. [10]	20—31	26	12	1,83						25,6—36,9	31,3	17,1
Dechoux u. Pivoteau [11]	16—38	28,6	8			18,2—21,5	19,9					
Dechoux u. Pivoteau [11]	40—53	46,5	8			11,5—23,9	17,4					
Donevan et al. [12]	21—49	34,7	24	1,96		13,8—35,6	20,9 SD ± 4,38	10,5				
Filley et al. [13]	23—45	31	7	1,89	2,85	10,5—28	17,95	9,5	12,8	23,2—55,0	32,5	17,2
Hanson u. Tabakin	20—60		100							9,4—52,0	31,4 SD ± 8,89	
Holland u. Blacket [20]	16—27	21	16			14,9—32,0	23,5 SD ± 3,6			29,4—35,4	31,0 SD ± 2,3	
Holland u. Blacket [20]	31—42	37	5			14,5—25,0	19,4 SD ± 4,3					
Kreukniet u. Visser [24]	20—69	46,1	14			15,3—44,9	25,5 SD ± 9,3					
Linderholm [26]	17—20	18,1	7	1,82	3,81	13,3—32,4	22,7	12,5	14,9	32,8—37,7	35,5	20,4
McNamara et al. [28]	18—43		21				23,3 SD ± 4,93				32,5 SD ± 5,63	
Marks et al. [29]	20—35	27,1	13	1,86		15,6—24,7	19,5 SD ± 3,2	10,5 SD ± 1,7				
Ross et al. [38]	20—26	22,5	19	1,91		19,4—32,4	23,5 SD ± 3,0	12,3			39,8 SD ± 5,5	20,8
Turino et al. [44]	17—62	39,2	21	1,84	2,70	9,0—23,7	14,2 SD ± 2,88	7,7				
Turino et al. [44]	14—44		15						4,3	16,0—31,5	22,1 SD ± 4,95	

Literatur

Adhikari, P.K., Bianchi, F.A., Boushy, A.F., Sakamoto, A., Lewis, B.A.: Pulmonary function in scleroderma. Amer. Rev. resp. Dis. **86**, 823 (1962).

Agostini, E., Mead, J.: Statics of the respiratory system. In: Handbook of physiology. Part 3/I, p. 387. Washington: Amer. Physiol. Soc. 1964.

Agricola, G.: De re metallica libri XII, quibes officia, intrumenta, machinae, ac omnia denique ad metallicam spectantia, non modo luculentissimè describuntur, sed & per effigies, suis locis insertas, adiunctis Latinis, Germanicisque appellationibus ita ob oculos ponuntur, ut clarius tradi non possint. Eiusdem: De animantibus subterraneis liber, ab autore recognitus: cum indicibus diversis, quicquid in opere tractatum est, pulchrè demonstrantibus. Basileae 1556: Froben. — In neuer deutscher Übersetzung bearbeitet von Carl Schiffner. Hrsg. und verlegt von der Agricola-Gesellschaft beim Deutschen Museum, Berlin: VDI-Verlag in Komm. XXXII, 1928.

Amrein, R., Keller, R., Joos, H., Herzog, H.: Neue Normalwerte für die Lungenfunktionsprüfung mit der Ganzkörperplethysmographie. Dtsch. med. Wschr. **94**, 1785 (1969).

Andersen, O.S.: The pH-log pCO_2 blood acid-base nomogram revised. Scand. J. clin. Lab. Invest. **14**, 598 (1962).

Andersen, O.S., Engel, K.: A new acid-base nomogram. Scand. J. clin. Lab. Invest. **12**, 177 (1960).

Anthony, A.J.: Untersuchungen über Lungenvolumina und Lungenventilation. Dtsch. Arch. klin. Med. **167**, 129 (1930).

Anthony, A.J., Venrath, H.: Funktionsprüfung der Atmung. Leipzig: Barth 1962.

Antweiler, H.: Observations about a histamine liberating substance in cotton dust. Ann. occup. Hyg. **1**, 152 (1960).

Antweiler, H.: Tierexperimentelle Untersuchungen zur Pathogenese der Byssinosis. Int. Arch. Gewerbepath. Gewerbehyg. **17**, 574 (1960).

Apthorp, G.H., Marshal, R.: Pulmonary diffusing capacity: A comparison of breath holding and steady state methods using carbon monoxide. J. clin. Invest. **40**, 1775 (1961).

Arlidge, J.T.: The hygiene diseases and mortality of occupations, p. 244. London: Percival 1892.

Arnold, A.: Lungenfassungsvermögen, Handdruckkraft und Gesamtzugkraft bei körperlich gut entwickelten deutschen Studenten und ihre Beziehungen zu unterschiedlichen Körpermaßen und Indices. Z. menschl. Vererb.- u. Konstit.-Lehre **17**, 155 (1933).

Astrup, P.: A simple electrometric technique for the determination of carbon dioxide tension in blood and plasma, total content of carbon dioxide in plasma, and bicarbonate content in separated plasma at a fixed carbon dioxide tension (40 mm Hg). Scand. J. clin. Lab. Invest. **8**, 33 (1956).

Astrup, P., Jørgensen, K., Andersen, O.S., Engel, K.: The acid-base metabolism. Lancet **1960 I**, 1035.

Baader, E.W.: Baumwollunge — Zuckerrohrlunge — Farmerlunge. Dtsch. med. Wschr. **74**, 1211 (1949).

Baldwin, E.D.F., Cournand, A., Richards jr., D.W.: Pulmonary insufficiency. I. Physiological classification, clinical methods of analysis, standard values in normal subjects. Medicine (Baltimore) **27**, 243 (1948).

Baldwin, E.F., Cournand, A., Richards jr., D.W.: Pulmonary insufficiency: study of 122 cases of chronic pulmonary emphysema. Medicine (Baltimore) **28**, 201 (1949).

Banchero, N., Schwarz, P.E., Wood, E.H.: Intraoesophageal pressure gradient in man. J. appl. Physiol. **22**, 1066 (1967).

Banchero, N., Schwarz, P.E., Tsakiris, A.G., Wood, E.H.: Pleural and oesophageal pressures in the upright body position. J. appl. Physiol. **23**, 228 (1967).

Bartels, H., Bücherl, E., Hertz, C.W., Rodewald, G., Schwab, M.: Lungenfunktionsprüfungen: Methoden und Beispiele klinischer Anwendung. Berlin-Göttingen-Heidelberg: Springer 1959.

Bartels, H., Hilpert, P., Moll, W.: Die O_2-Diffusions-Kapazität der Lunge wacher Ziegen vor und während chronischer Anämie. Pflügers Arch. ges. Physiol. **277**, 54 (1963).

Bates, D.V., Pearce, J.F.: The pulmonary diffusion capacity. J. Physiol. **132**, 232 (1956).

Bates, D.V., Varvis, C.J., Donevan, R.E., Christie, R.V.: Variations in the pulmonary capillary blood volume and membrane diffusion component in health and disease. J. clin. Invest. **39**, 1401 (1960).

Bates, D.V., Boucot, N., Dormer, A.E.: The pulmonary diffusing capacity in normal subjects. J. Physiol. **129**, 16 (1965).

Becklake, M.R., Fournier-Massey, G.G., McDonald, J.C., Siemiatycki, J., Rossiter, C.E.: Lung function in relation to radiographic changes in Quebec asbestos workers. In: Pneumoconiosis. Proceedings of the International Conference Johannesburg 1969, p. 233. London-New York-Toronto: Cape Town Oxford Univ. Press 1970.

Bedell, G.N., Adams, R.W.: Pulmonary diffusing capacity during rest and exercise. J. clin. Invest. **41**, 1909 (1962).

Biebricher, W., Ulmer, W.T.: Irritabilität des Bronchialsystems und Staubbelastung (Untersuchungen an Bergleuten und Nichtbergleuten). Med. thorac. **20**, 358 (1963).

Billiet, L.: De bepaling van de pulmonaire diffusiecapaciteit, p. 354. Brussel: Arscia 1966.

Bohnenkamp, H.: Krankheiten der Atmungsorgane. Münch. med. Wschr. **95**, 564 (1953).

Bolt, W., Cara, M., Coppée, G., Hauberechts, A., Lavenne, F., Sadoul, P., Sartorelle, E., Zorn, O.: Leitfaden für die praktische Durchführung der Untersuchung der ventilatorischen Funktion durch die Spirographie. Schriftenreihe Arbeitshyg. Arbeitsmed. (Luxemburg) **2** (1961).

Bühlmann, A., Maier, C., Hegglin, M., Kälin, R., Schaub, F.: Beziehungen zwischen Lungenfunktion und Lungenkreislauf. Schweiz. med. Wschr. **83**, 1199 (1953).

Bugyi, B., Molnár, L.: Über Lungenveränderungen bei der Verarbeitung von Reisstroh. Beitr. Silikose-Forsch. **51**, 37 (1958).

Cadham, F.T.: Asthma due to grain rusts. J. Amer. med. Ass. **83**, 27 (1924).

Cadigan, J.B., Marks, A., Ellicott, M.F.: Analysis of factors affecting the measurements of pulmonary diffusing capacity by the single breath method. J. clin. Invest. **40**, 1495 (1961).

Campbell, J.M.: Acute symptoms following work with hay. Brit. med. J. **3755**, 1143 (1932).

Castellani, A.: Medical mycology. Brit. med. J. **1923 II**, 1037.

Cherniack, R.M., Brown, E.: A simple method for measuring total respiratory compliance: normal values for males. J. appl. Physiol. **20**, 87 (1965).

Christie, R.V., Beams, A.J.: Orthopnea. Arch. intern. Med. **31**, 85 (1923).

Coetsem van, C.A.: De la pneumonie produite par la poussière de coton. Ann. méd. (Brux.) **3**, (1836).

Comroe, J.H., Forster, R.E., Dubois, A.B., Briscoe, W.A., Carlsen, E.: Die Lunge. Klinische Physiologie und Lungenfunktionsprüfungen. Stuttgart: Schattauer 1964.

Cotes, J.E.: Effect of variability in gas analysis on the reproducibility of the pulmonary diffusing capacity by the single-breath method. Thorax **18**, 151 (1963).

Cotes, J.E.: Lung function. Oxford: Blackwell 1966.

Cugell, D.W., Marks, A., Ellicott, M.F., Badger, T.L., Gaensler, E.A.: Carbon monoxide diffusing capacity during steady exercise. Amer. Rev. Tuberc. **74**, 317 (1956).

Daly, W.J., Bondurant, S.: Direct measurement of respiratory pleural pressure changes in normal man. J. appl. Physiol. **18**, 513 (1963).

Daum, S., Krofta, K., Drab, K., Nikodýmova, L., Svorcik, S., Jahn, J.: Die Lungenzirkulation während der akuten Hyperkapnie und hyperkapnischen Acidose. Verh. Ges. Lungen- u. Atemforsch. **2**, 122 (1969).

Daum, S., Svorcik, C., Prochazka, J., Krofta, K.: The function of the heart muscle in respiratory insufficiency. Respiration **26**, 387 (1969).

Dayman, H.: The expiratory spirogram. Amer. Rev. resp. Dis. **83**, 812 (1961).

Dechoux, J., Pivoteau, C.: La capacité de diffusion alvéolocapillaire. Rev. Tuberc. (Paris) **24**, 267 (1954).

Dechoux, J., Pivoteau, C.: Etude des troubles respiratoires des pneumoconiotiques par la mesure de la diffusion alvéolo-capillaire du CO. Med. thorac. **21**, 275 (1964).

Dechoux, J., Pivoteau, C.: Le transfert du CO en regime stable sous l'effekt de l'exercise musculaire. In: Pulmonary diffusing capacity on exercise, p. 55. Bern: Huber 1970.

Deutsche Forschungsgemeinschaft, Arbeitsgruppe „Bronchitis und Emphysem": Zur Bedeutung chronisch-inhalativer Noxen am Arbeitsplatz für chronische Bronchitis und Lungenemphysem. Münch. med. Wschr. **113**, 1302 (1971).

Dickie, H.A., Rankin, J.: Farmer's lung. An acute granulomatous interstitial pneumonitis occuring in agricultural workers. J. Amer. med. Ass. **167**, 1069 (1958).

Doll, E., Reindell, H., Wurm, K.: Störungen des Sauerstofftransportes in der Lunge bei Lungenfibrosen unter besonderer Berücksichtigung der O_2-Diffusionskapazität. Klin. Wschr. **40**, 238 (1962).

Donald, K.W., Renzetti, A., Riley, R.L., Cournand, A.: Analysis of factors affecting concentrations of oxygen and carbon dioxide in gas and blood of lungs. J. appl. Physiol. **4**, 497 (1952).

Donevan, R.E., Palmer, W.H., Varvis, C.J., Bates, D.V.: Influence of age on pulmonary diffusing capacity. J. appl. Physiol. **14**, 483 (1959).

Dornhorst, A.C., Leathart, G.L.: A method of assessing the mechanical properties of the lungs and air passages. Lancet **1952 II**, 109.

Dreyer, G.: The normal vital capacity in man and its relation to the size of the body. Lancet **1919 II**, 227.

Dubois, A.B., Botelho, S.Y., Comroe, J.H.: A new method for measuring airway resistance in man using a body plethysmograph: values in normal subjects and in patients with respiratory disease. J. clin. Invest. **35**, 327 (1956a).

Dubois, A.B., Botelho, S.Y., Bedell, G.N., Marshall, R., Comroe jr., J.H.: A rapid plethyhsmograph method for measuring thoracic gas volume: a comparison with a nitrogen washout method for measuring functional residual capacity in normal subjects. J. clin. Invest. **35**, 322 (1956b).

Englert, M., de Coster, A.: La capacité de diffusion pulmonaire dans l'anthracosilicose micronodulaire. J. franc. med. chir. Thor. **19**, 159 (1965).

Euler, U.S. v., Liljestrand, G.: Observations on the pulmonary arterial blood pressure in the cat. Acta physiol. scand. **12**, 301 (1946).

Ferris jr., B.G., Whittenberger, J.L., Gallagher, J.R.: Maximum breathing capacity and vital capacity of male children and adoles cents. J. Pediat. **9**, 659 (1952).

Ferris jr., B.G., Mead, N., Frank, R.: Effect of body position on oesophageal pressure and measurement of pulmonary compliance. J. appl. Physiol. **14**, 521 (1959).

Filley, G.F., McIntosh, D.I., Wright, G.W.: Carbon monoxide uptake and pulmonary diffusing capacity in normal subjects at rest and during exercise. J. clin. Invest. **33**, 530 (1954).

Fishman, A.P.: Respiratory gases in the regulation of the pulmonary circulation. Physiol. Rev. **41**, 214 (1961).

Fishman, A.P., Himmelstein, A., Fritts jr., H.W., Cournand, A.: Blood flow through each lung in man during unilateral hypoxia. J. clin. Invest. **34**, 637 (1955).

Forster, R.E.: Exchange of gases between alveolar air and pulmonary capillary blood: pulmonary diffusing capacity. Physiol. Rev. **37**, 391 (1957).

Forster, R.E., Cohn, J.E., Briscoe, W.A., Blakemore, W.S., Riley, R.L.: A modification of the krogh carbon monoxide breath holding technique for estimating the diffusing capacity of the lung: a comparison with three other methods. J. clin. Invest. **34**, 1417 (1955).

Frank, N.R., Mead, J., Siebens, A.A., Stovey, C.F.: Measurements of pulmonary compliance in seventy healthy young adults. J. appl. Physiol. **9**, 38 (1956).

Frank, N.R., Mead, J., Ferris, B.G.: The mechanical behavior of the lungs in healthy elderly persons. J. clin. Invest. **36**, 1680 (1957).

Fry, D.L., Stead, W.W., Ebert, R.V., Lubin, R.I., Wells, H.S.: The measurement of intraoesophageal pressure and its relationship to intrathoracic pressure. J. Lab. clin. med. **40**, 664 (1952).

Fuller, C.J.: Farmer's lung: a review of present knowledge. Thorax **8**, 59 (1953).

Gary, K., Fessler, Ch., Ulmer, W.T.: Intrapleurale Druckschwankungen bei der Messung des 1-Sekundenwertes und bei körperlicher Arbeit. (Zur Problematik des 1-Sekundenwertes.) Beitr. Klin. Tuberk. **134**, 295 (1967).

Gertz, K.H., Loeschcke, H.H.: Elektrode zur Bestimmung des CO_2-Druckes. Naturwissenschaften **45**, 160 (1958).

GIESE, W.: Die allgemeine Pathologie der äußeren Atmung. In: Handbuch der allgemeinen Pathologie, Bd. V/1. Berlin-Göttingen-Heidelberg: Springer 1961.

GILSON, J.C., HUGH-JONES, P.: The measurement of the total lung volume and breathing capacity. Clin. Sci. 7, 185 (1949).

GLEICHMANN, U., LÜBBERS, D.W.: Die Messung des Kohlensäuredruckes in Gasen und Flüssigkeiten mit der pCO_2-Elektrode unter besonderer Berücksichtigung der gleichzeitigen Messung von pO_2 und pH im Blut. Pflügers Arch. ges. Physiol. 271, 456 (1960).

GROOS, H.: Vitalkapazität und Körpergröße. Dissertation, Hamburg 1940.

GUDE, A.-W., KAMMLER, E., ENGINEER, S., ISLAM, M.S.: Pharmakologische Beeinflußbarkeit der Lungendehnbarkeit (statische Compliance). Pneumonologie 144, 220 (1971).

HAAB, P., CHINET, A., MICHELI, J.L.: II. Model analysis of apparent steady state pulmonary diffusing capacity at exercise. In: Pulmonary diffusing capacity on exercise, p. 27. Bern: Huber 1970.

HANSON, J.S., TABAKIN, B.S.: Carbon monoxide diffusing capacity in normal male subjects, age 20—60, during exercise. J. appl. Physiol. 15, 402 (1960).

HARTUNG, W.: Lungenemphysem. Pathologie und Klinik in Einzeldarstellungen, Bd. 14. Berlin-Göttingen-Heidelberg: Springer 1964.

HARVEY, R.M., FERRER, M.I., RICHARDS JR., D.W., COURNAND, A.: Influence of chronic pulmonary disease on the heart and circulation. Amer. J. Med. 10, 719 (1951).

HASSELBALCH, K.A.: Die Berechnung der Wasserstoffzahl des Blutes aus der freien und gesunden Kohlensäure und die Sauerstoffbindung des Blutes als Funktion der Wasserstoffzahl. Biochem. Z. 78, 113 (1916).

HEAF, P.J.D., PRIME, F.J.: Mechanical aspects of artificial pneumothorax. Lancet 1954 II, 468.

HEAF, P.J.D., PRIME, F.J.: The compliance of the thorax in normal human subjects. Clin. Sci. 15, 319 (1956).

HELLIESEN, P.J., COOK, C.D., FRIEDLANDER, L., AGATHON, S.: Studies of respiratory physiology in children. I. Mechanics of respiration and lung volumes in 85 normal children 5 to 17 years of age. Pediatrics 22, 80 (1958).

HERTZ, C.W.: Die Durchblutungsgröße hypoventilierter Lungenbezirke. Verh. dtsch. Ges. Kreisl.-Forsch. 21, 447 (1955).

HEWLETT, A.W., JACKSON, N.R.: The vital capacity in a group of college students. Arch. intern. Med. 29, 515 (1922).

HOFFMANN, W.: Die Dreschkrankheit. Schweiz. med. Wschr. 76, 988 (1946).

HOLLAND, R.A.B., BLACKET, R.B.: The carbon monoxide diffusing capacity of the lung in normal subjects. Austr. Ann. Med. 7, 192 (1958).

HOLMGREN, A.: Experience of measuring the diffusing capacity during exercise with the steady state method of FILLEY, modified by LINDERHOLM. In: Pulmonary diffusing capacity on exercise, p. 65. Bern: Huber 1970.

HURTADO, A., FRAY, W.W.: Studies of total pulmonary capacity and its subdivisons. II. Correlation with physical and radiological measurements. J. clin. Invest. 12, 807 (1933).

HUTCHINSON, J.: Pneumatic apparatus for valuing the respiratory powers. Lancet 1844 I a, 390.

HUTCHINSON, J.: Lecture on vital statistics, embracing an account of a new instrument for detecting the presence of disease of the system. Lancet 567, 594 (1844 b).

HUTCHINSON, J.: On the capacity of the lungs and on the respiratory movements with the view of establishing a precise and easy method of detecting disease by the spirometer. Lancet 1846 I a, 630.

HUTCHINSON, J.: On capacity of lungs and on respiratory functions with view of establishing precise and easy method of detecting disease by spirometer. Trans. med.-chir. Soc. Lond. 29, 137 (1846 b).

HYATT, R.E., SCHILDER, D.P., FRY, D.L.: Relationship between maximum expiratory flow and degree of lung inflation. J. appl. Physiol. 13, 331 (1958).

IRAVANI, J.: Physiologie und Pathophysiologie der Cilientätigkeit und des Schleimtransportes im Tracheobronchialbaum. Pneumonologie 144, 93 (1971).

IRAVANI, J.: Mucociliary abnormalities underlying impaired mucus elimination. Bull. Physio-Path. Resp. 9, 397 (1973).

ISLAM, M.S.: Schwefeldioxyd-induzierte Empfindlichkeitsveränderung des Bronchialsystems. Verh. dtsch. Ges. Arbeitsmed. 12, 143 (1973).

ISLAM, M.S., ULMER, W.T.: Atemmechanische Untersuchungen zur Frage der Ventilationsbehinderung bei Patienten mit chronisch obstruktiver Atemwegserkrankung. Pneumonologie 146, 126 (1971 a).

ISLAM, M.S., ULMER, W.T.: Beziehungen zwischen intrathorakalem Gasvolumen, gefesselter Luft und der Form des Druckströmungsdiagrammes. Klin. Wschr. 49, 1222 (1971 b).

ISLAM, M.S., VASTAG, E., ULMER, W.T.: Sulphur-Dioxide induced bronchial hyperreactivity against acetylcholine. Int. Arch. Arbeitsmed. 29, 221 (1972 a).

ISLAM, M.S., RASCHE, B., VASTAG, E., ULMER, W.T.: Über den Wirkungsmechanismus von Histamin in den Atemwegen. Respiration 29, 538 (1972 b).

ISLAM, M.S., ULMER, W.T.: Der Wirkungsmechanismus von Serotonin (5-Hydroxytryptamin) und Histamin bei der Atemwegsobstruktion. Respiration 30, 360 (1973).

ISLAM, M.S., LANSER, K., ULMER, W.T.: Einfluß vagaler Reflexe auf Störungen des Belüftungs- und Durchblutungsverhältnisses der Lunge. In: Bericht des Silikose-Forschungsinstitutes 1973 der Bergbau-Berufsgenossenschaft, Bochum.

ISLAM, M.S., ULMER, W.T.: Diagnostic value of "closing volume" in comparison to "airway resistance/lung volume plot". Respiration 31, 449 (1974).

ISLAM, M.S., ULMER, W.T., KNIEFELD, W.: Lungenfunktion bei Spannungsverlust der Lunge. Pneumonologie 151, 73 (1974).

JOUASSET, D.: Normalisation des épreuves fonctionnelles respiratoires dans les pays de la communauté européenne du charbon et de l'acier. Poumon 10, 1145 (1960).

KAMMLER, E., ULMER, W.T.: Untersuchungen zur pulmonalen und kardialen Dyspnoe. Respiration 25, 421 (1968).

Kommission der Europäischen Gemeinschaft: Sitzung der Mitarbeitergruppe — Ergometrie — Dok. Nr. 6192/66.

KRAZ, L.: Die Gaselektrode und ihre Anwendung. Wiss. Forschungsber. Naturwiss. Reihe 59. Darmstadt: Steinkopff 1950.

KREUKNIET, J., VISSER, B.F.: Die Diffusionskapazität der Lungen für Kohlenmonoxyd, berechnet mit

Hilfe des arteriellen und des alveolären Kohlensäuredruckes bei Patienten mit Verteilungsstörungen. Pflügers Arch. ges. Physiol. **277**, 585 (1963).

LANSER, K., ISLAM, M.S., ULMER, W.T.: Untersuchungen zur Kontrolle der Ventilationsdurchblutungsregulation. Verh. dtsch. Ges. inn. Med. **80**, 894 (1974)

LAVENNE, F., WALDE, O.L., HUGH-JONES, 'P., GILSON, J.C.: Prédiction du volume pulmonaire résiduel à partir de mensurations thoraciques et radiologiques. J. franc. Méd. Chir. thor. **8**, 1 (1954).

LEDERER, E.: Silikose bei Müllern. Münch. med. Wschr. **97**, 739 (1955).

LEPINE, A., BACHOFEN, H., KYD, K., SCHERRER, M.: Pulmonary O_2-diffusing capacity on exercise in patients with advanced silicosis. In: Pulmonary diffusing capacity on exercise, p. 165. Bern: Huber 1970.

LEUSCHNER, A., ULMER, W.T.: Bronchitishäufigkeit bei stärkerer Staubbelastung (klinisch-funktionsanalytische Untersuchung in einer Thomasschlackenmühle). Int. Arch. Gewerbepath. Gewerbehyg. **23**, 251 (1967).

LINDERHOLM, H.: On the significance of CO tension in pulmonary capillary blood for determination of pulmonary diffusing capacity Act. med. scand. **156**, 413 (1957).

LINDERHOLM, H.: Diffusing capacity of the lungs as a limiting factor for physical working capacity. Acta med. scand. **163**, 61 (1959).

LUNDSGAARD, C., VAN SYLKE, D.D.: Studies of lung volume. I. Relation between thorax size and lung volume in normal adults. J. exp. Med. **27**, 65 (1918).

MCNAMARA, J., PRIME, F.J., SINCLAIR, J.D.: An assessment of the steady state CO method of estimating diffusing capacity. Thorax **14**, 166 (1959).

MARKS, A., CUGELL, D.W., CADIGAN, J.B., GAENSLER, E.A.: Clinical determination of the diffusion capacity of the lungs. Amer. J. Med. **22**, 51 (1957).

MATTHES, K., HERBERG, D.: Über den Aussagewert des Arbeitsversuches zur Erfassung von Diffusionsstörungen. Med. thorac. **19**, 171 (1962).

MATTHYS, H., KELLER, R., HERZOG, H.: Plethysmographic assessment of trapped air in man. Respiration **27**, 447 (1970).

MCGRATH, THOMSON, M.L.: The effect of age, body size and lung volume change on alveolar-capillary premeability and diffusing capacity in man. J. Physiol. **146**, 572 (1959).

MEAD, J., MCILROY, M.B., SELVERSTONE, N.J., KRIETE, B.C.: Measurement of intraoesophageal pressure. J. appl. Physiol. **7**, 491 (1955).

MEIKLEJOHN, A.: Byssinosis in Great Britain. Int. Arch. Gewerbepath. Gewerbehyg. **20**, 49 (1963).

MILIC-EMILI, J., MEAD, J., TURNER, J.M., GLAUSER, E.M.: Improved technique for estimating pleural pressure from oesophageal balloons. J. appl. Physiol. **19**, 207 (1964).

DE MILLAS, H., ULMER, W.T.: Der Tagesrhythmus der Strömungswiderstände in den Atemwegen und deren Beeinflußbarkeit. Pneumonologie **144**, 237 (1971).

MITCHELL, R.S., PETTY, T.L., FILLEY, G.F., DART, G.A., SILVERS, G.W., MAISEL, J.C.: Clinical, physiologic, and morphologic correlations in chronic airway obstruction. In: Bronchitis III, p. 164. 3. Internat. Symposium Groningen 1969. Assen: Royal Vangorcum 1970.

MOLL, W.: Die Carrier-Funktion des Hämoglobins beim Sauerstoff-Transport im Erythrocyten. Pflügers Arch. ges. Physiol. **275**, 412 (1962a).

MOLL, W.: Die Oxygenation der Erythrocyten in der Lunge durch Diffusion, Reaktion und spezifischen Transport. Pflügers Arch. ges. Physiol. **275**, 420 (1962b).

MOSTYN, E.M., HELLE, S., GEE, J.B.L., BENTIVOGLIO, L.G., BATES, D.V.: Pulmonary diffusing capacity in athletes. J. appl. Physiol. **18**, 687 (1963).

NADEL, J.A., CORN, M., ZWI, S., FLIESCH, J., GRAF, P.: Location and mechanism of airway constriction after inhalation of histamine aerosol and inorganic sulfate aerosol. In: Inhaled particles and vapours II, p. 55. Cambridge: Pergamon Press 1965.

NAIMARK, A., CHERNIAK, R.M.: Compliance of the respiratory system and its components in health and obesity. J. appl. Physiol. **15**, 377 (1960).

NEEDHAM, C.D., ROGAN, M.C., MCDONALD, I.: Normal standards for lung volumes, intrapulmonary gasmixing and maximum breathing capacity. Thorax **9**, 313 (1954).

NOLTE, D.: Der bronchiale Strömungswiderstand im Kindesalter. Klin. Wschr. **46**, 783 (1968).

NOLTE, D.: Zur Altersabhängigkeit des bronchialen Strömungswiderstandes und des intrathorakalen Gasvolumens. Beitr. Klin. Tuberk. **139**, 80 (1969).

NOLTE, D., REIF, E., ULMER, W.T.: Die Ganzkörperplethysmographie. Respiration **25**, 14 (1968).

OLGILVIE, C.M., FORSTER, R.E., BLAKEMORE, W.S., MORTON, J.W.: A standardized breath holding technique for the clinical measurement of the diffusing capacity of the lung for carbon monoxide. J. clin. Invest. **36**, 1 (1957).

OTTO, H.: Definition und Morphologie des Emphysems. Beitr. Path. **142**, 221 (1971).

PARACELSUS, VON HOHENHEIM, T., gen PARACELSUS: Von der Bergsucht und anderen Bergkrankheiten. Bearb. von FRANZ KOELSCH. In: Schriften aus dem Gesamtgebiet d. Gewerbehygiene (N.F.) H. 12. Berlin: Springer 1925.

PIERCE, J.: Studies of free collapse in the intact human lung. J. Lab. clin. Med. **54**, 96 (1959).

PIIPER, J.: III. Effects of pulmonary inhomogenities on the determination of the CO diffusing capacity by the single breath method. In: Pulmonary diffusing capacity on exercise, p. 43. Bern: Huber 1970.

PIOLTI, M.: Recherches sur la capacité vitale pulmonaire. Biol. et Méd. **20**, 198 (1930).

PODLESCH, I., ULMER, W.T.: Die Ganzkörperplethysmographie. Beitr. Klin. Tuberk. **133**, 315 (1966).

PODLESCH, I., STEVANOVIC, M.: Die Altersabhängigkeit der Diffusionskapazität der Lunge in Ruhe und während Belastung. Med. thorac. **23**, 144 (1966).

PODLESCH, I., STEVANOVIC, M., ULMER, W.T.: Die Diffusionskapazität der Lunge bei Silikose. Med. thorac. **23**, 283 (1966).

PRAUSNITZ, C.: Investigations on respiratory dust disease in operatives in the cotton industry. Med. Counc. Spec. Rep. Ser. (London) **212**, 73 (1936).

PROUST, A.A.: Traité d'hygiene publique et privée. Paris 1873, S. 171. In: Becquerel, Alfred: Traité élementaire d'hygiène privée et publique. Paris 1877.

PÜSCHEL, E.: Die Berechnung der Vitalkapazität von Kindern nach dem Sollgrundumsatz. Mschr. Kinderheilk. **58**, 280 (1933).

RAHN, H.: Absolute lung volumes, definitions and conversions: ATPS, BTPS, and STPD conditions. In:

Handbook of respiration (D.S. DITTMER, R.M. GREBE, Eds.), p. 1. Philadelphia-London: Saunders 1958.

RAHN, H., OTIS, A.B., CHADWICK, L.E., FENN, W.O.: The pressure-volume diagram of the thorac and lung. Amer. J. Physiol. **146**, 161 (1946).

RAHN, H., FENN, W.O., OTIS, A.B.: Daily variations of vital capacity, residual air, and expiratory reserve including a study of the residual air method. J. appl. Physiol. **1**, 725 (1949).

RAHN, H., FARHI, L.E.: Ventilation, perfusion and gas exchange — the $\dot{V}A/Q$ concept. In: Handbook of physiology, Part 3/I. Washington: Amer. Physiol. 1964.

REICHEL, G.: Relations entre PCO_2 expiratoire alvéolaire et PCO_2 arterielle chez le sujet normal. Poumon **9**, 881 (1960).

REICHEL, G.: Der arterielle Sauerstoffgehalt bei Gesunden und Silikose-Kranken. Beitr. Silikose-Forsch., Sbd. **6**, 565 (1965).

REICHEL, G.: Forderungen für die Funktionsdiagnostik: Minimal-Maximalprogramm. Beitr. Klin. Tuberk. **133**, 312 (1966).

REICHEL, G.: Ursachen pulmonalen Hochdrucks. Beitr. Klin. Tuberk. **141**, 45 (1969a).

REICHEL, G.: Differences between intrathoracic gas measured by the body plethysmograph and functional residual capacity determined by gas dilution methods. Progr. Resp. Res. Vol. 4, p. 188. Basel: Karger 1969b.

REICHEL, G.: Die chronische Bronchitis des Bergmannes. Prax. Pneumol. **26**, 387 (1972).

REICHEL, G., ULMER, W.T.: Störungen der Lungenfunktion bei Silikosen verschiedener Schweregrade und deren Abgrenzung von Funktionsstörungen beim obstruktiven Lungenemphysem. Wien. Z. inn. Med. **41**, 261 (1960a).

REICHEL, G., ULMER, W.T., HERBERG, D.: Die Vergrößerung des funktionellen und absoluten Totraumes und dessen Beziehung zur Gasstoffwechselstörung bei obstruktivem Lungenemphysem. Klin. Wschr. **38**, 683 (1960b).

REICHEL, G., FELDMANN, A., REESCHUCH, K., ULMER, W.T.: Die Lungenfunktion in Ruhe und bei Belastung vor und nach der Arbeit unter Tage. Med. thorac. **19**, 13 (1962).

REICHEL, G., REIF, E., WELLER, W.: Über die Bedeutung der alveolargasabhängigen funktionellen Faktoren für die Entstehung der pulmonalen Hypertonie. Verh. dtsch. Ges. Kreisl.-Forsch. **31**, 77 (1965).

REICHEL, G., WELLER, W., REIF, E.: Der Einfluß der alveolären Hypoventilation auf den kleinen Kreislauf und das Herz. Med. thorac. **23**, 157 (1966).

REICHEL, G., ULMER, W.T.: Die Atemregulation bei experimenteller Bronchialstenose. Med. thorac. **24**, 284 (1967).

REICHEL, G., DANNENBERG, G., REDECKER, R.: Bestimmung der funktionellen Residualluftkapazität mit dem Ganzkörperplethysmographen und der Fremdgasmethode. Arch. klin. Med. **215**, 28 (1968a).

REICHEL, G., ULMER, W.T., ISLAM, M.S.: Untersuchungen zur Lokalisation mechanischer Atemantriebe bei Ventilationsstörungen. Verh. dtsch. Ges. inn. Med. **74**, 199 (1968b).

REICHEL, G., ULMER, W.T., BUCKUP, H., STEMPEL, G., WERNER, U.: Die chronisch obstruktiven Atemwegserkrankungen des Bergmannes. Dtsch. med. Wschr. **94**, 2375 (1969).

REICHEL, G., ULMER, W.T., IKONOMIDES, S.Z.: Einflüsse der Rauchergewohnheiten auf die Häufigkeit unspezifischer Atemwegserkrankungen. Int. Arch. Arbeitsmed. **27**, 49 (1970).

REICHEL, G., ISLAM, M.S.: Measurement of static lung and thorax compliance in health and pulmonary diseases. Respiration **29**, 507 (1972).

ROSS, J.C., FRAYSER, R., HICKAM, J.B.: A study of the mechanism by which exercise increases the pulmonary diffusing capacity for carbon monoxide. J. clin. Invest. **38**, 916 (1959).

ROSSIER, P.H.: Lungenkreislauf und Lungenfunktion. Dtsch. Ges. Kreisl.-Forsch. **17**, 67 (1951).

ROSSIER, P.H., BLICKENSTORFER, K.: Espace mort et hyperventilation. Helv. med. Acta **13**, 328 (1946).

ROSSIER, P.H., BÜHLMANN, A., MÜLLER, H.R.: Espace mort respiratoire et clearence alvéolaire. Schweiz. med. Wschr. **83**, 577 (1953).

ROSSIER, P.H., BÜHLMANN, A.: The respiratory dead space. Physiol. Rev. **35**, 860 (1955).

ROSSIER, P.H., BÜHLMANN, A., WIESINGER, K.: Physiologie und Pathophysiologie der Atmung. Berlin-Göttingen-Heidelberg: Springer 1956.

ROUGHTON, F.J.W.: Average time spent by blood in human lung capillary and its relation to rates of CO uptake and elimination in man. Amer. J. Physiol. **143**, 621 (1945).

ROUGHTON, F.J.W.: Kinetics of gas transport in the blood. Brit. med. Bull. **19**, 80 (1963).

ROUGHTON, F.J.W., FORSTER, R.E.: Relative importance of diffusion and chemical reaction rates in determining rate of exchange of gases in the human lung, with special references to true diffusing capacity of pulmonary membrane and volume of blood in lung capillaries. J. appl. Physiol. **11**, 290 (1957).

SHARP, J.T., HENRY, J.P., SWEANTY, S.K., MEADOWS, W.R., PEITRAS, R.J.: The total work of breathing in normal and obese man. J. clin. Invest. **43**, 728 (1964).

SCHADEWALDT, H.: Zur Geschichte der Drescherkrankheit und anderer Pneumokoniosen. Dtsch. med. Wschr. **92**, 1581 (1967).

SCHÜREN, K.P., HÜTTEMANN, U.: Chronisches Cor pulmonale bei obstruktiven Lungenerkrankungen: Korrelation der gestörten Atmungsfunktion zur Hämodynamik des Lungenkreislaufs und kontraktilen Funktion des rechten Ventrikels. Verh. dtsch. Ges. Kreisl.-Forsch. **38**, 205 (1972).

STEVEN, E.L., SIMMONS, D.H.: Redistribution of alveolar ventilation following pulmonary thromboembolism in the dog. J. appl. Physiol. **36**, 60 (1974).

STEWART, C.A.: The vital capacity of the lungs of children in health and disease. Amer. J. Dis. Child **24**, 451 (1922).

THEWS, G.: Die Sauerstoffdiffusion in den Lungenkapillaren. Bad Oeynhausener Gespräche, Bd. 4. Berlin-Göttingen-Heidelberg: Springer 1961.

THEWS, G.: Ein Mikroanalyse-Verfahren zur Bestimmung der Sauerstoffdrucke in kleinen Blutproben. Pflügers Arch. ges. Physiol. **276**, 89 (1962).

THEWS, G., SCHMIDT, K.: Analyse der Verteilung von Ventilation und Durchblutung in der funktionell inhomogenen Lunge nach dem Verfahren des „inspiratorischen Sauerstoffsprunges". Pflügers Arch. ges. Physiol. **282**, 259 (1965).

TIFFENEAU, R., PINELLI, A.: Air circulant et air captif. Paris méd. **37**, 624 (1941).

TIFFENEAU, R., PINELLI, A.: Régulation bronchique de la ventilation pulmonaire. J. franc. Méd. chir. thor. **2**, 221 (1948).

TIFFENEAU, F., DRUTEL, P.: L'épreuve du cycle respiratoire maximum pour l'étude spirographique de la ventilation pulmonaire. Press. méd. **60**, 640 (1952).

TÖRNELL, E.: Threshers' lung. A fungoid disease resembling tuberculosis or morbus Schaumann. Acta med. scand. **125**, 191 (1946).

TOWEY, J.W., SWEANY, H.C., HURON, W.H.: Severe bronchial asthma apparently due to fungus spores found in maple bark. J. Amer. med. Ass. **99**, 453 (1932).

TURINO, G.M., BRANDFONBRENER, M., FISHMAN, A.P.: The effect of changes in ventilation and pulmonary bloodflow on the diffusing capacity of the lung. J. clin. Invest. **38**, 1186 (1959).

ULMER, W.: Untersuchungen über die effektive Ventilationsleistung bei Emphysematikern. Verh. dtsch. Ges. inn. Med. **62**, 68 (1956).

ULMER, W.: Untersuchungen bei Menschen und Hunden über die Wirksamkeit herzsynchroner Mischungsvorgänge in den Atemwegen. Pflügers Arch. ges. Physiol. **268**, 460 (1959).

ULMER, W.T.: Funktionsstörungen der Lunge und ihre Analyse. Beitr. Silikose-Forsch., Sbd. **4**, 345 (1960).

ULMER, W.T.: Staubbelastung und Lungenfunktion. In: Fortschritte der Staublungenforschung, S. 275. 4. Intern. Staublungentag. Münster 1962. Dinslaken: Niederrhein. Druckerei 1963.

ULMER, W.T.: Différentes causes de l'hypoventilation alvéolaire dans les affections chroniques obstructives des voies respiratoires. Bull. Physio.-Path. Resp. **2**, 244 (1965a).

ULMER, W.T.: Lungenfunktionsprüfung bei Silikose. Med. Welt **29**, 1642 (1965b).

ULMER, W.T.: Emphysem und Bronchitis des Bergmannes. In: Fortschritte der Staublungenforschung, S. 635. Internat. Staublungentag. Münster 1967. Dinslaken: Niederrhein. Druckerei 1967.

ULMER, W.T.: Grenzen und Möglichkeiten zur gutachtlichen Beurteilung der pulmonalen Leistungsbreite. In: Begutachtung von Lungenfunktionsstörungen, S. 181. Stuttgart: Thieme 1968.

ULMER, W.T.: Normal blood gas values in aged people and in miners exposed to dust. Internat. Symposium 15./19.5.1969 Alghero/Ital. Panminerva med. 460 (1970).

ULMER, W.T.: Respiratorischer Gasaustausch und Verteilung. Schriftenreihe Arbeitshyg. Arbeitsmed. (Luxemburg) **13**, 371 (1971).

ULMER, W.T.: Hypertrophie des rechten Herzens aus der Sicht des Klinikers. Verh. dtsch. Ges. Kreisl.-Forsch. **38**, 102 (1972).

ULMER, W.T.: Pulmonary function test during growth. In: Symposium der Europäischen Gesellschaft für klinische Physiologie der Atmung, S. 1238. Karlsbad 1973.

ULMER, W.T.: Die Stellung des allergischen Asthma bronchiale im Rahmen obstruktiver Lungen- und Bronchialkrankheiten. Prax. Pneumol. **28**, 85 (1974a).

ULMER, W.T.: Inhalative Noxen: Schwefeldioxyd. Pneumonologie **150**, 83 (1974b).

ULMER, W.T., WENKE, A.: Bronchospirometrische Untersuchungen zur Frage der gasspannungsabhängigen Durchblutungsregulation der Alveolarkapillaren. Arch. Kreisl.-Forsch. **26**, 256 (1957).

ULMER, W.T., REIF, E., BIEBRICHER, W.: Untersuchungen über den Einfluß der Staubkonzentration und Staubart auf den Widerstand in den Atemwegen. In: Inhaled particles and vapours, p. 55. London: Pergamon Press 1961.

ULMER, W.T., REICHEL, G.: Untersuchungen zum alveolär/arteriellen Kohlensäuredruckgradienten. In: Bad Oeynhausener Gespräche. Berlin-Göttingen-Heidelberg: Springer 1961.

ULMER, W.T., HERTLE, F., KRAUSS, L., MALIKIOSIS, X.A.: Untersuchungen über die interalveoläre Ventilation und über die Lageabhängigkeit des Ventilations/Perfusionsverhältnisses in der Lunge. Pflügers Arch. ges. Physiol. **275**, 628 (1962).

ULMER, W.T., REICHEL, G.: Untersuchungen über die Altersabhängigkeit der alveolären und arteriellen Sauerstoff- und Kohlensäuredrucke. Klin. Wschr. **41**, 1 (1963).

ULMER, W.T., HERTLE, F., REICHEL, G.: Die Abhängigkeit des exspiratorisch alveolär/arteriellen Kohlensäuredruckgradienten von Körperlage und Lebensalter. Poumon **10**, 1305 (1963a).

ULMER, W.T., BERTA, G., REICHEL, G.: Sauerstoff- und Kohlensäurepartialdruckmessung im arteriellen und Ohrläppchenkapillarblut mit stabilisierten Mikroelektroden. Med. thorac. **20**, 235 (1963b).

ULMER, W.T., THEWS, G., REICHEL, G.: Klinische Anwendbarkeit einer Mikroanalysenmethode zur Bestimmung des Sauerstoff- und Kohlensäuredruckes im arteriellen Blut aus hyperämisierten Kapillaren. Verh. dtsch. Ges. inn. Med. **69**, 670 (1963).

ULMER, W.T., REICHEL, G.: Pathophysiologie der Anthraco-Silikose. Dtsch. med. Wschr. **89**, 1333 (1964).

ULMER, W.T., REIF, E.: Die obstruktiven Erkrankungen der Atemwege. Dtsch. med. Wschr. **90**, 1803 (1965).

ULMER, W.T., REIF, E., WELLER, W.: Die obstruktiven Atemwegserkrankungen. Pathophysiologie des Kreislaufes, der Ventilation und des Gasaustausches. Stuttgart: Thieme 1966.

ULMER, W.T., REICHEL, G.: Die Atemregulation bei chronisch-obstruktiven Ventilationsstörungen. Med. thorac. **24**, 338 (1967).

ULMER, W.T., REICHEL, G., ROESKE, G., FELDMANN, A., HEIDEMANN, H.G., LÖBERMANN, K.H., PETERSEN, B., GEISLER, H.: Klinische und funktionsanalytische Untersuchungen bei Bergleuten mit und ohne Silikose im Vergleich zu nichtstaubexponierten Arbeitern. Int. Arch. Gewerbepath. Gewerbehyg. **23**, 32 (1967).

ULMER, W.T., PODLESCH, I., SELL, R., ISLAM, M.S.: Untersuchungen zur Pathogenese des obstruktiven Lungenemphysems (Abhängigkeit des intrathorakalen Gasvolumens vom Ausmaß der Atemwegsobstruktion). Respiration **25**, 485 (1968a).

ULMER, W.T., REHN, J., RASCHE, B., MÜLLER, F.: Entwicklung, Ursache und Bedeutung der hypoxischen Stoffwechsellage bei Verbrennungen. Klin. Wschr. **46**, 945 (1968b).

ULMER, W.T., REICHEL, G., WERNER, U.: Die chronisch obstruktive Bronchitis des Bergmannes. Int. Arch. Gewerbepath. Gewerbehyg. **25**, 75 (1968c).

ULMER, W.T., RASCHE, B.: Milchsäure und Brenztraubensäurekonzentration im Armvenenblut bei gesunden Versuchspersonen, unter Ruhebedingungen bei venöser Stauung und unter Arbeitsbelastung. Z. ges. exp. Med. **145**, 185 (1968).

Ulmer, W.T., Reichel, G., Nolte, D.: Die Lungenfunktion. Physiologie und Pathophysiologie. Methodik. Stuttgart: Thieme 1970.

Ulmer, W.T., Islam, M.S.: Stenoseatmung, hervorgerufen durch externe Stenosen und pharmakologische Bronchokonstriktion bei gesunden Versuchspersonen unterschiedlichen Alters im Vergleich zu Patienten mit Atemwegsobstruktion. Z. ges. exp. Med. **156**, 171 (1971).

Ulmer, W.T., Islam, M.S., Bakran jr., I.: Untersuchungen zur Ursache der Atemwegsobstruktion und des überempfindlichen Bronchialsystems. Dtsch. med. Wschr. **96**, 1759 (1971).

Ulmer, W.T., Reichel, G.: Does the central ventilatory regulation fail in chronic diseases of the lung? Bull. Physio.-Path. Resp. **9**, 615 (1973).

Ulmer, W.T., Islam, M.S.: Alveoläre und intraoesophageale Drucke sowie Compliance und Resistance im Verlauf des Atemzugvolumens. (Ein Beitrag zur Früherkennung von Funktionsstörungen des bronchopulmonalen Systems). In: Bericht des Silikose-Forschungsinstitutes der Bergbau-Berufsgenossenschaft Bochum, 1973.

Ulmer, W.T., Islam, M.S.: Die Acetylcholinempfindlichkeit des Bronchialbaumes. Respiration **31**, 137 (1974).

Ulmer, W.T., Lanser, K., Islam, M.S.: Die Regulation der Bronchomotorik auf verschiedenen Ebenen des Bronchialbaumes. Les Bronches XXV, 1 (1975).

Vastag, E., Islam, M.S., Ulmer, W.T.: Der Zusammenhang zwischen dem aktuellen Lungenvolumen und dem Strömungswiderstand in den Atemwegen bei gesunden Versuchspersonen und bei Patienten mit chronisch obstruktiver Atemwegserkrankung. Pneumonologie **147**, 29 (1972).

Verordnung, Fünfte über Ausdehnung der Unfallversicherung auf Berufskrankheiten, 26. Juli 1952. Bundesarbeitsblatt Nr. 9, 408 (1952).

de Vries, K., Booij-Noord, H., Goei, J.T., Grobler, N.J., Sluiter, H.J., Tammeling, G.J., Orie, N.G.M.: Hyperreactivity of the bronchial tree to drugs, chemical and physiological agents. In: Bronchitis II, S. 167. Assen: Royal Vangorcum 1964.

Weller, W., Reif, E.: Methode zur Messung absoluter Intrapleuraldrucke mit dem Ösophagus-Ballonkatheter. Med. thorac. **22**, 574 (1965).

Whitfield, A.G.W., Waterhouse, J.A.H., Arnott, W.M.: The total lung volume and its subdivisions. A study in physiological norms. I. Basic data. Brit. J. Soc. Med. **4**, 1 (1950).

Woitowitz, H.-J.: Arbeitsmedizinisch-epidemiologische Untersuchungen zu den unmittelbaren Gesundheitsgefahren durch Asbest. Stuttgart: Thieme 1972.

Worth, G.: Zur Frage von Bronchialspasmen durch die akute Einwirkung von Gewebestäuben. Verh. dtsch. Ges. inn. Med. **62**, 601 (1956).

Worth, G.: Die „Staublunge" des Kohlenbergarbeiters. Dtsch. med. Wschr. **85**, 221 (1960).

Worth, G.: Lungenfunktionsprüfungen bei Bergleuten mit und ohne Silikose unter Berücksichtigung von Bronchitis und Emphysem. In: Fortschritte der Staublungenforschung, S. 291. 4. Internat. Staublungentag. Münster 1962. Dinslaken: Niederrhein. Druckerei 1963.

Worth, G., Schiller, E.: Die Pneumokoniosen. Köln: Staufen 1954.

Worth, G., Valentin, H., Gasthaus, L., Hoffmann, H., Venrath, H.: Bewirkt die Staubinhalation bei Bergarbeitern eine akute respiratorische Insuffizienz? Int. Arch. Gewerbepath. Gewerbehyg. **14**, 37 (1955).

Worth, G., Lühning, W., Muysers, K., Siehoff, F., Werner, K.: Das Residualvolumen bei schwerer Silikose mit perinodösem Emphysem. Beitr. Silikose-Forsch. **59**, 38 (1959).

Worth, G., Gasthaus, L., Lühning, W., Muysers, K., Siehoff, F., Werner, K.: Lungenvolumina und Lungenzeitvolumina bei Kohlenbergarbeitern. Int. Arch. Gewerbepath. Gewerbehyg. **17**, 396 (1959).

Zeilhofer, R.: Der Einfluß der Atemmechanik auf den Kreislauf bei obstruktiven Bronchialerkrankungen. Habilitationsschrift, Erlangen/Nürnberg 1962.

Zeilhofer, R.: Atemmechanik und Kreislauf. Verh. Ges. Lungen- u. Atmungsforsch. **1**, 217 (1967).

Zeilhofer, R., Rupprecht, E.: Atemarbeit und Dyspnoe in Ruhe und während körperlicher Belastung bei obstruktiver und restriktiver Lungeninsuffizienz. Klin. Wschr. **39**, 184 (1961).

Begutachtung der Pneumokoniosen

W.T. ULMER

Mit 1 Abbildung und 1 Tabelle

A. Versicherungsträger

Die Begutachtung von Pneumokoniosen wird in verschiedenen Ländern, in denen berufsbedingte Pneumokoniosen vorkommen, noch recht unterschiedlich gehandhabt (HUTCHINSON, 1973; Black Lung Benefits Program, 1971; Proceedings of the Executive Sessions, 1972; HUGH-JONES u. FLETCHER, 1951; SNYMAN, 1969; WAGNER, 1969).

In der Bundesrepublik obliegt die Begutachtung und Entschädigung von Berufsunfällen und Berufskrankheiten den *Berufsgenossenschaften.* Die Herausnahme der Entschädigung von Berufskrankheiten aus der allgemeinen Rentenversicherung und das *Festhalten* am *Kausalitätsbegriff,* d.h. an dem erforderlichen Nachweis der Krankheitsverursachung durch den Beruf, hat Deutschland, und im weiteren Ausbau der Bundesrepublik, arbeitsmedizinisch und sozialmedizinisch kaum zu überschätzende Vorteile gebracht: Die Berufsgenossenschaften haben ein sehr großes Interesse an der Verhütung der entsprechenden Erkrankungen. Hierdurch wird die Erforschung der Berufskrankheiten wie der Unfallheilkunde insgesamt vorangetrieben, wodurch die Bundesrepublik einen führenden Platz unter den Industrie-Nationen erreicht hat. Die Auswirkungen dieser Forschungsergebnisse kommen den Betroffenen in der täglichen Praxis zugute.

Die Forschungen auf dem Pneumokoniosesektor sind soweit vorangekommen, daß Ätiologie und Pathophysiologie der Pneumokoniosen heute gut verstanden werden. Die Behandlungsmethoden konnten weitgehend, auf fundierter Forschung aufbauend, verbessert werden, wobei sich auch die Zusammenarbeit im Rahmen der Europäischen Gemeinschaft für Kohle und Stahl sehr bewährt hat. Auch die Bundesländer mit entsprechenden Industrien haben die einschlägigen Forschungen intensiv unterstützt. Durch diese Zusammenhänge ist auch die bestmögliche Behandlung von an Berufsunfällen und Berufserkrankungen Leidenden sichergestellt.

B. Entwicklung der Entschädigungsfälle (statistische Angaben)

Tabelle 1 zeigt, daß das durchschnittlich erreichte Lebensalter bei erstmaliger Entschädigung von Silikosen von 1955–1973 nur um 1,4 Jahre, das durchschnittlich erreichte Lebensalter beim Tode aber um 10 Jahre gestiegen ist.

Für die Siliko-Tuberkulose lauten die entsprechenden Zahlen 1,9 bzw. 7,7 Jahre.

Tabelle 1. Durchschnittlich erreichtes Lebensalter in Jahren

		Bei erstmaliger Entschädigung	Beim Tode
Silikose	1955	55,72	61,46
	1973	57,44	71,50
Siliko-Tuberkulose	1955	57,93	62,05
	1973	59,78	69,68

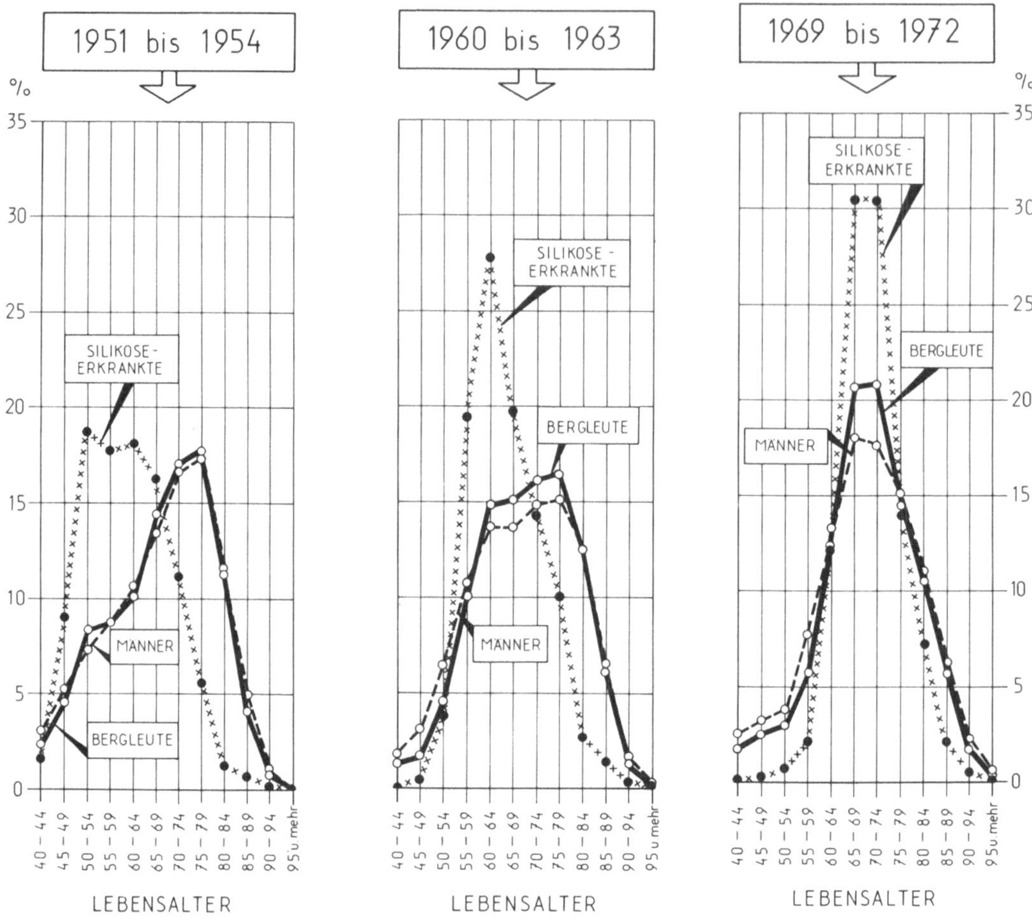

Abb. 1. Prozentuale Gliederung der über 39 Jahre alt gewordenen, an den Folgen der reinen Silikose (BK-Nr. 34) verstorbenen Bergleute (Silikosekranke) und der verstorbenen anderen Bergleute im Bereich Bochum der Bundesknappschaft sowie der verstorbenen männlichen Personen im Lande Nordrhein-Westfalen nach dem erreichten Lebensalter. (Nach Wohlberedt, 1975)

Das durchschnittliche Lebensalter des Silikosekranken wie das der Bergleute ohne Silikose entspricht heute weitgehend dem der männlichen Allgemeinbevölkerung (Wohlberedt, 1975). Männer in Nordrhein-Westfalen, welche nach dem 50. Lebensjahr versterben, erreichen ein durchschnittliches Lebensalter von 71,11 Jahren, Bergleute eines von 71,35 und Silikosekranke eines von 70,66 Jahren. Todesfälle an Silikose vor dem 50. Lebensjahr werden in der Bundesrepublik praktisch nicht mehr beobachtet (Wohlberedt, 1975) (Abb. 1).

Es wurden hier die Zahlen für die Silikose (eigentlich Anthrako-Silikose) wie für die Siliko-Tuberkulose genannt, da diese Pneumokoniosen als Berufskrankheit die weitaus überragende Bedeutung haben.

Die Rentenlaufzeit für Silikosekranke hat von 12,2 Jahren (1964) kontunuierlich bis auf 17,33 Jahre im Jahre 1972 zugenommen. Die Zahl der erstmalig entschädigten Silikosen ist von 1951 mit 4000 mit gewissen Schwankungen, welche auf die Gesetzgebung zurückzuführen sind, bis auf ca. 500/Jahr 1972 zurückgegangen. Hier kommen auch die Erfolge der Staubbekämpfung und Arbeitseinsatzlenkung zum Ausdruck. Während 1973 31748 mit Rente entschädigte Silikosefälle bei der Bergbau-Berufsgenossenschaft mit einer Rentenlast von 493724407,— DM geführt wurden, lauten die entsprechenden

Zahlen für die Siliko-Tuberkulose 1805 und 66444950,– DM. Für Silikosen (BK-Nr. 34) und für Siliko-Tuberkulosen (BK-Nr. 35) insgesamt wurden hiermit an 33553 Bergleute über 560 Millionen DM an Rente 1973 gezahlt.

Die entsprechenden Zahlen für Pneumokoniosen lauten hiergegen bescheiden, wie folgende Zahlen zeigen:

Asbestosen erstmalig entschädigte Fälle (BK-Nr. 30)	1973	70
Asbestosen in Verbindung mit Lungenkrebs (BK-Nr. 31)	1973	5
Bronchialasthma, das zur Aufgabe der beruflichen Beschäftigung oder jeder Erwerbsarbeit gezwungen hat (BK-Nr. 41)	1971	120

Bezogen auf die 1971 erstmalig entschädigten Fälle aller Berufskrankheiten (5374 Fälle) stellt das Bronchialasthma mit 120 Fällen einen Anteil von 2%, bezogen auf den Gesamtbestand aller 1971 entschädigten Berufskrankheitsfälle (ca. 125000) stellt das Asthma mit 763 Fällen einen Anteil von ca. 0,6% (WAGNER, 1974).

Die Silikose und Siliko-Tuberkulose stellten 1971 einen Anteil von 29,6% der erstmals Entschädigten und ebenfalls von ca. 29,6% des Gesamtbestandes aller entschädigten Berufskrankheiten.

C. Kausalität

Für die *Annahme der Kausalität* genügt nicht die Möglichkeit eines Zusammenhanges. Die Zusammenhangsfrage muß mindestens *mit Wahrscheinlichkeit* bejaht werden können (WAGNER, 1969).

Dem Tod durch Arbeitsunfall steht der Tod eines Versicherten gleich, dessen Erwerbsfähigkeit durch die Folgen einer Berufskrankheit, unter Berücksichtigung der Nr. 30, 31, 34 oder 35 der Anlage zur 3. Verordnung über Ausdehnung der Unfallversicherung auf Berufskrankheiten vom Dezember 1936 in der Fassung der Anlage zur 6. Verordnung über Ausdehnung der Unfall-

versicherung auf Berufskrankheiten vom 28. April 1961, um 50% oder mehr gemindert war. Dies gilt nicht, wenn *offenkundig* ist, daß der Tod mit der Berufskrankheit nicht in ursächlichem Zusammenhang steht. Leichenausgrabungen zum Zweck einer solchen Feststellung dürfen nicht gefordert werden.

Dieser Gesetzestext macht die Definition des Begriffes „offenkundig" erforderlich. In „Unfallversicherung" kommentiert LAUTERBACH unter Anmerkung 8 diesen Begriff wie folgt: „Da bei der Bildung der Überzeugung von dem Bestehen oder Nichtbestehen des Kausalzusammenhanges eine an Sicherheit grenzende Wahrscheinlichkeit nicht erreichbar ist, liegen nach Meinung des Bundessozialgerichtes die Voraussetzungen des Begriffes ‚offenkundig' im Sinne dieser Vorschrift dann vor, wenn die Berufskrankheit mit einer jeden *ernsthaften* Zweifel ausschließenden Wahrscheinlichkeit den Tod des Versicherten in medizinischem Sinne nicht erheblich mitverursacht und ihn mit einer jeden *ernsthaften* Zweifel ausschließenden Wahrscheinlichkeit nicht um wenigstens 1 Jahr beschleunigt hat. Eine nur ganz entfernte, d.h. eine lediglich theoretische Möglichkeit, kann bei der Frage des ernsthaften Zweifels außer Betracht bleiben." Nach einem Urteil des Bayrischen Landessozialgerichtes wird in diesem Zusammenhang gefordert: Für den Sachkundigen müsse es, um „Offenkundigkeit" annehmen zu können, eindeutig feststehen, daß das zum Tode führende Ereignis unabhängig von der Berufskrankheit eingetreten sei und unabhängig von ihr zum Tode geführt habe.

D. Vorsorgeuntersuchungen

Um das Risiko, eine Berufskrankheit zu erwerben, möglichst gering zu halten, werden, angepaßt an die bestehenden Risiken, Eignungsuntersuchungen, Überwachungsuntersuchungen und nachgehende Untersuchungen (letztere in Vorbereitung) von den Werksärzten, überbetrieblichen werksärztlichen Diensten oder den ärztlichen Stellen der Berufsgenossenschaft durchgeführt. Die

Durchführung dieser Untersuchungen ist in entsprechenden Verordnungen, z.B. in den Bergverordnungen des Landesoberbergamtes Nordrhein-Westfalen für die Steinkohlenbergwerke, Abschnitt Gesundheitsdienst, in der Verordnung über gefährliche Arbeitsstoffe vom 17.9.1971, in den Richtlinien für den Umgang mit gefährlichen Arbeitsstoffen des Landesoberbergamtes Nordrhein-Westfalen, in den Merkblättern zu den einzelnen Berufskrankheiten der Berufskrankheitenverordnung, herausgegeben vom Bundesminister für Arbeit und Sozialordnung, und in den berufsgenossenschaftlichen Grundsätzen für arbeitsmedizinische Vorsorgeuntersuchungen niedergelegt. In den letzten Jahren ist auf wichtigen Gebieten eine gewisse Zentralisation erreicht worden, deren weitere Durchorganisation für die Arbeitsmedizin unerläßlich ist. So wurde für alle Untersuchungsbelange von asbestexponierten Arbeitern die Berufsgenossenschaft „Textil und Bekleidung" als federführend berufen. Dort wurde eine „zentrale Erfassungsstelle asbeststaubgefährdeter Arbeitnehmer" (Z.ERF.St.) eingerichtet, welche mit modernen Dokumentationsverfahren ihre Arbeit begonnen hat.

Die Berufsgenossenschaften sind nach §708, Abs. 1, Nr. 3, RVO zum Erlaß entsprechender Vorschriften verpflichtet bzw. §3, Abs. 1, der 7. Berufskrankheitenverordnung vom 20.6.1968 gehalten, mit allen geeigneten Mitteln dem Entstehen einer Berufskrankheit entgegenzuwirken.

Entsprechend exponierte Arbeitnehmer haben sich den angeordneten arbeitsmedizinischen Vorsorgeuntersuchungen zu unterziehen. Wird die Untersuchung abgelehnt, darf der Unternehmer die versicherte Person nicht oder nicht mehr mit staubgefährdeten Tätigkeiten beschäftigen.

Von den Berufsgenossenschaften wurden auch entsprechende Vordrucke erarbeitet, nach denen, neben den „Grundsätzen", für die entsprechenden Untersuchungen, die sich an die ermächtigten oder betrauten Ärzte richten, die Untersuchungen durchzuführen sind. Auskünfte erteilen die Berufsgenossenschaften, Werksärzte und überbetriebliche werksärztliche Dienste.

E. Berufskrankheitenverordnung mit den für Pneumokoniosen entsprechenden Nummern

Was *als Berufskrankheit gilt,* ist nach § 1 der Berufskrankheitenverordnung festgelegt. Zur Zeit gilt die *7. Berufskrankheitenverordnung vom 20. Juni 1968.* Hiernach sind Berufskrankheiten die in der Anlage 1 (Liste) bezeichneten Krankheiten, die ein *Versicherter* bei einer der in den §§ 539, 540 und 543—545 der RVO genannten Tätigkeiten erleidet.

§ 51 dieser Verordnung lautet: „Hat ein *Arzt* oder Zahnarzt den *begründeten Verdacht,* daß bei einem Versicherten eine Berufskrankheit besteht, so hat er dies dem Träger der Unfallversicherung oder der für den medizinischen Arbeitsschutz zuständigen Stelle *unverzüglich anzuzeigen.* Für die Anzeige ist ein Vordruck (zweifach) nach dem Muster der Anlage 3 zu verwenden."

Die für Pneumokoniosen im Anhang 1 der 7. Berufskrankheitenverordnung in Frage kommenden Nummern sind folgende:

Berufskrankheiten-Nr. 10:
Erkrankungen durch Cadmium oder seine Verbindungen.

Cadmium und seine Verbindungen werden als Staub oder Rauch aufgenommen und überwiegend in der Lunge und Leber gespeichert. Über Tracheitis, Bronchitis, Bronchopneumonie und u.U. bis zum Lungenoedem können sich auch ohne vorausgehende Bronchitiden emphysematöse Umbauzonen in der Lunge entwickeln. Sonstige durch Cadmium bedingte Störungen außerhalb des pulmonologischen Bereiches können hier nicht besprochen werden.

Berufskrankheiten-Nr. 12:
Erkrankungen durch Mangan oder seine Verbindungen.

Aufnahme erfolgt auch über die Atemwege. Nach langdauernder Einwirkung meist Schäden am zentralen Nervensystem. Akute Einwirkungen größerer Mengen führen zu örtlichen Reizerscheinungen an den Atemwegen. Auch kruppöse Pneumonien (sog. Manganpneumonien) kommen vor (SCHÜRMANN, 1956).

Berufskrankheiten-Nr. 21:
Erkrankungen durch Vanadium oder seine Verbindungen.

Aufnahme erfolgt hauptsächlich in Staub- oder Pulverform über die Atmungsorgane. Es kommt zu Reizerscheinungen der Schleimhäute, der Luftwege und Augen. Bei chronischer Exposition ist es möglich, daß Bronchitiden und Bronchopneumonien, aber auch bronchialasthmaähnliche Zustände auftreten.

Berufskrankheiten-Nr. 27:
Erkrankungen durch Röntgenstrahlen, durch die Strahlen radioaktiver Stoffe oder durch andere ionisierende Strahlen.

Zu chronischen Schäden der Atemwege kann es bei Förderung von Pechblende-Erz, das Radium und andere radioaktive Stoffe enthält, nach mehrjähriger Einwirkungszeit (meist 10 Jahre und mehr) zur sog. Schneeberger-Lungenkrankheit — einem Lungenkrebs, der oft mit Silikose verbunden ist — kommen.

Berufskrankheiten-Nr. 29:
Erkrankungen der tieferen Luftwege und der Lungen durch Aluminium oder seine Verbindungen.
Vor allem Aluminium-Pulver aus sog. Pyroschliff, wie es als Staub beim Feinstampfen, Sieben und Mischen auftritt, kann zur Fibrosierung führen mit Husten, Auswurf und Atemnot.

Berufskrankheiten-Nr. 30:
Asbeststaublungenerkrankung (Asbestose).

Berufskrankheiten-Nr. 31:
Asbeststaublungenerkrankung (Asbestose) in Verbindung mit Lungenkrebs.

So wie bei allen vorgenannten Berufskrankheiten die Anamnese und der Röntgenfilm entscheidende Grundlagen liefern, so wird die Höhe der durch die Berufskrankheit bedingten Erwerbsminderung durch das Ausmaß des Funktionsschadens bestimmt.

Das Ergebnis der Röntgenfilmaufnahme ist für die Diagnostik entscheidend, obwohl diskretere Funktionsausfälle offensichtlich auch ohne sichere Röntgenveränderungen möglich sind. Vor allem ist die Vitalkapazität frühzeitig eingeschränkt. Später entwickelt sich das Vollbild des restriktiven Funktionsschadens mit Verminderung der Compliance, Einschränkung der Diffusionskapazität und Erniedrigung des arteriellen Sauerstoffpartialdruckes. Da obstruktive Atemwegserkrankungen nach unserem heutigen Wissen nicht bei Asbestosen vorkommen, ist es sehr wichtig, das Funktionsmuster genau zu analysieren. Ob bei fortgeschrittenen *Asbestosen im Spätstadium* nicht doch eine obstruktive Komponente auftreten kann, sollte nach den Erfahrungen von idiopathischen Lungenfibrosen nicht als unwahrscheinlich angesehen werden. Hier fehlen noch entsprechende epidemiologische Untersuchungen.

Bei geringeren röntgenologischen Veränderungen und dem Funktionsbild der obstruktiven Atemwegserkrankung wird nach unserem heutigen Wissen nicht mit Wahrscheinlichkeit anzunehmen sein, daß eine Atemwegsobstruktion Folge der Asbestose

ist. Bei dem Vorliegen von sonst relativ seltenen restriktiven Funktionsmustern (s.S. 600) wird, bei entsprechender Anamnese und bei entsprechendem Röntgenbild, ein Zusammenhang mit der beruflichen Exposition als wahrscheinlich anzusehen sein. Das Ausmaß der Erwerbsminderung richtet sich dann ganz nach der Schwere des Funktionsausfalles, wobei neben den atemmechanischen Störungen und den Störungen der arteriellen Blutgase die Entwicklung eines chronischen Cor pulmonale immer als eine ernste, das Krankheitsbild wesentlich verschlimmernde Komponente zu werten ist. Aus den klinischen Daten, aus dem Elektrokardiogramm im Zusammenhang mit den arteriellen Blutgaswerten und den atemmechanischen Befunden ergibt sich eine genügend genaue Beurteilung der Verhältnisse des Lungenkreislaufes. Eine Katheterisierung des Niederdrucksystems ist somit nicht erforderlich und nicht duldungspflichtig.

Im allgemeinen sind für die funktionsanalytische Begutachtung das Röntgenbild, das Elektrokardiogramm, die Spirometrie (Vitalkapazität, 1-sec-Wert), die arteriellen Blutgase in Ruhe und unter Belastung zu fordern.

Die Bestimmung der Strömungswiderstände in den Atemwegen und des intrathorakalen Gasvolumens sollten zur Abgrenzung einer obstruktiven Atemwegserkrankung, wenn irgend möglich, durchgeführt werden. Die Messung der Diffusionskapazität ist auch wegen ihrer Vieldeutigkeit für die Frage der Erwerbsminderung nicht notwendig, wenn sie auch die sonst erhobenen Befunde stützen kann. Solange die arteriellen Sauerstoffpartialdrucke in Ruhe und bei Belastung normal sind, spielen niedrigere Diffusionskapazitätswerte klinisch keine wesentliche Rolle.

Asbestosen können auch noch lange Zeit nach der Abkehr vom exponierten Arbeitsplatz auftreten (WOITOWITZ, 1972). Auch ein Stehenbleiben der Lungenveränderungen wird beobachtet (BUCKUP, 1960); Eignungs-, Vorsorge- und nachgehende Untersuchungen werden deshalb durchgeführt.

Berufskrankheiten-Nr. 32:
Erkrankungen durch Beryllium oder seine Verbindungen.
Beryllium und seine Verbindungen werden vorwiegend über die Lunge in Form von Stäuben und Dämpfen aufgenommen. Neben der akuten Verlaufsform mit

einer 1–2 Tage dauernden fieberhaften Erkrankung und der toxischen Berylliumpneumonie spielt hier vor allem die chronische Verlaufsform eine entscheidende Rolle.

Das Funktionsmuster kann offensichtlich vielgestaltig sein. Typische restriktive Funktionsausfälle sind bei entsprechendem Röntgenbild mit großer Wahrscheinlichkeit auf die Berylliose zu beziehen. Bei obstruktiven Funktionsbildern wird man schwerere röntgenologische Veränderungen fordern, um einen Zusammenhang zwischen der Staubexposition und der auch sonst in der unbelasteten Bevölkerung häufigen Krankheit anerkennen zu können.

Berufskrankheiten-Nr. 33:
Erkrankungen an Lungenfibrose durch Metallstäube bei der Herstellung von Hartmetallen.

Lungengängiger Staub des nicht fertiggesinterten Materials kann in der Lunge zu fibrotischen Veränderungen führen. Auch bei dieser Berufskrankheit wird entscheidend sein, ob das Funktionsmuster dem der Restriktion entspricht. Um eine Atemwegsobstruktion als Folge einer Lungenfibrose anzuerkennen, bedarf es sicher erheblicher röntgenologischer Veränderungen. Im Prinzip gelten hier die gleichen Überlegungen, wie sie oben für die Asbestose beschrieben sind.

Berufskrankheiten-Nr. 34:
Quarzstaublungenerkrankung (Silikose).

Berufskrankheiten-Nr. 35:
Quarzstaublungenerkrankung in Verbindung mit aktiver Lungentuberkulose (Siliko-Tuberkulose).

Auch röntgenologisch sehr schwere Formen der Silikose können ohne wesentliche Funktionsausfälle bleiben (Wagner, 1969; Ulmer, 1969; Ulmer, 1975). Diese, heute mit den modernen funktionsanalytischen Verfahren belegte Tatsache war schon den auf dem Gebiet der Silikose tätigen älteren Klinikern bekannt (Reichmann, 1937). Reichmann führte damals aus, ,,daß wir noch keine für den Kliniker brauchbare Methode zur exakten quantitativen Feststellung der Arbeitsinsuffizienz besitzen …, daß man kein Prophet sein muß, um zu sagen, daß wir von diesem Ziel, eine solche Methode zu besitzen, nicht mehr weit entfernt sind … eine solche Methode wird eine der größten Errungenschaften des 20. Jahrhunderts auf medizinischem Gebiet darstellen". Diese Ausführungen zeigen die Unsicherheit, welche damals in der Begutachtung, welche weitgehend auf dem Röntgenbild und auf den klinischen Erfahrungen aufbauen mußte, anhaftete.

Heute, da uns diese Methoden in recht ausgereifter Art zur Verfügung stehen, wird deshalb als Grundlage der Silikose-Begutachtung die Lungenfunktionsuntersuchung gefordert (Wagner, 1969; Snyman, 1969).

Da verschiedenartige Erkrankungen der Lunge und Bronchien zu den häufigsten Erkrankungen der Allgemeinbevölkerung, insbesondere im fortgeschrittenen Lebensalter, zählen, spielt die Frage der Abgrenzung der Berufskrankheit von anderen berufsunabhängigen Erkrankungen eine entscheidende Rolle.

Restriktive Funktionsausfälle als typische Restriktion kommen bei Anthrako-Silikose nicht vor. Bei entsprechendem Funktionsmuster muß nach anderen Ursachen gefahndet werden. Bei reinen Silikosen sind aber offensichtlich restriktive Funktionsmuster möglich, die sich als Verminderung der Compliance der Lunge und Verminderung der Totalkapazität zu erkennen geben.

Der typische Funktionsschaden der Patienten mit Anthrako-Silikose ist derjenige der obstruktiven Atemwegserkrankung (Reichel et al., 1969; Ulmer u. Hölting, 1975).

Ein Grund, daß die Lebenserwartung des Silikotikers, bis auf wenige Monate, diejenige der Allgemeinbevölkerung erreicht hat (Wohlberedt, 1975), liegt sicher darin, daß sich die obstruktiven Atemwegserkrankungen heute relativ gut behandeln lassen.

Mit der Feststellung, daß die Krankheit des Patienten mit Anthrako-Silikose eine obstruktive Atemwegserkrankung darstellt, ergeben sich 2 Fragen, die für die Zusammenhangsfrage beantwortet werden müssen:

1. Kommt die obstruktive Atemwegserkrankung häufiger bei Patienten mit Anthrako-Silikose als bei der Allgemeinbevölkerung vor?

2. Entsprechen Funktionsmuster und Verlauf der Patienten mit obstruktiver Atemwegserkrankung ohne Anthrako-Silikose denjenigen von Patienten mit Anthrako-Silikose?

Die erste Frage wurde durch umfangreiche Untersuchungen unseres Arbeitskreises eindeutig dahingehend beantwortet (s.S. 236), daß obstruktive Atemwegserkrankungen nur bei den verschwielenden Formen der Anthrako-Silikose der röntgenologischen Schweregrade B und C statistisch gesichert häufiger vorkommen als bei der Allgemeinbevölkerung. Da diese Häufigkeit etwa beim Doppelten derjenigen der Allgemeinbevölkerung liegt, kann die für die Begutachtung des Einzelfalles geforderte Wahrscheinlichkeit für den Zusammenhang zwischen Berufsexposition und Krankheitsentstehung für diese Formen bejaht werden.

Bei allen anderen röntgenologischen Anthrako-Silikosen fanden sich genau die gleichen Häufigkeiten obstruktiver Atemwegserkrankungen wie in der nichtstaubbelasteten Allgemeinbevölkerung (REICHEL *et al.*, 1969).

Für die Begutachtung dieser Formen hat sich eingebürgert, eine Teilanerkennung eines entsprechenden Funktionsschadens beim Vorliegen obstruktiver Störungen anzuerkennen, wenn röntgenologisch der Schweregrad II sicher erreicht ist. Im allgemeinen wird bei diesen Patienten die Hälfte der pulmonalbedingten Gesamterwerbsminderung dann der Silikose als teilverursachender Faktor zugeschrieben.

Obwohl die epidemiologischen Untersuchungen keine wissenschaftliche Grundlage für eine derartige Handhabung bieten und obwohl bei der vollständigen Anerkennung als Berufskrankheit beim Vorliegen von Schwielenbildungen der Grade B und C der Funktionsschaden etwa jeden zweiten Anthrako-Silikotikers durch Atemwegsobstruktion auch ohne Staubeinwirkung eingetreten wäre, kann man sich dieser Begutachtungspraxis anschließen: Viele röntgenologische Formen der Grade II (III) entwickeln später eine Lungenschwiele (A-, B- oder C-Formen) im Sinne der progressiven massiven Fibrose der Anglo-Amerikaner, bei der der Zusammenhang anzuerkennen ist. In jedem Fall ist diese Gutachterpraxis nach dem Stand unseres Wissens entsprechend der klinischen Erfahrung und entsprechend den epidemiologischen Grundlagen großzügig.

Als Grundlage für eine entsprechende Begutachtung sind zu fordern: Röntgenbild mit entsprechenden Veränderungen, Elektrokardiogramm, ganzkörperplethysmographische Beurteilung der Strömungswiderstände in den Atemwegen und des intrathorakalen Gasvolumens, arterielle Blutgase in Ruhe und bei Belastung.

Auf diesen Grunddaten kann eine zuverlässige Funktionsbegutachtung bei Anthrako-Silikosen aufgebaut werden. Bestimmungen der Vitalkapazität, des 1-sec-Wertes und der Diffusionskapazität sollten heute als alleinige Parameter nicht mehr ausreichen; sie können die obengenannten Meßwerte ergänzen.

In Sonderfällen kann die Bestimmung der Lungen-Compliance noch wünschenswert erscheinen. Druckmessungen im Lungenkreislauf sind nicht erforderlich, da die Beziehungen, wie sie zwischen dem Ausmaß der Atemwegsobstruktion des arteriellen Blutes und der Entwicklung eines Cor pulmonale bestehen (ULMER, 1972; REICHEL, 1972; PODLESCH *et al.*, 1966), gut bekannt und gut gesichert sind. Ein chronisches Cor pulmonale ohne entsprechende Veränderungen der genannten Meßgrößen kommt nicht vor.

Gelegentlich stellt sich auch die Frage der Abgrenzung anderer Erkrankungen, vorwiegend des Herzens, aber auch des Gesamtorganismus, die zu ähnlichen Funktionsbildern, wie sie bei den obstruktiven Atemwegserkrankungen zu finden sind, führen können: Schwierigkeiten können beim Versagen des linken Herzens, bei Hochdruck, bei Klappenfehlern, Myodegeneratio cordis und Zuständen nach Herzinfarkt bestehen. Auch die Adipositas mit hochstehenden Zwerchfellen kann den Thoraxraum so einengen, daß es zur Atemwegsobstruktion kommt (ISLAM u. ULMER, 1974; ULMER, 1974). Da hierbei oft auch röntgenologisch die Lungenzeichnung vermehrt erscheint, bedarf auch das Röntgenbild besonders kritischer Würdigung.

Prinzipiell kann mit der Festlegung einer Erwerbsminderung (EM) von 20% begonnen werden. Da dieser Bereich aber oft schwer vom Normbereich abzugrenzen ist, wird meist mit einer 30%igen Erwerbsminderung die erste Einstufung, welche auf entsprechende, von der Norm abweichende Funktionsbefunde aufbaut, begonnen.

Die Einstufung der Erwerbsminderung kann dann bis zu 100%, d.h. bis zur völligen Erwerbsunfähigkeit, ansteigen, wobei völlige Erwerbsunfähigkeit bedeutet, daß der Verletzte dauernd die Fähigkeit verloren hat, einen irgendwie nennenswerten Verdienst zu erlangen, d.h., er muß aus gesundheitlichen Gründen unfähig sein, sich unter Ausnutzung der Arbeitsgelegenheiten, die sich nach seinen gesamten Kenntnissen sowie körperlichen und geistigen Fähigkeiten im ganzen Bereich des wirtschaftlichen Lebens bieten, noch einen Erwerb zu verschaffen.

Bei besonderem Betroffensein derartiger Patienten kann Pflege gewährt werden.

Nach § 558 RVO ist Pflege zu gewähren, solange der Verletzte infolge der Berufskrankheit so hilflos ist, daß er nicht ohne Wartung und Pflege sein kann. Hilflos im Sinne dieser Bestimmung ist der Verletzte, wenn er in regelmäßiger Wiederkehr, wenn auch nicht notwendigerweise an jedem Tage, für zahlreiche Verrichtungen des Lebens der Hilfe anderer bedarf.

Da die Methodik der Funktionsanalyse heute schon ein sehr hohes Maß an Objektivität erreicht hat, welches mit dem Krankheitsbild in sehr guter Weise übereinstimmt, wird in absehbarer Zeit aus solchen Daten eine computererrechnete Festsetzung der Erwerbsminderung ermöglichen.

Die *Siliko-Tuberkulose* ist als ein Gesamtkrankheitsbild zu entschädigen. Schon eine verhältnismäßig geringfügige Silikose kann auf die Entstehung und den Verlauf der Tuberkulose ungünstig einwirken.

Nach der Begründung der Liste der Berufskrankheiten heißt es für die Nr. 35: „Sofern sichere silikotische Veränderungen im Röntgenbild erkennbar sind *und die Aktivität* der Tuberkulose erwiesen ist (s.S. 321), liegt eine entschädigungspflichtige Berufskrankheit vor. Die Tuberkulose darf nicht ruhen, also inaktiv sein."

„Eine Siliko-Tuberkulose liegt nicht vor, wenn die Staubeinlagerungen so geringfügig sind, daß nach dem Stand der wissenschaftlichen Erkenntnisse ein schädigender Einfluß derartiger Staubeinlagerungen auf eine vorhandene aktive Lungentuberkulose zu verneinen ist."

Sobald die Bedingungen einer Berufskrankheit der Nr. 35 (Siliko-Tuberkulose) erfüllt sind, d.h., daß neben der Silikose eine *aktive* Tuberkulose vorliegt, wird im allgemeinen eine Erwerbsminderung von 100% gewährt. Kommt es unter der erforderlichen Dreier-Kombination von Tuberkulostatika zu einer Konsolidierung der Tuberkulose, so ist dann, wenn Aktivitätszeichen fehlen, eine Um-Anerkennung nach Berufskrankheiten-Nr. 34 durchzuführen.

Läßt sich bei der einmaligen Untersuchung kein eindeutiges Urteil über die Aktivität einer begleitenden Tuberkulose fällen, so wird meist eine Nachuntersuchung nach einigen Monaten die Entscheidung erlauben.

Wir neigen heute dazu, in zweifelhaften Fällen eine „Sicherheitskur" von 8—20 Wochen mit einer Zweier- oder Dreier-Kombination durchzuführen. Dies ist berechtigt, da die Medikamente unter Überwachung im allgemeinen gut vertragen werden, und da es derartigen Patienten meist unter wie nach einer solchen Behandlung besser geht. Man wird nicht in jedem dieser Fälle eine BK-Nr. 35 annehmen müssen. Die weitere Einstufung nach BK-Nr. 34 ist oft gerechtfertigt, da diese Patienten meist wegen ihrer funktionell schweren Silikose auch schon hoch entschädigt sind.

Sind bei einer als Siliko-Tuberkulose (BK-Nr. 35) anerkannten Erkrankung keine Aktivitätszeichen mehr nachweisbar, so ist eine Um-Anerkennung nach BK-Nr. 34, also als Silikose, durchzuführen.

Das Ausmaß *der funktionellen Beeinträchtigung* entscheidet dann über die Höhe der festzusetzenden Erwerbsminderung. Im allgemeinen wird man eine schrittweise Herabsetzung der mit 100% EM entschädigten BK-Nr. 35 vornehmen, bis nach einer 1—3jährigen Übergangzeit die „Inaktivität" als definitiv anzusehen ist und der Patient eine dem Funktionsausfall entsprechende Erwerbsminderung nach BK-Nr. 34 erhält.

Berufskrankheiten-Nr. 36:
Erkrankungen der tieferen Luftwege und der Lunge durch Thomasmehl (Thomasphosphat).

Staub, der in hoher Konzentration über die Atemwege aufgenommen wird, kann eine Schädigung der tieferen Luftwege und der Lunge bewirken. Meist heilen die entsprechenden Bronchitiden nach Expositionsende komplikationslos aus. Akute krupppöse Pneumonien können allerdings tödlich verlaufen. Zeitlicher Zusammenhang ist für die Anerkennung entscheidend.

Berufskrankheiten-Nr. 41:
Bronchialasthma, das zur Aufgabe der beruflichen Beschäftigung oder jeder Erwerbsarbeit gezwungen hat.

Mit dieser Berufskrankheiten-Nummer sind das exogen allergische Bronchialasthma (z.B. Bäckerasthma), bei welchem die allergische Genese im Expositionstest zu fordern ist, und das toxisch verursachte Asthma bronchiale gemeint. Eine Entschädigungspflicht setzt voraus, daß das Bronchialasthma zur Aufgabe der beruflichen Beschäftigung geführt hat. Da diese Aufgabe des Berufes, besonders in Familienbetrieben, häufig zu Schwierigkeiten führt, wird diese Antragstellung oft hinausgezögert. Weitgehende Allergenkarrenz durch Tragen einfacher Mund-Nasen-Masken (OP-Masken) und Di-

natrium cromoglicicum (Intal) können oft
das Krankheitsbild vollständig beherrschen
lassen (ULMER, 1974). Ob sich bei möglich-
ster Früherfassung die Manifestation der Berufskrankheit hiermit endgültig verhüten lassen wird, kann heute noch nicht entschieden
werden.

Eine Reihe der genannten Berufskrank-
heiten-Nummern wird gewöhnlich nicht
unter dem Begriff „Pneumokoniosen" verstanden. Da aber eine scharfe Abtrennung
bei einigen Formen nicht möglich ist, und
da gelegentlich Zuordnungsschwierigkeiten
bestehen, wurden hier die Berufskrankheiten
aufgeführt, deren Entstehung durch Einatmung entsprechender Staube oder Dämpfe
gesichert ist.

Literatur

Black Lung Benefits Program: First Annual Report on
the Administration of Part B of Title IV of the Fede-
ral Coal Mine Health and Safety. Act of 1969. June
1971.
BUCKUP, H.: Die Asbestose. Berufsgenossenschaft 71,
159 (1960).
HUGH-JONES, P., FLETCHER, C.M.: The social conse-
quences of pneumoconiosis among coal miners in
South Wales. Medical Research Council Memorandum No. 25, London 1951.
HUTCHINSON, M.K.: Protecting the health of coal miners, an interagency approach. U.S. Department of
Health, Eduction and Welfers, 1973.
ISLAM, M.S., ULMER, W.T., KNIEFELD, W.: Lungenfunk-
tion bei Spannungsverlust der Lunge. Pneumonolo-
gie 151, 73 (1974).
PODLESCH, I., HINSELER, K., HERILE, F., ULMER, W.T.:
Kardiopulmonale Korrelation bei Silikose. Klin.
Wschr. 44, 677 (1966).
Proceedings of the Executive Session, National Com-
mission on State Workmen's Compensation Laws,
p. 215, January 1972.
REICHEL, G.: Pulmonale Hypertonie bei Silikose. Med.
Welt 23, 1025 (1972).

REICHEL, G., ULMER, W.T., BUCKUP, H., STEMPEL, G.,
WERNER, U.: Die chronisch obstruktiven Atemwegserkrankungen des Bergmannes. Dtsch. med. Wschr.
94, 2375 (1969).
REICHMANN, V.: Die schwere Staublungenerkrankung
und ihre Begutachtung. Med. Welt 44, 1 (1937).
SNYMAN, F.A.: What in pneumoconiosis should be compensated? In: International Conference on Pneumoconiosis, Johannesburg 1969, Department of Mines,
p. 270.
SCHÜRMANN, D.: Manganvergiftung bei der Herstellung
von Spuren-Düngemitteln. Zbl. Arbeitsmed. 6, 106
(1956).
ULMER, W.T.: The relationship between dust exposure
and chronic bronchitis and emphysema. In: International Conference on Pneumoconiosis, Johannesburg 1969, Department of Mines, p. 328.
ULMER, W.T.: Hypertrophie des rechten Herzens aus
der Sicht des Klinikers. Verh. dtsch. Ges. Kreisl.-
Forsch. 38, 102 (1972).
ULMER, W.T.: Staub am Arbeitsplatz. In: Verh. Dtsch.
Ges. Arbeitsmed., S. 35. Stuttgart: Gentner 1974.
ULMER, W.T.: Gastroenterologie und Pulmonologie. In:
Gastroenterologie und Stoffwechsel, Aktionen und
Interaktionen. Verh. dtsch. Ges. Verdau.- u. Stoff-
wechselkr. Baden-Baden: Witzstrock GmbH, 59
(1974).
ULMER, W.T.: Pathophysiologie der Lungenkrankheiten. Röntgenberichte 3, 1 (1974).
ULMER, W.T.: Möglichkeiten kurativer Langzeitbehandlung des berufsbedingten allergischen Asthma
bronchiale. Dtsch. med. Wschr. 99, 1179 (1974).
ULMER, W.T.: Lungenerkrankungen durch anorganische Stäube. Verh. dtsch. Ges. inn. Med. 81, 414
(1975).
ULMER, W.T., HÖLTING, G.: Obstruktive Atemwegserkrankung bei Patienten mit und ohne Anthrakosilikose: Ein Vergleich. Beitr. Silikose-Forsch. 27, 21
(1975).
WAGNER, R.: What in pneumoconiosis should be compensated? In: International Conference on Pneumoconiosis, Johannesburg 1969, Department of Mines,
p. 274.
WAGNER, R.: Gegenwärtige Bedeutung des berufsbedingten Asthma bronchiale in der BRD. Verh. dtsch.
Ges. Arbeitsmed. Stuttgart: Gentner, 17 (1974).
WOHLBEREDT, F.: Welches Lebensalter erreichen Silikoseerkrankte im Vergleich zu anderen Bevölkerungsgruppen? Berufsgenossenschaft 2, 63 (1975).
WOITOWITZ, H.-J.: Arbeitsmedizinisch-epidemiologische Untersuchungen zu den unmittelbaren Gesundheitsgefahren durch Asbest. Stuttgart: Thieme 1972.

Grundlagen der tierexperimentellen Pneumokonioseforschung

W. Weller

Mit 7 Abbildungen und 4 Tabellen

A. Einleitung

Bei jeder tierexperimentellen Untersuchung sind neben der allgemeinen und speziellen Versuchsmethodik das verwendete Tiermaterial einschließlich der Haltungsbedingungen von grundlegender, jedoch oft vernachlässigter Bedeutung. Dies trifft insbesondere auf die experimentelle Pneumokonioseforschung zu, wo sehr häufig die zu untersuchenden Stäube oder Aerosole durch Injektion oder Inhalation in die Lungen eingebracht werden. Die Lungen und das Bronchialsystem, einschließlich des zugehörigen Lymphsystems der Versuchstiere, sind aber schon normalerweise, in Abhängigkeit vom hygienischen Status der Tiere, Belastungen und Veränderungen ausgesetzt.

Tiermaterial und Tierhaltung sollten derart beschaffen sein, daß insbesondere auch am Versuchsende qualitativ einwandfreies Lungen- und Lymphknotenmaterial zur Untersuchung zur Verfügung steht. Diese, wie auch andere Organe, dürfen keine krankhaften Veränderungen aufweisen, die eine exakte Auswertung der Versuche erschweren oder unmöglich machen. Ein weiteres wichtiges Problem ist die Spontan-Todesrate, die im fortgeschrittenen Versuchsstadium sehr hohe Werte annehmen kann. Die Erhöhung der bei Versuchsbeginn einzusetzenden Tierzahl ist sicher kein geeignetes Mittel zur Lösung dieses Problems. Für verschiedene Aussagen sowie zur statistischen Auswertung sind aber oft größere Tierkollektive, auch am Versuchsende bei Langzeitversuchen, notwendig. Aus diesen Gründen muß die Spontan-Todesrate möglichst gering gehalten werden. Bei Verwendung geeigneten Tiermaterials mit entsprechenden Haltungsbedingungen ist dies in wünschenswertem Maß erreichbar (Weller, 1970a; Weller, 1972).

B. Tiermaterial

Bis vor etwa 10 Jahren wurden, ganz allgemein in der Forschung und damit auch in der experimentellen Pneumokonioseforschung, konventionelle Versuchstiere verwendet. Über den Status von vollkommen keimfreien Tieren wurden dann die spezifiziert pathogenfreien (SPF)-Tiere entwickelt. Damit stehen bei Ratten und Mäusen Tiere mit sehr unterschiedlichem hygienischen Status zur Verfügung. Alle anderen zur experimentellen Untersuchung verwendeten Tierarten gibt es z.Z. im wesentlichen als konventionelle Tiere. Einen Überblick der bisher im Keimfrei-Status beschriebenen Versuchstierarten gibt Dietzel (Dietzel, 1974). Überwiegend werden in der tierexperimentellen Pneumokonioseforschung die sogenannten kleinen Labornager, wie Ratten und Mäuse, verwendet. Vereinzelt werden Versuche mit Primaten, Hunden, Katzen, Kaninchen, Meerschweinchen, Hamstern und Fischen durchgeführt (Beck, 1959/60; Brockhaus u. Schlipköter, 1967a und b; Knieriem u. Reif, 1965; Lavenne et al., 1970; Weller, 1970b; Weller et al., 1974). Nicht als eigentliche Versuchstiere dienten Pferde, die als Grubenpferde jedoch interessante vergleichende Untersuchungen unter praxisnahen Bedingungen ermöglichten (Einbrodt u.

Fitzek, 1967; Einbrodt *et al.*, 1965; Einbrodt u. Weller, 1966). Ein wichtiges Problem bei der Verwendung von Tieren ist das Vorhandensein eines genetisch einheitlichen Tiermaterials (Loosli, 1971). Dies ist weitgehend verwirklicht bei den sog. Inzuchtstämmen, die es insbesondere bei Ratten, Mäusen und Meerschweinchen gibt. Die Reaktionen der Inzuchtstämme sind nicht so uniform, wie es der Grad ihrer Homozygotie erwarten läßt. Durch den Verlust der genetischen Pufferwirkung reagieren Inzuchttiere empfindlicher auf Umweltfaktoren (Loosli, 1964). Durch besondere Zuchtmethoden kann auch die bei den Inzuchtstämmen vorhandene genetische Drift weitgehend ausgeschaltet werden, so daß Versuche auch nach Jahren noch mit dem gleichen Tiermaterial ausgeführt werden können. Dies wird vor allem bei eingehenderen biochemischen Untersuchungen von Vorteil sein wie auch bei der Gewinnung von Zellmaterial für Zellteste.

I. Konventionelle Tiere

Als konventionell werden Tiere mit unbekanntem hygienischen Status bezeichnet. Sie sind in einem mehr oder weniger großen Umfang mit pathogenen Keimen, mit Endo- oder Ektoparasiten behaftet. Dadurch werden der Versuch und die Versuchsergebnisse in zufälliger und unkontrollierbarer Weise beeinflußt. Wie die nachfolgenden Abbildungen (Abb. 1—4) zeigen, weisen schon verschiedene Organe von Normaltieren schwerwiegende und die Versuchsauswertung beeinträchtigende Veränderungen auf. In der Pneumokonioseforschung sind dies insbesondere Veränderungen der Lungen und verschiedener Lymphknoten. Peribronchiale Zellmäntel mit einem dichten kollagenen Fasergerüst in sehr unterschiedlicher Ausdehnung sind schon bei jungen Ratten vorhanden. Mit zunehmendem Alter kommen eitrige Bronchiektasien hinzu. Auch ohne ent-

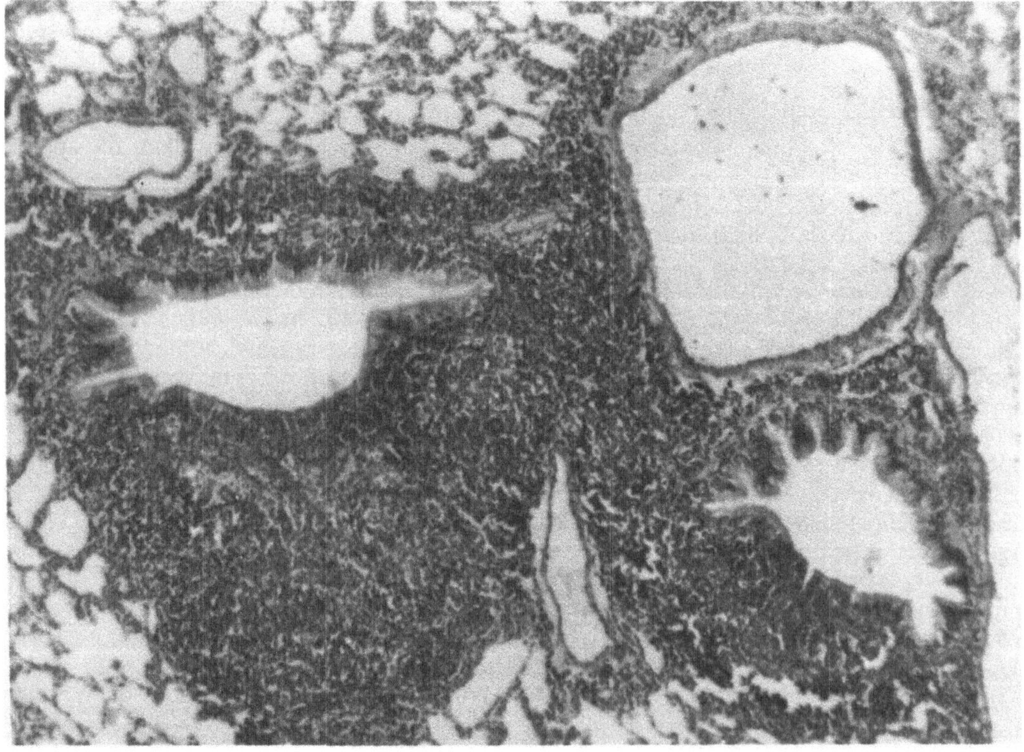

Abb. 1. Peribronchiale Zellmäntel bei konventionellen Ratten. Zusätzlich Bronchialepithelveränderungen. Mikroskopische Vergr.: 16,5fach

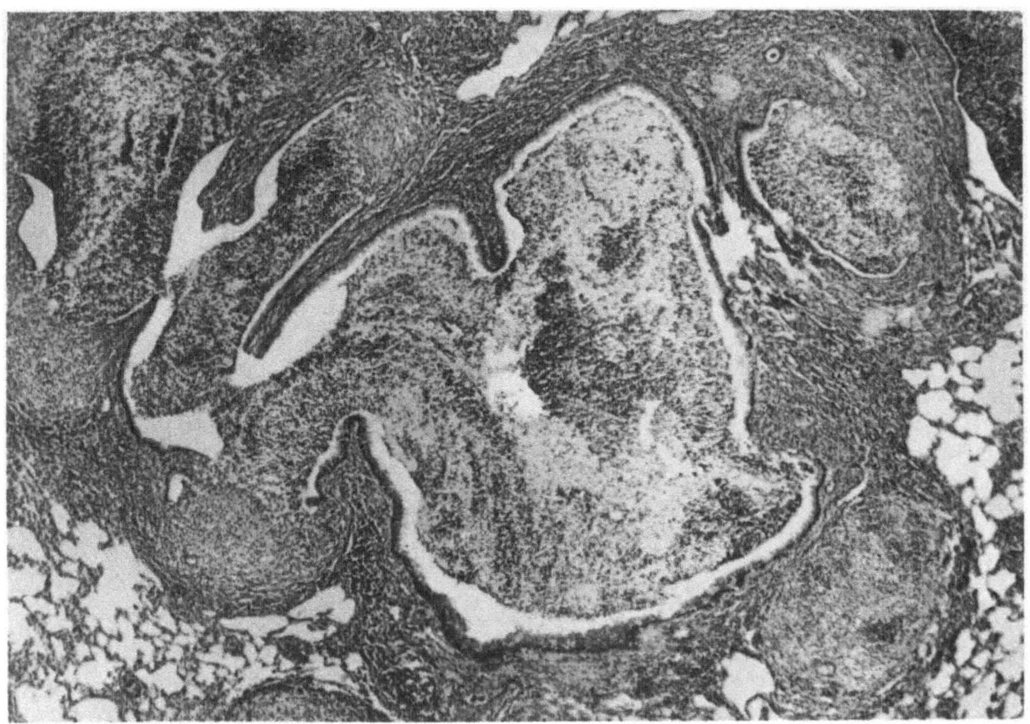

Abb. 2. Bronchiektasien bei konventionellen älteren Ratten. Mikroskopische Vergr.: 8,1fach

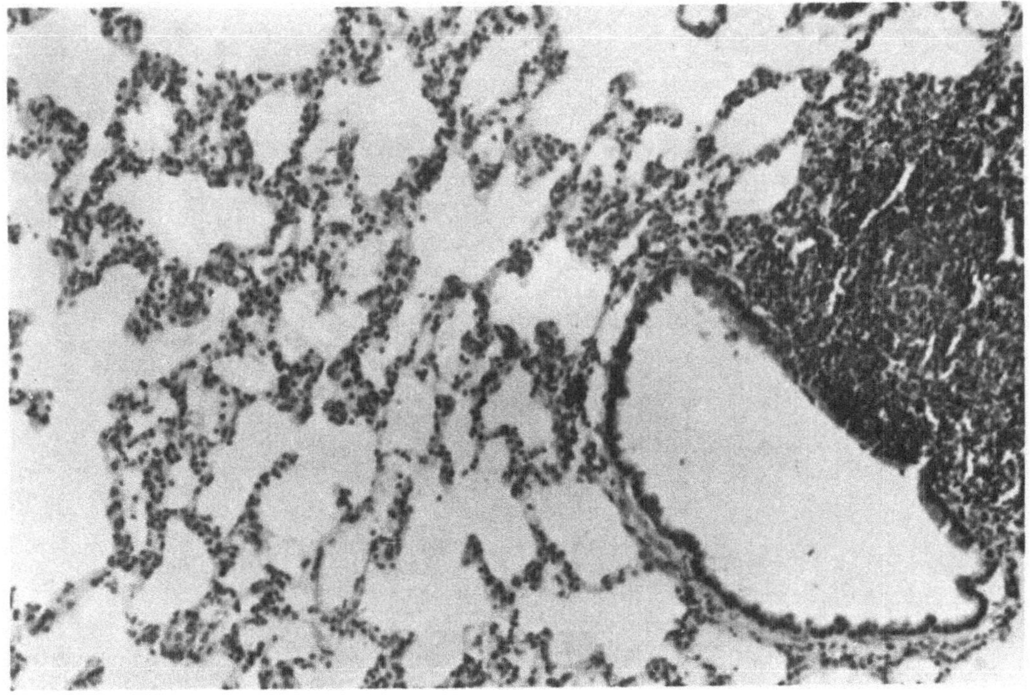

Abb. 3. Starke zelluläre Infiltrationen der Alveolarsepten bei konventionellen Ratten. Zusätzlich peribronchiale lymphoide Zellinfiltration. Mikroskopische Vergr.: 16,2fach

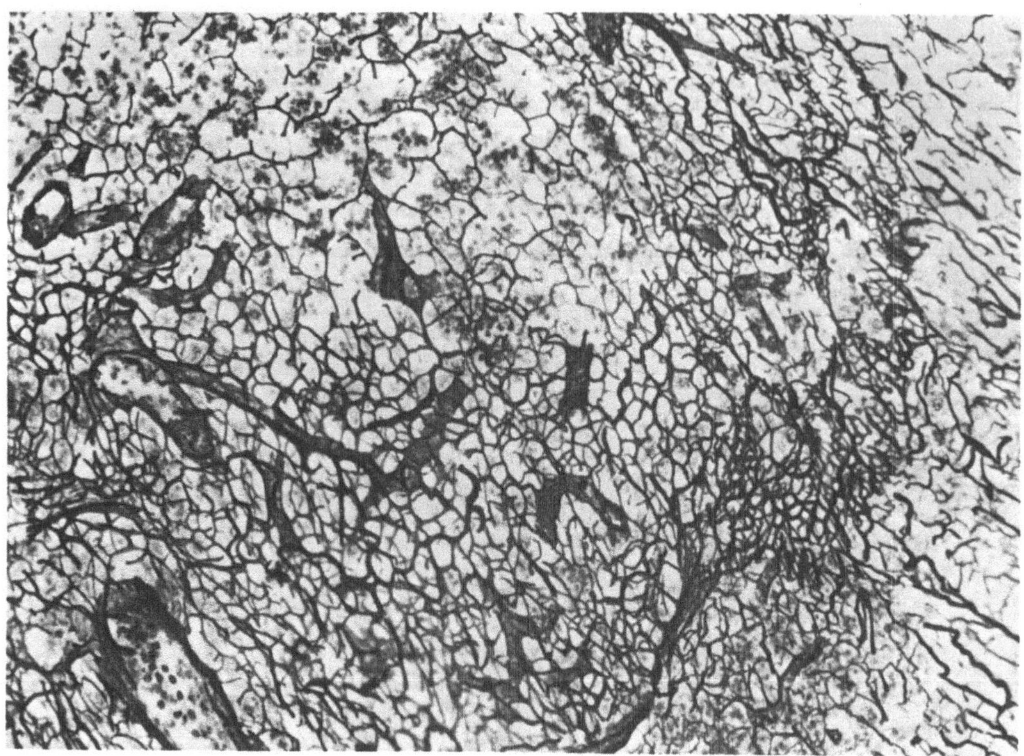

Abb. 4. Lungenlymphknoten einer konventionellen Ratte. Starke Infiltration kollagener und retikulärer Fasern. Mikroskopische Vergr.: 52fach

zündliche Veränderungen weisen die Lungen konventioneller Tiere eine starke zelluläre Infiltration der Alveolarsepten auf. Diese zellulären Infiltrationen haben eine Fasergrundlage retikulärer und kollagener Fasern. Die für die Pneumokonioseforschung wichtigen Lymphknoten, wie Lungenlymphknoten, craniale und caudale Mesenteriallymphknoten, zeigen teilweise eine deutliche fibröse Infiltration.

II. Keimfreie Tiere

Keimfreie Tiere werden durch Kaiserschnitt von ausgesuchten Muttertieren gewonnen. Kurz vor der natürlichen Geburt wird der Uterus mit dem Embryo in toto entnommen und durch ein Desinfektionstauchbad in einen keimfreien Isolator gebracht.

Bei erstmaliger Aufzucht ist die Fütterung sehr schwierig, später können keimfreie Am-

mentiere dazu verwendet werden. Keimfreie Ratten und Mäuse verschiedener Rassen können heute kommerziell bezogen werden, während bei anderen Versuchstieren dies

Tabelle 1. Spezifische Organgewichte (Gewicht in g/100 g Körpergewicht) einiger für die Pneumokonioseforschung wichtiger Organe in Abhängigkeit vom hygienischen Status. 2 Gruppen 6 Monate alter Wistar-Ratten

Organ	Gewicht in g/100 g Körpergewicht		
	keim-frei	SPF	konven-tionell
Versuch I:			
Lunge	0,40	0,41	0,51
Lungenlymphknoten	0,008	0,011	0,016
Ges. Mes. Lymphkn.	0,020	0,021	0,026
Ges. Lymphknoten	0,028	0,032	0,042
Versuch II:			
Lunge	0,35	0,41	0,49
Lungenlymphknoten	0,005	0,006	0,017
Ges. Mes. Lymphkn.	0,011	0,017	0,034
Ges. Lymphknoten	0,016	0,023	0,051

Tabelle 2. Ergebnisse der Serumeiweiß-Elektrophorese in g/100 ml in Abhängigkeit vom hygienischen Status der Versuchstiere. 4 Monate alte Wistar-Ratten

	Konventionell	SPF	Keimfrei
Ges.-Eiweiß	$6,90 \pm 0,61$	$7,18 \pm 0,21$	$6,72 \pm 0,19$
Albumin	$3,70 \pm 0,17$	$4,17 \pm 0,06$	$4,53 \pm 0,15$
alpha$_1$-Globulin	$0,83 \pm 0,06$	$0,83 \pm 0,12$	$0,87 \pm 0,15$
alpha$_2$-Globulin	$0,57 \pm 0,31$	$0,60 \pm 0,20$	$0,53 \pm 0,12$
β-Globulin	$1,37 \pm 0,25$	$1,20 \pm 0,10$	$0,83 \pm 0,06$
γ-Globulin	$0,53 \pm 0,38$	$0,40 \pm 0,10$	$0,02$

noch nicht möglich ist. Keimfrei heißt, daß die so gewonnenen und gehaltenen Tiere frei von nachweisbaren pathogenen und nichtpathogenen Mikroorganismen sind sowie natürlich auch frei von Endo- und Ektoparasiten. An den Organen keimfreier Tiere, insbesondere den Lungen, läßt sich histologisch nachweisen, von welch großem Einfluß schon die normale Umwelt ist. Das Lungengewebe weist eine zarte Struktur ohne zelluläre oder fibrotische Einlagerungen auf. Diese qualitativen Eigenschaften lassen sich, wie die Tabelle 1 zeigt, auch quantitativ nachweisen. Die spezifischen Organgewichte von Lungen- und Lungenlymphknoten sind gegenüber den Werten der konventionellen Tiere sehr deutlich geringer. Auch die Serumeiweißwerte unterscheiden sich deutlich (WELLER, 1974; WELLER *et al.*, 1974). Infolge des Fehlens einer mikrobiellen Belastung sind insbesondere die Gamma-Globulinwerte äußerst niedrig (Tabelle 2). JUHR (1974) gibt einen Überblick über den Einfluß der Keimbesiedlung auf einige physiologische Parameter bei der Ratte. Danach zeigen keimfreie Ratten gegenüber konventionellen Ratten einen um 20% reduzierten Grundumsatz, einen um 24% geringeren Sauerstoffverbrauch, eine um 50% niedrigere Jodaufnahme der Schilddrüse. Die Herzleistung ist um 25% kleiner, das Blutvolumen um 22%, die Durchblutung der Leber ist um die Hälfte geringer. Weitere Unterschiede betreffen insbesondere Meßgrößen des Caecums und der Caecuminhaltsstoffe.

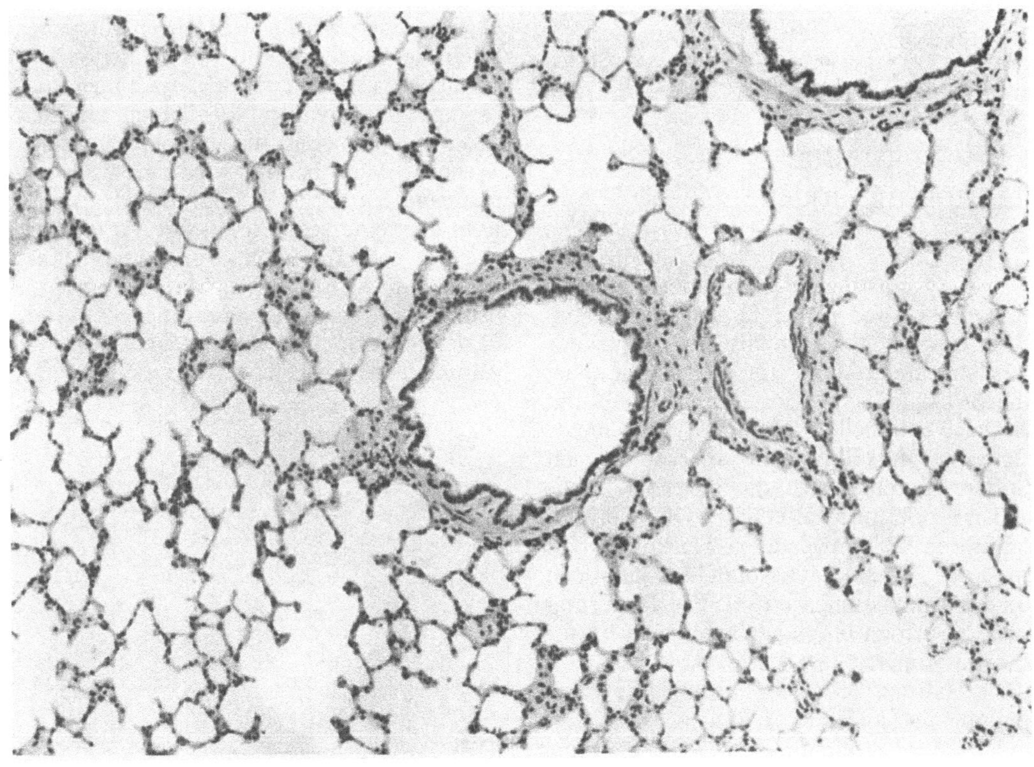

Abb. 5. Lunge einer SPF-Ratte. Mikroskopische Vergr.: 8,3fach

III. Spezifiziert pathogenfreie (SPF)-Tiere

Aus den keimfreien Tieren wurden die sogenannt spezifiziert pathogenfreien Tiere entwickelt. Diese Tiere haben im Gegensatz zu den keimfreien Tieren ein normales, nichtpathogenes Keimspektrum. Bezüglich der pathogenen Mikroorganismen besteht eine gewisse Variationsbreite. Bestenfalls sind die SPF-Tiere frei von allen pathogenen Mikroorganismen sowie Endo- und Ektoparasiten. Im übrigen gilt die vom Züchter mitgelieferte Bescheinigung über die durchgeführten Untersuchungen und Ausschluß namentlich aufgeführter Organismen und Mikroorganismen. Aufgrund des hygienischen Status liegen die SPF-Tiere in vielen Werten näher an denen der keimfreien Tiere. Für die Pneumokonioseforschung ist besonders wichtig, daß das Lungengewebe von guter Qualität ist. Bronchiektasien und peribronchiale Zellmäntel fehlen völlig, die Alveolarsepten sind frei von zellulären Infiltrationen, wie Abb. 5 zeigt.

C. Tierhaltung

I. Haltungsräume, Haltungsmethoden

Die Tierhaltung ist von ausschlaggebender Bedeutung für den Verlauf eines Experiments, insbesondere bei Langzeitversuchen. Entsprechend dem hygienischen Status der Versuchstiere gibt es eine konventionelle, eine SPF- und eine keimfreie Tierhaltung. Die konventionelle Haltung wird in nicht- oder nur unvollkommen abgeschlossenen Räumen durchgeführt, die meistens unklimatisiert oder unbelüftet sind. Die Tierpfleger führen die notwendigen Haltungsarbeiten in der Regel ohne besondere hygienische Vorsichtsmaßnahmen durch. Die Fütterung der Tiere erfolgt mit handelsüblichem Futter bzw. mit zubereitetem Futter oder Abfällen.

Die Haltung keimfreier Tiere kann dagegen nur in Isolatoren erfolgen. Isolatoren sind 1–2 m³ große längliche Plastikballons mit einem eigenen Belüftungssystem, das ein keimundurchlässiges Filter auf der Ansaug-

seite besitzt und auf der Luftauslaßseite ebenfalls hermetisch gegen die Umwelt abgeschlossen ist. Der Aufwand zur Sterilisierung der in den Isolator ein- und auszuschleusenden Materialien ist sehr groß und verlangt gut ausgebildetes und sorgfältig arbeitendes Pflegepersonal. Eine eingehende Darstellung der Methodik und Problematik der Gnotobiotechnik ist von HEINE (1968) erarbeitet worden. Für die Durchführung von Experimenten ist von Nachteil, daß pro Isolator nur sehr geringe Tierzahlen gehalten werden können und Inhalationsexperimente nur äußerst schwierig durchzuführen sind.

Großen baulichen und sachlichen Aufwand erfordert die SPF-Haltung. Voraussetzung sind eine ausreichend dimensionierte Klimaanlage, Tauchtanks und Sterilisatoren zur Einbringung von Materialien und Geräten sowie Zwangsduschen für das Personal. Diese Haltung wird auch als Barrierehaltung bezeichnet. Je nach Raumgröße können beliebig große Tierkollektive gehalten werden, alle Experimente können innerhalb des Haltungsraumes durchgeführt werden. Zur Fütterung wird handelsübliches keimarmes Futter verwendet, welches zur Durchschleusung durch die Tauchtanks in wasserdichten Plastiksäcken verpackt ist. Eine weniger aufwendige Haltung von SPF-Tieren mit sehr guten Ergebnissen ist die „saubere Haltung" (WELLER, 1972). Hierbei wird durch die Klimaanlage ein Druckgefälle vom Haltungsraum über eine Schleuse bis zur Vorschleuse erzeugt (Abb. 6). Hinzu kommen eine ganze Reihe von hygienischen Maßnahmen, die insbesondere das Pflegepersonal betreffen. Dazu gehören im wesentlichen folgende Maßnahmen: Auslegung von Desinfektions-

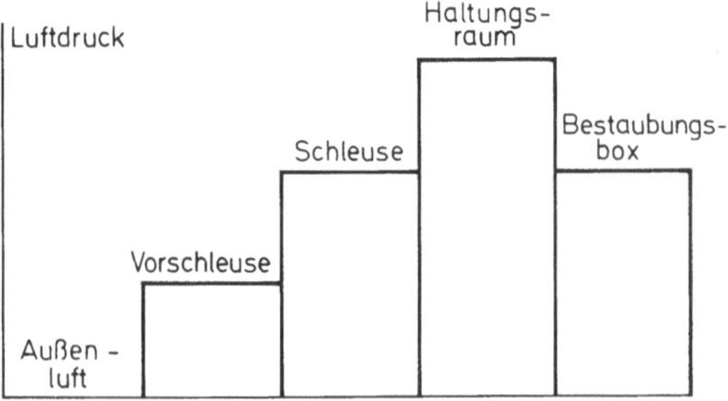

Abb. 6. Schematische Darstellung der Luftdruckverhältnisse in der Bestaubungs- und Tierhaltungsanlage als Teil der hygienischen Maßnahmen

matten vor der Schleuse und vor dem Haltungsraum, Handwaschbecken mit Händedesinfektion, Einmal-Handtücher. Alle Personen, die im Haltungsraum zu arbeiten haben, müssen besondere Kleidung, Gummiüberschuhe und Mundschutz tragen; es dürfen nur solche Personen den Haltungsraum betreten, die nach strengen sachlichen Maßstäben dort wirklich notwendig sind. Außerdem müssen alle technischen Anlagen außerhalb des Haltungsraumes liegen.

Bei den Haltungsbedingungen ist zu beachten, daß konventionelle Tiere in einer SPF- oder keimfreien Haltung nicht wesentlich „verbessert" werden können und andererseits SPF- oder keimfreie Tiere bei konventioneller Haltung im Verlauf weniger Wochen den Status konventioneller Tiere annehmen (GÄRTNER u. STOLL, 1972).

II. Raumklima

Zur Erzielung optimaler Versuchsergebnisse muß ein den verschiedenen Tierarten zuträgliches Raumklima geschaffen werden. Für Ratten und Mäuse liegen die Raumklimawerte bei 22° C und 60% relativer Luftfeuchte. Die Lufterneuerungsrate sollte zwischen 12–15 pro Stunde liegen, wobei in Käfignähe die Luftgeschwindigkeit unter 10 cm/sec liegen sollte. In einem Langzeitversuch mit Rhesus-Affen, die in Käfigen gehalten wurden, war eine Temperatur von 24° C bei 60% relativer Luftfeuchte offenbar optimal. Katzen können auf ihrem Liegeplatz noch um 2° höhere Temperaturen gebrauchen, während Kaninchen und Hunde mit Temperaturen von 18° C auskommen. Notfalls genügt für alle Tierarten eine Einheitstemperatur von 20–22° C, wobei Abweichungen von mehr als ± 1–2° C vermieden werden sollten (WILK, 1971).

III. Käfige, Käfigmaterial, Einstreu

In der Haltung von Ratten und Mäusen haben sich Makrolon-Käfige in den verschiedenen Größen sehr gut bewährt. In der Pneumokonioseforschung können derartige Kä-

fige auch für Intratracheal-, Intraperitoneal- und intravenöse Teste verwendet werden. Für Inhalationsversuche müssen die Käfige möglichst allseitig aus durchbrochenem Material bestehen. Sehr gut haben V_2A-Drahtkäfige sowie vor allem verzinnte Lochblechkäfige sich bewährt. Kotschalen sollten aus hygienischen Gründen nicht aus verzinktem Blech, sondern aus glasfaserverstärktem Polyester bestehen. Als Einstreu für Käfige und Kotschalen hat sich kommerziell beziehbares, hygienisch einwandfreies Holzgranulat sehr bewährt. Die Torfeinstreu sollte wegen einer möglichen Staubentwicklung nicht mehr verwendet werden.

IV. Quarantäne

Eine Quarantänisierung neu einzustellender Tiere ist im allgemeinen dann notwendig, wenn die neuen Tiere in einen bereits mit Versuchstieren belegten Versuchsraum eingebracht werden sollen. Aufgrund praktischer Erfahrung ist eine Quarantäne jedoch nur bei Meerschweinchen, Katzen, Hunden und Affen erforderlich. Wenn geeignete Räume vorhanden sind, ist die Quarantänisierung von Affen im vorgesehenen Versuchsbereich von Vorteil, es können jedoch auch bereits quarantänisierte Tiere kommerziell bezogen werden. Im einzelnen sind dabei die aus aktuellem Anlaß getroffenen gesetzlichen Bestimmungen zu beachten. Außerdem empfiehlt sich die Einhaltung der von der Berufsgenossenschaft der Chemischen Industrie herausgegebenen Richtlinien für die Verhütung von Infektionen des Menschen durch Affen (Berufsgenossenschaft der chemischen Industrie, 1968).

V. Adaptation

Bei einem Ortswechsel kommt es infolge von Transport, Klimawechsel, Käfigwechsel, Fütterungsänderungen sowie Neuzusammenstellung von Tiergruppen zu zeitlichen Veränderungen zahlreicher Parameter. GÄRTNER und STOLL (1972) haben etwa 40 solcher Parameter bei Ratten aus der Literatur zusammengestellt bzw. selbst untersucht. Es können nach diesen Untersuchungen eine kurzfristige Phase bis zu einer Woche, eine mittelfristige Phase von 2—4 Wochen, eine langfristige Phase von etwa 3 Monaten der Adaptation der verschiedenen Untersuchungsgrößen festgestellt werden. In der ersten Phase soll eine unspezifische, generalisierte Adaptationsreaktion ablaufen. In der zweiten Phase werden Umweltänderungen durch adaptive Verstellung bestimmter funktioneller Systeme aufgefangen. In die dritte Phase fällt z.B. die Akklimatisation des antikörperbildenden Systems, die erst nach 60—90 Tagen abgeschlossen ist. Auch der Ca-Gehalt der Knochen benötigt 80—90 Tage bis zur Stabilisierung nach Futterumstellung.

Das Adaptat verschiedener physiologischer Parameter ist neben seiner Stressorspezifität abhängig von der Intensität und Dauer der Streßwirkung, vom Alter und Geschlecht der adaptierenden Tiere (Hildebrandt, 1963). Nach Weihe (1964b) ist nach erfolgter Thermo-Adaptation, z.B. bei Ausfall der Klimatisierung, eine erneute Akklimatisationszeit zu berücksichtigen. Für die in der Pneumokonioseforschung zu verwendenden Tiere, insbesondere Ratten, scheint eine Adaptationszeit von 4 Wochen notwendig, aber auch ausreichend zu sein.

VI. Raumbedarf, Tiergruppengröße, Tierschutz

Neben der Beachtung der einschlägigen Bestimmung des neuen Tierschutzgesetzes (Bundesministerium für Ernährung, Landwirtschaft und Forsten, 1972) über die experimentelle Verwendung von Tieren, dürfen Versuchstiere in der Haltung und Pflege nicht vernachlässigt werden. Dazu gehört insbesondere, daß für Vorratshaltung oder experimentelle Haltung von Versuchstieren entsprechend der Tierzahl eine Mindestraumgröße vorhanden sein muß. Entsprechendes gilt für die Belegung verschiedener Käfigtypen, wobei jeweils die Höchsttierzahl nicht überschritten werden soll. Eine Empfehlung für Raumgrößen, Tierzahl pro Käfig, Lichtwerte und Pflegebedarf mit Richtwerten hat die DFG herausgegeben (Gesellschaft für Versuchstierkunde, 1971). Auch bei Wilk (1971) sind entsprechende allgemeine Angaben zu finden.

VII. Fütterung

Für alle Tierarten steht heute kommerziell Fertigfutter zur Verfügung. Die Qualität und Eignung dieser Fertigfutter ist auch für Langzeitversuche gut. Es ist zu beachten, daß es für Zucht, Wachstum und Haltung entsprechend dem Bedarf der jeweiligen Versuchstierarten besondere Diäten gibt. Weiterhin ist zwischen Standarddiäten und Spezialdiäten zu unterscheiden (Drepper u. Weik, 1972). In der experimentellen Pneumokonioseforschung sind Standarddiäten für die Haltung in den meisten Fällen ausreichend. Ein wichtiges Problem ist die Lagerung der Futtermittel. Bei unzweckmäßiger Lagerung oder zu altem Futter können auch bei pelletiertem Standardfutter Vitamingehalt sowie Keimzahl und Keimzusammensetzung ungünstig beeinflußt werden (Hörter, 1972; Horwarth et al., 1972). In einem Langzeitinhalationsversuch mit Rhesus-Affen, bei einer Haltungszeit von insgesamt 80 Monaten, hat sich die ausschließliche Ernährung mit Fertigfutter sehr bewährt. Meerschweinchen benötigen zusätzliche Gaben von 500 mg Vitamin C/Liter über das Trinkwasser (Drepper u. Weik, 1971). Bei Inhalationsversuchen sollte die Futterration nach dem Ende der Bestaubung gegeben werden, um eine mögliche Kontamination zu verhindern. Sowohl für den Allgemeinzustand der Tiere als auch bezüglich bestimmter Versuchsergebnisse ist die Futterzumessung von Vorteil. Im Intraperitonealversuch macht sich z.B. eine ad-libitum-Fütterung durch erhöhte Netzgewichte bei größerer Standardabweichung störend bemerkbar. Voraussetzung für eine Futterzumessung sind natürlich geeignete Futterbehälter, die einen nennenswerten Futterverlust verhindern. Die Tränkung der meisten Versuchstierarten erfolgt hygienisch einwandfrei über geschlossene Makrolon-Flaschen mit Edelstahl-Kappe oder über Tränkventile. Ratten und Mäuse sollten, auch zur besseren Kontrolle der Wasseraufnahme, aus Makrolon-Flaschen getränkt werden. Vielfach geschieht eine Ansäuerung des Trinkwassers mit HCL auf ein pH von 2,5, um bakterielle Infektionen über das Trinkwasser zu verhindern (Thunert, 1975). Thunert (1975) sowie Thunert und Heine (1975) haben sich eingehend mit Methoden zur hygienischen Verbesserung des Trinkwassers beschäftigt. Es werden die Methoden der UV-Bestrahlung, der Filterung, der Chlorung, der Ozonisierung, der Erhitzung, der Filtration und der Ansäuerung beschrieben und diskutiert. Aufgrund langjähriger Erfahrungen wird die Methode der Erhitzung mit anschließender Ansäuerung als zweckmäßig und erfolgreich angesehen.

D. Auswahl von Versuchstieren

I. Auswahl der Tiere nach dem Versuchszweck

Für die gebräuchlichen Injektionsteste, wie intratracheale, intraperitoneale oder intravenöse Injektion, eignen sich prinzipiell alle normalerweise verwendeten Versuchstiere. Die intratracheale Injektion ist bei der Maus jedoch aufgrund der anatomischen Verhältnisse wesentlich schwieriger durchzuführen als bei der Ratte. Bei keimfreien Ratten und Mäusen läßt sich eine intratracheale Injektion aufgrund der technischen Gegebenheiten (Manipulation mit relativ dicken Gummihandschuhen, schlechte Sichtverhältnisse) praktisch nicht durchführen. Die intraperitoneale Injektion ist insofern schwierig, als die keimfreien Tiere einen außerordentlich großen und dünnwandigen Blinddarm haben und es dadurch sehr leicht zu Rupturen bei der Fixation der Tiere kommt. Im Intratrachealtest lassen sich die von silikotischen Veränderungen betroffenen Organe, wie Lungen und Lungenlymphknoten, sehr leicht entnehmen. Im Intraperitonealtest kann jedoch die Lymphknotenentnahme, insbesondere bei geringschädigenden Stäuben, bei Mäusen Schwierigkeiten bereiten. Ein weiterer Gesichtspunkt ist, ob die Organe nur histologisch untersucht werden sollen, oder ob weitere materialverbrauchende Untersuchungen, wie Staubrückgewinnung, Oxyprolinbestimmung, SiO_2-Bestimmung, durchgeführt werden sollen. In diesem Fall ist die Verwendung von Ratten wegen der größeren Organgewichte günstiger als die Verwendung von Mäusen. ZUCKER (1964) betont, daß die Körpergröße der Ratte ein günstiger Kompromiß zwischen Kaninchen und Maus in bezug auf Durchführung von Operationen

und Gewinnung von Versuchsmaterial ist. Bei Affen treten solche Probleme wegen der großen Organgewichte nicht auf. Für Stoffwechseluntersuchungen, z.B. Oxyprolinausscheidung im Harn, gibt es für alle Versuchstiere entsprechende Stoffwechselkäfige; doch kann die Menge des benötigten Untersuchungsmaterials bei kleineren Versuchstieren nicht ausreichend sein. Das gleiche trifft für Blutuntersuchungen zu.

Im Rahmen der experimentellen Pneumokonioseforschung interessieren auch funktionelle Untersuchungen von Atmung und Kreislauf. Solche Untersuchungen sind bisher an Ratten und Affen (KUNCOVA et al., 1971; KUNCOVA, 1972; KUNCOVA, 1970; WELLER, 1973; WELLER et al., 1966; WELLER u. ULMER, 1972a) durchgeführt worden. Gemessen werden an diesen Tierarten Atemtiefe, Atemfrequenz, Atemminutenvolumen, Atmungsdruck als Intrapleuraldruck, Oesophagusdruck, Compliance, Resistance, funktionelles Residualvolumen, O_2-Verbrauch, CO-Diffusion, Blutgase, Druck im rechten Ventrikel, Druck in der A. femoralis und Herzfrequenz. Dabei ist die Messung der Atemstromstärke und des Oesophagusdruckes aus technischen Gründen problematisch. Deshalb muß die Ratte im Rahmen der Pneumokonioseforschung als kleinste Tiergröße angesehen werden, bei der solche funktionellen Untersuchungen im notwendigen Umfang durchgeführt werden können. Beim Affen sind derartige Untersuchungen sehr viel leichter durchführbar und vor allem, im Gegensatz zur Ratte, im gewissen Umfang am gleichen Tier wiederholbar.

Für den Inhalationstest eignen sich im Prinzip alle normalerweise verwendeten Versuchstiere. Bei größeren Tieren ergeben sich eventuelle Schwierigkeiten wegen der manchmal notwendigen großen Tierzahl. So treten im häufig verwendeten Göttinger Staubkanal (POLLEY, 1963) bereits bei Ratten Probleme auf, die die Unterbringung genügend großer Rattenkollektive sowie die Elimination der von den Tieren produzierten Kohlensäure, Feuchtigkeit und Wärme betreffen. Auch bei relativ großen Bestaubungsanlagen (WELLER, 1971; WELLER u. ULMER, 1972a) ist die Kapazität der Bestaubungsmöglichkeit auf etwa 60 Rhesus-Affen begrenzt. Im übrigen gelten auch für die Inhalationsteste die zuvor gemachten Einschränkungen.

II. Auswahl der Tiere nach der Versuchsdauer

Die in der Pneumokonioseforschung durchgeführten tierexperimentellen Versuche erstrecken sich im allgemeinen bis zu einem Versuchszeitraum von 24 Monaten. Diese Frist liegt auf jeden Fall innerhalb der normalen Lebensspanne der im wesentlichen verwendeten Versuchstiere (The UFAW-Handbook, 1972). Extreme Langzeitversuche, bis zu 72 Monaten Versuchszeit, wurden an Rhesus-Affen durchgeführt, die eine Lebenserwartung von 12—15 Jahren haben. Im wesentlich größeren Umfang als die natürliche Lebenserwartung der Versuchstiere ist jedoch die Spontan-Todesrate konventionell gehaltener konventioneller Tiere ein limitierender Faktor. Dies trifft vor allem für Langzeitversuche von über 12 Monaten Versuchsdauer zu. So können nach Merkenschlager (1971) nach dem 1. Versuchsjahr bei Versuchen mit konventionellen Ratten 50—60% oder mehr der Versuchstiere an den Folgen respiratorischer Infektionen sterben. In einem Versuch mit Rhesus-Affen in konventioneller Haltung mußten bis zum 20. Versuchsmonat alle Tiere wegen schwerer Infektion der Lunge getötet werden oder verendeten an diesen Erkrankungen (Beck, 1959/60). Bei Kurzzeitversuchen bis zu 6—12 Monaten treten die Verluste durch eine erhöhte Spontan-Todesrate noch nicht so gravierend in Erscheinung.

Zusammenfassend läßt sich feststellen, daß für intraperitoneale und intravenöse Kurzzeitversuche die Verwendung konventioneller Tiere noch zu tolerieren wäre. Für alle anderen Versuche ist die Verwendung von SPF-Tieren in mindestens sauberer Haltung zwingend notwendig.

III. Größe der Versuchsgruppen

Die Größe der Versuchsgruppe, d.h. die Anzahl der bei Versuchsbeginn einzusetzenden Tiere, ist abhängig von der Art und Anzahl der durchzuführenden Untersuchungen, von der Versuchsdauer, der zu erwartenden Spontan-Todesrate sowie vom hygienischen Status der Tiere. Hinzu kommt noch, ob bei der Untersuchung ein gering oder stark schädigender Staub verwendet wird. Wenn zu einem bestimmten Versuchszeitpunkt gleichzeitig histologische und funktionelle Untersuchungen sowie Staubrückgewinnung durchgeführt werden sollen, müssen bei kleineren Versuchstieren, wie Ratten und Mäusen, die Tierkollektive größer angesetzt werden, als wenn z.B. nur histologische Untersuchungen erforderlich sind. Oftmals sind bei diesen Tieren die geringen Lymphknotengewichte der limitierende Faktor. Dadurch müssen die Tierkollektive größer als eigentlich notwendig angesetzt werden. Bei längerer Versuchsdauer müssen entsprechend der Spontan-Todesrate ebenfalls größere Tierzahlen zu Versuchsbeginn eingesetzt werden. Bei SPF-Tieren in SPF- oder „sauberer Haltung" sind für einen 24-Monate-Versuch etwa 20—25% Reservetiere einzuplanen. Werden konventionelle Tiere verwendet, ist eine Kalkulation immer mit sehr großen Fehlern behaftet. Es müssen aber mindestens 50—80% Reserve-Tiere eingeplant werden.

Ein ganz anderes Problem ergibt sich, wenn die quantitativen Versuchsergebnisse statistisch gesichert werden sollen. In der experimentellen Pneumokonioseforschung werden die Organgewichte als quantitatives Maß einer Silikoseentwicklung bzw. einer therapeutischen oder prophylaktischen Wirkung verwendet. Aus ganz allgemeiner statistischer Kalkulation kann z.B. in einem Intratrachealtest von 3 Monaten Versuchszeit unter Verwendung von SPF-Tieren (Lungengewicht-Kontrollgruppe 1,5 g, Standardabweichung 15%, Lungengewicht-Staubinjektionsgruppe 2,0 g, Standardabweichung ebenfalls 15%) eine Gruppe von 5 Tieren zur statistischen Sicherung dieses Organgewichtsunterschiedes ausreichend sein. Die statistische Sicherung eines gleich hohen Organgewichtzuwachses von 0,5 g erfordert bei konventionellen Ratten (Lungengewicht-Kontrollgruppe 2,5 g, Standardabweichung 40%) bereits 40 Tiere. Das sind 8mal mehr Tiere als bei Verwendung von SPF-Tieren erforderlich sind. In ungünstigen Fällen müssen bis zu 50mal mehr konventionelle Tiere pro Versuchsgruppe zur statistischen Sicherung quantitativer Unterschiede eingesetzt werden als dies bei Verwendung von SPF-Tieren der Fall ist.

IV. Spontan-Todesrate

Die Spontan-Todesrate ist ganz allgemein vom Alter der Tiere, in ganz besonderem Maß vom hygienischen Status der Versuchstiere, abhängig. In einem Langzeitversuch mit Ratten konnte die monatliche Spontan-Todesrate von SPF-Tieren in „sauberer Haltung", verglichen mit durchschnittlicher Spontan-Todesrate konventioneller Tiere, von 1,25% auf 0,25% bei 18—24 Monate alten Tieren, und von 5% auf 0,5% bei 24—30 Monate alten Tieren, gesenkt werden (WELLER, 1970a; WELLER, 1972). Wie MERKENSCHLAGER (1971) berichtet, kann bei konventionellen Ratten die monatliche Spontan-Todesrate schon im Alter von 12—24 Monaten etwa 4—5% betragen. Bei der Haltung von Primaten kann, entsprechend den Haltungsbedingungen, die Spontan-Todesrate erheblich differieren. Rhesus-Affen sind z.Z. noch nicht als SPF-Tiere erhältlich, so daß in diesem Fall allein die Haltungsbedingungen für die sehr unterschiedlichen Spontan-Todesraten verantwortlich sind. In einem Langzeit-Inhalationsversuch mit einer Quarzbestaubung beobachtete BECK (1959/60) bei insgesamt 15 Rhesus-Affen bis zu 2 Monaten eine Mortalität von 33%, bis zu einer Versuchszeit von 9 Monaten 80%. In einem Langzeitinhalationsversuch über insgesamt 72 Monate Versuchszeit konnte WELLER (1973) bei in „sauberer Haltung" gehaltenen Rhesus-Affen nur einen Spontan-Todesfall bei insgesamt 47 Tieren verzeichnen.

V. Auswahl der Versuchstiere nach Art, Rasse, Alter, Geschlecht und hygienischem Status sowie Einfluß dieser Faktoren

1. Tierart

Die grundsätzlichen Auswahlkriterien, wie z.B. benötigte Organmenge oder Untersuchungsmaterial, Tierzahl, Möglichkeiten funktioneller Untersuchungen oder Durchführbarkeit der intratrachealen Injektionen, wurden bereits besprochen.

Spezifische Auswahlkriterien ergeben sich aus den bisherigen in der experimentellen Pneumokonioseforschung gewonnenen Ergebnissen. BROCKHAUS und SCHLIPKÖTER (1967a und b) untersuchten die Retention nach 16stündiger Bestaubung mit Quarzstaub in einer Konzentration von 23 mg/m^3 bei Maus, Hamster, Ratte, Meerschweinchen, Kaninchen, Katze und Hund. Die Retention betrug 30 Tage nach Ende der Staubinhalation für alle Tierarten etwa 60%, mit Ausnahme des Meerschweinchens mit einer Retention von 90%. Zu ähnlichen Werten für die Elimination kommt HARBOLLA (1967/68), die für die obengenannten Tierarten etwa 40% betragen und für das Meerschweinchen lediglich 10%. Weiterhin konnte HARBOLLA nachweisen, daß die deponierte Staubmenge/100 mg Lungentrockengewicht mit dem Körpergewicht der Tiere ansteigt. Zu anderen Ergebnissen kommt THOMAS (1971), der die biologische Halbwertzeit nach Inhalation von markiertem Aluminium-Silikat für die Maus mit 50 Tagen, für die Ratte mit 200 Tagen und für den Hund mit 400 Tagen angibt. Außerdem ist der mittlere Durchmesser der deponierten Teilchen unterschiedlich. Er betrug 0,22 μ für die Maus, 0,88 μ bzw. 1,76 μ für Ratte bzw. Hund. Auch LE BOUFFANT (1971) berichtet über unterschiedliche Werte der Lungenreinigung bei Ratte und Katze; sie ist bei der Ratte schlechter als bei der Katze. Die Lungenreinigung ist außerdem abhängig von der Staubart. Während bei der Katze Kohlenstaub am besten und Quarzstaub am schlechtesten eliminiert wird, ist es bei der Ratte umgekehrt. Titandioxyd und Quarz werden bei der Ratte gleich gut eliminiert. WELLER (1973) konnte in Langzeitinhalationsversuchen mit einem Kohle-Quarzgemisch bei Verwendung von Ratten und Rhesus-Affen unter Berücksichtigung der histologischen und funktionellen Ergebnisse sowie der Staubrückgewinnung keine prinzipiellen Unterschiede zwischen beiden Tierarten feststellen. Bezüglich der zeitlichen Entwicklung staubbedingter Veränderungen gibt RÜTTNER (1963) folgende Reihenfolge an: Maus, Ratte, Kaninchen. Im Gegensatz zu vielen anderen Tieren sind Ratten typische Nachttiere. Da die Experimente aber normalerweise tagsüber durchgeführt werden, prüften EINBRODT et al. (1969) den Einfluß einer

Tag- bzw. Nachtbestaubung bei kurzzeitiger Inhalation von 10 mg/m³ Quarz. Es konnte kein wesentlicher Unterschied zwischen Tag- und Nachtbestaubung festgestellt werden, lediglich ein verstärkter Lymphtransport wurde anfänglich bei den Nachttieren beobachtet. Bei speziellen Laboratoriums-Untersuchungen ist aber ganz allgemein der Einfluß der Tagesperiodik bei den verschiedenen Versuchstierarten zu berücksichtigen (Aschoff, 1964).

2. Rasse

Außer bei Ratten, Maus und Kaninchen gibt es bei den übrigen Versuchstieren keine wesentliche Auswahl an genetisch stabilen Rassen. Bei der Ratte sind die in der Pneumokonioseforschung am meisten verwendeten Tiere Sprague-Dawley-Ratten und Wistar-Ratten. Wistar-Ratten sind etwas kleiner und leichter als Sprague-Dawley-Ratten. Bei Mäusen ist die Auswahl an speziellen Rassen größer als bei der Ratte. Wesentlich bei der Auswahl der Rasse von Ratten und Mäusen ist, daß keine Rassen oder Linien mit bestimmten genetisch fixierten Krankheiten verwendet werden, insbesondere sollte die verwendete Rasse oder Linie keine erhöhte Tumorhäufigkeit aufweisen. Bei der Prüfung von prophylaktisch oder therapeutisch wirksamen Substanzen können, wie die Untersuchungen von Weller (1971b) ergeben haben, derartige Probleme von großer Bedeutung sein. Dobberstein und Tamaschke (1958) geben eine allgemeine Übersicht über die Häufigkeit und Art der bei verschiedenen Versuchstieren beobachteten Tumoren.

Nach Angaben von Mottura et al. (1970) reagieren Wistar-Ratten nach Quarzbestaubung in geringer Dosierung früher und stärker mit silikotischen Reaktionen als Sprague-Dawley-Ratten. Bei dieser Untersuchung fehlen jedoch Angaben über Alter, Gewicht und Geschlecht. Weller et al. (1974) konnten im Intraperitonealtest mit Quarzinjektionen unter streng standardisierten Bedingungen weder bei keimfreien, konventionellen oder SPF-Tieren eine unterschiedliche Reaktion zwischen Sprague-Dawley-Ratten und Wistar-Ratten feststellen. Klosterkötter und Bünemann (1959) bemerkten einen geringen Einfluß der Herkunft der Ratten. So hatte ein Hausstamm nach 4 Monaten Versuchszeit 41% der ursprünglichen Quarzmenge retiniert, Sprague-Dawley-Ratten dagegen 31%. Auch bei diesem Versuch fehlen konkrete vergleichende Alters- und Gewichtsangaben. Auch Friedberg (1960) erwähnt, daß Rattenstämme teilweise erhebliche Unterschiede der Staubeliminationswerte zeigen. Winkelmann-Ratten eliminierten Quarzstaub halb so schnell wie Sprague-Dawley-Ratten.

3. Geschlecht

Ganz allgemein ist zu bedenken, daß männliche Tiere deutlich schwerer sind als weibliche Tiere. Männliche Tiere haben einerseits höhere Organgewichte, benötigen wegen des größeren Gewichtes aber auch mehr Käfigfläche. In einigen Versuchen hat sich beim Intraperitonealtest herausgestellt, daß sich silikotische Granulome sehr häufig in der Hodensackhöhle bilden und nur bei genauester Präparation zu finden sind. Aus diesem Grund verwenden wir bei unseren Versuchen weibliche Tiere für den Intraperitonealtest.

Nach den Ergebnissen von Inhalationsexperimenten besteht kein Einfluß des Geschlechtes auf die Elimination (Klosterkötter u. Bünemann, 1959). Auch Weller et al. (1974) konnten im Intraperitonealtest mit keimfreien, konventionellen, SPF- und Sprague-Dawley-Ratten oder Wistar-Ratten keine qualitativen oder quantitativen Unterschiede der Entwicklung silikotischer Veränderungen zwischen männlichen und weiblichen Tieren feststellen. Morris et al. (1967) wiesen dagegen sowohl bei SPF-Ratten als auch bei konventionellen Ratten nach Inhalation von Quarz, Amosit, Chrysotil A und Chrysotil C in den Lungen weiblicher Tiere deutlich weniger Staub nach als bei männlichen Tieren. Es fehlen jedoch eindeutige Alters- und Gewichtsangaben.

4. Alter, Gewicht

In weiten Bereichen geht das Alter der Tiere mit einer kontinuierlichen Körpergewichtserhöhung einher. Angaben über altersabhängige Reaktionen auf Stäube sind daher auch sehr oft gewichtsabhängige Reaktionen.

Mit dem Problem der Alters- bzw. Gewichtsabhängigkeit haben sich KLOSTERKÖTTER und EINBRODT (1967), KLOSTERKÖTTER et al. (1969) in mehreren Untersuchungen befaßt. Sie konnten nachweisen, daß sich bei Ratten die Quarzstaubretention mit zunehmendem Körpergewicht erhöht. Entsprechend stieg auch die retinierte Quarzstaubmenge nach einer bestimmten Anzahl von Bestaubungen, wenn die Ratten im Alter von 6 Wochen, 6 und 12 Monaten zum Versuch eingesetzt wurden. In einem weiteren Versuch mit einjährigen bzw. zweijährigen weiblichen Tieren mit gleichem Ausgangsgewicht fanden KLOSTERKÖTTER et al. (1969) nach 400 Std Quarzbestaubung keinen, und nach 700 Std Bestaubung einen deutlichen Unterschied in der Quarzstaubretention. Die älteren Tiere hatten etwa 30% mehr Quarz retiniert. In der P.-Expositionsphase erfolgte aber eine stärkere bronchiale Elimination bei den älteren Tieren, so daß KLOSTERKÖTTER und EINBRODT (1967) insgesamt keinen eindeutig ungünstigen Alterseffekt feststellen konnten. Einen allgemeinen Überblick über den Lebenslauf, das Altern und dessen Erscheinungen bei den gebräuchlichsten Laboratoriumstieren gibt HENSCHEN (1958).

5. Hygienischer Status

Aus den vorangehenden Abschnitten (D II, D III, D IV) geht hervor, von welch bedeutendem Einfluß dcr hygicnische Status auf die Auswahlkriterien, Versuchsdauer, Größe der Versuchsgruppe und Spontan-Todesrate und die allgemeine tierexperimentelle Versuchsmethodik ist. Keimfreie Tiere sind sicher nur für ganz spezielle Untersuchungen erforderlich.

Andererseits kann kein Zweifel daran bestehen, daß die Verwendung von konventionellen Tieren in konventioneller Haltung nach dem heutigen Stand der Erkenntnisse der Versuchstierkunde, ganz besonders in der Pneumokonioseforschung, wissenschaftlich nicht mehr zu vertreten ist, da bei dieser Haltung die Versuchsergebnisse in zufälliger, nicht kontrollierbarer Weise beeinflußt werden. Außerdem ist eine Reproduktion der Versuchsergebnisse häufig nur sehr bedingt möglich, wie z.B. die unterschiedlichen Ergebnisse der Untersuchung der Lungenreinigung zeigen (s. Kapitel D V 1).

Wie die Untersuchungen von VYSKOCIL und TUMA (1967) ergeben haben, kann es bei leichteren und kurzfristigen entzündlichen Veränderungen in der Lunge durch Stimulation des RES zu erhöhter Staubausscheidung kommen. Schwere und chronisch entzündliche Prozesse können dagegen die Staubelimination hemmen. Aus den Ausführungen von WORTH und SCHILLER (1954) über allgemeine Probleme des Tierversuchs sowie von FRIEDBERG (1960) über Staubelimination geht die hohe spontane Krankheits- und Todesrate der damals verwendeten Versuchstiere hervor. Es handelte sich dabei ausschließlich um konventionelle Tiere in konventioneller Haltung. GSELL (1964) gibt anhand der Ergebnisse einer Alterszucht von Wistar-Ratten einen Überblick über Absterbekurven und Wachstumscharakteristika. Bei der Häufigkeit und Altersverteilung pathologischer Befunde dieser Alterszucht geht eindeutig der überragende Einfluß von Infektionen und Erkrankungen des Respirationstraktes hervor. Auch REIF und ULMER (1962) erwähnten in einer Mitteilung über Inhalationsversuche mit einem Kohle-Quarzgemisch die hohe Spontan-Todesrate der Tiere. Aus den Abbildungen und Tabellen ist ersichtlich, daß die Lungen der Normalkontrollen deutlich zellige Infiltrationen aufweisen und ein sehr hohes Trockengewicht haben. Nach den Erfahrungen von GRANDJEAN et al. (1956) besteht beim Intratrachealtest ein Zusammenhang zwischen Quarzdosis, Lungengewicht, Zeit und Fibrose. Die Beziehung wird durch eine große Streuung der Lungengewichte gestört. Bei Untersuchungen über die tierexperimentelle Auswirkung der relativen fibrogenetischen Tendenz von Industriestäuben betonen GLÖMME und SWENSSON (1963) die Bedeutung der Spontan-Infektionsrate von Ratten bei Versuchen, die länger als 8 Monate dauern. In diesen Versuchen wurde die Beziehung zwischen Organgewicht und Oxyprolingehalt der Lungen untersucht. Trotz Standardisierung zahlreicher Versuchsbedingungen wurden große Abweichungen zwischen den Tieren gefunden. Dies muß als Einfluß des konventionellen hygienischen Status angesehen werden. Auf eine ganz allgemeine Beziehung zwischen Staub und Infektion deuten Ergebnisse von Gernex-Rieux *et al.* (1972) hin. Die Versuche wurden an Meerschweinchen durchgeführt. Nach diesen Untersuchungsergebnissen gehen Infektionen um so besser an, je größer die Staubmenge und je schädlicher der Staub ist. Andererseits erfolgt eine zusätzliche Kollagenbildung durch Infektionen.

Nach allen bisherigen Ergebnissen scheint die „saubere Haltung" von SPF-Tieren einen sehr guten Kompromiß zwischen gutem hygienischen Status, einschließlich aller daraus für die experimentelle Pneumokonioseforschung erwachsenden Vorteile, Praktikabilität sowie Kosten darzustellen. Dies trifft vor allem für Ratten und Mäuse zu. Nicht mit SPF-Status erhältliche Tiere, wie Meerschweinchen, Katzen, Hamster, Hunde und Affen sollten jedoch unter sauberen Haltungsbedingungen (Weller, 1972) gehalten werden. Unter diesem Aspekt geben die Versuchsergebnisse an Rhesus-Affen von Beck (1959/60) und Weller (1973) einen guten Vergleich. Auch Desmyter *et al.* (1973) betonen den guten Effekt einer hygienischen Haltung bei Schimpansen. Trotzdem bleiben die Versuche bei den obengenannten Tieren, insbesondere bei Langzeitversuchen, mit einem gewissen, meistens nicht im voraus kalkulierbaren Risiko behaftet.

auftreten. Eine sehr gute Übersicht der bei Versuchstieren auftretenden Erreger gibt die von der Gesellschaft für Versuchstierkunde (1972) herausgegebene Liste von Erregern zur Spezifizierung bei SPF-Versuchstieren. Als Versuchstiere sind berücksichtigt: Maus, Ratte, Kaninchen, Meerschweinchen, Goldhamster, Hund, Katze, Schwein und Huhn. Als Krankheitserreger werden aufgeführt: Viren, Mykoplasmen, Bakterien, Myzeten, Spriochaeten, Protozoen, Vermes, Arthropoden und Bartonellen. Schließlich werden die Beziehungen zwischen Erreger, Krankheit, Infektionsmodus, Vorkommen und Auswirkung auf Experiment und Zucht dargestellt. In einer weiteren Liste sind von der Gesellschaft für Versuchstierkunde (1973) Nachweismethoden zur Überprüfung von SPF-Versuchstieren auf Freisein von Erregern zusammengefaßt. Auch Juhr und Hiller (1973) berichten über Infektionen und Infektionskrankheiten bei Laboratoriumstieren. Die Einteilung berücksichtigt bakterielle, Virus-, parasitäre und Pilz-Infektionen. Bei den jeweiligen Erregern wird über Vorkommen, Infektionsmodus, klinisches Bild, pathologischen Befund und Nachweis bzw. Ausschluß berichtet. Bei der Haltung unter Praxisbedingungen überwiegen beim Meerschweinchen die bakteriellen Erkrankungen, bei Katzen Virus-Infektionen. Bei Rhesus-Affen sind Erkrankungen der Respirationsorgane und des Verdauungstraktes, oft infolge parasitärer Besiedlung, von wesentlicher Bedeutung.

E. Krankheiten der Versuchstiere

I. Allgemeines

Einen umfassenden Überblick über die Pathologie der Laboratoriumstiere, allerdings im wesentlichen auf konventionelle Tiere bezogen, geben Cohrs *et al.* (1969). Hier soll lediglich auf einige für die allgemeine Haltung wichtigen Krankheiten der Versuchstiere eingegangen werden. Konventionelle Tiere haben generell ein breiteres Spektrum von Krankheiten aufzuweisen. SPF-Tiere haben weit weniger Krankheiten als konventionelle Tiere, jedoch keine auf den SPF-Status speziell beschränkten. Keimfreie Tiere haben einige besondere Krankheiten, die sonst weder bei SPF- noch bei konventionellen Tieren

II. Versuchstierkrankheiten von wesentlicher Bedeutung für die tierexperimentelle Pneumokonioseforschung

In diesem Abschnitt soll auf einige wichtige Lungenerkrankungen bei der Ratte, als dem am häufigsten verwendeten Versuchstier, etwas näher eingegangen werden. Es handelt sich einmal um die CRD (chronic respiratory disease) der konventionellen Ratten. Neben entsprechenden Bakterien wird vor allem eine Besiedlung mit Mykoplasmen als Ursache angesehen. Schon junge Tiere im Alter von 3—4 Monaten haben teilweise stark ausgeprägte peribronchiale und perivasculäre lymphoide Zellmäntel. Diese Veränderungen sind von einigen Untersuchern als im Zusammenhang mit einer Staubapplikation stehend angesehen worden (BRUNDELET, 1967; VON SEEBACH u. EDEN, 1971; VON SEEBACH u. SCHOELER, 1969). Später ist im Tierbestand ein deutliches, gut hörbares Schniefen der Tiere vorhanden. Im Alter von 12—18 Monaten werden dann eitrige Bronchiektasien und Bronchopneumonien häufiger und führen teilweise schon in diesem Alter zu erheblichen Spontan-Todesraten (GSELL, 1964). Bei einem Teil der Tiere gehen diese Veränderungen in ein chronisches Stadium über. Die Spontan-Todesrate ist dabei auf einem relativ stabilen, jedoch gegenüber SPF-Tieren deutlich erhöhtem Niveau. Das Ausmaß all dieser Veränderungen kann abhängig von der Herkunft der Tiere und den Haltungsbedingungen sein. Die Störung der Versuche der experimentellen Pneumokonioseforschung besteht in erhöhter Spontan-Todesrate, erhöhten Frisch- und Trockengewichten von Lunge und Lungenlymphknoten bei gleichzeitiger Vermehrung der kollagenen Fasern und des Oxyprolingehaltes, starker Veränderung der Lungenstruktur mit entsprechenden Schwierigkeiten bei der histologischen Auswertung und einer möglichen Beeinflussung von Deposition, Retention und Elimination.

Die zuvor besprochenen Veränderungen der CRD bei konventionellen Ratten machen diese Tiere für die Verwendung in der experimentellen Pneumokonioseforschung ungeeignet, soweit es sich um den Intratracheal- und Inhalationstest handelt. Demgegenüber muß die Verwendung von SPF-Ratten in „sauberer Haltung" als Methode der Wahl angesehen werden (WELLER, 1972). Unglücklicherweise haben sich in den letzten Jahren jedoch Untersuchungsergebnisse gehäuft, in denen über das Auftreten der Alveolarproteinose bei diesen Tieren berichtet wird (DEERBERG u. PITTERMANN, 1974; PITTERMANN, 1973; PITTERMANN u. DEERBERG, 1974; WELLER et al., 1974). Bei Inhalationsexperimenten war beobachtet worden, daß statt einer Silikose oder voll ausgebildeter silikotischer Veränderungen sich eine „Alveolar-Lipoproteinose" (HEPPLESTON, 1967; HEPPLESTON, 1971; HEPPLESTON et al., 1970; HEPPLESTON u. YOUNG, 1972) bzw. eine „Alveolarproteinose" (GROSS u. DE TREVILLE, 1968) bzw. eine „Endogene Lipid-Pneumonie" (CORRIN u. KING, 1969) in den Lungen der bestaubten Tiere gebildet hatte. Ein Zusammenhang wurde vermutet, da nach neueren Forschungsergebnissen der Lipidstoffwechsel im Gefolge einer Quarzapplikation deutlich verändert wurde (GRÜNSPAN et al., 1973). Für die Pneumokonioseforschung ist bedeutsam, daß derartige Beeinflussungen bzw. Veränderungen wie von HEPPLESTON, CORRIN und GROSS beschrieben (CORRIN u. KING, 1969; GROSS u. DE TREVILLE, 1968; HEPPLESTON, 1967), erst bei der Verwendung von SPF-Tieren beobachtet wurden.

Die im deutschen Sprachbereich als Alveolarproteinose bezeichneten ausgedehnten Veränderungen der Lunge (DEERBERG u. PITTERMANN, 1974; PITTERMANN, 1973; PITTERMANN u. DEERBERG, 1974; WELLER et al. 1974) wurden zuerst von BEAVER u. Mitarb. (1963) bei keimfreien Ratten beobachtet und beschrieben. Als Ursache wurde eine cirrhogene Eiweißmangeldiät angesehen. Anschließend beschrieben YANG et al. (1966) ein ähnliches Krankheitsbild der Ratten unter normalen Haltungsbedingungen. PITTERMANN (1973), PITTERMANN u. DEERBERG (1974) konnten die Alveolarproteinose vorwiegend bei SPF-Ratten, vereinzelt auch bei keimfreien Ratten, nachweisen. Bei der Alveolarproteinose, die sehr einheitlich beschrieben wird (BEAVER et al., 1963; CORRIN u. KING, 1969; GROSS u. DE TREVILLE, 1968; PITTERMANN, 1973; PITTERMANN u. DEERBERG, 1974; YANG et al., 1966), zeigt die Lungenoberfläche eine weiße Tüpfelung bis zu großflächigen Herden. Histologisch sind größere Alveolarbezirke mit einer mehr oder weniger dichten granulären Masse und schaumigen Makrophagen oder einem Gemisch aus beiden angefüllt. Elektronenoptisch fallen in den Makrophagen auch frei intraalveolär liegende Lamellarkörperchen auf. Zusätzlich werden riesenzellhaltige Cholesterin-Granulome beschrieben (BEAVER et al., 1963; CORRIN u. KING, 1969; GROSS u. DE TREVILLE, 1968; PITTERMANN, 1973; PITTERMANN u. DEERBERG, 1974; YANG et al., 1966). Über Beziehungen zwischen den alveolaren Veränderungen und den Cholesterin-Granulomen besteht noch keine einheitliche Vorstellung. Stets weist nur ein Teil der Tiere Lungenveränderungen auf, der Prozentsatz

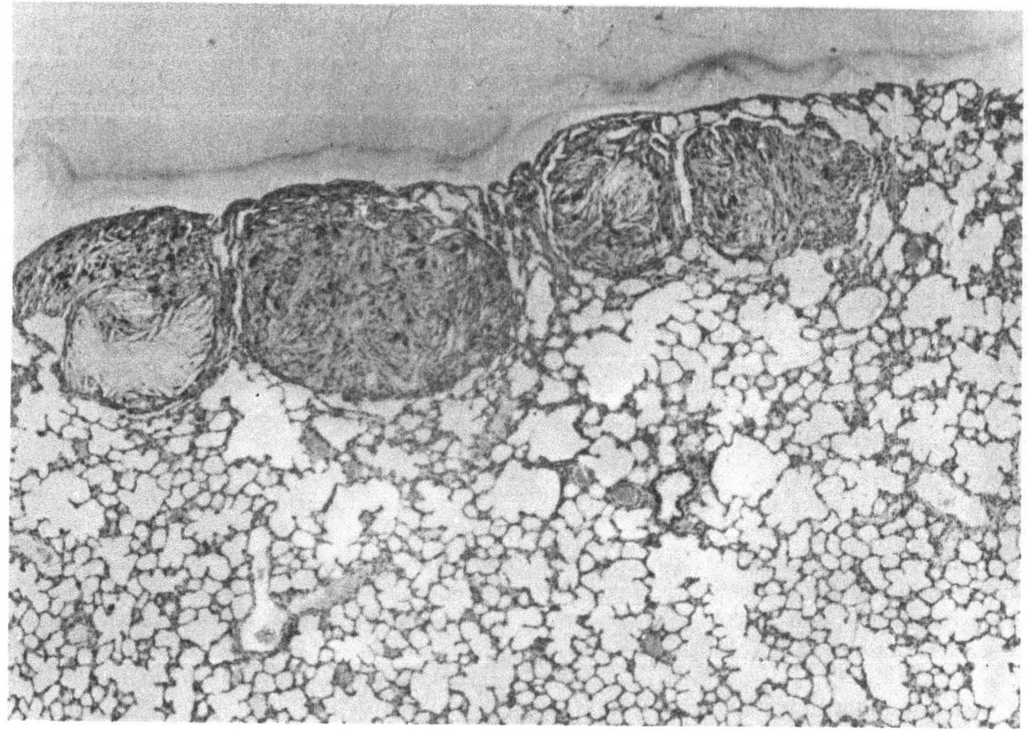

Abb. 7. Subpleurale Cholesteringranulome in der Lunge von SPF-Ratten. Mikroskopische Vergr.: 8,1fach

schwankt offenbar je nach Herkunft der Tiere. In einem kürzlich abgeschlossenen Versuch mit SPF-Ratten in „sauberer Haltung" (WELLER, 1972), sahen wir ebenfalls, sowohl bei den mit einem Kohle-Quarzgemisch bestaubten Ratten als auch bei unbehandelten Kontrolltieren, eine Alveolarproteinose einschließlich Cholesteringranulomen. Abb. 7 zeigt eine Reihe von subpleuralen Cholesteringranulomen.

Die Alveolarproteinose ist also eine selbständige, besonders bei SPF- und keimfreien Ratten auftretende Lungenveränderung. Damit kann als sicher gelten, daß die im Quarzinhalationstest mit SPF-Ratten beobachtete unübliche Silikoseentwicklung (CORRIN u. KING, 1969; GROSS u. DE TREVILLE, 1968; HEPPLESTON, 1967; HEPPLESTON, 1971; HEPPLESTON et al., 1970; HEPPLESTON u. YOUNG, 1972) lediglich eine Erscheinung einer zufällig bei den Tieren vorhandenen Alveolarproteinose war.

Bis zu einem Alter von 12—15 Monaten sind die Veränderungen nach eigener Erfah-

rung nicht so ausgeprägt, daß eine Störung der Versuche eintritt. Bei Langzeitversuchen ist es jedoch notwendig, sich vor Versuchsbeginn durch Untersuchung der Lungen von alten Tieren des jeweiligen Züchters vom Vorhandensein oder Nichtvorhandensein von Erscheinungen der Alveolarproteinose zu überzeugen.

III. Krankheitserreger bei verschiedenen Tierarten, Zoonosen

Eine nicht zu unterschätzende Gefahr geht von der Verwendung vor allem konventioneller Tiere aus, die mit obligat oder fakultativ pathogenen Erregern behaftet und auch für den Menschen pathogen sind. Nach der von der Gesellschaft für Versuchstierkunde herausgegebenen Liste von Erregern zur Spezifizierung bei SPF-Versuchstieren (Veröffentlichungen der Gesellschaft für Versuchstierkunde, 1972) kommen im Mittel 40% der genannten obligat oder fakultativ pathogenen Erreger auch beim Menschen vor. Daraus resultiert einmal eine Gefahr für das Versuchspersonal, zum anderen können diese Erreger auch durch das Versuchspersonal in SPF-Bestände eingeschleppt werden. Aus diesem Tatbestand ergibt sich, daß sowohl bei konventioneller als auch bei SPF-Haltung zum Schutz von Versuchspersonal und von Versuchstieren entsprechende hygienische Maßnahmen sichergestellt sein müssen (Berufsgenossenschaft der chemischen Industrie, 1968; WELLER, 1972). Andererseits sind eine ganze Reihe von Erregern bei mehreren Tierarten obligat oder fakultativ pathogen. Unterschiedliche Tierarten, insbesondere von unterschiedlichem hygienischen Status, sollten daher nicht in denselben Haltungsräumen untergebracht sein. Dies gilt vor allem für Langzeitversuche.

F. Organgewichte

Bei der Auswertung von Versuchen bringt die Bestimmung der Organgewichte wertvolle quantitative Befunde. Wie zuvor ausführlich dargestellt, ist das Freisein von krankhaften Veränderungen, der für die quantitative Auswertung zu verwendenden Organe, eine wesentliche Voraussetzung.

I. Absolute und relative Organgewichte

Die nachfolgende Tabelle (Tabelle 3) soll lediglich einen Einblick in die Beziehung zwischen absolutem Organgewicht/100 g Körpergewicht und hygienischem Status der verwendeten Tiere geben. Für eine endgültige Aussage waren die Tierkollektive zu klein. In der Tendenz stimmen die Ergebnisse jedoch mit mehreren anderen durchgeführten Versuchen überein. Die in der Tabelle 3 dargestellten Ergebnisse zeigen, daß offenbar doch deutliche Zusammenhänge zwischen Keimstatus der Tiere und ihren Tier- und Organgewichten bestehen. Außer bei den Lebergewichten, wo die SPF-Tiere das höchste relative und absolute Gewicht haben, sind bei den keimfreien und konventionellen Tieren die Extremwerte vorhanden, während die Gewichte der SPF-Tiere dazwischen liegen und im allgemeinen näher an den Werten der keimfreien Tiere liegen. Nun wäre es möglich, daß die absoluten Organgewichte wegen der unterschiedlichen Körpergewichte

Tabelle 3. Tier- und Organgewichte in g sowie Organgewichte in g/100 g Körpergewicht 6 Monate alter Wistar-Ratten in Abhängigkeit vom hygienischen Status

Organ	Gewicht (g)			Gewicht in g/100 g Körpergewicht		
	keimfrei	SPF	konventionell	keimfrei	SPF	konventionell
Tier	348	335	263	—	—	—
Lunge	1,22	1,36	1,28	0,35	0,41	0,49
Herz	0,87	0,88	0,79	0,25	0,26	0,30
Gehirn	1,97	2,07	2,14	0,57	0,62	0,81
Thymus	0,28	0,18	0,13	0,081	0,054	0,050
Leber	11,7	14,9	9,1	3,36	4,45	3,46
Milz	0,68	0,66	0,78	0,20	0,20	0,30
Niere	1,19	1,06	1,08	0,34	0,32	0,41
Nebenniere	0,068	0,080	0,108	0,020	0,024	0,041
Pankreas	0,91	0,81	0,83	0,26	0,24	0,32
Netz	0,52	0,36	0,54	0,15	0,11	0,20
Mes. Ly. cranial	0,022	0,024	0,048	0,006	0,007	0,018
Mes. Ly. caudal	0,016	0,033	0,042	0,005	0,010	0,016
Ges. Mes. Ly.	0,038	0,057	0,090	0,011	0,017	0,034
Lungenlymphknoten	0,017	0,021	0,044	0,005	0,006	0,017
Ges. Lymphknoten	0,054	0,077	0,135	0,016	0,023	0,051

nicht vergleichbar und andererseits die relativen Organgewichte nicht zutreffend sind. Die angegebenen Differenzen und Tendenzen sind jedoch auch dann vorhanden, wenn die Tiere fast gleiche Körpergewichte haben. Die in unserem Versuch gefundenen Unterschiede stimmen gut mit den bisher in der Literatur zu findenden Werten überein (Horowitz, 1966; Udes, 1971). Aus den Versuchsergebnissen ist jedoch zu ersehen, daß die zuvor beobachteten Unterschiede und Tendenzen einmal sowohl bei den absoluten und relativen Organgewichten zu finden sind, andererseits jedoch entweder nur bei den absoluten oder nur bei den relativen Organgewichten. Wenn absolutes und relatives Organgewicht die gleiche Tendenz zeigen, sind diese Vorgänge relativ einfach und einheitlich zu bewerten. Bei den vorliegenden Versuchsergebnissen ist das bei den Gewichten von Leber, Milz, Lymphknoten, Gehirn und Thymus der Fall. Die Netzgewichte zeigen weder einheitliche Werte noch irgendeine Tendenz. Dies dürfte auf die individuell unterschiedliche Fetteinlagerung zurückzuführen sein. Die Pankreasgewichte zeigen bei den absoluten und relativen Werten gegenläufige Tendenzen. Etwas schwieriger wird die Beurteilung, wenn, wie bei Lunge, Herz und Nebenniere, Gewichtsunterschiede und Tendenzen nur bei den relativen Organgewichten auftreten. Von der Lunge ist bekannt, daß diese relativen Organgewichte sicher ein zutreffendes Urteil gestatten, da in diesem Fall die histologische Organuntersuchung eindeutige Befunde erbringt. Die Lungen der keimfreien Tiere haben, im Gegensatz zu denen der konventionellen Tiere, keinerlei Entzündungen, praktisch keine lymphoiden Einlagerungen und keine vermehrt zellulären Infiltrationen der Alveolarsepten. Bei der histologischen Untersuchung aller anderen Organe fehlen jedoch diese deutlichen Befunde, mit denen abweichende absolute oder relative Organgewichte eindeutig erklärt werden könnten. Bei den deutlich verringerten Herzgewichten der keimfreien Tiere wäre evtl. zu diskutieren, ob dies mit dem Fehlen jeglicher pathologischer Erscheinungen in den Lungen der keimfreien Tiere erklärt werden kann. Die Ergebnisse unserer Untersuchungen haben ein Problem besonders deutlich hervortreten lassen, das sich beim quantitativen Vergleich von Organge-

wichtsdifferenzen immer wieder stellt: nämlich ob absolute oder relative Organgewichte zu verwenden sind.

Pappritz et al. (1973) haben sich kürzlich dahingehend geäußert, daß es günstiger sei, die absoluten Organgewichte zu verwenden. Im Falle der vorliegenden Untersuchung ergeben sich jedoch eher Hinweise, die eine Verwendung des relativen Organgewichtes zweckmäßig erscheinen lassen. Solange Körpergewichts- und Organgewichtsentwicklung linear verlaufen, ist die Frage, ob das absolute oder relative Organgewicht zu verwenden ist, ohne Bedeutung. Nach den sehr ausgedehnten Meßergebnissen von Roessle und Roulet (1932) zeigen die einzelnen Organe jedoch beim Menschen ganz unterschiedliche Wachstumskurven. Das gleiche gilt nach den Untersuchungsergebnissen von Setnikar und Magistretti (1956) für die Beziehungen zwischen Organgewichten und Körpergewichten bei Ratten. Solange an ausreichend großen Tierkollektiven, getrennt nach männlichen und weiblichen Tieren, eine Aufstellung alters- und gewichtsabhängiger Wachstumskurven für die einzelnen Organe nicht erstellt worden ist, kann man sich wahrscheinlich nicht generell für die Verwendung des absoluten oder relativen Organgewichtes entscheiden.

II. Organgewichte von Tieren mit unterschiedlichem hygienischen Status

Aus Tabelle 3 und den zuvor gemachten Ausführungen geht hervor, daß die Organgewichte von Versuchstieren mit unterschiedlichem hygienischen Status nicht vergleichbar sind. Weder können die absoluten noch die relativen Organgewichte für eine vergleichende quantitative Auswertung in der Pneumokonioseforschung verwendet werden. Wie aus einem von Weller et al. (1974) an keimfreien, SPF- und konventionellen Tieren durchgeführten Versuch mit intraperitonealer Injektion von Quarz hervorgeht, können lediglich die staubbedingten Organgewichtsveränderungen für einen Vergleich der quantitativen Versuchsergebnisse verwendet werden.

III. Standardabweichung der Organgewichte

Wenn Organgewichtsveränderungen in unterschiedlichen Versuchsgruppen statistisch gesichert werden sollen, ist die Streuung der Organgewichte von großem Einfluß. Tabelle 4 gibt einen Überblick der Streuung von in der Pneumokonioseforschung häufig untersuchten Organen, in Abhängigkeit vom hygienischen Status der Tiere und vom Tierstamm. Im Falle der Lunge kann die Standardabweichung auch zur Charakterisierung des hygienischen Status herangezogen werden. Der Unterschied zwischen keimfreien Tieren mit 2% mittlerer prozentualer Standardabweichung gegenüber 9% bei konventionellen Tieren ist recht deutlich. Ganz allgemein zeigt die Tabelle 4, daß die einzelnen Organe sehr unterschiedliche prozentuale Standardabweichungen haben. Bei Organen wie Leber und Milz wird eine unterschiedliche Blutfülle, oder wie beim Netz ein unterschiedlicher Fettgehalt ursächlich beteiligt sein. In anderen Fällen spielt schließlich auch die Entnahme- und Präparationstechnik eine Rolle, wie am Beispiel der cranialen und caudalen Mesenteriallymphknoten zu ersehen ist. Die caudalen Mesenteriallymphknoten sind wesentlich leichter und einfacher zu präparieren als die cranialen Mesenteriallymphknoten.

Tabelle 4. Mittlere prozentuale Standardabweichung (Mittelwert der Standardabweichung der Gewichte männlicher und weiblicher Tiere) der in Tabelle 3 dargestellten Organgewichte von 6 Monate alten Wistar-Ratten in Abhängigkeit vom hygienischen Status

Organ	Wistar-Ratten		
	keim-frei	SPF	konven-tionell
Lunge	2	5	9
Herz	2	7	6
Leber	5	8	4
Milz	11	7	14
Niere	9	9	7
Nebenniere	15	18	23
Netz	21	35	16
Mes. Ly. cranial	29	27	21
Mes. Ly. caudal	6	5	19
Lungenlymphknoten	23	17	24

G. Tötung von Versuchstieren

Nach dem Tierschutzgesetz (Bundesministerium für Ernährung, Landwirtschaft und Forsten, 1972) darf ein Wirbeltier nur unter Betäubung oder sonst, soweit nach den gegebenen Umständen zumutbar, nur unter Vermeidung von Schmerzen getötet werden. Im allgemeinen werden die Versuchstiere durch Inhalation von Äther betäubt und entweder durch Entbluten in Betäubung getötet oder bis zum Tod in der Äther-Atmosphäre belassen und dann entblutet. Angewendet wird auch die intravenöse oder intraperitoneale Injektion geeigneter Narkotika. Für die experimentelle Pneumokonioseforschung ist wichtig, daß die Organe bzw. die Organgewichte durch diese Eingriffe nicht verändert werden und zur besseren Vergleichbarkeit der Organgewichte eine gute Entblutung gewährleistet wird. Nach eigenen Erfahrungen hat es sich als günstig erwiesen, die Tiere nicht durch Äther oder Injektionsnarkotika zu töten, sondern nur zu betäuben, da bei noch schlagendem Herz eine bessere Entblutung stattfindet. Weiterhin wird zur Vermeidung von möglichen Beeinflussungen bei Tieren, denen intraperitoneal Staub appliziert wurde, eine Ätherbetäubung vorgenommen, während bei intratrachealer Staub-Applikation (Inhalation, intratracheale Injektion) die intraperitoneale Injektion des Narkotikums durchgeführt wird.

H. Kennzeichnung der Versuchstiere

Bei allen Tierversuchen mit mehr als einer Versuchsgruppe im Haltungsraum ist es notwendig, die Tiere zu kennzeichnen. Verwechslungen beim Umsetzen der Tiere in andere Käfige, beim Wiegen oder Entweichen aus ungenügend gesicherten Käfigen sind unkontrolliert und oft nicht nachprüfbar möglich. Dazu gibt es u.a. folgende Methoden: Ohrmarken, Ohreinschnitte, Fellfärbung und Tätowierung. Ohrmarken reißen relativ leicht aus, Ohreinschnitte können einreißen oder durch Bisse von anderen Tieren unkenntlich gemacht werden, Fellfärbung mit Farbstoffen, z.B. Pikrinsäure oder Eosin, ist einmal nicht genügend lange haltbar, zum anderen ist eine sichere Differenzierung bei mehreren Versuchsgruppen nicht möglich. Dagegen wurden, auch aus eigener Erfahrung, sehr gute Ergebnisse mit der Ohrtätowierung erzielt. Bis zu Haltungszeiten von 30 Monaten bei Ratten und 80 Monaten bei Rhesus-Affen waren die Tätowierungen unbeschädigt und eindeutig erkennbar. Diese Methode hat außerdem den Vorteil, daß eine sehr große Anzahl von Versuchsgruppen eindeutig unterschiedlich gekennzeichnet werden kann.

Handelsübliche Tätowiergeräte sind zur Anwendung bei Ratten, Mäusen, Hamstern und Meerschweinchen wegen ihrer Größe nicht gut verwendbar. Die Ohren dieser Tiere, als am besten geeignete Tätowierungsflächen, sind für derartige Geräte zu klein. Bei Langzeitversuchen wenden wir seit etwa 10 Jahren folgende Methode an: Die Tätowierung erfolgt mit Kanülen der Größe 2, die bis zu 4 Kanülen in einem Halter befestigt sind. Es können damit 1—4 Tätowierungspunkte gleichzeitig gesetzt werden. Das Ohr des Tieres wird auf einen Gummistopfen gelegt, der am Ende eines entsprechend großen Rohres befestigt ist, und von der Innenseite mit den Kanülen durchstochen. Als Tätowierungsflüssigkeit wird schwarze Tusche verwendet. Weitere farbliche Abstufungen durch Verwendung roter oder grüner Tusche sind nicht möglich, da diese Farben verblassen bzw. nach einiger Zeit dunkel werden und von den Tätowierungspunkten mit schwarzer Tusche nicht mehr unterscheidbar sind. Bei z.B. bis zu 4 Tätowierungspunkten je Ohr können unter Berücksichtigung der Kombinationsmöglichkeiten rechts und links insgesamt 24 Gruppen unterschiedlich gekennzeichnet werden.

J. Versuchs- und Haltungskontrolle

I. Personal

Da es das Berufsbild des Tierpflegers noch nicht allzulange gibt, muß in den meisten Fällen mit angelerntem Tierpflegepersonal für Haltung und Versuch gearbeitet werden. Hieraus ergibt sich für den Versuchsleiter eine besondere Verantwortung. Grundlage der Zusammenarbeit zwischen Versuchsleiter und Mitarbeitern ist eine eingehende Information und Motivation, die schon vor Versuchsbeginn einsetzen sollte. Dazu gehören eine Erklärung der beabsichtigten Versuche, Festlegung der Verantwortlichkeiten, der Durchführung der Protokollführung, der Haltung und Überwachungsmodalitäten. Die SPF-Haltung setzt eine besonders eingehende Erklärung der hygienischen Maßnahmen voraus. Es ist für den Versuchsleiter absolut notwendig, die Durchführung aller Einzelheiten während des Versuches zu überwachen. Nach den gesetzlichen Bestimmungen ist weiterhin eine alljährliche Belehrung der Mitarbeiter über die Vorschriften des Tierschutzgesetzes durchzuführen. Durch regelmäßige ärztliche Überwachung aller unmittelbar mit Versuchstieren befaßten Personen sollte, insbesondere bei einer SPF-Haltung, sichergestellt werden, daß keine Infektionsgefährdung für die Tiere besteht (Berufsgenossenschaft der chemischen Industrie, 1968; Weihe, 1964a). Andererseits ist eine Aufklärung des Pflegepersonals über eine mögliche Gefährdung durch den Umgang mit Versuchstieren notwendig.

II. Tiere und Haltung

Sowohl bei Kurzzeit- als auch natürlich bei Langzeitversuchen sollte mindestens einmal monatlich eine genaue Adspektion der Versuchstiere erfolgen. Die Tiere werden dabei vom Pfleger einzeln aus dem Käfig herausgenommen. Zweckmäßigerweise wird dies mit der Körpergewichtsbestimmung verbunden, die zum Beispiel bei Ratten nicht für das Einzeltier, sondern für die Gesamtgruppe einer Käfigeinheit durchgeführt wird. Tiere mit Tumoren, Bißverletzungen, Augenkrankheiten, Otitis, Enteritis und Abmagerung können auf diese Weise leicht erkannt und gegebenenfalls aus dem Versuch genommen werden. Außer Einzelerkrankungen und versuchsbedingten Veränderungen sind mit dieser Methode auch beginnende Infektionen rechtzeitig zu erkennen und erlauben somit eine Kontrolle der Einhaltung hygienischer Maßnahmen sowie ganz allgemein der Haltungs- und Fütterungsbedingungen. Zur Versuchsprotokollführung gehören mindestens Angaben über Art, Rasse, Alter, Geschlecht, Gewicht und Herkunft der Versuchstiere. Daneben hat es sich aufgrund eigener Erfahrungen als nützlich erwiesen, automatisch arbeitende Geräte zur Aufzeichnung von Temperatur und Luftfeuchte einzusetzen. Im übrigen sind bei der Protokollführung die einschlägigen Bestimmungen des Tierschutzgesetzes zu beachten, die Angaben über Zweck, Durchführung und Ergebnisse der Versuche erfordern.

K. Technik der Injektions- und Inhalationsteste

Zur Untersuchung ätiologischer und pathogenetischer Probleme sowie auch zur Prüfung prophylaktischer und therapeutischer Möglichkeiten werden in der Pneumokonioseforschung tierexperimentell vor allem der Intratrachealtest und der Intraperitonealtest als Injektionsteste sowie der Inhalationstest angewendet. Neben diesen wesentlichen Testmethoden werden für bestimmte Fragestellungen auch die intravenöse und subcutane Injektion durchgeführt.

I. Intravenöse und subcutane Injektion

Die intravenöse Injektion wird insbesondere zur Bestimmung der akuten Toxizität von Mineral-Stäuben eingesetzt (DALE u. KING, 1953). Die Injektion erfolgt üblicherweise in eine der Schwanzvenen von Mäusen und

Ratten. Zur Injektion werden 18er und 20er Kanülen verwendet. Zur Erleichterung der Injektion können die Schwanzvenen am Schwanzansatz mit einem dünnen Gummiband gestaut werden. Eine andere Art der Vorbereitung besteht darin, nach Reinigung der Hautoberfläche des Schwanzes mit Seife oder Xylol, den gesamten Schwanz für etwa $^1/_2$ min in $35-40°$ C warmes Wasser zu hängen. Die Injektion ist in der caudalen Hälfte des Schwanzes einfacher durchzuführen als im körperwärts gelegenen Schwanzteil. Zur Durchführung der Injektion erhalten die Tiere entweder einen leichten Ätherrausch, oder sie werden in einen der Körpergröße des Tieres angepaßten Fixierungskäfig verbracht, aus dem nur der Schwanz herausragt.

Mit der subcutanen Injektion kann die Prüfung einer ganzen Anzahl von Stäuben bzw. Staubgemischen am gleichen Tier durchgeführt werden (REIF et al., 1965; SCHEPERS, 1958). Als Injektionsflächen dienen das Subcutan-Gewebe der Bauchhaut rechts und links der Linea alba sowie die Schenkelinnenflächen. Da bei der zarten und dünnen Haut die Gefahr des Durchstechens und damit der Verlust der Injektionsflüssigkeit besteht, wird zweckmäßigerweise mit Daumen und Zeigefinger eine Hautfalte gebildet und in Längsrichtung der Hautfalte injiziert.

II. Intraperitonealtest

Der Intraperitonealtest bereitet technisch keine Schwierigkeiten. Eine Betäubung der Tiere ist nicht notwendig. Zur Injektion werden die Tiere in der Weise fixiert, daß der Laborant mit der rechten Hand Hals, Vorderläufe und vorderen Brustteil umfaßt, mit der linken Hand beide Hinterläufe und damit das Versuchstier in einer gestreckten Stellung mit der Bauchfläche nach oben leicht kopfwärts geneigt hält. Die Injektion erfolgt in der Mitte zwischen Anus und caudalem Brustbeinende, dicht neben der Linea alba in cranio-dorsaler Richtung. Zur Injektion sollte die Injektionsstelle durch eine Hautfaltenbildung gestrafft werden und die Eindringtiefe durch Anlegen des Zeigefingers an die Kanüle, etwa 1 cm von der Kanülenspitze entfernt, begrenzt werden. Zur Vermeidung von Verstopfung der Kanüle durch staubhaltige Injektionslösungen sollten Kanülen der Größe 1 verwendet werden. Für keimfreie Tiere gelten die in Kapitel B I dargestellten Einschränkungen. Weitere Angaben zur Geschichte und Technik des Intraperitonealtestes finden sich bei Worth und Schiller (1954) und Rüttner (1963).

III. Intratracheale Injektion

Die intratracheale Injektion ist wesentlich schwieriger durchzuführen als die intraperitoneale Injektion. Grundsätzlich gibt es 2 Methoden: einmal die perorale intratracheale Injektion und zum anderen der operative Eingriff mit der Eröffnung der Trachea von außen (Reif et al., 1965). Bei beiden Methoden ist eine Betäubung bzw. Narkose der Tiere erforderlich. Ohne Frage ist die unblutige perorale intratracheale Injektion die Methode der Wahl. Wesentliche Vorteile dieser Methode sind: Kürzere und leichtere Narkosen, es können pro Zeiteinheit beträchtlich mehr Versuchstiere injiziert werden, keine operationsbedingten Infektionen, erhebliche Reduktion der unmittelbaren Tierverluste. Die exakte und sichere Durchführung erfordert jedoch Geschicklichkeit und Erfahrung. Pott (mündliche Mitteilung, 1972) hat diese Injektionsmethode ausgearbeitet und eine besondere Fixierungsvorrichtung konstruiert. Die Injektion wird mit einer Knopfkanüle durchgeführt unter Sichtkontrolle mit einem umgebauten Otoskop.

IV. Suspensionszubereitung, Injektionsmenge

Die Herstellung der Staubsuspension für die Injektionsteste bereitet bei den meisten Stäuben keine Schwierigkeiten. Im allgemeinen werden physiologische Kochsalzlösung oder aqua dest. als Suspensionsflüssigkeit verwendet. Hydrophobe Stäube, insbesondere Kohle oder Gemische von Kohle mit anderen Stäuben, lassen sich nur sehr schwer in Suspension bringen. Häufig werden zur Herstellung von Kohlesuspensionen Netzmittel, z.B. Tween 80 (Dolgner et al., 1969; Schlipköter et al., 1971a; Schlipköter et al., 1971b), angewendet. Wie aus einem Bericht von Ulrich et al. (1972) hervorgeht, können derartige Netzmittel jedoch eine Eigenwirkung auf quarzhaltige Stäube haben. Nach eigener Erfahrung lassen sich Kohlesuspensionen auch ohne Netzmittel herstellen, wenn der Kohlestaub zunächst mit geringen Flüssigkeitsmengen angerührt wird. Auch Dale und King (1953) haben diese „Anrührmethode" für hydrophobe Stäube bereits angewendet.

Die Gesamtinjektionsmengen sollten bei den verschiedenen Tierarten und Injektionsmethoden innerhalb bestimmter Grenzen liegen. Bei der intraperitonealen Injektion beträgt die Injektionsmenge für die Ratte bis 2 ml, für die Maus 0,5 ml. Nach Untersuchungen von Hoer und Steurich (1965) ist bei der intratrachealen Injektion für die Ratte die Verwendung von 0,5 ml Injektionsmenge besser als 1 ml. Die wiedergefundene Staubmenge ist bei 0,5 ml größer, es treten auch weniger Entzündungen auf. Für die subcutane Injektion verwendeten Reif et al. (1965) bei der Ratte jeweils 0,5 ml Injektionsmenge. Die intravenöse Injektionsmenge sollte bei der Ratte 1 ml und bei der Maus 0,5 ml nicht übersteigen.

V. Inhalationstest

Nur im Inhalationstest lassen sich die Bedingungen der natürlichen Staubexposition nachvollziehen, um wichtige Faktoren wie Deposition, Elimination und Retention von Stäuben untersuchen zu können.

Von grundlegender Bedeutung für die Erzielung optimaler Versuchsergebnisse ist dabei die Verwendung einer möglichst guten Bestaubungsanlage. Die Hauptforderung ist die Möglichkeit der Erzeugung einer definierten und reproduzierbaren Staubkonzentration bei guter zeitlicher und räumlicher Konstanz der Werte. Weiterhin müssen bezüglich Temperatur, Luftfeuchte und Luftgeschwindigkeit gute klimatische Verhältnisse für die zu bestaubenden Tiere vorhanden sein. Von nicht zu unterschätzender Bedeutung ist die einfache und übersichtliche Handhabung einer solchen Bestaubungsanlage. Dazu gehören neben der Bedienung der technischen Einrichtungen die leichte Einbringung der Versuchstiere sowie eine gute Reinigungsmöglichkeit der Anlage. Schließlich sollte neben der Möglichkeit, große Versuchskollektive bei geringem Raumbedarf unterzubringen, eine größtmögliche Anpassungsfähigkeit aller Elemente der Bestaubungsanlage an wechselnde Versuchserfordernisse gegeben sein.

Bei den Bestaubungsanlagen gibt es zahlreiche, technisch sehr unterschiedliche Ausführungen der Staubaufbereitung und der Inhalationskammern (BURDEKIN et al., 1957; CRIDER et al., 1968; EBENS, 1969; EBENS u. VOS, 1968; FRIEDBERG, 1960; HATTERSLEY et al., 1954; HOLT u. YOUNG, 1960; POLLEY, 1963; RADTSCHENKO u. BELOBORODOW, 1961; WALKENHORST et al., 1963; WRIGHT, 1950; WORTH u. SCHILLER, 1954b). Am meisten verwendet werden zur Staubaufbereitung das Prinzip der Schüttelrinnen (WALKENHORST et al., 1963) und das Prinzip des Abschabens bzw. Abschleifens gepreßter Stäube. Nach dem letzteren Prinzip arbeitet insbesondere der Wrightsche Stauberzeuger (WRIGHT, 1950) sowie der von POLLEY (1963) konstruierte Staubgenerator. Die von WELLER (1971a) entwickelte Stauberzeugungsanlage arbeitet mit Rührwerk, Schneckenvortrieb und anschließender Verblasung. Dieses System hat sich für mehrjährige Langzeitinhalationsversuche im Dauerbetrieb bewährt. Mit den genannten Stauberzeugungssystemen lassen sich, je nach Größe der Staubinhalationskammer, Staubkonzentrationen zwischen 1 mg/m^3 und einigen g/m^3 erzeugen.

In der Inhalationskammer selbst dürfen keine Bedingungen vorhanden sein oder entstehen, die von den normalen Haltungsbedingungen nennenswert abweichen. Im Göttinger Staubkanal (FRIEDBERG, 1960; POLLEY, 1963) kommt es zu einer Erhöhung des CO$_2$-Gehaltes und der Luftfeuchtigkeit. Außerdem ist die mittlere Luftgeschwindigkeit mit 30 cm/sec wesentlich zu hoch. Diese ungünstigen klimatischen Bedingungen sind vermeidbar, wenn die Inhalationskammer im reinen Fortluftbetrieb, d.h. ohne jegliche Umluft, gefahren wird. Schon zur Erfüllung guter klimatischer Bedingungen sollte der Luftwechsel 15—20fach/Std sein. Außerdem wird durch diese hohe Luftwechselrate ein schneller Anstieg der gewünschten Staubkonzentration erreicht (WELLER, 1971a). Während der Bestaubung sollte in den Bestaubungskammern ein Unterdruck von 2—4 mm H$_2$O gegenüber der Umgebungsluft bestehen, damit eine Kontamination der meist im gleichen Haltungsraum stehenden Kontrollgruppen sicher ausgeschlossen ist. Die Kapazität der beschriebenen Bestaubungsanlagen reicht bis zu etwa 800 Ratten (FRIEDBERG, 1960; POLLEY, 1963; WALKENHORST et al., 1963; WELLER, 1971a).

Zum Schluß sollte noch ein Verfahren besprochen werden, das auch bei gut und gleichmäßig arbeitenden Bestaubungsanlagen angewendet werden sollte. Es handelt sich um die vor Versuchsbeginn zeitlich genau festgelegte Rotation der Käfiggestelle und Käfige in der Staubinhalationskammer. Dieses Verfahren dient, vor allem bei Langzeitinhalationsversuchen, zum Ausgleich möglicher räumlicher Unterschiede der Staubkonzentration und der Kornverteilung der Stäube innerhalb der Bestaubungskammern.

VI. Staubmenge, Staubkonzentration

Die im Intraperitoneal- und Intratrachealtest verwendeten Staubmengen reichen von 0,5 mg bis zu 200 mg (GRANDJEAN et al., 1956; SCHEURER et al., 1973). Als Standardmenge werden bei Ratten 50 mg und bei Mäusen 10 mg Staub injiziert. Ähnliche Staubmengen gelten für den Intratrachealtest sowie für die subcutane und intravenöse Injektion (KLOSTERKÖTTER, 1958; REIF et al., 1965; HOER u. STEURICH, 1965; WORTH u. SCHILLER, 1954d; GRANDJEAN et al., 1956; SCHLIPKÖTER, 1958; KING et al., 1963b; POLICARD et al., 1971; WELLER, 1967).

Im Inhalationstest reichen die verwendeten Staubkonzentrationen von 1 mg/m^3 bis zu 1 g/m^3 (POLICARD et al., 1971; KLOSTERKÖTTER, 1971; WORTH u. SCHILLER, 1954e). Im allgemeinen werden Staubkonzentrationen zwischen 10 mg/m^3 und 40 mg/m^3 verwendet (WELLER u. ULMER, 1972a; BECK,

1959). Bei der Beurteilung der Staubkonzentration ist jedoch zu unterscheiden, ob es sich um Gesamtstaubkonzentration, Feinstaubkonzentration, mit oder ohne Vorabscheider gemessen, handelt. So kann eine Feinstaubkonzentration von 40 mg/m³, ohne Vorabscheider gemessen, einer solchen von 15 mg/m³ mit Vorabscheider entsprechen. Die verwendeten experimentellen Staubkonzentrationen liegen also etwa im Bereich bis zum 5fachen der am Arbeitsplatz vorhandenen Staubwerte.

L. Bewertungsschema, Entwicklungszeiten

Bevor zu den Entwicklungszeiten nach Staubapplikation Aussagen gemacht werden, ist es zunächst notwendig, die verschiedenen Bewertungsverfahren darzustellen. Es ist dabei zu unterscheiden zwischen quantitativen und qualitativen Merkmalen.

Zu den quantitativen Kriterien gehören die Bestimmung der von pneumokoniotischen Reaktionen betroffenen Organgewichte, des Oxyprolingehaltes, des Lipidgehaltes sowie neuerdings der quantitative Lymphknotentest. Außerdem gehört die Bestimmung des Staubgehaltes bei Retentions- und Eliminationsstudien zu den quantitativen Merkmalen (WELLER u. ULMER, 1972a; WELLER et al., 1974; CHVAPIL, 1960; POLICAR et al., 1971; SCHLIPKÖTER u. POTT, 1971; GRÜNSPAN et al., 1973; SCHLIPKÖTER, 1973; SCHLIPKÖTER et al., 1971b; SCHLIPKÖTER et al., 1971a; KLOSTERKÖTTER, 1971).

Die quantitativen Kriterien sind eindeutig, jedoch nur bei relativ stark schädigenden oder fibrogenen Stäuben. Für grubenechte Stäube z.B. besteht nach den bisherigen Erfahrungen keine quantitative Bewertungsmöglichkeit (SCHLIPKÖTER u. POTT, 1971). Selbst bei Injektionen reinen Quarzes fanden GRANDJEAN et al. (1956) nach 5 Monaten Versuchszeit, daß erst Quarzmengen ab 15 mg eine deutliche Zunahme des Lungenfrischgewichtes bewirkten. Zu ähnlichen Ergebnissen kommt auch SCHEPERS (1958) bei subcutaner Quarzinjektion. Bei Langzeitin-

halationsversuchen mit einem Kohle-Quarzgemisch (60% Kohle, 40% Quarz) sind bei Staubkonzentrationen zwischen 30 mg/m³ und 45 mg/m³ und monatlichen Staubinhalationszeiten von etwa 100 Std 18 Monate (Ratten) bis 36 Monate (Rhesus-Affen) Versuchszeit notwendig, um deutliche quantitative Veränderungen des Gewichtes von Lungen und Lungenlymphknoten zu erzeugen (WELLER, 1973).

Für die qualitative Bewertung sind verschiedene Schemata erarbeitet worden. Am bekanntesten ist das 5stufige Schema nach KING (KING u. NAGELSCHMIDT, 1954). KLOSTERKÖTTER (1958) und SCHLIPKÖTER (1958) verwenden in ihren Untersuchungen teilweise ein 7stufiges Schema. GOLDSTEIN et al. (1967) haben bei geringschädigenden Stäuben ein 10stufiges Bewertungsschema angewendet. All diesen qualitativen Bewertungen ist gemeinsam, daß in den entstandenen pneumokoniotischen Veränderungen das unterschiedliche Ausmaß des Gehaltes an Zellen, retikulären und kollagenen Fasern beurteilt wird. Im Beurteilungsschema von KING bezeichnet Grad I ein zellreiches Granulom mit wenigen retikulären Fasern und Grad V zellarme, konfluierende hyaline Granulome.

Sowohl im Intratrachealtest als auch im Intraperitonealtest werden bei einem Teil der Granulome schon nach 3 Monaten Versuchszeit die höchsten Fibrosegrade (IV−V, nach KING) erreicht. Ein Teil der Granulome hat zu diesem Zeitpunkt erst den Fibrosegrad II (nach KING) erreicht, so daß korrekterweise ein minimaler und maximaler Fibrosegrad anzugeben ist (BECK, 1959). Bei reaktionsarmen Stäuben oder Staubgemischen ist nach 18 Monaten Versuchszeit dagegen erst ein Fibrosegrad von I−II (nach KING) zu beobachten (KLOSTERKÖTTER et al., 1959). Ähnlich weite Spannen sind auch beim Langzeitinhalationstest zu finden. KLOSTERKÖTTER (1971) stellte nach 12monatiger Bestaubung mit nur 1 mg Quarz/m³ bereits nach 12 Monaten Versuchszeit einen Fibrosegrad von III (nach KING) fest. BECK (1959) beurteilte nach ähnlicher Zeit bei Rhesus-Affen die Veränderungen mit II−III (nach KING). In diesem Versuch betrug die Quarzstaubkonzentration allerdings 15 mg/m³. Bei Langzeitinhalationsversuchen mit einem Kohle-Quarzgemisch (60% Kohle, 40% Quarz) sahen WELLER und ULMER (1972a) nach 18 Monaten Versuchszeit erst einen Fibrosegrad von II (nach KING). Beim Vergleich derartiger Angaben ist es unbedingt notwendig, die Versuchszeit zu berücksichtigen. Gerade bei Langzeitinhalationsversuchen ist der Zeitfaktor von großer Bedeutung, da z.B. im Falle einer reinen Quarzapplikation die Entwicklung nicht so schnell verläuft wie im Injektionstest.

Beim Intratrachealtest ist zusätzlich zu berücksichtigen, daß die wiedergefundene Quarzmenge stets nur einen gewissen Prozentsatz der injizierten Gesamtmenge beträgt. Dieser Prozentsatz kann außerordentlich schwanken. Es werden Werte zwischen 30% und 86% der ursprünglich injizierten Menge angegeben (GRANDJEAN et al., 1956; HOER u. STEURICH, 1965; KING et al., 1963). Entsprechend dem unterschiedlichen Staubgehalt kann natürlich auch die Ausbildung qualitativer Merkmale unterschiedlich ausgeprägt sein.

Die qualitative Bewertung sehr geringschädigender Stäube nach dem vorgenannten Schema kann u.U. auch im Langzeitversuch sehr schwierig sein. SCHLIPKÖTER et al. (1971) sowie WELLER (1971) haben für diese Zwecke das Auftreten von quarztypischen Zellherden in den regionären Lymphknoten als empfindliches qualitatives Merkmal bewertet.

Bei einigen gewerbehygienisch wichtigen Stäuben, wie Asbest und verschiedenen uranhaltigen Stäuben, kommt als weiteres qualitatives und quantitatives Kriterium die Ermittlung der Tumorrate und die histologische Differenzierung der gefundenen Neubildungen hinzu (SCHEUER et al., 1973).

Literatur

ASCHOFF, J.: Die Bedeutung der Tagesperiodik für Tierhaltung und Tierexperimente. In: Die Umwelt der Versuchstiere und ihre Standardisierung im biologischen Test (W.H. WEIHE, Hrsg.), S. 43. Berlin-Stuttgart: Huber 1964.

BEAVER, D.L., ASHBURN, L.L., McDANIEL, E.G., BROWN, N.D.: Lipid deposits in the lungs of germfree animals. Arch. Path. **76**, 565 (1963).

BECK, E.G.: Quarz-Inhalationsversuche mit Rhesus-Affen. In: Untersuchungen auf dem Gebiet der Staub- und Silikosebekämpfung im Steinkohlenbergbau, 3. Teil, S. 132. Detmold: Bösmann 1959/60.

Berufsgenossenschaften der chemischen Industrie: Verhütung von Infektionen. Richtlinien für die Verhütung von Infektionen des Menschen durch Affen. Weinheim/Bergstr.: Verlag Chemie 1968.

BROCKHAUS, A., SCHLIPKÖTER, H.-W.: Quantitative Untersuchungen der Staubretention bei verschiedenen Tierarten. In: Fortschritte der Staublungenforschung, Bd. 2, S. 555. Dinslaken: Niederrhein. Druckerei 1967a.

BROCKHAUS, A., SCHLIPKÖTER, H.-W.: Vergleichende Untersuchungen über die Deposition und Elimination nach Quarzinhalation bei verschiedenen Tierarten. In: Ergebnisse von Untersuchungen auf dem Gebiet der Staub- und Silikosebekämpfung im Steinkohlenbergbau, Bd. 6, S. 61. Essen: Verl. Glückauf 1967b.

BRUNDELET, P.: An intrapulmonary route of dust elimination in rats. In: Inhaled particles and vapours II. Proceedings of an International Symposium, Cambridge 28.9./1.10.1965, p. 49. Oxford-New York: Pergamon Press 1967.

Bundesministerium für Ernährung, Landwirtschaft und Forsten: Das neue Tierschutzgesetz. Sonderdruck aus Bundesgesetzblatt Teil I, Nr. 74 vom 29.7.1972. Bundesdruckerei Bonn 222532 10.72.

BURDEKIN, J.T., DAWES, J.G., SLACK, A.: A standard dust for testing purpose: Ministry of Power, Safety in Mines Research Est. Res. Rep. H. 141 (1957).

CHVAPIL, M.: Möglichkeiten einer quantitativen Bestimmung des Fibrosegrades bei der Untersuchung experimenteller Silikose. Beitr. Silikose-Forsch. **64**, 1 (1960).

COHRS, P., JAFFÉ, R., MEESSEN, H.: Pathologie der Laboratoriumstiere. Berlin-Göttingen-Heidelberg: Springer 1958.

CORRIN, B., KING, E.: Experimental endogenous lipid pneumonia and silicosis. J. Path. **97**, 325 (1969).

CRIDER, W.L., BARKLEY, N.P., STRONG, A.A.: Dry-powder aerosol dispersing device with long-time output stability. Rev. Sci. Inst. **39**, 152 (1968).

DALE, J.C., KING, E.J.: Acute toxicity of mineral dusts. Arch. industr. Hyg. **7**, 478 (1953).

DEERBERG, F., PITTERMANN, W.: Erkrankungen bei keimfreien Han: NMRI-Mäusen. In: Tierlaboratorium, S. 33. Berlin: Zentrale Universitätsdruckerei 1974.

DESMYTER, J., BALNER, H., MORTELMANS, J.: Hepatitis B-free and conventional chimpanzee colonies. In: Abstracts XI-th Scientific Meeting of the Society for Laboratory Animal Science, p. 23, 9th–12th May, Antwerpen 1973.

DIETZEL, L.: Die Verfügbarkeit keimfreier Versuchstiere. In: Tierlaboratorium, S. 27. Berlin: Zentrale Universitätsdruckerei 1974.

DOBBERSTEIN, J., TAMASCHKE, CH.: Tumoren. In: Pathologie der Laboratoriumstiere (P.COHRS, R. JAFFÉ, H. MEESSEN, Hrsg.), S. 470. Berlin-Göttingen-Heidelberg: Springer 1958.

DOLGNER, R., SCHLIPKÖTER, H.-W., LEITERITZ, H.: Tierversuche zur Bedeutung des Inkohlungsgrades und der Tonminerale für die Gewebsreaktion auf Quarz. In: Ergebnisse von Untersuchungen auf dem Gebiet der Staub- und Silikosebekämpfung im Steinkohlenbergbau, Bd. 7, S. 45. Essen: Verl. Glückauf 1969.

DREPPER, K., WEIK, H.: Anforderungen an die Ernährung von Versuchstieren. In: Grundinformationen über Versuchstierfragen, Mitteilung I d. Kommission für Versuchstierforschung, S. 23. Bonn-Bad Godesberg: Deutsche Forschungsgemeinschaft 1971.

DREPPER, K., WEIK, H.: Versuchstierernährung. Schriftenreihe Versuchstierkunde, Bd. 1, Berlin-Hamburg: Parey 1972.

EBENS, R., VOS, M.: Eine Vorrichtung zur kontinuierlichen Dosierung kleiner Staubmengen. Staub — Reinhalt. Luft **28**, 197 (1968).

EBENS, R.: Erfahrungen mit einigen kontinuierlich arbeitenden Staubdosiervorrichtungen zur Aufrechterhaltung konstanter Staubkonzentrationen in Prüfanlagen. Staub — Reinhalt. Luft **29**, 89 (1969).

EINBRODT, H.-J., KLOSTERKÖTTER, W., METZE, H.: Vergleichende Untersuchungen über die Korngrößen retinierter Stäube in den Lungen von Mensch und Tier. Beitr. Silikose-Forsch., Sbd. **6**, 491 (1965).

EINBRODT, H.-J., WELLER, W.: Über die Staubretention in Lungen und Lymphknoten von Großtieren (Grubenpferden). Beitr. Silikose-Forsch. **90**, 11 (1966).

EINBRODT, H.-J., FITZEK, J.: Die chemische Zusammensetzung der in den Lungen und regionären Lymphknoten abgelagerten Stäube bei Grubenpferden. Beitr. Silikose-Forsch. **91**, 29 (1967).

EINBRODT, H.-J., KLOSTERKÖTTER, W., BRINKMANN, TH.: Der Einfluß der Tag- und Nacht-Rhythmik auf die Lungenretention bei Ratten nach kurzzeitiger Quarzbestaubung. In: Ergebnisse von Untersuchungen auf dem Gebiet der Staub- und Silikosebekämpfung im Steinkohlenbergbau, Bd. 7, S. 201. Essen: Verl. Glückauf 1969.

FRIEDBERG, K.D.: Quantitative Untersuchungen über die Staubelimination in der Lunge und ihre Beeinflußbarkeit im Tierexperiment. Beitr. Silikose-Forsch. H. 69 (1960).

GÄRTNER, K., STOLL, L.: Zur Akklimatisation von Laboratoriumsratten nach Ortswechsel unter besonderer Berücksichtigung der Beta- und Gamma-Globuline und der adrenalen Corticosteronkonzentrationen. Res. exp. Med. **158**, 180 (1972).

GERNEX-RIEUX, C., TACQUET, A., DEVULDER, B., VOISIN, C., TONNEL, A., AERTS, C.: Experimental study of interactions between pneumoconiosis. In: Coal workers' pneumoconiosis. Ann. N.Y. Acad. Sci. **200**, 106 (1972).

Gesellschaft für Versuchstierkunde: Planung und Errichtung von Versuchstierbereichen tierexperimentell tätiger Institutionen. Zürich: Juris Druck 1971.

Gesellschaft für Versuchstierkunde: Liste von Erregern zur Spezifizierung bei SPF-Versuchstieren. Veröffentlichungen Nr. 2. Zürich: Juris Druck 1972.

Gesellschaft für Versuchstierkunde: Liste von Nachweismethoden zur Überprüfung von SPF-Versuchstieren auf Freisein von Erregern. Veröffentlichungen Nr. 3. Zürich: Juris Druck 1973.

GLÖMME, J., SWENSON, A.: Tierexperimentelle Auswertung der relativen fibrogenetischen Tendenz von Industriestäuben und Quarzersatzmitteln. In: Fortschritte der Staublungenforschung. IV. Internat. Staublungentagung Münster, 1962, S. 207. Dinslaken: Niederrhein. Druckerei 1963.

GOLDSTEIN, B., WEBSTER, I., RENDALL, R.E.G.: The fibrogenic effect of various South-African mineral dusts on the lungs of experimental animals. In: Fortschritte der Staublungenforschung, Bd. 2, S. 506. Dinslaken: Niederrhein. Druckerei 1967.

GRANDJEAN, E., TURRIAN, H., NICOD, J.L.: The fibrogenic action of quartz dusts. Arch. industr. Hlth **14**, 422 (1956).

GROSS, P., DE TREVILLE, R.T.P.: Alveolar proteinosis. Its experimental production in rodents. Arch. Path. **86**, 255 (1968).

GRÜNSPAN, M., ANTWEILER, H., DEHNEN, W.: Effect of silica on phospholipids in the rat lung. Brit. J. industr. Med. **30**, 74 (1973).

GSELL, D.: Absterbekurven und Wachstumscharakteristika einer Alterszucht von Wistar-Ratten. In: Die Umwelt der Versuchstiere und ihre Standardisierung im biologischen Test (W.H. WEIHE, Hrsg.), S. 114. Stuttgart: Huber 1964.

HARBOLLA, W.D.: Vergleichende Untersuchungen über Quarzdeposition und Quarzelimination an einer aufsteigenden Tierreihe. Dissertation, Düsseldorf 1968. In: Jahresbericht d. med. Instituts für Lufthygiene und Silikose Forsch., 135 Düsseldorf: 1967/68.

HATTERSLEY, R., MAGUIRE, B.M., TYE, D.L.: A laboratory dust cloud producer. Safety in Mines Research Est., Res. Rep. H. 103 (1954).

HEINE, W.: Gnotobiotechnik. Hannover: Schaper 1968.

HENSCHEN, F.: Gerontologie. B. Über den Lebenslauf, das Altern und dessen Erscheinungen bei den verschiedenen Laboratoriumstieren. In: Pathologie der Laboratoriumstiere (P. COHRS, R. JAFFÉ, H. MEESSEN, Hrsg.), Bd. 2, S. 457. Berlin-Göttingen-Heidelberg: Springer 1958.

HEPPLESTON, A.G.: Atypical reaction to inhaled silica. Nature **213**, 199 (1967).

HEPPLESTON, A.G., WRIGHT, N.A., STEWART, J.A.: Experimental alveolar-lipo-proteinosis following the inhalation of silica. J. Path. **101**, 293 (1970).

HEPPLESTON, A.G.: Observations on the mechanism of silicotic fibrogenesis. In: Inhaled particles III, vol. 1, p. 357. Old Woking/Surrey: Unwin Brothers 1971.

HEPPLESTON, A.G., YOUNG, A.E.: Alveolar-proteinosis: An ultrastructural comparison of the experimental and human form. J. Path. **107**, 107 (1972).

HILDEBRANDT, G.: The time factor in adaptation. Proceedings of the Congress on Biometeorology, September 1963.

HÖER, P.-W., STEURICH, F.K.: Der Einfluß unterschiedlicher Suspensionsmengen auf die Lungengewebsreaktion nach intratrachealer Verabreichung gleicher Staubmengen. In: Ergebnisse von Untersuchungen auf dem Gebiet der Staub- und Silikosebekämpfung im Steinkohlenbergbau, Bd. 5, S. 33. Essen: Verl. Glückauf 1965.

HÖRTER, R.: Untersuchungen über Keimzahl und Zusammensetzung an im Handel befindlichen Pellet-Futter für Ratten und Mäuse. Berl. u. Münch. Tierärztl. Wschr. **85**, 274 (1972).

HOLT, P.F., YOUNG, D.K.: A dust-feed mechanism suitable for fibrous dust. Ann. occup. Hyg. **2**, 249 (1960).

HOROWITZ, R.E.: Cellular and humoral defence mechanisms in germfree animals. IX. Internat. Congreß, Micro-Biol. Moscow 1966, p. 341.

HORWARTH, G., FENNESTAD, K.L., HJARDE, W.: Stability of vitamin C in a compressed diet for guinea-pigs. Z. Versuchstierk. **14**, 205 (1972).

JUHR, N.C., HILLER, H.H.: Infektionen und Infektionskrankheiten bei Laboratoriumstieren. Schriftenreihe Versuchstierkunde, Bd. II. Berlin-Hamburg: Parey 1973.

JUHR, N.C.: Gnotobiotische Modelle im Tierexperiment. In: Tierlaboratorium, S. 7. Berlin: Zentrale Universitätsdruckerei 1974.

KING, E.J., NAGELSCHMIDT, G.: Die pathologische Wirkung verschiedener Mineralstäube im Tierversuch. In: Die Staublungenerkrankungen, Bd. 2, S. 84. Darmstadt: Steinkopff 1954.

KING, E.J., NAGELSCHMIDT, G., FINLEY, P., SIVALINGAM, S., TREVELLA, W.: Der Einfluß der Teilchengröße von Quarz auf die Fibrose in Rattenlungen. In: Fortschritte der Staublungenforschung. IV. Intern. Staublungentagung Münster 1962, S. 85. Dinslaken: Niederrhein. Druckerei 1963a.

KING, E.J., SIVALINGAM, S., TREVELLA, W.: Infektiöse Pneumokoniose: Veränderliche Kohlenstaubmengen bei konstanter Anzahl von Tuberkel-Bazillen. In: Fortschritte der Staublungenforschung, S. 527. Dinslaken: Niederrhein. Druckerei 1963b.

KLOSTERKÖTTER, W.: Bericht aus dem Staatsinstitut für Staublungenforschung und Gewerbehyg. der Westf. Wilhelms-Universität Münster. In: Forschungsberichte d. Wirtschafts- und Verkehrsministeriums Nordrhein.-Westf. Nr. 490, 1. Teil, S. 49 (1958).

KLOSTERKÖTTER, W.: Retention, Penetration und Elimination von Quarz nach niedrig dosierter Langzeitinhalation. Silikosebericht Nordrhein-Westfalen 8, 175 (1971).

KLOSTERKÖTTER, W., BÜNEMANN, G.: Quantitative tierexperimentelle Untersuchungen über die Lungenreinigung. In: Arbeitsgemeinschaft „Staub- und Silikose-Bekämpfung", 3. Teil, S. 113. Detmold: Bösmann 1959.

KLOSTERKÖTTER, W., SCHLIPKÖTER, H.-W., SCHILLER, E., THAER, A., LEITERITZ, H.: Gewerbehygienische Beurteilung von Stäuben. Untersuchungen über Staubgrenzwerte. Tierversuchsreihen mit dem Intratracheal- und dem Intraperitonealtest. 3. Serie. In: Untersuchungen auf dem Gebiet der Staub- und Silikosebekämpfung im Steinkohlenbergbau, 3. Teil, S. 24. Detmold: Bösmann 1959/60.

KLOSTERKÖTTER, W., EINBRODT, H.-J.: Tierexperimentelle Untersuchungen über den Einfluß von Körpergewicht und Lebensalter auf die Retention, Penetration und Elimination von Quarzstaub. In: Ergebnisse von Untersuchungen auf dem Gebiet der Staub- und Silikosebekämpfung im Steinkohlenbergbau, Bd. 6, S. 73. Essen: Verl. Glückauf 1967.

KLOSTERKÖTTER, W., GONO, F., EINBRODT, H.-J.: Tierexperimentelle Untersuchungen über den Einfluß des Lebensalters auf die Retention, Penetration und Elimination von Quarzstaub. In: Ergebnisse von Untersuchungen auf dem Gebiet der Staub- und Silikosebekämpfung, Bd. 7, S. 205. Essen: Verl. Glückauf 1969.

KNIERIEM, H.-J., REIF, E.: Veränderungen am Kiemenepithel von Goldfischen durch Kieselsäurelösungen. Beitr. path. Anat. 132, 57 (1965).

KUNCOVÁ, M., HAVRÁNKOVÁ, J., KUNC, L., STEPANEK, J.: Atemmechanik, Blutgase und röntgenologische Untersuchungen im Verlauf experimenteller Silikose bei Ratten. In: Internationale Konferenz über Staubbekämpfung, S. 1, Gottwaldov 1970.

KUNCOVÁ, M., HAVRÁNKOVÁ, J., HOLUSA, R., PALECEK, F.: Experimental silicosis of the rat. Correlation of functional, biochemical and histological changes. Arch. environm. Hlth 23, 365 (1971).

KUNCOVÁ, M., HAVRÁNKOVÁ, J., KUNC, L., HOLUSA, R., PALECEK, F.: Experimental lung silicosis. Evolution of functional, biochemical and morphological changes in rat. Arch. environm. Hlth 24, 281 (1972)

LAVENNE, F., MEERSSMAN, F., VAERMAN, J.P., KREMER, R., HEREMANS, J.: Experimentelle Silikose des Hundes. Untersuchungen der vaskulären Veränderungen der Lunge. Untersuchung der proteischen Zusammensetzung des Serums und des silikotischen Knotens. In: Grundlagenforschungen über die Pneumokoniosen, S. 327. 1970.

LE BOUFFANT, L.: Influence de la nature des poussieres et de la charge pulmonaire sur l'epuration. In: Inhaled particles III, vol. 1, p. 227. Old Woking/Surrey: Unwin Brothers 1971.

LOOSLI, R.: Der Genotyp als variabler Faktor im Tierversuch. In: Die Umwelt der Versuchstiere und ihre Standardisierung im biologischen Test (W.H. WEIHE, Hrsg.), S. 27. Berlin-Stuttgart: Huber 1964.

LOOSLI, R.: Anforderungen an das Erbgut von Versuchstieren. In: Grundinformationen über Versuchstierfragen, Mitteilung I, S. 7. Bonn-Bad Godesberg: Dtsch. Forsch.-Gemeinschaft 1971.

MERKENSCHLAGER, M.: Anforderung an den mikrobiologischen Status von Versuchstieren. In: Grundinformation über Versuchstierfragen, Mitteilung I, S. 13. Bonn-Bad Godesberg: Dtsch. Forsch.-Gemeinschaft 1971.

MORRIS, T.G., ROBERTS, W.H., SILVERSTON, R.E., SKIDMORE, J.W., WAGNER, J.C., COOK, G.W.: Comparison of dust retention in specific pathogen free and standard rats. In: Inhaled particles and vapours II. Proceedings of an Internat. Symposium, Cambridge 28. Sept./1. Okt. 1965, p. 205. Oxford-New York: Pergamon Press 1967.

MOTTURA, G., GOVERVA, M., DURIO, G.: Untersuchungen über die Entwicklung der experimentellen Silikose nach Einwirkung kleinster Kieselsäuremengen. In: Grundlagenforschungen über die Pneumokoniosen, S. 249. 1970.

PAPPRITZ, G., LÜTZEN, L., TRIEB, G.: Allometric analysis of organ weights in rats and dogs. XI. Wissenschaftliche Tagung der Gesellschaft für Versuchstierkunde, S. 55, Antwerpen 1973.

PITTERMANN, W.: Pulmonale Alveolarproteinose bei alten SPF-Han: Sprague-Dawley-Ratten. XI.-th Scientific Meeting of the Society for Laboratory Animal Science, 9th—12th May, p. 19, Antwerpen 1973.

PITTERMANN, W., DEERBERG, F.: Erkrankungen bei keimfreien Han: Wistar- und Han: Sprague-Dawley-Ratten. In: Tierlaboratorium, S. 42. Berlin: Zentrale Universitätsdruckerei 1974.

POLICARD, A., LEFORT, M., CHARBONNIER, J., DANIEL-MOUSSARD, H., MARTIN, J.C., LE BOUFFANT, L.: Recherches expérimentales cocernant l'inhibition de l'action cytotoxique du quartz au moyen de substances minérales, notamment de composés de l'aluminium. Beitr. Silikose-Forsch. 23, 1 (1971).

POLLEY, H.: Inhalationstest. Tierbestaubungsanlage zur Untersuchung der Pathogenität von Stäuben aus dem Steinkohlenbergbau zwecks Ermittlung von Staubgrenzwerten. In: Untersuchungen auf dem Gebiet der Staub- und Silikosebekämpfung im Steinkohlenbergbau, 4. Teil, S. 51. Detmold: Bösmann 1963.

RADTSCHENKO, G.A., BELOBORODOW, P.W.: Ein verbessertes Gerät zur gleichmäßigen Konzentrationsverteilung von feinem Staub, Kurzbericht 7688. Staub — Reinhalt. Luft 21, 20 (1961).

REIF, E., ULMER, W.T.: Versuche zur Frage, ob sich durch das Inhalieren von Hyaluronidase während einer Bestaubung die Entwicklung der Silikose bei der Ratte beeinflussen läßt. Int. Arch. Gewerbepath. Gewerbehyg. **19**, 450 (1962).

Reif, E., Weller, W., Ulmer, W.T.: Der Einfluß des Aluminiumpulvers der McIntyre-Gesellschaft auf die Entwicklung des Quarzknötchens der Ratte. Versuchsergebnisse bei intratrachealer, intraperitonealer und subcutaner gleichzeitiger Injektion von Dörentruper Quarzmehl und Aluminiumpulver. Int. Arch. Gewerbepath. Gewerbehyg. **21**, 211 (1965).

Roessle, R., Roulet, F.: Maß und Zahl in der Pathologie. Berlin-Wien: Springer 1932.

Rüttner, J.R.: Die Bedeutung des Intraperitonealtests zur biologischen Staubprüfung. In: Fortschritte der Staublungenforschung, S. 639. Dinslaken: Niederrhein. Druckerei 1963.

Seebach, von, H.B., Eden, K.G.: Der lymphatische Reinigungsmechanismus der Lungen bei SPF-Ratten unter experimenteller Quarzstaubbelastung. Silikosebericht Nordrhein-Westfalen **8**, 179 (1971).

Seebach, von, H.B., Schoeler, K.: Über den lymphoepithelialen Reinigungsmechanismus der Rattenlunge nach experimenteller Quarzstaubbelastung. In: Ergebnisse von Untersuchungen auf dem Gebiet der Staub- und Silikosebekämpfung im Steinkohlenbergbau, Bd. 7, S. 81. Essen: Glückauf 1969.

Setnikar, I., Magistretti, M.J.: Relationships between organ weight and body weight in the male rat. Arzneimittel-Forsch. **15**, 1042 (1965).

Schepers, G.W.H.: The antidotal capacity of aluminium against the histotoxic action of quartz. In: McIntyre Research Foundation Proceedings, vol. 9, p. 1. 1958.

Scheuer, E., Huth, F., Pott, F.: Untersuchungen zum morphologischen Erscheinungsbild experimenteller Tumoren bei Ratten nach intraperitonealer Injektion von Asbeststäuben. Arch. Geschwulstforsch. **41**, 120 (1973).

Schlipköter, H.-W.: Intraperitonealer Rattenversuch. In: Forschungsberichte d. Wirtschafts- und Verkehrsministeriums Nordrhein-Westfalen, 1. Teil, S. 63. 1958.

Schlipköter, H.-W.: Nachweis der Rückbildung einer fortgeschrittenen experimentellen Silikose an Hand des Oxyprolingehaltes der Lunge. In: Lufthygiene u. Silikoseforschung, S. 229. Essen: Girardet 1973.

Schlipköter, H.-W., Pott, F.: Die silikogene Wirkung von Quarz aus Grubenstaub nach seiner Isolierung. Silikosebericht Nordrhein-Westfalen **8**, 139 (1971).

Schlipköter, H.-W., Hilscher, W., Gauss, G., Pott, F.: Veränderungen in den Lymphknoten der Ratte nach Gabe von Stäuben, die aus einer menschlichen Silikose-Lunge isoliert worden sind. Silikosebericht Nordrhein-Westfalen **8**, 149 (1971a).

Schlipköter, H.-W., Hilscher, W., Gauss, G., Pott, F.: Veränderungen in den Lymphknoten der Ratte nach i.p.-Gabe verschiedener Stäube. Silikosebericht Nordrhein-Westfalen **8**, 143 (1971b).

The UFAW-Handbook: On the care and management of laboratory animals, 4 ed. Edinburg-London: Churchill-Livingston 1972.

Thomas, R.G.: Retention kinetics of inhaled fused aluminosilicate particles. Inhaled particles III, vol. 1, p. 193. Old Woking/Surrey: Unwin Brothers 1971.

Thunert, A.: Zur Trinkwasserversorgung von SPF-Tierhaltungen I. Methoden zur hygienischen Verbesserung des Trinkwassers. II. Über die Eignung verschiedener Filtersysteme für die Wasserentkeimung. Eigene Untersuchungen und Beobachtungen. Z. Versuchstierk. **17**, 41 (1975).

Thunert, A., Heine, W.: Zur Trinkwasserversorgung von APF-Tieranlagen. III. Erhitzung und Ansäuerung von Trinkwasser. Z. Versuchstierk. **17**, 50 (1975).

Udes, H.: Anforderungen an die Ernährung definierter Versuchstiere. Berl. u. Münch. Tierärztl. Wschr. **84**, 468 (1971).

Ulrich, L., Truplová, E., Babinská, W.: Die Schutzwirkung von nichtionogenen Netzmitteln gegen Quarz. Forschungsinstitut f. Arbeitshygiene u. Berufskrankheiten, Bratislava, Tschechoslowakei, unveröffentlichter Bericht 1972.

Vyskocil, J., Tuma, J.: Der Einfluß entzündlicher Lungenveränderungen auf die Staubelimination aus der Lunge im Tierversuch. In: Fortschritte der Staublungenforschung, Bd. 2, S. 559. Dinslaken: Niederrhein. Druckerei 1967.

Walkenhorst, W., Reif, E., Weller, W., Ulmer, W.T.: Die Wirkung verschiedener disperser Kochsalzaerosole auf die Entwicklung der Silikose bei Ratten. In: Fortschritte der Staublungenforschung, S. 447. Dinslaken: Niederrhein. Druckerei 1963.

Weihe, W.H.: Die Umwelt der Versuchstiere und ihre Standardisierung im biologischen Test. Bern-Stuttgart: Huber 1964a.

Weihe, W.H.: Der Einfluß der Temperatur als Faktor der physikalischen Umwelt auf den Stoffwechsel der Ratte. In: Die Umwelt der Versuchstiere und ihre Standardisierung im biologischen Test (W.H. Weihe, Hrsg.). Bern-Stuttgart: Huber 1964b.

Weller, W.: Rückbildung silikotischer Granulome im Intraperitonealtest an Ratten unter P 204-Injektion. In: Fortschritte der Staublungenforschung. V. Internat. Staublungentag. Münster 1967, S. 243. Dinslaken: Niederrhein. Druckerei 1967.

Weller, W.: Forderung an die Tierhaltung und den Versuchsaufbau für Inhalationsversuche. Bericht Silikose-Forschungsinstitut der Bergbau-Berufsgenossenschaft Bochum, 1970a.

Weller, W.: Probleme und Erfahrungen im Langzeitversuch mit Rhesus-Affen. Z. Versuchstierk. **12**, 269 (1970b).

Weller, W.: Aufbau und Funktion einer Bestaubungsanlage für tierexperimentelle Inhalationsversuche. Beitr. Silikose-Forsch. **23**, 209 (1971a).

Weller, W.: Über die erhöhte Tumorhäufigkeit nach Inhalation von Poly-2-vinyl-pyridin-N-oxid. Z. ges. exp. Med. **154**, 225 (1971b).

Weller, W.: Der Einfluß des Alters von silikotischen Veränderungen auf die therapeutische Wirksamkeit von P 204-Injektionen. Jahresbericht Silikose-Forschungsinstitut der Bergbau-Berufsgenossenschaft Bochum, S. 112, 1971c.

Weller, W.: Long-term maintenance of SPF-rats under clean conditions. Acta Pharmacol. Toxicol. **31**, Suppl. I, 117 (1972).

Weller, W.: Long-term inhalation test of PVNO-aerosol in rhesus monkeys and rats. In: Laboratory animal in drug testing. 5th ICLA Symposium Hannover 1972, S. 275. Stuttgart: Fischer 1973.

Weller, W.: Organgewichte von konventionellen, SPF- und keimfreien Wistar- und Sprague-Dawley-Ratten gleicher Abstammung bei einheitlichen Haltungsbedingungen. Jahresbericht Silikose-Forschungsinstitut d. Bergbau-Berufsgenossenschaft, Bochum 1974.

WELLER, W., REIF, E., ULMER, W.T.: Langzeitinhalationsversuch an Ratten zur Frage der Silikoseprophylaxe mit McIntyre-Aluminiumpulver. (Histologie, Bestimmung des Oxyprolin- und Staubgehaltes, Untersuchungen von Atmung und Kreislauf.) Int. Arch. Gewerbepath. Gewerbehyg. **22**, 77 (1966).

WELLER, W., ULMER, W.T.: Inhalation studies of coal quartz dust mixture. In: Coal workers' pneumoconiosis. N.Y. Acad. Sci. **200**, 142 (1972).

WELLER, W., HAACKS, H., GUZY, J.K., HEINE, W.: Silikoseentwicklung im Intraperitonealtest bei Verwendung von keimfreien, SPF- und konventionellen Ratten. Beitr. Silikose-Forsch. **26**, 265 (1974).

WILK, W.: Anforderungen an die Haltung von Versuchstieren. In: Grundinformationen über Versuchstierfragen. Kommission für Versuchstierforschung, Mitteilung I, Bonn-Bad Godesberg, Dtsch. Forsch.-G., S. 29, 1971.

WORTH, G., SCHILLER, E.: Tierversuch, Applikationsmodus. In: Die Pneumokoniosen, S. 108. Köln: Staufen 1954a.

WORTH. G., SCHILLER, E.: Tierversuch, Applikationsmodus. In: Die Pneumokoniosen, S. 111. Köln: Staufen 1954b.

WORTH, G., SCHILLER, E.: Staubinhalationsversuche, Tierversuch, Applikationsmodus. In: Pneumokoniosen, S. 112. Köln: Staufen 1954c.

WORTH, G., SCHILLER, E.: Die Pneumokoniosen. Tierversuch, Applikationsmodus, Intratracheal-Injektion. In: Pneumokoniosen, S. 125. Köln: Staufen 1954d.

WORTH, G., SCHILLER, E.: Die Pneumokoniosen. Tierversuch, Applikationsmodus, Intraperitoneale Injektion. In: Pneumokoniosen, S. 136. Köln: Staufen 1954e.

WRIGHT, B.W.: The wright dust feed mechanism. J. Sci. Instr. **27**, 12 (1950).

YANG, Y.H., YANG, C.Y., GRICE, H.C.: Multifocal histiocytosis in the lungs of rats. J. Path. Bact. **92**, 559 (1966).

ZUCKER, H.: Die Bedeutung der Ernährung für die Ratte als Versuchstier. In: Die Umwelt der Versuchstiere und ihre Standardisierung im biologischen Test (W.H. WEIHE, Hrsg.), S. 66. Bern-Stuttgart: Huber 1964.

Sachverzeichnis